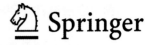

影像引导下的肿瘤治疗

——一种多学科治疗方法

Image-Guided Cancer Therapy

A Multidisciplinary Approach

主　编　［美］达米安 E. 杜佩（Damian E. Dupuy）

　　　　［美］冯宇曼（Yuman Fong）

　　　　［美］威廉 N. 麦克马伦（William N. McMullen）

主　译　邵国良

辽宁科学技术出版社
LIAONING SCIENCE AND TECHNOLOGY PUBLISHING HOUSE

拂石医典
FU SHI MEDBOOK

图书在版编目（CIP）数据

影像引导下的肿瘤治疗：一种多学科治疗方法/（美）达米安 E. 杜佩（Damian E. Dupuy），（美）冯宇曼（Yuman Fong），（美）威廉 N. 麦克马伦（William N. McMullen）主编；邵国良主译. —沈阳：辽宁科学技术出版社，2018.9

ISBN 978 - 7 - 5591 - 0929 - 3

Ⅰ.①影…　Ⅱ.①达…　②冯…　③威…　④邵…　Ⅲ.①肿瘤—影像诊断　Ⅳ.①R730.4

中国版本图书馆 CIP 数据核字（2018）第 200965 号

版权所有　侵权必究

出版发行：辽宁科学技术出版社
　　　　　北京拂石医典图书有限公司
　　　　　地址：北京海淀区车公庄西路华通大厦 B 座 15 层
联系电话：010-57262361/024-23284376
E - mail：fushimedbook@163.com
印 刷 者：中煤（北京）印务有限公司
经 销 者：各地新华书店

幅面尺寸：185mm×260mm
字　　数：1452 千字　　　　　　　印　　张：58.25
出版时间：2018 年 8 月第 1 版　　印刷时间：2018 年 8 月第 1 次印刷

责任编辑：李俊卿　　　　　　　　责任校对：梁晓洁
封面设计：潇　潇　　　　　　　　封面制作：潇　潇
版式设计：天地鹏博　　　　　　　责任印制：丁　艾

如有质量问题，请速与印务部联系　联系电话：010-57262361

定　　价：398.00 元

翻译委员会名单

主　　译　邵国良

副 主 译　晁　明　孙军辉　吴安乐　赵振华　纪建松

主　　审　滕皋军　王建华

译者名单　（按姓氏笔画为序）

　　　　　文　颂（浙江省肿瘤医院）

　　　　　王宝泉（浙江大学医学院附属第一医院）

　　　　　王宏亮（浙江大学医学院附属第一医院）

　　　　　许永华（上海市徐汇区中心医院）

　　　　　孙军辉（浙江大学医学院附属第一医院）

　　　　　纪建松（浙江省丽水市中心医院）

　　　　　刘　冠（浙江省肿瘤医院）

　　　　　刘　璐（浙江省丽水市中心医院）

　　　　　刘璐璐（浙江省肿瘤医院）

　　　　　朱统寅（浙江大学医学院附属第一医院）

　　　　　邵国良（浙江省肿瘤医院）

　　　　　吴安乐（浙江省宁波市第一医院）

　　　　　吴发宗（浙江省丽水市中心医院）

　　　　　李　斌（浙江大学医学院附属第二医院）

　　　　　张广强（浙江大学医学院附属第二医院）

　　　　　张岳林（浙江大学医学院附属第一医院）

　　　　　张登科（浙江省丽水市中心医院）

　　　　　陈圣群（浙江大学医学院附属第一医院）

　　　　　陈　丽（浙江省丽水市中心医院）

　　　　　陈为谦（浙江省丽水市中心医院）

　　　　　余子牛（浙江大学医学院附属第一医院）

　　　　　应希慧（浙江省丽水市中心医院）

　　　　　宋晶晶（浙江省丽水市中心医院）

　　　　　杨宏远（浙江省丽水市中心医院）

　　　　　杨建峰（浙江省绍兴市人民医院）

　　　　　杨民霞（浙江省绍兴市人民医院）

季永领（浙江省肿瘤医院）

郑家平（浙江省肿瘤医院）

罗　君（浙江省肿瘤医院）

金　凯（浙江大学医学院附属第二医院）

金蕴菁（浙江省绍兴市人民医院）

周坦洋（浙江大学医学院附属第一医院）

范晓希（浙江省丽水市中心医院）

宗　飞（浙江省绍兴市人民医院）

赵振华（浙江省绍兴市人民医院）

赵中伟（浙江省丽水市中心医院）

赵　丽（浙江省绍兴市人民医院）

郝伟远（浙江省肿瘤医院）

晁　明（浙江大学医学院附属第二医院）

徐　栋（浙江省肿瘤医院）

郭立文（浙江省肿瘤医院）

聂春晖（浙江大学医学院附属第一医院）

黄雅琴（浙江省宁波市第一医院）

章浙伟（浙江省肿瘤医院）

韩树高（浙江大学医学院附属第二医院）

滕　飞（浙江省宁波市第一医院）

主译简介

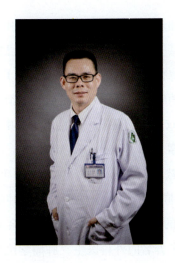

邵国良　主任医师，医学博士，博士研究生导师，浙江省卫生高层次人才培养对象。2001年7月毕业于上海复旦大学（原上海医科大学），获得博士学位和学历。目前担任浙江省肿瘤医院副院长及影像学科带头人。工作以来一直从事各种肿瘤的介入治疗，创建了浙江省肿瘤医院介入科。主持或参与各类省部级课题10余项，主编或参编学术著作12部，发表学术论文50余篇，曾获得浙江省中医药科学技术奖一等奖和浙江省医药卫生科技奖二等奖等奖项。目前兼任中华医学会放射学分会介入专业委员会委员，中国抗癌协会肿瘤介入学专业委员会副主任委员，中国抗癌协会肿瘤微创治疗专业委员会常委，中国抗癌协会肿瘤影像专业委员会常委，中国医师协会介入医师分会常委，浙江省医学会介入医学分会主任委员，浙江省抗癌协会肿瘤影像专业委员会主任委员，浙江省抗癌协会肿瘤介入诊疗专业委员会候任主任委员等学术职务，担任《中华介入放射学杂志电子版》《肿瘤学》《介入放射学杂志》《中国介入影像与治疗学》《影像诊断与介入放射学》等杂志编委。

译者序

随着新设备、新材料的不断涌现，介入肿瘤学已跃升到肿瘤外科学、放射治疗学和内科肿瘤学的前沿，其中影像引导下的微创治疗已成为肿瘤治疗领域的一种十分重要的手段，并取得了显著的效果。Damian E. Dupuy 是美国罗德岛医院影像诊断中心肿瘤消融部主任，是影像引导下消融治疗领域的创始人，由他联合 Dr. Yuman Fong［纪念斯隆·凯特琳癌症中心（MSKCC）外科教授，默里·布伦南外科主席］和 William N. McMullen（曾任职：Microsulis 医疗肿瘤介入的高级副总裁，Radionics 公司肿瘤消融手术部负责人，RITA 医疗系统临床市场主任）共同主编的《影像引导下的肿瘤治疗：一种多学科治疗方法》是一本该领域的权威著作，本书的作者除了介入放射学界的领军人物之外，还包括了许多著名的外科医生、肿瘤学医生和放射治疗学医生。该书以独特的风格，全面和完整地描述了介入肿瘤学这个新颖和有趣的领域，其中包括对相关设备及治疗原理的详细介绍和叙述，同时也介绍了肿瘤多学科的治疗进展，堪称学术界的宝典。

本书的翻译工作历时 1 年多，数易其稿，力求能完整和准确地表达原著文意，同时能尊重中文的表达习惯，但由于译者多为年轻的介入医生，无论专业能力和外语水平都有待提高，同时因为时间所限，书中错误、疏漏和不准确之处在所难免，敬请广大读者批评指正。

由衷地感谢所有参与本书翻译、审校的同事们和出版社的编辑们，他们为本著作中文版的面世付出了巨大的努力和辛勤的劳动！

特别感谢滕皋军教授和王建华教授能欣然接受本书稿的校审工作，为本书的质量进行把关。

相信这本书将成为所有对介入肿瘤学感兴趣的医疗从业者的"必读"书籍。

邵国良
2018 年 7 月

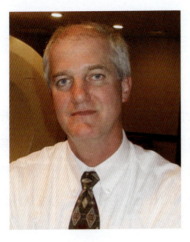

如我们所知，有一些人多年以来一直在激励我们坚持不懈地开展我们的工作，来减轻那些癌症患者的痛苦。保罗 R. 莫里森，我以前的一个同事和好朋友，他就是其中的一位。

保罗是布列格姆妇女医院（Brigham & Women´s Hospital，BWH）放射科的医学物理学家。1987 年，他获得伊利诺伊理工学院物理学硕士学位。毕业后，他在波士顿大学医学中心皮肤科担任激光专家。之后，他搬到了镇上，开始在 BWH 的外科工作，主要研究激光在耳鼻喉科的应用。这项工作迅速发展成为一系列临床项目，包括影像引导下的手术，以及基于外科与放射科日益密切合作的基础上开展的组织中有关热消融的 MRI 实验。这种合作促成了目前由 Ferencjolesz 博士牵头的影像引导治疗这一临床项目。2000 年，保罗转到了放射科工作，主要负责基于横断面影像而开展的介入治疗和肿瘤消融项目。他从临床和实验的角度致力于影像引导下的消融（如冷冻、射频和激光）的研究。数年来，他已经参与了数百例临床的消融治疗手术。

保罗是美国医学物理学家协会的成员。他在包括冷冻疗法、射频消融术、激光、影像引导手术、计算机辅助可视化以及一些器官和系统的计算机辅助导航等一系列相关主题方面，与他人合著了超过 35 篇的原创文章。除了一些评论和壁报之外，他还参与了 50 多篇科学文摘的撰写，并在各种学术和专业场合发表演讲。

保罗是为数不多的能在对待同事和病人的态度上追求医学专业人士最高品质的人之一。我一直很欣赏他的冷幽默和基于他独特观点的睿智评论。他是我共事过的最聪明的人之一。2012 年 9 月 24 日，保罗在与癌症的勇敢斗争中离世。除了在 BWH 发挥的重要作用之外，保罗是一位热情、体贴、善解人意的同事和朋友，我们将深深地怀念他。

——William N. McMullen

原著序

本书以风格独特的方式全面、完整地描述了介入肿瘤治疗学这个相对新颖且有趣的领域。本书的编者和撰稿人在介入肿瘤治疗领域具有很高的知名度。毫不夸张地说，介入肿瘤学已跃升至介入放射学、肿瘤外科学、放射治疗学和肿瘤学的前沿，不管是国内还是国际会议，这些专科都会谈及介入这个主题。

本书是编者和撰稿人完美合作的智慧结晶，而不仅仅是把对介入肿瘤治疗学有些许了解的作者们的文章不假思索地加以堆砌。本书主编们精心挑选了介入肿瘤学领域的领袖人物及相关亚专业的撰稿人，将他们组织起来，投身于这一全新领域的专业书籍的编写。读者将会从本书中学习到介入放射学、放射治疗学及相关专业的方方面面。

在 Damian E. Dupuy 的带领下，撰稿者们将这门困难且又复杂的学科进行了深入浅出的讲解，使其变得易于掌握，让对此感兴趣的医生能够真正理解介入肿瘤治疗，并在需要的时候使用这项技术。本书按主题分类编写，便于读者能学习到介入肿瘤学的各个方面。对于目前介入治疗应用最广的领域，诸如肝肿瘤、骨肿瘤和转移性肿瘤等，本书进行了很好的讲解和分类，读者可以很容易从本书中找到这些常见疾病的处理方法。

本书并非只是一本涵盖诸多介入治疗标准的教科书，它有很多令人耳目一新的内容。本书的第一部分介绍了多种介入技术的基础理论和科学原理，包括最新的"电穿孔"技术，这是一个全新的领域，几乎还没有专著介绍过它。本书的第二部分探讨了另一个非常重要的领域，但在大多数书籍中并没有过详细的讨论。这些细节包括临床实践的发展，与麻醉的配合，以及接受介入治疗的肿瘤患者的管理问题。这是在大多数书籍中易被忽视的一个领域，也是任何肿瘤介入治疗过程中最困难的部分之一。在大多数学术会议所设立的回顾性课程中，患者的管理问题并没有得到重视或被纳入教学领域中。

本书内容实用且易于查询，分为以器官为基础的主题（如肝脏、肾脏和肺）以及特定的主题，这样方便读者在遇到例如转移性肿瘤介入治疗方面的问题时，可以很快找到相应的章节。关于"肝肿瘤的可替代治疗和新疗法"的章节是本书一个非常好的范例，你可以从这一章节得到关于肝脏的冷冻治疗或激光治疗的相关知识。本书作者都是世界著名的介入肿瘤学专家，这是本书得以高质量完成并出版的重要保证。

本书后面的章节讨论了介入治疗在前列腺、乳腺、妇科及儿科领域的应用进展，这些在已出版的其他任何资料中几乎都没有涉及过。每个正在从事或打算从事消融治疗和肿瘤介入治疗的医生都希望能在前列腺、乳腺、妇科、儿科这些不常使用和较少使用介入治疗的领域有所突破，本书这些章节展示了介入治疗在前列腺、乳腺、妇科、儿科这些领域的治疗进展的全新视角。

本书是诸多介入肿瘤治疗杰出文献的完美总结，必将成为所有对介入肿瘤学感兴趣的医生们的"必读"之作。

Peter R. Mueller，MD

于波士顿，马萨诸塞州 美国

前　言

　　肿瘤的多学科治疗不再仅仅只是外科、化疗和放射治疗，随着介入肿瘤学的快速发展，它在恶性肿瘤治疗中的应用已变得不可或缺。以穿刺针和导管为基础的介入治疗可以缓解症状，使无法治愈的癌症患者得以减瘤，并为早期发现的癌症患者提供了一种潜在的治愈手段。

　　本书从临床实践和当前临床治疗的物理和生物学基础方面对介入肿瘤学的最新技术发展进行概括，不仅仅展现了介入治疗的应用数据，而且也试图将介入治疗和肿瘤的其他治疗方法置于同一个内容框架内进行探讨。

　　参与本书写作的作者中，除了介入放射学界的领袖人物外，还包括外科医生、肿瘤学家和放疗医生，他们分别从自己所熟悉的领域描述了肿瘤多学科治疗的最新进展。在此，我要感谢参与本书写作的各位临床医生和科学家，他们在百忙之中利用工作之余及时完成了他们负责的章节。众所周知，对这些忙碌的职业人士来说，写作确实是件很辛苦的差事，因为写作需要改变生活状态，而且增加了不少与专业和工作有关的查证和审校工作。《影像引导下的肿瘤治疗：一种多学科治疗方法》一书是众多主编、副主编、章节主编和撰稿人的耐心、审慎和辛勤工作的结晶，没有他们，这本书不可能如此完美地展示于世人。我们都有这样一个愿景，即在一本综合性的著作中总结当前介入肿瘤学的实践，这是非常及时和必要的。

　　我要感谢我的家庭、亲人、同事和后勤人员，正是他们的爱和支持，使得我们能抽出业余时间来写作。我们认为，这部重要的著作可以为肿瘤治疗从业者提供非常全面的介入肿瘤学的最新进展。因此，对于我们这些主编的妻子凯西、妮科尔和克里斯，我要特别地说声感谢！我们还要感谢成千上万的参与介入治疗的临床工作者和他们所治疗的勇敢的肿瘤患者。与许多高精尖技术领域一样，肿瘤介入治疗学这一领域也在快速发展和变化。衷心希望本书能成为阐述这个不断变化、发展和令人兴奋的医学领域的经典之作。

Damian E. Dupuy，MD，FACR

Yuman Fong，MD，FACS

William N. McMullen

主编简介

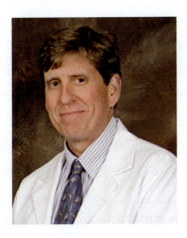

Damian E. Dupuy，医学博士，美国放射学会会员，美国罗德岛州，普罗维登斯，布朗大学沃伦阿尔珀特医学院，罗德岛医院影像诊断中心肿瘤消融部主任。

Damian E. Dupuy 是罗德岛医院肿瘤消融部主任和布朗大学沃伦阿尔珀特医学院影像诊断学教授。

Dr. Dupuy 1988 年在马萨诸塞州大学医学院获得医学学位，1993 年在哈佛医学院新英格兰女执事医疗中心放射科完成住院医师培训。之后 Dr. Dupuy 入职麻省总医院，在腹部和骨关节影像诊断部门工作。1997 年，Dr. Dupuy 就职于布朗大学罗德岛医院的影像诊断科。

Dr. Dupuy 是影像引导下消融治疗领域的创始人，他将消融治疗拓展应用到包括肾、肝、肺、头颈部、肾上腺以及骨骼肿瘤领域，并取得了成功。他还开创了经皮微波消融、冷冻消融以及射频消融联合外放疗或近距离放疗等其他新技术。

Dr. Dupuy 是美国国家癌症研究所资助的两项多中心临床试验的首席研究者，获得过美国放射学会影像网络学院和北美放射学学会（RSNA）颁发的国家研究和教学奖，他目前是北美放射学年会中肿瘤介入学专场会议的主席以及美国放射学会的会员，北美放射学会（RSNA）、新英格兰伦琴射线学会、美国放射学会、罗德岛放射学会以及介入放射学会的会员。

Dr. Dupuy 发表了 150 多篇学术论文，并受邀在国内外做了 120 多场关于放射学和影像引导消融术的专题演讲。

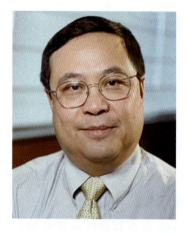

Yuman Fong，医学博士，美国纽约纪念斯隆·凯特琳癌症中心，默里·布伦南外科主任，外科和放射学部。

Dr. Yuman Fong 是纪念斯隆·凯特琳癌症中心（MSKCC）的一名主诊外科医生，担任默里·布伦南外科主任。他是威尔康奈尔医学院的外科学教授。Dr. Fong 于 1981 年在布朗大学获得了中世纪文学学士学位，1984 年在康奈尔大学医学院获得医学博士学位。之后在纽约医院/康奈尔医学中心接受外科培训，并在 MSKCC 接受肿瘤外科的进修培训。

Dr. Fong 是著名临床外科医生，他在肝胆外科领域开展了大量的工作——特别在肝细胞肝癌、大肠癌肝转移、胆囊癌、胆管细胞癌以及胰腺癌方面卓有建树。他开创了许多外科、腹腔镜以及消融治疗肝胆外科肿瘤的新方法。

Dr. Fong 负责一个生物学实验室，研究使用转基因病毒来杀灭癌症。他是将组织工程病毒注入人类的血液中治疗癌症的最早的研究者之一。在国际临床试验中，他一直在积极协调这些新型病毒的合作试验。

Dr. Fong 与他人合作撰写了 600 多篇同行评议的论文，编写了 11 部教材。他是 14 种期刊的编委，也是包括美国外科协会、南方外科协会、美国临床调查协会在内的许多科学和医学学会的成员。他获得过许多荣誉和奖项，包括詹姆斯四世的手术旅行者奖，以及南方外科协会的希普利奖。他还是消化道外科协会和詹姆斯四世外科医生协会委员会成员。他目前担任美国国立卫生研究院重组 DNA 咨询委员会主席。

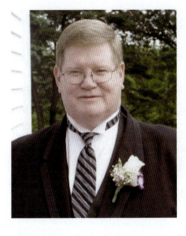

William N. McMullen，美国，亚利桑那州，麦克马伦咨询有限责任公司，法人兼顾问

Bill McMullen 目前是 McMullen 咨询公司的法人兼顾问。他的职责是为公司和投资者提供技术咨询、临床指导、市场分析、竞争产品评估、风险分析，以及美国食品和药物管理局（FDA）和全球监管指导。

McMullen 20 世纪 70 年代中期从事的工作是超声波这项诊断工具的医院推广。后来，他作为创业团队的成员之一开发了第一代美国食品和药物管理局（FDA）批准的超声造影剂。基于他的超声波从业背景，他在美国参与开发了用于外科手术的第一台腹腔镜下超声波系统。

McMullen 在他的工作中获得了在放射学、外科学和介入肿瘤学领域中开展热消融技术的全球性经验；专注于研究设备操作、原型设计、技术评估、临床教育以及领先企业的高层次的商业化。

McMullen 过去曾经担任的职位包括：消融市场开发公司副总裁，Microsulis 医疗（被 AngioDynamics 收购）肿瘤介入的高级副总裁，Radionics 公司肿瘤消融手术部负责人（现在的 Covidien），RITA 医疗系统（同样被 AngioDynamics 公司收购）临床市场主任。在他的职业生涯中，他帮助开发和启动了第一代美国食品和药物管理局（FDA）批准的射频消融系统，并负责协调射频消融产品的全球销售、市场营销、临床试验、客户教育、制造、监管和工程运营工作。

McMullen 是 Fire，Ice & Beyond 的创始人以及联合项目"介入肿瘤学的未来"的负责人。参与该项目的是有兴趣将消融治疗和介入治疗引入到放射学或外科学实践中的世界著名临床医生和机构。他是许多编委会和审查委员会的成员之一，并且合编了一些得到高度认可的出版物，包括《肿瘤消融：原理与实践》《影像引导下的肿瘤治疗：一种多学科治疗方法》。此外，他还是北美放射学会影像引导下肿瘤消融治疗工作小组的创始人和管理者，这是一个由志趣相投的医生、科学家组成的国际联盟，致力于研究影像引导下肿瘤消融治疗的潜在用途。

副主编

David Lu Professor of Radiology; Director, CT and Cross Sectional IR; Director HIFU and Tumor Ablation Program, Ronald Reagan Medical Center, UCLA Healthcare, Los Angeles, California, USA

Riccardo Lencioni Professor of Radiology, Division of Diagnostic Imaging and Intervention, Pisa University Hospital and School of Medicine, Pisa, Italy

Jordan Berlin Associate Professor, Division of Hematology and Oncology, Department of Medicine, Vanderbilt University, Nashville, Tennessee, USA

章节主编

Shraga Nahum Goldberg Section Chief, Image – Guided Therapy and Interventional Oncology, Department of Radiology, Hebrew University – Hadassah Medical Center, Jerusalem, Israel

Matthew Callstrom Associate Professor of Radiology, Department of Radiology, Mayo Clinic, Rochester, Minnesota, USA

E. David Crawford Head, Section of Urologic Oncology; and Professor of Urologic and Radiation Oncology, University of Colorado at Denver, University of Colorado Hospital, Aurora, Colorado, USA

Debra A. Gervais Division Chief, Abdominal Imaging and Intervention, Division Chief, Pediatric Imaging; and Assistant Program Director, MGH Radiology Residency, Boston, Massachusett, USA

Chul S. Ha Professor and Chairman, Department of Radiation Oncology, Cancer Therapy and Research Center at the University of Texas Health Science Center, San Antonio, TX, USA

Robert L. Worthington – Kirsch Medical Director, Vein Clinics of America, Wayne, Pennsylvania, USA

Peter J. Littrup Director, Imaging Core and Radiological Research; and Director, Image Guided Therapy Program, Karmanos Cancer Institute, Imaging Division, Detroit, Michigan, USA

撰稿人

Fereidoun Abtin Department of Radiological Sciences, Ronald Reagan UCLA Medical Center, Los Angeles, CA, USA

Muneeb Ahmed Department of Radiology, WCC 308 – B, Beth Israel Deaconess Medical Center, Section of Interventional Radiology, Boston, MA, USA

Munther Ajlouni Department of Radiation Oncology, Henry Ford Health Systems, Detroit, MI, USA

Rosalinda Alvarado Department of General Surgery, Rush University Medical Center, Chicago, IL, USA

Yasuaki Arai Department of Diagnostic Radiology, National Cancer Center Hospital, Tokyo, Japan

Thomas D. Atwell Department of Diagnostic Radiology, Mayo Clinic, Rochester, MN, USA

Tushar C. Barot Mount Sinai Medical Center, Miami Beach, FL, USA

Daniel Baseman Department of Radiation Oncology, Cancer Therapy and Research Center & The University of Texas Health Science Center at San Antonio, San Antonio, TX, USA

Jordan Berlin Department of Medicine, Division of Hematology and Oncology, Vanderbilt University Medical Center, Nashville, TN, USA

Jeffrey Berman Jeffrey Berman Architect, New York, NY, USA

Chris L. Brace Department of Radiology, University of Wisconsin – Madison, Madison, WI, USA

David J. Breen Department of Radiology, Southampton University Hospitals, Southampton, UK

Daniel B. Brown Department of Radiology, Thomas Jefferson University, Philadelphia, PA, USA

Matthew Callstrom Department of Diagnostic Radiology, Mayo Clinic, Rochester, MN, USA

Raphael Catane Oncology Institute, Sheba Medical Center, Tel Hashomer, Ramat Gan, Israel

Indrin J. Chetty Department of Radiation Oncology, Henry Ford Health Systems, Detroit,

MI, USA

Jonathan A. Coleman Department of Surgery, Urology Division, Weill Cornell/Memorial Sloan Kettering Cancer Center, New York, NY, USA

Erik N. K. Cressman Department of Radiology, University of Minnesota Medical Center, Minneapolis, MN, USA

Laura Crocetti Division of Diagnostic Imaging and Intervention, School of Medicine, University of Pisa, Cisanello Hospital, Pisa, IT, Italy

Farshid Dayyani Division of Hematology – Oncology, The University of Texas MD Anderson Cancer Center, Houston, TX, USA

Seyed Saeid Dianat Department of Urology, New York University VA University Hospital, New York, NY, USA

Elizabeth A. Dick Department of MRI, St. Mary's Hospital Imperial College Healthcare NHS Trust, London, UK

Thomas A. DiPetrillo Department of Radiation Oncology, Rhode Island Hospital, Providence, RI, USA

Bob Djavan Department of Urology, New York University VA University Hospital, New York, NY, USA

Gerald Dodd, III Department of Radiology, University of Colorado, Denver, Aurora, CO, USA

Kambiz Dowlatshahi Department of General Surgery, Rush University Medical Center, Chicago, IL, USA

Melinda Dunlap Department of Medicine, Division of Hematology and Oncology, Vanderbilt University Medical Center, Nashville, TN, USA

Damian E. Dupuy Department of Diagnostic Imaging, Rhode Island Hospital, The Warren Alpert Medical School of Brown University, Providence, RI, USA

Tony Y. Eng Department of Radiation Oncology, Cancer Therapy and Research Center & The University of Texas Health Science Center at San Antonio, San Antonio, TX, USA

Fiona M. Fennessy Department of Radiation, Brigham and Women's Hospital, Boston, MA, USA

Richard S. Finn Department of Medicine, Geffen School of Medicine at UCLA Ronald Regan Medical Center at UCLA, Los Angeles, CA, USA

Mary Fischer Department of Anesthesia and Critical Care, Memorial Sloan – Kettering Cancer Center, New York, NY, USA

Yuman Fong Department of Surgery and Radiology, Memorial Sloan Kettering Cancer Center, New York, NY, USA

Martin Fuss Department of Radiation Medicine, Oregon Health and Science University, Portland, OR, USA

Wadyslaw M. W. Gedroyc Department of Radiology, St. Mary's Hospital Imperial College Healthcare NHS Trust, London, UK

S. Nahum Goldberg Department of Radiology, Hebrew University – Hadassah Medical Center, Jerusalem, Israel

David J. Grand Department of Diagnostic Radiology, Warren Alpert School of Medicine, Brown University, Providence, RI, USA

Seza A. Gulec Department of Surgical Oncology, The Herbert Wertheim College of Medicine Florida International University, Miami, FL, USA

Rajan K. Gupta Department of Radiology, University of Colorado, Denver, Aurora, CO, USA

Antonio Gutierrez Department of Radiological Sciences, Ronald Reagan UCLA Medical Center, Los Angeles, CA, USA

Chul S. Ha Department of Radiation Oncology, Cancer Therapy and Research Center at the University of Texas Health Science Center, San Antonio, TX, USA

Subarna Hamid Eisaman Department of Radiation Oncology, University of Pittsburgh Medical Center – Regional Cancer Center, Johnstown, PA, USA

Arik Hananel Insightec Ltd. , Tirat Carmel, Haifa, Israel

J. Louis Hinshaw Department of Radiology, University of Wisconsin School of Medicine and Public Health, Madison, WI, USA

Mohammad Hjouj School of Computer Science and Engineering, Hebrew University of Jerusalem, Jerusalem, Israel

Department of Medical Imaging, Al – Quds University, Abu – Dis, Palestine

Mark J. Hogan Department of Radiology, School of Medicine, The University of Toledo Medical Center, Columbus, OH, USA

Mark D. Hurwitz Department of Radiation Oncology, Dana – Farber/Brigham and Women's Cancer Center, Boston, MA, USA

Michael J. Hutchinson Division of Abdominal Imaging and Intervention, Department of Radiology, Brigham and Women's Hospital, Harvard Medical School, Boston, MA, USA

Anne Smith Hutchison South Carolina Oncology Associates, Columbia, SC, USA

Yael Inbar Imaging Institute, Sheba Medical Center, Tel Hashomer, Ramat Gan, Israel

Yu Jie Department of Interventional Ultrasound, Chinese PLA General Hospital, Beijing, China

Eric Jonasch Division of Hematology – Oncology, The University of Texas MD Anderson Cancer Center, Houston, TX, USA

Alexandra Jost Department of Diagnostic and Interventional Radiology, University Hospital of Frankfurt, Frankfurt am Main, Germany

Brian D. Kavanagh Department of Radiation Oncology, University of Colorado School of Medicine, Aurora, CO, USA

Stephen T. Kee Department of Radiology, UCLA Medical Center, Los Angeles, CA, USA

Fady Khoury – Collado Gynecology Service, Department of Surgery, Memorial Sloan – Kettering Cancer Center, New York, NY, USA

Katherine Kopckash Department of Surgery, Rush University Medical Center, Chicago, IL, USA

Alan Kotin Department of Anesthesia and Critical Care, Memorial Sloan – Kettering Cancer Center, New York, NY, USA

Ming Kuang Department of Hepatobiliary Surgery and Division of Interventional Ultrasound, The First Affiliated Hospital of Sun Yat – sen University, Guangzhou, China

Corey J. Langer Department of Medicine, Division of Hematology – Oncology, Hospital of the University of Pennsylvania, Philadelphia, PA, USA

Christopher Lee Department of Radiology, Body Division, Keck School of Medicine USC University Hospital, Los Angeles, CA, USA

Edward Wolfgang Lee Department of Radiology, UCLA Medical Center, Los Angeles, CA, USA

Fred T. Lee, Jr. Department of Radiology, University of Wisconsin, Madison, WI, USA

Riccardo Lencioni Division of Diagnostic Imaging and Intervention, School of Medicine, University of Pisa, Cisanello Hospital, Pisa, IT, Italy

Herbert Lepor Department of Urology, New York University Langone Medical Center, New York, NY, USA

Robert J. Lewandowski Department of Radiology, Northwestern Memorial Hospital, Chicago, IL, USA

Ying Li Department of Radiation Oncology, University of Texas Health Science Center at San Antonio, San Antonio, TX, USA

Peter J. Littrup Imaging Division, Karmanos Cancer Institute, Detroit, MI, USA

Ming – De Lu Institute of Diagnostic and Interventional Ultrasound, The First Affiliated Hospital of Sun Yat – sen University, Guangzhou, China

Meghan G. Lubner Department of Radiology, University of Wisconsin School of Medicine and Public Health, Madison, WI, USA

Homer A. Macapinlac Department of Nuclear Medicine, University of Texas MD Anderson Cancer Center, Houston, TX, USA

Ronit Machtinger Department of Obstetrics and Gynecology, Brigham and Women's Hospital, Boston, MA, USA

Martin G. Mack Department of Diagnostic and Interventional Radiology, University Hospital of Frankfurt, Frankfurt am Main, Germany

Samuel McGrath Department of Radiation Oncology, William Beaumont Hospital, Royal Oak, MI, USA

Laleh G. Melstrom Department of Surgery, Robert Wood Johnson and the Cancer Institute of New Jersey, New Brunswick, NJ, USA

Khairuddin Memon Department of Radiology, Northwestern Memorial Hospital, Chicago, IL, USA

Paul R. Morrison *

Benjamin Movsas Department of Radiation Oncology, Henry Ford Health Systems, Detroit, MI, USA

Mohamed Nabil Department of Diagnostic and Interventional Radiology, University Hospital of Frankfurt, Frankfurt am Main, Germany

Zeina Nahleh Department of Internal Medicine, Division of Hematology – Oncology, TTUHSC – Paul L. Foster School of Medicine, El Paso, TX, USA

---

* Deceased

Dominic Nguyen Department of Radiation Oncology, Cancer Therapy and Research Center & The University of Texas Health Science Center at San Antonio, San Antonio, TX, USA

Peter Osborn Department of Diagnostic Imaging, Queen Alexandra Hospital, Portsmouth, Hampshire, UK

Gyan Pareek Department of Surgery, Division of Urology, Warren Alpert Medical School of Brown University, Providence, RI, USA

Bernard J. Park Department of Surgery, Hackensack University Medical Center, Hackensack, NJ, USA

Henrik Petrowsky Swiss Hepato − Pancreato − Biliray and Transplant Center, Department of Surgery, University Hospital Zurich, Zurich, Switzerland

M. Raphael Pfeffer Oncology Institute, Sheba Medical Center, Tel Hashomer, Ramat Gan, Israel

Liang Ping Department of Interventional Ultrasound, Chinese PLA General Hospital, Beijing, China

Tatiana Rabin Oncology Institute, Sheba Medical Center, Tel Hashomer, Ramat Gan, Israel

Steven S. Raman Department of Radiological Sciences, Ronald Regan UCLA Medical Center, Los Angeles, CA, USA

Paul S. Rava Department of Radiation Oncology, Tufts Medical Center and Rhode Island Hospital, Boston, MA, USA

Lei Ren Department of Radiation Oncology, Duke University, Durham, NC, USA

Ahsun Riaz Department of Radiology, Northwestern Memorial Hospital, Chicago, IL, USA

Boris Rubinsky Department of Mechanical Engineering, University of California at Berkeley, Berkeley, CA, USA

Paul Russo Cornell Weill School of Medicine, Memorial Sloan Kettering Cancer Center, New York, NY, USA

Thomas P. Ryan FreeFall Consulting, Austin, TX, USA

Samuel Ryu Department of Radiation Oncology and Neurosurgery, Henry Ford Hospital, Detroit, MI, USA

Riad Salem Department of Radiology, Northwestern Memorial Hospital, Chicago, IL, USA

Tracey E. Schefter Department of Radiation Oncology, University of Colorado School of Medicine, Aurora, CO, USA

Gabriel Schnickel Department of Transplant Surgery, Henry Ford Transplant Institute, Detroit, MI, USA

Helmut Schoellnast Department of Radiology, Memorial Sloan − Kettering Cancer Center, New York, NY, USA

Chirag Shah Department of Radiation Oncology, William Beaumont Hospital, Royal Oak, MI, USA

William E. Shiels, II Department of Radiology, School of Medicine, The University of Toledo Medical Center, Columbus, OH, USA

Paul B. Shyn Division of Abdominal Imaging and Intervention, Department of Radiology, Brigham and Women' s Hospital, Harvard Medical School, Boston, MA, USA

Farzan Siddiqui Department of Radiation Oncology, Henry Ford Health Systems, Detroit, MI, USA

Stuart G. Silverman Division of Abdominal Imaging and Intervention, Department of Radiology, Brigham and Women's Hospital, Harvard Medical School, Boston, MA, USA

Anna Simeonova Department of Radiation Oncology, University Medical Center Mannheim, Mannheim, Germany

Luigi Solbiati Department of Diagnostic Imaging and Interventional Oncologic Radiology, General Hospital of Busto Arsizio, Busto Arsizio, VA, Italy

Stephen B. Solomon Department of Radiology, Memorial Sloan – Kettering Cancer Center, New York, NY, USA

Yukio Sonoda Gynecology Service, Department of Surgery, Memorial Sloan – Kettering Cancer Center, New York, NY, USA

Robert Suh Department of Radiological Sciences, Ronald Reagan UCLA Medical Center, Los Angeles, CA, USA

Gregory P. Swanson Department of Radiation Oncology, Cancer Therapy and Research Center at the University of Texas Health Science Center, San Antonio, TX, USA

Nelly Tan Department of Radiological Sciences, Ronald Regan UCLA Medical Center, Los Angeles, CA, USA

Beenish Tasawwar Department of Radiology, Beth Israel Deaconess Medical Center, Harvard Medical School Section of Interventional Radiology, Boston, MA, USA

Servet Tatli Department of Abdominal Imaging and Intervention, Brigham and Women's Hospital, Boston, MA, USA

Derek Tessier Department of Radiology, Rhode Island Hospital, Providence, RI, USA

Simone Thavaseelan Department of Surgery, Division of Urology, Warren Alpert Medical School of Brown University, Providence, RI, USA

Tania Tondolo Department of Biomedical Sciences and Technologies, Section of Radiological Science, School of Medicine, University of Milan, Milan, MI, Italy

Frank Vicini Department of Radiation Oncology, William Beaumont Hospital, Royal Oak, MI, USA

Thomas J. Vogl Department of Diagnostic and Interventional Radiology, University Hospital of Frankfurt, Frankfurt am Main, Germany

Kien Vuu Department of Radiological Sciences, Ronald Reagan UCLA Medical Center, Los Angeles, CA, USA

Jared Weiss Department of Medicine, Division of Hematology – Oncology, University of North Carolina at Chapel Hill, Chapel Hill, NC, USA

Ronald S. Winokur Department of Diagnostic Radiology, Thomas Jefferson University, Philadelphia, PA, USA

Daphne Wong Department of Radiology, UCLA Medical Center, Los Angeles, CA, USA

Robert L. Worthington – Kirsch Vein Clinics of America, Wayne, PA, USA

Reza Zare Department of Urology, New York University VA University Hospital, New York, NY, USA

目 录

第 1 章　肿瘤射频消融：一项革新的技术

Muneeb Ahmed, Beenish Tasawwar, and S. Nahum Goldberg
郝伟远　翻译　邵国良　校审

[摘要] 影像引导射频消融是目前用于治疗肿瘤病灶的微创治疗方式，通过热能以及最新的非热能或化学注射技术引起不可逆的细胞损伤。这一方法目前已经成为一项被广泛接受的技术，并被应用于一系列临床治疗中，包括肝、肺、肾、骨、肾上腺肿瘤病灶的治疗。基于目前治疗方式的多样性，肿瘤病例的潜在复杂性，以及热消融技术的广泛应用，充分理解热消融技术的基本原理和近期的进展是有效应用热消融技术的前提条件。本章节将回顾几个涉及肿瘤消融的重要概念，包括临床上消融的操作，如了解治疗的目标和组织加热或肿瘤破坏的作用机制，以及理解消融对肿瘤的作用和提高总体消融效果的策略。

了解肿瘤射频消融技术：概述

影像引导射频消融是目前用于治疗肿瘤病灶的微创治疗方式，通过热能以及最新的非热能或化学注射技术引起不可逆的细胞损伤。这个方法目前已经成为一项被广泛接受的技术，并被应用于一系列临床治疗中，包括肝、肺、肾、骨、肾上腺肿瘤病灶的治

M. Ahmed (✉)
Department of Radiology, WCC 308 – B, Beth Israel Deaconess Medical Center, Section of Interventional Radiology, Boston, MA, USA
e – mail：mahmed@ bidmc. harvard. edu

B. Tasawwar
Department of Radiology, Beth Israel Deaconess Medical Center, Harvard Medical School Section of Interventional Radiology, Boston, MA, USA
e – mail：btasawwa@ bidmc. harvard. edu

S. N. Goldberg
Department of Radiology, Hebrew University – Hadassah Medical Center, Jerusalem, Israel
e – mail：snahum@ hadassah. org. il

疗[1-6]。与外科切除相比较，射频消融这项微创疗法有诸多优点，包括更低的死亡率和复发率，更低的花费，可用于不适合进行外科手术的门诊患者[7]。然而，如何改进治疗结果并克服射频消融在疗效上的局限性，例如射频消融的边缘残余肿瘤的持续生长，无法有效消融大肿瘤，基于肿瘤位置的完整治疗的差异等方面，还有更多的工作需要去做[7]。

基于目前治疗方式的多样性，肿瘤病例的潜在复杂性，以及热消融技术的广泛应用，充分理解热消融技术的基本原理和近期的进展是有效应用热消融技术的前提条件。与肿瘤射频消融相关的主要概念可大致分为：（1）涉及临床上消融的操作，如理解治疗目的，组织加热或肿瘤摧毁的机制；（2）理解射频消融的正确作用以及为提高整个治疗效果所追求的策略。后面的这些观念包括：技术进步的系统化方法，理解并利用生物生理环境来使射频消融的疗效最大化，结合射频消融与辅助治疗，协同增加对肿瘤的破坏作用，通过影像引导和图像融合

技术提高肿瘤的可视化和靶向性。基于目前在射频消融方面积累的大量实验和临床经验，将以射频消融为代表来对许多概念进行讨论。很多的这些基本原理也适用于其他消融模式，这些将会在后面的章节中讨论。

微创治疗的目标

微创消融局部肿瘤病灶的总目标包含几个特殊目标。第一个也是最重要的是一次成功的射频消融彻底消灭所有目标内的恶性肿瘤细胞。这包含两项内容：达到肿瘤的完全消融（这种情况下病灶内无肿瘤细胞残留）和足够的治疗边缘，治疗边缘围绕肿瘤周围表面上看似乎是"正常"的细胞，经常可见在肿瘤周边恶性肿瘤细胞对周围组织的显微镜下浸润。因此，基于对手术患者肿瘤进展的检查以及在肿瘤边缘之外可见恶性肿瘤细胞的证据，在绝大多数的病例中（或除非另有情况），对肝脏和肺的消融治疗要尽量包括至少 0.5～1cm 看似正常组织的"消融"边缘，而一些肾脏的肿瘤其消融边缘可小一些[8,9]。

第二个目标是保证精确治疗，使消融区周围的"非靶"正常组织的损伤最小化。同样的，经皮消融治疗比传统外科手术切除治疗的最明显优势在于对正常组织产生最小的损伤。这对患者的临床状态有时起到很大的作用，患者的肿瘤所在实质脏器的功能状态对于患者的预后与原发性肿瘤同样起着重要的作用。相关的临床范例包括肝硬化伴肝功能受损基础上的局灶性肝肿瘤患者；肾功能受损的 VHL（VON Hippel Lindau）综合征患者，需要对多发肾肿瘤进行治疗；原发性肺癌患者伴广泛的肺气肿、肺功能障碍[10-12]。很多类似的患者不适合外科手术，由于器官储备功能的不足使他们在术后发生严重并发症或者器官衰竭的风险非常高。在其他一些临床状况中靶向治疗的高度特异性

和精确性已经被证实对缓解患者的症状是非常有用的，包括有症状的骨转移或存在激素活性的神经内分泌肿瘤患者，可采用经皮穿刺疗法改进间质药物输送[13-15]。

最后，消融的效率最大化是一个额外需要考虑的问题。例如，适当的而又彻底的肿瘤毁损只会发生在将整个消融目标暴露在合适的温度下，因此大肿瘤中目标肿瘤的组织加热模式是决定性因素。对于较大的肿瘤（通常定义为直径大于 3～5cm），一次消融治疗并不能完全涵盖整个目标体积[3]。在这种情况下，为了成功治疗整个病灶并获得消融边缘，可能需要行多次重叠消融或者同时采用多极消融针，虽然准确的定位以及消融针的位置的放置往往会在技术上带来挑战[16]。肿瘤生物学也会影响消融效率。肿瘤本身的生长模式影响肿瘤整体的治疗效果，在较长时间内生长缓慢的肿瘤更经得起多次治疗。消融效率的最优化对系列的消融技术都是适合的，包括采用热消融和非热消融。

热消融组织加热的原理

消融组织的加热通过两种特定的机制产生。首先，将消融针放置在肿瘤中心，释放能量并和周围组织相互作用使针的周围快速产生局灶性热量。虽然热诱导机制具有能量特异性[17]，但不管采用何种类型的能量源这种方式对所有热消融都是类似的。例如，当射频电流从电极针传导到远处接地垫，局部组织抵抗电流而摩擦产生热量。在微波消融系统中，针天线将电磁能应用到组织，带有偶极矩的分子（如水）被不断地驱使与外部应用的磁场相一致，产生的动能使得局部组织加热，扩展到天线周围的更深部组织（与射频相比较）。激光消融利用光导纤维发射的激光能量使纤维头端周围组织迅速加热。超声治疗系统通过将高强度的超声能量聚焦使组织加热，也可直接在经皮放置的电

极针周围（如其他消融系统），或将从几个不同方向的经皮低强度超声束靶向聚焦到肿瘤上，超声能量被组织吸收并转化为热量。热消融中组织加热的第二个机制是热量的组织传导[18]。电极周围产生的热量在肿瘤内扩散，引起额外的高温加热，它与发生在电极周围的由直接的能量与组织的相互作用产生热相分离。热传导对整个组织消融的贡献是由几个因素决定的。组织加热模式依据采用能量源的特殊性而有所不同。例如微波系统诱导组织加热的速度要比 RF 系统快，而热传导对整体组织加热的作用就下降[18]。此外，肿瘤和组织的特性同样影响热传导。例如，原发性肝肿瘤（肝细胞癌）的热传导比周围的肝硬化组织要好[3,19]。

无论使用哪一种热能源，热消融的终点都是使组织达到足够的温度，引起整个靶区域内组织的凝固坏死。正常细胞通过适应性机制可以耐受在基线组织温度（40～42℃）上相对轻度的温度升高[20]。低温高热（42

～45℃）引起细胞可逆性损伤，尽管这会提高细胞对化疗、放疗等辅助治疗的敏感性[21, 22]。当细胞加热到 46～48℃持续 55～60 分钟时，细胞会发生不可逆的损伤，而且随着温度的继续上升，细胞损伤的速度更快。因此温度达 50℃时，多数的细胞类型在几分钟内就会发生死亡（图 1.1）[23]。直接细胞损伤集中在细胞质和线粒体酶以及核酸组蛋白复合物的凝固变性上，其能在几天内触发细胞的死亡[24]。"热固定"或者"凝固坏死"被用于描述肿瘤热损伤，尽管细胞死亡的最终表现可能并不符合凝固性坏死严格的组织病理学标准[25]。这点表明了根据临床实践，经皮活检和标准的病理组织学解释可能并不是衡量热消融的可靠方法[25]。因此，最佳的热消融温度可能是大于50℃的范围区间。在温度范围的另一端，当温度高于 110℃时，组织会汽化，反过来，组织汽化限制了 RF 系统能量的沉积（与微波系统相比，微波系统不受此限制）。

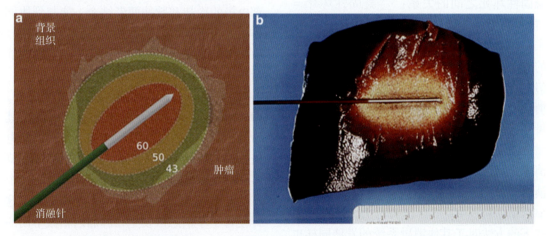

图 1.1　局部热消融疗法的原理图（a）及图形（b）。电极在图像引导下或直视下置于靶肿瘤内，通过电极施加热能。在电极周围组织内会快速形成高温的中心区域（它们可能会超过 100℃），周围被亚致死组织加热（＜50℃）的外围区和背景肝实质包绕（经许可图片转载自参考文献[7]）。

细胞发生坏死的准确温度是受多因素影响的，并且有组织特异性。基于先前的研究表明，局部组织加热到 50℃，4～6 分钟，会引起组织凝固，这已经成为热消融治疗在实

验研究和目前的临床模式的标准替代终点[26]。但是，研究表明，根据加热的时间，热增长速率和受热组织，消融区边缘的最高温度是可以变化的。例如，消融区域边缘的

最大温度即所称的"临界温度"在正常组织显示的范围是30～77℃，肿瘤模型为41～64℃（有一个23℃的差值）[27, 28]。同样的，在给定时间内施予的总热量，也就是所谓的热能剂量，在不同组织之间也有显著的不同[27, 28]。因此，50℃的目标温度阈值仅能作为一般的指南。这个概念框架也同样适用于非热能的能源中，以决定最优的能量传递模式[29]。

应用生物热原理方程实现有意义的大容积肿瘤消融

通过热消融，肿瘤组织完全并充分的毁损需要将整个肿瘤组织（通常是整个消融区域的肿瘤）置于细胞毒性温度下。热消融的成功取决于充分的热量传递。在不同的环境下大容积组织的加热取决于几个因素，包括能量的传递和局部组织的生理学特征。这些参数之间的关系就如同生物热方程描述的一样[30]，可以简化描述以指导热消融–凝固性坏死之间的关系："凝固性坏死＝（能量沉积×局部组织相互作用）–热损失"[31]。基于这种关系，追求一种三管齐下的方法增加消融大肿瘤的能力。这些包含：（1）技术的改进，包括能量输入算法以及消融针设计的改进，使组织中沉积更多的能量；（2）加深了解并改进生理物理环境来增强组织加热；（3）联合辅助治疗来提高消融区域肿瘤细胞损伤的一致性，同时增加消融区域周围非致命的超热区域细胞的毁损。下面将以RF平台作为范例，这种三管齐下的方法对于其他消融系统的发展同样也是一个成功的模式。

RF消融的进展：一项技术革新的模式

绝大多数改善消融治疗结果的研究聚焦于设备的开发上，正如上面所提到的，许多应用于RF消融系统。为了增加消融的面积，在技术方面的努力一般集中在能量沉积

算法的改进和电极的设计，以提高活性电极周围组织的暴露程度以及将更多的能量安全地沉积于目标组织内。

能量应用算法的细化：在热消融过程中能量应用的算法依赖于能源、设备和使用的消融电极类型。同时，RF系统初始功率算法是基于持续并且恒定的高能量的输入，组织的过热和汽化产生气体并对电流形成高阻抗最终干扰持续性的能量输入。因此，一些将能量沉积最大化的策略已得到开发，某些被纳入到已商业化的设备中。

通过脉冲方式使用高水平的能量，间隔周期性使用较低的能量，这个策略已经被使用于RF系统用来增加能量沉积的平均强度[32]。如果在高能量和低能量沉积之间能获得一个合理的平衡，那么在能量沉积最小时，电极附近的组织优先冷却，却没有显著减少对深部组织的加热。因此，在高能量沉积的周期中，更高的能量能够应用，从而使得热渗透深度更深，组织凝固的范围更大[33]。内部电极的冷却和脉冲两者结合，能起到协同作用，相较于单独使用其中一种方法，会导致更多的凝固性坏死和肿瘤毁损[33]。脉冲能量技术也成功应用于微波和激光系统中。

另一个策略是持续缓慢增加（或上升）RF能量，直到RF电流产生的阻抗停止其增长。这种方法通常搭配多尖端可扩展的电极，其与组织有更大的接触面，目标是围绕多个小电极实现较小的消融区[34, 35]。这个算法经常与分期扩张的电极系统相结合，这样使每个小消融区发生在肿瘤内稍微不同的位置（总目标是消融整个肿瘤区域）。

"电极转换"是另外一项纳入脉冲算法用来进一步提高RF组织加热的技术[36]。在这个系统中，多个独立放置的RF电极连接到一个射频发生器上，射频电流应用于单个电极直到阻抗峰值被检测到，此时电流应用程序应用到下一个电极，如此往复。几项研究已经证明，应用此程序后，消融区域明显

增大，消融所花费的时间显著减少[36, 37]。例如，Brace 等已经表明，消融区域更大更圆，并且在应用电极转换技术下，加热时间比序贯加热加快 74%（12min *vs* 46min）[36]。

最后，设备的持续发展也增加了整体能量最大化的传递[38, 39]。对于 RF 设备，传输的最大 RF 电流依赖于发生器的输出量和电极表面积，由于过大的表面积会减少电流密度，因此电极周围组织就无法实现充分的加热。最初的系统最大输出功率小于 200W，但在随后的调查表明，如果更高功率发生器配合更大表面积的电极，就能够实现高电流输出和大的消融区域。例如，Solazzo 等人在一个活体猪模型体内使用 500kHz（1000W）的大功率发生器，在 4cm 长尖端

的集束电极相比较于 2.5cm 集束电极获得了更大的凝固区域（5.2 + 0.8cm 对 3.9 + 0.3cm）[39]。在高能量微波系统中，消融区域的大小也得到类似的结果[40]。

电极修饰：消融针（RF 的电极、微波的天线、激光系统的扩散器）的发展为获取更大的消融区域发挥了重要的作用。增加能量吸收和整体消融尺寸的诸多策略与需要更小直径消融针之间的平衡允许一些设备在穿刺和微创治疗中继续的使用，包括多个电极的同时使用，彼此相互毗邻或者作为一个引导针中可扩展设备的一部分；或者冷却系统的使用以减少组织和电极过热；或者使用双极射频系统增加目标区域组织温度（图 1.2）。

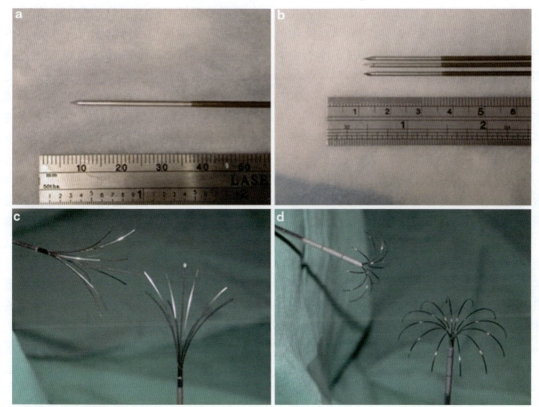

图 1.2　各种射频电极设计。常用的和市售的电极的设计，包括（a）带 **3cm** 长有效尖端部分的内冷式单电极（**Cool‑tip**™ **system，Valleylab，Boulder，CO**）；（b）一种具有三个 **2.5cm** 有效尖端部分的内冷式集束电极系统（**Cluster**™ **electrode system，Valleylab，Boulder，CO**），和两个可变化的可扩展电极系统（**c：Starburst**™**，RITA Medical Systems，Mountain View，CA；d：LeVeen**™**，BostonScientific Corp，Natick，MA**）（经许可图片转载自参考文献[7]）。

最初，通过简单的延长电极尖端，增强对非对称性的在几何学上呈纵向形状的组织的凝固。将一个电极多次插入进行消融需要花费更多的时间和精力，在临床应用中显得不切实际。因此，在一个预设构型中同时使用多电极增加消融区域，这是一个重要的进步。最初的多电极消融证明几个单电极成集束布置（相互间隔不超过 1.5cm）同时射频，与单电极相比较，能够增加超过 800%的凝固体积[41]。后来，致力于克服多极针应用技术上的挑战，发展了多尖端可扩展RF 电极[42]。这些系统包含不同数量的多个又细又弯的电极，从一个中央套管发出，呈伞形或更复杂的几何形状[43, 44]。这个技术克服了先前的很多困难，它使多个电极变得容易置入，从而产生更大的可复制的坏死区。Leveen 等人使用 12 钩的阵列，使用50W 的射频发生器 10 分钟，通过不断的增加能量，能够在活体猪肝脏内产生直径3.5cm 的损伤区[45]。最近，Applebaum 等人使用当前市场上可买到的已通过优化分期扩展和能量输入算法的可扩展电极，能够在活体猪肝脏内实现大于 5cm 的凝固坏死区[46]。

大多数常规的 RF 系统使用单电极（电流流向患者大腿处接地垫形成回路），一些研究结果显示，在 RF 系统中使用双向电极可使凝固体积增大。在这些系统中，射频电流从活性电极流向第二个接地电极，替代了接地垫。热量围绕两个电极处产生，从而形成椭圆形的损伤区。McGahan 等人在体外活体肝脏上使用这种方法，造成长轴直径达4cm 的坏死区，但在短径长度上，只有1.4cm 的坏死区[47]。尽管这项技术增加了整个凝固体积，但坏死的区域不符合真实的肿瘤，因而无显著的临床意义。Desinger 等人描述了另一种双电极排列，在同一个2mm 直径的探针中，包含了活性电极和回转电极[48]。Lee 等人使用了 2 种多尖端的活性和回转电极来增加 RF 消融中的凝固区[49]。最终，几个研究使用的 RF 消融系统中，使用多电极（大于 2）阵列的消融针（多尖端但单一内部冷却）获得了更大体积的凝固区[50, 51]。

RF 系统的其中一个局限是活性电极附近过热导致组织焦化，使电阻上升，RF 环路中断，最终导致整个 RF 能量沉积受限。成功解决这个问题的其中一个策略是使用内部电极的冷却，电极内部包含两个空腔，使用冷却的灌流液持续对电极尖端进行冷却，并将热的废水排出到体外收集系统[52]。这能降低电极周围的温度，减少组织焦化，减少电阻的升高；能够有更多的RF 能量被吸收；组织温度峰值能到达肿瘤内部更远的部位，通过热传导，有助于更大范围的深部组织的加热。在 18G 单电极或集束电极中使用冷冻盐水灌流液冷却的初步研究，与常规非冷却单电极在体外活体肝脏的消融相比较，显著增加了 RF 能量吸收和消融范围，该结果被随后的活体大动物模型和临床研究所证实[33, 52]。当冷冻的盐水灌流液灌注到可扩展的电极系统中（被称为内部冷却潮湿电极），同样可观察到类似的结果，尽管电极周围的液体灌注很难控制使得到的结果不一致[53]。最近，一些研究人员使用可选择的冷却剂（例如氩，氮气）达到了更好的冷却效果，RF 电极附近获得了更大的消融区域[54]。和 RF 系统一样，在微波消融中天线装置的冷却同样得到了发展，它可减少装置的加热（与之相关的并发症为皮肤烧伤），同时可通过更细的天线得到更多的能量沉积。

尽管这些技术的发展很多都是独立开发的，但它们经常会被同时应用，从而实现更大区域的消融。此外，虽然大部分的工作都是基于 RF 系统开发的，特定的技术也可应用于其他的热消融法。例如，多电极和消融电极的冷却，已经被有效地应用于微波系统中[55, 56]。

生物物理环境的改造

消融治疗中通过电极设计的改造，创建了更大的消融凝固区，但由于肿瘤自身的生理特性存在很多的局限性。最近的研究以改变潜在的肿瘤生理学为中心作为改善热消融的一种手段。当前的研究主要集中在温度治疗的情况下组织特征的影响，例如组织灌注，热传导性，以及系统特殊的特征，比如 RF 消融中导电性。

组织灌注：制约热消融肿瘤组织凝固区域大小的首要因素是组织血流，其有两方面的作用：大血管的散热作用，微血管灌注介导的组织冷却效应。首先，大血管内较快流速的血液就像一个散热器，带走了消融区域的热量（图 1.3）。Lu 等在活体猪的模型中检测了血管直径对 RF 消融结果的影响。CT 和组织病理学分析显示，当加热组织区域内血管直径小于 3mm 时，可见到更充分的加热以及散热作用减小[57]。反之，直径大于 3mm 的血管在经过 RF 消融之后，有更高的通畅率，内皮损伤更小，周围肝细胞有更高的生存能力。研究证实了肝脏血流对 RF 诱导的凝固坏死的影响，但血流减慢时可引起更多的凝固坏死，可通过栓塞疗法、血管球囊闭塞、弹簧圈栓塞或者肝门血流阻断（所有入口血流阻断）减慢血流[58, 59]。组织脉管系统的第二个作用是灌注介导的组织冷却（毛细血管血流）作用的后果，其也能起到散热器的作用。通过抽走治疗区域的热量，这种效应使接收到导致组织凝固的最小热量的组织体积减少。使用针对微血管灌注的改变血流的药物，也可以提高射频消融治疗的整体效率。Goldberg 等人在活体猪肝脏模型内，通过使用动脉内加压素和高剂量氟烷来调整肝脏的血流并与消融治疗相结合[60]。Horkan 等人通过使用三氧化二砷来减少血流并增加肿瘤的毁损[61]。最近，另一种抗血管新生药物索拉非尼，与射频消融联合使用，在小动物模型中增加了肿瘤的凝固作用（图 1.4）[62]。就这点而言，新的非热能源，如不可逆电穿孔，已被证明几乎不受这些效应的影响，当灌注介导的冷却效应影响消融结果时，它将为临床提供一种治疗的选择[63]。

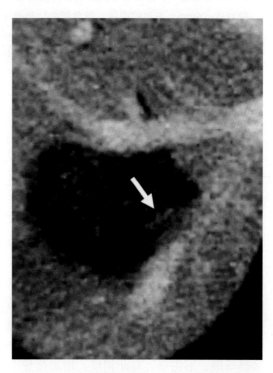

图 1.3　由于热散发效应，在 RF 消融区边缘局部肿瘤进展的例证：这是一例大肠癌伴肝转移患者接受肿瘤射频消融治疗的临床实例。射频消融后 6 个月，增强 CT 扫描随访显示局部肿瘤进展（箭头），归因于其紧邻肝右静脉，导致血管介导的冷却，使治疗不充分，肿瘤细胞持续存活。

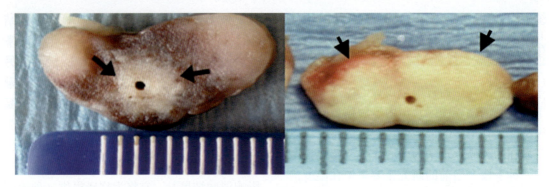

图1.4　通过抗血管生成治疗与射频消融结合减少肿瘤微血管灌注对组织加热的负面影响。在这个小动物肿瘤模型中，射频消融联合抗血管生成治疗，如索拉非尼、VEGF 受体抑制剂，与单纯射频消融对比（4mm，左边的图像，黑色箭头）显著增加肿瘤的凝固坏死（9mm，右图黑色箭头，本图已得到转载许可：Hakime A，HinesPeralta A，Peddi H，et al. **Combination of radiofrequency ablation with antiangiogenic therapy for tumor ablation efficacy：study in mice. Radiology 2007；244：464－470**）。

热传导：用 RF 消融治疗存在肝硬化基础的肝癌患者初步的临床研究呈现"烤箱"效应（如肝硬化组织或脂肪包绕的肝肿瘤会增加热效能，以及外生型肾细胞癌），或改变了肿瘤组织与周围组织结合处的热传递[3]。后续对体外琼脂以及牛肝脏的实验研究已经证实了不同的肿瘤和周围组织的热传导性在射频消融术中对有效热传导的影响，并进一步证明了最佳热传导特性对消融的结果所起的作用[19, 64]。例如，肿瘤的热传导性很差，限制了热量从电极向周围的传递，肿瘤的中心明显加热，肿瘤的周边部分加热局限、不完全。与此相反，增加热导率（如囊性病灶）导致快速热传播（热耗散），有可能导致不完整和不均匀的肿瘤加热。此外，在琼脂影像以及计算机建模研究中，Liu 等人证明肿瘤以及其周围背景组织（具体来说，降低热导率来自周围组织的脂肪含量增加）之间导热能力的不同导致了肿瘤边缘温度的增加。然而，加热受制于周围介质，使1cm 的消融边缘更难实现[64]。充分理解热导率，以及组织和肿瘤特异性对组织加热的作用，对于不同的临床情况下尝试预测消融结果是非常有用的（如，外生型的

肾细胞癌被肾周脂肪包裹，肺肿瘤周围被充气的正常肺实质包裹，或骨转移瘤周围被骨皮质包围）[19]。

电导率：影响 RF 消融造成组织加热，其组织能量沉积极大地依赖于局部的电导率。局部电导率的影响因素主要有两种。首先，在 RF 消融之前或者消融时用离子剂，可立即改变 RF 电极周围的电活动环境，能够增加电导率。局部高浓度的盐溶液能够增加表面活性电极的面积，允许更大的能量沉积，从而增加凝固性坏死的范围[65]。盐溶液对于消融空腔病变来说可能是非常有益的，它没有足够的电流路径。但是，应该指出的是，盐溶液灌注并不总是一个可预测的过程，因为流体可以流到不想要的部位，如果使用不当会造成并发症[66]。其次，肿瘤与周围背景器官之间不同的电导率可以影响肿瘤边缘的组织加热。一些研究表明，当周围介质减少降低电导率时，会增加肿瘤与器官界面的组织加热[67]。在某些临床情况中，例如治疗肺或骨的肿瘤，电导率之间的显著差别可能会导致肿瘤/器官界面的加热变化，实际上，限制了周围器官的加热，可能使得获取 1.0cm 的消融边缘变得困难。最后，

当使用如水分离这种技术来保护相邻器官时，必须考虑电导率这个问题。非离子液体可以用来保护消融区域周围的相邻组织（如横膈或肠）免受热损伤。对于这方面的应用，应使用 5% 的葡萄糖溶液（D5W）这样的低离子含量液体，因为它们已被证明能使 RF 电流远离被保护器官，能够减少横膈或肠管的烧伤发生率和烧伤范围，与盐等离子溶液相比，D5W 能减少患者的疼痛分数[36, 37]。离子溶液像 0.9% 的盐溶液不能被用于水分离，正如前文所述，它们会增加 RF 电流[68]。

组织液容量：微波系统使用电磁能迫使固有偶极矩的分子（如水）与外部应用的磁场保持一致，产生动能并导致局部组织加热。因此，在这些系统中，高的组织水容量会影响可实现的组织加热的比率以及最大值[69]。有人已提出将组织内部的水含量与计算机肿瘤消融模型相结合，以便更精确地预测组织加热情况[70]。此外，Brace 等人已证实与 RF 系统相比，微波系统会产生更大的脱水作用（消融区的收缩）[71]。通过调整组织液容量来优化微波加热的研究也正在进行中[72]。

肿瘤消融结合辅助治疗

调整消融系统和生物环境的策略在提高经皮消融临床效用方面是成功的，但在临床疗效方面仍存在局限性。例如，通过对患者消融治疗后的进一步长期随访，发现肿瘤消融后局部肿瘤持续生长的发生率增加，提示残留有活性结节病灶，治疗区内部和周围有未被治疗的肿瘤组织[3]。因此，针对这些残留恶性细胞的活性病灶，需要额外的治疗策略来提高射频消融的疗效。

研究者已进行了热消融结合辅助疗法如化疗或放疗的疗效研究[73, 74]。目前，热消融仅仅利用温度来自行诱导凝固性坏死

（>50℃）。然而，基于射频组织加热的指数下降，在 RF 电极周围的组织存在一个急速升降的热梯度。因此，曲线在 50℃ 下扁平化，大量的组织被 45℃ 等温线包围。建模研究表明，细胞死亡阈值减小 5℃，肿瘤凝固范围可增加 1.5cm（消融区的球形体积增加多达 59%）[67]。因此，在概念上靶肿瘤可被分为三个区：（1）中心区域，主要热消融治疗区，为热诱导凝固性坏死；（2）外围边缘，亚致死高温导致的可逆变化区；（3）肿瘤周围或正常组织，未受局部消融的影响，但是仍暴露于系统辅助治疗。

一些研究表明，射频消融联合辅助化疗或放疗可实现肿瘤的毁损[13, 74-76]，这种联合方法的目标是增加凝固区周围处于亚致死温度（也就是，通过轻度升高组织温度至 41～45℃ 导致的可逆性细胞损伤）下的外围边缘的肿瘤的毁损[75]。高温加热热扩散的不均匀性（在血管存在的情况下）阻止了病灶的充分消融。因为局部控制需要完全地毁损肿瘤，因此即使创建了包含整个肿瘤的大的消融区，消融也可能是不充分的。联合治疗模式在较低温度下杀死肿瘤细胞，不仅能增加肿瘤坏死体积，同时也可能通过补上消融区域留下的空缺使肿瘤彻底地毁损。通过联合治疗模式即使减少肿瘤治疗的持续时间或疗程，也有可能达到同样的治疗效果。

热消融与辅助化疗相结合：一些研究人员将射频消融与辅助化疗相联合，最常用的是阿霉素[75, 77]。在最初的研究中，Goldberg 等将射频消融与经皮瘤内注射游离阿霉素相联合，与单纯射频消融（6.7mm）治疗比较，联合组显示凝固区大小的显著增加（11.4mm）[77]。然而，在临床应用中也遇到了许多困难，影像引导下直接瘤内注射无法做到药物均匀扩散，而且对药物分布的控制也受限。全身静脉注射化疗药存在剂量限制性副作用。因此，已经发展了将阿霉素封装

入脂质体中作为佐剂来辅助射频消融。使用脂质体纳米粒作为载体的优点是，它们具有完全的生物相容性，毒性或抗原反应非常小，并且具有生物惰性。水溶性药物可在水性隔区内被捕获，而亲脂性化合物可能被吸收到脂质体的脂质膜。此外，将聚乙二醇表面修饰可以减少血浆蛋白吸附到脂质体表面及后续网状内皮系统对脂质体的识别和摄取，减少全身性吞噬作用，延长循环时间，通过渗漏的肿瘤内皮细胞选择性地释放（增强的渗透性和滞留效应），减少毒副作用。因此，脂质体阿霉素已被证明在临床上是有益的。

几个研究都集中在射频消融联合市售可用的脂质体阿霉素（Doxil）或热敏（制剂设计为当暴露于特定的温度下释放其内容物，如 37 ~ 41℃）脂质体阿霉素[78-80]（图 1.5）。在大鼠乳腺癌的实验中，RF/Doxil 联合治疗（13.1mm）比单独的 RF 治疗（6.7mm），平均治疗的肿瘤直径显著增加[81]。有趣的是，相较于单独的 RF，RF 与空脂质体联合治疗也增加了肿瘤的凝固坏死，但低于 RF/Doxil。在大动物犬的皮下肉瘤模型中，联合治疗使肿瘤平均凝固直径从单独 RF 的 23mm 增加至 RF/Doxil 的 37mm，坏死体积增加 212%，大部分发生在较大的消融周围的外围区[73]。此外，D'Ippolito 等报道，采用 RF/Ⅳ脂质体化疗联合治疗大鼠 R3230 乳腺恶性肿瘤，相比单纯 RF 或单纯Ⅳ脂质体化疗（18 天）[82]，其动物终点存活率增加（28 天）。

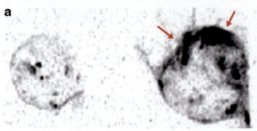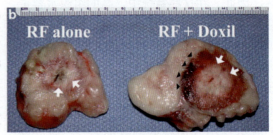

图 1.5　射频消融术和联合Ⅳ脂质体阿霉素。（a）来自相同动物的两对肿瘤静脉注射由氚标记的Ⅳ脂质体 24 小时后放射自显影，（左）不联合射频消融，（右）注射脂质体后立即联合射频消融。对于射频消融的肿瘤，对应于射频凝固区的中央区域很少摄取脂质体，外围边缘可见脂质体摄取的增加（红色的小箭头）（经许可图片转载自参考文献[83]）。（b）RF/Ⅳ脂质体阿霉素联合（右）治疗犬皮下性病肉瘤的效果观察，对比单独射频治疗（左，12 分钟 RF 治疗，1cm 内冷电极）。在联合治疗的肿瘤中，中央的白色区域（箭头）对应于射频诱导的凝固区稍大（3mm），而外围红色区域的大小显著增加（0.21 ~ 0.93cm）。在联合治疗的肿瘤中，增加的红色区域的肿瘤破坏由弗兰克凝固性坏死组成（经许可图片转载自参考文献[73]）。

在一项初步研究中，射频消融（利用内部冷却电极）联合辅助 Doxil 治疗 10 例患者，患者被随机分为 2 个治疗组，即单独的 RF 组和 RF 与预处理 Doxil 组（RF 24 小时前给予）[13]（图 1.6）。结果显示 DOXIL 联合 RF 组患者在消融 4 周后凝固体积增加了 25%，而单纯 RF 治疗的患者却减少了 76% ~ 88%。其他对临床有利的研究结果也仅在联合治疗组观察到，其中包括增加了多种肿瘤治疗直径，提高了肿瘤毁损的彻底性，尤其邻近瘤内血管区域，且增加了包括肿瘤周围肝实质（为达到足够的消融边界）的治疗效果。

另外的研究表明，后续给予 RF 治疗的联合治疗可达到最大的凝固效果，原因是潜在的双重打击效应，在消融区的更外围区域由于遭受亚致死剂量的热量，造成细胞初期的可逆性损伤，接着阿霉素引起敏感细胞的不可逆损伤。对小型和大型动物模型的研究表明，射频消融术后阿霉素的瘤内积聚增加 5.6 倍以上，（1）最大量的阿霉素瘤内积聚发生在紧邻 RF 中央的外围区域；（2）小剂量阿霉素在射频凝固的中央区，表明肿瘤残留，血管存在，药物在该区沉积[73, 75, 83]。这些发现有助于解释为什么脂质体阿霉素是对射频消融治疗的补充。最后，一些化学结构被设计的脂质体制剂能在特定的温热温度下（42～45℃）释放其内容物，从而进一步增加其靶向作用于消融周围区肿瘤的特异性[84]。

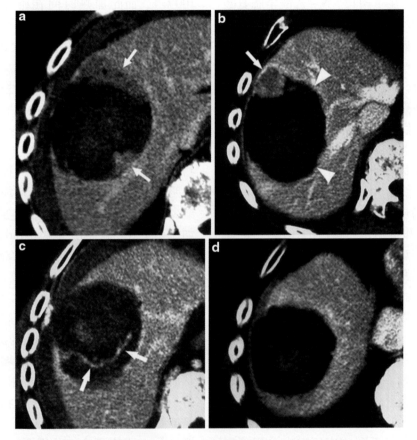

图 1.6　RF 联合脂质体阿霉素增加肿瘤毁损。82 岁男性，患有 8.2cm 富血供肝癌。（a）射频消融后即刻 CT 图像显示残留未经治疗的肿瘤区域（白箭头；黑区 = 消融区域）。（b）治疗 2 周后随访，凝固区间隔增加，在残余肿瘤的下方 1.5cm 区和肿瘤的前内侧 1.2cm 部分不再增强（白色箭头）。存活的肿瘤呈持久性结节（白色箭头）。这是一次成功的射频消融治疗。（c）射频消融后即刻 CT 图像显示一条大血管（白色箭头）通过非增强的消融灶。（d）治疗后 2 周，整个区域始终没有增强，并且三期增强没有看到任何血供。48 个月的随访未发现局部肿瘤复发的证据。

佐剂阿霉素的第二个协同效用在于提高射频消融毁损肿瘤的能力，最主要的是通过增加细胞应激（由硝化和氧化途径上调引起）导致细胞凋亡。最近，Solazzo 等对大鼠乳腺肿瘤行射频消融联合或不联合阿霉素治疗,并进行免疫组化染色,研究细胞应激的标志物[85]。在围绕消融区边缘的周围,射频/阿霉素联合治疗使 RF 消融后应激早期(4h)DNA 断裂和氧化和硝化的标记物有所增加,随后对裂解半胱天冬酶 – 3(细胞凋亡的标志)的共同定位染色,表明这些区域后来发生了凋亡。N – 乙酰半胱氨酸(NAC)也在一些动物上使用,细胞应激途径和凋亡的减少证实了这两个过程之间的因果关系。此外,在消融区周围仍然存活的肿瘤同心环内,细胞凋亡边缘的周围,也可以观察到热休克蛋白的产量增加。

这使我们加深了对添加专门针对细胞应激途径的其他辅助化疗取得研究成功的机制的了解。在最近的一项研究中,Yang 等发现,较单纯使用 RF 或紫杉醇,射频消融术联合Ⅳ型脂质体紫杉醇治疗大鼠乳腺腺癌(显示凋亡和抗热休克蛋白的作用),肿瘤凝固坏死和动物终点生存均增加[86]。甚至在采用紫杉醇 – RF – 阿霉素三联疗法时,获得了更大的效果。有趣的是,包含紫杉醇在内的联合治疗后,免疫组化显示热休克蛋白表达减少,细胞凋亡增加。最近,射频消融结合Ⅳ型脂质体槲皮素(一种黄酮类化合物,已知具有抗热休克蛋白的作用)也可减少热休克蛋白的表达,增加肿瘤的凝血及患者的生存期[85]。

最后,在一系列临床研究中采用了射频消融联合化疗栓塞形式的直接动脉化疗(使用碘油为基础的方案,最近使用载药微球)。Mostafa 等采用射频消融治疗联合动脉化疗栓塞术或空白栓塞术治疗兔 VX_2 肝癌模型,发现在射频消融之前进行化学栓塞,引起的肿瘤坏死最大[59]。这些结果可能涉及先前的栓塞使灌注介导的血管散热减少,以及高温和化疗的联合细胞毒性作用。Ahrar 等进一步证明,常用来做化疗栓塞的化疗药物(如顺铂、阿霉素或丝裂霉素),要么不受高温加热影响,要么需要长时间暴露后才被分解(> 60 分钟,100℃),而此加热时间在临床上并不应用[87]。最近实施的临床研究采用肝动脉化疗栓塞术后序贯射频消融治疗大肿瘤显示了满意的效果[88, 89]。

热消融结合辅助放疗:一些研究报道了射频消融术联合放射治疗的早期调查结果,其结果令人鼓舞[74, 76, 90, 91]。已知外照射放疗联合低温热疗具有协同效应[92]。实验动物研究已经证明,相比任何一种单独治疗,外照射联合射频消融治疗可增加肿瘤坏死,减少肿瘤生长,改善动物生存期[74, 93]。例如,在大鼠乳腺癌模型中,Horkan 等证实,对比单纯放疗(40 天)或射频消融(20天),射频消融联合 20Gy 外放疗可获得更长的平均存活期(94 天,图 1.7)。在原发肺恶性肿瘤中的初步临床研究证实了这些疗法的协同效应[76]。协同作用的原因可能是由于高温诱导肿瘤血流增加,增加了氧合,从而增加了肿瘤对随后的辐射敏感性[94]。另一种可能的机制,已见于动物肿瘤模型,是抑制辐射诱导的修复和恢复,自由基形成增加[85]。未来还有工作需要去做,以确定最佳消融温度,最优辐射剂量,以及器官到器官为基础实施最有效的放射治疗方法(外放疗,近距离放疗,或钇微球)。对于放疗联合消融治疗肺癌的更完整的临床概述,见第 39 章,"肺切除术"。

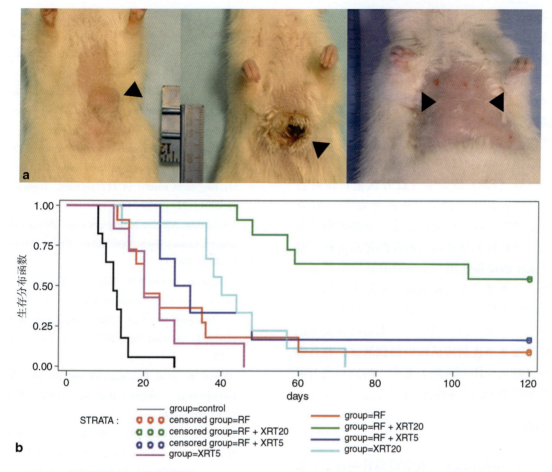

图 1.7　射频消融术与外照射结合。（a）连续图像演示皮下植入 R3230 大鼠乳腺腺癌治疗前（左，箭头），射频消融后联合（中间箭头）外照射治疗后即刻，治疗后的 120 天（右，箭头）。治疗后的图像表明肿瘤完全消亡。（b）Kaplan–Meier 分析表明射频消融联合外放疗治疗 R3230 肿瘤与任一单独治疗或不治疗相比显著增加动物存活期（经许可图片转载自参考文献[74]）

改善影像引导和肿瘤靶向性

热消融通常在单个或组合设备（CT、超声或 MRI）的影像引导下采用经皮穿刺的方法实施。一台消融术的成功取决于手术者对肿瘤的构想能力，穿刺电极在目标内的位置，以及准确地评估消融完成后的治疗区域。要成功实施消融治疗，在消融过程每一步都存在着许多有意义的挑战。例如，通常用于治疗的影像模式与用于诊断的影像学检查模式是分离的（例如，诊断采用 MRI，而消融采用 CT 或 US），诊断图像和治疗图像之间的位置变化妨碍了不同影像学检查图像的精确重叠，超声、CT 和/或 MRI 有或无增强，对目标肿瘤的显示不一样。消融电极的穿刺和定位经常需要在三维轨迹下穿过狭窄的线路或窗口，但有时仅仅只能有二维实时图像能利用，当目标病灶随呼吸而移动时，最后关联术后即刻图像与之前诊断影像以确定治疗是否充分，尤其在肿瘤的边缘位置，通常较困难。所有这些因素使得某些病变的治疗在技术上非常具有挑战性[95]。

正在开发一些技术以解决这些困难[95]。影像融合软件正在成为商用，允许将两种不同成像方式的影像进行叠加以用于诊断的诠释。通过将先前诊断性检查图像数据与正在用于引导的"实时"图像进行匹配，用于手术导航的多模式影像融合推动了这种技术的向前发展。CT－超声融合系统常使用超声换能器的传感器和初始参照定位图来融合之前的CT扫描图像（CT数据采集允许多平面重建）和实时超声图像（图1.3）。最后，用电磁（EM）或光学（红外线基）跟踪技术的电极针跟踪系统也正在开发[96]。在这些系统中，针尖能够在三维空间被识别并定位，并且针的轨迹可与现存图像相重叠。基于EM的设备使用一个小的磁场发生器来产生一个迅速可变的磁场区，在这个磁场中针尖的传感器线圈产生磁电流，使针尖可在三维空间内被定位。其中一些设备已在简单的操作如关节注射或活检中得到测试，并且很有可能被应用到消融手术中，特别是当与可预测性模型软件相配套时[97、98]。

结论

热消融在临床实践中得到普遍接受，被用于治疗各种器官部位的肿瘤。然而，一个好的概念框架，包括对肿瘤消融目标和消融引起组织破坏的机制认识，是成功应用于临床的必要的先决条件。射频消融术的发展可以作为其他消融方式（如微波、IRE和冷冻系统）进步和发展的优秀典范。一些成功的策略被用于改善热消融功效包括消融设备技术上的进步，包括电极和导航系统的发展以及组织和肿瘤环境的改善。最后，热消融与辅助性放/化疗成功地联合，未来的研究将探索基于基本原理定制特殊的辅助治疗。

参考文献

［1］ Gervais DA, et al. Renal cell carcinoma: clinical experience and technical success with radio - frequency ablation of 42 tumors. Radiology. 2003;

226 (2): 417 – 24.

［2］ Kurup AN, Callstrom MR. Ablation of skeletal metastases: current status. J Vasc Interv Radiol. 2010; 21 (8 suppl): S242 – 50.

［3］ Livraghi T, et al. Hepatocellular carcinoma: radiofrequency ablation of medium and large lesions. Radiology. 2000; 214: 761 – 8.

［4］ Solbiati L, et al. Percutaneous radiofrequency ablation of hepatic metastases from colorectal cancer: long term results in 117 patients. Radiology. 2001; 221: 159 – 66.

［5］ Venkatesan AM, et al. Percutaneous ablation of adrenal tumors. Tech Vasc Interv Radiol. 2010; 13 (2): 89 – 99.

［6］ Zemlyak A, Moore WH, Bilfinger TV. Comparison of survival after sublobar resections and ablative therapies for stage I non - small cell lung cancer. J Am Coll Surg. 2010; 211 (1): 68 – 72.

［7］ Ahmed M, et al. Principles of and advances in percutaneous ablation. Radiology. 2010; 258 (2): 351 – 69.

［8］ Dodd 3rd GD, et al. Minimally invasive treatment of malignant hepatic tumors: at the threshold of a major breakthrough. Radiographics. 2000; 20 (1): 9 – 27.

［9］ Shimada K, et al. Role of the width of the surgical margin in a hepatectomy for small hepatocellular carcinomas eligible for percutaneous local ablative therapy. Am J Surg. 2008; 195 (6): 775 – 81.

［10］ Gervais DA, et al. Radiofrequency ablation of renal cell carcinoma: part 1, Indications, results, and role in patient management over a 6 - year period and ablation of 100 tumors. AJR Am J Roentgenol. 2005; 185 (1): 64 – 71.

［11］ Lencioni R, et al. Early - stage hepatocellular carcinoma in patients with cirrhosis: long - term results of percutaneous image - guided radiofrequency ablation. Radiology. 2005; 234 (3): 961 – 7.

［12］ Lencioni R, et al. Response to radiofrequency ablation of pulmonary tumours: a prospective, intention - totreat, multicentre clinical trial (the RAPTURE study). Lancet Oncol. 2008; 9 (7): 621 - 8.

[13] Goldberg SN, et al. Radiofrequency ablation of hepatic tumors: increased tumor destruction with adjuvant liposomal doxorubicin therapy. AJR Am J Roentgenol. 2002; 179 (1): 93 - 101.

[14] Callstrom MR, Charboneau JW. Image - guided palliation of painful metastases using percutaneous ablation. Tech Vasc Interv Radiol. 2007; 10 (2): 120 - 31.

[15] Gillams A, et al. Radiofrequency ablation of neuroendocrine liver metastases: the Middlesex experience. Abdom Imaging. 2005; 30 (4): 435 - 41.

[16] Dodd 3rd GD, et al. Radiofrequency thermal ablation: computer analysis of the size of the thermal injury created by overlapping ablations. AJR Am J Roentgenol. 2001; 177 (4): 777 - 82.

[17] Goldberg SN, et al. Image - guided tumor ablation: standardization of terminology and reporting criteria. J Vasc Interv Radiol. 2009; 20 (7 suppl): S377 - 90.

[18] Schramm W, Yang D, Haemmerich D. Contribution of direct heating, thermal conduction and perfusion during radiofrequency and microwave ablation. Conf Proc IEEE Eng Med Biol Soc. 2006; 1: 5013 - 6.

[19] Ahmed M, et al. Computer modeling of the combined effects of perfusion, electrical conductivity, and thermal conductivity on tissue heating patterns in radiofrequency tumor ablation. Int J Hyperthermia. 2008; 24 (7): 577 - 88.

[20] Thrall DE, et al. A comparison of temperatures in canine solid tumours during local and whole - body hyperthermia administered alone and simultaneously. Int J Hyperthermia. 1990; 6 (2): 305 - 17.

[21] Seegenschmiedt M, Brady L, Sauer R. Interstitial thermoradiotherapy: review on technical and clinical aspects. Am J Clin Oncol. 1990; 13: 352 - 63.

[22] Trembley B, Ryan T, Strohbehn J. Interstitial hyperthermia: physics, biology, and clinical aspects. Hyperth Oncol. 1992; 3: 11 - 98. Utrecht: VSP.

[23] Larson T, Bostwick D, Corcia A. Temperature-correlated histopathologic changes following microwave thermoablation of obstructive tissues in patients with benign prostatic hyperplasia. Urology. 1996; 47: 463 - 9.

[24] Zevas N, Kuwayama A. Pathologic analysis of experimental thermal lesions: comparison of induction heating and radiofrequency electrocoagulation. J Neurosurg. 1972; 37: 418 - 22.

[25] Goldberg SN, et al. Treatment of intrahepatic malignancy with radiofrequency ablation: radiologic-pathologic correlation. Cancer. 2000; 88: 2452 - 63.

[26] Goldberg SN, et al. Radiofrequency tissue ablation: importance of local temperature along the electrode tip exposure in determining lesion shape and size. Acad Radiol. 1996; 3: 212 - 8.

[27] Mertyna P, et al. Radiofrequency ablation: the effect of distance and baseline temperature on thermal dose required for coagulation. Int J Hyperthermia. 2008; 24 (7): 550 - 9.

[28] Mertyna P, et al. Radiofrequency ablation: variability in heat sensitivity in tumors and tissues. J Vasc Interv Radiol. 2007; 18 (5): 647 - 54.

[29] Daniels C, Rubinsky B. Electrical field and temperature model of nonthermal irreversible electroporation in heterogeneous tissues. J Biomech Eng. 2009; 131 (7): 071006.

[30] Pennes H. Analysis of tissue and arterial blood temperatures in the resting human forearm. J Appl Physiol. 1948; 1: 93 - 122.

[31] Goldberg SN, Gazelle GS, Mueller PR. Thermal ablation therapy for focal malignancy: a unified approach to underlying principles, technqiues, and diagnostic imaging guidance. Am J Radiol. 2000; 174: 323 - 31.

[32] Goldberg SN, et al. Percutaneous radiofrequency tissue ablation: optimization of pulsed - RF technique to increase coagulation necrosis. JVIR. 1999; 10: 907 - 16.

[33] Goldberg SN, et al. Large – volume tissue ablation with radiofrequency by using a clustered, internally – cooled electrode technique: laboratory and clinical experience in liver metastases. Radiology. 1998; 209: 371 – 9.

[34] Gulesserian T, et al. Comparison of expandable electrodes in percutaneous radiofrequency ablation of renal cell carcinoma. Eur J Radiol. 2006; 59 (2): 133 – 9.

[35] McGahan JP, et al. Maximizing parameters for tissue ablation by using an internally cooled electrode. Radiology. 2010; 256 (2): 397 – 405.

[36] Brace CL, et al. Radiofrequency ablation: simultaneous application of multiple electrodes via switching creates larger, more confluent ablations than sequential application in a large animal model. J Vasc Interv Radiol. 2009; 20 (1): 118 – 24.

[37] Laeseke PF, et al. Multiple – electrode radiofrequency ablation creates confluent areas of necrosis: in vivo porcine liver results. Radiology. 2006; 241 (1): 116 – 24.

[38] Brace CL, et al. Radiofrequency ablation with a highpower generator: device efficacy in an in vivo porcine liver model. Int J Hyperthermia. 2007; 23 (4): 387 – 94.

[39] Solazzo SA, et al. High – power generator for radiofrequency ablation: larger electrodes and pulsing algorithms in bovine ex vivo and porcine in vivo settings. Radiology. 2007; 242 (3): 743 – 50.

[40] Laeseke PF, et al. Microwave ablation versus radiofrequency ablation in the kidney: high – power triaxial antennas create larger ablation zones than similarly sized internally cooled electrodes. J Vasc Interv Radiol. 2009; 20 (9): 1224 – 9.

[41] Goldberg SN, et al. Radiofrequency tissue ablation using multiprobe arrays: greater tissue destruction than multiple probes operating alone. Acad Radiol. 1995; 2: 670 – 4.

[42] Bangard C, et al. Large – volume multi – tined expandable RF ablation in pig livers: comparison of 2D and volumetric measurements of the abla-

tion zone. Eur Radiol. 2010; 20 (5): 1073 – 8.

[43] Rossi S, Buscarini E, Garbagnati F. Percutaneous treatment of small hepatic tumors by an expandable RF needle electrode. AJR Am J Roentgenol. 1998; 170: 1015 – 22.

[44] Siperstein AE, et al. Laparoscopic thermal ablation of hepatic neuroendocrine tumor metastases. Surgery. 1997; 122: 1147 – 55.

[45] Leveen RF. Laser hyperthermia and radiofrequency ablation of hepatic lesions. Semin Interv Radiol. 1997; 12: 313 – 24.

[46] Appelbaum L, et al. Algorithm optimization for multitined radiofrequency ablation: comparative study in ex vivo and in vivo bovine liver. Radiology. 2010; 254 (2): 430 – 40.

[47] McGahan JP, et al. Hepatic ablation using bipolar radiofrequency electrocautery. Acad Radiol. 1996; 3 (5): 418 – 22.

[48] Desinger K, et al. Interstitial bipolar RFthermotherapy (REITT) therapy by planning by computer simulation and MRI – monitoring – a new concept for minimally invasive procedures. Proc SPIE. 1999; 3249: 147 – 60.

[49] Lee JM, et al. Bipolar radiofrequency ablation using wet – cooled electrodes: an in vitro experimental study in bovine liver. AJR Am J Roentgenol. 2005; 184 (2): 391 – 7.

[50] Seror O, et al. Large (> or = 5.0 – cm) HCCs: multipolar RF ablation with three internally cooled bipolar electrodes – initial experience in 26 patients. Radiology. 2008; 248 (1): 288 – 96.

[51] Lee JM, et al. Multiple – electrode radiofrequency ablation of in vivo porcine liver: comparative studies of consecutive monopolar, switching monopolar versus multipolar modes. Invest Radiol. 2007; 42 (10): 676 – 83.

[52] Goldberg SN, et al. Radiofrequency tissue ablation: increased lesion diameter with a perfusion electrode. Acad Radiol. 1996; 3: 636 – 44.

[53] Hsieh CL, et al. Effectiveness of ultrasound – guided aspiration and sclerotherapy with 95%

ethanol for treatment of recurrent ovarian endometriomas. Fertil Steril. 2009；91（6）：2709 - 13.

［54］Hines - Peralta A，et al. Hybrid radiofrequency and cryoablation device：preliminary results in an animal model. J Vasc Interv Radiol. 2004；15（10）：1111 - 20.

［55］Tsai WL，et al. Clinical trial：percutaneous acetic acid injection versus percutaneous ethanol injection for small hepatocellular carcinoma - a long - term followup study. Aliment Pharmacol Ther 2008；28（3）：304 - 11.

［56］He N，et al. Microwave ablation：an experimental comparative study on internally cooled antenna versus non - internally cooled antenna in liver models. Acad Radiol. 2010；17（7）：894 - 9.

［57］Lu DS，et al. Influence of large peritumoral vessels on outcome of radiofrequency ablation of liver tumors. J Vasc Interv Radiol. 2003；14（10）：1267 - 74.

［58］Patterson EJ，et al. Radiofrequency ablation of porcine liver in vivo：effects of blood flow and treatment time on lesion size. Ann Surg. 1998；227（4）：559 - 65.

［59］Mostafa EM，et al. Optimal strategies for combining transcatheter arterial chemoembolization and radiofrequency ablation in rabbit VX2 hepatic tumors. J Vasc Interv Radiol. 2008；19（12）：1740 - 8.

［60］Goldberg SN，et al. Radio - frequency tissue ablation：effect of pharmacologic modulation of blood flow on coagulation diameter. Radiology. 1998；209（3）：761 - 7.

［61］Horkan C，et al. Radiofrequency ablation：effect of pharmacologic modulation of hepatic and renal blood flow on coagulation diameter in a VX2 tumor model. J Vasc Interv Radiol. 2004；15（3）：269 - 74.

［62］Hakime A，et al. Combination of radiofrequency ablation with antiangiogenic therapy for tumor ablation efficacy：study in mice. Radiology. 2007；244（2）：464 - 70.

［63］Lee EW，et al. Advanced hepatic ablation technique for creating complete cell death：irreversible electroporation. Radiology. 2010；255（2）：426 - 33.

［64］Liu YJ，et al. Thermal characteristics of microwave ablation in the vicinity of an arterial bifurcation. Int J Hyperthermia. 2006；22（6）：491 - 506.

［65］Aube C，et al. Influence of NaCl concentrations on coagulation，temperature，and electrical conductivity using a perfusion radiofrequency ablation system：an ex vivo experimental study. Cardiovasc Intervent Radiol. 2007；30（1）：92 - 7.

［66］Gillams AR，Lees WR. CT mapping of the distribution of saline during radiofrequency ablation with perfusion electrodes. Cardiovasc Intervent Radiol. 2005；28（4）：476 - 80.

［67］Liu Z，et al. Radiofrequency tumor ablation：insight into improved efficacy using computer modeling. AJR Am J Roentgenol. 2005；184（4）：1347 - 52.

［68］Laeseke PF，et al. Use of dextrose 5% in water instead of saline to protect against inadvertent radiofrequency injuries. AJR Am J Roentgenol. 2005；184（3）：1026 - 7.

［69］Yang D，et al. Measurement and analysis of tissue temperature during microwave liver ablation. IEEE Trans Biomed Eng. 2007；54（1）：150 - 5.

［70］Yang D，et al. Expanding the bioheat equation to include tissue internal water evaporation during heating. IEEE Trans Biomed Eng. 2007；54（8）：1382 - 8.

［71］Brace CL，et al. Tissue contraction caused by radiofrequency and microwave ablation：a laboratory study in liver and lung. J Vasc Interv Radiol. 2010；21（8）：1280 - 6.

［72］Isfort P，et al.［In vitro experiments on fluid - modulated microwave ablation］. Rofo. 2010；182（6）：518 - 24.

［73］Ahmed M，et al. Combination radiofrequency ablation with intratumoral liposomal doxorubicin：effect on drug accumulation and coagulation in multiple tissues and tumor types in animals. Radiology. 2005; 235 (2): 469 - 77.

[74] Horkan C, et al. Reduced tumor growth with combined radiofrequency ablation and radiation therapy in a rat breast tumor model. Radiology. 2005; 235 (1): 81 - 8.

[75] Ahmed M, Goldberg SN. Combination radiofrequency thermal ablation and adjuvant IV liposomal doxorubicin increases tissue coagulation and intratumoural drug accumulation. Int J Hyperthermia. 2004; 20 (7): 781 - 802.

[76] Dupuy DE, et al. Radiofrequency ablation followed by conventional radiotherapy for medically inoperable stage I non - small cell lung cancer. Chest. 2006; 129 (3): 738 - 45.

[77] Goldberg SN, et al. Radiofrequency thermal ablation with adjuvant saline injection: effect of electrical conductivity on tissue heating and coagulation. Radiology. 2001; 219: 157 - 65.

[78] Gaber MH, et al. Thermosensitive liposomes: extravasation and release of contents in tumor microvascular networks. Int J Radiat Oncol Biol Phys. 1996; 36 (5): 1177 - 87.

[79] Negussie AH, et al. Formulation and characterisation of magnetic resonance imageable thermally sensitive liposomes for use with magnetic resonance - guided high intensity focused ultrasound. Int J Hyperthermia. 2011; 27 (2): 140 - 55.

[80] Gasselhuber A, et al. Mathematical spatio - temporal model of drug delivery from low temperature sensitive liposomes during radiofrequency tumour ablation. Int J Hyperthermia. 2010; 26 (5): 499 - 513.

[81] Ahmed M, et al. Radiofrequency thermal ablation sharply increases intratumoral liposomal doxorubicin accumulation and tumor coagulation. Cancer Res. 2003; 63 (19): 6327 - 33.

[82] D' Ippolito G, et al. Percutaneous tumor ablation: reduced tumor growth with combined radio - frequency ablation and liposomal doxorubicin in a rat breast tumor model. Radiology. 2003; 228 (1): 112 - 8.

[83] Monsky WL, et al. Radio - frequency ablation increases intratumoral liposomal doxorubicin accumulation in a rat breast tumor model. Radiology. 2002; 224 (3): 823 - 9.

[84] Poon RT, Borys N. Lyso - thermosensitive liposomal doxorubicin: a novel approach to enhance efficacy of thermal ablation of liver cancer. Expert Opin Pharmacother. 2009; 10 (2): 333 - 43.

[85] Solazzo S, et al. Liposomal doxorubicin increases radiofrequency ablation - induced tumor destruction by increasing cellular oxidative and nitrative stress and accelerating apoptotic pathways. Radiology. 2010; 255: 62 - 74.

[86] Yang W, et al. Do liposomal apoptotic enhancers increase tumor coagulation and end - point survival in percutaneous radiofrequency ablation of tumors in a rat tumor model? Radiology. 2010; 257 (3): 685 - 96.

[87] Ahrar K, et al. Dr. Gary J. Becker Young Investigator Award: relative thermosensitivity of cytotoxic drugs used in transcatheter arterial chemoembolization. J Vasc Interv Radiol. 2004; 15 (9): 901 - 5.

[88] Kim JH, et al. Medium - sized (3.1 - 5.0 cm) hepatocellular carcinoma: transarterial chemoembolization plus radiofrequency ablation versus radiofrequency ablation alone. Ann Surg Oncol. 2011; 18: 1624 - 9.

[89] Morimoto M, et al. Midterm outcomes in patients with intermediate - sized hepatocellular carcinoma: a randomized controlled trial for determining the efficacy of radiofrequency ablation combined with transcatheter arterial chemoembolization. Cancer. 2010; 116 (23): 5452 - 60.

[90] Chan MD, et al. Combined radiofrequency ablation and high - dose rate brachytherapy for early - stage nonsmall - cell lung cancer. Brachytherapy. 2011; 10: 253 - 9.

[91] Grieco CA, et al. Percutaneous image - guided thermal ablation and radiation therapy: outcomes of combined treatment for 41 patients with inoperable stage I / II non - small - cell lung cancer. J Vasc Interv Radiol. 2006; 17 (7): 1117 - 24.

［92］Algan O，et al. External beam radiotherapy and hyperthermia in the treatment of patients with locally advanced prostate carcinoma. Cancer. 2000；89（2）：399 – 403.

［93］Solazzo S，et al. RF ablation with adjuvant therapy：comparison of external beam radiation and liposomal doxorubicin on ablation efficacy in an animal tumor model. Int J Hyperthermia. 2008；24（7）：560 – 7.

［94］Mayer R，et al. Hyperbaric oxygen and radiotherapy. Strahlenther Onkol. 2005；181（2）：113 – 23.

［95］Wood BJ，et al. Navigation systems for ablation. J Vasc Interv Radiol. 2010；21（8 suppl）：S257 – 63.

［96］Krucker J，et al. Electromagnetic tracking for thermal ablation and biopsy guidance：clinical evaluation of spatial accuracy. J Vasc Interv Radiol. 2007；18（9）：1141 – 50.

［97］Klauser AS，et al. Fusion of real – time US with CT images to guide sacroiliac joint injection in vitro and in vivo. Radiology. 2010；256（2）：547 – 53.

［98］Khan MF，et al. Navigation – based needle puncture of a cadaver using a hybrid tracking navigational system. Invest Radiol. 2006；41（10）：713 – 20.

第 2 章　不可逆电穿孔术

Mohammad Hjouj and Boris Rubinsky

章浙伟　翻译　文颂　邵国良　校审

[摘要]　非热效应不可逆电穿孔术（nonthermal irreversible electroporation，NTIRE）是一种微创组织消融技术，是基于纳秒级高压脉冲释放，使细胞膜上产生纳米级的微孔，从而导致细胞死亡。不可逆电穿孔技术的一个重要特性是能够在保持一定体积组织内细胞外支架（血管和导管的细胞外支架）完整的情况下，消融该组织区域的细胞。本章着重回顾了不可逆电穿孔技术在影像医学中的应用。本章内容包括不可逆电穿孔的研究背景，治疗计划的数学建模，不可逆电穿孔技术在动物实验中的初步发现，首次临床研究结果及各种医学影像技术在不可逆电穿孔术中的应用。

引言

电穿孔是一种由电场诱导的生物物理学现象，其作用机理为当外加电脉冲强度达到 kV/cm 量级，脉冲宽度为毫微秒 – 毫秒级别时，细胞膜通透性增大，跨膜分子转运增加[1,2]。据推测，这种细胞膜通透性的增加与细胞膜纳米级损伤或孔隙的形成有关，从而有电"穿孔"这一术语的由来[3-5]。细胞在一定程度的电脉冲作用下，其细胞膜通透性的改变是永久的，并能导致细胞溶解。

正是在永久通透性这个意义上，大多数作者将此定义为不可逆电穿孔（irreversible electroporation，IRE）。然而，必须指出的是，即使在这过程中仅导致细胞膜短暂性通透性改变，但也会引起细胞内稳态的严重破坏，最终导致细胞死亡，包括细胞坏死和凋亡。因此，从广义上说，不可逆电穿孔可以被定义为永久性或暂时性细胞膜电穿孔，从而导致细胞死亡。

短电波脉冲导致细胞死亡的现象，即不可逆电穿孔现象，通过不同的作用形式近几百年来逐渐被大家所认识，近年来主要用于食品工业[6]。在医学应用中被称为"不可逆电穿孔"的生物物理学现象在食品工业中以脉冲电场处理或电胞浆分离出名，主要用于溶解组织细胞膜，提取细胞内容物，或液体进行杀菌处理[7]。"脉冲电场"的概念比不可逆电穿孔概念认知度更广泛。近年来研究证实了电穿孔的概念，也证实了纳米级脉冲对细胞内成分的影响[8]。在食品工业对于所谓的电场具有杀菌作用的概念的推动下，Sale 和 Hamilton 发表了三篇系列文

M. Hjouj (✉)
School of Computer Science and Engineering, Hebrew University of Jerusalem, Jerusalem, Israel

Department of Medical Imaging, Al – Quds University, Abu – Dis, Palestine
e – mail：mhjouj@ hotmail. com

B. Rubinsky
Department of Mechanical Engineering, University of California at Berkeley, Berkeley, CA, USA
e – mail：rubinsky @ me. berkeley. edu；brubinsky @ gmail. com

章[9-11]。这些论文的作用是意义非凡的，它们为不可逆电穿孔领域研究奠定了基础，并且包含了许多未来研究的成分，后来通常被称之为电穿孔领域。

近年来非热效应不可逆电穿孔术（Non-thermal Irreversible electroporation, NTIRE）已经作为外科医疗设备中一项新技术，用于不良组织的微创消融治疗[12]。在非热效应不可逆电穿孔术中，不可逆电穿孔主要通过选择性地影响细胞膜通透性导致不良细胞死亡，没有过度电流产生的焦耳热可能导致的热损伤。选择能诱导不可逆电穿孔并且不会造成热损伤的电脉冲参数更令人关注[13,14]。非热效应不可逆电穿孔医学研究已经认识到，不可逆电穿孔和热损伤对于细胞活性的影响最终结局都相同，即细胞死亡，但从微观角度而言，两者许多非常重要的方面又是不同的。不可逆电穿孔只影响治疗区的一种分子类型，即细胞膜脂质双分子层，而热消融、放疗以及化学（酒精）消融在治疗区能无差别地影响所有分子类型。因此，不可逆电穿孔只消融了一部分组织，具有分子选择性（也就是说它的治疗目标只是一种分子类型，即细胞膜的脂质双分子层）。使用微创技术只消融一种特定类型的分子，即细胞膜具有很大优势，因为这可以避免损伤治疗区域其他重要组织成分，如细胞外基质和不导电的分子结构。非热效应不可逆电穿孔术治疗后，完整的细胞外基质使得导管、大血管或神经导管等组织结构在没有细胞的情况下仍可继续正常工作。这有助于既往难以接近的邻近大血管和脏器的肿瘤治疗，例如胰腺[15,16]、肝脏肿瘤靠近大血管的部分[17-19]和肾脏[20]肿瘤的治疗。保持大血管的通畅，也有助于免疫系统更快的反应，有时能愈合而不形成瘢痕组织[21]。同时也有证据显示，非热效应不可逆电穿孔术的选择性可以导致神经的存活与再生[22-24]。完整的细胞外基质也可以作为非热效应不可逆电穿孔术治疗后细胞再生的一

个范例。例如，Maor 和他的同事已经证明，非热效应不可逆电穿孔术治疗后颈动脉仍能继续作为有效的血管通路[25,26]。此外，由于细胞外基质保持完整，内皮细胞可以再生并且沿着非热效应不可逆电穿孔术治疗后的血管生长[25,26]。

典型的非热效应不可逆电穿孔术治疗过程通常采用两个或两个以上的电极插入组织中，通过插入电极界定它们之间的不良组织[21]。电极可以安装一个探针（例如，[25,27]）或几个探针（图 2.1）。组织消融的过程发生在电极之间，并且通常只限于电极之间（图 2.2）。在这方面，非热效应不可逆电穿孔术不同于消融范围按照时间函数向外扩展的其他大多数消融技术。非热效应不可逆电穿孔术在时间尺度上也同样不同于其他微创消融技术，其时间尺度为纳秒至毫秒。非热效应不可逆电穿孔术以一组脉冲的形式传播，并非连续不断。目前的临床实践采用的脉冲数介于 8～90，脉冲长度70～100μs，以 1Hz 的频率传播[17,19,28]。与之相反，热消融过程采用从几分钟至几十分钟不

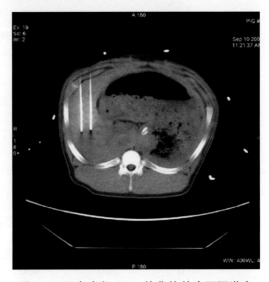

图2.1　两个直径 1mm 的非热效应不可逆电穿孔术的铜制电极（亮线）插入猪肝中（Courtesy Dr. Stephen Solomon, Memorial Sloan – Kettering 癌症中心）。

等的时间尺度。因为非热效应不可逆电穿孔术从概念上不同于其他更早建立的组织消融技术，如冷冻消融、射频消融或放射治疗，因此，对于那些在其他消融技术方面有经验的人来说，理解非热效应不可逆电穿孔术的特殊属性以及它是如何不同于其他组织消融技术是非常重要的。

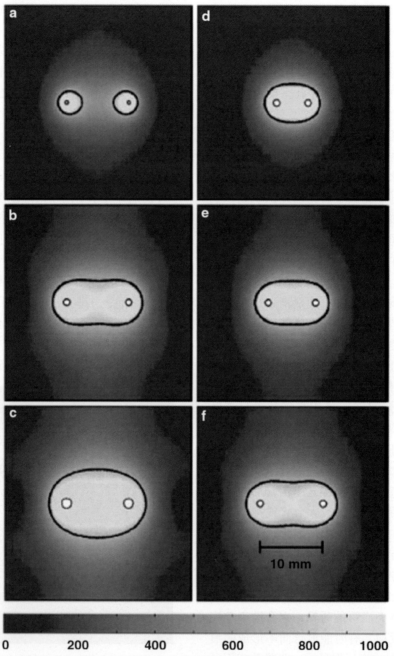

图2.2　使用两个电极进行非热效应不可逆电穿孔术消融后典型的消融区域的形状。暗线显示的是不可逆电穿孔区域和可逆电穿孔区域的交界面。当电穿孔由两个电极所诱导时，椭圆形的区域就是典型的治疗区。暗线以外较亮的区域显示的是可逆电穿孔区域，这部分区域在将来可能变得很重要，它可以采用将药物或基因与非热效应不可逆电穿孔术进行联合治疗，即电化学模式（未经允许不得修改转载[13]）。

下面我们首先将介绍非热效应不可逆电穿孔术治疗计划所需的数学建模。治疗计划对于每种微创消融过程都很重要，它也是非热效应不可逆电穿孔术正确运用的必不可少的条件。然后我们将描述非热效应不可逆电穿孔术的动物实验初步结果和到目前为止临床研究结果的简单调查。最后，我们将讨论医学成像在非热效应不可逆电穿孔术中的两个关键方面的应用：电极的安置以及后续评估。

非热效应不可逆电穿孔的数学模型

非热效应不可逆电穿孔与其他微创消融技术一样，治疗计划非常重要，且受益于数学模型的建立。非热效应不可逆电穿孔术治疗计划的数学建模需要电场方程的解来确定此过程中产生的电场。除了电场方程之外，为了避免热损伤，耦合的生物热方程和动力学方程用来评估是否会发生热损伤[13,14,29-32]。在本节中，我们将首先呈现非热效应不可逆电穿孔术治疗计划中使用的一系列方程式。然后是一些说明性的例子。

电场方程为：

$$\nabla \cdot (\sigma \nabla \phi) = 0 \quad (公式 2.1)$$

受制于电极上电压的边界条件：

$$\phi（电极）= 规定的（公式 2.2）$$

σ 是组织的电导率，ϕ 是局部电位。应该强调的是，组织的导电性在电穿孔的过程中可以改变。因此，问题可能会变得非线性相关，因为局部的导电性可能与局部的电场相关。此外，这里限定的边界条件为第一种情况。电极和组织之间的接触阻抗可能是更合适的分界线[33]。不与电极接触的领域范围被视为是无限的或绝缘的。

局部电场 E 可以从电势中计算出：

$$E = \nabla \phi \quad (公式 2.3)$$

此电场通过电穿孔效应影响局部的导电性，并使问题变得非线性相关。此外，它会产生一个局部热源 P，通过电阻加热。局部的电力损耗为：

$$P = \sigma (|\nabla \phi|)^2 （公式 2.4）$$

在生物组织电穿孔过程中最常用来计算温度的公式是生物热传导方程[34]，其中局部功耗增加作为热源：

$$\nabla \cdot (k \nabla T) + w_b c_b (T_a - T)$$
$$+ q'' + P = \rho c_p \frac{\partial T}{\partial t} \quad (公式 2.5)$$

其中 k 是该组织的导热系数，T 是温度，$w_b c_b$ 是血液体积质量流量以及血热容量的乘积，q'' 是容积代谢热，t 是时间，ρc_p 是组织密度和组织热容量的乘积。

这个方程求解的前提是在初始温度条件，在活体的情况下，通常被视为 37℃。边界条件被认为是 37℃ 或绝热的（无热传递发生）。参考文献 35 综述了生物热各种模型的方程[35]。

当计算时效温度后，它可以引入 Arrhenius 型化学反应动力学方程相关的组织损伤 Ω，温度 T，以及时间 t[36]

$$\Omega = \int \zeta e^{-E/RT} dt \quad (公式 2.6)$$

ξ 是频率因子，E 为活化能，R 为气体常数。应该强调的是，热损伤是时间和温度的函数，长期暴露于 42℃ 的温度可导致热损伤。然而，当曝光时间是在秒的量级上时，有时以 50℃ 作为目标温度[37]。

图 2.2 显示的典型的非热效应不可逆电穿孔术治疗后两个电极之间消融区域的形状。关于从各种电极配置中获得治疗区域形状的研究可以在一些出版物中找到[13,14,29,32]。我们注意到，在一定的参数下，非热效应不可逆电穿孔术治疗可以不彻底，并且在电极之间可以存在未经治疗的组织区域（图 2.2a）。暗线上方较亮的区域显示的是可逆电穿孔区域。这区域在之后再次运用可逆电穿孔时变得十分重要，因为它能够允许非热效应不可逆电穿孔术治疗的电化

学模式与药物治疗、基因治疗进行结合。

治疗区域的异质性，例如，在治疗区域的金属夹，可以影响不可逆电穿孔消融范围，如图 2.3 所示[30,32]。必须明白的是，

在非热效应不可逆电穿孔术中，与其他消融方法一样，电极的形状、电极的位置以及电极上电压的设置均会影响非热效应不可逆电穿孔术治疗的结果。

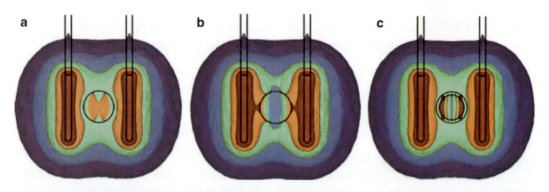

图 2.3　非均匀组织的导电性对电场分布的影响。每幅图显示在电极中间等距离放置一个直径 5mm 的球体后恒定电场强度（100，200，400，800 以及 1600V/cm）的表面图像。图（a）和（b）中，电极中间的球体的导电性分别为背景导电性的 1/5 或 5 倍。图（c）与图（a）中的球体直径和导电性相似，但其嵌入了一个直径 4mm 的 5 倍正常导电性的球体。（未经允许不得修改[32]）

非热效应不可逆电穿孔的实验结果和首次临床研究结果

本节将首先强调非热效应不可逆电穿孔的独特方面，这可直接归因于其独特的"分子选择性"治疗模式。图 2.4 来源于非热效应不可逆电穿孔首次的动物研究[31]，此结果在后来所有的研究中也属典型。在这项研究中，大鼠肝脏暴露于 20ms 的非热效应不可逆电穿孔脉冲中，大鼠在几小时后死亡。血管灌洗后，取肝脏组织进行包被和 HE 染色。

图 2.4 显示了非热效应不可逆电穿孔治疗过的损伤边界。左侧位于细胞之间亮的部分是红细胞被灌洗过的完整的肝窦。完整肝窦周围的肝细胞也完好无损。而右侧肝窦则充满了破坏的红细胞和其他细胞碎片。血管灌洗并没有从肝窦中清除碎片。然而，非热效应不可逆电穿孔模式正如我们预测那样，此方法并不影响除细胞膜外的细胞外基质和

其他组织分子。因此，大血管的机械完整性保持完好。在非热效应不可逆电穿孔治疗过的区域中间，通畅的大血管和胆管在右侧底部显示最为明显。由于非热效应不可逆电穿孔术这一独特的方面，这些血管的机械结构仍保持完整并且易于冲洗。

来自大动物模型的首次关于非热效应不可逆电穿孔术的长期研究结果如图 2.5 所示，并且这些结果也是所有后续研究中的典型代表[21]。

图 2.5 显示了猪肝脏不可逆电穿孔治疗后，在石蜡包被前进行血管冲洗，并用福尔马林固定。顶部和底部的一排图显示了非热效应不可逆电穿孔术治疗过后不同时间段肝脏横截面的大体图和肝脏切面 HE 染色图。治疗区域用线进行标记。相对于其他微创消融治疗，同时也是经临床研究证实的，非热效应不可逆电穿孔术最不寻常的方面是已行治疗的肝脏再生速度非常快。在第二和第三列图像中，非常有意义的是，可以见到非热

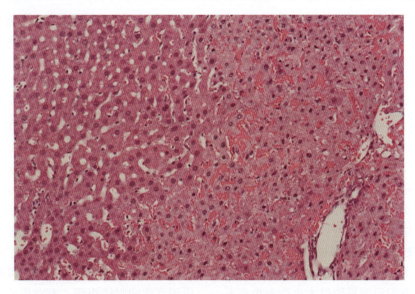

图 2.4　非热效应不可逆电穿孔术治疗后肝脏 HE 染色图像。左侧是正常的肝脏组织，右侧是电穿孔后的肝脏组织，可以清楚显示治疗区域和未治疗区域的界限。右侧治疗区域肝脏组织的肝窦被破坏的红细胞阻塞，左侧正常肝脏组织的肝窦是正常开放的。然而，治疗区的血管保持完整的形态，右侧部分显示了完整的静脉。

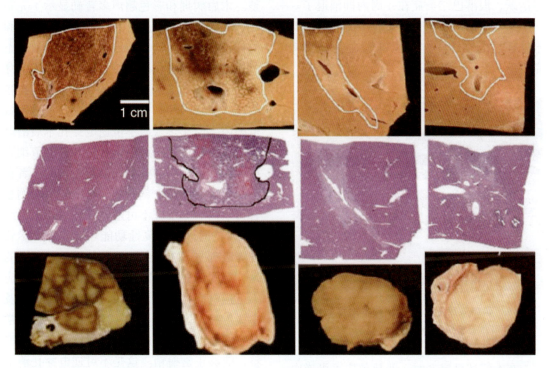

图 2.5　非热效应不可逆电穿孔术治疗后 24 小时（从左侧第一列）、3 天（第二列）、7 天（第三列）和 14 天（第四列）猪肝脏的横截面。顶排为大体横断面；中间为 HE 染色后横断面；底排为淋巴结（转载自参考文献[21]）。

效应不可逆电穿孔术能够一直消融组织直至大血管的边缘，这种组织消融方法对于治疗靠近大血管[19]和胰腺组织[15,16]中不可切除的肿瘤有重要意义。与血管冲洗过的大鼠肝脏相似，猪肝脏在治疗区也有明显开放的大血管。在射频消融、聚焦超声、微波消融等热消融治疗中，很难见到开放性和机械性如此完整的大血管。这种开放管道的有效性使免疫系统能够通过血液流动很好地进入已行治疗肿瘤组织的所有部分。在其他的消融方式中，免疫系统需要通过从处理过组织的外边缘扩散穿过处理组织来去除死亡的细胞。在非热效应不可逆电穿孔术中，整个治疗区域中的死亡细胞很容易通过大血管和免疫系统进行清除。这种效应从图2.5中最下面一行的淋巴结的图像中显示明显。非热效应不可逆电穿孔治疗24小时后，淋巴结发炎变得活跃，但淋巴结炎症在一周内即消退了。

图2.6显示了在非热效应不可逆电穿孔术处理过的组织中，其胆管和血管仍保持完整。

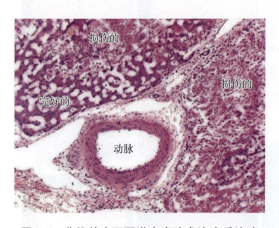

图2.6 非热效应不可逆电穿孔术治疗后治疗区胆管和血管组织保持完整。

在本综述已成文时，非热效应不可逆电穿孔术已经用于治疗多种恶性肿瘤，包括肝脏、肾、淋巴结、肺以及前列腺在内的超过800例患者。然而，到目前为止很少有科学

的报告发表。尽管如此，已发表的临床研究产生的观察结果[17,19,38,39]与动物实验的结果是一致的。

Brausi等人证实了非热效应不可逆电穿孔术治疗前列腺癌的安全性[28]。Onik有关前列腺方面的临床工作证实了在动物学研究治疗中采用非热效应不可逆电穿孔术具有许多的优势。在组织破坏方面，动物学研究表明，不可逆电穿孔损伤的病变特点是均匀的坏死贯穿始终，且由非常狭窄的区域逐步过渡至不受影响的组织。两例患者术后活检的标本都显示消融核心区域上皮细胞完全消融。尽管腺体结构的形态仍然可辨，但无法找到存活的腺体组织。有意思的是，这些结果独立于格里森评分（格里森评分7~8分为治疗成功）。尽管活检标本中腺体部分已经完全破坏，但是其腺体结构仍然保持完整。术后病理和彩色超声多普勒显示了完整运行的微血管和大血管系统，特别是前列腺的神经血管束。这一特点似乎是非热效应不可逆电穿孔术损伤的独特之处。不可逆电穿孔可导致内皮细胞死亡，但它不会引起血管闭塞。尽管神经和神经节细胞也在消融区域范围内，但非热效应不可逆电穿孔术后消融区域活组织检查中可看到神经和神经节细胞保存完整。所有治疗前性功能正常的患者在治疗后性功能也立刻恢复正常，但有两例患者行双侧非热效应不可逆电穿孔后，花了约6个月的时间才恢复性功能。有些患者尽管肿瘤毗邻尿道仍能治疗成功。值得一提的是，有两例放疗失败的患者进行了非热效应不可逆电穿孔治疗。其中一例患者肿瘤累及中线射精管区域，尽管在这区域的治疗非常具有侵入性，但术后患者的射精管仍保持完整，能够正常射精。这是不可逆电穿孔消融的独特之处。不过，动物研究表明不可逆电穿孔可消融平滑肌和横纹肌，这必须引起重视。虽然初步研究结果显示所有患者术后均可立刻自主排尿，但由于热效应不可逆电穿

孔术可以消融细胞，术中仍需要小心操作，不要破坏其内外括约肌，这会导致尿失禁发生。从技术的角度来看，非热效应不可逆电穿孔术类似于其他经会阴超声引导的微创治疗技术，如冷冻治疗和近距离放射治疗。由于与电脉冲相关的肌肉收缩，必须强调行全身麻醉并使患者感觉麻痹是非常重要的。相比于冷冻消融和高强度聚焦超声，不可逆电穿孔术的速度令人印象深刻。用于治疗的多频脉冲在几分钟之内即被传递，而不是与冻融相关的冷冻消融术那样需要更长的时间，或是在高强度聚焦超声中需要许多必要的小消融区。Kenneth Thomson 博士的艾伯特医院团队已发表到目前为止同行引用最多的非热效应不可逆电穿孔术的临床应用的报告[17,19,39]。他们用全身麻醉与肌肉麻痹，以确保施加到电极的能量不会引起严重的肌肉收缩。即使患者已经完全麻痹，不可逆电穿孔传递的能量在电极附近也足以引起肌肉的收缩。使用脑电双频指数（BIS）监测器作为额外的患者监测。由于电能的作用，心电图检查严重失真，在电穿孔的应用过程中使用直接动脉压力监视器。在少数患者中，电能产生额外的心脏收缩，一例患者心脏出现一系列收缩，在几秒钟内不能为之提供足够的心输出量。由于患者的心律失常，心电图的同步装置被用来传递在 R 波峰值 $50\mu s$ 之后不可逆电穿孔的能量。这种设备能防止心律失常，因为在大多数患者中能量的传递显著延迟，只有一两个脉冲在每次心跳时可以被传递。然而临床实践显示，能量的传递时间并不是一个速率限制因子。

Thomson 报告说："我们实现了保存组织结构完整性的承诺，因此我们已经能够把电极以一种极其激进的方式置于重要的器官中。当肿瘤位于邻近的大的胆管、血管或其他重要的结构，在影像的引导下定位电极是一个简单的问题，不会穿刺到血管或重要结构，并且可以提供一个涉及该区域血管结构

的电穿孔范围。同样，邻近膀胱、胃、膈肌和右心房的肿瘤亦存在有效的入径通路，并且没有损坏这些相邻重要组织结构的证据。不可逆电穿孔后患者恢复的最显著特征是消融术后疼痛的基本消失。对经过其他许多治疗包括化疗、外科手术和热消融的患者组而言，不可逆电穿孔（IRE）的这一特点最为显著。从组织学的角度来看，此治疗 1 个月后组织活检术显示了'凝固性坏死'，组织结构得以保存完整。经过 1 ~ 8 个月的 CT 随访，没有血管或胆管残留损害的证据。由于在电穿孔治疗后胆管内皮细胞与肿瘤细胞具有相同的结局，但令人惊讶的是，我们还没有见到胆管狭窄的证据。血管内皮和平滑肌也同样经不可逆电穿孔消融，但我们未能检测到患者血管有损伤。"在后续的研究中，Ball 等人[19]得出这样的结论："深度全身麻醉对于肝、肺和肾的不可逆电穿孔治疗是必需的。应该使用同步心电图来减少心律失常的风险。注意手臂的位置，最大限度地提高 CT 扫描质量，减少臂丛神经的紧张。大多数患者都需要进行简单的术后镇痛。"

Davalos 团队近年来发表了一系列狗脑肿瘤非热效应不可逆电穿孔术的报告。结果显示这项技术非常有临床应用前景，例如用此技术成功地治疗了一个大的肉瘤[40]。

医学影像在非热效应不可逆电穿孔术中的作用

类似于其他微创组织消融技术，不可逆电穿孔（IRE）也依赖于医学影像学的两个非常重要的方面。首先是不可逆电穿孔探针的位置（电极），第二是此不可逆电穿孔治疗后结果的成像。与组织热消融的方法不同，例如冷冻手术或射频，不可逆电穿孔需要使用两个电极，而不是仅仅使用一个电极。在不可逆电穿孔中，两根电极限定了消融的组织范围，消融几乎是瞬间的。在热消

融方式中，组织消融范围随时间的变化从探针向外传播。这会影响探针放置的方式。在不可逆电穿孔中，电极必须放置在待消融组织的周围，即待消融组织要位于两根电极之间。相反，在热消融中探针放置在待消融组织的核心位置，因此消融才能及时从核心向外周传播。探针的放置在影像引导下完成（图2.1）。

Oni报告说[38]，在前列腺不可逆电穿孔手术中患者取膀胱截石位，18G的不可逆电穿孔电极经直肠超声引导下由皮肤经会阴放置。不可逆电穿孔的探针根据患者定位活检放置在覆盖肿瘤位置的已知区。四根探针被放置在一个大致的方形阵列中，相距1～1.5cm，肿瘤的已知区位于阵列的中心（图2.7）。

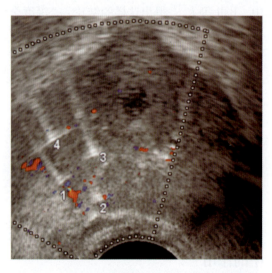

图2.7　超声图像显示四根不可逆电穿孔（IRE）的电极（亮的编号点）以平行四边形的分布方式包绕已知肿瘤区（转自参考文献[38]）。

Thomson报告说[17,19,39]，以他的个人经验，在人体中，尤其是在大肠癌转移的情况下，超声显示困难，因此使用计算机断层扫描（CT）用于影像引导。在肺部肿瘤和大多数已治疗过的肾脏肿瘤中，使用计算机断

层扫描（CT）用于影像引导是更必要的（图2.8）。

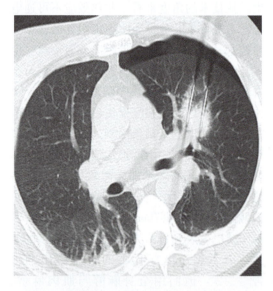

图2.8　将电极刺入位于肺动脉上方的孤立的肺门转移瘤内进行不可逆电穿孔消融治疗。不可逆电穿孔（IRE）术后无咯血发生。气胸在气体引流24小时内得到控制（经许可后转自参考文献[39]，经许可后转载自Thomson[22]）。

治疗组患者选择的另一个复杂因素是无法准确地将网格模式的电极放置在肿瘤上。这是由于上方覆盖了肋骨、肩胛骨和其他重要器官。"不同于在前列腺，可以将电极以矩形网格模式准确地分布在腺体中，而在肝脏中，电极的分布通常以倾斜的方式从肋间隙这个有限的通道置入。在规划和执行方面，这方面的治疗仍然是最困难的。随着经验的增长，我们已经从规划'面对面'的电穿孔传导改变为规划'点对点'的电穿孔传导。我们也已经将电极暴露段长度从40mm减少至20～30mm"[19]。Thomson和Onik发现，将电极定位至肿瘤团块中仍然是治疗过程中最耗时的部分。来自于其他进行非热效应不可逆电穿孔术治疗的内科医生也证实了这一观察结果。在影像引导下放置电极是治疗中最容易出错的一部分，需要来

自介入科医生放射学相关的技能。电极之间的距离是十分重要的，当电极不在允许的距离内，电极之间可能出现未经治疗的区域（图 2.2a）。Thomson 报告说[39]，在他们早期的经验中，这种方案导致了他所谓的"跳跃性病变"，因为整个肿瘤尚未完全电穿孔化。这进一步说明了医生使用影像引导放置多个电极进行消融所面临的挑战。发展影像引导下电极最理想位置的置入技术是临床研究中一个重要的领域，它的成功将大大地提高非热效应不可逆电穿孔术的临床疗效。

　　或许在微创手术中最重要的进展之一是影像首次被用来在冷冻消融手术中监测冷冻的程度。虽然在冷冻消融手术中冷冻的程度不等同于组织消融的程度，但它提供了冷冻消融治疗控制的一种方法。基于冷冻消融治疗的结果，我们试图确定在不可逆电穿孔治疗早期是否可以用影像学方法评估治疗效果。我们发现在电脉冲应用后超声能立即显示在行不可逆电穿孔术（IRE）的预期位置明显的低回声病灶［图 2.9b（横断面）和图 2.9c（矢状面）[21]］。在 24 小时后，超声图像显示的低回声病灶发生了性质改变，变成均匀高回声[21]。

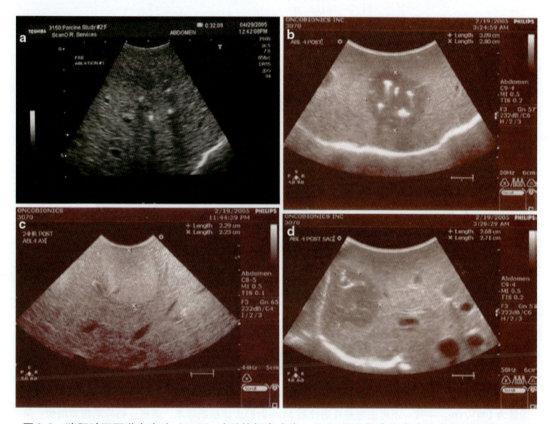

图 2.9　猪肝脏不可逆电穿孔（IRE）消融的超声成像。（a）显示超声下电穿孔电极的位置，强回声点代表电穿孔针。（b）显示了横断面超声图像中四个强回声点代表四根针的轨迹，不可逆电穿孔（IRE）损伤的预期区表现为低回声。（c）同一损伤区的超声矢状面图像。不可逆电穿孔（IRE）损伤的预期区表现为低回声。（d）不可逆电穿孔（IRE）24 小时后治疗部位的矢状面图像。病变区已变成高回声。预期损伤区似乎已经缩小了 4～5mm，基准尺 1cm（经许可后转自参考文献[21]）。

　　组织学检查以及治疗计划的数学模型表　　　明，非热效应不可逆电穿孔术后立即在超声上显示的低回声病灶与预期和测量的组织消融区域非常相符（图2.10）[21]。Lee 等人报道了相似的观察结果[43]。Thomson[17,19,30]也报告，在这些可以超声监测的患者中，类似的发现还包括在电穿孔后超声回声突然消失。图像产生的机制目前尚不清楚，最有可能与小血管中红细胞的破坏相关。类似的超声影像在富血供脏器如肝脏中会更加明显，在肾脏以及在前列腺上也能观察到，只是前列腺的超声表现会更弱一些。Thomson 发现[30]，CT 也能产生与超声成像类似的非热效应不可逆电穿孔术后的影像（图2.11）。团队中 Kee 等人也提出，本质上每种成像方式（如 MRI、CT 以及超声）均能生成非热效应不可逆电穿孔术治疗区域的图像。

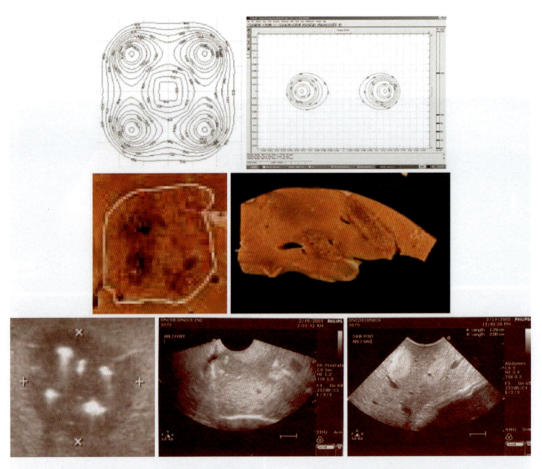

图2.10　比较：上排：不可逆电穿孔（IRE）消融程度的数学预测。外部等值线是 600V/cm，每个增量为 100V/cm。中排：不可逆电穿孔治疗后 24 小时的大体组织标本。底排：相应的超声图像。第一列是四根电穿孔探针治疗的案例。为了比较不同间距对于不可逆电穿孔的影响，电穿孔探针之间的距离为 1.5cm。图像的右侧部分是使用两根电穿孔电极治疗的案例，两根针的间距为 2.5cm。脉冲参数与左侧治疗参数相同。底排中间图为不可逆电穿孔消融术后即刻超声图像，底排右侧图像为取标本前的超声图像。电极之间的距离为 2.5cm（经许可后转自参考文献[21]）。

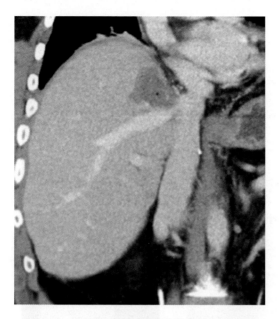

图 2.11　CT 图像显示不可逆电穿孔消融治疗靠近右心房，膈肌和肝静脉与下腔静脉汇合处的结直肠转移瘤（暗区）。不可逆电穿孔消融治疗很成功，对邻近血管结构没有造成损害，并且无术后疼痛（经许可后转自参考文献[39]）。

在最近的两篇文章中[44,45]，Larson 团队使用磁共振对组织不可逆电穿孔后的影像表现进行了研究。在使用或不使用对比剂的条件下，在啮齿类动物模型中来检测不可逆电穿孔已行治疗的组织区域范围的 MR 信号改变。使用磁共振成像兼容的电极，在不可逆电穿孔（IRE）术前和不可逆电穿孔（IRE）脉冲应用后的即刻均行 T1 和 T2 加权成像。磁共振成像的评估与有限元建模（FEM）形成预期的消融区以及尸检组织学证实的消融区进行比较。磁共振成像评估可以对不可逆电穿孔（IRE）消融区行即刻的描述，即 T1 加权像上呈低信号，T2 加权像上呈高信号。以磁共振成像为基础的评估显示了与有限元建模（FEM）形成预期的消融区具有良好的一致性（包括 T1 和 T2 加

权图像）。磁共振成像评估也与组织学证实的消融区评估高度相关。在磁共振（MR）对比增强成像的研究中，不可逆电穿孔（IRE）通过常规的 T1 加权梯度回波（GRE）和反转恢复（IR）进行监测，拟定的梯度回波（GRE）方法用来定量测量不可逆电穿孔范围的大小。不可逆电穿孔（IRE）的消融区在注射钆喷酸葡胺后通过使用不同的不可逆电穿孔（IRE）参数而产生。对照组未提前注射钆喷酸葡胺进行不可逆电穿孔（IRE）消融。磁共振成像评估（常规的 T1 加权梯度回波和反转恢复拟定的梯度回波方法）在不可逆电穿孔（IRE）2 小时后进行，从而评估不可逆电穿孔（IRE）的消融区域，这与不可逆电穿孔（IRE）24 小时后病理证实的坏死区相关。分析结果表明，病理图像上测量的坏死区与 T1 加权梯度回波图像上以及正常组织中无意义的反转恢复图像上测量的高信号区密切相关。病理学检测也与反转图像上测量的小的高信号区密切相关，其反转时间特别选取自消融区附近周边半暗带的无信号区。Bland - Altman 图表明，这些没有半暗带的反转恢复图像能提供更准确的不可逆电穿孔（IRE）消融区的预测范围，而 T1 加权的梯度回波测量倾向于高估消融区域的大小。

电穿孔是一个复杂的生物物理学过程，其首先发生在纳米级和微秒的范围内。因此，当传统的医学成像似乎能显示电穿孔过程中的特征性变化时，对不同的成像模式显示电穿孔术后改变的理解将变得很有意义。

作为长期用来研究电穿孔的模型系统，土豆是研究细胞电穿孔的 MRI 表现的首选模型，不受成像系统的影响。在土豆中行不可逆电穿孔后，含黑色化合物的细胞内容物释放，产生氧化还原反应，在治疗区域形成可见的深色区域（图 2.12）。

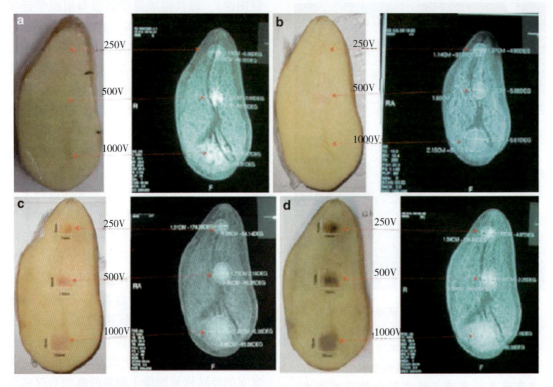

图 2.12　不可逆电穿孔（IRE）处理后的土豆的摄影图像（左）和 FLAIR – MRIs（右）之间的比较。用于电穿孔的电压已被列出。由于氧化作用，不可逆电穿孔治疗区域在摄影图像颜色变深，由于 MRI 信号来自脂质或一些细胞内成分，治疗区域在 MRI 上表现为高信号。治疗区域的大小已在图像上列出。不可逆电穿孔（IRE）后的时间：（a）1h，（b）3h，（c）6h，（d）12h。

MRI 序列最初的选择基于我们的假设，设想其不可逆电损伤的主要效应与细胞膜的损伤以及随之而来的细胞内物质的释放相关。可以预见的是，MRI 上的主要变化与细胞膜的破坏有关，信号上的变化可能与构成细胞膜的磷脂或由于细胞内物质的释放导致的化学变化相关，比如与细胞内铁化合物的释放以及黑色素的最终形成相关。为此，我们选择了序列并假设非热效应不可逆电穿孔术（NTIRE）引起细胞膜化学成分相关的弛豫效应，即弛豫时间 T1 和 T2 缩短[46]。因此，我们采用常规的 MRI 自旋回波 T1 和 T2 加权，FLAIR 序列。为了确定信号是否来自于磷脂（磷脂双分子层）或脂质分子如 T1，我们使用 STIR 序列。STIR 序列采用与脂质类似的 T1 序列来消除脂质或分子的

信号。在这项研究中使用的 MRI 采集参数如下：

TE 19 ms，BW 10.4 kHz，TR 350ms，NSA 3，

matrix 192 × 256 for SE T1W images；

TE 125ms，BW 20.8 kHz，TR 3500ms，NSA 3，

matrix 256 × 256，for FSE T2W images；

TI 1800，TE 96ms，BW20.8，TR 8000ms，NSA 1，

matrix 256 × 256 for FLAIR images；

TI 225150ms，TE 10.5ms，BW25，TR 2800ms，NSA 2，

matrix 192 × 256 for STIR images

（所有的序列，20cm 的视野，3mm 的层厚，无间隔进行）。结果表明，电穿孔区

域的 MRI 信号在 STIR 序列的成像中丢失，这是反转恢复和自旋回波（IR－SE）脉冲序列的特例。在这个序列中，选择的 TI 可以使脂质或 T1 类脂的任何组织信号均会被抑制。与此相反，T1 和 FLAIR 序列的治疗区域可见较强的信号出现。因为在 MRI 的 STIR 序列中，感兴趣区域（ROI）任何亮的图像均会丢失，而在 T1 和 FLAIR 的感兴趣区域（ROI）可见较强的信号，它们可以由从细胞膜释放的脂质或细胞膜破坏后从细胞内释放的 T1 类脂分子引起。无论成像过程中所涉及的机制如何，很明显，MRI 具有生成非热效应不可逆电穿孔术诱导引起细胞膜破裂相关图像的潜力。

生物电阻成像术（EIT）是另一种具有生成电穿孔过程图像的有潜力的成像方式，此图像与非热效应不可逆电穿孔引起的细胞膜破裂相关。生物电阻成像生成了组织阻抗的映射图。在生物电阻成像术的实施中，电极被放置在组织周围，非常小的电流流入组织时，组织边界的电压就会被监测到[47]。运用有限元法，以整个组织的阻抗为模型，可获得适合此问题的最有可能布局的解决方案[48]。生物电阻成像以在三维空间中快速动态的显像技术著称[49]。不可逆电穿孔可以产生多种生物物理学现象，最重要的是细胞膜的通透性改变。我们的研究结果显示，电穿孔后的细胞膜通透性发生了改变，随之细胞电阻抗率也产生了变化，这为离子电流提供了一条新的路径[50]。因此，我们提出并阐述了生物电阻成像可以显示细胞膜通透性改变的瞬时图像[51]。

小结

本章节简要阐述了非热效应不可逆电穿孔术这种新的微创组织消融方法以及与其临床运用相关的各种重要方面的内容。非热效应不可逆电穿孔术具有其他微创消融治疗方法所没有的独特属性，可以快速消除大体积组织，只对消融区细胞膜产生影响。虽然这非常有前途，但仍需要大量进一步研究以充分利用该技术的特殊属性。这些研究包括进一步理解非热效应不可逆电穿孔术的生物物理学过程，发展先进的治疗计划数学模型，非热效应不可逆电穿孔影像评估技术最优化等。

交叉引用

▶ Anesthesia Challenges in Interventional Oncology

▶ Cryoablation

▶ Devices and Equipment in Interventional Oncology and Their Operation

▶ Emerging Technologies in the Treatment of Cancer

▶ Image－Guided High－Intensity Focused Ultrasound in the Treatment of Cancer

▶ Imaging of Interventional Therapies in Oncology：Computed Tomography

▶ Imaging of Interventional Therapies in Oncology：Magnetic Resonance Imaging

▶ Imaging of Interventional Therapies in Oncology：Positron Emission Tomography/Computed Tomography

▶ Imaging of Interventional Therapies in Oncology：Ultrasound

▶ Microwave Ablation for Cancer：Physics，Performance，Innovation，and the Future

▶ Tumor Ablation：An Evolving Technology

参考文献

［1］Weaver J，Chizmadzhev YA. Theory of electroporation：a review. Bioelectrochem Bioenerg. 1996；41：135－60.

［2］Chen C，Smye SW，Robinson MP，Evans JA.

Membrane electroporation theories: a review. Med Biol Eng Comput. 2006; 44: 5 – 14.

[3] Stopper H, Zimmermann U, Wecker E. High yields of DNA – transfer into mouse L cells by electropermeabilization. Z Naturforsch C. 1985; 40: 929 – 32.

[4] Teissie J, Golzio M, Rols MP. Mechanisms of cell membrane electropermeabilization: a minireview of our present (lack of?) knowledge. Biochim Biophys Acta. 2005; 1724: 270 – 80.

[5] Neumann E, Schaeffer – Ridder M, Wany Y, Hofschneider PH. Gene transfer into mouse lymphoma cells by electroporation in high electric fields. EMBO J. 1982; 1: 841 – 5.

[6] Rubinsky B. Irreversible electroporation in medicine. Technol Cancer Res Treat. 2007; 6 (4): 255 – 60.

[7] Lelieveld HLM, Netermans S, de Haan SWH, editors. Food preservation by pulsed electric fields. From research to applications. Cambridge: Woodhead; 2007.

[8] Beebe SJ, Fox PM, Rec LJ, Somers K, Stark RH, Schoenbach KH. Nanosecond pulsed electric field (nsPEF) effects on cells and tissues: apoptosis induction and tumor growth inhibition. IEEE Trans Plasma Sci. 2002; 30: 286 – 92.

[9] Hamilton WA, Sale AJH. Effects of high electric fields onmicroorganisms. 2. Mechanism of action of the lethal effect. Biochim Biophys Acta. 1967; 148: 789 – 800.

[10] Sale AJ, Hamilton WA. Effects of high electric fields on microorganisms. 1. Killing of bacteria and yeasts. Biochim Biophys Acta. 1967; 148: 781 – 8.

[11] Sale AJ, Hamilton WA. Effects of high electric fields on microorganisms. 3. Lysis of erythrocytes and protoplasts. Biochim Biophys Acta. 1968; 163: 37 – 43.

[12] Rubinsky B, editor. Irreversible electroporation, Series in biomedical engineering. New York: Springer; 2010. p. 314.

[13] Davalos RV, Mir L, Rubinsky B. Tissue ablation with irreversible electroporation. Ann Biomed Eng. 2005; 33 (2): 223 – 31.

[14] Davalos RV, Rubinsky B. Temperature considerations during irreversible electroporation. Int J Heat Mass Transfer. 2008; 51 (23 – 24): 5617 – 22.

[15] Bower M, Sherwood L, Li Y, Martin R. Irreversible electroporation of the pancreas: definitive local therapy without systemic effects. J Surg Oncol. 2011; 104 (1): 22 – 8.

[16] Charpentier KP, Wolf F, Noble L, Winn B, Resnick M, Dupuy DE. Irreversible electroporation of the pancreas in swine: a pilot study. HPB. 2010; 12 (5): 348 – 51.

[17] Ball C, Thomson K, Kavnoudias H. Irreversible electroporation: a new challenge in "out of operating theater" anesthesia. Anesth Analg. 2010; 110: 1305 – 9.

[18] Lee EW, Chen C, Prieto VE, Dry SM, Loh CT, Kee ST. Advanced hepatic ablation technique for creating complete cell death: irreversible electroporation. Radiology. 2010; 255 (2): 426 – 33.

[19] Thomson KR, Cheung W, Ellis SJ, Federman D, Kavnoudias H, Loader – Oliver D, Roberts S, Evans P, Ball C, Haydon A. Investigation of the safety of irreversible electroporation in humans. J Vasc Interv Radiol. 2011; 22 (5): 611 – 21.

[20] Tracy CR, Kabbani W, Cadeddu JA. Irreversible electroporation (IRE): a novel method for renal tissue ablation. BJU Int. 2011; 107 (12): 1982 – 7.

[21] Rubinsky B, Onik G, Mikus P. Irreversible electroporation: a new ablation modality – clinical implications. Technol Cancer Res Treat. 2007; 6 (1): 37 – 48.

[22] Onik G, Mikus P, Rubinsky B. Irreversible electroporation: implications for prostate ablation. Technol Cancer Res Treat. 2007; 6 (4): 295 – 300.

[23] Schoellnast H, Monette S, Ezell PC, Deodhar A, Maybody M, Erinjeri JP, Stubblefield MD, Single GW, HamiltonWC, Solomon SB. Acute

and subacute effects of irreversible electropora-
tion on nerves: experimental study in a pig. Ra-
diology. 2011; 260 (2): 421 - 7.

[24] Li W, Fan QY, Ji ZW, Qiu X, Li Z. The effects
of irreversible electroporation (IRE) on nerves.
PLoS One. 2011; 6 (4): e18831. doi: 10.
1371/journal. pone. 0018831.

[25] Maor E, Ivorra A, Leor J, Rubinsky B. Irrevers-
ible electroporation attenuates neointimal forma-
tion after angioplasty. IEEE Trans Biomed Eng.
2008; 55 (9): 2268 - 74.

[26] Maor E, Ivorra A, Rubinsky B. Non thermal ir-
reversible electroporation: novel technology for
vascular smooth muscle cells ablation. PLoS
One. 2009; 4 (3): e4757.

[27] Neal RE, Singh R, Hatcher HC, Kock ND, Tor-
ti SV, Davalos RV. Treatment of breast cancer
through the application of irreversible electropora-
tion using a novel minimally invasive single nee-
dle electrode. Breast Cancer Res Treat. 2010;
123 (1): 295 - 301.

[28] Brausi M, Gilberto GL, Simonini GL, Botticelli
L, Gregorio C. Irreversible electroporation, a no-
vel technology for focal ablation of prostate canc-
er: results of an interim pilot safety study in low
- risk patients. Anticancer Res. 2011; 31
(5): 1834 - 5.

[29] Becker SM, Kuznetsov AV. Thermal damage re-
duction associated with in vivo skin electropora-
tion: a numerical investigation justifying aggres-
sive precooling. Int J Heat Mass Transfer. 2007;
50: 105 - 16.

[30] Daniels CR, Rubinsky B. Electrical field and
temperature model of nonthermal irreversible
electroporation in heterogeneous tissues. J Bio-
mech Eng. 2009; 131 (7): 071006.

[31] Edd JF, Horowitz L, DavalosRV, Mir LM, Ru-
binsky B. In vivo results of a new focal tissue ab-
lation technique: irreversible electroporation.
IEEE Trans Biomed Eng. 2006; 53 (7): 1409
- 15.

[32] Edd JF, Davalos RV. Mathematical modeling of
irreversible electroporation for treatment plan-
ning. Technol Cancer Res Treat. 2007; 6: 275
- 86.

[33] Somersalo E, Cheney M, Isaacson D. Existence
and uniqueness for electrode models for electric
current computed tomography. SIAM J Appl
Math. 1992; 52: 1023 - 40.

[34] Pennes HH. Analysis of tissue and arterial blood
temperatures in the resting forearm. J Appl Phys-
iol. 1948; 1: 93 - 122.

[35] Rubinsky B. Numerical bio - heat transfer. In:
Minkowycz WJ, Sparrow EM, Murthy JY, edi-
tors. John Wiley ed. Handbook of numerical heat
transfer. 2nd ed. Hoboken, NJ: Wiley; 2006,
p. 851 - 93.

[36] Henriques FC, Moritz AR. Studies in thermal in-
juries: the predictability and the significance of
thermally induced rate processes leading to irre-
versible epidermal damage. Arch Pathol. 1947;
43: 489 - 502.

[37] Diller KR. Modeling of bioheat transfer processes
at high and low temperatures. In: Choi YI, edi-
tor. Bioengineering heat transfer. Boston: Aca-
demic; 1992. p. 157 - 357.

[38] Onik G, Rubinsky B. Irreversible electropora-
tion: first patient experience focal therapy of
prostate cancer. In: Rubinsky B, editor. Irre-
versible electroporation, Series in biomedical en-
gineering. Berlin: Springer; 2010.

[39] Thomson K. Human experience with irreversible
electroporation. In: Rubinsky B, editor. Irre-
versible electroporation, Series in biomedical en-
gineering. Berlin: Springer; 2010.

[40] Rossmeisl JH, Garcia PA, Lanz OI, Hena -
Guerrero N, Davalos VR. Successful treatment of
a large soft tissue sarcoma with irreversible elec-
troporation. J Clin Oncol. 2011; 29 (13):
E372 - 7.

[41] Onik CC, Goldenberg HI, Moss AA, Rubinsky
B, Christianson M. Ultrasonic characteristics of
frozen liver. Cryobiology. 1984; 21: 321 - 8.

[42] Gilbert JC, Onik GH, Haddick WK, Rubinsky
B. The use of ultrasonic imaging for monitoring
cryosurgery. IEEE Trans Biomed Eng. 1984; 8:

563.

[43] Lee EW, Loh CT, Kee ST. Imaging guided percutaneous irreversible electroporation: ultrasound and immunohistological correlation. Technol Cancer Res Treat. 2007; 6 (4): 287 –94.

[44] Zhang Y, Guo Y, Ragin AB, Lewandowski RJ, Yang GY, Nijm GM, Sahakian AV, Yang GY, Omary RA, Larson AC. MR imaging to assess immediate response to irreversible electroporation for targeted ablation of liver tissue: preclinical feasibility studies in a rodent model. Radiology. 2010; 256 (2): 424 –32.

[45] Guo Y, Zhang Y, Nijm GM, Shakian AV, Yang GY, Omary RA, Larson AC. Irreversible electroporation in the liver: contrast inversion imaging approaches to differentiate reversible electroporation penumbra from irreversible electroporation zones. Radiology. 2011; 258 (2): 461 –8.

[46] Hjouj M, Rubinsky B. Magnetic resonance imaging characteristics of non – thermal irreversible electroporation in vegetable tissue. J Membr Biol. 2010; 236 (1): 137 –46.

[47] Jossinet J, Marry E, Matias A. Electrical impedance endotomography. Phys Med Biol. 2002; 47: 2189 –202.

[48] Lionheart WR. EIT reconstruction algorithms: pitfalls, challenges and recent developments. Physiol Meas. 2004; 25: 125 –42.

[49] Metherall P, Barber DC, Smallwood RH, Brown BH. Three – dimensional electrical impedance tomography. Nature. 1996; 380: 509 –12.

[50] Huang Y, Rubinsky B. Micro – electroporation: improving the efficiency and understanding of electrical permeabilization of cells. Biomed Microdevices. 1999; 2 (2): 145 –50.

[51] Granot Y, Ivorra A, Maor E, Rubinsky B. In vivo imaging of irreversible electroporation by means of electrical impedance tomography. Phys Med Biol. 2009; 54 (16): 4927 –43.

第3章 肿瘤微波消融治疗：物理学原理、手术操作、技术创新及前景展望

Thomas P. Ryan

文颂 翻译 郝伟远 邵国良 校审

[摘要] 肿瘤微波（Microwave，MW）消融治疗可以追溯到20世纪70年代，而微波消融持续发展、创新和临床改进一直持续到现在。对比其他肿瘤热消融治疗技术，微波消融展现出组织穿透力强、加热时间短的固有性能优点，开辟了现代消融治疗新领域。本章节包括当今微波天线的设计及其作用方式，以及历史上微波天线的设计，为目前微波消融治疗的临床应用提供更多的理论基础。对于大肿瘤的消融治疗，本章讨论了从单根天线到多根天线的转化，包括同步天线阵列和非同步天线阵列操作的方法及优势。本章也讨论了现代微波消融技术从低功率源（5～15W）向高功率源（60～200W）的转变，以及微波消融频率（433MHz、915MHz和2450MHz）的差异，包括天线尺寸及实用性与不同治疗靶区的相关性。同时，本章介绍了微波功率沉积模式、微波温度分布预测及微波消融范围预测的模拟计算。为了优化微波消融治疗，本章也讨论了肿瘤定位方法及消融治疗方法，在实时评估指导下，微波消融正向精确治疗慢慢演变。肿瘤微波消融开发方面包括治疗计划、影像引导、校准、导航、实时治疗评估。对于医师而言，这些正在开发的许多方面，将为未来融合影像和消融工具的系统提供必要的新功能。

引言

热疗作为治疗癌症的一种可行治疗模式，其原理是基于多种能量的利用，正在不断发展。热疗的目的是为了实现肿瘤消融，定义为将靶组织加热至毒性水平，从而使其发生凝固性坏死。这些组织留在原位被吸收和/或纤维化。治疗靶区通常为不可切除的肿瘤，需在消融的图像边界添加5或10mm的消融余量。

近年来，随着热疗系统和应用技术的发展，临床医生有更多的机会在更短的时间内利用射频（RF）或微波（MW）系统获得更大的组织消融体积。现代的消融模式发展更为迅速。临床使用的微波是利用其如下特点：冷却，多种辐射器，更大的功率水平，功率调制和新辐射器设计。

对于肝癌、肾癌、乳腺癌、骨癌及肺癌，消融治疗已被证实是一种重要治疗方法。间质消融直接以肿瘤为目标，由介入放

T. P. Ryan
FreeFall Consulting, Austin, TX, USA
e‑mail：tryan@ ieee. org

射科医生和外科医生进行操作。外科医生可以手术切除部分恶性肿瘤，如肝肿瘤，然后在术中或腹腔镜超声引导下对无法进一步切除的肿瘤进行消融。另一方面，介入放射科医师通常在 CT、MRI 或超声引导下进行消融。通过直接以肿瘤为目标，确定定位，应用显著水平的能量即可在 5 分钟内治疗直径 4~5cm 的肿瘤。事实上，通过微波间质加热已经达到每单位时间的最大加热量。对于较小的肿瘤病灶，通过减少时间或功率可以很容易调节消融的范围。随着微波消融技术的进步，微波消融在外科手术中的作用日益明显，包括降低肿瘤患者的复发率和死亡率，更低的成本和可进行实时影像引导。微波消融操作相对简单，全身大部分器官肿瘤均可行微波消融治疗，尤其适用于治疗方法选择较少的无外科切除手术机会的肿瘤患者[1]。

已有大量的临床文献报道，微波消融应用于如食道、前列腺、胆管、血管、乳腺及心脏等。要实现这些部位的微波消融，需要灵活的微波天线和具有不粘性与无菌性的塑料涂层。微波天线的设计需要满足使用者对于耐用性和天线几何形状（大小、形状和直径等）的需求。除了以上这些组织部位，其他高含水量的组织，如肝脏和子宫以及肺是常见的治疗靶器官[2-13]。最后，微波消融也能应用于骨肿瘤，并逐渐成为治疗良性及恶性骨肿瘤的可行方法[14,15]。这些癌症治疗的前期研究表明，使用小的微波天线进行肿瘤消融治疗是可行的[16,17]。

微波消融系统是目前最新技术选择，因其有彻底的肿瘤消融范围和速度，从而将癌症的热疗带进了新领域。近年来发表的关于消融的临床研究，肝脏肿瘤是最常见的靶目标，如肝细胞癌（HCC，Primary liver cancer）或结直肠癌肝转移。研究表明，假如不进行治疗，肝脏恶性肿瘤患者预后极差，5 年内死亡率接近 100%。而传统的肿瘤治疗方法，如放射治疗或化学治疗在肝脏肿瘤中的疗效不佳。微波消融依赖于影像引导来精确放置热消融辐射器，最近在成像技术方面的发展，使许多领域开展这项微创治疗成为可能[18]。微波消融技术具有以下优点：需要消融治疗或减瘤治疗的非手术候选患者的可行替代方案（肿瘤消融或减瘤手术），降低患者死亡率和住院费用，提高患者的生存质量，可在门诊操作。

微波消融技术近年来在肺部肿瘤的应用日益增多。与其他消融技术比较，微波消融具有瘤内高温持续时间长、消融肿瘤体积大、消融时间短、所需治疗次数少的优点[19]。在一项有 50 名患者参与的临床研究结果显示，微波消融治疗肺肿瘤疗效确切，安全性好[20]。

微波消融历史回顾

微波使用起源于第二次世界大战期间，来自麻省理工学院（MIT）的微波测试数据显示，2450MHz 微波的水中辐射吸收率是 27MHz 短波的 7000 倍，在当时其被广泛应用于热疗。由于其治疗价值，当时的美国联邦通信委员会（FCC）随后保留了 2450MHz 微波用于患者物理治疗。微波炉同样采用了这个微波频率[21]。

关于微波治疗技术的大量医学研究文献最早可以追溯到 1979 年。在早年，采用高温来加热组织，并且被用来治疗恶性肿瘤。1979 年一项动物实验显示，植入微波天线后，其释放的能量可以使组织发生凝固性坏死[22,23]。

1979 年，Stohbehn 等[22]开始了一些微波加热组织的早期工作，研发了带锐利尖端的可以直接插入组织的微波天线，其功率为 3~10W[22]。他们还建议，只要应用小天线使热源局限于肿瘤内，就可以用更高的温度进行治疗。这些微波天线使得更深部位的肿瘤得到治疗，而且风险小，患者不适感少。他们将微波天线直接刺入了动物模型的瘤体内，制造出高温，并取得良好的疗效[22]。Douple 等进一步探讨了微波天线植于小鼠肿瘤后产生的热场分布。通过对比对照组、空白组、热疗组肿瘤的直径来证明热疗的疗效。结果证实，该系统可以应用于临床，可为深部肿瘤提供特有的局部加热[22]。在 20世纪 70 年代，另一些研究中，一些学者开发了由中空的皮下注射针头制成的微波天线，其不仅可加热组织，而且可以同时注入药剂如化疗药物[24]。

到了 20 世纪 80 年代中期，已有使用微波天线进行组织热疗的商业化的微波消融系统出现。部分商业化的微波消融系统可以通过自动调节功率从而自动控制靶肿瘤内的温度。一些早期的微波消融系统引入了不同的数学模型，可以使功率累积和特定天线的加热模式可视化，从而有助于制定术前计划[25-27]。早期的微波消融工作始于 1985年，可作为良性前列腺疾病的一种治疗方法[28]。大量已发表的研究显示，用 MW 热疗已成为良性前列腺增生的一种标准治疗方案[29]。

事实上，日本有许多基于使用单根、坚硬的微波天线临床研究（从 1986 到 2009年，共发表了 161 篇），他们将其命名为经皮微波热凝治疗（percutaneous microwave coagulation therapy，PMCT）。这些研究显示，使用带有锋利尖端的微波天线进行消融治疗可以成功应用于临床，进而建立了当代微波消融治疗的标准模式。这些研究也包括在撤出微波天线时使用 60W 的功率凝固穿刺通路，可以避免局部出血和肿瘤细胞种植[30,31]。

在微波天线的早期研究中，更多关注的是热疗（中等加热至 43℃），而不是消融。微波治疗从温热疗法为主向当今的微

波热凝治疗为主的临床治疗转变过程中有一些因素发挥了重要作用。微波温热疗法通常需要 60 分钟才能达到所需要的温度，这允许以 1～2mm 分辨率的点映射频繁的温度扫描。微波消融治疗的升温时间迅速（如几分钟），温度的变化快，因而很难准确地测量间隙间的温度。微波消融关注更多的是凝固性坏死的边界，通常不在任何位置测量温度。微波消融也可以使用多个辐射器，行序贯消融和/或同步消融，用以覆盖整个治疗目标区域。热疗过程中常使用 2～5 根微波天线，有时甚至使用 12 根微波天线，以使单次治疗过程中覆盖整个治疗区域。导管中的热疗天线被放置在具有平行排列的、间隔良好的插入网格中。然而，在微波消融治疗过程中，这是非常困难的，因为微波天线通常是徒手放置，常采用序贯治疗，通常无原有治疗计划（微波天线的植入与加热范围）参考。温热治疗前需要制定术前治疗计划，并仔细地将微波天线按照治疗计划进行放置，然后计算微波功率输出和加热模式。而消融治疗系统通常不需要制定治疗计划，因而需要开发更多的相关技术。

要指出的是，温热治疗和消融治疗过程中所采用的微波频率是一样的，所采用的天线和设备也基本相同，其用于预测功率累积和加热模式的数学模型也相同。在融合众所周知的技术基础上，使用更好的影像学引导、更高的功率和更高的温度，这是一个逐渐演化的过程。

微波消融与微波温热治疗比较有很多的优势，其中一项最大的优势是当今的微波消融系统在其进行治疗过程中有影像学的精确引导。因此，微波消融技术的发展方向是更精确的空间定位，可控制的升温系统，并结合影像引导和治疗验证[32]。此外，微波消融治疗还有重要的临床应用潜力在于其可以与放射治疗、化学治疗或其

他药物进行联合治疗。在某些情况下，微波消融也可以与微波温热治疗进行联合治疗。

微波热凝消融与射频消融比较

射频消融（RFA）已经成为目前肿瘤局部破坏的最有效方法，应用较为广泛，是目前大多数医疗机构的主要肿瘤消融模式[33]。从肿瘤消融治疗的发展历史来看，尽管微波消融治疗在亚洲广泛应用已经超过20年，但射频消融仍是世界范围内应用最为广泛的肿瘤消融技术。然而，近年来随着可以选择的商业化微波消融产品的数量和种类日益增多，肿瘤微波消融也日益受到临床医生的关注。

射频消融技术和微波消融技术均可以在短时间内造成目标靶区大面积的凝固性坏死。但随着更高功率的微波消融设备的出现，肿瘤微波消融在大病灶的消融治疗方面表现更为优秀。因此，肝癌微波消融也成为了原发性肝癌患者或继发性转移性肝癌外科手术切除术的辅助/替代治疗。与其他治疗相比，采用高功率输出微波消融设备，使用单根微波天线即可形成大范围局部凝固坏死，而且显著缩短了治疗时间[34-36]。

与射频电热消融比较，微波热凝消融有如下优点：（1）组织穿透力强；（2）无需直接电接触（因此，所有的金属电极表面可以涂有不粘涂层，很容易在消融治疗结束后除去这些电极板）；（3）升温速度快（微波消融升温速度比 RF 系统快，RF 系统只比传导加热系统略好一点）；（4）任何组织炭化不降低功率传递（当消融电极表面温度超过 100℃ 时，射频消融系统功率被限制）；（5）微波天线植入附近组织有可能出现严重的脱水，由于其更有利于微波的穿透，因而可以增加微波的穿透力；（6）由于多根微波天线之间有相位关系，因此可以使用阵列式微波天线进行一次性消融（可以实现干涉增强或干涉减弱，微波能量聚焦或微波能量不聚焦等）；（7）使用独特的微波天线的设计制定不同的微波消融模式；（8）通过选择微波频率来控制微波的穿透深度[37]。微波消融的其他优点包括：热消融效率高，止血能力强[38]，消融时间短，通过改进对流模式增加消融体积大，肿瘤局部控制好等[37,38]。

和射频消融技术不同，微波消融过程中不会导致微波电缆发热，因而不需要相应的电轴协助电缆冷却。此外，为了实现不同大小肿瘤的射频消融，射频消融设备需要制造各种消融规格的射频针，而微波消融发射器的有效长度主要取决于频率和设计。

从一个更为技术的角度来看，通过改变微波天线的设计，调整植入微波天线的阵列设计，可以调整轴向和径向微波功率的分布。Ryan 等[39]研究显示，由于在微波天线阵列中微波天线的相位关系，不同种类的微波天线（穿刺尖端、中心、刺入点的微波能量的分布、阵列分布）输出功率不尽相同。因此使用不同的微波天线设计，微波植入针的局部热量会有影响，这在经皮微波消融操作过程中是需要考虑的重要因素[39]。

总之，由于微波消融治疗穿透力高，消融时间快，在所有的消融治疗技术中其制造的坏死区域是最大的，因而在当今肿瘤消融治疗中的应用日渐普遍。微波消融治疗既可以由外科医生操作，也可以由介入科医生操作[37,40]（图 3.1 和 3.2）。

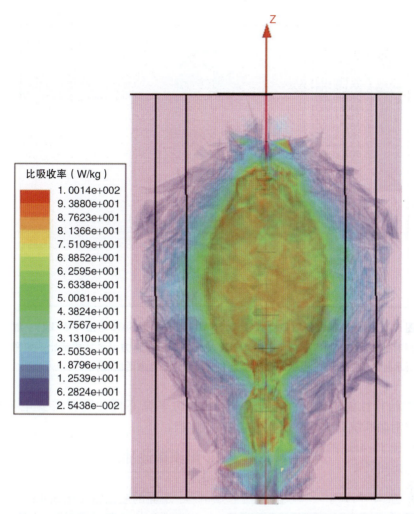

比吸收率（W/kg）

1.0014e+002
9.3880e+001
8.7623e+001
8.1366e+001
7.5109e+001
6.8852e+001
6.2595e+001
5.6338e+001
5.0081e+001
4.3824e+001
3.7567e+001
3.1310e+001
2.5053e+001
1.8796e+001
1.2539e+001
6.2824e+001
2.5438e-002

图 3.1　微波消融设备功率沉积模式比吸收率（SAR），左侧为 SAR 单位（W/kg）。热映像图显示其微波组织穿透半径为 10 ～ 20mm（红色激活区域）。微波天线输出功率与组织跟微波天线的距离（r）成反比。

射频消融治疗中，功率的衰减随距离增加而增大，公式为 $1/r^2$[41]。可通过比吸收率（SAR）推断加热模式，从而缩短激活时间[39,42,43]（图 3.2）。由于射频的组织穿透力较浅，局部血流的存在会带走深部组织的传导热量，而使深部组织热传导效率低，所以射频消融过程必须有足够的时间，这是射频消融所必须面对的重要问题。热传导是一个低效率的过程，微波消融治疗不单纯以热传导进行组织消融，因而可以产生更大的有效加热区。因此微波消融不易产生血液对流热损失[44,45]（引自参考文献[46]）。

虽然射频消融技术和微波消融技术进行肿瘤消融治疗均安全、有效，操作简单，但由于 RF 功率激活造成超声诊断的伪影，RF治疗过程在超声图像中显示不佳，因此很难进行实时监测。在某些情况下，微波信号不受超声信号干扰，因此在微波消融过程中可以采用超声对消融过程进行实时监控[47]。一项研究显示，高频超声对正常肝组织和消融肝组织间的交界区具有极好的可视性，其分辨率可达到亚毫米的水平[37]。

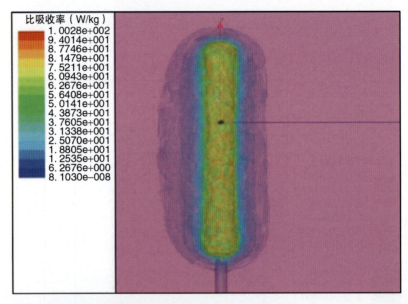

图3.2　射频消融设备功率沉积模式（SAR），左侧为 SAR 单位（W/kg）。射频消融设备输出功率衰减与组织和射频发生器的距离平方（r^2）成反比。如图所示射频消融设备的组织穿透半径为 1~2mm（红色激活区域）。

　　作为消融治疗性能指标，一项研究显示，使用微波消融系统在 1.5~4 分钟之内可以热凝固直径 3~4cm 的肿瘤，而射频消融需要更多的时间[36]。

微波物理学

　　在美国，微波消融系统用于热疗主要使用的频率是 915MHz 和 2450MHz，有一些研究也采用 433MHz。自从欧洲把 915MHz 用于手机的 GSM 频段，在欧洲和亚洲，微波消融系统采用的频率都是 2450MHz。较低频率的优点在于可提供更大的穿透力，虽然微波天线通常很长，并且必须放置到更深的组织中以便于操作。与射频消融和激光消融比较，使用微波天线进行微波消融可以有更深的穿透性，因而使用单根微波天线有可能用于更大体积肿瘤的微波消融治疗（图 3.1）。

　　微波天线是独立的微波发射并穿透组织的功率源，不需要其他电极。与射频消融时的功率源不同，后者需要电极板或返回电极。

组织微波加热

　　下面的三幅图（图 3.4a – c）显示了组织微波加热过程（图 3.3）。图 3.4A 显示电荷方向，电荷诱导的快速交替微波领域，并用背景中灰色曲线表示。图 3.4a 显示电荷的运动方向，背景中灰色曲线代表电荷运动导致的微波能量场的快速改变。图 3.4b 显示电场调整过程中组织中所有偶极子的模拟旋转。图 3.4c 显示偶极子作为分子加热的能源，点状线下方的区域处于微波高能量场，可以直接加热组织。在点状线上方的微波能量常比较弱，这部分的组织加热更依赖热传导。随着时间推移，热传导将把热量传导至更深处的组织[46]。

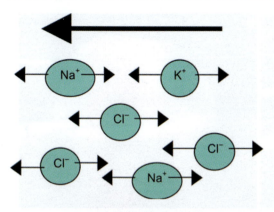

图 3.3　射频消融过程中组织升温示意图。图片显示了组织中细胞内和细胞外的离子成分。当射频功率启动时，通过改变组织的电场方向，这些离子成分可以往返运动[46]，离子运动和互相摩擦的结果导致组织温度升高（引自参考文献[46]）。

组织的电磁特性受细胞结构如细胞膜、蛋白质和水含量的影响。每一个可极化的成分都对外加电磁场的变化发生反应。如前所述，当微波功率输出启动后，靠近微波能量输出的近场和远场组织中的极化分子开始立刻加热。从微波天线传播出来的电磁力在直径 10～20mm 范围内以光的速度进行传播。这种快速加热至温度超过 55℃时，导致了组织的凝固性坏死。微波天线输出功率的能量沉积模式与组织热传导决定了消融靶区组织的温度，进而导致目标组织的损毁[48,50,51]（图 3.5a，b）。

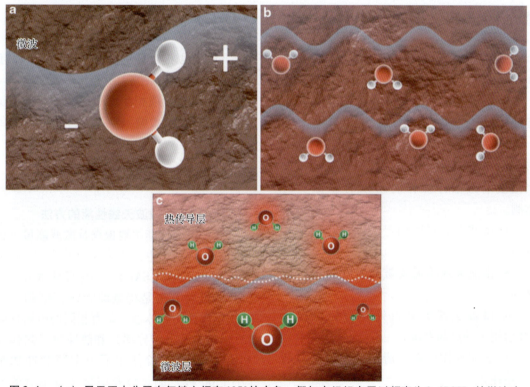

图 3.4　（a）显示了水分子在氢键之间有 105°的夹角。假如在组织中予以频率为 2.45GHz 的微波功率输出并形成快速交变磁场，偶极性分子会试图与旋转电磁场对齐。（b）显示由于惯性力和束缚力的存在，可以促使细胞内和细胞外的极性分子沿着其分子键往返运动，进而导致组织摩擦和组织升温。由于每个偶极性分子都成为了加热源，因而其产生的热量与微波输出功率相仿，加热效率非常高。（c）由于微波能量场每个偶极性分子都在分子水平加热，因而微波消融可以同时加热距离微波天线较近和较远的组织[48,49]。与其他热消融技术（如射频消融和激光消融）比较，微波消融治疗对距离微波天线较远的组织升温效应更好，主要归因于微波较好的组织穿透力（引自参考文献[46]）。

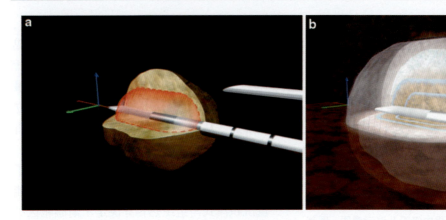

图3.5   （a）显示微波天线刺入肿瘤组织行微波消融时的模拟情况。红色的区域显示为微波的组织穿透距离。在该范围内，由于微波能量场的存在，导致组织中的偶极性分子直接加热[46]。（b）显示微波消融时的热量传导，如果予以足够的热量传导时间和微波功率的话，整个肿瘤都将被消融（引自参考文献[46]）。

微波消融系统要求

使用微波消融系统进行可预见范围肿瘤的消融治疗，必须有如下要求。

1. 微波系统设置简单，包括电缆、天线冷却和用户界面编辑。

2. 微波天线容易插入到肿瘤内。

3. 微波消融系统与成像系统兼容，如当微波消融治疗操作时可以有影像实时监测。

4. 微波天线可以稳定地停留在目标区域内。

5. 微波天线不需要被放置在目标区域之外。

6. 微波天线穿刺点处不会烧伤皮肤（如引用主动冷却系统）。

7. 无需使用降解、清洁或组织黏附剂（不粘性）。

8. 术前可以预测如下微波消融性能：①加热模式（微波天线与微波天线之间）；②微波能量输出（可以通过热量计算进行测量）。

9. 加热模式不因微波天线在组织中的深度而发生改变。

10. 微波天线的直径适合待消融目标区。

11. 可以提供多种微波天线选择，如不同的加热模式和微波天线几何形状的选择。

12. 提供天线相互作用建议：① 同相位或非同相位；② 微波天线穿刺尖端收敛效应。

微波天线的性能

（一）评估微波天线性能的方法

微波天线性能主要根据其微波能量沉积模式进行评估，也被称为比吸收率（specific absorption rate，SAR）。一项评估微波天线SAR的试验方法是将微波天线直接刺入与组织结构相仿的体模，其有相同的电磁性质（介电常数和电传导率）和热性质（热传导和比热）。该试验使用了一个短脉冲功率（小于60秒）测量体模中某个特定点的温度。如果该测温点在较短的时间内迅速上升，则说明这个测量点有微波能量输出。第二个评估微波天线性能的方法是使用同样的微波功率和技术，但是在可以打开的体模中进行试验。使用微波进行升温后迅速打开体模，并采用能拍摄整个加热水平的热成像摄像机进行评估。第三个方法是使用微型电磁场探头，其能够解析 x，y，z 分量的实测电场。这些系统采用自动移动系统或机械手臂来移动探头，使其围绕着低水平功率的体模容器旋转。近年来，不管是射频消融设备或者微波消融设备，均采用消融体外或体内组织如肝脏组织的凝固范围和凝固模式这种新的方法来替代原来的消融性能评估方法。

（二）单个微波天线的设计和性能

现在每年都有很多微波天线的设计和新的产品出现，这些新的微波天线提供了多种微波加热模式，可以满足临床医师和不同解剖位置或肿瘤大小的需要。这其中有许多微波天线的设计在临床上已经应用多年，包括单极天线、偶极子天线、螺旋天线及改良的带有螺旋尖端的偶极子天线——其将偶极子天线的相位关系和尖端加热的螺旋形微波天线成功组合在一起[39,52]。其他类型的微波天线也在设计和测试中，其目的都是为了增加微波天线的性能，为临床医生提供更多的治疗选择（图 3.7）。这些微波天线的设计包括扼流圈天线[39]，混合型天线[39]，滑动扼流圈天线[53,54]，折合偶极子天线[6,8]，高介电陶瓷材料天线（图 3.6），[37,55]，浮动轴套天线[56]，三轴式微波天线[57,58]等。部分微波天线的设计选择较长的加热轴，用以消融不同形状的肿瘤（如球形或偏圆柱形肿瘤）。

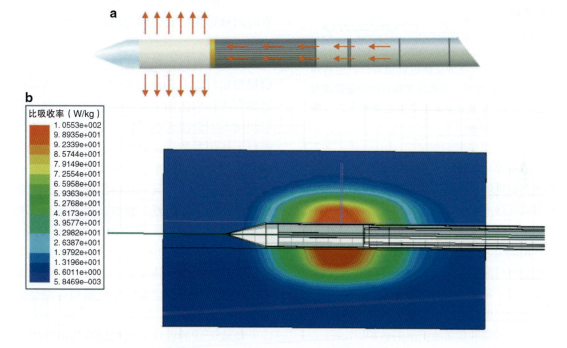

图 3.6　（a）显示为微波偶极子天线（频率 2450MHz，功率最高到 100～200W）的操作模拟图。图 a 显示微波能量从馈线中发出，通过高介导电陶瓷发射到组织中（红色箭头）。（b）显示为肝脏微波消融时 SAR（能量输出模式）数字模拟结果。中心区域源自微波天线的白色陶瓷部分，该陶瓷具有高介电性能，介电常数为 25[59]。SAR 输出模型有助于预测微波输出功率源在组织内短时间激活时加热模式的外形[41]（引自参考文献[46]）。

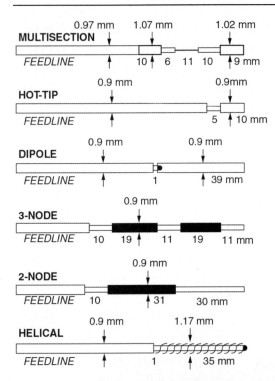

图 3.7 显示六微波天线设计组可以产生各种各样的 SAR 模式，特别是在轴向的能量衰减和微波天线位于高强度或低强度的组织内时（图片引自参考文献[39]）。

在提高单根微波天线的性能方面，近年来有很多的进展。这些方法包括：采用水冷式循环可以使微波天线的功率输出显著增加，从而使用单根微波天线可以消融的肿瘤体积明显增大；增加微波天线的尺寸或在微波天线外面增加陶瓷材料涂层，从而显著增加微波天线输出功率。对于某些类型的微波天线，虽然其输出功率受限，但是通过采用多根微波天线阵列排列，可以增加肿瘤微波消融的体积[37]。

（三）数值模型与数字模拟

微波天线性能评价的另外一个指标是已使用多年的预测 SAR 分布的数值模型。该模型可以作为微波天线的设计及微波天线性能评价的指导，也可以作为制订治疗计划的临床指导。这个数值模型是单根微波天线或多根阵列式微波天线的微波功率分布的计算机模拟，可以预测 SAR 或微波功率输出模

式及其导致的不同时间的加热模式。

该模型的输入有如下类别。

1. 微波天线的选择（每个微波天线都特定的功率输出模式）；

2. 微波天线的频率（决定微波的穿透性和微波天线的性能）；

3. 微波天线的数量和间距（决定多根天线间的相互作用）；

4. 微波功率大小（或基于特定点的温度的微波功率控制）；

5. 组织类型（不同的组织有不同的电、热性能和不同的血流量）；

6. 肿瘤类型（不同的肿瘤组织有不同的电、热性能和不同的血流量）；

7. 消融时间（微波消融的加热模式随着时间推移而增长，因此瞬间的空间温度模式非常重要）。

很容易看到在微波消融过程中必须有数值模型运行以对消融过程进行验证。同时，这些方法特别适用于微波消融治疗规划，如组织间不同微波天线的植入，并能更好地理解以上任何参数变化对于微波消融效应的影响。反过来，可以帮助临床实践中对微波消融程序的理解，尤其是在有限的微波天线定位和植入通道的时候。变量，如微波天线的间距，非平行排列，同步相位的相位变化，非同步相位阵列的应用、微波消融的频率，微波天线的元件，特定微波天线的设计，正常组织和肿瘤组织的血流变化模型等均会影响微波消融的疗效。

微波天线的设计必须根据临床治疗的需要，并选择特定的加热模式。螺旋形微波天线可以有长的或短的螺旋部分用以制订不同的加热模式[60,61]。此外，即使是相同的螺旋形微波天线，当其微波频率从 915MHz 改变至 2450MHz 时，其加热模式也会发生改变，让临床医生使用起来更加灵活[48]。本文为了更好地阐述微波消融的原理，微波天线画在 SAR 结果的旁边，而事实上，微波

天线通常位于微波天线直径范围内 y 轴上的 0 点处（图 3.8）。

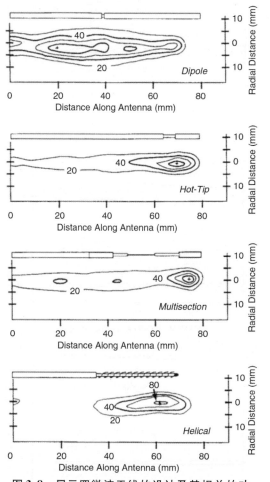

图 3.8 显示四微波天线的设计及其相关的功率沉积模式。偶极子天线拥有最长的 **SAR** 模式，提示其加热模式可能是四天线设计中最长的加热模式。其热端和螺旋形的设计显示能量在穿刺端聚集，与多节天线类似。

螺旋形天线可以在一定的植入深度范围增加微波天线穿刺点的热量（图 3.7，图 3.8）[60,61]。另一种形状的天线没有上述优点，但可以作为偶极子天线的替代品，这就是带有螺旋形尖端的混合型偶极子天线[48]。

微波天线通常通过穿刺导管或使用自身的绝缘体（塑料）涂层，使其可以匹配不同组织。偶极子天线通过共振效应提供最有效率的微波升温效果，并减少沿着天线的反

馈热能。偶极子天线通常由两个 1/4 波长段部分形成共振，由 Trembly 设计[48,62]。采用 433MHz、915MHz 和 2450MHz 的微波频率下微波天线的长度分别为 6.8cm，3.5cm 和 1.7cm。因此，微波频率的选择将会影响偶极子天线的天线长度。从实践的角度来看，433MHz 的偶极子天线因为长度过长，不方便在临床中使用。

（四）微波阵列的设计和性能

除非单根微波天线可以输出 100 ~ 200W 的功率，否则使用单根天线进行组织消融会导致组织消融不全。所以在微波热疗治疗中出现了天线阵列的设计及测试，并在过去很多年里得到广泛的应用。微波天线的阵列通常需要 2 ~ 6 根微波天线，但在临床操作中通常使用 3 ~ 4 根。微波天线阵列不但可以一次治疗消融更大体积的肿瘤，而且可以消融形状不规则的肿瘤及体内深部肿瘤，其微波天线具体使用数量可以根据实际需要灵活配置[39]。

（五）相控微波阵列（同步与非同步比较）概述

在偶极子微波天线阵列中，不管阵列中使用的是 3 根或 4 根微波天线，当每个天线同步激活和同相位（同步相位）时，微波天线间的相长干涉或相消干扰就没有办法回避。干涉增强表现为当邻近微波天线处于同相位时其微波能量明显增加。这可以用两艘船进行比喻。当这两艘船出发方向不同，航行速度不同时，两艘船之间的激发能量就会减弱。在其中心会产生更高的波浪。相长干涉可以描述为波浪间能量减弱。

相位同步微波天线是时间同步。非同步相位是指当微波天线没有同时激活的情况，没有干涉增强的表现。例如，假设一个微波天线在一个时间点已经开始工作，而其他的微波天线还没有启动，那么这些微波天线之间就没有相位关系。非同步微波阵列也可以通过使用不同微波设备，采用各自的微波功

率输出获得，通常为多个微波发射器（具有不同的微波频率和时间）。如治疗中的 3 根微波天线由 3 个微波消融设备启动，那么这些微波天线组成的阵列是非同步的。这就是典型的非同步相位。

在微波阵列中，915MHz 的微波天线在中等大小肿瘤中的消融效果是最佳的，特别是富血供肿瘤。组织的电磁性质会随着组织内温度改变而发生改变，这种改变主要受组织内水含量和小分子蛋白的联合影响。微波消融过程中随着组织温度升高继而发生组织凝固，由于组织的结构发生改变，因而组织的电磁性质也发生改变。当组织温度接近 60～70℃ 时，组织的介电性质会增加 1.5 倍。组织内的温度超过 50℃ 时将会发生不可逆性改变。随着温度升高同时发生的组织不可逆性改变在低频率射频治疗中可以出现[38,63]。因此可以得出结论，射频消融过程中导致组织炭化，在组织和射频电极之间会出现高阻抗，而这种高阻抗会成为射频消融热传导的阻碍。然而，在微波消融系统中，这些炭化组织对微波具有更好的组织穿透性（由于更高的电传导率），因而微波消融会更加彻底。

（六）2～6 根微波天线组成的微波天线阵列

举例说，阵列中两根偶极子微波天线同步操作，会成为一对微波天线，最高的功率输出出现在两根微波天线之间（图3.9a）。假如同样的两根微波天线非同步操作，那么最高的微波功率输出在各自的天线上，而不是在两根微波天线之间。在这样同步的情况下，两根微波天线之间的相位关系就建立了。一根微波天线的变化可以改变相位关系，从而使得微波能量在两根微波天线之间来回传输，称之为微波功率相位聚焦（图3.9b，c）。使用 3 根或 4 根微波天线进行同步操作并建立了同步相位关系，也可以实现同样的效果（图3.9 a－c 和图3.10 a－c）。

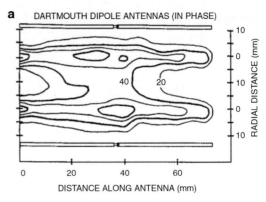

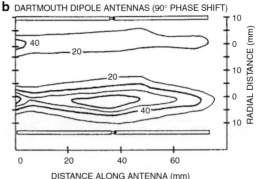

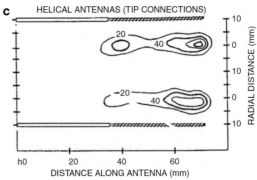

图3.9　（a－c）展示了多根微波天线之间的相位关系和相位转换。图中每一对天线的实验 SAR 数值都在同一个平面，其间间隔 2cm（图中天线的位置接近 SAR 结果，实际上代表的是天线与 y 轴的径向距离缩小）。（a，图上）：中心的最大 SAR 是 20%～80% SAR，与微波天线的轴向位置有关。（b，图中）：基于图 a 的设置，对两个天线进行一个 90° 的相移。由于天线之间有相移的存在，其微波能量的输出也发生相应变化，其微波能量最高点从中心位置移动到其中一个天线附近。这说明随着天线相位的变化，微波能量的输出也发生改变。（c，图下）：显示两根同相位的螺旋天线。由于两个天线之间没有相位的变化，所以微波能量输出在各自天线的附近，没有微波天线中央区微波能量的沉积（引自参考文献[48]）。

　　图 3.10 所示的偶极子天线间具有良好的相位关系，可以使微波输出功率在阵列的中心，而不是在本身的微波天线上（图 3.10 a，b）。这些微波天线为同相位操作（同步相位）。因为相长干涉效应的存在，这些偶极子天线微波阵列中心具有最高的微波功率输出。在微波频率为 915MHz 的情况下，微波功率输出最高点位于微波天线 2.0cm 间隔处。螺旋天线之间不具有与偶极子天线相同的相位关系，在同步相位或非同步相位阵列中微波功率输出没有差别（图 3.10c）。

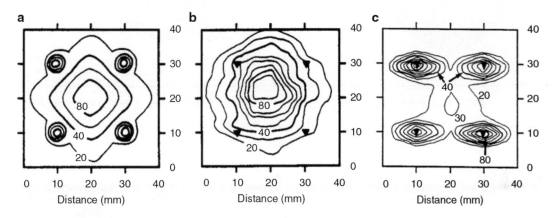

图 3.10　显示的是由 4 根天线做成的阵列的 SAR 结果，特点表现为小圆环和三角形的形状。轮廓表示的是 20% ~ 80% 的 SAR（最大能量累积的百分比），（a，图左）是计算机模拟的理论图形，（b，图中）是同一组 915 MHz 的偶极子天线的实验结果。在理论图形中，中心位置的 SAR 达到 80%SAR，而在实验结果中，虽然每一个天线附近的能量最小，但是中心位置却能达到 90%SAR。测量的截面为偶极子的中心平面，与插入的角度垂直。（c，图右）表示的是一组螺旋天线阵列在热点附近平面的 SAR 测量值。注意中心位置的能量只有 30% SAR，而热点则是出现在天线的附近（引自参考文献[39]）。

　　图 3.11（右图）显示了 3 根微波天线阵列的微波消融模拟结果。在非同步的情况下，如果这些微波天线单独运行，这些微波天线之间没有相位关系，因而没有干涉增强效应。在非同步的情况下（左图），阵列中心只有 25% 的 SAR，不能正常的升温。大部分的微波功率输出集中在各自微波天线的周围。这样的工作程序也用于治疗计划的制定，在工作站给使用者提供改变微波天线几何形状和布局、相互作用的机会，用以制定微波消融治疗计划。

　　图 3.12（右图）显示了 4 根微波天线阵列的模拟结果。如图所示，非同步相位关系的 4 根微波天线没有中心微波功率聚集的优势，其中心区域只有 25% 的 SAR。微波功率仍主要聚集在各自微波天线的周围，类似于 3 根微波天线阵列的情况。在同步的情况下（左图），其阵列的中心微波功率 SAR 可以达到 100%。因此，微波天线阵列中心部分温度最高，而不是微波天线本身。

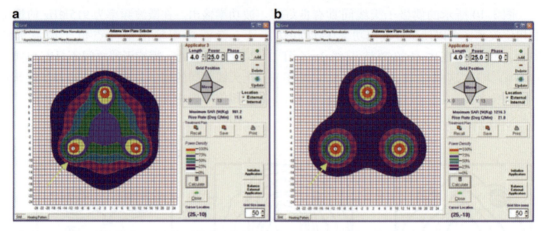

图 3.11　模拟 **3** 根微波天线同步和非同步的情况。（**a**）显示的是间隔 **2.2cm** 位于三角形三个角的顶点上的 **3** 根同步天线的预测 **SAR** 结果图。（**b**）显示的是间隔 **2.2cm** 位于三角形三个角的顶点上的三根非同步天线的预测 **SAR** 结果图[64]（引自参考文献[64]）。

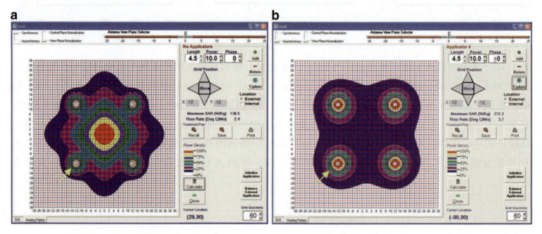

图 3.12　模拟 **4** 根天线同步与非同步的情况。（**a**）间隔 **2.4cm** 位于正方形四个角顶点的 **4** 根同步天线（箭头所指位置）的预测 **SAR** 结果图形。（**b**）间隔 **2.4cm** 位于正方形四个角顶点的 **4** 根非同步天线（箭头所指位置）的预测 **SAR** 结果图形[64]（引自参考文献[64]）。

　　使用多根微波天线可以改变加热模式的消融形状。当微波天线阵列处于非同步模式时，微波天线阵列间没有可用的相位关系。假如进行同步相位操作，有助于更好地控制微波功率的输出。如果已经在微波天线阵列中有高微波功率输出，可以通过改变相位，进而再次聚焦和改变消融位置（图 3.9）。在微波消融治疗过程中控制微波功率的输出和 SAR 的分布，有助于临床医生在制定术前消融计划及消融技术的应用方面有更多的

灵活性，但在实时评价微波天线的性能和升温效果时可行的反馈机制方面仍有待进一步深入研究[48]。

　　在使用同步相位微波阵列时，微波天线间的相长干涉效应是有利的。使肿瘤完全消融通常比较困难，尤其是在肿瘤体积很大的情况下。一项研究显示，对于直径 3cm 的肿瘤进行微波消融治疗时，只有 48% 的肿瘤实质可以发生完全凝固性坏死。当肿瘤体积增加到直径 5cm 甚至更大时，肿瘤实质

完全凝固性坏死的比例将降低到 25%。这意味着体积大的肿瘤微波彻底消融的比例不高[65]，因而仍是微波消融治疗的一个巨大的挑战。

微波天线冷却系统

在微波消融系统中增加冷却系统的原因有两个：（1）保护微波天线附近的组织，如在经尿道前列腺微波消融时保护尿道；（2）冷却微波天线穿刺点近端以保护穿刺点周围的皮肤。可以采用流动的空气或液体进行微波天线冷却。一项研究比较了有无微波天线冷却系统对于微波消融面积的影响。在其研究中采用 4℃ 的生理盐水进行天线冷却。在微波消融（60W，5 分钟）没有采用冷却系统时，热量分布沿轴走行，消融区域有拖尾现象。采用冷却系统后，消融区域更类似于球形，没有轴向的拖尾现象[66]。

研究也显示，在微波消融系统中加入冷却系统，可以有效地增加单根微波天线的温度分布径向均匀性，或增加消融区域的面积，并使这部分面积热量增加[67,68]。冷却系统的加入可以使微波消融系统消融更大体积的肿瘤，使微波热量分布的更均匀，并能保护微波天线穿刺点周围皮肤免于热烧伤。

近年来有一些研究比较了有无加入冷却系统和是否同步相位或非同步相位对于微波消融的影响。采用冷却系统后，行经皮微波热凝消融治疗时，单根微波天线的功率可以从 33W 上升至 60W，穿刺点皮肤无明显损伤。采用了冷却系统后，三根微波天线同步阵列和三根微波天线非同步阵列下，同步阵列的消融面积可达 4.2cm×5.5cm，而非同步阵列中消融面积为 2.7cm×6cm[64]。

一个大型带有冷却系统的微波治疗系统（微波频率为 433MHz）已经使用了超过 25 年，目前该系统用于前列腺癌的微波消融治疗。该微波治疗系统可以直接调节微波功率

的输出，避免尿道周围的组织损伤，特别是前列腺与直肠之间的组织损伤。研究显示，采用微波消融进行前列腺组织的局部热凝是安全的，试验中所使用的 60 只雄性犬没有一只出现尿道损伤的情况[69]。

微波消融系统的临床应用

（一）实时超声成像

高频超声（12MHz）的分辨率在亚毫米级别（图 3.13）。如图所示，在高频率超声图像上，可以清楚显示三个损伤的区域：水肿带、出血带和干燥区。可以通过超声识别微波消融后的损伤区域，并可以观察大体的组织学改变。超声检查还可以观察肿瘤消融核心区小的肝静脉及微波消融导致的小血管内静脉血栓形成[38]。

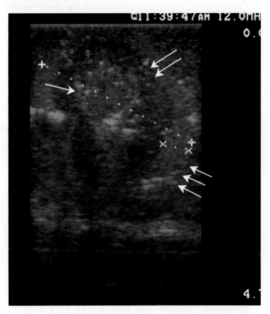

图 3.13　微波消融治疗后（微波输出功率 100W，消融时间 4 分钟）马上进行的超声扫描图。在高频超声图像中（频率 12MHz，B – K 超声成像仪）可以看到微波消融靶区三个不同的超声回声图像。单箭头指向的是炭化干燥区，双箭头指向的是出血边缘，三箭头指向的是水肿区[38]（引自参考文献[38]）。

（二）离体和活体组织微波消融研究

一项研究使用单根微波天线（微波频率 2450MHz）对离体组织（新鲜组织）和小型香猪进行微波消融，微波消融时间选择 2～20 分钟，微波输出功率选择三个等级：50W、100W 或 150W。其消融结果见图 3.14 a-c。

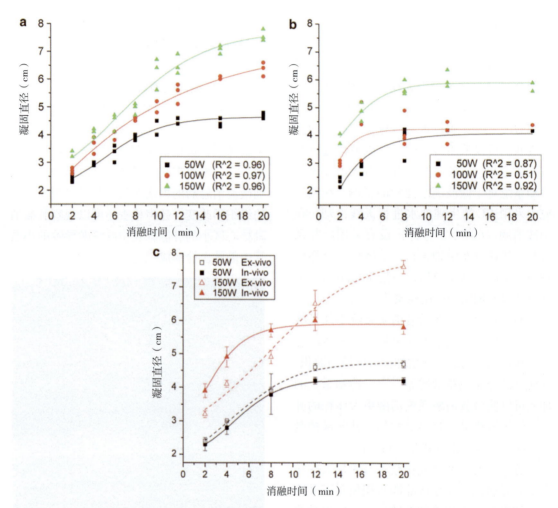

图 3.14　（a）显示的是随着微波能量和时间增加的离体结果。（b）显示的是随着能量和时间增加的活体结果。X 轴代表治疗时间，单位是分钟，Y 轴代表凝固直径，单位是厘米。在离体模型中（左图），随着时间的增加，凝固横截面的直径呈现近似线性的增长。能量的增加同样会引起凝固直径的增加。右图显示的是微波消融 4～8 分钟后组织凝固型坏死区域直径的增加。在这个时间以后凝固直径不再随时间的增加而增加。所以只需要在经过 4～8 分钟的治疗使凝固直径达到最大值以后，我们就可以得到一个稳定的状态[55]（转载自参考文献[55]）。（c）显示的是在 50 W 和 150 W 的治疗下，时间与组织凝固直径之间的关系图。离体的结果用虚线表示，活体的结果用实线表示。从图中我们可以看到，在 150 W 且时间少于 10 分钟时，活体的消融直径大于离体的结果。在 100 W 时结果相同（这里不显示）。我们同样可以很清楚地看到，8 分钟以后在活体中，消融区域趋于稳定，不再随时间变化而变化，这提示我们只能通过加大能量的方法来增大损伤区域[55]（图片引自文献[55]）。

　　另一项微波消融的研究结果见图 3.15。该研究使用单根高功率输出微波治疗系统 2.45GHz[35]。

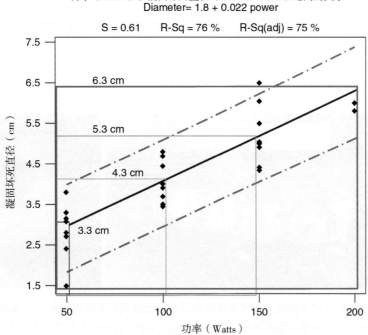

功率（Power）和凝固坏死直径（lesion diameter）之间的关系
Diameter= 1.8 + 0.022 power

图 3.15　显示活体猪实验的微波消融（微波输出功率为 100~150W，消融时间 4 分钟）范围的直径。当微波输出功率分别为 50、100、150 和 200W 时，组织凝固性坏死的直径分别为 3.3、4.3、5.3 和 6.3cm（彩色的盒子表示[35]）。所以，参考动物实验的结果，使用单根高能量输出微波天线，微波消融系统通过调整微波功率输出，不改变消融时间，可以消融不同直径的肿瘤。肿瘤消融治疗结果可控，并呈微波输出功率 - 剂量依赖性[35]（图片引自参考文献[35]）。

（三）微波消融治疗临床研究

　　一项临床试验研究显示，使用微波消融设备，可以在短时间内消融直径大于 5cm 的肿瘤。肿瘤微波消融可重复性好，安全性高，提示微波消融是治疗无法切除的肝恶性肿瘤的可行方法。另一项临床研究显示，使用单根微波天线（微波频率 2450MHz，微波功率 150W，消融时间 4 分钟）成功消融直径 6cm 以内的肝脏肿瘤。随访结果显示，微波消融治疗后 24 个月未见明显肿瘤复发[70,71]。

　　临床研究结果显示，对于球形肿瘤病灶，单根微波天线（针尖位于肿瘤中央）可以首先考虑。假如肿瘤外形不规则，或者邻近重要的组织结构，临床医生可以选择多根微波天线联合消融，使其可以更精准地控制肿瘤消融形状和大小。

　　微波消融设备可以产生很高的微波功率，在组织 - 肿瘤交界面形成很高的温度（有望超过 150~200℃）。与其他肿瘤消融技术比较，微波消融具有不受组织炭化的影响，可以形成瘤内高温，消融时间短，消融肿瘤体积大的优点。事实上，微波天线附近的组织炭化后缺乏水分，更有助于微波在组织中的传导，从而使微波穿透力更高[72]。

（四）邻近血管和胆管的肿瘤微波消融和热量示踪

大部分肝脏肿瘤邻近血管或胆管，因此肝脏肿瘤消融治疗对于临床医生来说是非常大的挑战。大血管管径大，血流速度快，可以自行冷却（自我保护），临床医生可以根据其散热的原理避免重要大血管的损伤。当使用射频消融治疗肝脏肿瘤时，由于冷却效应，可导致过于靠近主要大血管的肿瘤有可能消融不完全。

但是最新数据表明，微波消融有足够的穿透力可以改变这种现象。一项研究为了评估大血管在微波消融治疗过程中的散热效应[38]，将微波天线植入到距离大血管 2cm 以内的范围（图 3.16）。

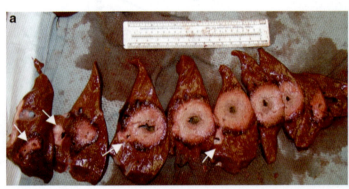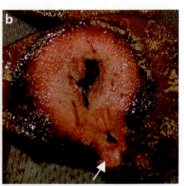

图 3.16 显示活体猪肝脏单根微波天线微波消融结果。微波消融后切开猪肝脏，每层厚度为 1cm。（a）显示使用单根微波天线消融猪肝脏（功率 100W，时间 4 分钟）后出血范围约为 5.6cm，凝固性坏死区域直径为 4.5cm。白色箭头指示为微波输出能量沿血管走行的区域。（b）显示为邻近消融区域沿着血管走行的热量示踪（白色箭头），显示除了病灶外，尚有额外消融的区域[38]。微波能量随着血管走行，对血管周围的组织也有损伤（引自参考文献[38]）。

结果表明，微波消融后，其消融的形状不受大血管中血液流动的影响。显微镜下病理显示均匀的凝固性坏死，环绕着由于血液流动而把热量带走的无损伤的血管壁。所以，尽管非常靠近大血管，消融范围仍然保持在 3~4cm 的直径，其消融肿瘤体积只取决于输出功率的大小。肝门区血流量的降低导致消融肿瘤体积增加了 70%[38]。

研究表明，微波消融治疗过程中，邻近消融区域的血管也在肿瘤消融的范围内，因此增加了局部肿瘤消融的体积。微波消融可能在治疗邻近大血管边缘的肿瘤及控制这些部位的肿瘤复发方面优于射频消融治疗。

图 3.16 提供了微波热量可以沿着血管走行的证据。其原因可能是由于在微波消融过程中产生了高温水蒸气，可以沿血管走行，避免了射频消融过程中的热抵抗现象。因此，微波消融过程中同样也需要关注静脉血栓形成和肝梗死的风险[38]。Weight 等也报道了热量示踪的现象，他们的研究显示，微波消融过程中产生的热量随着病灶毗邻的肝静脉走行[73]。这种现象可能会导致实际消融形状与我们期望中的球形消融形状不符合[65,72]。

术前三维治疗计划的制订

在消融治疗领域，术前治疗计划制订仍处于起步阶段。对于肿瘤的微波热凝消融治疗，微波天线的植入通常是相互平行的，微波天线穿刺端在同一个层面上[39]。如果植入的微波天线偏离待消融目标或顶端对齐，治疗计划将有助于预测患者消融治疗疗效，特别是那些有可能导致肿瘤复发的冷点。微波消融治疗中典型的椭圆形消融外形有可能在某些类型的肿瘤中有优势[48]。Ryan 等[64]阐述了将微波天线直接植入到肿瘤内并采用高温热凝、微波天线冷却系统、同步和非同步微波天线阵列操作、治疗计划的制订等发展历史，相关的治疗技术在临床上的应用已经有 20~30 年。当今的消融治疗已经将实时影像引导与微波消融结合，但是同历史上的微波温热疗法一样，仍然缺乏深入的治疗计划制订和实时温度检测。未来的微波消融系统有望引入三维模式特征，包括治疗计划制订、实时影像精确引导、实际微波天线和运动轨迹与目标靶点、实时热疗，凝固性坏死边界成像，可以灵活控制微波能量的功率输出，以使微波能量分布区覆盖待消融靶区[64,74-76]，甚至可以采用机器人进行肿瘤微波植入。

热映射

使用磁共振（MRI）作为影像引导进行肿瘤微波消融治疗，可以用 MR 软件进行实时 MR 成像并实时评估三维温度的分布。磁共振热映射图不是一项很新的技术，其主要根据测量的温度与质子共振频率偏倚导致的相位角改变线性关系，因而可以从 MR 成像中确定目标靶区的温度。磁共振热映射图可以达到毫米级的分辨率，在微波功率停止 20 秒后每 4 分钟进行一次 MR 成像。在患者微波消融治疗过程中，MR 图像显示大片不增强的肿瘤区域，提示肿瘤坏死，但周围正常组织无损伤[78]。所以，MRI 可以对微波消融结果进行监测，并可以实时评估热疗效果[79]。

影像引导和影像导航

将影像引导和影像导航与微波消融治疗

进行结合需要各种不同的元素。当前所有的消融系统均采用超声、CT 或 MR，或采用影像组合引导。在理想的情况下，微波消融天线可以与患者肿瘤的空间位置匹配，然后能基于初始治疗计划进行热量示踪，治疗计划可以根据患者的实际情况进行更新。Sato 等基于实时 MR 成像建立了一个微波消融模型系统，可以在 MR 中实时显示微波消融天线在肿瘤内的分布[80]。该系统使用光学示踪定位技术，用于显示微波天线的轨道及穿刺深度的信息。使用三维 MR 热映射图监测微波消融过程中的热量分布。所有的这些特性有待进一步整合进使用界面友好的、可商业化生产的系统中[80]。有研究将开放性 MR 系统与微波消融结合，可以确定微波消融区域微波天线的位置，实时监测目标靶区的温度和热量，因而可以进行可视化实时成像[81,82]，该套系统同时增加了光学导航示踪[83]。微波天线的植入也可以由机器人进行操作。有一个研究使用 MR 作为微波消融引导，采用机器人将微波天线植入到肿瘤内，可以微波天线植入三维可视化，并能够实时检测治疗效果[84-88]。作者比较微波天线植入中，采用机器人植入或在计算机辅助导航下人工植入微波天线，其精确性分别为 1.2mm 和 5.8mm，其植入到肿瘤的时间分别为 37 秒和 108 秒。在微波消融治疗中引入机器人手术系统，使微波天线的植入更快、更精确，主观经验依赖性少，优于常规的计算机辅助导航系统[89]。

下一代三维手术系统

下一代微波消融三维手术系统需做到时效性好，用户界面友好，并具备以下特征：（1）具备空间配准设备；（2）可以制定术前计划，包括微波天线的数量、方向、深度，微波天线的类型，微波消融的频率；（3）能够使用生物加热方程实时计算微波热度；（4）提供微波天线从皮肤穿刺点到目标靶区的轨迹实时示踪，并实现微波天线导航；（5）包括三维热像图显示组织加热的程度，消融治疗后凝固性坏死边界的监测及与治疗计划的相关性；（6）可以使用多根微波天线阵列用于微波输出能量聚焦和离散，可以改变单根微波天线的微波功率输出，并能调整微波加热区域的形状以适应肿瘤的外形。这些以一个闭环控制的方式在热像图上进行显示。

结论

在不久的将来，临床使用的微波消融系统将会与影像监测、影像引导、影像导航、微波消融实时监测进行结合。微波消融系统发展的第一步是微波消融治疗计划的制定，并将治疗计划与微波消融系统进行整合，提供更友好的用户使用界面。未来微波消融系统可以在更短的时间内增加目标靶区的完全性坏死面积，增强肿瘤局部控制，保护消融靶区周围正常结构，降低肿瘤复发率。通过缩短手术操作时间和减少手术麻醉，使患者能从微波消融治疗中真正获益。

参考文献

［1］ D'Ippolito G, Goldberg SN. Radiofrequency ablation of hepatic tumors. Tech Vasc Interv Radiol. 2002；5：141-55.

［2］ Nardone DT, Smith DL, Martinez-Hernandez A, Consigny PM, Kosman Z, Rosen A, Walinsky P. Microwave thermal balloon angioplasty in the atherosclerotic rabbit. Am Heart J. 1994；127：198-203.

［3］ Smith DL, Walinsky P, Martinez-Hernandez A, Rosen A, Sterzer F, Kosman Z. Microwave thermal balloon angioplasty in the normal rabbit. Am Heart J. 1992；123：1516-21.

［4］ Landau C, Currier JW, Haudenschild CC, Mini-hab AC, Heymann D, Faxon DP. Microwave balloon angioplasty effectively seals arterial dissections in an atherosclerotic rabbit model. J Am Coll Cardiol. 1994；23：1700-7.

［5］ Young LA, Boehm RF. A finite difference heat transfer analysis of a percutaneous transluminal microwave angioplasty system. J Biomech Eng. 1993；115：441-6.

［6］ Lin JC. Catheter microwave ablation therapy for cardiac arrhythmias. Bioelectromagnetics. 1999；20（Suppl 4）：120-32.

［7］ Thomas SP, Clout R, Deery C, Mohan AS, Ross DL. Microwave ablation of myocardial tissue：the effect of element design, tissue coupling, blood flow, power, and duration of exposure on lesion size. J Cardiovasc Electrophysiol. 1999；10：72-8.

［8］ Lin JC, Beckman KJ, Hariman RJ, Bharati S, Lev M, Wang YJ. Microwave ablation of the atrioventricular junction in open-chest dogs. Bioelectromagnetics. 1995；16：97-105.

［9］ Herron DM, Grabowy R, Connolly R, Schwaitzberg SD. The limits of bloodwarming：maximally heating blood with an inline microwave bloodwarmer. J Trauma. 1997；43：219-26.

［10］ Holzman S, Connolly RJ, Schwaitzberg SD. The effect of in-line microwave energy on blood：a potential modality for blood warming. J Trauma. 1992；33：89-93.

［11］ Langberg JJ, Wonnell T, Chin MC, Finkbeiner W, Scheinman M, Stauffer P. Catheter ablation of the atrioventricular junction using a helical microwave antenna：a novel means of coupling energy to the endocardium. Pacing Clin Electrophysiol. 1991；14：2105-13.

［12］ Larson TR, Blute ML, Tri JL, Whotlock SV. Contrasting heating patterns and efficiency of the Prostatron and Targis microwave antennae for thermal treatment of benign prostatic hyperplasia. Urology. 1998；6：908-15.

［13］ Djavan B, Larson TR, Blute ML, Marberger M. Transurethral microwave thermotherapy：what role should it play versus medical management in the treatment of benign prostatic hyperplasia? U-rology. 1998; 52: 935 – 47.

[14] Simon CJ, Dupuy DE. Percutaneous minimally invasive therapies in the treatment of bone tumors: thermal ablation. Semin Musculoskelet Radiol. 2006; 10: 137 – 44.

[15] Simon CJ, Dupuy DE, Mayo – Smith WW. Microwave ablation: principles and applications. Radiographics. 2005; 25: S69 – 83.

[16] Dong BW, Liang P, Yu XL, Zeng XQ, Wang PJ, Su L, Wang XD, Xin H, Li S. Sonographically guided microwave coagulation treatment of liver cancer: an experimental and clinical study. AJR Am J Roentgenol. 1998; 171: 449 – 54.

[17] Matsukawa T, Yamashita Y, Arakawa A, Nishiharu T, Urata J, Murakami R, Takahashi M, Yoshimatsu S. Percutaneous microwave coagulation therapy in liver tumors. A 3 – year experience. Acta Radiol. 1997; 38: 410 – 5.

[18] Boss A, Clasen S, Kuczyk M, Schick F, Pereira PL. Image – guided radiofrequency ablation of renal cell carcinoma. Eur Radiol. 2007; 17: 725 – 33.

[19] Wasser EJ, Dupuy DE. Microwave ablation in the treatment of primary lung tumors. Semin Respir Crit Care Med. 2008; 29: 384 – 94.

[20] Wolf FJ, Grand DJ, Machan JT, Dipetrillo TA, Mayo – Smith WW, Dupuy DE. Microwave ablation of lung malignancies: effectiveness, CT findings, and safety in 50 patients. Radiology. 2008; 247: 871 – 9.

[21] Guy AW, Lehmann JF, Stonebridge JB. Therapeutic applications of electromagnetic power. Proc IEEE. 1974; 62: 55 – 75.

[22] Strohbehn JW, Bowers ED, Walsh JE, Douple EB. An invasive microwave antenna for locally – induced hyperthermia for cancer therapy. J Microw Power. 1979; 14: 339 – 50.

[23] Douple EB, Strohbehn JW, Bowers ED, Walsh JE. Cancer therapy with localized hyperthermia using an invasive microwave system. J Microw Power. 1979; 14: 181 – 6.

[24] Bigu – del – Blanco J, Romero – Sierra C. The

design of a monopole radiator to investigate the effect of microwave radiation in biological systems. J Bioeng. 1977; 1: 1181 – 4.

[25] Turner P. Interstitial equal – phase arrays for EM hyperthermia. IEEE Trans Microw Theory Tech. 1986; MTT – 34: 572 – 8.

[26] Emami B, Stauffer P, Dewhirst MW, Prionas S, Ryan T, Corry P, Herman T, Kapp DS, Myerson RJ, Samulski T, et al. RTOG quality assurance guidelines for interstitial hyperthermia. Int J Radiat Oncol Biol Phys. 1991; 20: 1117 – 24.

[27] Scott RM, Cheung AY, Samaras GM. Clinical local heating by microwaves. Natl Cancer Inst Monogr. 1982; 61: 351 – 5.

[28] Harada T, Etori K, Kumazaki T, Nishizawa O, Noto H, Tsuchidas S. Microwave surgical treatment of diseases of prostate. Urology. 1985; 26: 572 – 6.

[29] Sapozink MD, Boyd SD, Astrahan MA, Jozsef G, Petrovich Z. Transurethral hyperthermia for benign prostatic hyperplasia: preliminary clinical results. J Urol. 1990; 143: 944 – 9.

[30] Tabuse Y, Tabuse K, Mori K, Nagai Y, Kobayashi Y, Egawa H, Noguchi H, Yamaue H, Katsumi M, Nagasaki Y. Percutaneous microwave tissue coagulation in liver biopsy: experimental and clinical studies. Nippon Geka Hokan. 1986; 55: 381 – 92.

[31] Murakami R, Yoshimatsu S, Yamashita Y, Matsukawa T, Takahashi M, Sagara K. Treatment of hepatocellular carcinoma: value of percutaneous microwave coagulation. AJR Am J Roentgenol. 1995; 164: 1159 – 64.

[32] Diederich CJ. Thermal ablation and high – temperature thermal therapy: overview of technology and clinical implementation. Int J Hyperthermia. 2005; 21: 745 – 53.

[33] Lencioni R, Crocetti L. Image – guided thermal ablation of hepatocellular carcinoma. Crit Rev Oncol Hematol. 2008; 66: 200 – 7.

[34] Swift B, Strickland A, West K, Clegg P, Cronin N, Lloyd D. The histological features of micro-

wave coagulation therapy: an assessment of a new applicator design. Int J Exp Pathol. 2003; 84: 17 – 30.

[35] Strickland AD, Clegg PJ, Cronin NJ, Swift B, Festing M, West KP, Robertson GS, Lloyd DM. Experimental study of large – volume microwave ablation in the liver. Br J Surg. 2002; 89: 1003 – 7.

[36] Ahmad F, Strickland AD, Wright GM, Elabassy M, Kiruparan P, Bell PRF, Lloyd DM. Laparoscopic microwave tissue ablation of hepatic metastasis from a parathyroid carcinoma. Eur J Surg Oncol (EJSO). 2005; 31: 321 – 2.

[37] Ryan TP, Clegg P. Novel microwave applicators for thermal therapy, ablation, and hemostasis. In: Ryan TP, editor. Thermal treatment of tissue: energy delivery and assessment V, vol. 6440. Bellingham: SPIE Press; 2009.

[38] Garrean S, Hering J, Saeid A, Hoopes PJ, Helton WS, Ryan TP, Espat NJ. Ultrasound monitoring of a novel microwave ablation (MWA) device in porcine liver: lessons learned and phenomena observed on ablative effects near major hepatic vessels. J Gastorintest Surg. 2009; 13: 334 – 40.

[39] Ryan TP. Comparison of six microwave antennas for hyperthermia treatment of cancer: SAR results for single antennas and arrays. Int J Radiat Oncol Biol Phys. 1991; 21: 403 – 13.

[40] Chen JC, Moriarty JA, Derbyshire JA, Peters RD, Trachenberg J, Bell SD, Doyle J, Arrelano R, Wright GA, Henkleman RM, Hinks RS, Lok SY, Toi A, Kucharczyk W. Prostate cancer: MR imaging and thermometry during microwave thermal ablation – initial experience. Radiology. 2000; 214: 290 – 7.

[41] Clegg PJ. Microwave ablation therapy for liver cancers [doctoral dissertation]. University of Bath, UK; 2002.

[42] Tamaki K, Shimizu I, Oshio A, Fukuno H, Inoue H, Tsutsui A, Shibata H, Sano N, Ito S. Influence of large intrahepatic blood vessels on the gross and histological characteristics of le-

sions produced by radiofrequency ablation in a pig liver model. Liver Int. 2004; 24: 696 – 701.

[43] Chinn SB, Lee Jr FT, Kennedy GD, Chinn C, Johnson CD, Winter 3rd TC, Warner TF, Mahvi DM. Effect of vascular occlusion on radiofrequency ablation of the liver: results in a porcine model. AJR Am J Roentgenol. 2001; 176: 789 – 95.

[44] Tungjitkusolmun S, Staelin ST, Haemmerich D, Tsai JZ, Webster JG, Lee Jr FT, Mahvi DM, Vorperian VR. Three – dimensional finite – element analyses for radiofrequency hepatic tumor ablation. IEEE Trans Biomed Eng. 2002; 49: 3 – 9.

[45] Skinner MG, Lizuka MN, Kolios MC, Sherar MD. A theoretical comparison of energy sources – microwave, ultrasound and laser – for interstitial thermal therapy. Phys Med Biol. 1998; 43: 3535 – 47.

[46] Ryan T. A tutorial on recent advances in thermal therapy systems. In: Ryan TP, editor. Thermal treatment of tissue: energy delivery and assessment IV, vol. 6440. Bellingham: SPIE Press; 2007. p. 1 – 19.

[47] Cha CH, Lee Jr FT, Gurney JM, Markhardt BK, Warner TF, Kelcz F, Mahvi DM. CT versus sonography for monitoring radiofrequency ablation in a porcine liver. AJR Am J Roentgenol. 2000; 175: 705 – 11.

[48] Trembly BS, Ryan TP, Strohbehn JW. Physics of microwave hyperthermia. In: Urano M, Douple E, editors. Hyperthermia and oncology. Volume 3. Interstitial hyperthermia: physics, biology and clinical aspects. New York: VSP Press; 1991. p. 11 – 98.

[49] Thue'ry J, Grant EH. Microwaves: industrial, scientific and medical applications. Boston: Artech House; 1992.

[50] Chin L, Sherar M. Changes in dielectric properties of ex vivo bovine liver at 915 MHz during heating. Phys Med Biol. 2001; 46: 197 – 211.

[51] Moore JE, Zouridakis G. Biomedical technology

devices handbook. Boca Raton: CRC Press; 2003. p. 31 – 2.

[52] Ryan TP, Hoopes PJ, Taylor JH, Strohbehn JW, Roberts DW, Douple EB, Coughlin CT. Experimental brain hyperthermia: techniques for heat delivery and thermometry. Int J Radiat Radiol Phys. 1991; 20: 739 – 50.

[53] Prakash P, Converse MC, Webster JG, Mahvi DM. An optimal sliding choke antenna for hepatic microwave ablation. IEEE Trans Biomed Eng. 2009; 56: 2470 – 6.

[54] Prakash P, Deng G, Converse MC, Webster JG, Mahvi DM, Ferris MC. Design optimization of a robust sleeve antenna for hepatic microwave ablation. Phys Med Biol. 2008; 53: 1057 – 69.

[55] Hines – Peralta AU, Pirani N, Clegg P, Cronin N, Ryan TP, Liu Z, Goldberg SN. Microwave ablation: results with a 2. 45 – GHz applicator in ex vivo bovine and in vivo porcine liver. Radiology. 2006; 239: 94 – 102.

[56] Yang JM, Bertram JM, Converse MC, O' Rourke AP, Webster JG, Hagness S, Will JA, Mahvi DV. A floating sleeve antenna yields localized hepatic microwave ablation. IEEE Trans Biomed Eng. 2006; 53: 533 – 7.

[57] Durick NA, Laeseke PF, Broderick LS, Lee Jr FT, Sampson LA, Frey TM, Warner TF, Fine JP, van der Weide DW, Brace CL. Microwave ablation with triaxial antennas tuned for lung: results in an in – vivo porcine model. Radiology. 2008; 247: 80 – 7.

[58] Laeseke PF, Lee Jr FT, Sampson LA, van der Weide DW, Brace CL. Microwave ablation versus radiofrequency ablation in the kidney: high – power triaxial antennas create larger ablation zones than similarly sized internally cooled electrodes. J Vasc Interv Radiol. 2009; 20: 1224 – 9.

[59] Hardie D, Sangster AJ, Cronin NJ. Coupled field analysis of heat flow in the near field of a microwave applicator for tumor ablation. Electromagn Biol Med. 2006; 25: 1 – 15.

[60] Satoh T, Stauffer PR, Fike JR. Thermal distribution studies of helical coil microwave for interstitial hyperthermia. Int J Radiat Oncol Biol Phys. 1988; 15: 1209 – 18.

[61] Satoh T, Seilman TM, Stauffer PR, Sneed PK, Fike JR. Interstitial helical coil microwave antenna for experimental brain hyperthermia. Neurosurgery. 1988; 23: 564 – 9.

[62] Trembly BS. The effects of driving frequency and antenna length on power deposition within a microwave antenna array used for hyperthermia. IEEE Trans Biomed Eng. 1985; MTT – 32: 152 – 7.

[63] Dadd JS, Ryan TP, Platt R. Tissue impedance as a function of temperature and time. Biomed Sci Instrum. 1996; 32: 205 – 14.

[64] Ryan TP, Turner PF, Hamilton B. Interstitial microwave transition from hyperthermia to ablation: historical perspectives and current trends in thermal therapy. Int J Hyperthermia. 2010; 26: 415 – 33.

[65] McGahan JP, Dodd GD. Radiofrequency of the liver: current status. AJR Am J Roentgenol. 2001; 176: 3 – 16.

[66] Kuang M, Lu MD, Xie XY, Xu XY, Mo HX, Liu GJ, Xu ZF, Zheng YL, Liang JY. Liver cancer: increased microwave delivery to ablation zone with cooled – shaft antenna: experimental and clinical studies. Radiology. 2007; 242: 914 – 24.

[67] Eppert V, Trembly BS, Richter HJ. Air cooling for an interstitial microwave hyperthermia antenna: theory and experiment. IEEE Trans Biomed Eng. 1991; 38: 450 – 60.

[68] Trembly BS, Douple EB, Hoopes PJ. The effect of air cooling on the radial temperature distribution of a single microwave hyperthermia antenna in vivo. Int J Hyperthermia. 1991; 7: 343 – 54.

[69] Scheiblich J, Petrowicz O. Radiofrequency – induced hyperthermia in the prostate. J Microw Power. 1982; 17: 203 – 9.

[70] Strickland AD, Clegg PJ, Cronin NJ, Elabassy M, Lloyd DM. Rapid microwave ablation of

large hepatocellular carcinoma in a high – risk patient. Asian J Surg. 2005；28：151 – 3.

[71] Grieco CA, Simon CJ, Mayo – Smith WW, DiPetrillo TA, Ready NE, Dupuy DE. Percutaneous imageguided thermal ablation and radiation therapy：outcomes of combined treatment for 41 patients with inoperable stage I/II non – small – cell lung cancer. J Vasc Interv Radiol. 2006；17：1117 – 24.

[72] Haemmerich D, Lee FT. Multiple applicator approaches for radiofrequency and microwave ablation. Int J Hyperthermia. 2005；21：93 – 106.

[73] Wright AS, Lee Jr FT, Mahvi DM. Hepatic microwave ablation with multiple antennae results in synergistically larger zones of coagulation necrosis. Ann Surg Oncol. 2003；10：275 – 83.

[74] Dodd 3rd GD, Frank MS, Aribandi M, Chopra S, Chintapalli KN. Radiofrequency thermal ablation：computer analysis of the size of the thermal injury created by overlapping ablations. AJR Am J Roentgenol. 2001；177：777 – 82.

[75] Cen MH, Yang W, Yan K, Zou MW, Solbiati L, Liu JB, Dai Y. Large liver tumors：protocol for radiofrequency ablation and its clinical application in 110 patients – mathematic model, overlapping mode, and electrode placement process. Radiology. 2004；232：260 – 71.

[76] Zhai W, Xu J, Zhao Y, Song Y, Sheng L, Jia P. Preoperative surgery planning for percutaneous hepatic microwave ablation. Med Image Comput Comput Assist Interv. 2008；11（Pt 2）：569 – 77.

[77] Xu J, Jia ZZ, Song ZJ, Yang XD, Chen K, Liang P. Three – dimensional ultrasound image – guided robotic system for accurate microwave coagulation of malignant liver tumours. Int J Med Robot. 2010；6：256 – 68.

[78] Laing P, Wang Y. Microwave ablation of hepatocellular carcinoma. Oncology. 2007；72：124 – 31.

[79] Morikawa S, Inubushi T, Kurumi Y, Naka S, Sato K, Tani T, Yamamoto I, Fujimura M. MR – guided microwave thermocoagulation therapy of liver tumors：initial clinical experiences using a 0. 5 T open MR system. J Magn Reson Imaging. 2002；16：576 – 83.

[80] Sato K, Morikawa S, Inubushi T, Karumi Y, Naka S, Haque HA, Demura K, Tani T. Alternate bipolar MR navigation for microwave ablation of liver tumors. Magn Reson Med Sci. 2005；4：89 – 94.

[81] Keserci BM, Kokuryo D, Suzuki K, Kumamoto E, Okada A, Khankan AA, Kuroda K. Near – real – time feedback control system for liver thermal ablations based on self – referenced temperature imaging. Eur J Radiol. 2006；59：175 – 82.

[82] Abe H, Kurumi Y, Naka S, Shiomi H, Umeda T, Naitoh H, Endo Y, Hanasawa K, Morikawa S, Tani T. Open – configurationMR – guided microwave thermocoagulation therapy for metastatic liver tumors from breast cancer. Breast Cancer. 2005；12（1）：26 – 31.

[83] Morikawa S, Inubushi T, Kurumi Y, Naka S, Sato K, Tani T, Haque HA, Tokuda J, Hata N. New assistive devices for MR – guided microwave thermocoagulation of liver tumors. Acad Radiol. 2003；10：180 – 8.

[84] Naka S, Kurumi Y, Shimizu T, Kondo H, Mekata E, Naito H, Kawaguchi A, Abe H, Endo Y, Hanasawa K, Tani T, Morikawa S, Ishizuka Y, Yamazaki M, Furukawa K. Tumor ablation with MRI navigation – a novel method of microwave coagulation therapy for hepatic tumor. Gan To Kagaku Ryoho. 2001；28：1591 – 4.

[85] Morikawa S, Naka S, Murakami K, Kurumi Y, Shiomi H, Tani T, Haque HA, Tokuda J, Hata N, Inubushi T. Preliminary clinical experiences of a motorized manipulator for magnetic resonance image – guided microwave coagulation therapy of liver tumors. Am J Surg. 2009；198：340 – 7.

[86] Tokuda J, Fischer GS, DiMaio SP, Gobbi DG, Csoma C, Mewes PW, Fichtinger G, Tempany CM, Hata N. Integrated navigation and control software system for MRI – guided robotic prostate

interventions. Comput Med Imaging Graph. 2010；34：3 – 8.

［87］ Masamune K, Fichtinger G, Patriciu A, Susil RC, Taylor RH, Kavoussi LR, Anderson JH, Sakuma I, Dohi T, Stoianovici D. System for robotically assisted percutaneous procedures with computed tomography guidance. Comput Aided Surg. 2001；6：370 – 83.

［88］ Boctor EM, Choti MA, Burdette EC, Webster Iii RJ. Three – dimensional ultrasound – guided robotic needle placement：an experimental evaluation. Int J Med Robot. 2008；4：180 – 91.

［89］ Pollock R, Mozer P, Guzzo TJ, Marx J, Matlaga B, Petrisor D, Vigaru B, Badaan S, Stoianovici D, Allaf ME. Prospects in percutaneous ablative targeting：comparison of a computer – assisted navigation system and the AcuBot Robotic System. J Endourol. 2010；24：1269 – 72.

第4章　冷冻消融术

Meghan G. Lubner, J. Louis Hinshaw, Chris L. Brace, and Fred T. Lee, Jr.

郑家平　翻译　文颂　邵国良　校审

[摘要]　冷冻治疗是一种通过冷冻的方法对组织进行可控毁损的治疗技术。因为冷冻产生的冰球在影像上显示清晰，冰球与组织坏死区域紧密相关，因此冷冻消融治疗是一种非常精准的消融技术。而且，通过多针叠加技术可以产生更大的消融体积，每个冷冻针可以独立操作构建许多种冰球的形状。此外，冷冻消融治疗不易受"冷却"效应的影响。然而，相比射频消融等热消融治疗模式，冷冻消融术消融时间长，费用高，消融大块组织时有冷休克风险。本章节我们对冷冻消融技术的适应证、关键技术，以及冷冻消融患者围手术期间管理进行阐述。

引言

冷冻通过造成可控组织的毁损，从治疗皮肤疾病到肿瘤消融，在临床上已得到广泛应用。冷冻消融是肿瘤消融治疗中使用最早的消融技术之一，该技术可以溯源到19世纪，当时人们用冰盐水治疗晚期乳腺癌和宫颈癌[1,2]。在最近的50年里，对冷冻生物学效应的认知和新技术的推出均取得了巨大的进步。本章将阐述冷冻消融术的原理、关键技术、临床应用、优势及相关并发症。

冷冻消融术的原理

冷冻消融过程中组织冷冻造成细胞内外冰球形成。冷冻引起细胞死亡的作用机制因冰球形成的速度和冷冻的最终温度不同而不同。结冰的速度越快或最终的冷冻温度越低，越易导致细胞内冰晶形成，通过直接损伤细胞膜和细胞器使细胞死亡。当结冰速度较慢时，产生细胞外冰晶，相较于细胞内区域而言造成细胞外高渗环境，导致细胞脱水死亡[1,3]。不同类型的组织和细胞其冷冻消融时细胞发生不可逆损伤的冷冻临界值温度是不同的：富水组织约为 $-20\,^{\circ}\text{C}$ [4-5]，以纤维为主的组织约为 $-40\,^{\circ}\text{C}$ [5-6]。

冷冻针通过密闭系统中的冷冻剂循环对组织进行冷冻。早期的冷冻针均使用液氮作为冷冻剂，液氮系统展现了局部冷冻治疗的前景。液氮冷冻系统的缺点包括：冷冻针相对较粗（直径≥5mm），限制了其经皮穿刺的应用；还有就是由于液氮较黏稠而使冷冻和解冻的速率较慢，以及大而重的杜瓦瓶装

M. G. Lubner (✉) · J. L. Hinshaw
Department of Radiology, University of Wisconsin School of Medicine and Public Health, Madison, WI, USA
e‐mail: mlubner@uwhealth.org; jhinshaw@uwhealth.org

C. L. Brace
Department of Radiology, University of Wisconsin‐Madison, Madison, WI, USA
e‐mail: clbrace@wisc.edu

F. T. Lee, Jr.
Department of Radiology, University of Wisconsin, Madison, WI, USA
e‐mail: flee@uwhealth.org

置。最近，利用气体膨胀产生焦耳 – 汤姆逊效应的冷冻消融系统已面市。高压的氩气经过狭小的通道进入冷冻针顶端的膨胀室，氩气膨胀时产生低温（约 – 150℃）。由于氩气黏稠度低，进出的管线能做得小些，因而可使冷冻针做得更细（13 ～ 17G）。细的冷冻针激发了大家对经皮穿刺应用的兴趣（图 4.1）。现代冷冻系统支持多针同时冷冻消融，相邻排列的冷冻针之间形成的热能可以产生较大的消融区。冷冻可以通过消融针内部的氦气焦耳 – 汤姆逊膨胀产生的热量主动解冻，或通过周围组织热扩散被动解冻。

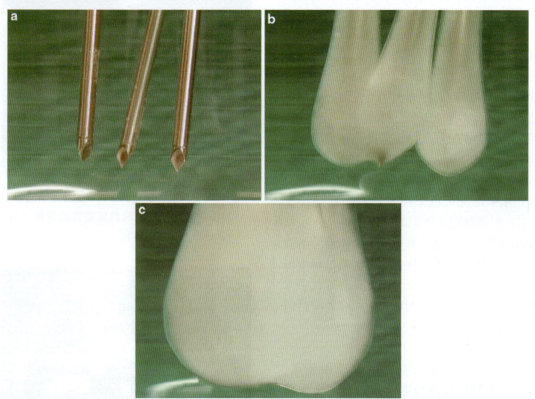

图 4.1　冷冻消融治疗前在水槽中可见 3 枚 12G 冷冻针（a）。冷冻循环早期每枚冷冻针周围可见冰球形成（b）。随着时间的推进，最终融合成为一个大冰球（c）。

近年来冷冻消融的研发主要着眼于新型冷冻剂和冷冻针。其中一项最具前景的技术就是利用"近临界氮"进行冷冻消融。近临界氮的黏稠度很低，可以使冷冻针做得很细，而其冷冻消融能力比目前广泛应用的氩气更强，但该技术还没有应用于临床。

冷冻消融治疗技术

（一）冷冻探针置入

肿瘤冷冻消融中消融针数目的选择不仅与肿瘤类型、位置有关，还与消融针尺寸、穿刺路径相关。另外，手术具体操作因使用不同的冷冻消融系统而有所区别。Wang 等[7] 介绍的"1 – 2"原则是非常实用的冷冻穿刺置针操作指南。这个原则中强调：冷冻探针置针不要超出肿瘤边界 1cm，探针之间间距≤2cm。在这个原则指导下实行冷冻消融会出现协同效应，进而使冷冻效率更高，致死等温区更大。由于大血管附近存在"冷却"效应，针对大血管旁的肿瘤，布针时冷冻消融针之间以及消融针距离肿瘤边界的间距均应有所减少。

冷冻消融治疗过程中可以采用超声、CT 或 MRI 等影像设备进行穿刺引导。与 CT 平扫比较，超声具有可实时监测冷冻消融针的位置及实时观察冰球的形成的优势，在软组织肿瘤的显示方面更清晰。虽然临床上有时会采用术中冷冻，但相比之下经皮途径或经腔镜手术途径行冷冻消融治疗，具有相同的治疗效果，而且术后并发症更少，治疗费用更低，住院时间更短[8-12]。假如术中需要超声定位，或者冷冻消融治疗与外科手术切除相结合，那么开腹手术具有一定优势。因为其结合了直视和触摸辅助评估消融针定位和超声实时显示的优点，术中超声对于隐匿肿瘤的检出具有很高的敏感性[13-14]；另外，术中冷冻可以采用大号消融针（10 ~ 13G）以消融更大体积的肿瘤。但是，在常规外科手术或腔镜手术中应用冷冻消融治疗技术上具有一定挑战性，冷冻消融过程中可能需要对消融针进行反复调整，会延长手术时间，理论上也有可能增加出血和肿瘤种植的风险。

（二）监测

一旦冷冻针到位后，可以采用超声、CT 和/或 MRI 监测冷冻消融过程。影像学上的冰球大小基本与大体病理学上组织坏死区一致[5,15-16]。可以明确的是，– 20℃ 等温区大约位于冷冻冰球边缘内 3mm 处，– 40℃ 等温区大约在冷冻冰球边缘内 8mm 处，虽然基于冷冻探头的功率不同、使用的冷冻针数量不同和消融组织的病理类型不同等情况，实际的距离多少会存在一定的差异[5,17-18]。当用超声监测时，沿冰球的前部边界产生高回声改变，冰球的后方则为密集的声影，这样会对评估远端边缘造成困难（图 4.2）。在 CT 图像上，冰球为接近于水的低密度，即使没有增强扫描，也能在实质性脏器中很好地显示（图 4.3）[16]。但是冰球与邻近的脂肪组织界面因为密度相似可能

难以显示。在 MRI 图像上，冰球在所有序列上均突出地显示为无信号，形成了良好的内在组织对比，肿瘤的边界相对于冰球的边界经常清晰可见[5,19-20]。

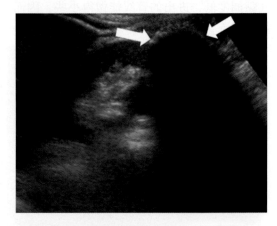

图 4.2　超声影像显示位于右肾的冷冻消融区。注意线状高回声代表消融区前方的边缘（箭头），后方为密集的声影。

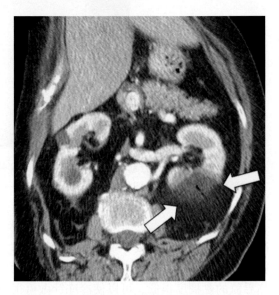

图 4.3　消融术后即刻增强 CT 图像显示左肾后方低密度冰球（箭头）。

实时监测冷冻消融的一个优点是可以对单根冷冻消融针的消融时间和消融强度做出调整，能在一定程度上控制冰球的最终体积和形态。对于冰球大小和形态的操控以及冰

球与肿瘤坏死区之间存在的相互关系，使肿瘤得到更精准消融，而这在其他热消融模式中很难实现。因为快速冷冻会产生更有效的细胞毒性，因此消融过程中有可能使用100% 负载循环[21]。

由于多次循环冷冻其后续循环冷冻比单次循环冷冻具有更快的冷冻速率，产生更大的组织坏死区，因此尽管总的冷冻时间相同，多次循环冷冻更受推崇[22]。多次循环冷冻消融的临床数据目前还不多，但其有效性在临床上已经得到证实[18,23-24]。需要注意的是，尽管可以进行多次冷冻，但随着次数的增加，其每一次消融获益呈指数下降[25]。所以，当两个循环冷冻后局部仍有肿瘤残留时，需要在存活瘤体内置入新的冷冻针进行重新消融。由于组织冷冻后会使新置入冷冻针偏离方向，可能需要将原冷冻冰球进行部分融化后才可置入新的冷冻针。

（三）冷冻消融治疗围手术和术后患者管理

冷冻消融与射频消融（radiofrequency ablation，RFA）不同，由于邻近的感觉神经被冷冻，消融治疗引起疼痛反应相对轻微，因此可以在镇静下进行手术[26]。一些医学中心采用全麻下冷冻消融治疗，可以保证在较长手术时间下患者的舒适度，更好地控制置入消融针及消融治疗时的呼吸运动导致的靶区移动。因患者手术类别和施术者不同，冷冻消融治疗术后监测和护理可以有所区别。一些医疗中心把冷冻消融治疗列为门诊手术，而有些医疗中心让患者短期住院治疗。

冷冻消融后的影像学随访差异很大，但是至少应该在冷冻消融术后 1 个月内接受一种影像学检查（也可以在消融治疗后立即进行检查），在接下来的 2 年里每间隔 3～6 个月进行复查，复查时间取决于肿瘤的类型和检查的结果。必须注意的是，在冷冻消融和冰球融化的即刻经常可见冷冻区域的一过性充血性改变（图 4.4）。之后数天，可见血管内血栓形成和治疗区域血管稀疏。冷冻消融病灶周边薄而相对均匀的强化边缘与急性炎性反应和随后肉芽组织增生有关，经常可持续存在 1 个月或更长时间。需要将这种改变与肿瘤残留病灶的结节样强化和邻近小血管改变和动静脉瘘产生的地图样强化进行鉴别[27-28]。

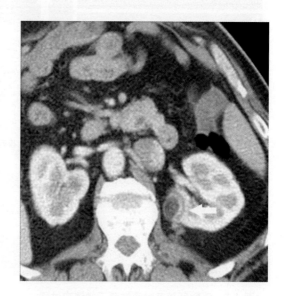

图 4.4　消融术后即刻 CT 扫描显示由于一过性充血引起的消融区域边缘的强化。

冷冻消融区在手术数月和数年后会逐渐缩小（图 4.5）[29]。消融区边缘出现结节样或新月形强化往往提示肿瘤残留或复发。对低密度或乏血供肿瘤而言，肿瘤残留或复发往往造成低密度消融带扩大或出现不对称改变（图 4.6）[30-31]。

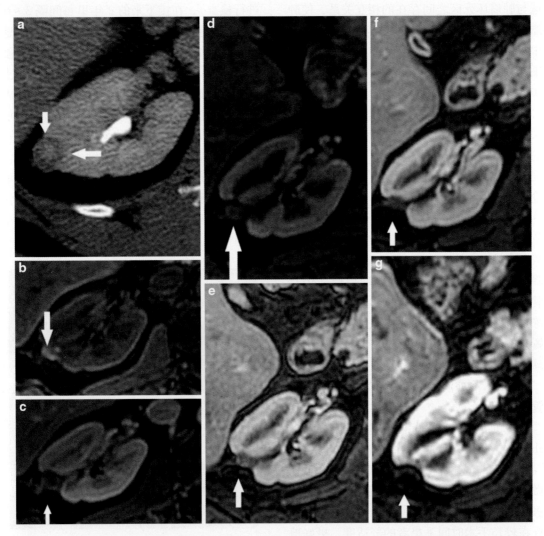

图 4.5　消融区随着时间推移正常演变过程。**a.** 治疗前图像显示位于肾周围的强化的肿瘤（所有图上的箭头所示）。治疗后 **3** 个月 MRI 显示，消融区域呈 **T1** 高信号（**b**），无残留肿瘤强化表现（**c**）。术后 **6** 个月（**d**）、**9** 个月（**e**）和 **12** 个月（**f**）消融区域逐渐演变缩小，**24** 个月后消融灶基本消失（**g**）。

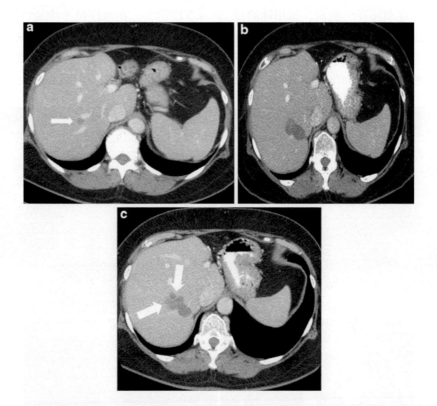

图 4.6 消融术后复发。(a) CT 显示一枚低密度肿瘤（箭头）位于肝右叶右肝静脉分支间。消融术后 CT 图像显示局部病灶呈双叶状低密度消融带（b），继续随访显示消融带逐渐扩大，呈不规则触角形（箭头），符合肿瘤复发（c）。

冷冻消融临床应用

（一）肾脏

肾细胞癌发病率的增高归因于肾脏小肿块偶然检出率的增加和肾癌发病率潜在性的升高。对多数患者而言，手术切除仍是其标准的治疗手段。冷冻消融和射频消融作为微创治疗手段其短期和中期疗效显著[11,32-40]。一些研究显示，冷冻和射频消融技术成功率达 97% ~ 100%，病灶的短 - 中期局部控制率达 92% ~ 100%[32,36,41,42]。

冷冻消融的患者选择应考虑以下两个方面：一方面是肿瘤本身（大小、位置和肿瘤类型），另外一方面是患者相关的因素（伴随疾病，肾功能/储备功能，存在多发肿瘤或具有多发肿瘤倾向）。肾癌冷冻消融治疗的优点包括治疗耐受性好，安全，对肾功能影响小，必要时可以重复手术。

大量研究表明[34,43]，冷冻消融能成功治疗肾脏大肿瘤，但对于直径大于 4cm 的肿瘤其术后残留或复发的风险也明显提高。肾脏大肿瘤除了获得足够的局部控制这个问题以外，还要考虑其组织学不良特点[44]。

冷冻消融治疗时肿瘤的位置是需要考虑的关键因素。从技术角度考虑，位于肾脏边缘、外生性和位于背侧的肿瘤，其穿刺定位和消融治疗是最简单的。位于肾脏中央的肿瘤易于进展，可能跟"散热"效应有关。但是位于中央的肿瘤如果可以实施冷冻消融的话不应作为消融禁忌证[34,40]。位于前面（腹侧）的肿瘤历来被认为是经皮穿刺消融的相对禁忌证，主要是邻近组织容易损伤，且没有合适的穿刺路径。然而，运用辅助技术，如改变患者的体位，冷冻针回撤或杠杆运动使肿瘤发生移位，采用水分离技术等可以安全消融位于腹侧的肾脏肿瘤（图4.7）[45-52]。在治疗位于中央、腹侧或下极的肾脏肿瘤时，通过放置的输尿管支架用温生理盐水或蒸馏水进行肾盂灌洗可以起到保护输尿管的作用[50,53-54]。

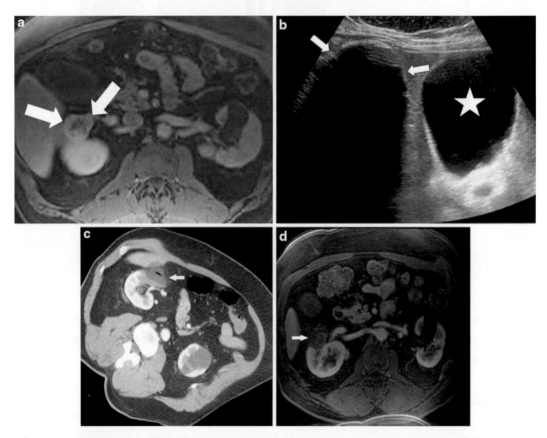

图 4.7　右肾前方肿瘤。增强 T1WI MRI 显示右肾前方周边强化的肾肿块（箭头）（a）。消融术中超声显示邻近胆囊（星号）的低回声冰球（箭头）。（b）利用消融针回撤技术以维持与胆囊的安全距离，消融术后即刻 CT 增强（c），和术后 3 个月增强 MRI（d）随访消融带均未见强化表现。

　　虽然射频消融和冷冻消融均可有效治疗肾脏肿瘤，但冷冻消融似乎更具有优势，因为冰球影像学上可视性好，可以实现精确消融，肾癌对冷损伤也特别敏感。最近一项Meta 研究分析[55]纳入 1375 个肾脏肿瘤，结果显示，与射频消融比较，冷冻消融治疗具有治疗次数更少、肿瘤局部进展率更低的优势。这项研究的肾癌冷冻消融治疗绝大多数（65%）是在腹腔镜下施行的。但是有很多研究指出，经皮穿刺肾癌冷冻消融技术和腔镜下肾癌冷冻消融技术两者疗效相仿，前者并发症更少，费用更低，住院时间更短[9,11-12,37]。同时，与射频消融比较，冷冻消融术中患者疼痛感少。一组研究显示，在施行冷冻消融手术时患者疼痛轻，减少术中镇痛处理的需求[26]。另外，从理论上讲，冷冻消融很少损伤肾集合系统。虽然有肾癌冷冻消融时引起输尿管狭窄的报道，但治疗位于肾中央部位的肿瘤，冷冻消融更具有优势[56-57]。

冷冻消融的不足之处包括：手术操作时间较长；微血管不凝固，理论上出血的风险增加；由于需要压缩气体，因而手术费用较高[58]。

（二）肝脏

肝脏肿瘤分为原发性肝癌和转移性肝癌。原发性肝癌中肝细胞癌（hepatocellular carcinoma，HCC）占据绝大多数。随着乙型和丙型肝炎病毒感染的攀升，肝癌发病率也呈逐年上升的趋势[59-60]。这些患者通常因为慢性肝病发生同时性或异时性的肝脏肿瘤[61]。

在转移性肝癌中，最常见的为结肠癌。因为门静脉血流的方式，有时肝脏可能是结肠癌唯一转移的部位。其他转移性肝肿瘤，如黑色素瘤、类癌、肉瘤、肾癌和胰腺癌等，其往往发生全身播散，进而导致局部治疗效果不佳[62]。尽管其他来源的转移性肝癌也适合冷冻消融治疗，但本章节重点讨论结直肠癌肝转移的消融治疗。

（三）肝细胞癌

对局限性肝细胞癌患者而言，只要有可能，肝移植是真正意义上首选的根治方法[63-64]。然而，很多肝癌患者并不适合肝移植，或者因为肝移植需要等待肝源的时间很长。对这部分患者来说，可以考虑手术切除或肝脏局部治疗。由于肝脏储备功能有限，肿瘤紧靠肝内大血管或手术风险高等原因，部分患者也不适合手术切除，对于这些患者，首选肝脏的局部治疗包括消融术和经动脉途径治疗术，如经导管肝动脉化疗栓塞术（transcatheter arterial chemoembolization，TACE）、空白微球栓塞术或放射性核素微球栓塞术等。由于涵盖的治疗手段很多，多学科诊治非常重要，以使每个患者都能得到最适合的治疗。

小于 3cm 的肝肿瘤通常选择消融作为局部治疗手段，可以使肿瘤完全坏死，而不良反应轻微[65]。对于肝脏肿瘤，热消融（诸如 RFA）往往比冷消融优先考虑，因为肝癌患者往往伴有凝血机制障碍，热消融的烧灼效应可减少消融后出血的风险，这些患者易于产生消融后全身反应。合并肝硬化的肝癌消融还可以利用烤箱效应[66]。如果肿瘤邻近胆道系统，优先推荐化学消融法，如经皮穿刺无水乙醇消融术。

（四）转移性肝癌

冷冻消融治疗对结直肠癌肝转移、小部分进展缓慢的非结直肠癌肝转移瘤，如乳腺癌、神经内分泌肿瘤、不活跃的肾癌等患者最受益。冷冻消融治疗延长了这些患者的生存时间[67-69]。

对于结直肠癌肝转移患者而言，手术切除是一线的治疗手段。几项研究显示，结直肠癌肝转移外科术后平均 5 年生存率为 32%～58%[70-73]，远期疗效显著优于不适合手术切除（约80%）的患者[74-75]。结直肠癌肝转移患者全身化疗的平均生存时间为 16～20 个月，如果加用抗血管生成药物，其生存时间可以延长至 20 个月以上[76-78]。基于结直肠癌肝转移外科手术的成功经验，假如可以对所有病灶进行有效控制，那么消融治疗也可以取得类似于外科手术的治疗效果。局部消融的另外一个作用是可以和外科手术联合（如左肝病灶消融，右肝病灶外科切除）（图 4.8）。未控制的肝外肿瘤患者是局部消融治疗的相对禁忌证。

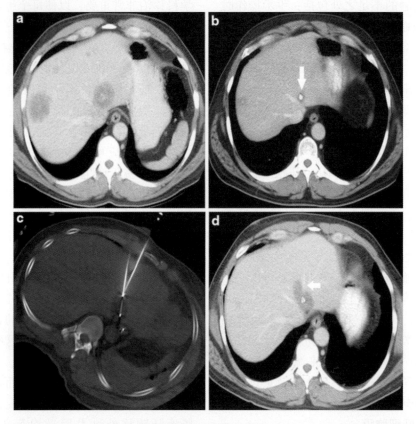

图 4.8　结直肠癌肝转移。新近诊断为结直肠癌肝转移的年轻患者，CT 显示肝内多发低密度大肿块（a），化疗后肿瘤缩小，病灶中心伴有钙化（箭头）（b）。鉴于前期的疗效和肿瘤主要位于右肝，被推荐行右肝切除术，但有 1 枚肿瘤位于左肝，且邻近肝左静脉，肝肿瘤切除前这枚肿瘤接受冷冻消融。复查显示冷冻术后左肝肿瘤消融区稳定（d）。注意因肝左静脉"冷却"效应，在消融带边缘可见压迹形成（箭头）。

对于肾脏肿瘤而言，小于 4cm 的肿瘤是最适合消融的目标病灶。当肾脏肿瘤增大，肿瘤消融后局部复发的风险就会增加[79]。肝脏转移瘤消融时要求 1cm 的外科治疗边缘（外科安全切缘范围），以确保病灶完全消融。虽然消融治疗的肿瘤数目与肿瘤复发的风险没有明显正相关关系[80]，但从安全角度出发，每次消融治疗的肿瘤数目必须控制在一定的范围内。对于存在临床症状的转移性恶性神经内分泌瘤患者，有时也会对其巨大肿瘤灶或多发病灶进行消融治疗。在这种情况下，对肿瘤的消融减瘤术有可能改善肿瘤患者的症状。

（五）肺

冷冻消融治疗可以用于治疗无法手术切除的原发性肺癌和转移性肺癌（图 4.9）。但由于治疗样本数量少，随访时间短，冷冻消融治疗肺肿瘤的临床研究数据目前相对有限。研究显示，对于越靠近肺外围的 ≤3cm 的肿瘤，从技术上讲，治疗越容易取得成功。但即使是大的中央型肿瘤，采用适当的消融技术也能取得成功。有证据显示，三次冷冻—解冻循环技术有助于肺肿瘤的消融治疗[82]。最主要的理论优势在于第一个冷冻—解冻循环可以引起肺泡性肺出血，出血增加肺组织的导热性（瘤体 vs 空气），并减少肺部目标病灶的充气状态，进而降低了因空气流通导致的"降温"效应。然而，上述理论迄今为止尚未在人类肺部肿瘤消融治疗中得到验证。

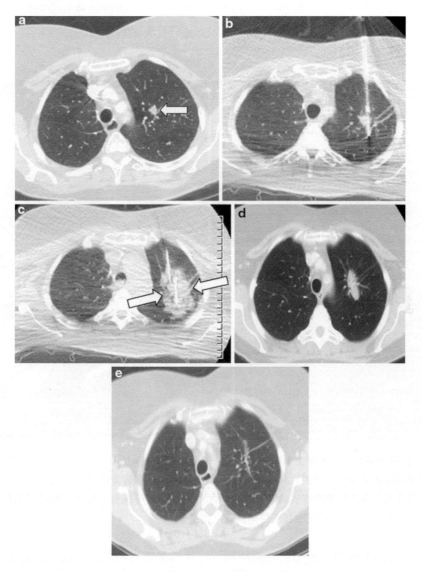

图 4.9　结直肠癌肺转移。CT 显示肺部小结节（箭头）（**a**），冷冻消融术中采用两枚冷冻针进行消融（**b**），治疗过程中多个冷冻循环致使病灶周围出血（箭头）（**c**）。在随后随访中，消融带逐渐变小（**d，e**）。

（六）骨

在癌症患者中肿瘤骨转移并引起疼痛是一个常见的问题。针对骨转移瘤引起的局部疼痛，目前的标准治疗为外照射治疗。但外照射治疗费用高，副反应明显，癌痛症状可能难以控制[83-84]，为解决转移性骨肿瘤引起的疼痛，人们有意寻求其他的一些治疗手段。经皮消融术被认为是最具发展前景的治疗方法，即使在其他镇痛方法疗效不佳时经皮消融术可能仍有一定疗效[85-86]。骨转移性肿瘤如果存在病理性骨折的风险，可以行外科内固定手术治疗[86]。

冷冻消融技术对病灶局限于 1~2 个部位的中、重度疼痛效果最好。对于有广泛性骨转移患者，系统治疗优于局部治疗。经皮冷冻消融对于溶骨性、混合性骨转移和软组织肿瘤疗效较好（图 4.10），而对于成骨性转移瘤患者则治疗较为困难。治疗时肿瘤不仅要确保成功经皮穿刺，而且要与脊髓、重要的神经、前根动脉和前面提及的易损组织结构有安全的距离[83]。

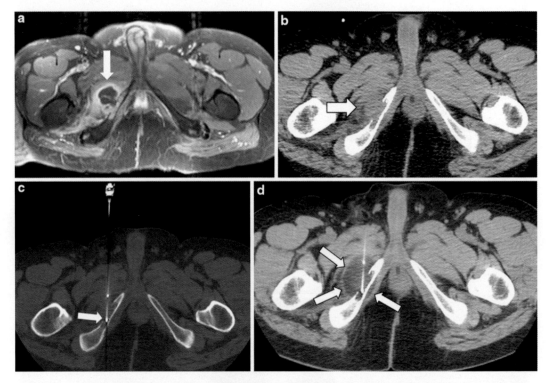

图 4.10　转移性脊索瘤患者接受骨转移瘤的冷冻消融治疗。（a）T1 WI 增强 MRI 显示骨盆骨转移，软组织肿块边缘强化（箭头）。CT 扫描显示软组织肿块伴有溶骨性破坏（箭头）（b）。由于存在剧烈癌性疼痛，患者接受冷冻消融治疗（c）。术中置入两枚冷冻针，其中一枚针在 CT 上清楚显示（箭头）。产生的冰球已经完全覆盖肿瘤病灶（箭头）（d）。

在置入冷冻消融针的过程中，必须特别关注骨-肿瘤交界面。消融针通常与肿瘤的长轴平行进针，针的排列类似于肝脏和肾脏肿瘤消融。冷冻消融的时间可长可短，取决于消融区肿瘤的覆盖情况。如前面其他脏器肿瘤的冷冻消融一样，骨肿瘤冷冻消融术可以利用冰球大小和形状进行精确的消融和消融监控，它比热消融具有优势，特别是当肿瘤邻近易损组织，或当肿瘤直径大于 5cm 时。此外，与热消融相比，接受冷冻消融治疗的患者疼痛缓解得更快[83]。

虽然有一些原发性骨肿瘤也采用冷冻消融治疗，但经常联合外科手术治疗。一般情况下冷冻消融治疗不列为常规手段[87-90]。其他良性骨肿瘤如骨样骨瘤等，虽然临床推荐 RFA 治疗模式，但也可以应用冷冻消融治疗[91-92]。

其他方面的临床应用

冷冻消融治疗可扩展应用于胸部手术后疼痛综合征和源于生殖股神经的慢性腹股沟

疼痛患者。对疼痛责任神经进行选择性冷冻消融可以安全有效地缓解疼痛症状[93-95]。

此外，冷冻消融被广泛应用于其他许多肿瘤的治疗，包括前列腺癌（已取得许多的临床经验[96-105]），局限性乳腺肿瘤，特别是纤维腺瘤[96-97]、纤维瘤、子宫内膜病变[108-110]，腹盆部的肝外转移瘤[111-113]。

并发症

冷冻消融的风险包括两类：（1）经皮穿刺消融治疗固有的并发症；（2）与冷冻消融治疗相关的特殊并发症。在冷冻消融治疗中手术相关死亡率非常低，一项综合了不同研究资料共包括 869 例患者的分析显示，冷冻消融术相关的死亡率为 1.6%[114]。在这项分析中，急性心肌梗死是冷冻消融治疗围手术期死亡的最常见原因，有些不良反应与具体器官有关，还与肿瘤和邻近易损组织的紧密程度有关。

（一）出血

任何经皮穿刺消融手术均有可能发生术后出血。富含血管的脏器，如肺、肝、肾，或患有凝血功能障碍时，消融术后出血的风险会增加。肝硬化和肝脏储备功能差的患者因机体凝血因子减少将导致术后出血的风险显著增加。既往认为冷冻消融治疗比热消融治疗术后出血的风险会增高，可能增加了一些出血风险。然而，一项无肝硬化的活体猪肝模型的实验研究显示，冷冻消融和射频消融两组间术后发生出血的概率没有显著统计学差异[58]。几项大样本的临床研究显示，冷冻消融术后发生大出血的风险小于5%[114-115]。有报道肝脏和肾脏冷冻消融术后发生包膜破裂，可能与快速冷冻—融化循环中机械应力有关，一旦发生可导致大量快速失血[116]。幸运的是，大多数患者冷冻消融术后出血通常具有自限性，能够通过输血和凝血因子替代治疗可以得到有效控制。

（二）脓肿

冷冻消融会产生坏死组织腔，容易诱发感染，但术后继发脓肿的发生率非常低，往往伴有较为明确的诱发因素。在肝脏，既往有影响 Oddi 括约肌功能的相关的胆道手术病史（Oddi 括约肌切开、胆道支架或胆肠吻合术）的患者发生感染的风险显著升高[117]。推测可能由于胃肠道菌群通过胆道逆行定植于消融区导致感染。这些患者发生继发肝脓肿的可能性很高（即使采用预防性抗感染治疗也可高达50%），一旦发生则需要经皮穿刺置管引流[118]。在消融前应用第一代头孢（如果过敏的话可以选择克林霉素）治疗定植于皮肤的细菌群。

（三）溶瘤综合征（冷休克）

冷休克是一种冷冻消融特有的具有潜在致死风险的溶瘤综合征。因为冷冻消融对消融区域血管不产生烧灼作用，所以冷冻消融后坏死组织完全暴露于体循环系统。这可能导致全身急性炎性反应，发生严重凝血功能紊乱，血小板减少、弥漫性血管内凝血、休克、肺损伤和多系统器官衰竭[119]。这种并发症少见，发生率不超过1%，似乎与组织冷冻消融的体积大小有关[120]。

（四）肿瘤种植

任何对恶性肿瘤的经皮穿刺操作均可造成肿瘤种植的风险，包括经皮穿刺活检、RFA 和冷冻消融，但其发生率非常低。在多项大样本病例的 RFA 治疗中，肿瘤种植的发生率约为 0.5%[121-122]，风险低于开放性手术[123-125]。肿瘤位于包膜下或位于周围的肿瘤缺少正常肝实质覆盖时，肿瘤种植的风险就较高。使用较粗的消融穿刺针和多次穿刺肿瘤种植的风险也会增加。

（五）消融后综合征

消融后综合征是对消融治疗以后出现的一组症状的描述。通常发生于术后 48～72 小时，可持续 5 天，包括低热、不适、恶心、寒战以及迟发性疼痛[126]。消融后综合征确切的机制不明，一般认为是导致冷休克的全身炎性反应的轻微表现[119]。这些症状不要与感染、脓肿形成相混淆，除非患者出现高热并持续超过 10 天，或患者还存在其他相关的高危因素或症状。

（六）异位消融

消融治疗的一种风险是消融区域累及到邻近易损组织结构。在肝脏，存在损伤风险的主要结构是中央的胆管树、胆囊、胃和大肠。假如肝外围的小胆管被损伤，约 3% 有发生胆汁瘤的风险[120]；如果累及肝门胆管，会引起胆管狭窄、梗阻，尽管发生率要低于热消融治疗[127,128]。在肾脏，中央肾集合管系统和输尿管是风险器官，虽然冷冻消融治疗比热消融对肾集合管系统损伤小[56]。消融治疗累及肾盏似乎是安全的，但是如果中央肾集合管系统或输尿管紧密贴近冰球时，可以考虑植入输尿管支架和进行肾盂水灌洗[53,54,129]。

肾上腺的冷冻消融，无论是出于目的性的还是非靶向性，均可能在肾上极肿瘤消融治疗中冰球解冻时产生恶性高血压[130]。因此，在可能涉及肾上腺的冷冻消融前要建立动脉通路，密切监控血压的变化，采用肾上腺 α 受体拮抗剂（如酚苄明）进行预处理。假如患者没有进行预处理，在冰球解冻过程中出现高血压，马上结束解冻重新启动冷冻可终止高血压危象，在再次解冻前给予肾上腺 α 受体拮抗剂进行干预。有一项研究描述了因肾上腺素大量释放引起的 Takotsubo 综合征[131]。

在肠道周围施行冷冻消融要特别小心，因为穿过肠壁冷冻会导致肠穿孔、感染，甚至导致死亡[132]。消融区累及胰腺可以诱发胰腺炎。上述这些器官组织在冷冻消融时可以通过水分离技术、消融针杠杆作用、回撤消融针和利用患者的体位加以保护[45-48,51,133,134]。

结论

肿瘤消融技术因为微创、有效，已经越来越广泛应用于恶性肿瘤和良性病变的治疗。消融可以采用多种模式，包括化学或温度消融，后者又分为热和冷消融。每种消融模式都具有各自的长处和短处，在实施治疗前从业者应该予以充分的了解。冷冻消融可以精确地勾画消融区，实时监控冰球大小和形状。此外，当需要时可应用多针技术以产生大的消融范围。与热消融相比，冷冻消融缺乏烧灼效应，花费时间长，费用高，大面积消融时可发生冷休克；应用于骨、肺和肝脏肿瘤消融时因缺乏 CPT（最新操作术语）代码，给患者医疗报销带来挑战。鉴于可供患者选择的微创治疗模式很多，治疗前应进行多学科讨论，充分考虑患者肿瘤的大小、位置、既往病史和伴随疾病。冷冻消融可适用于多数适合消融治疗的患者，特别是 >5cm 的肿瘤、肿瘤所在的位置要求精准度高、肿瘤邻近大血管，在手术室施行消融治疗时冷冻消融更具优势。本章节中我们回顾了冷冻消融术的适应证、治疗技术和接受了冷冻消融治疗的患者的管理。

交叉引用

▶ Breast Ablation for Breast Imagers and Interventional Radiologists
▶ Cryoablation of Bone Tumors
▶ Cryoablation of Liver Tumors
▶ Percutaneous Interventional Radiology：The Lung
▶ Percutaneous Renal Cryoablation

参考文献

[1] Hoffmann NE, Bischof JC. The cryobiology of cryosurgical injury. Urology. 2002；60（2 Sup-

pl 1）：40 – 9.

［2］ Cooper SM, Dawber RP. The history of cryosur-
gery. J R Soc Med. 2001；94（4）：196
– 201.

［3］ Rupp CC, Hoffmann NE, Schmidlin FR, Swan-
lund DJ, Bischof JC, Coad JE. Cryosurgical
changes in the porcine kidney：histologic analy-
sis with thermal history correlation. Cryobiology.
2002；45（2）：167 – 82.

［4］ Rubinsky B, Lee CY, Bastacky J, Onik G. The
process of freezing and the mechanism of damage
during hepatic cryosurgery. Cryobiology. 1990；
27（1）：85 – 97.

［5］ Weber SM, Lee Jr FT, Warner TF, Chosy SG,
Mahvi DM. Hepatic cryoablation：US monitoring
of extent of necrosis in normal pig liver. Radiol-
ogy. 1998；207（1）：73 – 7.

［6］ Zacarian SA. The observation of freeze – thaw cy-
cles upon cancer – cell suspensions. J Dermatol
Surg Oncol. 1977；3（2）：173 – 4.

［7］ WangH, Littrup PJ, Duan Y, Zhang Y, FengH,
Nie Z. Thoracic masses treated with percutane-
ous cryotherapy：initial experience with more
than 200 procedures. Radiology. 2005；235
（1）：289 – 98.

［8］ Badwan K, Maxwell K, Venkatesh R, et al.
Comparison of laparoscopic and percutaneous
cryoablation of renal tumors：a cost analysis. J
Endourol. 2008；22（6）：1275 – 7.

［9］ Bandi G, Hedican S, Moon T, Lee FT, Nakada
SY. Comparison of postoperative pain, convales-
cence, and patient satisfaction after laparoscopic
and percutaneous ablation of small renal masses.
J Endourol. 2008；22（5）：963 – 7.

［10］ Finley DS, Beck S, Box G, et al. Percutaneous
and laparoscopic cryoablation of small renal mas-
ses. J Urol. 2008；180（2）：492 – 8. discus-
sion 8.

［11］ Hinshaw JL, Shadid AM, Nakada SY, Hedican
SP, Winter 3rd TC, Lee Jr FT. Comparison of
percutaneous and laparoscopic cryoablation for
the treatment of solid renal masses. AJR Am J
Roentgenol. 2008；191（4）：1159 – 68.

［12］ Hui GC, Tuncali K, Tatli S, Morrison PR, Sil-
verman SG. Comparison of percutaneous and
surgical approaches to renal tumor ablation：
metaanalysis of effectiveness and complication
rates. J Vasc Interv Radiol. 2008；19（9）：
1311 – 20.

［13］ Cervone A, Sardi A, Conaway GL. Intraoperative
ultrasound（IOUS）is essential in the manage-
ment of metastatic colorectal liver lesions. Am
Surg. 2000；66（7）：611 – 5.

［14］ Leen E, Ceccotti P, Moug SJ, et al. Potential
value of contrast – enhanced intraoperative ultra-
sonography during partial hepatectomy for metas-
tases：an essential investigation before resection？
Ann Surg. 2006；243（2）：236 – 40.

［15］ Silverman SG, Tuncali K, Adams DF, et al. MR
imaging – guided percutaneous cryotherapy of
liver tumors：initial experience. Radiology.
2000；217（3）：657 – 64.

［16］ Lee Jr FT, Chosy SG, Littrup PJ, Warner TF,
Kuhlman JE, Mahvi DM. CT – monitored percu-
taneous cryoablation in a pig liver model：pilot
study. Radiology. 1999；211（3）：687 – 92.

［17］ Littrup PJ, Jallad B, Vorugu V, et al. Lethal i-
sotherms of cryoablation in a phantom study：
effects of heat load, probe size, and number. J
Vasc Interv Radiol. 2009；20（10）：1343
– 51.

［18］ Auge BK, Santa – Cruz RW, Polascik TJ. Effect
of freeze time during renal cryoablation：a swine
model. J Endourol. 2006；20（12）：1101
– 5.

［19］ Silverman SG, Tuncali K, van Sonnenberg E, et
al. Renal tumors：MR imaging – guided percuta-
neous cryotherapy – initial experience in 23 pa-
tients. Radiology. 2005；236（2）：716 – 24.

［20］ Silverman SG, Sun MR, Tuncali K, et al.
Threedimensional assessment of MRI – guided
percutaneous cryotherapy of liver metastases.
AJR Am J Roentgenol. 2004；183（3）：707
– 12.

［21］ Neel 3rd HB, Ketcham AS, Hammond WG.
Requisites for successful cryogenic surgery of

cancer. Arch Surg. 1971；102 （1）：45 – 8.

[22] Mala T, Edwin B, Tillung T, KristianHol P, SoreideO, Gladhaug I. Percutaneous cryoablation of colorectal liver metastases：potentiated by two consecutive freeze – thaw cycles. Cryobiology. 2003；46 （1）：99 – 102.

[23] Robinson D, Halperin N, Nevo Z. Two freezing cycles ensure interface sterilization by cryosurgery during bone tumor resection. Cryobiology. 2001；43 （1）：4 – 10.

[24] Woolley ML, Schulsinger DA, Durand DB, Zeltser IS, Waltzer WC. Effect of freezing parameters （freeze cycle and thaw process）on tissue destruction following renal cryoablation. J Endourol. 2002；16 （7）：519 – 22.

[25] Cooper IS, Hirose T. Application of cryogenic surgery to resection of parenchymal organs. N Engl J Med. 1966；274 （1）：15 – 8.

[26] Allaf ME, Varkarakis IM, Bhayani SB, Inagaki T, Kavoussi LR, Solomon SB. Pain control requirements for percutaneous ablation of renal tumors：cryoablation versus radiofrequency ablation – initial observations. Radiology. 2005；237 （1）：366 – 70.

[27] Kuszyk BS, Choti MA, Urban BA, et al. Hepatic tumors treated by cryosurgery：normal CT appearance. AJR Am J Roentgenol. 1996；166 （2）：363 – 8.

[28] McLoughlin RF, Saliken JF, McKinnon G, Wiseman D, Temple W. CT of the liver after cryotherapy of hepatic metastases：imaging findings. AJR Am J Roentgenol. 1995；165 （2）：329 – 32.

[29] Dromain C, de Baere T, Elias D, et al. Hepatic tumors treated with percutaneous radio – frequency ablation：CT and MR imaging follow – up. Radiology. 2002；223 （1）：255 – 62.

[30] Goldberg SN, Charboneau JW, Dodd 3rd GD, et al. Image – guided tumor ablation：proposal for standardization of terms and reporting criteria. Radiology. 2003；228 （2）：335 – 45.

[31] Goldberg SN, Grassi CJ, Cardella JF, et al. Imageguided tumor ablation：standardization of terminology and reporting criteria. Radiology. 2005；235 （3）：728 – 39.

[32] Atwell TD, Farrell MA, Leibovich BC, et al. Percutaneous renal cryoablation：experience treating 115 tumors. J Urol. 2008；179 （6）：2136 – 40. discussion 40 – 1.

[33] Breen DJ, Rutherford EE, Stedman B, et al. Management of renal tumors by image – guided radiofrequency ablation：experience in 105 tumors. Cardiovasc Intervent Radiol. 2007；30 （5）：936 – 42.

[34] Gervais DA, McGovern FJ, Arellano RS, McDougal WS, Mueller PR. Radiofrequency ablation of renal cell carcinoma：part 1, Indications, results, and role in patient management over a 6 – year period and ablation of 100 tumors. AJR Am J Roentgenol. 2005；185 （1）：64 – 71.

[35] Gill IS, Remer EM, Hasan WA, et al. Renal cryoablation：outcome at 3 years. J Urol. 2005；173 （6）：1903 – 7.

[36] Littrup PJ, Ahmed A, Aoun HD, et al. CT – guided percutaneous cryotherapy of renal masses. J Vasc Interv Radiol. 2007；18 （3）：383 – 92.

[37] Malcolm JB, Berry TT, Williams MB, et al. Single center experience with percutaneous and laparoscopic cryoablation of small renal masses. J Endourol. 2009；23 （6）：907 – 11.

[38] Mayo – Smith WW, Dupuy DE, Parikh PM, Pezzullo JA, Cronan JJ. Imaging – guided percutaneous radiofrequency ablation of solid renal masses：techniques and outcomes of 38 treatment sessions in 32 consecutive patients. AJR Am J Roentgenol. 2003；180 （6）：1503 – 8.

[39] Park S, Anderson JK, Matsumoto ED, Lotan Y, Josephs S, Cadeddu JA. Radiofrequency ablation of renal tumors：intermediate – term results. J Endourol. 2006；20 （8）：569 – 73.

[40] Zagoria RJ, Traver MA, Werle DM, Perini M, Hayasaka S, Clark PE. Oncologic efficacy of CTguided percutaneous radiofrequency ablation of renal cell carcinomas. AJR Am J Roentgenol. 2007；189 （2）：429 – 36.

[41] Atwell TD, Farrell MA, Callstrom MR, et al. Percutaneous cryoablation of 40 solid renal tumors with US guidance and CT monitoring: initial experience. Radiology. 2007; 243 (1): 276 – 83.

[42] Gupta A, Allaf ME, Kavoussi LR, et al. Computerized tomography guided percutaneous renal cryoablation with the patient under conscious sedation: initial clinical experience. J Urol. 2006; 175 (2): 447 – 52. discussion 52 – 3.

[43] Atwell TD, Farrell MA, Callstrom MR, et al. Percutaneous cryoablation of large renal masses: technical feasibility and short – term outcome. AJR Am J Roentgenol. 2007; 188 (5): 1195 – 200.

[44] Frank I, Blute ML, Cheville JC, Lohse CM, Weaver AL, Zincke H. Solid renal tumors: an analysis of pathological features related to tumor size. J Urol. 2003; 170 (6 Pt 1): 2217 – 20.

[45] Allaf ME, Lang E. Bowel separation before percutaneous renal cryoablation. J Urol. 2008; 180 (2): 721.

[46] Arellano RS, Garcia RG, Gervais DA, Mueller PR. Percutaneous CT – guided radiofrequency ablation of renal cell carcinoma: efficacy of organ displacement by injection of 5% dextrose in water into the retroperitoneum. AJR Am J Roentgenol. 2009; 193 (6): 1686 – 90.

[47] Farrell MA, Charboneau JW, Callstrom MR, Reading CC, Engen DE, Blute ML. Paranephric water instillation: a technique to prevent bowel injury during percutaneous renal radiofrequency ablation. AJR Am J Roentgenol. 2003; 181 (5): 1315 – 7.

[48] Ginat DT, Saad W, Davies M, Walman D, Erturk E. Bowel displacement for CT – guided tumor radiofrequency ablation: techniques and anatomic considerations. J Endourol. 2009; 23 (8): 1259 – 64.

[49] Lee SJ, Choyke LT, Locklin JK, Wood BJ. Use of hydrodissection to prevent nerve and muscular damage during radiofrequency ablation of kidney tumors. J Vasc Interv Radiol. 2006; 17 (12): 1967 – 9.

[50] Park BK, Kim CK. Complications of image – guided radiofrequency ablation of renal cell carcinoma: causes, imaging features and prevention methods. Eur Radiol. 2009; 19 (9): 2180 – 90.

[51] Park BK, Kim SH, Byun JY, Kim YS, Kwon GY, Jang IS. CT – guided instillation of 5% dextrose in water into the anterior pararenal space before renal radiofrequency ablation in a porcine model: positive and negative effects. J Vasc Interv Radiol. 2007; 18 (12): 1561 – 9.

[52] DeBenedectis CM, Beland MD, Dupuy DE, Mayo – Smith WW. Utility of iodinated contrast medium in hydrodissection fluid when performing renal tumor ablation. J Vasc Interv Radiol. 2010; 21 (5): 745 – 7.

[53] Cantwell CP, Wah TM, Gervais DA, et al. Protecting the ureter during radiofrequency ablation of renal cell cancer: a pilot study of retrograde pyeloperfusion with cooled dextrose 5% in water. J Vasc Interv Radiol. 2008; 19 (7): 1034 – 40.

[54] Wah TM, Koenig P, Irving HC, Gervais DA, Mueller PR. Radiofrequency ablation of a central renal tumor: protection of the collecting system with a retrograde cold dextrose pyeloperfusion technique. J Vasc Interv Radiol. 2005; 16 (11): 1551 – 5.

[55] Kunkle DA, Uzzo RG. Cryoablation or radiofrequency ablation of the small renal mass: a meta – analysis. Cancer. 2008; 113 (10): 2671 – 80.

[56] Sung GT, Gill IS, Hsu TH, et al. Effect of intentional cryo – injury to the renal collecting system. J Urol. 2003; 170 (2 Pt 1): 619 – 22.

[57] Georgiades CS, Hong K, Bizzell C, Geschwind JF, Rodriguez R. Safety and efficacy of CT – guided percutaneous cryoablation for renal cell carcinoma. J Vasc Interv Radiol. 2008; 19 (9): 1302 – 10.

[58] Shock SA, Laeseke PF, Sampson LA, et al. He-

patic hemorrhage caused by percutaneous tumor ablation: radiofrequency ablation versus cryoablation in a porcine model. Radiology. 2005; 236 (1): 125 – 31.

[59] Davila JA, Morgan RO, Shaib Y, McGlynn KA, El – Serag HB. Hepatitis C infection and the increasing incidence of hepatocellular carcinoma: a populationbased study. Gastroenterology. 2004; 127 (5): 1372 – 80.

[60] El – Serag HB, Mason AC. Rising incidence of hepatocellular carcinoma in the United States. N Engl J Med. 1999; 340 (10): 745 – 50.

[61] Winter TC, Laeseke PF, Lee Jr FT. Focal tumor ablation: a new era in cancer therapy. Ultrasound Q. 2006; 22 (3): 195 – 217.

[62] Cagol PP, Pasqual E, Bacchetti S. Natural history of the neoplastic locoregional disease: clinical and pathological patterns. J Exp Clin Cancer Res. 2003; 22 (4 Suppl): 1 – 4.

[63] Duffy JP, Vardanian A, Benjamin E, et al. Liver transplantation criteria for hepatocellular carcinoma should be expanded: a 22 – year experience with 467 patients at UCLA. Ann Surg. 2007; 246 (3): 502 – 9. discussion 9 – 11.

[64] Baccarani U, Benzoni E, Adani GL, et al. Superiority of transplantation versus resection for the treatment of small hepatocellular carcinoma. Transplant Proc. 2007; 39 (6): 1898 – 900.

[65] Komorizono Y, Oketani M, Sako K, et al. Risk factors for local recurrence of small hepatocellular carcinoma tumors after a single session, single application of percutaneous radiofrequency ablation. Cancer. 2003; 97 (5): 1253 – 62.

[66] Livraghi T, Goldberg SN, Lazzaroni S, Meloni F, Solbiati L, Gazelle GS. Small hepatocellular carcinoma: treatment with radio – frequency ablation versus ethanol injection. Radiology. 1999; 210 (3): 655 – 61.

[67] Lawes D, Chopada A, Gillams A, Lees W, Taylor I. Radiofrequency ablation (RFA) as a cytoreductive strategy for hepatic metastasis from breast cancer. Ann R Coll Surg Engl. 2006; 88 (7): 639 – 42.

[68] Livraghi T, Goldberg SN, Solbiati L, Meloni F, Ierace T, Gazelle GS. Percutaneous radio – frequency ablation of liver metastases from breast cancer: initial experience in 24 patients. Radiology. 2001; 220 (1): 145 – 9.

[69] Alseidi A, Helton WS, Espat NJ. Does the literature support an indication for hepatic metastasectomy other than for colorectal primary? J Gastrointest Surg. 2006; 10 (1): 99 – 104.

[70] Ahmad A, Chen SL, Bilchik AJ. Role of repeated hepatectomy in the multimodal treatment of hepatic colorectal metastases. Arch Surg. 2007; 142 (6): 526 – 31. discussion 31 – 2.

[71] Ravikumar TS, Kane R, Cady B, Jenkins R, Clouse M, Steele Jr G. A 5 – year study of cryosurgery in the treatment of liver tumors. Arch Surg. 1991; 126 (12): 1520 – 3. discussion 3 – 4.

[72] Tuttle TM, Curley SA, Roh MS. Repeat hepatic resection as effective treatment of recurrent colorectal liver metastases. Ann Surg Oncol. 1997; 4 (2): 125 – 30.

[73] Pawlik TM, Choti MA. Surgical therapy for colorectal metastases to the liver. J Gastrointest Surg. 2007; 11 (8): 1057 – 77.

[74] Stangl R, Altendorf – Hofmann A, Charnley RM, Scheele J. Factors influencing the natural history of colorectal liver metastases. Lancet. 1994; 343 (8910): 1405 – 10.

[75] Ballantyne GH, Quin J. Surgical treatment of liver metastases in patients with colorectal cancer. Cancer. 1993; 71 (12 Suppl): 4252 – 66.

[76] Aggarwal S, Chu E. Current therapies for advanced colorectal cancer. Oncology (Williston Park). 2005; 19 (5): 589 – 95.

[77] GoldbergRM. Advances in the treatment ofmetastatic colorectal cancer. Oncologist. 2005; 10 (Suppl 3): 40 – 8.

[78] Emmanouilides C, Sfakiotaki G, Androulakis N, et al. Front – line bevacizumab in combination with oxaliplatin, leucovorin and 5 – fluorouracil (FOLFOX) in patients with metastatic colorectal cancer: a multicenter phase II study. BMC

Cancer. 2007；7：91.

［79］Adam R, Akpinar E, Johann M, Kunstlinger F, Majno P, Bismuth H. Place of cryosurgery in the treatment of malignant liver tumors. Ann Surg. 1997；225（1）：39 – 8. discussion 48 – 50.

［80］Seifert JK, Morris DL. Indicators of recurrence following cryotherapy for hepatic metastases from colorectal cancer. Br J Surg. 1999；86（2）：234 – 40.

［81］Choe YH, Kim SR, Lee KS, et al. The use of PTC and RFA as treatment alternatives with low procedural morbidity in non – small cell lung cancer. Eur J Cancer. 2009；45（10）：1773 – 9.

［82］Permpongkosol S, Nicol TL, Link RE, et al. Differences in ablation size in porcine kidney, liver, and lung after cryoablation using the same ablation protocol. AJR Am J Roentgenol. 2007；188（4）：1028 – 32.

［83］Callstrom MR, Kurup AN. Percutaneous ablation for bone and soft tissue metastases – why cryoablation? Skeletal Radiol. 2009；38（9）：835 – 9.

［84］Tong D, Gillick L, Hendrickson FR. The palliation of symptomatic osseous metastases：final results of the Study by the Radiation Therapy Oncology Group. Cancer. 1982；50（5）：893 – 9.

［85］Callstrom MR, Charboneau JW. Image – guided palliation of painful metastases using percutaneous ablation. Tech Vasc Interv Radiol. 2007；10（2）：120 – 31.

［86］Callstrom MR, Charboneau JW, Goetz MP, et al. Image – guided ablation of painful metastatic bone tumors：a new and effective approach to a difficult problem. Skeletal Radiol. 2006；35（1）：1 – 15.

［87］Lessard AM, Gilchrist J, Schaefer L, Dupuy DE. Palliation of recurrent Ewing sarcoma of the pelvis with cryoablation and somatosensory – evoked potentials. J Pediatr Hematol Oncol. 2009；31（1）：18 – 21.

［88］Meller I, Weinbroum A, Bickels J, et al. Fifteen years of bone tumor cryosurgery：a single – center experience of 440 procedures and long – term follow – up. Eur J Surg Oncol. 2008；34（8）：921 – 7.

［89］SounaBS, BelotN, Duval H, Langlais F, ThomazeauH. No recurrences in selected patients after curettage with cryotherapy for grade I chondrosarcomas. Clin Orthop Relat Res. 2010；458：1956 – 62.

［90］van der Geest IC, de Valk MH, de Rooy JW, Pruszczynski M, Veth RP, Schreuder HW. Oncological and functional results of cryosurgical therapy of enchondromas and chondrosarcomas grade 1. J Surg Oncol. 2008；98（6）：421 – 6.

［91］Liu DM, Kee ST, Loh CT, et al. Cryoablation of osteoid osteoma：two case reports. J Vasc Interv Radiol. 2010；21（4）：586 – 9.

［92］Rybak LD. Fire and ice：thermal ablation of musculoskeletal tumors. Radiol Clin North Am. 2009；47（3）：455 – 69.

［93］Byas – Smith MG, Gulati A. Ultrasound – guided intercostal nerve cryoablation. Anesth Analg. 2006；103（4）：1033 – 5.

［94］Moore W, Kolnick D, Tan J, Yu HS. CT guided percutaneous cryoneurolysis for post thoracotomy pain syndrome early experience and effectiveness. Acad Radiol. 2010；17：603 – 6.

［95］Hunt I, Eaton D, Maiwand O, Anikin V. Video-assisted intercostal nerve cryoablation in managing intractable chest wall pain. J Thorac Cardiovasc Surg. 2010；139（3）：774 – 5.

［96］Robinson JW, Donnelly BJ, Siever JE, et al. A randomized trial of external beam radiotherapy versus cryoablation in patients with localized prostate cancer：quality of life outcomes. Cancer. 2009；115（20）：4695 – 704.

［97］Bahn DK, Lee F, Silverman P, et al. Salvage cryosurgery for recurrent prostate cancer after radiation therapy：a seven – year follow – up. Clin Prostate Cancer. 2003；2（2）：111 – 4.

［98］Bahn DK, Lee F, Badalament R, Kumar A,

Greski J, Chernick M. Targeted cryoablation of the prostate: 7 - year outcomes in the primary treatment of prostate cancer. Urology. 2002; 60 (2 Suppl 1): 3 - 11.

[99] Cohen JK. Cryosurgery of the prostate: techniques and indications. Rev Urol. 2004; 6 (Suppl 4): S20 - 6.

[100] Donnelly BJ, Saliken JC, Brasher PM, et al. A randomized trial of external beam radiotherapy versus cryoablation in patients with localized prostate cancer. Cancer. 2010; 116 (2): 323 - 30.

[101] Finley DS, Pouliot F, Miller DC, Belldegrun AS. , Primary and salvage cryotherapy for prostate cancer. Urol Clin North Am. 2010; 37 (1): 67 - 82. Table of Contents.

[102] Kimura M, Mouraviev V, Tsivian M, Mayes JM, Satoh T, Polascik TJ. Current salvage methods for recurrent prostate cancer after failure of primary radiotherapy. BJU Int. 2010; 105 (2): 191 - 201.

[103] Onik G, Vaughan D, Lotenfoe R, Dineen M, Brady J. The "male lumpectomy": focal therapy for prostate cancer using cryoablation results in 48 patients with at least 2 - year follow - up. UrolOncol. 2008; 26 (5): 500 - 5.

[104] Ritch CR, Katz AE. Update on cryotherapy for localized prostate cancer. Curr Urol Rep. 2009; 10 (3): 206 - 11.

[105] Rukstalis DB. The case for cryoablation of prostate cancer. J Endourol. 2008; 22 (9): 2057 - 8. discussion 9.

[106] Littrup PJ, Freeman - Gibb L, Andea A, et al. Cryotherapy for breast fibroadenomas. Radiology. 2005; 234 (1): 63 - 72.

[107] Littrup PJ, Jallad B, Chandiwala - Mody P, D' Agostini M, Adam BA, Bouwman D. Cryotherapy for breast cancer: a feasibility study without excision. J Vasc Interv Radiol. 2009; 20 (10): 1329 - 41.

[108] Zupi E, Piredda A, Marconi D, et al. Directed laparoscopic cryomyolysis: a possible alternative to myomectomy and/or hysterectomy for symptomatic leiomyomas. Am J Obstet Gynecol. 2004; 190 (3): 639 - 43.

[109] Pansky M, Cowan BD, Frank M, Hampton HL, Zimberg S. Laparoscopically assisted uterine fibroid cryoablation. Am J Obstet Gynecol. 2009; 201 (6): 571 e1 - 7.

[110] Kumar S, Suneetha PV, Dadhwal V, Mittal S. Endometrial cryoablation in the treatment of dysfunctional 4 Cryoablation 77 uterine bleeding. Int J Gynaecol Obstet. 2002; 76 (2): 189 - 90.

[111] Beland MD, Dupuy DE, Mayo - Smith WW. Percutaneous cryoablation of symptomatic extraabdominal metastatic disease: preliminary results. AJR Am J Roentgenol. 2005; 184 (3): 926 - 30.

[112] Kujak JL, Liu PT, Johnson GB, Callstrom MR. Early experience with percutaneous cryoablation of extra - abdominal desmoid tumors. Skeletal Radiol. 2010; 39 (2): 175 - 82.

[113] Beland MD, Mayo - Smith WW. Ablation of adrenal neoplasms. Abdom Imaging. 2009; 34 (5): 588 - 92.

[114] Seifert JK, Junginger T, Morris DL. A collective review of the world literature on hepatic cryotherapy. J R Coll Surg Edinb. 1998; 43 (3): 141 - 54.

[115] Zhou XD, Tang ZY, Yang BH, et al. Experience of 1000 patients who underwent hepatectomy for small hepatocellular carcinoma. Cancer. 2001; 91 (8): 1479 - 86.

[116] Xu KC, Niu LZ, He WB, Guo ZQ, Hu YZ, Zuo JS. Percutaneous cryoablation in combination with ethanol injection for unresectable hepatocellular carcinoma. World J Gastroenterol. 2003; 9 (12): 2686 - 9.

[117] Riley DK, Babinchak TJ, Zemel R, Weaver ML, Rotheram EB. Infectious complications of hepatic cryosurgery. Clin Infect Dis. 1997; 24 (5): 1001 - 3.

[118] Elias D, Di Pietroantonio D, Gachot B, Menegon P, Hakime A, De Baere T. Liver abscess after radiofrequency ablation of tumors in pa-

tients with a biliary tract procedure. Gastroen-terol Clin Biol. 2006; 30 (6-7): 823-7.

[119] Glasgow SC, Ramachandran S, Csontos KA, Jia J, Mohanakumar T, Chapman WC. Interleukin -1beta is prominent in the early pulmonary in-flammatory response after hepatic injury. Sur-gery. 2005; 138 (1): 64-70.

[120] Seifert JK, Morris DL. World survey on the complications of hepatic and prostate cryothera-py. World J Surg. 1999; 23 (2): 109-13. discussion 13-4.

[121] Livraghi T, Solbiati L, Meloni MF, Gazelle GS, Halpern EF, Goldberg SN. Treatment of focal liver tumors with percutaneous radio-fre-quency ablation: complications encountered in a multicenter study. Radiology. 2003; 226 (2): 441-51.

[122] de Baere T, Risse O, Kuoch V, et al. Adverse events during radiofrequency treatment of 582 hepatic tumors. AJRAmJ Roentgenol. 2003; 181 (3): 695-700.

[123] Yeh CN, Chen MF. Resection of peritoneal im-plantation of hepatocellular carcinoma after he-patic resection: risk factors and prognostic anal-ysis. World J Surg. 2004; 28 (4): 382-6.

[124] Yeh CN, Chen MF, Jeng LB. Resection of per-itoneal implantation from hepatocellular carcino-ma. Ann Surg Oncol. 2002; 9 (9): 863-8.

[125] Cha C, Fong Y, Jarnagin WR, Blumgart LH, DeMatteo RP. Predictors and patterns of recur-rence after resection of hepatocellular carcino-ma. J Am Coll Surg. 2003; 197 (5): 753 -8.

[126] Dodd 3rd GD, Napier D, Schoolfield JD, Hub-bard L. Percutaneous radiofrequency ablation of hepatic tumors: postablation syndrome. AJR Am J Roentgenol. 2005; 185 (1): 51-7.

[127] Kahlenberg MS, Volpe C, Klippenstein DL, Penetrante RB, Petrelli NJ, Rodriguez-Bigas

MA. Clinicopathologic effects of cryotherapy on hepatic vessels and bile ducts in a porcine mod-el. Ann Surg Oncol. 1998; 5 (8): 713-8.

[128] Akahane M, Koga H, Kato N, et al. Complica-tions of percutaneous radiofrequency ablation for hepatocellular carcinoma: imaging spectrum and management. Radiographics. 2005; 25 (Suppl 1): S57-68.

[129] Rouviere O, Badet L, Murat FJ, et al. Radio-frequency ablation of renal tumors with an ex-pandable multitined electrode: results, compli-cations, and pilot evaluation of cooled pyeloper-fusion for collecting system protection. Cardio-vasc Intervent Radiol. 2008; 31 (3): 595 -603.

[130] Atwell TD, Wass CT, Charboneau JW, Call-strom MR, Farrell MA, Sengupta S. Malignant hypertension during cryoablation of an adrenal gland tumor. J Vasc Interv Radiol. 2006; 17 (3): 573-5.

[131] Tsoumakidou G, Buy X, Zickler P, Zupan M, Douchet MP, Gangi A. Life-threatening com-plication during percutaneous ablation of adrenal gland metastasis: Takotsubo syndrome. Cardio-vasc Intervent Radiol. 2009; 33: 646-9.

[132] Moszkowicz D, Balian C, Dugue L, Maftouh A, Masmoudi H, Charlier A. [Colonic perforation after radiofrequency ablation of a renal cancer]. J Chir (Paris). 2008; 145 (4): 407-8.

[133] Bodily KD, Atwell TD, Mandrekar JN, et al. Hydrodisplacement in the percutaneous cryoab-lation of 50 renal tumors. AJR Am J Roentgen-ol. 2010; 194 (3): 779-83.

[134] Froemming A, Atwell T, Farrell M, Callstrom M, Leibovich B, Charboneau W. Probe retrac-tion during renal tumor cryoablation: a tech-nique to minimize direct ureteral injury. J Vasc Interv Radiol. 2010; 21 (1): 148-51.

第 5 章 影像引导下高强度聚焦超声在肿瘤治疗中的应用

M. Raphael Pfeffer, Tatiana Rabin, Yael Inbar,
Arik Hananel, and Raphael Catane

郭立文 翻译 许永华 校审

[摘要] 高强度聚焦超声治疗系统（HIFU）是一种非侵入性的肿瘤治疗技术，它将超声能量聚焦到局部肿瘤组织，进而产生热消融作用。靶灶的温度在瞬间达到 70℃ 以上而导致凝固性坏死，而对非靶组织副作用非常小。治疗系统可以使用超声或者磁共振成像（MRI）来确定目标病灶和引导治疗。磁共振引导的 HIFU 还具有实时温度监测的优点，可以在治疗过程中实时监测和调整沉积能量。有几种 HIFU 设备已经商业化生产，在许多国家 HIFU 已经被批准用于治疗良性子宫肌瘤、子宫腺肌症和骨转移性疼痛。临床试验研究了使用磁共振引导的 HIFU 在骨转移性疼痛、原发性乳腺癌和原发性前列腺癌中的治疗作用。有几个国家已经在使用超声引导的经直肠 HIFU 治疗良性前列腺增生和原发或局部复发的前列腺癌。得益于科技的进步和临床经验的积累，HIFU 在肿瘤治疗中的应用逐渐增多。在本章节里，我们综述 HIFU 技术及其在肿瘤治疗方面的临床经验。

引言

高强度聚焦超声治疗系统（海扶刀，HIFU）是一种能够通过非侵入性技术将超声能量准确地聚焦到目标肿瘤病灶，进而对靶病灶进行加热并达到局部热消融毁损（类似于使用放大镜来聚焦太阳光）（图 5.1）。HIFU 通过将机械能转化为热能和超声空化效应对靶组织进行毁损。靶组织的温度在瞬间升高（>70℃）导致不可逆性的凝固性坏死和靶组织结构消融，而在聚焦区域外的组织热量明显下降，因此，覆盖组织和周围组织受到的影响极小。靶组织和非靶组织间形成清楚的界限，通过调整超声辐照的功率和时间能够控制热消融的范围。研究发现，利用 HIFU 来毁损肿瘤组织没有增加肿瘤扩散的风险。HIFU 一个关键组成部分是影像监视系统。目前可使用超声或磁共振影像来定位靶病灶和引导治疗。有几种 HIFU 设备已经商业化生产，并且临床应用

M. R. Pfeffer (⊠) · T. Rabin · R. Catane
Oncology Institute, Sheba Medical Center, Tel Hashomer, Ramat Gan, Israel
e‒mail：raphipf@ sheba. health. gov. il；tatiana. rabin @ sheba. health. gov. il； raphael. catane @ sheba. health. gov. il

Y. Inbar
Imaging Institute, Sheba Medical Center, Tel Hashomer, Ramat Gan, Israel
e‒mail：yael. inbar@ sheba. health. gov. il

A. Hananel
Insightec Ltd. , Tirat Carmel, Haifa, Israel
e‒mail：arikh@ insightec. com

HIFU 在许多国家已经被批准。InSightec 公司的磁共振引导 ExAblate 聚焦超声设备（MRgFUS）已经被美国和亚洲国家批准用于治疗良性子宫肌瘤，除此之外，在欧洲还被批准用于治疗子宫腺肌症和骨转移性疼痛。目前，还有许多关于 MRgFUS 在治疗骨转移性疼痛、原发性乳腺癌和原发性前列腺癌方面的临床研究正在进行。飞利浦（Philips）和西门子（Siemens）公司都在开发磁共振引导的 HIFU 系统。在有些国家，特别是在欧洲，使用超声导引的经直肠 HI-FU 设备治疗良性前列腺增生、原发或局部复发的前列腺癌已经有了十多年了。在 NIH（clinicaltrails. gov）上注册的 HIFU 治疗恶性肿瘤的临床研究包括使用超声引导的经直肠 HIFU 设备治疗早期和局部复发的前列腺癌，磁共振引导的 HIFU 治疗骨疼痛和乳腺癌。大部分此类研究纳入的患者量都较少。

这一章节将会叙述 HIFU 的发展历史，回顾 HIFU 在某些部位肿瘤治疗中的临床经验，但不讨论需要腹腔镜或外科协助的 HIFU 设备。

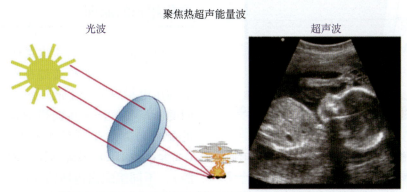

图 5.1　聚焦热超声能量波可以比作使用放大镜聚焦太阳能到小靶点上（InSightec 有限公司同意）。

历史

传统的热疗温度为 43 ~ 44℃左右，持续时间至少 60 分钟才能达到抗肿瘤效果。在这个温度下，虽然可能协同提高化疗和放疗的效果，但是单独应用效果欠佳[1]。由于缺乏有效的、能够选择性的加热肿瘤部位的热传递系统和精确无创的温度监测方法（如靶组织和周围组织的实际温度），热疗的临床应用受到限制。传统热疗过程持续时间长（数分钟到数小时），靶点的热量会逐渐传递到周围组织，导致靶向性下降，因此，只能作为协同增强化疗作用的局部治疗手段[2]。

50 年前就有人提出通过聚焦超声波的声能量，使靶点达到消融温度[3]。1954 年，Fry 和同事们报道了临床使用 HIFU 局部毁损深部中枢神经系统病变来治疗帕金森病[4]。1956 年，Burov 曾提出 HIFU 将会用于治疗恶性肿瘤，但是仍需要很多年的技术发展才能走上临床[5]。聚焦超声能使大量的热能集中到小体积的靶组织中，使得靶点温度 >70℃，在这个温度下，靶组织在几分之一秒内就发生凝固性坏死，而如此短时间内热能还未传递到周围组织，这就是 HIFU 与传统热疗的区别（图 5.2）。HIFU 的基本组成包括治疗时靶组织的实时成像系统和靶组织治疗效应的即刻评估系统，可以选择超声引导或者新近的磁共振引导。磁共振有一个优点是可以实时监测靶组织和周围组织的温度，更好地保证热能释放的有效性和安全性。

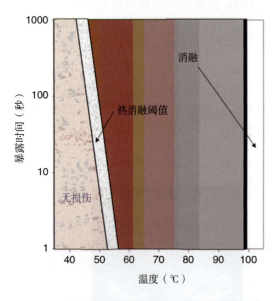

图5.2　当组织温度高于某一阈值时，不同时间后发生热消融（43℃——240分钟，54℃——3秒，57℃——1秒（改编自参考文献[6]）。

影像引导的无创性释放热能作为癌症治疗的一种方式进入临床评估已经有15年多了，HIFU的发展与立体定向放射治疗（SBRT）的发展在同一时期，后者是通过释放消融剂量的放射线（放射外科）到小靶点上，并正在改变现有的放射治疗方法。放射外科导致肿瘤毁损的机制是通过瘤体消融或者血管毁损，这与常规放疗的放射生物学效应不同，而更类似于其他的消融技术，如HIFU。然而，立体定向高剂量放疗与HIFU还是存在明显不同的，直到今天，SBRT主

要应用于治疗脑、脊髓和肺部病变。目前技术条件下，HIFU禁用于中枢神经系统病变，尽管有些学者正在评估利用头盔样换能器经颅热消融治疗脑内恶性肿瘤的可行性。HIFU也不能用于治疗需要超声波透过空腔组织的病变，如肺癌。

实验研究提示，加热肿瘤组织到细胞破坏的温度可能继发抗肿瘤免疫反应，这意味着HIFU治疗还具有全身性抗肿瘤效果，但这种现象在人身上还没有被系统研究过[7]。

聚焦超声的原理

超声波是一种高于人类听觉范围的高频压力波，是由射频通过在外加电压下涨缩的压电材料而产生的。超声波通过分子间的压缩和解压来传输机械运动。超声波的衰减和方向受到组织吸收能力的影响（如大多数HIFU系统的超声波不能穿透空腔），不同组织内传播的速度也不同（如，脂肪和肌肉）。聚焦超声治疗系统使用一个直径数厘米的换能器来传递超声能量到预定的深度，而在超声波经过的路径不会沉积大量的超声能量。超声能量在小的靶体积内以热能的形式沉积下来，导致焦点与其周围形成明显的能量梯度，靶病灶被加热并精确毁损（图5.3）。通过调整频率、波长和换能器的大小可以改变超声波的性能。根据临床应用需要，可以选择换能器来实现最佳的能量发送。超声波束经过骨或空气与软组织的界面时的传播特性变得难以预测，所以需要定位和监测组织效应获得体内实际效应的反馈[8]。

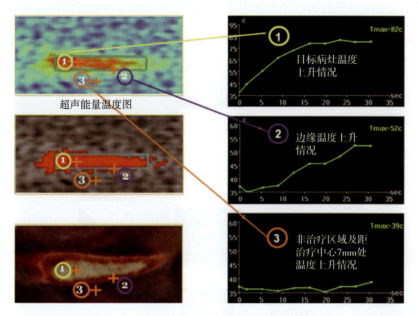

图 5.3　磁共振温度测定显示清晰的目标病灶内高温（导致组织消融），与周围组织的较低温度的显著温差梯度，使超声辐照边缘锐利（图片已得到 Insightec 有限公司授权）。

HIFU 技术

目前用于引导 HIFU 的无创影像技术是磁共振或超声，可提供靶组织定位和治疗效果评估。成像技术可以定位肿瘤靶病灶，而且必须使超声波束避开穿过含气空腔，例如肠道，以免干扰它的传输。在经皮释放时，超声波经由接触皮肤的多个换能器元件（相控阵元）发出。用于前列腺治疗时，换能器放置于前列腺后方的直肠里，经过直肠壁发送超声波。通过控制元件相控和振幅，超声波能量可以聚焦到体内深部预先设置好的部位。超声波束聚焦点部位温度会明显升高导致组织坏死。声波聚焦点以外的部位沉积能量很低，不会引起局部明显高于正常体温。

磁共振导引的聚焦超声（MRgFUS）

Jolesz 和 Hynynen 早在 20 年前就提出了磁共振引导的聚焦超声（MRgFUS）的概念[9,10]。与超声引导的 HIFU 相比，MRg-

FUS 的优点是不仅目标病灶成像更精准，而且治疗时可以实时监测靶病灶和周围组织的温度，这使得手术者在治疗时可以观察到目标病灶温度是否达到理想的水平（65 ~ 80℃），以确保目标病灶能够充分的消融，而病灶周围的正常组织不受影响[11]。而 MRgFUS 相比于超声引导的 HIFU 最主要的缺点是基于磁共振导引系统价格昂贵。

MRgFUS 是一个闭环系统，如图 5.4。患者躺在换能器上方的磁共振检查床上，磁共振图像重建出三维的靶病灶，物理师勾画出需要治疗的范围，计划系统计算出数目、位置和能产生足够热能的超声波大小。需要的相邻焦点数目取决于靶点体积。临床上需求的靶病灶体积大小不一，对于子宫肌瘤消融，单次治疗体积可以高达 1000 cm³。在实际治疗过程中，整个目标病灶内几个小的、椭圆形的超声辐照体积将会以序贯方式被治疗，每次超声辐照持续几秒钟。术者控制间隔时间在肿瘤内分散区域连续治疗，以免周围组织热能大量蓄积。由于超声波束是聚焦在治疗区域，在疼痛敏感的部位如周围正常　　组织和皮肤没有明显的热效应。

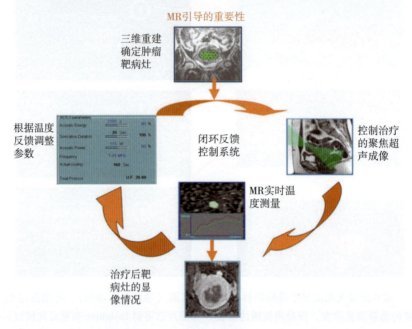

图 5.4　闭环反馈控制系统的聚焦超声成像和实时温度测量（图片已得到 Insightec 有限公司授权）。

做好治疗计划后，一系列超声辐照释放低能量至小靶区，引起非消融的温度升高。对温度敏感的磁共振相位序列确定超声波束的焦点和相关的计划靶点位置。在这个点上纠正焦点的位置，以减少患者机械校准误差或组织声学偏差，然后对这个靶区给予全剂量的超声辐照，并监测温度直到达到所需的消融温度。在超声辐照过程中，不断有能量和治疗过程反馈信息来确定治疗计划的消融靶区。一旦靶区被消融了，换能器可以移到下一个邻近靶点，并重复治疗程序，直到整个肿瘤被加热到 65～80℃，导致热凝固。治疗医师能够利用治疗过程中获取的数据来个体化调整治疗参数以获得理想的病灶消融效果。

在超声辐照结束后，治疗医师可以通过评估蓄积剂量图来决定是否增加布点覆盖全层面或结束治疗。完成治疗后，通过增强磁共振来评估消融体积。由于治疗消融了组织并凝固了靶区内的小血管，治疗区域不会出现造影剂增强表现。

磁共振引导的 HIFU 在治疗子宫肌瘤[12]上显示出临床有效性，现在尝试用于治疗骨转移性疼痛[13]、原发性乳腺癌[14]和前列腺癌。一系列治疗肝脏肿瘤[15]和脑肿瘤[16]的活体动物实验和初步临床研究已经在开展。

由 InSightec 公司生产的第一个商业化提供的磁共振引导聚焦超声（UFS）治疗系统（ExAblate 2000）是与 Brigham 妇女医院磁共振部合作，并兼容 GE 磁共振扫描仪（图 5.5）。西门子和飞利浦公司也研发了磁共振引导的 FUS 治疗系统，并开发了程序和开始了临床试验。飞利浦 FUS 治疗系统正在开始临床评估治疗子宫肌瘤和骨转移，并开始了新的应用临床前研究：联合应用热敏性药物脂质体载体[18]。

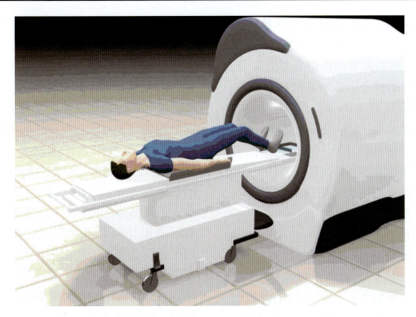

图 5.5　整合了磁共振成像和聚焦超声治疗单元（图片已得到 Insightec 有限公司授权）

目前的第二代 ExAblate 2000 融合了相控阵技术，具有电子对焦、组织异常纠正和电子转向功能。ExAblate 2000 具有一个直径 120mm 凹面的、超过 200 个阵元相控阵换能器。整合了磁共振扫描的治疗系统把发送能量和监测治疗整合为一个系统（图5.5）。ExAblate 2000 使用的换能器能够从治疗床下发射至靶组织。新一代的共聚焦换能器正在进行治疗骨转移的 II 期临床试验，对于那些不能够舒适地使用基于治疗床的治疗系统的患者，这种治疗系统需要将患者病灶置于换能器上，而新一代的换能器治疗时可以放置于目标骨转移靶点上。

超声导引的 HIFU 治疗系统

目前临床有两种用于治疗前列腺癌的超声引导的 HIFU 治疗系统。这种单焦点的治疗系统是由 FOCUS SURGERY 和 EDAP 制造的[19]。这两种设备都使用球状凹面换能器，整合了超声成像和治疗功能。换能器置于直肠里，通过直肠壁来释放辐照前列腺组织的超声波。超声影像能够勾画出前列腺组织的轮廓和形状，指导超声治疗波束，但是不能提供温度敏感性的图像，也不能进行热量计算。

经直肠 HIFU 设备（Sonablate 500，美国）正在美国进行 III 期临床试验，在其他几个国家已经商业化提供，用于治疗原位和复发的前列腺癌。第 4 版的 Sonablate 500 模块包括一个超声能量发生器、经直肠探头、探头定位系统和持续冷却系统。经直肠 HIFU 探针使用具有低能超声波（4MHz）的单转换器来采集前列腺图像，并且发送高能消融脉冲（位点强度 1300~2200W/cm^2）。单电压晶体转换消融的高能功率和低能超声成像，每个大小为 3mm × 3mm × 12mm（0.108 cc）的焦点损毁，约需要 5 秒的治疗时间。换能器能够变换角度到 90°，这样可以治疗整个前列腺而不需要探针重新定位。双向彩色多普勒可以探测到神经血管束周围的血管。医师在治疗时按照治疗计划可以调整细化前列腺治疗计划和增加或删除各自的治疗位点。

EDPA 热消融设备有两个超声换能器：7.5MHz 超声提供前列腺的实时整合图像，另一个 3MHz 的高强度超声用来发送高强度超声，通过直肠壁直达前列腺靶点。每一个聚集的靶点病灶宽 1.7mm，厚 1.7mm，高可以根据靶点大小从 19～24mm 不等。覆盖整个前列腺肿瘤约需 400～600 次脉冲。系统包括一个直肠温度探针以防止直肠壁的过度加热而导致组织损害。根据总的靶体积，治疗时间约需 1～3 小时。

JC 型号的基于超声引导的经皮 HIFU 治疗系统是中国研发的（重庆海扶科技有限公司，重庆，中国），目前已经在欧洲国家临床使用，主要用于良性病变如子宫肌瘤、乳腺纤维腺瘤的治疗。用这个系统治疗骨肿瘤最近已有报道（见下面）。这个系统由实时超声图像引导。超声成像采集装置位于 HIFU 换能器的中央。聚焦超声由压电陶瓷换能器产生（直径 12cm，焦点长度 13.5cm），频率 0.8MHz（连续间断波），产生 3.3mm × 1.1mm 的椭圆形焦域。皮肤准备包括去脂和去气以减少超声波折射，增强聚焦的精确性。实时超声成像用于定位肿瘤，并将其按 5mm 间隔分区，然后目标区域被 HIFU 扫描束消融。整个过程一个区域接着一个区域重复进行，以达到整个肿瘤的完全消融。这个系统不能检测实际释放的热能量或靶区达到的温度，但是，可以立即采集到 HIFU 消融过程中在辐照前、后的实时超声图像，通过比较以保证治疗的正确区域，并通过 HIFU 治疗后的区域回声改变从而提示凝固性坏死。

原发性和转移性骨肿瘤

骨转移是癌症进展期的常见表现，最常见的症状是疼痛，疼痛剧烈往往需要阿片类镇痛剂，也常导致骨机械性损害[21]。30% 的癌症患者会发生骨转移，其中 50%～

57% 的患者会因此承受剧烈疼痛[22,23]。癌症全身治疗的进步极大地提升了伴有转移的常见肿瘤患者的预期寿命，也因此导致有症状、需要姑息治疗的骨转移患者数量增多。癌症患者的生活质量逐渐受到重视，导致临床上迫切需要寻找短期和长期副反应更少的有效的疼痛治疗方法来缓解骨转移性疼痛[24]。通过麻醉、化疗、激素治疗和双膦酸盐药物等全身治疗，能缓解骨转移性疼痛，但局部疼痛控制往往需要通过放疗，而有时需要外科手术[25,26]。射频消融被尝试用于治疗骨痛，但是由于它是有创治疗，并不适用于许多骨转移患者[27]。

目前临床活动性骨转移的标准治疗是外放疗，但是超过三分之一的患者疼痛并没有得到显著改善，并且 27% 的疼痛会复发[28]。最近一篇荟萃分析报道了 16 个随机试验，共 5000 例骨转移患者随机分为单分割或多分割放射治疗组，结果显示，58%～59% 疼痛得到缓解，但是只有 23%～24% 得到完全缓解[29]。再次放疗有时能再次缓解疼痛，但是受到骨和周围组织累积放疗剂量的限制。

用 HIFU 治疗骨转移，与治疗软组织病变相比，优势为声能吸收率高（骨的吸收性约是软组织的 50 倍）、骨组织的热传导性低[19]。这些差异导致当使用 MRgFUS 治疗系统治疗软组织肿瘤时，热能向正常骨皮质渗透受限。声能释放至骨表面导致局部骨皮质温度升高，局限在声波束经过路径区域，因此间接消融了邻近骨膜和肿瘤组织。因骨膜被认为是骨转移性病灶引起疼痛的最主要来源，消融了疼痛的来源，能产生持久的疼痛缓解[20]。

包括以色列 Sheba 医学中心等几个中心正在参与研究使用 ExAblate 2000 系统（In-Sightec 公司，Haifa，以色列）磁共振引导聚焦超声治疗骨转移的研究，这个系统包含配有磁共振扫描仪（GE 1.5T MRI，Milwaukee，美国）的聚焦超声相控阵系统。在一个 I ~ II 期的试验中，31 例患有骨转移性疼痛的患者使用 MRgFUS 治疗，在 3 个医学中心进行：Shebaj 医学中心（Tel，Hashomer，Tel Aviv，以色列）、多伦多总医院（多伦多，渥太华，加拿大）和 Charite 医院（柏林，德国）。主要纳入标准为临床确诊骨转移性疼痛患者，并且患者对包括外部放疗的所有其他止痛方法无效或拒绝；排除标准包括距皮肤、脊髓或主要神经 1cm 内的承重骨和靶区。

治疗过程是患者躺在磁共振扫描仪内，使用镇静麻醉剂包括静脉注射咪达唑仑和吗啡硫酸盐，事先用磁共振或 CT 设定好目标病灶，将患者置于磁共振检查床上，靶病灶置于装有超声换能器的水浴器上，声耦合是通过将耦合剂放在患者与检查床间完成的。通过磁共振成像（标准的快速自旋回波 T2WI）确定患者的位置和超声辐照声通道，图像导入 MRgFUS 工作站系统勾画靶区域和骨轮廓。然后，工作站系统生成个体化、患者特异性的治疗计划，采用最佳的治疗所需能级和超声辐照次数，避免损害非靶组织。在每一次治疗的开始，通过几次低功率的超声辐照确认靶点三维精确度，在确认温度轻度升高位于预期的位置后，开始给予治疗水平功率进行治疗。整个治疗过程中，质子共振频率（PRF）位移测温方法实时监测每次超声辐照点位置和目标骨病灶周围的组织温度升高。根据温度分布图，治疗医师可以修改治疗参数，如功率、次数、超声辐照时间和焦域大小。

每一次治疗过程结束后，进行增强磁共振扫描（扰相梯度回波增强 T1WI 抑脂序列），明确消融的范围是否限制在靶组织及其周围组织没有明显的损害。

在以上 I ~ II 期研究，平均治疗时间为 66 分钟（范围 22 ~ 162 分钟），平均超声辐照次数是 17.3（范围 8 ~ 32），平均声波能量为 1135J（范围 44 ~ 1890J），平均随访时间为治疗后 108 天。所有患者中未出现设备相关的严重不良事件。临床治疗适应证是出现临床明确的骨转移性病灶疼痛，且患者拒绝其他止痛方法如外放疗，或对其他止痛方法无效。治疗的反应采用国际骨转移工作组关于进一步缓解放疗终点临床试验的指南进行分类[13]，部分缓解定义为在没有增加止痛处理下 VAS（视觉模拟评分）评分下降 2 点，或者止痛处理下下降 25% 而疼痛评分没有增加。完全缓解定义为没有增加止痛处理下 VAS 疼痛评分为 0。通过每个随访点记录与设备相关的任何包括局部或全身的并发症监察治疗安全性。

对 31 例患者 32 个转移性靶病灶共可行 36 次治疗[30,31]，原发肿瘤包括乳腺、前列腺、肺和肾细胞癌。除 2 例外所有患者仅在镇静下能承受 MRgFUS 治疗。2 例患者在 3 个月随访时因为全身疾病进展而死亡。25 例患者接受全程治疗并随访 3 个月以上，接受 11 点 VAS 量表评估，治疗前平均 VAS 评分为 5.9（范围 3.5 ~ 5.8），治疗后 3 天平均 VAS 评分为 3.8（范围 0 ~ 8.5），治疗后 3 个月随访 VAS 评分下降到 1.8（范围 0 ~ 8）（图 5.6，5.7）

其中 18 例（72%）患者在 3 个月后随访时出现明显的疼痛下降（> 2 点），9 例（36%）患者治疗后 VAS 评分为 0。相似的是，当联合应用止痛处理和 VAS 评分，根据工作组标准，36% 患者部分缓解，36% 患者完全缓解（图 5.5）。在本研究中，肿瘤类型间（乳腺、前列腺、肾脏和肺癌）未见显著性差异。成骨性和破骨性转移间反应率未见差异。值得注意的是，52% 的患者治疗后 3 天疼痛即好转，术后立即行增强磁共振检查显示靶病灶区域水肿，有些病例小的局部被消融。3 个月后磁共振检查未见持久损害，随访 CT 检查显示有些病例靶组织出现钙化。

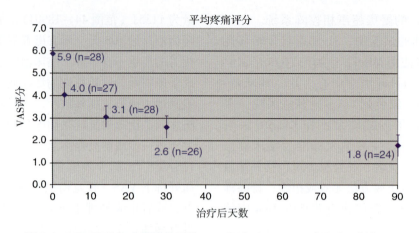

图 5.6   MRgFUS 治疗骨转移后的 VAS 评分（Insightec 有限公司授权）。

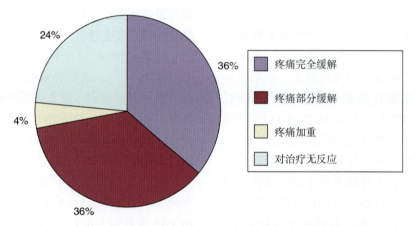

图 5.7   骨转移患者的 VAS 疼痛评分反应（Insightec 有限公司授权）。

重庆海扶 JC 型超声引导 HIFU 治疗系统已经尝试用于治疗原发性和转移性骨肿瘤。Chen 及其同事们报道了采用 HIFU 治疗一组 80 例原发性骨肿瘤患者，大部分是成骨性肿瘤[32]。大部分患者也接受了化疗，且拒绝外科切除术或属于外科切除的禁忌证。治疗区域包括骨病灶以及骨病灶周围 3～5cm 正常骨组织和 1～2cm 正常组织。HIFU 治疗时给予患者全身麻醉以防止疼痛，确保患者固定不动。HIFU 治疗前，治疗区域周围皮肤脱毛脱脂以减少超声波折射，提高聚焦的准确性。去气水浸润靶区域皮肤，连接在吸引器上的带孔吸盘装置除去皮肤上的气体，贴上透明膜以阻止皮肤与空气接触。治疗区域皮肤范围比靶病灶大 3～5cm。肿瘤以间隔 5mm 分层，再通过移动内置探头进行实时超声定位。每个层面的靶区被 HIFU 扫描波束完全消融，一层接着一层重复消融直到整个肿瘤完全被消融。HIFU 消融时，治疗前后的即时超声图像可比较每次辐照前后的超声回声改变，提示是否发生凝固性坏死和确认治疗有无覆盖到理想的范围。

首次 HIFU 治疗后 2 周，使用磁共振或 SPECT 检查评估患者，如果残留肿瘤仍有活性则再次治疗。26 例（32%）患者有疾病残留需要再次治疗，最多不超过 4 次。治疗后 3～6 个月需要使用夹板帮助骨愈合。

69 例（86%）患者达到完全坏死，其中 5 例后来进展。最常见的并发症是治疗后几天内局部轻度疼痛，17 例患者发生皮肤毒性，包括 1 例Ⅲ度皮肤烫伤。10 例患者发生周围神经损害，其中 9 例后来恢复了部分神经功能。所有受损的神经都位于肿瘤边缘 10mm 以内。其他并发症包括 6 例患者骨折，7 例患者发生韧带松弛，骨骺脱离或继发感染。11 例（14%）患者需要外科协助治疗 HIFU 引起的并发症。Li 和同事们报道了一组 25 例患有疼痛的骨肿瘤患者，其中 13 例为原发骨肿瘤，12 例骨转移肿瘤[33]。治疗也是在实时超声监视下进行，这样可以观察病灶是否发生凝固性坏死。与先前研究相似，HIFU 靶目标包括肿瘤周围 2～3cm 的正常骨组织，肿瘤边缘外 2cm 的正常软组织。7 例（28%）患者因为临床和肿瘤影像学因素未能首次充分的治疗，而需要不止一次的治疗。抗肿瘤的临床疗效是通过磁共振或 PET－CT 评估。24 例患者中有 21 例获得疼痛完全缓解，13 例患者中有 11 例（85%）原发骨肿瘤影像学上客观反应，6 例获得了完全退缩，5 例部分退缩。12 例骨转移患者中有 9 例（75%）有影像学上客观反应，5 例获得了完全退缩，4 例部分退缩。

就比较磁共振引导的 HIFU 和超声引导的 HIFU 治疗骨病变的经验来说，一个显著的差异是靶区的界定。超声引导的 HIFU 治疗时靶区包括肿瘤周围较多体积的正常组织，而磁共振引导聚焦超声治疗研究只包括了实际肿瘤体积。因为使用磁共振，靶区被精确勾画，不需要边缘组织，基于磁共振可以实时监测温度，发送到靶区的热能消融剂量可以随时调整。另外，超声引导的 HIFU 需要术前皮肤充分脱脂脱气来提高靶点的超声分辨性。超声引导的 HIFU 平均治疗时间为 230 分钟，而 MRgFUS 只需 66 分钟。与 MRgFUS 治疗相比，超声引导的 HIFU 需要治疗的体积较大，因此这些研究有较高的损害发生率。迄今，多个研究超过 200 例患者使用 MRgFUS 治疗骨转移，只有 2 例发生Ⅱ度皮肤反应（皮肤邻近靶区在 1cm 内），1 例发生术后骨盆上部骨折，暂时仍不清楚这个骨折是否与 MRgFUS 治疗有关。除了疼痛的报道外，在治疗过程中没有其他毒性或不良反应发生（Insightec 公司未报道数据）。

不管是两项中国 HIFU 研究还是多中心的 MRgFUS 研究治疗原发肿瘤，其结果均令人印象深刻。HIFU 可以作为不能外科切除的原发骨肿瘤患者可选择的治疗。考虑到极大多数患者先前放疗后仍有持续的或复发的疼痛，而 MRgFUS 对疼痛的控制率特别明显。像任何新的肿瘤治疗方法一样，实验结果需要前瞻性的随机试验结果来验证。一项 FDA 批准的Ⅲ期随机试验即将完成，这项研究与假治疗进行对照，比较 MRgFUS 治疗伴有疼痛的骨转移患者的效果，这些患者对其他的疼痛治疗方法无效或者拒绝其他的疼痛治疗方法，包括外放疗。这些患者被随机盲法分配到治疗组或假治疗组，假治疗组患者也进行同样的磁共振引导 HIFU 操作，唯一的区别是没有进行超声辐照。在这项研究里，治疗后患者如果疼痛缓解不明显可以立即揭盲，接受真实治疗，而且假治疗的患者也可以转入到接受真实治疗组。

其他两项针对骨转移性疼痛患者的研究也在进行，第一项研究设计测试利用适形换能器的新一代骨系统（图 5.8），第二项研究是一个多中心、前瞻性、随机对照的Ⅲ期临床研究，先前未行放疗的骨转移性疼痛患者，对比传统放疗和磁共振引导的 HIFU 治疗效果。这个研究的终点包括治疗后 3～6 个月磁共振影像学上肿瘤的反应以及根据国际骨转移工作组指南评价疼痛控制情况，一组患者疼痛未有效控制可以转换到另外一组。

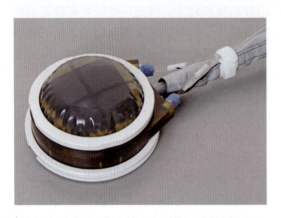

图 5.8　骨适形器（Insightec 有限公司援权）。

对于有骨转移病灶的患者，疼痛缓解是提高生活质量的最重要因素之一。通过无创伤、无电离辐射、精确的、能控制的消融方式，MRgFUS 治疗具有可消除其他治疗引起的副反应的优点。疼痛快速缓解可能是由于治疗区域的骨膜层热变性引起的局部骨去神经化。因为能量是无电离辐射的，由于超声波经过的邻近软组织无累积声能上限，只要组织温度控制在安全水平，因此治疗可以按需要重复，不像外放疗，它不需要达到最大累积剂量。由于骨皮质的热传导性低、能量吸收率高，因此与治疗软组织相比，需要的能量较低，骨治疗部位达到热毁损效果需要的能量也较安全。

做骨部治疗时的温度监测受限于靶部位骨周围的软组织，由于水含量少，骨皮质的温度计算实际上是不可行的，骨髓部位的温度也不可信。然而，软组织的热量反馈足以控制实际超声辐照的位置和减少对非靶组织的损害。在这个多中心试验里，平均 VAS 评分从基线的 5.9 下降到 3 个月后的 1.8，即使考虑到入组患者相对较少，VAS 评分下降也有统计学意义（$P < 0.003$）。尽管大部分患者放疗后仍有持续的疼痛，我们观察到 72% 被治疗后的患者疗效明显。值得一提的是，许多患者在治疗后前 3 天疼痛就得到明显的缓解。大部分病例只需一次治疗疼

痛缓解即持续至少 3 个月，接受治疗的所有患者都没有设备相关的严重不良事件发生。

未来研究需要解决的问题包括疼痛缓解的持续性，肿瘤消融的更大样本的长期随访评估，转移灶部位或原发肿瘤类型对治疗效果的关系。另一个有意义的领域是探索 MRgFUS 联合其他抗肿瘤治疗（如化疗和放疗）的潜在协同效果。我们观察到有些病例获得了长期的抗肿瘤效果，但仍需要更大规模的研究来进一步阐明和预测这种抗肿瘤作用的潜在协同效果。

总之，以上的研究结果显示了磁共振引导的 HIFU 技术有可能成为一种治疗骨转移疼痛的重要技术。

前列腺癌

前列腺癌十分适合使用 HIFU 治疗。经直肠超声探头可以靠近前列腺，直肠与前列腺间没有结构和空腔阻隔，超声可以显示前列腺（图 5.9）。另一方面，经直肠有效释放 HIFU 治疗前列腺癌的一个主要限制是向前列腺前面部分，特别是对中度增大的前列腺患者的治疗困难。HIFU 经常被用于治疗不适于外科治疗或拒绝其他治疗的低到中度风险的前列腺癌患者。Yerushalmi 和同事们报道了首次应用热能联合外照射放疗治疗局限性前列腺癌[34]。这些传统热疗的早期努力最终结果令人失望。长期结果显示达到 42.5℃ 的热疗联合外放疗治疗前列腺癌无获益，最初对热疗寄予厚望的热情退却了[35]。

Gelet 和同事们展示了更高温度下良性前列腺的凝固性坏死，坏死的程度依赖于热能剂量[36]。Madersbacher 和同事们报道了 29 例手术切除前接受 HIFU 治疗的患者前列腺切除标本中局部组织消融。经直肠 HIFU 损毁区与整个靶向区域前列腺内边界清晰的凝固性坏死一致，而在切除的标本中前列腺周围的结构未见明显改变。另外 10 例单侧

局限性前列腺癌（T2a 或 T2b）尝试使用 HIFU 消融肿瘤。10 例患者中，前列腺切除后组织学显示，尽管肿瘤被充分靶向治疗，但只有 3 例患者的病灶被完全消融[37]。在最近的一项 25 例前列腺癌患者的研究中，

HIFU 治疗后 180 天，72% 的前列腺活检标本中显示凝固性坏死常常伴随着急性、慢性或肉芽肿性炎症和轻到中度纤维化。而 11 例（44%）患者可见残余前列腺癌，其中 9 例无明显的治疗效果[38]。

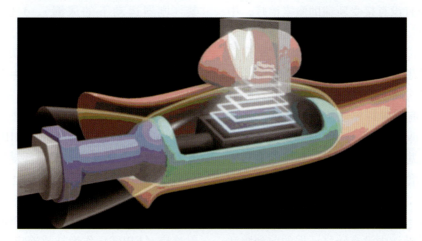

图 5.9　经直肠探头释放聚焦超声波进入前列腺癌内，产生一系列椭圆形消融区覆盖目标病灶（**Insightec** 有限公司同意）。

最近有人综述了经直肠 HIFU 治疗前列腺癌[39]，从那时起更新了两项基于大样本的队列研究报道。另外，有几个研究组发表了前列腺癌 HIFU 治疗后的近期结果。Sonablate 和 Ablatherm 超声引导的 HIFU 系统都在临床上用于前列腺癌的治疗。这两种设备目前的型号技术相似，都是使用球形换能器整合了超声成像和治疗能力的单焦点系统。治疗是在全身麻醉或硬膜外麻醉或是深度镇静下进行，治疗前先留置导尿管，灌肠清洁肠道以减少对经直肠探头的干扰，经直肠换能器用一个安全套或气球包裹后放置于直肠内，在直肠内用去气冷水循环，以消除气泡对换能器和直肠黏膜之间超声波的干扰。另外，用循环水冷却直肠壁，以预防对直肠的毒性。

法国的 Gelet 团队率先使用 Ablatherm HIFU 装置治疗前列腺癌。他们通过使用直肠内避孕套将前列腺压扁，并将 HIFU 的使用限制在小到中等大小的前列腺患者（体

积 < 40cm³），克服了不能到达前列腺前部的难题。此外，患者行经尿道切除术（TURP）治疗，通常与 HIFU 治疗位置相同。TURP 可以更完整地治疗前列腺前部的病变，减少了需要长时间用导管引流的尿潴留风险。

最近发表了一个自 1993 年以来 803 例患者接受各种 Ablatherm 设备治疗的长期肿瘤学结果的多中心数据[40]。80 名患者在 1999 年之前使用原型设备治疗。自 2000 年以来的患者经移行区 TURP 治疗后再用商用设备 HIFU 治疗。按照这个治疗方案的第一批 446 名患者使用了第一代 Ablatherm 设备，自 2005 年起，另外 255 名患者使用了具有集成成像技术进行治疗时实时控制的第二代设备治疗。整个前列腺被治疗，前列腺顶端的治疗安全边距在 4 ~ 6mm 内。521 名患者（64.9%）治疗 1 次，255 名患者（31.7%）需要治疗 2 次，27 名患者（3.4%）需要 3 次或更多的治疗。在第一次 HIFU 治疗平

均有 496 次超声辐照，对应于平均治疗体积 26.8ml（相当于治疗时 109% 的前列腺体积）。

这组患者为早期前列腺癌（T1 ~ T2，N0，M0），根据年龄和一般状况不适合根治手术，而且没有接受新辅助激素治疗，中位年龄为 71 岁。有 481 名患者（59.9%）属于 T1 期，322 名患者（40.1%）属于 T2 期。64% 的患者格里森评分 6 分，30% 的患者格里森评分 7 分，6% 的患者格里森评分 8 分。血清前列腺特异性抗原（PSA）水平中值为 7.7ng/ml（平均 9.1 ± 5.9）。因此，本组大多数患者为低复发风险和可能适合密切监测。无论 PSA 水平和/或有三个连续上涨 PSA 水平，患者至少随访 2 年，跟踪 PSA 水平，并在 HIFU 治疗 6 个月后行前列腺穿刺活检。对随访中没有转移证据的前列腺活检阳性患者，采用 HIFU 治疗。平均随访 42 个月。HIFU 治疗后，前列腺体积（经直肠超声评估）从平均 24.5 ± 10ml 下降到 13.6 ± 13.1ml。有趣的是，在初始原型机患者组需要再治疗的有 77%。第一代商用机的再治疗率为 42%，而具有治疗时超声引导下成像的第二代商用机为 15%。所有患者 HIFU 治疗后 6 个月内平均 PSA 达到最低点，为 1.0 ± 2.8ng/ml，中位数为 0.25ng/ml。对于整体而言，436 名患者（54.3%）有一个最低点 PSA < 0.3ng/ml。PSA 最低点是 HIFU 治疗成功的一个主要预测因素。HIFU 治疗后 589 例（73.3%）进行了前列腺活检，459 名患者（77.9%）活检结果阴性，130 名患者（22.1%）活检结果为阳性。

在这个多中心研究报道的长期临床结果中不包括毒性数据，但在较早的报告中包括了这组患者中 402 例患者的毒性数据。所有患者治疗后均出现尿潴留，平均留置 Foley 导尿管 5 天，耻骨上导管治疗 34 天。在 8.6% 的患者尿潴留时间延长。5 例患者发生尿道直肠瘘，4% 患者发生尿道狭窄[41]。

Blana 和同事之前报道在他们医院 140 名患者经 Ablatherm 系统治疗的结果和毒性数据[42]。34% 的患者在 HIFU 治疗后 3 个月至少有一次尿失禁。更长时间的随访表明，94% 的患者恢复正常的控尿，5% 有 1 级失禁（剧烈运动下的尿漏），1 例 2 级失禁（轻度锻炼下尿漏超过 1 垫/天）。13.6% 的患者发生尿路梗阻与狭窄，5.7% 患者有超过 6 个月的骨盆疼痛，26% 的患者发生严重的勃起功能障碍，1% 的患者发生尿道直肠瘘。

Ablatherm 多中心研究组 HIFU 治疗后复发的患者，如果证实是局部复发和长寿命预期（84 例），或者没有活检证实局部复发或一般状态差而行雄激素剥夺治疗的患者（98 例），则进行中位剂量为 72Gy 的体外放射治疗（EBRT）作为补救治疗。HIFU 治疗失败后接受 EBRT 治疗的 5 年无进展生存（定义为 PSA 连续上升三次的速度 > 0.4 ng/ml 或 PSA > 1.5ng/ml）为 72.5%（低、中度和高风险患者分别为 93%、67% 和 55%）。迟发胃肠道毒性 1 级 10%，2 级 2%。迟发泌尿生殖道毒性 1 级 24%，2 级 23%，3 级 6%[43]。严重的勃起功能障碍的发生率，在 HIFU 治疗之前是 14%，在 HIFU 治疗后 EBRT 治疗之前为 51.9%，EBRT 治疗之后为 82.3%。

Uchida 和他的同事们最近在日本更新了使用 Sonablate 设备治疗前列腺癌患者的最大规模研究，517 例 T1c ~ T3 肿瘤患者，包括中度风险肿瘤 38% 和高危肿瘤 34%（基于治疗前 PSA，格里森评分，T 分期）。其中 2/3 的患者接受新辅助激素治疗。使用第三代 Sonablate HIFU 设备治疗患者，中位随访时间为 24.0 个月（范围 2 ~ 88）。所有患者 5 年生化无病率（BDFR）是 72%。T1c、T2a、T2b、T2c 和 T3 期患者的 5 年 BDFR 分别是 74%、79%、72%、24% 和 33%（P < 0.0001）。低危、中危和高危患

者组的 5 年 BDFR 分别是 84%、64% 和 45%（$P < 0.0001$）。类似于 Ablatherm 研究，接受最近的第三代 SB500 版本 4 的患者比接受较早版本的患者有更好的预后。作者把这一结果归功于新版本设备具有在治疗时允许改变治疗计划的功能。此外，有一个与技术和患者选择相关的学习曲线，这可能有助于不断提高疗效。在 114 例患者中有 33 例（28.9%）患者术前有性功能，而术后被发现有勃起功能障碍[44]。在这项研究中，只有 0.6% 的患者长期尿潴留，虽然 22% 的患者尿道狭窄需要定期扩张，6% 的患者患有附睾炎。

Ahmed 和同事们报道 172 名前列腺癌患者在英国接受 Sonablate 系统治疗，与日本研究一样，这项研究包括大约 1/3 的中度风险疾病患者和 1/3 的高风险疾病患者。不到 1 年的中位随访时间未免太短而无法评估临床疗效，特别是有数量不明的接受新辅助激素治疗的患者。最主要的副作用是尿路梗阻，治疗后平均 2 周需要导尿；30% 的患者尿路狭窄或前列腺腔内的坏死组织需要干预治疗。172 例患者中 13 例（7.6%）发生 1 级压力性尿失禁，1 例发生 3 级压力性尿失禁需要一个人工尿道括约肌。国际前列腺症状评分（IPSS）在 3 和 6 个月时显著恶化，但在 9 和 12 个月后回到基线[45]。

19 例早期前列腺癌患者在印第安纳大学医学院使用 Sonablate 500 系统治疗，这是一个 I／II 期的研究。每个患者需要 1~3 次治疗，两例患者有超过 30 天的短暂尿潴留，一例患者发生直肠损伤，42% 的患者达到了 PSA 水平小于 0.5 ng／ml 和前列腺活检阴性[46]。

Ablatherm 和 Sonablate 的报告都采用了凤凰城标准（最低点 PSA + 2.0 ng/ml）定义为无生化失败生存（BFFS）。根据这些标准，低、中和高风险患者的 5 年和 7 年 BFFS 分别为 83%~75%、72%~63% 和 68

~62 年（$P = 0.03$）。凤凰城标准对接受体外放射治疗的患者进行了验证。凤凰城标准共识专家组特别声明，该定义"不推荐于接受了其他形式治疗如冷冻疗法或根治性前列腺切除术的患者[47]"。血清 PSA 水平的变化表现为，放射治疗后血清 PSA 水平与消融疗法如前列腺切除术后、冷冻疗法或者 HIFU 治疗后明显不同。此外，共识会议推荐，为避免短期随访造成的人为误差，对照组的报道日期应该列为距离随访中值 2 年。Ablatherm 研究未报告中位随访时间，但平均随访只有 43 个月。采用凤凰城标准的原因之一是为了避免 PSA 反弹造成的人为误差。Crouzet 和他的同事们指出，因为"HIFU 治疗后不会观察到 PSA 反弹"，因此对这些患者不适合采用凤凰城标准。此外，低、中和高危患者 5 年和 7 年无治疗的存活率分别为 84%~79%、68%~61%、52%~54%，能更准确地反映真实的局部控制情况。在低 PSA，T1~T2N0 期的前列腺癌患者中，存活率数据短于应用现代剂量递增的体外放射治疗技术。

HIFU 已被用来作为前列腺癌体外放疗后局部复发患者的补救治疗。Gelet 小组发表了在他们医院应用 Ablatherm 超声引导 HIFU 系统治疗 167 例复发性前列腺癌的毒性数据[49]，其中 55% 的患者接受了辅助激素治疗，平均随访 18 个月，局部控制率达到了 73%。31.5% 的患者尿失禁，其中一半为 2 级或 3 级。在研究的早些年治疗的 5 例患者发生了尿道直肠瘘，并且 8% 的患者尿潴留需长期放置导尿管。Zacharakis 和同事们研究了 31 例经活检证实的局部体外放射治疗后复发的前列腺癌患者经 HIFU 治疗的肿瘤学和功能学结果，治疗前 PSA 水平的平均值为 7.73（范围 0.20~20）ng/ml[50]。患者平均随访 7.4 个月。31 例患者中的 11 例（35%）出现尿路狭窄或需要清除阻塞的坏死组织，8 例（26%）有尿路感染或排尿困难综合征，2 例（6%）患有尿失禁，2 例发生尿道直肠瘘。总体而言，经过 HIFU 补救治疗后，71% 的患者痊愈。

尿潴留是 HIFU 治疗最常见的副作用之一，几乎所有患者都会发生[51]。大约 12% 的患者发生 1 级和 2 级压力性尿失禁。如果不预防性行 TURP，很多患者接下来还需行 TURP 或膀胱颈部切开。55% ~ 70% 的患者会发生术后阳痿。

HIFU 在前列腺癌治疗中的地位仍未明确。在 2008 年底发表的综述中评估了新的治疗前列腺癌方法，叙述了 HIFU 治疗时患者选择的重要性[52]。

在这些研究中许多拒绝手术和放射治疗的早期患者适合进行积极的监测。从两个大组的工作中很明显地显示，更好的患者选择和更先进的技术，特别是治疗时前列腺的成像，可使治疗结果改善。Illing 和他的同事们提出了一个对前列腺癌开展超声引导经直肠 HIFU 治疗的标准。他们阐述了超声监测 HIFU 治疗所致前列腺变化并基于这些变化而调整治疗参数的重要性[53]。进一步的技术发展，例如磁共振引导提高了靶点精度，采用磁共振测温监测治疗时直肠、尿路和神经血管束的温度，可以提高经直肠 HIFU 治疗前列腺癌的临床疗效和减少相关的不良事件。除了探测前列腺内肿瘤引起变化的能力，磁共振还是被许多专家认为是确定前列腺体积的金标准[54]。

需要比较影像引导 HIFU 治疗与适合于特定的老年局限性前列腺癌患者的其他方法（放疗或积极监测）的前瞻性随机研究，评估比较这些替代疗法的治疗效率和毒性。已发表的研究没有前瞻性地采用生活质量（QOL）问卷评估，因此，HIFU 对生活质量，特别是对性功能、尿路和肠功能以及这些患者的整体健康的影响结果仍然缺乏报道。目前，有几个非随机临床试验在美国进行，研究使用高强度聚焦超声微创治疗前列腺癌的安全性和有效性，这些患者包括原发性前列腺癌患者和前列腺癌复发的患者。大多数的研究计划纳入的病例数都很少，因此，很难积累比较各种治疗手段如手术切除、放疗、冷冻疗法、积极监测和 HIFU 治疗之间的随机化的前列腺癌患者的治疗效果的数据。为了确定 HIFU 在早期前列腺癌治疗中的地位，未来的研究中需要引入有效的生活质量评分。

欧洲泌尿协会 2010 指南认为，HIFU 治疗前列腺癌仍然是试验性或局部疾病的初始治疗研究阶段，并且对治疗前列腺癌的作用评估需要强制性的更长时间的随访。对放疗后局部复发的情况，HIFU 可能作为替代选择；然而，由于报道的随访时间都很短，必须告知患者这种治疗方式仍属于试验性质。HIFU 似乎更适合于放疗后局部复发的患者，尤其是能够通过活检和影像明确复发者。

乳腺癌

在早期乳腺癌治疗的整个过程中，局部治疗的地位在不断提升。传统方法中，乳腺肿瘤手术切除后，整个乳房将会接受 6 ~ 7 周的放射治疗方案。近年来，只需要处理瘤床的乳腺癌可以使用局部乳腺放疗法（PBI），确立了局部疗法在乳腺癌治疗中的地位。MRI 是识别和显示乳腺癌最敏感的影像学技术，Hynynen 和同事最先报道了 MRgFUS 治疗乳腺病变的可行性[55]。几个中心已经报道了手术切除前行 MRgFUS 治疗的病例[56]。2001 年，Huber 和他的同事设计了一个羊的动物模型，并首先报道 MRgFUS 应用于临床治疗乳腺癌[57]。Zippel 和他的同事报道了 10 位患者在肿瘤切除术前 1 周接受 MRgFUS 治疗，其中只有 2 例肿瘤完全坏死[58]。Gianfelice 和同事报到了妇女接受乳房肿瘤切除术前行 MRgFUS 治疗。他们关于第一批 12 例患者的最初报告认为，"当靶点不佳或不完全，甚至靶点完全准确时，分别在靶区域以外和肿瘤的边缘发现残留存活的癌细胞[59]"。随后的总共 25 例女性患者的分析表明，如果 HIFU 治疗超过 7 天后，行 MRI 扫描可以准确评估治疗后残余肿瘤组织[60]，这些信息可以帮助选择需要用 HIFU 再治疗的患者。Furusawa 和同事们对一组女性患者行手术前 MRgFUS 治疗，HIFU 治疗的靶区覆盖包括肿瘤周围 5mm 的边缘。25 例乳腺癌患者依据方案接受了治疗，消融肿瘤的平均坏死体积为 98%，其中 15 例（60%）肿瘤 100% 坏死。对肿瘤坏死不到 95% 的单个患者治疗计划的回顾分析表明，超声辐照没有覆盖整个肿瘤和边缘[61]。Wu 和同事报道了一组 48 例乳腺肿瘤患者的随机研究，其中 23 例行乳房切除术前超声引导下 HIFU 治疗，靶区包括肿瘤周围 1.5~2.0cm 正常组织，所有 23 例患者肿瘤均完全凝固坏死[62]。所有这些研究均在 HIFU 治疗后 2 周内进行手术切除。一个正在进行的研究是测试 MRgFUS HIFU 治疗不再行肿瘤切除或放射治疗的早期乳腺癌患者，每 3 个月随访超声和 MRI。这个研究中的第一批 21 名患者，中位随访 14 个月，报告显示 1 例纯黏液癌复发[63]。

Holland 和同事们指出，位于主要瘤块外的乳腺癌细胞需要处理。他们发现，在 20% 的乳腺癌标本中，离临床肿瘤团块外直至 2cm 出现了肿瘤灶，在 43% 的标本中，超过 2cm 外仍发现有肿瘤[64]。这也是早期乳腺癌乳房肿瘤切除术后需要附加瘤床放射治疗的部分原因。从以上的 HIFU 研究可以得出结论：只要整个肿瘤及边缘被包含进靶区，HIFU 能成功消融乳腺肿瘤病灶，前提是靶区包括至少 5mm 肿瘤周围正常组织。

对没有包含正常组织边缘，仅对肿瘤进行 HIFU 治疗的病例，更长的随访也有可能看到更大程度的坏死。事实上，动物研究表明，HIFU 治疗会诱发靶肿瘤之外的免疫反应。这可能涉及到肿瘤细胞破坏后肿瘤抗原释放，激活树突状细胞，并可能导致 HIFU 治疗后残存的肿瘤细胞被破坏[65]。

脑肿瘤

大约 60 年前，HIFU 治疗最初的临床经验是对功能障碍患者实施中枢神经系统的损毁。使用 HIFU 治疗脑瘤的主要限制是超声束受头颅内骨组织干扰衰减，需要去除一小部分颅骨使之到达大脑。以色列的 Sheba 医学中心使用 InSightec MRgFUS 系统进行了一个猪动物模型的临床前研究[66]和一个小规模的临床研究。在临床研究中，3 例复发性脑胶质瘤患者接受治疗。靶组织图像里可见的局部病灶，在治疗后组织学检查可见凝固性坏死，但 1 例患者在靶区域外的声通道上出现了继发热焦域[67]。

1981 年，Fry 和同事报道了一种超声波束穿过颅骨产生局部脑损毁的方法，这样可避免采用颅骨切除术[68]。Hynynen[69]和同事进一步发展了这个理念，并且使用 InSightec MRgFUS 系统对灵长类动物上进行了一项研究，结果显示，释放聚焦超声穿过颅骨至中枢神经系统病变是可行的（图 5.10）。原发性脑肿瘤往往浸润到周围正常的脑组织，它适合使用类似于 HIFU 的局部治疗方法。临床上应用 HIFU 治疗颅内病变，可能更适合用于可逆性开放血脑屏障，使脑内化疗更有效地进入脑内的良性非癌病变，或作为一种功能性神经外科的手段。

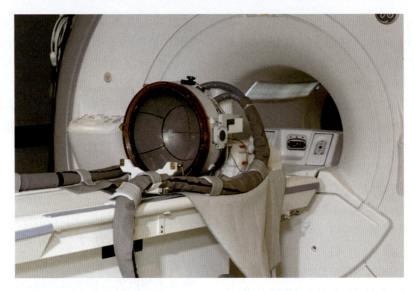

图 5.10   脑治疗系统的临床原型机（InSightec ExAblate 3000，InSightec 有限公司，Haifa，以色列）

小结

当前已有的技术可以发送高剂量的热能，有效摧毁组织里的癌性病变。这需要使用超声或 MRI 引导显示目标肿瘤和评估治疗的临床效果。越来越多的制造商正在研发影像引导的 HIFU 系统。磁共振更具有在治疗时实时测量温度的优势，从而使能量更精确地沉积和更好地控制损毁。临床研究已经证实了影像引导 HIFU 治疗原发性和转移性肿瘤的可行性，从治疗原发性和转移性骨肿瘤以及治疗前列腺癌中获得的经验最多。正在进行的临床研究将有助于确立影像引导 HIFU 在各种癌症治疗方法中的地位。

参考文献

[1] Pfeffer MR, Teicher BA, Holden SA, Al – Achi A, Herman TS. The interaction of cisplatin plus etoposide with radiation + / hyperthermia. Int J Radiat Oncol Biol Phys. 1990; 19: 1439 – 47.

[2] Wust P, Hildebrandt B, Sreenivasa G, Rau B, Gellermann J, Riess H, Felix R, Schlag PM. Hyperthermia in combined treatment of cancer. Lancet Oncol. 2002; 3: 487 – 97.

[3] Lynn JG, Zwemer RL, Chick AJ, et al. A new method for the generation and use of focused ultrasound in experimental biology. J Gen Physiol. 1942; 26: 179.

[4] Fry WJ, Mosberg Jr WH, Barnard JW, Fry FJ. Production of focal destructive lesions in the central nervous system with ultrasound. J Neurosurg. 1954; 11: 471 – 8.

[5] Burov AK. High intensity ultrasonic oscillations for the treatment of malignant tumors in animal and man. Dokl Akad Nauk SSSR. 1956; 106: 239.

[6] Sapareto SA, Dewey WC. Thermal dose determination in cancer therapy. Int J Rad Oncol Biol Phys. 1984; 10: 787 – 800.

[7] Zhang HG, Mehta K, Cohen P, Guha C. Hyperthermia on immune regulation: a temperature's story. Cancer Lett. 2008; 271: 191 – 204.

[8] Hynynen K, Watmough DJ, Mallard JR. Design of ultrasonic transducers for local hyperthermia. Ultrasound Med Biol. 1981; 7: 397 – 402.

[9] Hynynen K, Darkazanli A, Unger E, et al. MRI – guided noninvasive ultrasound surgery. Med

Phys. 1993；20：107 - 15.

[10] Cline HE, Schenck JF, Hynynen K, et al. MR – guided focused ultrasound surgery. J Comput Assist Tomogr. 1992；16：956 - 65.

[11] Jolesz F, Hynynen K. Focused ultrasound. In：DeVita VT, Lawrence TS, Rosenberg SA, editors. Cancer principles and practice of oncology. 8th ed. Philadelphia：Lippincott Williams & Wilkins；2008. p. 2991 - 3000.

[12] Stewart EA, Gostout B, Rabinovici J, et al. , for the MRgFUS for Uterine Fibroids Group. Sustained relief of leiomyoma symptoms by using focused ultrasound surgery. Obstet Gynecol. 2007；110：279 - 87.

[13] Chow E, Wu JS, Hoskin P, et al. International consensus on palliative radiotherapy endpoints for future clinical trials in bone metastases. Radiother Oncol. 2002；64：275 - 80.

[14] Gianfelice D, Khiat A, Boulanger Y, et al. MR imaging – guided focused ultrasound surgery of breast cancer：correlation between dynamic contrast – enhanced MRI and histopathologic findings. Breast Cancer Res Treat. 2003；82：93 - 101.

[15] Kopelman D, Inbar Y, Hanannel A, et al. Magnetic resonance guided focused ultrasound surgery (MRgFUS). Four ablation treatments of a single canine hepatocellular adenoma. HPB. 2006；8：292 - 8.

[16] Cohen ZR, Zaubermann J, Harnof S, et al. Magnetic resonance imaging – guided focused ultrasound for thermal ablation in the brain：a feasibility study in a swine model. Neurosurgery. 2007；60：593 - 600.

[17] Huber PE, Jenne JW, Rastert R, et al. A new noninvasive approach in breast cancer therapy using magnetic resonance imaging – guided focused ultrasound surgery. Cancer Res. 2001；61：8441 - 7.

[18] Böhmer MR, Klibanov AL, Tiemann K, Hall CS, Gruell H, Steinbach OC. Ultrasound triggered imageguided drug delivery. Eur J Radiol. 2009；70：242 - 53.

[19] Smith NB, Temkin JM, Shapiro F, et al. Thermal effects of focused ultrasound energy on bone tissue. Ultrasound Med Biol. 2001；27：1427 - 33.

[20] Lipton A. Management of bone metastasis in breast cancer, current treatment options. Oncology. 2005；6：161 - 71.

[21] Roodman GD. Mechanisms of bone metastasis. N Engl J Med. 2004；350：1655 - 64.

[22] Falkmer U, Jarhult J, Wersall P, et al. A systematic overview of radiation therapy effects in skeletal metastases. Acta Oncol. 2003；42：620 - 33.

[23] Chow E, Hoskin P, van der Linden Y, et al. Quality of life and symptom end points in palliative bone metastases trials. Clin Oncol (R Coll Radiol). 2006；18：67 - 9.

[24] Mundy GR. Metastasis to bone, causes, consequences, and therapeutic opportunities. Nat Rev Cancer. 2002；2：584 - 93.

[25] Konski A. Radiotherapy is a cost – effective palliative treatment for patients with bonemetastasis fromprostate cancer. Int J Radiat Oncol Biol Phys. 2004；60：1373 - 8.

[26] Sze WM, Shelley MD, Held I, et al. Palliation of metastatic bone pain：single fraction versus multifraction radiotherapy – a systematic review of randomised trials. Clin Oncol. 2003；15：345 - 52.

[27] Ahrar K. The role and limitations of radiofrequency ablation in treatment of bone and soft tissue tumors. Curr Oncol Rep. 2004；6：315 - 20.

[28] Saarti T, Janes R, Tenhunen M, et al. Palliative radiotherapy in treatment of skeletal metastasis. Eur J Pain. 2002；6：323 - 30.

[29] Chow E, Harris K, Fan G, Tsao M, Sze WM. Palliative radiotherapy trials for bone metastases：a systemic review. J Clin Oncol. 2007；25 (11)：1423.

[30] Liberman B, Gianfelice D, Inbar Y, et al. Pain palliation in patients with bone metastases using MR – guided focused ultrasound surgery：a multicenter study. Ann Surg Oncol. 2009；16：140

– 6.

[31] Catane R, Beck A, Inbar Y, et al. MR – guided focused ultrasound surgery (MRgFUS) for the palliation of pain in patients with bone metastases – preliminary clinical experience. Ann Oncol. 2007; 18: 163 – 7.

[32] Chen W, Zhu H, Zhang L, et al. Primary bone malignancy: effective treatment with high – intensity focused ultrasound ablation. Radiology. 2010; 255 (3): 967 – 78.

[33] Li C, Zhang W, Fan W, et al. Noninvasive treatment of malignant bone tumors using high – intensity focused ultrasound. Cancer. 2010; 116: 3934 – 42.

[34] Yerushalmi A, Servadio C, Leib Z, Fishelovitz Y, Rokowsky E, Stein JA. Local hyperthermia for treatment of carcinoma of prostate: a preliminary report. Prostate. 1982; 3: 623 – 6.

[35] Algan O, Fosmie H, Hynynen K, et al. External beam radiotherapy and hyperthermia in the treatment of patients with locally advanced prostate carcinoma. Cancer. 2000; 89: 399 – 403.

[36] Gelet A, Chapelon JY, Margonari J, et al. High intensity focused ultrasound experimentation on human benign prostatic hypertrophy. Eur Urol. 1993; 23: 44 – 7.

[37] Madersbacher S, Pedevilla M, Vingers L, Susani M, Marberger M. Effect of high – intensity focused ultrasound on human prostate cancer in vivo. Cancer Res. 1995; 55 (15): 3346 – 51.

[38] Biermann K, Montinori R, Lopez – Beltran A, Zhang S, Cheng L. Histopathological findings after treatment of prostate cancer using high – intensity focused ultrasound (HIFU). Prostate. 2010; 70: 1196 – 200.

[39] Rebillard X, Soulie' M, Chartier – Kastler E, et al. Highintensity focused ultrasound in prostate cancer; a systematic literature review of the French Association of Urology. BJU Int. 2008; 101: 1205 – 13.

[40] Crouzet S, Rebillard X, Chevallier D, et al. Multicentric oncologic outcomes of high – intensity focused ultrasound for localized prostate cancer

in 803 patients. Eur Urol. 2010; 58: 559 – 66.

[41] Thuroff S, Chaussy C, Vallancien G, et al. Highintensity focused ultrasound and localized prostate 98 M. R. Pfeffer et al. cancer: efficacy results from the European multicentric study. J Endourol. 2003; 17: 673 – 7.

[42] Blana A, Murat F – J, Waler B, et al. First analysis of the long – term results with transrectal HIFU in patients with localized prostate cancer. Eur Urol. 2008; 53: 1194 – 203.

[43] Riviere J, Bernhard JC, Robert G, et al. Salvage radiotherapy after high – intensity focused ultrasound for recurrent localized prostate cancer. Eur Urol. 2010; 58: 567 – 73.

[44] Uchida T, Shoji S, Nakano M, et al. Transrectal highintensity focused ultrasound for the treatment of localized prostate cancer: eight – year experience. Int J Urol. 2009; 16 (11): 881 – 6.

[45] Ahmed HU, Zacharakis E, Dudderidge T, et al. Highintensity – focused ultrasound in the treatment of primary prostate cancer: the first UK series. Br J Cancer. 2009; 101: 19 – 26.

[46] Koch MO, Gardner T, Cheng L, et al. A phase I/ II trial of high intensity focused ultrasound for the treatment of previously untreated localized prostate cancer. J Urol. 2007; 178 (6): 2366 – 70.

[47] Roach M, Hanks G, Walter B, et al. Defining biochemical failure following radiotherapy with or without hormonal therapy in men with clinically localized prostate cancer: recommendations of the RTO-GASTRO Phoenix Consensus Conference. Int J Radiat Oncol Biol Phys. 2006; 65: 965 – 74.

[48] Eade TN, Hanlon AL, Horwutz EM, et al. What dose of external beam radiation is high enough for prostate cancer? Int J Radiat Oncol Biol Phys. 2007; 68: 682 – 9.

[49] Murat FJ, Poisonnier L, Rabilloud M, et al. Mid – term results demonstrate salvage high – intensity focused ultrasound as an effective and acceptably morbid salvage treatment for locally recurrent prostate cancer. Eur Urol. 2009; 55: 640 – 9.

[50] Zacharakis E, Ahmed HU, Ishaq A, Scott R, Il-

ling R, Freeman A, Allen C, Emberton M. The feasibility and safety of high – intensity focused ultrasound as salvage therapy for recurrent prostate cancer following external beam radiotherapy. BJU Int. 2008; 102 (7): 786 – 92.

[51] Poissonnier L, Chapelon JY, Rouviere O, Curiel L, et al. Control of prostate cancer by transrectal HIFU: high – intensity focused ultrasound in 227 patients. Eur Urol. 2007; 51 (2): 381 – 7.

[52] Marberger M, Carroll PR, Zelefsky MJ, et al. New treatments for localized prostate cancer. Urology. 2008; 72 (Suppl 6A): 36 – 43.

[53] Illing OW, Leslie TA, Kennedy JE, et al. Visually directed high – intensity focused ultrasound for organconfined prostate cancer: a proposed standard for the conduct of therapy. BJU Int. 2006; 98: 1187 – 92.

[54] Van As N, Parker C, De Souza N. Magnetic resonance imaging is the modality of choice for accurate assessment of prostate volume. Clin Oncol. 2007; 19: S4.

[55] Hynynen K, Freund W, Cline HE, et al. A clinical noninvasive MRI monitored ultrasound surgery method. Radiographics. 1996; 16: 185.

[56] Schmitz AC, Gianfelice D, Daniel BL, Mali WP, van den Bosch MA. Image – guided focused ultrasound ablation of breast cancer: current status, challenges, and future directions. Eur Radiol. 2008; 18: 1431 – 41.

[57] Zippel DB, Papa MZ. The use of MR imaging guided focused ultrasound on breast cancer patients: a preliminary phase one study and review. Breast Cancer. 2005; 12: 32 – 8.

[58] Gianfelice D, Khiat A, Amara M, Belblidia A, Boulanger Y. MR imaging – guided focused US ablation of breast cancer: histopathologic assessment of effectiveness – initial experience. Radiology. 2003; 227: 849 – 55.

[59] Khiat A, Gianfelice D, Amara M, Boulanger Y. Influence of posttreatment delay on the evaluation of the response to focused ultrasound surgery of breast cancer by dynamic contrast enhanced MRI. Br J Radiol. 2006; 79: 308 – 14.

[60] Furusawa H, Namba K, Thomsen S, et al. Magnetic resonance – guided focused ultrasound surgery of breast cancer: reliability and effectiveness. J Am Coll Surg. 2006; 203: 54 – 63.

[61] Wu F, Wang Z, Cao Y, Chen W, Bai J, Zou J, Zhu H. A randomised clinical trial of high – intensity focused ultrasound ablation for the treatment of patients with localised breast cancer. Br J Cancer. 2003; 89: 2227 – 33.

[62] Furusawa H, Namba K, Nakahara H, et al. The evolving nonsurgical ablation of breast cancer: MR guided focused ultrasound (MRgFUS). Breast Cancer. 2007; 14: 55 – 8.

[63] Holland R, Veling SH, Mravunac M, Hendriks JH. Histologic multifocality of Tis, T1 – 2 breast carcinomas. Implications for clinical trials of breastconserving surgery. Cancer. 1985; 56: 979 – 90.

[64] Hu Z, Yang XY, Liu Y, et al. Investigation of HIFUinduced anti – tumour immunity in a murine tumour model. J Trans Med. 2007; 5: 34 – 9.

[65] Cohen ZR, Zaubermann J, Harnof S, et al. Magnetic resonance imaging – guided focused ultrasound for thermal ablation in the brain: a feasibility study in a swine model. Neurosurgery. 2006; 60: 593 – 600.

[66] Ram Z, Cohen ZR, Harnof S, et al. Magnetic resonance imaging – guided, high intensity focused ultrasound for brain tumor therapy. Neurosurgery. 2006; 59: 949 – 55.

[67] Fry JF, Goss SP, Patrick JT. Transkull focal lesions in cat brain produced by ultrasound. J Neurosurg. 1981; 54: 659 – 63.

[68] Hynynen K, Clement G. Clinical applications of focused ultrasound – the brain. Int J Hyperthermia. 2007; 23: 193 – 202.

[69] Hynynen K, McDannold N, Clement G, et al. Preclinical testing of a phased – array ultrasound system for MRI – guided noninvasive surgery of the brain – a primate study. Eur J Radiol. 2006; 59: 149 – 56.

第6章　栓塞治疗

Ahsun Riaz, Khairuddin Memon,
Robert J. Lewandowski, and Riad Salem

郝伟远　翻译　许永华　校审

[摘要] 原发性和继发性肝癌在治疗方案选择方面因下述的原因存在挑战：（1）大多数患者在发病时由于肿瘤分期或者并发症（肝硬化）而无法手术切除。（2）全身化疗（不良事件）或者外放疗（正常组织辐射剂量）存在局限性。因此，栓塞治疗包括经肝动脉直接输送高剂量毒性物质至肿瘤，从而尽可能地避免正常肝组织及身体其他部分的不良反应。栓塞治疗需要血管解剖学知识，具备输送毒性物质至靶肿瘤的操作技术，熟悉相关设备的物理属性，以及具备选择患者、评估疗效、随访和处理并发症的临床能力。栓塞治疗包括单纯栓塞、化疗栓塞（常规和药物释放微球栓塞）以及放射性微球栓塞。本章涵盖了与这些治疗方法相关的基本概念，并且简要概述肝外肿瘤栓塞治疗的应用。

肝恶性肿瘤的栓塞治疗

原发性和继发性肝癌的发病率不断增加[1]，而手术和全身化疗在肝肿瘤治疗方面的作用有限[2,3]。因此，影像引导下局部治疗发挥了重要的作用。局部治疗有姑息治疗的作用[4-8]，也可能有根治性治疗的作用。本章的重点是肝动脉化疗栓塞在肿瘤介入治疗领域的应用。表6.1总结了一些可用的局部栓塞治疗。这种靶向治疗不仅达到了杀灭肿瘤的效果，而且降低了全身毒性反应的发生率。

肝脏解剖

由于肝脏特殊的解剖学结构，使得影像引导方法治疗肿瘤成为可能。目前肝恶性肿瘤已成为介入肿瘤学专家们的主要研究对象。肝肿瘤主要由肝动脉供血，而正常肝组织主要由门静脉供血。肝脏这种独特的血液供应，使肝细胞对胃肠道吸收物具有代谢功能。这也使肝脏成为最易转移的器官[9-11]。

肝脏动脉血供的概述对于理解经导管治疗肝恶性肿瘤的方法是非常重要的。腹腔干是腹主动脉发出的第一级分支，随后发出肝总动脉，其发出肝固有动脉，进而发出肝左、右动脉。它们发出节段性分支供应相应肝叶。供应胆囊的胆囊动脉通常发自肝右动脉。肝脏肿瘤为富血供肿瘤，可从周围组织获取动脉供应。

A. Riaz （✉） · K. Memon · R. J. Lewandowski · R. Salem
Department of Radiology, Northwestern Memorial Hospital, Chicago, IL, USA
e-mail: ahsun. riaz @ gmail. com; khairuddin. kd @ gmail. com; r-lewandowski@ northwestern. edu;
r-salem@ northwestern. edu

表 6.1　影像引导治疗方法概要

治疗方式	疗法	原发性肝脏肿瘤	继发性肝脏肿瘤
基于导管的疗法	单纯动脉栓塞	肝细胞癌	转移性神经内分泌肉瘤
	动脉化疗栓塞	肝细胞癌	神经内分泌肿瘤；大肠癌肝转移
	载药微球动脉化疗栓塞	肝细胞癌	CRC
	放射性栓塞术	肝细胞癌	CRC；神经内分泌肿瘤；其他

注入栓塞材料至主要的肝动脉，由于增加了正常组织的毒副作用，因而其作用是极为有限的。而且注入栓塞材料至肝左或右叶动脉，其作用也是有限的。因此，内放射肝叶切除术是一个相对较新的概念，将放射性栓塞材料注入右或左肝叶动脉导致肿瘤坏死，并引起肿瘤所在叶的萎缩和正常侧肝叶的增生。尽可能选择性动脉栓塞是首选。随着 C 臂血管成像 CT 等影像学的进步，已经允许进行超选择性栓塞，从而进一步有利于肿瘤治疗的靶向性，并降低正常肝实质毒性[12]。

肝肿瘤的诊断和分期

下面简要介绍目前针对性治疗肝肿瘤的各种方法。肝脏肿瘤治疗需要多学科的参与，包括肝脏病医师、内外肿瘤科医师、移植外科医师和介入放射科医师。经过多学科讨论后，为患者选择一个独特的针对性治疗。下面分别讨论患者选择的每种治疗的循证依据标准。

（一）原发性肝脏肿瘤

1. 肝细胞癌（HCC）

肝脏肿瘤的诊断和分期不在本章赘述。诊断和分期依据此前已公布或已确立了指南[13]。实验室检查评估肝脏功能，放射学检查（增强 CT 或 MRI）用于 HCC 诊断和分期是非常重要的。HCC 的肿瘤标记物，例如甲胎蛋白（AFP）、维生素 K 缺乏诱导蛋白（PIVKA－Ⅱ）在肝癌的诊断中发挥

了重要的作用。

依据米兰标准，即单个结节直径不超过 5cm 或三个癌结节直径都不超过 3cm，适合原位肝移植（OLT）[14]。在肝功能良好代偿的情况下，手术切除是可行的。对于此类患者，外科手术被认为是金标准。捐献器官难以获得和由于肿瘤进展而患者流失限制了原位肝移植的应用。

不符合肝移植标准但没有门静脉癌栓或转移性肝癌的患者也是适合靶向治疗的。这些患者进行局部治疗后降低了分期，从而符合肝移植的标准[15,16]。这使得最初在米兰标准之外的患者有资格获得肝移植。还需对降低分期行 OLT 术后降期患者的无瘤生存期及总生存期与那些在移植标准内的患者对比以确定降期的疗效。对于进行治疗后没有降期的患者也可以有生存获益。

服用索拉非尼的全身治疗证明显著提高了疾病进展期患者的生存期[3]。此类患者可从靶向治疗中获益。存在门静脉栓塞的患者无法接受根治性手术治疗。存在远处转移如肺或肾上腺是大多数局部治疗的禁忌证，因为此类患者没有明显的生存获益。

2. 肝内胆管细胞癌

肿瘤介入已被证明是治疗原发性肝细胞癌的一种有效方法，但其在肝内胆管细胞癌的治疗中尚没有广泛研究。

（二）继发性肝肿瘤

1. 转移性结直肠癌

只有不到 10% 的结直肠癌肝转移患者能够接受手术切除[17]，其全身化疗用药包

括 5 - FU、奥沙利铂、伊立替康（CPT -11）、贝伐单抗、西妥昔单抗和希罗达。介入肿瘤学中应用的一些治疗方法在治疗结直肠癌肝转移中发挥了重要的作用。

2. 转移性神经内分泌肿瘤

神经内分泌肿瘤通常转移至肝脏。其产生多种激素，从而引起各种症状，例如类癌、舒血管肠肽瘤（VIPoma）、胃泌素瘤和生长抑制素瘤。全身化疗和消融治疗已经显示出对这些患者具有一定的获益。针对不能手术切除的患者，还可以选择化疗栓塞、单纯栓塞和放射性材料栓塞。

（三）其他原发性肿瘤

介入肿瘤治疗技术已在许多继发性肿瘤肝转移中使用，但目前只有转移性乳腺癌已详细研究。而转移性黑素瘤、肉瘤和肾细胞癌还只是一些病例报道。

监测治疗反应

（一）肿瘤标志物

通常将基线肿瘤标志物值和治疗后对比来分析治疗效果。最近的研究已经表明，甲胎蛋白可作为评估肝细胞癌治疗反应的一个有价值的标志物[18]。另外，其他一些肿瘤标志物如 CA - 19 - 9 和癌胚抗原（CEA）有可能在继发性肿瘤治疗后反应评估方面起到重要的作用。

（二）放射学监测

影像引导下治疗是指利用实时成像在治疗过程中导向目标病灶。对治疗的反应监测依靠临床和放射学。通常在治疗后 1 个月进行第一次影像学检查，以评估疗效。随后每 3 个月进行影像学检查以评估疗效以及疾病是否进展。评估靶病灶通常采用世界卫生组织的肿瘤大小标准和 EASL 坏死标准[19]。最近提出了一种作为 HCC 反应概念的肿瘤标志物——"基准病灶"（primary index lesion，即首次治疗针对的最大肿瘤）[20]。传统的解剖成像研究可能无法评估直到治疗后 6 周肿瘤反应[21]。功能性磁共振成像可能用于检测早期肿瘤反应[21]。

在我们中心最近的一项研究中，我们将 WHO、EASL 和 RECIST 指南结合起来，研究放射学反应与实际病理坏死之间的相关性。研究是基于这些放射学指南组合的不同评分系统进行设计的。结论是 EASL 结合 WHO 评分系统在评估疗效及影像病理相关性方面，是一种简单的和临床上可接受的方法[22]。

栓塞治疗

（一）经动脉栓塞（单纯性）

1. 简介

动脉栓塞是指经导管注入栓塞剂至肿瘤供血血管，通过阻塞血管导致肿瘤缺血。第一次应用是在 20 世纪 50 年代，是所有经导管治疗的基础[23]。

2. 方法

动脉化疗栓塞较单纯栓塞生存率有增加的趋势，但没有研究能够证明两种治疗方式的生存率存在差异[24,25]。肿瘤分期后，通过血管造影了解肿瘤及相关区域的血管解剖。定位和识别肿瘤供血血管后，注入单纯栓塞材料至肿瘤供血血管。使用的栓塞剂包括聚乙烯醇颗粒、栓塞微球（BioSphere Medical, Inc., Rockland, MA）和明胶海绵（Pharmacia and Upjohn Company, Kalamazoo, MI）。目前已证明单纯栓塞可导致肿瘤缺血和细胞死亡，但也可能引起血管生成因子增加，从而导致新生血管形成。

3. 单纯栓塞适应证

一项随机对照试验研究显示，对于肝功能 Child - A 级患者，单纯栓塞治疗对比对症治疗未能显示出生存获益[27]。如前所述，化疗栓塞对比单纯栓塞不具有生存差异。Maluccio 等认为，单纯栓塞治疗对于不能手术切除的肝癌患者是有效的，并且栓塞颗粒可能是动脉内栓塞治疗的关键成分[28]。在神经内分泌肿瘤和肉瘤肝转移治疗中，单纯栓塞也被用于缓解疼痛和控制症状[29]。

4. 并发症

患者可能出现轻度栓塞综合征，包括下列临床体征和症状：疲倦、恶心、呕吐、厌食、发烧、腹部不适和恶病质。还可能有右上腹部疼痛，通常比较轻微，无需临床干预即可缓解。特殊情况下，可能需要住院治疗。其他可能发生的并发症包括穿刺或闭合血管入口[30]和脓肿形成对腹股沟的损伤。

（二）动脉化疗栓塞

1. 简介

化疗栓塞允许以最低全身生物利用度灌注大剂量化疗药至肿瘤。最早应用于 19 世纪 80 年代[31,32]，一般需住院治疗。

2. 方法

通过临床和影像学资料细致的评估恶性肿瘤基线特征和分期后，进行血管造影以观察肿瘤及相关区域的血管解剖。在血管成像下将化疗药物与碘油混合注入肿瘤供血血管中。碘油是一种含 38% 碘的罂粟籽油，其是不透射线的物质，可使治疗后的目标病灶在 CT 扫描图像上可视化。随后注入单纯性栓塞颗粒，以防止药物的冲刷，从而诱导缺血性坏死[33]。

3. 化疗栓塞适应证

通常，化疗栓塞的绝对禁忌证包括：向肝性血流或者代偿性侧支缺乏，肝性脑病，胆道梗阻。相对禁忌证包括血清胆红素升高（ >2 mg/dl），乳酸脱氢酶升高（ >425 U/L），天冬氨酸氨基转移酶升高（ >100 U/L），肿瘤荷载超过肝脏的 50%，腹水，静脉曲张破裂出血，血小板减少和心脏或肾脏功能不全[34]。目前全球范围内普遍使用单药阿霉素进行化疗栓塞，而美国则选择丝裂霉素 C、阿霉素和顺铂三药组合[35]。那些具有较好 PS 评分，肝功能代偿良好，并且

无血管或肝外转移的患者最适宜性化疗栓塞。Llovet 等比较了在固定时间间隔内行化疗栓塞、单纯栓塞和保守治疗三组患者的生存结果[8]。作者认为，化疗栓塞及单纯栓塞治疗显著提高了肝癌患者的生存率。Takayasu 等报道了 8510 例 HCC 患者接受化疗栓塞治疗的大组研究，表明生存预期与肝损伤程度、甲胎蛋白值、最大的肿瘤大小、病灶数目和门静脉侵袭程度有关[36]。

化疗栓塞在胆管细胞癌中的疗效尚待进一步探讨。在最近一项两中心研究中，Kiefer 等对 62 例不能手术切除的胆管细胞癌患者进行叶或节段性化疗栓塞。他们认为化疗栓塞对肝内胆管细胞癌可取得局部控制（PR + SD）。化疗栓塞后的总生存期优于接受多学科综合的肝局部和全身治疗[37]。

针对转移性疾病的患者行化疗栓塞已有相关数据。Geschwind 等证明，化疗栓塞能够延长大肠癌肝转移患者的生存期，甚至是那些全身化疗无反应的患者[38]。Liapi 等人分析影像结果后，选择 26 例证实为神经内分泌瘤肝转移的患者行化疗栓塞治疗，结果显示，患者平均生存期为 78 个月[39]。采用 WHO（二维）和 RECIST（一维）标准仅仅能评估三分之一的治疗图像反应。乳腺癌肝转移接受严格标准化疗无反应的患者选择化疗栓塞治疗，没有看到明确的生存获益，大部分患者仍发展为肝外转移[40, 41]。Burger 等人报道了他们采用化疗栓塞治疗 17 例不能手术切除的肝胆管细胞癌的经验，并得出结论，认为化疗栓塞有效延长了这些患者的生存期[42]。

（三）联合治疗

1. 化疗栓塞联合 RFA

RFA 前行化疗栓塞有助于缩小肿瘤大小及减少肿瘤血供，从而更容易达到射频消融的效果[43]。Kagawa 等报道了 62 例接受 TACE 联合 RFA 和 55 例接受手术切除患者的比较结果[44]。两组对比发现，TACE +

RFA组1、3和5年生存率与手术切除组是相似的（分别为92.5%、82.7%和76.9%）（$P=0.788$）。他们得出结论认为，RFA联合TACE是一种有效、安全的治疗方式。

2. 化疗栓塞联合外科手术

化疗栓塞能够使具有潜在OLT可能的患者拥有更长的等待时间，并且也能够降低患者分期，从而达到米兰标准，获得OLT可能[45]。

3. 化疗栓塞联合酒精消融

一项随机对照研究显示，单独化疗栓塞和经皮无水乙醇消融术结合化疗栓塞比较，联合治疗组反应率显著提高，且不易复发[46]。

4. 并发症

TACE后可发生栓塞后综合征，通常需要住院治疗。其他可能发生的并发症包括：（1）胆管损伤[30]，高达5.3%的患者可能发生TACE后胆源性并发症[47]；（2）肝脓肿，其发生是罕见的，常发生于接受胆道介入的患者[30]；（3）化疗药物异位灌注可能会导致十二指肠或胃溃疡，严重的情况下可能导致穿孔[30]；（4）在所有经导管介入治疗中，动脉内操作都存在血管损伤的风险[30]，化疗药物也有可能引起此种并发症[48]；（5）TACE后肿瘤破裂（0.15%）[30]；当患者出现咳嗽和呼吸困难时，患者可能出现了肺栓塞[30]。

（四）药物洗脱微球化疗栓塞

1. 简介

药物洗脱微球是一种能承载化疗药物的微球，其在动脉内被释放，且其释放方式是可控的、可持续的。现有的药物洗脱微球包括：（1）共聚物微球（QuadraSphere，Biosphere Medical，Rockland，Massachusetts）；（2）载阿霉素微球（DCB）。后者也可装载伊立替康，并且已报道了其应用在大肠癌肝转移治疗中，安全性是可接受的[12]。

2. 方法

药物洗脱微球的栓塞方法与常规化疗栓塞相似，都是在血管造影评估血管解剖后进行注入。研究显示，相较于传统的化疗栓塞，采用药物洗脱微球血浆浓度峰值显著降低[49]。

3. 药物洗脱微球适应证

载阿霉素微球在不能手术切除的HCC治疗中具有应用前景[50,51]。患者的选择类似于传统化疗栓塞。Poon等报道，依据改良的RECIST标准肿瘤坏死的发生率可达63%[4]。最近一项200例的随机对照试验显示，对比传统化疗栓塞，药物洗脱微球未能显示显著生存获益（PRECISION V试验）。相对于传统化疗栓塞，药物洗脱微球化疗栓塞后的不良事件发生更少。

Varela等研究了27例肝功能Child-A级肝癌患者使用DEBs进行化疗栓塞。他们的结果显示，6个月后CT评估反应率为75%；阿霉素血浆峰浓度（Cmax）和曲线下面积（AUC）均显著低于常规TACE，1年、2年生存率分别为92.5%和88.9%，平均随访期为27.6个月。他们总结认为，使用DEBs化疗栓塞因其有利的药代动力学特性，是一种有效的治疗方法[52]。

在一项使用DEBs化疗栓塞的单中心Ⅱ期临床试验中，Reyes等评估了对20例不能手术切除的HCC患者的安全性和有效性。他们发现，使用RECIST评价标准，1个月后部分缓解率和病变稳定率分别为10%和90%，而使用EASL标准，客观肿瘤反应率为60%，病变稳定率为40%。1年和2年的总生存率分别为65%和55%；中位生存期为26个月。他们认为，DEB-TACE在获得肿瘤局部控制方面是安全有效的[53]。

Malagari等进行了一项前瞻性随机试验，分别选择41例患者行DEB栓塞，43例行单纯栓塞。采用EASL标准评估，DEB组完全缓解和部分缓解率分别为26.8%和46.3%；而单纯栓塞组分别为14%和41.9%。DEB组的复发率和疾病进展时间均优于单纯栓塞组。他们认为，对比单纯栓塞，DEB 栓塞具有更好的局部控制率，可降低复发率，获得更长的肿瘤进展时间（TTP）[54]。

也有了一些 DEB 用于大肠癌肝转移的研究。近期的一项多中心研究中，55 例大肠癌伴肝转移的患者先行全身化疗后，Martin 等进行了 99 次 DEBIRI 化疗栓塞（药物洗脱微球，伊立替康），不良事件发生率为 28%，6 个月和 12 个月的反应率分别为 66% 和 75%，总生存期和疾病无进展生存期分别为 19 个月和 11 个月。作者认为，经肝动脉使用伊立替康载药微球（DEBIRI）治疗多线全身化疗后难治性结直肠癌肝转移是安全有效的[55]。

4. 并发症

药物洗脱微球栓塞的毒副反应与化疗栓塞是类似的，依据 PRECISION V 试验初步结果，与常规化疗栓塞比较，这是一个更安全的治疗方法。一些可能的并发症包括消化性（GI）溃疡、肝胆毒性、脓肿形成、血管损伤和肿瘤破裂。

（五）放射性栓塞

1. 简介

放射性栓塞使用携带放射性核素的载体将浓缩的辐射剂量释放至靶病灶。通常外照射后，放射性肝病的发病率非常高，而放射性栓塞可最大限度地减少这种并发症的发生率。放射性栓塞是一种门诊手术。

2. 方法

为防止放射性微球意外播散，需细致分析肝脏的血管解剖及侧支非靶向血流[56]。为了减少微球的异位栓塞，有必要使用弹簧圈栓塞非靶血管。使用锝 - 99m 标记的大颗粒白蛋白（^{99m}Tc - MAA）进行核扫描用来评估内脏分流和肺分流。这种治疗前核素扫描很重要，有助于防止与治疗有关的潜在并发症，并有助于计算肺分流（LSF）。血管造影过程中需评估所有肝脏血管，尤其需细致评估肿瘤供应血管[9-11]。

3. 可用设备

钇 - 90 为较常用的治疗用放射性核素，其半衰期为 64.2 小时，辐射类型为纯 β 辐射，组织穿透的范围是 2.5～11mm。目前用于临床的有两种类型。TheraSphere®（MDS Nordion，Ottawa，Canada），其直径为 20～30 mm，由非生物可降解玻璃微球构成。它于 1999 年被 FDA 批准用于桥接肝移植，最近被批准用于 PVT - HCC 患者。每个微球在校准时具有 2500Bq 的活性。SIR - Spheres® 是一种生物可降解树脂微球，对比 TheraSphere®，其球体直径有所增加，并且每个微球的比重有所降低。它于 2002 年被 FDA 批准用于大肠癌伴肝转移的患者。钇微球有极微的栓塞作用，从而达到较深的组织穿透。操作过程和剂量的技术细节不在本章讨论[33]。该治疗一般在门诊进行[57]。

钇 - 90 是目前肝肿瘤放射学治疗临床研究中最常用的放射性材料，其他的放化药物如碘 - 131 标记碘油（I - 131 碘油）、铼 - 188 HDD 标记碘油、磷 - 32 玻璃微球及 Millican/钬 - 166 微球（HoMS）尚在研究中。

4. 放射性栓塞适应证

（1）肝细胞癌：目前已证明放射性栓塞可限制疾病的进展，从而使患者能够获得更多的时间来等待供体器官，增加进行 OLT 的机会。因此，其具有桥接患者获得 OLT 的作用。超出肝移植标准的患者采用放射性栓塞治疗后，可降低分期，从而获得肝移植机会。经过这些治疗，延长了患者的总生存期[58]。存在门脉肿瘤癌栓的患者采用放射性栓塞治疗后，具有较好的治疗效果。目前已证明存在血管侵犯的患者经放射性栓塞治疗后，生存可获益[59]。

在近期一项对比疗效的研究中，Salem 等选择 123 例 HCC 患者接受放射性栓塞治疗与 122 例患者接受常规化疗栓塞比较，结果显示两组的总生存期相近，但放射性栓塞组的疾病进展时间更长，并且毒副反应更轻[5]。这项研究对两种疗法进行了综合比较，并试图回答最常见的问题之一，即其中哪种疗法在疗效和安全性方面更胜一筹。

（2）肝内胆管细胞癌：一项初步研究显示，24 例活检证实为 ICC 的患者采用钇-90 栓塞治疗，获得了较好的治疗反应和生存结果[60]。在此研究中，ECOG 评分较好的患者拥有更好的生存获益。第二项研究对 25 例 ICC 患者采用钇-90 栓塞治疗以证明安全性及有效性。钇-90 栓塞治疗不能切除的 ICC 中位生存期为 9.3 个月，Ⅲ级毒性发生率低，因此他们认为其是安全的、有效的。

（3）结肠癌：放射性栓塞适合那些无法手术切除或无法耐受全身化疗或一线/二线化疗药物无反应的患者。放射性栓塞联合全身化疗被证明可获得更好的肿瘤治疗反应，更长的疾病进展时间，生存获益，并且安全方面是可接受的[62]。目前已发表的多个研究结果显示单纯放射性栓塞也表现出令人鼓舞的结果[63]。剂量递增研究表明，随着剂量的增加可获得更好的治疗反应[64]。

Sharma 等进行了一项Ⅰ期临床研究，选择 20 例无法手术切除的 CRC 肝转移患者，接受改良 FOLFOX4 全身化疗联合放射性化疗栓塞，以毒副反应为主要终点[65]。5 例患者发生 3 级腹痛（NCI；Bethesda，MD），其中 2 例出现微球引起的胃溃疡；12 例患者发生 3 或 4 级中性粒细胞减少；记录到一个短暂的 3 级肝损害事件。18 例患者疗效评价为部分缓解，2 例患者为病情稳定，中位无进展生存期为 9.3 个月，肝脏平均进展时间为 12.3 个月。他们总结了该放化疗方案在Ⅱ~Ⅲ期临床试验中的优点。

在最近的一项多中心Ⅲ期随机试验中入选 46 例不能手术切除局限于肝脏转移的结直肠癌患者。Hendlisz 等对比了单纯静脉注射氟尿嘧啶和放射性栓塞联合静脉注射氟尿嘧啶两种方案。结果显示，对比单纯静注氟尿嘧啶，联合方案组具有很好的耐受性，可显著延长疾病进展时间，并且对于化疗难治性 CRC 肝转移，这种方案也是有效的[66]。

（4）转移性神经内分泌肿瘤：放射性栓塞治疗神经内分泌瘤肝脏转移已被证明是有效的和安全的，并且观察到可延长超过 2 年的治疗反应[67, 68]。

（5）混合肿瘤：乳腺癌是女性最常见的癌症，易转移到肝脏。放射性栓塞是不能切除的乳腺癌肝转移的有效治疗方法[69]。放射性栓塞后有显著的放射学反应，但这种治疗方法在此类患者中的生存益处尚未被证实。放射性栓塞已被用来治疗各种来源的肝继发性肿瘤。对于化疗失败或者化疗耐药的患者，这种治疗方式不失为一种有效的可选择方法[70]。数据表明，混合肿瘤的肝转移瘤采用放射性栓塞可获得类似的生存获益和肿瘤反应。

5. 并发症

因为栓塞颗粒较小，故放射性栓塞治疗后发生栓塞后综合征较少，患者很少需住院治疗[71-73]。其他有关放射性栓塞的严重的不良事件包括：（1）辐射诱发肝疾病[74, 75]，伴随腹水产生[74]；（2）纤维化，随时间变化可能导致门静脉高压症进展[76]；（3）胆汁瘤、脓肿和胆囊炎[21]；（4）高 LSF 致放射性肺炎[77]；（5）异位栓塞致胃肠道溃疡[78, 79]；（6）血管损伤发生不太常见，但可能发生在已行全身化疗的患者中[80]。

肝外肿瘤栓塞治疗

（一）视网膜母细胞瘤

最近，使用美法仑选择性眼动脉化疗栓塞已被提出。可作为除静脉化学减容治疗、摘除术或眼视网膜母细胞瘤外照射治疗外供选择的一种治疗方式。作者认为，它只适合在晚期患者中应用，且由于存在失明的可能性，只能在一只眼睛给药[81]。

（二）喉癌

经甲状腺上动脉快速灌注化放疗药物治疗晚期喉癌，可有助于保留喉部功能[82]。

（三）肾脏恶性肿瘤

由于经皮治疗技术如冷冻消融和射频消融的应用，栓塞治疗肾细胞癌的作用有限。已经有分析显示，经导管栓塞有助于不能手术的肾细胞癌行碘 125 放射性组织间植入[83]。富血供的肾肿瘤术前行栓塞治疗有助于切除术的施行。最近的一项回顾性分析建议，术前使用碘油 - 吡柔比星 - 长春地辛乳化液栓塞结合短程化疗，可增加晚期肾母细胞瘤患者的完整切除率和无复发生存率[84]。

（四）骨肿瘤

在治疗原发性和转移性骨肿瘤方面，栓塞治疗已被建议作为一种主要或姑息治疗方法，或作为手术切除的辅助治疗方法。作者推荐使用 N - 2 - 氰基丙烯酸正丁酯（NB-CA）加入 33% 碘化油[85]。

（五）良性肿瘤

动脉栓塞治疗也可应用于良性肿瘤。已证明鼻咽纤维血管瘤行栓塞治疗[86]，可减少手术切除术中出血。栓塞治疗较大的肾错构瘤是一个相对较新的理念，可使肿瘤缩小[87]。栓塞治疗子宫肌瘤的作用是众所周知的[88]。然而，子宫或附件恶性肿瘤的栓塞治疗因卵巢动脉供血而作用有限。

小结

选择合适的患者和准备有针对性的治疗方案，可使患者获得最佳的风险 - 效益比。对于肝细胞癌患者，由于存在肝硬化基础病变，时常顾及肝功能储备而须平衡进展疾病的治疗。选择具有充足的肝脏储备和良好功能状态的患者行栓塞治疗，将在正常肝实质损伤风险最小化的同时使疗效获益最大化。对于肝内转移性病灶尽管已行标准化疗但仍进展的患者，这些治疗方法被证明是有益的。对于所有参与肝肿瘤治疗包括肝胆专科、内科、手术、放疗和肿瘤介入等学科而言，临床获益和潜在的生命质量提高是令人鼓舞的。经动脉栓塞治疗多种肝外肿瘤具有潜在的作用，仍需要进一步研究探讨。

参考文献

[1] El - Serag HB. Hepatocellular carcinoma and hepatitis C in the United States. Hepatology. 2002；36（5 Suppl 1）：S74 - 83.

[2] Cheng AL, Kang YK, Chen Z, et al. Efficacy and safety of sorafenib in patients in the Asia - Pacific region with advanced hepatocellular carcinoma：a phase III randomised, double - blind, placebocontrolled trial. Lancet Oncol. 2009；10（1）：25 - 34.

[3] Llovet JM, Ricci S, Mazzaferro V, et al. Sorafenib in advanced hepatocellular carcinoma. N Engl J Med. 2008；359（4）：378 - 90.

[4] Lo CM, Ngan H, Tso WK, et al. Randomized controlled trial of transarterial lipiodol chemoembolization for unresectable hepatocellular carcinoma. Hepatology. 2002；35（5）：1164 - 71.

[5] Salem R, Lewandowski RJ, Kulik L, et al. Radioembolization results in longer time - to - progression and reduced toxicity compared with chemoembolization in patients with hepatocellular carcinoma. Gastroenterology. 2011；140（2）：497 - 507 e492.

[6] Salem R, Lewandowski RJ, Mulcahy MF, et al. Radioembolization for hepatocellular carcinoma using Yttrium - 90 microspheres：a comprehensive report of long - term outcomes. Gastroenterology. 2010；138（1）：52 - 64.

[7] Lewandowski RJ, Mulcahy MF, Kulik LM, et al. Chemoembolization for hepatocellular carci-

noma: comprehensive imaging and survival analysis in a 172 – patient cohort. Radiology. 2010; 255 (3): 955 – 65.

[8] Llovet JM, Real MI, Montana X, et al. Arterial embolisation or chemoembolisation versus symptomatic treatment in patients with unresectable hepatocellular carcinoma: a randomised controlled trial. Lancet. 2002; 359 (9319): 1734 – 9.

[9] Salem R, Lewandowski RJ, Sato KT, et al. Technical aspects of radioembolization with 90Y microspheres. Tech Vasc Interv Radiol. 2007; 10 (1): 12 – 29.

[10] Lewandowski RJ, Sato KT, Atassi B, et al. Radioembolization with (90) y microspheres: angiographic and technical considerations. Cardiovasc Intervent Radiol. 2007; 30 (4): 571 – 92.

[11] Liu DM, Salem R, Bui JT, et al. Angiographic considerations in patients undergoing liver – directed therapy. J Vasc Interv Radiol. 2005; 16 (7): 911 – 35.

[12] Lewandowski RJ, Geschwind JF, Liapi E, Salem R. Transcatheter intraarterial therapies: rationale and overview. Radiology. 2011; 259 (3): 641 – 57.

[13] Llovet JM, Di Bisceglie AM, Bruix J, et al. Design and endpoints of clinical trials in hepatocellular carcinoma. J Natl Cancer Inst. 2008; 100 (10): 698 – 711.

[14] Mazzaferro V, Regalia E, Doci R, et al. Liver transplantation for the treatment of small hepatocellular carcinomas in patients with cirrhosis. N Engl J Med. 1996; 334 (11): 693 – 9.

[15] Chapman WC, Majella Doyle MB, Stuart JE, et al. Outcomes of neoadjuvant transarterial chemoembolization to downstage hepatocellular carcinoma before liver transplantation. Ann Surg. 2008; 248 (4): 617 – 25.

[16] Lewandowski RJ, Kulik LM, Riaz A, et al. A comparative analysis of transarterial downstaging for hepatocellular carcinoma: chemoembolization versus radioembolization. Am J Transplant.

2009; 9 (8): 1920 – 8.

[17] Welsh JS, Kennedy AS, Thomadsen B. Selective Internal Radiation Therapy (SIRT) for liver metastases secondary to colorectal adenocarcinoma. Int J Radiat Oncol Biol Phys. 2006; 66 (2 Suppl): S62 – 73.

[18] Riaz A, Ryu RK, Kulik LM, et al. Alpha – fetoprotein response after locoregional therapy for hepatocellular carcinoma: oncologic marker of radiologic response, progression, and survival. J Clin Oncol. 2009; 27 (34): 5734 – 42.

[19] Ibrahim SM, Nikolaidis P, Miller FH, et al. Radiologic findings following Y90 radioembolization for primary liver malignancies. Abdom Imaging. 2009; 34 (5): 566 – 81.

[20] RiazA, Miller FH, KulikLM, et al. Imaging response in the primary index lesion and clinical outcomes following transarterial locoregional therapy for hepatocellular carcinoma. JAMA. 2010; 303 (11): 1062 – 9.

[21] Rhee TK, Naik NK, Deng J, et al. Tumor response after yttrium – 90 radioembolization for hepatocellular carcinoma: comparison of diffusion – weighted functional MR imaging with anatomic MR imaging. J Vasc Interv Radiol. 2008; 19 (8): 1180 – 6.

[22] Riaz A, Memon K, Miller FH, et al. Role of the EASL, RECIST, and WHO response guidelines alone or in combination for hepatocellular carcinoma: radiologic – pathologic correlation. J Hepatol. 2011; 54 (4): 695 – 704.

[23] Markowitz J. The hepatic artery. Surg Gynecol Obstet. 1952; 95 (5): 644 – 6.

[24] Brown KT, Nevins AB, Getrajdman GI, et al. Particle embolization for hepatocellular carcinoma. J Vasc Interv Radiol. 1998; 9 (5): 822 – 8.

[25] Camma C, Schepis F, Orlando A, et al. Transarterial chemoembolization for unresectable hepatocellular carcinoma: meta – analysis of randomized controlled trials. Radiology. 2002; 224 (1): 47 – 54.

[26] Erler JT, Bennewith KL, Nicolau M, et al. Lysyl

oxidase is essential for hypoxia – induced metastasis. Nature. 2006; 440 (7088): 1222 – 6.

[27] Bruix J, Llovet JM, Castells A, et al. Transarterial embolization versus symptomatic treatment in patients with advanced hepatocellular carcinoma: results of a randomized, controlled trial in a single institution. Hepatology. 1998; 27 (6): 1578 – 83.

[28] Maluccio MA, Covey AM, Porat LB, et al. Transcatheter arterial embolization with only particles for the treatment of unresectable hepatocellular carcinoma. J Vasc Interv Radiol. 2008; 19 (6): 862 – 9.

[29] Maluccio MA, Covey AM, Schubert J, et al. Treatment of metastatic sarcoma to the liver with bland embolization. Cancer. 2006; 107 (7): 1617 – 23.

[30] Xia J, Ren Z, Ye S, et al. Study of severe and rare complications of transarterial chemoembolization (TACE) for liver cancer. Eur J Radiol. 2006; 59 (3): 407 – 12.

[31] Eksborg S, Cedermark BJ, Strandler HS. Intrahepatic and intravenous administration of adriamycin – a comparative pharmacokinetic study in patients with malignant liver tumours. Med Oncol Tumor Pharmacother. 1985; 2 (1): 47 – 54.

[32] Ensminger W. Hepatic arterial chemotherapy for primary and metastatic liver cancers. Cancer Chemother Pharmacol. 1989; 23 (Suppl): S68 – 73.

[33] Coldwell DM, Stokes KR, Yakes WF. Embolotherapy: agents, clinical applications, and techniques. Radiographics. 1994; 14 (3): 623 – 43. quiz 645 – 626.

[34] Soulen MC. Chemoembolization of hepatic malignancies. Oncology (Williston Park). 1994; 8 (4): 77 – 84. discussion 84, 89 – 90 passim.

[35] Solomon B, Soulen MC, Baum RA, Haskal ZJ, Shlansky – Goldberg RD, Cope C. Chemoembolization of hepatocellular carcinoma with cisplatin, doxorubicin, mitomycin – C, ethiodol, and polyvinyl alcohol: prospective evaluation of response and survival in a U. S. population. J Vasc Interv Radiol. 1999; 10 (6): 793 – 8.

[36] Takayasu K, Arii S, Ikai I, et al. Prospective cohort study of transarterial chemoembolization for unresectable hepatocellular carcinoma in 8510 patients. Gastroenterology. 2006; 131 (2): 461 – 9.

[37] Kiefer MV, Albert M, McNally M, et al. Chemoembolization of intrahepatic cholangiocarcinoma with cisplatinum, doxorubicin, mitomycin C, ethiodol, and polyvinyl alcohol. Cancer. 2011; 117 (7): 1498 – 505.

[38] Geschwind J, Hong K, Georgiades C. Utility of transcatheter arterial chemoembolization for liver dominant colorectal metastatic adenocarcinoma in the salvage setting. American Society of Clinical Oncology Gastrointestinal Cancers Symposium. San Francisco; 26 – 28 Jan 2006.

[39] Liapi E, Geschwind J – F, Vossen JA, et al. Functional MRI evaluation of tumor response in patients with neuroendocrine hepatic metastasis treated with transcatheter arterial chemoembolization. AJR Am J Roentgenol. 2008; 190 (1): 67 – 73.

[40] Giroux MF, Baum RA, Soulen MC. Chemoembolization of liver metastasis from breast carcinoma. J Vasc Interv Radiol. 2004; 15 (3): 289 – 91.

[41] Buijs M, Kamel IR, Vossen JA, Georgiades CS, Hong K, Geschwind JF. Assessment of metastatic breast cancer response to chemoembolization with contrast agent enhanced and diffusion – weighted MR imaging. J Vasc Interv Radiol. 2007; 18 (8): 957 – 63.

[42] Burger I, Hong K, Schulick R, et al. Transcatheter arterial chemoembolization in unresectable cholangiocarcinoma: initial experience in a single institution. J Vasc Interv Radiol. 2005; 16 (3): 353 – 61.

[43] Murakami T, Ishimaru H, Sakamoto I, et al. Percutaneous radiofrequency ablation and transcatheter 6 Embolic Therapies 111 arterial chemoembolization for hypervascular hepatocellular

carcinoma: rate and risk factors for local recurrence. Cardiovasc Intervent Radiol. 2007; 30 (4): 696 – 704.

[44] Kagawa T, Koizumi J, Kojima S, et al. Transcatheter arterial chemoembolization plus radiofrequency ablation therapy for early stage hepatocellular carcinoma: comparison with surgical resection. Cancer. 2010; 116 (15): 3638 – 44.

[45] Heckman JT, Devera MB, Marsh JW, et al. Bridging locoregional therapy for hepatocellular carcinoma prior to liver transplantation. Ann Surg Oncol. 2008; 15 (11): 3169 – 77.

[46] Bartolozzi C, Lencioni R, Caramella D, et al. Treatment of large HCC: transcatheter arterial chemoembolization combined with percutaneous ethanol injection versus repeated transcatheter arterial chemoembolization. Radiology. 1995; 197 (3): 812 – 8.

[47] Kim HK, Chung YH, Song BC, et al. Ischemic bile duct injury as a serious complication after transarterial chemoembolization in patients with hepatocellular carcinoma. J Clin Gastroenterol. 2001; 32 (5): 423 – 7.

[48] Belli L, Magistretti G, Puricelli GP, Damiani G, Colombo E, Cornalba GP. Arteritis following intraarterial chemotherapy for liver tumors. Eur Radiol. 1997; 7 (3): 323 – 6.

[49] Hong K, Georgiades CS, Geschwind JF. Technology insight: Image – guided therapies for hepatocellular carcinoma – intra – arterial and ablative techniques. Nat Clin Pract Oncol. 2006; 3 (6): 315 – 24.

[50] Constantin M, Fundueanu G, Bortolotti F, Cortesi R, Ascenzi P, Menegatti E. Preparation and characterisation of poly (vinyl alcohol) / cyclodextrin microspheres as matrix for inclusion and separation of drugs. Int J Pharm. 2004; 285 (1 – 2): 87 – 96.

[51] Gonzalez MV, Tang Y, Phillips GJ, et al. Doxorubicin eluting beads – 2: methods for evaluating drug elution and in – vitro: in – vivo correlation. J Mater Sci Mater Med. 2008; 19 (2):

767 – 75.

[52] Varela M, Real MI, Burrel M, et al. Chemoembolization of hepatocellular carcinoma with drug eluting beads: efficacy and doxorubicin pharmacokinetics. J Hepatol. 2007; 46 (3): 474 – 81.

[53] Reyes DK, Vossen JA, Kamel IR, et al. Single – center phase II trial of transarterial chemoembolization with drug – eluting beads for patients with unresectable hepatocellular carcinoma: initial experience in the United States. Cancer J. 2009; 15 (6): 526 – 32.

[54] Malagari K, Pomoni M, Kelekis A, et al. Prospective randomized comparison of chemoembolization with doxorubicin – eluting beads and bland embolization with BeadBlock for hepatocellular carcinoma. Cardiovasc Intervent Radiol. 2010; 33 (3): 541 – 51.

[55] Martin RC, Joshi J, Robbins K, et al. Hepatic intraarterial injection of drug – eluting bead, irinotecan (DEBIRI) in unresectable colorectal liver metastases refractory to systemic chemotherapy: results of multiinstitutional study. Ann Surg Oncol. 2011; 18 (1): 192 – 8.

[56] Covey AM, Brody LA, Maluccio MA, Getrajdman GI, Brown KT. Variant hepatic arterial anatomy revisited: digital subtraction angiography performed in 600 patients. Radiology. 2002; 224 (2): 542 – 7.

[57] Salem R, Thurston KG, Carr BI, Goin JE, Geschwind JF. Yttrium – 90 microspheres: radiation therapy for unresectable liver cancer. J Vasc Interv Radiol. 2002; 13 (9 Pt 2): S223 – 9.

[58] Kulik LM, Atassi B, van Holsbeeck L, et al. Yttrium – 90 microspheres (TheraSphere (R)) treatment of unresectable hepatocellular carcinoma: downstaging to resection, RFA and bridge to transplantation. J Surg Oncol. 2006; 94 (7): 572 – 86.

[59] Kulik LM, Carr BI, Mulcahy MF, et al. Safety and efficacy of (90) Y radiotherapy for hepatocellular carcinoma with and without portal vein thrombosis. Hepatology. 2007; 47 (1): 71

- 81.

[60] Ibrahim SM, Mulcahy MF, Lewandowski RJ, et al. Treatment of unresectable cholangiocarcinoma using yttrium - 90 microspheres: results from a pilot study. Cancer. 2008; 113 (8): 2119 - 28.

[61] Saxena A, Bester L, Chua TC, Chu FC, Morris DL. Yttrium - 90 radiotherapy for unresectable intrahepatic cholangiocarcinoma: a preliminary assessment of this novel treatment option. Ann Surg Oncol. 2010; 17 (2): 484 - 91.

[62] Gray B, Van Hazel G, Hope M, et al. Randomised trial of SIR - Spheres plus chemotherapy vs. chemotherapy alone for treating patients with liver metastases from primary large bowel cancer. Ann Oncol. 2001; 12 (12): 1711 - 20.

[63] Kennedy A, Coldwell D, Nutting C, Overton C, Sailer S. Liver brachytherapy for unresectable colorectal metastases: US results 2000 - 2004. Paper presented at: ASCO GI Symposium. Miami; 27 - 29 Jan 2005.

[64] Goin JE, Dancey JE, Hermann GA, Sickles CJ, Roberts CA, MacDonald JS. Treatment of unresectable metastatic colorectal carcinoma to the liver with intrahepatic Y - 90 microspheres: a dose - ranging study. World J Nuc Med. 2003; 2: 216 - 25.

[65] Sharma RA, Van Hazel GA, Morgan B, et al. Radioembolization of liver metastases from colorectal cancer using yttrium - 90 microspheres with concomitant systemic oxaliplatin, fluorouracil, and leucovorin chemotherapy. J Clin Oncol. 2007; 25 (9): 1099 - 106.

[66] Hendlisz A, Van den Eynde M, Peeters M, et al. Phase Ⅲ trial comparing protracted intravenous fluorouracil infusion alone or with yttrium - 90 resin microspheres radioembolization for liver - limited metastatic colorectal cancer refractory to standard chemotherapy. J Clin Oncol. 2010; 28 (23): 3687 - 94.

[67] Rhee TK, Lewandowski RJ, Liu DM, et al. 90Y Radioembolization for metastatic neuroendocrine liver tumors: preliminary results from a multiin- stitutional experience. Ann Surg. 2008; 247 (6): 1029 - 35.

[68] Kennedy AS, Dezarn WA, McNeillie P, et al. Radioembolization for unresectable neuroendocrine hepatic metastases using resin 90Y - microspheres: early 112 A. Riaz et al. results in 148 patients. Am J Clin Oncol. 2008; 31 (3): 271 - 9.

[69] Coldwell D, Nutting C, Kennedy AK. Treatment of hepatic metastases from breast cancer with yttrium - 90 SIR - Spheres radioembolization. Paper presented at: Society of Interventional Radiology Annual Meeting. New Orleans; 31 Mar - 5 Apr 2005.

[70] Sato KT, Lewandowski RJ, Mulcahy MF, et al. Unresectable chemorefractory liver metastases: radioembolization with 90Y microspheres - safety, efficacy, and survival. Radiology. 2008; 247 (2): 507 - 15.

[71] Salem R, Lewandowski RJ, Atassi B, et al. Treatment of unresectable hepatocellular carcinoma with use of 90Y microspheres (TheraSphere): safety, tumor response, and survival. J Vasc Interv Radiol. 2005; 16 (12): 1627 - 39.

[72] Kennedy AS, Coldwell D, Nutting C, et al. Resin 90Ymicrosphere brachytherapy for unresectable colorectal liver metastases: modern USA experience. Int J Radiat Oncol Biol Phys. 2006; 65 (2): 412 - 25.

[73] Murthy R, Xiong H, Nunez R, et al. Yttrium 90 resin microspheres for the treatment of unresectable colorectal hepatic metastases after failure of multiple chemotherapy regimens: preliminary results. J Vasc Interv Radiol. 2005; 16 (7): 937 - 45.

[74] Sangro B, Gil - Alzugaray B, Rodriguez J, et al. Liver disease induced by radioembolization of liver tumors: description and possible risk factors. Cancer. 2008; 112 (7): 1538 - 46.

[75] Young JY, Rhee TK, Atassi B, et al. Radiation dose limits and liver toxicities resulting from multiple yttrium - 90 radioembolization treat-

ments for hepatocellular carcinoma. J Vasc Interv Radiol. 2007; 18 (11): 1375 – 82.

[76] Jakobs TF, Saleem S, Atassi B, et al. Fibrosis, portal hypertension, and hepatic volume changes induced by intra – arterial radiotherapy with (90) yttrium microspheres. Dig Dis Sci. 2008; 53 (9): 2556 – 63.

[77] TheraSphere Yttrium – 90 microspheres package insert, MDS Nordion, Kanata, Canada; 2004.

[78] Murthy R, Brown DB, Salem R, et al. Gastrointestinal complications associated with hepatic arterial Yttrium – 90 microsphere therapy. J Vasc Interv Radiol. 2007; 18 (4): 553 – 61. quiz 562.

[79] Carretero C, Munoz – Navas M, Betes M, et al. Gastroduodenal injury after radioembolization of hepatic tumors. Am J Gastroenterol. 2007; 102 (6): 1216 – 20.

[80] Murthy R, Eng C, Krishnan S, et al. Hepatic yttrium – 90 radioembolotherapy in metastatic colorectal cancer treated with cetuximab or bevacizumab. J Vasc Interv Radiol. 2007; 18 (12): 1588 – 91.

[81] Munier FL, Beck – Popovic M, Balmer A, Gaillard MC, Bovey E, Binaghi S. Occurrence of sectoral choroidal occlusive vasculopathy and retinal arteriolar embolization after superselective ophthalmic artery chemotherapy for advanced intraocular retinoblastoma. Retina. 2011; 31 (3): 566 – 73.

[82] Nakashima T, Mihoki T, Ono T, Umeno H, Tanaka N. Selective (intra – arterial), rapid infusion chemoradiotherapy to preserve the larynx in advanced laryngeal carcinoma: preliminary results. J Laryngol Otol Suppl. 2009; 31: 30 – 4.

[83] Lang EK, Sullivan J. Management of primary and metastatic renal cell carcinoma by transcatheter embolization with iodine 125. Cancer. 1988; 62 (2): 274 – 82.

[84] Li MJ, Zhou YB, Huang Y, et al. A retrospective study of the preoperative treatment of advanced Wilms tumor in children with chemotherapy versus transcatheter arterial chemoembolization alone or combined with short – term systemic chemotherapy. J Vasc Interv Radiol. 2011; 22 (3): 279 – 86.

[85] Rossi G, Mavrogenis AF, Rimondi E, et al. Selective arterial embolisation for bone tumours: experience of 454 cases. Radiol Med. 2011; 116 (5): 793 – 808.

[86] Roche PH, Paris J, Regis J, et al. Management of invasive juvenile nasopharyngeal angiofibromas: the role of a multimodality approach. Neurosurgery. 2007; 61 (4): 768 – 77. discussion 777.

[87] Lee SY, Hsu HH, Chen YC, et al. Embolization of renal angiomyolipomas: short – term and long – term outcomes, complications, and tumor shrinkage. Cardiovasc Intervent Radiol. 2009; 32 (6): 1171 – 8.

[88] Watkinson A, Nicholson A. Uterine artery embolisation to treat symptomatic uterine fibroids. BMJ. 2007; 335 (7622): 720 – 2.

第7章　肿瘤介入治疗新技术

Erik N. K. Cressman

罗君　翻译　文颂　邵国良　校审

[摘要]　肿瘤介入治疗新技术涵盖的范围很广。在广义上，其共同的潜在主题都围绕能量和组织展开。本章介绍了能量沉积，引导，监控，新能量源，以及改变细胞和组织对介入治疗的反应的方法，以改善患者的预后。另外，本章节也从影像学视角和药代动力学视角对新型栓塞材料的未来发展进行阐述。

肿瘤介入技术的发展在许多方面都是极为活跃的。本章以能量在组织中沉积这一主题作为指导思想展开对这些新兴技术的讨论。这些新兴技术大致可分类如下：

——引导/靶向能量沉积新方法

——新能量源

——能量沉积新方法

——消耗细胞能量新方法

——细胞对输入能量增敏或改变能量与组织相互作用的新方法

——确定能量沉积的部位、多少以及治疗是否充分的新方法

本章节将对上述新兴技术进行逐一阐述。结尾处将对本领域以外的新技术，特别是介入栓塞材料的发展演变进行讨论。

引导/靶向能量沉积新方法

引导/靶向能量沉积技术在最近十年中

E. N. K. Cressman

Department of Radiology, University of Minnesota Medical Center, Minneapolis, MN, USA

e – mail: cress013@ umn. edu

发展极其活跃。Solomon 等早期报道了使用电磁设备辅助示踪介入手术[1-3]，这将在本节第3部分中详细阐述。多数大型影像设备供应商都正在发展或已于近期推出这一领域的产品。其中大部分产品都采用电磁示踪原理进行空间定位。几乎所有产品都采用先前图像（术前影像如 CT、MR 和/或超声，但术前影像不一定需要进行增强）和术中实时获取的影像资料的融合，以达到如同 GPS 一样精准的定位。

共同的主题是用户界面，允许平面内和平面外靶向定位，实时仪器追踪穿刺针进入所需目标。大部分导航设备依靠位置传感线圈的变化进行定位。有一些设备已经可以或不久以后可以解决诸如心脏搏动和呼吸运动等生理活动的影响。如将探测面板放置在患者附近，用于探测报告线圈的位置，并可以对定位进行实时调整，如图 7.1 所示。包括飞利浦（Philips）的 PercuNav（此前的 Traxtal），西门子（Siemens）的 iGuide CAPPA，佛兰医疗（Veran Medical）的 ig4 导航系统，圣犹达医疗（St. Jude Medical）的 Mediguide，以及通用公司（GE）的 LOGIQ E9 系统。

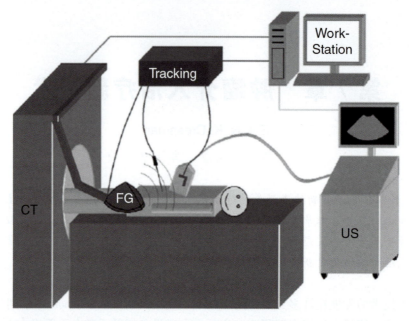

图 7.1 电磁示踪技术组合的方案说明。由侦探穿刺针的磁场发生器进行针的空间定位，将相关信息融合到超声和 CT 图像进行实时导航反馈（重印许可：Krucker J, et al. J Vasc Interv Radiol. 2007；18（9）：1142－50, 2007 Elsevier）。

在光学成像方面，ActiViews 的 Acti-Sight 系统利用一个小型可重复使用的摄像头，基于贴在患者皮肤上一次性定位模板引导穿刺设备的置入。术中根据四个象限中靶标的位置关系计算出轨迹的变化。当穿刺设备偏离预定目标时，其与标记点的距离就会变得不对称，而这种变化可通过显示器的提示进行实时调整。图 7.2 是光学装置的示例。

Banovac 及其同事致力于介入辅助系统（机器人）的研发，该系统可以帮助引导活检针或射频消融电极以更高的精度和准度刺入目标病灶[4,5]。Wood 及同事展示了影像引导下活检和消融技术的可行性，其目标定位误差为 3.5±1.9mm，提示了空间示踪的准确度足以在穿刺过程中提供相关的术前临床图像资料[6]。他们使用计算机辅助方法制定消融体积计划，并开发了一套医生辅助系统。该系统允许制定术前计划、术中实时辅助电极插入肿瘤内预先设定的位置。该方

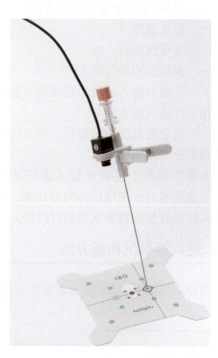

图 7.2 ActiSight（ActiViews 公司，以色列海法）的导航定位取决于将相机图像中彩色参考标记的 2D 坐标绘制到不透射线的相应 3D 的 CT 图像坐标系中。

法通过多个消融区取得完全覆盖肿瘤，并达到预期边界，使"雕塑"式消融成为可能。

考虑到可预期的未来卫生保健经济学，该技术将通过临床疗效的提升来抵消其产生的额外费用。需要考虑的因素包括提高对电离辐射风险的认识，众所周知，许多 CT 引导下的手术可导致大量的辐射量。更为快速、精准的介入治疗可降低电离辐射量。而更低的辐射剂量和更精准的介入治疗也可能降低此类手术导致的远期并发症。相应地，治疗的总费用也可能随之下降。但是，当整体疗效尚未完全明了的情况下被真正了解的时候，很难精确地评估成本和受益。导航下每台介入治疗节省的时间虽然还没有被严格量化，但通过对比可相对容易地追查到。

虽然前面的讨论都集中在导引设备的定位上，引导外部的能源进行靶向定位治疗的一些替代方法开始应用于临床实践。例如，

MR 引导下的高强度聚焦超声（由于 MR 是一个常规设备组件，故被称为 MRgUS 或 HIFU），已经应用于良性病灶及有症状的子宫肌瘤的治疗。最新的例子是 HIFU 已可通过超声而不是 MR 进行引导。前期临床试验结果似乎令人鼓舞[7-11]。

在许多设计中都提到在超声引导设备中央留置缺口以放置诊断探头。该领域最新的两个进展是如图 7.3a[12] 所示的集成超声阵列以及如图 7.3b 所示的双模超声阵列（DMUA），它内含实时自配准功能[13-15]。一个 64 阵元换能器可同时用于诊断和治疗。也就是说，单靠掌上型设备就可以同时进行超声成像和消融治疗。临床医生可实时观察组织的消融效果。在诊断性成像方面仍有许多工作要做，因为其早期结果是基于 1MHZ 的超声成像，这与治疗用频率相同，但并不是临床治疗的最理想频率。

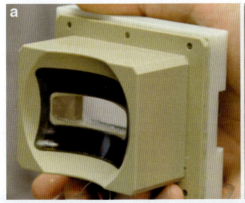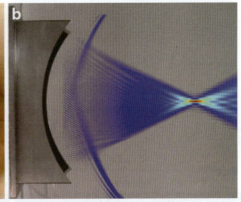

图 7.3　（a）HIFU 专用孔阵清楚显示开口，独立而集成化的诊断换能器能通过此开口并附于其上。（b）双模阵列既能用于超声成像，也可用于超声治疗（b. 明尼苏达大学的 **Emad Ebbini** 教授提供）。

尽管存在上述局限，使用 1MHZ 频率的 DMUA，其可行性在影像引导的微创治疗中已得到确认，特别是体外实验中证实了 DMUA 的性能。

● 使用全合成孔径（SA）成像技术[16] 显示组织结构凝固性改变的回声变化。图

7.4 显示 SA 成像技术所示靶组织凝固性改变前后的图像。将新鲜、脱气的离体猪肝样本放在凝胶假体中固定，并在背后衬以海绵吸收体。在 33 元矩阵中进行 3-s HIFU 波的 9 次发射（每次间隔 1 分钟）形成一定体积（大约 1cm³）的凝块。图 7.4b 所示的是

组织标本的一个横截面，HIFU 介导的完全性凝固坏死部分位于其中，与其他组织分离清晰。图 7.4c，d 显示采用 DMUA SA 成像技术在凝固坏死形成前后的图像。超声回声的变化非常明显，与凝固性组织的位置和形状相对应。

● 使用单源发射聚焦（STF）成像，得到基于单次消融治疗后组织回声改变的图像[16]。STF 成像是一种新模式，在此模式下 HIFU 波束被用于发射聚焦（在诊断水平），而动态聚焦仅用于能量接收。非侵入性 HIFU 治疗的优点如下。

（1）对假定的病灶位置（HIFU 的焦点）回声改变灵敏度高，包括因组织气化所致的非线性反应。这在一系列体外实验中已得以验证，该实验使用 DMUA 发射的 HIFU 波对新鲜、脱气的离体猪肝样本中进行处理[16]。

（2）对于 HIFU 照射路径中强散射物体的识别，如肝肾肿瘤时的肋骨。来自这些物体的回声强度可作为某种反馈，用于治疗性照射前对亚治疗水平 HIFU 波的暴露情况的评价。

（3）随着 DMUA 模式下实时 64 通道发射/接收界面的完成，STF 提供了对 HIFU 声波降解组织反应的持续监视（STF 的帧数据可在不到 1ms 的时间内被收集到，对治疗性的 HIFU 的干扰最小化）。

·以影像为基础的理想调焦方法的开发，可以使靶病灶中的功率沉积最大化，而对经胸廓聚焦时肋骨的暴露剂量最小化[15]。这种反馈形式对 DMUAs 模式是唯一的，其主要基于 DMUAs 模式特有的成像和用于 HIFU 再聚焦治疗坐标系之间的图像配准技术。

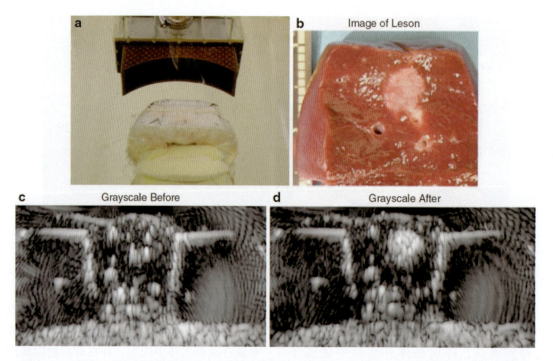

图 7.4　在新鲜、脱气的离体猪肝样本中利用 64 阵元、1MHz 的 DMUA 进行容积 HIFU 声波降解实验的结果。（a）DMUA 和放置于样本固定器中的组织。（b）经靶区的中央切开，可见颜色改变的损伤病灶。（c）和（d）是组织样本中灰度合成孔径成像（50dB），分别反映了靶区中央层在声波降解前后的图像（明尼苏达州大学的 Emad Ebbini 教授提供）。

也应注意到，随着技术的进步，使用热敏传递系统的非侵入性局部给药的领域将得到拓展。因此也可能包含了低温和高温治疗将来在非肿瘤性疾病中的许多应用。

新的能量源

大部分商用技术利用电磁波谱的能量聚焦方式以获得预期的治疗效果。利用某种化学反应中释放的能量进行治疗是正在探索的领域。一般称其为热化学消融，包含了许多类型的反应。迄今为止研究最多的是酸碱中和反应。这种反应可序贯进行[17]，也可同步进行[18]，可产生大量的热能。序贯反应技术相对简单，但有一个明显的缺点即难以精准控制化学反应的完成，而不完全反应的酸性或碱性反应物残留可导致机体化学物质暴露。

热化学消融释放出的能量取决于三个变量，即使用反应物的强度、浓度和数量。水的摩尔热大约在 55kJ/mol，与强酸、强碱结合时所释放的能量接近。从临床和实践方面讲，在相对适度的浓度下小剂量化学反应产生的能量就足以快速地将水煮沸。弱酸、弱碱反应产生的热能要少得多，但绝不是没有意义。两者的不同在于弱酸、弱碱在反应发生前必须先离子化，此过程损失的能量约 30kJ/mol。弱反应物产生强反应物一半的能量，它需要将化学物质的浓度提高到非常高的水平才能取得相同的效果，但这是切实可行的。可以预期，使用一种强反应物和一种弱反应物会产生中级的能量，大约在 40 ~ 45kJ/mol。乙酸和氢氧化钠即是这种中间化合反应的实例。尽管结果至今尚未正式发表，但在早期作者的实验室活体研究中已证实该反应可以获得 105℃的温度。15M 浓度的每个反应物仅需 1ml 就可获得此结果。使用高浓度的化学物质或不同的化学反应物可以获得高温，但这样的极端情况可能并不需要。

热漂移的持续时间与化学试剂起反应并释放能量到机体内的时间一致。这种热漂移与许多变量相关，有可能仅能持续数分钟，因为反应本身是瞬间的，在化学物质注射结束后即已完成。依据在某温度持续时间严格定义的热剂量，可作为理解本技术的起点。但实际效果却无法单凭时间和温度来精确概括。

使用一种酸和一种碱的热化学消融是一个多因素过程，除了释放能量外，还生成盐和水。如果用相同的浓度和体积，其生成盐的浓度是初始反应物的一半。这种特定的盐滞留在组织中可能因其高浓度造成高渗效应，并具有使蛋白变性的能力。许多情况下，生成的盐可能到达或超过水溶液中的溶解极限。在反应所致的短暂高温后，尽管具体时间不明了，高渗和变性效应在局部微环境中会持续相当长一段时间。图 7.5a 所示的是以一种弱酸和一种强碱在凝胶假体中反应时温度和浓度的关系，图 7.5b 显示了在猪肝模型中同时注射浓度为 5M 的乙酸和氢氧化钠各 0.5ml 的急性反应。应注意，在图表中低浓度下化学物质反应后的温度改变相对轻微，但组织效应已非常明显。

上述化学反应的全身效应同样在研究之中。探讨的问题包括未反应化学物质的暴露和对产物盐负荷的理解。仔细选择化学反应物进行热化学消融，既可以达到充分的局部凝固效果，产生的非活性物质造成的全身反应又非常低。与射频消融一样，可以考虑热化学消融联合经动脉栓塞治疗，栓塞后在大血管灌注区域血流导致的热冷却效应减少，可使大肿瘤得到充分的消融覆盖。

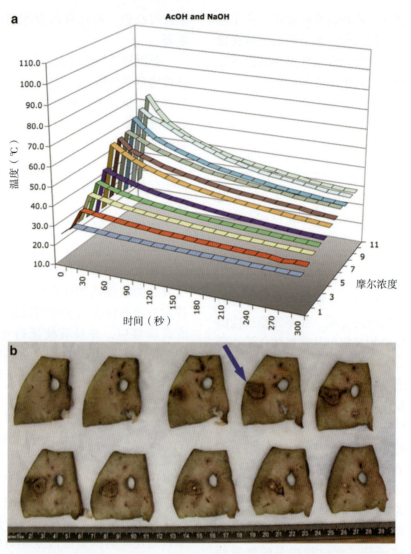

图 7.5　（a）增加乙酸（一种弱酸）和氢氧化钠（一种强碱）浓度时，凝胶假体中的温度曲线。在 5M 浓度时，在测试范围的低端，温度在基线上方 15℃ 范围内升高（测得温度峰值为 45℃），但迅速衰减。（b）同时往体内注射 5M 浓度下 5ml 相同试剂的急性期反应。在邻近组织标本的切片中，蓝色箭头代表的凝固区域清晰可见。标本在切片之前用福尔马林固定。

另一种最近测试的热化学消融反应是氧化还原反应。各种金属氧化态的改变，可能产生比化学中和反应更多的数量级热量，因而使需要的反应物更少。与上述酸碱反应不同，氧化还原反应并没有清晰明确的产物。虽然精确的能量很难计算，但许多情况下，低浓度的反应物即可轻易达到沸点。氧化还原反应产物根据其发生的反应不同而不同，自身还可能具备杀灭肿瘤的特性[19-22]。

在除了使用固态可植入物以外的所有热化学方法中，我们从经皮无水乙醇化学消融的文献中可知，化学试剂存在在体内会沿着阻力最小的方向散开的问题。为什么当前的临床实践中单纯热疗比无水乙醇更受偏爱，原因之一就是缺乏精确控制流体分布的方法。但是，如果反应能够保持在相对小的体积内，而释放能量高，我们可能会发现疗效主要依靠传导效应的情况，这种传导效应在性能上将更加可以预测。如果这一领域能够成功发展，那么不需要昂贵能源或不需要在无菌手术区域延伸出管线就能完成消融的技术将非常有吸引力。与这些优点相抵，化学热消融不利的因素在于缺乏精准设备和政府机构例如 FDA 批准的反应物。

沉积能量新方法

诸如射频消融、微波消融、激光、冷冻和电离辐射等已确定的治疗方法不在本章讨论的范围内。而电穿孔作为一个相对新颖的方法，也将在本书独立章节阐述。有两个新的实验性领域在不远的未来有可能达到临床使用要求，那就是肿瘤传导性间质治疗（CITT）和纳米颗粒射频电容加热法。

CITT 设备为外科手术床设计，其治疗单纯依靠组织中的传导效应处理组织切缘，如用于乳腺肿瘤切除术或摘除术等类似的外科切除手术[23,24]。

CITT 的温度显著高于射频消融（可以超过150℃），并且在某种程度上可以发生炭化。组织炭化会阻碍射频能量的沉积，但对于组织单纯传导效应影响甚微。如图 7.6 所示是一种 CITT 设备，使用可伸展插脚以增加组织接触面，从而增大消融范围。此方法的优势可能在于其可预测性和在组织内传导的均匀性，而不是能量吸收加热方式。该项技术最有可能用于乳腺癌外科手术后切除区，其他如头颈部肿瘤的应用可行性也在研究之中。如果使用这项技术经皮穿刺治疗大肿瘤，还有许多工作要做。

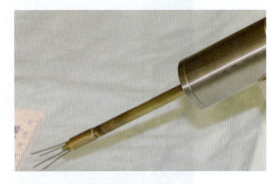

图 7.6　传导性间质热疗装置，其尖端可使热量在大的组织区域内分布（阿肯色州儿童医院 Gal shafirstein 教授提供）。

自有早期报道以来，结合纳米颗粒和电磁能（在 kHz 到 MHz 区间内）的非侵入性、非接触性技术在肿瘤消融方面发展迅速[25-27]。其中金纳米颗粒被认为是 MHz 范围内高效的射频能量吸收体。能量以类似射频电容加热的方式传递，射频穿透组织，而组织吸收大大低于 GHz 级频率。图 7.7 所示可能是体外快速加热的延时红外成像。在另一项技术中，高 kHz 频率下的交变磁场（AMFs）与磁性纳米颗粒联合传递能量[28-31]。这一领域看似很有前景，但还有一些问题亟待解决。一个关键问题就是消融目标的定位。为使纳米颗粒达到消融治疗所需的药代动力学和药效学参数，影像引导应该是必要的。这是假定在一定的治疗时间窗内完成足够的纳米颗粒充分装载入细胞内。反过来，其热消融效应直接与应用的磁场强度有关。更高交变磁场中的涡电流可导致非目标区域的非计划性加热，而在大量试验中，交变磁场下非计划性加热也发生在无纳米颗粒的细胞和组织中。

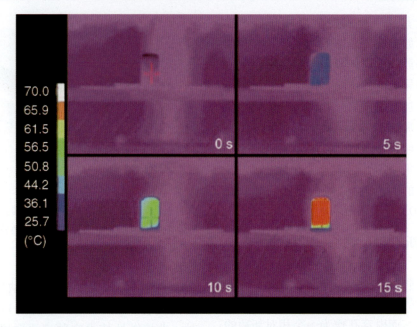

图7.7 定时红外成像（5秒间隔）证实了使用10nm金纳米颗粒的射频电容加热的潜力。颗粒在试管中的浓度为36ppm，其暴露在15kV/m的高频场中（转载授权自 **Moran CH, et al, Nano Res. 2009; 2（5）: 400 – 5**）。

虽然基于现有数据[32]，某些类型的纳米颗粒似乎是相对安全的，但仍有许多关于纳米颗粒毒理学方面的问题未得到解决。因此，在纳米颗粒被广泛使用前，对于纳米颗粒的作用机制、取得最大获益的条件以及某范围内的毒性谱的理解都是必需的。一些研究提示存在细胞内加热现象，但其证明工作挑战巨大。有研究假定金纳米颗粒射频加热中存在欧姆效应，但证据尚不确切[33]。总体来说，基础科学显示纳米颗粒热消融技术前景看好。无论如何，该材料的影像引导应用将在可预见的未来发挥作用，即使在定位方法改进后，也要考虑到肿瘤组织的不均一性、肿瘤血管无规律性和肿瘤浸润及治疗指征的问题。

最后一个亚类是磁体中射频能量的应用。使用射频磁力线圈作为产生高温的能量源，对大鼠模型中9L胶质肉瘤[34]进行治疗。这种完全非侵袭性的方法使通过一些标记物来监测治疗后代谢反应成为可能。

消耗细胞能量的新方法

在20世纪前期，Otto Warburg观察到肿瘤细胞代谢中有一个独特的现象：在产生ATP过程中其低效的糖酵解优先于氧化磷酸化，其原因至今仍不清楚。结果导致在许多肿瘤中细胞外环境乳酸堆积，使细胞外pH值下降。Pederson的早期研究确定了利用恶性肿瘤这种易损性的机会和恶性肿瘤的潜在选择性。经过大量的协作研究，3 - 溴丙酮酸被认为是一种有效的消耗细胞能量的化合物[35]。在一些动物模型上得到成功验证后，3 - 溴丙酮酸现正接近于进行临床试验。然而，该化合物似乎不止作用于一个位置，作用靶点也可能不止一个。其作用方式之一是抑制线粒体中己糖激酶 - 2，如图7.8所示，可能由此消耗细胞能量[36,37]。

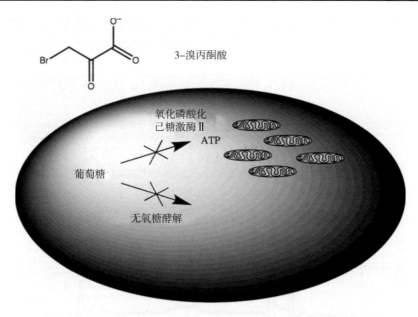

图 7.8　两种关于 3 - 溴丙酮酸作用机制的假说。糖酵解和线粒体靶点都包括在内，耗尽细胞内无氧和需氧途径产生的 ATP。

细胞对输入能量的增敏或改变能量与组织相互作用的新方法

考虑到增敏剂的种类，区分其是通过降低接受治疗的细胞热损伤的阈值，还是基于生物学意义改变细胞对干预的敏感性或反应性非常重要。这对于考虑实际的作用目标也是非常有用的，不管它是肿瘤本身，还是供应肿瘤的血管，或是两者。

下面讨论到的一些技术基于这样的一个事实，因为热消融在时空上的因素限制了热量对于整个瘤体的热辐射，因而从根本上讲没有热消融治疗的指征。但通过下面的治疗技术，和平常的消融一样取得了成功。

尽管这个领域存在潜力，也只是在近期随着系统的改进才引起了一些关注。它们可分为组织水平领域和细胞/分子水平领域。在组织水平，此前通过注入诸如高渗盐水或乙酸作为辅剂，以试图改善射频消融的既有效果。在许多研究中都假定这些物质可以提高能量的沉积及组织间的能量传导[38,39]。虽然有些情况下确实显示消融的体积增大，

但此概念并未得到广泛的认可，因为报道无法预测消融的形状。

更可预见的研究是载药热敏脂质体的应用。自 30 多年前 Yatvin 和同事关于这个概念的具有重大影响力的报道以来[40]，该理论迅速发展，装载多柔比星作为活性成分的商业产品，ThermoDox®（Celsion 公司），是已获得 FDA 许可的唯一此类产品。全球 600 名患者参加的Ⅲ期临床试验（载药脂质体联合 RFA 对比单纯 RFA）正在进行中，并预计于 2011 年的年中结束。其主要研究终点是无进展生存期。Solazzo 等最近报道了多柔比星脂质体联合 RFA 的疗效[41]，这是基于 Monsky 等前期工作的基础[42]上获得的。研究数据指向氧化损伤增加和凋亡通路激活是其疗效产生的机制，但对于该项研究结果的解释必须谨慎。ThermoDox®联合射频可迅速释放多柔比星，而其他的方案中药物可能是长时间缓慢释放。随着时间窗更长，有机会利用与氧化损伤和凋亡相关的机制。

通过多种干预手段将药物传递到组织内，对其进行量化的努力持续取得进

展[43-45]，我们可以期望在将来会看到更多使用药物联合热疗的研究。图 7.9 中描述了

使用微管电泳的一种方法，用激光来探测组织中非常低剂量水平的多柔比星。

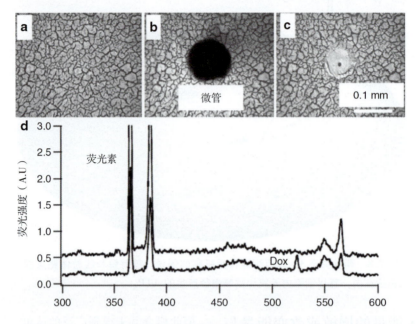

图 7.9　（a－d）使用激光介导的荧光胶束电动色谱（MEKC－LIF）直接行组织取样。（a）图中组织切片用多柔比星处理。（b）图中将微管置于样本之上，抽吸掉少量细胞，可见（c）中的空洞。相比对照组，在电泳图（d）中可见多柔比星的峰值（转载授权自 Wang Y, et al, Anal Chem. 2009；81：3321－8，Fig. 5，p. 3325）。

光动力治疗已经有很长的历史，尤其治疗如头、颈部等处的浅表肿瘤。该方法可能通过以卟啉衍生物的形式富集光能并产生单线态氧，并假定为其作用的机理。在过去的几年里，人们的注意力转向了利用 LED 技术的光能的经皮应用。他拉泊芬钠[46-48]是一种提高了水溶性和靶向能力的光动力治疗药物，这种技术可允许用于治疗深部实体肿瘤。研究者希望通过这种局部活化，减少全身毒性反应和光敏性问题。然而现实中问题仍然存在，如治疗的时间以小时计，进行中的临床试验数据尚未得出结论，副反应的发生率和程度还未明确。图 7.10 阐述了这种治疗的基本概念。

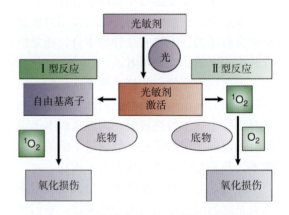

图 7.10　光动力治疗中光吸收后两种可能的作用模式，通常其结构基础是一个卟啉环（他拉泊芬钠是其中一个例子）。直接产生自由基（Ⅰ型）和单线态氧（Ⅱ型），两者都可导致组织中的氧化损伤（转载授权自 Dolmans DE-JGJ, et al, Photodynamic therapy for cancer. Nat Rev Cancer 2003；3（5）：380－87）。

最近有研究者报道了一些扩大消融体积的新方法。它们起作用的方式和对细胞膜的效应更多地基于它们的作用机理。值得注意的是，在细胞水平抗血管生成剂如贝伐单抗和三氧化二砷等与急性血管阻断剂存在区别[49-51]。也许可以看到两者会越来越多地与热疗进行联合。尽管尚处于实验阶段，嵌段共聚物诸如泊洛沙姆 P85® 可以产生比对照组更大的消融体积。在低温热疗联合热敏脂质体多柔比星的治疗中，泊洛沙姆被直接注射入瘤内或经静脉给药，但这种联用的具体机制尚未明确[52]。在香料工业中使用的简单的环十五内酯已被证明既可作为降低损伤阈值的增敏剂发挥作用（如图 7.11），又可能扮演渗透增强剂的角色[53]。

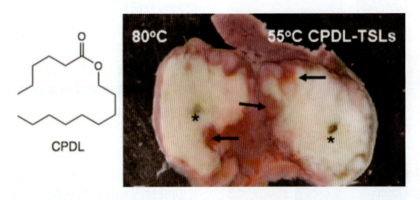

图 7.11　环十五内酯（CPDL，CAS#106 - 02 - 5）作为一种热敏剂：在接种 Walker - 256 瘤株的 Wistar 大鼠的肝脏中施行两次射频消融。第一次消融（左边）通过将 500kHz 的正弦信号传递给 20G 射频消融针而产生，快速调节传出功率以致针尖的热电偶测得 80℃。保持 80℃的温度持续消融 15 分钟。当温度回到 37℃后，将含 3%CPDL 直径 1μm 的热敏脂质体乳剂 300μl 经静脉注入。第二次消融（右边）几乎和第一次相同，但调整射频消融针的功率至热电偶记录为 55℃。图中箭头表示血管，∗s 表示针道（Micheal Borrelli 提供）。

热休克蛋白在机体对热消融的反应中发挥着重要的作用。其中有些热休克蛋白以既定形式表达，另一些热休克蛋白在温度骤升或其他应激后快速上调。在消融的中心，组织产生热凝固，但在消融组织边缘，其消融温度呈阶梯式下降至非杀伤性区间，可以导致多种通路被激活。因此，研究这种反应的调节机制合情合理，并可能改善预后。在前期研究中，Ahmed 和 Goldberg 在动物模型中使用槲皮素抑制 HSP70，结果消融体积增大[54]。槲皮素是一种可抑制 HSP70 的化合物，基于 HepG2 细胞的研究资料，槲皮素也可能是通过调节 NF - kappa B 和 AP - 1/JNK 通路[55]作为主要的作用形式。

本章大部分内容都集中在热消融术，但是冷冻消融术同样取得了持续性进展。冷冻消融中独特的挑战集中在冰球的大小以及在超过可见冰球边缘的可视区域内扩大杀伤范围的新方法。这也是冷冻消融相比热消融的一个明显的优势，后者难以评估治疗区域的大小。CYT - 6091 是一种可与 TNF - α 偶联的金纳米颗粒，最近在冷冻消融治疗研究领域取得了显著进展[56]。

确定能量沉积的地点、多少以及治疗是否充分的新方法

目标组织得到充分治疗，而不损伤邻近的非靶组织是消融手术最终成功的关键。必

须记住，温度实际上只是一个反映组织损伤和活性丧失的替代指标。对于高温治疗中哪部分组织得到了充分的治疗，超声和 CT 都无法精确描述。冰球的形成容易显示，这也冷冻消融的优势之一（图 7.12），但是冰球内部的组织致死区域却显著小于其冰球的可视范围。

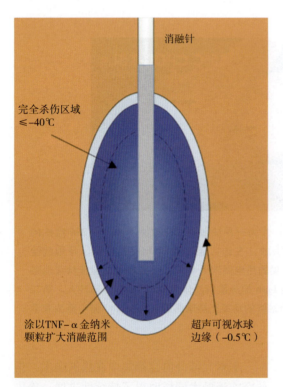

完全杀伤区域 ≤−40℃

消融针

涂以 TNF−α 金纳米颗粒扩大消融范围

超声可视冰球边缘（−0.5℃）

图 7.12　在冷冻消融中杀伤区域要显著小于可视的冰球。用涂以 TNF−α 的金纳米颗粒作为增敏剂扩大杀伤区域，使之更靠近可视治疗区域的边缘（转载授权自 Hoffmann NE, Bischof JC. Mechanisms of injury caused by in vivo freezing, 16 章. In：Fuller BB, Lane N, editors. Life in the frozen state. London：Taylor & Francis；2004. p. 455 – 82）。

MRI 可提供详细的这类信息，而其他手段当前还不可能做到。MR 热成像原理已经明确，但临床尚未广泛使用。MR 热像图的缺点是必须使用与 MR 兼容的治疗材料，这将使治疗的成本增加。因此，这对于其他非侵入性温度监控方法也是一个机会。超声测温就是这样的技术，且正在迅速发展[57,58]。超声测温的一个关键问题是利用时间常数的微小差别处理运动伪影。此外，就像此前描述的 DMUA 阵列代表了一种折中一样，在同一个传感器上加入热图像组件将是一种挑战。简单来说，这些方法依赖声速、衰减或剪切模量的速度与温度依赖性。这些改变可以通过一些方法来进行估算，但这些方法不在本章讨论的范围。一旦这些障碍被克服，非侵入性治疗的潜力将是巨大的。"剂量绘图"的概念主要由美国国立卫生研究院（NIH）和杜克大学通过 MR 成像提出（图 7.13）[59-61]，并传到超声界。图 7.14 所示是由 Liu 和 Ebbini[57] 所描述的系统产生的一个实时温度像的实例。放置诊断探头使成像平面与治疗传感器的轴线相交（a），在离体的猪心组织标本中施行能够在聚焦处产生一个凝固区域的治疗性 HIFU 前后，设计低温升的亚治疗性 HIFU 波，产生对波束反应的实时（2D + 时间）温度数据。图 7.13 b，c 分别显示了声波降解前后源自亚治疗 HIFU 的 2D 温度图。亚治疗 HIFU 的曝光参数（强度和持续时间）相同，但在损伤形成后焦点处的温度上升的更高。从焦点处的温度历史纪录（＞30% 改变）中不难发现，损伤形成后对热的吸收有明显的改变。

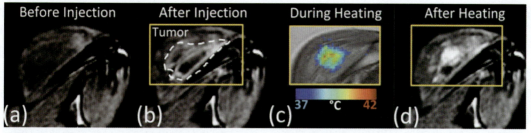

图 7.13　用载入对比剂的热敏脂质体行剂量绘图，脂质体注射和 MR – HIFU 加热前后 MR 信号的强度。信号强度（a）注射前，（b）注射后，（c）加热期间的温度图，覆盖在治疗计划区域由质子密度加权成像获得的的磁场信号上。（d）单针 10 分钟加热后的信号强度。注意（a）（b）和（d）都描绘了 T1 加权成像，而（c）显示了质子密度加权成像（Mark Dewhirst 教授及其学生 Pavel Yarmolenko 提供）。

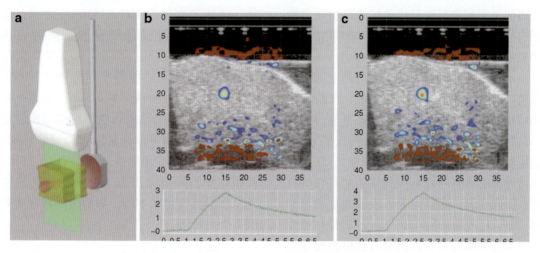

图 7.14　（a）诊断探头的放置使得成像平面与治疗换能器的轴线相交，（b）和（c）显示 2D 的温度图，分别源自声波降解前后亚治疗 HIFU 的应用（明尼苏达州大学的 Emad Ebbini 教授提供）。

这个结果反映了超声测温在热消融的监视、控制和引导过程中的用途的许多方面。在治疗性 HIFU 形成损伤前，由亚治疗性 HIFU（短时曝光）加热产生的温度成像可以在应用治疗性 HIFU 前对 HIFU 焦点进行定位和质量定性。该方法可用于 HIFU 波的再定位或再聚焦，以使治疗模式下的功效最大化。声波降解后，升温速度和/或最大温度的改变可用于评估热量吸收方面的变化。热吸收的变化也可作为组织损伤，尤其是凝固性坏死的一个指标。根据治疗过程中每一次 HIFU 的目标体积的形成，它也为即时损伤评估提供了可能性。注意这些优点几乎是独立于上面所提及的一些局限性，并正在为应用于人体做准备。

人们已经明了消融治疗后平扫 CT 图像上的改变。在 0.25 ~ 0.5HU/℃ 范围内的区别是很细微的，但也被很好地记录下来。总体上讲，5HU 以内的改变很难被察觉，但消融引起的变化要大于这个范围，在 10 ~ 20HU 的区间。为提高敏感性，低剂量增强/多次低剂量扫描模式（HYPR 模式）已进行开发[62]。该模式下的重建算法显著提升了信噪比，但其缺点是内在的电离辐射。而反复扫描的要求也使得该方法易于引起运动伪影造成的配准错误。

栓塞材料和溶瘤治疗的新发展

经动脉化疗栓塞或 TACE 是一种已被接受的治疗方法，在诸如肝细胞癌（HCC）等恶性肿瘤中取得了生存获益。但这种治疗方案在世界各地差异较大，在药物、栓塞颗粒和释放方式上尚无统一标准。药物洗脱微球的上市使肿瘤的最佳治疗方案组成这个问题更加复杂化，这将在本章节中的其他部分进行讨论。所谓的永久栓塞颗粒是否可产生最好的效果目前尚未得知。继药物洗脱微球和诸如与索拉非尼和贝伐单抗等药物联合治疗的临床试验之后，可吸收微球和可显像微球是新的研究领域。

可吸收微球对可控的、临时的栓塞可能有益，但这是一个非常新的领域，该技术的确切作用仍有待进一步确定。其可能应用在子宫肌瘤栓塞、化疗栓塞以及创伤等方面。羟甲基纤维素（CMC）与壳多糖（CN）是众所周知的具有可降解性和生物相容性的材料，因此它们一直被作为可吸收微球的原材料。最近已经制备出 CMC 和 CN 的微球且似乎是生物可吸收的。因为临时性以及栓塞后血管完整性得到恢复的可能性，它们和常规球形栓塞剂存在一定区别。至于临时性，可吸收微球与脂质体有些类似，但却拥有比脂质体更长的半衰期和更大的尺寸，而且相比脂质体不连续的双分子层膜，可吸收微球拥有连续、交联的水凝胶结构。

初步的结果显示，过筛后这些微球在粒径分布上相当一致，并且隔离型或空载型的微球在细胞培养上是无毒的，具有可降解、可压缩、可染色和可注射等特征。如图 7.15 显示，99% 的微球呈现出非常圆的形状。微球的直径在 100 ~ 1550μm 之间，破碎力或者说破坏微球完整性所需的力达 0.58 ~ 0.88N（对应为 60 ~ 90g 的质量范围）。破碎变形可在原始尺寸的 70% ~ 95% 之间变化。这些微球可被 Evan 蓝染色，并在 4:6 对比剂 - 盐水混合物中形成稳定的悬浮物，此混合物可以轻易通过微导管注射，而不会聚集或阻塞导管。如图 7.16 所示，此微球生物降解时形态上会发生显著的变化。根据其构成的不同，降解时间可在 2 周到 2 个月不等。

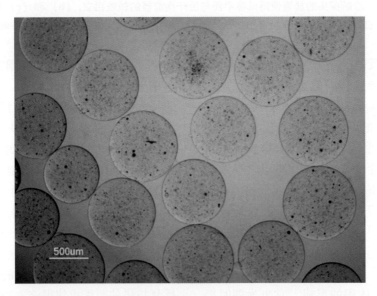

图 7.15 可吸收 CMC/CN 微球的显微照片，经筛选后呈现出相对统一的尺寸（明尼苏达州大学的 **Jafar Golzarian** 教授提供）。

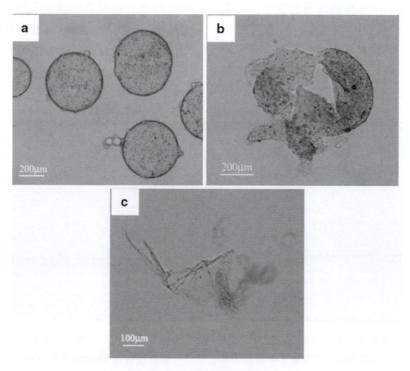

图 7.16　显微照片中显示可吸收微球随时间降解（**0 天，9 天和 14 天**）（明尼苏达州大学的 **Jafar Golzarian** 教授提供）。

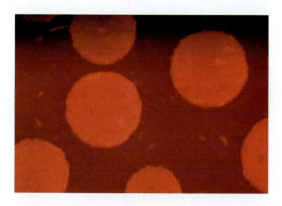

图 7.17　荧光显微镜图像显示可吸收微球装载多柔比星后呈现红色（明尼苏达州大学的 **Jafar Golzarian** 教授提供）。

由于微球基质中功能基团的存在，如其他药物洗脱微球一样，它也可能装载多柔比星。如图 7.17 所示，装载多柔比星的可吸收微球在荧光显微镜下呈现红色，提示微球成功装载了多柔比星。微球在 2 小时之内可装载其最大装载量的 90%（根据微球的尺寸，每毫克的干球体可装载 0.3～0.7mg 多柔比星）。在体外实验中，绝大部分的多柔比星在 2 周内释放，而全部多柔比星释放可持续达 1 个月时间。除再吸收以外，此方法还有一个潜在的优势就是装载的药物在理论上是 100% 可用的。这大概可解读为对治疗动力学更好的控制和临床疗效的提高。根据这些结果，CMC/CN 水凝胶微球在临时性治疗性栓塞中可能是一种有前景的材料。然而，在成分的最优化组合、分解产物的处理、产品降解的理想时间以及活体内药物释放动力学等方面还有许多问题有待解决。将来，微球如下面所描述有可能将可吸收性和可显像性融为一体。

另一个受关注的领域是提高微球本身的可视性。NIH 肿瘤介入中心与 Biocompatibles 公司近期合作生产出一种名为 iBeads™

的可显像微球，内含有碘以增加密度。该微球本身在栓塞过程中难以通过 X 线透视进行实时观测，但在其最终沉积的部位可以通过透视看到，在 CT 下非常容易显示，如图 7.18 所示。正在努力改善微球的对比度，同时栓塞过程中采用加载药物的微球也会越来越常见。这样的微球能够更准确地评估肿瘤的血管、微球的分布、微球实际栓塞的范围和使治疗终点达到标准化[63]。

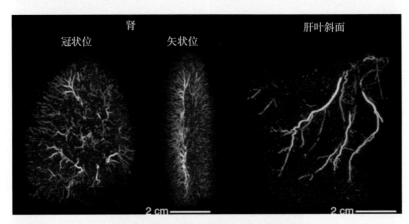

图 7.18　可成像微球在健康肾脏和肝脏组织中的显微 CT 图像。在 CT 分辨率为 50μm 的情况下可以显示单个微球（转载授权自 Sharma KV, Dreher MR, Tang Y, et al. J Vasc Interv Radiol. 2010；21：865 – 76. Copyright ©2010 Elsevier）。

靶向溶瘤病毒治疗非常具有吸引力，因此在过去几年中吸引了生物技术公司相当大的注意和投资。数代的病毒载体已使病毒的活性得到明显的提高，人体的临床试验正在这些病毒载体中开展。在数十种不同类型的载体中，变异疱疹病毒和牛痘病毒似乎最有前景。但基于动物模型的数据，麻疹病毒、水疱性口炎病毒[64]、新城病毒[65,66]和几种腺病毒也同样具有潜力。总之，治疗策略包含病毒突变，可以允许病毒在肿瘤组织中选择性复制，如图 7.19 所示。细胞被病毒感染的结果要么直接发生细胞凋亡，要么对其他无效药物治疗变得易感。炎症反应经常随之而来。目前尚不清楚这种反应是有益还是有害的，并且不确定在什么时候、持续多久以及在什么环境下发生。

溶瘤病毒治疗一个特别吸引人的地方是其理论上的优势，病毒可以遍布于局部和全身的肿瘤。可以通过以下任何一种方法输送小剂量的溶瘤病毒：直接肿瘤穿刺，经动脉途径，经门静脉途径，经肝静脉逆行途径，经静脉注射途径，甚至经过胆道系统。必须指出，此方法与传统基因治疗在病毒的使用上形成鲜明对比，传统基因治疗的病毒复制能力被认为是一种健康风险，因此在任何情况下都应予以避免。溶瘤病毒治疗的基本假设就是那些有基因缺陷、经过改造的病毒只会在肿瘤细胞中进行复制。

治疗肝细胞癌（HCC）的一个特别的挑战是治疗增加了已有病变的肝脏的毒性，这也是许多肝癌介入疗法共同面临的问题。像 HCC 这样的恶性肿瘤的不同分子生物学表现，以及在肿瘤内的异质性都为治疗设置了障碍。最终我们能够设想鼻腔给药或其他同样优雅的给药途径（取决于病毒的类型及其传播机制）而不需要通过影像引导的介入方法。而诸如所需的病毒剂量，采用不同途径进行清除以及病毒的抗体中和反应等问题都需要去解决。而这将是未来数年的一个目标。

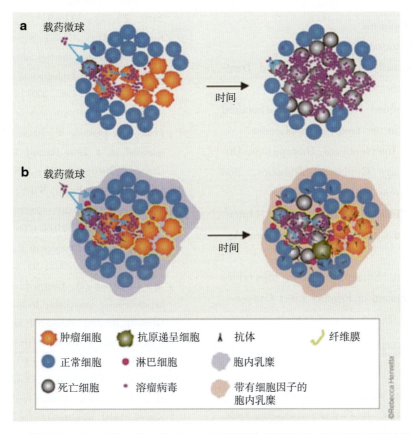

图 7.19　溶瘤治疗基本方案，在上图（a）中展现的是病毒复制和杀伤所有存活的肿瘤组织的理想状态。在（b）中展现了阻碍了治疗效果的混杂因素，例如宿主的免疫反应和微环境（转载授权自 Aguilar – Cordova E. Nat Biotechnol. 2003；21（7）：756 –7）。

总之，介入肿瘤学在许多前沿领域正在取得快速进展，未来充满希望。治疗将变得更加微创，预后更好，同时可减轻肿瘤对社会的负担。我们可以期望与应用于放射生物学/肿瘤学等相关领域的增敏方法有更多的重叠，与全身辅助治疗和免疫调节治疗等内科肿瘤学有更多的合作。当分子治疗日趋完善，肿瘤预防和早期检测得以优化，影像引导下的介入治疗将会在恶性肿瘤的治疗中发挥更为关键的作用。

谢辞　感谢在本章节准备时，所有医生、科学家和工程师提供的见解和讨论。作者尤其要感谢以下各位：Dr. Fil Banovac，Dr. Karum Sharma，Dr. Matt Dreher，Dr. Dan Sze，Dr. Jafar Golzarian，Dr. Muneed Ahmed，Dr. Lihui Weng. Dr. Emad Ebbini，Dr. Rob Griffin，Dr. Chris Brace，Dr. Dustin Kruse，and Dr. John Bischof.

交叉引用

▶ Combination Therapies in the Treatment of Primary Liver Cancers

▶ Cryoablation

▶ Embolic Therapies

参考文献

［1］ Solomon SB, White Jr P, Acker DE, Strandberg J, Venbrux AC. Real – time bronchoscope tip localization enables three – dimensional CT image guidance for transbronchial needle aspiration in swine. Chest. 1998; 114 (5): 1405 – 10.

［2］ Solomon SB, Magee C, Acker DE, Venbrux AC. TIPS placement in swine, guided by electromagnetic realtime needle tip localization displayed on previously acquired 3 – D CT. Cardiovascular Intervent Radiol. 1999; 22 (5): 411 – 4.

［3］ Solomon SB, Magee CA, Acker DE, Venbrux AC. Experimental nonfluoroscopic placement of inferior vena cava filters: use of an electromagnetic navigation system with previous CT data. J Vasc Interv Radiol. 1999; 10 (1): 92 – 5.

［4］ Banovac F, Tang J, Xu S, et al. Precision targeting of liver lesions using a novel electromagnetic navigation device in physiologic phantom and swine. Med Phys. 2005; 32 (8): 2698 – 705.

［5］ Banovac F, Cheng P, Campos – Nanez E, et al.

Radiofrequency ablation of lung tumors in swine assisted by a navigation device with preprocedural volumetric planning. J Vasc Interv Radiol. 2010; 21 (1): 122 – 9.

［6］ Krucker J, Xu S, Glossop N, et al. Electromagnetic tracking for thermal ablation and biopsy guidance: clinical evaluation of spatial accuracy. J Vasc Interv Radiol. 2007; 18 (9): 1141 – 50.

［7］ Fischer K, Gedroyc W, Jolesz FA. Focused ultrasound as a local therapy for liver cancer. Cancer J. 2010; 16 (2): 118 – 24.

［8］ Illing RO, Kennedy JE, Wu F, et al. The safety and feasibility of extracorporeal high – intensity focused ultrasound (HIFU) for the treatment of liver and kidney tumours in a Western population. Br J Cancer. 2005; 93 (8): 890 – 5.

［9］ Wu F, Wang ZB, ChenWZ, et al. Advanced hepatocellular carcinoma: treatment with high – intensity focused ultrasound ablation combined with transcatheter arterial embolization. Radiology. 2005; 235 (2): 659 – 67.

［10］ Orgera G, Curigliano G, Krokidis M, et al. Highintensity focused ultrasound effect in breast cancer nodal metastasis. Cardiovasc Intervent Radiol. 2010; 33 (2): 447 – 9.

［11］ Orgera G, Krokidis M, Monfardini L, et al. High intensity focused ultrasound ablation of pancreatic neuroendocrine tumours: report of two cases. Cardiovasc Intervent Radiol. 2010; 34: 419 – 23.

［12］ Jeong JS, Chang JH, Shung KK. Ultrasound transducer and system for real – time simultaneous therapy and diagnosis for noninvasive surgery of prostate tissue. IEEE Trans Ultrason Ferroelectr Freq Control. 2009; 56 (9): 1913 – 22.

［13］ Jeong JS, Cannata JM, Shung KK. Adaptive HIFU noise cancellation for simultaneous therapy and imaging using an integrated HIFU/imaging transducer. Phys Med Biol. 2010; 55 (7): 1889 – 902.

［14］ Owen NR, Chapelon JY, Bouchoux G, Berriet R, Fleury G, Lafon C. Dual – mode transducers for ultrasound imaging and thermal therapy. Ultrasonics. 2010; 50 (2): 216 – 20.

[15] Ballard JR, Casper AJ, Ebbini ES. Monitoring and guidance of HIFU beams with dual – mode ultrasound arrays. Conf Proc IEEE Eng Med Biol Soc. 2009; 2009: 137 – 40.

[16] Ebbini ES, Yao H, Shrestha A. Dual – mode ultrasound phased arrays for image – guided surgery. Ultrason Imaging. 2006; 28 (2): 65 – 82.

[17] Deng ZS, Liu J. Minimally invasive thermotherapy method for tumor treatment based on an exothermic chemical reaction. Minim Invasive Ther Allied Technol. 2007; 16 (1): 1 – 6.

[18] Farnam JL, Smith BC, Johnson BR, et al. Thermochemical ablation in an ex – vivo porcine liver model using acetic acid and sodium hydroxide: proof of concept. J Vasc Interv Radiol. 2010; 21: 1573 – 8.

[19] Rao W, Liu J. Tumor thermal ablation therapy using alkali metals as powerful self – heating seeds. Minim Invasive Ther Allied Technol. 2008; 17 (1): 43 – 9.

[20] Rao W, Liu J, Zhou YX, Yang Y, Zhang H. Anti – tumor effect of sodium – induced thermochemical ablation therapy. Int J Hyperthermia. 2008; 24 (8): 675 – 81.

[21] Rao W, Liu J. Injectable liquid alkali alloy basedtumor thermal ablation therapy. Minim Invasive Ther Allied Technol. 2009; 18 (1): 30 – 5.

[22] Cressman EN, Tseng HJ, Talaie R, Henderson BM. A new heat source for thermochemical ablation based on redox chemistry: initial studies using permanganate. Int J Hyperthermia. 2010; 26 (4): 327 – 37.

[23] Shafirstein G, Kaufmann Y, Hennings L, et al. Conductive interstitial thermal therapy (CITT) inhibits recurrence and metastasis in rabbit VX2 carcinoma model. Int J Hyperthermia. 2009; 25 (6): 446 – 54.

[24] Shafirstein G, Novak P, Moros EG, et al. Conductive interstitial thermal therapy device for surgical margin ablation: in vivo verification of a theoretical model. Int J Hyperthermia. 2007; 23 (6): 477 – 92.

[25] Cherukuri P, Curley SA. Use of nanoparticles for targeted, noninvasive thermal destruction of malignant cells. Methods Mol Biol. 2010; 624: 359 – 73.

[26] Curley SA, Cherukuri P, Briggs K, et al. Noninvasive radiofrequency field – induced hyperthermic cytotoxicity in human cancer cells using cetuximab – targeted gold nanoparticles. J Exp Ther Oncol. 2008; 7 (4): 313 – 26.

[27] Gannon CJ, Cherukuri P, Yakobson BI, et al. Carbon nanotube – enhanced thermal destruction of cancer cells in a noninvasive radiofrequency field. Cancer. 2007; 110 (12): 2654 – 65.

[28] Kawashita M, Domi S, Saito Y, et al. In vitro heat generation by ferrimagnetic maghemite microspheres for hyperthermic treatment of cancer under an alternating magnetic field. J Mater Sci Mater Med. 2008; 19 (5): 1897 – 903.

[29] Fortin JP, Gazeau F, Wilhelm C. Intracellular heating of living cells through Neel relaxation of magnetic nanoparticles. Eur Biophys J. 2008; 37 (2): 223 – 8.

[30] Wilhelm C, Fortin JP, Gazeau F. Tumour cell toxicity of intracellular hyperthermia mediated by magnetic nanoparticles. J Nanosci Nanotechnol. 2007; 7 (8): 2933 – 7.

[31] Jing Y, He S, Kline T, Xu Y, Wang JP. High – magneticmoment nanoparticles for biomedicine. Conf Proc IEEE Eng Med Biol Soc. 2009; 2009: 4483 – 6.

[32] Dennis CL, Jackson AJ, Borchers JA, et al. Nearly complete regression of tumors via collective behavior of magnetic nanoparticles in hyperthermia. Nanotechnology. 2009; 20 (39): 395103.

[33] Moran CH, Wainerdi SM, Cherukuri TK, et al. Sizedependent joule heating of gold nanoparticles using capacitively coupled radiofrequency fields. Nano Res. 2009; 2 (5): 400 – 5.

[34] James JR, Gao Y, Soon VC, Topper SM, Babsky A, Bansal N. Controlled radio – frequency

hyperthermia using an MR scanner and simultaneous monitoring of temperature and therapy response by (1) H, (23) Na and (31) P magnetic resonance spectroscopy in subcutaneously implanted 9L – gliosarcoma. Int J Hyperthermia. 2010; 26 (1): 79 – 90.

[35] Ko YH, Smith BL, Wang Y, et al. Advanced cancers: eradication in all cases using 3 – bromopyruvate therapy to deplete ATP. Biochem Biophys Res Commun. 2004; 324 (1): 269 – 75.

[36] Mathupala SP, Ko YH, Pedersen PL. The pivotal roles of mitochondria in cancer: Warburg and beyond and encouraging prospects for effective therapies. Biochim Biophys Acta. 2010; 1797: 1225 – 30.

[37] Mathupala SP, Ko YH, Pedersen PL. Hexokinase – 2 bound to mitochondria: cancer's stygian link to the "Warburg effect" and a pivotal target for effective therapy. Semin Cancer Biol. 2009; 19 (1): 17 – 24.

[38] Nour SG, Goldberg SN, Wacker FK, et al. MR monitoring of NaCl – enhanced radiofrequency ablations: observations on low – and high – field – strength MR images with pathologic correlation. Radiology. 2010; 254 (2): 449 – 59.

[39] Wood MA, Goldberg SM, Parvez B, et al. Effect of electrode orientation on lesion sizes produced by irrigated radiofrequency ablation catheters. J Cardiovasc Electrophysiol. 2009; 20: 1262 – 8.

[40] Yatvin MB, Weinstein JN, DennisWH, Blumenthal R. Design of liposomes for enhanced local release of drugs by hyperthermia. Science. 1978; 202 (4374): 1290 – 3.

[41] Solazzo SA, Ahmed M, Schor – Bardach R, et al. Liposomal doxorubicin increases radiofrequency ablation – induced tumor destruction by increasing cellular oxidative and nitrative stress and accelerating apoptotic pathways. Radiology. 2010; 255 (1): 62 – 74.

[42] Monsky WL, Kruskal JB, Lukyanov AN, et al. Radiofrequency ablation increases intratumoral liposomal doxorubicin accumulation in a rat breast

tumor model 1. Radiology. 2002; 224 (3): 823 – 9.

[43] Head HW, Dodd 3rd GD, Bao A, et al. Combination radiofrequency ablation and intravenous radiolabeled liposomal Doxorubicin: imaging and quantification of increased drug delivery to tumors. Radiology. 2010; 255 (2): 405 – 14.

[44] Wang Y, Hong J, Cressman EN, Arriaga EA. Direct sampling from human liver tissue cross sections for electrophoretic analysis of doxorubicin. Anal Chem. 2009; 81 (9): 3321 – 8.

[45] Namur J, Wassef M, Millot JM, Lewis AL, Manfait M, Laurent A. Drug – eluting beads for liver embolization: concentration of doxorubicin in tissue and in beads in a pig model. J Vasc Interv Radiol. 2010; 21 (2): 259 – 67.

[46] Wang S, Bromley E, Xu L, Chen JC, Keltner L. Talaporfin sodium. Expert Opin Pharmacother. 2010; 11 (1): 133 – 40.

[47] Kujundzic M, Vogl TJ, Stimac D, et al. A Phase II safety and effect on time to tumor progression study of intratumoral light infusion technology using talaporfin sodium in patients with metastatic colorectal cancer. J Surg Oncol. 2007; 96 (6): 518 – 24.

[48] Chen J, Keltner L, Christophersen J, et al. New technology for deep light distribution in tissue for phototherapy. Cancer J. 2002; 8 (2): 154 – 63.

[49] Siemann DW, Horsman MR. Vascular targeted therapies in oncology. Cell Tissue Res. 2009; 335 (1): 241 – 8.

[50] Siemann DW, Shi W. Efficacy of combined anti-angiogenic and vascular disrupting agents in treatment of solid tumors. Int J Radiat Oncol Biol Phys. 2004; 60 (4): 1233 – 40.

[51] Siemann DW, Bibby MC, Dark GG, et al. Differentiation and definition of vascular – targeted therapies. Clin Cancer Res. 2005; 11 (2 Pt 1): 416 – 20.

[52] Weinberg BD, Krupka TM, Haaga JR, Exner AA. Combination of sensitizing pretreatment and radiofrequency tumor ablation: evaluation in rat

model. Radiology. 2008; 246 (3): 796.

[53] Heberlein WE, Borrelli MJ, Wu J, Bernock LJ. Localized injection of a tissue permeabilizer reduces the threshold temperature required to ablate solid tissue. J Vasc Interv Radiol. 2010; 21 (2): S36.

[54] Yang W, Ahmed M, Tasawwar B, Levchenko T, Sawant RR, Collins M, Signoretti S, Torchilin V, Goldberg SN. Radiofrequency ablation combined with liposomal quercetin to increase tumour destruction by modulation of heat shock protein production in a small animal model. Int J Hyperth. 2011; 27 (6): 527 – 538.

[55] Granado – Serrano AB, Martin MA, Bravo L, Goya L, Ramos S. Quercetin modulates NF – kappa B and AP – 1/JNK pathways to induce cell death in human hepatoma cells. Nutr Cancer. 2010; 62 (3): 390 – 401.

[56] Goel R, Swanlund D, Coad J, Paciotti GF, Bischof JC. TNF – alpha – based accentuation in cryoinjury – dose, delivery, and response. Mol Cancer Ther. 2007; 6 (7): 2039 – 47.

[57] Liu D, Ebbini ES. Real – time 2 – D temperature imaging using ultrasound. IEEE Trans Biomed Eng. 2010; 57 (1): 12 – 6.

[58] Anand A, Kaczkowski PJ. Noninvasive determination of in situ heating rate using kHz acoustic emissions and focused ultrasound. Ultrasound Med Biol. 2009; 35 (10): 1662 – 71.

[59] Ponce AM, Viglianti BL, Yu D, et al. Magnetic resonance imaging of temperature – sensitive liposome release: drug dose painting and antitumor effects. J Natl Cancer Inst. 2007; 99 (1): 53 – 63.

[60] Viglianti BL, AbrahamSA, Michelich CR, et al. In vivo monitoring of tissue pharmacokinetics of liposome/ drug using MRI: illustration of targeted delivery. Magn Reson Med. 2004; 51 (6): 1153 – 62.

[61] de Smet M, Langereis S, van den Bosch S, Grull H. Temperature – sensitive liposomes for doxorubicin delivery under MRI guidance. J Control Release. 2010; 143 (1): 120 – 7.

[62] Brace CL, Mistretta CA, Hinshaw JL, Lee Jr FT. Periodic contrast – enhanced computed tomography for thermal ablation monitoring: a feasibility study. Conf Proc IEEE Eng Med Biol Soc. 2009; 2009: 4299 – 302.

[63] SharmaKV, DreherMR, Tang Y, et al. Development of "imageable" beads for transcatheter embolotherapy. J Vasc Interv Radiol. 2010; 21 (6): 865 – 76.

[64] Jenks N, Myers R, Greiner SM, et al. Safety studies on intrahepatic or intratumoral injection of oncolytic vesicular stomatitis virus expressing interferon – beta in rodents and nonhuman primates. Hum Gene Ther. 2010; 21 (4): 451 – 62.

[65] Chang JF, Chen PJ, Sze DY, et al. Oncolytic virotherapy for advanced liver tumours. J Cell Mol Med. 2009; 13 (7): 1238 – 47.

[66] Altomonte J, Marozin S, Schmid RM, Ebert O. Engineered newcastle disease virus as an improved oncolytic agent against hepatocellular carcinoma. Mol Ther. 2010; 18 (2): 275 – 84.

第8章　放射治疗：调强放疗、射波刀、伽马刀和质子束

Lei Ren and Samuel Ryu

刘璐璐　翻译　刘冠　邵国良　校审

[摘要]　放射外科就是对界线清楚的病灶精准定位行放射治疗的医学过程。它需要根据患者的临床表现、身体情况和影像学表现来作出决定。实际上，放射外科要求对患者进行可靠的定位和固定，立体定位靶肿瘤，用计算机控制的放射计划和运算，实施设计的放射剂量，而在靶区之外的辐射剂量快速衰减。近年来，随着计算机技术、射线传递技术和图像引导的进步，使放射外科在颅外体部病变的应用就像脑部病变一样成为可能。放射外科技术一直在迅速地发展，本章将阐述现有的放射外科设备，它有助于从业人员更好地理解不同放射外科技术的设计，以便能更好地应用于临床。

引言

靶区以外辐射剂量的快速衰减是放射外科的物理特征。通常用高辐射剂量点至其他低辐射剂量点之间的距离表示，例如，90%等剂量线与50%等剂量线之间的距离。这两个等剂量线之间的距离通常都在几毫米之内。基于辐射剂量快速衰减的物理特性，放射外科能够给予不在常规放疗中使用的高辐射剂量。另一方面，放射外科要求精确的定位和能够达到放射剂量分布与靶体积形状高度一致。高适形性使靶体积在三维形状的放射剂量分布与靶区形状一致。放射外科的适形性提供了肿瘤治疗必要的放射剂量，而辐射剂量的快速衰减（对周围组织的保护）为放射外科治疗小病灶提供了极大的选择性，因此，能够给予大体肿瘤区（GTV）或者临床上界线清楚的靶区很高的放射剂量。基于这些物理特性，放射外科通过使用精确的立体定位框架固定，专门用于颅内病灶的治疗。

脑放射外科治疗时，通常采用碳纤维或者金属头环紧密地固定在患者颅骨（框架固定的方法）或者面罩（非框架固定的方法）固定。框架外面套上定位盒，定位盒上有一个三维坐标系用于治疗计划和不同的影像模式（例如CT、MRI及血管造影术）之间进行影像配准。脑放射外科拥有亚毫米级的精确度，已经被用于良、恶性肿瘤，血管病变和功能障碍的治疗。

最近几年，放射外科已经被应用于颅外

L. Ren (✉)
Department of Radiation Oncology, Duke University, Durham, NC, USA
e－mail：lei. ren@ duke. edu

S. Ryu
Department of Radiation Oncology and Neurosurgery, Henry Ford Hospital, Detroit, MI, USA
e－mail：sryu1@ hfhs. org

病灶，尤其像脊柱、肺和肝等病灶[1-4]。为了应用在体部病变，必须要克服几个障碍。在没有固定框架基础上，为了立体定位病灶，固定和定位已经变成首先要完成的任务，包括靶区定位，立体影像，剂量测定的计划和放射治疗整个基准系统的建立。如何使射线传送到运动的病灶仍然存在着困难，而内部脏器的移动绝大多数情况下与呼吸有关。微型多叶准直器（μMLC）或者笔形束技术使三维上形成靶病灶和调节放射线强度成为可能。影像研究的发展可以更好地区别出肿瘤靶组织和周围相关的正常组织。这些正常组织可能是放射治疗中的剂量限制器官。射线调强技术计算机化的治疗计划及射线传输系统的发展使放射外科应用在体部病变成为可能，病变的肿瘤组织与邻近正常组织之间剂量需要精确测量。美国放射治疗学与肿瘤学协会（ASTRO）称体部的放射外科为体部立体定向放疗（SBRT）。我们不可能描述放射外科设备的详细情况。在这一章中将介绍放射外科的基本结构及其临床应用。

影像导引下放疗的进展

相对于全身化疗，放疗是局部的。放疗的最终目标是治疗确定的肿瘤病灶并保护肿瘤周围的正常组织。然而，在实际的放疗中，许多因素导致计划的剂量分布与实际照射的剂量不一致。其中一个原因就是在治疗设备上患者的位置存在不确定性。引导对准照射野已经不是一个新的概念。传统的放疗使用表面或者皮肤标记，例如在皮肤上标记等中心点和拍摄射野片，近来采用了电子射野影像。为了使肿瘤定位更加精确，影像引导下的定位即影像导引下放射治疗（IGRT）已经成为放疗过程中的组成部分，IGRT从治疗计划到治疗实施整合了影像坐标系统，以确保患者在治疗机房准确地定位。IGRT

的目的是提高照射野设置的精确性，从而提高对肿瘤的控制及减少对周围正常组织的照射。

目前，很多放疗技术采用IMRT（如上所述）。这种放疗形式能根据肿瘤的形状形成射束，然后刻画出三维放射剂量图谱，特别是在靶区的位置，包括器官移动的特性。治疗的极限可能是放射外科或者SBRT，需要精准的定位及非侵入性的影像引导。IGRT在放疗过程中能够不断地产生数据并可以收集这些数据。这需要持续的评估及优化放疗计划，即所谓的自适应放疗。自适应放疗对患者的临床获益就是在放疗过程中对发生的变化能随时监测和调整。伴随着精细的放射传输技术的发展，IGRT技术发展潜力巨大，包含对放疗过程中肿瘤缩小的变化，观察并且追踪在实际放疗过程中肿瘤和器官的移动。影像引导也能用于近距离放射治疗（肿瘤内放置放射源）。也可采用植入金粒或者不透射线的标记物的方法。通常在透视引导下放置标记物，也可以在CT、超声或者其他影像设备引导下进行。在体部放射外科初始发展阶段植入标记物应用的最多，像射波刀、诺力刀（Novalis），现在大多也被非侵入性的影像导引定位方法所取代，例如：IGRT。然而，当靶区的邻近组织没有明显的解剖标记时，植入标记物仍然非常有用。不透射线的标记物可使用影像导引。

IGRT从勾画靶区和器官用于制订放射治疗计划到实施计划照射靶区是影像独特的应用，需要获取包括CT、MRI和PET的影像及其相互融合的图像。例如一种技术：锥形束CT影像（CBCT），它可以使用直线加速器兆伏级电压或者安装在机器上的千伏级电压成像仪获取包括靶肿瘤的组织的图像，把2D图像重建成3D图像。高质量的CBCT图像只需患者接受适度剂量的辐射，这种基于内部解剖而不是外部标志的影像方法使患者的摆位更加准确。

目前绝大多数可使用的放射外科系统都使用一种或者多种方法联合的影像引导系统。有很多直线加速器配备放射外科系统，例如诺利刀、射波刀或下述的 TOMO 治疗。

3D – CRT、IMRT 及动态弧形治疗（旋转治疗）

对患者定位及靶肿瘤的精准影像引导技术随着更加精确的放射剂量施加技术的发展而发展，这些技术包括三维适形放疗（3D–CRT）、调强放疗（IMRT）及动态弧形治疗等。现在一台放疗机器可以实施多种类型的治疗方法。无论锥形束或者多叶准直器在射线传输过程中都能够用来塑造射线的形状。一个多叶准直器是用高原子量的材料组成的一组相互独立的叶片，通常是钨合金。这些叶片能够在射线束的径路上单独地移动为射野塑形，如图 8.1 中所描述[5,6]。不同的照射技术被设计在以 MLC 为基础的治疗方式中，例如：3D – CRT、IMRT 或者动态弧形治疗[7,8]。

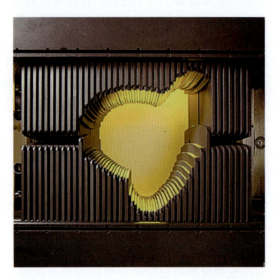

图 8.1　高分辨率多叶准直器（来自瓦里安医疗系统）。

在 3D – CRT 中，机架从不同的角度传

输射线，从射线方向来看，MLC 形成的照射野形状与肿瘤形状一样，每个射野里的射线强度是均匀的，每个照射野的剂量权重是通过计算机反复试错的方式优化而成。3D – CRT 是传统的正向计划，预先设定治疗计划参数，选择照射野剂量权重、射线能量，然后计算出靶区和正常组织的剂量[9-12]。

接下来的改进是调节放射线的强度。所谓的调强放疗（IMRT），是通过在治疗中 MLC 的移动来调节每个照射野剂量强度[9,13,14]。IMRT 是通过逆向治疗计划，即相较于用于 3D – CRT 的正向计划系统，先确定临床靶病灶剂量处方及正常组织耐受剂量等参数，用计算机算法来计算可选择的治疗计划。在 IMRT 的治疗计划中，操作人员设置剂量限制，即允许靶病灶的最大剂量及限制邻近正常组织的剂量。在计算机上，通过大量最优化的迭代算法，计算出最佳的 MLC 运动模式来调整射线强度而达到剂量限制要求。结果，每个照射野里的剂量强度都可以调整。IMRT 有非常广泛的潜在临床使用价值，特别是对中枢神经系统、头颈部、胸部和前列腺肿瘤患者，这些患者单次照射靶区运动小，可重点关注对正常组织的毒性。因此，IMRT 的 3D 适形方法可以增大放射剂量，这样可以提高对肿瘤局部的控制，减少肿瘤周围重要结构的损伤[15]。

动态弧形治疗（旋转治疗）是一种可以使用 MLC 移动结合机架旋转的照射技术。每种治疗方式都由几个弧形野组成，在每一个弧形照射中，机架持续旋转的同时 MLC 在治疗过程中不停地移动形成照射野，在不同的机架角度，照射野均与肿瘤形状相适应。值得注意的是，在治疗过程中每个角度的射线强度是均一的。

在放疗之前，患者被不同的固定设备所固定，包括立体框架、面罩、alpha 支架和 BlueBAG™ BodyFIX® 真空垫[16,17]。多种室

内影像设备可被用于在治疗之前纠正患者的定位错误，例如精确追踪系统（BrainLab ExacTrac）和机载锥形束 CT（onboard cone - beam CT，CBCT）。

可用的技术

（一）伽马刀技术

自 1950 年问世以来，这个系统的设计已作了多次的修改[18]。尽管目前不同型号的外表不尽相同（模型 U，B，C，4C，和 Perfexion®），但是在剂量配置上只有很小的差异。都是由一组钴 60 的放射源组成（在 U、B 和 C 型有 201 个放射源，Perfexion 有 192 个源），放射源整齐排列在钨合金准直（插头式）系统，配备有 4、8、14、18mm 孔径尺寸的外部头盔式准直器。等剂量线分布是根据使用不同孔径的准直器、不同立体定向定位、不同驻留时间等来修改。在新的 Perfexion 系统，外部头盔式准直器已经被单一的内部准直系统所替代。钴源不是固定的，而是被分成 8 组扇区。每一个扇区都可以在内部准直器系统上几个固定位置线性地来回移动。这消除了准直器手动变化的影响。Perfexion 也能通过使用不同孔径的准直器形成复合式照射来改善剂量分布的适形性[19]。

为了定位和固定，在患者的头部固定上一个立体的头颅框架。这个框架也作为一个参考的坐标系[20]。在成像过程中，框架上的标记被用来在立体的空间里定位感兴趣区域。计算机的计划系统被用来计算感兴趣靶区的精确剂量分布。在治疗过程中，患者躺在床上，头部框架被固定在床上。治疗床在治疗设备中的移进、移出，屏蔽门的开放都是高精度运转。根据治疗计划，治疗设备会指导伽马刀射线照射在靶点上。据报道，使用伽马刀放射治疗的精确度大约是 0.25mm。制造商标识的精度是小于 0.3mm。

伽马刀的优势是能够使用多个靶点来建立适形的和不规则的剂量分布计划。治疗设备能够将钴 60 光子锐利地聚焦在不同形状和大小的肿瘤上，肿瘤直径从几个毫米到超过 3cm 不等。每个患者接受的放射剂量通常由神经外科医师、内科医师和放疗肿瘤医师通过堵塞式和剂量测定计划进行个体化设计，可以不一样。伽马刀的缺陷是钴 60 的半衰期是 5.27 年，放射性活度衰减使治疗时间延长。

（二）装备机械臂的直线加速器系统

轻量级的微型 6MV 的直线加速器（Schonberg Radiation Inc.，Santa Clara，CA）是 X 波段（9300 MHz）的，它比传统的 S 波段（2856 MHz）的医疗直线加速器要更小，更轻[21,22]。原型是射波刀（Accuray 公司，加州桑尼维尔）使用 6MV 直线加速器装配有机器人手臂。与传统的直线加速器相比，射波刀系统有更低的射线输出。其他射线参数相仿，由 GMF（GMFanuc Robotics Corporation，Auburn Hills，MI）生产的机械臂能有 6° 的自由移动度，允许一个射束在不需要机械的等中心情况下在患者身上至少 12 个运动轨迹上接近 100 个位置进行照射[23,24]。

关于影像导引定位，射波刀使用两套相互垂直的安装在天花板上的千伏级电压的 X 线球管和平板探测器。在治疗前或治疗过程中相互垂直的 X 线投影能可用于监测和追踪治疗病灶。基准标记有时被植入患者体内以方便追踪，在确定患者定位错误后能被实时修正。

定位和固定技术与其他放射外科相同。患者的固定使用非侵入性的设备。制造商报告的治疗的整体空间精确度为 0.95mm。据报道射波刀的治疗是很漫长的。

（三）直线加速器（Linac）放射外科系统

以机架为基础的直线加速器（Linac）治疗在全世界非常流行[25]。它能被设计成用于一般目的的放疗治疗机器或者专用放射外科机器[26]。产生兆伏级电压的机架围绕患者旋转，从不同的角度照射。最初，为了产生更锐利的射束，在机架上安放了放射外科用刀锥。最近，MLC技术使操纵射束的形状变得更容易。宽2～3mm的微型MLC（mMLC）通常被用于放射外科。mMLC能在很小的射野形成三维靶区形状和调节射线强度。这一系统能够使用更大的照射野，因此很容易治疗大的肿瘤，而在病灶之外剂量可以快速地衰减。

影像引导定位系统是不同成像方式的集合，包括红外光学追踪设备、2D X射线成像和3D锥形束CT成像系统[27-32]。集成影像引导和定位系统实现了定位精度在亚毫米水平。对于患者固定，有框架或者无框架的方法都可以使用[33]。对于有框架的固定，立体定向的头部框架被紧紧固定在患者头部，可以达到固定和靶区定位作用。对无框架的定位，个体化的面罩和头颈定位盒可用于脑部放射外科，身体定位方法适用于颅外放射外科，专用的放疗计划系统通常配有放射外科设备。大部分计划系统采用由立体定位设备采集的诊断图像与数字重建模拟图像的融合影像技术。

（四）螺旋断层放疗

使用低能量光子的计算机断层扫描成像（CT）的概念被延伸到在笔形射束的二维野内增加高能量光子。螺旋断层放疗使用由安装在CT式样的环形机架上的直线加速器产生的6MV扇形射束的照射模式，当患者缓慢通过机架时围着患者旋转[34-35]。由直线加速器产生的光子束绕着环形机架旋转。射线的强度由64块叶片对开组成的MLC调节。这个准直器系统靠两套交错的叶片移进移出来不断地调节射束。这样，螺旋断层放疗结合了IMRT和螺旋式照射模式进行放射治疗。强度调节的扇形射束采用从头到脚螺旋扫描，而不需要两个放射野之间的衔接。治疗床以恒定的速度纵向移动（通常远小于1mm/s），引导患者缓慢通过环的中央。机架在治疗中也以固定的速度旋转，周期为15～60秒。所以每次直线加速器移动时，射束落在稍微不同的轴平面上。

患者定位与其他放射外科技术相同。它始于机械的/光学系统包括在患者身上的精确的体罩，使用激光系统来对齐。然后使用兆伏级电压的螺旋CT来验证靶区的位置。

（五）质子束放射外科

质子治疗主要的物理特征是布拉格峰能落在病灶内部。质子束的能量分布由剂量缓慢上升的入射线，迅速上升到最大值（布格拉峰），随后降至接近于零，而光子的能量沉积遵循指数衰减的模式，见图8.2。布格拉峰也可由重的带电粒子产生，其中一些已用于医疗，如α粒子和碳离子。Bragg与Kleeman最初报道了粒子轨迹长度与它最初的能量之间的相关性以及在接近粒子轨迹的末端能量沉积的急剧增加。单能质子束陡峭的布格拉峰能够照射肿瘤周围一个非常小的区域。然而，为了治疗更大的肿瘤，应该使用更高能量的质子增加入口剂量来增大布格拉峰。为了减少高的入口剂量和分散布格拉峰可采用不同能量的多个质子束。为了使质子束从不同的角度照射，研发了安装在机架上的移动质子束来实施质子放疗。虽然质子治疗的主要优势来源于辐射剂量聚集的物理特性，但是优于光子治疗的生物学效应还不明确。

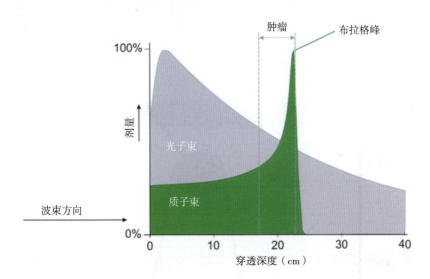

图 8.2　质子和光子束在不同深度下的剂量沉积（来自瓦里安医疗系统）

一般来说，使用质子束与光子 SRS 所涉及的步骤是类似的。基于定制质子束需要花费时间，质子成像和治疗通常不在同一天进行。这种技术最主要的缺点是设备成本高。质子治疗主要用于小儿的肿瘤，目的是为了保护正常的组织[36-37]。近来，有在成人肿瘤中使用质子治疗的趋势。虽然质子治疗有物理学上布格拉峰效应的优势，但是还未经过现代调强放射治疗的测试，因此还不能确定质子治疗的受益是来自其物理学特点还是生物学效应。

临床应用

当考虑放射外科时，往往只想到其物理特征，如剂量的快速衰减及精确度。这项技术的确是靶区接受高辐射剂量照射的结果。因此，放射外科的物理特性与其生物学特性——放疗剂量与靶体积密切相关。图 8.3 显示了放射外科的物理学和生物学效应的关系。立体定向放射外科有两个基本的概念，一个是对确定靶区集中照射的立体定向技术，另一个是高辐射剂量所带来的生物学结果。因此，放射外科的生物学特点不能与缩

小靶区照射的物理学优势割裂开。放射外科的主要临床优势实际上是正常组织不包括在靶区内。使用高剂量射线杀死细胞的机制正在被现代生物学实验所改变。这不在本章叙述的范畴。简单来说，辐射诱导的细胞杀伤的主要机制是 DNA 双链断裂，这基本上来自分次放疗，导致生殖细胞有时被称作有丝分裂细胞的死亡，这是绝大多数人类肿瘤细胞（不包括生殖细胞和淋巴细胞）接受 X 线照射后消退的主要模式。细胞凋亡是正常组织和一些肿瘤细胞死亡的另一种重要的模式，特别是在放射反应的急性期。自我更新的正常组织的干细胞，如造血细胞和小肠腺窝细胞，在较低的辐射剂量下便会凋亡。对活体小鼠或者人类肿瘤的研究及临床经验显示，随着单次放射剂量增加，肿瘤控制率增加。最近的证据显示，在放射外科高剂量下可能有其他的杀伤细胞的机制。毛细血管内皮细胞经辐射诱导后凋亡被认为是经鞘磷脂酶神经酰胺通路实现肿瘤治疗一个必需的过程[38]。电离辐射能导致 DNA 链的断裂或者 DNA 核蛋白结构的畸变，将触发细胞应激反应信号的表达。进一步的研究表明，辐射能够引起细胞内所有的分子损伤。最开始的

分子改变包括快速上调基因转录涉及的炎症细胞因子、血管生成因子、二级转录激活物和基因产物的增加[39-41]。因此了解放射外科中的高剂量放射引起的放射生物学有助于在现代肿瘤治疗中设计多模式放射外科方法。

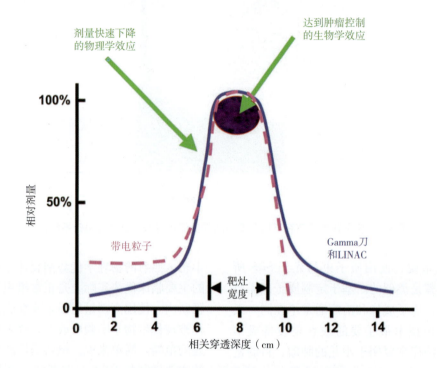

图 8.3　不同放疗模式下与靶病灶相关的辐射剂量图

在放射外科的决策中，首先必须考虑到肿瘤或者靶病灶在临床上、生物学上是否为合适的靶区。放射外科对高度侵犯周围组织的肿瘤可能不适合。另一个重要的因素是放射外科的目标———肿瘤控制（肿瘤消失或者稳定），疼痛控制，功能改善或者保存等。技术的使用和生物学的考虑依据通过放射外科所要实现的目的而有可能不同。从技术上讲，最基本的要求是与设备的中心和仔细的放射外科计划相应的患者的固定和定位。随着患者定位技术及影像引导加上控制内部器官移动的定位技术的进步，放射外科已应用于身体各个部位，例如肺、肝、脊柱和其他器官。放射外科在更好地理解高剂量放射的生物学效应，以得到更好的影像引导和技术的发展方面还有进一步改善研究和进展的空间。

交叉引用

▶ Image – Guided Radiation Therapy for Lung Cancer

▶ Image – Guided Radiation Therapy for Renal Cell Carcinoma

▶ Image – Guided Radiation Therapy in Gynecology Applications

▶ Image – Guided Radiotherapy and Prostate Cancer

▶ Radiation Oncology in Breast Cancer

▶ Radiation Therapy in the Treatment of Primary Liver Cancers

▶ Role of Combination Therapies in the Treatment of Non – small Cell Lung Cancer and Thoracic Metastasis

▶ Stereotactic Body Radiation Therapy for Liver Metastases

参考文献

[1] Hof H, et al. Stereotactic single – dose radiotherapy of stage I non – small – cell lung cancer (NSCLC). Int J Radiat Oncol Biol Phys. 2003; 56: 335 – 41.

[2] Lee SW, et al. Stereotactic body frame based fractionated radiosurgery on consecutive days for primary or metastatic tumors in the lung. Lung Cancer. 2003; 40: 309 – 15.

[3] Schweikard A, et al. Robotic motion compensation for respiratory movement during radiosurgery. Comput Aided Surg. 2000; 5: 263 – 77.

[4] Shell M, et al. AAPM Report No. 54, Stereotactic Radiosurgery: Report of AAPM Task Group 42. 1995.

[5] Jordan TJ, Williams PC. The design and performance characteristics of a multileaf collimator. Phys Med Biol. 1994; 39: 231 – 51.

[6] Boyer AL, et al. Clinical dosimetry for implementation of a multileaf collimator. Med Phys. 1992; 19: 1255 – 61.

[7] Bel A, et al. Target margins for random geometrical treatment uncertainties in conformal radiotherapy. Med Phys. 1996; 23: 1537 – 45.

[8] Ling CC, et al. Conformal radiation treatment of prostate cancer using inversely – planned intensity – modulated photon beams produced with dynamic multileaf collimation. Int J Radiat Oncol Biol Phys. 1996; 35: 721 – 30.

[9] Purdy JA. 3D treatment planning and intensity-modulated radiation therapy. Oncology (Williston Park). 1999; 13: 155 – 68.

[10] Bortfeld T. Optimizing planning using physical objectives and constraints. Sem Radiat Oncol. 1999; 9: 15.

[11] Llacer J. Inverse radiation treatment planning using the dynamically penalized likelihood method. Med Phys. 1997; 24: 1751 – 64.

[12] Hilbig M, et al. IMRT – Inverse planning based on linear programming. Z Medizinische Physik. 2002; 12: 8.

[13] The BS, et al. Intensity modulated radiation therapy (IMRT): a new promising technology in radiation oncology. Oncologist. 1999; 4: 433 – 42.

[14] Grant W. Commissioning and quality assurance of an IMRT system. Madison: Advanced Medical Publishing; 1997.

[15] Low DA, et al. Phantoms for IMRT dose distribution measurement and treatment verification. Int J Radiat Oncol Biol Phys. 1998; 40: 1231 – 5.

[16] Nevinny – Stickel M, et al. Reproducibility of patient positioning for fractionated extracranial stereotactic radiotherapy using a double – vacuum technique. Strahlenther Onkol. 2004; 180: 117 – 22.

[17] FussM, et al. Repositioning accuracy of a commercially available double – vacuum whole body immobilization system for stereotactic body radiation therapy. Technol Cancer Res Treat. 2004; 3: 59 – 67.

[18] Lindquist C. Gamma knife radiosurgery. Semin Radiat Oncol. 1995; 5: 197 – 202.

[19] Van Dyk J. The modern technology of radiation oncology: a compendium for medical physicists and radiation oncologists. Medical Physics Publishing; 2005.

[20] Leksell L, et al. A new fixation device for the Leksell stereotaxic system. Technical note. J Neurosurg. 1987; 66: 626 – 9.

[21] Adler Jr JR, et al. The Cyberknife: a frameless robotic system for radiosurgery. Stereotact Funct Neurosurg. 1997; 69: 124 – 8.

[22] Webb S. Conformal intensity – modulated radiotherapy (IMRT) delivered by robotic linac – conformality versus efficiency of dose delivery. Phys Med Biol. 2000; 45: 1715 – 30.

[23] Degen JW, et al. CyberKnife stereotactic radiosurgical treatment of spinal tumors for pain control and quality of life. J Neurosurg Spine. 2005; 2: 540 – 9.

[24] Gerszten PC, et al. CyberKnife frameless single-fraction stereotactic radiosurgery for benign tumors of the spine. Neurosurg Focus. 2003; 14: e16.

[25] Winston KR, Lutz W. Linear accelerator as a neurosurgical tool for stereotactic radiosurgery. Neurosurgery. 1988; 22: 454 – 64.

[26] Yin FF, et al. A technique of intensity – modulated radiosurgery (IMRS) for spinal tumors. Med Phys. 2002; 29: 2815 – 22.

[27] Schweikard A, et al. Planning for camera – guided robotic radiosurgery. IEEE Trans Robot Autom. 1998; 14: 12.

[28] Wang LT, et al. Infrared patient positioning for stereotactic radiosurgery of extracranial tumors. Comput Biol Med. 2001; 31: 101 – 11.

[29] Ryu S, et al. Image – guided and intensity – modulated radiosurgery for patients with spinal metastasis. Cancer. 2003; 97: 2013 – 8.

[30] Jaffray DA, et al. Flat – panel cone – beam computed tomography for image – guided radiation therapy. Int J Radiat Oncol Biol Phys. 2002; 53: 1337 – 49.

[31] Penny GP, et al. A comparison of similarity measures for use in 2D – 3D medical image registration. IEEE Trans Med Img. 1998; 17: 10.

[32] Lam KL, et al. Automated determination of patient setup errors in radiation therapy using spherical radio – opaque markers. Med Phys. 1993; 20: 1145 – 52.

[33] Takeuchi H, et al. Frameless stereotactic radiosurgery with mobile CT, mask immobilization and micromultileaf collimators. Minim Invasive Neurosurg 2003; 46: 82 – 5.

[34] Mackie TR, et al. Tomotherapy. Semin Radiat Oncol. 1999; 9: 108 – 17.

[35] Salter BJ, et al. An oblique arc capable patient positioning system for sequential tomotherapy. Med Phys. 2001; 28: 2475 – 88.

[36] Harsh G, et al. Stereotactic proton radiosurgery. Neurosurg Clin N Am. 1999; 10: 243 – 56.

[37] Chen CC, et al. Proton radiosurgery in neurosurgery. Neurosurg Focus. 2007; 23: E5.

[38] Garcia – Barros M, Kolesnick R, Fuks Z, et al. Tumor response to radiotherapy regulated by endothelial cell apoptosis. Science. 2003; 300: 1155 – 9.

[39] Hallahan DE, Haimovitz A, Kufe DW, et al. The role of cytokines in radiation oncology. Important Adv Oncol. 1993: 71 – 81.

[40] Gorski DH, Beckett NT, Jaskowiak DP, et al. Blockade of vascular endothelial growth factor stress response increases the antitumor effects of ionizing radiation. Cancer Res. 1999; 59: 3374 – 8.

[41] Dalton TP, Shertzer HG, Puge A. Regulation of gene expression by reactive oxygen. Annu Rev Pharmacol Toxicol. 1999; 39: 67 – 101.

第9章 介入肿瘤学对麻醉的挑战

Mary Fischer and Alan Kotin

刘璐璐 翻译 郝伟远 邵国良 校审

[摘要] 伴随着技术和影像发展，原本只能在传统手术室进行的影像引导下的肿瘤治疗，作为微创的手术操作可以在其他场所实施。操作的复杂性、所需的镇静程度及患者的并发症提出了麻醉师参与手术的需求。本章主要讨论在传统手术室之外的场所，麻醉师在介入肿瘤治疗操作中所发挥的作用及面临的挑战。

随着技术的进步和趋向于无创，微创外科使原本只能在传统手术室进行的肿瘤介入治疗，可以转移到非传统场所实施。过去，在介入手术室患者的镇静是在介入医生的监管下实施。复杂的手术及医疗卫生机构认证联合委员会（JCAHO）的条例使得介入医生与麻醉师越来越紧密的协作[1]。表面上这种新型关系比较简单，但在手术室外的工作还是非常的复杂。为了保证患者的安全，麻醉师必须对手术过程、定位及潜在的并发症非常熟悉。介入医生同样必须对操作的规范及麻醉的标准非常熟悉。本章列出大量影像引导下肿瘤治疗团队在麻醉前必须要解决的一系列问题和影像引导下肿瘤治疗所独有的麻醉方面的考虑。

麻醉指南

美国麻醉协会（ASA）一直注重患者的安全。虽然麻醉师可能不直接参与所有接受镇静/镇痛患者的治疗，但他们很有可能参与所有医院镇静服务的创建、修改和组织。JCAHO、美国儿科指南和美国放射协会（ACR）指南包含 ASA 为了患者在手术室外镇静/镇痛的安全管理及监测所制订的推荐规范[2]。这些准则和法规的关键组成部分是定义镇静/麻醉是一致的以及实施镇静/镇痛的人员资格。因为所有的镇静方法都是连续统一的，因此不可能预测个别患者将发生什么样的反应；所以实施镇静的执业医师必须具备使患者从"下一级镇静水平"中复苏的能力。JCAHO 指南提出：拟对患者进行中度麻醉的执业医师要能胜任管理气道受损、氧气和通气不足的任务。

这项要求也说明合格的医师必须具有教育和培训的背景，以及具有评估患者，实施镇静和从下一级镇静水平复苏患者的经验。执业医师想要去诱导更深层级的镇静应该具备这样的能力：从常规的麻醉中复苏患者，能够管理不稳定的心血管系统和气道受损、氧气和通气不足。

筛查

更新后的 JCAHO 规定要求对中度和深度镇静的患者采用与全身麻醉一样的评估和

M. Fischer (✉) · A. Kotin
Department of Anesthesia and Critical Care, Memorial Sloan – Kettering Cancer Center, New York, NY, USA
e – mail：fischerm@ mskcc. org；kotina@ mskcc. org

监测标准。尤其，新的中度和深度镇静规定包括镇静前的评估，合适的患者选择，及时的再评估，复苏区的准入许可，出院的评估，镇静的计划，医患之间的交流，患者选择和风险知晓，患者的生理状况监测，镇静之后及出院后状况的评估及收集一些提高患者健康的结果信息[2]。

现在，有许多方法用来筛查已计划手术的患者，包括术前现场访视[3]，术前诊室访视[4]，非访视的电话访问[5]，非访视的健康状况复审[6]，手术当天上午的术前筛查及访视[7]，电脑协助信息收集[8]。每个选择都有其自身的优点和缺点。为了达到JCAHO 的要求，介入科医生会选择这些方法中的其中一种。和外科医生一样，一些介入科医生在实际手术前可能会选择一位临床医师来会诊。术前评估包括复审患者的病史、用药史、过敏史和 NPO 指南及决定是否需要麻醉医师。在传统的手术室，麻醉人员总是在场，并且会考虑患者及外科医生的要求选择麻醉的方式。肿瘤介入治疗不一样，介入医生及患者必须要确认麻醉医师来提供麻醉服务。在一个要求深度镇静或者全身麻醉的手术中，需要麻醉师是非常明确的。但是患者哪些因素来决定需要麻醉师采取浅度或者中度镇静还没有明确的定义。JCAHO 指南阐述：假如存在不良反应的危险因素，那么应该考虑由麻醉医师进行监管[1]。

由非麻醉医师组成的 ASA 镇静和麻醉特别小组制订了指南来帮助介入医生识别高危患者：严重的伴发疾病，气道异常，对疼痛药物耐受需要麻醉师在场[1]。其他需要提供麻醉服务的因素包括有特殊需要的患者，儿科患者，病态肥胖/睡眠呼吸暂停，俯卧位，幽闭恐惧症，有麻醉困难的家族史，和那些曾经护士监管镇静有困难者。这些指南应被转换成术前评估中一种应遵循的法则，以便计划术中对麻醉医师的需求。

在麻醉和介入部门之间的调度安排是一项很大的挑战。麻醉部门通常有临床协调员来负责手术安排和人员需求，这个角色可能是一个人或者一个负有责任的小团体的日常任务。在介入放射科情况也同样，这个角色经常被称作"交通协调员"。负责人员配置和计划安排的麻醉科临床协调员更喜欢全天手术，使人员得以有效地使用。将需要麻醉服务的介入放射手术作为"优先的手术"也是理想的。介入放射治疗的通常在住院和门诊患者之间优选安排门诊患者，并且必须考虑到某种治疗的可行性和介入医师的个人专长。虽然需要麻醉服务的介入病例的数量一直增长，但是尚不需要专门的麻醉团队全天候的服务。麻醉科处理这些计划安排的挑战不同于一些专职的"通用"麻醉师，他们服务所有远程站点。制定日程安排需要介入放射科的"交通"协调员与麻醉协调员和通用麻醉师之间的日常沟通。介入放射科的"交通"协调员和麻醉协调员共同负责这两项服务的计划安排。在我们机构，每个介入医师都将配有一个手术间。对麻醉人员的需求由是否至少有一台手术需要麻醉服务来决定。麻醉团队将负责所有安排在那间手术室的患者。这使得麻醉人员得以有效的利用，也使介入放射部门可以为其他需要轻度和中度镇静的手术室高效地配备人员。

麻醉前评估

虽然有时安排很困难，但麻醉科医生的术前面谈和评估是非常有益的。麻醉医师除了能减轻患者对治疗和麻醉的焦虑之外，还能够事先识别潜在的医学问题，确定病因和是否启动其他合适的治疗方法，从而减少推迟和取消手术的患者数量，减少手术的并发症。在非传统的手术场所，麻醉师通常参与患者的直接医疗，医生必须确保在手术之前对患者进行适当的筛选、评估和告知。事实上，麻醉医师和患者的关系通常表现为一种基本的医疗质量。

麻醉前评估的一个重要内容是 ASA 身体状况的分级（表9.1）。麻醉的风险取决于患者的术前状况。术前访问需要识别可能影响术后发病率和死亡率的伴发疾病，然后在手术前进行临床优化。尽管不可能改变所有，但是还是有可改变的风险因素。这些主要器官系统的详细评估，重点是改善措施，结合选定的药物、麻醉技术和监测，从而提供最佳医疗。麻醉医师在问题患者的麻醉管理上已经变得越来越有经验，不能接受麻醉的患者已在减少，很少有患者不可以行肿瘤介入治疗。从传统的和门诊手术的文献中推断，包括老年患者和高风险患者（身体状况 3~4 级），如果术前全身性疾病得到很好的控制且身体处于最佳状态，也能确定为可以行肿瘤介入治疗。通常，并发症的存在使患者风险/获益并存，影像引导下的肿瘤治疗比传统外科手术更容易令人接受。麻醉师可以与患者进行有关增加发病和死亡风险的知情讨论，并与患者治疗团队的其他成员合作，以确定是否需要在患者计划手术日前进行会诊或术前治疗，以尽量减少麻醉的风险。麻醉医师可能需要照顾一个病情非常严重的患者，介入的目的可能是姑息治疗。对于那些旨在消除由肿瘤引起的疼痛和功能缺失，从而改善生活质量的治疗，麻醉人员需要有常识性、灵活性和复杂病例的管理技术。我们机构会针对每一位患者实行个体化管理。肿瘤介入治疗的适应证由综合因素决定，包括患者因素，介入过程，麻醉技术，麻醉风险和麻醉师的水平，很少有例外。

表 9.1　（ASA）身体状况的分类系统

Ⅰ 正常健康的患者
Ⅱ 患有轻度全身性疾病的患者
Ⅲ 患有严重全身性疾病的患者
例如：有心绞痛、心肌梗死、中风、6 个月前患有充血性心力衰竭、轻微的慢性阻塞性肺疾病及控制的胰岛素依赖型糖尿病或者需要医疗咨询的高血压
Ⅳ 患有对其生活造成持续性威胁的全身性疾病的患者
这个分类代表了一种危险信号，警告指示表明在治疗这类患者时风险太大，无法选择治疗措施。
例如：不稳定型心绞痛病史、近 6 个月内出现过心肌梗死或者脑血管意外、严重的充血性心力衰竭、中至重度慢性阻塞性肺疾病以及不能控制的糖尿病、高血压、癫痫或者甲状腺疾病。假如需要急救治疗，说明需要医疗会诊。
Ⅴ 依赖外科手术得以存活的垂危患者
Ⅵ 已经宣布脑死亡将捐献器官的患者

来源：American Society of Anesthesiologists. New classification of physical status. Anesthesiology. 1963；24：111，资料不受版权限制。

（一）心脏评估

围手术期心脏并发症的风险是患者个体的风险和手术相关的心脏应激之和。通过病史、体格检查、心电图检查获得的基本临床评估通常能够提供足够的数据来评估心脏风险。除非需要急诊手术，存在活动期心脏疾病的患者可能取消手术，但是对大多数稳定的患者其心脏风险可从改善后的心脏风险指数中得到[9]。这个简单的指数确定了 6 个独立的危险因素：缺血性心脏病史，充血性心力衰竭史，脑血管疾病史，糖尿病，肾功能不全和高风险外科手术。每个因素计 1 分，假如得分是 3 分及以上，患者有 11% 的重大的心脏病事件的风险。对存在临床风险因素的患者，2007 年 ACC/AHA 指南中有关围手术期心血管评估和非心脏手术患者的管理是术前评估心脏风险的一个非常好的框架[10]。

多年来，围手术期管理已从评估和治疗冠状动脉阻塞转向旨在防止心肌供血不足和稳定动脉粥样斑块的药物治疗。如今，术前心脏测试、心脏支架和冠脉再通与非手术患者执行相同的适应证[11]。事实上，β 受体阻滞剂、他汀类药物、阿司匹林被广泛应用于围手术期。β 受体阻滞剂治疗已被证明会降低围手术期缺血性卒中和心肌梗死的发病率[12]。最近，这种疗法对于没有冠心病的患者的风险受益受到了挑战。围手术期缺血评估（POISE）研究表明，缺血性卒中和术中心动过缓和低血压的发病率在增加[13]。对非心脏手术患者的回顾性研究显示，围手术期使用 β 受体阻断剂，对低风险患者可能毫无益处，还可能有害，但对高风险患者是有益的[14]。对冠状动脉支架患者的管理是一个双重抗血小板治疗持续与中断的风险/效益比的平衡行为。只有出血的风险远远超过支架血栓形成的风险，阿司匹林才被中断[15]。体内有心脏起搏器和除颤器的患者不能行 MRI 引导下的介入治疗，需要改行其他影像引导下的消融治疗。

（二）肺的评估

患有呼吸道疾病的患者术后肺部并发症（PPCs）的风险增加。事实上，术后肺部并发症的发病率和严重程度与心血管并发症相当。在检查 PPCs 的危险因素时有许多研究的局限性，但也有一些固定的模式。PPCs 的三个最重要的危险因素是肺部疾病、吸烟

和手术部位，腹部手术是风险最高的手术之一[16]。通过微创手术避免开腹，会减少风险，但不能消除风险。肺功能测试本身在预测风险方面是无效的[17]。因此，常规肺功能测试不是必需的，除非它是为了优化患者术前状态所做的努力的一部分。最优化的定义取决于呼吸道疾病的类型和患者个体因素。向介入医师和呼吸内科医师咨询将有助于指导系统性糖皮质激素或抗生素在围手术期的合理使用。尽管呼吸道疾病患者肺部并发症风险增加，但没有哪级肺功能级别因该风险而导致手术被禁止[18]。前瞻性研究没有发现 $PaCO_2$ 升高是手术的危险因素，因此，临床医生不应该使用动脉血气分析来确定患者是否禁行微创手术[19]。肥胖患者存在多种呼吸紊乱的风险，包括阻塞性睡眠呼吸暂停（OSA）和肥胖 - 肺换气不足综合征。许多 OSA 患者未被确诊，但是肥胖和 OSA[20] 之间有很大的关系。肥胖和 OSA 与多种疾病同时发生时，静脉瘀血、肺栓塞、高血压、脑血管意外、心肌病、心律失常和缺血性心脏病的风险增加[20-22]，ASA 实践指南包含对 OSA 可疑患者的麻醉前评估和术后严密监控那些可疑风险因素[23]。多导睡眠监测是诊断阻塞性睡眠呼吸暂停综合征的金标准，但其价格昂贵且资源有限。最合理的方法是检测自主呼吸时脉搏血氧饱和度。如果患者血氧饱和度不到 96%，有必要行进一步评估。2 周时间的 CPAP 治疗能有效地纠正异常通气诱因和改善心脏功能[24-25]。预防静脉血栓形成也应考虑在内。

（三）肝脏的评估

经皮消融治疗适用于原发性或者转移性肝癌的非手术治疗患者。对于肝脏疾病的风险因素和症状并不像其他器官系统有那么明确的界定。肝功能检验可以测量肝脏功能的不同方面，但这些生化标记物不能对肝脏疾病进行定量。基于存在肝硬化基础的肝脏更容易发生肝细胞癌（HCC），因此对原先有肝脏疾病的患者要高度警惕 HCC[26]。必须

尽可能地识别和纠正凝血异常。肝脏合成维生素 K 依赖性凝血因子 Ⅱ、Ⅶ、Ⅸ、Ⅹ，S 蛋白、C 蛋白，可以使用维生素 K 纠正凝血异常（10mg/d）。如果 2～3 天后国际标准化比值无法纠正，应该停用维生素 K，而寻找其他的原因。除了维生素 K 依赖凝血因子，肝脏也能合成抗凝血酶 Ⅲ 和 Ⅰ 因子（纤维蛋白原）。这种情况下，可使用 12～20ml/kg（2～6U）的新鲜冷冻血浆，目标是将凝血酶原时间降低至 3 秒内。如果凝血异常持续存在，应该考虑纤维蛋白原异常，术前可能需要血管加压素。相反，麻醉医师经常会面临一些肝脏功能异常而无症状的患者。一般来说，对于丙氨酸和天冬氨酸转氨酶轻度升高，胆红素浓度正常的无症状患者，极少需要取消介入。

（四）肾脏的评估

如果没有造影剂，大多数介入手术就不能实施。除了磁共振成像，含碘的造影剂被认为对肾有潜在的毒性。造影剂有渗透性脱水作用。已经存在脱水或尿素氮和肌酐升高的患者，风险相应地增加，此时应避免使用造影剂。中期至终末期肾脏疾病的患者在磁共振成像（MRI）扫描或磁共振血管造影（MRA）接受钆造影剂时，有发展为严重系统性纤维化的风险，包括肾源性系统性纤维化/肾源性纤维化皮肤病（NSF / NFD）。钆的需求由介入医师根据患者个体情况来决定。

影像引导下的手术室

麻醉师到肿瘤介入手术室工作必须采取一种新的思维。传统的手术间一般预先安排，并已选择了手术的外科医生，患者术前准备也非常充分。虽然也存在追加急诊手术的情况，但这些情况通常只占手术室计划的很小一部分。介入手术通常实行择期手术，但是也要追加急诊手术，这些急诊手术可能

占到了择期手术量的至少一半。这些住院患者因先前的手术或诊疗引起多种状况而病情十分严重。对这些极度虚弱的患者，介入手术经常是他们中的大多数患者的治愈方法，因此要在术前纠正患者的状况达到身体最佳状态几乎是不可能的。麻醉师在为这类患者麻醉时必须灵活运用临床实践指南。除了合并症，他们的挑战还包括与新团队合作，适应现实的场所和介入室的设计，及提供基本的麻醉监控标准。

（一）团队

介入医师和麻醉师都不熟悉彼此的习惯做法和性格。介入手术室的人员配备有技术人员、注册护士（RN）、放射介入医师。放射介入医师开出医嘱，RN 会根据镇静制度来执行医嘱，使患者得到适度的镇静。在介入手术过程中由介入放射科护士负责患者的监视和安全。技术员协助摆位和技术方面的事务，使治疗能够取得成功。标准的介入治疗床是固定的，所使用的 X 线透视和 CT 扫描等设备可能在技术上会给患者的摆位造成些困难。患者可能要俯卧位、仰卧位和侧卧位，他们的手臂或腿要放在不常放的位置上。中度镇静为患者感觉体位不舒服时或手术操作引起疼痛时能够发出声音。

麻醉人员的参与改变了这种模式。麻醉师可以单独工作或指导麻醉护士或住院医师。在装备精良的传统手术室之外工作，麻醉人员经常会感到害怕。由于麻醉机、相关设备、供应车和给药装置通常不是 IR 室配套的部分，为使手术安全进行，麻醉技术支持人员在制订手术规划和日常的手术操作中变得日益重要。介入手术过程中会要求患者处于某个体位。麻醉的选择可以是监护麻醉管理（MAC）或全身麻醉。根据所需的摆位、病灶的定位（MRI）和介入室的实际设计，当所有需要的监控和设备就位时，可以在治疗床上实施麻醉，然后将麻醉的患者摆放好体位。麻醉师和技术员必须共同努力为

介入医师的手术成功提供最佳的患者位置，同时使由于位置不当引起的患者的伤害降到最小。在手术过程中，患者的摆位可能不止一次，将患者从俯卧位转到侧卧位，从头至脚或从脚至头移动患者。

（二）位置

传统手术室的设计十分类似，都是依据麻醉师所在的位置。麻醉机放置在患者的右侧，生理监护仪通常与麻醉机相连，这样所有的电缆、电线都位于患者的右侧。老的IR室一般没有提供麻醉服务方面的设计。IR床是固定的，不具备像OR治疗床一样的功能。在新的肿瘤介入治疗室，IR床是固定的，但麻醉机可放置于成像设备旁边任何一个方位；因此，介入时会把麻醉机安装在方便介入操作的位置。几乎所有的介入手术都在配备有内置氧气、吸引装置、通风装置的特殊的X线透视机室施行。一般手术室墙上有氧气和真空吸尘器，但其他气体，包括空气和一氧化二氮，通常不在设计之内。为了提供一个安全的环境，在介入手术过程中放射介入医师、技术人员、麻醉师和麻醉支持人员之间的交流至关重要。我们的目标是尽可能地模拟传统OR设计来放置麻醉装置。除了标准的监护器和设备装置外，必须配备有随时可使用的贴有标记的应急设备。专用的呼吸应急设备包括有光源的纤维支气管镜、气管插管型喉罩、视频喉镜以及其他急救通气设备，这些设备必须近在咫尺，并且要定期维护和检查。

MRI室对麻醉师极具挑战性。MR的高分辨率由于患者的移动会受到严重的影响。此外，强磁场使生理监护仪、制式麻醉机和呼吸机的使用成为难题。因为强磁场，能被磁铁吸引的任何东西都不能带进磁共振室。所有的麻醉设备必须与核磁共振相兼容。麻醉师准备患者时要么在MRI室外用铁磁性输液泵，待患者处于稳定的深度镇静时，才将患者运送到磁共振室；要么在MRI室使用MRI兼容的输液泵。远程监控必须满足基本的麻醉标准。

在远程环境下麻醉师对通讯的需求日渐重要。紧急情况、设备故障或其他需要时要求有周密的通信策略。麻醉人员必须具有彼此相互通讯或与麻醉支持人员沟通的机制。麻醉工作人员应该熟悉远程站点的位置。寻呼机、手机或其他通讯设备应该是可靠的并定期检测。

麻醉人员在传统手术室依赖于手术室药房或者药物传递系统如Pyxis分发必要的药物。在远程站点，麻醉师和药剂师必须共同努力，组装一个配备有预计手术中可能需要用的药物的便携式药物箱。

（三）基本的麻醉监测

ASA已发布了用于所有类型麻醉的基本麻醉监护标准[27]：

标准Ⅰ：当进行全身麻醉、局部麻醉和麻醉性监护时，合格的麻醉人员应当全程在手术室。

标准Ⅱ：麻醉期间，连续评估患者的氧合作用、通气、循环和体温。

标准于2011年7月1日起生效，基本麻醉监护当前标准的内容如下：在局部麻醉（没有镇静）期间，持续观察有定性意义的临床体征来评估通气的充足率。在中度或深度镇静时，持续观察有定性意义的临床体征和监测呼出的二氧化碳来评估患者通气的充足率，除非二氧化碳是由于患者本身、手术的过程或设备的因素被排除。

（四）目的

因为患者在麻醉状态下身体状况快速变化，合格的麻醉人员应在场对患者进行持续监护并提供麻醉照料。在有对麻醉人员造成直接已知的危害（例如辐射）的情况时，可能需要麻醉人员间歇性地远程观察患者，并对患者做出一些处置。如果有紧急情况需要负责麻醉的主要人员临时离开，麻醉师应在比较了紧急情况与麻醉患者的状况后和选择在此期间谁留下来负责麻醉患者上做出最佳的判断[27]。

所有的麻醉技术都需要使用一些监护仪器。用麻醉机行全身麻醉（GA）的患者需要有一些额外的监护设备，如果使用气管导管（ET）或使用喉罩通气（LMA），还会有更多的需求。患者接受有或没有 LMA 或 ET 管的 GA 时需要对通气情况进行持续的监护。"应该经常监测呼气末的二氧化碳，除非因手术、患者或设备的原因不允许。" EKG 应从麻醉开始直到麻醉结束始终持续监测和显示。至少每隔 5 分钟评估和记录血压和心率。也应该不断地评估循环功能。具有脉冲跟踪及独特音调的脉搏血氧饱和度监测器是一个重要的监测仪器，能满足这一需要。预计会产生具有临床意义的体温变化时，应该对体温进行监测。

频繁使用如 CT 扫描和透视等影像检查，其辐射的风险会引起麻醉人员的不安。使用铅围裙、甲状腺屏蔽和护目镜进行适当的屏蔽和保护是必需的。在成像期间退出手术室并与放射源保持足够的距离是必要的。因为手术室人员频繁进出，推荐将监护仪放在容易看得到的地方。此外，设置高音响报警也是很好的方法。生理联动的监护仪放置在手术室的控制室内使监护更容易些。这些措施可以为涉及辐射安全的相关工作人员消除一些担忧并满足基本的麻醉监护标准。

术中管理：麻醉方法的选择

四种程度的镇静和麻醉的定义见表9.2。

1. 轻度镇静（抗焦虑）　患者经药物诱导所处的状态，对言语指令反应正常。虽然认知功能和协调功能可能有些受损，但通气和心血管功能不受影响。

2. 中度镇静/镇痛　药物引起意识抑制，在此状态下患者对言语指令能自觉地反应，或在轻度触觉刺激下有反应。气道保持通畅不需要任何干预，自主呼吸、心血管功能通常维持正常。这种程度的镇静在过去被称为清醒镇静。旧的术语较混乱和不准确，现在已不再使用。

3. 深度镇静/镇痛　药物引起意识抑制，在这期间患者无法轻易被唤醒，对重复的痛苦的刺激能自觉反应。反射性回缩不能被视为自觉的反应。独立地维持通气功能的能力可能受损。患者自主呼吸不充足，可能需要协助保持气道通畅，心血管功能通常正常。

4. 全身麻醉　药物引起意识丧失，在此状态下即使是痛苦的刺激患者也不能被唤醒。独立维持通气功能的能力通常受到损害。患者往往需要协助保持气道通畅，因为自主呼吸受抑制或药物引起的神经肌肉功能丧失可能需要正压通气。心血管功能可能受损。

表 9.2　ASA 和 JCAHO 镇静持续指南由非麻醉医生定义的镇静和镇痛程度

	轻度镇静（抗焦虑）	中度镇静（清醒镇静）	深度镇静	全身麻醉
反应	对言语刺激反应正常	对言语或触觉刺激有反应	对重复或痛苦的刺激有反应	不能唤醒，即使有痛苦的刺激
气道通畅	不受影响	不需要干预	可能需要干预	经常需要干预
自主通气	不受影响	充足	可能不充足	经常不足
心血管功能	不受影响	通常能维持	通常能维持	可能受损

来源：Guidelines for sedation and analgesia for non-anesthesiologists；2002 年经美国麻醉医师学会许可重印

为了理解镇静的连续性，必须注意区分镇静和镇痛。区域和局部麻醉或镇痛药可用于有或没有镇静的疼痛的手术。然而，单独镇静或局部和区域镇痛失败可能导致患者焦虑、不安和不合作。在影像引导下肿瘤治疗时有几种麻醉方式可以选择，包括：局部麻醉、全身麻醉和区域麻醉。三种类型的麻醉方式都是安全的，因此，团队通常为患者提供能够制动、安全、舒适的麻醉方式，以取得最佳的影像引导治疗。为了做出这个选择，麻醉师需要从介入医师那里了解患者的体位、手术中的疼痛、手术的时间、气胸时所需要物品、固定患者需要的物品，以及患者手术后是否出院回家或者住院。

MAC

MAC（麻醉监护）可能包括镇静剂和/或经常被用在中度镇静的止痛剂的管理，它在许多方面与中度镇静有区别。MAC 的提供者必须准备好并有资格在必要时实施全身麻醉。像所有的麻醉监护一样，MAC 包括一系列术后的职责，麻醉师除了提供中度镇静外，还包括确保患者意识的完全恢复，疼痛缓解，不良生理反应或术中使用药物引起的副作用的管理，以及对同时存在的疾病的诊断和治疗。

不像大多数医学学科，麻醉科可利用药物之间的协同作用。麻醉师利用具有不同作用机制但具有相似治疗效果的两种药物组合来产生药效学协同作用。这些协同作用可以是有益的，较单独使用较高剂量的一种药物完成麻醉的目标毒性更小，恢复更快。事实上，除了极少数的临床情况，如挥发性气体或丙泊酚可以单独使用，现代麻醉至少由两种药物组成——止痛剂（通常是阿片类药物）和催眠剂。新的麻醉剂采用静脉内全麻（TIVA），可替代采用挥发气体实施全身麻醉的这一传统做法。在肿瘤治疗中如果使用神经功能监测，它就显得非常重要了。因为挥发性气体会干扰神经功能的监测。

丙泊酚普及的部分原因与它的半衰期有关：丙泊酚的半衰期是 1~3 小时，短于美索比妥（6~8 小时）或硫喷妥钠（10~12 小时）。丙泊酚 0.5~2 mg/（kg·min）静脉注射具有镇静/催眠、快速起效和持续时间极短的特点，对深度镇静非常有效。丙泊酚没有镇痛效果，通常联合阿片类药物，如芬太尼。目前是临床医生而不是麻醉医师希望使用丙泊酚用于镇静。然而由于丙泊酚甚至在低剂量的镇静时也可快速引起呼吸暂停，ASA 最近对丙泊酚镇静的声明为：丙泊酚是一种麻醉药物，ASA 建议最好由麻醉师参与照顾每一个接受麻醉的患者[28]。

（一）全身麻醉

全身麻醉可以从麻醉的四个阶段来考虑：患者术前管理、诱导麻醉、麻醉维持和恢复。这些阶段并不是独立的，一个阶段所采取的行动可能会影响下一个阶段。

（二）患者术前管理

麻醉护理提供者必须在很短的时间内取得患者的信任。缓解焦虑的心理学技术对镇静非常有用。通常，一个正常（恐惧）的成人将在术前服用咪达唑仑。但咪达唑仑的使用要付出代价。咪达唑仑使用后可能会延迟患者的觉醒和延长在麻醉后监护室（PACU）的停留时间，尤其对于简单手术的患者[29]。

（三）麻醉诱导

麻醉诱导应迅速、安全、舒适地实现麻醉状态，同时考虑麻醉的维持和麻醉复苏。麻醉诱导由静脉诱导药物如丙泊酚或吸入挥发性气体来完成。对成人患者通常选择静脉通路。速效的阿片类药物，通常是芬太尼，增加了令人满意的两个诱导特性。0.5~1mg 芬太尼协同减低了在面临损伤刺激时患者无体动所需的吸入麻醉药的浓度，这一剂量也减少了对这些因素的感知，否则可能导致不正常的气道反应，如咳嗽或喉痉挛[30]。静脉诱导之后吸入挥发性气体如氧气或空气/氧气或一氧化二氮/氧气。七氟烷或异氟烷诱导期间，会产生与药物剂量相关的血压和心率的降低，当受到损伤刺激时恢复正常。然而，地氟烷的麻醉诱导能产生一个与剂量相关的血压和心率的暂时性地上升[31]。

（四）麻醉维持

麻醉维持既有短期的目标又有长期的目标。MAC 是最低肺泡有效浓度，是指在 1 个大气压下能使 50% 的患者遇到有害刺激（外科皮肤切口）时能阻止骨骼肌运动的吸入麻醉剂的浓度[32]。吸入麻醉剂联合使用时 MAC 值是相加的。例如，0.5 MAC 一氧化二氮加 0.5 MAC 异氟烷与单独使用两者中的一种在大脑具有相同的作用。因为 50% 的患者在 1 MAC 的损伤刺激时会产生体动，临床上经常用的 MAC 大于 1。1.3 左右 MAC 能防止几乎所有患者的体动。强力吸入麻醉剂对心肺的影响往往是相似的。麻醉维持阶段血压会趋向于下降，与麻醉深度直接相关，后者引起外周血管扩张，但心脏节律保持稳定。控制呼吸保持正常 $PaCO_2$，尽管麻醉深度增加时通过增加心率心输出量仍趋向于稳定。然而，1.25 MAC 经过 8 小时后，地氟烷和七氟烷麻醉对志愿者的心率和血压的影响已几乎无可觉察。强力吸入麻醉剂对呼吸系统有许多效应。它们都能增加 $PaCO_2$，引起自主呼吸患者的高碳酸血症，可导致心率和心输出量增加，并超过在清醒时的水平。所有麻醉药都可以扩张收缩的支气管，因此对管理哮喘或慢性阻塞性肺疾病患者是有用的[34]。一些麻醉剂在高 MAC 时会刺激呼吸道。由于麻醉维持通常需要低于 1 MAC，所以刺激呼吸道并不是一个问题[33]。在麻醉维持期间，通过喉面罩通气（LMA）自主呼吸时咳嗽的发生率为 5% 或更低，并且不受麻醉剂选择的影响[35-38]。

（五）麻醉复苏

快速麻醉复苏有几个优点：有利于疼痛的早期评估和管理；允许通过介入手术间和 PACU 快速转运；气道支持和反射恢复使安全性增加，氧合血红蛋白去饱和倾向降低。即使是很低浓度的麻醉剂，1/4 的 MAC 觉醒，也可能产生咽部障碍，低溶性麻醉剂麻醉后保护性气道反射会很快出现[39,40]。两个特性，镇静效能和溶解度，决定了吸入麻醉复苏的特征。MAC 觉醒，对指令适当回应（"睁开你的眼睛"）的吸入麻醉剂的最小肺泡浓度，决定了吸入麻醉剂的镇静特点。一氧化二氮的 MAC 觉醒值大约是 2/3MAC，而地氟烷、异氟烷和七氟烷的 MAC 觉醒值大约是 1/3 MAC[41, 42]。丙泊酚的等效值低于用于抑制体动所需值的 20%[43]。一个高 MAC 觉醒/ MAC 值能加速觉醒，因为觉醒仅需要消除一小部分的麻醉剂。因此，在所有条件都相同的情况下，一氧化二氮觉醒速度快而丙泊酚觉醒最慢。然而，高 MAC 觉醒/ MAC 值的麻醉剂比低 MAC 觉醒/ MAC 值的麻醉剂更有可能使患者在麻醉中觉醒。觉醒可能会出现在浓度为 70% 的一氧化二氮，而不会出现在相同浓度的丙泊酚[43]。

一氧化二氮和地氟烷比其他所有当前使用的吸入麻醉剂在肌肉组织中溶解度低，但地氟烷在脂肪组织的溶解度是一氧化二氮的 10 余倍。七氟烷在所有的组织中的溶解度大约是地氟烷的 2 倍，异氟烷的溶解度是七氟烷的 2 倍。因此，七氟醚的复苏比异氟烷更快，地氟烷的复苏比七氟烷或异氟烷快[42]。在短暂和长时间的麻醉中，七氟烷都比异氟烷复苏得更快[44, 45]。肥胖不会改变这种关系[46]。

安全的复苏要求残余的神经肌肉阻滞不损害通气或能保持气道通畅。因此，麻醉师通常至少用 1~4 次新斯的明来拮抗残余药效。吸入麻醉药具有肌松和加强神经肌肉阻滞的作用，使吸入麻醉更具安全性。因此，不同时使用强效的吸入麻醉剂能减少神经肌肉阻滞剂在给定血液浓度下所引起的麻痹。

麻醉复苏后还必须考虑一些副作用，如拔除气管插管时的咳嗽、术后恶心呕吐（PONV）和术后疼痛。在肺膨胀峰值时拔除气管插管是有益的，因为它确保了下一个呼吸动作是呼气，将任何外来物质（痰）推入咽而不是吸入喉和气管。恶心伴或不伴有呕吐是患者原本计划手术后出院回家改为需要住院治疗的首要原因。许多因素会导致PONV。行腹腔镜手术的年轻女性患者术中接受大剂量的药物（阿片类药物、一氧化二氮和新斯的明）导致 PONV 是一个很好的例子。显然，麻醉医生只能控制其中的一些因素。包括减少使用导致 PONV 的药物，也可能包括施用多种受体阻滞剂[35]，因为不同的受体可能介导 PONV。男性诉术后疼痛多于女性，白种人超过非裔美国人或东方人[47]。与较小的、短时间的手术相比，在较大的、时间较长的手术和术中没有使用阿片类药物或最近没使用阿片类药物的手术后患者抱怨疼痛的人可能更多[47]。疼痛的管理包含疼痛程度的预测评估。轻微的疼痛能由非特异性的非甾体抗炎药（NSAIDS）控制，如酮咯酸。更严重的疼痛需要给予阿片类药物，通过滴定保持一定水平的呼吸频率。介入科医生也可以通过注射局部麻醉剂来协助缓解疼痛，这也会大大降低对全身镇痛药的需求。为避免药物的毒性，必须计算药物最大的使用剂量且不能超过它。局部麻醉药的毒性作用是相加的。

（六）区域麻醉技术

区域麻醉技术包括脊髓、硬膜外、局部浸润和周围神经阻滞。区域麻醉花费的时间超过麻醉监护或全身诱导麻醉，失败的发生率也更高。通过在手术前准备区事先实施阻滞可避免不必要的延误。随着重视围手术期疼痛的缓解，希望门诊患者回家的不舒适感降至最低，并让门诊和住院患者保持一个"无压力"的生理环境，区域麻醉技术重新流行。可以采用单一的、间歇性的或连续的区域麻醉技术来缓解术前、术中和术后的疼痛。随着对区域麻醉的重视，也引起了新旧问题的出现并需要去解决。当前区域麻醉的问题包括已麻醉的患者是否实施区域麻醉；术后疼痛患者区域麻醉的选择；周围神经刺激技术的选择、感觉异常或超声的选择；对服用抗凝剂或抗血小板药物的患者区域麻醉技术的实施。

特殊的注意事项

肿瘤介入治疗被视为麻醉风险较低的手术。虽然这些手术是非侵入性的而且没有开放性手术许多已知的麻醉风险，但也有许多与手术过程、定位和介入（经皮有毒物质的直接注入，动脉栓塞，经皮热能传递，内放疗）的作用机制有关的特殊的麻醉注意事项。

（一）定位

定位时必须非常仔细。如果在全身麻醉时进行定位，移动患者要求 ET 管安全可靠，头部、眼睛、鼻子和其他面部结构要保护好。脖子必须放置在中间的位置以防止任何颈椎的并发症。必须放置胸卷和腹卷以保证通气支持。必须非常小心确保身体所有部位正确摆位，经常检查以确保最佳的定位。手臂通常放置在中间位置以避免臂丛神经损伤，方便使用 CT 扫描仪或透视机（图 9.1 a，b）。手臂、手肘和手必须垫稳当。脚踝下方要放置一个枕头，当膝关节弯曲时能防止腓骨的损伤。膝盖上要放置凝胶垫防止压伤。

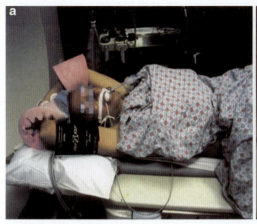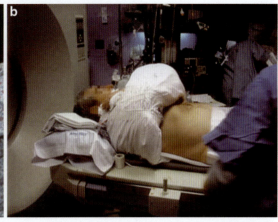

图 9.1　（a）错误的摆位，患者的手臂放置在头上，这个位置易导致臂神经丛的损伤。（b）修正的位置，将患者的手臂交叉叠在胸前，这个位置可避免臂神经丛的损伤，同时可避免 CT 扫描的伪影（引自 Shankar et al., Brachial plexus injury from CT guided radiofrequency ablation under general anesthesia. CVIR. 2005；28：646 - 48，翻印获得 Springer 科学和商务媒介的准许）。

（二）呼吸问题

根据 ASA 封存的索赔项目数据库，与麻醉有关的损伤类型和责任的数据分析，在其他场所实施麻醉与在标准的手术室相比，呼吸事件更容易发生在其他场所，是在手术室的 2 倍[48]。最常见的事件是氧合作用/通气不足。在其他场所有 30% 会出现绝对或相对的镇静剂、催眠和/或镇痛药物过量导致呼吸抑制。发生在放射科的 70% 的病例涉及过度镇静。其余的事件是食道插管，插管困难和胃内容物吸引。手术室外的麻醉通常被判断为麻醉监护不合标准，可通过更好的监护来预防事件的发生[48]。

非麻醉相关的潜在呼吸道并发症可从简单的气胸或自限性咯血到危及生命的肺部出血或空气栓塞。气胸既是一种并发症，有时也是一种有计划的介入。这通常在征求患者同意时与患者进行讨论。靠近膈顶手术，如肝的射频消融术，需要介入医生人为地制造气胸使治疗区域能够充分暴露。麻醉团队和介入团队之间的沟通是必不可少的。麻醉团队必须了解这些情况以便在遇到任何血流动力学或呼吸系统不稳定时可以快速地纠正。影像设备使介入医生能控制气胸的程度，将手术野的暴露最佳化，同时保持血流动力学和呼吸系统的稳定。气胸也可能是无意造成的，麻醉团队必须保持警惕并识别气胸的临床征象（图 9.2a，b）。在控制性通气的情况下，高峰值通气压力是气胸的警告信号。在自主呼吸或通气控制的情况下，氧饱和度下降，低血压和/或心动过缓都是可能存在气胸的迹象。当发生气胸时，通过胸腔内气体的抽吸，这种并发症很容易被治疗。根据术中气胸的严重程度和治疗后气胸是否有残存，可放置胸腔引流管。影像引导下治疗存在益处，因为影像也可以检测治疗后的不良反应和协助麻醉师进行诊断和治疗。在转交至 PACU 团队护理时，残留气胸的引流是十分重要的。到 PACU 后，先拍一个初始的胸部 X 线片，2 小时后再复查一次。介入医生可能将空气注入腹腔，使未受侵犯的器官能远离肿瘤。潮气末二氧化碳的突然下降提示可能有空气栓塞。

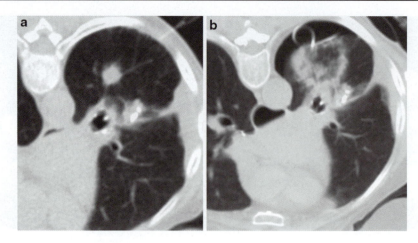

图9.2　（a）射频治疗前膨胀的肺；（b）射频针拔出后气胸（图片提供者：Stephen Solomon，MD）。

介入治疗的成功取决于良好的肿瘤影像定位。低潮气量、肺不张、支气管内插管可能掩盖肺、肝脏或肾脏肿瘤。麻醉师通过重新定位 ETT、Valsalva 肺扩张法、增加潮气量或改变患者的位置等方法（图9.3 a，b 和9.4 a，b）帮助手术的成功完成。

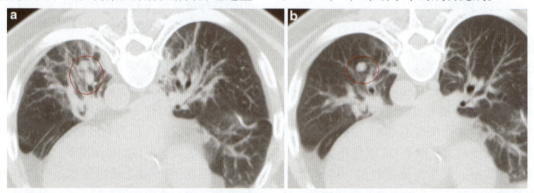

图9.3　（a）低潮气量引起肺不张，遮盖肺部结节；（b）增加潮气量使肺膨胀，结节显现（图片提供者：Stephen Solomon，MD）。

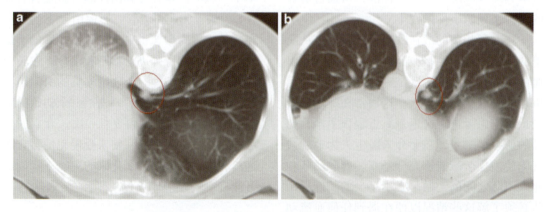

图9.4　4（a）肺容积低显示结节位于椎体的左侧；（b）左肺膨胀使结节从椎体左侧移到右侧（图片提供者：Stephen Solomon，MD）。

（三）生理学不稳定

镇静和/或镇痛不充足或处理某些肿瘤可引发自主性应激反应（高血压、心动过速）。在实体器官射频消融治疗期间，随着麻醉加深可以产生短时的高血压反应。肾上腺或任何一种神经内分泌肿瘤的射频消融，麻醉师应该预见并准备好治疗高血压危象的血管活性药物。肾上腺、肝或肾的非分泌性肿瘤射频治疗时[49,50]可能导致邻近的正常肾上腺组织释放儿茶酚胺。栓塞肝脏转移性类癌可能并发类癌综合征。在我们机构，我们预先用奥曲肽对这些患者进行治疗。在治疗术中和术后可能观察到患者面部发红、出汗和高血压体征，需要增加奥曲肽的剂量进行治疗。

转移性嗜铬细胞瘤是个例外。这些患者和准备接受开放或腹腔镜下肾上腺切除术的患者一样，在接受微创手术前要进行预治疗。嗜铬细胞瘤转移最常影响到可以用射频消融术治疗的部位。动脉监测和血管活性药物作为处理高血压危象的准备是非常必要的。此外，在我们机构，如果出现儿茶酚胺释放的征象我们会采用一种阻断其释放的技术[51]。如果心率和血压开始升高，就立即使用血管活性药物。我们经常会使用艾司洛尔和尼卡地平（$100\mu g/ml$）。治疗一直持续到患者回到基础血流动力学为止。此外，肾上腺非内分泌性肿瘤射频消融治疗时可能导致邻近的正常肾上腺组织释放儿茶酚胺，我们推荐使用有创血压监测和直接作用的血管舒张剂和短效的 β 受体阻滞剂。

另一方面，镇静剂和止痛药的应用使对血容量减少或者手术相关性应急反应变得迟钝。任何时候一枚穿刺针插入某个脏器都有可能发生出血。

出血包括大量腹腔积血、血胸或者咯血。所有的患者需要良好的静脉通路，了解血凝情况（如果需要应进行纠正）、血型和进行血液筛选。最为常见的是，在肺部射频消融过程中出现少量的肺内出血并伴有短暂咯血，在肝脏的射频消融过程中出现少量腹腔内出血；两者都可采用保守治疗。

经皮无水乙醇注射（PEI）用于肝细胞癌的患者。麻醉的选择和并发症取决于注入无水乙醇的剂量。单次大剂量无水乙醇注入需要全麻。在手术过程中会非常疼痛，可能会产生恶心、呕吐，这是由于乙醇的毒性所致。与肝脏射频消融相似，可能发生腹腔出血或血胸。这项操作所特有的风险是静脉曲张破裂出血。

药物不良反应比较常见，但只有 6% ~ 10% 是由免疫介导的。和多数药物不良反应不同的是，药物过敏反应是不可预测的。可预测的药物不良反应是剂量依赖性的，与药物已知的药理学特性有关的，发生在其他正常的患者中的，约占药物不良反应的 80%。最严重的可预测的药物不良反应与药物本身的毒性或者与药物在体内的剂量（过量）、非希望途径的摄入或者已知的副作用（例如阿片类药物相关的恶心）直接相关。然而，有些药物具有的一些反应，是由该药物主要药理学作用所产生的间接后果（例如药物介导的肥大细胞释放组胺或者药物的相互作用）。患者通常把药物不良反应当成过敏。麻醉药物也有可能直接对心血管系统产生影响（丙泊酚诱导的血管舒张），使围手术期药物不良反应的诊断更加复杂。

围手术期患者接触到的任何一种物质包括药物、血液制品或橡胶都有可能产生过敏反应。文献已经报道许多麻醉药物和试剂能够产生过敏或类过敏反应[52]。因此，术前应制订过敏反应的治疗方案[53]。由于任何再次注射的药物都有可能引起致死过敏反应，麻醉医师必须诊断和治疗可能发生的急性心肺事件。

气道维护、纯氧吸入、血容量扩充和肾上腺素对于治疗由毛细血管渗透性增加和支气管痉挛所引起的低血压和缺氧是必不可少的[54]。

定期监测生命体征、充足的静脉通路、血液储备、复苏药物和团队的沟通是合适的治疗手段，可减少任何并发症导致不良结果的可能性[1]。

（四）磁共振成像

磁共振应用于许多介入治疗。MRI 机房对麻醉师来说特别具有挑战性。为了能在磁共振环境下安全操作，所有设备必须与磁共振兼容。此外，进入这些房间的患者和工作人员必须经常进行安检。磁共振兼容的麻醉机已成为 MRI 机房不可或缺的组成部分。远程监控必须符合基础麻醉的标准。监控系统和静脉泵也必须是磁共振兼容的。我们机构使用的是包括无线 4 导联心电图和无线脉搏血氧饱和度仪的体内监测系统。呼气末 CO_2，非侵入性的、侵入性的血压和体温检测都是这个系统的组件。可以在 MRI 控制室放置一个从动监视器通过无线连接于主机体，麻醉团队便可以很容易看到。我们使用罗盘做药物传输系统，这些非 MRI 兼容设备放置在 MRI 扫描仪之外的控制室里。所使用的设备车和储备的物品必须是磁共振兼容的。磁共振兼容喉镜和刀片是必需的。如果所有的监视器和设备都是磁兼容的，所有的人员都已经安检，那么任何类型的麻醉都可以直接在 MRI 室内安全地实施，它比在 MRI 室外实施全身麻醉然后移动失去意识的患者至扫描仪上更好。

患者往往会由于幽闭恐惧症对 MRI 感到焦虑，或他们可能产生疼痛综合征而不能长时间躺在又平又硬的治疗床上，通常需要全麻。此外，IR 技术的进展诸如 MRI 激光消融术可能需要患者长时间的屏气，只有在患者全麻时才能实施。获取 MRI 数据需要 8 ~10 分钟的多个扫描序列。假如期间患者移动，那么所有的序列又将重新扫描。时间过长而患者无法做到可能是一个问题。心肺复苏必须在 MRI 室外实施。

（五）射线暴露

辐射防护措施对所有在介入室工作的人是很有必要的。这也包括只是偶尔在辐射环境中的麻醉医师。应该穿戴辐射防护用具（如防护围裙和甲状腺屏蔽），麻醉师应尽可能位于远离 X 射线的低散射区域。为了了解介入医生工作是否安全，应记录每个人的射线剂量以确定射线暴露的程度。

结论

随着技术的进步和更多无创的影像引导治疗的普及，麻醉医师和介入医生共同合作为日益增加的患者群体提供一个安全的环境十分重要。使患者的合并症处于最佳化，熟悉介入手术过程和定位，并创建一个传统手术室以外的安全的麻醉工作区域是减少麻醉风险的先决措施。肿瘤介入治疗被称为未来的外科手术。新一代的介入医生将得到能够适应这个快速发展领域的麻醉医师的极好配合。麻醉医师必须具备沟通和管理复杂病例的技能以制订麻醉计划，达到预期的治疗目标，而不伤害个体患者。

参考文献

［1］Procedure for Intravenous Conscious Sedation. Comprehensive Accreditation Manual for Hospitals: The Official Handbook. The Joint Commission on Accreditation of Healthcare Organizations.

［2］American Society of Anesthesiologists Task Force on Sedation and Analgesia by Non-Anesthesiologists. Practice guidelines for sedation and analgesia by nonanesthesiologists. Anesthesiology. 2002; 96: 1004-17.

［3］Meridy HW. Criteria for selecting of ambulatory surgical patients and guidelines. Anesth Analg. 1982; 61: 921-6.

［4］Natof HE. Ambulatory surgery: patients with

preexisting medical problems. Ill Med J. 1984; 166: 101.

[5] Federated Ambulatory Surgery Association. FASA special study 1. Alexandria: FASA; 1987.

[6] Chung F, Mezei G, Tong D. Pre – existing medical conditions as predictors of adverse events in day – case surgery. Br J Anaesth. 1999; 83: 262 – 70.

[7] Chung F, Mezei G. Factors contributing to a prolonged stay after ambulatory surgery. Anesth Analg. 1999; 6: 1352 – 9.

[8] Lichtor JL. Anesthesia for ambulatory surgery. In: Barash PG, Cullen BF, Stoelting RK, editors. Clinical anesthesia. 6th ed. Philadelphia: Lippincott Williams & Wilkins; 2009.

[9] Lee TH. Reducing cardiac risk in noncardiac surgery. N Engl J Med. 1999; 341: 1838 – 40.

[10] Fleischer LA, Beckman JA, Brown KA, et al. ACC/ AHA 2007 guidelines on preoperative cardiovascular evaluation for noncardiac surgery. Circulation. 2007; 116: 418 – 500.

[11] Schouten O, Jeroen JB, Poldermans D, et al. Assessment of cardiac risk before noncardiac surgery. Heart. 2006; 92: 1866 – 72.

[12] Auerbach A, Goldman L. Assessing and reducing the cardiac risk of noncardiac surgery. Circulation. 2006; 113: 1361 – 76.

[13] Devereaux PJ, Yang H, Guyatt GH, et al. Rationale, design, and organization of the perioperative ischemic evaluation (POISE) trail; a randomized controlled trial of metoprolol versus placebo in patients undergoing noncardiac surgery. Am Heart J. 2006; 152: 223 – 30.

[14] Lindenauer PK, Pekow P, Wang K, et al. Perioperative beta – blockade therapy and mortality after noncardiac surgery. N Engl J Med. 2005; 353: 349 – 61.

[15] Newsome LT, Weller RS, Gerancher JC, et al. Coronary artery stents: II. Perioperative considerations and management. Anesth Analg. 2008; 107: 570 – 90.

[16] Warner DO. Preventing postoperative pulmonary complications: the role of the anesthesiologist. Anesthesiology. 2000; 92: 1467 – 72.

[17] McAlister FA, Khan NA, Straus SE, et al. Accuracy of preoperative assessment in predicting pulmonary risk after nonthoracic surgery. Am J Resp Crit Care Med. 2003; 167: 741 – 4.

[18] Kroenke K, Lawrence VA, Theroux JF, et al. Postoperative complications after thoracic and major abdominal surgery in patients with and without obstructive lung disease. Chest. 1993; 104: 1445 – 51.

[19] Kearney DJ, Lee TH, Reilly JJ, et al. Assessment of operative risk in patients undergoing lung resection: importance of predicted pulmonary function. Chest. 1994; 105: 753 – 9.

[20] Stroh KP, Redline S. Recognition of obstructive sleep apnea. Am J Resp Crit Care Med. 1996; 154: 279 – 89.

[21] Ortego LD, Carnevali – Ruiz D, Gallego ED. Sleep apnea and the risk for perioperative myocardial infarction. Ann Intern Med. 1993; 119: 953.

[22] Gupta RM, Parvizi J, Hanssen AD, et al. Postoperative complications in patients with obstructive sleep apnea syndrome undergoing hip or knee replacement. Mayo Clin Proc. 2001; 76: 897 – 905.

[23] Gross JB, Bachenberg KL, Benumof JL, et al. Practice guidelines for the perioperative management of patients with sleep apnea. Anesthesiology. 2006; 104: 1081 – 93.

[24] Lin CC. Effect of CPAP on ventilatory drive in normocapnic and hypercapnic patients with obstructive sleep apnea syndrome. Eur Respir J. 1994; 7: 2005 – 10.

[25] Loadsman JA, Hillman DR. Anesthesia and sleep apnea. Br J Anaesth. 2001; 86: 254 – 66.

[26] Fattowich G. Natural history and prognosis of hepatitis B. Semin Liver Dis. 2003; 23: 47 – 58.

[27] Standards for Basic AnestheticMonitoring (amended by ASA House of Delegates Oct 2010).

www. asahq. org/ publicationsAndServices/ standards/02. PDF. Accessed October 2004.

[28] Philip BK. Sedation with propofol：a new ASA statement. ASA Newsl. 2005；69：29 – 30.

[29] Fredman B, Lahav M, Zohar E, et al. The effect of midazolam premedication on mental and psychomotor recovery in geriatric patients undergoing brief surgical procedures. Anesth Analg. 1999；89：1161 – 6.

[30] Katoh T, Kobayashi S, Suzuki A, et al. The effect of fentanyl on sevoflurane requirements for somatic and sympathetic responses to surgical incision. Anesthesiology. 1999；90：398 – 405.

[31] Ebert TJ, Muzi M, Lopatka CW. Neurocirculatory responses to sevoflurane in humans. A comparison to desflurane. Anesthesiology. 1995；83：88 – 95.

[32] Merkel G, Eger EI. A comparative effect of halothane and halopropane anesthesia. Introducing method for determining equipotency. Anesthesiology. 1963；24：346 – 57.

[33] Eger EI, Bowland T, Ionescu P, et al. Recovery and kinetic characteristics of desflurane and sevoflurane in volunteers after 8 hour exposure, including kinetics of degradation products. Anesthesiology. 1997；87：517 – 26.

[34] Habre W, Petak F, Sly PD, et al. Protective effects of volatile agents against methacholine – induced bronchoconstriction in rats. Anesthesiology. 2001；94：348 – 53.

[35] Tang J, White PF, Wender RH, et al. Fast – track office based anesthesia：a comparison of propofol versus desflurane with antiemetic prophylaxis in spontaneously breathing patients. Anesth Analg. 2001；92：95 – 9.

[36] Ashworth J, Smith I. Comparison of desflurane with isoflurane or propofol in spontaneously breathing ambulatory patients. Anesth Analg. 1998；87：312 – 8.

[37] Tang J, Chen L, White PF, et al. Recovery profile, costs, and patient satisfaction with propofol and sevoflurane for fast – track office – based anesthesia. Anesthesiology. 1999；91：253 – 61.

[38] Eshima RW, Maurer A, King T, et al. Comparison of airway responses during desflurane and sevoflurane administration via a laryngeal mask airway (LMA) for maintenance of anesthesia. Anesth Analg. 2003；96：701 – 5.

[39] Sundman E, Witt H, Sandin R, et al. Pharyngeal function and airway protection during sub hypnotic concentrations of propofol, isoflurane, and sevoflurane. Volunteers examined by pharyngeal videoradiography and simultaneous manometry. Anesthesiology. 2001；95：1125 – 32.

[40] Mckay RE, Large MJ, Balea MC, et al. Airway reflexes return more rapidly after desflurane anesthesia than after sevoflurane anesthesia. Anesth Analg. 2005；100：697 – 700.

[41] Dwyer R, Bennett HL, Eger EI, et al. Effects of isoflurane and nitrous oxide in sub anesthetic concentrations on memory and responsiveness in volunteers. Anesthesiology. 1992；77：888 – 98.

[42] Eger EI, et al. The pharmacology of inhaled anesthetics. Chicago：Healthcare Press；2002.

[43] Chortkoff BS, Eger EI, Crankshaw DP, et al. Concentrations of desflurane and propofol that suppress response to command in humans. Anesth Analg. 1995；81：737 – 43.

[44] Philip BK, Kallar SK, Bogetz MS, et al. A multicenter comparison of maintenance and recovery with sevoflurane or isoflurane for adult ambulatory anesthesia. Anesth Analg. 1997；83：314 – 9.

[45] Ebert TJ, Robinson BJ, Uhrich TD, et al. Recovery from sevoflurane anesthesia. A comparison to isoflurane and propofol anesthesia. Anesthesiology. 1998；89：1524 – 31.

[46] Strum EM, Szenohradszki J, Kaufman WA, et al. Emergence and recovery characteristics of desflurane versus sevoflurane in morbidly obese adult surgical patients：a prospective, randomized study. Anesth Analg. 2004；99：1848 – 53.

[47] Dahmani S, Dupont H, Mantz J, et al. Predictive factors of early morphine requirements in the

post – anesthesia care unit. Br J Anesth. 2001; 87: 385 – 9.

[48] Metzner J, Posner KL, Domino KB, et al. The risk and safety of anesthesia at remote locations: the US closed claims analysis. Curr Opin Anaesthesiol. 2009; 22: 502 – 8.

[49] Onik G, Onik C, Medary I, et al. Life – threatening hypertensive crises in two patients undergoing hepatic radiofrequency ablation. AJR Am J Roentgenol. 2003; 181: 495 – 7.

[50] Chini EN, Brown MJ, Farrell MA, et al. Hypertensive crisis in a patient undergoing percutaneous radiofrequency ablation of an adrenal mass under general anesthesia. Anesth Analg. 2004; 99: 1867 – 9.

[51] Venkatesan AM, Locklin J, Lai EW, et al. Radiofrequency ablation of metastatic pheochromocytoma. J Vasc Interv Radiol. 2009; 20: 1483 – 90.

[52] Levy JH. Anaphylactic reactions in anesthesia and intensive care. 2nd ed. Stoneham: Butterworth – Heinemann; 1992.

[53] Stark BJ, Sullivan TJ. Biphasic and protracted anaphylaxis. J Allergy Clin Immunol. 1986; 78: 76 – 83.

第 10 章　肿瘤患者的管理

Derek Tessier

邵国良　翻译　许永华　校审

[摘要]　本章节为介入放射医生和他（她）的助手在放射医疗中成功建立影像引导肿瘤治疗服务体系提供基本的要求和知识。虽然会想到私人的消融治疗中心，但我们的着重点还是基于以医院为基础的医疗业务。本章节概述以转诊为基础的消融治疗的运作过程。也提出如何改进沟通、会诊、消融过程以及消融后随访治疗及影像检查的理念。

和消融技术一样，影像引导下肿瘤消融治疗的管理在不断进步。实施消融治疗和管理消融治疗的患者同样是一门艺术。建立和管理一套可信赖的消融治疗服务体系非常重要，它要提供给转诊医生和患者相关的知识和信息，以保障消融过程的顺利实施。消融治疗服务流程化的维护使介入医生、患者和转诊医生取得共识，反过来可为治疗预期的实现提供稳定性。除了获取患者的基本资料和使你的工作得到充分开展外，设立一名专职的临床人员来管理你的临床消融治疗项目仍然是相当重要的。

虽然消融治疗是微创的，但它仍属于外科手术，并应该同样对待。患者和转诊医生不总是知晓消融治疗的整个计划和所需要的随访观察。我们制定了消融治疗指南，这个指南在我们罗得岛州医院的消融治疗中正在使用，它有助于帮助转诊医生和患者对我们许多种可能的抗癌治疗方法中的某一种进行

了解。指南的更新和患者治疗方案个体化一样，是这个过程中必需的一个部分。这一章节我们打算带你了解我们从转诊开始到消融术后的医疗和影像复查的持续管理的整个过程。

不管你的治疗已经得到了认可还是刚开始影像引导下肿瘤消融治疗，在你的机构里患者的转诊过程要努力做到有序、高效。受到良好专业训练的员工是一项成功治疗的开端，是治疗必需的组成部分。他们能使患者、转诊医师和会诊医师的整个转诊过程尽可能地无缝对接且快捷。和许多其他的机构一样，我们从多学科渠道接收我们的转诊患者。肿瘤委员会是我们的一个渠道，患者从那里被介绍给我们。除了内科、外科和放射肿瘤科，其他的转诊来源包括泌尿科、肺科、胃肠科，最后还有自我转诊。

在我们机构中，外科也开展术中消融。在某些情况下，甚至在这些外科治疗过程中需要介入放射医生进行协助。这当然不是强制的；但是，它为放射科和外科之间提供了一个开放的双向交流和患者转诊的潜在渠道。

即使不是大多数患者，也有许多转诊患者来源于肿瘤委员会。这一定是考虑到每个

D. Tessier
Department of Radiology, Rhode Island Hospital, Providence, RI, USA
e – mail：dtessier@ lifespan. org

患者的具体情况需要多学科综合治疗，消融可以和外科治疗、放疗和系统或局部化疗同时应用或序贯应用。

收集自我转诊和医师转诊的患者的信息有细微的差别，它们将被分开讨论。有了自我转诊的患者基础，表明你正在触及到社区网络和互联网。这些可供选择的非正式的转诊渠道趋向于告知患者可获取的治疗方法，这些治疗方法他们先前或他们的医疗提供者可能不了解。这样的方法创立了一个完全不同的转诊渠道，也由此产生了潜在的问题。最重要的是记住自我转诊患者可能让你费时和畏惧，他们中的许多人在肿瘤的治疗中遇上了障碍而求助于互联网，去寻找当前治疗的替代方法。我们也知道互联网是一把双刃剑，一方面互联网提供了大量的信息，另一方面互联网不总是给患者提供准确的或者无偏见的信息。即使是一个见多识广的患者，要从互联网的大量信息中获取有用的信息也可能是困难的。这可能是一个极困难的时刻。患者及其家人一直要设法去克服癌症对他们的心理和身体造成的影响。

我们帮助自我转诊的患者和其他想要获得更多信息的人员设计了一个网页和合适的链接。你的网页地址应该让患者记得住。它应该包括你和你的机构的一些基本信息以及关于消融的简单描述。它也提供邮件链接，联系临床人员诸如执业护士，以便交流和答疑。除了作为新患者的一个转诊渠道，你的网页和转诊助理将为医疗消费者提供教育，可能会节约介入医生的大量时间。一旦自我转诊患者与我们机构联系，他们就会被送上一份要求提供其他相关的、必需的临床和个人背景信息的表格信件（表 10.1）。除了影像资料，通常需要收集患者过去的医学资料和他们在肿瘤治疗中所接受的治疗情况。复习病史和影像资料是一种预先的相对少的时间投入，从长远看，将节约你、患者和转诊医师的时间。如果患者不适合消融，可以将他们转诊给合适的专科医师。

表 10.1 自我转诊表格信件样版

我很抱歉听到关于您现在的情况。我们也许可以治疗您当前的疾病。根据肿瘤的位置、数量、疾病的程度（分期）选用射频消融（加热）、微波消融（加热）、冷冻消融（冷冻）或者不可逆电穿孔（IRE）技术。您也许需要让您的治疗医生知道您正在考虑消融作为一种可能选择的治疗。
提供给我们所有下述需要的资料/报告非常重要。如果不能做到的话会耽误我们复习您的医学资料。因为这项服务完全是出于对您的好意，又受时间限制，我们做不到联系您的医疗提供者以获取您的任何资料。获取要求的资料并发送给我们是您的职责。除要求的外请不要提供其他的资料。
我们需要由您提供以下的资料
1. 最新的 2 份医生记录。这些医生正在治疗您的肿瘤——内科、外科和放疗肿瘤医生（请不要发送整本病历）。 2. 最新的 CT 或 MR 扫描图像和报告（不要发送没有报告的图像） 3. PET 或 PET/CT 扫描图像和报告

我将和医师一起回顾您的资料并会和您联系。我们会告知您我们是否能安全有效地对肿瘤进行治疗，您是否是我们治疗的合适患者。因为这项服务是出于对您的好意，请耐心等待我们的回复。一般情况下，您会在我们收到上述资料后1周内得到我们的反馈信息。请查阅下述传真和电话号码及地址发送上面所要求的资料。
请核实您的保险公司，确保您所需要的手术在州外也被覆盖。
诚挚问候
其他信息请查阅下述网址： http：//www. lifespan. org/Services/Oncology/Default. htm http：//www. lifespan. org
http：//www. diagnosticimaging. com/ablation/
http：//www. mayoclinic. org/radiofrequency – ablation/
http：//www. cc. nih. gov/drd/rfa/
http：//www. lungcanceronline. org/treatmentexperimental/rfa. html
http：//www. angiodynamics. com/pages/patients/IRE. Asp
e – mail：
Phone #
Fax #：

一旦我们了解患者最初和现在的肿瘤分期，我们就能够确定消融治疗是治愈性的还是姑息性的。我们也可以建议其他干预治疗，诸如放射治疗或者化疗，它们作为辅助治疗也许是必需的。如果还没有接受过这些治疗，我们通常会借此机会在肿瘤委员会上讨论患者的个体需求。这样得到临床多学科的介入和使患者的治疗选择个体化，以满足他们的医疗需要。我们也会告知患者，其他的治疗或外科治疗也许对他们特殊的肿瘤更为适合。关于影像引导消融治疗是否合适，一旦做出明确的决定，我们就可以安排会诊和消融的时间。因为许多自我转诊患者常常来自州外，所以确定他们是否适合治疗十分重要，不仅仅是因为治疗上的缘故，还在于他们旅程上的原因。对于州外来的患者，在他们到来以前我们事先要做好每一项工作以确保他们是消融治疗的合适患者。得到正在为患者提供治疗的医生的联系信息（例如，名字的拼写、电话号码、传真号码和邮件地址）也非常有帮助。这将保证恰当的沟通，让医生了解他们的患者的想法。

除了收集自我转诊或医生转诊患者的医学资料外，转诊助理担当了临床治疗和行政管理人员的角色。这样可以使得转诊渠道和消融治疗部门之间进行有效的沟通。为及时地处理患者的问题，在转诊的短时间内要收集患者的医疗记录、影像资料和活检报告。我们为主要的肿瘤类型分别制定了指南。在指南中概述了我们在治疗术前、术中和术后所需要的影像学和检验资料。举一个例子，假如转诊的是肺结节的患者，最好要有胸部的 CT、PET/CT 分期、颅脑 MR、肺功能试验和活检证实的诊断（表 10. 2）。

表 10.2　肺癌（非小细胞肺癌）

A　转诊患者
1. 通过转诊医生或其他有关的医生收集相关的医学资料，收集影像资料，和医生一起进行初审。
获取肿瘤科、放射肿瘤科、肺科、胸外科医生和初级保健医生的记录
2. 回顾胸部、腹部和盆腔的 CT
3. 回顾 PET/CT（假如 PET > 60 天，检查 PET/CT）
4. 回顾活检报告
5. 确认分期，与化放疗医生确定先前和将来的治疗
6. 会诊时检查胸部 CT，假如 > 60 天
7. 会诊前 1 周检查 PET/CT，假如 > 60 天
8. 分期为Ⅰa 或Ⅰb 非小细胞肺癌会诊前安排肺功能检查（假如呼吸量测定/肺功能检查 > 90 天），4 个月呼吸量测定随访与 4 个月胸部 CT 随访相一致
B. 会诊
1. 会诊日胸部 CT 检查，假如先前的 CT > 60 天
2. 问病史和体格检查
3. 与医生和患者讨论 CT 引导下射频或微波消融
4. 胸外科转诊
5. 肺科或内科转诊
6. 肺功能测试
7. 放射肿瘤科转诊
8. 对来自外部转诊渠道/外部机构的患者，在活检和/或消融前肺科和/或内科医生推荐认可罗德岛州医院医生
9. 心脏科医生转诊（？心电图，超声心动图，负荷试验）
10. 安排 CT 下手术
11. 实验室检查：CBC，BUN/肌酐，PT/PTT/INR
12. 决定方法（微波或射频和电极针大小），在临床访视中和手术预约单上标示
13. 确定是否需要同步或术前/术后外照射
14. 决定患者手术过程中的体位，在临床访视中和手术预约单上标示
15. 预先许可让肺科医生参与/按照指示转诊
16. 指示术后会诊记录传真给转诊医生和其他相关的医生
17. 如果需要，给保险公司写必需的信件
C. 肺的影像引导热消融术
1. 患者知情同意
2. 实施计划的消融术（如果需要进行现场病理学检查）

续表

3. 消融术后 2 小时胸部 X 线检查
4. 恢复评估和出院回家/下床，指示和手写记录
5. 影像复查安排
6. 术后随访安排
7. 如果需要收住患者，与肺科医生协作处理气胸、呼吸困难、止痛和其他慢性医学问题
D. 影像随访，常用造影剂和不用造影剂（除非有禁忌）
1. 胸部 CT：2～3 周内，用造影剂和不用造影剂，然后，每隔 3 个月行 CT + PET/CT 检查

提前获取医学资料对于决定患者是否适合影像引导消融治疗是必要的。也推荐对患者进行肺科、肿瘤内科和胸外科的评估。这有助于我们确定患者是否是不能手术者或由于存在合并症是手术的高风险者。一旦我们获取了所有的这些资料，对我们得到保险公司事先的核准或与保险公司打交道就几乎没有什么障碍了。此外，如果某项影像检查或检验还未完成的话，就会明显延误患者的就诊时间。也许在会诊那天做影像学检查会更好。我们仍要知道患者和转诊者同样都渴望能尽快得到就诊和治疗。

获取了医学资料和影像学资料后，由转诊助理进行整理，并和介入医生一起对这些资料进行仔细的查看，由介入医生决定是否还需要进行进一步的检查，并在完成这些检查后再进行审阅。转诊助理可以追踪患者确保这些检查是合适的，而且要求检查的方法恰当。然后介入医生将做出最终的决定，是治疗患者或是将患者转诊到其他更适合的地方。为了保证先前收集到的患者的资料仍是最新的，患者的疾病还处于稳定状态，在对患者进行会诊和治疗时需要重新审阅这些资料。

自我转诊的患者被要求收集所有必要的资料和影像。可惜仅有少数部门有资源和时间去调用或收集来自多个地方的所有治疗医生的记录或影像学资料。事实上，查阅这些资料对患者是有益的，且不收取任何费用。

一旦他们收集好了所有必要的资料，我们就让他们发邮件给我们医院，以便我们查阅。相反，对于医生转诊的患者，我们会要求转诊部门把影像资料发邮件给我们。作为第二种选择，我们会联系影像检查的机构，请求他们将患者的影像资料直接发给我们。万不得已，如果影像检查中心需要患者去发送这些资料，我们就让患者发邮件给我们或将影像资料带给我们。我们总是预先浏览影像，极少会让患者在会诊的当天带着影像资料来。

除了对患者培训以外，使转诊医生了解情况也非常重要。由于影像引导消融治疗的相对新颖性，我们不能假定所有的转诊医生都了解消融或按照上述的标准知道有哪些患者最适合影像引导下消融治疗。解决这个问题的一个好的办法是让介入医生或者中层的人员参加大查房、社区讲座，加入肿瘤委员会。放射工作人员的在职培训也有帮助，提供参加消融的 CT 扫描人员和超声技术人员技术方面的知识。培训和告知放射康复护士有关消融操作过程和可以或不可预测的结果是什么，也十分重要。消融是一种微创的外科侵入性手术，应以此对待。

当在处理肿瘤的影像和消融的事宜时，最好是在会诊前做好所有必需的影像检查。有时无法完成，你可以在会诊的时候要求额外的影像检查。当会诊需要影像或再进行分期时，多数的消融术前、术后影像需要对比剂增强。近期的血肌酐检查和估算肾小球滤过率（eGFR）对患者有帮助。在患者有肾功能下降时，估算肾小球滤过率低于 60ml/min，我们应用水化指南（表 10.3）。

表 10.3　应用静脉造影剂指南

患者的 eGFR > 60：无特别准备
患者的 eGFR < 60：
1. 考虑使用低渗透性 CT 造影剂（威视派克）
（a）住院患者在 CT 室行选择影像检查
扫描前 48 小时持续应用髓袢利尿剂和非甾体类抗炎药
造影剂前后 0.45% 盐水各 500ml（总量 1L）
24 ~ 48 小时重新检查肌酐。鼓励按照说明口服摄入，按照指示转肾脏科
（b）门诊患者 CT 扫描
有心脏病史患者（CAD, CHF）
扫描前 48 小时持续应用髓袢利尿剂和非甾体类抗炎药
使用 CT 造影剂的前日，指导口服水化 1 ~ 2L 水
CT 扫描日，使用造影剂前后静脉团注 0.45% 盐水各 500ml
CT 检查日和第二天患者口服 500 ~ 1000ml 水
没有 CAD 或 CHF 的患者
使用造影剂前后静脉团注 0.9% 盐水各 500ml
CT 增强日和第二天患者分别口服 1000ml 水
2. 24 ~ 48 小时重新检查肌酐

来源：Department of Diagnostic Imaging, Rhode Island Hospital, Brown Medical School Residency Manual. Most recent review and revision June 2010. Hydration recommendations, pp. 42 – 43 from Katzberg, R. Lecture at ARRS Boston, 2009

如果会诊前需要额外的影像检查，让转诊医生办公室开具影像检查最终会节省你的时间。特别是当患者的药物需要调整或需要预先得到患者的保险公司同意时情况更是如此。作为一个新的患者，当你没有足够的医学和个人背景信息时，要获得预先的批准可能比你预想的更困难，更花时间。

我们所有的患者在会诊前都会收到一封提醒信件，内容包括会诊的日期、时间、地点和需要的影像资料，也包括明确的说明，来医院和在医院内的方向指示，停车和当地的住宿及感兴趣的场所。我们总是强烈建议患者有一名家属或朋友陪伴。健康史表格在会诊前与提醒信件一同邮件发给患者。我们需要患者的病史、外科手术记录、用药记录、个人背景资料和保险资料。这些信息在会诊时要得到确认。我们也会在会诊前打电话给患者提醒他们会诊的日期和时间。

患者将与执业护理师见面并接受全面的病史提问和身体检查，了解所有相关的可得到的治疗选择，特别是 IGTA。最少需要留出 1 个小时时间分配给转诊助理来采集患者的准确病史，解释手术过程，并进行身体检查。然后他们将与介入放射医师见面，回答任何剩下的问题。他/她将讨论消融治疗的目的在于治愈还是姑息性的治疗，或者换句话说，我们是期望 IGTA 能取得部分缓解还是完全缓解。我们也将告知转诊医生可能需要额外的或辅助的治疗，如外科手术、放疗或化疗来增加我们消融治疗的效果。请参看一个会诊记录的样版（表 10.4）。

表 10.4　介入放射医师对来自于转诊医师的患者的会诊记录

完整的结果：活检证实左下肺叶 1.8cm 大小支气管肺泡腺癌患者肿瘤介入消融会诊。
现病史：L 太太是一位 74 岁和蔼可亲的女士，今天由她女儿陪伴而来。她最初是由肺科医生 Dr. WD 推荐来肿瘤消融治疗的。事实上，患者今年春季出现腹痛，腹部 CT 检查偶然发现左肺下叶结节。2010 年 4 月 9 日在 XRA 的 CT 检查显示左肺下叶 1.8cm 大小的结节。2010 年 4 月 30 日在罗德岛医院进行结节的活检，最后病理符合分化良好的具有支气管肺泡特征的腺癌。2010 年 5 月 21 日 PET/CT 检查再次确认左下肺结节，FDG 中度活性，没有远处转移。
目前，除了与患者肺气肿有关的慢性气促以外，没有干咳、咳痰、胸痛和咯血症状。
过去病史：非小细胞肺癌，慢性阻塞性肺疾病/肺气肿，高血压，焦虑症，肠易激综合征，骨关节炎，高血压
手术史：胆囊切除术
社会史：寡妇，8 个子女，退休，公寓独居
家族史：阴性
习惯：每天 1/2~2 包烟，35 年，1988 年戒，饮酒 1~2 杯/日，2 周前停止走路和游泳。
服药史：噻托溴铵 1 次/日，信必可每次 2 喷，1~2 次/日，劳拉西泮 0.5mg × 2 片睡前和必要时，舒喘宁睡前，倍他乐克 50mg，2 次/日，代文/HCT 0320/25mg，1 次/日，奥美拉唑 20mg，1 次/日，泰诺睡前，双环胺睡前，OTC 睡得快睡前
过敏史：服用苯海拉明有引起激动的副作用，无已知的药物过敏，无已知的静脉造影剂过敏。
诊断和临床检验：CT、PET/CT 和病理结果同上。2010 年 5 月 12 日，肺功能测试 FEV1 预计值的 43%，DLCO 30%
实验室：2010 年 4 月 27 日，凝血酶原时间 10.6 秒，国际标准化比率（INR）0.97，凝血激活酶时间 28.8 秒，血小板 324 × 10⁹/L，肌酐 1.2mg/dl
体格检查：体温 98℉，脉搏 68 次/分，呼吸 16 次/分，血压 130/68mmHg
一般情况：患者警觉，定向正常。皮肤：温暖，干燥，完整。神经系统：非常正常，无局部体征 五官：瞳孔等大、等圆，有对光调节和交感反应；巩膜无黄染；口咽干净。 颈部：柔软，无颈动脉杂音，无淋巴结肿大和甲状腺肿 胸部：CTA，无干湿啰音和哮喘音 心脏：RRR，可闻及 S1、S2，无 S3、S4，无 GRM 腹部：无 HSM，无可触及肿物。肌骨：完全正常 四肢：无杵状指、青紫或水肿

续表

总共与患者的见面时间超过 60 分钟，在和 Dr. DD 会面并复习了患者的过去史、当前的健康状况和当前的影像资料后，认为患者是穿刺射频消融术的合适对象，其左肺下叶 1.8cm 肿瘤病灶适合 CT 引导下穿刺射频消融术。对消融过程做了深度和详尽的解释；回答了任何一个问题；也讨论了除消融术外可选择的治疗方法；患者由胸外科医生进行了会诊；患者不是外科手术的理想候选人，对手术治疗也没有兴趣。讨论了消融治疗的益处、局限性和风险。它们包括但不仅仅局限于感染，出血，治疗不彻底，神经损伤，横膈损伤，小肠穿孔，周围软组织和器官损伤，气胸，胸腔插管，空洞形成，支气管胸膜瘘，住院治疗，临时性或永久性的氧气依赖，呼吸衰竭，甚至死亡。消融治疗的初步日程安排于周一，6 月 7 日上午 10 点，给予患者术前指导并进行了讨论。对用药说明进行了讨论。指示患者/家属有任何问题可与办公室联系。

印象：左肺下叶 1.8cm 非小细胞肺癌。技术上病灶适于 CT 引导下射频消融术，安排如上。采用集束针。

这种会诊方法节省了实施治疗的放射科医师的大量时间，允许他们有一段时间走出阅片室或在这些过程中用相对较短的时间去查看一名患者的记录。在会诊的最后，将专门书面的消融术前说明交给患者和他们的家属阅看（附件 10.1）。

附件 10.1　影像诊断/介入放射科

罗德岛州医院

生命的伴侣

CT 引导热消融准备说明单
我们已安排您在罗德岛州医院 CT 室实施 CT 引导下肿瘤消融治疗

手术：_____

手术日期：_____到达时间_____

前一星期：

1. 您需要**停止**
   您的上一次剂量

2. 您也需要**停止**
   上一次剂量

3. 可以服用对乙酰氨基酚（泰诺）或其他按照指示的处方止痛药。

4. 血液检查最后日
这次血液检查您不需要禁食。请随身带上附上的化验单到您选择的实验室。

前一晚：

午夜后不进食物或水。

手术当天：

1. 除了上述的药物说明，请见下面：

_____

_____

2. 手术日的早上，您可以喝少量水服药，除了那些上面已经列出来的以外。

3. 如果您有任何吸入剂，请按规定使用。

4. **请随身携带您当前使用的或新增的药物清单和过敏药物的清单。**

5. 如果您不会说英语，请带上一名会说英语的家人或朋友。

6. 手术日上午，到米汉楼的 2 楼 CT 室/超声科报到登记，然后您会被护送到放射康复室。

7. 手术和恢复时间因人而异，但可能用 5~6 个小时时间。出现任何一种并发症，都有可能需要住院。

8. **您将需要有人开车送您回家，在手术当日的晚上有人陪伴您。**

如果有任何疑问，请给肿瘤消融服务处打电话：(401) 444-5707。

虽然我个人的任务是管理罗德岛洲医院的 IGTA 服务，但我还有一个角色充当科室之间的联络人，以确保患者全面的评估和治疗。州内和州外的患者一样，当我们为他们协调会诊时，我们努力让患者到医院时其他任何必需的医学会诊或者检验都能够在同一天进行。协调这样的诊疗和进行日程安排可能比它想象的更艰难，但它为患者的肿瘤综合诊疗过程提供了轻松与便利。

州外的患者要安排 3 天的时间。第 1 天进行任何必需的影像检查和会诊。第 2 天实施消融治疗。第 3 天开出任何随访前必需的影像随访检查单，对患者进行身体检查以评估对治疗的反应。患者也会被告知他们可能需要多次的消融治疗才能彻底地消灭肿瘤，也可能需要住院或要延迟回家。

除非患者的病情需要，我们预定的消融手术在初次会诊后的 1~2 周进行。这样使得我们有时间通知转诊医生，接触保险公司，获得预先的授权，使其他任何需要的医院资源到位（例如检查起搏器的电生理学）。如果患者的消融手术需要全身麻醉，可由你的转诊助理来安排。从我们的经验来看，在我们医院协调一个全麻下 CT 消融需要 2~3 周的时间。如果你确实需要去安排全麻下消融术，我们发现我们自己进行实验室检查、心电图和其他任何术前检查效率会更高。然后我们通过电子邮件与麻醉科进行联系，并发给他们患者的病史、身体检查和实验室检查结果。如果患者的病情（年龄、心血管疾病）需要，麻醉医生会要求对他们进行会诊。相反，对年轻人或相对健康的患者可以在消融术的当天早上进行会诊。对于所有的手术，我们均进行必需的实验室检查（例如肌酐、全血细胞计数和凝血功能检查）。我们也会对药物做出必要的调整（如胰岛素、华法林、血小板聚集抑制剂、非甾体类抗炎药等）。我们的秘书将影像报告和会诊记录传真给所有相关的医生。这可以使所有治疗参与者知道他们的患者的最新诊疗情况。我们的转诊助理填写所有合理的预约单，以保证对过程的精准描述，减少或排除不正确的步骤。

安排消融和会诊时间的另外一个可变因

素是介入医生的时间安排。理想的情况是尽最大努力让介入医生在手术和会诊的那一天在场。对于常规消融，CT 和超声要留出 2 个小时的空档时间。如果介入医生对消融手术还相对生疏，没有 CT 透视设施，肿瘤大小超过平均大小，或者他打算做冷冻消融术，他可能需要更多的时间。初期需要公司派人现场帮助介入医生解决在消融治疗时任何技术上或设备上的问题，直到他熟练掌握为止。

我们更喜欢在上午做消融治疗，这样使患者有时间恢复，下午就能出院。如果因患者的病情需要，也可以让患者住院接受合适的治疗。当患者出现明显的治疗并发症时，我们通常不让患者住到放射科治疗中心，而是与合适的治疗科室（例如肿瘤内科、肺科或内科）来共同管理患者。对于术后持续疼痛、恶心和嗜睡，需要进行过夜观察的患者，我们将他们收入到我们自己的治疗中心。

在消融手术的当天，患者提前 2 小时到医院，以便停车、登记，以及其他任何不可预见的延误。由中层工作人员在有一名家属在场的情况下获取患者的知情同意，可以在会诊时或消融术的当天上午签订。我们有指定的手术准备和康复区，配有康复与镇静的护士，患者在这里进行术前会诊。我们超过 95% 以上的消融术是作为门诊手术在清醒镇静下实施。转诊助理在康复区管理患者，为患者办理出院。我们有特别的消融后出院指导，经常会与患者和家属成员或朋友一起阅读（附件 10.2）。如果患者被收住入院，转诊助理可以协助住院医师或主治医师书写入院医嘱及专科医嘱。他们也和放射住院医师一起巡视患者。如果是住院患者，转诊助理在有一名家属在场的情况下在病房里给患者提供消融术的特别出院指导。

附件 10.2

罗德岛州医院

生命的伴侣

消融出院指导

你做了_____的消融

你可能出现下列一些术后症状：

穿刺点或周围局部发红、压痛或疼痛

可能出现治疗部位的麻木和/或刺痛

在某些情况下，你可能会经历流感样症状，包括疲劳和发热，可高达 102℉，一般持续时间小于 72 小时。治疗是休息、补液和按指示服泰诺。

根据你的特殊手术你可能出现下列特殊的症状：

——肺：1～2 周的血痰和/或痰中带血

——肾：你可能未来数天尿中带血

——骨：肿胀加重或疼痛

　　术后穿刺点的护理包括24小时后更换创口贴，用肥皂水轻轻地清洗，冲干净，晾干，应用抗生素膏和创口贴每天一次，直到愈合。

24小时后你可以洗澡。

你可以服用＿＿＿＿＿＿止痛，＿＿＿＿＿＿片，每＿＿＿＿＿＿小时

你也可以按照指示服用泰诺（对乙酰氨基酚）

你可以按照指示服用＿＿＿＿＿＿，治疗便秘

你应该恢复所有你平时的药物，任何一种特殊药物的说明见下面

你可以重新开始＿＿＿＿＿＿在＿＿＿＿＿＿

血液检查到期＿＿＿＿＿＿

额外的药物说明：＿＿＿＿＿＿＿＿＿＿＿＿＿＿＿＿＿＿＿＿＿＿＿＿＿＿＿＿＿＿＿＿

＿＿＿

你的活动量在耐受的情况下可以增加。鼓励轻度的正常活动。48小时内或服用止痛药物时不能驾驶车辆。7天内不能提任何重于10磅的东西。

如果有下列症状的任何一种，或感觉到你的问题很严重，或一天也不能等，你应该直接去急诊室/拨打911，随身带上这张出院单。

——重度呼吸急促，剧痛，持续发热超过4天，穿刺点重度发红、发烫或流液

——肺：剧痛或严重呼吸急促

——肾：排尿困难加重或不能排尿，4天后尿中有血

——肝：腹腔积液，皮肤黄染（黄疸）

——骨：患肢活动困难，极度肿胀，重度疼痛

你将会接到电话，安排随访和放射检查的时间。

有疑问/说明，周一至周五，上午8：00至下午4：30，请打电话401-444-5707

下班后/周末联系介入放射医生请打电话401-444-4000或401-444-3434

我们科室将在手术后第二天打电话给你，了解你的状况

＿＿＿＿＿＿＿＿＿＿＿＿＿　　＿＿＿＿＿＿＿＿＿＿＿＿＿　　＿＿＿＿＿＿＿＿＿＿＿

医生签字　　　　　　　　　　　　患者签字　　　　　　　　　　　　日期

　　在我们机构，包括消融术在内的所有介入手术均在手术日的早会上进行讨论。对患者的体位和治疗的方式（例如射频消融、微波消融、冷冻）进行审阅并最终确定。除了将消融术作为一个门诊手术实施以外，我们的最大体会是绝大多数的患者在清醒镇静下能够耐受消融术。我们术前用氯羟去甲安定，术中用咪达唑仑和芬太尼。因为不需要依赖麻醉科的时间安排，缩短了安排消融术的时间。清醒镇静也缩短了患者的恢复时间。经过特殊培训并持证上岗的镇静护士在术中监视患者的状况：血压、心率和脉搏、血氧饱和度。除了镇静护士以外，一名放射科住院医师/专科训练医生和一名CT技术员在消融术中要在场协助介入医生。

　　手术一旦完成，参与治疗的介入医生需要面见家属并告诉他们手术经过和最新情况。患者在特定的放射康复区在严密监视下进行复苏。如果没有任何并发症，在手术后3~4小时患者可以出院。介入医生在患者出院前

需查看患者,然后转诊助理和患者及家属一起阅读消融术后特别的出院指导。我们还会给患者及其家属提供联系电话以便在下班后或周末能联系到介入医生。我们科室要求患者在手术的当天晚上要安排家属或朋友陪伴他们。转诊助理在手术后第 2 天会打电话给患者以评估患者的康复情况,约定好 2 ~ 3 周内随访或按照需要随访。通常,如果在消融术后没有立即进行影像检查,那么就在这次随访时进行消融术后的第一次影像复查。是在消融术后立刻影像检查还是术后 2 ~ 4 周进行影像复查,由治疗的介入医生来判定。

目前没有通用的消融术后影像复查指南,我们有自己推荐的指南。实际上,术后影像检查需要转诊医生和治疗医生的配合,以避免不必要的重复影像检查。我们倾向于由我们影像引导消融治疗的部门来进行消融术后的影像复查,因为我们喜欢以特殊的方法来进行检查,以帮助我们判断消融治疗的有效性并评估肿瘤的残留和复发。在许多情况下,但不是全部,为建立一个消融术后的基线评估,在消融术后 2 ~ 3 周随访时进行 CT 或 MR 检查。检查结果最好与实施治疗的介入医生一起审阅和讨论,然后将检查结果与患者及家属进行讨论。

此后,消融术后的患者,特别是肺癌患者每 3 个月进行一次影像学随访。根据肿瘤病理学和 PET/CT 适用情况,我们可以选择不增强或增强胸部 CT 或 PET/CT。肺转移性肿瘤(例如结直肠癌、黑色素瘤、类癌)消融后的患者一般每 3 ~ 4 个月复查胸部 CT,也可以与 PET/CT 交替进行。原发性或转移性肝癌不需要 PET/CT,在消融后患者每 3 ~ 4 个月安排一次 3 期肝脏 CT 扫描即可。原发性肾癌消融术后患者除了术后 2 ~ 4 周的 CT 随访外,在第 6 个月进行 3 期肾脏 CT 扫描,然后为每 12 个月复查。根据医生的意愿、患者的年龄和敏感程度,可应用

MR 检查以减少射线的辐射。

影像引导肿瘤消融治疗的管理和消融技术都在不断发展,以上是关于消融治疗的总的概述。最终,对每一个患者的治疗都可能有例外和变化,治疗医生必须加以考虑。我希望这个信息有助于建立和指导当前的影像引导肿瘤治疗工作。请访问我们的网站 www. lifes. pan. org,获取罗德岛州医院关于消融治疗的其他信息。

参考文献

[1] van Sonnenberg E, McMullen W, Solbiati L (eds). Image guided tumor ablation: how to build a practice. Tumor ablation principles and practice. New York: Springer; 2005: 59 – 63.

[2] Simon C, Dupuy D, Dipetrillo T, et al. Pulmonary RFA: long – term safety and efficacy in 153 patients. Radiology. 2007; 243: 268 – 75.

[3] Elias D, Baton O, Sideris L, et al. Hepatectomy plus intraoperative radiofrequency ablation and chemotherapy to treat technically unresectable multiple colorectal liver metastases. J Surg Oncol. 2005; 90 (1): 36 – 42.

[4] Ahmend M, Lukyanov A, Torchilin V, Tournier H, Schneider A, Goldberg SN. Combined radiofrequency ablation and adjuvant liposomal chemotherapy: effect of chemotherapeutic agent, nanoparticle size, and circulation time. J Vasc Inter Radiol. 2005; 16 (10): 1365 – 71.

[5] Massachusetts Medical Society Tumor Board Guidelines. 28 Apr 2006. http: //www. massmed. org/Content/ NavigationMenu/ContinuingEducation/Accreditation/Committeeon AccreditationReview/Tumor _ Board _ Guidelin. htm

[6] National Coalition for Cancer Survivorship. What is comprehensive cancer care? 2009 policy priorities. http: //www. canceradvocacy. org/take – action/nccs – policy/ comprehensive. html

第 11 章　肿瘤介入治疗和介入手术操作相关装置和设备

Paul R. Morrison[*]

文颂　邵国良　翻译　邵国良　校审

[摘要]　本章节重点阐述各种消融治疗的装置、设备及消融治疗的操作，并介绍临床医生和其他使用者在消融治疗中所采用技术的特色，包括消融设备的涂抹装置（或消融针）和用户使用界面等，而对消融治疗的原理没有进行详细的阐述。消融设备的涂抹装置是一个通用术语，是指将消融治疗系统中的治疗源传输到肿瘤组织内的装置。用户使用界面是指医生通过操作该界面实施消融治疗，并通过该界面的反馈显示对消融治疗进行监控。

　　消融治疗可以分为两大类：a）热能消融治疗；b）非热能消融治疗。热能消融治疗是一个通用术语，指的是局部治疗时与组织间发生能量的交换，从而导致目标靶区温度的升高或降低。不同的物理源可作为产热源和冷冻源。非热能消融治疗既不对组织进行加热，也不对组织进行冷冻，主要包括瘤内注射药物的化学消融、静脉注射药物的化学消融和高电压电穿孔消融。

引言

本章节重点阐述各种消融治疗的装置、设备及消融治疗的操作，介绍临床医生和其他使用者在消融治疗中所采用技术的特色，而对消融治疗的原理没有进行详细的阐述。在本章节中，这些特色主要包括：a）涂抹装置；b）用户使用界面。a）这里的涂抹装置（也称为消融针）是一个通用术语，是指将消融治疗系统中的治疗源传输到肿瘤组织内的装置。消融涂抹装置是一种由操作者操作的工具，通过手动插入组织，把涂抹装置的活动部分置入组织内。当然，病灶的识别和消融针的插入通常要在一些无创性影像模式（超声，CT，PET/CT，MRI）引导下进行。b）典型的用户使用界面就是电子医疗系统前方的控制面板或者显示器。总的来说，系统控制治疗源输出到消融针，医生通过用户使用界面进一步对系统进行操纵（参数设置/调节或激发治疗），并通过该界面的反馈显示对消融治疗进行监控。用户使用界面不能全面反馈显示时，通常采用消融治疗过程中的影像检查来弥补。

　　消融治疗可以分为两大类：a）热能消融治疗；b）非热能消融治疗。热能消融治疗是一个通用术语，指的是局部治疗时与组织间发生能量的交换，从而导致目标靶区温度的升高或降低。不同的物理源可作为产热源来对组织进行加热。它们包括电流[射频交变电流（AC）]、电磁辐射（激光或微波）和机械波（高能超声）。现代的冷冻消融装置使用高压气体作为冷冻源冷冻目标组织。消融针的尖端通常扮演热能源或冷冻源的角色，用于组织加热和冷冻。消融针产生极端的局部温度，使针尖周围一定距离范围内的组织达到细胞破坏的温度，进而毁损一定体积范围的组织。一般来说，要达到消融治疗效果（组织毁损），热消融需要 ≥ 60℃，冷冻消融 ≤ -40℃。b）非热能消融治疗既不对组织进行加热，也不对组织进行冷冻，主要包括瘤内注射药物的化学消融、静脉注射药物的化学消融和高电压电穿孔消融。

热能消融

（一）射频消融（Radiofrequency Ablation，RFA）

射频消融用于组织加热消融治疗已经有很长时间，其使用的射频交变电流频率为450kHz。临床上不同品牌的射频消融系统都涉及包括患者组织在内的电流回路：插入到肿瘤组织内的射频电极通过连接线与射频发生器连接。在射频消融电极数毫米范围内产生高密度电流，导致组织内离子震荡和电阻加热。热量传导至邻近组织产生一个消融体积。用导线将患者和射频发生器连接形成一个电流闭环。这通常是借助放置在患者身上的大型导电"分散"电极（"接地垫"）来完成的，接地垫通常被黏附在患者的大腿上；因为分布在大面积的垫子上，使得通过皮肤的电流呈低电流密度。

通常来说，射频消融电极足够坚硬和锐利，可顺利通过组织插入到目标内。射频消融电极的形状有很多种，主要是"针"状或"阵列"状。它们沿针轴方向有绝缘层覆盖，直到远端的暴露部分，通过暴露部分电流进入组织。消融电极暴露部分的长度决定了消融区域的体积。不同的射频电极杆长度，可以使消融电极从皮肤进针点置入体内不同深度的各种组织内。

（二）Coviden 冷循环射频消融系统

Coviden 冷循环射频消融系统（Covidien，Boulder，CO）是该设备领域存在时间最长的冷循环射频消融系统，见图 11.1。该系统的标准输出功率最高达 200W，电流2A，频率480kHz[1]。该系统设备的特征是带有内部水循环冷却装置的"针"状消融电极。对消融电极进行冷却（水循环流速为100ml/min）可使消融电极裸露段有更高的电流密度（获得更高的加热温度和更大的消融体积），并可避免紧贴消融电极前端的周围组织炭化（焦化）。组织炭化会阻抗射频电流，减少组织消融的体积。

常规的单极消融电极呈针状，长度为10~25cm，直径17G，裸露的尖端段长度0.7~3.0cm。消融针长度的选择依据消融目标的体积大小。集束消融针是将3根单极消融针平行排列（每根针尖端段长度为2.5cm）在同一个手柄内，发生器功率共享，同时被激活，发挥协同作用。冷循环射频消融系统开关控制器的使用使应用多根消融针来消融更大肿瘤体积的概念得到了扩展。开关控制器是一个附加装置，它允许使用最多3根单独的消融电极（尖端段长度3.0cm）。通过手动将射频消融针插入组织内，消融针间的彼此间隔距离约1.5cm。将全部的功率通过循环方式输出到每个消融电极，输出周期间隔为30秒，可以取得很好的协同效应。

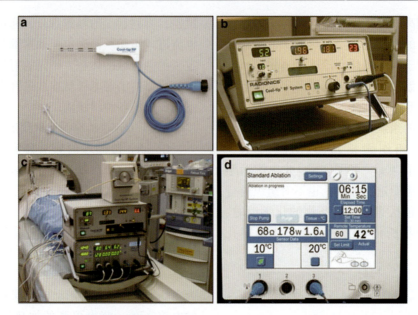

图 11.1　Covidien 冷循环射频消融系统。（a）一个"簇状"射频消融电极包括共用一个手柄的 3 根相对独立的 17G 电极。浅蓝色管和透明管分别作为循环冷却水流入和流出射频消融电极尖端的通道。（b）标准的水冷循环系统只有单根射频消融电极的功率输出。控制面板显示消融时间、阻抗、电流、输出功率和温度。（c）标准的带有开关控制器的冷循环系统发生器可提供最多 3 根单独的消融电极的功率，用于多电极射频消融治疗（软管泵位于发生器的上面，用于泵冷却剂）。（d）具有 3 根射频电极消融能力的 Covidien E 系列射频消融系统控制面板：3 个射频连接器（1～3）位于控制面板的左下方。系统也显示了来自可选配的远程温度探测器的温度值（显示为 42℃）。图 11.1（a）和11.1（d）由 Covidien，Boulder，Co 提供。

冷循环射频消融系统可以采用两种工作模式中的任何一种。最常用的消融模式是"阻抗控制"模式。该模式下系统可以根据组织阻抗变化自动设置和调节功率输出。操作者可以选择不同的射频持续时间（通常12 分钟，使用带开关控制器的多电极消融针为 16 分钟）。冷循环射频消融系统的用户使用界面是位于射频发生器前面的控制面板。控制面板上 LED 显示屏可以持续显示组织的阻抗（欧姆，Ω），电流（安培，A），功率（瓦特，W），消融时间（分钟，min）和消融针尖的温度（摄氏度，℃）等情况。要注意的是在典型的冷循环射频消融过程中控制面板上显示的温度是冷却水的温度。而组织的温度要在消融过程完成，冷却水循坏停止后才显现。在"手动模式"中，操作者设置输出功率和消融持续时间，通常在操作者对监测和控制针尖端温度感兴趣，有目的地不采用水冷却的时候才选。

Covidien E 系列射频消融系统采用了新的冷循环电极平台（CE cleared，FDA 尚未批准）[2]。该系列冷循环系统可以同时自动管理 3 根单独的射频消融电极。该系统增加了反馈体系，包括在冷循环射频消融治疗过程中可以对消融部位组织温度一键查询，此时电流和冷循环停止，可以读出射频消融电极热传感器传回来的组织的温度。同样，该系统支持一个单独的 20.5 G 针状远程温度探针（RTP）来监测消融区边缘，或邻近消融区域重要结构的温度，警示操作者温度的设置限制或直接关闭射频消融系统。对于消融针道的非冷循环的热凝固，E 系列提供了自动调节机制，可将电极温度调节至用户定义的预置值。

（三）波士顿科学 RF3000 射频消融系统

波士顿科学 RF3000 射频消融系统（Boston Scientific，BSC，Natick，MA）最高可提供 200W 的射频输出功率，频率为 460kHz。历史上该系统可以从其阵列式的 LeVeen 射频消融电极和使用组织阻抗作为临床终点来进行识别[3]。如图 11.2 所示，消融电极没有水冷系统，它通过将电流分布于阵列式消融电极的多个尖端和从较低的初始输出功率开始逐步增加的方法来避免组织炭化。

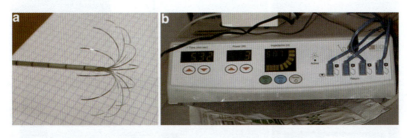

图 11.2　Boston Scientific 射频消融系统。（a）LeVeen 射频消融电极的直径为 4.0cm 阵列式多根齿状针。（b）RF3000 射频功率源。从左侧到右侧，前面的操作面板可以分别显示已消融治疗时间、输出功率、组织阻抗。最右边的面板是电极连接孔，可以与射频消融电极（黑线）和 4 个接地金属电极板（蓝线）相连。操作者可以设置射频消融治疗时间和输出功率，而组织阻抗的显示是系统在消融治疗时反馈给操作者的，可以作为临床上射频消融治疗的终点。

RF3000 消融系统涂层装置是由表面涂有绝缘层、尖端呈锐利斜面的外套管（直径 13G，长度为 12～15cm）组成。将其插入至肿瘤内，医生操纵手柄上的机械活塞，将多根无绝缘层覆盖的金属针尖推出至金属套管的外面展开。金属针尖呈放射状伸展——它的弧度形成了一种类似于伞的阵列，也是电流的通路。阵列直径不同（范围 2～5cm），消融不同体积的组织。电极也有 CoAccess™ 版本，其中绝缘套管是分开的，并提供了一个尖端锐利的无把手的导引器，以适合 CT 机架孔径的限制，通过这个通道在消融前实施穿刺活检或注射药物。该系统也配备单针消融电极（裸露尖端长度 0.9cm，Soloist™），用于小病灶消融。

BSC RF3000 射频发生器用户使用界面最突出的优点是可以读出组织阻抗。当射频消融开始时，临床医生可以将射频输出功率设置在初始值，然后通过手动的方式逐渐增加射频输出功率。消融初始功率、功率增量和最大输出功率的设定取决于伞状金属针的阵列大小。在肿瘤消融过程中，实时监测消融区组织的阻抗。当观察到组织阻抗突然上升了一个数量级，提示在消融电极周围的组织发生了凝固，关闭射频消融系统。在短暂的停顿之后，应用第二个类似的能量沉积时相，以确保彻底消融——可反复多次，以组织阻抗的显著增加作为消融的终点。

（四）Angiodynamics StarBurst 射频消融系统

StarBurst 射频消融系统（Angiodynamics，Inc，Latham，NY）最高输出功率 250W，频率 460kHz[4]。该射频消融治疗系统最为出名的部分是其阵列式消融电极和多点温度反馈系统[5]。图 11.3 显示 StarBurst XL 5cm 直径阵列射频消融电极。无绝缘涂层的阵列式射频消融电极位于 14G 涂有绝缘层的套管中（套管长度规格：10cm、15cm、25cm），通过该系统手柄上的机械装置阵列射频消融电极从套管内伸出并展开。

它可以部分或者全部展开，从而产生 3cm、4cm 或 5cm 直径大小的消融区域。在该射频消融电极的 9 个金属尖针中，有 5 个金属尖针上安装有温度传感器。需要注意的是，

该系统套管针本身远端 5mm 没有绝缘涂层，在撤出射频消融电极时可以输出射频功率，使穿刺道组织热凝固。

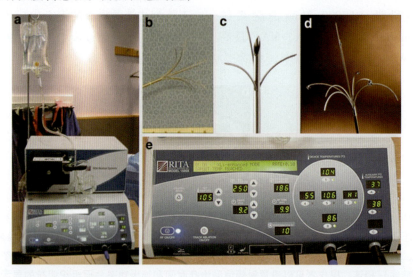

图 11.3　AngioDynamics 射频消融系统。（a）StarBurst 射频消融系统位于其配套的 IntelliFlow 蠕动泵下方，后者与上方悬挂的生理盐水袋相连。（b）显示针尖已伸出套管的 StarBurst 阵列式射频消融电极。针头的热电偶在射频消融过程中提供温度读数。（c）SDE 或侧缘伸出的阵列式消融电极，如其名字所示，可以作为标准消融阵列电极的替代选择。（d）Xli 版本使用的冷循环蠕动泵见图（a），生理盐水从其侧孔中缓慢地泵入到组织中以增加组织的热传导性。（e）AngioDynamics 系统发生器的用户使用界面，允许操作者预设平均消融温度（图中左边显示，105℃）。在图片右侧圈内显示射频消融时从热传感器反馈的温度。图片（c）和（d）由 AngioDynamics, Inc., Latham, NY 提供。

除了 XL 型号，StarBurst 射频消融系统还有 Semi – Flex 型号。StarBurst Semi – Flex 型号射频消融系统的穿刺套管针由两部分组成：远端为刚性端，长度通常为 12cm，用于经皮组织穿刺；近端为柔性端，长度为 13cm。穿刺套管针近端的柔性部分可以弯曲，使射频消融电极适应狭窄的 CT 扫描孔径。StarBurst 射频消融系统的 XL 型号和 Semi – Flex 型号均有适合磁共振成像的消融电极，其最高可用于 1.5T 的磁场环境。StarBurst 系统 XLi 增强型，是一个直径 7cm，可以灌注盐水的电极阵列，用于大肿瘤的消融治疗。系统外接一个蠕动水泵，在肿瘤消融过程中将生理盐水通过某些消融金属针尖端滴注入组织，增加消融靶区组织的

电流传导性（注意，这里所用的生理盐水不用于冷却 XLi 消融电极）。

消融系统发生器前面用户界面最显著的特征是可以显示从消融电极金属针尖端的温度传感器反馈回的 5 个温度读数。该系统的自动温控（ATC）模式可以使操作者在 50～120℃的范围内自定义消融靶区温度（如 95℃）（使用说明书提供了推荐的温度、时间和功率限制值查询表）。

当启动射频系统后，上调射频输出功率使消融区温度平均达到 95℃，并通过功率调节，使消融区温度维持在 95℃左右。按预设的消融时间（如预设时间为 7 分钟）完成射频消融治疗过程。如果需要，可以关闭某个或多个射频消融电极金属针上的温度

传感器，这样它就不再影响平均温度的计算。另外，该系统具有自动针道热凝模式，用于消融电极撤出组织（消融电极金属针回撤）时使用。该系统也支持 AngioDynamic 17G UniBlate 电极，用于小肿瘤的消融治疗。UniBlate 电极是一种针状消融电极，其顶端装载 1 个温度传感器。该射频消融电极尖端段的长度可以调节（1～2.5cm）。

（五）Celon 射频消融系统

Celon 射频消融系统（Celon AG Medical instruments/olympus Surgical, Teltow, Germany）输出功能最高为 250W，频率为 470kHz[6]。如图 11.4 所示，该系统通过针状 Celon Pro Surge 射频消融电极输出射频功率[7]。与前面介绍的单极射频消融电极相比，Pro Surge 的电极是一个偶极射频消融电极。也就是说，不是让电流从射频消融电极流向位于患者身体上的单独的分散电极，而是直接在消融电极针尖上正负极之间形成电流流动。Pro Surge 电极不需要使用接地垫。

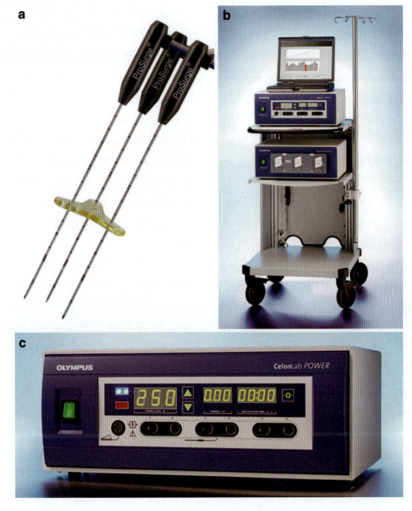

图 11.4　Celon Power 射频消融系统。（a）3 根 Pro Surge 偶极射频消融电极，它们穿过一个薄的塑料模板，以保持射频电极之间适当的距离。（b）移动式射频功率源推车（便携式电脑版本可选）和冷循环泵系统。（c）系统主机前面的 **LED** 显示屏提供射频消融输出功率、射频能量和消融时间的读数。读数部分的下方是接脚踏开关和最多 3 根射频消融电极的插孔，可用于多电极射频消融（图片由 **Celon AG Medical Instruments/ Olympus Surgical, Teltow, Germany** 提供）。

Pro Surge 消融电极和 MRI 安全型 Surge MRI 消融电极直径通常为 15G，长度 10 ~ 25cm。除了最后的数厘米针尖外，消融电极针杆外均被绝缘层覆盖。非绝缘的针尖部分为射频电极（2cm、3cm 或 5cm），由两个相邻的电极组成（阳极和阴极），两者由一个小的间隔分开。对于消融小体积或者大体积的肿瘤，分别有微小型的 Surge 消融电极（亚厘米级消融电极）或开放式手术中应用的厚的 10F 的 Surge Plus 消融电极可供操作者选用。所有的消融电极均采用内循环式室温水冷却系统对消融电极进行冷却，以避免射频电极附近的组织炭化。

Celon 射频消融系统是一个多电极治疗系统，可以最多连接 3 根双极射频电极同时消融以治疗大体积肿瘤。当同时使用 2 根或 3 根射频消融电极时，射频电流不仅在每根射频消融电极正负极之间进行流动，也在各个消融电极之间相互交替。该系统典型的运行方式是自动 PCAP 模式（Resistance Controlled Automatic Power，阻抗控制输出功率），系统根据监控内部组织的电流阻抗改变自动调节射频输出功率。当组织阻抗超过程序设定时，RCAP 模式可以自动地降低靶区射频功率输出。在射频消融治疗结束后烧灼穿刺通道时，可以关闭 RCAP 模式，手动控制输出功率。对于该治疗系统射频功率的输出和消融时间的设置，设备生产商提供了相应的参考表。在射频消融治疗过程中，系统的用户使用界面可以显示输出功率，射频能量（焦耳，J）、消融时间，并有额外的声音提示组织阻抗的变化。

（六）冷冻消融治疗

与热消融设备相反的是通过局部组织冷冻达到消融治疗目的的冷冻消融系统。一般情况下，现代临床的冷冻消融系统使用高压气体作为冷冻源。在室温环境下，高压气体被输送到多根冷冻针（冷冻探头或冷冻针）。气体从室内的一个可调节的存储容器

中经一个微管流入到冷冻针的头端，流出微管进入冷冻针头端内部相对低压的小空间内，然后再回流到室内容器中。在冷冻针内部，当高压气体从微管中流出时产生了冷冻。这种气体的"节流"和产生的温度下降符合焦耳 - 汤姆逊（J - T）效应。某些气体如一氧化二氮、二氧化碳和氩气在室温下具有正的 J - T 系数，是这些临床冷冻设备的合适致冷剂（注：气体不会进入体内）。

以气体为基础的冷冻消融在领域内占据主要地位，其他类型的冷冻源也可以作为替代品。新进入市场的技术包括了新的 Ice Sense 3（IceCure Medical，Caesarea，Israel），该系统使用低压液氮作为冷冻源，采用单根冷冻针进行冷冻治疗。另外，CryoMedix LLC（Albuquerque，NM）正在进行的一项冷藏的单相液体冷却剂的开发工作，这种冷却剂在闭环中循环，通过刚性导管和柔性导管提供了可调冷却的潜力。

（七）Galil Medical SeedNet 冷冻消融系统

SeedNet 冷冻消融系统（GalilMedical，Arden Hills，MN）是以使用氩气为基础的冷冻消融系统[8]。图 11.5 是 SeedNet 系统和它的子系统（Prisice 和 MRI SeedNet），均支持多根（最多达 25 根）冷冻探头同步独立消融。该系统使用高压氩气（~ 3500 psi*）作为冷冻源，并使用高压氦气（2200psi）作为探头升温气体（氦气具有负 J - T 系数）。所以，在采用两种气体配套使用后，该系统可以先冰冻需要消融的组织，然后传递热量使冷冻探头从冰冻组织中快速的融化。Prisice 系统是单一气体系统，提供无氦解冻（I - 解冻）——使用加热的低压氩气，在治疗后解冻探头。

＊ 1psi = 6.89kPa

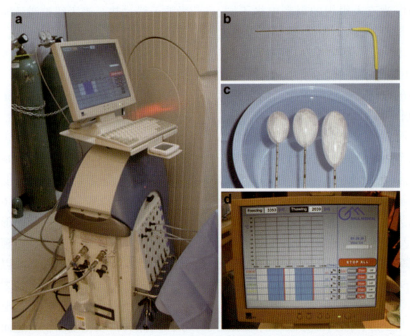

图 11.5　Galil Medical 冷冻消融系统。（a）带可旋转监视器和键盘的 **SeedNet** 系统。在系统的背面是用于连接氩气（用于冰冻）和氦气（用于升温）的连接软管，从系统连接到背后的气体储存容器（绿色）。在系统的右手边，可以看到多个冷冻针的连接装置。（b）**17G** 垂直角度冷冻针。（c）在水中 **IceSeed，IceSphere** 和 **IceRod** 冷冻针在其前端形成的冰球。（d）屏幕的下半部分显示冷－融循环的记录（蓝色、红色、灰色模式）；在显示屏右侧显示冷冻针状态（流量百分比、冷冻、融化、关闭）。

Galil 冷冻探头为"针"状结构，探头直径为 17G，总的长轴长度 17.5cm，配备直的或成直角的手柄。使用轻薄的气体传输管道将探头手柄与系统主体一面的接口进行连接。不同形式的冷冻探头（例如 IceSeed，IceSphere，IceRod）可生成多种不同大小的冰球。可用于多针冷冻消融时以产生更大的冰球或形成适形的冰球。该公司的 MRI SeedNet 系统配备了 MRI 安全型号的 IceSeed 和 IceRod 冰冻探头。

SeedNet 系统的用户使用界面是一个带触摸鼠标的电脑屏幕。该用户使用界面可以同时管理 5 个冷冻组的气体输送，每组可以包括 5 个冷冻探头。在冷冻消融治疗过程中，操作者可以独立控制每个冷冻治疗组，在冷冻选项中选择满流氩气冷冻或用氦气主动解冻。当然，输送到任何冷冻探头组的氩气的流量可以从 100% 降低到 80%（60%，40%，20% 或 0%）用于控制冰球体积的增大。通过使用传感系统（TS）或多点传感系统（MTS）可获得控制冷冻消融的额外反馈信息。组织间植入 17G 的一次性传感器，可以在用户使用界面读出组织内单点的温度（多点传感器，则可以获得 4 个读数）。用户使用界面上显示的这些读数，被用以监控用户设定的临界温度，同时也可以被用于系统控制模式，自动调节气体流量，以维持/限制传感系统所在区域的温度。Presice 系统提供操作者额外的屏幕显示，用于肾脏和前列腺的治疗规划，包括显示治疗过程中的超声图像。

（八）微波消融（Microwave Ablation，MWA）

用于消融治疗的微波能量输出不同于射

频消融。与电流流入组织的射频电极不同，微波消融针是一种天线，由电驱动，发射电磁辐射——本质上是从尖端向周围的组织传播。MWA 不需要接地垫，因为天线本身就是一个完整的电路。虽然电磁频谱的微波部分很宽，范围从 300MHz 到 300GHz，但临床上微波消融系统通常在 915MHz 和 2.45GHz 两个频率中的一个进行操作。当今的微波天线都是针状的，从细的 17G 到粗的 13G。微波由 MWA 系统内的磁控管产生，并传入天线。目前市场上销售的系统支持 1 ~ 3 个天线的功率连接。当被激活时，介电组织就会升温——组织中分子的电偶极矩（主要是水）随电磁波快速振荡，将能量传递给相邻的非极性分子。

虽然不是全部，但大部分微波消融系统采用了液体循环或气体循环冷却机制来预防微波天线过热。当天线被激活时，由于金属天线与组织之间的阻抗不匹配，从组织反射回来的能量会使针杆变热。这种冷却方式保护患者和医护人员免受灼伤。

（九）Alfresa Pharma Corporation AZM - 550 微波消融系统

Microtaze AZM - 550 微波消融系统（Alfresa Pharma Corporation, Osaka, Japan）在微波频率为 2.45GHz 时可以产生 10 ~ 110W 的微波功率[9]，见图 11.6。该系统中配备了多种头端具有不同几何形状的微波天线，用于开放式外科手术、内窥镜手术中的止血、组织切除和组织凝固，以及经皮肿瘤微波消融治疗。该系统具有独特的"分离"特性，即使用小直流电，通过电渗透将水分子拉向探头，软化凝固物，进而防止微波天线尖端与消融组织粘连。

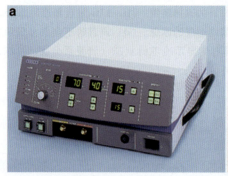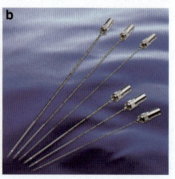

图 11.6　Alfresa Pharma 微波消融系统。（a）Microtaze 微波功率源在微波频率为 2.45GHz 时提供最高至 110W 功率输出。模型显示（AZM - 520 系统），允许同时使用 2 根微波天线。系统有数个用户预设的微波输出功率和消融时间的模式。（b）各种针状的带涂层的经皮微波消融天线（图片由日本大阪 Alfresa Pharma 公司提供。

经皮微波消融器为针状偶极微波天线。提供一次性使用产品，如 NESCO Percu - Pro DP，其直径可以为 1mm，1.6mm 和 2mm，微波天线杆长度为 15cm 和 25cm。也有能消毒的可重复使用的间质消融天线。微波天线杆不冷却。制造商推荐在微波消融过程中在皮肤穿刺点使用生理盐水来冷却这个部位。Percu - Pro 系列的天线尖端涂上特氟龙，以提供不粘的表面，从而无须像其他天线那样使用系统的电解离特性。同轴电缆将微波从系统/功率源传送到天线。AZM - 550 系统支持单根微波天线（AZM - 550 系统的前身，AZM - 520 系统可以同步使用 2 根微波天线）。

Alfresa Microtaze 系统的用户使用界面的最重要的显示部分是微波"热凝"功率

和消融时间，它们分别可在 10～110 W 和 0～15 分钟的范围内进行设置。一个单独的显示界面显示了分离电流的值及其持续时间，分别为 0～20mA 和 0～60 秒。典型的设置可以是输出功率为 70W，热凝时间 60 秒；分离电流 15mA，时间 15 秒。热凝和分离可以设置为交替或者同步运行；模式和模式的重复可以从预先设置的模式或用户定义的循环中选择，这些模式可以存储在内存中，以便经常使用。还有一个慢凝功能，可以自动将功率从 0 缓慢增加到预设值。

（十）Covidien Evident 微波消融系统

Evident 微波消融系统（Covidien, Valleylab, Inc., Boulder, CO）的微波消融频率为 915MHz，其单根偶极子微波天线的微波输出功率最高为 60W[10,11]，见图 11.7。该系统可以使用的单根微波天线有外科用 13G 天线（VTS 系列）和经皮穿刺用 14G 天

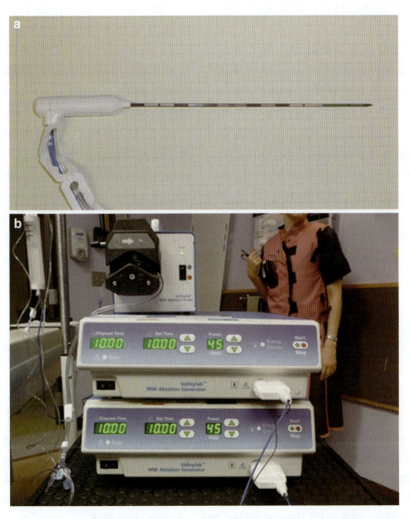

图 11.7　**Covidien Evident 微波消融系统。（a）**显示微波频率为 **915MHz** 的 **14G** 经皮穿刺微波消融微波天线。（**b**）两台微波功率发生器，用于多根天线消融治疗。每台功率发生器的面板显示治疗计划、消融治疗的时间和功率设定。微波功率发生器的上方是用于微波天线杆冷却的单个蠕动泵，蠕动泵左侧悬挂的管状储水器是泵的冷却水源。

线（VT 系列）。外科用 VTS 系列微波天线的微波辐射部分长度为 3.7cm（天线杆长度 17cm），经皮穿刺用 VT 系列微波天线的微波辐射部分长度可为 3.7cm 和 2cm（天线杆长度分别为 12cm、17cm 和 22cm）。经皮穿刺用微波天线杆在能量沉积过程中采用外接蠕动泵水循环冷却。天线手柄和微波功率发生器间通过细电缆连接。这条细电缆（经皮穿刺用 VT 系列微波天线包含进出水管）外面包裹有薄塑料套，用来隔离和屏蔽，以防止电缆加热。

Evident 微波消融系统的用户使用界面主要允许操作者设置微波天线的输出功率和微波消融时间。该系统中微波消融时间最长可以设置为 30 分钟。系统显示消融开始和已消融时间。须注意的是，该系统中经皮穿刺微波天线输出功率和消融时间最高只能设置为 45W 和 10 分钟。如果在治疗过程中需要使用多根微波天线，则需要使用多个微波功率发生器，每个微波天线对应一个微波功率发生器。外接的水冷循环蠕动泵可供 3 根微波天线冷却。在使用多根微波天线的治疗过程中，可以使用穿刺模板放置在患者皮肤表面的穿刺部位，使微波天线之间建立一定的间距，VT 系列天线间的间距为 1.5cm。单根微波天线或多根微波天线的配置取决于待消融组织的体积，以保证不同的微波输出功率 - 消融时间组合。制造商提供的操作指南给用户推荐了不同的消融体积的计划方案。

（十一）HS Medical Amica 微波消融治疗系统

HS Amica，是工作频率为 2.45GHz 的微波消融治疗系统（HS Hospital Service Spa.，Aprilia，Italy）的首字母缩写，单针微波天线（Amica Probe）的最高微波输出功率为 140W，见图 11.8[12]。Amica - Probe 属于同轴偶极子微波天线，有不同的规格（11G、14G 和 16G）供外科和经皮穿刺消融治疗使用。该系统配备直径 2.5mm 的柔性微波天线用于内镜下微波消融。虽然该系统微波天线杆采用了闭环式水冷循环冷却系统，但为了减少微波功率反射回微波天线引起的微波天线升温现象，该系统在微波天线的远端使用了四分之一波长共轴阻止技术，可以用电力抑制反射回的微波功率。

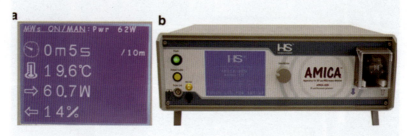

图 11.8　HS Medical 微波消融系统。（a）HS Medical AMICA - GEN AGN - 3.0 微波消融系统（工作频率 2.45GHz）配备的液晶显示和触摸屏。图中用户使用界面显示已消融治疗的时间、天线冷冻剂的温度、微波输出功率和反射功率。（b）新的杂交型 AMICA AGN - H - 1.0 系统，除了 AGN - 3.0（2.45GHz）MWA 系统的微波消融功能外，还具备水冷循环式射频消融针消融（200W，450kHz）的功能。图像由 HS Hospital Service SpA.，Aprilia，Italy 提供。

AMICA - GEN 是系统的功率输出源和控制单元，有 100W（AGN - 2.1）和 140W（AGN - 3.0）两个版本，后者有一个集成冷却剂泵而不是外部蠕动泵（AMICA - PUMP）。液晶触控屏和控制/选择旋钮为用户使用界面。操作者可以选择手动和自动模式。当操作者选择了手动模式时，参数可以从预先由操作者设定的功率、时间参考表上进行查询。当操作者选择自动模式时，操作者可以对靶组织温度进行选择，系统会根据来自微波天线尖端的热传感器反馈调节微波功率的输出。同时，也可以将单独的外接式热传感器与系统相连接，用以监测消融灶邻近组织的温度。使用者可以设定热传感器的最高温度或设定微波输出功率和消融时间的限值。液晶屏显示消融治疗时间、微波输出功率和天线温度。

HS 医疗最近在欧洲公布了一项在消融系统方面独特的研究进展。它是关于 AMI-CA－GEN 的一个杂交的双模态系统：一台系统上既可选择射频消融模式（射频消融频率为 450kHz）也可选择微波消融模式（微波消融频率为 2.45GHz）。

（十二）NeuWave Medical Certus 140 微波消融系统

Certus 140 微波消融系统（NeuWave Medical，Madison，WI，微波消融频率为 2.45GHz）配置微波功率发生器[13]可同时支持最多 3 根微波天线的同步消融操作，见图 11.9。三轴针状天线（由 3 个同心圆叶状元件组成）可以针对特殊组织进行调整，以提高微波消融的疗效（即减少微波功率反射）[14,15]。这些还包括了用于肝脏和肾脏组织微波消融的 17G Certus LK 型号微波天线，用于肺组织的 Certus LN 型号微波天线。这两种型号的微波天线尖端的微波辐射段长度可以选择 2.0cm 或 3.7cm（微波天线杆的总长度可以选择 15cm 或 20cm；此外还有一个直径为 13G，杆长 25cm 的天线）。

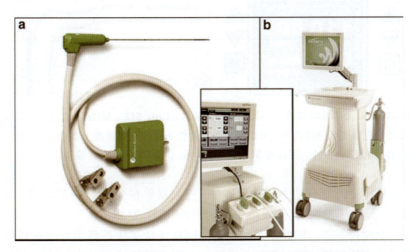

图 11.9　NeuWave Medical 微波消融系统。（a）NeuWave 17－G Certus 微波天线。（b）Certus 140 system（工作频率 2.45GHz）的用户使用界面是可调节的计算机显示屏。车载小的 CO_2 瓶（灰色）用于微波消融过程中微波天线的冷却（中间小图）。功率分配模块位于机箱的背后（CO_2 瓶和 3 根微波天线插入孔之间），能够从推车的后面拆下置于接近介入手术区域的 CT 扫描床上。图片由 Neu-Wave Medical，Madison，WI 提供。

消融系统中微波天线与紧凑型的功率分配模块连接，该模块可以放置到患者的床边（但仍然与功率发生器相连）。这样就在靠近介入区域的位置为微波天线提供了插头，同时可保持系统主机在相对较远的位置。每个微波天线杆均采用 CO_2 气体系统进行冷却，它利用 CO_2 气体的 J－T 效应取代了水循环冷却。除了可以向天线输送更高微波功率的深度冷却之外，CO_2 气体的温度还可以低至 $-10℃$，导致探针的远端部分冻结，使用户能够锁定它的位置，即组织锁定功能（Tissu‐Loc function）。每个微波天线都配备有 3 个热传感器：一个热传感器用于监测锁定区组织的温度，一个热传感器位于消融区域的微波天线的前端，一个热传感器位于操作手柄上，用以保护操作者的安全。

如上所述，系统支持多天线消融功能。系统可为单根微波天线提供最高 140W 的微波输出功率。如果使用 3 根微波天线，那么该系统微波功率输出可高达 195W，每根微波天线可以接收最高 65W 的微波功率。系统通过计算机触摸屏用户使用界面进行控制和监控；根据微波天线的数量和制造商提供的查找表设置功率和消融持续时间（如单

根微波天线可以使用输出功率 140W，消融时间 5 分钟；同时使用 3 根微波天线，每根微波天线输出功率 65W，消融时间 10 分钟）。控制屏幕上和天线柄上的视觉显示，会提醒用户注意微波能量的传输。该系统还具有用于针道热凝的烧灼模式。

（十三）MedWaves AveCure 微波系统

AveCure 微波消融系统（MedWaves, Inc., San Diego, CA）采用了专用软件，可以监控组织温度和消融术中反射的能量，以优化能量传递，从而将更多的能量传输到组织中，如图 11.10。这涉及调整消融过程中的微波频率，它的频率范围在 $902 \sim 925 MHz$（中心频率 915MHz）[16]。该系统设定的单根微波天线的最高输出功率为 32W，在组织消融过程中微波天线杆不需要进行冷却。

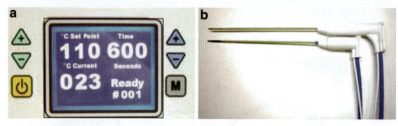

图 11.10　MedWaves 微波消融系统。（a）MedWaves AveCure 915‐MHz 系统单根微波天线工作时液晶屏显示结果。在温度可控模式下，可以预先设定微波天线远端的温度（这里为 110℃）。（b）微波天线样品（直径 12G ~ 16G）。图像由 MedWaves, Inc., San Diego, CA 提供。

其"针"状微波天线杆直径有 12G、14G、16G 三种，天线杆长度为 15 ~ 30cm。它们包括集成的温度传感器。因此，系统可以在温度控制或功率控制模式下运行，在这种模式下，设备根据相关的数据调节 MW 的输出，在设定的时间内保持用户定义的恒定温度或功率。典型的消融治疗方案为 32W，持续时间 10 分钟。

（十四）Microsulis Acculis 微波消融治疗系统

Acculis Sulis VpMTA 微波消融系统（Microsulis Medical Ltd., Hampshire, UK）

控制器单根微波天线最高输出功率 180W，微波频率 2.45GHz[17]，见图 11.11。该系统同样支持某些外科手术中应用的微波天线，如用于开放性手术的直径为 5.6mm 的 Accu5i 微波天线。Accu2i 是 Microsulis 的经皮微波消融偶极天线，其天线作用段长 1.4cm，天线杆直径 1.8mm，采用水冷却，天线杆长度为 14 ~ 29cm。系统对反射回天线的微波能量及微波天线杆和冷却液的温度进行监测。这些监测数据为设备提供反馈，当数值落在设定范围之外时就自动关机。

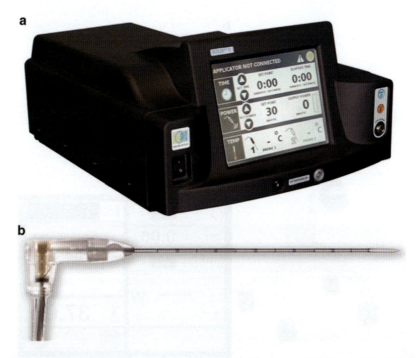

图 11.11 **Microsulis** 微波消融系统。（a）**2.45GHz Sulis V system** 支持单根微波天线。控制面板允许操作者设定和监测微波消融的时间和输出功率。控制面板的底下一排显示最多两个独立的 **18G** 热传感器反馈回的温度读数，这些热传感器可以放置在消融病灶的邻近组织，以增加对组织状态的反馈（图片由 **Microsulis Medical Ltd.，Hampshire，UK** 提供）。

系统控制器有一个触屏式用户使用界面。因此，可以设置微波消融时间和输出功率。制造商的说明书提供了查询表，列出了消融治疗的组织类型（肝脏、肌肉、肾脏）、希望消融的组织直径、推荐的微波输出功率和持续时间，如肝脏消融的典型方案是120W，持续6分钟。在消融治疗过程中，触控屏显示消融治疗时间、微波输出功率和消融组织温度。值得注意的是，系统的控制器可以支持两个独立的 18G 热传感器（MTA 温度探测仪），可以将其植入目标消融区域的附近，以帮助对组织的监测。

（十五）BSD Micro ThermX 微波消融治疗系统

Micro ThermX 微波消融治疗系统（BSD Medical Co.，Salt Lake City，UT）工作频率为915MHz[18]，如图 11.12。该系统可以支持最多 3 根微波天线的同时运行。当 2 根或 3 根微波天线启动后，该系统以"同步模式"运行，来自每根微波天线的电磁波不仅频率相同（915MHz），而且相位一致。同相位微波叠加增强"有益干预"，即微波叠加增强了能量在组织内的沉积。

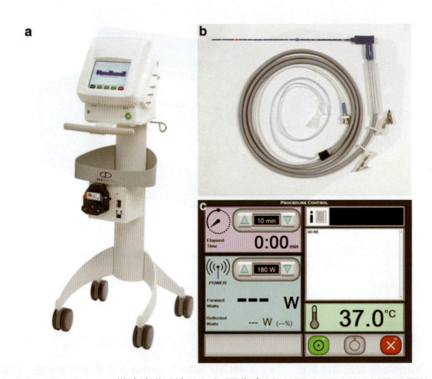

图 11. 12　BSD MicroThermX 微波消融系统。（a）可移动 MicroThermX 915－MHz MWA system。系统的主机包括一个触控面板。在主机右侧可以见到 3 根微波天线的连接接口。在移动车腰部稍下方位置的前面是消融过程中用于微波天线杆水冷循环的蠕动泵。（b）带系统连接线和水冷循环进出水管的 SynchroWave 微波天线样品。（c）停止状态的控制面板。屏幕的左边部分可以设定和监控微波消融时间和输出功率，包括反射功率的反馈。屏幕右边部分是信息窗口和 18G 热传感器的读数显示。图像由 BSD Medical Corporation, Salt Lake City, UT 友情提供。

　　系统的 14G 同步微波天线是"针"状天线，其作用段长度为 5cm，总的微波天线杆长度范围在 10～25cm。这些天线用无菌生理盐水通过蠕动泵进行内部冷却，以控制沿微波天线杆反射的功率产生的热量。系统输出功率 180W，如果同时使用 3 根微波天线，则每根微波天线杆的最高微波输出功率为 60W。制造商提供的消融区域图指导用户设置天线间的间隔距离和参数。它们可以由操作者在控制屏上进行设置，该屏还可以显示消融过程中的微波功率输出、消融时间、组织的温度。同样，也有 18G Temp-Sure 温度传感器选择，它们可以用于消融过程中点温度的测量，以监测邻近组织的温度。消融结束微波天线退出时，可以对穿刺针道进行热凝。

（十六）激光消融（Laser Ablation，ILT，LITT，ILP）

　　激光（LASER）是受激辐射光放大的缩写。激光器用来指发生激光过程的装置，而激光器所发出的光能是电磁辐射。激光的典型特征是它的波长在微米或纳米级别（与之相对的是，在上文讨论的微波频率是 Hz 级别）。根据激光系统的不同，可有一定的波长范围：从看不见的紫外线到看不见的红外线，其间有可见光。用于医疗用途的激光的波长选择取决于涉及组织的吸收特性（水含量、血液成分、其他色素团）和期望的终点。对于间质组织消融，发射的激光是最常见的近红外激光，如 1064nm 的掺钕钇铝石榴石（ND：YAG）激光器或 980nm 的二极管激光器。这些波长通常允许在组织中渗透。光子被组织吸收，并将能量转化为热能。激光通过光纤电缆从系统的输出端传输到远端，光能被传输到组织。要有效地将光能传给一定体积的组织，同时防止组织炭化，工作端通常包括一个光扩散元件，光线通过远端几厘米的光纤放射状发射出来。通过分裂主光束或使用多个激光系统，可以实现使用多个光纤。为了获得更高的能量输出和吸收率，可以对光纤进行冷却（如通过泵入的水冷却），这样就可以获得更高的光子密度并避免组织炭化。水冷式 MR 功率激光应用导管（Somatex Medical Technologies GMBH，Teltow，Germany）是激光间质传递的历史支柱，同样也有非冷却式的和非 MR 类型的。最近，针对 LITT 的核磁共振成像的市场是 Visualase 热疗系统（Visualasse，Inc.，Houston，TX）[19] 和另外一个 Autolit-tLITT（Monteris Medical Inc.，Winnipeg，MB Canada），见图 11.13。

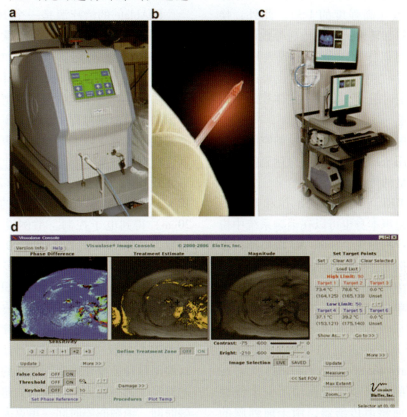

图 11.13　Visualase 激光消融系统。（A）PhoTex 30 二极管激光器提供高达 30 W 的近红外光（980nm）到一根光纤。触摸屏提供对设置功能的访问，以及设置输出功率和持续时间。（b）可见（红色）瞄准光束显示了扩散光纤的尖端，含有光纤的锋利导管是水冷式的，以防止组织炭化。（c）完整的 Visualase 系统包括一个连接 MRI 扫描仪的计算机工作站，用于在消融过程中绘制热图。在车底部的架子上可以看到激光仪。（d）系统显示基于 MRI 成像的热量图（左侧）和总的热剂量图（中间）。操作者可以标记图像上单个的像素，用于显示激光消融区域或其邻近区域的温度数字。图片（b，c，d）由 Visualase，Inc.，Houston，TX 提供。

（十七）超声消融系统（Ultrasound Ablation）

高频声波可以作为热消融的机械介质。在通常被称为高强度聚焦超声消融（HIFU）或聚焦超声手术（FUS）中，发出的机械波通过组织，并被组织吸收。在一种最常见的配置中，对于经皮治疗，HIFU 能量源是一种体外的超声换能器，其表面积较大（低强度的 US），与靶目标"上方"的患者皮肤声耦合。换能器及其相关电子元件的物理形状可以像透镜一样聚焦传输的超声波在体内形成聚焦点（高强度的 US）。此外，换能器可以倾斜和转换，波束传递参数可以修改，使能量可以作为单个（小或大）椭圆体焦点（一个"声子"）传递，也可以作为多个声子的定时组合，实现一定体积的组织消融。

放射成像作为控制超声能量的空间分布的手段，对用于加热或破坏组织达到治疗水平的超声能量的传递具有重要意义。如下面章节所示，MRI 可用于靶向定位和监测消融。另外，超声本身也可以在消融系统中扮演诊断和治疗的角色。Haifu JC 聚焦超声系统就是一个例子（Chongqing Haifu Technology Co. , Ltd, Chongqing, China）。

在一个单独的范例下，超声技术可以被渲染成间质或腔内消融方式。一个很有希望的例子是正在进行的一项工作（Profound Medical, Inc. Toronto Canada），它在一个足够薄的涂层装置中使用了一个线性阵列的小平面超声传感器，用于前列腺的经尿道消融。该系统通过改变使用的超声波波长，增加了超声消融的空间选择性，并可通过 MR 成像反馈进行监测和控制。

（十八）InSightec ExAblate 超声消融系统

ExAblate 磁共振引导的聚焦超声外科（MRgFUS）手术系统（Model 2000 和 Model 2100 型号，InSightec. , Tirat Carmel, Israel）将 FUS 系统与 GE 公司（General Electric）MRI 扫描系统（1.5T 或 3.0T）进行整合，利用 MR 图像协助目标消融区的定位和监测组织加热情况[20]，见图 11.14。FUS 系统工作站可以访问 MRI 扫描工作站，用于控制 MRI 影像的获取及传输。

ExAblate 的治疗源是一个 10cm 直径的 211 多元素相控阵换能器（频率为 1.61MHz），该换能器安装在专门的患者 MRI 扫描床上，并通过邻近 MRI 控制台的 FUS 系统计算机工作站进行控制。可以在超声消融前及消融过程中获取 MR 图像。超声波消融的位置可以通过操作超声换能器的角度进行调整（俯仰和滚动），计算机控制的多元素阵列使焦点的大小（$2 \times 2 \times 4 \sim 10 \times 10 \times 35mm$）和焦点进入组织的深度（$5 \sim 20cm$）得到电子控制。举例说，超声参数设置为功率 70W，消融时间 20 秒，焦点大小为 $5.6 \times 5.6 \times 25mm$，采用多个邻近的超声聚焦可以消融一定体积的组织。

FUS 系统工作站提供的用户使用界面可以管理超声消融参数和监测治疗疗效。可以从 MRI 扫描仪中获取图像以制订术前计划。这些图像帮助操作者制订适合的超声束通过的路径，选择输入的参数，如超声功率、消融时间、消融间隔时间、焦点大小。用户通过对所选频率进行修改，调整能量沉积，以免因路径上存在不同的组织而使光束散焦。在治疗过程中，FUS 工作站提供图像反馈，包括从热敏感的 MR 扫描获得的热图和基于时间 – 温度资料的热剂量图。

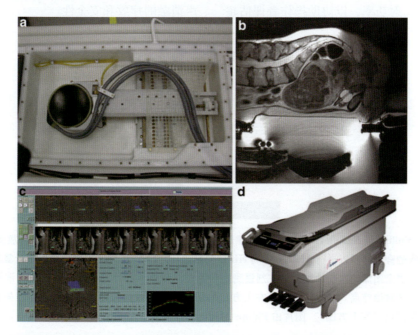

图 11. 14　**InSightec ExAblate focused ultrasound** 外科手术系统。（**a**）多元件 **10cm** 直径的相控阵换能器内置在 **MRI** 扫描仪的患者床中。计算机控制治疗光束的转换和角度。（**b**）**MRI** 图像上显示 **FUS** 超声换能器及其上方解剖位置的相对关系（见横断面图像上弯曲的黑色轮廓影）。（**c**）计算机软件显示来自 **MRI** 的热量图和热剂量图。左下的图像显示当前超声消融（绿色）的温度，背景为既往治疗的区域（蓝色）。（**d**）**ExAblate** 系统配备的扫描床替代 **MRI** 标准扫描床。图（**a，c，d**）由 **InSightec Ltd. , Tirat Carmel, Israel** 提供。

（十九）Philips Sonalleve 超声消融系统

Sonalleve MR 引导下高能量聚焦超声（MR－HIFU）系统（Philips Medical Systems, Andover, MA）可以用于 Philips 1.5T 和 3.0T Achieva MRI 扫描仪上[21]，见图 11.15。HIFU 能量是一个直径 13cm 的球形超声换能器，其工作主要频率为 1.2MHz，由 256 个独立的元件组成。它被合并到一个特殊的附加的 MR 床上，可以在床的范围内通过水平和垂直平移、倾斜，进行机械性移动。通过对超声换能器元件和它在 MRI 设备上的位置的计算机控制，该系统允许单个体积的消融治疗，其单个的"治疗细胞"可以是多个直径（4，8，12 和 16mm）。更大的"治疗细胞"可以选择"容积式"超声，其超声光束可以从治疗中心向外做螺旋

形"轨迹"运行。

Sonalleve 系统的用户使用界面是计算机工作站，操作者通过工作站选择超声消融的模式和功率、消融时间参数及限值。MRI 图像可以确定超声换能器在 MRI 设备上的方位，因而，操作者可以对超声光束路径进行修订。可以调整超声治疗的路径和超声治疗细胞的术前计划，以避开重要器官和使治疗计划最优化。在超声消融过程中，温度数据（从 MRI 图像资料计算而来）能够快速地更新（每 3.5 秒一次，甚至更少）。除了温度反馈，基于时间和温度的热剂量图可以在计算机进行显示，并可以观察累积热量效应。单次超声消融过程可以通过 MRI－温度反馈自动控制——通过这个反馈，光束可以根据预定的温度或剂量的限制推进到目标的另一部分。该系统同样可以显示不同的工作

参数，例如反射功率，以协助操作者评估超　声消融的疗效和安全性。

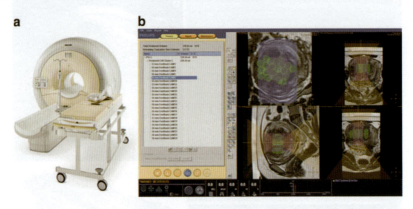

图 11. 15　Philips 浦 Sonalleve's 高强度聚焦超声消融系统。（a）Philips HIFU 治疗床放置于 MRI 标准扫描床的旁边，用以进行 MRI 引导的 HIFU 消融治疗。（b）用户使用界面是基于计算机的，可以提供基于复杂图像的术前计划制订、剂量测定和监控。在显示的计划模式中，在整个消融体积中计划了多个消融治疗点。在冠状位图（左上方）的切面上可以看到卵圆形的消融点，在矢状位图中呈绿色的椭圆点（左下方图）。图片由 Philips Medical Systems, Andover, MA 提供。

非热能消融术

（一）不可逆电穿孔消融治疗：Angio-Dynamics NanoKnife 消融治疗系统

不可逆电穿孔（Irreversible electroporation，IRE），是一种影响细胞膜通透性的非热能消融治疗模式。消融介质是一对（或数对）组织内植入电极发出的一系列的高压脉冲波。因此，在一个组织体积内，细胞膜暴露在一个超过阈值的脉冲电场中，在这个阈值上，细胞对离子和大分子的通透性不可逆转性地增加，对细胞的健康产生负面影响。不同的操作参数影响治疗效果。这些参数包括了电场强度（伏特/厘米，V/cm），脉冲持续时间（微秒），脉冲频率（Hz），总的脉冲数量或脉冲时间。值得关注的是，IRE 组织消融效应不像热消融方法那样容易受到热沉或热源效应的影响，结缔组织结构不受热凝固的影响。

NanoKnife system（AngioDynamic, Inc., Queensbury, NY）包括了一个功率输出源和为 IRE 临床治疗用而设计的控制能量脉冲传送的涂层装置[22]，如图 11. 16。涂层装置为针状电极，基本结构为一对电极，彼此间隔 15mm，电压建立在电极之间（值得注意的是，不需要接地垫作为输出源的回流通路）。最多可连接 6 个电极；系统软件协调可能的配对电极之间的电压。除了电极的数量外，用户还可以根据电极非绝缘尖端的长度选择电极类型（最长可达 4cm）。NANOKNIFE 脉冲发生器可以在每分钟超过 90 个脉冲的频率和 500～3000V/cm 的磁场强度下，发出 10～100 个高压 20～100 毫秒长电脉冲。制造商的查询表提供了关于最优电极间距离和各种消融参数的信息。

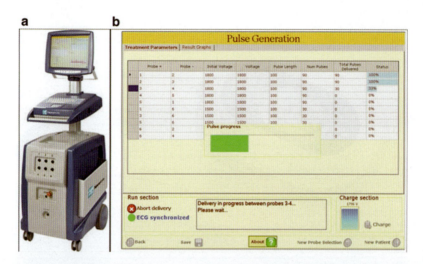

图 11.16　AngioDynamics IRE 治疗系统。(a) 采用不可逆电穿孔的非热能消融纳米刀治疗系统。在系统主机的前面可以见到多达 6 个电极的端口。**(b)** 系统可以监测治疗过程中在所有电极间的可能配对之间完成的高压脉冲计划的百分比。图片由 **AngioDynamics, Inc., Queensbury, NY** 提供。

系统的界面为键盘和 LCD 电脑屏幕。该界面支持一个交互式的电极放置计划过程。该过程具有一个规划网格，用于通过点击和拖动电极确定计划目标的电极数量。当在治疗过程中观察到实际的电极配置时，可以对计划做进一步修改。脉冲发生屏幕可以设置并提供能量测试脉冲来检查组织的阻抗。然后系统可跟踪消融的整个过程，不同电极对的脉冲数及计划脉冲数所占百分比。

（二）光 - 活化药物：Light Sciences Oncology Aptocine 治疗系统

Aptocine（Light Science Oncology, Bellevue, WA）是一种化学药物（他拉泊芬钠，Talaporfin sodium），近来被研究用于不同器官系统实体肿瘤的消融治疗[24]。当被一次性的光源激活时，被激活的药物会在一定体积的组织内产生单线氧，产生直接的细胞毒性效应，以及继发性血管损伤和可能的抗肿瘤免疫反应。光敏感药物消融是非热能消融，只有药物激活后才能产生治疗作用，激发光本身没有任何治疗效应。

光化学消融治疗装置——药物激活器是一种直径 1.2mm 由微小的 664nm 红色发光二极管（LED）组成的线性阵列，通过金属微丝连接在一个非常小的开/关控制单元上，见图 11.17。LED 阵列能够与导管内径匹配，因而可以通过导管置入组织内。需要治疗大的肿瘤时，可以同时使用多个激活器。一旦激活器置于适当的位置，他拉泊芬钠就可以通过患者的静脉注入（用药剂量：1mg/kg），然后开启 LED（20mW/cm）直到预先设定的时间（目标总能量 200J/cm）。小液晶显示器（显示功率输出）保持显示直到曝光结束。

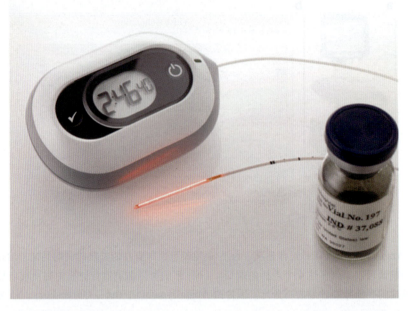

图 11. 17　**Life Science Oncology 治疗系统**。显示一个带有时钟的小电源，电源与直径 **1. 2mm** 的
LED 阵列（红光）连接。后者被植入组织内，通过光激活静脉注入的他拉泊芬药物治疗。图片由
Light Sciences Oncology, Bellevue, WA 提供。

（三）注射消融术：Rex Medical Quadra – Fuse 消融治疗

Quadra – Fuse 系统（Rex Medical, Conshohocken, PA）是一个机械装置。它是一个阵列式结构的注射针，与单根直针相比使注射药物（如无水乙醇 ETOH）得到更均匀的分布，见图 11. 18[25]。当 18G 的穿刺套管针置入组织内时，通过操作手柄可以应用其阵列中的 3 根小的针尖。这些针尖实际上不是实心的，而是精细的 27G 不锈钢管，每个针尖上都有 4 个经过加工的微孔，通过这些小孔可以注入液体。而 3 根针尖沿套管轴线上的对称排列有助于液体的分布，通过阶段式注射，可以获得药物更均匀的分布。举例说，标准的 Quadra – Fuse 针完全展开时直径达 5cm，但它被设计成 1、2、3、4 和 5cm 的逐步开放式，从而对整个消融体积可进行分区域注射。回撤针尖，旋转穿刺套管针后重新推出针尖，有助于注射药物的分布。该系统中外置套管针的长度有 10cm、15cm 和 20cm。另一种短针尖型号应用于直径最大为 2cm 的病灶。

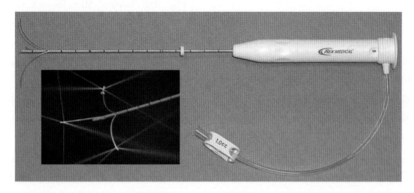

图 11. 18　Rex Medical Quadra - Fuse 系统。空心尖针的阵列式配置可以使药物（如无水乙醇）更均匀地弥散入组织。每个尖针上的微孔有助于药物在组织内的分布。此外，在治疗区域内可以通过逐步分阶段法经针尖注入药物。图片由 Light Sciences Oncology，Bellevue，WA 提供。

结束语

本章试图对当今消融术的技术方法进行全面的梳理。虽然读者可能会欣赏这个主题的广泛性和多样性，但是快速浏览任何一个领域，都很难有一个确定的、详尽的公司、产品和设备特性列表。此外，每年都有新的产品进入市场，也有很多新的创意进行实施。这些包括用于某些特定疾病的消融器材，如用于肌溶解的 Versatile M1004（RF Medical Co.，Ltd.，Seoul，Korea）和用于子宫肌瘤的 Halt fibroid RFA 系统（Brentwood，CA）；创新性设计如螺旋形偶极子天线的 RFA 封闭系统（Trod Medical，Bradenton，FL），及主要用于东亚市场销售的消融治疗设备如 2.45GHz Forsea MTC - 3 系统（Forsea Microwave & electronic Research Institute，Nanjing，China）。我们鼓励读者们去研究本章节没有详细阐述的相关消融治疗设备，了解各个消融治疗设备的优缺点和自己的偏好，评价在特定临床环境下各种消融治疗设备的适用性。最后，除了设备和基本操作以外，我们鼓励读者们去研究每一个选定模式后面的物理原理，使物尽其用。

参考文献

［1］ Valleylab cool - tip RF ablation system user's guide. Valleylab, Inc.；2009.

［2］ Covidien cool - tip RF ablation system series E user's guide and maintenance instructions. Valleylab, Inc.；2009.

［3］ Instructions for use - the LeVeen family of electrodes. Boston Scientific Corporation；2004.

［4］ RITA 1500X user's guide and service manual 160 - 103990 Rev03. AngioDynamics, Inc.

［5］ RITA® StarBurst® Model 75, StarBurst® SDE electrosurgical device, StarBurst® XL electrosurgical device, MRI compatible StarBurst® XL device, MRI compatible StarBurst® SEMI - FLEX electrosurgical device instructions for use 160 - 104121 Rev 02. AngioDynamics, Inc.

［6］ Olympus Celon LabPower instructions for use WB135400 - W11（2010 - 03）. Celon AG Medical Instruments/Olympus Surgical；2003.

［7］ Olympus Celon LabSurge BiPolar coagulation electrode instructions for use WB135418 - W11（2010 - 02）. Celon AG Medical Instruments/Olympus Surgical；2009.

［8］ PresIce user manual DOC000134B - ASMCH0477 Rev B. Galil Medical Ltd.；2009.

［9］ Operation manual Microtaze AZM - 520.

NESCO Co.

[10] User's guide MW ablation generator 1012655. Valleylab, Inc.; 2008.

[11] Evident MWA percutaneous antenna instructions for use 1011085. Valleylab, Inc.; 2009.

[12] HS AMICA user's manual release 2. 1. HS Hospital Service SpA; 2010.

[13] Certus 140 microwave ablation system user reference manual [Software Version 1. 0. 0. 337]. NeuWave Medical, Inc.; Draft 3/10/10.

[14] Certus 140 percutaneous ablation probes instructions for use. NeuWave Medical, Inc.; Draft 10/04/10.

[15] Certus 140 surgical ablation probes instructions for use. NeuWave Medical, Inc.; Draft 10/04/10.

[16] MedWaves microwave ablation system (MWA) system description. MedWaves Inc.

[17] Acculis Accu2i pMTA percutaneous microwave tissue ablation applicator instructions for use 62836 – 09 – 001 Issue 2. 0. MicroSulis Medical Ltd.

[18] BSD medical MicroThermX microwave ablation system instructions for use (IFU) #10 – 17258 Rev G. BSD Medical Corporation; 2010.

[19] Visualase thermal therapy system instructions for use. Visualase, Inc.; 2010.

[20] ExAblate 2000/2100 1. 5 and 3. 0 T information for prescribers [System Version 4. 2 2009]. InSightec; 2009.

[21] Sonalleve Release 2. 1 MR – HIFU Fibroid therapy system instructions for use 4510 000 79024 998112D/781. Royal Philips Electronics N. V.; 2010.

[22] User manual United States Edition [Software Version 160 – 103720 Rev 01 2. 1. 0]. AngioDynamics, Inc.; 2009.

[23] Single electrode probe NanoKnife irreversible electroporation instructions for use IC 038 Rev D. AngioDynamics, Inc.; 2010.

[24] Light sciences oncology company background and information. Light Sciences Oncology; 2010.

[25] QuadraFuse/QuadraFuse ST instructions for use P – 4018 – 0166 – 00 – Rev B. Rex Medical.

第 12 章 肿瘤介入治疗的环境设计

Jeffrey Berman and Yuman Fong

晁明团队 翻译 吴安乐 校审

[摘要] 在最近的 20 年里，影像和术中引导技术有了长足的进步。随着计算机处理、传感器和数据处理等方面的技术进步，由多种影像模式承载的信息如今可以被显示、传输和实时利用。这种实时应用的成像方式，可用于指导外科和介入治疗，并在患者的护理和治疗上获得收益。目前，影像诊断学、外科学、内镜学及介入放射学均不断发展，但各学科的发展相当独立。过去，手术室一般是基于单一科室的思维来设计。目前的趋势要求我们建立强化的工作环境以支撑多学科的工作流程和新型的治疗引导方式。在这些新颖、强化的影像工作环境中，信息的收集、处理和显示等方面在迅速地演变。伴随着工作流程的改变，对工作人员、基础设施和支持新技术集成所需额外设备等的要求也增加了。本章旨在讨论新趋势下手术室的设计。介入手术室设计的目的是获得安全和有效的空间，且在最小化的结构改变下即可支撑技术的发展和设备的更新。

引言

手术室、放射诊断学设备和介入放射学设备均有自身普遍性和特殊性。随着影像设备和图像处理在速度方面的提升，影像引导和监测的实时利用成为可能，来自不同学科的介入医师为了使用相同的昂贵设备，交叉性的需求不断增加，从而对复合的、具备影像引导功能的介入治疗室的需求也在增加[1-5]。如今的设施设计者所面对的技术方面和涉及手术方面的挑战并不局限于为某一学科提供手术室。设计师对手术室组成的理解不仅对于临床医师至关重要，而且使他们可以在介入环境的建设中与建筑师有效合作。为了建立有用和高效的混合肿瘤介入治疗设施，设计团队的所有成员，包括医师，必须对常规和设施设计具有一定的理解。只有医师、新技术的工程师和设备设计师通力合作并发挥各自的专长，才能得到具有最佳功效的设施[6]。医学院里专长肿瘤治疗的医师在设计新技术或新技术的使用方法时对于设备问题必须具有更好的理解，并结合设备设计的经验。在本章中，我们将讨论介入手术室设计时需主要考虑的一些问题。

介入中心的概述

介入手术室的基本功能和空间设计具有 3 个主要的组成部分：

1. 患者准备、等候、恢复区域 一个

J. Berman (✉)
Jeffrey Berman Architect, New York, NY, USA
e-mail: jberman@jbarch.com

Y. Fong
Department of Surgery and Radiology, Memorial Sloan Kettering Cancer Center, New York, NY, USA
e-mail: fongy@mskcc.org

好的准备、恢复区域的设计是患者有效周转的关键部分，对于现代介入、高周转率十分重要。该区域的空间涵盖接待、等待、探访功能，包括咨询室、检查室、更衣室、等候区域和PACU床（麻醉后监测治疗室）（图12.1）。该区域经过优良的设计后可以支持隐私谈话，以缓解患者及其家属的紧张情绪。

2. 操作室　操作室的设计必须包括洗手区（图12.2）、清洁支持区、资料储存室、控制室和工作人员观察区。额外的区域必须能够提供诊断设备、基础设施和移动设

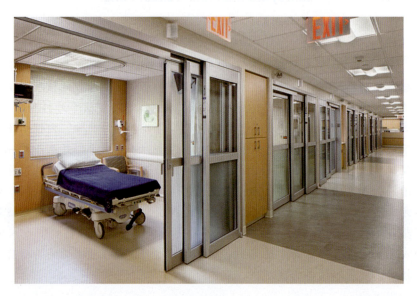

图 12.1　术前准备和术后恢复室。对于持续时间较短的诊疗而言，需要一间术前和术后（通用）联合房间，以利于在上午和下午患者负荷高峰时有效的流动和监管。为患者及家属创造一个具有舒适设施的隐私空间（照片由 John Bartelstone 摄影）。

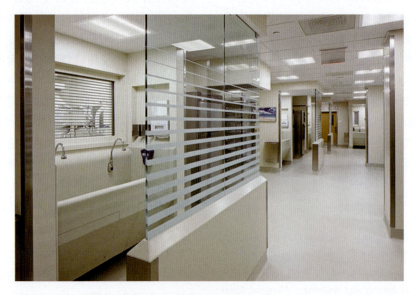

图 12.2　手术室清洁核心区和工作区。该区域需提供清洗水槽，必需的急救设备存储区，以及邻近诊疗室的安静的临床医生工作区（照片由 John Bartelstone 摄影）。

备的存储空间，也可和操作区域设计在一起。

3. 支持区域　所谓支持区域包括办公室、清洁区和非清洁区、仪器清洁处理区、清洁和无菌物品的储存和供给区、垃圾处理和清洁区、工作人员更衣储存室、清洁工小房间等。

在本章中，我们将主要讨论操作室的设计，其余 2 个区域的讨论，读者可参考相关标准文件。

标准事项和指南

介入手术室与外科手术室、内镜室和放射科之间有明确的区别。对于患者的准备、恢复和工作人员支持方面存在普遍相似因素。该方面指南由设施指南机构指导并出版《卫生设施设计建设指南》[7]。该指南为医院制定了最低标准，并被美国大多数州所采纳。过去，设施区别主要基于操作类型的不同，手术室的构建往往遵循不同标准，而标准的制定则基于操作的创伤程度、设备需求和麻醉深度、生命支持需求度。最近，针对所有有创操作的手术室或无菌室的主要设计差别已转变到空间大小方面了。手术室的布局根据使用设备的不同和麻醉、手术人员的不同而变化。完成操作和患者恢复的时间成为影响基础设施的因素，比如对急救力量的需求。总地说来，关于这些设施的设计，我们需要建立统一的工作环境，以支持每个空间内持续地工作、物流和计算机/设备交互。设计的模块也要求有利于工作人员的弹性安排和有效的教学训练。

护理级别的定义：操作室的大小和最佳选址一般由需要提供的护理级别来决定。护理级别的分级由 FGI 美国外科学院指南 2010 年版[7]定义，如下所述：

A 级：适用于低级别外科操作，包括在表面麻醉、局部麻醉、区域麻醉且无术前镇静下的手术。排除静脉内、脊髓、硬脑膜外等路径；这些方法应在 B 级和 C 级设施中实施。

B 级：适用于低级别或高级别外科手术，且联合经口、肠外或经静脉的镇静，或者在止痛或解离性药物下。

C 级：适用于高级别大手术，并需要全麻或局部阻断麻醉和关键生命功能支持。

护理级别同样影响基础设施、设备，我们将单独对其进行讨论。

空间大小：按照目前标准和规范，一般手术室最小为 $400ft^2$ *（图 12.3a），额外的个人和设备操作间需要 $600ft^2$（图 12.3b 和 12.4）。诊断室最小应有 $200ft^2$，如需增加如 MRI 设备，则面积要增加到 $600ft^2$（图 12.5）。

影像引导的混合介入手术室是相当大的，利用现有的手术室或诊断室进行改造一般是不可行的。试图将原有的单一功能手术室改造成为混合手术室是一项有难度的工程，因为介入混合手术室必须同时具备可供无菌操作的手术室，和容纳全部诊断用仪器设备的空间（图 12.3c）。

难点在于提供足够的空间，以支持设备、手术操作、工作人员和各种供给，而不影响比邻的空间或功能。

---

* ft^2：平方英尺，$1ft^2 = 0.093m^2$。

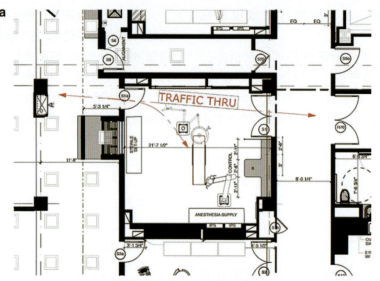

STANDARD OR TOTAL = 410 SQFT.

SCALE: 1/8" = 1'-0"

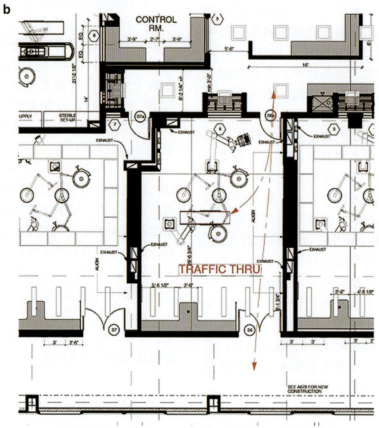

MIS INTERVENTIONAL OR TOTAL = 570 SQFT.

SCALE: 1/8" = 1'-0"

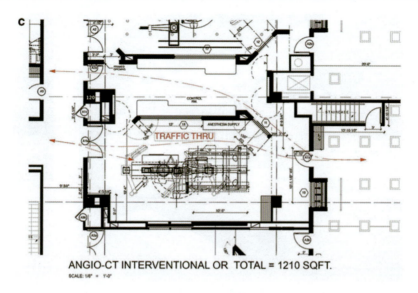

图 12.3　诊疗室的典型尺寸和设计。(a) 展示了一间典型的常规手术室，约为 400ft^2。(b) 展示了一间腹腔镜手术室，约 600ft^2。(c) 展示了一间复杂的影像诊疗室，约 1200ft^2。

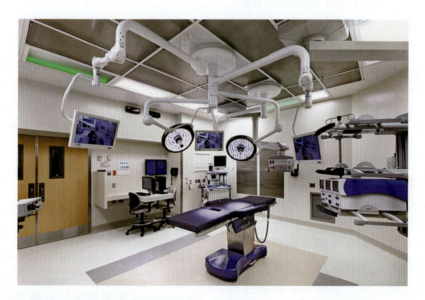

图 12.4　典型腹腔镜/管理信息系统/普通手术室。这张照片展示了关于照明的要求，包括天花板灯、现场 LED 灯和暗环境所需绿光灯。也可见到，为了天花板到地面的空气层流需要而安装在房间中心的天花板上照明（照片由 John Bartelstone 摄影）。

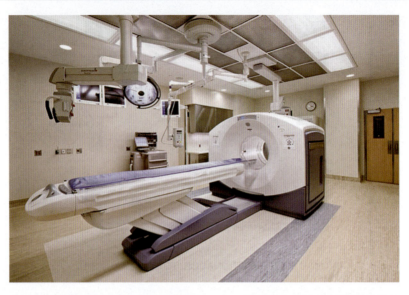

图12.5   PET/ CT 操作室。这张照片展示了存在大视野 – 妨碍设备时对患者监控的挑战。注意画面中间的麻醉臂，它是活动式的，可以移动以供电和监测生命体征，气体可以自机架周围 360°范围内任何角度供给（照片由 John Bartelstone 摄影）。

设计的基本考虑

影像引导的介入设施设计的先例有：介入诊断室、基于综合影像处理的腹腔镜手术室和第一代术中混合手术室。综合手术室对于考虑影像引导提供了一个较好的初步模式，这样的手术室可提供便捷的工作流程和系统方法以控制治疗的环境。以成熟的信息处理系统来处理可视影像，其显示的信息服务于外科医师。该系统的方法和控制法已被工作人员理解，发展并被各医院所采用和需要。所以对于实时的影像引导，这是一个较好的出发点。理解新型设备并加之于治疗环境中，如何工作，患者治疗信息如何产生和使用，对于设计者来说十分重要。

在本书其他章节中讨论的影像引导下治疗技术，根据治疗室设计的目的，可分为几大类。大多数我们所讨论的治疗方式均涉及可移动设备从一个治疗室移动至另一治疗室

完成影像采集和引导作用。开展这些治疗方式的治疗室需要一定弹性空间，足以容纳工作空间、储存设备和移动设备电源等。对于治疗技术的设计则更为直截了当，包括已有的治疗方式，比如直线加速器和聚焦超声，并常与其他影像模式整合，如 CT、PET 或 MR 系统。这些系统同样要考虑移动设备的设计。

设计上最大的挑战是对于新型、技术成熟的影像引导操作室的巨大需求和设备的短缺，目前缺少足以满足当前需要的设备和系统设计。然而，设计新型的影像引导系统往往涉及庞大的诊断设备，其空间需求大且移动性差。影像设备设计的最佳的例子是介入放射学的设计，包括造影系统或导管室，医师可以获得可视化信息。

照明

照明主要包括两大部分：固定设备和控制系统。两部分均是整个系统正确工作所必需的。如同外科无影灯，规定控制系统和特

殊固定设备可以在不同手术室间移动，并能防止工作人员疲劳和失误，并且易于维护（图12.4）。

照明光源最重要的两个特性是色调和亮度。对于头灯，目前一般采用荧光灯，因为其寿命长，易于调光和具有稳定的色调。并且荧光灯从每瓦电力产生的流明上来说是最有效的光源。然而，5 年后 LED 灯将成为有竞争力的设备。

总的来说，安装、清洁和设备维护均需要在手术室内提供明亮和持续的灯光，荧光灯作为头灯可良好照明。室内照明荧光灯普遍的设计都涉及在术中特定任务中给予较小、局限区域照明。当所有灯光打开后，可获得统一的、总的室内光亮。调光系统选择灯组调暗至最大亮度 10% 时，无明显灯光闪烁和颜色变化。这能支持影像引导或介入操作的信息荧屏显示可最低亮度下完成。降低手术室内亮度不仅减少了闪烁，而且有助于突出屏幕所显示的信息细节和色彩。

在进行操作和外科手术时，室内的工作人员通常围成圈。因此持续低强度的光需要照亮整个房间，保证操作过程中无意外发生是非常重要的。此外，同样需要对某一特定区域照明，支持手术设备、准备仪器和支持设备的组装和完成。理想的做法是，总体照明可设置一个亮度足够的点状照明支持以上的功能，且亮度要强于室内亮度。手术室天花板的任务灯应具备控制开关，可以方便对相应区域内的麻醉师、内科医师准备台、护士操作台的照明或影像操作台进行控制[9,10]。

对于操作区域本身的灯光来说，灯光不仅需要单纯可调节，而且需要能够在设置和操作模式上提前设置。这使得照明程序之间的切换快速，能提供不同手术室之间日常稳定的工作环境。程序上应包括总体照明和目标区域特殊照明。关键区域的照明和设备需要安装应急电源，以保证在停电时不受影响继续手术操作。设计上，在普通情况下和使用应急电源情况下的照明和控制应具有统一性[11,12]。

对于新的介入环境来说，比如 MRI 引导，电力和照明的考虑更为复杂。在高磁场中对于工作环境的照明，目前市场上可获得过滤性、可调光的 LED 照明系统。光学纤维转换网络和 RF 屏蔽直光学纤维监视器对于 MRI 是必要的。

无菌工作环境

清洁工作环境标准设计需要空气层流供应和 HEPA 过滤系统以清洁空气和清除大多数微粒物质[13]。层流系统基于一种特殊的装于室内天花板的空气扩散器经非除尘帘将空气垂直吹向地板并经过手术床（图 12.4），然后将空气水平吹向室内角落。为保证有效性，空气扩散器有效工作面积需为大于工作区域 2ft^2 的环形区域。手术室需要大量的空气，设备的标准为每小时空气循环 20 次。系统的设计必须注意控制空气流通的速率和降低噪声。系统产生的白噪声如果没有合理的大小或平衡的情况下将掩盖工作人员的声音。位于天花板的大漫射体、总体和局部的照明、多屏显示屏均应与影像设备相协调。手术人员工作位置也应方便，且与显示屏视角相联系。

其他设计难题在于处理设备控制和热负荷。在最大可能的程度上，设备应独立于操作空间，处于空调间内。机房的进入通道还应避免影响操作空间。对于设备和操作空间，设计者需要明确的是设备热负荷会随着时间发生巨大的变化。成像系统停机时处于低功率状态，而使用时则产生巨大热负荷。负荷负载在每个房间内均不一致，所以控制系统的区域应独立。

影像和影像后处理

诊断用影像图片是放射检查设备的主要输

出数据，如 MRI、CT、PET/CT 和 C 臂 CT。根据不同设备的使用方式，必须注意信号显示和传输途径，并保证其质量和持续性。最简单的方法是使用设备生产商提供的显示链，而一般不在室内设路径。专用传输链向放射学工作人员提供可视信号，该信号作为校准图像，用于比较所有操作室内图像显示。

影像储存和 PACS 系统在介入单元中具有双重作用。该系统将收集的诊断信息计算后传输至操作室用于引导系统或作为影像引导操作中的参考信息。PACS 同样具有记录手术操作医疗信息的作用。因此在该环境中，PACS 交互是双通路交叉系统，提供由其他模态归档的图像，并能储存手术过程及最终影像。PACS 系统产生的图像与标准诊断用图像在质量上相同。

获得的影像一旦以原来的格式被显示和储存于 PACS 系统，即可传输至影像引导系统的独立诊断显示屏，并以不同规格显示[14]。因此，需要能在 PACS 内设置影像图像并传输至任何路径，且能保持图像的平衡和保真度。大量影像系统数据集被处理后传输入显示器或成为 3D 影像，成为治疗计划的制订和术前诊断工作的重要部分。这些计算机通常为独立的工作站，根据它们支持的诊断工具而具备不同的显示系统。介入工作站常具备对常规影像重新处理的能力，处理后的影像有助于解决解剖问题或一些视觉上模糊的影像。独立而持续的影像处理能力非常重要。最好的处理方式为：信息从控制室传出（图 12.6），最后展示于床旁或任意的手术操作室的屏幕。

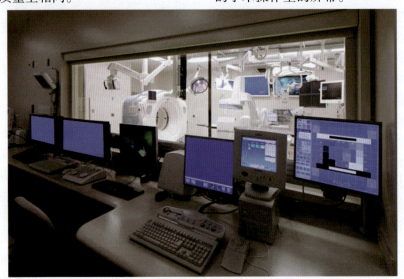

图 12.6　血管造影/ CT 手术室。一个先进的图像引导操作室需要各种不同的显示器是其亮点。需要有 PACS 显示器（左）、后处理图像的吊臂显示器（右）和患者信息显示屏。因为治疗的感兴趣区需要移动，聚光灯也需要为可移动式（照片由 John Bartelstone 摄影）。

可视信息的处理

引导操作的影像信息必要时需在多地点显示，以便所有工作人员知悉手术实时情况[15-17]。理想上来说，需要有一个较大显示屏，可被全体工作人员看见，提供必要的患者相关数据和信息。这样一个"情况墙"应显示每位患者重要的背景信息，诸如过敏史、简要病史和患者重要实时生命体征。系统利用医院系统内的大数据，能提示工作人员标准的信息，以便监测患者情况，并安排治疗计划和工作流程（图 12.7）。

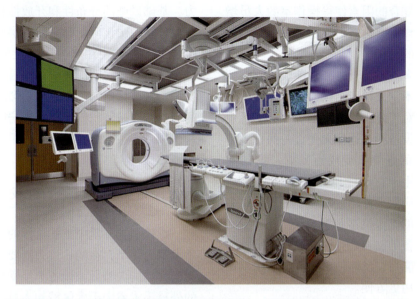

图 12.7　总控制室。整个诊疗过程必须从总控制室中可见。必须为影像技师和介入医师，也包括麻醉医师和医学物理师提供工作空间。在两个或多个操作间之间共享一个总控制室，可以减少对人员和设备的需求。在设计总控制室时，确保患者在操作室里看不到相邻的操作室（图片来源：**John Bartelstone** 摄影）。

现代介入环境中显示的实时或近乎实时的影像，不仅包括放射学图像，也包括传输自天花板、手术室监控和腹腔镜摄像头的图像。因此，监视屏所能支持的影像格式应全面。同样也需要具备远程可视的入路，为参观的医师和实习医师提供服务。最佳的布置方式是单屏用于提示工作影像，同时多屏围绕患者。医师需获取显示屏上的细节，所以最佳的可视工作距离要短于看电视的距离。保持工作时眼到手、眼到显示屏的距离恒定，维持统一的显示屏至工作区域的照明亮度，对于缓解不同光照引起视觉疲劳和紧张十分重要。

图像显示

图像显示的分辨率已经得到迅速提高。1080P 高清显示屏已成为目前设备的标准，其在图像显示质量上有巨大的升级，超过之前手术室内 PC 显示水平。视频显示和其他工作用影像技术正被移植至目前的标准，在不久的将来消费市场上的 3D 电视显示系统很有可能被引入影像引导手术室，以显示处理后的 3D 放射学影像。甚至在使用 3D 眼镜的情况下，该系统有助于实现虚拟和真实影像的重叠（在联合注册软件下更为完美）。不使用 3D 眼镜的情况下，依然可以使用 3D 显示，目前只需要等待图像分辨率的提升和费用的降低。

显示屏放置位置的设计主要根据其大小和合理的观察距离。悬架式显示屏一般小于墙挂式显示屏，但两者的分辨率和屏幕高宽比相同（图 12.6）。信号由各设备发出并经最佳预处理后形成标准兼容性的高清图像，并可转至视频系统。考虑到设备会从一个房间移到另外一个房间，在转换系统中使用标准信号使得传输不同系统图像和在不同设备中显示更为方便。复合型操作包括多种治疗方式和多专家同时完成的模式，其中一个例子是，使用导管或腹腔镜控制和保护连接装置以加强肿瘤消融。另一个例子是联合超声内镜和 CT 引导，为实时支气管镜操作提供影像参考。复合的因素使得操作室的人员增加，因此同样需要更多的显示屏和信息以协助同时进行的操作。

因为大多数图像设备和诊断设备都得到了发展，手术室大小和结构已有专业性的理论，但目前对于介入手术室影像硬件仍无定论。独立的设备和为达到无菌设备而扩大的工作区域中的电缆长度成为需要考虑的问题。这就产生了在设计和功能方面的难题，需要设备供应商去处理。电缆一般连接许多交叉结合部的影像机器和手术床。控制空间的大小或设备的储存地点比邻操作间等，使得电缆尽可能短，从而使工作人员和辅助设备材料的使用更方便。

一些即将发生的改变将会极大地影响该领域。未来使用的光学纤维电缆使得直纤维电设备和纤维转换器电阻降低，提高带宽和室间联系。遥控机器人的远程外科方法将会用于解决在较小扫描仪孔圈内工作的难题，降低人员辐射暴露和增加操作的准确性。这种"非接触"性的控制器，与消费市场上的视频游戏类似，将会在未来被应用，在控制设备产生信息和图像的同时保证无菌。

设备噪声和声学

由于手术室的可清洗需求，存在许多硬金属表面，而其对声音的反射和放大作用，以及在无菌环境中的噪声需被折中处理。来自系统和设备的噪声可通过减少声源被最小化。设备的设计目的是维持舒适的工作空间，因而通过抛光面和材料来控制噪声的能力被限制。房间之间的墙、房间与走廊间的门需能强力隔声。对于噪声制造设备，如MRI磁线圈可以产生60dB的噪声（地铁的噪声），其放置房间墙体需要特殊的结构，以免打扰比邻房间的工作人员。

磁设备和射频设备需要屏蔽和放射防护，就要求连续性和封闭性，这又和墙内电力、基础设施的分布性和开放性相矛盾。因此设计在解决该问题时采用多层墙体，而屏蔽装置可先安装在墙内中心且能被方便检查。然后每个房间的布线和布管可在房间内安装。这些墙内的独立式隔层会增加房间之间的声音衰减。我们希望未来房间内的设备和工作系统会升级，使噪声不干扰比邻房间的操作。

大型设备和移动设备的挑战

影像引导环境中工作流程的挑战在传统手术室内是不存在的，过去需要将患者送至无法移动的大型影像设备上接受检查。传统的外科手术室中手术区域和人员一般都位于房间的中央。与此不同的是，介入治疗区域一般罕见位于房间中心，而患者和治疗区域经常靠近影像设备。对于经皮治疗，工作位点可在影像设备的中心；而对于插管治疗，可有一定距离。根据操作的情况，患者可在影像设备中进出，患者的位置调整也需要工作人员位置的移动。位置处理最困难的是麻醉组，麻醉医师位于患者的两端，麻醉设备同时连接患者和电源。在有些房间内，麻醉的电源需要多点安置，这样可以支持不同手术操作的变化。

工作区域的扩大导致设备具有多个工作位点的选择，这就需要我们提供多个备用的电源和基础设施，而这些在标准的手术室中是不需要的。一旦最佳的手术麻醉设置地点选定，相关的布线和管道处理就需及时处理。包括维持与布线电缆的连接，以使电缆不经过无菌区域和工作区域。如此的布线也使得图像伪影减少。布线原则还需考虑减少手动处理，以减少影响。

其他许多设备是多操作间共用的，比如消融仪、超声仪和C臂机。这些可移动的治疗和影像设备需要停放区域，其在房间内的位置需不妨碍道路。外科手术室的悬挂式显示屏一定程度上解决了问题。固定设备制造商需要提供共用基础设施及其连接空间，以支持辅助设备，所以它不需要连接到墙壁。

患者体验

患者体验的质量或者医院"友好性"的元素在设计新设备中成为重要成分。对优质医疗的期望，也带来对高品质个人护理的期望。设计合理的工作环境能更有效地使这种期望被满足，从而取得更好和更稳定的疗效。

在患者接受治疗的流程中，术后患者恢复的地点是非常需要重视的设计点。经验表明，越少的担架车和手术床间的搬运，患者越能感到舒适和减少移动产生的并发症。在整个治疗过程中，患者需被保障最大程度的隐私权，并被一名家属或朋友陪伴。患者们可以在隐私地点和工作人员及医师交谈，以增强他们的信心。这些期望的标准配置目前被称为隐私室、封闭性磋商室和探访室[8]。患者期待的照护包括衣物、所属物品的储存，足够的私密空间用来更衣，患者需要离开医院时的准备条件如用于检查外貌的镜子，换衣时的椅子，其他人帮助他们进行这些活动的空间。这些都要在设计中体现。

PACU/复苏室是患者在介入单元中意识清楚时间最长的部分。理想上来说，这些空间在设计时需要坚固的墙壁和门（图12.1）。在这些区域里，患者往往有家属陪伴，并能和他们交流，还有工作人员对其所关心的问题作出回答，这些会谈需要隐私。患者麻醉复苏需要安静且远离噪声，及合适的区域保护其隐私。

其他支持工作必需的附属物

将病理工作直接设计入现代介入手术室是必要的计划。这需要对切片和病理组织快速转送并直接分析。对于报告结果，在手术

室内直接的信息连接也是需要的[15,18]。

中心的无菌耗材和仪器处理设施需要定点放置，向操作室运输材料仅需要推车和电梯。常规需要的设备和急诊需要的设备（如特殊的造影导管）应该被放置在离操作室较近的地方[6]。

规划房间的放置和控制室的分享，使得相似的操作可以完成，从而增加效率和最小化人力及采购成本。同样要考虑高成本移动设备和其他特殊设备的共享。对于复杂的病例，也可进行术中讨论（图12.7）。

离操作室较远的安静的工作空间用来处理术后影像和数据、讨论、打电话，具有同样的重要性。这些区域用以完成伴随日常工作而来的管理性和社会性任务，并避免来自操作室噪声的干扰（图12.6）。

小结

影像引导的手术室的发展以腔镜室/MIS（管理信息系统）和放射介入室的发展为开端。随着大量昂贵和高端的影像设备成为介入手术室的标准配置，简单的操作间演变成介入手术室和如今多模式的介入平台。阻碍发展的的因素包括，许多传统的影像设备公司常误认为耗资发展的、用于特殊目的的影像设备系统的市场已经饱和，而实际上必须继续重视发展核心影像诊断设备市场。治疗应用领域必须解决在这个主要用于诊断环境中如何发挥功能并适应环境的问题。建设、经营和维护的过程要付出高额成本，因此有必要多学科共享。综合性的外科、内镜和影像引导介入手术室，在设计上不仅要能服务住院患者，还要能服务门诊患者。应该选择统一的标准和设备，工作流程、操作间控制和图表信息标准化，以支持各专业间的合作，为新发展的治疗应用提供支持。为了提高效率和降低成本，一些团队已开始设计操作室、建立工作流程。可以在邻近房间内

治疗一些患者，当需要扫描时才将患者运输至中心区域的房间接受大型不可移动影像仪器的扫描。这个领域接下来的发展可能会涉及可移动的、高分辨率的影像设备在手术间穿梭并同时服务于多台手术。目前一个操作间一台机器的模式，会逐渐演变成许多低成本的操作间共用一台机器的模式。

参考文献

[1] Kpodonu J. Hybrid cardiovascular suite：the operating room of the future. J Card Surg. 2010；25（6）：704 – 9.

[2] Sikkink CJ, Reijnen MM, Zeebregts CJ. The creation of the optimal dedicated endovascular suite. Eur J Vasc Endovasc Surg. 2008；35（2）：198 – 204.

[3] Bonatti J, Vassiliades T, Nifong W, Jakob H, Erbel R, Fosse E, et al. How to build a cath – lab operating room. Heart Surg Forum. 2007；10（4）：E344 – 8.

[4] Nollert G, Wich S. Planning a cardiovascular hybrid operating room：the technical point of view. Heart Surg Forum. 2009；12（3）：E125 – 30.

[5] Hudorovic N, Rogan SA, Lovricevic I, Zovak M, Schmidt S. The vascular hybrid room – operating room of the future. Acta Clin Croat. 2010；49（3）：289 – 98.

[6] Matern U, Koneczny S. Safety, hazards and ergonomics in the operating room. Surg Endosc. 2007；21（11）：1965 – 9.

[7] Facilities Guideline Institute. Guidelines for design and construction of health care facilities. Dallas：FGI；2010.

[8] Fillinger MF, Weaver JB. Imaging equipment and techniques for optimal intraoperative imaging during endovascular interventions. Semin Vasc Surg. 1999；12（4）：315 – 26.

[9] Surgical lights. An illuminating look at the LED marketplace. Health Devices. 2010；39（11）：390 – 402.

[10] Hadjipanayis CG, Jiang H, Roberts DW, Yang L. Current and future clinical applications for optical imaging of cancer：from intraoperative surgical guidance to cancer screening. Semin Oncol. 2011；38（1）：109 – 18.

[11] Riley RH. Power failure to a tertiary hospital's operating suite. Anaesth Intensive Care. 2010；38（4）：785.

[12] Eichhorn JH, Hessel EA. Electrical power failure in the operating room：a neglected topic in anesthesia safety. Anesth Analg. 2010；110（6）：1519 – 21.

[13] Dalstrom DJ, Venkatarayappa I, Manternach AL, Palcic MS, Heyse BA, Prayson MJ. Time – dependent contamination of opened sterile operating – room trays. J Bone Joint Surg Am. 2008；90（5）：1022 – 5.

[14] Lemke HU, Berliner L. PACS for surgery and interventional radiology：features of a therapy imaging and model management system（TIMMS）. Eur J Radiol. 2011；78（2）：239 – 42.

[15] Kranzfelder M, Schneider A, Gillen S, Feussner H. New technologies for information retrieval to achieve situational awareness and higher patient safety in the surgical operating room：the MRI institutional approach and review of the literature. Surg Endosc. 2011；25（3）：696 – 705.

[16] Balust J, Macario A. Can anesthesia information management systems improve quality in the surgical suite? Curr Opin Anaesthesiol. 2009；22（2）：215 – 22.

[17] Seim AR, Sandberg WS. Shaping the operating room and perioperative systems of the future：innovating for improved competitiveness. Curr Opin Anaesthesiol. 2010；23（6）：765 – 71.

[18] Tamariz F, Merrell R, Popescu I, Onisor D, Flerov Y, Boanca C, et al. Design and implementation of a webbased system for intraoperative consultation. World J Surg. 2009；33（3）：448 – 54.

第 13 章　肿瘤介入治疗影像：超声

Luigi Solbiati and Tania Tondolo

晃明团队　翻译　吴安乐　校审

[摘要] 超声检查和超声造影检查在影像引导治疗的每一步都扮演着重要的角色。事实上，超声成像技术被广泛应用于经皮消融治疗中，它可以对消融设备的进针情况实时成像并监控治疗过程，而且没有电离辐射。

超声造影根据图像强化的特点，可以用来诊断局灶性病变。这些病灶与典型的增强 CT 和 MRI 图像有类似的强化方式。与 CT 和 MRI 比较，超声造影存在每次只能检查一个病灶的局限性，但是它具有实时成像的优势。超声造影通常被应用于射频消融前发现并评估病变的特性，消融前计划的制订，消融过程中目标的定位（特别是对于解剖位置比较困难或比较小的病变）和监控，消融后即刻对病灶坏死范围作出正确评估，尽可能发现肿瘤的残留灶。

当进行实时超声 – CT/MRI 融合成像（或"虚拟导航"）时，超声造影也可以进行 B 超检查：实时超声与先前获得的增强 CT 或 MRI 扫描多平面重建图像整合并传到超声设备上。

总之，可以通过超声引导进行病变和器官的介入治疗，超声造影在治疗的不同阶段都是很有价值的手段。当运用增强 CT 或 MRI 进行随访存在禁忌或不能决定时，可以用超声造影做随访方案。

肿瘤介入的影像首先考虑的要素不同于诊断所需的影像。患者接受介入诊疗之前，往往已经拍摄了基本的、高质量的诊断图像。就介入诊疗过程而言，受肿瘤兴趣区范围所限，分辨率低的影像有时也是可以接受

L. Solbiati (✉)
Department of Diagnostic Imaging and Interventional On-cologic Radiology, General Hospital of Busto Arsizio, Busto Arsizio, VA, Italy
e – mail: lusolbia@ tin. it

T. Tondolo
Department of Biomedical Sciences and Technologies, Section of Radiological Science, School of Medicine, University of Milan, Milan, MI, Italy
e – mail: tania. tondolo@ gmail. com

的。但是，必须有一个良好的设备，它既容易接近患者使用，又能实时成像、高精度导航、治疗成像反馈（较好的实时性）和低辐射剂量。在这个过程中，超声和超声造影在影像引导治疗过程的每一步都扮演了很重要的角色：（1）诊疗前计划的制订；（2）治疗过程中目标的定位；（3）治疗过程中监测（评估由治疗引起的组织变化）和控制（治疗过程中调节）；（4）治疗后评估[1]。

诊疗前计划

制订诊疗前计划的主要目的是评估治疗方案是否确切、技术上是否可行、到达靶区的方法是否最优，以及肿瘤周围是否

有潜在危险的结构。为了获取这些信息，需要高质量的诊断图像，大部分需要解剖图像（超声，CT，MRI），偶尔也需要功能成像（PET，SPECT）。多排螺旋增强CT和动态钆增强MRI可以有效地进行肝脏和肝外肿瘤侵犯程度分期，而且使用肝胆管和网状内皮系统的特异性MR对比剂，对于特定患者很有帮助，可以最大程度发现肿瘤[2]。虽然FDG-PET/CT对于直径小于1cm肿瘤的敏感性显著下降，但是它对于术前评估转移瘤的情况是特别重要的。未增强的B超广泛应用于腹部疾病检查，一般不会用于介入诊疗前计划的制订，主要是由于其自身的局限性：图像的质量与患者的体位和肠胀气相关，多数情况下（如肥胖，潜在的弥漫性肺实质病变，既往诊疗史影响器官结构）发现小病灶不够敏感，图像的精度受局部结节的特性所限，视野受到大器官内肿瘤的分期限制和与检查者本身相关[3]。彩色多普勒超声的作用也是有限的，主要是因为它不能在组织层面阐明血流特点。

超声增强检查能比B超或彩色多普勒超声提供更多的关于发现和定性病变的信息，可被应用于一些特殊的介入诊疗前计划的制订。二代微气泡对比剂由于气泡表面存在弹性，使其具有较高的声波反射能力和持久性（4~5分钟），而且限制微气泡破裂的声频发射力非常低。这种声频发射力由大多数超声公司提供的特殊超声造影剂软件系统提供。这些系统是建立在宽带超声回声原则的基础上的，允许使用最优对比剂和实时持续模式的空间分辨率使微气泡显示增大，在血管的全部时相既显示宏观循环图像（血管图像）又显示微观循环（组织弥散图像）图像，消除了无运动的静态组织信号干扰，发挥了彩色多普勒超声的人工特性[4,5]。此外，超声对比剂是无毒的，易使用，患者耐受性好，无论在介入诊疗前还是在过程中，均可以安全地重复注射。

超声造影检查可以用来诊断局灶病变，其强化方式与典型的CT或MRI增强检查有类似的表现（图13.1和13.2）。与CT和MRI相比，超声造影的局限性是每次只能检查一个病灶，它的优势是可以对每一个病灶进行实时研究，即刻获取每一个病灶的强化特点。此外，超声造影检查对于发现1cm以下的病灶（特别对于肝脏的富血供转移病灶）比B超检查有更高的敏感性，至少可与CT媲美[5,6]。所以，除了增强CT或MRI以外，在操作前的诊断检查中，特别是选择超声作为诊断模式来引导介入操作时，超声造影是非常有意义的选择[4,6-9]：

——治疗的实际病灶数量和大小，包括代表着肿瘤生长最活跃的肿瘤周围血管床（图13.2）。

——强化程度和坏死面积，便于在治疗结束后对比治疗前后的情况（图13.3b）。

——肿瘤的边缘，主要是包膜下和外生型肿瘤，是为了彻底评估肿瘤与其周围结构的关系、选择恰当的治疗策略，降低并发症的风险。

——前期局部治疗的局部肿瘤进展或残留区域的随访。

通过实时容积（4D）检查可以进行诊疗前计划的制订（每个肿瘤治疗所需的器械数量，每个治疗器械的目标路径和连续重复治疗量的制订）[10,11]，近来更多的是应用超声-CT/MRI实时融合成像[12-16]。这些系统（所谓的虚拟导航系统）与实时超声联合，后者与先前所做的增强CT或MRI容积扫描多平面重建图像整合后，共同传到超声设备上。通过检测超声和CT或MRI上解剖位置标记而获得的联合配准由电磁示踪系统提供，它包括磁场发射器固定于手术床上和电磁传感器（应用于超声波探头上和消融器上）。超声探头的位置和方向是由发射器决定的，生成实时与超声-CT/MRI匹配的图像。进行介入操作之前，预估的穿刺设备进针路径和模拟的治疗范围根据预计消融区域的不同大小和形态而定，而后者由各种消融器绘制所得，并叠加于实时 CT/MRI 扫描上，从而模拟针的位置和潜在的消融范围。当整块肿瘤需要使用单个消融器进行反复重叠治疗或多针穿刺置入同时治疗时，这点是非常重要的（图 13.4）。

在诊疗前计划制订的过程中，通过 B 超检查不能发现直径小的或解剖位置困难的靶病灶时，实时超声 – CT/MRI 融合成像有利于发现病变，随后进行"目标性"的超声造影，可以在治疗前进一步明确上述病灶的特性。

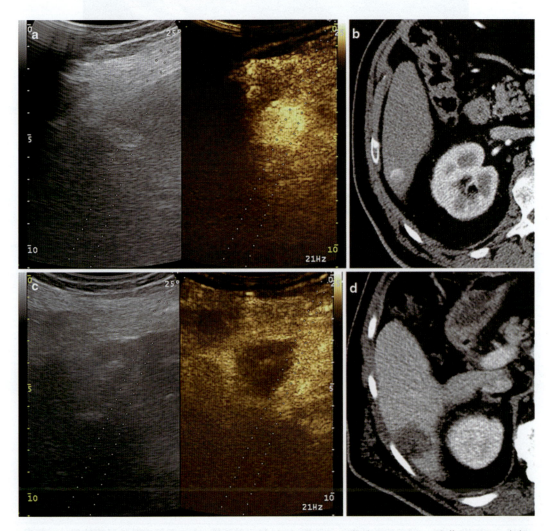

图 13.1　小肝癌，包膜下肝细胞癌（HCC），位于肝Ⅵ段。B 型超声（a，左），结节不可见；在超声造影的动脉期（a，右），显示了 HCC 典型的早期、明显和均匀强化特点。（b）在多层螺旋 CT 扫描的动脉期，结节清晰可见。（c）在取出微波消融天线 6 分钟后，治疗区内仍有少数气泡存在。坏死的实际容积不能在 B 超（左）上明确体现，而在超声造影（右）的门静脉期清晰可见。24 小时后 CT 扫描随访显示大小较前略大（d）。

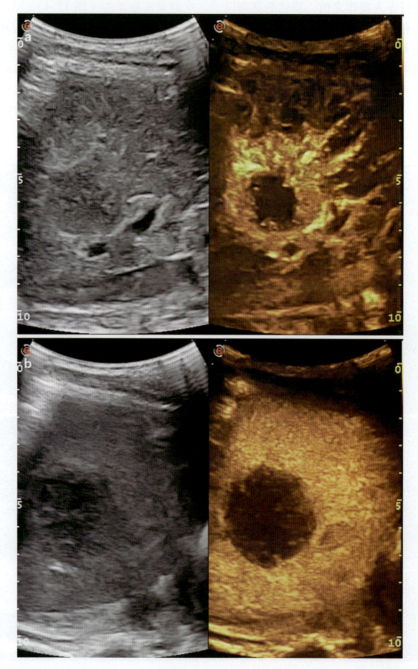

图 13.2　B 超（左）、超声造影（右）动脉期（a）和门静脉期（b）示肝右叶结肠癌转移灶。超声造影显示外周富血管性晕圈（从动脉期到门静脉期回声减低）和中央坏死区，在两个时期均无增强。

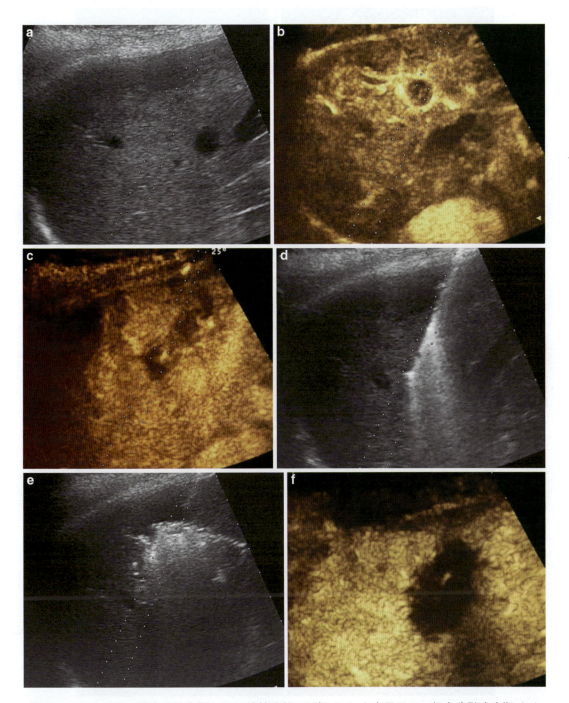

图 13. 3　肝右叶乳腺癌来源的直径 1. 5cm 的转移灶。B 超（a）上未见显示；超声造影动脉期（b）清晰可见，边缘环形强化，中心区域由于坏死而无强化。超声造影（c）门静脉期实时调整微波探针的位置，但是需要切换回 B 超模式，以利于插入探针可见。（d）能量蓄积开始 6 分钟后，由于产生的气泡覆盖治疗区（e），可见一个大的强回声"云团"；为了避免过度评估凝固性坏死的实际体积，使其在超声造影的门静脉期得到很好的评价，需要持续 7 分钟后退出探针（f）。

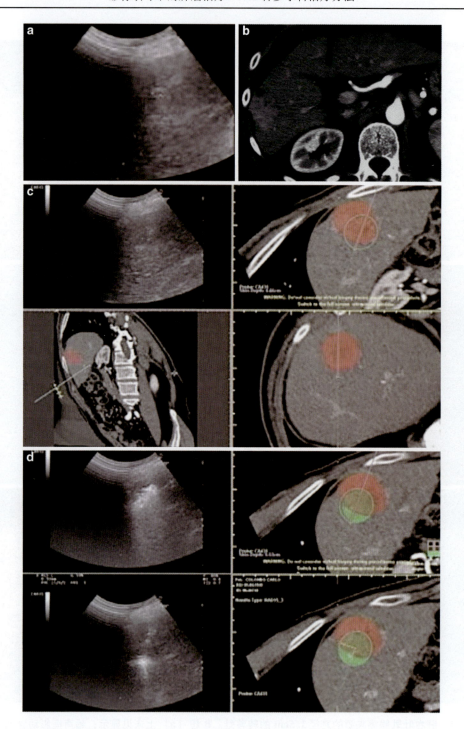

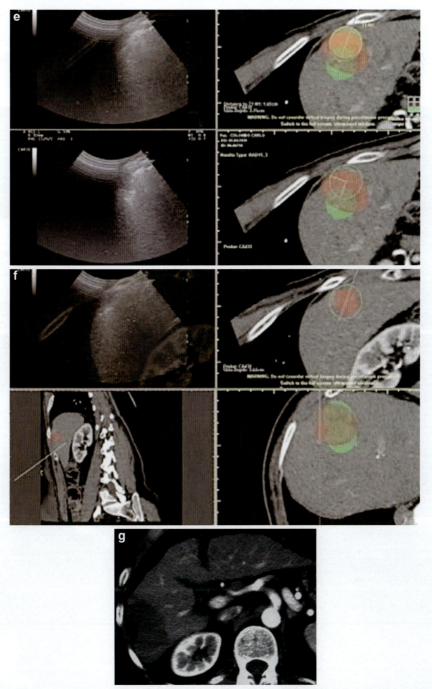

图 13.4　肝右叶大的、包膜下 HCC。B 超（a）未见病灶显示，多排螺旋 CT 扫描动脉期（b）清晰可见。由于肿块体积大，采用单循环头端冷却射频电极多次插入消融治疗，使用实时超声 – CT 融合成像（c ~ f）。借助 CT 扫描显示的"虚拟针道"，根据诊疗过程中电极预估的消融区域的大小，进行多针穿刺。用绿色圆形所表示的每一次穿刺所获取的消融范围，重叠在较大的红色所示的肿物上。当重叠的绿色圆形覆盖整个红色肿块时，停止消融。在治疗过程中，超声（c ~ f 左侧）不能被用于多针穿刺引导，因为消融产生的气泡的"云团"会使整个肿瘤完全看不见。（g）24 小时 随访 CT 显示完整的消融。取得的凝固性坏死的范围大于原始 HCC 的范围。

术中定位

　　由于它的普遍使用性、易携带、使用方便和成本低，超声成为介入治疗引导最常用的成像方式。快速和容易的实时电极定位可视化是超声的一个特征，相对而言在 CT 和 MRI 环境下进行同样的程序是烦琐的（图 13.3d 和 13.5）。

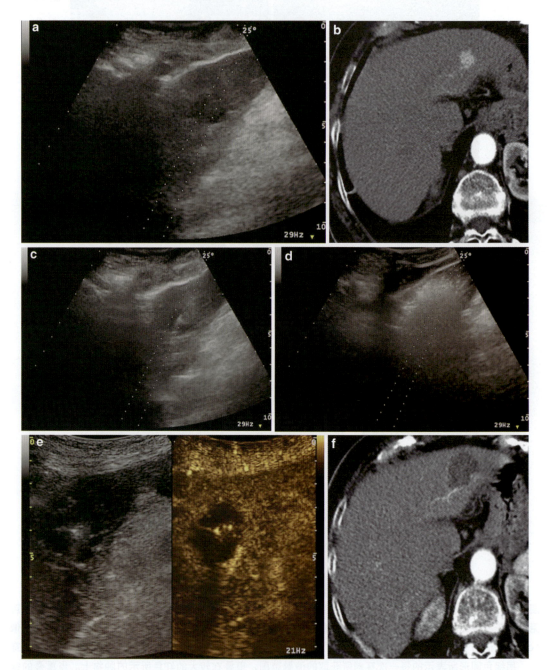

　　图 13.5　B 超（a）和增强 CT 动脉期（b）可见肝左叶 1.9cm 大小的 HCC，运用超声精确引导（c）。消融过程中，超声可见广泛的气泡"云团"（d）。能量沉积结束后几分钟，超声造影显示完全消融（e），坏死的体积大于治疗前 HCC 的体积，24 小时后经增强 CT 扫描得到确认（f）。

在治疗开始前，超声造影作为介入诊疗过程的初始步骤，在麻醉和镇静的状态下，通常需要重复进行，目的是确定病变的位置。

在肿瘤体积小、与周围正常组织映衬呈等回声或位于特殊的位置，使用 B 超很难发现肿瘤时，超声造影有利于介入装置通过实时定位，在血管强化期更好地发现病变（如肝癌的动脉期强化和乏血供的转移癌的延迟强化等）[17]（图 13.3c）。在强化的峰值期，由于病变周围正常组织也明显强化，超声造影检查会难于发现病灶，此时切换回大功率常规 B 超模式会更加有用（图 13.3c，d）。

当病变是前期治疗（无论是介入治疗还是外科手术治疗）后局部复发或进展时，超声造影作为引导方式也是非常有用的。因为，对比剂强化的表现是唯一的特征，它可以区分存活的肿瘤与相邻的坏死组织。

当病变特别有挑战性时，由实时超声 – CT/MRI 融合成像所提供的"模拟"装置（电极、天线、冷冻等）可视化可明显有助于治疗过程（图 13.6 和 13.7）。在这些过程中，超声造影可与实时融合成像联合，额外增加操作者的信心[14]。

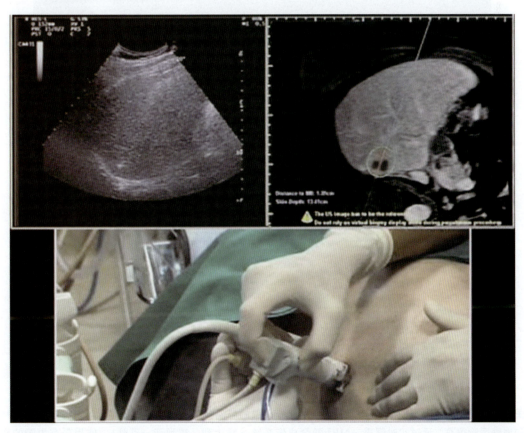

图 13.6　通过实时超声 – CT 融合成像系统（底部），使用"虚拟针"（右上）。位于膈下位置的直肠癌小转移灶，B 超检查未见显示，运用头端冷却射频消融进行精确定位与消融。

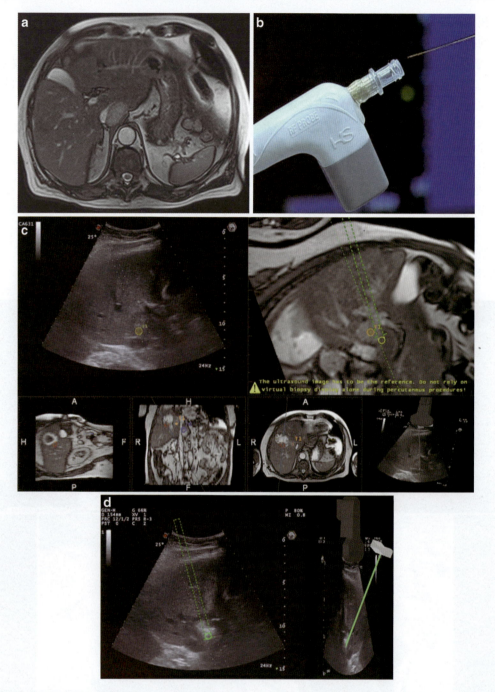

图 13.7　（a）增强 MRI 显示一个 2.5cm 的化疗无效的肺癌转移灶，完全占据尾状叶。考虑其复杂性和消融风险很高，通过实时超声 – MRI 融合成像系统（意大利，热那亚，百胜），使用带有内腔的原型射频电极，微型电磁传感器可以通过内腔安装在探针的头端（意大利，阿普里利亚，HS 医院服务）（b）。通过运用实时超声 – MRI 融合扫描（c）和两个垂直方向的实时超声扫描（d），可见正确的电极路径达到靶区（绿色虚线）和精确的电极头端实时定位（c 图右侧黄色圆圈，d 图左侧绿色圆圈）。

利用超声造影代替 B 超作为介入操作的引导工具，据报道，病灶坏死率从 65% 增加到 94.7%[7]。

术中监控和术后评估

影像引导介入治疗关键的挑战之一是判断在该治疗过程中，当治疗已充分时，明确肿块完全坏死的确切终点。"监测"一词是指在治疗过程中，通过图像来评估治疗所引起的变化。目的是了解"肿瘤已被恰当地治疗，周围的正常结构没有受到过多的影响；然后再考虑必须有效并安全地完成治疗"[1]。另一方面，"控制"意味着在诊疗过程中做出必要的调整。

局部治疗的问题是如何产生足够大的坏死区域与肿瘤组织安全消融范围。周围正常组织要有 0.5 ~ 1cm 的安全消融范围，目的是破坏微侵犯的肿瘤，从而降低局部进展率[18,19]。

血管和组织灌注的评价是区分坏死与残存肿瘤的关键。因此，未增强 B 超，即使是结合彩色多普勒，也不能提供任何可靠的关于介入手术结果的信息，无法区分凝固性坏死与残存的肿瘤。在热消融治疗的过程中，伴随着气泡形成与组织汽化，于 B 超探头头端周围可见逐步增加的高回声"云团"，可持续几分钟。然而，此区域气泡的大小不能用来评估坏死的量，因为它往往超出实际消融的边缘，从而可能导致对实际坏死范围的过度评估（图 13.3e 和 13.5d）。在治疗过程中，使用实时超声 – CT/MRI 融合成像可以对治疗实施恰当的"控制"。设备可即刻复位或修改其功用（如果需要），无须等待气泡吸收后再插入设备（图 13.4）。

对于在超声引导下进行的全部介入诊疗而言，最重要的成像研究表明，完全消融是指在超声造影上所示的任何先前可见的内部强化征象消失（介入治疗结束后 5 ~ 10 分钟形成），其贯穿于被治疗肿瘤的所有范围的全部血管期相[4,18,20-25]（图 13.1c，13.3f 和 13.5e）。残留的未消融肿瘤呈现一个或多个不规则结节，表现为未处理肿瘤的特征性强化方式，而凝固性坏死是无血管强化的（图 13.8）。

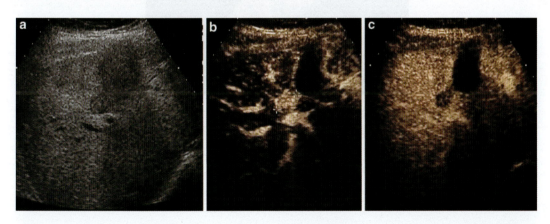

图 13.8　B 超（a）和超声造影（b，c）显示肝右叶的结肠癌转移灶经 15 分钟射频消融后的图像。超声显示消融治疗所产生的气泡征象，但是不能用来评估治疗的完整性（a）。超声造影显示宽的、椭圆形的、不强化的坏死范围，但是也可见（后方）一个圆形的、1.2cm 的结节存在动脉早期明显强化（b）和门静脉期早期消退（b），这代表转移灶的残留和未消融部分。

治疗后无血管强化的坏死灶的体积需要与治疗前的肿瘤的体积比较（图 13.9）。组织与对比信号的同步显示，是治疗病灶的短期与长期随访特殊价值的体现，可以确定消融病灶的内部或外部组织是否存在持续强化的部分。使用实时融合成像，可以把获得的坏死体积与增强 CT 或 MRI 获取的同一病灶治疗前的体积进行精确比较[26]（图 13.10）。与治疗后增强 CT 或 MRI 比较，超声造影对于残留灶发现的敏感性有限（60%～75%），但是，对于处理不完全的肿瘤组织具有很高的特异性（94%～100%）[20-25]。

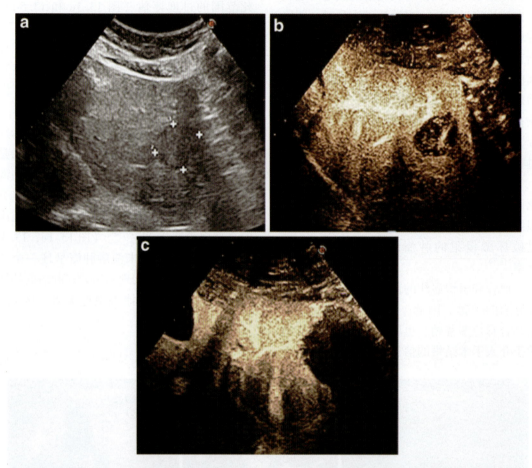

图 13.9　（a）消融前超声扫描可见肝右叶 2.9cm 的结肠癌转移灶。（b）冷循环射频消融治疗后几分钟，超声造影显示凝固性坏死的无血管强化范围，与治疗前转移灶的范围大致相同，因此，不能充分地局部治疗肿瘤。（c）立即进行超声造影引导下再治疗，最后，超声造影显示一个更大的坏死范围，足以证明治疗充分。

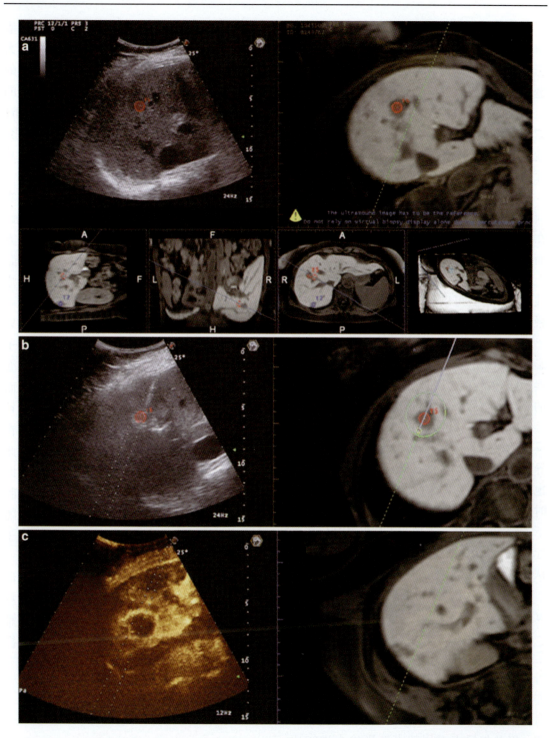

图 13.10　消融前发现小的乳腺癌转移灶（a），借助实时超声 – MRI 融合成像系统（意大利，热那亚，百胜）精确定位靶点（b）。消融后几分钟进行超声造影（c 图，左侧），超声造影显示坏死范围的大小，与 MRI 所示的治疗前转移灶的大小容易进行比较（c 图，右侧），可见广泛的坏死周围"安全晕圈"，明确地提示彻底消融。

对于存在增强或血管强化的可疑肿瘤残留病灶，强烈建议立即进行治疗。在超声造影引导下，同期进行靶点再治疗，至在超声造影上显示完整肿瘤无血管化。事实上，延迟治疗往往是由于技术上难以区分活动性肿瘤与凝固性坏死，且有较高的失败率。超声造影的高对比度和分辨率，有助于减少再治疗的持续时间和提高成功率。

运用超声造影对消融后病灶进行早期（例如第一个 30 天以内）评价时，可见到在坏死区域边缘由于反应性充血而呈现的薄而均匀的强化环，类似于在增强 CT 或 MRI 上的表现。这种周围充血的晕环易被误解为残存的肿瘤，可以通过对比消融后图像与消融前图像以明确。

增强 CT 及 MRI 扫描作为治疗后患者的影像学随访的重要工具，可发现肿瘤局部进展、同一器官或其他器官的新发肿瘤。不幸的是，消融后缺乏即刻的增强检查，并且在接下来的 24～48 小时也不能真实、完全地反应消融效果，不能排除肿瘤组织的残存，导致肿瘤复发。目前，既没有明确的共识，也没有任何循证医学标准来判断如何以及何时应该进行治疗后的影像学监测。一般情况下，影像学检查（主要是 CT 或 MRI）在治疗后 3 个月、6 个月和 12 个月进行，以确认介入治疗成功。

B 超不能用作随访工具，因为它不能区分凝固性坏死区与肿瘤局部进展。

虽然超声造影对这种区分很有帮助，但是，与 CT 和 MRI 相比，它没有足够大的视野来全面探查大的器官，并辨别器官的新病变和已经治疗的病变。然而，它可能有助于对每个病变在治疗后不久便进行超声造影研究，以及与后来运用超声造影检查进行比较。超声造影可以有效地对碘过敏、肾衰或用增强 CT 或 MRI 存在问题的患者进行长期随访。

RECIST 指南[27]对肿瘤反应的评估用于

介入诊疗已经不再充足了，因为坏死和肿瘤大小之间存在差异：完全坏死的肿瘤可能大小保持不变，而肿瘤缩小可能仍然有存活的病灶。三种模式可以提示残留/复发肿瘤的存在：（a）病灶边缘存在结节状强化；（b）消融区域周围的厚壁、不规则的边缘强化；（c）与以前的影像检查比较，消融面积总体增大。

超声造影成像快速，容易操作；允许实时成像，可多角度模式运用于活检/消融；在软组织、肿瘤、囊肿、钙化和血管检查方面具有高的自然对比度的特征。另一方面，CT 也有重要的作用，尤其是对于介入诊疗中透视或超声不能充分引导的病例。

总之，在介入治疗中，B 超虽然是引导治疗的使用最广泛的成像方式，但不能用于诊疗前计划或术中监测和术后随访。在病变和器官的介入治疗中可以运用超声成像，而超声造影有助于作为增强 CT 或 MRI 的补充，可进行术前分期和靶病变血管评估，在困难情况下，可以方便穿刺针调整位置。此外，超声造影特别作为常规成像方式，可即刻评价术后治疗效果，指导残留的未消融肿瘤的即刻再治疗。当运用增强 CT 或 MRI 随访存在禁忌或不能决定时，超声造影可用于随访。

近年来，实时超声 – CT/MRI 融合成像系统已经扮演了一个重要角色（将越来越多地使用），可以精确制订术前计划、疑难病灶的精准定位、术中监测和治疗完整性控制、即刻进行坏死病灶术后评估。

参考文献

[1] Solomon SB, Silverman SG. Imaging in interventional oncology. Radiology. 2010；257：624 –40.

[2] Wiering B, Ruers TJ, Krabbe PF, Dekker HM,

Oyen WJ. Comparison of multiphase CT, FDG – PET and intra – operative ultrasound in patients with colorectal liver metastases selected for surgery. Ann Surg Oncol. 2007; 14 (2): 818 – 26.

[3] Harvey CJ, Albrecht T. Ultrasound of focal liver lesions. Eur Radiol. 2001; 11: 1578 – 93.

[4] Solbiati L, Tonolini M, Cova L, Goldberg SN. The role of contrast – enhanced ultrasound in the detection of focal liver lesions. Eur Radiol. 2001; 11 Suppl 3: E15 – 26.

[5] Lencioni R, Cioni D, Bartolozzi C. Tissue harmonic and contrast – specific imaging: back to gray scale in ultrasound. Eur Radiol. 2002; 12: 151 – 65.

[6] Maruyama H, Takahashi M, Ishibashi H, et al. Ultrasound – guided treatments under low acoustic power contrast harmonic imaging for hepatocellular carcinomas undetected by B – mode ultrasonography. Liver Int. 2009; 29: 708 – 14.

[7] Minami Y, Kudo M, Chung H, et al. Contrast harmonic sonography – guided radiofrequency ablation therapy versus B – mode sonography in hepatocellular carcinoma: prospective randomized controlled trial. AJR Am J Roentgenol. 2007; 188: 489 – 94.

[8] Numata K, Morimoto M, Ogura T, et al. Ablation therapy guided by contrast – enhanced sonography with Sonazoid for hepatocellular carcinoma lesions not detected by conventional sonography. J Ultrasound Med. 2008; 27: 395 – 406.

[9] Chen MH, Wu W, Yang W, et al. The use of contrastenhanced ultrasonography in the selection of patients with hepatocellular carcinoma for radiofrequency ablation therapy. J Ultrasound Med. 2007; 26: 1055 – 63.

[10] Chen MH, Yang W, Yan K, et al. The role of contrastenhanced ultrasound in planning treatment protocols for hepatocellular carcinoma before radiofrequency ablation. Clin Radiol. 2007; 62: 752 – 60.

[11] Luo W, Numata K, Morimoto M, et al. Clinical utility of contrast – enhanced three – dimensional ultrasound imaging with Sonazoid: findings on hepatocellular carcinoma lesions. Eur J Radiol. 2009; 72: 425 – 31.

[12] Hakime A, Deschamps F, De Carvalho EG, Teriitehau C, Auperin A, De Baere T. Clinical evaluation of spatial accuracy of a fusion imaging technique combining previously acquired computed tomography and real – time ultrasound for imaging of liver metastases. Cardiovasc Intervent Radiol. 2011; 34 (2): 338 – 44.

[13] Kawasoe H, Eguchi Y, Mizuta T, et al. Radiofrequency ablation with real – time virtual sonography system for treating hepatocellular carcinoma difficult to detect by ultrasonography. J Clin Biochem Nutr. 2007; 40 (1): 66 – 72.

[14] Liu FY, Yu XL, Liang P, et al. Microwave ablation assisted by a real – time virtual navigation system for hepatocellular carcinoma undetectable by conventional ultrasonography. Eur J Radiol. 2012; 81 (7): 1455 – 9.

[15] Minami Y, Chung H, Kudo M. Radiofrequency ablation of hepatocellular carcinoma: value of virtual CT sonography with magnetic navigation. AJR Am J Roentgenol. 2008; 190 (6): 335 – 41.

[16] Wood BJ, Kruecker J, Abi – Jaoudeh N, et al. Navigation systems for ablation. J Vasc Interv Radiol. 2010; 21 (8 Suppl): S257 – 63.

[17] Claudon M, Cosgrove D, Albrecht T, et al. Guidelines and good clinical practice recommendations for contrast enhanced ultrasound (CEUS) – update 2008. Ultraschall Med. 2008; 29: 28 – 44.

[18] Solbiati L, Tonolini M, Cova L. Monitoring RF ablation. Eur Radiol. 2004; 14 Suppl 8: P34 – 42.

[19] Rhim H, Goldberg SN, Dodd GD, Solbiati L, Lim HK, Tonolini M, Cho OK. Essential techniques for successful radiofrequency thermal ablation of malignant hepatic tumors. Radiographics. 2001; 21: S17 – 31.

[20] Andreana L, Kudo M, Hanataka K, et al. Contrastenhanced ultrasound techniques for guiding

and assessing response to locoregional treatments for hepatocellular carcinoma. Oncology. 2010; 78 Suppl 1: 68 –77.

[21] Kim HJ, Kim TK, Kim PN, et al. Assessment of the therapeutic response of hepatocellular carcinoma treated with transcatheter arterial chemoembolization. Comparison of contrast – enhanced sonography and 3 – phase computed tomography. J Ultrasound Med. 2006; 25: 477 –86.

[22] Miyamoto N, Hiramatsu K, Tsuchiya K, et al. Contrast – enhanced sonography – guided radiofrequency ablation for the local recurrence of previously treated hepatocellular carcinoma undetected by B – mode sonography. J Clin Ultrasound. 2010; 38: 339 –45.

[23] Ricci P, Cantisani V, Drudi F, et al. Is contrastenhanced US alternative to spiral CT in the assessment of treatment outcome of radiofrequency ablation in hepatocellular carcinoma? Ultraschall Med. 2009; 30: 252 –8.

[24] Shiozawa K, Watanabe M, Takayama R, et al. Evaluation of local recurrence after treatment for hepatocellular carcinoma by contrast – enhanced ultrasonography using Sonazoid: comparison with dynamic computed tomography. J Clin Ultrasound. 2010; 38: 182 –9.

[25] Vilana R, Bianchi L, Varela M, BCLC Group, et al. Is microbubble – enhanced ultrasonography sufficient for assessment of response to percutaneous treatment in patients with early hepatocellular carcinoma? Eur Radiol. 2006; 16: 2454 –62.

[26] Kisaka Y, Hirooka M, Koizumi Y, et al. Contrastenhanced sonography with abdominal virtual sonography in monitoring radiofrequency ablation of hepatocellular carcinoma. J Clin Ultrasound. 2010; 38: 138 –44.

[27] Therasse P, Arbuck SG, Eisenhauer EA, et al. New guidelines to evaluate the response to treatment in solid tumors. European Organization for Research and Treatment of Cancer, National Cancer Institute of the United States, National Cancer Institute of Canada. J Natl Cancer Inst. 2000; 92: 205 –16.

第 14 章　肿瘤介入治疗影像：CT

David J. Grand

晁明团队　翻译　吴安乐　校审

[摘要] CT 特别是多排螺旋 CT（MDCT）可快速提供精确的诊断信息，经皮穿刺肿瘤治疗的持续发展需要详尽全面地了解治疗前后的肿瘤 CT 表现。这一章节的目的是让放射科医生熟悉肿瘤诊断的最新技术和经皮治疗的术后评估。

引言

在过去的 20 多年中，CT 使用频繁，成为放射科最基本的工具，多排螺旋 CT 能在 1 分钟内提供几乎每一种器官的快速、精准、无创、毫米以下分辨率的图像。正因为这些原因，除了广泛的适用性和良好的患者耐受性以外，多排螺旋 CT 在多个器官系统（包括肺、肝、肾和骨骼肌肉系统）疾病的诊断、分期和经皮恶性肿瘤治疗中扮演了至关重要的角色。最后，多排螺旋 CT 是判断经皮介入治疗初步成功与否、治疗反应的耐受性、后续介入治疗潜在需要的最常见手段。

诊断

（一）肺

多排螺旋 CT 能革新性地检测原发性支气管肺癌和肺转移瘤。MDCT 检测小癌灶的能力毋庸置疑。众多国家和国际研究均充分强调其功能，使用 MDCT 对无症状、高危患者进行检测，希望能早期发现肿瘤和提高治愈率[1-3]。重要的是，静脉用对比剂对于发现肺实质性疾病不是必需的，尽管其对于描述纵隔内结节性疾病很有帮助。

从实用的角度来说，MDCT 是诊断肺部病灶仅有的临床相关成像方法。超声可以用于引导胸腔肿块的活检，但是，从另一方面来讲，与空气接触产生的声波弥散散射导致超声波是"致盲"的。同时 MRI 受空气的不利影响会出现磁场不均匀。尽管它对胸壁或胸腔肿块也很有用，但是它对肺实质内的病灶无能为力。

尽管灵敏度很高，但是 MDCT 会被其特异性低所困扰[4,5]：偶然发现一些不重要的肺部结节，这些结节是很常见的和令人担忧的，导致（患者产生焦虑）接下来的各项检查和肺部活检。

通过 MDCT 检查发现肺部结节/肿块时，最常见的用来评估是否潜在恶性的标准是大小和生长趋势。结节大于 1cm 且无确切的良性特征（典型钙化征象和/或者肉眼可见的脂肪），通常需要 PET/CT（评价代谢活性）或者经皮穿刺活检。患者的结节小于 1cm 时，通过连续的 MDCT 行随访复查，期望维持 2 年的稳定性。如果在这段期间内观察到结节增大，则需要进行穿刺活

D. J. Grand

Department of Diagnostic Radiology, Warren Alpert School of Medicine, Brown University, Providence, RI, USA

e – mail：dgrand@ lifespan. org

检。费莱舍尔学会已发表了针对肺部结节的具体指南，已获广泛认可[6]。

比较有前景的研究是用动态对比剂增强的方法来量化肺部结节恶性的风险[7]。与我们将要讨论的一样，这项技术可在接下来的经皮治疗中使用；然而，肺部结节的动态增强评估方法并没有得到广泛的认可，并非常规手段。

（二）肝脏

对比剂增强 MDCT 对于发现原发性和转移性肝癌是一个非常好的检查方法。尽管 MRI 有较高的敏感性和特异性，但是 CT 的快速解剖结构覆盖是其无法比拟的，可以在单一的检查中进行综合的影像分期。因为有足够的敏感性，推荐常规使用静脉对比剂。如果静脉对比剂不能使用，MRI 也可推荐，因为它具有较好的软组织对比度。值得注意的是肝脏脂肪变性会降低 MDCT 敏感性[8,9]。

原发性肝脏恶性肿瘤需要动态图像来做正确的评估。至少需要进行对比剂注射前、动脉期和门静脉期图像扫描，延迟期成像也要考虑。肝细胞癌大多富血管，因此，在动脉期图像上更加显著。小病灶和卫星灶在门静脉期不可见[10]。延迟期图像应该认真观察，因为对比剂"快进"和"快出"的特点需特别关注。相比较而言，胆管细胞癌在延迟图像上，具有明显的纤维成分的强化特点[11]。

对于大多数恶性肿瘤的转移性疾病的检查，动态成像是不必要的[12]。病灶在门静脉期最明显，即静脉注射对比剂后 60 ~ 90 秒，因此，单一的时间点足以观察病灶[13]。只有富血管病灶（大多数神经内分泌恶性肿瘤）才需要多期检查，因为来源于这些肿瘤的转移瘤在门静脉期检查中可能无法被发现。

（三）肾脏

由于 MDCT 在很大程度上的广泛使用，

目前大多数肾脏肿块被意外发现。MDCT 已经成为发现和诊断肾脏肿块的影像检查金标准。多中心报告显示通过对比剂多期扫描增加了敏感性，但是，至少需要进行对比剂注射前后成像[15]。肾脏肿块的影像特征比较简单，最直接的分类是把它们分为囊性和实性。

含有肉眼可见脂肪的实性肿块是良性血管平滑肌脂肪瘤。直到有其他证据以前，无肉眼可见脂肪的实性肿块是恶性的。实性肿块、无肉眼可见脂肪且强化的肾脏肿块的鉴别诊断包括：肾细胞癌、嗜酸粒细胞瘤、乏脂性错构瘤。实践中，肾细胞癌和嗜酸粒细胞瘤具有相同的、明确的治疗。乏脂错构瘤在可强化的肾脏肿瘤中数量相对较少，但是，如果不经过穿刺活检病理证实，可能被安全地忽略。如果患者有已知的原发肿瘤，在鉴别诊断中应考虑转移瘤，可行穿刺活检明确。

囊性肾脏病变可依据 Bosniak 标准进行分类。单纯性囊肿边界清晰，CT 值 < 20HU，无分隔及钙化。复杂囊肿含有蛋白碎片或出血，但是无明显强化（CT 值 < 20HU）。薄的、分隔强化和光滑、囊壁钙化常见于囊性病变，不是恶性肿瘤的征象。厚壁或者结节性分隔的，提示可能是囊性肾癌，需要进行随访或穿刺活检。CT 强化值在 10 ~ 20HU 之间的囊性病变的性质不明确，应该行影像学随访。CT 强化值 >20HU 的囊性病变可以被认定为恶性肿瘤[16,17]。

取得了可靠的影像或病理诊断后，MDCT 对于做术前准备是至关重要的。在可能的情况下，应获取同体素图像（x、y、z 轴方向相同的分辨率），以利于多平面重建。这将有利于明确评估邻近重要结构，如肾盂、输尿管和肠管。

MRI 可以极好地发现和诊断肾脏病变，但是，在多数情况下，相对于 MDCT 而言稍逊色。肾脏 MRI 在两种情况下使用最多：

（a）CT 增强不确定的囊性病变的评估；（b）确切地评估出血性或者含蛋白性囊肿的强化情况。

术后影像

术后影像对于即刻确认手术成功和监测疾病复发是至关重要的。放射诊断医生应该正确诊断各种器官系统的病变治疗成功的常见征象，避免假阳性诊断。对于发现肿瘤复发的理想检测模式仍然是不确定的，可能会根据肿瘤的起源而变化。例如，PET/CT 可能是监测结直肠癌肝转移治疗效果的最有效办法，但是对于肝细胞癌却作用不大。尽管 CT 当前仍有未知的方面，但由于它的易操作和广泛应用性，CT 依然是监测治疗反应的最常见工具。肿瘤的类型和不同器官的具体讨论见下文。总体而言，已治疗病灶边缘的结节性强化提示疾病复发。

（一）肺

原发或转移的肺部病灶通过经皮治疗后的评估困难重重，主要是由于常常会出现深层次的周围肺组织结构改变。在治疗后不久的评估中，肺部病变因为热疗区域周围的炎症反应可能出现体积增大[18]。回顾治疗前的影像和治疗中的影像是至关重要的，要避免把这些变化误认为是残留的或复发的病变。空洞也是经皮治疗的一个相当常见的后遗症，治疗部位发病率估计达 14% ~ 52%，通常在第一个月随访治疗中出现。在原发性肺癌、肺气肿和胸膜下病变的患者中，空洞发生的风险更高（图 14.1）。

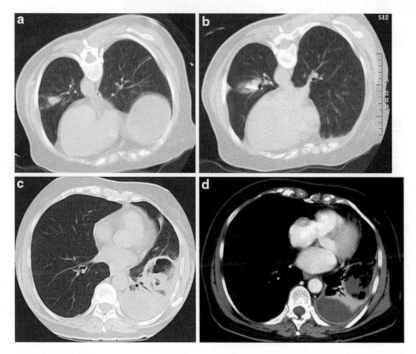

图 14.1 轴位，患者俯卧位，术前（a）和术中（b）图像。右肺下叶肿块。请注意图像上病灶内消融设备的头端（b）。3 个月后轴位随访图像（c，d）显示典型的空洞化改变和少量胸腔积液，没有软组织增强提示肿瘤复发的征象。

随着时间的推移，由于炎症的消退，肺实质的变化渐渐消散，并被瘢痕组织所代替[20]。病变残留或复发的特征包括病灶大小的真正增加或沿病灶边缘的结节状强化[21]。获得多期对比剂强化的影像可能有助于提高信心（图 14.2）。值得注意的是，在前 6 个月的随访治疗中，一个薄的、对称性的边缘强化是常见的良性征象[22]。当然，除了评估消融部位，仔细寻找远处结节/肿块和淋巴结肿大的征象也是至关重要的。

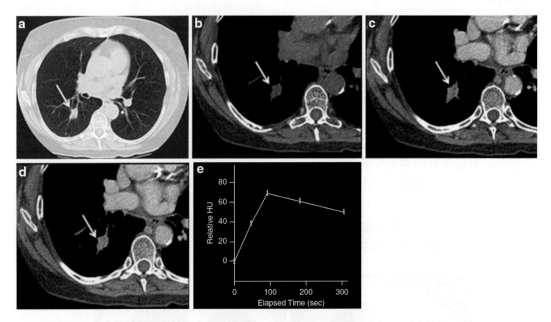

图 14.2　轴位，对比剂注射前（a，b）和动态对比剂增强后影像（c，d），强化曲线图（e）。明显的强化（大于 20HU）提示肿瘤残留。

（二）肝脏

经皮治疗后出现的复发可以归为以下 3 种类型：肝内局部复发、肝内转移和肝外转移。肝内局部复发将在这里讨论，因为鉴别肝内局部复发和正常的治疗后变化是最具挑战性的。如果治疗的病灶是动脉期早期强化（如肝细胞癌等），那么，紧接着应该进行三期增强 CT 扫描。否则，门静脉期 CT 就足够了[23]。Meta 分析表明，治疗部位局部肿瘤进展的发病率在 2%～60%，最常发生在治疗后 6～12 个月内[24]。

与肺和肾脏相比，有两种不同的经皮治疗肝脏肿瘤的方法：肝动脉化疗栓塞（TACE）和消融。虽然这两项技术需要简明地、单独地讨论，但是，从根本上说，治疗以后复发病灶的表现是相同的，呈现残留结节灶强化。

TACE 术利用肝脏肿瘤由肝动脉供血而不是由门静脉系统供血的特点。最常见的做法是将化疗药物与碘油混合后，注射进入特定的肝肿瘤滋养动脉。与系统性静脉给药相比，提高了局部化疗药物浓度。栓塞剂可以（也可以不使用）用于减少肝动脉肿瘤支的血供。仔细观察对比剂注射前的影像与术后影像是非常关键的，因为碘油在 CT 上呈现高密度，从而会影响到残存病灶增强的表现[25]。目前，经动脉栓塞治疗也可以运用加载化疗药物的栓塞微球或钇 90 进行栓塞，后者具有较高的局部辐射剂量。这些方法不应用碘油，病灶的活性可以再次由残留灶增强判断。

已有的经皮消融经验推荐：对于疑似肿瘤边缘的 0.5～1cm 范围内的正常组织进行消融[26]。然而，此法如在肺里进行，会造成消融缺陷，即消融范围大于治疗病灶本身。治疗后的（坏死的）肝组织不强化；然而，由热凝固所产生的"碎片"会密集出现。这些碎片通常会出现在消融区域的中心，相比较结节而言，它没有固定形态；在此混淆的情况下，进行多期增强扫描可以弥补增强的缺陷（图 14.3）。

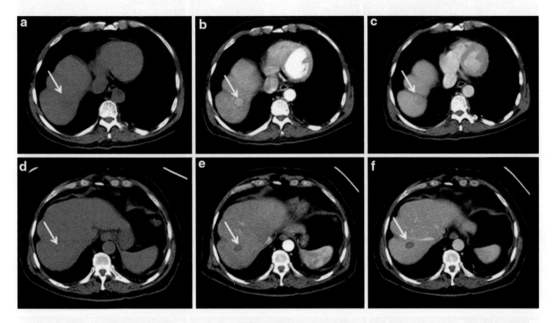

图 14.3 治疗前轴位 CT 平扫图像（a）、动脉期图像（b）和静脉期图像（c）。请注意动脉期明显强化、延迟期对比剂冲刷的征象，提示原发性肝细胞癌。相应的治疗后图像（d～f）显示消融部位稍高密度影，无强化征象，符合肿瘤彻底坏死征象。

局部复发是根据病灶呈结节状、伴晕圈或者总体增大等描述特征来鉴别的。结节状征象表现为一个新发、局灶肿块，突出于消融边缘。晕圈征象表现为消融区域边缘的、可识别的组织边缘，与肝组织或消融区域自身强化不同。肿瘤总体增大是指肿瘤尺寸的全面增大，应考虑到在首次随访扫描时，消融区域预计比最初的肿瘤范围大[27]。

当然，全面评估肝内的远处复发（肝内转移）和胸、腹和骨盆等处肝外转移灶也是至关重要的。最后，应该注意的是 CT 对于经皮治疗后的局部复发灶的检测性能是不完美的，其他的方法（如 MRI，PET/CT）或许会更有优势，这有赖于初始肿瘤的类型。例如，MRI 就是一种极好的检查方法，除了能发现卫星灶以外，还可以发现 HCC 复发灶。

（三）肾脏

肾脏病变消融术后的随访至少需要注射对比剂前、后的影像。在未行对比剂增强的图像上，肾脏病变消融后密度比正常肾组织明显减低；然而，这些病灶不强化。如先前所讨论的，消融区域往往呈现比初始病灶增大的表现，随着时间推移，尺寸逐渐变小。肾周积液是消融后常见的良性表现[28]。

就肝脏而言，怀疑局部复发的征象包括消融区域边缘的典型的结节状或新月形强化（图 14.4 和 14.5）[29]。肾脏治疗后的一个独特影像是存在"晕环"征表现，高达 75% 的患者可发生：在消融部位，由一薄层、边缘光滑的软组织环绕，可见脂肪构成[30]。这些不应被误认为肿瘤复发或（更常见）肾脏血管平滑肌瘤。应特别注意患侧或对侧肾脏的异时性病变的鉴别。

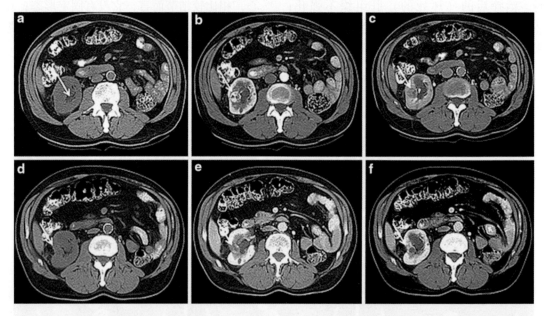

图14.4 术前影像学检查。CT 平扫（a），动脉期（b）和延迟期显示右肾中极强化的肿块。相应的治疗后图像显示，无强化残留征象，提示极好的治疗效果。

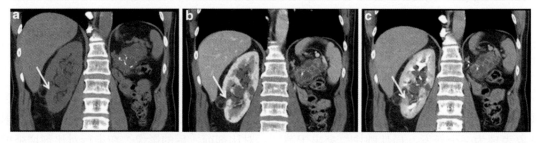

图14.5 同一患者 2 年后冠状位随访图像。CT 平扫（a）、动脉期（b）和延迟期（c）显示，在消融部位内侧缘结节状强化，符合肿瘤复发征象。

MDCT 是如此有效，以至于 MRI 在发现复发灶或新病灶方面可能不会有任何额外的作用。然而，肾细胞癌比较独特，最常在检查中意外发现，一旦被成功治疗，可能并不会影响患者的生存期。与 HCC 相比，即使 HCC 得到成功治疗，但是肝硬化的背景仍然存在。在这种背景下，考虑到患者目前主要通过 MDCT 对他们残余肝脏进行随访成像检查，可以使用 MRI 来减少放射性暴露，这对于年轻患者尤为重要，尽管"年轻"的定义是多样的和个体化的。

结论

由于它相对简单和实用，CT 在目前和将来仍然可能是识别恶性肿瘤和监测治疗反应的最常见成像方法。尽管不同的器官治疗后的表现有细微差别，但是，最本质的表现是治疗区域能被清楚显示和无强化。治疗部位长出一个新的病灶或出现新的结节样强化病灶时，应该怀疑肿瘤的复发。

参考文献

[1] Menezes RJ, Roberts HC, Paul NS, et al. Lung cancer screening using low – dose computed tomography in at – risk individuals：the Toronto experience. Lung Cancer. 2010；67：177 – 83.

[2] Fujikawa A, Takiguchi Y, Mizuno S, et al. Lung cancer screening – comparison of computed tomography and X – ray. Lung Cancer. 2006；61：195 – 201.

[3] Diederich S, Thomas M, Semik M, et al. Screening for early lung cancer with low – dose spiral computed tomography：results of annual follow – up；examinations in asymptomatic smokers. Eur Radiol. 2004；14：691 – 702.

[4] Crosswell JM, Baker SG, MarcusPM, et al. Cumulative incidence of false – positive test results in lung cancer screening. Ann Intern Med. 2010；152（8）：505 – 12.

[5] Wahidi MM, Govert JA, Goudar RK, et al. Evidence for the treatment of patients with pulmonary nodules：when is it lung cancer? Chest. 2007；132：94S – 107.

[6] MacMahon H, Austin JH, Gamsu G, et al. Guidelines for management of small pulmonary nodules detected on CT scans：a statement from the Fleischner Society. Radiology. 2005；237（2）：395 – 400.

[7] Swenson SJ, Viggiano RW, Midthun DE, et al. Lung nodule enhancement at CT：multicenter study. Radiology. 2000；214：73 – 80.

[8] Angliviel B, Benoist S, Penna C, El Hajjam M, Chagnon S, Julie C, Beauchet A, Rougier P, Nordlinger B. Impact of chemotherapy on the accuracy of computed tomography scan for the evaluation of colorectal liver metastases. Ann Surg Oncol. 2009；16：1247 – 53.

[9] Yates CK, Streight RA. Focal fatty infiltration of the liver simulating metastatic disease. Radiology. 1986；159：83 – 4.

[10] Kim MJ, Choi JY, Lim JS, et al. Optimal scan window for detection of hypervascular hepatocellular carcinomas during MDCT examination. AJR. 2006；187（1）：198 – 206.

[11] Motosugi U, Ichikawa T, Nakajima H, et al. Cholangiolocellular carcinoma of the liver：imaging findings. J Comput Assist Tomogr. 2009；33（5）：682 – 8.

[12] Ch'en IY, Katz DS, Jeffrey Jr RB, Daniel BL, Li KC, Beaulieu CF, Mindelzun RE, Yao D, Olcott EW. Do arterial phase helical CT images improve detection or characterization of colorectal liver metastases? J Comput Assist Tomogr. 1997；21（3）：391 – 7.

[13] Soyer P, Poccard M, Boudiaf M, Abitbol M, Hamzi L, Panis Y, Valleur P, Rymer R. Detection of hypovascular hepatic metastases at triple – phase helical CT：sensitivity of phases and comparison with surgical and histopathologic findings. Radiology. 2004；341：413 – 20.

[14] Smith SJ, Bosniak MA, Megibow AJ, et al. Renal cell carcinoma. Earlier discovery and increased detection. Radiology. 1989；170：699 – 703.

[15] Kopka L, Fischer U, Zoeller G, et al. Dual – phase helical CT of the kidney：value of the corticomedullary and nephrographic phase for evaluation of renal lesions and preoperative staging of renal cell carcinoma. AJR. 1997；169：1573 – 8.

[16] Silverman SG, Israel GM, Herts BR, et al. Management of the incidental renal mass. Radiology. 2008；249（1）：16 – 31.

[17] Israel GM, Bosniak MA. An update of the bosniak renal cyst classification system. Urology. 2005；66：484 – 8.

[18] Wolf FJ, Grand DJ, Machan JT. Microwave ablation of lung malignancies：effectiveness, CT findings and safety in 50 patients. Radiology. 2008；247：871 – 9.

[19] Okuma T, Matsuoka T, Yamamoto A. Factors contributing to cavitation after CT – guided percutaneous radiofrequency ablation for lung tumors. J Vasc Interv Radiol. 2007；18：399 – 404.

[20] Bojarski JD, Dupuy DE, Mayo – Smith WM. CT

imaging findings of pulmonary neoplasm after treatment with radiofrequency ablation: results in 32 tumors. AJR. 2005; 185: 466 – 71.

[21] Yamakado K, Hase S, Matsuoka T, et al. Radiofrequency ablation for the treatment of unresectable lung metastases in patients with colorectal cancer: a multicenter study in Japan. J Vasc Interv Radiol. 2007; 18: 393 – 8.

[22] Goldberg SN, Grassi C, Cardella J, et al. Image – guided tumor ablation: standardization of terminology and reporting criteria. J Vasc Interv Radiol. 2005; 16: 765 – 78.

[23] Schraml C, Clasen S, Schwenzer NF. Diagnostic performance of contrast – enhanced computed tomography in the immediate assessment of radiofrequency ablation success in colorectal liver metastases. Abdom Imaging. 2008; 33: 643 – 51.

[24] Muller S, Ni Y, Jamart J, et al. Local recurrence after hepatic radiofrequency coagulation: multivariate meta – analysis and review of contributing factors. Ann Surg. 2005; 242: 158 – 71.

[25] Chen CY, Li CW, Kuo YT, et al. Early response of hepatocellular carcinoma to transcatheter arterial chemoembolization: choline levels and MR diffusion constants – initial experience. Radiology. 2006; 239 (2): 448 – 56.

[26] Cady B, Jenkins RL, Steele Jr GD, et al. Surgical margin in hepatic resection for colorectal metastasis: a critical and improvable determinant of outcome. Ann Surg. 1998; 277: 566 – 71.

[27] Chopra S, Dodd GD, Chintapalli KN. Tumor recurrence after radiofrequency thermal ablation of hepatic tumors: spectrum of findings on dual – phase contrastenhanced CT. AJR. 2001; 177: 381 – 7.

[28] Davenport MS, Caoili EM, Cohan RH, et al. MRI and CT characteristics of successfully ablated renal masses: imaging surveillance after radiofrequency ablation. AJR. 2009; 192: 1571 – 8.

[29] Wile GE, Leyendecker JR, Krehbiel KA, et al. CT and MR imaging after imaging – guided thermal ablation of renal neoplasms. Radiographics. 2007; 27: 325 – 41.

[30] Schirmang TC, Mayo – Smith WW, Dupuy DE, et al. Kidney neoplasms: renal halo sign after percutaneous radiofrequency ablation – incidence and clinical importance in 101 consecutive patients. Radiology. 2009; 253: 263 – 9.

第 15 章　肿瘤介入治疗影像：磁共振

Servet Tatli and Stuart G. Silverman

晁明团队　翻译　吴安乐　校审

[摘要]　MRI 是肿瘤的影像学主要检查之一，在肿瘤治疗中起重要作用。基于 MR 本身特性，比如软组织对比度高、多方位成像、功能影像、没有电离辐射，MRI 在肿瘤诊治中已不可或缺。随着技术发展，它的使用将会扩展到患者诊治的各个阶段。在这个章节中，我们回顾肿瘤 MRI 的基本特征，讨论其在临床对常见肿瘤诊断、分期、治疗和监测的应用。我们也会讨论肿瘤 MRI 近期和将来的发展。

引言

影像在癌症患者诊疗中起重要作用，而且在各期肿瘤中都有应用，包括筛选、诊断、分期、治疗和监测。影像经常用来引导穿刺以获取组织标本，进行病理学诊断，决定下一步有创治疗，包括手术、放射治疗，以及计划和实施经皮治疗，比如肿瘤消融。

X 线应用广泛，但是提供的信息有限，并且通常只对特定器官的肿瘤诊断有帮助，比如乳腺、骨骼和肺。超声没有电离辐射，但是它的临床应用也限制在特定器官，比如甲状腺、肝脏、肾脏和骨盆。CT 是肿瘤患者应用最多的检查；它检查快速，应用广泛，耐受良好，但是它的软组织对比度不足以检测和描绘部分肿瘤的特征。组织的 CT 显像受限于射线和增强。MRI 和超声相似，没有射线，可以在多平面呈现极好的组织对比度。而且 MRI 可以得到包括 T1 和 T2 信号、增强、脂肪、水和其他组织图像。

在临床实践中应用脉冲序列，MRI 是基于氢质子在高场强下的不同共振能力。氢质子可以被不同的射频脉冲激活，并且可以恢复到平衡状态。基于它们的分子环境，被激活的质子恢复到平衡状态的速度不同。这些不同可以被接收线圈检测到，MR 图像就可以被重建出来。所以，MR 图像中组织存在分子不同，在含有不同分子组织间具有较高的对比度。许多癌症病灶由于其分子构成与比邻正常组织不同，可以通过 MR 鉴别。

MRI 软组织对比度优于其他各项检查。一些器官结构的解剖细节可以在 MRI 图像上显示得更好，比如脑、头颈、男性和女性的盆腔器官（图 15.1）。MRI 可以显示一些特定的肿瘤，比如肝脏、乳腺和前列腺肿瘤，这些在其他检查中不能显示（图 15.2）。基于它极好的组织分辨率，MRI 可以描述肿瘤的特征，并且避免不必要的侵入性治疗（图 15.3 和 15.4）。

S. Tatli (✉)

Department of Abdominal Imaging and Intervention, Brigham and Women's Hospital, Boston, MA, USA

e – mail：statli@ partners. org

S. G. Silverman

Division of Abdominal Imaging and Intervention, Department of Radiology, Brigham and Women's Hospital, Harvard Medical School, Boston, MA, USA

e – mail：sgsilverman@ partners. org

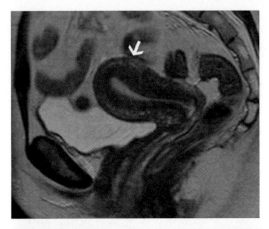

图 15.1　正常女性骨盆。矢状 T2 加权 MR 图像显示了优良的软组织对比分辨率，子宫解剖结构显示清楚（箭头），其中有中央高四周低子宫内膜交界区。

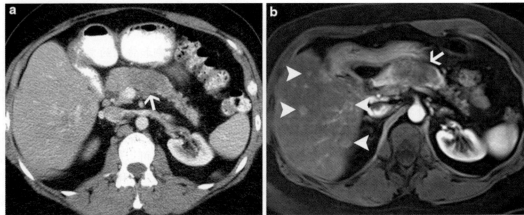

图 15.2　胰腺神经内分泌肿瘤。（a）横轴位增强 CT 显示胰腺低密度肿块（箭头），被证明是一种神经内分泌肿瘤的实体。横轴位脂肪抑制增强 MRI（b）在同一水平的图像显示除了胰腺肿块（箭头）以及多发肝转移（三角箭所示），而这些并没有出现在 CT 图像上。

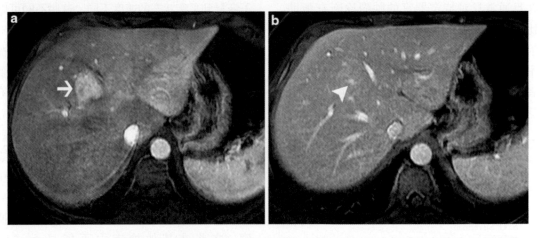

图 15.3　局灶性结节性增生（FNH）。患者，女，26 岁，腹部疼痛，腹部超声偶然发现一个肝脏肿块。建议患者进一步行肝磁共振成像检查。轴位，脂肪抑制，增强 MRI（a）显示肝脏在动脉早期明显弥漫性肿块（箭头）。轴位，脂肪抑制，增强磁共振成像（b）在门静脉期显示，肿块及周围肝脏信号减低，但肿块中央增强明显（三角箭）。这是典型的 FNH 表现，中央强化区代表血管中央瘢痕。

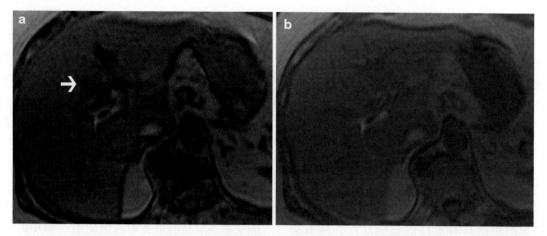

图 15.4　局灶性脂肪。65 岁女性，有淋巴瘤病史。MRI 显示邻近肝门部肿块，随访 CT 扫描未见显示（未提供图片）。轴位，反相位 T1 加权梯度回波磁共振图像（a）与同相位（b）比较 MR 信号减低，提示局灶性脂肪沉积而非淋巴瘤性沉积。

　　MRI 在癌症分期、局部侵犯、淋巴结累及、远处转移中同样有所帮助。MRI 多平面成像能力能够帮助确定肿瘤局部侵犯情况（图 15.5）。另外，图像可以调整到想要层面，有助于制订手术计划和放射治疗计划，对引导介入治疗也有帮助。

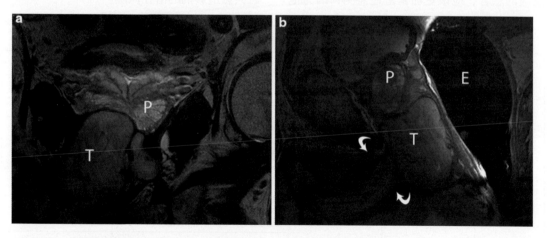

图 15.5　直肠内线圈 MRI 对一名 75 岁男子的骨盆的梭形细胞癌进行成像。冠状（a）和矢状（b）T2 加权 MR 图像清楚地显示了高信号、边界清楚的肿瘤（T），位于前列腺（P）下方，阴茎根部（弯箭头）后方，直肠和内线圈（E）前方。

　　MRI 特别有益于不能行增强 CT 扫描的患者，比如碘造影剂过敏或肾功能不全者、孕妇（防止辐射对胎儿产生危害）。也许，核磁共振成像的一重要优点就是它不产生电离辐射。癌症患者用于诊断和随访的多次 CT 扫描所产生的累积辐射剂量可能很大，这被认为会增加继发性癌症的风险，特别是对于儿童和年轻人[2]。在未来，MRI 很可能会更频繁地用以代替 CT。

　　最初的磁共振成像研究者认为，随着各种不同的脉冲序列的发展，将增加磁共振软组织的对比度成像能力，没有必要使用任何造影剂。然而，随后认识到了造影剂能提供生理信息，并通过增加肿瘤和背景软组织之间的对比，显著提高磁共振成像在检测和描述异常肿块特征方面的能力。钆的化合物如钆喷酸葡胺（Gd-DTPA）是MRI造影剂中使用的主要物质。静脉注射造影剂是目前大多数的磁共振成像序列的主要组成部分，几乎用在每一个癌症患者对相关器官的常规磁共振成像检查。

钆基造影剂的患者耐受性良好，与碘基造影剂相比具有更高的安全性[3]。所有类型的不良反应总发生率约为2.4%，而最多的不良反应是轻微的症状，如头痛、恶心、呕吐、局部灼热或清凉的感觉和荨麻疹[3]。静脉注射钆的不良反应似乎更常见于先前对MR造影剂有反应的患者[4]。对有哮喘史、呼吸道过敏史、之前对碘和/或钆造影剂有反应的患者，应该更加紧密地监测，因为他们发生不良反应的风险更高[4]。

最近，有人对一种迟发但严重的钆造影剂的不良反应进行了描述：肾源性系统性纤维化（NSF）[5,6]。由于严重、急性或慢性肾脏疾病，患者肾功能减退，钆在软组织中过度积聚导致了NSF。这是一个逐渐进展的过程，造成纤维组织在皮肤和内脏器官的外源性生长，可以产生疼痛，使人衰弱，往往表现出皮肤明显的增厚和硬化[7]。由于美国国家科学基金会的关注，钆的造影剂应在肾功能受损风险高的患者中谨慎使用（如年龄>60岁，患高血压，患糖尿病）。含钆对比剂不推荐用于透析或肾小球滤过率（GFR）小于30ml/min的患者。大多数放射科已经更新了他们的政策，实施问卷调查和实验室评估，如肾小球滤过率及他们的前次MRI检查情况，来识别高危患者。表15.1总结了磁场和磁共振造影剂的潜在风险。

表15.1 磁共振成像和含钆磁共振成像造影剂的不良反应

MRI特征	类型	有害的相互作用	受影响的对象	可能的结果
磁场强度	转换力量	投射效应	铁磁性物体（如氧气瓶、清洁手推车、椅子、剪刀）	破坏磁体，伤害患者和工作人员
	弯曲或扭转	扭曲	颅内血管夹*	损伤邻近的软组织
			植入人工耳蜗*	
			金属（如颅内或眶内*）异物，支架或假体	
	电子或磁	设备故障	起搏器*；植入式除颤器（ICD）*	心律失常
			植入刺激器*	药物输注液
			植入式输液器*	电压感应
射频波	能量传输	过度加热	软组织，特别是邻近设备或电线	烧伤
梯度	感应电流	神经肌肉电刺激	周围神经	刺痛/拍打感觉
	梯度线圈对装置的影响	噪声	内耳	焦虑，暂时听力降低或潜在的永久性听力降低

续表

MRI 特征	类型	有害的相互作用	受影响的对象	可能的结果
造影剂	免疫系统	过敏反应	皮肤、黏膜和空气	一系列不利影响：从荨麻疹到过敏性休克
	游离钆水平升高	纤维组织的外源性生长	肾功能衰竭患者的软组织和内脏器官	肾源性系统性纤维化

注：＊表示 MRI 绝对禁忌证

磁共振成像肿瘤诊断

磁共振成像可以用于检测和诊断全身肿瘤，并且已被发现在对某些器官的恶性肿瘤的成像优于其他方式。

（一）中枢神经系统肿瘤

由于广泛的可用性，CT 往往是首选影像技术；但是，由于 MR 影像优越的软组织分辨率[8,9]（图 15.6），其对脑和脊髓肿瘤的诊断是必不可少的。MRI 多平面成像具有优越的肿瘤定位能力和精准的肿瘤检出能力。先进的功能磁共振成像技术，如磁共振波谱（MRS）及扩散加权成像（DWI），可以帮助描述肿瘤特征[8]。弥散张量纤维束成像可以显示关键皮质束，在手术规划中确保这些重要结构不被损伤[8,10]。

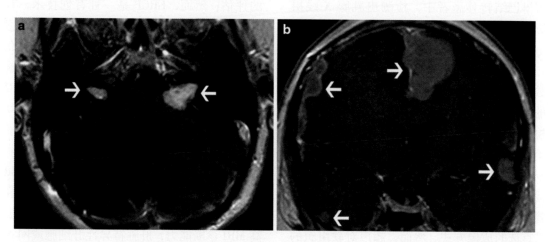

图 15.6　女性，57 岁，神经纤维瘤（NF2）病史。轴位增强 MRI（a）显示（箭头）在两侧内听道内前庭神经鞘瘤增强肿块。冠状位增强 T1 加权 MRI（b）显示多个脑膜为基底的脑膜瘤强化肿块（箭头）。

（二）头颈部肿瘤

多层增强 CT 通常被认为是头颈部肿瘤的首选检查。CT 显示骨结构优于磁共振。然而，MRI 经常用于评价肿瘤局部蔓延，特别是位于舌根部、口底、鼻咽、咽旁间隙、颅底的肿瘤[11]。推荐 MRI 用于接近颅底的肿瘤和为评估肿瘤侵犯神经的首选影像学方法[12]。

（三）乳腺肿瘤

乳腺 X 线摄影和超声检查是乳腺癌的主要影像学检查方法，但是最近，特别是研发出了特殊的乳腺相控阵线圈和动态增强的减影序列后，乳腺 MRI 已被广泛应用于临床[13]。核磁共振成像可以在高达 10% 的病例中检出额外的乳腺癌病灶[14]。

目前，美国放射学会（ACR）的指南推荐乳腺 MRI 可用于筛查高危患者（通过基因检测乳腺癌遗传易感性的 BRCA 1 或 2 的个体，或有家族史，或在 10～30 岁之间的胸部霍奇金病放射治疗覆盖胸部的患者）[15]。乳腺癌磁共振成像用于对乳腺癌患者对侧乳房和乳房增大患者进行筛查[15]。该指南还推荐诊断乳腺 MRI 评估原位浸润性癌或导管内原位癌（DCIS）、深筋膜浸润、肿瘤切除后切缘阳性患者的疾病程度，及新辅助化疗的患者的随访[15]。此外，MRI 可作为在某些临床情况下解决问题的工具，如对 X 线摄影不能鉴别的瘢痕与乳腺肿瘤切除部位复发的鉴别，并能在不明原因淋巴结转移患者中，检测出乳腺 X 线摄影和超声不能发现的乳腺癌[13]。

（四）肺和心脏肿瘤

在男性和女性的癌症中，肺癌的死亡人数比其他任何癌症都多[16]。CT 是肺癌评价的主要影像学表现形式。FDG - PET 能提高检测淋巴转移和远处转移的能力[17]。MRI 处于次要地位，可以检测胸壁纵隔、心包局部浸润程度[18]。MRI 特别有助于确定肺上沟癌侵犯范围，可用于评估臂丛神经、锁骨下血管与椎体受累的程度[18]。超声往往是评估心脏首选的成像方式。然而，超声对软组织的成像能力是有限的[19]。有限的声窗（由于骨和空气填充的结构）限制了视野，阻碍了相邻纵隔结构的显示[19]。超声用于体形大的患者也有限制。磁共振成像具备评估原发性和继发性心脏及心包肿瘤的能力是公认的[19,20]。

（五）消化系统肿瘤

在原发性和继发性肝脏恶性肿瘤的评价中，磁共振成像起着重要的作用。磁共振成像往往是 CT 检查的补充，可能在肝脏局灶性病变的检测和表征方面是有优势的[21]。

肝脏是肿瘤转移的常见部位。肝细胞癌（HCC）是最常见的原发性肝脏恶性肿瘤，它发生在肝硬化背景上[22]。虽然肝癌的总生存率低，但如果疾病能够早期诊断和治疗，生存率能够显著提高[22]。磁共振成像已被广泛应用于肝硬化患者的监测[22]。肝癌的治疗包括经皮消融、手术切除、肝移植、介入治疗、化疗[22]。

胆道系统的原发癌中最常见的是腺癌，可发生于胆囊和肝外胆管或肝内胆管。对胰胆管树的 MRI 检查包括 T1 加权像、T2 加权像［又称磁共振胰胆管造影（MRCP）］，和静脉注射造影剂前后的图像[23]。MRCP 是一种流体敏感的 MR 技术，依赖于液体固有对比特性，不需要外源性的造影剂。内镜逆行胰胆管造影（ERCP）因其高空间分辨率和可以进行图像引导治疗而一直用于胰胆管树的评估；然而，ERCP 是一种有创技术，有出现并发症的风险。MRCP 具有较高的敏感性和特异性，可以评价各种胆胰疾病，现在已代替 ERCP 被用于很多患者，除非有创检查或组织采样是必需的。结合 MRCP、MRI 提供了胰胆管系统和上腹部的一个全面的评估，往往是胆胰系统肿瘤外科手术切除和术后评估的首要选择[24]（图 15.7）。

常规用于 MRI 增强的钆造影剂（如 Gd - DTPA）迅速地分布在细胞外间隙，但其肝细胞摄取和胆汁排泄可以忽略不计。为了提高 MRI 诊断能力，肝脏特异性肝细胞或网状内皮系统靶向磁共振造影剂已被证明对肝脏局灶性病变检测和鉴别很有帮助[25-29]。具有不同磁特性的几种肝脏特异性磁共振造影剂目前已经可以应用。这些包括被肝细胞特异性摄取并排泄到胆道的造影剂（肝胆造影剂），比如锰福地吡三钠（Mn - DPDP，泰乐影®）、钆贝酸二葡甲胺（Gd - BOPTA，莫迪司®）、钆贝酸盐（Gd - EOB - DTPA，eovist），和主要积累在肝内枯否细胞的超顺磁性纳米颗粒（网状内皮组织造影剂）[30]。

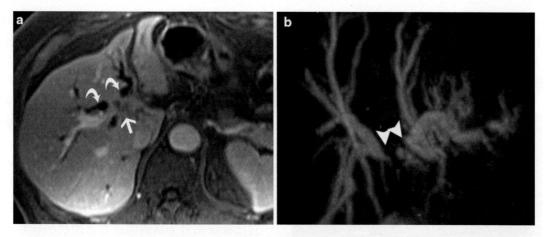

图 15.7 男性，73 岁，梗阻性黄疸。轴位脂肪抑制增强 T1 加权 MR 图像 （a） 显示轻度强化肿块 （箭头），侵犯胆道分叉部和扩张的肝内胆管 （弯箭头），诊断为胆管癌，肝门胆管型。冠状 MRCP 图像 （b） 显示明显扩张的肝内胆管逐渐变细，在肝门部阻断 （三角箭）。

近年来，术前放化疗成为局部侵犯的直肠癌的标准治疗方法[31]。因此，术前分期对预后和治疗计划是至关重要的。T 和 N 分期是影响结果的两个独立预测因素。对浸润直肠壁和/或区域淋巴结转移的肿瘤通常建议术前放化疗。为了避免不必要的化疗并发症，直肠内 MRI 和/或相控阵线圈可用于直肠癌局部分期，准确区分肿瘤局限于直肠壁 （T1 ~ T2） 或肿瘤浸润直肠系膜 （T3 ~ T4），并确定有无淋巴结受累[32] （图 15.8）。

（六）泌尿生殖系统肿瘤

目前 CT 是肾细胞癌 （RCC） 首选的影像学检查。然而，磁共振成像在几个方面对肾肿瘤的评价可能有一些优势，尤其是用于鉴别良恶性病变、分期、下腔静脉 （IVC） 侵犯及经皮消融监测[33,34]。

大多数膀胱肿瘤是恶性的，其中尿路上皮癌最常见。膀胱镜检查是膀胱癌诊断的金标准[35]。在膀胱镜下活检即可确定病理诊断和肿瘤局部侵犯范围。然而，影像检查在膀胱癌的整体分期中起着重要的作用[35]。上尿路的评价也需要排除伴发和多灶性癌：可以通过膀胱镜检查时逆行肾盂造影或排泄

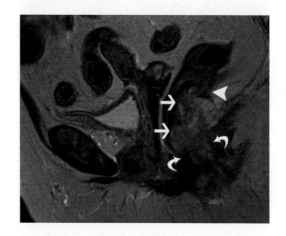

图 15.8 70 岁的直肠癌患者。矢状 T2 加权 MR 图像显示在低位直肠后壁信号不均匀的大肿瘤 （箭头）。肿瘤生长在肛门直肠交界处 （弯箭头），侵犯肌层，呈现为低信号 （三角箭）；并延伸到直肠系膜脂肪，提示 T3 期。

性尿路造影 （EU） 完成。在这些患者中，CT 尿路造影正在迅速取代 EU 检查[36]。MRI 对于局限性膀胱肿瘤检查优于 CT 检查，能检测膀胱外肿瘤侵犯、周围脏器侵犯，并区分肿瘤表面与肌层浸润情况[37,38] （图 15.9）。后者具有重要的特征，并且有浸润的患者通常需要手术切除。MR 水成像 （MRU） 利用流体敏感和增强序列的肾脏、输尿管和膀胱，

用于肿瘤局部分期和上尿路评价。静脉注射生理盐水、呋塞米、或二者联用，在 MRI 序列采集前扩张集合系统、尿道，可以更好地显示尿路上皮的小病灶[35]。

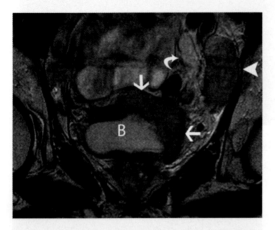

图 15.9　男性，85 岁，膀胱癌患者。冠状位 T2 加权 MR 显示较大中等信号肿块（箭头），在膀胱（B）左壁，延伸到膀胱周围脂肪，提示 T3 期。也有左闭孔淋巴结肿大（三角箭）和左输尿管明显扩张（弯箭头）。

肾上腺是容易发生转移性肿瘤的部位之一，发病率排在肺、肝和骨之后[39]。通常转移到肾上腺的肿瘤包括肺癌、乳腺癌、结肠癌和黑色素瘤[40]。由于临床上无症状的肾上腺腺瘤的患病率高，因此大多数肾上腺肿块是良性的，即使在已知的恶性肿瘤患者中也是如此[39]。如果肾上腺只是众多转移部位之一，那么肿块的准确诊断并不是至关重要的；但如果肾上腺是唯一可能的转移部位，那么精确的诊断变得至关重要。化学位移成像是用来确定脂肪细胞的技术，是鉴别肾上腺腺瘤最敏感和特异的 MR 成像技术[41]，因为大多数腺瘤含有丰富的脂质，而转移瘤不具有[42]。化学位移 MRI 区分肾上腺腺瘤与转移瘤的敏感性和特异性分别为 81% ～100% 和 94% ～100%[42]。

目前 MRI 在前列腺癌中的主要作用是对活检证实的肿瘤进行分期。直肠内线圈可

提供更高的信噪比，提高了检测的准确率[43]。前列腺癌通常是 T2 低信号，能够在正常前列腺外周带 T2 高信号背景下被检查出来。最近，扩散加权成像和动态增强序列也可以用来诊断前列腺癌[44-47]。前列腺癌通常表现出扩散受限，增强检查显示病灶增强，并迅速廓清[44-47]。肿瘤一旦确诊，MRI 用于检测外囊侵犯，淋巴结、精囊侵犯，和区域的骨转移。

磁共振成像也用于子宫恶性肿瘤分期。它已被证明对子宫内膜癌和宫颈癌的诊断和分期是有效的[48,50]。子宫内膜癌是最常见的妇科恶性肿瘤，通常发生在绝经后妇女，患者发生异常阴道出血。预后取决于组织学分级，浸润到宫颈间质、深肌层浸润，可以预测淋巴结转移、复发、5 年生存率[48]。磁共振成像可以很好地评价深肌层浸润情况[49]。

宫颈癌是妇科发病率第三的恶性肿瘤。肿瘤术前分期的评估影响预后及治疗选择。与 CT 相比，MRI 已被证明对肿瘤的显示更好，能检测基质和宫旁侵犯深度[51]。然而，最近的一项多中心研究对这两种成像方式进行相似的总体分期[51]。在这项研究中，国际妇产科联合会（FIGO）临床分期的准确性也高于先前的报道。作者认为，FIGO 分期受 CT 及 MRI 表现影响，因为大多数患者最终 FIGO 临床分期是在 CT 或 MRI 结果回报后进行[51]。

超声检查，特别是经阴道的超声检查，是检测和诊断卵巢肿瘤的首选影像技术。然而，当超声检测到的病变是复杂的或大病灶，往往需要磁共振成像进一步描述病变性质[52,53]。此外，超声对于体形较大的患者、处女经阴道途径应用受限。对于评估复杂的卵巢肿块，磁共振成像优于 CT，因为磁共振有更好的软组织分辨率[52]（图 15.10）。磁共振成像鉴别诊断卵巢良恶性病变的总体准确率为 90%[53]。

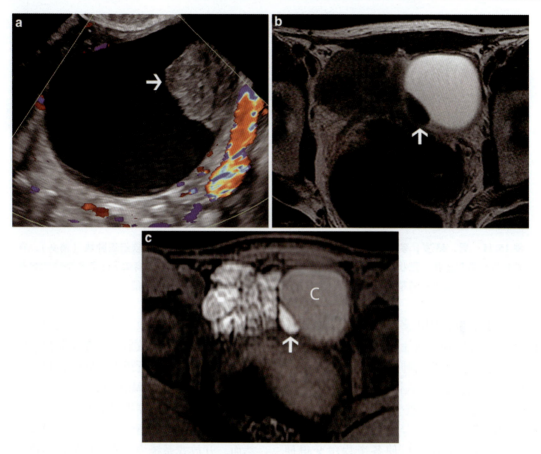

图 15.10　女性，44 岁，盆腔疼痛。经阴道彩色多普勒超声（a）显示一个卵巢囊肿伴囊肿内实性成分（箭头），代表凝块或软组织。实性成分（箭头）为血块，轴位 T2 加权 MR 图像低信号（b）和脂肪抑制 T1 加权 MR 图像高信号。注：囊肿（c）由于其出血成分也表现为稍长的 T1 加权图像。

（七）肌肉骨骼系统肿瘤

　　X 线片仍为检测和描述原发性和继发性骨肿瘤的首选成像方式。磁共振成像在骨肿瘤的评估中起着重要的作用，特别是评估骨髓、关节和软组织受累的程度[54,55]。磁共振成像检查应包括整个骨（从关节到关节），以评估跳跃性病变，并评估肿瘤的纵向手术计划范围（图 15.11）。增强有助于确定可见的肿瘤范围和肿瘤坏死区域，以确定最佳的活检部位[56]。在行手术活检前最好行 MR 检查，以防止肿瘤被介入操作误伤。

MRI 用于经皮肿瘤介入治疗

　　由于上述的成像优势，MRI 被认为是引导经皮肿瘤介入治疗有用的成像工具[57-60]。目前，CT 和超声经常被用来引导经皮介入手术，然而，MRI 检出病灶（如乳腺癌、肝脏癌、前列腺癌）可能在超声或 CT 平扫中不能显示。虽然对比增强 CT 可以显示这样的病灶，但这种方法存在现实的问题，即对比增强的病灶显示一般是短暂的，不足以指导整个手术过程。在活检过程中的病变的可视化差可能会导致采样不足和假阴性结果。在经皮消融中可视化差可能导致治疗不足或误伤到相邻的关键结构。磁共振成像的高超的软组织对比度的能力，使许多器官的许多肿瘤及解剖细节得以显示，其他成像方式是不能实现的。

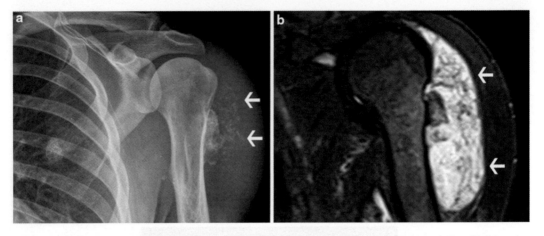

图 15.11　男，43 岁，多发性骨髓瘤疼痛病史，左肩肿块。平片（a）显示软组织肿块（箭头），在肱骨近端软骨矿化。冠状位 T2 加权 MR 图像（b）显示肿瘤（箭头）多为高信号伴有条带样软骨基质。观察到肿瘤边界清楚。活检发现以前存在的骨软骨瘤发展成软骨肉瘤可能。

　　关于定位，MRI 多平面成像功能允许向上成角到肝顶、肾上腺和肾脏上极，因此，避免穿越胸腔或肺[60]。核磁共振成像允许在几乎任何平面获得图像。这有助于看到活检针或消融针的整个长度。

　　MRI 特别适合于经皮消融的引导。在肿瘤消融中，MRI 可以使各个程序变得便捷，包括规划、定位、监测和控制[61]。冷冻消融（使组织冷冻到致死温度的过程）特别适合用 MRI 引导[61]。冷冻消融的冰冻效果，称为冰球，在所有的常规 MRI 脉冲序列中表现为信号的缺失区域。冰球的可视化允许术中监测，以保证足够的肿瘤覆盖范围，减少邻近脏器损伤[62]。同样，热敏感的 MRI 序列已被开发应用，如在高强度聚焦超声术中的应用[63]。

　　由于 MRI 不涉及电离辐射，介入放射医生可以在图像采集过程中待在操作室患者身旁。此功能使施术者可以执行某些操作，如推开邻近肠管防止肠管损伤[64]。

　　虽然封闭孔的磁体可以用于引导经皮介入，但是开放的介入磁共振成像系统已被开发出来[65,66]（图 15.12）。已经开发出两种主要类型的开放式磁共振成像系统：水平开放式系统和垂直开放式系统。开放的磁共振成像系统允许介入放射医生在仪器操作以及图像采集过程中接近患者。同时，相对于封闭的系统，开放式 MRI 有助于适应体形大的患者和为其他仪器提供足够的空间，如活检针、消融针、麻醉和患者监护设备[66]。然而，开放式系统为低或中场强，导致信噪比较低。因此，一些高磁场、封闭孔 MR 能检测到的肿瘤，在这些 MR 上可能无法显示。此外，开放的磁共振成像系统中可能不能实现均匀的脂肪抑制；一些先进的 MRI 序列如温度敏感序列、扩散加权序列和 MRS 也不能实现。

　　尽管开放式磁共振成像系统存在物理优势，但大多数 MRI 介入手术使用高场强、封闭孔的 MRI 系统，因为后者有更好的图像质量、更快的成像速度，和更先进的成像技术[67,69]。通常情况下，这些系统的使用类似于 CT；患者被移动到线圈内采集图像，移出后进行针刺或操作。一个相对较新的介入性磁共振成像系统（IMRIS，Winnipeg，AB，Canada）采用独特的方法：大口径 MR 安装在天花板轨道上，影像采集时将其移动至患者处，移走后进行穿刺或其他操作[70]。

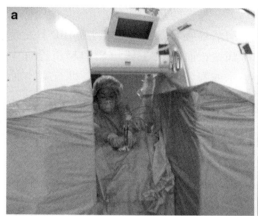
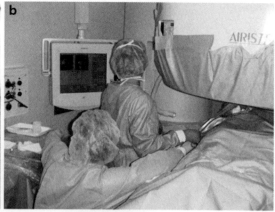
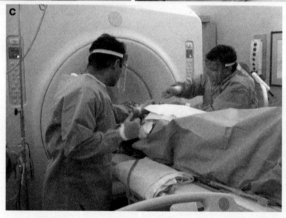

图 15.12　MRI 介入系统。"垂直开放" 0.5 T MRI 介入系统（Signa SP, GE Healthcare, Milwaukee, WI）（a）在患者采集图像及介入治疗时可来到患者身旁。扫描仪侧壁间 56cm 的距离为放置穿刺针及探头提供了空间，也可以摆放显示屏来观察图像。"水平开放" 0.3 T MRI 系统（AIRIS Ⅱ, Hitachi, Tokyo, JP）（b）也提供了床旁介入系统的空间，包括冷冻消融。磁体两极间 43cm 的距离有利于侧方操作（Photo courtesy of Dr. Yusuke Sakuhara, Radiology, Hokkaido University Hospital, Sapporo, JP）。"闭孔" 1.5 T MRI（Signa, GE Healthcare, Milwaukee, WI）（c）在扫描时几乎不允许床旁操作。程序是停止扫描，退出患者，类似于 CT 引导介入［图片发表在 Tatli S, Morrison PR, Tuncali K, Silverman SG. Interventional MRI for oncologic applications. Tech Vasc Interv Radiol. 2007, 10（2）: 159 – 70. Copyright Elsevier（2007）］。

由于磁共振成像涉及强大的磁场，磁共振成像引导的介入可能会对患者和其他人员带来安全隐患。主要风险包括弹射、患者烧伤、铁磁植入物移位和医疗设备故障和损坏[71]。因此，在介入室的所有设备必须对于 MR 是安全的[72,73]。此外，在介入过程中使用的仪器不应该过多影响图像质量。如果仪器既安全又不影响图像质量，则被认为是 "MR 兼容" 的[71]。

（一）MRI 引导下穿刺活检

虽然它可以用于引导任何器官的活检，但 MRI 还是最多被用于乳腺[74,77]和前列腺[78,81]。磁共振的广泛使用受到扫描时间、设备的兼容性、患者体形和成本的限制。此外，CT 和超声在大多数情况下都是可行的，并且是令人满意的。然而对于一些器官和组织（如肝、肾、骨），CT 和超声没有显示或显示欠佳的病变，MRI 可能是必要的（图 15.13）。

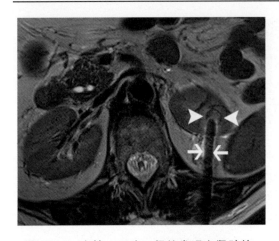

图 15.13　女性，65 岁，偶然发现左肾肿块。由于磁共振成像质量更好，使用 3 T 磁共振成像引导进行活检。轴位 T2 加权 MRI 显示穿刺针的尖端（箭头）在肿块内（三角箭）。

在过去的几年中，使用磁共振成像引导乳房活检在增加。当诊断性 MRI 上发现乳腺病变，而乳腺 X 线摄影和超声检查中未显示或显示差，MRI 可用来进行真空抽吸大针穿刺活检和切除术前定位[86-82]（图 15.14）。

对于化验数据异常或血清前列腺特异性抗原（PSA）升高的患者，经直肠超声引导下前列腺穿刺活检（TR）已成为一种被普遍接受的检查方法。然而，超声引导活检结果可能是假阴性的，这时 MRI 引导下活检可能是有帮助的[87,92]。MRI 可以看清前列腺解剖结构和显示超声看不见的可疑结节[87]。因此，MRI 可用于 PSA 水平增加但

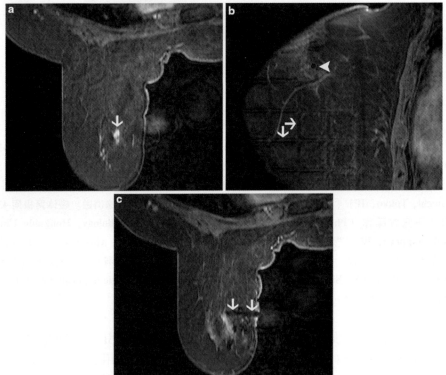

图 15.14　女性，69 岁，MRI 引导的乳腺活检，MRI 增强显示一个 1.8cm 的强化区域。患者有乳腺癌家族史，钼靶片显示团簇状微小钙化。轴位脂肪抑制增强 T1 加权图像（a）显示异常强化区。对比度增强，矢状位脂肪抑制 T1 加权图像（b）显示低信号线为皮肤表面网格线（箭头）和无信号的针鞘（ATEC，Suros Surgical System，Indianapolis，IN）（三角箭）。脂肪抑制增强 T1 加权轴位图像（c）（箭头）。真空辅助活检装置（ATEC，Suros Surgical System，Indianapolis，IN）通过针鞘进入，并进行活检 [（b，c）图片发表在 Tatli S，Morrison PR，Tuncali K，Silverman SG. Interventional MRI for oncologic applications. Tech Vasc Interv Radiol. 2007，10（2）：159-70. Copyright Elsevier（2007）]。

经直肠超声引导下前列腺穿刺活检阴性的患者[88-92]。经会阴或经臀肌的方法也可以用在手术切除了直肠的患者和那些不愿接受经直肠活检的患者（由于感染、血尿、直肠出血并发症）[92]。

（二）MRI 引导下肿瘤消融

在世界范围内射频消融可能是最常用的经皮肿瘤消融技术，但在磁共振成像引导下射频消融的应用是有限的，因为消融设备所产生的射频信号会扭曲磁共振的图像[1,93]。其结果是，磁共振成像引导射频消融时，在图像采集过程中，射频能量输送被中止。间歇性停止消融可能会对其效果产生不利影响。或者，延迟采集图像，直到射频消融完成，取消监测消融过程。这既可能会影响其有效性，也可能会增加并发症的风险。尽管努力地将脉冲变为快速间断脉冲或使用带滤波器的 RF 发生器，但 MRI 引导下 RFA 治疗并没有得到广泛的接受[93]。

与射频消融不同，冷冻消融不影响 MRI 成像。MRI 引导下冷冻消融术已在各种肿瘤治疗中显示出安全性及有效性，包括肝、肾与肌肉骨骼系统的肿瘤[94-99]。此外，冰球在 MRI 图像上显示良好，冷冻消融还有几方面的优势，包括单独放置及控制多发射频探头的能力、调整制冷剂气体流量（每个探头）的能力，控制冰球的大小和形状的能力（图 15.15）。如果术中成像表明冰球治疗肿瘤不彻底，那么冷冻探针的位置可以改变或放置额外的探针。另外，当冰球延伸得太靠近关键的相邻结构，这些探针的制冷剂气体可以减少或停止。能够监视和控制消融可能是推荐治疗邻近重要结构的肿瘤的主要原因[62]。

最近，MRI 引导聚焦超声消融已被开发并成功地应用在几种临床疾病，包括子宫肌瘤、乳腺肿瘤、骨转移[100-110]（图15.16）。聚焦超声消融中，高频超声束聚焦通过皮肤到预设的小目标，以产生局部的高温。能量传递称为超声消融，其只能消融小面积的肿瘤，通常直径小于 1cm。在温度敏感的 MRI 序列监测下，通过多次超声处理，可以创造较大的消融区。自 20世纪 40 年代以来，虽然聚焦超声消融的潜力一直被吹捧，但并没有被临床接受，直到磁共振成像引导的应用[100]。使用常规的脉冲和温度敏感的序列，MRI 可用于准确监测每个聚焦超声定位，同时提供热损伤的反馈[102,103]。基于 MRI 的术前、术中和术后温度监测，保证每个超声点在目标点提供足够的温度和使正常组织的损害最小化。MRI 引导聚焦超声因为是经皮的，因此也有全身应用的潜力，包括中枢神经、泌尿生殖系统、肌肉骨骼系统[111-113]。聚焦超声有可能是所有消融技术中最不具侵入性的技术。

（三）MRI 引导下放射治疗

近距离放射治疗是一种针对特定器官癌症的间质放射治疗，包括前列腺癌和宫颈癌[114,116]。在大多数医疗中心，放射性粒子是在经直肠超声引导下放置的[117]。然而，磁共振成像使靶器官及其细微结构，和周围组织显示更清楚（图 15.17）。在前列腺癌放射性粒子治疗中，MRI 已被证明可以改善引导作用，最大限度地提高放射性粒子的组织破坏作用，减少对周围正常结构如直肠黏膜、尿道和对神经血管束的损伤[118-123]。

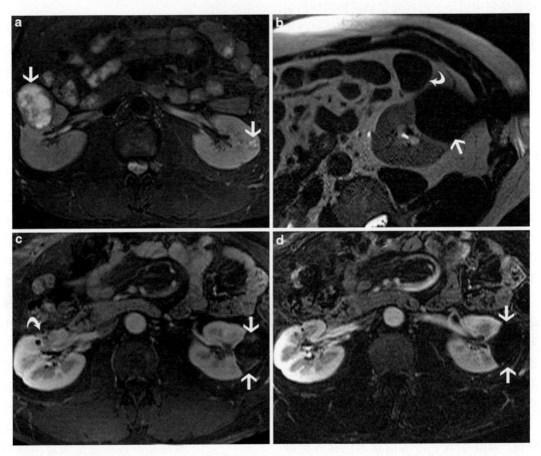

图 15.15　51 岁有淋巴瘤病史的人。轴位脂肪抑制 T2 加权 MRI（a）显示双侧肾肿块（箭头）。患者行右肾部分切除术，病理显示肾细胞癌。3 T MRI 引导下氩氦刀治疗，病灶在 MRI 能更好地显示。轴位 T2 加权 MR 图像（b）中得到治疗过程中冰球的空信号区（箭头），覆盖肿瘤和邻近结肠（弯箭头）。轴位脂肪抑制增强 3 T MRI（c）显示 24 小时后消融区（箭头）呈高信号。在右肾注意术后变化（弯箭头）。轴位减影磁共振成像（d）显示，消融区内没有增强。

（四）MRI 引导下手术

在外科手术过程中的 MR 成像引导具有许多优势，包括更准确的病变定位、评估手术进程，并减少并发症的风险[70,124]。大多数的术中磁共振系统被设计用于神经外科手术[125-127]。有两种术中 MR 成像方法：（1）独立的手术间和 MRI 操作间，使用手术间和 MRI 室通用的移动床进行患者运送；（2）MR 扫描仪位于手术室内[70]。移动的患者（或扫描仪）只允许间歇扫描，没有实时影像监控；而后者允许直接扫描患者和进行实时成像指导整个手术过程。

术中磁共振成像目前应用于各种神经手术，如脑肿瘤的活检和切除、囊肿引流术，经蝶垂体瘤切除术、脑功能手术和脑内药物、细胞投送[70]。除了在神经外科的应用，术中磁共振成像已被成功地用于引导内镜鼻窦手术，对颅底手术实施监控[128-131]。此外，术中 MRI 用于指导乳腺恶性肿瘤切除术已被证明是合适的[132]。

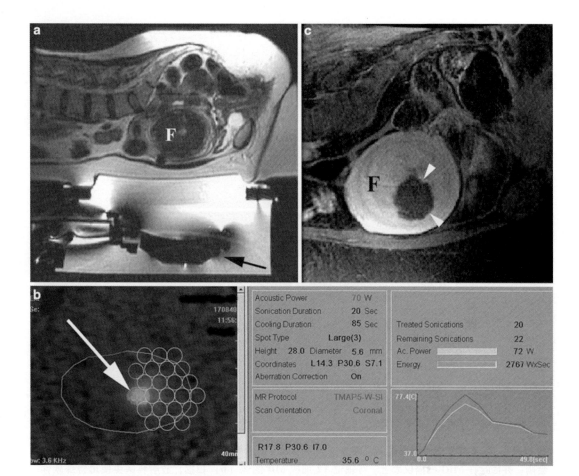

图 **15.16** 39 岁的女性子宫肌瘤聚焦超声消融。矢状 **T2** 加权 **MR** 图像（**a**）显示，患者俯卧在 **MRI** 扫描仪的床上，下面有针对子宫肌瘤（**F**）的超声换能器（箭头）。探头（**Insightec，Israel**）聚焦超声波穿过皮肤进入子宫肌瘤。聚焦超声系统的屏幕显示（**b**）治疗区域（箭头）。该显示器还提供了以前超声处理过的区域和那些还没有被处理的区域（空心圆圈）的记录。在右边的图以时间函数的形式显示了焦点内的温度。脂肪抑制增强 **T1** 加权 **MR** 图像（**c**）显示术后子宫肌瘤（**F**）处理过的部分（三角形所示），不再有强化 ［照片 **a，c** 由聚焦超声实验室，布里格姆与妇女医院提供，（**b**）由 **Insightec** 公司提供］ ［图片公布在 **Tatli S，Morrison PR，Tuncali K，Silverman SG. Interventional MRI for oncologic applications. Tech Vasc Interv Radiol. 2007，10（2）：159 – 70. Copyright Elsevier（2007）**］。

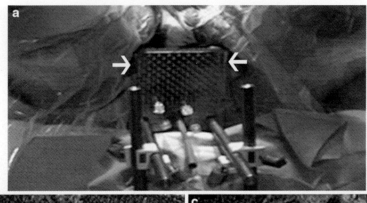

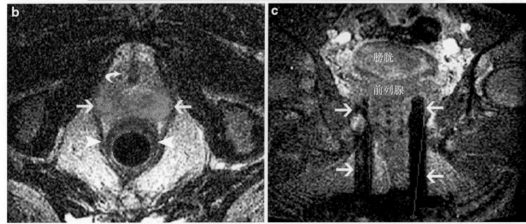

图 15.17　75 岁男性前列腺癌患者，磁共振引导下近距离放射治疗。模板（a 中箭头）放置在患者会阴，并固定在 MRI 扫描仪表上。行轴位 T2 加权 MR 图像（b）扫描，放射科医生使用特殊软件标记出前列腺周围带（箭头）、尿道（弯箭头）和直肠壁（三角箭）。用指定的计划软件，一位医学物理学师制订一个治疗计划。冠状磁共振成像显示（c）把含近距离放射性粒子的针（箭头）根据治疗计划通过模板的孔插入到患者的前列腺中［图片公布在 Tatli S, Morrison PR, Tuncali K, Silverman SG. Interventional MRI for oncologic applications. Tech Vasc Interv Radiol. 2007，10（2）：159 – 70. Copyright Elsevier（2007）］。

肿瘤治疗后的磁共振成像监测

影像监测对肿瘤治疗非常关键。虽然临床病史、体格检查和实验室检查，如肿瘤标志物（如 CEA 对于结肠癌、AFP 对于肝癌，和前列腺特异性抗原对于前列腺癌）能对治疗效果提供有用的反馈信息，但是患者的治疗效果评价在很大程度上依赖于影像监测。肿瘤治疗后的影像监测的作用包括：确定肿瘤大小的变化（或残留肿瘤的存在），检测远处转移，并确定治疗的副作用或并发症（图 15.18）。

目前，CT 是肿瘤患者监测中最常用的影像学检查方法。不幸的是，CT 在很大程度上依赖于大小标准，如实体瘤疗效评价标准（RECIST）来评估治疗效果，对比度增强的变化尚未广泛使用[133]。然而，肿瘤大小的测量不提供功能信息，事实上，肿瘤可能已经得到很好的治疗，但肿瘤大小未改变。此外，CT 不能提供足够的信息来区分治疗后的变化，如是肉芽组织还是纤维化，是肿瘤残留还是复发。FDG – PET/CT 在多种肿瘤患者的监测中应用更频繁，是因为其提供了额外的代谢信息。然而，对于较小（＜1cm）的病变，PET 可能出现假阴性，另外由于治疗效果而出现假阳性[131-136]。在某些肿瘤，如大脑、头部和颈部、乳腺和前列腺的肿瘤，推荐用 MR 来解决问题。此外，需要长期 CT 或 CT 随访的肿瘤患者存在潜在的辐射暴露的影响，磁共振成像将有可能被用于更多的肿瘤治疗后监测，特别是对于年轻患者。

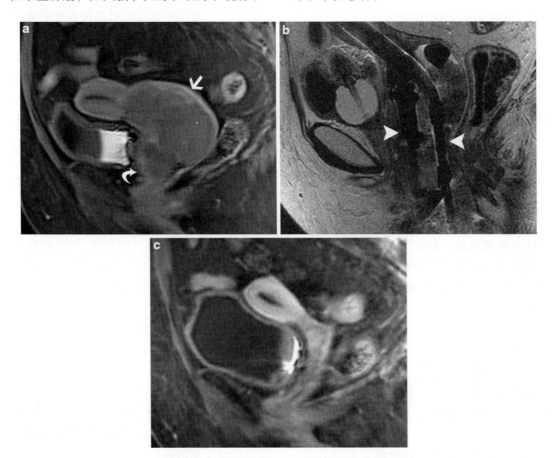

图 15.18　女性，63 岁，宫颈癌患者。矢状位增强 MRI（a）显示宫颈巨大肿块（箭头）向下延伸到阴道下部（弯箭头）。矢状位 MRI T2 加权像（b）显示腔内放疗器置入后（三角箭所示）。矢状面增强的磁共振成像（c）显示 3 个月内的近距离放射治疗后没有残留肿瘤。

磁共振成像特别推荐用于经皮肿瘤消融和栓塞。消融引起的坏死表现为增强减低区，而在消融前表现为组织的增强[1]。使用减影磁共振成像技术可以帮助确认没有强化的组织和检测微小的残余增强区[1]。射频消融术后，凝固性坏死可能表现为 T1 高信号区，类似于增强图像。减影技术可以去除这些高信号区（图 15.15）。

MRI 最新进展和展望

尽管 MR 在肿瘤成像中发挥着重要的作用，但随着磁体、表面线圈、软件和对比材料技术不断发展，MRI 在肿瘤的诊断、治疗及治疗后监测中将发挥更大的作用。

（一）高场系统

有追求更高场（3T）磁共振成像系统的

趋势。相对于 1.5T、3T MRI 的核心优势是提高了信噪比，可以用来获得任何精细的解剖细节或减少采集时间[137]。3T MRI 在许多方面优于 1.5T MRI，特别是在神经系统和肌肉骨骼成像方面[138-140]。3T 磁共振成像系统可减少静脉造影剂使用剂量[137]。3T MRI 序列如磁共振波谱、扩散加权和灌注成像也有进步[137,141]。

（二）并行成像

并行成像被认为是在过去 10 年中磁共振成像技术最重要的创新之一[142,143]。使用特殊的射频表面线圈和图像重建算法，与从身体不同部位采集的信号相结合，使采集时间显著缩短或增加空间分辨率。

（三）动态增强磁共振成像

动态对比剂增强（DCE）MRI 在给予静脉造影剂之前、期间和之后进行连续的 MRI 扫描，可用于研究肿瘤血管特征[144]。DCE MRI 可以使用 T1 或 T2* 加权序列，最常使用低分子量的含钆化合物如钆喷酸葡胺[145]。示踪动力学原理可以用来获得相对血容量的估计（RBV），相对血流量（RBF）、平均通过时间（MTT）可利用造影剂通过肿瘤微循环来获得。T2* DCE MRI 应用经验更多地来自于神经系统的应用[144]。肿瘤 rCBV 与有丝分裂活性和血管有关，高级别胶质瘤远高于低级别胶质瘤。T2* DCE MRI 在其他潜在脑肿瘤患者中的用途包括区分放射性坏死与疾病复发、判断预后、监测治疗反应[144]。虽然 T2* DCE MRI 已在许多疾病中得到应用，但在乳腺良恶性病变鉴别诊断中应用更加成熟[144,146]。信号强度时间曲线表明，恶性乳腺组织一般早期增强，信号强度出现早，幅度大；而良性组织一般显示出较慢的信号强度增加[144]。也已发现 DCE MRI 在妇科恶性肿瘤、膀胱癌和前列腺癌的分期中是有价值的[38,147,148]。

（四）扩散加权成像

MRI 扩散加权（DW）依赖于水分子的微观运动。某些病理过程可以降低水分子的运动，可以发现 DW MRI 扩散受限。在上世纪 90 年代中期，DW MRI 最初被引进作为一个高度敏感检测急性缺血性脑卒中的方法[149]。最近，它已被证明可用于评估肿瘤[150,151]。恶性肿瘤细胞增多且大分子蛋白质的量增加，导致细胞内外的扩散降低[149,152]。然而，扩散受限不只在恶性肿瘤发生，在良性肿瘤也可以看到，如感染、炎症以及缺血时[152]。虽然腹盆腔肿瘤影像学常规使用 DW MRI，但研究显示在多种恶性肿瘤 DWI 成像的价值包括肝、肾、前列腺、结肠、胰腺、子宫的恶性肿瘤，卵巢癌和肺癌，淋巴结转移[153]（图 15.19）。DWI 成像可以用来观察肿瘤复发情况，评估治疗反应，以及肿瘤的特性[154]。全身扩散加权成像可以作为评估转移一种方法[155]。虽然扩散加权成像在肿瘤的应用正在研究中，但初步的研究，与 PET / CT 比较，正在呈现出较好的结果[156]。

（五）MR 淋巴造影

对于大多数癌症患者，淋巴结转移显著影响预后和治疗计划。因此，在制订任何治疗计划前检测淋巴结受累是至关重要的。目前的横截面成像方式，包括超声、CT 和核磁共振成像依赖于大小的标准，因此不是确定淋巴结受累的可靠方法。小淋巴结也可以受累，大的淋巴结也可以是反应性增生。虽然 PET/ CT 可以帮助区分淋巴结转移，但是由于现在 PET/ CT 扫描仪空间分辨率有限，小的淋巴结转移可能会漏诊。

超小超顺磁性氧化铁磁共振淋巴造影（USPIO）已被认为是一种确定淋巴结转移很有前途的方法，即使是小淋巴结转移[157]。由于铁颗粒是被巨噬细胞吞噬，正常淋巴结在 T2* 加权图像呈现低信号，而转移性淋巴结因为不能吸收而呈现高信号。USPIO 尽管肿瘤成像的潜力巨大，但尚未被 FDA 批准使用。

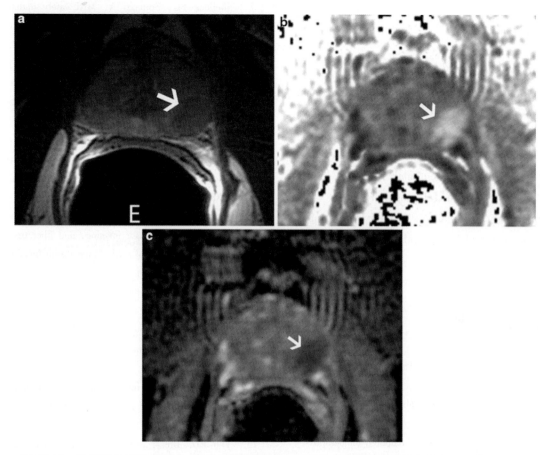

图 15.19　57 岁的前列腺癌患者。轴位 **T2** 加权 **MRI**（a）显示直肠内线圈呈低信号区（箭头），这可能癌症区域。异常区域显示扩散受限，表现为扩散加权图像高信号（b）和表观扩散系数（**ADC**）低信号（c）。注意信号无效的直肠内线圈（**E**）。

（六）其他最近或即将到来的磁共振成像技术进展

随着表面线圈和扫描床的设计、计算机和采集软件技术的进步，已研发出在 30 分钟之内成像的高品质、全身磁共振[158,159]。全身 MRI 检查可用于肿瘤成像初始分期和随访。另外，使用特定的软件，可使 MR 图像与全身 PET 图像融合[160]。人们对开发 PET/MR 结合成像也有浓厚的兴趣。一个扫描仪原型，能同时获得 PET 和磁共振成像脑图像，已经被开发，潜在的临床应用正在研究中[161]。一种全身 PET / MR 目前正在开发中。

小结

MRI 是肿瘤成像的主要支柱，起着至关重要的作用。由于存在诸多优势，如优越的软组织对比分辨率、多平面成像能力、功能成像的能力、没有电离辐射，MRI 对肿瘤治疗变得不可或缺。随着技术的进步，MRI 将继续在肿瘤患者诊疗的各个阶段包括最初诊断、制订治疗计划、引导治疗和治疗后的监测中发挥重要的作用。

交叉引用

▶ Cryoablation

▶ Cryoablation of Liver Tumors

▶ Emerging Technologies in the Treatment of Cancer

▶ Image – Guided High – Intensity Focused Ultrasound in the Treatment of Cancer

▶ Imaging of Interventional Therapies in Oncology：Computed Tomography

▶ Magnetic Resonance – Guided High – Intensity Focused Ultrasound：Gynecological Applications

▶ Tumor Ablation：An Evolving Technology

参考文献

[1] Tatli S, Morrison PR, Tuncali K, Silverman SG. Interventional MRI for oncologic applications. Tech Vasc Interv Radiol. 2007；10 （2）：159 –70.

[2] Brenner DJ, Hall FJ. Computed tomography – an increasing source of radiation exposure. N Engl J Med. 2007；357：2277 –84.

[3] Kanal E, Shellock FG, Talagala L. Safety considerations in MR imaging. Radiology. 1990；176 （3）：593 –606.

[4] Kanal E, Borgstede JP, Barkovich AJ, American College of Radiology, et al. American College of Radiology white paper on MR safety. AJR Am J Roentgenol. 2002；178 （6）：1335 –47.

[5] Cowper SE, Robin HS, Steinberg SM, Su LD, Gupta S, LeBoit PE. Scleromyxoedema – like cutaneous diseases in renal – dialysis patients. Lancet. 2000；356 （9234）：1000 –1.

[6] Marckmann P, Skov L, Rossen K, Dupont A, Damholt MB, Heaf JG, Thomsen HS. Nephrogenic systemic fibrosis：suspected causative role of gadodiamide used for contrast – enhanced magnetic resonance imaging. JAmSocNephrol. 2006；17 （9）：2359 –62.

[7] Shellock FG, Spinazzi A. MRI safety update 2008：part 1, MRI contrast agents and nephrogenic systemic fibrosis. AJR Am J Roentgenol. 2008；191 （4）：1129 –39.

[8] Cha S. Update on brain tumor imaging：from anatomy to physiology. AJNR Am J Neuroradiol. 2006；27：475 –87.

[9] Koeller KK, Rosenblum RS, Morrison AL. Neoplasms of the spinal cord and filum terminale：radiologic – pathologic correlation. Radiographics. 2000；20 （6）：1721 –49.

[10] Thurnher MM, Law M. Diffusion – weighted imaging, diffusion – tensor imaging, and fiber tractography of the spinal cord. Magn Reson Imaging Clin N Am. 2009；17 （2）：225 –44.

[11] Caldemeyer KS, Mathews VP, Righi PD, Smith RR. Imaging features and clinical significance of perineural spread or extension of head and neck tumors. Radiographics. 1998；18 （1）：97 –110.

[12] Ginsberg LE. MR imaging of perineural tumor spread. Magn Reson Imaging Clin N Am. 2002；10 （3）：511 –25.

[13] Yeh ED. Breast magnetic resonance imaging：current clinical indications. Magn Reson Imaging Clin N Am. 2010；18 （2）：155 –69.

[14] Fischer U, Kopka L, Grabbe E. Breast carcinoma：effect of preoperative contrast – enhanced MR imaging on the therapeutic approach. Radiology. 1999；213：881 –8.

[15] American College of Radiology. http：//www. acr. org/. Accessed 1 Dec 2010.

[16] American Cancer Society, Cancer Facts & Figures 2010. http：//www. cancer. org/acs. Accessed 1 Dec 2010.

[17] Antoch G, Stattaus J, Nemat AT, et al. Non – small cell lung cancer：dual – modality PET/CT in preoperative staging. Radiology. 2003；229：526 –33.

[18] Godelman A, Haramati LB. MR imaging in diagnosis and staging of pulmonary carcinoma. Magn Reson Imaging Clin N Am. 2008；16 （2）：309 –17.

［19］Syed IS, Feng D, Harris SR, et al. MR imaging of cardiac masses. Magn Reson Imaging Clin N Am. 2008；16（2）：137 – 64.

［20］Hoffmann U, Globits S, Schima W, et al. Usefulness of magnetic resonance imaging of cardiac and paracardiac masses. Am J Cardiol. 2003；92（7）：890 – 5.

［21］El – Serag HB, Marrero JA, Rudolph L, Reddy KR. Diagnosis and treatment of hepatocellular carcinoma. Gastroenterology. 2008；134（6）：1752 – 63.

［22］Semelka RC, Martin DR, Balci C, Lance T. Focal liver lesions：comparison of dual – phase CT and multisequence multiplanar MR imaging including dynamic gadolinium enhancement. J Magn Reson Imaging. 2001；13（3）：397 – 401.

［23］Barish MA, Yucel EK, Ferrucci JT. Magnetic resonance cholangiopancreatography. N Engl J Med. 1999；341（4）：258 – 64.

［24］SahniVA, MorteleKJ. Magnetic resonance cholangiopancreatography：current use and future applications. Clin Gastroenterol Hepatol. 2008；6（9）：967 – 77.

［25］Federle M, Chezmar J, Rubin D, et al. Efficacy and safety of mangafodipir trisodium（MnDPDP）injection for hepatic MRI in adults：results of the U. S. multicenter phase III clinical trials. Efficacy of early imaging. J Magn Reson Imaging. 2000；12（5）：689 – 701.

［26］Hagspiel KD, Neidl KF, Eichenberger AC, Weder W, Marincek B. Detection of liver metastases：comparison of superparamagnetic iron oxideenhanced and unenhanced MR imaging at 1. 5 T with dynamic CT, intraoperative US, and percutaneous US. Radiology. 1995；196（2）：471 – 8.

［27］Nakayama M, Yamashita Y, Mitsuzaki K, Yi T, Arakawa A, Katahira K, Nakayama Y, Takahashi M. Improved tissue characterization of focal liver lesions with ferumoxide – enhanced T1 and T2 – weighted MR imaging. J Magn Reson Imaging. 2000；11（6）：647 – 54.

［28］Reimer P, Rummeny EJ, Daldrup HE, Hesse T, Balzer T, Tombach B, Peters PE. Enhancement characteristics of liver metastases, hepatocellular carcinomas, and hemangiomas with Gd – EOB – DTPA：preliminary results with dynamic MR imaging. Eur Radiol. 1997；7（2）：275 – 80.

［29］Runge VM. A comparison of two MR hepatobiliary gadolinium chelates：Gd – BOPTA and Gd – EOBDTPA. J Comput Assist Tomogr. 1998；22（4）：643 – 50.

［30］Ji H, Ros PR. Magnetic resonance imaging. Liverspecific contrast agents. Clin Liver Dis. 2002；6（1）：73 – 90.

［31］Sauer R, Fietkau R, Wittekind C, German Rectal Cancer Group, et al. Adjuvant vs. neoadjuvant radiochemotherapy for locally advanced rectal cancer：the German trial CAO/ARO/AIO – 94. Colorectal Dis. 2003；5：406 – 15.

［32］Tatli S, Mortele KJ, Breen EL, Bleday R, Silverman SG. Local staging of rectal cancer using combined pelvic phased – array and endorectal coil MRI. J Magn Reson Imaging. 2006；23（4）：534 – 40.

［33］Eisner BH, Kurtz MP, Harisinghani MG. Evolving role of magnetic resonance imaging in renal cancer imaging. J Endourol. 2010；24（5）：707 – 11.

［34］Silverman SG, Israel GM, Herts BR, Richie JP. Management of the incidental renal mass. Radiology. 2008；249（1）：16 – 31.

［35］Jacobs BL, Lee CT, Montie JE. Bladder cancer in 2010：how far have we come? CA Cancer J Clin. 2010；60（4）：244 – 72.

［36］Silverman SG, Leyendecker JR, Amis Jr ES. What is the current role of CT urography and MR urography in the evaluation of the urinary tract? Radiology. 2009；250（2）：309 – 23.

［37］Setty BN, Holalkere NS, Sahani DV, Uppot RN, Harisinghani M, Blake MA. State – of – the – art crosssectional imaging in bladder cancer. Curr Probl Diagn Radiol. 2007；36（2）：83 – 96.

［38］Tekes A, Kamel I, Imam K, et al. Dynamic MRI of bladder cancer：evaluation of staging accuracy. AJR Am J Roentgenol. 2005; 184 (1): 121 - 7.

[39] Hussain HK, Korobkin M. MR imaging of the adrenal glands. Magn Reson Imaging Clin N Am. 2004; 12 (3): 515 - 44.

[40] Korobkin M. Overview of imaging/CT. Urol Radiol. 1989; 4: 221 - 6.

[41] Mayo - Smith WW, Lee MJ, McNicholas MMJ, Hahn PF, Boland GW, Saini S. Characterization of masses (<5 cm) by use of chemical shift MR imaging Observer performance versus quantitative measure. Am J Roentgenol. 1995; 165 (1): 91 - 5.

[42] Outwater EK, Siegelman ES, Radecki PD, Piccoli CW, Mitchell DG. Distinction between benign and malignant adrenal masses: value of T1 - weighted chemical - shift MR imaging. AJR Am J Roentgenol. 1995; 165 (3): 579 - 83.

[43] Hricak H, White S, Vigneron D, et al. Carcinoma of the prostate gland: MR imaging with pelvic phasedarray coils versus integrated endorectal - pelvic phased - array coils. Radiology. 1994; 193 (3): 703 - 9.

[44] Shimofusa R, Fujimoto H, Akamata H, Motoori K, Yamamoto S, Ueda T, Ito H. Diffusion - weighted imaging of prostate cancer. J Comput Assist Tomogr. 2005; 29 (2): 149 - 53.

[45] Lim HK, Kim JK, Kim KA, Cho KS. Prostate cancer: apparent diffusion coefficient map with T2 - weighted images for detection - a multireader study. Radiology. 2009; 250 (1): 145 - 51.

[46] Jager GJ, Ruijter ET, van de Kaa CA, et al. Dynamic TurboFLASH subtraction technique for contrastenhanced MR imaging of the prostate: correlation with histopathologic results. Radiology. 1997; 203 (3): 645 - 52.

[47] Engelbrecht MR, Huisman HJ, Laheij RJ, et al. Discrimination of prostate cancer from normal peripheral zone and central gland tissue by using dynamic contrast - enhanced MR imaging. Radiology. 2003; 229 (1): 248 - 54.

[48] Amant F, Moerman P, Neven P, et al. Endometrial cancer. Lancet. 2005; 366 (9484): 491 - 505.

[49] Frei KA, Kinkel K, Bone® 1 HM, Lu Y, Zaloudek C, Hricak H. Prediction of deep myometrial invasion in patients with endometrial cancer: clinical utility of contrast - enhanced MR imaging - a meta - analysis and Bayesian analysis. Radiology. 2000; 216 (2): 444 - 9.

[50] Hrica k H, Gatsonis C, Chi DS, American College of Radiology Imaging Network 6651, Gynecologic Oncology Group 183, et al. Role of imaging in pretreatment evaluation of early invasive cervical cancer: results of the intergroup study American College of Radiology Imaging Network 6651 - Gynecologic Oncology Group 183. J Clin Oncol. 2005; 23 (36): 9329 - 37.

[51] Hricak H, Gatsonis C, Coakley FV, et al. Early invasive cervical cancer: CT and MR imaging in preoperative evaluation - ACRIN/GOG comparative study of diagnostic performance and interobserver variability. Radiology. 2007; 245 (2): 491 - 8.

[52] Rieber A, Nüssle K, Stöhr I, et al. Preoperative diagnosis of ovarian tumors with MR imaging: comparison with transvaginal sonography, positron emission tomography, and histologic findings. AJR Am J Roentgenol. 2001; 177 (1): 123 - 9.

[53] Hricak H, Chen M, Coakley FV, et al. Complex adnexal masses: detection and characterization with MR imaging - multivariate analysis. Radiology. 2000; 214 (1): 39 - 46.

[54] Ma LD. Magnetic resonance imaging of musculoskeletal tumors: skeletal and soft tissue masses. Curr Probl Diagn Radiol. 1999; 28 (2): 29 - 62.

[55] Alyas F, James SL, Davies AM, Saifuddin A. The role ofMR imaging in the diagnostic characterisation of appendicular bone tumours and tumour - like conditions. Eur Radiol. 2007; 17 (10): 2675 - 86.

[56] Wootton - Gorges SL. MR imaging of primary bone tumors and tumor - like conditions in chil-

dren. Magn Reson Imaging Clin N Am. 2009；17（3）：469－87.

[57] Hagspiel KD, Kandarpa K, Jolesz FA. Interventional MR imaging. J Vasc Interv Radiol. 1997；8：745－58.

[58] McDannold NJ, Jolesz FA. Magnetic resonance image－guided thermal ablations. Top Magn Reson Imaging. 2000；11：191－202.

[59] Hynynen K, Kettenbach J, Kacher DF, et al. Interventional and intraoperative magnetic resonance imaging. Annu Rev Biomed Eng. 2000；2：661－90.

[60] Lu DS, Lee H, Farahani K, et al. Biopsy of hepatic dome lesions：semi－real－time coronal MR guidance technique. AJR Am J Roentgenol. 1997；168：737－9.

[61] Silverman SG, Tuncali K, Morrison PR. MR Imaging－guided percutaneous tumor ablation. Acad Radiol. 2005；12：1100－19.

[62] Morrison PR, Silverman SG, Tuncali K, Tatli S. MRI－guided cryotherapy. J Magn Reson Imaging. 2008；27（2）：410－20.

[63] Tempany CM, Stewart EA, McDannold N, Quade BJ, Jolesz FA, Hynynen K. MR imaging－guided focused ultrasound surgery of uterine leiomyomas：a feasibility study. Radiology. 2003；226（3）：897－905.

[64] Tuncali K, Morrison PR, Tatli S, Silverman SG. MRI－guided percutaneous cryoablation of renal tumors：use of external manual displacement of adjacent bowel loops. Eur J Radiol. 2006；59（2）：198－202.

[65] Silverman SG, Jolesz FA, Newman RW, et al. Design and implementation of an interventionalM-Rimaging suite. AJR Am J Roentgenol. 1997；168：1465－71.

[66] Silverman SG, Collick BD, Figueira MR, et al. Interactive MR－guided biopsy in an openconfiguration MR imaging system. Radiology. 1995；197：175－81.

[67] Wallis F, Gilbert FJ. Magnetic resonance imaging in oncology：an overview. J R Coll Surg Edinb. 1999；44（2）：117－25.

[68] Salomonowitz E. MR imaging－guided biopsy and therapeutic intervention in a closed－configuration magnet：single－center series of 361 punctures. AJR Am J Roentgenol. 2001；177：159－63.

[69] Solomon SB, Silverman SG. Imaging in interventional oncology. Radiology. 2010；257（3）：624－40.

[70] Fenchel S, Boll DT, Lewin JS. Intraoperative MR imaging. Magn Reson Imaging Clin N Am. 2003；11（3）：431－47.

[71] Johnston T, Moser R, Moeller K, Moriarty TM. Intraoperative MRI：safety. Neurosurg Clin N Am. 2009；20（2）：147－53.

[72] Jolesz FA, Morrison PR, Koran SJ, et al. Compatible instrumentation for intraoperative MRI：expanding resources. J Magn Reson Imaging. 1998；8：8－11.

[73] Keeler EK, Casey FX, Engels H, et al. Accessory equipment considerations with respect to MRI compatibility. J Magn Reson Imaging. 1998；8：12－8.

[74] Bedrosian I, Schlencker J, Spitz FR, et al. Magnetic resonance imaging－guided biopsy of mammographically and clinically occult breast lesions. Ann Surg Oncol. 2002；9（5）：457－61.

[75] Liberman L, Bracero N, Morris E, Thornton C, Dershaw DD. MRI－guided 9－gauge vacuum－assisted breast biopsy：initial clinical experience. AJR Am J Roentgenol. 2005；185（1）：183－93.

[76] Kuhl CK, Morakkabati N, Leutner CC, et al. MR imaging－guided large－core（14－gauge）needle biopsy of small lesions visible at breast MR imaging alone. Radiology. 2001；220：31－9.

[77] Perlet C, Heywang－Kobrunner SH, Heinig A, et al. Magnetic resonance－guided, vacuum－assisted breast biopsy：results from a European multicenter study of 538 lesions. Cancer. 2006；106：982－90.

[78] Hata N, Jinzaki M, Kacher D, et al. MR imag-

ingguided prostate biopsy with surgical navigation software: device validation and feasibility. Radiology. 2001; 220 (1): 263 – 8.

[79] Cormack RA, D'Amico AV, Hata N, Silverman S, Weinstein M, Tempany CM. Feasibility of transperineal prostate biopsy under interventional magnetic resonance guidance. Urology. 2000; 56 (4): 663 – 4.

[80] D'Amico AV, Tempany CM, Cormack R, et al. Transperineal magnetic resonance image guided prostate biopsy. J Urol. 2000; 164: 385 – 7.

[81] Lichy MP, Anastasiadis AG, Aschoff P, et al. Morphologic, functional, and metabolic magnetic resonance imaging – guided prostate biopsy in a patient with prior negative transrectal ultrasound – guided biopsies and persistently elevated prostate – specific antigen levels. Urology. 2007; 69 (6): 1208. e5 – 8.

[82] Buchanan CL, Morris EA, Dorn PL, et al. Utility of breast magnetic resonance imaging in patients with occult primary breast cancer. Ann Surg Oncol. 2005; 12: 1045 – 53.

[83] Eby PR, Lehman C. MRI – guided breast interventions. Semin Ultrasound CT MR. 2006; 27: 339 – 50.

[84] Meeuwis C, Peters NH, Mali WP, et al. Targeting difficult accessible breast lesions: MRI – guided needle localization using a freehand technique in a 3. 0 T closed bore magnet. Eur J Radiol. 2007; 62: 283 – 8.

[85] Bloom S, Morrow M. A clinical oncologic perspective on breast magnetic resonance imaging. Magn Reson Imaging Clin N Am. 2010; 18 (2): 277 – 94.

[86] Philpotts LE. MR intervention: indications, technique, correlation and histologic. Magn Reson Imaging Clin N Am. 2010; 18 (2): 323 – 32.

[87] Ellis JH, Tempany C, Sarin MS, Gatsonis C, Rifkin MD, McNeil BJ. MR imaging and sonography of early prostatic cancer: pathologic and imaging features that influence identification and diagnosis. AJR Am J Roentgenol. 1994; 162 (4): 865 – 72.

[88] Haker SJ, Mulkern RV, Roebuck JR, Barnes AS, Dimaio S, Hata N, Tempany CM. Magnetic resonance – guided prostate interventions. Top Magn Reson Imaging. 2005; 16 (5): 355 – 68.

[89] Zangos S, Herzog C, Eichler K, et al. MR – compatible assistance system for punction in a high – field system: device and feasibility of transgluteal biopsies of the prostate gland. Eur Radiol. 2007; 17: 1118 – 24.

[90] Barnes AS, Haker SJ, Mulkern RV, et al. Magnetic resonance spectroscopy – guided transperineal prostate biopsy and brachytherapy for recurrent prostate cancer. Urology. 2005; 66: 1319.

[91] Susil RC, Menard C, Krieger A, et al. Transrectal prostate biopsy and fiducial marker placement in a standard 1. 5 T magnetic resonance imaging scanner. J Urol. 2006; 175: 113 – 20.

[92] Fennessy FM, Tuncali K, Morrison PR, Tempany CM. MR imaging – guided interventions in the genitourinary tract: an evolving concept. Magn Reson Imaging Clin N Am. 2010; 18 (1): 11 – 28.

[93] Zhang Q, Chung YC, Lewin JS, Duerk JL. A method for simultaneous RF ablation and MRI. J Magn Reson Imaging. 1998; 8 (1): 110 – 14.

[94] Silverman SG, Tuncali K, Adams DF, et al. MR imaging – guided percutaneous cryotherapy of liver tumors: initial experience. Radiology. 2000; 217: 657 – 64.

[95] Silverman SG, Tuncali K, vanSonnenberg E, et al. Renal tumors: MR imaging – guided percutaneous cryotherapy – initial experience in 23 patients. Radiology. 2005; 236: 716 – 24.

[96] Han KR, Cohen JK, Miller RJ, et al. Treatment of organ confined prostate cancer with third generation cryosurgery: preliminary multicenter experience. J Urol. 2003; 170: 1126 – 30.

[97] Nurko J, Mabry CD, Whitworth P, et al. Interim results from the FibroAdenoma Cryoablation Treatment Registry. Am J Surg. 2005; 190:

647 – 51.

［98］ Tuncali K, Morrison PR, Winalski CS, et al. MRIguided percutaneous cryotherapy for soft – tissue and bone metastases: initial experience. AJR Am J Roentgenol. 2007; 189: 232 – 9.

［99］ Sakuhara Y, Shimizu T, Kodama Y, et al. Magnetic resonance – guided percutaneous cryoablation of uterine fibroids: early clinical experiences. Cardiovasc Intervent Radiol. 2006; 29: 552 – 8.

［100］ Cline HE, Schenck JF, Hynynen K, et al. MR – guided focused ultrasound surgery. J Comput Assist Tomogr. 1992; 16: 956 – 65.

［101］ Cline HE, Hynynen K, Hardy CJ, et al. MR temperature mapping of focused ultrasound surgery. Magn Reson Med. 1994; 31: 628 – 36.

［102］ Tempany CM, Stewart EA, McDannold N, et al. MR imaging – guided focused ultrasound surgery of uterine leiomyomas: a feasibility study. Radiology. 2003; 226: 897 – 905.

［103］ Mulkern RV, Panych LP, McDannold NJ, et al. Tissue temperature monitoring with multiple gradientecho imaging sequences. J Magn Reson Imaging. 1998; 8: 493 – 502.

［104］ Kuroda K, Oshio K, Chung AH, et al. Temperature mapping using the water proton chemical shift: a chemical shift selective phase mapping method. Magn Reson Med. 1997; 38: 845 – 51.

［105］ Jolesz FA, Hynynen K, McDannold N, et al. MR imaging – controlled focused ultrasound ablation: a noninvasive image – guided surgery. Magn Reson Imaging Clin N Am. 2005; 13: 545 – 60.

［106］ Hynynen K, Pomeroy O, Smith DN, et al. MR imaging – guided focused ultrasound surgery of fibroadenomas in the breast: a feasibility study. Radiology. 2001; 219: 176 – 85.

［107］ Zippel DB, Papa MZ. The use of MR imaging guided focused ultrasound in breast cancer patients; a preliminary phase one study and review. Breast Cancer. 2005; 12: 32 – 8.

［108］ Fennessy FM, Tempany CM, McDannold NJ, et al. Uterine leiomyomas: MR imaging – guided focused ultrasound surgery – results of different treatment protocols. Radiology. 2007; 243: 885 – 93.

［109］ Catane R, Beck A, Inbar Y, Rabin T, Shabshin N, Hengst S, Pfeffer RM, Hanannel A, Dogadkin O, Liberman B, Kopelman D. MR – guided focused ultrasound surgery (MRgFUS) for the palliation of pain in patients with bone metastases – preliminary clinical experience. Ann Oncol. 2007; 18 (1): 163 – 7.

［110］ Gianfelice D, Gupta C, Kucharczyk W, Bret P, Havill D, Clemons M. Palliative treatment of painful bone metastases with MR imaging – guided focused ultrasound. Radiology. 2008; 249 (1): 355 – 63.

［111］ Watkin NA, Morris SB, Rivens IH, et al. Highintensity focused ultrasound ablation of the kidney in a large animal model. J Endourol. 1997; 11: 191 – 6.

［112］ Kopelman D, Inbar Y, Hanannel A, et al. Magnetic resonance – guided focused ultrasound surgery (MRgFUS): ablation of liver tissue in a porcine model. Eur J Radiol. 2006; 59: 157 – 62.

［113］ McDannold N, Moss M, Killiany R, et al. MRIguided focused ultrasound surgery in the brain: tests in a primate model. Magn Reson Med. 2003; 49: 1188 – 91.

［114］ Nag S, Cardenes H, Chang S, Image – Guided Brachytherapy Working Group, et al. Proposed guidelines for image – based intracavitary brachytherapy for cervical carcinoma: report from Image – Guided Brachytherapy Working Group. Int J Radiat Oncol Biol Phys. 2004; 60 (4): 1160 – 72.

［115］ Cormack RA. Quality assurance issues for computed tomography – , ultrasound – , and magnetic resonance imaging – guided brachytherapy. Int J Radiat Oncol Biol Phys. 2008; 71 (1 Suppl): S136 – 41.

［116］ Stokes SH. Comparison of biochemical disease – free survival of patients with localized carcinoma of the prostate undergoing radical prostatectomy, transperineal ultrasound – guided radioactive seed implantation, or definitive external beam irradiation. Int J Radiat Oncol Biol Phys. 2000; 47: 129 – 36.

[117] Pfeiffer D, Sutlief S, Feng W, Pierce HM, Kofler J. AAPM Task Group 128: quality assurance tests for prostate brachytherapy ultrasound systems. Med Phys. 2008; 35 (12): 5471 – 89.

[118] D' amico AV, Tempany CM, Schultz D, et al. Comparing PSA outcome after radical prostatectomy or magnetic resonance imaging – guided partial prostatic irradiation in select patients with clinically localized adenocarcinoma of the prostate. Urology. 2003; 62: 1063 – 7.

[119] Talcott JA, Clark JA, Stark PC, et al. Long – term treatment related complications of brachytherapy for early prostate cancer: a survey of patients previously treated. J Urol. 2001; 166: 494 – 9.

[120] Hurwitz MD, Cormack R, Tempany CM, et al. Three – dimensional real – time magnetic resonanceguided interstitial prostate brachytherapy optimizes radiation dose distribution resulting in a favorable acute side – effect profile in patients with clinically localized prostate cancer. Tech Urol. 2000; 6: 89 – 94.

[121] D' Amico AV, Cormack RA, Tempany CM. MRIguided diagnosis and treatment of prostate cancer. N Engl J Med. 2001; 344: 776 – 7.

[122] Cormack RA, Kooy H, Tempany CM, et al. A clinical method for real – time dosimetric guidance of transperineal 125I prostate implants using interventional magnetic resonance imaging. Int J Radiat Oncol Biol Phys. 2000; 46: 207 – 14.

[123] D' Amico AV, Cormack R, Tempany CM, et al. Realtime magnetic resonance image – guided interstitial brachytherapy in the treatment of select patients with clinically localized prostate cancer. Int J Radiat Oncol Biol Phys. 1998; 42: 507 – 15.

[124] Mislow JM, Golby AJ, Black PM. Origins of intraoperative MRI. Neurosurg Clin N Am. 2009; 20 (2): 137 – 46.

[125] Black PM, Moriarty T, Alexander 3rd E, et al. Development and implementation of intraoperative magnetic resonance imaging and its neurosurgical applications. Neurosurgery. 1997; 41 (4): 831 – 42.

[126] Schwartz RB, Hsu L, Wong TZ, et al. Intraoperative MR imaging guidance for intracranial neurosurgery: experience with the first 200 cases. Radiology. 1999; 211 (2): 477 – 88.

[127] Pergolizzi Jr RS, Nabavi A, Schwartz RB, et al. Intraoperative MR guidance during trans – sphenoidal pituitary resection: preliminary results. J Magn Reson Imaging. 2001; 13 (1): 136 – 41.

[128] Bootz F, Schulz T, Weber A, Scheffler B, Keiner S. The use of open MRI in otorhinolaryngology: initial experience. Comput Aided Surg. 2001; 6 (5): 297 – 304.

[129] Schulz T, Schneider JP, Bootz F, et al. Transnasal and transsphenoidal MRI – guided biopsies of petroclival tumors. J Magn Reson Imaging. 2001; 13 (1): 3 – 11.

[130] Dort JC, Sutherland GR. Intraoperative magnetic resonance imaging for skull base surgery. Laryngoscope. 2001; 111 (9): 1570 – 5.

[131] Fried MP, Topulos G, Hsu L, et al. Endoscopic sinus surgery with magnetic resonance imaging guidance: initial patient experience. Otolaryngol Head Neck Surg. 1998; 119 (4): 374 – 80.

[132] Gould SW, Lamb G, Lomax D, Gedroyc W, Darzi A. Interventional MR – guided excisional biopsy of breast lesions. J Magn Reson Imaging. 1998; 8 (1): 26 – 30.

[133] Therasse P, Arbuck SG, Eisenhauer EA, et al. New guidelines to evaluate the response to treatment in solid tumors. European Organization for Researchand Treatment of Cancer, National Cancer Institute of the United States, National Cancer Institute of Canada. J Natl Cancer Inst. 2000; 92 (3): 205 – 16.

[134] Klaeser B, Mueller MD, Schmid RA, Guevara

C, Krause T, Wiskirchen J. PET – CT – guided interventions in the management of FDG – positive lesions in patients suffering from solid malignancies: initial experience. Eur Radiol. 2009; 19: 1780 – 5.

[135] Selzner M, Hany TF, Wildbrett P, McCormack L, Kadry Z, Clavien PA. Does the novel PET/CT imaging modality impact on the treatment of patients with metastatic colorectal cancer of the liver? Ann Surg. 2004; 240 (6): 1027 – 34.

[136] Tatli S, Gerbaudo VH, Mamede M, Tuncali K, Shyn PB, Silverman SG. Abdominal masses sampled at PET/CT – guided percutaneous biopsy: initial experience with registration of prior PET/CT images. Radiology. 2010; 256 (1): 305 – 11.

[137] Soher BJ, Dale BM, Merkle EM. A review of MR physics: 3 T versus 1. 5 T. Magn Reson Imaging Clin N Am. 2007; 15 (3): 277 – 90.

[138] DeLano MC, Fisher C. 3 T MR imaging of the brain. Magn Reson Imaging Clin N Am. 2006; 14 (1): 77 – 88.

[139] Nagae – Poetscher LM, Jiang H, Wakana S, Golay X, van Zijl PC, Mori S. High – resolution diffusion tensor imaging of the brain stem at 3 T. AJNR Am J Neuroradiol. 2004; 25 (8): 1325 – 30.

[140] Ramnath RR. 3 T MR imaging of the musculoskeletal system (Part II): clinical applications. Magn Reson Imaging Clin N Am. 2006; 14 (1): 41 – 62.

[141] Sosna J, Pedrosa I, Dewolf WC, Mahallati H, Lenkinski RE, Rofsky NM. MR imaging of the prostate at 3 Tesla: comparison of an external phasedarray coil to imaging with an endorectal coil at 1. 5 Tesla. Acad Radiol. 2004; 11 (8): 857 – 62.

[142] Bammer R, Schoenberg SO. Current concepts and advances in clinical parallel magnetic resonance imaging. Top Magn Reson Imaging. 2004; 15 (3): 129 – 58.

[143] Glockner JF, Hu HH, Stanley DW, Angelos L, King K. Parallel MR imaging: a user's guide.

Radiographics. 2005; 25 (5): 1279 – 97.

[144] Padhani AR. Dynamic contrast – enhanced MRI in clinical oncology: current status and future directions. J Magn Reson Imaging. 2002; 16 (4): 407 – 22.

[145] Kwee TC, Takahara T, Klomp DW, Luijten PR. Cancer imaging: novel concepts in clinical magnetic resonance imaging. J Intern Med. 2010; 268 (2): 120 – 32.

[146] Kuhl CK, Mielcareck P, Klaschik S, et al. Dynamic breast MR imaging; a signal intensity time course data useful for differential diagnosis of enhancing lesions? Radiology. 1999; 211: 101 – 10.

[147] Bloch BN, Furman – Haran E, Helbich TH, et al. Prostate cancer: accurate determination of extracapsular extension with high – spatial – resolution dynamic contrast – enhanced and T2 – weighted MR imaging – initial results. Radiology. 2007; 245 (1): 176 – 85.

[148] Thomassin – Naggara I, Dara ? " E, Cuenod CA, Rouzier R, Callard P, Bazot M. Dynamic contrast – enhanced magnetic resonance imaging: a useful tool for characterizing ovarian epithelial tumors. J Magn Reson Imaging. 2008; 28 (1): 111 – 20.

[149] Schaefer PW, Grant PE, Gonzalez RG. Diffusionweighted MR imaging of the brain. Radiology. 2000; 217 (2): 331 – 45.

[150] Kono K, Inoue Y, Nakayama K, et al. The role of diffusion – weighted imaging in patients with brain tumors. AJNR Am J Neuroradiol. 2001; 22: 1081 – 8.

[151] Stadnik TW, Chaskis C, Michotte A, et al. Diffusionweighted MR imaging of intracerebral masses: comparison with conventional MR imaging and histologic findings. AJNR Am J Neuroradiol. 2001; 22: 969 – 76.

[152] Provenzale JM, Mukundan S, Barboriak DP. Diffusion – weighted and perfusion MR imaging for brain tumor characterization and assessment of treatment response. Radiology. 2006; 239 (3): 632 – 49.

[153] Low RN, Gurney J. Diffusion – weighted MRI (DWI) in the oncology patient: value of breath-hold DWI compared to unenhanced and gadolini-umenhanced MRI. J Magn Reson Imaging. 2007; 25 (4): 848 – 58.

[154] Low RN. Diffusion – weighted MR, imaging for whole body metastatic disease and lymphadenopathy. Magn Reson Imaging Clin N Am. 2009; 17 (2): 245 – 61.

[155] Takahara T, Imai Y, Yamashita T, Yasuda S, Nasu S, Van Cauteren M. Diffusion weighted whole body imaging with background body signal suppression (DWIBS): technical improvement using free breathing, STIR and high resolution 3D display. Radiat Med. 2004; 22 (4): 275 – 82.

[156] Komori T, Narabayashi I, Matsumura K, et al. 2 – [Fluorine – 18] – fluoro – 2 – deoxy – D – glucose positron emission tomography/computed tomography versus whole – body diffusion – weighted MRI for detection of malignant lesions: initial experience. Ann Nucl Med. 2007; 21 (4): 209 – 15.

[157] Harisinghani MG, Saini S, Weissleder R, et al. MR lymphangiography using ultrasmall super-paramagnetic iron oxide in patients with primary abdominal and pelvic malignancies: radiographic-pathologic correlation. AJR Am J Roentgenol. 1999; 172 (5): 1347 – 51.

[158] Schick F. Whole – body MRI, at high field: technical limits and clinical potential. Eur Radiol. 2005; 15 (5): 946 – 59.

[159] Lauenstein TC, Goehde SC, Herborn CU, et al. Whole – body MR imaging: evaluation of patients for metastases. Radiology. 2004; 233 (1): 139 – 48.

[160] Antoch G, Vogt FM, Freudenberg LS, et al. Wholebody dual – modality PET/CT and whole – body MRI for tumor staging in oncology. J Am Med Assoc. 2003; 290 (24): 3199 – 206.

[161] Raylman RR, Majewski S, Velan SS, et al. Simultaneous acquisition of magnetic resonance spectroscopy (MRS) data and positron emission tomography (PET) images with a prototype MR-compatible, small animal PET imager. J Magn Reson. 2007; 186 (2): 305 – 10.

第16章　肿瘤介入治疗影像：正电子发射断层扫描／计算机断层扫描

Homer A. Macapinlac

晃明团队　翻译　吴安乐　校审

[摘要] 本章节主要阐述正电子发射断层扫描（PET）影像引导肿瘤治疗的应用。PET 影像提供的全身功能影像学信息使我们能够识别代谢改变，从而更好了解肿瘤的发生、预后，指导早期多学科治疗。PET 影像是应用最广泛的分子影像技术，联合传统解剖学影像技术例如计算机断层扫描（CT），能够更好地评估肿瘤患者的状态。PET/CT 应用越来越广泛，特别是采用去氧葡萄糖（FDG）这种葡萄糖代谢类似物作为标记，能够帮助我们识别肿瘤的发生以及评估治疗效果。本章节主要包括肿瘤代谢的生物学机制，以及应用 PET 影像来了解肿瘤生化改变，提高对肿瘤范围分期的能力和对原发肿瘤进行恰当的活检。PET/CT 影像可以对结节的活检提供指导，对于分期和决定治疗方法十分有效。PET/CT 也可以用来指导直接活检或识别可疑的远处转移，从而更早期决定接受根治性治疗还是接受姑息性治疗。最后，影像引导微创治疗也可以从 PET/CT 获益，如确定病灶范围、是否存在残活或复发病灶。未来的研究方向，特别是新的放射性示踪剂的临床应用，因为涉及乏氧情况，其能够识别肿瘤对放疗的不敏感部分、采用 DNA 或扩散成像评估早期反应以及 PET 血管生成影像指导靶向治疗。

引言

正电子发射断层扫描（PET）是一种核医学技术，通过识别氟－18 这样的正电子示踪剂产生的 γ 射线，能够得到全身功能影像信息。最广泛应用的示踪剂是葡萄糖类似物：2－氟－2－去氧－D－葡萄糖（FDG）。当 FDG 被注射进空腹患者体内后（图 16.1），葡萄糖摄取可见于大脑、肌肉，

部分位于肝脏，主要经过肾脏和膀胱经尿液排泄。大多数正常细胞对 FDG 的摄取很低。一名肺癌患者 PET 显示，与周围正常细胞相比，肿瘤区域高浓度 FDG 滞留（图 16.2）。这种葡萄糖高代谢的特点最初由 Warburg 等[1] 于 20 世纪 20 年代提出，但直到 20 世纪 80 年代才用于显示人体肿瘤[2,3]。肿瘤通过细胞膜葡萄糖转运体快速摄取 FDG，随后通过己糖激酶磷酸化（类似于葡萄糖），形成的 6－磷酸 FDG 积聚于肿瘤细胞内。肿瘤区域相对乏氧激活糖酵解途径，也增强了磷酸化步骤。因为肿瘤细胞葡萄糖－6－磷酸酶相对缺乏，不能进行去磷酸化反应，导致 6－磷酸 FDG 滞留于细胞内。因

H. A. Macapinlac
Department of Nuclear Medicine, University of Texas MD Anderson Cancer Center, Houston, TX, USA
e－mail：hmacapinlac@ mdanderson. org

此，FDG 是肿瘤细胞葡萄糖酵解增强的一个标志物。肿瘤细胞 FDG 摄取量与肿瘤侵袭性、预后相关[4]。然而，分化良好的肿瘤、黏液性肿瘤、支气管肺泡癌对于 FDG 的摄取很少，因此，对于这些肿瘤的影像学评估受到限制[5]。

医疗保险和医疗补助中心（CMS）批准 PET 可应用于非小细胞肺癌（NSCLC）、食管癌、淋巴瘤、黑色素瘤以及头颈部肿瘤的诊断、分期和再分期，之后 PET 的临床应用迅速增加。

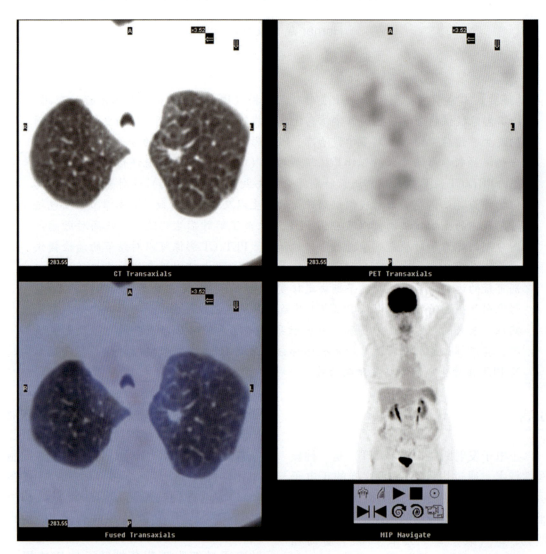

图 16.1　采用化疗和放疗治疗后 NSCLC 患者 PET/CT 扫描。FDG－PET 扫描（右下）显示大脑、肝脏、脾脏、膀胱正常代谢活性。左肺上叶残留的肺部肿块（左上）显示无 FDG 摄取（右上）及融合图像（左下）。

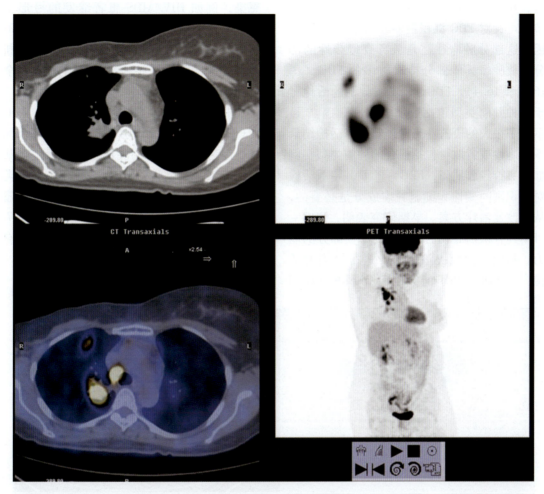

图 16.2　右肺上叶肺癌患者纵隔淋巴结显示 FDG 摄取（右下）。PET/CT 图像（右下）显示原发灶和右侧支气管旁淋巴结肿大。

在 2009 年 4 月，CMS 将 FDG – PET 应用于几乎所有实体肿瘤的初步治疗策略评估（通常是诊断和初步分期）以及部分肿瘤治疗策略的后续评估（通常是再分期、判断可疑的复发以及治疗监测）纳入医保。CMS 同时详细说明了不包括在医保内的项目：有肿瘤史患者的肿瘤监测、前列腺癌的分期、诊断乳腺癌、评估乳腺癌和黑色素瘤的局部淋巴结转移情况[6]。

必须牢记检查前的准备，包括患者空腹至少 6 小时以及标准化的影像学技术，这对于患者个体以及影像学研究中的患者成功进行检查是非常关键的[7]。

最近，将 PET 与 CT 进行融合使我们能够同时得到解剖（CT）和功能（PET）影像，从而提高我们识别肿瘤、评估肿瘤范围、鉴别治疗后改变与肿瘤复发、监测肿瘤治疗效果的能力。采集 CT 图像的主要目的是提高密度衰减和影像重建[8]。

FDG – PET 引导下活检诊断肿瘤

将 CT 与 FDG – PET 影像进行融合能够很好地显示葡萄糖代谢异常区域，对于引导活检发现恶性肿瘤细胞帮助很大。更重要的是，对于具有很大异质性的肿瘤或多个结节，可针对 FDG 沉积最多的部分进行活检，因为这部分肿瘤往往是最具有侵袭性的部分，较肿瘤其他部分摄取更多的 FDG（图 16.3 和 16.4）。FDG－PET 引导下的活检对于多种肿瘤类型包括胶质瘤[9]和肺癌[10]显示出了很大的价值。当常规脑肿瘤活检结果不能确诊或者取材包括混合的肿瘤类型，例如少突神经胶质瘤，FDG－PET 引导下活检对于识别间变性大细胞肿瘤成分是必要的，从而改变治疗方案。早期研究表明，FDG－PET 具有识别低级别胶质瘤的恶变部分的能力，从而在治疗决策前引导进行恰当的活检[11]。FDG－PET 能够鉴别 CNS 淋巴瘤和

感染，例如 HIV/AIDS 患者继发的弓形虫病。在这种情况下，两种疾病于 CT、MRI 上可能具有相似的影像学特点，而鉴别诊断非常关键，因为两种疾病的治疗方案完全不同[4]。

非小细胞肺癌常常具有坏死成分。FDG－PET 引导的活检能够获得更好的组织标本，因为 FDG 滞留的肿瘤往往存活。在某些情况下，棕色脂肪也会摄取 FDG 并且类似于肿瘤。PET/CT 技术对于识别胸部肿瘤患者的这些变异从而更好地指导活检，避免对表现类似于肿瘤的良性组织进行活检具有很大帮助[12]。

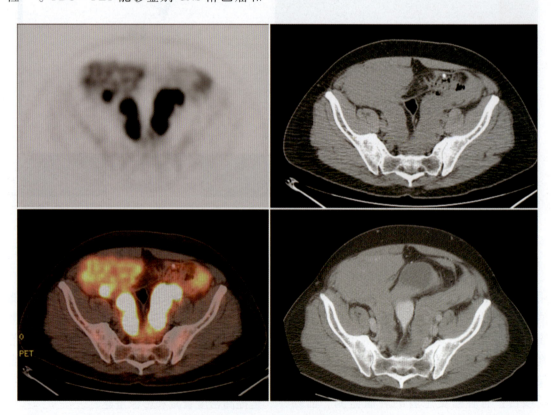

图 16.3　低度恶性淋巴瘤伴有多成分腺病患者。迅速进展的疾病与低度恶性淋巴瘤病情不符合。因此，接受 FDG－PET/CT 检查，PET/CT 融合图像显示低度 FDG 摄取部分和高度 FDG 摄取部分（右下）。CT 平扫和 CT 增强（分别是右上和右下）不能显示形态学改变。

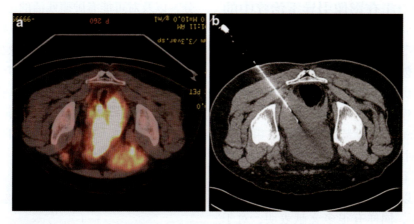

图 16.4　患者接受 PET/CT 引导下活检（b），注意采用 PET/CT 作为引导（a）。活检结果显示弥漫大 B 细胞淋巴瘤。

对于颈部淋巴结肿大却不知道原发灶的患者进行 PET/CT 扫描可能能够识别原发病灶。一项 Meta 分析表明：约有 1/3 的隐源性肿瘤患者可以通过 PET/CT 发现原发灶。这些患者随后可进行准确的活检并接受恰当的治疗[13]。而且，患者可从确定肿瘤细胞的来源获益，而不是经验性治疗。

对于多区域淋巴结肿大的患者行 PET/CT 检查也可能获益。一个好的例子是慢性淋巴细胞白血病患者可能不断出现淋巴结肿大。进行 FDG - PET/CT 检查能够识别摄取 FDG 的淋巴结。在活检时，这些结节可能有淋巴瘤细胞。随后可给予恰当的治疗。化疗后再次行 FDG - PET/CT 检查对于监测治疗反应和预后可能是有帮助的[14]。正如国际一致性标准指出，FDG - PET 已经成为评估淋巴瘤疗效的影像学检查的一部分[15]。

在 FDG - PET/CT 引导下，采用支气管内超声引导针吸活检术（EBUS/TBNA）对纵隔淋巴结活检是一个活跃领域。这种微创技术已经成为替代创伤更大的技术，例如支气管镜或开胸活检评估纵隔肿瘤分期的更好的方法。FDG - PET/CT 扫描对于识别摄取 FDG 的临界或正常大小的淋巴结、不摄取 FDG 的增大淋巴结非常有用，从而更准确地评估纵隔淋巴结情况，这将会决定 NSCLC 患者采取何种治疗[16]。值得注意的是：FDG - PET/CT 对于评估淋巴结侵犯具有局限性。因为它不能识别镜下才可见的淋巴结转移，对于 FDG 摄取量很低的肿瘤例如黏液性肿瘤可能会漏诊。

FDG - PET/CT 对于识别远处转移具有很大的价值，从而使患者接受更好的治疗。对于胸部肿瘤，如食管癌[17]和 NSCLC[10]，FDG - PET/CT 可以识别 10% ~ 15% 患者的远处转移。通过指导活检，可以避免无效的手术，并且可能改变原来的根治性治疗而采取姑息性治疗。当应用 PET/CT 于非小细胞肺癌放疗计划，取决于胸部内和胸部外肿瘤范围，放疗体积增加或减少的改变至多可达 15% ~ 60%[18]。FDG - PET/CT 比单独采用 CT 能够更好地识别多种恶性肿瘤的肾上腺转移[19,20]。总之，FDG - PET/CT 能够识别最具有侵袭性的肿瘤部分，引导进行恰当的活检。这一影像学检查方法能够引导正确的淋巴结取样、确定分期和识别更具侵袭性的肿瘤。最后，FDG - PET/CT 可以通过发现意料之外的远处转移改变治疗方案，而常规影像学检查常常很难发现这些转移。

FDG－PET/CT 在影像引导下治疗中的作用

许多微创消融方法对于肿瘤进行局部治疗具有先天优势，对于不适合手术的患者是一种替代治疗选择。

对于 NSCLC，大量文献报道采用 FDG－PET/CT 对接受射频消融治疗的患者疾病严重程度进行评估，已经显示出了应用价值。PET 可以在 RFA 前引导消融针穿刺位置[21]。然而，同样有很多文献表明，对于支气管肺泡癌这样表现为磨玻璃样影伴有或不伴有实性成分的病灶并不适合。在 RFA 术后即刻行 PET/CT 检查能够一定程度上发现残活肿瘤[10]。肺部病灶治疗后边缘环形 FDG 增强可能是治疗后的炎症反应。这种强化可能是小片状或弥漫性，但有时候可能是轻度异质性。这种低度的增强可能一直持续，而我们需要努力发现任何不断增加的与 CT 原发肿瘤部位改变相关的强化，从而识别早期的肿瘤复发[22]。呼吸运动会降低 PET 图像的质量，特别是对于小病灶（直径 <1cm）或位于肺底的病灶，因为肺底是肺部运动幅度最大的部分。类似于 CT 的门控技术已经显示出了对 PET 检查时 FDG 摄取量补偿的能力，通过消除不重合伪影使对 PET 检查的解读和 CT 关联更有信心。这对于集中放疗例如三维适形放疗、立体适形放疗和质子治疗可能会有帮助。

消融技术已经广泛应用于原发性肝癌，但更常见用于转移性肝癌，特别是结肠癌肝转移。由于肝脏组织对于 FDG 摄取量很低，从而限制我们发现小肿瘤（直径 <1cm）和 FDG 摄取量很低的肿瘤（例如肝细胞癌）的能力，同时肺的呼吸运动也可能降低 PET 图像的质量[24]。然而，其对于识别肝转移癌和肝癌肝外转移仍然很有帮助。RFA 术后至多 1 天，FDG－PET/CT 就能够识别局部肿瘤残活，从而帮助评估局部治疗是否充

分，以及对可能有肿瘤残活的患者进行密切随访。完全消融的病灶于肝脏 FDG－PET/CT 上表现为冷区，而病灶边缘少许环形代谢增强被认为是炎症反应（图 16.5）。肿瘤局部结节样代谢增强可能是肿瘤残活或复发[25]。补充 CT 检查及多期增强扫描并不能显著提高 FDG－PET/CT 对于肝脏转移性肿瘤评估的准确性[26]。

未来的研究方向

PET 检查的一个优势是已有多种放射性药物能够对各种疾病进行更好的诊断和早期疗效评估。对于已知对 FDG 摄取很低的肿瘤，例如前列腺癌，F－18 标记的胆碱 PET 就已经显示出能够提高术前分期的准确性[27]，更容易发现骨转移[28]。这可能提高对于原发灶、淋巴结和远处骨转移活检的准确性，这些都会影响患者后续治疗。

另外一类对 FDG 低摄取的肿瘤是神经内分泌肿瘤，或表达生长抑素类受体的肿瘤如胃肠胰腺神经内分泌肿瘤（GEPNET）。对于这类肿瘤，如今美国采用铟－111 标记的喷曲肽 SPE/CT 进行检查。这些肿瘤现在采用钆－68 标记的生长抑素类似物（^{68}Ga－DOTA^0，Tyr^3）奥曲肽酸或（^{68}Ga－DOTA^0，Tyr^3）奥曲肽 PET 检查获得的图像更佳。采用 Y－90、In－111 或 Lu－177 标记的这些类似物是治疗这些肿瘤的有希望的药物[29]。

30－去氧－30－[18F]氟胸苷正电子发射断层影像（FLT－PET）已被用于显示细胞增殖，并且发现与乳腺癌中 Ki－67 标记的指示剂具有很强的相关性。FLT－PET 的优势是在标准或常规影像学检查例如 CT 或 MRI 发现改变前就可以进行早期评估。临床研究表明，对于包括乳腺癌在内的多种肿瘤，至多开始治疗 1 周内就可以显示出治疗效果[30]。多标记物多参数扫描已经应用于临床，包括乏氧 PET 应用

于放疗计划[31]，α-v-β-3 整合素（血管生成）PET 应用于靶向治疗评估[32]。

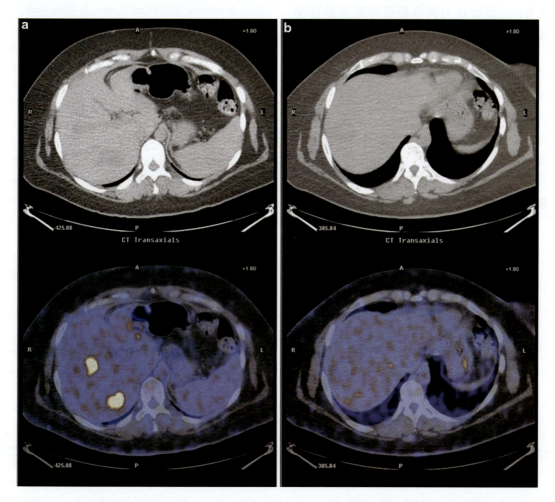

图 16.5　结肠癌伴多发肝转移患者。患者既往接受 RFA 治疗的右叶病灶显示为低强化灶（b，上图）和 PET/CT（b，下图）显示环形代谢增强。同一患者，可见两处新的 FDG 摄取病灶（a，上图和下图），提示新的转移灶。

总之，因为个体化治疗进展和多模态药物的开发，对于 PET 检查的挑战仍在继续。然而，科学的局限性以及经济的负担限制着我们，从而需要我们提供原理的证据，将影像学作为日常监测以及设计治疗肿瘤患者的临床研究的一部分。影像学能够提供正确的诊断和治疗效果评价指标例如肿瘤大小、灌注以及功能影像学，使其成为临床实践、评估新的治疗方法的标准部分。这种中心作用在多学科联合治疗肿瘤中得到了最好的例证。外科、病理科、影像科、肿瘤内科、放疗科和药剂科联合治疗肿瘤就说明了肿瘤本身的复杂性，以及由一组医疗团队替代单一医生的必要性。传统的亚专科开具的影像学检查仍然是局部的，例如神经影像检查［头和/或颈部、胸部、体部（腹部、盆腔）］等。然而，对于肿瘤患者的影像学检查要求影像科医生不仅要精通局部的解剖，还要精通多种检查方法例如超声、MRI、X线平片以及核医学，例如 PET/CT。PACS

提供的图像和电子病历系统支持这种多模式能力，必要时能与其他影像科医生进行交流，毕竟精通如此多技术非常困难。未来介入技术会成为肿瘤治疗更核心的部分，因为其能够证实肿瘤的分子诊断，从而指导更有效的分子靶向治疗。仍然需要影像引导下的活检早期监测肿瘤治疗反应，来证实临床研究中靶向治疗的有效性，从而显著提高肿瘤患者的预后。

参考文献

[1] Warburg O, Wind F, Negelein E. The metabolism of tumors in the body. J Gen Physiol. 1927; 8 (6): 519 - 30.

[2] Yonekura Y, Benua RS, Brill AB, Som P, Yeh SD, Kemeny NE, Fowler JS, MacGregor RR, Stamm R, Christman DR, Wolf AP. Increased accumulation of 2 - deoxy - 2 - [18F] Fluoro - D - glucose in liver metastases fromcolon carcinoma. JNuclMed. 1982; 23 (12): 1133 - 7.

[3] DiChiro GD, DeLaPaz RL, Brooks RA. Glucose utilization of cerebral gliomas measured by [18] fluorodeoxyglucose and positron emission tomography. Neurology. 1982; 32: 1323 - 9.

[4] Macapinlac HA. Positron emission tomography of the brain. Neuroimaging Clin NAm. 2006; 16 (4): 591 - 603.

[5] Goudarzi B, Jacene HA, Wahl RL. Diagnosis and differentiation of bronchioloalveolar carcinoma from adenocarcinoma with bronchioloalveolar components with metabolic and anatomic characteristics using PET/CT. J Nucl Med. 2008; 49 (10): 1585 - 92.

[6] Tunis S, Whicher D. The National oncologic PET registry: lessons learned for coverage with evidence development. J Am Coll Radiol. 2009; 6 (5): 360 - 5.

[7] Shankar LK, Hoffman JM, Bacharach S, et al. Consensus recommendations for the use of 18F - FDG PET as an indicator of therapeutic response in patients in National Cancer Institute trials. J Nucl Med. 2006; 47: 1059 - 66.

[8] Mawlawi O, Podoloff DA, Kohlmyer S, Williams JJ, Stearns CW, Culp RF, Macapinlac H. Performance characteristics of a newly developed PET/CT scanner using NEMA standards in 2D and 3D modes. J Nucl Med. 2004; 45 (10): 1734 - 42.

[9] Pirotte B, Goldman S, Massager N, David P, Wikler D, Lipszyc M, Salmon I, Brotchi J, Levivier M. Combined use of 18F - fluorodeoxyglucose and 11Cmethionine in 45 positron emission tomographyguided stereotactic brain biopsies. J Neurosurg. 2004; 101 (3): 476 - 83.

[10] Erasmus JJ, Macapinlac HA, Swisher SG. Positron emission tomography imaging in nonsmall - cell lung cancer. Cancer. 2007; 110 (10): 2155 - 68. PMID: 17896784.

[11] Francavilla TL, Miletich RS, Di Chiro G, Patronas NJ, Rizzoli HV, Wright DC. Positron emission tomography in the detection of malignant degeneration of low - grade gliomas. Neurosurgery. 1989; 24 (1): 1 - 5.

[12] Truong MT, Erasmus JJ, Munden RF, Marom EM, Sabloff BS, Gladish GW, Podoloff DA, Macapinlac HA. Focal FDG uptake in mediastinal brown fat mimicking malignancy: a potential pitfall resolved on PET/CT. AJR Am J Roentgenol. 2004; 183 (4): 1127 - 32.

[13] Kwee TC, Kwee RM. Combined FDG - PET/CT for the detection of unknown primary tumors: systematic review and meta - analysis. Eur Radiol. 2009; 19 (3): 731 - 44.

[14] Bruzzi JF, Macapinlac H, Tsimberidou AM, Truong MT, Keating MJ, Marom EM, Munden RF. Detection of Richter's transformation of chronic lymphocytic leukemia by PET/CT. J Nucl Med. 2006; 47 (8): 1267 - 73.

[15] Juweid ME, Stroobants S, Hoekstra OS, Mottaghy FM, Dietlein M, Guermazi A, Wiseman GA, Kostakoglu L, Scheidhauer K, Buck A, Naumann R, Spaepen K, Hicks RJ, Weber

WA, Reske SN, Schwaiger M, Schwartz LH, Zijlstra JM, Siegel BA, Cheson BD. Imaging subcommittee of international harmonization project in lymphoma. Use of positron emission tomography for response assessment of lymphoma: consensus of the imaging subcommittee of international harmonization project in lymphoma. J Clin Oncol. 2007; 25 (5): 571 - 8.

[16] De Leyn P, Lardinois D, Van Schil PE, Rami - Porta R, Passlick B, Zielinski M, Waller DA, Lerut T, Weder W. ESTS guidelines for preoperative lymph node staging for non - small cell lung cancer. Eur J Cardiothorac Surg. 2007; 32 (1): 1 - 8.

[17] Munden RF, Macapinlac HA, Erasmus JJ. Esophageal cancer: the role of integrated CT - PET in initial staging and response assessment after preoperative therapy. J Thorac Imaging. 2006; 21 (2): 137 - 45.

[18] Macapinlac HA. Clinical applications of positron emission tomography/computed tomography treatment planning. Semin Nucl Med. 2008; 38 (2): 137 - 40.

[19] Vikram R, Yeung HD, Macapinlac HA, Iyer RB. Utility of PET/CT in differentiating benign from malignant adrenal nodules in patients with cancer. AJR Am J Roentgenol. 2008; 191 (5): 1545 - 51.

[20] Ansquer C, Scigliano S, Mirallié E, TaïebD, Brunaud L, Sebag F, Leux C, Drui D, Dupas B, Renaudin K, Kraeber - BodéréF. ^{18}F - FDG PET/CT in the characterization and surgical decision concerning adrenalmasses: a prospective multicentre evaluation. Eur J Nucl Med Mol Imaging. 2010; 37 (9): 1669 - 78.

[21] Schoellnast H, Larson SM, Nehmeh SA, Carrasquillo JA, Thornton RH, Solomon SB. Radiofrequency ablation of non - small - cell carcinoma of the lung under real - time FDG PET CT guidance. Cardiovasc Intervent Radiol. 2011; 34 Suppl 2: S182 - 5.

[22] Singnurkar A, Solomon SB, Go¨nen M, Larson SM, Scho¨der H. 18F - FDG PET/CT for the prediction and detection of local recurrence after radiofrequency ablation of malignant lung lesions. J Nucl Med. 2010; 51 (12): 1833 - 40.

[23] Chi PC, Mawlawi O, Luo D, Liao Z, Macapinlac HA, Pan T. Effects of respiration - averaged computed tomography on positron emission tomography/ - computed tomography quantification and its potential impact on gross tumor volume delineation. Int J Radiat Oncol Biol Phys. 2008; 71 (3): 890 - 9.

[24] Tonkopi E, Chi PC, Mawlawi O, Riegel AC, Rohren EM, Macapinlac HA, Pan T. Average CT in PET studies of colorectal cancer patients with metastasis in the liver and esophageal cancer patients. J Appl Clin Med Phys. 2010; 11 (1): 3073.

[25] Purandare NC, Rangarajan V, Shah SA, Sharma AR, Kulkarni SS, Kulkarni AV, Dua SG. Therapeutic response to radiofrequency ablation of neoplastic lesions: FDG PET/CT findings. Radiographics. 2011; 31 (1): 201 - 13.

[26] Kuehl H, Rosenbaum - Krumme S, Veit - Haibach P, Stergar H, Forsting M, Bockisch A, Antoch G. Impact of whole - body imaging on treatment decision to radio - frequency ablation in patients with malignant liver tumors: comparison of [18F] fluorodeoxyglucose - PET/computed tomography, PET and computed tomography. Nucl Med Commun. 2008; 29 (7): 599 - 606.

[27] Beheshti M, Imamovic L, Broinger G, Vali R, Waldenberger P, Stoiber F, Nader M, Gruy B, Janetschek G, Langsteger W. 18F choline PET/CT in the preoperative staging of prostate cancer in patients with intermediate or high risk of extracapsular disease: a prosp ective study of 130 patients. Radiology. 2010; 254 (3): 925 - 33.

[28] Beheshti M, Vali R, Waldenberger P, Fitz F, Nader M, Hammer J, Loidl W, Pirich C, Fogelman I, Langsteger W. The use of F - 18 choline PET in the assessment of bone metastases in prostate cancer: correlation with morphological

changes on CT. Mol Imaging Biol. 2010；12
（1）：98 – 107.

[29] Kwekkeboom DJ, Kam BL, van Essen M, Teun-
issen JJ, van Eijck CH, Valkema R, de Jong M,
de Herder WW, Krenning EP. Somatostatin – re-
ceptor – based imaging and therapy of gastroen-
teropancreatic neuroendocrine tumors. Endocr
Relat Cancer. 2010；17（1）：R53 – 73.

[30] Kenny L, Coombes RC, Vigushin DM, Al –
Nahhas A, Shousha S, Aboagye EO. Imaging
early changes in proliferation at 1 week post

chemotherapy：a pilot study in breast cancer pa-
tients with 30 – deoxy – 30 – [18F] fluorothy-
midine positron emission tomography. Eur J Nucl
Med Mol Imaging. 2007；34（9）：1339 – 47.

[31] Greégoire V, Chiti A. Molecular imaging in ra-
diotherapy planning for head and neck tumors. J
Nucl Med. 2011；52（3）：331 – 4.

[32] Beer AJ, Schwaiger M. PET imaging of avb3 ex-
pression in cancer patients. Methods Mol Biol.
2011；680：183 – 200.

第 17 章　肿瘤介入治疗影像：图像引导、机器人和融合系统

Helmut Schoellnast and Stephen B. Solomon

晃明团队　翻译　吴安乐　校审

[摘要]　影像引导在肿瘤治疗中越来越重要。当前有几种成像方式用于肿瘤介入治疗，可以影响手术的成功与否以及肿瘤的治疗方案。在这一章中，将对肿瘤介入治疗的影像学策略进行详尽的回顾，包括使用造影剂提高肿瘤显示，肿瘤的实时成像、三维成像，不同成像方式的图像融合，介入导航设备，机器人设备和术中影像监测。此外，对影像引导过程中的一些问题进行了讨论，如医生床旁操作和辐射暴露等。

一般来说，在肿瘤介入治疗过程中理想的成像要素包括：（1）图像质量，可以清楚显示肿瘤、介入器械和肿瘤周围重要结构；（2）图像对治疗反映，最好能够实时显示，以便在操作室内呈现给操作者；（3）介入医师和其他人员，如麻醉师和护士，便于在患者身旁操作。与诊断成像不同，较低的图像质量可以满足介入治疗实时成像。患者在接受介入治疗前需完善高分辨率的影像检查。高质量的诊断成像比快速成像需要更多的时间，患者接受的辐射剂量会更大，而介入引导影像仅局限于感兴趣区成像。

理想的介入影像可提供实时三维的信息显示，包括目标病变显示，介入工具以及周围的解剖结构显示，或者是一些生理信息显示，如区域的强化或代谢活性。后者特别有助于识别坏死组织以指导活检或消融治疗。虽然目前的成像方式提供了一部分上述功能，但没有一种能完全具备这些功能。超声（US）是一种实时的、多平面成像技术，用途广泛，但对于近骨和含气体结构的肿瘤显示欠佳。此外，实时的三维成像使其在介入中应用受限。CT 提供了部分可行性，操作过程可断续进行。尽管 CT 透视接近实时，但存在辐射暴露缺点，需要对患者和工作人员行辐射防护[1,2]。另外，CT 主要是二维成像方式；实时三维成像还没有完全应用到介入 CT 中。开放的磁共振成像系统已被开发，并允许接近患者操作[3]，但许多磁共振引导的介入治疗是在诊断成像系统中完成的，这种方式在接近患者操作上是受限的[4]。目前，US、CT 和 MR 成像仍很少使用三维成像。

以下领域技术进步的目标是改进成像设备，以更好地满足介入治疗成像要求。

医师对患者操作

大多数肿瘤介入手术医师必须在患者身

H. Schoellnast (⊠)　· S. B. Solomon

Department of Radiology, Memorial Sloan - Kettering Cancer Center, New York, NY, USA

e – mail：helmut. schoellnast@ gmail. com；solomons@ mskcc. org

旁进行影像实时引导下的操作，如介入医师放置或推进设备。患者的可接近程度不尽相同，例如，US 和 X 线透视最便于接近患者操作。由于周围机架限制，在 CT 引导下操作并不方便。当放置设备如长活检针、引流导管、消融探头时，患者和机架间没有足够的空隙，不能进行 CT 扫描（图 17.1）。空间受限也是不适合使用闭孔磁共振成像系统的主要限制因素。MRI 只适合磁共振下可见的肿瘤介入手术，同时对肿瘤的消融进行热监测[5-10]。磁共振成像有极高的软组织对比度。然而，在闭孔高场强 MR 中医师靠近患者进行操作有一定限制，新近系统已部分克服了这些困难[11,12]。老"双炸圈饼"和开放磁体的 MR 比最近的大口径磁铁（70cm）高场磁体（1.5T）MR 更好操作，但是磁场强度较低（0.5T ~ 1T）。这些系统具有更好的可操作性及更高的图像质量，用于介入手术[13,14]。许多 MR 介入手术存在的其他问题，如磁共振兼容器械，已经解决，但是一些问题仍然存在：伪影太多，图像显示不清[15-17]；在扫描过程中产生噪声，尤其是新高场（3T）系统[18,19]。另外，消融设备的电噪声干扰磁共振成像[20]。与核磁共振扫描仪相似，最新的 CT 扫描仪提供 82cm 的孔径，为介入手术提供了更大的空间。还有一些其他的解决方案，如利用半柔性装置，可以弯曲以适应封闭的机架[21]。

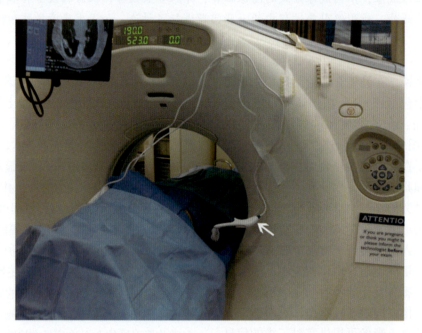

图 17.1　演示了的当前诊断成像设备用于介入手术的烦琐。箭头展示出了射频消融探头不能进入机架与患者间的空间。探头需要粘贴在机架上，来确保头重脚轻的处理探头不会掉出来。

造影剂

对比剂越来越多地被应用在介入过程中。在诊断成像时，造影剂在成像前应用；但在介入中是多次使用的，较小剂量间歇性给药有助于介入手术进行。对比剂可以用来显示非增强扫描不显示的区域。然而，因为造影剂会被迅速清除，所以大多数造影剂在介入手术中的作用短暂。造影剂具有肾毒性，在扫描过程中必须严格掌控用量。新的融合系统允许融合术前的增强 CT 图像，可以在介入过程中起到对比增强的效果。

造影剂在诊断成像中发挥了重要的作用，所有的成像方式都有新型的造影剂。US 造影剂的组织增强特性可与碘对比剂增强相媲美，而且没有肾毒性。US 造影剂已用于计划、定位、监控射频消融术[22-25]。据报道，在肝细胞癌和肝转移病灶的消融中，采用 US 常规增强的部分坏死率为 5.9%，而没有实时增强的部分坏死率达 16.1%[25]。新碘剂在血管间隙存留时间较长，并具有肝细胞选择性［如碘化甘油三酯（ITG）－双[26]］，可以在 CT 引导介入术中显示出血管结构或显著提高肿瘤显影[26,27]。能在磁共振成像中使用的类似的药物正在研发[28]。MRI 造影剂针对 Kupffer 细胞（超顺磁性氧化铁颗粒，SPIO）和肝胆系统（肝胆特异性 MR 对比剂），为某些具体显影方式提供了可能[29]。此外，在热消融中，新的热敏磁共振造影剂可以用于监测，例如，可以通过某些脂质体在特定热度下释放的造影剂监测消融[30-32]。最后，分子成像的进展可以提供精确定位的可能。例如，新的放射性标记抗体（如 huA33 和 cG250）可以专门针对结肠癌或肾透明细胞癌来进行引导介入治疗[33,34]。

实时成像

实时 CT 透视允许介入医师连续监测针的位置，取代了进针后所需的重复扫描。CT 透视下介入操作是上世纪 90 年代早期引入的[35]，现在被广泛用于各种介入手术包括肺、腹部器官和脊柱的介入手术[2,36,37]。据报道，在肺部病变的 CT 透视下 20G 同轴切割活检针，活检结果只有 0.6% 的病变没有诊断意义。诊断恶性肿瘤的敏感性和特异性分别为 94.2% 和 99.1%[36]。

CT 透视的缺点是增加辐射剂量，缺乏三维重建[38]。可以通过降低每层的剂量、调节光角度使管电流与光束方向相适应、培养患者伸直手臂的习惯等方法，来减少 CT 透视辐射暴露[39-42]。MRI 透视也能提供实时成像。它的优点包括具有沿针路径自由选择层面的能力，对患者没有电离辐射[43]。

三维成像

US、CT 和磁共振成像虽然仍然主要为二维平面模式，但是正在尝试更多的三维成像应用。如为了保证肿瘤完全消融而不影响附近的关键结构，在术中显示整个肿瘤的三维形态及其周围的结构可以提高消融效果。初步的工作表明，三维成像是有帮助的，有助于设备的放置。三维立体成像的限制之一是需要重建图像，而且图像传入手术间需要时间。加快二维图像重建为三维图像将进一步帮助介入治疗。旋转平板 CT（或锥束 CT）结合了透视实时成像和 CT 图像的优势[44-46]。三维旋转血管造影已广泛应用于介入治疗。血管造影设备的最新进展可覆盖肝血管进行大孔径旋转血管造影[45,47-51]。据报道，三维旋转平板 CT 可提高肝细胞癌患者化疗栓塞治疗水平[47,48,52]。软件重建的三维血管造影图像可用于评价肿瘤的滋养血管，从而对经导管治疗提供指导[53]。该技术能够取得平面和三维"类似 CT"的图像，并能得到标准透视图像，从而在肿瘤介入治疗中发挥重要的作用。虽然致密的结构，如骨和对比剂填充的血管，在这些系统上是可见的，但软组织分辨率仍然是个问题。随着新技术的改进，需要螺旋 CT 来引导的介入手术可能会减少。

图像配准与融合

图像配准被定义为两个成像数据彼此对齐。融合是指相互重叠，使成为一个图像。图像融合可将代谢图像和解剖图像结合（例如，FDG－PET 与 CT）或实时图像与非实时图像结合（例如，US 与 CT）。氟脱氧葡萄糖（FDG）代谢显像 PET 已经在癌症检测和分期中发挥重要作用，但其在介入中的作用有限，因其缺乏介入所需的足够详细的解剖图像。尽管已经有 PET／CT、SPECT/CT，甚至 PET／MR 系统出现，但介入操作仍通常在 CT 或 MR 系统下独立进行，而非 PET 或 SPECT 设备。为了最大程度利用这些 PET 图像从而引导介入治疗，必须将其与 CT 图像融合。PET 图像与 CT 或 MR 图像融合，既能显示 CT 或 MR 图像的解剖细节，又可以看到 PET 图像中的生理信息[54-56]。US 图像也能与术前获得的 CT 图像融合，获得实时、无电离辐射 US 图像，也能显示增强 CT 的解剖细节[57,58]。这些结合方式的潜在优势可用于影像引导的介入治疗。同时显示既往 CT 或 MR 检查的

实时 US 系统，已经可以从不同的供应厂家获得。将现有的 CT 或 MRI 数据加载到系统中，CT 或 MRI 图像格式化后投影到实时超声图像上。这种方法的优点是 US 难以显示的结构，可以在 CT 或 MRI 图像中显示出来，而同时可以利用实时超声成像。在融合导航系统使用的虚拟研究中[59]，第一针成功获得活组织概率为 72%，第二针为 88%。在一项临床研究中[60]，研究方法是前列腺癌患者经直肠超声图像与术前直肠内 MRI 相融合来引导活检。作者的结论是，我们现有的 MR 图像与实时经直肠前列腺超声融合（动态增强地图，或 T2 加权或磁共振波谱图像）是可行的，使 MRI 引导下介入可在 MRI 系统外进行[60]（图 17.2）。

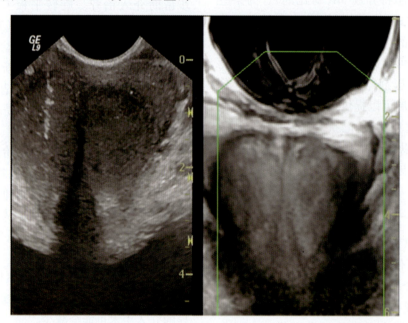

图 17.2　显示图像配准引导前列腺穿刺活检。左边的图片显示实时经直肠前列腺超声；右边的图片为直肠内 MRI 图像，显示了配准左边的实时超声图像。

　　另外，MR 图像可以与未增强 CT 相融合，使得肿瘤边缘能够更好地显示，因为 MRI 的软组织分辨率比 CT 的高[61]。也可将透视与锥束 CT、CT 或 MRI 进行融合，对栓

塞过程提供更多的指导（图 17.3）[62]。多模态图像融合基本上可以帮助介入医师，但是患者呼吸、体位变动、器官移位，甚至手术或器械相关运动会影响图像配准和融

合[63,64]。当多模态成像数据是在相同的扫描床上获得时，多模态融合的问题就变得简单了。应用联合设备时，X 线透视、CT 或 MR 检查时患者仍然处于同一检查床并保持同样的体位时，图像很容易融合。然而，这样的设备非常昂贵，应用起来比较困难。

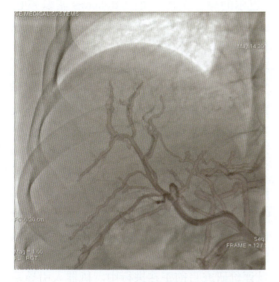

图 17.3　显示了对比增强的锥束 CT 二维透视图像和实时二维透视图像的融合。锥束 CT 已被分割，以证明增强的肝动脉树。这是在相同检查床上的成像，它会与透视图像自动匹配。

导航

随着位置传感器与介入器械如活检针、消融针等的结合，可以通过术中获得的图像进行实时跟踪，提示活检针或器械在术前获得的图像上的位置。跟踪可以通过机械臂、光学系统或电磁系统完成。电磁系统可用于体内医疗设备跟踪；而光学跟踪需要直接的光线，在影像引导下用柔性针介入治疗中应用比较少[65]。小型的电磁传感器和集成在针尖端的传感器使得其可以跟踪针的轨迹。针尖内部传感器跟踪针本身的运动，并不依赖于对针外中心位置的估计。这可以纠正针的弯曲、器官运动和呼吸[66]（图 17.4）。

当使用多模态图像融合时，装置尖端的坐标可以叠加在先前获得的图像或实时成像上。当术前 CT 图像与实时 US 融合时，操作设备的位置可以被实时跟踪，显示在 CT 和 US 中的解剖关系。生理学图像如 PET 也可被纳入介入治疗。此外，设备示踪允许跨平面成像，如引导针穿刺至肝顶而不穿破胸膜。已有报道在透视将导航用于锥束 CT 介入[67]。然而，所有导航工具的图像配准面临的共同挑战是图像融合[65,65-68]。

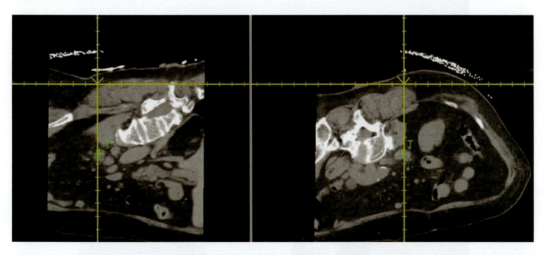

图 17.4　一项导航研究的两个图像，电磁系统用于引导进针至后腹膜后淋巴结（箭头）。针尖是在进入皮肤之前，箭头显示的方向为淋巴结（T 目标）。左图像显示矢状斜视图；右图像显示轴位斜视图。

机器人

据美国机器人学会（1979）定义，机器人是"一个可编程、多功能的机械手，用来移动材料、零件、工具或其他专用设备，通过各种运动程序执行多种任务"。机器人已应用于多个医学领域[73]。既然现代医学成像是数字化的，而机器人的功能也是存在于数字世界，那么机器人应用于介入肿瘤学是可行的。当前，机器人在介入肿瘤学中有两个作用：

（1）他们可以在透视和 CT 引导下的介入中充当"机械臂"，从而减少医生的辐射暴露。

（2）机器人可以提高设备放置的准确性[64,74,75]。使用集成的软件系统，可以选择目标坐标，然后机器人可以将设备送到指定的位置。机器人可以确保消融覆盖和安全的探针分离。机器人已应用于 CT、MRI、X线透视，甚至 US 下的介入[76-78]。但是，术前的计划图像要考虑患者的运动。因此，这些都是导航和融合领域所面临的相同的工程挑战。

医疗机器人已应用于如神经外科、骨科、泌尿科等许多领域，但它们并不是这些领域的标准治疗方法。在透视、US、CT 和 MRI 成像方式上，已进行模拟和动物研究，并开始临床试验。约翰霍普金斯医学院（巴尔的摩，美国）的 URobotics 实验室已经开发了 AcuBot 机器人（图 17.5）[64]。4例 CT 引导下肾与脊柱活检、射频消融、肾穿刺造瘘置管均获得成功，且无并发症[79]。另一项研究表明，使用机器人的 CT 引导穿刺活检和射频消融，可以减少患者和医务人员的辐射暴露[75]。ARC 塞伯斯多夫研究中心（塞伯斯多夫，奥地利）开发的 B - Rob 系统已用于 CT 和 US 引导下的活检。该系统的体外试验第一次显示高精度（0.66 ± 0.27mm）的影像引导下定位活检，和完整的系统风险分析，没有发现任何重大风险[64,80]。在不同的研究中心，一系列的定量评价研究目前正在进行中。机器人引导系统 INNOMOTION（Innomedic, Herxheim and FZK Karlsruhe, Germany）已发展到可与 MRI

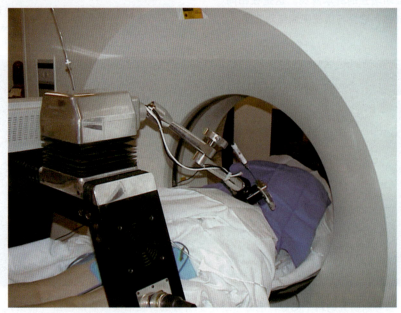

图 17.5　图中的 AcuBot 是一种用于置入针的 CT 机器人。该机器人被安装到 CT 上，并可以与 CT 图像融合。

相兼容。该系统在轴向平面上的插入精度为 ±2mm（0.5～3mm）、套管在轴位平面的角偏差为 ±1（0.5～3）[64]。约翰霍普金斯医学院（巴尔的摩，美国）的 URobotics 实验室已经开发了 MrBot 机器人全自动影像引导下经会阴前列腺的介入。该研究小组近期正在研制经直肠手术的机器人。在未来，这种机器人可以使前列腺靶向手术做得更好。

术中监测

评价治疗过程是否成功和治疗的疗效是对肿瘤介入治疗最重要的挑战。在理想的情况下，治疗完成会有明确的治疗终点。而影像是最好的评价标准，因为可通过它进行非侵入性的手术监测。可以通过手术过程中的成像和术后立即成像来判断手术效果。监测的目标不仅是确定治疗的完整性，还是显示周围的关键结构，在有效和安全完成治疗的同时，不造成其他影响。

一些成像方式已经被用来评估治疗是否完成。开始主要是测肿块血流。在（化疗）栓塞术后进行血管造影能够显示血管闭塞和瘤床完全栓塞。碘油或造影剂混合栓塞材料，可以很好地显示在三维旋转平板 CT 上，可用于显示化疗栓塞或单纯栓塞过程（图 17.6），最近，MRI/X 射线结合系统允许在肝动脉栓塞化疗术中进行经导管肝动脉灌注 MRI，来得到术中灌注的改变并进行监测[81]。

用多普勒 US 的血流显示和造影剂来评估血流，以确定肿瘤消融后是否仍存在可见血供[25,82]。US 也可以在不使用对比剂监测的情况下观察消融后回声的变化。在射频消融中，在消融区可以看到回声增强，消融区的直径与坏死区直径相关[83]。然而，该强回声区域可能大于坏死区域的最小直径而小于其最大直径。因此，射频消融相关的回声改变仅用于对组织坏死区的粗略估计；消融是否完全应依靠另一种成像技术评估[83]。此外，回声增强可能掩盖成像，阻碍穿刺针置入。在冷冻治疗中，可能会在术中看到，一个伴有远端声影的冰球。

在治疗中，US、CT 和 MRI 都可以提供术中成像反馈。造影剂可用于 CT 和 MRI 检查评估治疗区的血供。与 US 不同的是，冷冻冰球可以在 MRI 和 CT 中完整显示[10,84]。术中以每隔 2～3 分钟进行 T2 加权快速自旋回波图像扫描，实时监测冰球和准确预测冷冻坏死区域[85]。乙醇消融术中，无水乙醇注射后 CT 图像上的低密度区域可以指导治疗终止[86-88]。未来的核医药物，如 $^{15}O-H_2O$ 可以评估肿瘤的活性并指导治疗。总之，在 20 分钟的时间间隔内，2 分钟半衰期的 ^{15}O 可以在手术治疗之前和之后的不同时间点进行反复 PET 成像，$^{15}O-H_2O$ PET 显示肿瘤消融区域，而未消融区域继续呈现高 $^{15}O-H_2O$ 聚集[89]。

最近，图像也被用来测量组织温度；这些技术可以帮助监测消融，确保完全治愈肿瘤，同时不损害关键结构[90]。由于持续 54℃超过 1 秒便可造成细胞死亡，MRI 测量温度可以提供一种无创定量评价热消融完整性的方法。了解热传递可能有助于选择性地破坏组织，因为不同的组织有不同的死亡温度阈值[91]。尽管有许多温度敏感的磁共振技术，基于组织的水弛豫时间 T1、扩散系数（D）或质子共振频率（PRF）及其变化可能是临床上最常用的[92]。温度依赖性质子共振的频率（PRF）和对组织类型不依赖，为首选。在小于 1℃的标准差，低于 1 秒的时间分辨率和约为 2mm 的空间分辨率及保持组织不运动的情况下是可行的[93]。MR 测温最初用于高强度聚焦超声[31,94]，后来也适用于其他的消融，如射频、激光、微波、热盐水[95-101]（图 17.7）。MR 测温的局限性在于运动、消融工具和脂肪造成的磁场不均匀性，以及由于技术所限制的时间分辨率不高。

到目前为止，CT 和 US 虽然还没有数据支持和临床实践，但已被建议作为非侵入性的方式来测量组织温度。CT 的密度和回声都被证明与温度相关[102,103]。

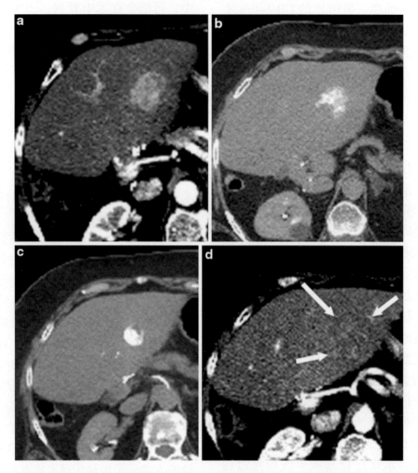

图 17.6　（a~d）演示术中影像监测对确定单纯栓塞终点的重要性。（a）术前强化 CT 显示增强肝细胞癌；（b）术中非增强 CT 图像中增强的载药物质显示肿瘤部分栓塞；（c）术中 CT 图像显示载药物质填充剩余的肿瘤组织；和（d）增强 CT 显示栓塞后肿瘤无增强。这些术中图像融合（b~c）可以帮助术者完成治疗。

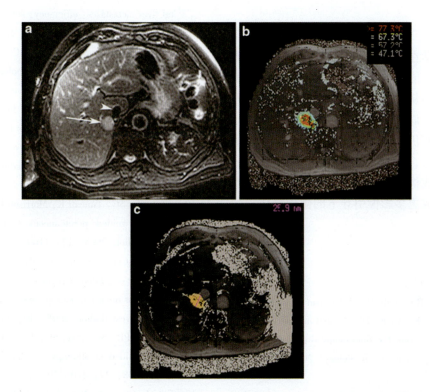

图 17.7　（a～c）演示 MRI 引导下激光消融孤立性肝转移瘤。（a）术前 T2 加权脂肪抑制成像显示高信号病灶（箭头）紧邻下腔静脉（三角箭）。（b）术中的 MR 测温保证足够的加热和避免损伤关键结构。颜色代表不同的温度水平。（c）消融后的图像显示温度高于 60℃ 的组织，来估计消融区域。

辐射暴露

许多手术在 CT 或 X 线透视下进行是最理想的。但局限性是医师和患者的辐射暴露。例如，由于 CT 透视下手术会对同一个解剖位置连续曝光，医师和患者能发生过度照射。另一方面，过低辐射剂量导致图像质量低劣，干扰手术进行。除了穿铅围裙等防护服装，医师可以通过铅屏降低散射进一步减少辐射暴露，或者利用机器人的 "机械臂"[2]。成像参数的修改也可以减少辐射暴露：降低管电流和管电压，并减少在旋转过程中的光束直接曝光时间。基于合理降低（ALARA）原则，应采用这样的 CT 透视扫描参数，在提供可接受的图像质量的前提下，尽可能降低辐射暴露。例如，135 kV 管电压和 10 mA 管电流的（1.48Gy/s）CT 透视可以得到肺部介入可接受的图像质量[40]。在整个检查中以适应患者体形的管负荷保持图像的噪声常数，以降低所需的最小辐射剂量。无论是在平面（XY 轴）还是在纵向（Z 轴），剂量的调节已经预设在 64 层 CT 中[39]。此外，导航软件和图像融合的使用可能会缩短手术时间，从而间接地减少辐射暴露[104,105]。

相应的扫描层厚旋转平板 CT 剂量与 MDCT 剂量相似[106]。旋转平板 CT 对患者接受剂量的影响仍有待研究。另一方面，明智的使用旋转平板 CT 实际上可以降低患者剂量，提供重要诊断信息，避免过度透视。另外，这种技术的操作简单可能会导致过度使用并增加患者的辐射暴露[107]。

小结

　　影像学在肿瘤介入治疗中起着至关重要的作用。它能提供必要的指导和监测。由于这些工具是从诊断角色扩展到介入治疗，因此需要对它们进行修改。这些修改虽已经开始，但有些仍处于初期阶段。例如，图像融合和机器人，代表介入肿瘤学两个潜在的适用领域。成像作为肿瘤介入的需要，让术者将能够完成更多影像引导下的微创操作。

参考文献

[1] Nawfel RD, Judy PF, Silverman SG, Hooton S, Tuncali K, Adams DF. Patient and personnel exposure during CT fluoroscopy – guided interventional procedures. Radiology. 2000; 216: 180 – 4.

[2] Silverman SG, Tuncali K, Adams DF, Nawfel RD, Zou KH, Judy PF. CT fluoroscopy – guided abdominal interventions: techniques, results, and radiation exposure. Radiology. 1999; 212: 673 – 81.

[3] Lewin JS, Nour SG, Connell CF, et al. Phase II clinical trial of interactive MR imaging – guided interstitial radiofrequency thermal ablation of primary kidney tumors: initial experience. Radiology. 2004; 232: 835 – 45.

[4] Tatli S, Morrison PR, Tuncali K, Silverman SG. Interventional MRI for oncologic applications. Tech Vasc Interv Radiol. 2007; 10: 159 – 70.

[5] Gedroyc WM. Magnetic resonance guidance of thermal ablation. Top Magn Reson Imaging. 2005; 16: 339 – 53.

[6] MougenotC, QuessonB, de SennevilleBD, et al. Threedimensional spatial and temporal temperature control with MR thermometry – guided focused ultrasound (MRgHIFU). Magn Reson Med. 2009; 61: 603 – 14.

[7] Pech M, Wieners G, Freund T, et al. MR – guided interstitial laser thermotherapy of colorectal liver metastases: efficiency, safety and patient survival. Eur J Med Res. 2007; 12: 161 – 8.

[8] Puls R, Langner S, Rosenberg C, et al. Laser ablation of liver metastases from colorectal cancer with MR thermometry: 5 – year survival. J Vasc Interv Radiol. 2009; 20: 225 – 34.

[9] Silverman SG, Tuncali K, Adams DF, et al. MR imaging – guided percutaneous cryotherapy of liver tumors: initial experience. Radiology. 2000; 217: 657 – 64.

[10] Silverman SG, Tuncali K, Morrison PR. MR Imaging – guided percutaneous tumor ablation. Acad Radiol. 2005; 12: 1100 – 9.

[11] Boss A, Clasen S, Kuczyk M, et al. Magnetic resonance – guided percutaneous radiofrequency ablation of renal cell carcinomas: a pilot clinical study. Invest Radiol. 2005; 40: 583 – 90.

[12] Morrison PR, Silverman SG, Tuncali K, Tatli S. MRI – guided cryotherapy. J Magn Reson Imaging. 2008; 27: 410 – 20.

[13] Fritz J, Clasen S, Boss A, et al. Real – time MR fluoroscopy – navigated lumbar facet joint injections: feasibility and technical properties. Eur Radiol. 2008; 18: 1513 – 18.

[14] Stattaus J, Maderwald S, Forsting M, Barkhausen J, Ladd ME. MR – guided core biopsy with MR fluoroscopy using a short, wide – bore 1. 5 – Tesla scanner: feasibility and initial results. J Magn Reson Imaging. 2008; 27: 1181 – 7.

[15] Smits HF, Bos C, van der Weide R, Bakker CJ. Interventional MR: vascular applications. Eur Radiol. 1999; 9: 1488 – 95.

[16] Thomas C, Springer F, Rothke M, et al. In vitro assessment of needle artifacts with an interactive three – dimensional MR fluoroscopy system. J Vasc Interv Radiol. 2010; 21: 375 – 80.

[17] Weiss CR, Nour SG, Lewin JS. MR – guided biopsy: a review of current techniques and applications. J Magn Reson Imaging. 2008; 27: 311 – 25.

[18] Moelker A, Maas RAJJ, Lethimonnier F, Pattynama PMT. Interventional MR imaging at 15

T: quantification of sound exposure. Radiology. 2002; 224: 889 – 95.

[19] Moelker A, Wielopolski PA, Pattynama PMT. Relationship between magnetic field strength and magnetic – resonance – related acoustic noise levels. Magn Reson Mater Phys Biol Med. 2003; 16: 52 – 5.

[20] Nour SG, Lewin JS. Radiofrequency thermal ablation: the role of MR imaging in guiding and monitoring tumor therapy. Magn Reson Imaging Clin N Am. 2005; 13: 561 – 81.

[21] Gaffke G, Gebauer B, Knollmann FD, et al. Use of semiflexible applicators for radiofrequency ablation of liver tumors. Cardiovasc Intervent Radiol. 2006; 29: 270 – 5.

[22] Chen MH, Yang W, Yan K, et al. The role of contrastenhanced ultrasound in planning treatment protocols for hepatocellular carcinoma before radiofrequency ablation. Clin Radiol. 2007; 62: 752 – 60.

[23] Liu JB, Wansaicheong G, Merton DA, et al. Canine prostate: contrast – enhanced US – guided radiofrequency ablation with urethral and neurovascular cooling – initial experience. Radiology. 2008; 247: 717 – 25.

[24] Numata K, Isozaki T, Ozawa Y, et al. Percutaneous ablation therapy guided by contrast – enhanced sonography for patients with hepatocellular carcinoma. AJR Am J Roentgenol. 2003; 180: 143 – 9.

[25] Solbiati L, Ierace T, Tonolini M, Cova L. Guidance and monitoring of radiofrequency liver tumor ablation with contrast – enhanced ultrasound. Eur J Radiol. 2004; 51 (Suppl): S19 – 23.

[26] Weichert JP, Lee FT, Chosy SG, et al. Combined hepatocyte – selective and blood – pool contrast agents for the CT detection of experimental liver tumors in rabbits1. Radiology. 2000; 216: 865 – 71.

[27] Fu Y, Nitecki DE, Maltby D, et al. Dendritic iodinated contrast agents with PEG – cores for CT imaging: synthesis and preliminary characterization. Bioconjug Chem. 2006; 17: 1043 – 56.

[28] Burtea C, Laurent S, Vander Elst L, Muller RN. Contrast agents: magnetic resonance. In: Semmler W, Schwaiger M, editors. Molecular imaging I: handbook of experimental pharmacology. Berlin/ Heidelberg: Springer; 2008. p. 135 – 65.

[29] Bartolozzi C, Crocetti L, Lencioni R, Cioni D, Della Pina C, Campani D. Biliary and reticuloendothelial impairment in hepatocarcinogenesis: the diagnostic role of tissue – specific MR contrast media. Eur Radiol. 2007; 17: 2519 – 30.

[30] Lindner LH, Reinl HM, Schlemmer M, Stahl R, Peller M. Paramagnetic thermosensitive liposomes for MR – thermometry. Int J Hyperthermia. 2005; 21: 575 – 88.

[31] McDannold N, Tempany CM, Fennessy FM, et al. Uterine leiomyomas: MR imaging – based thermometry and thermal dosimetry during focused ultrasound thermal ablation. Radiology. 2006; 240: 263 – 72.

[32] Needham D, Dewhirst MW. The development and testing of a new temperature – sensitive drug delivery system for the treatment of solid tumors. Adv Drug Deliv Rev. 2001; 53: 285 – 305.

[33] Strong VE, Humm J, Russo P, et al. A novel method to localize antibody – targeted cancer deposits intraoperatively using handheld PET beta and gamma probes. Surg Endosc Inter Tech. 2008; 22: 386 – 91.

[34] Wendler T, Traub J, Ziegler SI, Navab N. Navigated three dimensional beta probe for optimal cancer resection. Med Image Comput Comput Assist Interv. 2006; 9: 561 – 9.

[35] Katada K, Kato R, Anno H, et al. Guidance with realtime CT fluoroscopy: early clinical experience. Radiology. 1996; 200: 851 – 6.

[36] Hiraki T, Mimura H, Gobara H, et al. CT Fluoroscopy – guided biopsy of 1, 000 pulmonary lesions performed with 20 – gauge coaxial cutting needles. Chest. 2009; 136: 1612 – 17.

[37] Trumm CG, Jakobs TF, Zech CJ, Helmberger TK, Reiser MF, Hoffmann R – T. CT Fluoroscopy – guided percutaneous vertebroplasty for the

treatment of osteolytic breast cancer metastases: results in 62 sessions with 86 vertebrae treated. J Vasc Interv Radiol. 2008; 19: 1596 – 606.

[38] de Mey J, Op de Beeck B, Meysman M, et al. Real time CT – fluoroscopy: diagnostic and therapeutic applications. Eur J Radiol. 2000; 34: 32 – 40.

[39] Hohl C, Suess C, Wildberger JE, et al. Dose reduction during CT fluoroscopy: phantom study of angular beam modulation. Radiology. 2008; 246: 519 – 25.

[40] Yamato Y, Yamakado K, Takaki H, et al. Optimal scan parameters for CT fluoroscopy in lung interventional radiologic procedures: relationship between radiation dose and image quality. Radiology. 2010; 255: 233 –41.

[41] Neeman Z, Dromi SA, Sarin S, Wood BJ. CT fluoroscopy shielding: decreases in scattered radiation for the patient and operator. J Vasc Interv Radiol. 2006; 17: 1999 – 2004.

[42] Irie T, Kajitani M, Itai Y. CT fluoroscopy – guided intervention: marked reduction of scattered radiation dose to the physician's hand by use of a lead plate and an improved I – I device. J Vasc Interv Radiol. 2001; 12: 1417 – 21.

[43] Yutzy SR, Duerk JL. Pulse sequences and system interfaces for interventional and real – time MRI. J Magn Reson Imaging. 2008; 27: 267 – 75.

[44] Beldi G, Styner M, Schindera S, Inderbitzin D, Candinas D. Intraoperative three – dimensional fluoroscopic cholangiography. Hepatogastroenterology. 2006; 53: 157 – 9.

[45] Liapi E, Hong K, Georgiades CS, Geschwind JF. Threedimensional rotational angiography: introduction of an adjunctive tool for successful transarterial chemoembolization. J Vasc Interv Radiol. 2005; 16: 1241 – 5.

[46] Wallace MJ. C – arm computed tomography for guiding hepatic vascular interventions. Tech Vasc Interv Radiol. 2007; 10: 79 – 86.

[47] Iwazawa J, Ohue S, Mitani T, et al. Identifying feeding arteries during TACE of hepatic tumors:

comparison of C – armCT and digital subtraction angiography. AJR Am J Roentgenol. 2009; 192: 1057 – 63.

[48] Kakeda S, Korogi Y, Hatakeyama Y, et al. The usefulness of three – dimensional angiography with a flat panel detector of direct conversion type in a transcatheter arterial chemoembolization procedure for hepatocellular carcinoma: initial experience. Cardiovasc Intervent Radiol. 2008; 31: 281 – 8.

[49] Kakeda S, Korogi Y, Ohnari N, et al. Usefulness of cone – beam volume CT with flat panel detectors in conjunction with catheter angiography for transcatheter arterial embolization. J Vasc Interv Radiol. 2007; 18: 1508 – 16.

[50] Kim HC, Chung JW, Park JH, et al. Transcatheter arterial chemoembolization for hepatocellular carcinoma: prospective assessment of the right inferior phrenic artery with C – arm CT. J Vasc Interv Radiol. 2009; 20: 888 – 95.

[51] Matsui O, Kadoya M, Yoshikawa J, et al. Small hepatocellular carcinoma: treatment with subsegmental transcatheter arterial embolization. Radiology. 1993; 188: 79 – 83.

[52] Tanigawa N, Komemushi A, Kojima H, Kariya S, Sawada S. Three – dimensional angiography using rotational digital subtraction angiography: usefulness in transarterial embolization of hepatic tumors. Acta Radiol. 2004; 45: 602 – 7.

[53] Solomon S, Thornton R, Deschamps F, et al. A treatment planning system for transcatheter hepatic therapies: pilot study. J Interv Oncol. 2008; 1: 12 – 8.

[54] Heron DE, Smith RP, Andrade RS. Advances in image – guided radiation therapy – the role of PET – CT. Medical Dosimetry. 2006; 31: 3 – 11.

[55] Veit P, Kuehle C, Beyer T, Kuehl H, Bockisch A, Antoch G. Accuracy of combined PET/CT in imageguided interventions of liver lesions: an ex – vivo study. World J Gastroenterol. 2006; 12: 2388 – 93.

[56] Yap JT, Carney JPJ, Hall NC, Townsend DW.

Image – guided cancer therapy using PET/CT. Cancer J. 2004; 10: 221 – 33.

[57] Crocetti L, Lencioni R, DeBeni S, See TC, Della Pina C, Bartolozzi C. Targeting liver lesions for radiofrequency ablation – an experimental feasibility study using a CT – US fusion imaging system. Invest Radiol. 2008; 43: 33 – 9.

[58] Wein W, Roper B, Navab N. Automatic registration and fusion of ultrasound with CT for radiotherapy. Med Image Comput Comput Assist Interv. 2005; 8 (Pt 2): 303 – 11.

[59] Ewertsen C, Grossjohann HS, Nielsen KR, Torp – Pedersen S, Nielsen MB. Biopsy guided by realtime sonography fused with MRI: a phantom study. Am J Roentgenol. 2008; 190: 1671 – 4.

[60] Singh AK, Kruecker J, Xu S, et al. Initial clinical experience with real – time transrectal ultrasonography – magnetic resonance imaging fusion – guided prostate biopsy. BJU Int. 2008; 101: 841 – 5.

[61] Archip N, Tatli S, Morrison P, Jolesz F, Warfield SK, Silverman S. Non – rigid registration of preprocedural MR images with intra – procedural unenhanced CT images for improved targeting of tumors during liver radiofrequency ablations. Med Image Comput Comput Assist Interv. 2007; 10: 969 – 77.

[62] Gutierrez LF, Silva R, Ozturk C, et al. Technology preview: X – ray fused with magnetic resonance during invasive cardiovascular procedures. Catheter Cardiovasc Interv. 2007; 70: 773 – 82.

[63] Solomon SB, Incorporating CT. MR imaging, and positron emission tomography into minimally invasive therapies. J Vasc Interv Radiol. 2005; 16: 445 – 7.

[64] Cleary K, Melzer A, Watson V, Kronreif G, Stoianovici D. Interventional robotic systems: applications and technology state – of – the art. Minim Invasive Ther Allied Technol. 2006; 15: 101 – 13.

[65] Wood B, Locklin J, Viswanathan A, et al. Technologies for guidance of radiofrequency abla-

tion in the multimodality interventional suite of the future. J Vasc Interv Radiol. 2007; 18: 9 – 24.

[66] Kruecker J, Xu S, Glossop N, et al. Electromagnetic tracking for thermal ablation and biopsy guidance: clinical evaluation of spatial accuracy. J Vasc Interv Radiol. 2007; 18: 1141 – 50.

[67] Meyer BC, Peter O, Nagel M, et al. Electromagnetic field – based navigation for percutaneous punctures on C – arm CT: experimental evaluation and clinical application. Eur Radiol. 2008; 18: 2855 – 64.

[68] Borgert J, Kruger S, Timinger H, et al. Respiratory motion compensation with tracked internal and external sensors during CT – guided procedures. Comput Aided Surg. 2006; 11: 119 – 25.

[69] Mogami T, Dohi M, Harada J. A new image navigation system for MR – guided cryosurgery. Magn Reson Med Sci. 2002; 1: 191 – 7.

[70] Peters TM. Image – guidance for surgical procedures. Phys Med Biol. 2006; 51: R505 – 40.

[71] Solomon SB. Interactive images in the operating room. J Endourol. 1999; 13: 471 – 5.

[72] Zhang H, Banovac F, Lin R, et al. Electromagnetic tracking for abdominal interventions in computer aided surgery. Comput Aided Surg. 2006; 11: 127 – 36.

[73] Marohn MR, Hanly EJ. Twenty – first century surgery using twenty – first century technology: surgical robotics. Curr Surg. 2004; 61: 466 – 73.

[74] Hempel E, Fischer H, Gumb L, et al. An MRI-compatible surgical robot for precise radiological interventions. Comput Aided Surg. 2003; 8: 180 – 91.

[75] Solomon SB, Patriciu A, Bohlman ME, Kavoussi LR, Stoianovici D. Robotically driven interventions: a method of using CT fluoroscopy without radiation exposure to the physician. Radiology. 2002; 225: 277 – 82.

[76] Boctor EM, Choti MA, Burdette EC, Webster Iii RJ. Three – dimensional ultrasound – guided ro-

botic needle placement: an experimental evaluation. Int J Med Robot. 2008; 4: 180 – 91.

[77] DiMaio SP, Pieper S, Chinzei K, et al. Robot – assisted needle placement in open MRI: system architecture, integration and validation. Comput Aided Surg. 2007; 12: 15 – 24.

[78] Stoianovici D. Multi – imager compatible actuation principles in surgical robotics. Int J Med Robot. 2005; 1: 86 – 100.

[79] Patriciu A, Solomon S, Kavoussi LR, Stoianovici D. Robotic kidney and spine percutaneous procedures using a new laser – based CT registration method. In: Niessen W, Viergever MA, editors. Medical image computing and computer – assisted intervention, Lecture notes in computer science, vol. 2208. Utrecht: Springer; 2001. p. 249 – 58.

[80] Korb W, Kornfeld M, Birkfellner W, et al. Risk analysis and safety assessment in surgical robotics: a case study on a biopsy robot. Minim Invasive Ther Allied Technol. 2005; 14: 23 – 31.

[81] Larson AC, Wang D, Atassi B, et al. Transcatheter intraarterial perfusion: MR monitoring of chemoembolization for hepatocellular carcinoma – – feasibility of initial clinical translation. Radiology. 2008; 246: 964 – 71.

[82] Kim CK, Choi D, Lim HK, et al. Therapeutic response assessment of percutaneous radiofrequency ablation for hepatocellular carcinoma: utility of contrast – enhanced agent detection imaging. Eur J Radiol. 2005; 56: 66 – 73.

[83] Leyendecker JR, Dodd 3rd GD, Halff GA, et al. Sonographically observed echogenic response during intraoperative radiofrequency ablation of cirrhotic livers: pathologic correlation. AJR Am Roentgenol. 2002; 178: 1147 – 51.

[84] Permpongkosol S, Nielsen ME, Solomon SB. Percutaneous renal cryoablation. Urology. 2006; 68: 19 – 25.

[85] Saksena M, Gervais D. Percutaneous renal tumor ablation. Abdom Imaging. 2009; 34: 582 – 7.

[86] Hahn PF, Gazelle GS, Jiang DY, Compton CC, Goldberg SN, Mueller PR. Liver tumor ablation:

real – time monitoring with dynamic CT. Acad Radiol. 1997; 4: 634 – 8.

[87] Hamuro M, Kaminou T, Nakamura K, et al. Percutaneous ethanol injection under CT fluoroscopy for hypervascular hepatocellular carcinoma following transcatheter arterial embolization. Hepatogastroenterology. 2002; 49: 752 – 7.

[88] Tsai H – M, Lin X – Z, Chen C – Y. Computed tomography demonstration of immediate and delayed complications of computed tomography – guided transthoracic percutaneous ethanol injection of hepatocellular carcinoma at the liver dome. [Miscellaneous Article].

[89] Bao A, Goins B, Dodd 3rd GD, et al. Real – time iterative monitoring of radiofrequency ablation tumor therapy with 15O – water PET imaging. J Nucl Med. 2008; 49: 1723 – 9.

[90] de Senneville BD, Mougenot C, Quesson B, Dragonu I, Grenier N, Moonen CT. MR thermometry for monitoring tumor ablation. Eur Radiol. 2007; 17: 2401 – 10.

[91] Dewey WC. Arrhenius relationships from the molecule and cell to the clinic. Int J Hyperthermia. 1994; 10: 457 – 83.

[92] Quesson B, de Zwart JA, Moonen CT. Magnetic resonance temperature imaging for guidance of thermotherapy. J Magn Reson Imaging. 2000; 12: 525 – 33.

[93] Denis de Senneville B, Quesson B, Moonen CTW. Magnetic resonance temperature imaging. Int J Hyperthermia. 2005; 21: 515 – 31.

[94] Rieke V, Butts Pauly K. MR thermometry. J Magn Reson Imaging. 2008; 27: 376 – 90.

[95] Boss A, Rempp H, Martirosian P, et al. Wide – bore 1. 5 Tesla MR imagers for guidance and monitoring of radiofrequency ablation of renal cell carcinoma: initial experience on feasibility. Eur Radiol. 2008; 18: 1449 – 55.

[96] Liu HY, Hall WA, Martin AJ, Maxwell RE, Truwit CL. MR – guided and MR – monitored neurosurgical procedures at 1. 5 T. J Comput Assist Tomogr. 2000; 24: 909 – 18.

[97] Mack MG, Straub R, Eichler K, Sollner O, Leh-

nert T, Vogl TJ. Breast cancer metastases in liver: laserinduced interstitial thermotherapy – local tumor control rate and survival data. Radiology. 2004；233：400 – 9.

[98] Morikawa S, Inubushi T, Kurumi Y, et al. MR- guided microwave thermocoagulation therapy of liver tumors: Initial clinical experiences using a 0. 5 T open MR system. J Magn Reson Imaging. 2002；16：576 – 83.

[99] Okuda S, Kuroda K, Oshio K, et al. MR – based temperature monitoring for hot saline injection therapy. J Magn Reson Imaging. 2000；12：330 – 8.

[100] Seror O, Lepetit – Coiffe M, Le Bail B, et al. Real time monitoring of radiofrequency ablation based on MR thermometry and thermal dose in the pig liver in vivo. Eur Radiol. 2008；18：408 – 16.

[101] Vogl TJ, Straub R, Eichler K, Sollner O, Mack MG. Colorectal carcinoma metastases in liver: laserinduced interstitial thermotherapy – local tumor control rate and survival data. Radiology. 2004；230：450 – 8.

[102] Arthur RM, Straube WL, Trobaugh JW, Moros EG. Non – invasive estimation of hyperthermia temperatures with ultrasound. Int J Hyperthermia. 2005；21：589 – 600.

[103] Fallone BG, Moran PR, Podgorsak EB. Noninvasive thermometry with a clinical x – ray CT scanner. Med Phys. 1982；9：715 – 21.

[104] Efstathopoulos EP, Brountzos EN, Alexopoulou E, et al. Patient radiation exposure measurements during interventional procedures: a prospective study. Health Phys. 2006；91：36 – 40.

[105] Stoeckelhuber BM, Leibecke T, Schulz E, et al. Radiation dose to the radiologist's hand during continuous CT fluoroscopy – guided interventions. Cardiovasc Intervent Radiol. 2005；28：589 – 94.

[106] Gupta R, Grasruck M, Suess C, et al. Ultra – high resolution flat – panel volume CT: fundamental principles , design architecture, and system characterization. Eur Radiol. 2006；16：1191 – 205.

[107] Orth RC, Wallace MJ, Kuo MD. C – arm cone – beam CT: general principles and technical considerations for use in interventional radiology. J Vasc Interv Radiol. 2008；19：814 – 20.

第 18 章 经皮射频消融治疗原发性肝癌

Laura Crocetti and Riccardo Lencioni

晃明团队 翻译 吴安乐 校审

[摘要] 影像引导下经皮肿瘤局部消融技术的发展是肝脏恶性肿瘤治疗方法的主要进展之一。在所有消融方法中，射频消融是目前大多数医疗机构采用的主要消融方法。根据巴塞罗那肝癌临床分期系统，对于不适合手术的极早期及早期肝细胞癌，建议接受影像引导下的消融治疗。射频消融的原理是通过电磁能的积聚对组织造成热损伤。单极或多极电极针必须直接插入肿瘤组织来传递射频产生的能量。电极必须搭配射频发生器使用，电极可以是单极或多极，并可以有不同的设计（多向扩展、内部冷却、可滴注）。射频消融可在超声、CT、MRI 引导下进行。采用何种引导设备主要取决于操作者的个人偏好以及特定设备如透视 CT 或开放 MRI 系统的可获得性。通过对随机对照研究的荟萃分析，与其他经皮消融技术例如无水乙醇注射相比，射频消融显示出了卓越的抗癌效应及更大的生存获益，目前已经成为肿瘤局部治疗的标准方法。

引言

影像引导下经皮肿瘤局部消融技术的发展是肝脏恶性肿瘤治疗方法的主要进展之一。在所有消融方法中，射频消融是目前大多数医疗机构采用的主要消融方法。根据巴塞罗那肝癌临床分期系统[1]（表 18.1），对于不适合手术的极早期及早期肝细胞癌，建议接受影像引导下的消融治疗。通过对随机对照研究的荟萃分析，与其他经皮消融技术

例如无水乙醇注射相比,射频消融显示出

了卓越的抗癌效应及更大的生存获益，目前已经成为肿瘤局部治疗的标准方法[2-6]。接下来的章节将涵盖射频消融的适应证、禁忌证、步骤以及并发症，同时也包括射频消融治疗肝细胞癌的临床治疗效果评价。

表 18.1 HCC 的 BCLC 分期

极早期	PS 0，Child – Pugh A，单发结节 <2cm
早期	PS 0，Child – Pugh A – B，单发结节或 3 个结节直径 <3cm
中期	PS 0，Child – Pugh A – B，多发结节
进展期	PS 1 – 2，Child – Pugh A – B，门静脉侵犯、淋巴结转移、远处转移
终末期	PS >2，Child – Pugh C

PS：生活质量评分

L. Crocetti (⊠) · R. Lencioni
Division of Diagnostic Imaging and Intervention, School of Medicine, University of Pisa, Cisanello Hospital, Pisa, IT, Italy
e-mail：laura. crocetti@ med. unipi. it；riccardo. lencioni @ med. unipi. it

适应证和禁忌证

根据巴塞罗那肝癌临床分期系统（表18.1），射频消融可用于治疗不适合外科手术或肝移植的极早期或早期肝细胞癌。对于极早期 HCC，如果单个结节直径小于 2cm，肝功能为 Child - Pugh A 级，无微血管侵犯及肝内播散，采用射频消融治疗，根治的概率极高。对于早期 HCC，适用于肝功能代偿期（Child - Pugh A 级或 B 级），单个结节或至多 3 个结节并且直径之和小于 3cm[7]。

射频消融的禁忌证包括病灶相关禁忌证及患者相关禁忌证。术前评估时要充分评估病灶的位置，因为消融可能造成周围邻近结构的热损伤[8]。尽管对于术者的经验要求很高，并且并发症的发生率也更高，但是位于肝脏表面的病灶可以考虑热消融[3]。因为存在胃肠道热损伤的风险，目前不建议对任何邻近胃肠道的肝脏表面肿瘤采用热消融治疗。只有采用某些特殊的方法，例如腹膜间注射葡萄糖水使肠管分开，才可以考虑消融[2,8]。对邻近肝门部病灶采用消融治疗增加了胆管热损伤的风险，甚至可能造成胆总管迟发性狭窄。对于邻近胆囊部位的肿瘤，尽管大多数患者可能出现自限性医源性胆囊炎，但由经验丰富的医生进行热消融也是可行的。对于邻近肝内血管的肿瘤进行热消融也是可行的，因为血流会带走热量防止血管壁热损伤。但同样因为这个原因，邻近血管的肿瘤组织不能完全消融的风险也显著增加[2,8,9]。

患者相关的禁忌证主要是无法纠正的凝血功能障碍。这在肝硬化患者中并不少见。当患者血小板计数 < 50000/μl 及 PT 比率（正常参考时间/患者凝血时间）< 50% 时，出血风险很高，应该作为禁忌证。存在胆肠吻合的患者射频消融术后发生感染甚至肝脓肿的风险很高，因此是射频消融术的相对禁

忌证[2]。绝对和相对禁忌证，病灶及患者相关禁忌证总结于表 18.2。

表 18.2　射频消融治疗的绝对和相对禁忌证

	绝对禁忌证	相对禁忌证
病灶相关	肿瘤距离主胆管 < 1cm	浅表肿瘤
	肝内胆管扩张	邻近胃肠道的浅表肿瘤
	肿瘤向前外方生长	邻近胆囊的病灶
患者相关	无法纠正的凝血功能障碍	胆肠吻合术后

步骤

（一）麻醉

射频消融通常在静脉镇静或全麻下进行，并需要心电、血压、氧饱和度监测。在某些医疗中心，会采用全麻及气管插管。美国麻醉医师协会（ASA）评分（表 18.3）可用于评估患者热消融术前的身体状况。ASA Ⅲ 级以下的患者可接受射频消融治疗[2]。

表 18.3　美国麻醉医师协会（ASA）患者体质状况分级

Ⅰ：体格健康，发育、营养良好，各器官功能正常
Ⅱ：除外科疾病外，有轻度合并症，功能代偿健全
Ⅲ：合并症严重，体力活动受限，但尚能应付日常活动
Ⅳ：合并症严重，丧失日常活动能力，经常面临生命威胁
Ⅴ：无论手术与否，生命难以维持 24 小时的濒死患者
Ⅵ：确认脑死亡，其器官拟用于器官移植手术

（二）技术

射频消融的原理是通过电磁能的积聚对组织造成热损伤。射频消融术中，患者是由射频发生器、电极针、大接地电极构成的闭合环路的一部分。一个可转换的电极场在患者体内组织中形成。因为人体组织相对于金属电极为高电阻，而组织内离子会随着不断改变的电流改变方向，因此靶组织内出现显著的离子搅动。电极针的小表面与地板的大表面之间的差异造成产生的热能聚焦并汇聚于电极针[8]。射频消融造成的热损伤取决于达到的组织温度以及加热时间。加热组织至 50 ~ 55℃持续 4 ~ 6 分钟可以产生不可逆的细胞损害。加热组织至 60 ~ 100℃，几乎即刻就可造成组织凝固，引起线粒体和细胞浆酶的不可逆损害。在 100 ~ 110℃，组织会发生汽化和炭化。为了能够完全损毁肿瘤组织，整个肿瘤组织必须完全处于细胞毒性温度。全部肿瘤靶组织消融的温度必须达到并维持在 50 ~ 100℃，持续至少 4 ~ 6 分钟。然而，从电极表面到整个肿瘤组织的热传导相对缓慢，实际消融时间可能增加至 10 ~ 20 分钟。为了能够增加肿瘤组织的热能积聚，所有商用射频发生装置的输出功率都达到了 150 ~ 250W。另一方面，肿瘤组织温度不应该高于 100 ~ 110℃以避免组织炭化及产生大量气体，因为炭化组织和气体都会成为绝缘体，阻碍射频场的有效建立[8]。影响射频消融的另外一个重要因素是血液循环造成的热传导损失，也叫热阱效应。这些因素都会限制肿瘤消融的体积，从而限制射频消融术消融所有存活肿瘤组织及产生安全边际的能力。为了取得与肝切除相类似的肿瘤局部控制效果，术者必须在每个肿瘤周围360°制造 0.5 ~ 1cm 厚度的肿瘤安全区域。这一安全边际范围能够保证所有显微镜下可见的肿瘤周围正常组织侵犯全部被清除。因此，理想的肿瘤消融的目标直径必须比治疗的肿瘤直径大 1 ~ 2cm[8]。射频发生器启动后，由自主程序自动控制，通过直接测量组织温度或组织阻抗来调节输出功率，预防组织过度加热和炭化。在消融结束阶段，需要对针道消融，预防肿瘤针道转移[8]。在消融过程中有一些方法能够减少血流，从而降低热阱效应造成的热能损失。在开腹手术及腹腔镜手术中可采用全入肝门静脉血流阻断（Pringle 手法）的方法。对于富血供肿瘤，球囊导管阻断肝动脉血流或者栓塞肿瘤滋养动脉也是有效的方法[10]。对于 HCC，采用热消融联合其他方法例如化疗栓塞术或载药微球栓塞术在前期临床研究中已经显示出有临床意义的结果[11]。目前，一关于射频消融联合最佳化疗药物（包括药物及给药途径）的研究正在进行中。

（三）射频消融电极的类型

单极或多极电极针必须直接插入肿瘤组织来传递射频产生的能量。电极必须搭配射频发生器使用，电极可以为单极或多极，且有不同的类型（多向扩展、内部冷却、可灌注）[2]。

（1）单极电极：有一个电极，电流在一个或多个接地线之间消耗。

（2）双极电极：有两个电极，二者必须相近放置。

（3）多极可伸缩电极：从一个针鞘里伸出多个电极。这种电极可以使热能在一个更大的体积内积聚并且保证加热更均匀，而不依赖长距离的热传导。

（4）内部可冷却电极：电极有内腔并充满生理盐水，生理盐水与患者组织并不直接接触。通过生理盐水循环带走针尖部位多余的热量从而减少组织的炭化与汽化。

（5）可灌注电极：电极针尖有小孔，可以使液体（通常是生理盐水）进入组织。在进行射频消融时灌注生理盐水增加了组织的导电性从而使更多的射频电流能量积聚于组织，从而加速组织的升温和凝固。

（四）影像引导/监测

射频消融可在超声、CT、MRI 引导下进行[12]。采用何种引导设备主要取决于操作者的个人偏好以及特定设备如透视 CT 或开放 MRI 系统的可获得性。操作过程中，需要关注的重要方面包括肿瘤是否完全被覆盖以及邻近正常组织结构是否被影响。射频

消融后，尽管超声显示瘤内和瘤周一过性高回声区域可作为常规指标显示肿瘤被损毁，但磁共振仍然是目前可实时监测局部温度的唯一可靠的影像学手段。射频消融术后，虽然进行超声造影可以初步评估消融效果，但是增强 CT 或 MRI 检查仍然是评估治疗效果的标准方法[12]（图 18.1）。

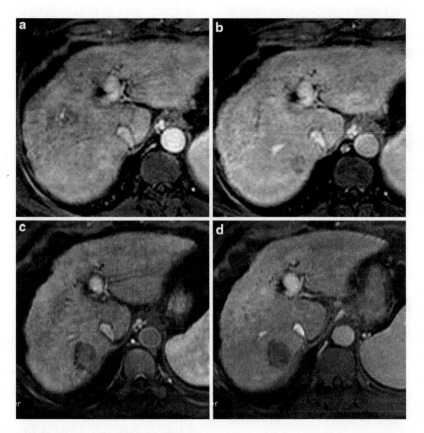

图 18.1　射频消融治疗 HCC。治疗前动态增强 MRI 显示Ⅶ段病灶为动脉期富血供小结节（a），门静脉期显示为低信号（b）。射频消融术后 1 个月动态增强 MRI 动脉期（c）和门静脉期（d）显示较病灶区域范围更大的无信号区，提示完全反应。

（五）肿瘤治疗效果的评价

成功消融的病灶在术后 4~8 周的增强 CT 或 MRI 上表现为无强化区域伴或不伴周围增强环[13,14]（图 18.1）。增强的环形区域可表现为消融区域周围相对同心的、对称的以及一致的过程，同时内部边缘光滑。这个表现代表热损伤后一过性的良性病理反应（最初反应性增生，随后纤维化和巨细胞反

应）。消融病灶周围良性强化需要与肿瘤残活所致不规则强化鉴别。与消融病灶周围良性强化相比，未消融残余肿瘤常常表现为散在、结节样或偏心性强化[12]。后期随访影像学检查目的是发现治疗后病灶复发（即局部肿瘤进展）、新发肝内病灶或肝外转移。应该根据 EASL 专家组起草的标准评估肿瘤治疗反应[15]。根据专家组意见，评估

治疗反应的最佳方法是采用增强影像学检查评估残余肿瘤。残余肿瘤指动态增强 CT 或 MRI 检查动脉期对比剂摄取的组织[15]。这一观点目前也被 AASLD 接受，同时 AASLD 肝细胞癌实践指南也指出评估治疗反应、估计肿瘤负荷减少量的时候，应考虑瘤内坏死组织情况而不仅仅是考虑整体肿瘤体积缩小量。基于 RECIST 标准，评估治疗反应的第一个正式修订版本于 2008 年出版。提出补充内容的扩展和详细描述的版本，即 mRE-CIST 标准，也已于近期出版[13,14]。

并发症

射频消融相关早期严重并发症发生率为 2.2% ~3.1%，包括腹腔内出血、肝脓肿、肠道穿孔、气胸和/或血胸以及胆道狭窄[16,18]。射频消融术后不常见的迟发性并发症是肿瘤针道转移。在一项多中心的研究中，1610 名 HCC 患者中有 8 名（0.5%）发生了肿瘤针道转移[16]；而在另一项单中心研究中，187 名 HCC 患者中有 1 名（0.5%）发生了肝转移[19]。对于肝包膜下病灶以及具有侵袭性表现的肿瘤，例如低分化肿瘤，可能更容易发生肿瘤针道转移[20]。较轻的并发症发生率从 5% 至 8.9% 不等，包括疼痛、发热、无症状性胸腔积液以及无症状性自限性腹腔内出血[16-18]。射频消融术死亡率为 0.1% ~0.5%。最常见的死因是脓毒血症、肝衰竭、结肠穿孔以及门静脉血栓（特别是接受外科手术方式射频消融以及 Pringle 手法的患者）[16-18]。

疗效

射频消融治疗 HCC 的疗效评估包括组织学评价以及对于患者长期生存结果的随机对照研究或队列研究。射频消融术后肝移植患者的肝脏标本的组织学数据显示，肿瘤大小以及是否邻近大的（3mm 或更粗）血管显著影响局部治疗效果。病理学证实 83% 的直径 <3cm 的肿瘤以及 88% 的非邻近血管部位的肿瘤完全坏死。5 项比较射频消融与无水乙醇注射疗效的随机对照研究[21-25]显示，射频消融具有更高的局部抗肿瘤效应，以及更高的疾病局部控制率。最近包含这 5 项随机对照研究数据的 3 项独立的荟萃分析表明，肝细胞癌肿瘤小的患者接受射频消融治疗能获得更大的生存获益[3-5]。因此，基于更一致的局部肿瘤控制率和更大的生存获益，射频消融是早期 HCC 患者经皮治疗的更好选择。最近，接受射频消融治疗患者的长期生存结果也有报道（表 18.4），这有利于阐明影响患者预后的因素[19,26-31]。肝硬化严重程度以及新发病灶是最重要的预后影响因素。近期报道射频消融治疗患者长期生存结果的研究表明，对于 Child - Pugh 评分 A 级的早期 HCC 患者，5 年生存率高达 51% ~64%，对于符合 BCLC 手术切除标准的患者，5 年生存率可达 76%[18,19,26,31]（表 18.4）。那么，一个公开的问题就是射频消融是否可以与手术切除竞争作为早期结节型肝细胞癌的一线治疗手段。一项比较手术切除与消融治疗 Child A 级、单发、直径 <5cm 的 HCC 的随机对照研究未能发现两者在总生存期、无病生存期存在统计学差异[32]。然而，最近一项比较射频消融与手术切除治疗符合米兰标准 HCC 的随机对照研究表明，手术切除组患者生存率更高，局部复发率更低[33]。

表 18.4　接受经皮射频消融治疗的早期 HCC 患者长期生存情况

作者	患者数量	生存率（%）		
		1 年	3 年	5 年
Tateishi 等[26]				
初治患者[a]	319	95	78	54
复治患者[b]	345	92	62	38
Lencioni 等[19]				
Child A，1HCC <5cm 或 3 个 <3cm	144	100	76	51
1HCC <5cm	116	100	89	61
Child B，1HCC <5cm 或 3 个 <3cm	43	89	46	31
Cabassa 等[27]	59	94	65	43
Choi 等[28]				
Child A，1HCC <5cm 或 3 个 <3cm	359	NA	78	64
Child B，1HCC <5cm 或 3 个 <3cm	160	NA	49	38
Takahashi 等[29]				
Child A，1HCC <5cm 或 3 个 <3cm	171	99	91	77
Hiraoka 等[30]				
Child – Pugh A – B	105	NA	88	59
N Kontchou G[31]	235	NA	60	40
符合 BCLC 肝切除标准	67	NA	82	76
无法手术	168	NA	49	27

　　NA：无法获得；[a]接受 RFA 作为初始治疗的患者；[b]接受其他治疗包括肝切除、无水乙醇注射、微波消融以及经动脉栓塞后复发，再接受 RFA 的患者

　　影响射频消融成功与否的重要因素是能否将所有肿瘤组织完全灭活，以及能否产生一个恰当的安全边界。若靶肿瘤最大直径不超过 3cm，采用目前大多数消融设备可以取得最大的完全消融比例[2]。而且，哪怕是一个小肿瘤，射频消融能否完全覆盖肿瘤也取决于肿瘤位置。对接受射频消融作为桥接治疗的肝移植患者肝脏标本组织学研究表明，肿瘤邻近大血管（3mm 或更粗）可造成肿瘤完全坏死的比例小于 50%，这是血流造成消融区域热量丢失所致[9]。因此，对于单发、直径 >3cm 且 <5cm 的 HCC，单独采用射频消融的成功率会降低，对于不适合手术或肝移植的患者，可考虑联合经动脉治疗方式[10,11,34-36]。采用先 TACE 后射频消融的方法可以减少由于血流灌注使组织降温造成的热损失，从而增加射频消融的治疗效果[10,34-36]。另外，在射频消融术后采用载药微球行 TACE 可以通过使肿瘤边缘区域暴露于高浓度化疗药物而提高肿瘤坏死率，因为这些区域在标准射频消融术中可能达不到致死温度[11]。目前仍然需要进一步研究确定最佳化疗药物（种类与给药途径）与射频消融联合的方法。近期，一项比较热敏

感脂质体阿霉素联合射频消融与单独采用射频消融治疗不可手术 HCC 有效性和安全性的Ⅲ期随机双盲双模拟研究正在进行中[37]。

对于极早期的 HCC，单个结节直径 < 2cm，最适合接受局部根治性治疗，因为微血管侵犯和微小卫星灶的发生可能性都非常低。对于极早期的 HCC，完全反应率接近97%，5 年生存率68%[38]。因此，对于这些小病灶，射频消融似乎可以挑战外科手术切除的地位，甚至在一些医学中心，对于可以手术的患者也选择射频消融治疗。近期，一项关于手术切除和射频消融在临床处理极早期 HCC 的决策分析研究中，提供了两种手段的确定性作用。Cho 等总结认为射频消融和肝切除对于治疗极早期 HCC 疗效相当。同时他们也指出患者个体因素（例如肿瘤为中央型或周围型、接近或远离胆管，患者消瘦或肥胖、是否存在门静脉高压）影响治疗效果，好于或者差于平均水平[38,39]。如果临床经验认为采用射频消融治疗肝包膜下或者邻近胆囊部位的 HCC 可能发生严重并发症或者不完全消融发生率较高[20,40-43]，那么这些肿瘤可能更适合手术切除。因此，对于极早期 HCC，射频消融似乎应该作为外科手术切除的补充而不是替代，并且治疗方式的选择必须考虑个体差异，包括病灶的部位[44]。

参考文献

[1] Llovet JM, Brú C, Bruix J. Prognosis of hepatocellular carcinoma: the BCLC staging classification. Semin Liver Dis. 1999; 19: 329 – 38.

[2] Crocetti L, de Baere T, Lencioni R. Quality improvement guidelines for radiofrequency ablation of liver tumours. Cardiovasc Intervent Radiol. 2010; 33: 11 – 7.

[3] Orlando A, Leandro G, Olivo M, et al. Radio-frequency thermal ablation vs. percutaneous eth-anol injection for small hepatocellular carcinoma in cirrhosis: metaanalysis of randomized controlled trials. Am J Gastroenterol. 2009; 104: 514 – 24.

[4] Cho YK, Kim JK, Kim MY, et al. Systematic review of randomized trials for hepatocellular carcinoma treated with percutaneous ablation therapies. Hepatology. 2009; 49: 453 – 9.

[5] Germani G, PleguezueloM, Gurusamy K, et al. Clinical outcomes of radiofrequency ablation, percutaneous alcohol and acetic acid injection for hepatocelullar carcinoma: a meta – analysis. J Hepatol. 2010; 52: 380 – 8.

[6] Lencioni R. Loco – regional treatment of hepatocellular carcinoma. Hepatology. 2010; 52: 762 – 73.

[7] Bruix J, Sherman M. Management of hepatocellular carcinoma. Hepatology. 2005; 42: 1208 – 36.

[8] Lencioni R, Crocetti L, Pina MC, et al. Percutaneous image – guided radiofrequency ablation of liver tumors. Abdom Imaging. 2009; 34: 547 – 56.

[9] Lu DS, Yu NC, Raman SS, et al. Radiofrequency ablation of hepatocellular carcinoma: treatment success as defined by histologic examination of the explanted liver. Radiology. 2005; 234: 954 – 60.

[10] Rossi S, Garbagnati F, Lencioni R, et al. Percutaneous radio – frequency thermal ablation of nonresectable hepatocellular carcinoma after occlusion of tumor blood supply. Radiology. 2000; 217: 119 – 26.

[11] Lencioni R, Crocetti L, Petruzzi P, et al. Doxorubicineluting bead – enhanced radiofrequency ablation of hepatocellular carcinoma: a pilot clinical study. J Hepatol. 2008; 49: 217 – 22.

[12] Crocetti L, Della Pina C, Cioni D, et al. Periintraprocedural imaging: US, CT, and MRI. Abdom Imaging. 2011; 36: 648 – 60.

[13] Llovet JM, Di Bisceglie AM, Bruix J, et al. Panel of experts in HCC – design clinical trials. Design and endpoints of clinical trials in hepato-

cellular carcinoma. J Natl Cancer Inst. 2008；100：698 - 711.

［14］ Lencioni R, Llovet JM. Modified RECIST (mRECIST) assessment for hepatocellular carcinoma. Semin Liver Dis. 2010；30：52 - 60.

［15］ Bruix J, Sherman M, Llovet JM, et al. EASL panel of experts on HCC. Clinical management of hepatocellular carcinoma. Conclusions of the Barcelona - 2000 EASL conference. J Hepatol. 2001；35：421 - 30.

［16］ Livraghi T, Solbiati L, Meloni MF, et al. Treatment of focal liver tumors with percutaneous radio - frequency ablation：complications encountered in a multicentre study. Radiology. 2003；26：441 - 51.

［17］ De Baere T, Risse O, Kuoch V, et al. Adverse events during radiofrequency treatment of 582 hepatic tumors. AJR Am J Roentgenol. 2003；181：695 - 700.

［18］ Bleicher RJ, Allegra DP, Nora DT, et al. Radiofrequency ablation in 447 complex unresectable liver tumors：lessons learned. Ann Surg Oncol 2003；10：52 - 8.

［19］ Lencioni R, Cioni D, Crocetti L, et al. Early - stage hepatocellular carcinoma in cirrhosis：long - term results of percutaneous image - guided radiofrequency ablation. Radiology. 2005；234：961 - 7.

［20］ Llovet JM, Vilana R, Bru C, et al. Barcelona clinic liver cancer (BCLC) group. Increased risk of tumor seeding after percutaneous radiofrequency ablation for single hepatocellular carcinoma. Hepatology. 2001；33：1124 - 29.

［21］ Lencioni R, Allgaier HP, Cioni D, et al. Small hepatocellular carcinoma in cirrhosis：randomized comparison of radiofrequency thermal ablation versus percutaneous ethanol injection. Radiology. 2003；228：235 - 40.

［22］ Lin SM, Lin CJ, Lin CC, et al. Radiofrequency ablation improves prognosis compared with ethanol injection for hepatocellular carcinoma < or 4 cm. Gastroenterology. 2004；127：1714 - 23.

［23］ Shiina S, Teratani T, Obi S, et al. A randomized controlled trial of radiofrequency ablation versus ethanol injection for small hepatocellular carcinoma. Gastroenterology. 2005；129：122 - 30.

［24］ Lin SM, Lin CJ, Lin CC, et al. Randomised controlled trial comparing percutaneous radiofrequency thermal ablation, percutaneous ethanol injection, and percutaneous acetic acid injection to treat hepatocellular carcinoma of 3 cm or less. Gut. 2005；54：1151 - 6.

［25］ Brunello F, Veltri A, Carucci P, et al. Radiofrequency ablation versus ethanol injection for early hepatocellular carcinoma：a randomized controlled trial. Scand J Gastroenterol. 2008；43：727 - 35.

［26］ Tateishi R, Shiina S, Teratani T, et al. Percutaneous radiofrequency ablation for hepatocellular carcinoma. Cancer. 2005；103：1201 - 9.

［27］ Cabassa P, Donato F, Simeone F, et al. Radiofrequency ablation of hepatocellular carcinoma：long - term experience with expandable needle electrodes. AJR Am J Roentgenol. 2006；185：S316 - 21.

［28］ Choi D, Lim HK, Rhim H, et al. Percutaneous radiofrequency ablation for early - stage hepatocellular carcinoma as a first - line treatment：long - term results and prognostic factors in a large single - institution series. Eur Radiol. 2007；17：684 - 92.

［29］ Takahashi S, Kudo M, Chung H, et al. Initial treatment response is essential to improve survival in patients with hepatocellular carcinoma who underwent curative radiofrequency ablation therapy. Oncology. 2007；72：S98 - 103.

［30］ Hiraoka A, Horiike N, Yamashita Y, et al. Efficacy of radiofrequency ablation therapy compared to surgical resection in 164 patients in Japan with single hepatocellular carcinoma smaller than 3 cm, along with report of complications. Hepatogastroenterology. 2008；55：2171 - 4.

［31］ N' Kontchou G, Mahamoudi A, Aout M, et al. Radiofrequency ablation of hepatocellular carcinoma：long - term results and prognostic factors in 235 Western patients with cirrhosis. Hepatology. 2009; 50: 1475 - 83.

[32] Chen MS, Li JQ, Zheng Y, et al. A prospective randomized trial comparing percutaneous local ablative therapy and partial hepatectomy for small hepatocellular carcinoma. Ann Surg. 2006; 243: 321 - 8.

[33] Huang J, Yan L, Cheng Z, et al. A randomized trial comparing radiofrequency ablation and surgical resection for HCC conforming to the Milan criteria. Ann Surg. 2010; 252: 903 - 12.

[34] Yamasaki T, Kurokawa F, Shirahashi H, et al. Percutaneous radiofrequency ablation therapy for patients with hepatocellular carcinoma during occlusion of hepatic blood flow. Comparison with standard percutaneous radiofrequency ablation therapy. Cancer. 2002; 95: 2353 - 60.

[35] Veltri A, Moretto P, Doriguzzi A, et al. Radiofrequency thermal ablation (RFA) after transarterial chemoembolization (TACE) as a combined therapy for unresectable non - early hepatocellular carcinoma (HCC). Eur Radiol. 2006; 16: 661 - 9.

[36] Helmberger T, Dogan S, Straub G, et al. Liver resection or combined chemoembolization and radiofrequency ablation improve survival in patients with hepatocellular carcinoma. Digestion. 2007; 75: 104 - 12.

[37] http://www. clinicaltrial. gov/ct2/show/ NCT00617981. Accessed July 2011

[38] Livraghi T, Meloni F, Di Stasi M, et al. Sustained complete response and complications rates after radiofrequency ablation of very early hepatocellular carcinoma in cirrhosis: is resection still the treatment of choice? Hepatology. 2008; 47: 82 - 9.

[39] Cho YK, Kim JK, Kim WT, et al. Hepatic resection versus radiofrequency ablation for very early stage hepatocellular carcinoma: a Markov model analysis. Hepatology. 2010; 51: 1284 - 90.

[40] Majno PE, Mentha G, Mazzaferro V. Partial hepatectomy versus radiofrequency ablation for hepatocellular carcinoma: confirming the trial that will never be, and some comments on the indications for liver resection. Hepatology. 2010; 51: 1116 - 8.

[41] Komorizono Y, Oketani M, Sako K, et al. Risk factors for local recurrence of small hepatocellular carcinoma tumors after a single session, single application of percutaneous radiofrequency ablation. Cancer. 2003; 97: 1253 - 62.

[42] Kim SW, Rhim H, Park M, et al. Percutaneous radiofrequency ablation of hepatocellular carcinomas adjacent to the gallbladder with internally cooled electrodes: assessment of safety and therapeutic efficacy. Korean J Radiol. 2009; 10: 366 - 76.

[43] Teratani T, Yoshida H, Shiina S, et al. Radiofrequency ablation for hepatocellular carcinoma in so - called high - risk locations. Hepatology. 2006; 43: 1101 - 8.

[44] Lencioni R, Crocetti L. Local - regional treatment of hepatocellular carcinoma. Radiology. 2012; 262: 43 - 58.

第 19 章 微波消融治疗原发性肝癌

Liang Ping and Yu Jie

晃明团队 翻译 吴安乐 校审

[摘要] 大多数肝癌患者不适合外科手术。目前，微创技术已经能够用于肝癌的局部治疗。微波消融是一种应用高温来消融肿瘤的相对低风险的技术。本章节的主要内容包括回顾微波消融的基本原理；不同技术设备、方法以及治疗策略的现状；目前的治疗现状；未来微波消融治疗原发性肝癌的趋势。微波消融治疗肝细胞癌已经取得了与外科手术、射频消融、无水乙醇注射相类似的治疗效果。对于靠近重要结构的肿瘤，微波消融已经取得了令人满意的治疗效果，同时并发症的发生率很低。因为具有加热效率高、凝固血管能力强、消融时间短、可同时应用多个电极等优点，微波消融是前景非常好的 HCC 微创治疗方法。长期生存数据以及比较微波消融与其他方法（特别是射频消融）以最终确定微波消融有效性的大样本随机对照研究是目前所急需的。

背景

微波消融指所有采用频率大于等于 900kHz 的电子设备来灭活肿瘤的方法。微波凝固最初于 20 世纪 70 年代被开发应用于肝切除横断面的止血[1]。但是，采用微波凝固组织表面较电凝设备缓慢，并且会产生更深的组织坏死区，这也促使研究者在 20 世纪 90 年代进一步研究用微波消融来治疗肝脏恶性肿瘤。近年来，随着微波消融技术和设备的进展，微波消融因其优良的治疗效果已经在许多肝细胞癌高发国家例如东亚以及部分西方国家的医疗机构中广泛应用[2-5]。

机制与原理

微波消融通过高频电磁波与极化分子摩擦生热产生作用[6,7]。水分子是一种极化分子，氢根带有正电极，而氧离子带有负电极。当微波消融的微波接触水分子时，水分子会随着波动的微波场产生 20 亿次至 50 亿次的协同振动。这种快速的分子运动会产生一致性分布的热量导致细胞凝固性坏死，并且这种瞬间和持续的热量会一直持续到消融停止。产生热量的另一个机制是微波电磁场引起的离子运动导致的离子极化。离子的移位引起离子间的碰撞，将动能转化为热量。但这一机制远没有活体组织中离子的双极运动重要。加热组织至 $50 \sim 55℃$、持续 $4 \sim 6$ 分钟可以产生不可逆的细胞损害。加热组织至 $60 \sim 100℃$，几乎即刻就可造成组织凝固，引起线粒体和细胞浆酶的不可逆损害。在 $100 \sim 110℃$，组织会发生汽化和炭化[8]。

L. Ping (⊠) · Y. Jie
Department of Interventional Ultrasound, Chinese PLA General Hospital, Beijing, China
e-mail: liangping301@hotmail.com; yu-jie301@hotmail.com

因所用消融针的类型以及产生的能量不同，微波消融产生的高温可以在针尖周围形成圆柱状或圆形的消融区域[9]。

尽管微波消融与射频消融具有相类似的好处，但微波消融与射频消融相比在治疗肝脏肿瘤方面具有几个理论优势。射频消融依靠高频交变电流引起组织内离子搅动产生热量，电极周围组织即刻剧烈升温（甚至炭化和汽化）。但是，这种加热会随着与针尖距离的增加而显著衰减，同时绝大多数组织是通过已加热区域的热传导从而达到组织加热坏死的[10,11]。正因如此，微波消融的组织加热是主动过程，而射频消融是被动过程。微波消融的理论优势包括：（1）微波消融区域更大而且加热区域不依赖组织内电流的传导。能量的传播受组织干燥和炭化的影响较小[9,12]。持续并且相对更高的瘤内温度可以在相对较短的时间内产生更大的消融区域[9,13]。（2）热传导是一个低效的过程，不仅随着距离增加呈指数级减少，并且容易受到局部血流所致的热阱效应影响。相比较而言，微波消融能量沉积更深并且不仅仅依赖热传导。与射频消融相比，微波消融另一个显著优势是微波消融不易受血流热阱效应影响，因此消融区域与范围一致[14,15]。受热阱效应影响，消融区域可出现肿瘤边缘以及血管边缘区域肿瘤细胞残活[16]。（3）采用多个微波消融电极同时对多个肿瘤进行微波消融是可行的，而对于大多数单极射频消融针来说是不可行的。这不仅缩短了治疗时间，而且可同时协同产生更大的球形消融区域[17]。（4）与射频消融不同，微波消融不需要安置接地电极，因而不会产生皮肤烧伤。同时微波消融不受金属材料例如手术夹板或移植心脏起搏器的限制。

设备发展

微波消融的目标是摧毁整个肿瘤组织，并在肿瘤周围产生 5 ～ 10mm 的安全边际[18]。微波消融设备由 3 个基本部分组成：微波发生器、低损耗弹性同轴电缆和微波消融针。微波由磁控管产生。低损耗弹性同轴电缆连接微波消融主机和天线，将磁控管产生的微波能量传输至组织。微波消融针的设计对于疗效是至关重要的。同轴镇流器是包绕同轴电极针外层的一个导体，被近端的双电子绝缘体所分隔。其长度通常为 1/4 波长，能够限制声波沿着外层绝缘体向外传播，形成更具球形的消融区域[19,20]。

过去数年间，人们不断努力，试图通过改进消融针和微波发生器来提高可消融的直径。部分微波消融系统的特点总结于表 19.1。第一代系统包括 Microtaze（Heiwa denshi kogyo，Osaka，Japan），UMC－I 以及 FORSEA 系统（都由中国生产），消融针直径 1.4 ～ 2mm，能够产生（3.7 ～ 5.8）×（2.6 ～ 2.8）cm 的凝固区域，在活体猪肝上的工作频率为 2450MHz[21,22]。但是，更高输出功率可能引起消融针轴的发热导致凝固区域变长以及皮肤烫伤，因此，微波消融期间需要常规对皮肤行保护性降温。消融针轴向的炭化会降低垂直于针轴方向的热能沉积，从而使凝固范围的短轴直径缩短。为了避免消融针过热，并扩大消融区域，近年来基于同轴含空隙可冷却消融针成为研发焦点（图 19.1）。消融针内腔含有双通道，冰生理盐水通过循环泵不断循环冷却消融针。正因为消融针轴的温度可以被有效维持于低水平，才可以实现更高输出功率和更长消融时间而不引起皮肤烫伤。相比不能冷却消融针，可冷却消融针能够产生更接近球形的消融区域，能够产生（3.7 ～ 5.8）×（2.4 ～ 3.4）cm 的凝固区域，在活体猪肝上的工作频率也为 2450MHz[9,22-26]。随着技术进步，915MHz 微波设备显示出了更大的优势，比常规 2450MHz 的微波，组织穿透更深，并且可以获得更大的消融区域，消融范围为

（5.2~5.8）×（3.0~3.8）cm[9,26]。既往主要是东亚国家开展微波消融术，近期西方国家也逐渐开始重视并研发自己的微波消融系统[5,17]。其中部分设备已经取得了美国 FDA 批准用于外科手术软组织凝固治疗，但文献报道相对较少。美国生产的 MedWaves 915 - MHz 系统是一种非冷却微波系统，其采用智能功率和频率控制以及整合了实时程序控制（温度、功率、时间）来调节能量输出，单针就可以产生很大的消融区域。来自美国 BSD 医疗的 MTX - 180 可冷却 915 - MHz 微波系统通过一个交互触摸屏，由操作者来设定输出功率，从而使操作者能够快速简单控制治疗过程。BSD - 2000 系统尽管尚未被 FDA 批准，但具有广阔的临床应用前景。他们构建了一个可根据肿瘤三维形状、大小、部位来调节中央能量聚焦的系统，因此能够对肿瘤区域热传递进行动态控制。两种 2450 - MHz 微波系统——Acculis MTA System（Microsulis 医疗有限公司，汉普郡，英国）和 Certus 140 System（NeuWave 医疗，麦迪逊市，威斯康星州，美国），具备可冷却消融针，在体外试验中，6 分钟及 60W 情况下可以产生至多 4.0 × 4.5cm 的凝固区域。其他类型的消融针例如环形和三轴型，目前临床还未广泛使用[27,28]。

表 19.1 不同微波天线在活体猪肝的消融特点

研究	天线类型	可消融针尖长度（cm）	天线直径（mm 或 G）	频率（MHz）	功率（W）	消融时间（min）	消融区域（cm）
Dong 等[21]	非冷却	?	1.4mm	2450	60	5	3.74×2.58
He 等[22]	非冷却	1.5	14G	2450	50	8	5.8×2.8
	可冷却	1.5	14G	2450	50	8	5.0×3.4
Kuang 等[23]	可冷却	1.5	14G	2450	60	5	3.3×2.2
	可冷却	1.5	14G	2450	70	20	5.8×3.3
Wang 等[24]	可冷却	1.1	15G	2450	60	10	4.02×2.35
Wright 等[17]	非冷却	3.6	13G	915	40	10	2.1×1.5
Sun 等[26]	可冷却	2.5	15G	915	60	10	5.17×3.83
	可冷却	1.1	15G	2450	60	10	4.15×2.35
Jie 等[9]	可冷却	1.1	15G	2450	60	10	3.86×2.35
	可冷却	2.2	15G	915	60	10	5.79×2.35
Shock 等[27]	冷循环		24G		60	7	3.4×1.1
Jiao 等[25]	可冷却	1.5	14G	2450	60	10	2.67×3.73
Brace 等[28]	三轴天线	1.23	17G	2450	68	10	2.27×1.25

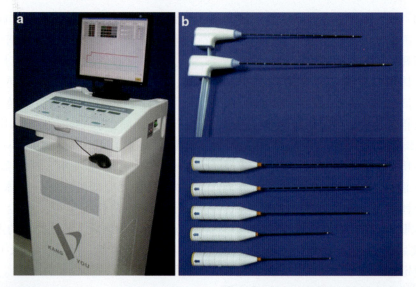

图 19.1　微波消融机照片。（a）微波产生器。（b）不同长度针杆和消融针尖的 15G 带内部冷却微波消融天线模型。

临床操作步骤

（一）适应证和禁忌证

目前存在多种微波消融的适应证标准，但所有的标准最终取决于策略及消融团队的经验。微波消融的适应证主要取决于 3 个因素：肝储备功能、解剖部位以及肿瘤大小。从肝储备功能方面讲，标准如下：（1）无腹水或超声测量腹水深度小于 4cm；（2）血清总胆红素正常或小于 3.5mg/dl；（3）血清白蛋白正常或不小于 30g/L。从肿瘤角度分析，必须符合如下标准：（1）原发性肝癌的根治治疗，单个病灶直径小于等于 7cm[29]，小于 3 个多发病灶的肝细胞癌最大病灶直径小于 4cm，无门静脉癌栓和肝外转移；（2）原发性肝癌的姑息性治疗，目标是减少肿瘤负荷，延长晚期患者的生存时间。对于那些巨块型或多发病灶、多发转移不适合其他治疗的患者，如果肝储备功能可以耐受，可考虑微波消融治疗。

与全身情况相关的禁忌证包括严重的肝硬化或严重的出血倾向（包括显著的门静脉高压、具有出血风险的食管胃底静脉曲张），严重的凝血功能障碍，严重的纤维蛋白溶解症，心肌缺血以及严重的心律失常。

（二）操作技术

与射频消融相似，微波消融可以经皮、经腹腔镜、经胸腔镜或者在开放手术下进行[3-5,30]。如果可能，采用经皮微波消融微创且费用低，可重复进行。腹腔镜或开腹手术需要全麻和机械通气。对于经皮途径，静脉麻醉联合局麻已足够。插入消融针前先采用 1% 利多卡因局麻穿刺点。随后采用尖刀片将皮肤开一个小口，然后将消融针插入肿瘤区域。当采用多针消融时，采用前述方法对每一个预定的穿刺针道进行局麻。2~3 根消融针间隔 1.0~2.5cm 平行插入瘤体内并与微波发生装置直接连接。针道可以经过肋间也可以经肋下。放置好所有穿刺针后，麻醉科医生在场时，可采用丙泊酚、氯胺酮或咪达唑仑、芬太尼进行静脉麻醉。可在超声、CT 或 MRI 引导下将消融针插入肿瘤内。超声因其操作最简便、易得，并且可以实时监测整个治疗过程而最为常用。对于超声不可见的 HCC 病灶，采用 CT 或 MRI 有助于引导穿刺[31,32]。无引导针的新型可冷却针尖消融针可以直接插入病灶。

每次插入消融针时，针尖必须位于肿瘤最深处。从已消融的病灶逐渐回撤消融针以及重新启动微波发生器，可以形成沿着穿刺道的多个消融灶。有时候因为肿瘤较大，为了能够完全覆盖肿瘤并产生一个安全边际，常常需要多次重叠消融。消融区域的大小可以通过消融过程中不断扩展的高回声区域大致判断。为了准确评估治疗效果，可以使用微波发生器附带的温度监测系统。1 ~ 3 个温度耦合器放置在肿瘤外部距离肿瘤边缘 5 ~ 10mm 的不同位置。如果治疗结束时测量到的温度不到 60℃或者不能维持 54℃至少 3 分钟，就应该延长治疗时间直到达到预期温度[33]。通过温度监测，还避免过度加热，从而可以减少并发症的发生。近年来，对比增强超声可于微波消融术后 10 ~ 15 分钟即刻评估治疗效果[34]。如果发现肿瘤残留，可补充微波消融治疗。

治疗效果评价

末次消融术后 1 个月进行对比增强影像学检查。如果见到不规则的边缘散在、结节状或偏心性强化，代表肿瘤残活。这种征象代表局部治疗不完全。如果患者仍然符合微波消融的条件，应该考虑尽快再次进行消融治疗。相反，如果已经达到完全消融，则于术后 1 个月、3 个月，以后每隔 6 个月复查超声、CT 或 MRI 以及甲胎蛋白（AFP）。不断升高的 AFP 可能提示肿瘤复发。在笔者所在中心，超声检查是监测消融区域情况最常用的基本检查手段。在随访过程中，已经治疗过的 HCC 病灶体积逐渐减小，超声上不可见或仅仅表现为小的高回声区域，或者是伴有低回声环的孤立回声区域，或仅仅是一不均匀回声区域。消融区域于超声造影检查时表现为不增强区域。

结果

与射频消融相比，微波消融使用较少，但却是热消融领域里最新和效果显著的技术之一。目前绝大多数关于微波消融治疗 HCC 的报道来自日本和中国。因为不同医学中心所使用的微波消融仪器不同，临床治疗效果也不同（表 19.2）。

表 19.2　自 1998 年病例数至少 40 例的微波消融治疗肝癌的研究

研究	患者数	平均肿瘤大小（cm）	天线类型	频率（MHz）	功率（W）	完全消融率（%）	局部进展率（%）	生存（率，%；期，月）				
								1 年	2 年	3 年	4 年	5 年
Ikai 等[35]	1751					75.1		94.2	84	72.9	57.6	44.1
Kuang 等[23]	90	2.7 ± 1.5	可冷却	2450	70 ~ 80	93.2	5					
Dong 等[21]	41	4.3 ± 1.2	非冷却	2450	60	84.2		97.6	92.7			
Lu 等[3]	50	2.7 ± 1.5	非冷却	2450	60	94.9	11.8	81.6	61.2	50.5	36.8	
Liang 等[4]	288	3.75 ± 1.58	非冷却	2450	60		8	93	82	72	63	51
Zhang 等[36]	160	5.3	可冷却	2450	50 ~ 0	100	6.3	91.8				
Jiao 等[25]	60	3.2 ± 0.17	可冷却	2450	70 ~ 5	92.71	5.21	100	95			
Iannitti 等[37]	87	3.6	可冷却/非冷却	915	45	91.9	2.7	70.1（19 个月）				
Martin 等[5]	100	3	可冷却/非冷却	915		98	5	中位生存期 41 个月				

（一）总体治疗效果

亚洲医生采用 Microtaze 系统、FORSEA 系统或 KY－2000 系统，英国也报道过他们采用 2.45GHz 微波消融系统的经验，而在美国，主要报道的是 915MHz 微波系统的经验。Seki 等于 1994 年最先报道采用经皮微波消融治疗 18 名单发小 HCC（直径≤2cm）患者[2]。随访的 CT 扫描显示所有患者的 HCC 均完全消融。第 12 届至第 15 届日本肝癌研究组（包括 791 个中心）全国随访结果显示，采用微波消融治疗的 1751 名患者的 1 年、2 年、3 年、4 年和 5 年生存率分别为 94.2%、84%、72.9%、57.6% 和 44.1%，完全消融率为 75.1%[35]。与日本 Microtaze 微波系统相比，中国生产的微波系统能够取得更大的消融范围[17,23,24]。因此，有更多的患者符合入组标准。中国开展的研究通常纳入的患者数较多，从而对微波消融的疗效评价更可靠[3,4,21,23]。最大宗报道单中心微波消融治疗 HCC 的研究纳入了 288 名患者 477 个病灶。1 年、2 年、3 年、4 年和 5 年的累积生存率分别为 93%、82%、72%、63% 和 51%。8% 的患者出现了局部肿瘤进展。对于单个病灶直径小于等于 4.0cm，肝功能 Child A 级的患者，长期生存率更高。Kuang 等采用可冷却微波消融针治疗 90 例无法手术肝癌，其中大多数（82%，74 人）是 HCC。小病灶（＜3cm）、中等大小病灶（3.1～5.0cm）和大病灶（5.1～8.0cm）完全消融的比例分别是 94%、91% 和 92%。有 7 个患者（5%）出现了局部肿瘤进展。因为研究很新，故并无长期生存数据。Zhang 等[36]采用可冷却微波消融针消融治疗 86 例肝癌患者，其中 8 例（9.3%）患者出现肿瘤局部复发。Jiao D 采用 2450MHz 内部可冷却微波消融针治疗 60 例直径 1～8cm 的 HCC，在 17.17±6.52 个月的平均随访时间内，小病灶（≤3.0cm）、中等大小病灶（3.1～5.0cm）以

及大病灶（5.1～8.0cm）完全消融率分别为 97.06%、93.34% 和 81.82%。4 例（6.67%）患者出现肿瘤局部进展。已有文献报道，2450MHz 微波消融可以取得良好的肿瘤局部控制。根据已经发表的关于 915MHz 微波消融的经验，Iannitti 等[37]报告了在美国进行的采用 915MHz 微波发生器（VivaWave System）进行微波消融的第一个临床研究。对 87 例患者包含 224 个肝脏肿瘤（平均直径 3.6cm）进行了微波消融治疗，其中经开放外科手术占 45%、腹腔镜占 7% 以及经皮消融占 48%。6 个（2.7%）肿瘤病灶出现局部复发，总体死亡率为 2.3%。在 19 个月的随访时间内，有 41 例（47%）患者达到无瘤生存。Martin 等[5]采用基于 VivaWave 系统改进的 915MHz 微波消融系统（Evident 系统）对肝脏恶性肿瘤进行微波消融治疗并进行了长期随访。他们采用外科手术切除联合微波消融或单独采用微波消融对 100 例平均直径 3cm（范围 0.6～6cm）的 HCC 患者进行了治疗。在 36 个月的中位随访时间内，5 例（5%）患者出现了不完全消融，2 例（2%）患者出现了局部进展，中位生存期为 41 个月（图 19.2）。

（二）高危部位肿瘤的微波消融治疗

高危部位的肝脏肿瘤指的是邻近重要器官和组织的肿瘤，包括邻近膈肌、胃肠道、肝门、胆总管和血管的肿瘤。因为热能会向周围传导，对上述部位肿瘤进行微波消融增加了这些重要结构热损伤的风险。然而，通过联合人工腹水、人工胸水、间断发射微波消融针以及温度监测辅助低剂量乙醇灌注技术，使进行危险部位的肿瘤微波消融并保证治疗效果成为可能（图 19.3 和图 19.4）。Zhou 等报告了采用微波消融治疗邻近胃肠道的 53 个肝脏肿瘤，完全消融的比例很高（88.7%），并且没有出现即时或迟发性并发症。也有报

道通过 3 根微波消融针对包绕肝脏大血管（无血管闭塞）的肝癌进行微波消融并取得完全消融[39]。此外，为了有利于对肝膈顶部肿瘤进行微波消融，采取人工胸水、腹腔内灌注生理盐水以及采用胸腔镜方法治疗都取得了成功，完全消融的比例超过 92% 并且复发率很低[40-42]。然而，目前并没有文献报道采用微波消融治疗邻近肝门部的肿瘤。因此，目前仍然需要更大样本量以及更长随访时间的多中心的观察微波消融治疗肝脏危险部位肿瘤的研究。

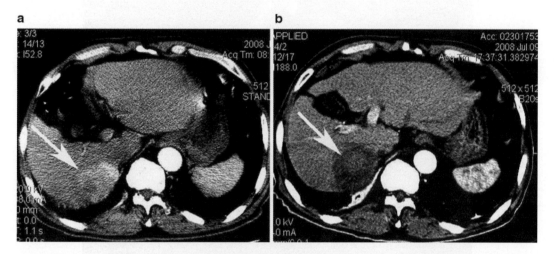

图 19.2　66 岁，男性，采用 915MHz 微波消融治疗右肝大 HCC。(a) 增强 CT 显示一个 5.8cm × 5.2cm 动脉期强化的肿瘤（箭头）。(b) 消融术后 24 个月，复查增强 CT 显示消融区域无强化（箭头）。

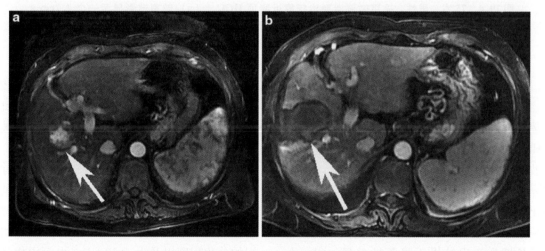

图 19.3　66 岁，女性，邻近肝门部 HCC 病灶。(a) 增强 MRI 显示一个 3.6cm × 3.5cm 动脉期强化的肿瘤（箭头）。(b) 微波消融术后 18 个月，复查增强 MRI 显示消融区域无强化（箭头）。

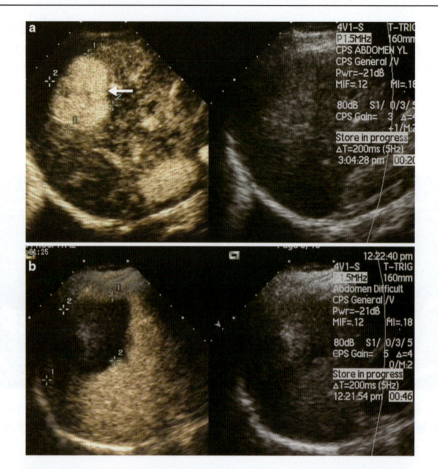

图 19.4　75 岁，男性，采用微波消融治疗靠近膈顶 HCC。（a）超声造影显示一个 4.7cm ×
4.3cm 动脉期强化的肿瘤（箭头）。（b）消融术后 12 个月，复查超声造影显示消融区域无强化
（箭头）。

（三）与其他治疗方式的对照研究

目前只有一项随机对照研究比较了微波
消融与射频消融的有效性[43]。72 例含 94 个
HCC 病灶患者被随机分入射频消融组和微
波消融组。两组患者治疗效果无统计学差
异。Lu 等[44]回顾性分析了包含 102 例患者
比较微波消融和射频消融治疗效果的研究，
两组患者局部肿瘤控制、治疗相关并发症以
及长期生存率结果无显著性差异。Ohmoto
等[45]进行了另外一项比较微波消融和射频
消融治疗小于 2cm 的 HCC 的回顾性研究。
结果显示射频消融组患者治疗次数更少、局
部复发率更低、累积生存率更高。不同研究
治疗效果的差异可能因为所采用的微波发生

器不同。在 Ohmoto 等的研究中，他们比较
的是可冷却射频消融针与第一代微波消融针
（Microtaze system），而与最新的可冷却微波
消融针相比，其消融范围则更小。

另外一项回顾性研究[46]显示手术切除
组与微波消融组治疗单发直径 < 5cm 的
HCC，其 1 年、3 年和 5 年无瘤生存期无显
著性差异。多变量分析结果显示，HCC 组
织的分化程度以及表达 VEGF（血管内皮生
长因子）和 c – Met 是影响小 HCC 转移和复
发的独立预后因素，而采取何种治疗方法对
预后无影响。

另一项回顾性研究比较了微波消融与无
水乙醇注射治疗 90 例小 HCC 的效果[47]。

对于分化良好的 HCC，两组患者的 5 年生存率无显著性差异。而对于中分化或者低分化 HCC，微波消融组患者总生存期显著长于无水乙醇注射组。

尽管微波消融治疗小 HCC 的有效性已经被广泛接受，但目前仍然缺乏比较微波消融与其他治疗方式包括射频消融、无水乙醇注射以及手术的对照临床研究。因为缺乏微波消融与其他近期出现的热消融技术，例如激光诱导间质热疗方法（LITT）以及冷冻消融的合理的对照研究，意味着需要进行更多研究以严格评估微波消融治疗肝脏恶性肿瘤的前景。

并发症与副作用

与射频消融相似，除外局部肿瘤进展（图 19.5a），微波消融并发症及发生率，总结很低。严重的并发症包括胆道狭窄、无法控制的出血、肝脓肿、结肠穿孔、皮肤烫伤以及肿瘤种植转移[23,48-50]。经皮与经内镜微波消融术后肝衰竭致死的发生率从 0 ~ 0.18% 不等[49,51]。表 19.3 总结的数据显示严重的并发症及发生率，总结如下：腹腔内不可控制的出血（0 ~ 0.92%）、需要引流的胆道损伤（0 ~ 2.78%）、结肠穿孔（0 ~ 1.11%）、肝脓肿（0 ~ 2.78%）、皮肤烫伤（0 ~ 3.45%）以及针道的肿瘤种植（0 ~ 0.44%）。预防性用药是降低并发症发生率的有效方法。如前所说，温度监控可以预防邻近结构比如胆管和肠道的损伤。为了降低肿瘤针道转移的发生率（图 19.5b），退针时针道必须进行常规和恰当的凝固。可以通过使用新型可冷却针[23]预防皮肤烫伤，同时要保证穿刺针足够深以及放置正确，因为皮肤烫伤在使用可冷却针的情况下仍然可能发生。选择合适的患者、最恰当的影像设备以及最佳的治疗方案可以预防并发症的发生。

表 19.3　微波消融治疗肝癌的并发症

研究	腹腔内出血（%）	胆道损伤（%）	结肠穿孔（%）	肝脓肿（%）	皮肤烫伤（%）	肿瘤种植（%）	症状性胸腔积液（%）	围手术期死亡（%）
Kuang 等[23]	0	0	1.11	1.11	0	0	2.22	0
Dong 等[50]	0	0	0	0	0.85	0	0	0
Liang 等[49]	0.09	0.18	0.18	0.44	0.26	0.44	1.06	0.18
Zhang 等[36]	0	1.25	0	0	0	0	0.63	0
Iannitti 等[37]	0	0	0	0	3.45	0	0	0
Martin 等[5]	0	0	0	2	0	0	0	0
Yin 等[29]	0.92	0.92	0	0	0.92	0	3.67	0
Sakaguchi 等[51]	0.51	0.26	0	0.26	0.77	0	1.28	0
Shibata 等[43]	0	2.78	0	2.78	2.78	0	0	0

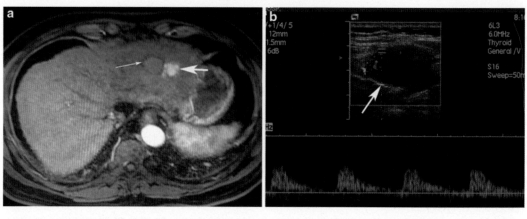

图 19.5　微波消融治疗 HCC 的不良效果及并发症。（a）肝左叶 HCC 微波消融术后 6 个月复查增强 MRI 显示原消融区域（细箭头）边缘结节样强化，提示复发（粗箭头）。（b）44 岁男性 HCC 患者，显示肿瘤腹壁种植。右肝邻近膈肌肿瘤，微波消融术后 18 个月常规超声检查显示 2.4cm × 1.9cm 低回声病灶，伴有血流信号（箭头），采用切除治疗。病理证实肝细胞癌沿针道播散。

微波消融的副作用包括疼痛、消融后综合征以及无症状性胸腔积液，后者多为自限性且无须治疗。低热以及全身不适是消融后综合征最常见的表现。消融后综合征的持续时间取决于微波消融引起的坏死体积以及患者的整体身体状况。病灶较大或肝储备较差的患者症状持续时间会更长。

结论

尽管微波消融临床应用时间较短，但因其在较短时间内就可以产生理想的消融范围同时并发症发生率较低，微波消融治疗 HCC 显示出了极大的潜力。接受手术切除或消融治疗的 HCC 患者生存获益直接取决于肿瘤大小，其反映了肿瘤消融包含安全边际的重要性。因此，商用微波发生器以及天线必须持续改进以增加凝固性坏死的速度及体积。另外，影像引导方式的改进，例如计算机辅助导航系统及术中 CEUS 以准确肿瘤定位和放置穿刺针，使得微波消融技术更安全，临床应用更容易。目前，仍迫切需要长期生存数据以及大样本前瞻性随机对照研究比较微波消融与其他治疗方法，特别是射频消融，以最终确定微波消融的有效性。

参考文献

[1] Tabuse K, Katsumi M, Kobayashi Y, et al. Microwave surgery: hepatectomy using a microwave tissue coagulator. World J Surg. 1985; 9: 136 –43.

[2] Seki T, Wakabayashi M, Nakagawa T, et al. Ultrasonically guided percutaneous microwave coagulation therapy for small hepatocellular carcinoma. Cancer. 1994; 74: 817 – 25.

[3] Lu MD, Chen JW, Xie XY, et al. Hepatocellular carcinoma: US – guided percutaneous microwave coagulation therapy. Radiology. 2001; 221: 167 – 72.

[4] Liang P, Dong B, Yu X, et al. Prognostic factors for survival in patients with hepatocellular carcinoma after percutaneous microwave ablation. Radiology. 2005; 235: 299 – 307.

[5] Martin RC, Scoggins CR, McMasters KM. Safety and efficacy of microwave ablation of hepatic tumors: a prospective review of a 5 – year experience. Ann Surg Oncol. 2010; 17 (1): 171 – 8.

[6] English NJ, MacElroy JM. Molecular dynamics

simulations of microwave heating of water. J Chem Phys. 2003; 118: 1589 - 92.

[7] Diederich CJ. Thermal ablation and high - temperature thermal therapy: overview of technology and clinical implementation. Int J Hyperthermia. 2005; 21: 745 - 53.

[8] Goldberg SN, Gazelle GS, Mueller PR. Thermal ablation therapy for focal malignancies: a unified approach to underlying principles, techniques, and diagnostic imaging guidance. AJR Am J Roentgenol. 2000; 174: 323 - 31.

[9] Yu J, Liang P, Yu X, Liu F, Chen L, Wang Y, et al. A comparison of microwave ablation and bipolar radiofrequency ablation both with an internally cooled probe: results in ex vivo and in vivo porcine livers. Eur J Radiol. 2011; 79: 124 - 30.

[10] Haines DE, Watson DD. Tissue heating during radiofrequency catheter ablation: a thermodynamic model and observations in isolated perfused and superfused canine right ventricular free wall. Pacing Clin Electrophysiol. 1989; 12: 962 - 76.

[11] Organ LW. Electrophysiologic principles of radiofrequency lesion marking. Appl Neurophysiol. 1976; 39: 69 - 76.

[12] Skinner MG, Iizuka MN, Kolios MC, Sherar MD. A theoretical comparison of energy sources - - microwave, ultrasound and laser - for interstitial thermal therapy. Phys Med Biol. 1998; 43: 3535 - 47.

[13] Wright AS, Sampson LA, Warner TF, Mahvi DM, Lee Jr FT. Radiofrequency versus microwave ablation in a hepatic porcine model. Radiology. 2005; 236: 132 - 9.

[14] Garrean S, Hering J, Saied A, Hoopes PJ, Helton WS, Ryan TP, Espat NJ. Ultrasound monitoring of a novel microwave ablation (MWA) device in porcine liver: lessons learned and phenomena observed on ablative effects near major intrahepatic vessels. J Gastrointest Surg. 2009; 13 (2): 334 - 40.

[15] Yu NC, Raman SS, Kim YJ, Lassman C, Chang X, Lu DS. Microwave liver ablation: influence of hepatic vein size on heat - sink effect in a porcine model. J Vasc Interv Radiol. 2008; 19 (7): 1087 - 92.

[16] Solbiati L, Ierace T, Goldberg SN, Sironi S, Livraghi T, Fiocca R, Servadio G, Rizzatto G, Mueller PR, Del Maschio A, Gazelle GS. Percutaneous US - guided radio - frequency tissue ablation of liver metastases: treatment and follow - up in 16 patients. Radiology. 1997; 202 (1): 195 - 203.

[17] Wright AS, Lee Jr FT, Mahvi DM. Hepatic microwave ablation with multiple antennae results in synergistically larger zones of coagulation necrosis. Ann Surg Oncol. 2003; 10: 275 - 83.

[18] Ikeda K, Seki T, Umehara H, Inokuchi R, Tamai T, Sakaida N, Uemura Y, Kamiyama Y, Okazaki K Clinicopathologic study of small hepatocellular carcinoma with microscopic satellite nodules to determine the extent of tumor ablation by local therapy. Int J Oncol. 2007; 31 (3): 485 - 91.

[19] Bertram JM, Yang D, Converse MC, Webster JG, Mahvi D. A review of coaxial - based interstitial antennas for hepatic microwave ablation. Crit Rev Biomed Eng. 2006; 34: 187 - 213.

[20] Longo I, Gentili GB, Cerretelli M, Tosoratti N. A coaxial antenna with miniaturized choke for minimally invasive interstitial heating. IEEE Trans Biomed Eng. 2003; 50: 82 - 8.

[21] Dong BW, Liang P, Yu XL, Zeng XQ, Wang PJ, Su L, Wang XD, Xin H, Li S. Sonographically guided microwave coagualtion treatment of liver cancer: an experimental and clinical study. AJR Am J Roentgenol. 1998; 171: 449 - 54.

[22] He N, Wang W, Ji Z, Li C, Huang B. Microwave ablation: an experimental comparative study on internally cooled antenna versus non - internally cooled antenna in liver models. Acad Radiol. 2010; 17 (7): 894 - 9.

[23] Kuang M, Lu MD, Xie XY, et al. Liver cancer: increased microwave delivery to ablation zone with cooled - shaft antenna - experimental and

clinical studies. Radiology. 2007; 242: 914 −24.

[24] Wang Y, Sun Y, Feng L, Gao Y, Ni X, Liang P. Internally cooled antenna for microwave ablation: results in ex vivo and in vivo porcine livers. Eur J Radiol. 2008; 67 (2): 357 −61.

[25] Jiao D, Qian L, Zhang Y, et al. Microwave ablation treatment of liver cancer with 2, 450 − MHz cooled − shaft antenna: an experimental and clinical study. J Cancer Res Clin Oncol. 2010; 136: 1507 −16.

[26] Sun Y, Wang Y, Ni X, et al. Comparison of ablation zone between 915 − and 2, 450 − MHz cooled − shaft microwave antenna: results in in vivo porcine livers. AJR Am J Roentgenol. 2009; 192 (2): 511 −14.

[27] Shock SA, Meredith K, Warner TF, Sampson LA, et al. Microwave ablation with loop antenna: in vivo porcine liver model. Radiology. 2004; 231: 143 −9.

[28] Brace CL, Laeseke PF, Sampson LA, Frey TM, van der Weide DW, Lee Jr FT. Microwave ablation with a single small − gauge triaxial antenna: in vivo porcine liver model. Radiology. 2007; 242: 435 −40.

[29] Yin XY, Xie XY, Lu MD, et al. Percutaneous thermal ablation of medium and large hepatocellular carcinoma: long − term outcome and prognostic factors. Cancer. 2009; 115 (9): 1914 −23.

[30] Aramaki M, Kawano K, Ohno T, et al. Microwave coagulation therapy for unresectable hepatocellular carcinoma. Hepatogastroenterology. 2004; 51: 1784 −7.

[31] Sato M, Watanabe Y, Tokui K, Kawachi K, Sugata S, Ikezoe J. CT − guided treatment of ultrasonically invisible hepatocellular carcinoma. AJR Am J Roentgenol. 2000; 95: 2102 −6.

[32] Kurumi Y, Tani T, Naka S, et al. MR − guided microwave ablation for malignancies. Int J Clin Oncol. 2007; 12: 85 −93.

[33] Godlewski G, Rouy S, Pignodel C, Ould − Said H, Eledjam JJ, Bourgeois JM, Sambuc P. Deep localized neodymium (Nd) − YAG laser photocoagulation in liver using a new water cooled and echoguided handpiece. Lasers Surg Med. 1998; 8 (5): 501 −9.

[34] Lu MD, Yu XL, Li AH, et al. Comparison of contrast enhanced ultrasound and contrast enhanced CT or MRI in monitoring percutaneous thermal ablation procedure in patients with hepatocellular carcinoma: a multi − center study in China. Ultrasound Med Biol. 2007; 33 (11): 1736 −49.

[35] Ikai I, Itai Y, Okita K, et al. Report of the 15th followup survey of primary liver cancer. Hepatol Res. 2004; 28: 21 −9.

[36] Zhang X, Chen B, Hu S, et al. Microwave ablation with cooled − tip electrode for liver cancer: an analysis of 160 cases. Hepatogastroenterology. 2008; 55 (88): 2184 −7.

[37] Iannitti DA, Martin RC, Simon CJ, et al. Hepatic tumor ablation with clustered microwave antennae: the US Phase II Trial. HPB (Oxford). 2007; 9 (2): 120 −4.

[38] Zhou P, Liang P, Yu X, Wang Y, Dong B. Percutaneous microwave ablation of liver cancer adjacent to the gastrointestinal tract. J Gastrointest Surg. 2009; 13 (2): 318 −24.

[39] Simon CJ, Dupuy DE, Iannitti DA, et al. Intraoperative triple antenna hepatic microwave ablation. AJR Am J Roentgenol. 2006; 187: W333 −40.

[40] Shiomi H, Naka S, Sato K, et al. Thoracoscopy-assisted magnetic resonance guided microwave coagulation therapy for hepatic tumors. Am J Surg. 2008; 195 (6): 854 −60.

[41] Shimada S, Hirota M, Beppu T, et al. A new procedure of percutaneous microwave coagulation therapy under artificial hydrothorax for patients with liver tumors in the hepatic dome. Surg Today. 2001; 31 (1): 40 −4.

[42] Ohmoto K, Tsuzuki M, Yamamoto S. Percutaneous microwave coagulation therapy with intraperitoneal saline infusion for hepatocellular carcinoma in the hepatic dome. AJR Am J Roentgenol.

1999；172（1）：65 – 6.

［43］ Shibata T, Iimuro Y, Yamamoto Y, Maetani Y, Ametani F, Itoh K, Konishi J. Small hepatocellular carcinoma：comparison of radio – frequency ablation and percutaneous microwave coagulation therapy. Radiology. 2002；223：331 – 7.

［44］ Lu MD, Xu HX, Xie XY, et al. Percutaneous microwave and radiofrequency ablation for hepatocellular carcinoma：a retrospective comparative study. J Gastroenterol. 2005；40：1054 – 60.

［45］ Ohmoto K, Yoshioka N, Tomiyama Y, et al. Comparison of therapeutic effects between radiofrequency ablation and percutaneous microwave coagulation therapy for small hepatocellular carcinomas. J Gastroenterol Hepatol. 2009；24（2）：223 – 7.

［46］ Wang ZL, Liang P, Dong BW, Yu XL, Yu DJ. Prognostic factors and recurrence of small hepatocellular carcinoma after hepatic resection or microwave ablation：a retrospective study. J Gastrointest Surg. 2008；12（2）：327 – 37.

［47］ Seki T, Wakabayashi M, Nakagawa T, et al. Percutaneous microwave coagulation therapy for patients with small hepatocellular carcinoma：comparison with percutaneous ethanol injection therapy. Cancer. 1999；85：1694 – 702.

［48］ Shimada S, Hirota M, Beppu T, Matsuda T, Hayashi N. Complications and management of microwave coagulation therapy for primary and metastatic liver tumors. Surg Today. 1998；28：1130 – 7.

［49］ Liang P, Wang Y, Yu X, Dong B. Malignant Liver Tumors：treatment with percutaneous microwave ablation – complications among cohort of 1136 patients. Radiology. 2009；251（3）：933 – 40.

［50］ Dong B, Liang P, Yu X, et al. Percutaneous sonographically guided microwave coagulation therapy for hepatocellular carcinoma：results in 234 patients. AJR Am J Roentgenol. 2003；180（6）：1547 – 55.

［51］ Sakaguchi H, Seki S, Tsuji K, et al. Endoscopic thermal ablation therapies for hepatocellular carcinoma：a multi – center study. Hepatol Res. 2009；39（1）：47 – 52.

第 20 章　经皮无水乙醇注射治疗原发性肝癌

Ming Kuang and Ming – De Lu

晃明团队　翻译　吴安乐　校审

[摘要]　对于无法手术或行肝移植治疗的早期肝细胞癌患者，经皮局部消融治疗是最佳的治疗选择。经皮无水乙醇注射（PEI）是第一个主流的消融方法，自20世纪80年代起就成为无法手术小肝癌的标准替代治疗。为了达到肿瘤完全灭活的目标，根据肿瘤大小不同，采用常规单针无水乙醇注射通常需要多次治疗。如果每2周1次，通常需要4~12次。对于直径<3cm的肿瘤，常规无水乙醇注射能够达到满意的局部治疗效果和长期生存；而对于直径>3cm的肿瘤，主要受肿瘤内存在隔膜的影响，常常不能达到满意的完全消融。既往有多种尝试试图解决这个问题，先后应用了单针单次大剂量注射无水乙醇、同时使用多根针、多向分叉针。最新的多向分叉针无水乙醇注射设备能够获得比常规无水乙醇注射更好的局部治疗效果，并且能够安全有效地治疗直径大至5cm的早期或复发的HCC，甚至对于高危部位的病灶也是如此。采用无水乙醇注射联合射频消融治疗能够提升治疗效果。与射频消融相比，无水乙醇注射具有副作用小、简单、廉价的优点。随着技术创新，无水乙醇注射的局部效果已经有了提高。因此，无水乙醇注射在HCC的治疗中仍然占有一席之地。

引言

肝细胞癌（HCC）是世界范围内最常见的肿瘤之一，发达国家的HCC发病率在逐年升高[1-3]。在那些对高风险人群开展超声筛查的国家，早期诊断HCC成为可能；而对于其他国家，初次诊断时往往已经是伴有临床症状的进展期肝癌。只有早期的HCC（单结节直径≤5cm或3个结节，每个结节直径≤3.0cm）患者才能够从根治性治疗方法如肝切除、肝移植或局部消融治疗中获益[4-6]。虽然肝切除是HCC的一线治疗方法[7,8]，但仅有一小部分患者初次诊断时适合手术切除。大多数患者无法手术的原因包括肿瘤进展、肝功能差、合并其他疾病、患者拒绝以及手术风险高。肝移植适合伴肝硬化的小HCC，其长期生存结果满意[9,10]，但手术费用高以及供体短缺限制了肝移植的广泛开展。

经皮局部消融治疗是不适合手术或肝移植早期HCC患者的最佳治疗方法。此外，约

M. Kuang (✉)
Department of Hepatobiliary Surgery and Division of Interventional Ultrasound, The First Affiliated Hospital of Sun Yat – sen University, Guangzhou, China
e – mail: kuangminda@ hotmail. com

M. – D. Lu
Institute of Diagnostic and Interventional Ultrasound, The First Affiliated Hospital of Sun Yat – sen University, Guangzhou, China
e – mail: lumd@ live. com

有半数患者在肝切除术后 2 年出现肿瘤复发，而 5 年内复发率上升至 70% ~85%[11-13]。尽管重复肝切除仍然是最有效的治疗 HCC 复发的方法，但是受肝功能损伤和/或出现肿瘤多发转移的限制，超过 80% 的患者无法接受再次肝切除[14]。经皮消融特别适合治疗复发 HCC，因为术后复发可能于早期发现，此时结节仍然非常小，能够进行经皮消融治疗[15]。局部消融通过瘤内注射化学物质例如无水乙醇、乙酸和沸腾的生理盐水或通过射频、微波、激光、冷冻等方式改变局部温度达到破坏肿瘤组织的目的。

常规 PEI

在 20 世纪 80 年代中期，日本和意大利的两组医生独立开创了经皮无水乙醇注射治疗 HCC 的方法[16,17]。最初的研究结果显示，在超声引导下通过细针直接将无水乙醇注入肿瘤，能够引起小的、结节型 HCC 病灶的化学性坏死，经皮无水乙醇注射（PEI）是第一个主流的消融方法，成为无法手术小肝癌的标准替代治疗。

PEI 的基本原理已经有过详细的解释。无水乙醇通过细胞间弥散，引起细胞浆蛋白质的即刻脱水。同时无水乙醇渗透进局部血管引起内皮细胞坏死，血小板聚集引起小血管血栓造成肿瘤组织缺血，纤维化之后形成凝固性坏死。

HCC 的两个特点造成其更易受无水乙醇毒性影响：血管丰富，肿瘤组织与肝硬化组织成分具有差异。因为 HCC 的肿瘤组织较周围肝硬化组织更软，无水乙醇在肿瘤组织内弥散更容易且具有相对选择性，而血供丰富使得无水乙醇能够在肿瘤血管网内均一分布[18]。

常规 PEI 常常是在超声引导下及局麻下进行的。95% ~99.5% 的无菌无水乙醇通过 20~22G 的薄壁针（图 20.1）或通过 21G 圆锥形闭合针尖伴有的 3 个终末端侧孔针缓慢注射进肿瘤[18,19]。注射的无水乙醇量取决于肿瘤的大小以及病灶的数量。通常每次治疗直径 1cm 的肿瘤使用 2ml 的无水乙醇。通常无水乙醇在针尖周围向肿瘤周围弥散半径为 2~3cm。超声可见高回声团。当出现无水乙醇显著外溢出病灶或无水乙醇的弥散无法清晰显示时停止注射，数分钟后可再次注射。因为无水乙醇反流可能引起显著疼痛，注射完成后针必须停留在肿瘤内 10~60 秒，特别是表浅的肿瘤，然后再缓慢把针移除。每次注射通常需要 10~20 分钟，患者术后需留观 1~2 小时。对于直径≤3cm 的 HCC，无水乙醇注射通常为每周 2 次，至多 6 次，而对于更大的肿瘤则可进行 6~12 次[17-19]。

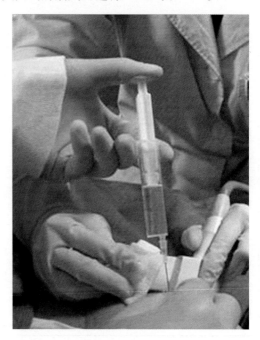

图 20.1　常规 PEI：采用 21G 细针注射 99.5%无水乙醇。

许多研究报道了 PEI 的良好治疗效果。对于直径 <2cm 的肿瘤，PEI 能够达到 90% ~100% 的坏死率；对于直径 2~3cm 的肿瘤，坏死率能够达到 70% ~80%；对于直径 3~5cm 的肿瘤，坏死率只有 50%[20-23]。为了能够完全覆盖肿瘤，尽管

多次重复注射，对于直径3cm以下的肿瘤，局部肿瘤进展的比例为10%～33%；而对于直径>3cm的肿瘤，局部肿瘤进展的比例高达44%～50%[19,24,25]。PEI治疗较大肿瘤局部效果较差可能与肿瘤内存在隔膜或不恰当放置穿刺针导致无水乙醇不能完全弥散到整个肿瘤组织有关[5,22]。

对于符合Milan标准的肿瘤进行PEI治疗的大宗病例报道显示其总体5年生存率可以达到41%～48%[21,26]。与直径3～5cm的肿瘤相比，对于直径<3cm的肿瘤，5年生存率更高，前者为32%～37%，后者为40%～54%（表20.1）[21,26]。在一项纳入4037例PEI治疗患者的日本研究中，作者报道：对

于767例单发直径<2cm的HCC患者，5年生存率54%；而对于587例直径2～5cm的HCC患者，其5年生存率仅为39%[27]。近期，一项基于20年观察的回顾性研究分析了270例接受PEI治疗的直径<3cm的HCC患者，总体5年生存率约60%。对于Child-Pugh评分A级以及单发直径≤2cm的HCC患者，5年生存率甚至可以超过78%[19]。这些证据表明，常规PEI对于直径<3cm，特别是直径<2cm的肿瘤具有极好的治疗效果和良好的长期生存率。这与那些不适合手术却接受手术切除的患者相比，效果更好[27]。因此，在一些亚洲国家，PEI已经成为小肝癌的一线治疗选择[19]。

表20.1　PEI治疗小肝细胞癌的长期生存结果

研究者（年份）	患者（n）	肿瘤数目/大小	总体生存率（%）	
			3年	5年
Livraghi（1995）[21]	628（总数）	Milan标准[a]	NA	48
	246（总数）	单发/≤3cm	68	40[b]
	224（总数）	单发/3～5cm	57	37
Lencioni（1997）[26]	184（总数）	Milan标准[a]	67	41
	94（总数）	单发/≤3cm	78	54[b]
	50（总数）	单发/3～5cm	61	32
Arii（2000）[27]	767（临床分期Ⅰ期）	单发/≤2cm	81	54
	587（临床分期Ⅰ期）	单发/2～5cm	NA	39
Ebara（2005）[19]	270（总数）	≤3/≤3cm	82	60
	96（Child-Pugh A级）	单发/≤2cm	87	78

[a]单发肿瘤，直径<5cm或结节数目<3个，每个直径≤3cm；[b]与单发肿瘤直径3～5cm的患者相比，$P<0.05$；来源：Kuang M, Lu M-D, Xie X-Y, et al. Radiology 2009；253：552-561，由北美放射学会（RSNA）授权

技术提高

受到无水乙醇局部弥散范围的限制，常规PEI治疗直径>3cm的HCC的局部有效性不是令人十分满意。为解决这一问题，研究者作了很大努力，尝试开发新的方法。为

了破坏肿瘤内隔膜以利于无水乙醇的浸润，一些作者提出PEI联合动脉栓塞治疗大的HCC[28]。尽管完全反应率有所提高，但随访期间肿瘤内存活组织的进展或者远处复发仍然常见，长期结果与PEI单独使用相比没有差别。

大量无水乙醇注射

一项意大利的研究采取全麻下单次注射大剂量无水乙醇治疗直径 >5cm 的 HCC[29]。总共治疗了 108 例患者，每名患者注射的无水乙醇量从 20 至 165ml 不等（平均 62ml）。总的无水乙醇量小于肿瘤体积。注射的次数从 8 至 22 次不等（平均 13 次）。操作的时间从 20~50 分钟不等（平均 30 分钟）。有 58% 的患者肿瘤完全坏死。对于有假包膜的肿瘤，4 年生存率为 44%，对于浸润性肿瘤，4 年生存率则为 18%。

部分研究采用多针注射的方法[30-32]。通过 2~3 根细针将大剂量的无水乙醇注射进直径 >3cm 的 HCC 病灶不同部位，使无水乙醇能够快速分布至整个病灶。对于直径 <4cm 的肿瘤，大剂量无水乙醇注射能够使 72% 的肿瘤完全坏死，其局部肿瘤进展率为 24%[31]。通过多针同时注射大剂量无水乙醇可能能够提高 PEI 的有效性并且治疗的次数更少。

最近，一种被称为 Quadra - Fuse 的可伸缩多刺注射针（图 20.2）已被研制出来。这是一种 18G 的穿刺针带有 3 根可收缩的针刺，能够覆盖至多 5cm 的范围。每根针刺具有 4 个末端侧孔用以灌注药物进靶肿瘤。一些作者通过使用这种 Quadra - Fuse 可伸缩多刺注射针经皮注射无水乙醇治疗了 12 个直径从 3.5~9cm 的 HCC 病灶，在平均 2.3 次的治疗次数内取得了 67% 的完全反应率[34]。

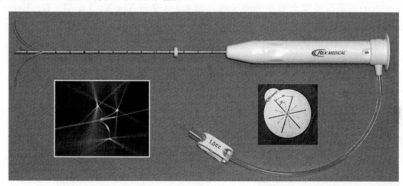

图 20.2　应用于 PEI 的多刺注射针。这种 **18G** 的穿刺针由 **3** 个可伸缩针脚以及带延长管的连接部分构成，每个针刺有 **4** 个出水孔（来自 Yin X, Lu M - D, Expert Rev Gastroenterol Hepatol 2009; 3: 1 - 9）。

在另一项研究中，作者采用多刺注射针经皮注射大剂量无水乙醇的方法治疗了 141 例患者共 164 个原发或复发直径 1.3~5.0cm 的 HCC 病灶[35]，其中 59% 的肿瘤位于不易消融的位置（图 20.3 和 20.4）。在穿刺针进入肿瘤后，3 个针刺展开至预定的最大程度，然后以 1cm 的间隔逐渐退针。采用"注射—旋转—注射"的方法注射无水乙醇直至整个肿瘤逐渐变成高回声。注射的无水乙醇量取决于肿瘤的大小以及患者的耐受性。对于直径 ≤3cm 的肿瘤，注射的无水乙醇量按照以下公式计算：$V_1 = 4/3\pi^{[(D/2)^3]}$，V 代表体积，D 代表肿瘤最长直径。对于直径 3.1~5cm 的肿瘤，注射的最少剂量的无水乙醇体积等同于肿瘤体积（$V_2 = 4/3\pi^{[(D/2)^3]}$），平均治疗次数是 1.1 次。每个肿瘤注射的无水乙醇体积为 31ml（范围：8~68ml）。95% 的患者首次治疗有效，并且有效性与肿瘤是否具有假包膜显著相关。在平均 25 个月的随访期间，对于直径 ≤3cm 的肿瘤，局部进展率为 9%；对于直径 3.1~5cm 的肿瘤，局部进展率为 17%

（表 20.2）。严重并发症的发生率为 2%。单次大剂量多刺针经皮注射无水乙醇较常规 PEI 取得了更好的局部治疗效果，能够安全有效地治疗早期或者复发的直径不超过 5cm，甚至是高风险部位的 HCC 病灶。

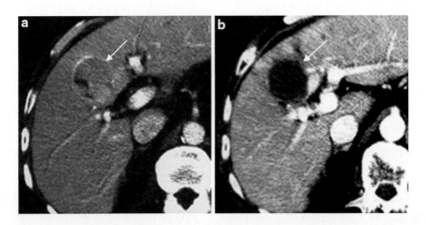

图 20.3　对比增强 CT 横断位扫描显示位置不佳 HCC 患者接受多角度 PEI 治疗。（a）消融前扫描显示靠近肝门部 4.0cm×4.2cm 肿瘤（箭头）。（b）消融术后（1 次，注射了 35ml 无水乙醇）1 个月复查 CT 显示低密度的消融区域完全覆盖肿瘤区域（箭头）（来自 Yin X，Lu M－D，Expert Rev Gastroenterol Hepatol 2009；3：1－9）。

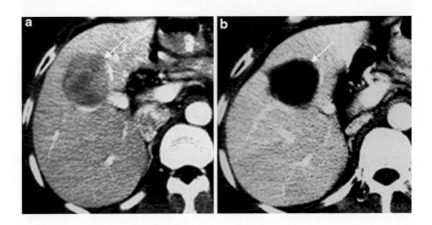

图 20.4　对比增强 CT 横断位扫描显示位置不佳 HCC 患者接受多角度 PEI 治疗。（a）消融前门静脉期显示靠近门静脉左右支之上 4.1cm×4.5cm 肿瘤（箭头）。（b）单次 40ml 无水乙醇消融术后 1 个月复查 CT 显示低密度的消融区域完全覆盖肿瘤区域（箭头）（来自 Yin X，Lu M－D，Expert Rev Gastroenterol Hepatol 2009；3：1－9）。

表 20.2　多刺针 PEI 治疗 HCC 的治疗效果

	总数 （$n=141$）	肿瘤大小≤3.0cm （$n=81$）	肿瘤大小 3.1～5.0cm （$n=60$）
肿瘤大小（cm）	2.9±0.9	2.3±0.5	3.8±0.6
每个肿瘤注射的无水乙醇体积（ml）	31±12	24±7	40±10

续表

	总数 （$n=141$）	肿瘤大小≤3.0cm （$n=81$）	肿瘤大小≤3.1～5.0cm （$n=60$）
完全消融率[a]（%）	88（124/141）	91（74/81）	83（50/60）
首次消融有效率[b]（%）	95（134/141）	99（80/81）	90（54/60）
局部肿瘤进展率[c]（%）	12（16/134）	9（7/80）	17（9/54）

[a]首次多刺针 PEI 术后完全消融率；[b]2 次多刺针 PEI 术后完全消融率

来源：Yin X，Lu M-D，Expert Rev Gastroenterol Hepatol 2009；3：1-9

PEI 联合射频消融

　　联合使用 PEI 和射频消融可能能够提高局部治疗效果。有研究报道，与单独射频消融治疗小 HCC 相比，采取先注射无水乙醇后进行射频消融能够显著增加凝固的区域[36]。当射频消融设备相同时，大剂量无水乙醇注射组的组织凝固性坏死的体积显著大于小剂量无水乙醇注射组。这种联合技术通过缩短射频消融的时间以及减少可伸缩电极射频消融的能量需求起作用。在一项治疗 HCC 的随机对照研究中，作者发现射频消融联合常规 PEI 组患者 5 年总生存率显著高于单独射频消融组[37]。然而，射频消融联合 PEI 首次治疗后的完全反应率仅有 75%。这种联合治疗的局部有效性仍然有待进一步提高。

　　在一项初步临床研究（未发表）中，采用多刺针 PEI 联合射频消融治疗 22 个平均直径为 4.4 ± 1.1cm（范围：3.1～7.0cm）的 HCC 病灶。多刺针以及射频消融针通过引导针插入肿瘤内，先后进行 PEI 和射频消融。无水乙醇注射至整个肿瘤于超声影像上显示完全灌注。穿刺针穿刺的平均次数为 1.5 ± 0.5 次，无水乙醇注射的剂量平均为 15 ± 6ml，射频消融的时间平均为 26 ± 13 分钟。凝固区域的平均大小为 5.5 ± 1.3cm（图 20.5）。单次治疗后完全反应率为 95%。作者认为多向注射 PEI 联合射频消融具有治疗中等大小和大肝癌的潜在优势。

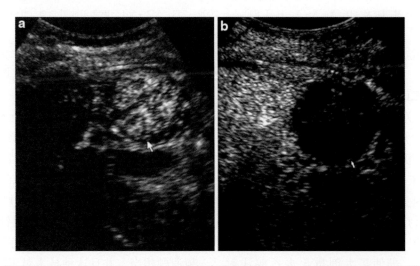

图 20.5　接受 PEI 联合 RFA 治疗的 HCC 患者超声造影图像。（a）动脉期图像显示肝包膜下 3.8cm ×4.5cm 肿瘤（箭头）。（b）治疗后 1 个月复查显示 4.8cm×5.7cm 凝固区域（箭头）。

与射频消融的比较

自从 20 世纪 90 年代中期射频消融开始应用于临床，射频消融已经成为无水乙醇注射的主要竞争对手。对于直径 < 2cm 的 HCC，常规无水乙醇注射与射频消融疗效相当；但对于更大的肿瘤，射频消融因为局部控制更好而更具有优势。近期，几项随机对照研究已经表明，相对于常规 PEI，射频消融完全反应率更高，治疗次数更少，生存率更高（表 20.3）[31,32,38-40]。

表 20.3　比较 RFA 与 PEI 治疗小 HCC 的随机对照研究

研究者 （年份）	治疗 类型	患者 （n）	肿瘤大小 （cm）	完全消融率 （%）	治疗次数 （n = 均数）	2 年局部复发率		3 年生存率	
						%	P 值	%	P 值
Lencioni（2003）[38]	RFA	52	≤5	91	1.1	4	<0.05	64ᵃ	<0.05
	PEI	50	≤5	82	5.4	38		43ᵃ	
Lin（2004）[31]	RFA	52	≤4	96	1.6	18	<0.05	74（59ᵇ）	<0.05
	常规 PEI	52	≤4	88	6.5	45		50（42ᵇ）	
	大剂量 PEI	53	≤4	92	2.7	33		55（45ᵇ）	
Shiina（2005）[32]	RFA	118	≤3	100	2.1	RR = 0.122ᶜ	<0.05	74ᵈ	<0.05
	PEI	114	≤3	100	6.4			57ᵈ	
Lin（2005）[39]	RFA	62	≤3	96	1.3	14	<0.05	74（43ᵇ）	<0.05
	PEI	62	≤3	88	4.9	34		51（21ᵇ）	
	PAI	63	≤3	92	2.5	31		53（23ᵇ）	
Brulleno（2008）[40]	RFA	70	≤3	96	13ᵉ	26	<0.05	59	<0.05
	PEI	69	≤3	66	14ᵉ	51		57	

PAI：经皮乙酸注射；PEI：经皮无水乙醇注射；RFA：射频消融；ᵃ2 年无进展生存率；ᵇ无进展生存率；ᶜ相对风险度，与 PEI 相比；ᵈ4 年总体生存率；ᵉ需要 2 个治疗周期的患者百分比

来源：Kuang M, Lu M-D, Xie X-Y, et al. Radiology 2009；253：552-561，由北美放射学会（RSNA）授权

以下几点包含目前 PEI 治疗 HCC 的特点：

（a）PEI 是一种低风险的操作。对肝包膜下或邻近关键部位如肝门或胆囊等部位的 HCC 进行射频消融治疗，并发症风险显著高于文献报道的 7%~10% 的基线水平[41-43]。在一项分析报道中显示有 9% 的 HCC 病灶因为位于高风险部位而无法接受射频消融治疗[44]。相反，常规 PEI 严重并发症的发生率为 1.3%~3.2%，死亡率 0.09%[21,45]。即使是大剂量无水乙醇注射病例，死亡率也仅为 0~0.7%，严重并发症发生率为 2%~4.6%[29,35]。常规 PEI 甚至可用于治疗门静脉癌栓而不造成严重并发症[18]。

（b）改进的 PEI 对于直径不超过 5cm 的 HCC 的局部治疗效果与射频消融相当。射频消融是目前应用最广泛的消融方法，对于早期 HCC，在平均 1.1 次的治疗次数内，完全反应率达到 90%，肿瘤局部进展率 10%~14%[31,38]。大剂量多刺针 PEI 的局部治疗效果、治疗次数、并发症发生率与射频消融相当。并且这种技术对于高危部位的 HCC 更具有优势。因此，多刺针 PEI 可以

作为射频消融的一种有效替代选择。

（c）PEI 价格低廉。在意大利、日本及中国，单次常规 PEI 的治疗费用分别约为 1000 美元[18]、759 美元[18] 和 380 美元。在中国，单次多针刺 PEI 的花费约为 1400 美元，比手术切除或射频消融都要便宜。

结论

PEI 技术因为价格低廉、材料易得、操作简单能够在任何地方包括偏远地区医院开展。对于直径不超过 5cm 的 HCC 病灶，大剂量无水乙醇注射与射频消融疗效相当。联合使用 PEI 与射频消融能够提高局部治疗效果。因此，PEI 在 HCC 治疗中仍然占有一席之地。

参考文献

［1］ El – Serag HB, Mason AC. Rising incidence of hepatocellular carcinoma in the United States. N Engl J Med. 1999; 340: 745 – 50.

［2］ Peto J. Cancer epidemiology in the last century and the next decades. Nature. 2001; 411: 390 – 5.

［3］ Bosch FX, Ribes J, Diaz M, Cleries R. Primary liver cancer: worldwide incidence and trends. Gastroenterology. 2004; 127 (5 Suppl 1): S5 – 16.

［4］ Bruix J, Sherman M. Management of hepatocellular carcinoma. Hepatology. 2005; 42: 1208 – 36.

［5］ Llovet JM, Fuster J, Bruix J of the Barcelona – Clínic Liver Cancer Group. The Barcelona approach: diagnosis, staging, and treatment of hepatocellular carcinoma. Liver Transpl. 2004; 10: S115 – 20.

［6］ Llovet JM, Burroughs A, Bruix J. Hepatocellular carcinoma. Lancet. 2003; 362: 1907 – 17.

［7］ Zhou XD, Tang ZY, Yang BH, Lin ZY, Ma ZC, Ye SL, et al. Experience of 1000 patients who underwent hepatectomy for small hepatocellular carcinoma. Cancer. 2001; 91: 1479 – 86.

［8］ Lang BH, Poon RT, Fan ST, Wong J. Perioperative and long – term outcome of major hepatic resection for small solitary hepatocellular carcinoma in patients with cirrhosis. Arch Surg. 2003; 138: 1207 – 13.

［9］ Mazzaferro V, Regalia E, Doci R, et al. Liver transplantation for the treatment of small hepatocellular carcinoma in patients with cirrhosis. N Engl J Med. 1996; 334: 693 – 9.

［10］ Llovet JM, Fuster J, Bruix J. Intention – to – treat analysis of surgical treatment for early hepatocellular carcinoma: resection versus transplantation. Hepatology. 1999; 30: 1434 – 40.

［11］ Bruix J, Llovet JM. Prognostic prediction and treatment strategy in hepatocellular carcinoma. Hepatology. 2002; 35: 519 – 24.

［12］ Fong Y, Sun RL, Jarnagin W, Blumgart LH. An analysis of 412 cases of hepatocellular carcinoma at a Western center. Ann Surg. 1999; 229: 790 – 800.

［13］ Lee WC, Jeng LB, Chen MF. Estimation of prognosis after hepatectomy for hepatocellular carcinoma. Br J Surg. 2002; 89: 311 – 6.

［14］ Jarnagin WR, Fong Y. Repeat resection for liver tumors. In: Clavien PA, editor. Malignant liver tumors: current and emerging therapies. Boston: Blackwell Science; 1999. p. 150 – 8.

［15］ Lu MD, Yin XY, Xie XY, et al. Percutaneous thermal ablation for recurrent hepatocellular carcinoma after hepatectomy. Br J Surg. 2005; 92: 1393 – 138.

［16］ Sugiura N, Takara K, Ohto M, Okuda K, Hirooka N. Ultrasound guided ethanol injection for the treatment of small hepatocellular carcinoma. Acta Hepatol Jpn. 1983; 21: 920.

［17］ Livraghi T, Festi D, Monti F, Salmi A, Vettori C. US – guided percutaneous alcohol injection of small hepatic and abdominal tumors. Radiology. 1986; 161: 309 – 12.

［18］ Livraghi T. Role of percutaneous ethanol injection in the treatment of hepatocellular carcinoma.

Dig Dis. 2001; 19: 292 – 300.

[19] Ebara M, Okabe S, Kita K, et al. Percutaneous ethanol injection for small hepatocellular carcinoma: therapeutic efficacy based on 20 – year observation. J Hepatol. 2005; 43: 458 – 64.

[20] Lencioni R, Llovet JM. Percutaneous ethanol injection for hepatocellular carcinoma: alive or dead? J Hepatol. 2005; 43: 377 – 80.

[21] Livraghi T, Giorgio A, Marin G, et al. Hepatocellular carcinoma and cirrhosis in 746 patients: long – term results of percutaneous ethanol injection. Radiology. 1995; 197: 101 – 8.

[22] Sala M, Llovet JM, Vilana R, Bianchi L, Sole M, Ayuso C, Barcelona Clinic Liver Cancer Group, et al. Initial response to percutaneous ablation predicts survival in patients with hepatocellular carcinoma. Hepatology. 2004; 40: 1352 – 60.

[23] El – Serag HB, Marrero JA, Rudolph L, Reddy KR. Diagnosis and treatment of hepatocellular carcinoma. Gastroenterology. 2008; 134: 1752 – 63.

[24] Khan KN, Yatsuhashi H, Yamasaki K, et al. Prospective analysis of risk factors for early intrahepatic recurrence of hepatocellular carcinoma following ethanol injection. J Hepatol. 2000; 32: 269 – 78.

[25] Pompili M, Rapaccini GL, Covino M, et al. Prognostic factors for survival in patients with compensated cirrhosis and small hepatocellular carcinoma after percutaneous ethanol injection therapy. Cancer. 2001; 92: 126 – 35.

[26] Lencioni R, Pinto F, Armillotta N, et al. Long – term results of percutaneous ethanol injection therapy for hepatocellular carcinoma in cirrhosis: a European experience. Eur Radiol. 1997; 7: 514 – 9.

[27] Arii S, Yamaoka Y, Futagawa S, et al. Results of surgical and nonsurgical treatment for small – sized hepatocellular carcinomas: a retrospective and nationwide survey in Japan. The Liver Cancer Study Group of Japan. Hepatology. 2000; 32: 1224 – 9.

[28] Lencioni R, Vignali C, Caramella D, Cioni R, Mazzeo S, Bartolozzi C. Transcatheter arterial embolization followed by percutaneous ethanol injection in the treatment of hepatocellular carcinoma. Cardiovasc Intervent Radiol. 1994; 17: 70 – 5.

[29] Livraghi T, Benedini V, Lazzaroni S, Meloni F, Torzilli G, Vettori C. Long term results of single session percutaneous ethanol injection in patients with large hepatocellular carcinoma. Cancer. 1998; 83: 48 – 57.

[30] Shiina S, Hata Y, Niwa Y, et al. Multiple – needle insertion method in percutaneous ethanol injection therapy for liver neoplasms. Gastroenterol Jpn. 1991; 26: 47 – 50.

[31] Lin SM, Lin CJ, Lin CC, Hsu CW, Chen YC. Radiofrequency ablation improves prognosis compared with ethanol injection for hepatocellular carcinoma < or = 4 cm. Gastroenterology. 2004; 127: 1714 – 23.

[32] Shiina S, Teratani T, Obi S, Sato S, Tateishi R, Fujishima T. A randomized controlled trial of radiofrequency ablation with ethanol injection for small hepatocellular carcinoma. Gastroenterology. 2005; 129: 122 – 30.

[33] Hines – Peralta A, Liu ZJ, Horkan C, Solazzo S, Goldberg SN. Chemical tumor ablation with use of a novel multiple – tine infusion system in a canine sarcoma model. J Vasc Interv Radiol. 2006; 17: 351 – 8.

[34] Ho CS, Kachura JR, Gallinger S, et al. Percutaneous ethanol injection of unresectable medium – to – largesized hepatomas using a multipronged needle: efficacy and safety. Cardiovasc Intervent Radiol. 2007; 30: 241 – 7.

[35] Kuang M, Lu MD, Xie XY, et al. Ethanol ablation of hepatocellular carcinoma sized up to 5 cm by using a multi – pronged injection needle with high – dose strategy. Radiology. 2009; 253: 552 – 61.

[36] Kurokohchi K, Watanabe S, Masaki T, et al. Comparison between combination therapy of percutaneous ethanol injection and radiofrequency

ablation and radiofrequency ablation alone for patients with hepatocellular carcinoma. World J Gastroenterol. 2005; 11: 1426 – 32.

[37] Zhang YJ, Liang HH, Chen MS, et al. Hepatocellular carcinoma treated with radiofrequency ablation with or without ethanol injection: a prospective randomized trial. Radiology. 2007; 244: 599 – 607.

[38] Lencioni RA, Allgaier HP, Cioni D, et al. Small hepatocellular carcinoma in cirrhosis: randomized comparison of radio – frequency thermal ablation versus percutaneous ethanol injection. Radiology. 2003; 228: 235 – 40.

[39] Lin SM, Lin CJ, Lin CC, Hsu CW, Chen YC. Randomised controlled trial comparing percutaneous radiofrequency thermal ablation, percutaneous ethanol injection, and percutaneous acetic acid injection to treat hepatocellular carcinoma of 3 cm or less. Gut. 2005; 54: 1151 – 6.

[40] Brunello F, Veltri A, Carucci P, et al. Radiofrequency ablation versus ethanol injection for early hepatocellular carcinoma: a randomized controlled trial. Scand J Gastroenterol. 2008; 43: 727 – 35.

[41] Livraghi T, Solbiati L, Meloni MF, Gazelle GS, Halpern EF, Goldberg SN. Treatment of focal liver tumors with percutaneous radio – frequency ablation: complications encountered in a multicenter study. Radiology. 2003; 226: 441 – 51.

[42] Tateishi R, Shiina S, Teratani T, et al. Percutaneous radiofrequency ablation for hepatocellular carcinoma. An analysis of 1000 cases. Cancer. 2005; 103: 1201 – 9.

[43] Llovet JM, Vilana R, et al. Increased risk of tumor seeding after radiofrequency thermal ablation for single hepatocellular carcinoma. Hepatology. 2001; 33: 1124 – 9.

[44] Lencioni R, Cioni D, Crocetti L, et al. Early – stage hepatocellular carcinoma in cirrhosis: long term results of percutaneous image – guided radiofrequency ablation. Radiology. 2005; 234: 961 – 7.

[45] Di Stasi M, Buscarini L, Livraghi T, et al. Percutaneous ethanol injection in the treatment of hepatocellular carcinoma: a multicenter survey of evaluation practices and complications rates. Scand J Gastroenterol. 1997; 32: 1168 – 73.

第 21 章　化疗栓塞和放射性栓塞治疗原发性肝癌

Khairuddin Memon，Ahsun Riaz，Robert J. Lewandowski，and Riad Salem

晁明团队　翻译　吴安乐　校审

[摘要]　世界范围内肝细胞癌的发病率在逐年增加。化疗栓塞和放射性栓塞代表两种新颖的经动脉治疗方式，两者的基本原理相似，即通过肝动脉及其分支直接将毒性药物注入肿瘤。这种治疗方法基于正常肝实质血供主要来自门静脉，而肝脏肿瘤是富血供肿瘤，血供主要来自肝动脉。化疗栓塞通过肿瘤滋养动脉直接将化疗药物注射进肿瘤。载药微球化疗栓塞是化疗栓塞的一种变化形式，通过微球加载化疗药物进行化疗栓塞。放射性栓塞是经过动脉将放射性颗粒输送进肿瘤。尽管两种治疗方法看起来很相似，但两者的适应证、患者选择、技术、患者监护和并发症并不相同。这些治疗已经取得了令人满意的治疗效果，即肿瘤坏死、无病生存和总生存指标提升、生活质量提升以及并发症发生率低。因此，采用这些治疗方法治疗合适的肝细胞癌患者获得了越来越广泛的认同。

引言

肝细胞癌是最常见的原发性肝恶性肿瘤，是世界范围内第六位最常见肿瘤，同时肝细胞癌在肿瘤相关死亡原因中排第三位[1,2]。肝移植是标准根治性方法，但许多患者因为肿瘤无法切除或者合并症而无法接受移植。而且，供体短缺，等待期间患者的肿瘤进展，导致不符合移植标准而错失移植最佳时机[3,4]。全身化疗对于 HCC 患者疗效有限[5,6]。局部治疗在肝脏恶性肿瘤治疗中占有一席之地。本章节主要讨论两种应用最广泛的经动脉治疗技术（化疗栓塞及放射性栓塞）。它们不仅能够将高浓度的细胞毒性物质避开正常肝组织导入肿瘤内部，而且还能减少全身化疗毒性作用。经动脉治疗不仅具有姑息治疗作用，而且不少研究表明这些治疗还能带给患者生存获益，或具有潜在根治性治疗作用[7-12]。

本章首先简要介绍肝脏解剖、肝癌诊断与分期，随后详细讨论化疗性栓塞与放射性栓塞以及治疗后监测。

肝脏的血管解剖

首先，肝脏解剖学上的一些特点使得局部治疗成为可能，肝脏相对表浅使经皮治疗技术成为可能。其次，肿瘤细胞主要由肝动脉供血，而正常肝脏实质血供主要来自门静脉。这一解剖特点保证我们能够经肝动脉及其分支对肿瘤进行局部治疗。肿瘤富血供的

　　K. Memon　（⊠）　· A. Riaz　· R. J. Lewandowski
· R. Salem
　　Department of Radiology，Northwestern Memorial Hospital，Chicago，IL，USA
　　e – mail：k – memon@ northwestern. edu

特点使得化疗药物主要流向肿瘤组织，而正常肝组织受到的影响很小。

肝动脉血供主要来自肝固有动脉，它是肝总动脉的分支，而肝总动脉起自腹腔动脉。肝固有动脉分出肝左、右动脉。随后发出肝段动脉分支供应各个肝段。胆囊动脉通常发自肝右动脉，主要供应胆囊。然而，肝动脉的解剖变异非常常见。充分的血管造影是所有经肝动脉治疗的前提[13,15]。肝脏肿瘤血供丰富，其血供来源不仅包括周围肝实质的动脉，还包括周围的组织和器官的动脉。

肝脏肿瘤的诊断和分期

如果一个病灶直径 >2cm 并且符合"快进快出"的特点，就可以做出 HCC 的影像学诊断。对于影像学表现不符合欧洲肝病学会和美国肝病学会指南的病灶，可通过活检做出病理诊断[16,17]。关于甲胎蛋白在 HCC 诊断中的作用已经有广泛的研究但仍然没有得到肯定[18]。在做出 HCC 诊断之后，要对患者进行全面的评估，包括病史和体检，实验室检查，影像学评估以及患者一般状况，以便对肿瘤进行分期。多学科讨论应包括肝病科医生、肿瘤内科和肿瘤外科医生、肝移植外科医生以及介入放射科医生。应该根据患者特点、肿瘤的特点和分期以及患者一般状况决定患者接受哪种治疗。

原发性肝癌

（一）肝细胞癌（HCC）

应该根据指南标准对 HCC 进行诊断和分期，包括影像学检查、组织病理检查以及肿瘤标志物（AFP、PIVKA-Ⅱ）检查[19]。同时应该考虑患者一般情况。详细的诊断和分期要点不在本章节讨论。

外科手术和肝移植仍然是这些患者治疗的金标准。Milan 标准（单发病灶直径 <

5cm，3 个病灶且最大直径 ≤3cm）是评价患者是否适合肝移植的标准[20]。肝功能代偿良好的患者才可以接受肝切除手术。由于原位肝移植肝源短缺，部分原本符合肝移植标准并且能够接受肝移植的患者因为肝内肿瘤进展不再适合肝移植。

进展期肝癌，采用索拉非尼进行全身治疗已经证明能够显著延长患者生存期[21]。进展期肝癌以及伴有门静脉癌栓、他处转移的患者可能能从索拉非尼治疗中获益。

由于外科手术及全身化疗在肝癌治疗中作用有限，因此局部治疗扮演着重要的角色。对于无法手术或进行肝移植的患者，局部治疗能够延缓肿瘤进展，也可作为降期治疗以使患者能够符合肝移植标准[22,23]。这就使那些本不符合 Milan 标准的患者可以接受肝移植。目前并没有比较降期治疗后接受肝移植患者与原本符合肝移植标准接受肝移植治疗患者的无进展生存期和总生存期，因此降期治疗的有效性尚待考证。这组患者即使没有接受降期治疗也能从治疗中获益。

（二）肝内胆管癌（ICC）

化疗栓塞和放射性栓塞治疗 HCC 效果显著，但对于 ICC 的作用并没有被广泛研究。本章节主要讨论初步的研究数据。

经导管治疗

（一）经动脉插管化疗栓塞术（TACE）

1. 引言

TACE 能够直接将抗肿瘤药物注入肿瘤而对全身影响很小。从 20 世纪 80 年代开始，TACE 就被应用于临床[24,25]。尽管存在争议，TACE 最常使用的药物包括单独使用阿霉素或联合丝裂霉素 C 和顺铂。在美国，联合使用几种化疗药物更多见[26]。

2. 患者的选择

TACE 最适合一般状况良好，肝功能良好，无血管侵犯及肝外转移的患者。伴有门静脉癌栓，无入肝血流或侧支代偿不佳，肝性脑病或胆道梗阻是 TACE 的绝对禁忌证。相对禁忌证包括：血清胆红素 >2mg/dl，乳酸脱氢酶 >425U/L，谷丙转氨酶 >100U/L，肿瘤负荷超过肝脏 50%，腹水，静脉曲张破裂出血，血小板减少症，心功能不全或肾功能不全[27]。

3. 步骤

首先应该进行全面的评估，包括根据临床和影像学检查资料对患者基线情况和分期进行评估。进行血管造影了解正常的血管解剖、可能的解剖变异。然后是治疗。通常采用碘油加化疗药物，碘油是含有 38% 碘的罂粟籽油。化疗药物与碘油混合成乳剂后注射进肿瘤滋养动脉。碘油和化疗药物混合乳剂能够沉积于肿瘤内并维持数周，而正常肝组织内碘油 7 天之内就会廓清。此外，碘油滞留于血管内同时也具有栓塞作用。碘油是一种不透射线的物质，于术后 CT 平扫图像上表现为病灶区域高密度。最后，注射完碘油后注射空白栓塞材料以防止肿瘤内药物反流并引起缺血性坏死[28]。

4. TACE 的适应证

Lewandowski 等对 172 例接受化疗栓塞的 HCC 患者进行了详细的影像学检查和长期生存分析。BCLC 分期 A、B、C 期患者的中位生存期具有显著性差异（A 期 40.0 个月，B 期 17.4 个月，C 期 6.3 个月，$P < 0.0001$）。作者得出结论化疗栓塞术对 HCC 患者安全有效。然而 HCC 患者无进展生存期和总生存期受肿瘤生物学和肝硬化基础的影响[7]。Llovet 等研究了采取固定治疗间隔化疗栓塞、颗粒栓塞以及保守治疗患者的生存结果[11]。作者得出结论：对于无法手术的 HCC 患者，TACE 和颗粒栓塞能够显著延长患者生存期。Takayasu 等发表的来自 8150 例采用 TACE 治疗的 HCC 患者数据表明，影响生存期的预后因素包括肝脏损害程度、甲胎蛋白值、最大肿瘤大小、病灶数以及门静脉侵犯情况[29]。基于 7 个随机对照研究的荟萃分析表明，对于无法手术的 HCC，TACE 是一种有效的姑息性治疗方法[21]。

TACE 对于肝内胆管癌作用的研究相对较少。在近期包含 2 个中心的一项研究中，Kiefer 等采用肝叶或肝段化疗栓塞治疗 62 例无法手术的肝内胆管癌患者。他们得出结论：化疗性栓塞对于肝内胆管癌能够起到局部控制（部分缓解 + 稳定）的作用。总生存优于多学科诊治（MDT）以及全身治疗[30]。

5. 联合治疗

（1）TACE 联合 RFA：对于直径 3 ~ 5cm 的肿瘤，RFA 术前进行 TACE 治疗能够缩小肿瘤体积，减少肿瘤血供，使肿瘤对射频消融治疗更加敏感[31]。Kagawa 等进行了一项研究，其中 62 例患者接受了 TACE + RFA 治疗，55 例患者接受了手术切除[32]。研究结果表明：TACE + RFA 组患者（1 年、3 年和 5 年生存率分别是 100%、98.4% 和 64.6%）与手术切除组患者（1 年、3 年和 5 年生存率分别是 92.5%、82.7% 和 76.9%）的生存期相似。从而得出结论：射频消融联合 TACE 是一种安全有效的治疗方法。

（2）TACE 联合手术：TACE 可以作为手术的新辅助治疗。已有研究表明 TACE 能起到降期作用，使患者符合 Milan 标准，从而使患者能够接受原位肝移植[33]。

（3）TACE 联合无水乙醇消融：一项随机对照研究比较了单独采用 TACE 治疗与 TACE 联合 PEI 治疗肝癌，结果表明联合治疗组局部反应率更高，复发率更低[34]。

6. 并发症

TACE 术后可见栓塞后综合征，并需要住院治疗。其他并发症包括：（a）胆道损伤。不超过 5.3% 的患者 TACE 术后会发生胆道并发症[36]。（b）肝脓肿，但是很少见，多发生于接受过胆道介入治疗的患者[35]。（c）化疗药物无意反流至胃肠道可能引起胃或十二指肠溃疡，严重的患者可能出现胃肠道穿孔。（d）所有经动脉途径的导管操作都有可能引起血管损伤[35]。化疗药物也有可能引起血管损伤[37]。（e）TACE术后肿瘤破裂（0.15%）[35]以及肺动脉栓塞。肺动脉栓塞可以引起患者咳嗽和气急[35]。

（二）药物洗脱微球（DEBs）TACE

1. 引言

药物洗脱微球 TACE 是将化疗药物加载于微球并将微球经动脉注射进肿瘤。微球具有吸附固定化疗药物而后缓慢释放的特性，与常规 TACE 术相比，显著降低了峰值血药浓度[26]。

2. 患者选择与手术步骤

患者选择及手术步骤与常规 TACE 相似。血管造影评估肝动脉解剖后将载药微球输入肿瘤。载药微球颗粒由 PVA 聚合物构成，同时修改了硫酸基。通过离子交换过程，硫酸基激活使阿霉素不被溶解[38]。

3. DEBs 的指征

已有文献表明加载阿霉素载药微球对于无法手术 HCC 具有一定的治疗前景[39,40]。尽管这项技术非常新，但代表了从常规 TACE 到 DEBs 转变的范例，因为 DEBs 不仅增加了肿瘤组织内化疗药物存留量，而且减少了全身化疗药物毒副反应。Poon 等报告采用 mRECIST 标准评价 DEBs 治疗效果，有效率为 63%[12]。近期一项纳入 212 例患者，比较常规 TACE 和 DEBs 治疗效果的随机对照研究未能证明 DEBs 组患者有显著生存获益（PRECISION V）。然而，对于更晚期患者，DEBs 组治疗耐受性更好[10]。Dhanasekran 等在近期一项研究中表明采用 DEBs 经导管治疗无法手术 HCC 比常规化疗

栓塞能够获得更大的生存获益[41]。与常规 TACE 相比，DEBs 组患者不良事件发生率更低。目前有研究采用 DEBs 加载伊立替康治疗结肠癌肝转移[42]。

Varela 等采用 DEBs 治疗 27 例伴有肝硬化、肝功能 Child - Pugh A 级的 HCC 患者。研究表明：术后 6 个月采用 CT 评估的客观反应率为 75%。阿霉素的血浆 C_{max} 和 AUC 均显著低于常规 TACE。在平均 27.6 个月的随访时间内，1 年和 2 年生存率分别为 92.5% 和 88.9%。作者得出结论：采用 DEBs 进行化疗栓塞是一种有效的治疗方式并且药代动力学特点更好[43]。

在一项单中心Ⅱ期临床研究中，Reyes 等评价了采用 DEBs 化疗栓塞治疗 20 例无法手术的 HCC 患者的安全性和有效性。他们的研究表明，术后 1 个月采用 RECIST 标准评价，部分缓解（PR）和稳定（SD）的病灶分别占 10% 和 90%。而根据 EASL 指南，客观反应率（CR + PR）为 60%，稳定（SD）为 40%。1 年和 2 年生存率为 65% 和 55%，中位生存期为 26 个月。他们得出结论，载药微球化疗栓塞对于肿瘤局部治疗安全有效[44]。

近期，Malagari 等进行了一项比较 DEBs 与空白微球化疗栓塞随机对照研究，两组分别入组 41 例与 43 例患者。根据 EASL 指南，DEBs 组患者完全反应（CR）率 26.8%，部分反应（PR）率 46.3%，空白微球组患者 CR 率 14%，PR 率 41.9%。空白微球组患者复发率更高，肿瘤进展时间更短。作者得出结论，DEBs 化疗栓塞较空白微球栓塞局部反应更好、复发率更低，无疾病进展期更长[45]。

常规 TACE 与 DEBs 化疗栓塞的结果总结于表 21.1。

表 21.1　化疗栓塞治疗结果

项目	Takayasu 等[29]	Lewandowski 等[7]	Lammer 等[10]	Malagari 等[45]
研究目的	TACE 术后生存率	TACE 术后生存率和影像学结果	比较 cTACE 与 DC Bead TACE 的疗效与毒性	比较 DEBs TACE 与空白微球栓塞
疾病	HCC	HCC	HCC	HCC
患者数	8510	172	cTACE：108 DC Bead TACE：93	DEB－TACE：41 空白微球栓塞：43
反应率	—	WHO：31% EASL：64%	cTACE：22% DC Bead TACE：27%	DEBS TACE：73.1% 空白微球栓塞：60%
TTP（月）	—	7.9		DEBS TACE：42.4 空白微球栓塞：36.2
生存	1 年：82% 3 年：47% 5 年：47%	BCLC A：40.0 月 BCLC B：17.4 月 BCLC C：6.3 月	—	两组患者 1 年生存率无差别

BCLC：巴塞罗那临床肝癌分期；cTACE：常规经动脉插管化疗栓塞术；DC Bead：载阿霉素微球；EASL：欧洲肝病学会；HCC：肝细胞癌；TACE：经动脉插管化疗栓塞术；WHO：世界卫生组织

4. 并发症

DEBs 化疗栓塞术与 TACE 术后毒性反应相似，根据 PRECISION V 研究结果，与常规 TACE 相比，DEBs 化疗栓塞术是一种相对安全的治疗方式，特别是对于更晚期的患者（Child 评分、生活状态评分）。与 DEBs 相关的毒性反应包括消化道溃疡、血管损伤、肝衰竭、肝脓肿形成和肿瘤破裂。

（三）放射性微球栓塞

1. 引言

与外放疗相比，放射性微球栓塞是将高剂量放射性物质经动脉途径注入肿瘤内部。由于肝组织对放射线敏感，可能引起放射性肝病，表现为腹水、肝性脑病、肝酶升高的临床综合征，所以外放疗在肝脏恶性肿瘤中的作用有限[46,47]。此外，通过外放疗产生的射线剂量尚不足以杀死肿瘤细胞。放射性微球栓塞能够在很大程度上克服这些困难。放射性微球栓塞是一种门诊手术。

2. 术前评估

术前评估是必要的，ECOG 评分 > 2 分的患者不适合这种治疗。放射性微球栓塞是一个复杂的过程。通过仔细评估肝脏的血管解剖以及侧支血管，避免放射性微球意外播散[48]。主动脉造影用以评估动脉扭曲情况以及动脉硬化情况。通过腹腔干和肠系膜上动脉造影可评估肝脏血管解剖。同时需要评估是否存在肝动脉门静脉瘘以及门静脉开通情况。使用弹簧圈栓塞非靶血管避免放射性微球异位栓塞。通常栓塞胃十二指肠动脉、胃右动脉、镰状动脉。采用锝 99 标记的人血红蛋白（$^{99m}Tc－MAA$）评估脾脏分流和肺脏分流。术前核素检查对于预防治疗相关并发症以及评估肺分流分数（LSF）非常重要。造影时必须对所有肝脏血管以及肿瘤滋养动脉进行充分评估[13-15]。

3. 患者选择

放射性微球栓塞禁忌证包括大量肝肺分流和或无法阻断的胃肠道分流，也就是单次分流量超过 30Gy 或者累积分流量超过 50Gy[49]，或无法避免非靶区的胃肠道照射。相对禁忌证包括肺功能不全，肝储备不足，血清胆红素 >2.0mg/dl，血小板减少症。

4. 可供选择的器材

90Y 是一种 β 射线源，半衰期 64.2 小时，组织穿透距离是 2.5～11mm。目前有两种产品：（1）TheraSphere（MDS Nordion, Ottawa, Canada）：由直径 20～30μm 的玻璃微球组成，批准用于无法手术的 HCC。（2）SIR - Sphere（Sirtex, Lane Cove, Australia）：由直径比玻璃微球稍大、密度比玻璃微球稍低的树脂微球组成。被批准应用于结直肠癌肝转移。详细的操作技术要点以及剂量学不是本章讨论的内容，将在其他章节进行讨论[33]。本操作可在门诊进行，患者可当天出院[50]。

5. 放射性微球栓塞的指征

（1）HCC：采用放射性微球栓塞能够延缓肝癌进展，从而作为原位肝移植的桥接治疗，使患者有更多的时间等待肝移植[51]。Lewandowski 等回顾性分析了不符合 Milan 标准 HCC 患者接受化疗栓塞与放射性微球栓塞的疗效[22]。放射性微球栓塞较化疗栓塞能够起到更好的降期作用以达到肝移植标准。

Salem 等进行的一项研究分析了 291 例接受90Y 治疗的 HCC 患者的长期生存结果，研究显示 Child - Pugh 评分 A 级，伴或不伴门静脉癌栓的患者获益最大。Child - Pugh 评分 B 级，伴门静脉癌栓的患者预后差。而无进展生存期与总生存期因患者年龄不同而有差异[9]。伴有血管侵犯的进展期肝癌患者不适合肝移植，栓塞治疗因为进一步减少了正常肝组织的血供也被认为是相对禁忌

证。然而，伴有血管侵犯的患者可能能从90Y 治疗中获益，因为放射性微球不是大的栓塞材料[52]。在另外一项研究中，Hilgard 等分析了 108 例欧洲人接受放射性微球栓塞的安全性和有效性。他们得出的客观反应率为 40%（EASL 标准），无疾病进展期为 16.4 个月。作者得出结论：放射性微球栓塞是治疗进展期 HCC 安全有效的方法[53]。在近期一项纳入 325 例接受放射性微球栓塞治疗的欧洲多中心研究中，Sangro 等得出中位生存期 12.8 个月，并且与基线 BCLC 分期显著相关（BCLC A 期 24.4 个月，BCLC B 期 16.9 个月，BCLC C 期 10.0 个月）。ECOG 评分、肿瘤负荷、INR、肝外转移是影响患者生存的最重要预测因素[54]。

Salem 等近期进行了一项放射性微球栓塞与化疗栓塞治疗 HCC 的深入的有效性分析。作者得出结论，尽管两种治疗方法的生存期结果相似，但放射性微球栓塞无进展生存期更长，化疗毒性反应更低。采用 hoc 分析后得出：样本量大于 1000 例才能得出两种治疗方法生存期的差异[8]。

（2）肝内胆管癌（ICC）：一项采用90Y 治疗 24 例活检证实的 ICC 的队列研究表明放射性微球栓塞治疗 ICC 效果良好，生存期也令人满意[55]。在本研究中，ECOG 评分更好的患者生存期更长。另外一项纳入 25 例患者，研究放射性微球栓塞治疗 ICC 安全性和有效性的研究表明，用90Y 的放射性微球栓塞可能是一种治疗无法手术 ICC 的安全有效方法，中位生存期 9.3 个月，Ⅲ级毒性反应发生率低。采用90Y 治疗 ICC 仍然需要进一步研究[56]。

放射性微球栓塞治疗 ICC 的结果总结于表 21.2。

表 21.2　放射性微球栓塞治疗结果

项目	Salem 等[9]	Hilgard 等[53]	Sangro 等[54]	Salem 等[8]	Saxena 等[56]
研究目的	评估 ^{90}Y 治疗 HCC 的临床效果	评估 ^{90}Y 治疗欧洲患者 HCC 的临床效果	评估 ^{90}Y 治疗欧洲患者 HCC 的预后因素	比较 ^{90}Y 与 TACE 治疗 HCC 的临床效果	评估 ^{90}Y 治疗无法手术 ICC 的安全性和有效性
疾病	HCC	HCC	HCC	HCC	ICC
患者数	291	108	325	^{90}Y：123 TACE：122	25
反应率	WHO：42% EASL：51%	EASL：40%	— —	^{90}Y：49% TACE：36%	RECIST：24%
TTP（月）	7.9	10 16.4	— 12.8（总体）	^{90}Y：13.3 TACE：8.4	— 9.3
生存期	Child - Pugh A：17.2 Child - Pugh B：7.7		BCLC A：24.4 月 BCLC B：16.9 月 BCLC C：10.0 月	^{90}Y：20.5 TACE：17.4	

BCLC：巴塞罗那临床肝癌分期；EASL：欧洲肝病学会；HCC：肝细胞癌；RECIST：实体肿瘤疗效评估标准；TACE：经动脉插管化疗栓塞术；TTP：疾病进展期；WHO：世界卫生组织

6. 并发症

放射性微球栓塞治疗后因为放射性微球颗粒较小，栓塞综合征的发生率较低，不需要住院治疗[57-59]。其他与放射性微球栓塞相关的严重不良事件包括：（a）放射性肝病，发生率 15% ~ 20%，表现为腹水和黄疸，有些情况下肝毒性严重可导致严重的残疾甚至死亡[60]。（b）纤维化，可能导致门静脉高压，但发生的时间差异很大[62]。（c）胆汁瘤、肝脓肿、胆囊炎[63]。（d）少数伴有高 LSF 的患者采用树脂微球栓塞可引起放射性肺炎[49]。（e）胃肠道误栓塞引起溃疡[64,65]。（f）血管损伤少见，但可见于已经接受全身化疗的患者[66]。

化疗栓塞与放射性微球栓塞后的疗效监测

治疗效果的监测包括临床和影像学 2 个方面。最初于治疗后 1 个月进行影像学评估。随后每 3 个月进行影像学和实验室检查评估治疗效果、有无疾病进展。HCC 没有标准的功能影像学检查，形态学检查仍然是评估治疗效果的金标准。在 1979 年，世界卫生组织发布了基于解剖评估肿瘤治疗反应的指南（双径线测量法）[67]。在 2000 年，实体肿瘤疗效评估指南（单径线测量法）（RECIST）发布，对 WHO 指南进行了更新。2001 年欧洲肝病学会（EASL）指南发布，基于治疗后肿瘤强化组织百分比评估治疗效果[17,68,69]。EASL 改进了 WHO 指南和

RECIST 指南主要应用于全身化疗而不适合局部治疗。最近，美国肝病研究学会（AASLD）开发了一组被称为修订版 RECIST 评估标准（mRECIST）的指南。这组指南继承了影像学检查动脉期对比增强区域为存活肿瘤的观点，同时提供了设计 HCC 相关临床研究的一般框架[70]。

Riaz 等对 245 例接受局部治疗患者的指标病灶的概念以及 RECIST、WHO、EASL 指南间的相关性进行了研究。作者得出结论：RECIST 指南与 WHO 指南结论较为一致，而两者与 EASL 指南的结论一致性较差。因此，主要指标病灶，也就是主病灶，可采用以上提及的两种指南评估治疗效果[71]。

在最近一项研究中，Riaz 等认为采用 EASL 和 WHO 标准评估放射性微球栓塞后影像学表现能够预测化疗栓塞与放射性微球栓塞治疗后的病理坏死情况[72,73]。近期在我们中心进行的另外一项研究中，采用 WHO、EASL 和 RECIST 指南不同组合进行评估，并设计了一种计分系统。最后得出结论：EASL×WHO 计分系统是一种简易、易被临床接受，并且影像学–病理学相关的治疗评估方法[74]。在另外一项研究中，Riaz 等也总结认为局部治疗后 AFP 的改变可用于辅助评估肿瘤治疗反应以及生存期，也可作为影像学肿瘤进展的早期客观评估工具[18]。

结论

治疗 HCC 以及其他肝脏恶性肿瘤是一项具有挑战性的任务，因为肝癌发现时常常是晚期，不适合根治性手术治疗如原位肝移植和手术切除。化疗栓塞与放射性微球栓塞是新颖的经动脉途径的局部治疗方法。两者作为治疗肝脏恶性肿瘤的姑息性疗法，可用于合并多种合并症以及进展期患者，已经受

到越来越广泛的重视。对两种经动脉途径治疗方法进行比较比较困难，目前尚没有直接比较两者疗效的随机对照研究。但目前有各种疗效分析的研究发表[8]。局部治疗联合分子靶向治疗的研究正在进行中。这些研究的结果可能会提高临床疗效及患者的生存获益。对于所有参与肝脏肿瘤治疗的学科包括肝胆外科、内科、放疗科以及肿瘤介入科而言，临床获益以及潜在的生活质量提高代表了一个令人兴奋的机会。

参考文献

[1] Parkin DM, Bray F, Ferlay J, Pisani P. Global cancer statistics, 2002. CA Cancer J Clin. 2005; 55（2）: 74 – 108.

[2] Bosch FX, Ribes J, Diaz M, Cleries R. Primary liver cancer: worldwide incidence and trends. Gastroenterology. 2004; 127（5 Suppl 1）: S5 – 16.

[3] Yao FY, Bass NM, Nikolai B, et al. A follow – up analysis of the pattern and predictors of drop-out from the waiting list for liver transplantation in patients with hepatocellular carcinoma: implications for the current organ allocation policy. Liver Transpl. 2003; 9（7）: 684 – 92.

[4] Maddala YK, Stadheim L, Andrews JC, et al. Drop – out rates of patients with hepatocellular cancer listed for liver transplantation: outcome with chemoembolization. Liver Transpl. 2004; 10（3）: 449 – 55.

[5] Llovet JM, Ricci S, Mazzaferro V, et al. Sorafenib in advanced hepatocellular carcinoma. N Engl J Med. 2008; 359（4）: 378 – 90.

[6] Cheng AL, Kang YK, Chen Z, et al. Efficacy and safety of sorafenib in patients in the Asia – Pacific region with advanced hepatocellular carcinoma: a phase III randomised, double – blind, placebocontrolled trial. Lancet Oncol. 2009; 10（1）: 25 – 34.

[7] Lewandowski RJ, Mulcahy MF, Kulik LM, et

al. Chemoembolization for hepatocellular carcinoma: comprehensive imaging and survival analysis in a 172 – patient cohort. Radiology. 2010; 255 (3): 955 – 65.

[8] Salem R, Lewandowski RJ, Kulik L, et al. Radioembolization results in longer time – to – progression and reduced toxicity compared with chemoembolization in patients with hepatocellular carcinoma. Gastroenterology. 2011; 140 (2): 497 – 507. e492.

[9] Salem R, Lewandowski RJ, Mulcahy MF, et al. Radioembolization for hepatocellular carcinoma using yttrium – 90 microspheres: a comprehensive report of long – term outcomes. Gastroenterology. 2010; 138 (1): 52 – 64.

[10] Lammer J, Malagari K, Vogl T, et al. Prospective randomized study of Doxorubicin – Eluting – Bead embolization in the treatment of hepatocellular carcinoma: results of the PRECISION V study. Cardiovasc Intervent Radiol. 2010; 33 (1): 41 – 52.

[11] Llovet JM, Real MI, Montana X, et al. Arterial embolisation or chemoembolisation versus symptomatic treatment in patients with unresectable hepatocellular carcinoma: a randomised controlled trial. Lancet. 2002; 359 (9319): 1734 – 9.

[12] Lo CM, Ngan H, Tso WK, et al. Randomized controlled trial of transarterial lipiodol chemoembolization for unresectable hepatocellular carcinoma. Hepatology. 2002; 35 (5): 1164 – 71.

[13] Liu DM, Salem R, Bui JT, et al. Angiographic considerations in patients undergoing liver – directed therapy. J Vasc Interv Radiol. 2005; 16 (7): 911 – 35.

[14] Lewandowski RJ, Sato KT, Atassi B, et al. Radioembolization with (90) y microspheres: angiographic and technical considerations. Cardiovasc Inter Rad. 2007; 30 (4): 571 – 92.

[15] Salem R, Lewandowski RJ, Sato KT, et al. Technical aspects of radioembolization with 90Y microspheres. Tech Vasc Interv Radiol. 2007; 10 (1): 12 – 29.

[16] Bruix J, Sherman M. Management of hepatocellular carcinoma. Hepatology. 2005; 42 (5): 1208 – 36.

[17] Bruix J, Sherman M, Llovet JM, et al. Clinical management of hepatocellular carcinoma. Conclusions of the Barcelona – 2000 EASL conference. European Association for the Study of the Liver. J Hepatol. 2001; 35 (3): 421 – 430.

[18] Riaz A, Ryu RK, Kulik LM, et al. Alpha – fetoprotein response after locoregional therapy for hepatocellular carcinoma: oncologic marker of radiologic response, progression, and survival. J Clin Oncol. 2009; 27 (34): 5734 – 42.

[19] Llovet JM, Di Bisceglie AM, Bruix J, et al. Design and endpoints of clinical trials in hepatocellular carcinoma. J Natl Cancer Inst. 2008; 100 (10): 698 – 711.

[20] Mazzaferro V, Regalia E, Doci R, et al. Liver transplantation for the treatment of small hepatocellular carcinomas in patients with cirrhosis. N Engl J Med. 1996; 334 (11): 693 – 9.

[21] Llovet JM, Bruix J. Systematic review of randomized trials for unresectable hepatocellular carcinoma: chemoembolization improves survival. Hepatology. 2003; 37 (2): 429 – 42.

[22] Lewandowski RJ, Kulik LM, Riaz A, et al. A comparative analysis of transarterial downstaging for hepatocellular carcinoma: chemoembolization versus radioembolization. Am J Transplant. 2009; 9 (8): 1920 – 8.

[23] Chapman WC, Majella Doyle MB, Stuart JE, et al. Outcomes of neoadjuvant transarterial chemoembolization to downstage hepatocellular carcinoma before liver transplantation. Ann Surg. 2008; 248 (4): 617 – 25.

[24] Ensminger W. Hepatic arterial chemotherapy for primary and metastatic liver cancers. Cancer Chemother Pharmacol. 1989; 23 (Suppl): S68 – 73.

[25] Eksborg S, Cedermark BJ, Strandler HS. Intrahepatic and intravenous administration of adriamycin – a comparative pharmacokinetic study in patients with malignant liver tumours. Med Oncol

Tumor Pharmacother. 1985; 2 (1): 47 - 54.

[26] Solomon B, Soulen MC, Baum RA, Haskal ZJ, Shlansky - Goldberg RD, Cope C, et al. Chemoembolization of hepatocellular carcinoma with cisplatin, doxorubicin, mitomycin - C, ethiodol, and polyvinyl alcohol: prospective evaluation of response and survival in a U. S. population. J Vasc Interv Radiol. 1999; 10 (6): 793 - 8.

[27] Soulen MC. Chemoembolization of hepatic malignancies. Oncology (Williston Park). 1994; 8 (4): 77 - 84; discussion 84, 89 - 90 passim.

[28] Coldwell DM, Stokes KR, Yakes WF. Embolotherapy: agents, clinical applications, and techniques. Radiographics. 1994; 14 (3): 623 - 43. quiz 645 - 26.

[29] Takayasu K, Arii S, Ikai I, et al. Prospective cohort study of transarterial chemoembolization for unresectable hepatocellular carcinoma in 8510 patients. Gastroenterology. 2006; 131 (2): 461 - 9.

[30] Kiefer MV, Albert M, McNally M, et al. Chemoembolization of intrahepatic cholangiocarcinoma with cisplatinum, doxorubicin, mitomycin C, ethiodol, and polyvinyl alcohol. Cancer. 2011; 117 (7): 1498 - 505.

[31] Murakami T, Ishimaru H, Sakamoto I, et al. Percutaneous radiofrequency ablation and transcatheter arterial chemoembolization for hypervascular hepatocellular carcinoma: rate and risk factors for local recurrence. Cardiovasc Intervent Radiol. 2007; 30 (4): 696 - 704.

[32] Kagawa T, Koizumi J, Kojima S, et al. Transcatheter arterial chemoembolization plus radiofrequency ablation therapy for early stage hepatocellular carcinoma: comparison with surgical resection. Cancer. 2010; 116 (15): 3638 - 44.

[33] Heckman JT, Devera MB, Marsh JW, et al. Bridging locoregional therapy for hepatocellular carcinoma prior to liver transplantation. Ann Surg Oncol. 2008; 15 (11): 3169 - 77.

[34] Bartolozzi C, Lencioni R, Caramella D, et al. Treatment of large HCC: transcatheter arterial chemoembolization combined with percutaneous ethanol injection versus repeated transcatheter arterial chemoembolization. Radiology. 1995; 197 (3): 812 - 8.

[35] Xia J, Ren Z, Ye S, et al. Study of severe and rare complications of transarterial chemoembolization (TACE) for liver cancer. Eur J Radiol. 2006; 59 (3): 407 - 12.

[36] Kim HK, Chung YH, Song BC, et al. Ischemic bile duct injury as a serious complication after transarterial chemoembolization in patients with hepatocellular carcinoma. J Clin Gastroenterol. 2001; 32 (5): 423 - 7.

[37] Belli L, Magistretti G, Puricelli GP, Damiani G, Colombo E, Cornalba GP. Arteritis following intraarterial chemotherapy for liver tumors. Eur Radiol 1997; 7 (3): 323 - 6.

[38] Lencioni R, Crocetti L, Petruzzi P, et al. Doxorubicineluting bead - enhanced radiofrequency ablation of hepatocellular carcinoma: a pilot clinical study. J Hepatol. 2008; 49 (2): 217 - 22.

[39] Constantin M, Fundueanu G, Bortolotti F, Cortesi R, Ascenzi P, Menegatti E. Preparation and characterisation of poly (vinyl alcohol) /cyclodextrin microspheres as matrix for inclusion and separation of drugs. Int J Pharm. 2004; 285 (1 - 2): 87 - 96.

[40] Gonzalez MV, Tang Y, Phillips GJ, et al. Doxorubicin eluting beads - 2: methods for evaluating drug elution and in - vitro: in - vivo correlation. J Mater Sci Mater Med. 2008; 19 (2): 767 - 75.

[41] Dhanasekaran RM. Comparison of conventional transarterial chemoembolization (TACE) and chemoembolization with doxorubicin drug eluting beads (DEB) for unresectable hepatocellular carcinoma (HCC). J Surg Oncol. 2010; 101 (6): 476 - 80.

[42] Taylor RR, Tang Y, Gonzalez MV, Stratford PW, Lewis AL. Irinotecan drug eluting beads for use in chemoembolization: in vitro and in vivo evaluation of drug release properties. Eur J Pharm Sci 2007; 30 (1): 7 - 14.

[43] Varela M, Real MI, Burrel M, et al. Chemoembolization of hepatocellular carcinoma with drug eluting beads: efficacy and doxorubicin pharmacokinetics. J Hepatol. 2007; 46 (3): 474 – 81.

[44] Reyes DK, Vossen JA, Kamel IR, et al. Single – center phase II trial of transarterial chemoembolization with drug – eluting beads for patients with unresectable hepatocellular carcinoma: initial experience in the United States. Cancer J. 2009; 15 (6): 526 – 32.

[45] Malagari K, Pomoni M, Kelekis A, et al. Prospective randomized comparison of chemoembolization with doxorubicin – eluting beads and bland embolization with BeadBlock for hepatocellular carcinoma. Cardiovasc Intervent Radiol. 2010; 33 (3): 541 – 51.

[46] Ingold JA, Reed GB, Kaplan HS, Bagshaw MA. Radiation hepatitis. Am J Roentgenol Radium Ther Nucl Med. 1965; 93: 200 – 8.

[47] Geschwind JF, Salem R, Carr BI, et al. Yttrium – 90 microspheres for the treatment of hepatocellular carcinma. Gastroenterology. 2004; 127 (5 Suppl 1): S194 – 205.

[48] Covey AM, Brody LA, Maluccio MA, Getrajdman GI, Brown KT. Variant hepatic arterial anatomy revisited: digital subtraction angiography performed in 600 patients. Radiology. 2002; 224 (2): 542 – 7.

[49] TheraSphere Yttrium – 90 microspheres package insert. Kanata, Canada: MDS Nordion; 2004.

[50] Salem R, Thurston KG, Carr BI, Goin JE, Geschwind JF. Yttrium – 90 microspheres: radiation therapy for unresectable liver cancer. J Vasc Interv Radiol. 2002; 13 (9 Pt 2): S223 – 9.

[51] Kulik LM, Atassi B, van Holsbeeck L, et al. Yttrium – 90 microspheres (TheraSphere (R)) treatment of unresectable hepatocellular carcinoma: downstaging to resection, RFA and bridge to transplantation. J Surg Oncol. 2006; 94 (7): 572 – 86.

[52] Kulik LM, Carr BI, Mulcahy MF, et al. Safety and efficacy of (90) Y radiotherapy for hepatocellular carcinoma with and without portal vein thrombosis. Hepatology. 2007; 47 (1): 71 – 81.

[53] Hilgard P, Hamami M, Fouly AE, et al. Radioembolization with yttrium – 90 glass microspheres in hepatocellular carcinoma: European experience on safety and long – term survival. Hepatology. 2010; 52 (5): 1741 – 9.

[54] Sangro B, Carpanese L, Cianni R, et al. Survival after yttrium – 90 resin microsphere radioembolization of hepatocellular carcinoma across Barcelona clinic liver cancer stages: a European evaluation. Hepatology. 2011; 54 (3): 868 – 78.

[55] Ibrahim SM, Nikolaidis P, Miller FH, et al. Radiologic findings following Y90 radioembolization for primary liver malignancies. Abdom Imaging. 2009; 34 (5): 566 – 81.

[56] Saxena A, Bester L, Chua TC, Chu FC, Morris DL. Yttrium – 90 radiotherapy for unresectable intrahepatic cholangiocarcinoma: a preliminary assessment of this novel treatment option. Ann Surg Oncol. 2010; 17 (2): 484 – 91.

[57] Salem R, Lewandowski RJ, Atassi B, et al. Treatment of unresectable hepatocellular carcinoma with use of 90Y microspheres (TheraSphere): safety, tumor response, and survival. J Vasc Interv Radiol. 2005; 16 (12): 1627 – 39.

[58] Kennedy AS, Coldwell D, Nutting C, et al. Resin 90Y – microsphere brachytherapy for unresectable colorectal liver metastases: modern USA experience. Int J Radiat Oncol Biol Phys. 2006; 65 (2): 412 – 25.

[59] Murthy R, Xiong H, Nunez R, et al. Yttrium 90 resin microspheres for the treatment of unresectable colorectal hepatic metastases after failure of multiple chemotherapy regimens: preliminary results. J Vasc Interv Radiol. 2005; 16 (7): 937 – 45.

[60] Sangro B, Gil – Alzugaray B, Rodriguez J, et al. Liver disease induced by radioembolization of liver tumors: description and possible risk factors. Cancer. 2008; 112 (7): 1538 – 46.

[61] Young JY, Rhee TK, Atassi B, et al. Radiation dose limits and liver toxicities resulting from multiple yttrium – 90 radioembolization treatments for hepatocellular carcinoma. J Vasc Interv Radiol. 2007; 18 (11): 1375 – 82.

[62] Jakobs TF, Saleem S, Atassi B, et al. Fibrosis, portal hypertension, and hepatic volume changes induced by intra – arterial radiotherapy with (90) yttrium microspheres. Dig Dis Sci. 2008; 53 (9): 2556 – 63.

[63] Rhee TK, Naik NK, Deng J, et al. Tumor response after yttrium – 90 radioembolization for hepatocellular carcinoma: comparison of diffusion – weighted functional MR imaging with anatomic MR imaging. J Vasc Interv Radiol. 2008; 19 (8): 1180 – 6.

[64] Murthy R, Brown DB, Salem R, et al. Gastrointestinal complications associated with hepatic arterial yttrium – 90 microsphere therapy. J Vasc Interv Radiol. 2007; 18 (4): 553 – 61. quiz 562.

[65] Carretero C, Munoz – Navas M, Betes M, et al Gastroduodenal injury after radioembolization of hepatic tumors. Am J Gastroenterol. 2007; 102 (6): 1216 – 20.

[66] Murthy R, Eng C, Krishnan S, et al. Hepatic yttrium – 90 radioembolotherapy in metastatic colorectal cancer treated with cetuximab or bevacizumab. J Vasc Interv Radiol. 2007; 18 (12): 1588 – 91.

[67] WHO. WHO handbook for reporting results of cancer treatment. Geneva: WHO Offset Publication; 1979. No. 48.

[68] Therasse P, Arbuck SG, Eisenhauer EA, et al. New guidelines to evaluate the response to treatment in solid tumors. European organization for research and treatment of cancer, National Cancer Institute of the United States, National Cancer Institute of Canada. J Natl Cancer Inst. 2000; 92 (3): 205 – 16.

[69] Forner A, Ayuso C, Varela M, et al. Evaluation of tumor response after locoregional therapies in hepatocellular carcinoma: are response evaluation criteria in solid tumors reliable? Cancer. 2009; 115 (3): 616 – 23.

[70] Lencioni R, Llovet JM. Modified RECIST (mRECIST) assessment for hepatocellular carcinoma. Semin Liver Dis. 2010; 30 (1): 52 – 60.

[71] Riaz A, Miller FH, Kulik LM, et al. Imaging response in the primary index lesion and clinical outcomes following transarterial locoregional therapy for hepatocellular carcinoma. JAMA. 2010; 303 (11): 1062 – 9.

[72] Riaz A, Lewandowski RJ, Kulik L, et al. Radiologicpathologic correlation of hepatocellular carcinoma treated with chemoembolization. Cardiovasc Intervent Radiol. 2010; 33 (6): 1143 – 52.

[73] Riaz A, Kulik L, Lewandowski RJ, et al. Radiologicpathologic correlation of hepatocellular carcinoma treated with internal radiation using yttrium – 90 microspheres. Hepatology. 2009; 49 (4): 1185 – 93.

[74] Riaz A, Memon K, Miller FH, et al. Role of the EASL, RECIST, and WHO response guidelines alone or in combination for hepatocellular carcinoma: radiologic – pathologic correlation. J Hepatol. 2011; 54 (4): 695 – 704.

第 22 章　原发性肝癌综合治疗

Riccardo Lencioni and Laura Crocetti

张岳林　孙军辉　翻译　徐栋　校审

[摘要] 一直以来，肝细胞癌（HCC）的治疗多采用综合治疗的策略，包括多种局部介入治疗方案的不同组合，以及局部与系统治疗的联合。射频消融（RFA）是目前早期肝细胞癌非手术患者最佳的治疗手段。尽管如此，射频消融能否完全消融肿瘤组织，主要依赖于肿瘤的大小以及肿瘤有无比邻大血管。越来越多的研究者希望通过 RFA 联合局部治疗或系统治疗提高 RFA 疗效。例如：利用 HCC 主要由肝动脉供血的特点，通过 RFA 联合球囊导管阻断肿瘤动脉血供或者 RFA 前经动脉插管栓塞/化疗栓塞（TACE），可显著增强 RFA 疗效。消融区域 24 小时内产生反应性血管扩张充血，可增强载药微球栓塞肿瘤的疗效。不少研究者倾向于采用联合经皮介入治疗的方案，比如无水乙醇注射和 RFA 的联合应用。尽管局部治疗有了很大的进展，但由于肿瘤的高复发率，早、中期肝癌患者局部治疗的长期疗效仍不尽如人意。至今，关于索拉非尼（一种具有抗血管生成作用的酪氨酸激酶抑制剂）的研究证实其对于进展期 HCC 的疗效。不管是索拉非尼，还是其他分子靶向药物，在早期疾病治疗，肝癌切除术后的辅助性治疗及 TACE 的联合治疗中均有一定的临床价值。

肝细胞癌（HCC）的治疗多采用综合治疗的策略，主要包括多种局部介入治疗方案的不同组合，以及局部与系统治疗的联合。尽管联合治疗广泛应用于临床实践，但是目前尚缺乏其临床有效性和强有力的Ⅲ期随机临床试验的研究证据[1]。

R. Lencioni (✉) · L. Crocetti
Division of Diagnostic Imaging and Intervention, School of Medicine, University of Pisa, Cisanello Hospital, Pisa, IT, Italy
e-mail: riccardo. lencioni@ med. unipi. it; laura. crocetti @ med. unipi. it

经导管局部治疗与影像引导下消融治疗的联合应用

射频消融（RFA）是目前早期肝细胞癌非手术患者的最佳选择[2]。随机对照试验显示 RFA 比无水乙醇注射（PEI）具有更好的局部控制和杀灭肿瘤的效果[3-7]。与外科手术切除相比，RFA 治疗早期肝细胞癌伴代偿性肝硬化患者的长期生存率无显著性差异[8-10]。

然而，回顾性研究显示 RFA 治疗后，肿瘤能否完全消融主要取决于肿瘤大小与其有无比邻大血管（≥3mm）[11]。事实上，比邻大血管的肿瘤组织，由于血流带走消融靶区的热量，RFA 达不到彻底消融肿瘤组织的效果。

一些研究者致力于提高 RFA 治疗 HCC 的疗效，由于 RFA 产热量与散热量之间存在热效力差异，大部分研究者关注如何最大限度减少热量丢失以达到更好的消融效果[12]。研究证实通过开腹或者腹腔镜途径阻断肝蒂后行 RFA，消融热量丢失会减少[12]。HCC 主要由肝动脉供血，在 RFA 术前联合球囊导管阻断肿瘤供血动脉或经动脉插管栓塞/化疗栓塞（TACE），可显著增强 RFA 的疗效[13-16]。

在标准的 RFA 治疗中，升高至足够的温度可促进肿瘤组织发生凝固性坏死（> 50℃），但坏死中心区的周围仍然有很多肿瘤组织没有达到凝固性坏死的程度。动物实验表明，降低消融温度后（尤其当温度调节至 45~50℃时），对肿瘤细胞施加化疗药物作用，同样可以增加肿瘤细胞的坏死[17-18]。最近的一项临床试验在 HCC 的治疗中引入了载药微球（DEBs），用于探讨其与 RFA 的协同作用。在消融后 24 小时内注射 DEBs，利用消融区 24 小时内产生反应性血管扩张充血的特点，联合使用 DEBs 栓塞肝动脉和 RFA 治疗 HCC。结果显示，DEBs 联合 RFA 可以明显增加肿瘤组织坏死，尤其是当标准 RFA 治疗大肿瘤有难度时，两者结合起来疗效更加显著[19]。

其他研究者也同样建议经皮介入治疗的联合应用，比如无水乙醇注射和 RFA 的结合。一项随机试验结果显示，与单独 RFA 组比较，无水乙醇注射和 RFA 联合组总体生存率明显提高，肿瘤复发率明显降低[20]（图 22.1）。

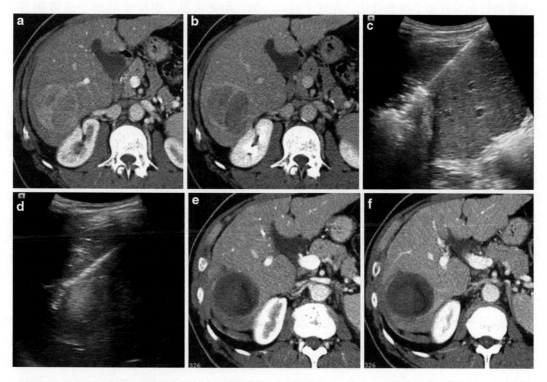

图 22.1　无水乙醇注射联合 RFA 治疗 HCC。治疗前增强 CT 显示动脉期富血供结节性肿瘤病灶（a），而门静脉期表现为低密度灶（b）。超声引导下，先给予肿瘤病灶无水乙醇注射（c），之后给予张开式消融针 RFA 治疗（d）。RFA 治疗后 1 个月复查增强 CT，动脉期（e）及门静脉期（f）显示肿瘤被无强化的消融区取代，该征象符合肿瘤完全消融。

局部与系统治疗的联合应用

尽管局部治疗已经有了很大的发展，但由于肿瘤的复发率高，所以早、中期 HCC 患者局部治疗的长期疗效仍不尽如人意。RFA 治疗早期肝细胞癌的 5 年复发率超过 80%（与手术切除相似）[8]。分子水平的研究显示：HCC 根治术后 2 年内的早期复发主要是原发病灶的播散所致；2 年以后的晚期复发主要是独立于原先肿瘤的多中心生长因素所致。另外，大多数中期 HCC（尤其是大 HCC 以及多发结节性 HCC）患者接受 TACE 治疗后将面临肿瘤复发或进展风险，其 3 年总体生存率低于 30%[21]。

肿瘤血管的形成在 HCC 的发生、发展以及预后中发挥重要作用。肝硬化结节或间变结节的血管形成机制被上调，结节恶变导致血管动脉化与肝窦毛细血管化。在这个过程中，血管内皮生长因子（VEGF）发挥关键性作用。生长因子信号受体与下游的信号传导通路都调控着 HCC 的发生、发展，通过激活的酪氨酸激酶受体，引发下游一系列的信号传导通路的激活，包括 Ras/Raf/MEK/ERK，PI3/AKT/mTOR 和 JAK/STAT 等[22]。Ras/Raf/MEK/ERK 通路信号传导参与 HCC 的发生、发展与侵袭。多种生长因子与相应的受体结合而激活信号传导通路，包括表皮生长因子（EGF）、肝细胞生长因子（HGF）、血小板衍化生长因子（PDGF）以及血管内皮生长因子（VEGF）等，这些都藏匿于肿瘤或周围组织的自分泌及旁分泌之中。以上研究表明，传导通路抑制剂，尤其是生长因子相关酪氨酸激酶通路抑制剂，可能会抑制 HCC 的发展。

索拉非尼是首个治疗 HCC 的酪氨酸激酶抑制剂。体内外实验表明，小分子多激酶抑制剂能够有效抑制 Raf-1，野生型致癌 BRAF，VEGFR-1，VEGFR-2，PDGFR，Flt-3，c-Kit 以及磷酸化 MEK 和 ERK 的活性[23-25]。裸鼠 HCC 模型实验发现，索拉非尼可以通过抑制 MAPK 信号通路发挥抗肿瘤活性[25]。2 项大型Ⅲ期随机安慰剂对照临床试验已经证实索拉非尼治疗进展期肝细胞癌的有效性和安全性。在索拉非尼 HCC 评估随机方案试验（SHARP）中，602 例首次接受治疗的进展期 HCC 患者按 1∶1 随机分成对照组和索拉非尼组。索拉非尼组患者连续口服索拉非尼 400mg，1 天 2 次；对照组患者按同样剂量口服安慰剂治疗[26]。结果表明，索拉非尼组患者中位总生存期（OS）以及中位疾病进展期（TTP）明显长于对照组。在亚太地区索拉非尼试验中，271 例进展期 HCC 患者按 2∶1 随机分为 2 组，索拉非尼组患者连续口服索拉非尼 400mg，1 天两次；对照组患者按同样剂量口服安慰剂治疗[27]。研究结果与 SHARP 类似。由此可见，索拉非尼用于进展期 HCC 的系统治疗是可行且有效的。

迄今为止，关于索拉非尼的研究已经证实其治疗进展期 HCC 的有效性，并且索拉非尼（或其他分子靶向药）在早期肝癌治疗，肝癌切除术后的辅助性治疗，或 TACE 的联合治疗中同样有效。肿瘤距离周围血管的远近直接影响到肿瘤细胞的供氧量，TACE 治疗后距离供血血管较远的肿瘤细胞缺氧会增加[28]，同时缺氧诱导因子 1α（HIF-1α）[29]，血浆及肝脏 VEGF[30,31] 高表达，即 HCC 缺氧可以诱导新生血管形成。由此可见，血管生成抑制剂可以提高 TACE 治疗 HCC 的效果[32]。

抗血管生成药物（如索拉非尼）可以成为 TACE 很好的补充。抗血管生成药物可以阻断 TACE 诱导的血管生成，进而抑制肿瘤供血血管的形成和肿瘤细胞的增殖，明显提高治疗 HCC 疗效。而且，抗血管生成药物还可以作用到 TACE 难以达到的病变靶区。然而在 TACE 前给予抗血管生成药物可能存在一些不足，比如会导致肿瘤血管减少、变细等，影响 TACE 的疗效。目前已经测试过、正在测试及将要测试的可联合 TA-CE 治疗 HCC 的抗血管生成药物多为酪氨酸激酶抑制剂，主要包括索拉非尼、苏尼替尼、阿昔替尼、布立尼布、TSU－68、沙利度胺、TAC－101、抗 VEGF 抗体贝伐单抗等[33]。索拉非尼目前也是早期 HCC 手术切除或局部消融治疗后的辅助治疗方案。临床进展性试验证实局部介入治疗联合系统性分子靶向药物治疗 HCC 的疗效已获得令人满意的效果，在不久的将来定将迎来 HCC 综合治疗的崭新时代。

参考文献

［1］Lencioni R. Loco－regional treatment of hepatocellular carcinoma. Hepatology. 2010；52：762－73.

［2］Crocetti L, De Baere T, Lencioni R. Quality improvement guidelines for radiofrequency ablation of liver tumours. Cardiovasc Intervent Radiol. 2010；33：11－7.

［3］Lencioni R, Allgaier HP, Cioni D, et al. Small hepatocellular carcinoma in cirrhosis：randomized comparison of radiofrequency thermal ablation versus percutaneous ethanol injection. Radiology. 2003；228：235－40.

［4］Lin SM, Lin CJ, Lin CC, et al. Radiofrequency ablation improves prognosis compared with ethanol injection for hepatocellular carcinoma ＜ or ＝ 4 cm. Gastroenterology. 2004；127：1714－23.

［5］Shiina S, Teratani T, Obi S, et al. A randomized controlled trial of radiofrequency ablation versus ethanol injection for small hepatocellular carcinoma. Gastroenterology. 2005；129：122－30.

［6］Lin SM, Lin CJ, Lin CC, et al. Randomised controlled trial comparing percutaneous radiofrequency thermal ablation, percutaneous ethanol injection, and percutaneous acetic acid injection to treat hepatocellular carcinoma of 3 cm or less. Gut. 2005；54：1151－6.

［7］Brunello F, Veltri A, Carucci P, et al. Radiofrequency ablation versus ethanol injection for early hepatocellular carcinoma：a randomized controlled trial. Scand J Gastroenterol. 2008；43：727－35.

［8］Lencioni R, Cioni D, Crocetti L, et al. Early－stage hepatocellular carcinoma in cirrhosis：long－term results of percutaneous image－guided radiofrequency ablation. Radiology. 2005；234：961－7.

［9］Choi D, Lim HK, Rhim H, et al. Percutaneous radiofrequency ablation for early－stage hepatocellular carcinoma as a first－line treatment：long－term results and prognostic factors in a large single－institution series. Eur Radiol. 2007；17：684－92.

［10］N' Kontchou G, Mahamoudi A, Aout M, et al. Radiofrequency ablation of hepatocellular carcinoma：long－term results and prognostic factors in 235 Western patients with cirrhosis. Hepatology. 2009；50：1475－83.

［11］Lu DS, Yu NC, Raman SS, et al. Radiofrequency ablation of hepatocellular carcinoma：treatment success as defined by histologic examination of the explanted liver. Radiology. 2005；234：954－60.

［12］Goldberg SN, Hahn PF, Tanabe KK, et al. Percutaneous radiofrequency tissue ablation：does perfusionmediated tissue cooling limit coagulation necrosis？J Vasc Interv Radiol. 1998；9：101－11.

［13］Rossi S, Garbagnati F, Lencioni R, et al. Percutaneous radio－frequency thermal ablation of nonresectable hepatocellular carcinoma after occlusion of tumor blood supply. Radiology. 2000；217：119－26.

［14］Veltri A, Moretto P, Doriguzzi A, et al. Radiofrequency thermal ablation（RFA）after transarterial chemoembolization（TACE）as a combined therapy for unresectable non－early hepatocellular carcinoma（HCC）. Eur Radiol. 2006；16：661 – 9.

［15］Helmberger T, Dogan S, StraubG, et al. Liver resection or combined chemoembolization and radiofrequency ablation improve survival in patients with hepatocellular carcinoma. Digestion. 2007；75：104 – 12.

［16］Yamasaki T, Kurokawa F, Shirahashi H, et al. Percutaneous radiofrequency ablation therapy for patients with hepatocellular carcinoma during occlusion of hepatic blood flow. Comparison with standard percutaneous radiofrequency ablation therapy. Cancer. 2002；95：2353 – 60.

［17］Goldberg SN, Girnan GD, Lukyanov AN, et al. Percutaneous tumor ablation：increased necrosis with combined radio – frequency ablation and intravenous liposomal doxorubicin in a rat breast tumor model. Radiology. 2002；222：797 – 804.

［18］Ahmed M, Liu Z, Lukyanov AN, et al. Combination radiofrequency ablation with intratumoral liposomal doxorubicin：effect on drug accumulation and coagulation in multiple tissues and tumor types in animals. Radiology. 2005；235：469 – 77.

［19］Lencioni R, Crocetti L, Petruzzi P, et al. Doxorubicineluting bead – enhanced radiofrequency ablation of hepatocellular carcinoma：a pilot clinical study. J Hepatol. 2008；49：217 – 22.

［20］Zhang YJ, Liang HH, Chen MS, et al. Hepatocellular carcinoma treated with radiofrequency ablation with or without ethanol injection：a prospective randomized trial. Radiology. 2007；244：599 – 607.

［21］Llovet JM, Real MI, Montana X, et al. Arterial embolisation or chemoembolisation versus symptomatic treatment in patients with unresectable hepatocellular carcinoma：a randomised controlled trial. Lancet. 2002；359：1734 – 9.

［22］Wilhelm SM, Adnane L, Newell P, et al. Preclinical overview of sorafenib, a multikinase inhibitor that targets both Raf and VEGF and PDGF receptor tyrosine kinase signaling. Mol Cancer T-

her. 2008；7：3129 – 40.

［23］Wilhelm SM, Carter C, Tang L, et al. BAY 43 – 9006 exhibits broad spectrum oral antitumor activity and targets the RAF/MEK/ERK pathway and receptor tyrosine kinases involved in tumor progression and angiogenesis. Cancer Res. 2004；64：7099 – 109.

［24］Liu L, Cao Y, Chen C, et al. Sorafenib blocks the RAF/ MEK/ERK pathway, inhibits tumor angiogenesis, and induces tumor cell apoptosis in hepatocellular carcinoma model PLC/PRF/5. Cancer Res. 2006；66：11851 – 8.

［25］Wilhelm S, Carter C, Lynch M, et al. Discovery and development of sorafenib：a multikinase inhibitor for treating cancer. Nat Rev Drug Discov. 2006；5：835 – 44.

［26］Llovet JM, Ricci S, Mazzaferro V, et al. Sorafenib in advanced hepatocellular carcinoma. N Engl J Med. 2008；359：378 – 90.

［27］Cheng AL, Kang YK, Chen Z, et al. Efficacy and safety of sorafenib in patients in the Asia – Pacific region with advanced hepatocellular carcinoma：a phase III randomised, double – blind, placebocontrolled trial. Lancet Oncol. 2009；10：25 – 34.

［28］Carmeliet P, Jain RK. Angiogenesis in cancer and other diseases. Nature. 2000；407：249 – 57.

［29］Rhee TK, Young JY, Larson AC, et al. Effect of transcatheter arterial embolization on levels of hypoxia – inducible factor – 1alpha in rabbit VX2 liver tumors. J Vasc Interv Radiol. 2007；18：639 – 45.

［30］Li X, Feng GS, Zheng CS, Zhuo CK, Liu X. Expression of plasma vascular endothelial growth factor in patients with hepatocellular carcinoma and effect of transcatheter arterial chemoembolization therapy on plasma vascular endothelial growth factor level. World J Gastroenterol. 2004；10：2878 – 82.

［31］Wang B, Xu H, Gao ZQ, et al. Increased expression of vascular endothelial growth factor in hepatocellular carcinoma after transcatheter arterial chemoembolization. Acta Radiol. 2008；49：523 - 9.

[32] Jiang H，Meng Q，Tan H，et al. Antiangiogenic therapy enhances the efficacy of transcatheter arterial embolization for hepatocellular carcinomas. Int J Cancer. 2007；121：416 - 24.

[33] Lencioni R，Zou J，Leberre M，et al. Sorafenib（SOR）or placebo（PL）in combination with transarterial chemoembolization（TACE）for intermediate - stage hepatocellular carcinoma（SPACE）. J Clin Oncol. 2010；28：TPS178［Abstract］.

第 23 章　原发性肝癌手术切除与肝移植

Gabriel Schnickel and Henrik Petrowsky

张岳林　孙军辉　翻译　徐栋　校审

[摘要] 肝细胞癌（HCC）已成为世界癌症患者第三大死亡原因。手术切除与原位肝移植（OLT）是 HCC 治愈或获得长期生存最有效的治疗方法。其中手术切除的指征包括：肝功能可代偿（Child – Turcotte – Pugh[CTP] A 级）和无门静脉高压。为了提高手术的安全性，对于伴有肝硬化的肝癌患者，可在手术切除前给予门静脉栓塞（PVE）和经动脉插管化疗栓塞（TACE）序贯门静脉栓塞（PVE）辅助治疗方案。HCC 手术切除患者的 5 年生存率已达到 30% ~ 50%，但是肿瘤复发率高（70% ~80%）。OLT 的优势在于同时解决肿瘤与病肝这两个问题，但由于超出移植标准的肿瘤分期与供肝不足，仅有少数患者可行 OLT 手术。目前 HCC 患者接受 OLT 的常用标准包括：米兰标准（单个病灶≤5cm，或≤3 个病灶并且最大直径≤3cm）和 UCSF 标准（单个病灶≤6.5cm，或≤3 个病灶并且最大直径≤4.5cm 或直径总和≤8cm）。按照这两个标准，手术切除或者肝移植作为 HCC 患者的首要治疗方式一直存在争议。在美国，小 HCC 患者的治疗方法主要是 OLT。在欧洲和亚洲，肝功能代偿（CTP A 级）与无门静脉高压的 HCC 患者首选手术切除；如果术后肿瘤复发，可采用 OLT 进行补救；伴有肝硬化的小 HCC 患者，如果肝功能失代偿（CTP B 和 C 级）和存在门静脉高压，一般考虑直接 OLT 治疗。

引言

肝细胞癌（HCC）已成为世界癌症患

G. Schnickel
Department of Transplant Surgery, Henry Ford Transplant Institute, Detroit, MI, USA
e – mail: gschnic1@ hfhs. org

H. Petrowsky (⊠)
Swiss Hepato – Pancreato – Biliray and Transplant Center, Department of Surgery, University Hospital Zurich, Zurich, Switzerland
e – mail: Henrik. Petrowsky@ usz. ch

者第三大死亡原因，继发于慢性乙肝病毒（HBV）和丙肝病毒（HCV）感染的肝癌患者呈持续上升趋势[1]。HCC 自然进展而不治疗，预后极差，5 年生存率低于 10%（图 23.1）[2]。大多数患者的肝硬化肝癌自然进程较为复杂，所以很难做出最优的治疗方案。近几年，对于疾病的理解以及在肝癌患者的治疗选择方面取得了重大进展。目前 HCC 的治疗方法主要包括外科手术切除、肝移植、影像引导下局部治疗以及全身化疗等。手术切除和 OLT 是治疗单发 HCC 的金标准。

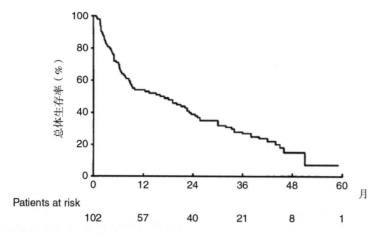

图 23.1　102 例未治疗 HCC 患者的总体生存率（转载于 Llovet et al[2] Natural history of untreated nonsurgical hepatocellular carcinoma：rational for the design and evaluation of therapeutic trials. Hepatology 1999；29：62 – 67，Fig. 1，获得 John Wiley and Sons 准许）。

HCC 手术切除

（一）肝切除的患者筛选

随着 HCC 诊断、影像、麻醉以及外科技术的不断进步，肝切除围手术期的结局已有显著提高。评估 HCC 患者是否选择手术切除治疗的因素主要包括患者、肝脏及肿瘤三方面。

对于无肝硬化 HCC，肝切除是首选的治疗方式，外科手术切除的患者筛选与非 HCC 的恶性肿瘤遵循同样的原则。一般而言，无肝硬化、肝功能正常而且不伴有门静脉高压，对于扩大肝切除的承受能力强的 HCC 患者，可直接接受肝脏切除术。中晚期大肝癌患者，预期肝切除后剩余肝脏体积小于 30%，可先接受门静脉栓塞（PVE）增加剩余肝脏体积，再行扩大肝切除术（图 23.2）[3]。最近一项纳入 1088 例患者的 Meta 分析显示：PVE 是一种扩大中晚期肝癌切除指征的安全的、有效的治疗方式[4]，可提高 HCC 的手术切除率，降低术后肝功能衰竭的发生率[5,6]。

对于肝硬化 HCC，肝功能与门静脉高压是评价能否肝切除的两个指征。肝功能代偿良好（CTP 评分为 A）的肝硬化患者是肝切除的潜在备选者；肝功能较差或失代偿（CTP 评分为 B 或 C）的肝硬化患者，肝切除术后患者的预后较差[3]。另外，以往研究证实伴有门静脉高压的患者不是肝切除术的适应证，且预后较差[7,8]。美国肝病研究协会（AASLD）和欧洲肝病学会（EASL）指南把无门静脉高压和代偿良好的肝功能作为肝切除的必须条件[9,10]。门静脉高压既可以直接通过门体压力梯度（≥10 mmHg）来判断，也可以间接通过脾肿大、食管胃底静脉曲张以及血小板计数低下（< 100 × 10^9/L）来判断。但越来越多的证据显示，与无门静脉高压的 HCC 患者相比，伴有轻度门静脉高压的 HCC 患者行肝切除术同样安全，且两者预后也相似[11,12]。

除了肝功能和门静脉高压两个因素外，剩余肝体积也是肝硬化患者接受肝切除术前要考虑的一个重要因素。一项关于 HCC 患者肝脏体积测量的研究显示，剩余肝脏体积不足可明显增加肝切除术后肝功能衰竭的风险（图 23.3）[13]。目前国内外学者就肝硬化患者剩余肝脏体积占比需大于 50% 已经达成共识。如果剩余肝脏体积占比小于50%，可

a 非肝硬化患者

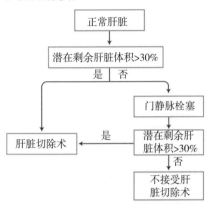

b 肝硬化患者

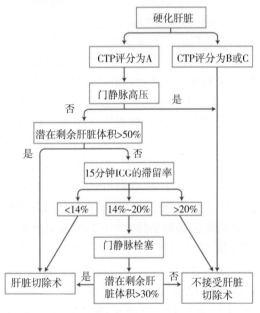

图 23.2 非肝硬化和肝硬化患者肝大部切除的治疗流程图（转载于 Clavien et al[3] Strategies for safer liver surgery and partial liver transplantation. N Engl J Med 2007；356：1545 – 59，Fig. 3，获得 Massachusetts Medical Society 准许）。

先行 PVE 来增加剩余肝脏体积（图23.2）。一些研究结果也证实，伴有肝硬化的 HCC 患者切除术前行 PVE 有助于改善围手术期的结局，也延长了患者的生存期[5, 6, 15, 16]。另外，HCC 患者肝切除术前也可以采用 TA-

CE 和 PVE 序贯治疗方案[15, 16]，这种联合治疗方案既可以治疗肿瘤，又可以诱导剩余肝脏代偿性增生。Belghiti 等研究也证实 TACE 序贯 PVE 联合治疗比单独 PVE 治疗能够更有效地诱导剩余肝脏的代偿性增生。序贯治疗后无代偿性增生的肝硬化患者，肝癌切除术后围手术期死亡率为 50%；而完全性或轻度代偿性增生的肝硬化患者，其肝癌切除后围手术期死亡率明显降低（0 ～ 13%）。该研究提示伴或不伴 TACE 的 PVE 可以作为肝硬化患者行肝大部切除时选择的一个动态监测方法，其意味着肝脏代偿性增生不足的患者在肝切除术后肝脏增生也会滞缓[3]。

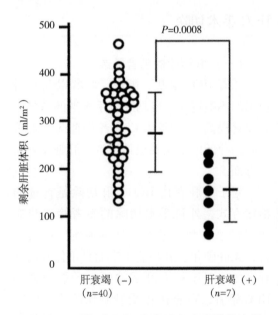

图 23.3 HCC 右肝切除术后发生肝功能衰竭死亡患者（163 ± 63 ml/m²）与未发生肝功能衰竭患者（285 ± 82 ml/m²）剩余肝体积比较（转载于 Shirabe et al[13] Postoperative liver failure after major hepatic resection for hepatocellular carcinoma in the modern era with special reference to remnant liver volume. J Am Coll Surg 1999；188：304 – 7，Fig. 1，获得 Elsevier, UK 准许）。

动态的肝功能检测［比如吲哚氰绿试验（ICG）、呼气试验、GSA 闪烁扫描等］也可以辅助评估肝硬化患者的肝功能[3, 14]。在许多亚洲（73%）和欧洲（43%）的肝病中心，ICG 试验是外科切除术前肝功能评估用得最多的、也是必须做的一项检测方法[14, 17]。肝硬化患者的 ICG 滞留率小于 14% 时，行肝大部切除术是安全的；而滞留率大于 20% 时，禁忌行肝大部切除术（图 23.2）[18-20]。

患者相关的因素同样涉及以上考虑，并保证适用于每一个手术患者。有些研究专门报道了有关预测 HCC 切除术后结局的患者相关风险因素，一些大样本研究的多因素分析显示，年龄和性别是独立的预测因素[21]。

Hanazaki 等人的研究中纳入了 70 岁以上老年 HCC 患者 103 例，结果显示筛选合适的老年患者行肝切除与年轻患者相比同样获益[22]。一项系统综述显示经过筛选的 70 岁以上的老年 HCC 患者行肝切除术与年轻患者一样安全[23]。美国麻醉师协会（ASA）证实，合并其他疾病也会影响无瘤生存期[24]。因此，综上，肝大部分切除术更适合经过仔细筛选后的患者。

近 20 年，由于合理的患者筛选，HCC 围手术期的死亡风险及预后持续改善。近 10 年的大量研究显示肝切除术能够达到 30% ~ 50% 总体生存率（表 23.1），这与肠癌肝转移切除后的生存率相似，而且围手术期死亡率小于 7%。

表 23.1　过去 10 余年来样本量超过 200 例的 HCC 切除患者系列

第一作者	年份	研究时间段	样本量	肝硬化	最小切除[a]	死亡率	5 年 OS
Zhou[74]	2001	1967—1998	2366	–	72%	2.7%	50%
Kanematsu[75]	2002	1985—2000	303	55%	76%	1.6%	51%
Belghiti[76]	2002	1990—2004	328	50%	–	6.4%	37%
Wayne[77]	2002	1980—1998	249	73%	73%	6.1%	41%
Ercolani[24]	2003	1983—1999	224	100%	–	–	42%
Chen[78] b	2004	1972—2000	525	91%	22%	2.7%	17%
Wu[79]	2005	1991—2002	426	100%	55%	1.6%	46% ~ 61%[c]
Capussotti[80]	2005	1985—2001	216	100%	24%	8.3%	34%
Hasegawa[26]	2005	1994—2001	210	39%	–	0	35% ~ 66%[c]
Nathan[81]	2009	1988—2005	788	–	–	–	39%
Yang[82]	2009	1992—2002	481	77%	–	1.7%	20% ~ 48%[c]
Wang[83]	2010	1991—2004	438	–	–	7.5%	43%

– ：不确定；OS：总体生存率；[a]最小切除：定义为≤肝段切除；[b]该研究仅纳入 HCC ＞10 cm；[c]不同亚组的 5 年 OS 范围。

（二）手术切缘

肿瘤生物学特性影响患者的生存期，并可以通过 TNM 分期表现出来，主要包括：肿瘤的大小、数目、有无血管侵犯、手术切缘等。HCC 主要通过门静脉系统发生转移，并且容易伴随术前影像学难以发现的卫星灶。肝癌切除术后复发率较高，长期生存率较低。肿瘤距切缘的距离目前尚无统一定论，大量证据显示 R0 切除预后良好[25]。一项来自日本的大样本研究纳入 225 例 HCC

患者，结果显示肿瘤距切缘≥1cm 的 HCC 患者术后 3 年生存率（77%）明显高于肿瘤距切缘 < 1cm 的 HCC 患者生存率（21%）[26]。Shi 等报道了一项 2cm 和 1cm 手术切缘的随机对照临床试验，结果发现肿瘤距切缘 2cm 的 HCC 患者术后复发率明显降低，并且其生存期明显延长[27]。

（三）HCC 解剖与非解剖肝切除

HCC 主要通过门静脉系统发生转移，并且常伴难以察觉的卫星灶及门静脉癌栓形成，因此肝切除时就需要有一个合适的切缘距离。一般来讲，不伴肝硬化的 HCC 患者可以耐受 2/3 的肝切除手术，其解剖性肝切除是黄金标准。由于 HCC 主要发生在肝硬化的基础上，常常伴有肝功能储备不足、术后肝功能衰竭发生率较高等因素，所以肝切除的条件受到限制。一些研究显示 HCC 患者解剖性肝切除的效果明显好于非解剖性肝切除，因此，解剖性肝切除仍然是 HCC 患者肝切除的最佳治疗方案[28]。Hasegawa 等研究了 210 例 HCC 肝切除患者，结果显示解剖性肝切除组患者的 5 年总体无瘤生存率（66%）明显高于非解剖性肝切除组患者（35%）[26]，与法国的一项研究结果相似[29]。而 Kang 等研究纳入 167 例孤立小肝癌切除患者，结果发现，对于这类患者，解剖性肝切除的结局与非解剖性肝切除是等同的[30]。与局限性切除比较，解剖性切除因为考虑潜在的肿瘤癌栓和卫星灶，所以是目前首选治疗方案（图 23.4）。然而，对于伴有肝硬化的患者，解剖性切除风险较大，如果肿瘤比较小且单发，非解剖性切除是可行的、安全的、有效的治疗方案。

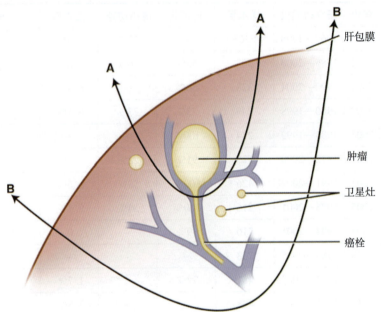

肝包膜
肿瘤
卫星灶
癌栓

图 23.4 伴有卫星灶和门静脉分支癌栓 HCC 的局限性肝切除（A）与解剖性肝切除（B）。局限性肝切除（A）不能处理门静脉癌栓和卫星灶。

HCC 肝移植

（一）肿瘤相关因素的患者筛选

肝移植不仅能够完整切除肿瘤组织，还可以切除病肝，是 HCC 理想的治疗方案。然而，移植的早期经验并没有显示好的结局，虽然肝癌早期患者的生存率还是可以接受的，但肝移植总体治疗效果仍不理想，肿瘤复发率高、远期疗效不佳。肝脏供给不足和移植排斥反应严重限制了肝移植的指征。

仅部分肝移植后预期生存期与非 HCC 肝移植患者无明显差异的患者才考虑行肝移植。肿瘤组织类型可能是问题的根源，一项研究结果显示单发小结节或 2 个结节直径总和 < 3cm 的肝癌肝移植的效果明显优于肝切除（83% *vs* 18%）；而弥漫性，2 个以上结节直径总和 >3cm 或伴有门静脉癌栓的肝癌肝移植有更高的肿瘤复发率且预后较差[31]。Mazzaferro 等[32] 报道 48 例无法切除的肝硬化肝癌患者肝移植后的生存率和无瘤生存率，结果显示符合肝移植标准的患者 4 年生存率及无瘤生存率分别达到 85% 和 92%（图 23.5），而不符合移植标准的患者预后较差（生存率及无瘤生存率分别为 50% 和 59%）。这些成为米兰标准的基础条件，包括单发肿瘤 <5cm，或者 3 个或更少的肿瘤且每个肿瘤 <3cm（图 23.6）。米兰标准继而被美国联合器官分配网（UNOS）采用作为评估 HCC 患者肝移植的选择标准。大量研究证实符合米兰标准的肝移植生存率高[33,34]。但越来越多的学者认为，米兰标准过于严格，适当放宽纳入标准亦可获得较好的临床治疗效果[35]。

加州大学旧金山分校（UCSF）研究小组进行了更深入的研究，发现对于超出米兰标准的肿瘤负荷患者的肝移植也获得了较好的疗效。这项研究提出了 UCSF 标准，包括单发肿瘤 ≤6.5cm，≤3 个肿瘤且最大病灶 ≤4.5cm，以及肿瘤直径之和 ≤8cm（图 23.6）。其研究结果显示肝移植患者 1 年、5 年生存率分别为 90% 和 75%，明显高于超出米兰标准的肝移植患者（1 年生存率为 50%）[35]。该研究重点评估肝移植效果，但移植前可能仍存在一些与移植疗效相关的不确定因素。因此，该研究小组于 2007 年开展进一步的评估来验证其疗效，使用 UCSF 的标准，但是通过术前的影像学资料来获取肿瘤的大小[36]。

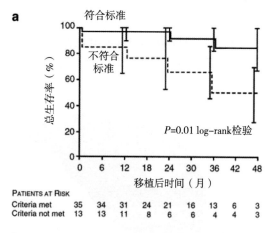

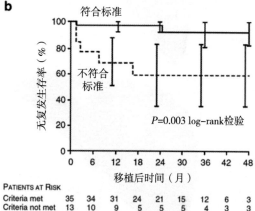

图 23.5　**符合米兰标准与不符合米兰标准的 HCC 患者肝移植后的总生存率（a）和无复发生存率（b）（转载于 Reprinted from Mazzaferro et al. [32] Liver transplantation for the treatment of small hepatocellular carcinoma in patients with cirrhosis. N Engl J Med 1996；334：693 - 9，Fig. 3. 获得 Massachusetts Medical Society 准许）。**

为进一步明确肝移植标准对移植治疗效果的影响，加州大学洛杉矶分校（UCLA）移植中心开展了一项关于先前确立的标准与疗效的相关性研究[37]。该研究纳入符合肝移植标准的 467 例 HCC 患者，结果显示接受肝移植后 1、3、5 年生存率分别为 82%、65% 和 52%。研究发现符合米兰标准的患者生存率与符合 UCSF 标准的患者生存率无明显差异，但不符合 UCSF 标准的肿瘤患者肝移植后预期生存率低于 50%。一项多因素分析显示肿瘤数目、有无淋巴血管侵犯以及分化程度成为影响肝移植预后的独立因素。

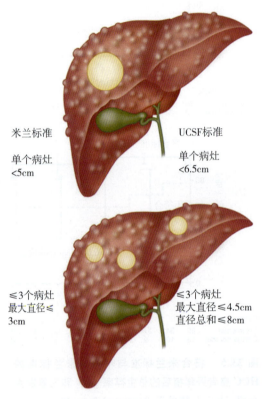

米兰标准

单个病灶
<5cm

UCSF标准

单个病灶
<6.5cm

≤3个病灶
最大直径≤
3cm

≤3个病灶
最大直径≤4.5cm
直径总和≤8cm

图 23.6　HCC 患者肝移植米兰标准和 UCSF 标准：米兰标准（单个病灶≤5cm，或≤3 个病灶并且最大直径≤3cm）和 UCSF 标准（单个病灶≤6.5cm，或≤3 个病灶并且最大直径≤4.5cm 及直径总和≤8cm）。

（二）美国器官分配：MELD 和 HCC

终末期肝病模型（MELD）是一个用来预测终末期肝病患者行经颈静脉肝内门－体分流术后生存情况的评分系统[38]。随后被 UNOS 用于分配肝移植的肝源。由于大量 HCC 患者的肝硬化代偿良好，该评分系统尚不能有效评分这些患者在等待供肝期间的死亡风险，所以第一个肝癌 MELD 排除标准由此确立[39]。如果 I 期慢性肝病患者 3

个月以内有 15% 的疾病进展风险，那么患者的 MELD 评分为 24 分；如果 II 期慢性肝病患者 3 个月以内有 30% 的疾病进展风险，那么患者的 MELD 评分为 29 分。另外，患者每隔 3 个月评估一次，其风险也会每隔 3 个月增加 10%，同时 MELD 评分也会相应增加。这样的分配系统导致 HCC 肝移植患者比例从 7% 上升到 22%[40]。由此可见，对于失代偿肝硬化患者而言，此分配系统天平极大倾向于 HCC 患者[41]。2003 年，对该分配系统进行了修订：I 期慢性肝病评分为 20 分；II 期慢性肝病评分为 24 分。这次修订使得 HCC 肝移植患者比例从 22% 回落至 14%。一项移植肝的病理学统计发现，伴有 I 期 HCC 的病肝有 31% 的概率找不到明确的肿瘤证据[40]。因此，该分配系统进一步被修订：排除 I 期 HCC 的患者。目前 HCC 患者的 MELD 评分指南如下：符合米兰标准的肿瘤负荷评分，超出米兰标准但符合 UCSF 标准的肿瘤需要降级至米兰标准；等待肝源期间，>2cm 的肿瘤评分为 22 分，每隔 3 个月评分会相应增加。

每年等待肝移植的患者数量持续上升，而合适的供肝数量并没有多大变化。2010 年，等待肝移植的患者数量超过 16000 人，而接受并完成肝移植的患者数量只有 6291 人（UNOS 数据）。由于尸体供肝不足，越来越多的肝硬化失代偿以及无法切除的 HCC 患者开始接受活体肝移植（LDLT）治疗。总的来说，LDLT 患者的临床获益与尸体肝移植患者相似[42]。大量研究显示 HCC 患者接受 LDLT 的长期预后良好[43]。不过，活体肝移植的风险令人担忧，其病死率高达 40%。在受体获益和供体风险方面，许多学者也对超出米兰标准或 UCSF 标准的患者接受 LDLT 表示担忧。另外，在等待肝移植期间，是否存在患者选择偏倚？这种偏倚很可能会导致纳入肿瘤生物学良好的患者，而进展期肿瘤的患者被排除在外[44]。如果 LDLT

前充分考虑选择偏倚因素的话，肿瘤生物学较差的患者就可以在肿瘤进展之前完成肝移植治疗。

（三）HCC 患者等待肝源期间的管理

HCC 患者 OLT 术前需要精准评估。术前影像学评估主要包括肿瘤的大小、数目、有无肝外转移、有无血管侵犯等。明确的组织学诊断尚不需要，但如果没有穿刺病理的话，必须满足以下条件之一：AFP 持续大于 200mg/ml；CT 或 MRI 显示动脉期明显强化，门静脉期迅速消退；局部治疗史。部分患者的 AFP 大于 500mg/ml 而影像学未见明确的肿瘤证据，他们依然会有 MELD 附加评分；而另外一部分移植患者的肿瘤 <2cm 或者超出米兰标准，但他们不会有 MELD 附加评分。等待肝移植期间，所有患者必须确定肿瘤不能切除，并且每 3 个月通过 CT 或 MRI 评估一次以确保疾病无进展而超出现有的移植标准。

不能手术切除的 HCC 患者，在等待肝移植期间必须密切随访并监测疾病进展情况。等待肝源期间，HCC 患者即使 MELD 评分较低，也会存在肿瘤进展的风险，进而导致肝移植预后极差，甚至失去肝移植的机会。所以，等待肝移植期间，移植中心多采用局部治疗来控制肿瘤进展，比如 TACE、射频消融（RFA）、无水乙醇注射（PEI）等。TACE 通过选择性化疗栓塞肿瘤的供血动脉以达到控制肿瘤的目的，使用的化疗药物主要为顺铂、阿霉素等。TACE 治疗肿瘤的优势在于通过局部化疗作用造成肿瘤缺血坏死，而对全身的影响较小。并且在一些 HCC 病例中，TACE 治疗过的肿瘤发生完全性坏死，肿瘤缩小 50%[45]。TACE 的治疗作用主要包括延长肝移植等待时间、降低肝移植后肿瘤复发率以及对超出移植标准的 HCC 降低分期三方面。因此，TACE 可以增加患者肝移植的机会，改善肝移植预后（图 23.7）。

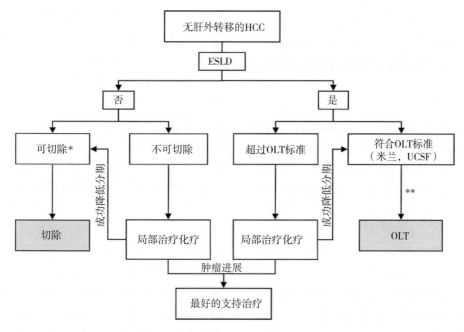

图 23.7　加州大学洛杉矶分校（UCLA）无肝外转移的 HCC 治疗流程图，＊与非肝硬化患者肝大部切除术的流程图类似（图 23.2a），＊＊等待肝移植的 HCC 患者每 3 个月评估一次。符合米兰标准或 UCSF 标准的肿瘤采用局部治疗（TACE、RFA、PEI 等）作为过渡治疗来控制肿瘤负荷（ESLD 终末期肝病，OLT 原位肝移植）。

TACE 可以作为肝移植期间的过渡治疗，起到桥接作用。来自梅奥诊所的一项研究纳入等待肝移植的 54 例 TACE 患者，随访 12 个月，中途退出率为 14%，明显低于巴塞罗那肝癌研究组报道的 38%（单纯观察组）[8,46]。另一项纳入了 116 例等待肝移植的 HCC 患者的研究结果显示，符合米兰标准的患者经 TACE 治疗后中途退出率为 2.9%，而超出米兰标准但符合 UCSF 标准的患者经 TACE 治疗后中途退出率为 12%。但是这项研究也同时发现，经降级治疗至米兰标准的患者肝移植后预后较差，其 5 年生存率仅 25%[47]。虽然目前尚无随机对照试验进一步证实 TACE 治疗能降低中途退出率，但是现有证据已经显示介入治疗，尤其是 TACE 确实安全、有效，并发症和副作用均很少。

等待肝移植期间采用 PEI 作为过渡治疗的经验较少。由于 PEI 的副作用及并发症发生率偏高，所以文献中很少提及。但是，对于坏死程度达 80% 的小肝癌而言，PEI 是一种有效的治疗方法[48]。PEI 采用细针操作，侵入性更小，有效减少了针道转移的机会。然而，PEI 需要重复治疗，基本上已经被 RFA 替代。因此，很难积累一些高质量的研究去评估 PEI 在肝移植等待期间作为过渡治疗的应用价值。

肝移植等待期间，RFA 是另一个局部治疗肝肿瘤的有效方法。UCLA 报道了 52 例患者 87 个肿瘤的临床经验，12 个月因肿瘤进展所致中途退出率为 5.8%，剩余 41 例患者的 3 年生存率为 76%，且随访期内肿瘤无复发[49]。Mazzaferro 等研究结果显示移植前行 RFA 治疗，移植等待期内没有出现因为肿瘤进展而中途退出的患者，且移植后 3 年生存率达到 83%[50]。因此，RFA 作为小肿瘤肝移植前的过渡治疗安全有效。

肝移植前局部治疗最大的作用就是延长等待时间。而移植治疗中心没有足够的证据证明移植前采用其中一种过渡治疗能够延长生存期或降低肿瘤复发。不过侵袭性高的肿瘤生物学特性和接近（或超出）米兰标准两个因素可能与肿瘤复发相关。虽然大多数 HCC 患者移植前通过过渡治疗来控制肿瘤，但最佳治疗方式的选择尚未达成共识。

HCC 外科切除与肝移植

OLT 是目前 HCC 和终末期肝病（ESLD）最佳治疗方案，但是能够完成肝移植的患者只占少数，其主要原因是供肝不足和多数 HCC 分期超出移植标准。因此，如果肝功能代偿良好（CTP 评分为 A）和门静脉压力不高，肝切除术仍然是最重要的外科治疗方式（图 23.7）[3]。

肝切除术与肝移植联合治疗小 HCC，需要符合如下 3 个条件[51]：（1）作为复发行补救性肝移植的一线治疗；（2）作为一种诊断工具，根据术后肿瘤病理信息决定是否行 OLT；（3）作为 OLT 前的过渡治疗方案，控制肿瘤降期至米兰标准[32] 或 UCSF 标准[35]。

将肝切除术与肝移植作为肝储备良好的小 HCC 患者主要的治疗方式一直被热议。而作为复发补救性肝移植的一线治疗主要依据区域性 HCC 高发病率和肝源缺乏而定[52]。等待肝移植的患者行肝切除术主要是为了延长等待时间，降低因肿瘤进展而超出移植标准的风险。虽然肝切除不能去除潜在肝病，但是一些研究显示初始肝切除与初始 OLT 的总生存率相似（表 23.2）[53-55]。一项亚洲移植中心的研究显示小 HCC 切除术后复发的大部分患者（79%）仍然适合行补救性肝移植[56]。然而，肝切除与补救性肝移植的策略在地区上无显著差异，比如在美国，因为只有较少一部分的 HCC 患者（10%）等待肝移植的周期相对较短（3 个月）[52]。因此，对于小 HCC 患者，是直接行 OLT 还是先行肝切除再行补救性 OLT，争议较多的在于地区差异，而不是移植中心对患者的选择性差异。

表 23.2　主要采用肝切除（伴补救性肝移植）和肝移植的 HCC 患者长期随访结果比较

第一作者	年份	研究时间段	主要治疗	样本量	5 年 OS 率	5 年 DFS 率
Lee[85]	2010	1997—2007	肝移植	78	68%	75%ᵃ
			肝切除	130	52%	50%
Facciuto[86]b	2009	1997—2007	肝移植	119	62%	–
			肝切除	60	61%	–
Del Gaudio[87]	2008	1996—2005	肝移植	147	58%	54%
			肝切除	80	66%	41%
Shah[88]	2007	1995—2005	肝移植	140	64%	78%ᵃ
			肝切除	121	56%	60%
Poon[89]	2007	1995—2004	肝移植	85	44%	–
			肝切除	228	60%	–
Margarit[55]	2005	1988—2002	肝移植	36	50%	64%ᵃ
			肝切除	37	78%	39%
Bigourdan[90]	2003	1991—1999	肝移植	17	71%	80%ᵃ
			肝切除	20	36%	40%ᵃ
Adam[91]	2003	1984—2000	肝移植	195	61%ᵇ	58%ᵃ
			肝切除	98	50%	18%
Belghiti[92]	2003	1991—2001	肝移植	70	–	59%
			肝切除	18	–	61%
Figueras[93]	2000	1990—1999	肝移植	85	60%	60%ᵃ
			肝切除	35	51%	31%

DFS：无瘤生存；OS：总生存；a 有显著性差异；b 符合米兰标准的 4 年生存率。

（Adapted from Rahbari et al[84]. Hepatocellular carcinoma. Current management and perspectives for the future. Ann Surg 2011；253：453 – 69，Table 3，with permission from Lippincott Williams & Wilkins，US）。

肝切除的另一个优势就是获得肿瘤及切缘的病理信息[51]。血管侵犯（微血管及大血管）和卫星灶是预后较差的两个重要影响因素，这些信息可以用来纳入或排除因为肿瘤复发拟行补救性肝移植的患者。

Belghiti 也推荐肝切除作为 OLT 前的过渡治疗[51]。但是，这种治疗方案仅在患者完整切除肿瘤后依然保留肝移植机会时才能行得通。比如在美国，HCC 患者还会有生理性 MELD 附加评分，一旦患者接受了完整性肿瘤切除，他们就丧失了肝移植的机会。所以，等待肝移植的 HCC 患者主要采取局部治疗来控制肿瘤，比如 TACE、RFA 等。

超出米兰标准或 UCSF 标准的大 HCC 患者比小 HCC 患者预后更差[32,35]。在美国，移植标准外的患者是否能够行肝移植，主要基于生理性 MELD 评分，而不是 HCC 附加评分。一项关于超出米兰标准的 HCC 患者行肝切除术与 OLT 的对照研究[57]纳入相同的时间段内，肝切除组患者 94 例，OLT 组患者 92 例，肿瘤最大直径的平均值分别为 10cm（肝切除组）和 6.4cm（OLT 组），两组的总生存率均为 66%。虽然这项对照研究存在许多不足，但是研究结果仍然可以提示超出米兰标准的 HCC 患者行肝切除和 OLT 有相似的临床结局。

HCC 的肝大部切除与射频消融治疗

近 10 年以来，多种局部消融治疗（如 RFA）对局部肿瘤控制有独特优势，在原发性肝癌中的应用呈不断增长的趋势。与肝切除治疗比较，经皮消融技术具有创伤小，不需要全麻或住院等特点，尤其被广泛用于原发性肝癌的治疗。虽然消融治疗的结果比较令人欣喜，但越来越多的证据显示，小 HCC 的肝切除患者生存期更长，术后复发率更低[58-64]。一些回顾性研究比较了肝切除与经皮消融治疗，尽管所有的研究报道肝切除在复发或生存方面有更好的结局，但是 3 项研究的结果通过小 HCC（≤3 cm）亚组的分析显示肝切除与 RFA 的疗效相当[60,63,64]。但上述回顾性研究有其自身的局限性，其研究结果有待进一步商榷。日本肝癌研究小组的大型调查比较了符合米兰标准的 HCC 患者分别行肝切除（$n = 2857$）、经皮 RFA（$n = 3022$）和 PEI（$n = 1306$）的疗效差异[65]，结果显示肝切除组患者术后 2 年复发率明显低于其他两组患者；多因素分析则显示经皮 RFA 是提高复发率的独立预后因素。

一项关于小 HCC 患者的肝切除和 RFA 的随机对照研究[66]将符合米兰标准且肝功能 CTP 评分为 A 或 B 的 HCC 患者随机分为肝切除组（$n = 115$）和 RFA 组（$n = 115$），分析两组的疗效。结果显示 RFA 组患者平均住院日较切除组短（7 天 vs 15 天），术后并发症发生率较切除组低（5/115 vs 32/115），但切除组患者的 5 年复发率显著低于 RFA 组（42% vs 63%），总生存率显著高于 RFA 组（76% vs 55%）。多因素分析发现肝切除是 HCC 患者预后良好的独立预测因素。

综上所述，肝切除在复发率和生存率方面明显优于射频消融治疗。然而，经皮射频消融的优势在于创伤更小，住院周期更短，术后并发症更少。

复发性 HCC 的再次肝切除

在 HCC 高发以及肝源缺乏或 LDLT 为唯一移植选择的地区，比如日本，肝切除是 HCC 的首选治疗方式。研究表明 HCC 肝切除后临床获益较大，但肿瘤复发也较常见（70% ~80%）。不同于结肠直肠癌肝转移，肝内原发灶切除后的肝外复发较为常见，而且大多数 HCC 患者肝切除术后会出现余肝内转移[24,67,68]。对于很多亚洲的复发性 HCC 患者，选择并不是补救性肝移植，而是考虑再次肝切除。这就是 HCC 术后复发再次肝切除的经验主要来自于亚洲地区的原因（表 23.3）。但是，原发灶切除后复发的患者中再次手术的不多，仅占 10% ~20%[69]。

近年来，越来越多的 HCC 患者复发后接受再次肝切除手术，并且医师把再次肝切除作为 HCC 复发患者一个安全、有效的治疗方式。然而，剩余肝脏体积是复发性 HCC 患者面临的问题。这些患者在首次肝切除后经常会出现肝功能失代偿的进展以及门静脉高压等严重并发症。近 10 年来，很多的研究表明，经严格筛选的患者，接受再次肝切除是安全的，围手术期的死亡率 < 1%（表 23.3）。肝脏和肿瘤相关因素的关键性评估对于选定患者再次肝切除是至关重要的。对于首次肝切除患者，为了防止术后肝功能衰竭，肝功能、门静脉高压及剩余肝脏体积需要仔细评估（图 23.2b）。虽然 HCC 解剖性切除预后较好[26,29]，但是剩余肝脏体积的最大保留成为再次切除的首要原则。因此，再次切除患者采用最小化肝切除（≤肝段切除）的比例明显高于首次肝切除患者（表 23.1 和 23.3）。越来越多的证据显示首次肝切除[70,71]或者再次肝切除[71-73]时门静脉癌栓是预后不良的一个独立预测因素。HCC 患者首次切除后无瘤生存期较短（≤1 年），复发后再次肝切除后效果也欠佳[73]。如果患者筛选合适，HCC 复发后再次肝切除的长期生存与 HCC 首次肝切除的效果相当（表 23.1 和 23.3）。如果患者不适合肝切除或者围手术期风险较大，可以考虑局部治疗或者化疗。

表 23.3　样本量超过 20 的 HCC 复发后再次肝切除的研究系列

第一作者	年份	研究时间段	样本量（首次切除）	样本量（再次切除）	肝硬化	最小切除[a]	死亡率	5 年 OS 率
Shimada[71]	1998	1978—1995	312	41（13%）	59%	95%	–	42%
Sugimachi[94]	2001	1984—2000	474	78（16%）	–	–	0	47%
Minagawa[73]	2003	1994—2000	334	67（20%）	69%	91%	0	56%
Itamoto[72]	2007	1990—2004	483	84（17%）	67%	87%	0	50%
Liang[95]	2008	1999—2007	853	44（5%）	–	82%	0	28%
Wu[96]	2009	1990—2007	1177	149（13%）	78%	83%	1%	59%
Nagano[70]	2009	1992—2005	231	24（10%）	–	96%	0	51%
Faber[97]	2011	1990—2009	483	27（6%）	59%	52%	0	42%

－：不确定；OS：总生存；a：最小切除定义为≤肝段切除。

参考文献

［1］Parkin DM，Bray F，Ferlay J，Pisani P．Global cancer statistics，2002．CA Cancer J Clin．2005；55：74 – 108.

［2］Llovet JM，Bustamante J，Castells A，et al．Natural history of untreated nonsurgical hepatocellular carcinoma：rationale for the design and evaluation of therapeutic trials．Hepatology．1999；29：62 – 7.

［3］Clavien PA，Petrowsky H，DeOliveira ML，Graf R．Strategies for safer liver surgery and partial liver transplantation．N Engl J Med．2007；356：1545 – 59.

［4］Abulkhir A，Limongelli P，HealeyAJ，et al．Preoperative portal vein embolization for major liver resection：a meta – analysis．Ann Surg．2008；247：49 – 57.

［5］Palavecino M，Chun YS，Madoff DC，et al．Major hepatic resection for hepatocellular carcinoma with or without portal vein embolization：Perioperative outcome and survival．Surgery．2009；145：399 – 405.

［6］Seo DD，Lee HC，Jang MK，et al．Preoperative portal vein embolization and surgical resection in patients with hepatocellular carcinoma and small future liver remnant volume: comparison with transarterial chemoembolization. Ann Surg Oncol. 2007; 14: 3501 – 9.

[7] Bruix J, Castells A, Bosch J, et al. Surgical resection of hepatocellular carcinoma in cirrhotic patients: prognostic value of preoperative portal pressure. Gastroenterology. 1996; 111: 1018 – 22.

[8] Llovet JM, Fuster J, Bruix J. Intention – to – treat analysis of surgical treatment for early hepatocellular carcinoma: resection versus transplantation. Hepatology. 1999; 30: 1434 – 40.

[9] Bruix J, Sherman M. Management of hepatocellular carcinoma. Hepatology. 2005; 42: 1208 – 36.

[10] Bruix J, Sherman M, Llovet JM, et al. Clinical management of hepatocellular carcinoma. Conclusions of the Barcelona – 2000 EASL conference. European Association for the Study of the Liver. J Hepatol. 2001; 35: 421 – 30.

[11] Capussotti L, Ferrero A, Vigano L, Polastri R, Tabone M. Liver resection for HCC with cirrhosis: surgical perspectives out of EASL/AASLD guidelines. Eur J Surg Oncol. 2009; 35: 11 – 5.

[12] Cucchetti A, Ercolani G, Vivarelli M, et al. Is portal hypertension a contraindication to hepatic resection? Ann Surg. 2009; 250: 922 – 8.

[13] Shirabe K, Shimada M, Gion T, et al. Postoperative liver failure after major hepatic resection for hepatocellular carcinoma in the modern era with special reference to remnant liver volume. J Am Coll Surg. 1999; 188: 304 – 9.

[14] Breitenstein S, Apestegui C, Petrowsky H, Clavien PA. "State of the art" in liver resection and living donor liver transplantation: a worldwide survey of 100 liver centers. World J Surg. 2009; 33: 797 – 803.

[15] Aoki T, Imamura H, Hasegawa K, et al. Sequential preoperative arterial and portal venous embolizations in patients with hepatocellular carcinoma. Arch Surg. 2004; 139: 766 – 74.

[16] Ogata S, Belghiti J, Farges O, Varma D, Sibert A, Vilgrain V. Sequential arterial and portal vein embolizations before right hepatectomy in patients with cirrhosis and hepatocellular carcinoma. Br J Surg. 2006; 93: 1091 – 8.

[17] Imamura H, Sano K, Sugawara Y, Kokudo N, Makuuchi M. Assessment of hepatic reserve for indication of hepatic resection: decision tree incorporating indocyanine green test. J Hepatobiliary Pancreat Surg. 2005; 12: 16 – 22.

[18] Fan ST, Lo CM, Liu CL, et al. Hepatectomy for hepatocellular carcinoma: toward zero hospital deaths. Ann Surg. 1999; 229: 322 – 30.

[19] Poon RT, Fan ST. Assessment of hepatic reserve for indication of hepatic resection: how I do it. J Hepatobiliary Pancreat Surg. 2005; 12: 31 – 7.

[20] Yamanaka N, Okamoto E, Toyosaka A, et al. Prognostic factors after hepatectomy for hepatocellular carcinomas. A univariate and multivariate analysis. Cancer. 1990; 65: 1104 – 10.

[21] Liu JH, Chen PW, Asch SM, Busuttil RW, Ko CY. Surgery for hepatocellular carcinoma: does it improve survival? Ann Surg Oncol. 2004; 11: 298 – 303.

[22] Hanazaki K, Kajikawa S, Shimozawa N, et al. Hepatic resection for hepatocellular carcinoma in the elderly. J Am Coll Surg. 2001; 192: 38 – 46.

[23] Petrowsky H, Clavien PA. Should we deny surgery for malignant hepato – pancreaticobiliary tumors to elderly patients? World J Surg. 2005; 29: 1093 – 100.

[24] Ercolani G, Grazi GL, Ravaioli M, et al. Liver resection for hepatocellular carcinoma on cirrhosis: univariate and multivariate analysis of risk factors for intrahepatic recurrence. Ann Surg. 2003; 237: 536 – 43.

[25] Lise M, Bacchetti S, Da Pian P, Nitti D, Pilati PL, Pigato P. Prognostic factors affecting long term outcome after liver resection for hepatocellular carcinoma: results in a series of 100 Italian patients. Cancer. 1998; 82: 1028 – 36.

[26] Hasegawa K, Kokudo N, Imamura H, et al. Prognostic impact of anatomic resection for hepa-

tocellular carcinoma. Ann Surg. 2005; 242: 252 - 9.

[27] Shi M, Guo RP, Lin XJ, et al. Partial hepatectomy with wide versus narrow resection margin for solitary hepatocellular carcinoma: a prospective randomized trial. Ann Surg. 2007; 245: 36 - 43.

[28] Ikai I, Arii S, Kojiro M, et al. Reevaluation of prognostic factors for survival after liver resection in patients with hepatocellular carcinoma in a Japanese nationwide survey. Cancer. 2004; 101: 796 - 802.

[29] Regimbeau JM, Kianmanesh R, Farges O, Dondero F, Sauvanet A, Belghiti J. Extent of liver resection influences the outcome in patients with cirrhosis and small hepatocellular carcinoma. Surgery. 2002; 131: 311 - 7.

[30] Kang CM, Choi GH, Kim DH, et al. Revisiting the role of nonanatomic resection of small (< or = 4 cm) and single hepatocellular carcinoma in patients with wellpreserved liver function. J Surg Res. 2010; 160: 81 - 9.

[31] Bismuth H, Chiche L, Adam R, Castaing D, Diamond T, Dennison A. Liver resection versus transplantation for hepatocellular carcinoma in cirrhotic patients. Ann Surg. 1993; 218: 145 - 51.

[32] Mazzaferro V, Regalia E, Doci R, et al. Liver transplantation for the treatment of small hepatocellular carcinomas in patients with cirrhosis. N Engl J Med. 1996; 334: 693 - 9.

[33] Cillo U, Vitale A, Bassanello M, et al. Liver transplantation for the treatment of moderately or welldifferentiated hepatocellular carcinoma. Ann Surg. 2004; 239: 150 - 9.

[34] HemmingAW, CattralMS, ReedAI, VanDerWerfWJ, Greig PD, Howard RJ. Liver transplantation for hepatocellular carcinoma. Ann Surg. 2001; 233: 652 - 9.

[35] Yao FY, Ferrell L, Bass NM, et al. Liver transplantation for hepatocellular carcinoma: expansion of the tumor size limits does not adversely impact survival. Hepatology. 2001; 33: 1394 - 403.

[36] Yao FY, Xiao L, Bass NM, Kerlan R, Ascher NL, Roberts JP. Liver transplantation for hepatocellular carcinoma: validation of the UCSF - expanded criteria based on preoperative imaging. Am J Transplant. 2007; 7: 2587 - 96.

[37] Duffy JP, Vardanian A, Benjamin E, et al. Liver transplantation criteria for hepatocellular carcinoma should be expanded: a 22 - year experience with 467 patients at UCLA. Ann Surg. 2007; 246: 502 - 9. discussion 9 - 11.

[38] Malinchoc M, Kamath PS, Gordon FD, Peine CJ, Rank J, ter Borg PC. A model to predict poor survival in patients undergoing transjugular intrahepatic portosystemic shunts. Hepatology. 2000; 31: 864 - 71.

[39] Wiesner R, Edwards E, Freeman R, et al. Model for end - stage liver disease (MELD) and allocation of donor livers. Gastroenterology. 2003; 124: 91 - 6.

[40] Wiesner RH, Freeman RB, Mulligan DC. Liver transplantation for hepatocellular cancer: the impact of the MELD allocation policy. Gastroenterology. 2004; 127: S261 - 7.

[41] Sharma P, Balan V, Hernandez JL, et al. Liver transplantation for hepatocellular carcinoma: the MELD impact. Liver Transpl. 2004; 10: 36 - 41.

[42] Olthoff KM, Merion RM, Ghobrial RM, et al. Outcomes of 385 adult - to - adult living donor liver transplant recipients: a report from the A2ALL consortium. Ann Surg. 2005; 242: 314 - 23. discussion 23 - 5.

[43] Sarasin FP, Majno PE, Llovet JM, Bruix J, Mentha G, HadengueA. Living donor liver transplantation for early hepatocellular carcinoma: a life - expectancy and costeffectiveness perspective. Hepatology. 2001; 33: 1073 - 9.

[44] Kulik L, Abecassis M. Living donor liver transplantation for hepatocellular carcinoma. Gastroenterology. 2004; 127: S277 - 82.

[45] Lo CM, Ngan H, Tso WK, et al. Randomized controlled trial of transarterial lipiodol chemoem-

bolization for unresectable hepatocellular carcinoma. Hepatology. 2002; 35: 1164 – 71.

[46] Maddala YK, Stadheim L, Andrews JC, et al. Drop – out rates of patients with hepatocellular cancer listed for liver transplantation: outcome with chemoembolization. Liver Transpl. 2004; 10: 449 – 55.

[47] Millonig G, Graziadei IW, Freund MC, et al. Response to preoperative chemoembolization correlates with outcome after liver transplantation in patients with hepatocellular carcinoma. Liver Transpl. 2007; 13: 272 – 9.

[48] Vilana R, Bruix J, Bru C, Ayuso C, Sole M, Rodes J. Tumor size determines the efficacy of percutaneous ethanol injection for the treatment of small hepatocellular carcinoma. Hepatology. 1992; 16: 353 – 7.

[49] Lu DS, Yu NC, Raman SS, et al. Radiofrequency ablation of hepatocellular carcinoma: treatment success as defined by histologic examination of the explanted liver. Radiology. 2005; 234: 954 – 60.

[50] Mazzaferro V, Battiston C, Perrone S, et al. Radiofrequency ablation of small hepatocellular carcinoma in cirrhotic patients awaiting liver transplantation: a prospective study. Ann Surg. 2004; 240: 900 – 9.

[51] Belghiti J. Resection and liver transplantation for HCC. J Gastroenterol. 2009; 44 Suppl 19: 132 – 5.

[52] Cucchetti A, Vitale A, Gaudio MD, et al. Harm and benefits of primary liver resection and salvage transplantation for hepatocellular carcinoma. Am J Transplant. 2010; 10: 619 – 27.

[53] Cherqui D, Laurent A, Mocellin N, et al. Liver resection for transplantable hepatocellular carcinoma: long – term survival and role of secondary liver transplantation. Ann Surg. 2009; 250: 738 – 46.

[54] Chua TC, Saxena A, Chu F, Morris DL. Hepatic resection for transplantable hepatocellular carcinoma for patients within Milan and UCSF criteria. AmJ Clin Oncol. 2012; 35 (2): 141 – 5.

[55] Margarit C, Escartin A, Castells L, Vargas V, Allende E, Bilbao I. Resection for hepatocellular carcinoma is a good option in Child – Turcotte – Pugh class A patients with cirrhosis who are eligible for liver transplantation. Liver Transpl. 2005; 11: 1242 – 51.

[56] Poon RT, Fan ST, Lo CM, Liu CL, Wong J. Long – term survival and pattern of recurrence after resection of small hepatocellular carcinoma in patients with preserved liver function: implications for a strategy of salvage transplantation. Ann Surg. 2002; 235: 373 – 82.

[57] Canter RJ, Patel SA, Kennedy T, et al. Comparative analysis of outcome in patients with hepatocellular carcinoma exceeding the Milan criteria treated with liver transplantation versus partial hepatectomy. Am J Clin Oncol. 2010; 34 (5): 466 – 71.

[58] Gravante G, Overton J, Sorge R, et al. Radiofrequency ablation versus resection for liver tumours: an evidence – based approach to retrospective comparative studies. J Gastrointest Surg. 2011; 15: 378 – 87.

[59] Petrowsky H, Busuttil RW. Resection or ablation of small hepatocellular carcinoma: what is the better treatment? J Hepatol. 2008; 49: 502 – 4.

[60] Guglielmi A, Ruzzenente A, Valdegamberi A, et al. Radiofrequency ablation versus surgical resection for the treatment of hepatocellular carcinoma in cirrhosis. J Gastrointest Surg. 2008; 12: 192 – 8.

[61] Hong SN, Lee SY, Choi MS, et al. Comparing the outcomes of radiofrequency ablation and surgery in patients with a single small hepatocellular carcinoma and well – preserved hepatic function. J Clin Gastroenterol. 2005; 39: 247 – 52.

[62] Lupo L, Panzera P, Giannelli G, Memeo M, Gentile A, Memeo V. Single hepatocellular carcinoma ranging from 3 to 5 cm: radiofrequency ablation or resection? HPB (Oxford). 2007; 9: 429 – 34.

[63] Vivarelli M, Guglielmi A, Ruzzenente A, et al.

Surgical resection versus percutaneous radiofrequency ablation in the treatment of hepatocellular carcinoma on cirrhotic liver. Ann Surg. 2004; 240: 102 – 7.

[64] Wakai T, Shirai Y, Suda T, et al. Long – term outcomes of hepatectomy vs percutaneous ablation for treatment of hepatocellular carcinoma < or = 4 cm. World J Gastroenterol. 2006; 12: 546 – 52.

[65] Hasegawa K, Makuuchi M, Takayama T. Surgical resection vs. percutaneous ablation for hepatocellular carcinoma: a preliminary report of the Japanese nationwide survey. J Hepatol. 2008; 49: 589 – 94.

[66] Huang J, Yan L, Cheng Z, et al. A randomized trial comparing radiofrequency ablation and surgical resection for HCC conforming to the Milan criteria. Ann Surg. 2010; 252: 903 – 12.

[67] Fong Y, Sun RL, Jarnagin W, Blumgart LH. An analysis of 412 cases of hepatocellular carcinoma at a Western center. Ann Surg. 1999; 229: 790 – 9. discussion 9 – 800.

[68] Poon RT, Fan ST, Lo CM, et al. Improving survival results after resection of hepatocellular carcinoma: a prospective study of 377 patients over 10 years. Ann Surg. 2001; 234: 63 – 70.

[69] Lesurtel M, Petrowsky H, et al. Repeat resection for malignant liver tumors. In: Clavien PA, Breitenstein S, Belghiti J, editors. Malignant liver tumors: current and emerging therapies. 3rd ed. Oxford: Wiley – Blackwell; 2010. p. 216 – 26.

[70] Nagano Y, Shimada H, Ueda M, et al. Efficacy of repeat hepatic resection for recurrent hepatocellular carcinomas. ANZ J Surg. 2009; 79: 729 – 33.

[71] Shimada M, Takenaka K, Taguchi K, et al. Prognostic factors after repeat hepatectomy for recurrent hepatocellular carcinoma. Ann Surg. 1998; 227: 80 – 5.

[72] Itamoto T, Nakahara H, Amano H, et al. Repeat hepatectomy for recurrent hepatocellular carcinoma. Surgery. 2007; 141: 589 – 97.

[73] Minagawa M, Makuuchi M, Takayama T, Koku-do N. Selection criteria for repeat hepatectomy in patients with recurrent hepatocellular carcinoma. Ann Surg. 2003; 238: 703 – 10.

[74] Zhou XD, Tang ZY, Yang BH, et al. Experience of 1000 patients who underwent hepatectomy for small hepatocellular carcinoma. Cancer. 2001; 91: 1479 – 86.

[75] Kanematsu T, Furui J, Yanaga K, Okudaira S, Shimada M, Shirabe K. A 16 – year experience in performing hepatic resection in 303 patients with hepatocellular carcinoma: 1985 – 2000. Surgery. 2002; 131: S153 – 8.

[76] Belghiti J, Regimbeau JM, Durand F, et al. Resection of hepatocellular carcinoma: a European experience on 328 cases. Hepatogastroenterology. 2002; 49: 41 – 6.

[77] Wayne JD, Lauwers GY, Ikai I, et al. Preoperative predictors of survival after resection of small hepatocellular carcinomas. Ann Surg. 2002; 235: 722 – 30. discussion 30 – 1.

[78] Chen XP, Qiu FZ, Wu ZD, Zhang BX. Chinese experience with hepatectomy for huge hepatocellular carcinoma. Br J Surg. 2004; 91: 322 – 6.

[79] Wu CC, Cheng SB, Ho WM, Chen JT, Liu TJ, P'Eng FK. Liver resection for hepatocellular carcinoma in patients with cirrhosis. Br J Surg. 2005; 92: 348 – 55.

[80] Capussotti L, Muratore A, Amisano M, Polastri R, Bouzari H, Massucco P. Liver resection for hepatocellular carcinoma on cirrhosis: analysis of mortality, morbidity and survival – a European single center xperience. Eur J Surg Oncol. 2005; 31: 986 – 93.

[81] Nathan H, Schulick RD, Choti MA, Pawlik TM. Predictors of survival after resection of early hepatocellular carcinoma. Ann Surg. 2009; 249: 799 – 805.

[82] Yang LY, Fang F, Ou DP, Wu W, Zeng ZJ, Wu F. Solitary large hepatocellular carcinoma: a specific subtype of hepatocellular carcinoma with good outcome after hepatic resection. Ann Surg. 2009; 249: 118 – 23.

[83] Wang J, Xu LB, Liu C, Pang HW, Chen YJ,

Ou QJ. Prognostic factors and outcome of 438 Chinese patients with hepatocellular carcinoma underwent partial hepatectomy in a single center. World J Surg. 2010; 34: 2434 – 41.

[84] Rahbari NN, Mehrabi A, Mollberg NM, et al. Hepatocellular carcinoma: current management and perspectives for the future. Ann Surg. 2011; 253: 453 – 69.

[85] Lee KK, Kim DG, Moon IS, Lee MD, Park JH. Liver transplantation versus liver resection for the treatment of hepatocellular carcinoma. J Surg Oncol. 2010; 101: 47 – 53.

[86] Facciuto ME, Rochon C, Pandey M, et al. Surgical dilemma: liver resection or liver transplantation for hepatocellular carcinoma and cirrhosis. Intention – totreat analysis in patients within and outwith Milan criteria. HPB (Oxford). 2009; 11: 398 – 404.

[87] Del Gaudio M, Ercolani G, Ravaioli M, et al. Liver transplantation for recurrent hepatocellular carcinoma on cirrhosis after liver resection: University of Bologna experience. Am J Transplant. 2008; 8: 1177 – 85.

[88] Shah SA, Cleary SP, Tan JC, et al. An analysis of resection vs transplantation for early hepatocellular carcinoma: defining the optimal therapy at a single institution. Ann Surg Oncol. 2007; 14: 2608 – 14.

[89] Poon RT, Fan ST, Lo CM, Liu CL, Wong J. Difference in tumor invasiveness in cirrhotic patients with hepatocellular carcinoma fulfilling the Milan criteria treated by resection and transplantation: impact on long – term survival. Ann Surg. 2007; 245: 51 – 8.

[90] Bigourdan JM, Jaeck D, Meyer N, et al. Small hepatocellular carcinoma in child A cirrhotic patients: hepatic resection versus transplantation. Liver Transpl. 2003; 9: 513 – 20.

[91] Adam R, Azoulay D, Castaing D, et al. Liver resection as a bridge to transplantation for hepatocellular carcinoma on cirrhosis: a reasonable strategy? AnnSurg. 2003; 238: 508 – 18. discussion 18 – 9.

[92] Belghiti J, Cortes A, Abdalla EK, et al. Resection prior to liver transplantation for hepatocellular carcinoma. Ann Surg. 2003; 238: 885 – 92. discussion 92 – 3.

[93] Figueras J, Jaurrieta E, Valls C, et al. Resection or transplantation for hepatocellular carcinoma in cirrhotic patients: outcomes based on indicated treatment strategy. J Am Coll Surg. 2000; 190: 580 – 7.

[94] Sugimachi K, Maehara S, Tanaka S, Shimada M. Repeat hepatectomy is the most useful treatment for recurrent hepatocellular carcinoma. J Hepatobiliary Pancreat Surg. 2001; 8: 410 – 6.

[95] Liang HH, Chen MS, Peng ZW, et al. Percutaneous radiofrequency ablation versus repeat hepatectomy for recurrent hepatocellular carcinoma: a retrospective study. Ann Surg Oncol. 2008; 15: 3484 – 93.

[96] Wu CC, Cheng SB, Yeh DC, Wang J, P' Eng FK. Second and third hepatectomies for recurrent hepatocellular carcinoma are justified. Br J Surg. 2009; 96: 1049 – 57.

[97] Faber W, Seehofer D, Neuhaus P, et al. Repeated liver resection for recurrent hepatocellular carcinoma. J Gastroenterol Hepatol. 2011; 26 (7): 1189 – 94.

第 24 章 肝癌的生物系统治疗

Richard S. Finn

聂春晖 孙军辉 翻译 徐栋 校审

[摘要] 肝细胞癌（HCC）是全世界最常见的恶性肿瘤之一，然而目前系统性治疗方案是有限的。近来，索拉非尼——一种被认为可能在 HCC 的治疗进展中起重要作用的口服胞内蛋白小分子酪氨酸激酶抑制剂，作用包括抑制血小板衍生生长因子受体 β（PDGFR），"Raf"激酶和血管内皮生长因子受体（VEGFR）1、2、3，被证明可以延长 HCC 患者的生存时间。尽管索拉非尼相对于安慰剂的优势是有限的（生存时间的中位数从 7.9 个月提升至 10.7 个月），但这依旧是一个具有显著意义的进步，因为它成为了这项治疗中第一个能延长生命的系统性药剂，并刺激了对疾病整个阶段研究的热情。目前，HCC 治疗中有空前数量的新药临床研究。除了评估新药与索拉非尼一起组合使用，还会评估与改进后的索拉非尼直接对比，及评估结合局部治疗如经动脉插管化疗栓塞（TACE）、射频消融（RFA）和手术切除。通过这些方式，我们正在逐步提升对肝细胞癌的认知并且极有可能在使用索拉非尼后的初期观察结果中取得重大突破。需要强调的是，这些都需要严谨的研究设计，患者选择和新治疗目标的理性选择。

引言

比起其他恶性肿瘤，合理管理肝细胞癌患者需要多学科方法。这种疾病仍然是临床上的挑战，因为它呈现了两个密切相关的医学问题：（1）肝功能异常的变化程度；（2）癌症。肝移植仍然是大多数患者的治疗选择，因为它同时解决以上两个问题。然而许多患者在发病时肿瘤就超出了移植的标准，而且许多已列入肝移植等待名单的患者

因为在等待期间肿瘤恶化将面临从名单上去除掉的问题。局部消融治疗如经动脉插管化疗栓塞术（TACE）、射频消融（RFA）和经皮无水乙醇消融（PEI）都在管理肝脏疾病患者中起作用，但是总体来讲对大部分患者疗效不佳。如上所述，有些时候在疾病过程中许多 HCC 患者会接受系统治疗，包括目前有重病，以及已经接受过药品或局部治疗和病情恶化的患者。由于索拉非尼的获批，第一种能够提高晚期 HCC 生存的，作为药物发展目标的系统性药物，开创了第一线、第二线新药物的机会，以及联合 TACE、RFA 和手术治疗的新契机。

历史观点：系统性药物

多年来，在西方，肝细胞癌被认为是

R. S. Finn

Department of Medicine, Geffen School of Medicine at UCLA Ronald Regan Medical Center at UCLA, Los Angeles, CA, USA

e – mail：rfinn@ mednet. ucla. edu

"孤儿病"。与其他类型肿瘤相比，其发病率是较低的，在美国 2009 年仅有 16 000 例 HCC 患者，而肺癌、乳腺癌和结肠直肠癌的患者分别为 219 000，194 000 和 146 000 例[1]。然而，许多临床研究都集中于传统的细胞毒性药物[2]。这些研究不是随机的，而是针对"无法切除的 HCC"患者的单向 Ⅱ 期研究。尽管小部分是随机性研究，但其显示不出任何新药物超越老药物的优势，也没有显示出同时用药超越单独药物的显著优势。

在这种疾病中细胞毒素无效的原因有多种。其一，细胞毒素与一些显著的副作用相关，包括骨髓抑制导致感染（来自中性粒细胞减少）、出血（来自血小板减少）和肾功能不全，以及某些情况下的直接肝毒性。对一些生理储备不好的患者，这些毒性通常是无法忍受的。其二，直到最近，有研究表明"不可切除的"HCC 代表一种疾病个体。除了肝功能不全［通过 Child - Pugh 评分或晚期肝病（MELD）得分模型测量］引起的可变结果，"不可切除的"HCC 患者的疾病也与单纯基于肿瘤负荷的可变结果相关。例如，由于肿瘤位置而不能切除的患者与门静脉血栓形成的患者有不同的自然病史，而且也不同于具有明确肝外/转移性扩散的患者。过去的许多研究没有对这些特征进行分层，因此囊括了不同组别的患者。所以，单向研究很难解释生存终点。

另外，与上述两个问题相关的是在肿瘤学临床研究中使用复合终点。终点例如无进展生存（PFS）通常用于 HCC 研究中。PFS 通常定义为从随机化到任何放射学进展或死亡的时间。考虑到基础肝脏疾病对生存的影响，该终点可能不反映抗癌治疗的真正益处，并且明显受患者选择的影响[4]。

在解释系统药物的临床试验时，其他临床因素必须考虑进去。其一，HCC 的影像学评估可能需要或从新的评估方式中获益。虽然大多数使用系统药物的临床试验是基于临床活动上的响应速度，但这不一定是抗癌活动的最精确评估。从历史上看，曾使用过的二维测量（WHO 反应分类）[5]和最近以来基于最长尺寸总和的一维测量被定义为 RECIST[6]。

几年前，欧洲肝病学会（EASL）提出新的标准，把在动脉增强期测量的"存活肿瘤"的大小变化考虑进去[7]。这个概念再次以"修订版 RECIST"标准被提出，并且可能与 HCC 治疗中的新型药物开发有更多关联[7]。最后，一致性分期系统的缺乏使得评价反应的研究充满了挑战性。一些分期系统虽然已被提出，但一直未被应用到临床试验中。最近，巴塞罗那临床肝癌（BCLC）分期正在被许多前瞻性研究所采纳[4]。

一种新的系统方法——分子靶向药物治疗

类似于其他实体肿瘤药物的开发，HCC 中的新型治疗方法专注于分子靶向药物。多年来，各种细胞毒性药物在 HCC 治疗中的作用已经过评估，但这种评价并不是基于肝癌的任何独特生物学特性，而是基于这些药物在其他类型肿瘤中能起到作用的事实。然而，这些药物的开发经验并未促使我们在肝癌的治疗上有所提高[2]。仅在过去的几年里，随着索拉非尼的发展，我们首次看到了使用系统药物对于总生存的提高。这是一个良好的研究结果，这个研究进行了适当的患者选择、适当的终点设置并且对 HCC 患者使用了生物活性药物。表 24.1 对几种药物进行了对比，这些药物或已获批，或在晚期 HCC 治疗中得到了临床评估；表 24.2 为正在研究中的肝癌临床试验的总结。

表 24.1 针对 HCC 的新型系统药物的发展

药物	分类	作用机理	靶向
贝伐单抗	单克隆抗体	抑制 VEGF 与 VEGF 受体结合	VEGF
布立尼布	小分子	酪氨酸激酶抑制剂	VEGFR1-3，FGFR1-3
依维莫司	小分子	丝氨酸-苏氨酸酶抑制剂	mTOR
利尼伐尼	小分子	酪氨酸激酶抑制剂	VEGFR2，PDGFRa-b，FLT3-4，c-kit，CSF1R
雷莫芦单抗	单克隆抗体	抑制 VEGF 受体 2 活性	VEGFR2
索拉非尼	小分子	酪氨酸激酶抑制剂	VEGFR2，VEGFR3，PDGFR，FLT-3，c-kit，raf
TSU-68	小分子	酪氨酸激酶抑制剂	VEGFR2，FGFR1，PDGFRβ

（VEGF：血管内皮生长因子；VEGFR：VEGF 受体；FGFR：纤维细胞生长因子受体；mTOR：哺乳动物雷帕霉素靶；PDGFR：血小板衍生生长受体；CSF1R：细胞集落刺激因子-1 受体）

表 24.2 部分正在开展的 HCC 临床试验

药物	临床阶段	研究设计	实验 ID
贝伐单抗/厄洛替尼	Ⅱ期	一线贝伐单抗+厄洛替尼 *vs* 索拉非尼	NCT00881751
布立尼布	Ⅲ期	一线 *vs* 索拉非尼	NCT00858871
	Ⅲ期	索拉非尼之后二线 *vs* 安慰剂	NCT00825955
	Ⅲ期	与 TACE 组合 *vs* TACE + 安慰剂	NCT00908752
依维莫司	Ⅲ期	索拉非尼之后二线 *vs* 安慰剂	NCT01035229
利尼伐尼	Ⅲ期	一线 *vs* 索拉非尼	NCT01009593
雷莫芦单抗	Ⅲ期	索拉非尼之后二线 *vs* 安慰剂	NCT01140347
索拉非尼[a]	Ⅲ期	一线索拉非尼+厄洛替尼 *vs* 索拉非尼	NCT00126620
	Ⅲ期	一线索拉非尼+阿霉素 *vs* 索拉非尼	NCT01015833
	Ⅲ期	索拉非尼或安慰剂作为切除或消融的辅助	NCT0692770
	Ⅱ期	索拉非尼或安慰剂与 TACE 联合	NCT00855218
溶酶热敏阿霉素	Ⅲ期	溶酶热敏阿霉素或安慰剂与 RFA 联合	NCT00617981

[a] 目前被批准用于晚期肝癌

（一）索拉非尼

索拉非尼是一种口服的胞内蛋白的小分子酪氨酸激酶抑制剂，疑似对肿瘤恶化的治疗起很重要的作用，包括抑制血小板衍生生长因子受体-β（PDGFR），"Raf"激酶和血管内皮细胞生长因子受体（VEGFR）1、2、3[9]。索拉非尼已提出的作用机理如图 24.1 所示。这包括潜在性抑制肿瘤细胞本身的促生长信号，以及通过自身能力抑制内皮细胞上的 VEGFR 来抑制肿瘤血管生长。实验室模型已经证实了索拉非尼对二者的抑制能力，但是其在人体组织中的实际效果尚未评估。

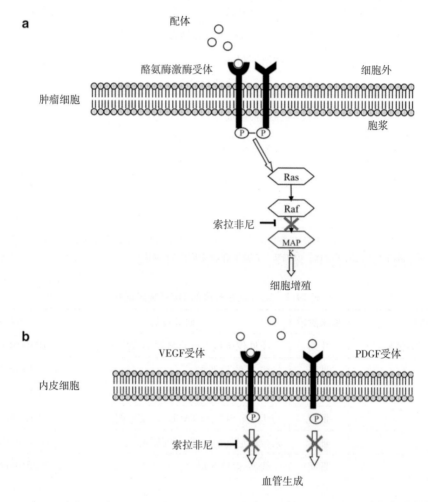

图 24.1 多激酶抑制剂索拉非尼作用机制。（a）肿瘤细胞，（b）内皮细胞（转载由美国癌症研究协会许可，来自于研究：**Wilhelm SM，et al. Mol cancer ther. October 2008**。

两项大型的随机研究已经证实 BCLC C 期肝癌因索拉非尼而受益。

两项研究都需要代偿性良好的肝病患者（Child – Pugh A 级）。欧洲和北美发起的 SHARP 研究，纳入超过 600 名患者并随机口服安慰剂和索拉非尼两种药物，每日 2 次，每次 400mg[11]。对患者以区域、表现状态和是否存在血管侵犯（门静脉或分支）进行分层。患者每 6 周接受成像检查以评估放射学的肿瘤进展时间（TTP）。患者也进行了基于问卷调查的症状终点评估。这个研

究的主要终点是总生存（OS）和症状的进展时间。这项研究首次展示出总生存期有了显著改善，索拉非尼组的中位生存期（OS）为 10.7 个月，安慰剂组为 7.9 个月 ［危险指数（HR）0.69；95% 置信区间 0.55 ~ 0.87；$P < 0.001$］。但两者在症状的进展时间上无显著差异。在安慰剂组，中位进展时间（TTP）为 2.8 个月，而索拉非尼组提高至 5.5 个月（$P < 0.001$）。有趣的是，这种受益并不受基于临床试验标准的肿瘤持续缩小的影像驱动。结果表明，这种受益很大程

度上是通过病情稳定和减缓恶化所产生的。在此类人群中，常见的和可预测的毒性反应包括手足皮肤反应、厌食和腹泻等。重要的是，两组人群在肝功能变化或出血方面并没有显著性差异。索拉非尼组中有 765 位患者接受了日计划 80% 以上的剂量。

第二项评估索拉非尼在晚期疾病中应用的研究是在亚洲进行的，研究对象主要为乙型肝炎人群[12]。索拉非尼的剂量是相同的，并且选择的仅为 Child – Pugh A 级肝硬化患者。与 SHARP 研究相似，索拉非尼提高总生存期（OS）（使用索拉非尼的患者为 6.5 个月，而使用安慰剂的患者为 4.2 个月）（HR 0.68；95% CI 5.56 ~ 7.56；$P = 0.014$），安慰剂组的中位 TTP 为 1.4 个月，索拉非尼组的为 2.8 个月（$P = 0.0005$）。然而两次研究产生了一样的规模效应，危险指数分别为 0.69 和 0.68。与 SHARP 研究相比，亚洲的研究中对照组和治疗组都表现出较低的生存期。解释之一是，与 SHARP 研究中大多为 BCLC B 期患者相比，亚洲研究中有更多的 BCLC C 期患者。另外，尽管亚洲研究中各级别手足皮肤病发病率（45%）都高于 SHARP 研究中的发病率（21%），但亚洲研究中的病毒似乎与 SHARP 研究中的相似。值得注意的是，在美国每天 2 次、每次 400mg，为期 30 天的索拉非尼供应的采购成本（WAC）为 6660.95 美元。

比较索拉非尼协同阿霉素和单纯阿霉素的 II 期研究已经完成[13]。这项研究纳入 96 例患者，随机分配患者给予每 21 天接受阿霉素 $60mg/m^2$，以及同剂量的阿霉素加索拉非尼每日 2 次每次 400mg。结果显示使用组合药组和对照组，中位疾病进展时间分别为 8.6 个月和 4.8 个月，中位总生存期分别为 13.7 个月和 6.5 个月。在联合用药组中存在心脏毒性的增加。在索拉非尼作为一线药物的一项随机 III 期（NCT01015833）研究中，有计划评估心脏毒性增加的情况。另外，一项正在进展中的针对晚期肝癌患者的随机 III 期研究使用了索拉非尼和 EGFR 小分子酪氨酸激酶抑制剂厄洛替尼的组合药剂与仅使用索拉非尼的比较（SEARCH 研究，NCT00126620）。

（二）布立尼布

布立尼布是一种小分子酪氨酸激酶抑制剂，它是第一种同时具有抗血管内皮生长因子受体（VEGFR）1 – 3 及成纤维细胞生长因子受体（FGFR）1 – 3 活性的双重特异性激酶[14]。单项药物研究同时评估一线治疗中的布立尼布以及使用优先的血管抑制剂（索拉非尼或少数患者萨力多胺）。在第一组中，55 例患晚期肝癌的亚洲人群使用布立尼布作为一线治疗药物，获得 2.8 个月的中位 TTP、60% 的疾病控制率（47 例评估的患者）和 10 个月的中位 OS[15]。虽然研究不是随机的，但是这些数据是可观的并可与索拉非尼在亚太地区的结果相媲美[12]。在 46 例 HCC 患者中，主要是耐索拉非尼（63%）或初次获益后对索拉非尼耐药的（35%），二线治疗用布立尼布与 46% 的疾病控制率有关（37 例评估的患者），期间调查者评估的 TTP 为 2.7 个月，中位 OS 为 9.8 个月[16]。

布立尼布耐受性好，最常见的不良反应包括疲劳和腹泻，均是毒性标准 1 级或 2 级的常见表现。目前布立尼布的随机 III 期研究中，包括一线用药与索拉非尼的头对头研究（NCT00858871）和二线用药与安慰剂对照用于进展的或不能耐受索拉非尼的患者（NCT00825955）。这些研究建立在实验数据的基础上，表明 FGF 信号能够调解阻断 VEGF 靶向疗法[17]，以及布立尼布阻断 FGFR 信号可能是它的活性机制之一。

（三）依维莫司

依维莫司是一种口服的小分子丝氨酸 – 苏氨酸激酶抑制剂（哺乳动物雷帕霉素靶）[19]。哺乳动物雷帕霉素靶（mTOR）顺着受体酪氨酸激酶而来，并且是 PI3 - 激酶 / AKT 信号级联的一部分。此外，一些研究表明增加的 mTOR 活性与 HCC 的结局有关[20-22]。mTOR 是一种有效的血管生成诱导剂，通过缺氧诱导基因 HIF1 - α 的正调节来实现。mTOR 抑制剂雷帕霉素[23]和依维莫司 (RAD001)[24] 在 HCC 的临床前研究中就已经显示出活性。在接受两种治疗和未接受治疗的患者中，两项非随机的前期单项药剂研究阐明了依维莫司在良好补偿人群中的毒性和最大耐受剂量。这些研究规模小且疗效难以评估。有一项研究已经比较了 39 例患者中的日剂量和周剂量[25]。每种剂量的最大耐受量分别为 7.5mg 和 70mg。常见的毒性包括口腔炎、皮疹、腹泻和血小板减少。乙型肝炎的再激活在进一步的研究中也需要观察。日剂量和周剂量的疾病控制率分别为 71% 和 44%。第二项研究是 I / II 期研究，用于在 28 例患者中评估安全性和有效性[26]。这项研究增加日剂量到每天 10mg，报告称中位无进展生存期和中位总生存期分别为 3.8 个月和 8.4 个月。这项研究包括了未使用索拉非尼和使用索拉非尼治疗的混合人群。这些研究作为新的 III 期研究的支柱，每日使用 7.5mg 依维莫司或安慰剂 (NCT01035229) 作为二线用药。此外，一项目前正在开展的研究用于评估在一线用药中联合使用索拉非尼和依维莫司的效果 (NCT00828594)。

（四）雷莫芦单抗

雷莫芦单抗是一种结合血管内皮生长因子 2 的胞外重组人单克隆抗体。它被认为是晚期 HCC 患者的一线治疗药物[27]。一项研究对 43 名入选患者中的 42 例进行了治疗。中位 PFS 为 4.0 个月（BCLC C 期和 Child - Pugh A 级的患者为 3.9 个月，而 BCLC C 期和 Child - Pugh B 级的患者为 2.6 个月）。中位总生存期为 15 个月（51% 1 年生存率）：BCLC C 期和 Child - Pugh A 级的患者为 18

个月（63% 1 年生存率），BCLC C 期和 Child - Pugh B 级的患者为 4 个月（0% 1 年生存率）。3 例肝外疾病和 BCLC C 期的患者（7%）有部分缓解，18 例患者（43%）病情稳定（50% 疾病控制率）。最常见的不良反应有疲劳（67%）、高血压（41%）、头痛（38%）和至少在 2 例患者中产生了 ≥3 级的严重不良反应包括腹水（5% G3）、胃肠道（GI）出血（5% G3，2% G5）、输液相关反应（5% G3）、低氧（5% G3）和高血压（2% G2，2% G3 和 2% G4）。就像依维莫司和布立尼布，雷莫芦单抗在 III 期研究中用于晚期 HCC 的二线治疗正在被评估 (NCT01140347)。

（五）贝伐单抗

单克隆抗体对 VEGF 的单药剂研究显示出一些对疾病的稳定作用。一项研究对两种剂量的贝伐单抗做了评估，每 2 个星期 1 次静脉内给药，剂量分别为 5mg / kg 和 10mg / kg[28]。46 例入选患者中，6 例患者有客观反应，13% 的响应率（95% CI，3% ~ 23%），中位生存期是 12.4 个月（95% CI，9.4 ~ 19.9 个月）。在另一项初步研究中，早期经验是在 II 期研究中使用贝伐单抗作为治疗 HCC 的单药剂[29]。在 24 例患者的疗效评估中，3 例（12.5%）有 PR，7 例（29%）有至少 16 周的 SD。

也有研究采用贝伐单抗和小分子表皮生长因子（EGFR）抑制剂厄洛替尼的组合。这个组合是基于 EFGR 和 VEGF 家族间有串流的科学假设。在 II 期研究中有让晚期 HCC 患者使用贝伐单抗和厄洛替尼的[30]。患者每 14 天给予静脉注射贝伐单抗 1 次 10 mg/kg 和每日口服 150mg 厄洛替尼。在对 40 例患者的疗效评估中，10 例患者达到 PRs，PR 率为 25%。中位 PFS 是 9 个月，OS 是 15.65 个月。一项随机 II 期研究正在对这个组合与索拉非尼相比进行评估 (NCT00881751)。

（六）利尼伐尼

利尼伐尼（ABT－869），是一种 VEG-FR 和 PDGFR 受体家族的受体酪氨酸激酶抑制剂[31]。在晚期 HCC 的单向Ⅱ期研究中对利尼伐尼进行过研究[32]。提供的数据呈现出对 44 例入选患者中的 34 例进行的中期分析。患者中大都属于 Child－Pugh A 级以及有 74% 的患者未接受前期治疗。中位 TTP 是 112 天，中位总生存期是 295 天。一些常见的不良反应有高血压、乏力、腹泻、皮疹和蛋白尿。一项与索拉非尼对照随机的Ⅲ期研究正在开展中（NCT01009593）。

结合其他治疗方法的系统性药物

基于手术切除和局部消融技术不能治愈疾病（但延长寿命）的认识，研究者对改进这些治疗方式很有兴趣。在其他恶性肿瘤中，系统性药物作为辅助增加到明确的治疗中，可以提高生存率，并且某些情况下提高了治愈率。到目前为止，活性系统性药物的缺乏已经限制了当前技术的提高。然而，因为现在有的这些活性系统性药物，这些假说也正在接受评估。尽管有大量小规模的Ⅰ期和Ⅱ期研究的出现，但我们将着重对大规模注册研究展开讨论。

（一）STORM

STORM 研究是一项随机双盲的安慰剂对照研究，研究索拉非尼作为 HCC 手术切除或 RFA 之后的辅助性治疗（NCT0692770）。这项研究建立在已经过验证的索拉非尼对晚期疾病的有效性上。研究在全球招募 1100 例患者，针对治疗中的患者口服索拉非尼 400mg 一日 2 次或累计 4 年使用安慰剂或直至复发。主要的终点是无复发生存率。

（二）SPACE

就像 STORM 研究，SPACE 研究是针对中期 HCC 评价已被证实有效的系统性治疗药：索拉非尼（NCT00855218）。该研究是一项Ⅱ期研究，患者随机接受有 DC 的 TACE 结合阿霉素对比同一方案结合索拉非尼。该研究极具科学价值，它假设血管生成可能在 TACE 后起恶化的作用。间隔、时间和 TACE 的次数由协议规定。尽管遵守此协议似乎不对，但是此研究将建立在近期提出的数据的基础上。该数据表明在一项亚洲研究中索拉非尼联合 TACE 的使用并未显示出任何获益[33]。

（三）BRISK－TA

布立尼布是一种口服小分子 VEGFR 和 FGFR 抑制剂，已经纳入了未治疗和治疗过的晚期 HCC 的Ⅱ期研究中。初步活动已经启动大量的注册程序。就像 SPACE 研究，它的假设是使用一种分子的血管生成抑制剂药物联合 TACE 能够增强抗血管治疗。BRISK－TA 研究（Brivanib Study for Patients at Risk－TACE，NCT00908752）将让来自全球的 870 例肝癌患者随机分配接受治疗，使用 TACE＋安慰剂对比仅接受 TACE 的治疗。研究的主要终点是总生存。与 SPACE 研究不同之处：SPACE 研究有严格的 TACE 日程，而 BRISK 研究允许更多的回旋余地而且是基于围绕 TACE 需要的研究者评估和成像建立的。关键点包括 Child－Pugh A 或 B 级肝病且其中一个病变≥5 cm 或多发结节且其中至少一个＞3 cm。此研究完成后，将会是迄今完成的最大规模的 TACE 研究，它将不仅告知我们这类人群中布立尼布的作用，并且告知此类患者中 TACE 的自然历程和 HCC 的情况。

（四）HEAT

早期的研究评估了全身化疗对于肝组织的热消融敏感性的作用[34,35]。这些研究提出，仅通过射频消融（RFA）破坏的组织区域可以通过在 RFA 期间系统性阿霉素的同步给药来实现全身性治疗。这个观念目前已经被纳入Ⅲ期随机对照研究进行评价。评价中（ThermoDox®）药物研究的制定包括溶酶热敏阿霉素的专有脂质体，高温情况下的药物释放输送[36]。HEAT 研究（RFA 和 ThermoDox 的肝癌研究，NCT00617981）是一项纳入 600 例患者的研究，此研究随机分配较大肿瘤的患者在 RFA + 安慰剂或 RFA + 同步 ThermoDox 用药治疗。关键纳入标准是 Child - Pugh A 级或 B 级肝病且不多于 4 个病变，其中至少一个 ≥3cm 且无一 >7 cm。该研究的主要终点是无进展生存期，次要终点是总生存期。不幸的是，赞助公司 Celsion 于 2013 年 1 月 31 日公开报道两组间无进展生存期无显著差异，此时总生存期还未知。

（五）TSU - 68

TSU - 68 是一种口服小分子 VEGFR、PDGFR 抑制剂，并且是 HCC 中的 FGFR 初步单一药剂。Ⅱ期研究选择了 101 例 Child - Pugh A 级和 B 级的肝病患者，随机分配这些患者仅接受 TACE 治疗或 TACE 联合 TSU - 68 治疗。联合药物治疗时的中位 PFS 为 5.2 个月，而仅接受 TACE 治疗的为 4.0 个月。联合药物治疗组患者似乎对常见的不良反应如疲劳和肝功能异常有更好的耐受性。对于总生存期的影响需要更多的研究去做评估。

结论

索拉非尼的批准凸显了各级分期的 HCC 患者未得到医疗需求满足的现状。现在有多种新药的Ⅲ期研究甚至更多的Ⅰ期及Ⅱ期研究在一度被视为疑难杂症的地方显示出了这些新药的优势。目前，大多数研发中的药物是抗血管生成药。原则上，索拉非尼的数据已经验证了这类药物在肝癌中的活性。现在的挑战是提高索拉非尼的影响力。为此，不同化学属性和目标的新型药物也在接受评估中。这些也包括具有抗 FGF 和

mTOR 通路活性的药物。在使用索拉非尼有进展的患者中，一线药物需要直接与索拉非尼进行比较时，药物和安慰剂的对照试验并非必需。此外，靶向药物的新组合能同时对多种致癌途径有效。生存期的最大受益很有可能来自于在疾病早期阶段使用这些药物。一些正在进行的研究显示出了新药物有力的活性，而且这些药物也会被引入到各种治疗中去。

参考文献

[1] Jemal A, Siegel R, Ward E, Hao Y, Xu J, Thun MJ. Cancer statistics, 2009. CA Cancer J Clin. 2009; 59: 225 – 49.

[2] Thomas MB, Zhu AX. Hepatocellular carcinoma: the need for progress. J Clin Oncol. 2005; 23: 2892 – 9.

[3] Llovet JM, Bru C, Bruix J. Prognosis of hepatocellular carcinoma: the BCLC staging classification. Semin Liver Dis. 1999; 19: 329 – 38.

[4] Llovet JM, Di Bisceglie AM, Bruix J, Kramer BS, Lencioni R, Zhu AX, Sherman M, et al. Design and endpoints of clinical trials in hepatocellular carcinoma. J Natl Cancer Inst. 2008; 100: 698 – 711.

[5] Miller AB, Hoogstraten B, Staquet M, Winkler A. Reporting results of cancer treatment. Cancer. 1981; 47: 207 – 14.

[6] James K, Eisenhauer E, Christian M, Terenziani M, Vena D, Muldal A, Therasse P. Measuring response in solid tumors: unidimensional versus bidimensional measurement. J Natl Cancer Inst. 1999; 91: 523 – 8.

[7] Bruix J, Sherman M, Llovet JM, Beaugrand M, Lencioni R, Burroughs AK, Christensen E, et al. Clinical management of hepatocellular carcinoma. Conclusions of the Barcelona – 2000 EASL conference. European Association for the Study of the Liver. J Hepatol. 2001; 35: 421 – 30.

[8] Lencioni R, Llovet JM. Modified RECIST (mRECIST) assessment for hepatocellular carcinoma. Semin Liver Dis. 2010; 30: 52 – 60.

[9] Wilhelm SM, Adnane L, Newell P, Villanueva A, Llovet JM, Lynch M. Preclinical overview of sorafenib, a multikinase inhibitor that targets both Raf and VEGF and PDGF receptor tyrosine kinase signaling. Mol Cancer Ther. 2008; 7: 3129 – 40.

[10] Wilhelm SM, Carter C, Tang L, Wilkie D, Mc-Nabola A, Rong H, Chen C, et al. BAY 43 – 9006 exhibits broad spectrum oral antitumor activity and targets the RAF/MEK/ERK pathway and receptor tyrosine kinases involved in tumor progression and angiogenesis. Cancer Res. 2004; 64: 7099 – 109.

[11] Llovet JM, Ricci S, Mazzaferro V, Hilgard P, Gane E, Blanc JF, de Oliveira AC, et al. Sorafenib in advanced hepatocellular carcinoma. N Engl J Med. 2008; 359: 378 – 90.

[12] Cheng AL, Kang YK, Chen Z, Tsao CJ, Qin S, Kim JS, Luo R, et al. Efficacy and safety of sorafenib in patients in the Asia – Pacific region with advanced hepatocellular carcinoma: a phase III randomised, double – blind, placebo – controlled trial. Lancet Oncol. 2009; 10: 25 – 34.

[13] Abou – Alfa GK, Johnson P, Knox JJ, Capanu M, Davidenko I, Lacava J, Leung T, et al. Doxorubicin plus sorafenib vs doxorubicin alone in patients with advanced hepatocellular carcinoma: a randomized trial. JAMA 2010; 304 (19): 2154 – 60.

[14] Cai ZW, Zhang Y, Borzilleri RM, Qian L, Barbosa S, Wei D, Zheng X, et al. Discovery of brivanib alaninate ((S) – ((R) –1 – (4 – (4 – fluoro – 2 – methyl – 1H – indol – 5 – yloxy) – 5 – methylpyrrolo [2, 1 – f] [1, 2, 4] triazin – 6 – yloxy) propan – 2 – yl) 2 – aminopropanoate), a novel prodrug of dual vascular endothelial growth factor receptor – 2 and fibroblast growth factor receptor – 1 kinase inhibitor (BMS – 540215). J Med Chem. 2008; 51: 1976 – 80.

[15] Raoul JL, Finn RS, Kang YK, et al. An open – label phase II study of first – and second – line treatment with brivanib in patients with hepatocellular carcinoma (HCC). J Clin Oncol. 2009; 27: 4577.

[16] Finn RS, Kang YK, Mulcahy M, Polite BN, Lim HY, Walters I, Baudelet C, et al. Phase II, open – label study of brivanib as second – line therapy in patients with advanced hepatocellular carcinoma. Clin Cancer Res 2012; 18 (7): 2090 – 8.

[17] Casanovas O, Hicklin DJ, Bergers G, Hanahan D. Drug resistance by evasion of antiangiogenic targeting of VEGF signaling in late – stage pancreatic islet tumors. Cancer Cell. 2005; 8: 299 – 309.

[18] Huynh H, Ngo VC, Fargnoli J, Ayers M, Soo KC, Koong HN, Thng CH, et al. Brivanib alaninate, a dual inhibitor of vascular endothelial growth factor receptor and fibroblast growth factor receptor tyrosine kinases, induces growth inhibition in mouse models of human hepatocellular carcinoma. Clin Cancer Res. 2008; 14: 6146 – 53.

[19] Yuan TL, Cantley LC. PI3K pathway alterations in cancer: variationsona theme. Oncogene. 2008; 27: 5497 – 510.

[20] Sahin F, Kannangai R, Adegbola O, Wang J, Su G, Torbenson M. mTOR and P70 S6 kinase expression in primary liver neoplasms. Clin Cancer Res. 2004; 10: 8421 – 5.

[21] Sieghart W, Fuereder T, Schmid K, Cejka D, Werzowa J, Wrba F, Wang X, et al. Mammalian target of rapamycin pathway activity in hepatocellular carcinomas of patients undergoing liver transplantation. Transplantation. 2007; 83: 425 – 32.

[22] Villanueva A, Chiang DY, Newell P, Peix J, Thung S, Alsinet C, Tovar V, et al. Pivotal role of mTOR signaling in hepatocellular carcinoma. Gastroenterology. 2008; 135: 1972 – 83, 1983 e1971 – 11.

[23] Wang Z, Zhou J, Fan J, Qiu SJ, Yu Y, Huang

XW, Tang ZY. Effect of rapamycin alone and in combination with sorafenib in an orthotopic model of human hepatocellular carcinoma. Clin Cancer Res. 2008; 14: 5124 – 30.

[24] Huynh H, Chow KH, Soo KC, Toh HC, Choo SP, Foo KF, Poon D, et al. RAD001 (everolimus) inhibits tumour growth in xenograft models of human hepatocellular carcinoma. J Cell Mol Med. 2009; 13: 1371 – 80.

[25] Chen L, Shiah HS, Chen CY, et al. Randomized, phase I, and pharmacokinetic (PK) study of RAD001, and mTOR inhibitor, in patients (pts) with advanced hepatocellular carcinoma (HCC). J Clin Oncol. 2009; 27: 4587.

[26] Blaszkowsky LS, Abrams TA, Miksad RA, et al. Phase I/II study of everolimus in patients with advanced hepatocellular carcinoma (HCC). J Clin Oncol. 2010; 28: e14542.

[27] Zhu AX, Finn RS, Mulcahy MF, et al. A phase II study of ramucirumab as first – line monotherapy in patients (pts) with advanced hepatocellular carcinoma (HCC). J Clin Oncol. 2010; 28: 4083.

[28] Siegel AB, Cohen EI, Ocean A, Lehrer D, Goldenberg A, Knox JJ, Chen H, et al. Phase II trial evaluating the clinical and biologic effects of bevacizumab in unresectable hepatocellular carcinoma. J Clin Oncol. 2008; 26: 2992 – 8.

[29] Malka D, Dromain C, Farace F, Horn S, Pignon J, Ducreux M, Boige V. Bevacizumab in patients (pts) with advanced hepatocellular carcinoma (HCC): preliminary results of a phase II study with circulating endothelial cell (CEC) monitoring. J Clin Oncol. 2007; 25: 4570.

[30] Thomas MB, Morris JS, Chadha R, Iwasaki M, Kaur H, Lin E, Kaseb A, et al. Phase II trial of the combination of bevacizumab and erlotinib in patients who have advanced hepatocellular carcinoma. J Clin Oncol. 2009; 27 (6): 843 – 50.

[31] Albert DH, Tapang P, Magoc TJ, Pease LJ, Reuter DR, Wei RQ, Li J, et al. Preclinical activity of ABT – 869, a multitargeted receptor tyrosine kinase inhibitor. Mol Cancer Ther. 2006; 5: 995 – 1006.

[32] Toh H, Chen P, Carr BI, et al. A phase II study of ABT – 869 in hepatocellular carcinoma (HCC): interim analysis. J Clin Oncol. 2009; 27: 4581.

[33] Kudo M, Imanaka K, Chida N, Nakachi K, Tak WY, Takayama T, Yoon JH, et al. Phase III study of sorafenib after transarterial chemoembolisation in Japanese and Korean patients with unresctable hepatocellular carcinoma. Eur J Cancer. 2011; 47 (14): 2117 – 27.

[34] Ahmed M, Monsky WE, Girnun G, Lukyanov A, D'Ippolito G, Kruskal JB, Stuart KE, et al. Radiofrequency thermal ablation sharply increases intratumoral liposomal doxorubicin accumulation and tumor coagulation. Cancer Res. 2003; 63: 6327 – 33.

[35] Goldberg SN, Kamel IR, Kruskal JB, Reynolds K, Monsky WL, Stuart KE, Ahmed M, et al. Radiofrequency ablation of hepatic tumors: increased tumor destruction with adjuvant liposomal doxorubicin therapy. AJR Am J Roentgenol. 2002; 179: 93 – 101.

[36] Poon RT, Borys N. Lyso – thermosensitive liposomal doxorubicin: a novel approach to enhance efficacy of thermal ablation of liver cancer. Expert Opin Pharmacother. 2009; 10: 333 – 43.

[37] Kanai F, Yoshida H, Tateishi R, Sato S, Kawabe T, Obi S, Kondo Y, et al. A phase I/II trial of the oral antiangiogenic agent TSU – 68 in patients with advanced hepatocellular carcinoma. Cancer Chemother Pharmacol. 2011; 67: 315 – 24.

[38] Arai Y, Inaba T, Yamamoto T, et al. A randomized Phase II study of TSU – 68 in patients (Pts) with hepatocellular carcinoma (HCC) treated by transarterial chemoembolization (TACE). J Clin Oncol. 2010; 28: 4030.

第 25 章　原发性肝癌的放射疗法

Brian D. Kavanagh and Tracey E. Schefter

聂春晖　孙军辉　翻译　徐栋　校审

[摘要] 放射疗法（简称为 RT）是原发性肝细胞癌的有效疗法，包括外照射治疗及近距离放射治疗。同时，荟萃分析结果表明放射疗法与其他疗法相结合提高了 HCC 患者的存活率。现代治疗传递技术的应用使更快、更有效的大分割放射治疗方案得以安全执行。新型医疗技术，如选择性体内放射疗法（SIRT）及立体定向体部放射治疗（SBRT）等，极具发展前景。同时放射疗法和分子靶向治疗的联合疗法目前有待研究。

引言

肝细胞癌（HCC）是世界范围癌症死亡的主要原因之一，据 2008 年国际癌症研究机构的数据，HCC 在所有癌症死亡率中仅次于肺癌和胃癌[1]，排名第三。2008 年，由 HCC 导致的死亡总数估计约有 70 万例，相当于世界年龄标准化死亡率的万分之一。HCC 在东亚、东南亚国家以及部分中非和西非国家尤为常见，且发病率极高。美国的 HCC 发病率及死亡率远低于其他国家。在美国，发生 HCC 的主要危险因素是继发于糖尿病、丙型肝炎、酒精性肝硬化及乙型肝炎[2]等非酒精性脂肪性肝病。

对于适当选择的肝脏局部病变且基本肝功能良好的患者，通常采用具有低风险、低手术死亡率[3]的部分肝切除术或肝脏移植手术，使其具有长期生存的机会。然而，绝大多数仅患肝病的患者从医学上来讲并不适合切除术，也不需要去等待可以匹配的肝脏进行移植。这组患者所接受的各种非手术局部治疗通常被认为是确定性治疗或是为肝脏移植手术做准备。射频消融治疗、经动脉插管化疗栓塞治疗（TACE）以及无水乙醇注射治疗等治疗方式均在可选择范围内，而治疗方式可选项中同时也包含了以外部照射治疗或近距离放射治疗（该放射治疗形式为注入放射性核素或植入临时放射性植入物）形式出现的放射疗法。本章重点探讨放射疗法在非转移性 HCC 治疗中的应用。

未治 HCC 的自然病程

医学上已对亚洲及非亚洲人群未治 HCC 的自然病程进行了研究。在日本，奥田及其同事在一系列多中心研究报告中描述了对 229 例未接受 HCC 特异性治疗的患者进行调查研究的临床结果[4]。在该项研究中，他们用了分期系统并指出了 4 项关键的不利预后因素：肿瘤大小 > 肝脏的 50%；腹水；血清白蛋白 < 3g/dl；血清胆红素 > 3mg/dl。HCC Ⅰ期患者不具任何不利预后因

B. D. Kavanagh (✉) · T. E. Schefter
Department of Radiation Oncology, University of Colorado School of Medicine, Aurora, CO, USA
e-mail: brian. kavanagh@ ucdenver. edu

素，Ⅱ期患者具有 1 项或 2 项，Ⅲ期患者具有 3 项或 4 项，且未接受治疗的 I 期、Ⅱ期和Ⅲ期 HCC 患者的中位生存期分别为 8.3 个月、2.0 个月和 0.7 个月。

中国肝病研究中心的 Yeung 及其同事发表的研究成果表明，在几次随机抽样研究中[5]，有 106 例对照组按其症状进行管理的 HCC 患者不愿接受有效治疗。最常见的死亡原因为肿瘤恶化（占 63.2%）以及肝功能衰竭（占 31.1%）。中位总生存期为 3 个月，1 年存活率为 8%。奥田分期系统再次明确了具有不同预后的亚群：未接受治疗的奥田分期 I 期、Ⅱ期和Ⅲ期患者的中位生存期分别为 5.2 个月、2.7 个月以及 1.0 个月。

意大利维罗纳大学医学院的 Ruzzenente 及其同事同样发表了大量关于晚期非转移性 HCC 患者接受治疗的研究报告[6]。在 464 例罹患 HCC 的患者中，有 88 例患者仅接受过辅助治疗。多因素分析表明如下几点为较长总生存期的重要预后因素：甲胎蛋白 < 100ng/ml；肿瘤体积较小；单发性病灶；采用切除术或局部消融治疗相比单用辅助疗法。仅接受过辅助治疗的患者，中位生存期为 8 个月，5 年存活率为 3%。

早期放射疗法研究

20 世纪 80 年代，肿瘤放射疗法小组（RTOG）对全肝采取联合的外照射放疗进行了研究（单次剂量 3Gy，共 7 次，或后期单次剂量 1.2Gy，共 20 次）[7]。研究对象包括近 30% 先前接受过化疗的患者，约 50% 的研究对象患有肝外转移性疾病。在进行放射疗法的第 1 天、第 3 天、第 5 天和第 7 天同时采取小剂量化学疗法，包含阿霉素、15mg IV 以及 5 - FU、500mg IV。每日 1 次和超分割组的化学疗法在放射反应方面无任何不同，而超分割治疗具有更高的急性毒性。

约翰霍普金斯大学研究小组对放射治疗第 1 天采用外照射放疗（单次剂量 3Gy，共 7 次）加顺铂（50mg/m²），随后持续每月肝内动脉灌注[8]相同剂量进行了研究。靶区体积包括肿瘤加上 2cm 边缘，该边缘范围通常作为全肝放射疗法的一部分。在接受治疗的 76 例患者中有 21 例患者在治疗的同时发生了肝外转移。奥田分期 I 期、Ⅱ期和Ⅲ期患者的中位生存期分别为 15.8 个月、5.4 个月以及 4.2 个月，相较于过去未接受治疗的对照组，生存期有一定的延长。

大剂量传统分次放射疗法

随着对局部肿瘤三维知识及瘤旁正常组织所采用的放疗计划能力的提升，允许在 HCC 治疗中进行放疗剂量递增的研究。通常，接受该疗法的是一些不能进行手术或采用其他局部消融治疗方式的患者。该疗法的剂量为 40 ~ 60Gy，且分次进行，单次剂量为 1.5 ~ 2.0Gy，时而伴随肝内动脉化疗。研究结果表明，该疗法的中位生存期为 12 ~ 20 个月，相较奥田分期 I 期患者的存活时间更久[9-12]。

肝门静脉癌栓（PV）或下腔静脉癌栓（IVC）及淋巴结转移被认为是不良预后因素，在此背景下，医疗管理显得尤其具有挑战性。中国上海复旦大学的 Zeng 及其同事为 136 例并发肝门静脉癌栓或下腔静脉癌栓[13]的 HCC 患者进行了治疗。在此之前，作为 HCC 的初始治疗，几乎所有患者均接受过切除术或 TACE。癌栓被认为是目标靶区，且在毒性风险可接受的情况下，原先的肝癌本身也得到相应的治疗。治疗时给药的中位剂量为 50Gy（范围：30 ~ 60Gy），且单次剂量为 2Gy。据观察，136 例接受治疗的患者中，有 41 例患者（占 30%）癌栓部位得到了完全缓解，同时有 36 例患者（占

27%）得到了部分缓解。在晚期 HCC 且接受频繁预处理的患者中，实现了为期 9.7 个月的中位生存期。

同样地，韩国首尔延世大学的 Han 及其同事也对 40 例并发肝门静脉癌栓的 HCC 患者进行了治疗[14]。他们利用肝血管造影术显现了靶病灶区，并在计划采取放射疗法时考虑到了靶病灶区的层内运动。采用放射疗法的剂量为 45Gy 且分 25 次给药，并结合了持续的肝动脉灌注 5 - FU（500mg/d）。该联合疗法伴随每月肝动脉灌注 5 - FU（500mg/m²，连续 3 天）加顺铂（60mg/m²）。据观察，接受该治疗方式的患者中位生存期为 13 个月，且 3 年存活率为 24%。

关于 HCC 并发的淋巴结转移，上海复旦大学的研究小组就该病症进行了研究并发表了相关研究成果[15]。在 125 例伴有局部淋巴结转移的 HCC 患者中，62 例接受外照射放疗，并与 63 例未接受放射治疗的患者进行了对比。放射疗法剂量在 40 ~ 60Gy，单日剂量为 2Gy。外照射放疗组患者的中位生存期为 9.4 个月，而非外照射放疗组患者的中位生存期仅为 3.3 个月（P < 0.001）。

近日，美国弗吉尼亚大学的 McIntosh 及其同事发表了对一组患有相当大的原发性 HCC 进行了慢性模式的卡培他滨结合外照射放疗的试点经验总结[16]。他们给这组患者开了卡培他滨，并要求他们早上服用 1g 以及晚上 2g。以规定的剂量和时间服用卡培他滨的根本原因在于二氢嘧啶脱氢酶代谢 5 - FU 的昼夜差异[16]。他们以适度增加疗程的方式进行放射疗法，分剂量进行，即单次剂量 2.5Gy，共 20 次，共计 50Gy。同时采用强度调制以更好地覆盖肿瘤体积并充分保留正常组织。接受治疗的 20 例患者中，在治疗时有 11 例患者的肝功能分级为 A 级，有 9 例患者的肝功能分级为 B 级，50% 以上患者先前接受过 1 ~ 3 次 TACE。在接受放射疗法之前，他们的肿瘤直径中位数为

9.5cm（范围：1.3 ~ 17.4cm）。目前暂时没有因治疗而引起 3 级或以上毒性的实例。肝功能分级 A 级和 B 级患者的中位生存期分别为 22.5 个月和 8 个月。

肝细胞癌的大分割放射疗法

过去 20 年里，医学界对患者成像和治疗传递技术一体化的改进，使后来医学者能够对较少总治疗次数中采用单日剂量为 3Gy 或以上的外照射放疗方案进行更有效、更精确的研究。这种治疗方法称为"大分割放射疗法"，其需要医护人员严格遵守和管理治疗的剂量，并减少瘤旁正常组织的给药量，以减少损伤正常组织的风险。从终极意义上来说，随着医疗技术对呼吸相关运动的考量，患者在每次治疗前的日常影像指导有助于精确地完成目标靶区再定位，并且数值可精确到几毫米。同时，整个放射疗法的疗程缩短为 5 次或以下。这种治疗方法称为立体定向体部放射治疗（SBRT）[18]。

数家研究中心曾对 HCC 治疗中采用 5 ~ 10 次大分割放射疗法进行了研究。研究发现，预期中的生物学效应高于将同等剂量以小剂量分次给药进行治疗所产生的预期效应。广西医科大学 Liang 及其同事发表了一项研究，他们对 128 例从医疗技术或医学方面都无法切除的 HCC 患者进行了治疗[19]。这组患者在接受治疗之前全部患有 AJCC 分期 T3 期（n = 83）或 T4 期（n = 45）的原发性病灶；肝功能分级为 A 级的有 108 例，剩下的肝功能分级为 B 级。约有 1/3 的患者先前接受过 TACE 治疗，这组患者的肿瘤较大（中位体积 459ml）。采用典型的分次放射疗法针对靶区中心治疗的剂量供给为单次 4 ~ 5Gy，每周 3 天，给药总剂量为 50Gy。包含肿瘤自身体积以及 0.5 ~ 1.5cm 移动边缘的实际覆盖目标靶区体积的给药量约为上述处方剂量的 90%。据观察，接受治疗的

整组患者的 2 年存活率为 43%。基于多因素分析，小体积肿瘤和 A 级肝功能测定作为评估总生存率的独立预测因素。韩国加图立大学的 Choi 及其同事采用了类似治疗方案[20]。他们为 20 例 HCC 患者进行治疗，其中 18 例患者的治疗剂量为单次 5Gy，分 10 次给药，共 50Gy；而其余 2 例患者接受相同剂量 50Gy 的情况下，单次剂量为 10Gy，分 5 次给药。他们在患者身上某部位做基准标记，以帮助影像引导下在治疗前重新定位靶区，也避免患者发生 3 级或 4 级毒性。接受该治疗方式的患者的中位生存期为 20 个月，2 年生存率为 43%。

为 HCC 患者施行大分割放射疗法时也使用了带电粒子。美国罗马琳达大学的 Bush 及其同事通过质子射束向 34 例 HCC 患者施行 15 次共计 63 钴 - Gy 剂量的放射疗法（即单次剂量 4.2 钴 - Gy）[21]。平均肿瘤直径为 5.7cm（范围：1.5 ~ 10cm）。2 年存活率为 55%；6 例接受原位肝脏移植后续治疗的患者中，有 2 例患者的移植肝脏在原接受治疗的靶区病灶处未检出残余肿瘤。日本筑波大学的 Fukumitsu 及其同事为 51 例 HCC 患者施行较高质子射束剂量的放射疗法，总剂量为 66 钴 - Gy，共 10 次。这组患者通过活组织检查或 X 射线影像和血清标记物结合诊断患有 HCC，且这组患者满足下述条件：（1）患有单个或多个肿瘤灶（最多 2 个），这些病灶包含在单一辐射场且无其他无法抑制的肿瘤灶；（2）最大的肿瘤直径 ≤ 10.0cm；（3）肿瘤位置距离肝门或消化道 ≥ 2cm；（4）肝功能分级为 A 级或 B 级；（5）经欧洲癌症研究与治疗组织评定该患者体能状态为 0 ~ 2 级[22]。研究的肿瘤直径小于其他大部分研究的肿瘤直径（直径中位数为 2.8cm；范围：0.8 ~ 9.3cm）。其中 40 例患者的肝功能分级级别无任何变化，3/10 的患者从 B 级到 A 级，同时有 8/41 的患者从 A 级转为 B 级；但无患者的肝功能

测定低于 C 级。其中有 3 例患者发生了肋骨骨折。该组患者病情的局部控制率和 3 年总生存率分别为 95% 和 49%。

香港玛嘉烈医院的 Tse 及其同事将治疗过程整合成一个 6 次放疗方案，并在 HCC 患者（n = 31）或肝内胆管癌患者（n = 10）身上进行了 I 期研究[23]。该项研究的设计在于根据放射性肝病（RILD）的风险大小逐步加大放射剂量，研究过程应用了基于对传统肝病分次放射疗法分析的正常组织并发症概率模型。治疗肿瘤的放射疗法给药的中位数剂量为 36Gy（范围：24 ~ 54Gy）。尽管有 5/31 患者的肝功能分级由 A 级转成 B 级，但是据观察，暂时没有放射性肝病的实例，即使基于并发症概率模型预测将有多达 20% 的该组患者患有放射性肝病。因此，在大分割放射疗法中应用传统分次放射疗法相关毒性预测模型似乎不太可行。无论如何，在一组接受频繁预处理的患者中（60% 以上患者在此之前接受过至少 1 次 HCC 的相关治疗），实现了振奋人心的 12 个月的中位生存期。

欧洲、北美洲和亚洲地区的研究所进行了 SBRT 疗法（如上述定义）在 HCC 治疗管理中的应用。荷兰伊拉斯谟大学医学中心的 Mendez Romero 及其同事为 8 例患有 11 个独立 HCC 病灶的患者进行 3 ~ 5 次放射治疗，总放射剂量为 25 ~ 37.5Gy；其中 3 例患者有血管侵犯[24]。该治疗方案实现了 75% 的 1 年局部控制率，相当于 1 年生存率为 75%。韩国加图立大学的 Choi 及其同事发表了一项最新研究成果，他们为 23 例患有 32 个独立 HCC 病灶的患者进行了 3 次放射治疗，且剂量中位数为 36Gy（范围：30 ~ 39Gy）[25]。其中 9 例患者有肝门静脉癌栓；虽然他们的生存期有限（中位生存期为 11 个月），但是没有任何患者出现严重的毒性。后续专注于毒性的分析报告表明，观察该组患者获悉，患者肝功能分级恶化的

最重要预测因素为接受 18Gy 或以上（V18）放射剂量的正常肝脏体积的大小。当 V18 超过 800ml 时，肝功能分级的不利影响将大幅上升[26]。

　　Cardenes 及其同事发表了对 HCC 进行 3 次 SBRT 治疗时给药剂量递增的多中心 I 期研究[27]。纳入的患者具备以下条件：肝功能分级 A 级或 B 级；无法采用切除术；患有 1 ~ 3 个病灶；肿瘤总直径 ≤6cm。每次放射剂量从 12Gy 开始逐步增加。研究对象共有 17 例患者及 25 个病灶。为肝功能分级 A 级患者治疗时的总剂量递增为 48Gy（单次剂量 16Gy），未见剂量限制性毒性。2 例肝功能分级 B 级的患者接受总剂量为 42Gy（单次剂量 14Gy）的放射治疗后，其肝脏产生了 3 级肝毒性。因此，研究人员决定减少放射剂量至 40Gy，分 5 次给药。尽管有额外 4 例患者入组按上述剂量接受治疗并在接

受 SBRT 治疗时无严重意外发生，但仍有 1 例肝功能分级 B 级患者接受该剂量治疗后出现渐进式肝功能衰竭。有 6 例患者接受 SBRT 治疗后进行了肝脏移植手术。患者的靶区病灶内部经治疗无局部进展性病变。整组患者的 2 年总生存率为 60%。

　　图 25.1 为 HCC 患者接受 SBRT 治疗的病例。该病例的患者是一例 77 岁女性，因病灶复发接受过冷冻疗法以及失败的 TACE 治疗。治疗前其甲胎蛋白值曾上升到 293μg/L。该患者接受了 3 次 SBRT、总剂量为 54Gy 的治疗后，其甲胎蛋白值下降到了 2μg/L 以下。但在这种情况下仍需保持后续观察。该图像包含治疗前的扫描图像、显示处方剂量和 15Gy 剂量的 SBRT 治疗计划图像，以及治疗后的随访图像。该患者在接受 SBRT 治疗 5 年后仍存活，且无疾病复发迹象。

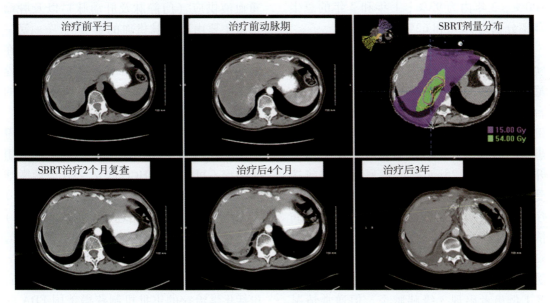

图 25.1　复发性 HCC 患者治疗前的扫描图像、SBRT 治疗计划图像，以及接受 SBRT 治疗后的扫描图像。右下图显示少量胸腔积液，接受 SBRT 治疗后 2 年内保持稳定，且与疾病活动性无关。

　　在上述研究中，有些研究包含了那些在接受放射治疗前做过 TACE 治疗的患者。Meng 及其同事在最新的荟萃分析报告中指

出：相对于仅接受 TACE 疗法的患者，接受 TACE 疗法结合放射疗法的患者生存期更长[28]。随机抽样研究案例采用了众多放

射疗法的方案，经分析，大部分为传统分次疗法。然而，有最新研究报告只专注于研究接受大分割放射疗法和 TACE 疗法相结合的患者。韩国成均馆大学医学院的 Oh 及其同事为无法切除的 HCC 患者在接受过 1~2 个失败的 TACE 治疗疗程、病情进展后迅速采取放射治疗。在为共有 43 个病灶的 40 例患者提供治疗时，剂量中位数为 54Gy 且分 18 次给药；实现了可接受范围内低毒性的 72.0% 的 1 年总生存率[29]。上海复旦大学附属肿瘤医院的 Ren 及其同事在肝功能分级 A 级且原来接受过 1~4 个 TACE 治疗疗程的 HCC 患者中展开了对放射剂量递增的正式研究[30]。肿瘤直径 < 10cm 患者的最大耐受剂量（MTD）为 62Gy 且分 10 次给药；而肿瘤直径 ≥10cm 患者的最大耐受剂量为 52Gy 且分为 10 次给药。治疗后 1 年内靶区肿瘤无进展率为 100%，2 年内为 93%；1 年和 2 年的总生存率分别为 72% 和 62%。

索拉非尼对 HCC[31] 的临床活性已经证实，这促使研究人员对放射疗法和索拉非尼或其他类似药物的联合疗法进行研究。台北阳明大学的 Chi 及其同事发表了对 23 例大部分患有 2 处或多处肝脏病变的 HCC 患者的回顾性分析，该组患者至少 1 周前开始持续服用 25mg 舒尼替尼且 2 周前接受过放射治疗[32]。13 例患者在接受放射疗法之后服用舒尼替尼维持治疗，直到病情进展。大分割放射疗法剂量中位数为 52.5Gy，分 15 次给药。尽管 2 例患者接受联合疗法后出现 3 级以上消化道出血以及 1 例患者出现 3 级胰腺炎，但通常情况下，联合疗法耐受度普遍较高。复旦大学的 Zhao 及其同事展开了针对索拉非尼对接受 TACE 治疗和放射治疗后的 HCC 患者的维持治疗作用[33]。

HCC 间质性及肝动脉灌注的近距离放射疗法

德国马格德堡大学的 Mohnike 及其同事采用铱 - 192 作为放射源对 HCC 患者进行间质性高剂量率（HDR）的近距离放射治疗[34]。大部分患者接受其他治疗后一般都会复发。治疗肿瘤的单次给药剂量根据对正常组织剂量分配的考量进行调整：值得注意的是，2/3 以上的正常肝脏组织接受的剂量不得大于 5Gy。在 75 例可研究的患者中，只有 5 例患者有局部病情复发的情况。

整组患者的中位总生存期为 19.4 个月，但是具有最佳基础肝功能的亚群患者的中位生存期更长。

放射栓塞术，也就是选择性体内放射疗法（SIRT），采用钇 -90 微球，是近距离放射疗法的另一种形式，其利用肝脏独特的双重血液供应（门静脉及肝动脉）以及肿瘤通常主要由肝动脉供血的事实[35-37]。钇 - 90 是一种 β - 放射性物质，主要经放置在肝动脉的导管进行给予。通过 β 射线及栓塞术的联合疗法杀死肿瘤细胞，不过两者的相关贡献无法精确得知。

目前有 2 种通过 2 个完全不同途径获得美国 FDA 批准上市的商用钇 - 90 产品。用于治疗不可切除的 HCC 的钇 - 90 玻璃微球（加拿大安大略省渥太华市的诺迪安公司）于 1999 年根据人道用途器材免除（HDE）规定获得美国 FDA 的上市批准。2002 年，钇 -90 树脂微球（澳大利亚雷恩科夫的 Sirtex Medical 公司）通过一般用来申请药品，包括化学治疗的审批机制获得美国 FDA 的上市批准。钇 - 90 树脂微球不适用于治疗原发性大肠癌转移的肝癌。尽管玻璃微球和树脂微球的配方存在一些差异（树脂和玻璃的差异，以及粒子大小的差异，相较而言玻璃微球体积更小），但是没有科学理论可以表明一个对转移性肿瘤更为有效，而另一个对原发性肿瘤效果更好。然而，到目前为止大多数 HCC 治疗的临床经验采用的都是钇 -90 玻璃微球。

2006 年发表的一篇述评对早期文献进行了很好的总结[37]。对 HDE 资料库的 121 组患者的汇总分析显示预测 3 个月高死亡率的几个因素：浸润性肿瘤；70% 以上的肝脏受肿瘤侵害；肝酶水平上升（天冬氨酸转氨酶或丙氨酸转氨酶水平 >5×正常水平上限值）；50% 以上的肝脏受肿瘤侵害，以及白蛋白水平 <3g/L、总胆红素 ≥2mg/dl，或预测肺剂量 >30Gy[38]。作者们总结出具有上述风险因素的患者不适合用钇 -90 进行治疗，原因在于他们可能会患早期肝脏疾病或因癌症导致相关死亡，同时，他们因治疗而中毒的风险也很高。这些信息为可治疗患者的选择提供了有用的指引。

直到近期，由于难以评估治疗反应及局部病情控制，大多数研究使用生存及毒性参数作为主要评估指标。临床及临床病理研究显示，由减少动脉期增强及减少转换为 CT 低密度带表明的早期治疗后坏死是治疗反应的最重要指标。由于病灶在治疗后初期较之前显得更大，如同其他消融放射疗法，因此通过成像简单显示肿瘤大小的改变不具预测性[39-41]。

绝大多数 HCC 患者原本就有潜在的肝病，轻度到中度的肝功能异常不一定是肝脏移植的禁忌证[42]。然而，由于患者等待合适肝源时可能存在不可预测的延误期限，因此，诸如 SIRT 等疗法被认为是与肝脏移植之间的潜在桥梁，或者是最初不符合肝脏移植条件的 HCC 晚期患者降低分期的一种方式。Lewandowski 及其同事从单中心的数据对 TACE（n =43）疗法实现的降低分期与钇 -90 放射栓塞疗法（n =43）进行了对比[43]。由于这不是一项随机抽样研究，因此其受限于选择偏倚。从统计学角度来看，在患者病灶局部缓解（61% vs 37%）、美国

器官共享联合网络（UNOS）规定的疾病进展时间（18.2 月 vs 33.3 月）以及总生存期（35.7 月 vs 18.7 月）方面，钇 -90 放射栓塞疗法有着明显的优势。

小结

放射疗法，无论是外照射放射治疗还是近距离放射治疗，均可以为选择的符合条件的 HCC 患者提供有效治疗。医学上通常将放射疗法应用于治疗不适合采用其他疗法或接受其他治疗方式后复发的 HCC 晚期患者，因此难以将放射疗法与其他治疗方式的治疗效果进行比较。然而，最近强化外照射放疗领域及钇 -90 放射栓塞疗法领域的技术发展，在肝脏移植前作为确定性治疗、临时性（桥接性）治疗或降低分期的方式，都取得了非常令人鼓舞的成就。目前正在进行对上述领域以及放射疗法联合活动性全身性治疗战略的研究，同时可以为放射疗法未来如何扩大应用并帮助更多 HCC 患者贡献见解。

参考文献

[1] International Agency for Cancer Research. GLOBOCAN 2008：cancer incidence and mortality worldwide in 2008. http：//globocan. iarc. fr. Accessed 31 July 2010.

[2] Sanyal A，Poklepovic A，Moyneur E，Barghout V. Population - based risk factors and resource utilization for HCC：US perspective. Curr Med Res Opin. 2010；26（9）：2183 - 91. Epub ahead of print.

[3] Hasegawa K，Kokudo N. Surgical treatment of hepatocellular carcinoma. Surg Today. 2009；39（10）：833 - 43. Epub 2009 Sep 27.

[4] Okuda K，Ohtsuki T，Obata H，et al. Natural history of hepatocellular carcinoma and prognosis in relation to treatment. Study of 850 patients. Cancer. 1985；56（4）：918 - 28.

[5] Yeung YP, Lo CM, Liu CL, et al. Natural history of untreated nonsurgical hepatocellular carcinoma. J Gastroenterol. 2005; 100 (9): 1995 –2004.

[6] Ruzzenente A, Capra F, Pachera S, et al. Is liver resection justified in advanced hepatocellular carcinoma? Results of an observational study in 464 patients. J Gastrointest Surg. 2009; 13 (7): 1313 –20.

[7] Stillwagon GB, Order SE, Guse C, et al. 194 hepatocellular cancers treated by radiation and chemotherapy combinations: toxicity and response: A Radiation Therapy Oncology Group study. Int J Radiat Oncol Biol Phys. 1989; 17 (6): 1223 –9.

[8] Abrams RA, Cardinale RM, Enger C, et al. Influence of prognostic groupings and treatment results in the management of unresectable hepatoma: experience with Cisplatinum – based chemoradiotherapy in 76 patients. Int J Radiat Oncol Biol Phys. 1997; 39 (5): 1077 –85.

[9] Liu MT, Li SH, Chu TC, et al. Three – dimensional conformal radiation therapy for unresectable hepatocellular carcinoma patients who had failed with or were unsuited for transcatheter arterial chemoembolization. Jpn J Clin Oncol. 2004; 34 (9): 532 –9.

[10] Ben – Josef E, Normolle D, Ensminger WD, et al. Phase II trial of high – dose conformal radiation therapy with concurrent hepatic artery floxuridine for unresectable intrahepatic malignancies. J Clin Oncol. 2005; 23: 8739 –47.

[11] Hsu W, Chan S, Ting L, et al. Results of threedimensional conformal radiotherapy and thalidomidefor advanced hepatocellular carcinoma. Jpn J Clin Oncol. 2006; 36 (2): 93 –9.

[12] Seo YS, Kim JN, Keum B, et al. Radiotherapy for 65 patients with advanced unresectable hepatocellular carcinoma. World J Gastroenterol. 2008; 14 (15): 2394 –400.

[13] Zeng Z, Fan J, Tang Z, et al. Prognostic factors for patients with hepatocellular carcinoma with macroscopic portal vein or inferior vena cava tumor thrombi receiving external – beam radiation therapy. Cancer Sci. 2008; 99 (12): 2510 –7.

[14] Han K, Seong J, Kim JK, et al. Chemoradiation therapy for locally advanced hepatocellular carcinoma with portal vein thrombosis. Cancer. 2008; 113: 995 –1003.

[15] Zeng ZC, Tang ZY, Fan J, Qin LX, Ye SL, Zhou J, Sun HC, Wang BL, Wang JH. Consideration of role of radiotherapy for lymph node metastases in patients with HCC: retrospective analysis for prognostic factors from 125 patients. Int J Radiat Oncol Biol Phys. 2005; 63 (4): 1067 –76.

[16] McIntosh A, Hagspiel KD, Al – Osaimi AM, et al. Accelerated treatment using intensity – modulated radiation therapy plus concurrent capecitabine for unresectable hepatocellular carcinoma. Cancer. 2009; 115: 5117 –25.

[17] Rich TA, Shepard RC, Mosley ST. Four decades of continuing innovation with fluorouracil: current and future approaches to fluorouracil chemoradiation therapy. J Clin Oncol. 2004; 22: 2214 –32.

[18] Kavanagh BD, Timmerman RD. Stereotactic body radiation therapy. Philadelphia: Lippincott Williams & Wilkins; 2005.

[19] Liang S – X, Jiang GL, Zhu X – D, et al. Hypofractionated 3 – dimensional conformal radiation therapy for primary liver carcinoma. Cancer. 2005; 103: 2181 –8.

[20] Choi BO, Jang HS, Kang KM, et al. Fractionated stereotactic radiotherapy in patients with primary hepatocellular carcinoma. Jpn J Clin Oncol. 2006; 36 (3): 154 –8.

[21] Bush DA, Hillebrand DJ, Slater JM, et al. High – dose proton beam radiotherapy of hepatocellular carcinoma: preliminary results of a phase II trial. Gastroenterology. 2004; 127: S189 –93.

[22] Fukumitsu N, Sugahara S, Nakayama H, et al. A prospective study of hypofractionated proton

beamtherapy for patients with hepatocellular carcinoma. Int J Radiat Oncol Biol Phys. 2009；74（3）：831－6.

[23] Tse RV, Hawkins M, Lockwood G, et al. Phase I study of individualized stereotactic body radiotherapy for hepatocellular carcinoma and intrahepatic cholangiocarcinoma. J Clin Oncol. 2008；26：657－64.

[24] Méndez Romero A, Wunderink W, Hussain SM, et al. Stereotactic body radiation therapy for primary and metastatic liver tumors：a single institution phase i－ii study. Acta Oncol. 2006；45（7）：831－7.

[25] Choi BO, Choi BI, Jang HS, et al. Stereotactic body radiation therapy with or without transarterial chemoembolization for patients with primary hepatocellular carcinoma：preliminary analysis. BMC Cancer. 2008；8：351.

[26] Son SH, Choi BO, Ryu MR, et al. Stereotactic body radiotherapy for patients with unresectable primary hepatocellular carcinoma：dose－volumetric parameters predicting the hepatic complication. Int J Radiat Oncol Biol Phys. 2010；78（4）：1073－80. Epub ahead of print.

[27] Cardenes HR, Price TR, Perkins SM, et al. Phase I feasibility trial of stereotactic body radiation therapy for primary hepatocellular carcinoma. Clin Transl Oncol. 2010；12（3）：218－25.

[28] Meng M, Cui Y, She B, et al. Transcatheter arterial chemoembolization in combination with radiotherapy for unresectable hepatocellular carcinoma：a systematic review and meta－analysis. Radiother Oncol. 2009；92（2）：184－94.

[29] Oh D, Lim d H, Park HC. Early three－dimensional conformal radiotherapy for patients with unresectable hepatocellular carcinoma after incomplete transcatheter arterial chemoembolization：a prospective evaluation of efficacy and toxicity. Am J Clin Oncol. 2010；33（4）：370－5.

[30] Ren Z, Zhao H, Chen Z, et al. Three－dimensional conformal radiation therapy and intensity－modulated radiation therapy combined with transcatheter arterial chemoembolization for locally advanced hepatocellular carcinoma：an irradiation dose escalation study. Int J Radiat Oncol Biol Phys. 2010. [Epub ahead of print].

[31] Llovet JM, Ricci S, Mazzaferro V, et al. Sorafenib in advanced hepatocellular carcinoma. N Engl J Med. 2008；359：378－90.

[32] Chi K, Liao C, Chand C, et al. Angiogenic blockade and radiotherapy in hepatocellular carcinoma. Int J Radiat Oncol Biol Phys. 2010；78（1）：188－93. Epub ahead of print.

[33] Zhao J, Liu J, Ren Z, et al. Maintenance of Sorafenib following combined therapy of three－dimensional conformal radiation therapy/intensity－modulated radiation therapy and transcatheter arterial chemoembolization in patients with locally advanced hepatocellular carcinoma：a phase I/II study. Radiat Oncol. 2010；5：12. doi：10. 1186/1748－717X－5－12.

[34] Mohnike K, Wieners G, Schwartz F, et al. Computed tomography－guided high－dose－rate brachytherapy in hepatocellular carcinoma：safety, efficacy, and effect on survival. Int J Radiat Oncol Biol Phys. 2010；78（1）：172. Epub ahead of print.

[35] Salem R, Thurston KG. Radioembolization with 90Yttrium microspheres：a state－of－the－art brachytherapy treatment for primary and secondary liver malignancies part 1：technical and methodologic considerations treatment is administered via the hepatic artery. J Vasc Interv Radiol. 2006；17：1251－78.

[36] Salem R, Thurston KG. Radioembolization with 90Yttrium microspheres：a state－of－the－art brachytherapy treatment for primary and secondary liver malignancies part 2：special topics. J Vasc Interv Radiol. 2006；17：1425－39.

[37] Salem R, Thurston KG. Radioembolization with 90Yttrium microspheres：a state－of－the－art brachytherapy treatment for primary and secondary liver malignancies part 3：comprehensive literature review and future direction. J Vasc In-

terv Radiol. 2006; 17: 1571 - 94.

[38] Goin JE, Salem R, Carr BI, et al. Treatment of unresectable hepatocellular carcinoma with intrahepatic yttrium 90 microspheres: a riskstratification analysis. J Vasc Interv Radiol. 2005; 16: 195 - 203.

[39] Keppke AL, Salem R, Reddy D, et al. Imaging of hepatocellular carcinoma after treatment with yttrium - 90 microspheres. Am J Roentgenol (AJR). 2007; 188: 768 - 75.

[40] Welsh JS. Radiographically identified necrosis after 90Y microsphere brachytherapy: a new standard for oncologic response assessment? Am J Roentgenol (AJR). 2007; 188: 765 - 7.

[41] Riaz A, Kulick L, Lewandowski RJ, et al. Radiologicpathologic correlation of hepatocellular carcinoma treated with internal radiation using Yttrium - 90 microspheres. Hepatology. 2009; 49: 1 - 9.

[42] Detry O, De Roover A, Delwaide J, et al. Absolute and relative contraindications to liver transplantation. A perpetually moving frontier. Acta Gastroenterol Belg. 2002; 65: 133 - 4.

[43] Lewandowski RJ, Kulik LM, Riaz SS, et al. A comparative analysis of transarterial downstaging for hepatocellular carcinoma: chemoembolization versus radioembolization. Am J Transplant. 2009; 9: 1 - 9.

第 26 章　肝转移癌的射频消融治疗

Rajan K. Gupta and Gerald Dodd，Ⅲ

周坦洋　孙军辉　翻译　徐栋　校审

[摘要] 肝转移癌的治疗是肿瘤治疗中一个经常遇到的问题。大量的研究已证实，相比单纯化疗，手术切除孤立的肝转移癌，尤其对于结直肠癌肝转移，可以提高生存率。这些研究为孤立性肝转移癌的局部治疗提供了基础。对于孤立性肝转移癌，虽然手术治疗仍然是金标准，但是包括消融在内的其他微创治疗，已逐步发展并应用于治疗非手术适应证的肝转移癌患者。多项回顾性研究及病例对照研究证实孤立性肝转移癌的局部消融治疗比传统的单纯化疗使患者生存获益更大，因而消融治疗已被迅速纳入临床实践。射频消融（RFA）仍然是肝脏领域研究和使用最广泛的消融技术。患者的选择很关键，且通常经过多学科讨论。目前，虽然肝转移癌的消融治疗的主要临床经验和文献来自结直肠癌肝转移的消融治疗，但其在乳腺癌和神经内分泌肿瘤肝转移治疗中的临床经验及文献在不断增多。本文对消融治疗各种肝转移癌的患者选择、临床疗效、影像随访、复发模式及并发症进行综述总结。

引言

肝转移癌的治疗是肿瘤治疗中最常见的难题之一。肿瘤肝转移仅少于局部淋巴结转移，肝转移性肿瘤远远比原发性肝癌常见[1]。据估计，40% ~ 50% 的恶性肿瘤伴有肝转移[1]。原发恶性肿瘤治疗后，伴有孤立性肝转移癌的患者需要接受除单独系统化疗之外的其他治疗[1]。

大量的研究表明，相比传统的单纯化疗，孤立性肝转移灶切除或转移瘤切除能改善患者生存，甚至有部分患者可获得长期根

治，尤其是结直肠癌肝转移患者[2-7]。这些是局部治疗孤立性肝转移癌的基础。局部治疗已被应用到其他恶性肿瘤肝转移，包括神经内分泌癌、乳腺癌、黑色素瘤、肉瘤等，尽管证据有限[8-21]。

虽然手术治疗孤立性肝转移癌仍然是金标准，但其他微创治疗，包括消融治疗、TACE 或 TARE、放疗或联合治疗已发展并用于不适合手术治疗的患者。在这些治疗方法中，消融和联合治疗被认为是有可能根治肿瘤的方法。许多回顾性和队列观察研究证实局部消融治疗孤立性肝转移癌比传统单纯化疗能给患者带来更大生存获益，因此消融治疗被迅速地纳入临床实践[13,18,22-25]。

目前消融技术主要包括乙醇消融、冷冻消融、微波消融、激光消融和射频消融。射频消融（RFA）是肝脏领域研究和使用最广泛的消融技术。RFA 利用交变电流形成

R. K. Gupta (⊠) · G. Dodd, Ⅲ
Department of Radiology, University of Colorado, Denver, Aurora, CO, USA
e-mail：Rajan. Gupta@ucdenver. edu；Gerald. Dodd@ucdenver. edu

局部的热场，从而诱导细胞热损伤导致其凝固性坏死。RFA 有多种应用途径，包括开放手术、腹腔镜和经皮穿刺途径等。虽然影像引导下经皮穿刺途径占主导地位，但术者可根据其经验、本地资源和病变特点来选择 RFA 治疗途径。

患者选择

　　肝转移癌患者治疗的两大主要目标是改善生存和缓解症状。多学科肿瘤研讨会上，肿瘤治疗专家团队不断强调最佳患者的选择和管理的重要性。肝转移癌射频消融治疗的适应证和禁忌证见表 26.1。

表 26.1　肝转移癌 RFA 治疗的适应证和禁忌证

适应证：
治疗目标：
生存获益：
肝内明显的转移灶
肝内转移灶成为生存的主要决定因素
缓解症状：
肿瘤负荷症状
激素症状
影像下可见的肿瘤，可以通过影像引导：
US，CT，MRI，融合技术
不适合手术或拒绝手术的患者
前次消融或肝脏切除术后残留/复发肿瘤
肿瘤特征：
大小和数目
最佳结局：肿瘤 <3cm，3 个或更少的转移灶
中间结局：肿瘤 <5cm，5 个或更少的转移灶
RFA 的潜在适应证：
小肿瘤需要大范围切除

续表

与切除联合的策略
切除的桥接策略
禁忌证：
肝外疾病：
除外：
乳腺癌有骨/肺转移，稳定 >6 个月
神经内分泌肿瘤转移灶
结直肠癌肝/肺转移的选择性病例
感染的风险：
无功能的/被破坏的胆道括约肌：
胆肠吻合术（Whipple，移植等）
胆道括约肌切开术/支架植入术
胆道梗阻
并发的肠道切除术
活动性感染
无法修复的凝血功能障碍
解剖上预后不良的病灶：
接近于中央胆管（ <2cm）：
除外：鼻胆管冷却可能
接近于肠或胃，无法分离：
除外：通过开腹或腹腔镜可以分离结构，位置的改变，或经皮穿刺的途径（D5W 灌注，CO_2，气球分离）
预计生存期短（ <6 个月）
一般状态差（ECOG >2）
肝脏储备不足
妊娠

　　通过治疗肝转移灶可使患者生存获益，推断可以有利于局部疾病的患者，有改善生存的潜力。肿瘤肝外转移常常提示预后较差，通常被认为是消融治疗的禁忌证。而神经内分泌肿瘤和乳腺癌则例外，这将在文中的相关章节讨论。此外，结直肠癌肝转移及

肺转移患者如原发灶有机会根治的话，也是适合消融治疗的。总之，患者肝内转移灶与其生存或症状的预后是相关的，且能通过消融治疗得到改善[26]。预计生存期 < 6 个月或一般状况差（ECOG > 2）的患者也不太可能从肝消融获益，并且治疗的风险远远超过可能取得的任何边缘效益。但神经内分泌肿瘤例外，因状况差与激素水平高有关，治疗后症状可明显改善。

由于缺乏局部消融治疗在改善生存和降低局部复发方面优于手术切除的随机对照数据，因此，手术切除仍然是孤立性肝转移的标准治疗。大多数术者给那些不适合手术或拒绝手术的肝转移癌患者实施消融治疗。然而，对肝内新发转移灶风险高的患者，为了保护肝功能，术者更倾向于消融治疗。若小转移灶因位置原因需要大部分切除，则消融治疗优于手术切除。除非治疗目标是减轻肿瘤负荷或降低激素水平来缓解症状，否则所有肿瘤都适合消融治疗，因其目标是消除所有的残余瘤灶，类似于 R0（完全）切除。消融治疗相比手术治疗，具有更低的发病率和死亡率，更低的并发症发生率，更短的住院周期，更低的成本，且能更大程度保护肝功能，治疗的可重复性高等优势。而手术治疗的优势主要包括局部复发率低，能治疗较大的转移灶，且采用术中超声对于病灶检出率的灵敏度更高，还能根据腹腔情况对肿瘤进行分期。

局部治疗成功率的预测因素有很多，且和原发性肝癌的预测因素相似。病变的大小可能比数量更重要，这主要是因为局部复发与肿瘤的大小密切相关。肿瘤大小 < 3cm，可以单针消融治疗，且复发率低。肿瘤在 3 ~ 5cm，常需要多针重叠消融并有中等程度的复发率。肿瘤 > 5cm，技术上具有挑战性，且局部复发率高。虽然肿瘤数量是次要因素，但随着病灶数量的增加，消融治疗的并发症在增加，而生存获益在下降。为了提

高生存获益，许多中心只允许病灶数目在 5 以下的肝转移癌患者行消融治疗。对数目在 3 以下且 < 3cm 的病灶，消融可以取得很好的效果，尽管此选择标准并没有被一致认可，且还依赖于消融目标。离大血管（直径 > 3 ~ 5mm）5mm 内的病灶由于热衰减效应，消融治疗的复发率高。

肝转移癌消融治疗的解剖位置选择与原发性肝癌的消融治疗相似，包括考虑邻近结构是否热敏感，最重要的是避免中央胆管和胃肠道损伤。胆道损伤可导致狭窄、脓肿、胆汁瘤、败血症及肝功能衰竭。周围胆管损伤临床上常无症状，但可导致相应的肝段逐渐萎缩。然而，中央胆管损伤可导致黄疸和肝功能衰竭，并发症多。胆管常常伴随门静脉走行，尽管并不是始终一致。如果必要，确切的关系可以通过 MRCP 来显示。离肝门部及门静脉主干 2cm 以内的肿瘤由于胆道损伤的风险高，不适合消融治疗。消融治疗时，可以通过鼻导管或经皮引流管灌注冷生理盐水来预防性冷却胆道以保护其免受热损伤[27,28]。胆道冷却将胆管损伤的发生率从约 40% 降至 3% 以下[27,28]。虽然该技术似乎很有前景，但长期的随访表明临床推广困难，且经 ERCP 放置鼻胆管增加了胰腺炎及肝脓肿的风险。结肠、小肠和胃的热损伤可能导致穿孔、败血症、腹膜炎，甚至死亡。结肠对热最敏感，其次是小肠和胃。经验丰富的消融治疗胆囊旁的病灶对患者来说是安全的，尽管自限性胆囊炎比较常见[29-31]。消融治疗比邻心包的肿瘤需要格外小心，消融针或针尖务必不能穿过心包，否则可能导致心包出血和心包填塞。同时，还须避免损伤其他周围脏器和组织，如肾脏、肾上腺及膈肌等，即使严重的并发症不常见。开腹和腹腔镜途径有助于机械分离重要结构，而经皮穿刺途径可以采用 D5W 灌注人工腹水、CO_2 分离或

人工气腹来保护邻近组织[32-34]。经常变换患者体位或胃肠减压是消融治疗的安全保障。有腹部手术史的患者因腹腔粘连，不适合消融治疗。针道需经过正常肝实质，对准包膜下肿瘤穿刺需要避免肿瘤种植转移及出血。虽然有很多技术难题，但包膜下病灶可采用间接的方法消融，包括覆盖肿瘤到肝脏包膜穿刺点间的正常肝实质。膈顶病灶也可以安全地消融，但一定要小心，不要穿破膈肌，否则可导致膈肌损伤或胆汁胸膜瘘。尤其是采用可张开电极，在三维空间部署一个根据膈肌的曲面来展开的阵列是极具挑战性的。这种情况下，笔者倾向于使用实时影像引导单个或多个直天线探针。虽然因热衰减效应所致局部治疗失败率增加，但比邻血管结构不是消融治疗的绝对禁忌，除非是邻近中央胆管。胆道括约肌功能不全或胆肠吻合的感染高危患者术后易形成肝脓肿，应被看作是消融禁忌。并发症将在本章的相关部分进一步讨论。

高质量实时成像无论是对治疗计划还是对患者的选择都很重要。转移性肿瘤往往接受 PET 检查，尽管其对 1cm 以下的病灶检测灵敏度较低，但对检测隐匿的肝外病灶十分重要，这关系到患者的选择。治疗过程中，推荐 1 个月内行增强 CT 或 MRI 复查，来及时发现肿瘤进展，并确认肝内转移灶的分期。肿瘤在影像引导下应该是可见的，最常见的引导设备是超声或 CT。虽然 MRI 可以用作引导，但其所需要的特殊的磁共振兼容材料使用并不广泛。然而，MRI 是唯一可以实时监控温度的影像引导设备。影像引导设备的最新进展允许 CT、MRI、PET 或 SPECT 的 3D 数据与超声影像融合，从而可以用于超声影像上不能显示的病灶的引导治疗（图 26.1）。如果经皮超声消融是已计划好的，那么由术者操作的术前超声检查有助于探查病灶，并确保其在消融时可见。

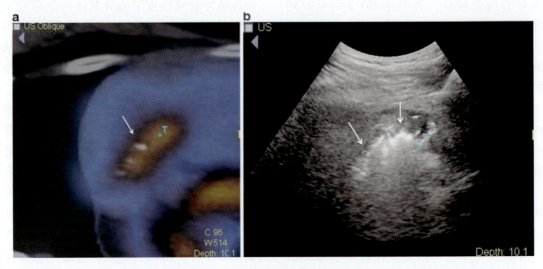

图 26.1　（a）影像融合（飞利浦 Percunay 系统），奥曲肽阳性 SPECT 扫描图与超声图像重叠显示神经内分泌瘤肝转移灶（箭头处），这个转移灶在超声或 CT 上并不可见。影像融合使得这类肿瘤病灶能够进行 RFA 治疗。（b）RF 消融治疗中的单纯超声图像，显示相应消融区域呈高回声（箭头处）。

肝转移癌患者通常不伴有肝硬化，因此肝功能不全少见。肝功能损害明显者常因弥漫性肝转移癌所致，且不适合消融治疗。血小板计数 $>50 \times 10^9/L$ 且 INR < 1.8 被认为

可降低出血并发症。适当条件下，可输注新鲜冰冻血浆和血小板改善凝血功能。

临床疗效

　　解读已发表的经皮消融治疗肝转移癌的文献是一件困难的事情。只有 1 篇对比 RFA 联合化疗与单纯化疗治疗不可切除的结直肠癌肝转移的单一的前瞻性随机 II 期研究已经发表。但其在总生存期上的差异不够充分[35]。支持 RFA 治疗肝转移癌的数据主要来自于观察性研究、病例报道、回顾性研究，这些研究受到众多固有偏见的影响，且显示明显差异的报告中缺乏意向性治疗的数据。并且消融技术、消融设备和化疗方案在持续迅速发展，到了有充足随访数据的论文发表时，既有的化疗方案和消融设备可能已发生了实质性的改变。此外，各研究采用的随访影像质量各不相同，使得不同研究间的直接对比非常困难。最后，逐渐理解局部失败的原因，并逐渐认识到导致并发症的高危因素，导致患者的选择发生改变，这可以提高整体效果。数据解读困难的原因见汇总表 26.2。

表 26.2　转移性肿瘤 RFA 临床疗效：
数据解读困难的原因

有质量数据的缺乏：
只有单一的、证据并不充分的 CRC 转移的随机试验已发表
支持的数据来自于病例报道、回顾性研究和观察性研究
各种不一致的报道
依赖于不同的消融技术：
操作者的经验/技能
治疗途径（开腹、腹腔镜、经皮穿刺）
使用的设备
各种化疗和生物制剂

续表

影像技术的提高：
转移灶和局部失败的早期检测
引导技术的提高：
超声/CT 系统的提高
融合导航系统
超声造影（在美国不能使用）
更好的患者选择（对于病灶的学习）：
最好的结局：
肿瘤 <3cm
肿瘤 >5cm，远离大血管（>3mm）
更大（>1cm）的消融边界
并发症：
胆道括约肌功能不全/胆肠吻合术，易形成脓肿

结直肠癌肝转移

　　结肠癌是美国第三常见的恶性肿瘤，致死者接近全部癌症死亡的 10%[25]。15% ~ 25% 结肠癌患者发现时就已经存在肝转移，50% 的结肠癌患者在病程中的某一节点发生肝转移[25,36]。结肠癌伴肝转移患者不接受治疗的话，之前的中位生存期只有 5 个月；通过现代化疗和生物药物治疗，其中位生存期可以延长到近 2 年[24,25,37]。

　　手术治疗的回顾和前瞻性数据表明，肝切除能提高总生存率，尤其是无肝外转移的患者。切除后的中位生存期在 33 ~ 46 个月，3 年生存率在 45% ~ 57%，5 年生存率在 22% ~ 58%[24,25]。部分患者实现了长期治愈，10 年生存率约 20%[25]。尽管结果令人鼓舞，且门静脉栓塞、分期切除等技术进步和化疗效果提高，但即使包括通过降期治疗得到肝切除机会的患者，也只有 10% ~ 25% 的患者可以手术切除[38,39]。肝切除的死亡率维持在很低水平，文献报道在 0 ~ 5%，并发症的发生率在 17% ~ 37%。但是，肝切除后，新的瘤灶复发率高。这些结果使得人们对包括消融治疗和经动脉治疗等替代疗法兴趣浓厚。

射频消融是肝脏领域使用和研究最多的消融技术。肝转移癌 RFA 治疗的主要证据来自单向研究、回顾性研究及前瞻性研究。Ruers 等最近报道了唯一的一项随机对照研究（EORTC 40004），该研究的目的是探讨射频消融治疗无法手术切除的结直肠癌肝转移的效果[35]。这个欧洲多中心研究开始计划作为一个特别的治疗组限制性实验研究的Ⅲ期研究，后来因为纳入标准苛刻，入组速度慢，使得其规模降为Ⅱ期研究。从 2002 年到 2007 年，119 例无法切除的结直肠癌肝转移患者被随机分配到单纯系统治疗组（对照组）和系统治疗联合 RFA 组（治疗组）。当需要彻底根除肝内转移灶时，可以采用单纯 RFA 治疗或 RFA 联合肝切除治疗。当系统治疗组的患者通过单纯化疗获得手术机会时，允许其手术切除肝内转移灶。主要的终点是治疗组 30 个月的总生存率在 38% 以上。到达研究终点时，治疗组 30 个月的总生存率为 61.7%，对照组 30 个月总生存率明显高于预期，为 57.6%。其原因主要是在疾病进展时增加了二线治疗，这是在研究设计之初未曾预料到的。中位总生存期，治疗组是 45.3 个月，而对照组是 40.5 个月，差异无统计学意义（$P = 0.22$），故此Ⅱ期研究不足以证明两种治疗在总生存期上有差异。然而，治疗组的 3 年无进展生存率为 27.6%，明显高于对照组的 10.6%（$P = 0.025$）。治疗组的平均无进展生存期为 16.8 个月，而对照组为 9.9 个月。值得注意的是，生存分析是有治疗意向性的，且两组间姑息治疗变量不平衡。这项研究的结果表明，化疗联合 RFA 和/或手术切除

治疗无法切除的结直肠癌肝转移，比单纯化疗能显著延长无进展生存期。虽然有增加总生存的趋势，但无显著性统计学差异。只有长期的随访才有可能解决这个问题。这个研究及其他随机对照研究招募的困难也使人们怀疑通过增加随机数据来证实 RFA 有效性的可能性。

许多已发表的系统综述总结了大量的回顾性研究和观察性队列研究中关于 RFA 治疗结直肠癌肝转移的结果[22,24,25]。这些综述包含对主要文献的表格汇总[22,24,25]。最全面的综述是来自 2009 年 ASCO 会议上 Wong 等的综述，该综述纳入了自 1996 至 2007 年 4 月有关射频消融治疗结直肠癌肝转移（CRLM）的所有可获取的文献[25]。这篇综述包括 73 篇文献中超过 1200 例 CRLM 患者的 46 个独特的数据集。该综述报道中位总生存期 18 ~ 39 个月，3 年总生存率在 25% ~ 68%，5 年总生存率在 17% ~ 31%。最近，Gillams 等报道 RFA 治疗 < 4cm 的孤立性结直肠癌肝转移灶，5 年生存率可达 40%[40]。这些结果高于任何已发表的单纯化疗治疗的结果，是 RFA 治疗生存获益的间接证据。值得强调的是不能将 RFA 治疗的效果同手术切除的效果直接比较，因为患者群不同，大多数 RFA 治疗的患者是不能对肝转移灶行手术切除的患者。

ASCO 回顾小组的总结见表 26.3[25]。该小组发现，对于伴有明显的肝外转移的患者，RFA 治疗没有可靠的证据。他们发现生存率和局部复发率与转移灶的大小、数量、位置、治疗途径及术者的经验密切相关。小的孤立性转移灶治疗效果最好。大量的研究证实肿瘤 <3cm 者局部控制率较高。肿瘤在 3 ~5cm 者有中等的复发风险。肿瘤 > 5cm 者局部复发率高。转移灶的数目也和生存率及局部复发率相关。单发病灶治疗效果最好，其次是 3 个以内的病灶，3 个以上的病灶治疗效果差。肿瘤邻近血管（大

小 > 1cm）时，因热衰减的原因，局部治疗失败率高。然而，许多学者认为癌灶周围的小血管（3 ~ 5cm）热衰减明显，故局部复发率高[30,41-43]。总体而言，虽无现有的随机对照研究和重叠复发率的单向研究支持，但外科和腹腔镜途径复发率低。医师经验与 RFA 后复发成负相关。

表 26.3　2009 年 ASCO 回顾小组的总结：结直肠癌肝转移的 RFA 治疗——生存与局部复发相关情况

转移灶的大小
转移灶的数目：
单发结节有最好的结局
2 ~ 3 个转移灶有合理的结局
> 3 个转移灶结局最差
转移灶的位置：
靠近血管（直径 > 1cm）的局部失败率高ᵃ
治疗途径（局部复发的风险）
开腹 < 腹腔镜 < 经皮穿刺
术者的经验
与局部肿瘤复发呈负相关

a. 许多作者认为肿瘤周边 3 ~ 5mm 的血管就足以增加局部失败率[29,40-42]

神经内分泌瘤肝转移

神经内分泌瘤（NET）罕见，生长缓慢，肿瘤起源于具有分泌激素类蛋白质活性的原始神经外胚层细胞，产生特定的临床症状[44]。半数以上的神经内分泌瘤最终会转移到肝脏。神经内分泌瘤一般根据原发肿瘤位置、分化程度及是否具有激素分泌功能来分类[45]。以胃肠道类癌及胰腺胰岛细胞癌最为常见。和其他肿瘤相比，神经内分泌瘤进展缓慢，并被称为"慢动作癌"。虽然其生长相对缓慢，但无法切除的肝转移癌患者 5 年生存率在 11% ~ 40%[46]。随着医疗水

平的提高和各种局部治疗方法的发展，激素相关症状得以控制，而肝内肿瘤进展导致的肝功能衰竭是导致患者死亡的主要原因。

分泌到门静脉系统的大部分激素经过肝脏代谢，直到出现肝转移，激素症状才表现明显。随着肿瘤负荷的增加，激素症状的风险也逐渐增加。类癌综合征与 5 - 羟色胺产生过量有关，可导致阵发性潮红、腹泻、支气管痉挛，在疾病晚期，还可导致心脏纤维化和瓣膜功能不全。尽管胰岛细胞癌在组织学上类似类癌，但它们引起的多种临床综合征不同。

肝脏直接治疗在神经内分泌瘤肝转移的治疗中具有重要的作用，因其可靶向治疗这些高发病率和死亡率的疾病[44]。控制神经内分泌瘤肝转移，通过减少或消除激素症状来提高生活质量，改善患者生存[47]。控制肝内病灶的主要方法包括手术切除、消融治疗、动脉栓塞治疗及生长抑素类似物和/或干扰素治疗。药物治疗往往一开始有效，而大部分患者最后都产生了耐药性。化疗总体反应率差。单纯化疗的 5 年生存率在 0 ~ 30%[48,49]。

文献报道手术切除治疗 NET 的 5 年生存率在 40% ~ 85%[44]。然而，多数患者肝内病灶弥漫多发，仅 10% 的患者可以行根治性切除[46,48,49]。不同于其他恶性肿瘤，切除 90% 以上肿瘤的减瘤手术是治疗神经内分泌瘤肝转移的指征，因为这往往能使症状缓解[49]。

介入治疗神经内分泌瘤肝转移的方法包括消融治疗和经动脉治疗，后者包括化疗栓塞和放疗栓塞。证实 RFA 治疗神经内分泌瘤肝转移效果的报道较少。来自 Mazzaglia 等的大规模研究报道了经腹腔镜途径对 63 例患者的 452 个神经内分泌瘤肝转移灶进行 80 次射频消融治疗的长期效果[17]。在这项研究中，67% 的患者有激素症状，其中 92% 经 RFA 后症状部分或全部

缓解。获益时间平均可达 11 个月。重要的是，这 67% 有激素症状的患者病灶复发后再次 RFA 治疗，症状仍能缓解。RFA 后 5 年总生存率为 48%，诊断肝转移后的 5 年总生存率为 57%。值得注意的是，38% 的患者有肝外转移。来自 Gillams（25 例患者，RFA 和 LITT）和 Henn（7 例）的 2 项小样本研究报道的症状缓解率约 70%[10,12]。Eriksson 等报道了 73 例接受手术切除、射频消融或者联合手术治疗神经内分泌瘤肝转移的结果[50]。近 70% 的类癌综合征患者症状缓解。虽然证据有限，但这些数据表明 RFA 治疗神经内分泌瘤肝转移症状缓解程度高和具有良好的生存获益，即使患者有肝外转移。

对接受 RFA 治疗的 NET 肝转移的患者的围手术期管理不同于其他转移性疾病。肿瘤在布针和热消融期间会释放激素，突发的类癌危象可导致血压不稳、心律不齐及其他需要提前预防和特别关注的激素症状。这将在并发症部分进一步讨论。

乳腺癌肝转移

乳腺癌在女性中发病率为 12.5%，死亡率居西方女性癌症死亡的第二位[11,18,51]。乳腺癌肝转移总体预后差[52]。随着现代激素和化疗治疗水平的提高，中位生存期在 5 ~ 31 个月[18]。

乳腺癌最常见的转移部位是骨、肝、肺、脑和皮下组织[18]。而伴有其他部位转移患者中，肝转移发生率在 50% 以上，只有 5% ~ 20% 的患者转移灶局限于肝脏[13]。20% 的患者最终死于肝功能衰竭[20]。

回顾性研究表明，手术切除治疗乳腺癌肝转移可轻度提升生存获益，5 年生存率为 18% ~ 80%[13,52,53]。这些结果增加了人们对 RFA 等微创消融治疗的兴趣。已发表的关于 RFA 治疗乳腺癌肝转移的效果的文章较少。仅有 6 篇报道 RFA 治疗乳腺癌肝转移的文章，已总结在表 26.4[11,13,15,16,18,20] 中。报道的生存数据不一致，且并非所有文章都可用。2 项研究报道 RFA 后的 5 年生存率为 27% ~ 30%[18,20]。文献报道的中位生存期为 30 ~ 60 个月[13,18,20]。和其他来源的肝转移瘤不同，乳腺癌肝转移伴稳定骨或肺转移既不能作为生存预测的因素，也不是手术切除或 RFA 治疗的禁忌。据已发表的文献报道，稳定的肝外转移发生率为 28% ~ 83%。这与外科文献中提到的伴有肝外转移者不适合手术切除不一致。肝外转移灶需化疗或激素治疗至少 6 个月且稳定后才能考虑消融治疗。和目前 RFA 治疗乳腺癌肝转移的文献相比，Mack 等报道了一项规模相对较大的研究，该研究采用 MR 引导下激光诱导的组织间热消融（LITT）治疗乳腺癌肝转移。鉴于 LITT 的原理类似 RFA，该研究中的 232 例患者的 578 个乳腺癌转移灶的治疗效果很有价值。在这项研究中，肿瘤大小在 5cm 以内，76.4% 的瘤灶在 3cm 以内。报道称本组平均生存时间自诊断时计算为 4.9 年，自第一次治疗开始计算为 4.2 年。局部复发率竟然不到 5%，肿瘤大小与复发无相关性。虽然没有随机对照数据，并且可获取的证据相当有限，但这些数据表明，RFA 治疗乳腺癌肝转移有望改善特定患者的生存。虽然手术切除仍然是金标准，尽管有较高的复发率，但 RFA 还是魅力无限的治疗手段。

表 26.4　乳腺癌肝转移的 RFA 治疗

作者	年份	研究类型	APP pts	平均肿瘤数目	平均肿瘤大小	最大肿瘤大小	RFA 之后的中位 FU	消融成功率	RFA 之后的中位总生存	局部复发	肝外疾病
Livraghi	2001	Proobs	P 24	2.7	1.9 cm	6.6 cm	19 个月	92%	NR	8%	33%
Lawes	2006	Retro	P 19	2.4	NR	7.3 cm	15 个月	NR	2.5 年存活 41.6%	NR	57.9%
Gunabu sha-nam	2007	Proobs	P 14	1.1	1.9 cm	4.0 cm	19 个月	88%	1 年存活 64%	14%	28%
Sofoc leous	2007	Retro	P 12	1.2	NR	6.4 cm	22.5 个月	92.8%	60 个月 RFA 后 3 年存活率 70%，5 年存活率 30%	50%	83%
Jokobs	2008	Proobs	P 43	2.6	2.1 cm	8.5 cm	37 个月	96%	肝外 Dz；36.4 个月 非肝外 Dz（除骨转移）；58 个月	13.5%	41.9%
Meloni	2009	Retro	P 52	1.7	2.5 cm	5 cm	19.1 个月	95%	29.9 个月 RFA 后 1，3，5 年存活率 68%，43%，27%	25%	52%

　　P：经皮穿刺；pts：患者；Retro：回顾性研究；Proobs：前瞻性观察研究；NR：未报道；Local rec：局部复发；中位生存在 FU 未达标

其他癌肝转移

　　采用 RFA 治疗其他来源的孤立性肝转移癌的报道少见。文献报道中描述消融治疗的各种来源的孤立性肝转移癌包括肉瘤、食管癌、黑素瘤、肺癌、妇科肿瘤、胰腺癌及来源未知的恶性肿瘤。Berber 等报道经腹腔镜途径 RFA 治疗 53 例患者 192 个非结直肠和非神经内分泌及肝细胞来源的肝转移灶[9]。中位总生存期为 33 个月，其中乳腺癌 51 个月，肉瘤 25 个月。总体平均随访 24 个月，局部复发率为 17%[9]。Rath 等报道了一项回顾性研究，该研究对 40 例各种肝转移癌患者共行 52 次消融治疗，其平均肿瘤大小为 1.5cm（0.75～4.0cm）[54]。在 2 年随访中，7.5% 患者出现局部单个病灶复发，生存数据没有报道。许多其他涉及 RFA 治疗肝转移癌的报道没有区分是结直肠癌肝转移还是原发性肝癌肝转移。这些小

样本的不均质研究不可能综合成有意义的推荐方案。射频消融治疗其他原发肿瘤的肝转移灶需要在以多学科方式具体分析的基础上进行。

影像随访和复发模式

　　当病灶还很小时或仍有可治疗的理想时机，影像监测可以区分局部复发灶和肝内、外新发病灶。局部复发最常见于消融的边缘。增强 CT 和 MRI 因为显示消融边缘的空间分辨率高，所以是消融随访最常用的评估方法。

　　在 CT 增强前后消融区域均呈边缘锐利的低密度。有些消融灶在邻近射频针道的区域即刻表现为线性的高密度区域，这被认为是局部蛋白质凝固导致的[54]。这一表现随着时间的延长逐渐消失。对于大多数乏血供转移瘤来说，门静脉期影像能更好地显示消

融灶的轮廓，且对残留病灶及复发灶的显示也更清晰。在 MRI 平扫上，消融区域在 T1WI 上可表现为各种信号，而在 T2WI 上呈典型的低信号[55]。RFA 术后最初的几个月，复查增强 CT 和增强 MRI，常可见消融周边呈薄而均匀的环形强化，其反映了消融区域周围组织的炎性充血[36,55,56]。此征象常随时间的延长逐渐消失。增强无强化、消融区域稳定或消退是肿瘤消融彻底的表现。

局部肿瘤复发有以下几种表现：消融边缘的强化结节，消融区域随时间延长局部或弥漫性增大及不规则/厚晕环状强化（图 26.2，26.3 和 26.4）[37,55,57]。在 MRI 上，肿瘤表现为 T2WI 上的局部高信号和/或增强后局部强化区域[55]。

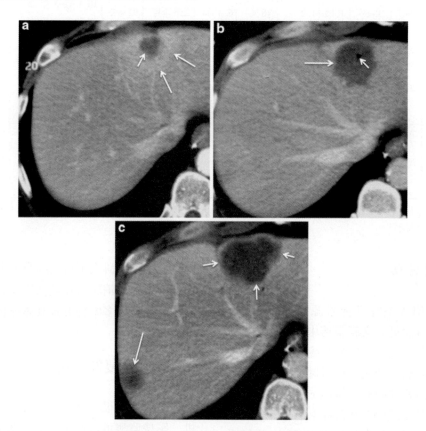

图 26.2　（a）胰腺癌伴肝左叶乏血供转移灶（短箭头）患者治疗前 CT。图像显示这个病灶位于包膜下，安全消融需要通过正常肝实质的非直接的途径。中心呈低密度，周边环绕模糊的增强边缘（长箭头），提示转移灶的边缘大于乏血供病灶本身。（b）消融后 24 小时的 CT 扫描显示边缘锐利的乏血供消融区（长箭头）。在消融灶中心的少量气体（短箭头）是消融后即刻 CT 扫描的常见表现。（c）消融 2 个月后的 CT 显示消融区域弥漫扩大（短箭头）。这个病例代表了局部肿瘤复发，鉴别诊断包括胆汁瘤。在肝右叶另见一个乏血供的消融区（长箭头）。

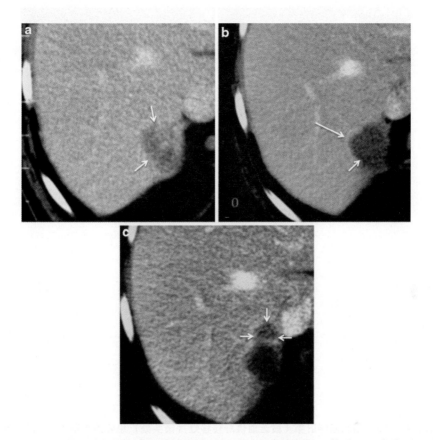

图 26.3　（a）结肠癌伴肝右叶包膜下靠近 IVC 的乏血供转移灶（箭头处）术前 CT。转移灶位于包膜下和靠近 IVC（热沉）在消融时是需要注意的。（b）消融后 1 个月 CT 扫描显示消融区（短箭头），大小与消融前初始病灶类似，提示消融边界不够充分。注意在消融缘周边均匀增强的模糊边缘（长箭头），这种改变在早期影像中较为常见，反映了炎性充血。（c）消融后 2 个月 CT 显示消融区的局部增大和结节增强（箭头处）。这是肿瘤局部复发的表现，邻近 IVC 所引起的局部热沉效应可能是导致复发的主要原因。

　　肝转移癌较原发性肝癌更易出现远处复发（图 26.5）。特定肿瘤有特定的肝外复发部位。肿瘤扩散可通过针道种植（图 26.6），或者从针尖播撒到肝外（图 26.7）。

　　PET/CT 在监测各种肿瘤的全身治疗反应中有重要作用，在各种肿瘤患者随访中必不可少。虽然早期的回顾性研究报道 PET 评估消融后复发的结果相当令人鼓舞，但大量的近期研究认为：在复发灶检出的准确性和敏感性上，多期增强 CT 和 MRI 可以和 PET 媲美，即使两者各自的准确性和敏感性分别不如 PET[57-62]。目前大多数医生用 PET/CT 作为解决问题的工具（图 26.8）或与常规的多期增强 CT 或 MRI 相交替。

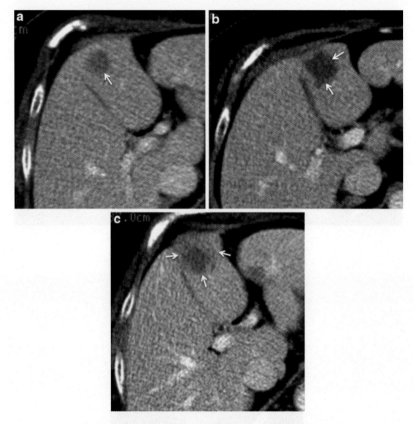

图 26.4 （a）结肠癌伴肝第 4 段乏血供肝转移灶（箭头处）患者治疗前 CT。（b）消融后 1 个月 CT 扫描显示消融区域（箭头处）边缘稍稍大于原先的转移灶。（c）消融后 3 个月 CT 扫描显示在消融区四周可见薄而模糊的增强边缘（箭头处）。这是局部复发的表现。消融区域和复发病灶在门静脉期的 CT 图像上显示最好。

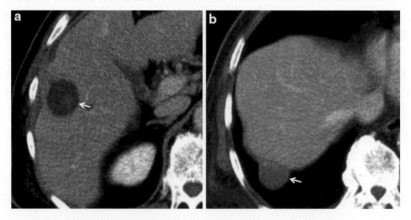

图 26.5 （a）结肠癌患者消融后 CT 扫描显示肝内边缘清晰的消融灶（箭头处）。（b）同一个患者消融后 CT 扫描显示远处的肺转移灶（箭头处）。

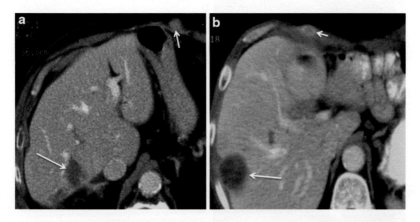

图 26.6　（a，b）2 名患者的皮肤种植（短箭头处）。患者接受过多次的肝转移灶的消融治疗。长箭头所指为消融区域。

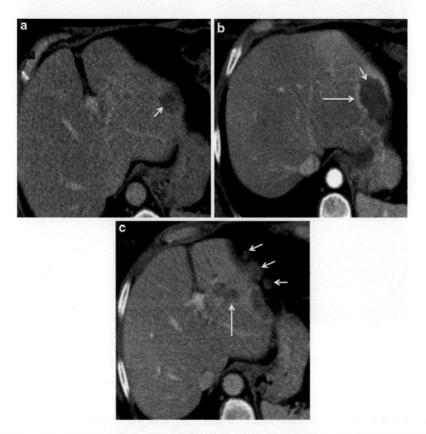

图 26.7　（a）结肠癌肝切除术后边缘复发（箭头处）治疗前 CT。（b）消融后 24 小时 CT 扫描显示消融区域（短箭头）周边的薄层的规则的强化（长箭头），提示炎性充血。（c）消融后 5 个月 CT 显示消融区域的局部复发（长箭头）和腹膜种植（短箭头）。该患者经过多针电极治疗，腹膜种植考虑为消融过程中消融针穿出肝脏边缘所致。

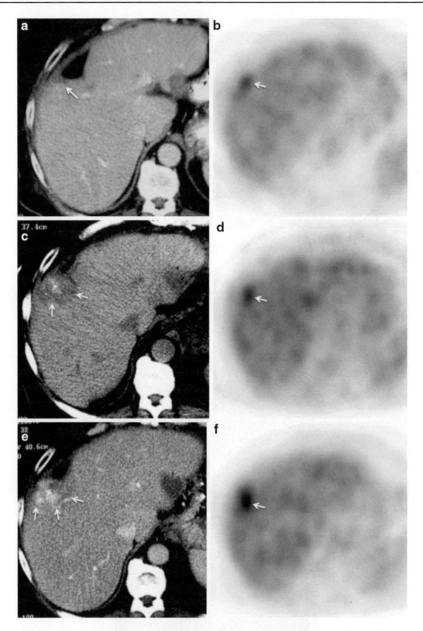

图 26.8　（a）结肠癌患者靠近早前手术切除处的带有部分钙化的肝转移灶（箭头处），
消融前 CT。（b）治疗前 PET 显示局灶性高代谢，与 CT 显示的异常结果一致。（c）消
融后 2 个月非增强 CT 显示边界模糊不清的消融区（箭头处），中央钙化增多，提示肿瘤
残留。（d）消融后 2 个月 PET 显示持续性高代谢活性（箭头处）。在这个时间段，消融
边缘 PET 高代谢活性可以代表炎症或肿瘤残留。（e）消融 6 个月后增强 CT 显示钙化和消
融区域弥漫性增强，较前变大（箭头处），病灶密度增高，这些表现符合复发。（f）消
融 6 个月后 PET 显示代谢活性进一步增高（箭头处），符合肿瘤残留。而反应性炎症引起
的高代谢活性随着时间的推移会逐渐减低。

治疗 24 小时内的影像学检查，由医生　　　　决定。但因为近期麻醉的患者不能屏住呼吸

和静止不动，从而大大降低了 MRI 的影像质量，所以以 CT 检查最常见。即刻影像检查可以初略评估消融是否成功，有助于排除局部并发症如出血、气胸及邻近结构损伤，并作为进一步对照的基础检查。消融区应比初始病灶大，理想的边界是 1cm。与初始病灶大小相当的消融范围预示后期局部复发可能。首次影像学复查常在治疗 1 个月后，之后每 3 个月复查一次，此后间隔时间逐渐延长。最佳的复查时间取决于肿瘤及患者特异性等因素。

并发症

已经发表的许多文献描述了肝脏 RFA 治疗的并发症。尽管文献均报道其并发症发生率较低，但是透彻理解已知并发症，可帮助迅速诊断和危险分级、指导治疗，并有助于早期识别和治疗不良事件；此外，各种各样的技术可以在适当的情况下提高安全性。对并发症有了充足的了解，许多并发症是可以预防的。

并发症可分多种形式，分类可基于类型（血管、胆管、肝外）、原因（探针的位置、热损伤相关）、时间（急性 < 24 小时、亚急性 < 30 天、延迟 > 30 天）、严重程度（严重、轻度）。主要并发症被定义为不良

事件，如果不及时治疗，可能会威胁到患者的生命，导致疾病和残疾，甚至住院或大幅度延长住院时间[63,64]。一些大型的多中心调查报告的死亡率为 0.1% ~ 0.5%，主要并发症发生率为 2.2% ~ 3.1%，轻微并发症发生率为 5% ~ 8.9%[64-68]。

RFA 的血管并发症包括出血性并发症（腹腔内、包膜下、肝内）和不常见的血栓性血管并发症。据报道，出血性并发症发生率为 0.46% ~ 1.6%[68,67,64]。腹腔内出血通常是典型的针道出血，当有典型临床症状时可以通过立即更换穿刺针、烧灼穿刺部位、动脉栓塞或者外科手术治疗。烧灼通过正常肝实质的穿刺针道可降低这些风险[64,69]。

包膜下出血是包膜下病灶 RFA 治疗后的最常见并发症，它可能发生在肝内较大的血管直接损伤之后（图 26.9）。当显示包膜下出血发生时往往需要保守治疗、栓塞治疗或外科手术治疗[67,70]。动静脉瘘（图 26.10）尽管可能与出血相关，但是通常无症状并且可通过影像诊断[66,67]。血栓性并发症，如门静脉闭塞，与肝门血流阻断、肝门部静脉的机械损伤和中央区域消融有关，在肝硬化患者中更加常见[67,70]。肝静脉血栓形成是罕见的，通常不需要治疗。

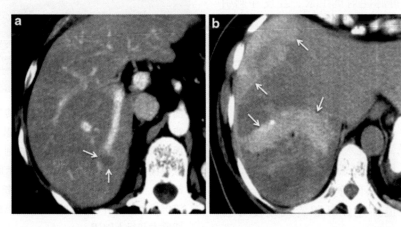

图 26.9 （a）治疗前 CT 显示乏血供肝转移灶（箭头处），该病灶紧贴肝右静脉，在消融时要考虑局部的热沉作用。（b）术后即刻 CT 显示巨大的包膜下血肿（箭头处）。

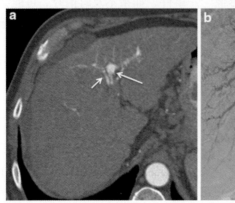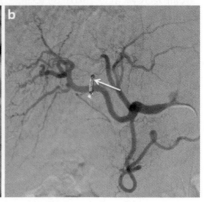

图 26.10　（a）78 岁患者，肝 4 段消融术后，随访影像显示较大的肝动脉（短箭头）门静脉（长箭头）瘘。（b）用弹簧圈（箭头）行血管栓塞术，未见并发症。该病例为无症状患者。

胆道并发症包括肝内脓肿、胆道狭窄、胆汁瘤形成，报道发生率 0.86% ~ 2.1%[67,68,71]。肝内脓肿是 RFA 最常见的并发症之一（图 26.11）。主要危险因素包括：胆道括约肌异常（胆道支架引流术、胆肠吻合、括约肌切开术前、胆管积气）和胆道梗阻。由于在这些患者中并发症发生率很高，许多学者认为这是消融的禁忌。RFA 联合肝切除治疗可能会增加脓肿形成的风险，但没有形成广泛共识[71]。糖尿病也可能是脓肿形成的一个独立的危险因素[66,68,70]。脓肿往往呈亚急性，在消融后 1 ~6 周出现。静脉注射抗生素、经皮穿刺引流术及解除胆道梗阻是治疗选择。胆管是非常容易受到热损伤的。虽然周围性胆管损伤可能无症状或延迟出现症状（图 26.12）；胆总管损伤往往会导致胆管炎、胆汁瘤的形成，且治疗是一个长期的过程（图 26.13）。胆汁瘤或脓肿经皮穿刺引流治疗、胆道狭窄经皮或经内镜支架置入术，是各自首选治疗方法。因此，肝门部或距门静脉主干 <2cm 的肿瘤（胆管比邻门静脉）是不适合消融治疗的。有报道描述经鼻胆管或经皮导管

输注冷冻盐水预防性胆道冷却治疗，可使胆道狭窄发生率从 40% 降低到约 3%[27,28]。尽管这些技术是有前途的，但是缺乏长期数据。

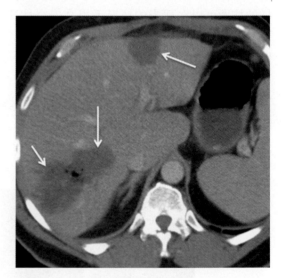

图 26.11　男性，59 岁直肠癌肝转移患者，开腹部分肝切除和多个肝转移灶消融治疗术后 1 周。消融区域（长箭头）边界锐利，新发的边缘模糊并有气体的低密度病灶提示肝脓肿（短箭头）。采用了经皮穿刺引流和抗生素治疗。该例患者肝脓肿形成的危险因素包括同时行肝切除术和行 ERCP。

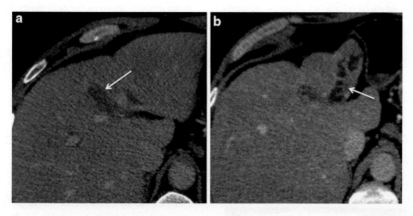

图 26.12　（a）肝 4A 段肿块消融后即刻 CT。消融灶（箭头处）的下缘靠近左侧门静脉主干。（b）1 年后，在萎缩的肝左叶可见无症状性的胆道扩张。

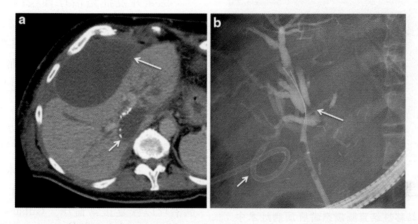

图 26.13　（a）转移性结直肠癌患者肝门部病灶（短箭头）开腹下 RFA 导致胆总管狭窄、弥漫性胆管扩张、败血症和巨大胆汁瘤（长箭头）。（b）该例患者接受经皮穿刺胆汁瘤引流（短箭头）和胆总管的 ERCP 引流（长箭头）。

　　肝外并发症包括各种损伤。胃肠道的热损伤是一种罕见但重要的并发症，当与穿孔相关时可能是致命的。对热损伤最敏感的是结肠，其次是小肠和胃。既往腹部手术引起的肠粘连可能会增加热损伤的风险[66]。许多技术可以防止损伤，包括灌注 5% 葡萄糖水溶液、植入球囊或改变体位（卧位），可以促进机械分离[32-34]。粘连会使这些技术无效，在腹腔镜或开腹手术直视下消融可能更好。肠穿孔可能会发生在消融后的几天内，所以需要密切的临床观察。胆囊附近区域病灶的消融尽可能由经验丰富的医生操作，尽管自限性胆囊炎是常见的，但是一些报道描述了胆囊邻近区域病灶消融的安全性[29,31]。显著的肾脏热消融损伤是罕见的。虽然罕见，但是热损伤肾上腺可导致大量的儿茶酚胺释放入血出现高血压危象[72]。对这种并发症的预防包括动脉压监测，对麻醉团队提前告知风险及静脉注射 β-受体阻滞剂或血管扩张剂治疗高血压危象[72]。如果发生高血压危象，应立刻终止射频消融。

　　肺部并发症发生在约 0.8% 的患者中，包括气胸、胸腔积液、血胸、膈肌损伤[67]。超声引导的射频消融对肝脏膈顶的病变是困难的，并且射频针放于 CT 轴位时也会给射频消融带来技术上的困难。应注意避免射频针穿透膈膜。尽管一些术者喜欢通过灌注 5% 葡萄糖水溶液分离膈顶以保护膈肌，但是笔者更愿意选择实时引导下使用单个或多个探针[33]。血胸往往是肋间动脉损伤引起的，可以经动脉栓塞治疗[66]。胆道胸腔瘘和胆道支气管瘘是罕见的，通常会有相应的临床症状（图 26.14）。

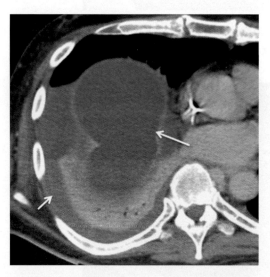

图 26.14　转移性结直肠癌患者肝顶病灶术中消融，在肝顶处（长箭头）可见大量的液体积聚，考虑为胆汁瘤，伴胸膜腔积液（短箭头）。引流胸膜腔积液为胆汁，考虑为胆道胸腔瘘。

消融针道种植是主要的延迟并发症之一（图 26.6 和 26.7），据报道，在较大肿瘤中发生概率为 0.2% ~ 0.5%，但更高比例已有报道[66,67]。风险因素包括包膜位置、穿刺次数增加、肿瘤分化差、缺少穿刺针道烧灼、并行活检、针尖所致穿孔、消融针反复定位[66,70]。尝试只通过一条针道到达肿瘤，如需重新布针应烧灼针道。通过正常肝组织可避免穿孔，尽量减少风险。0.8% 的患者发生肝衰竭，最常见于肝细胞癌和潜在的肝脏功能不全[67]，罕见于转移性疾病中，除非与血管、胆管或感染性并发症（门静脉

血栓形成、肝功能不全、胆道狭窄、败血症等）有关。

来自于早期的 RFA 经验，有 0.2% ~ 0.6% 的病例会发生皮肤烧伤，功率高（功率大于 50W）时会特别使用更大更多的接地垫，以使并发症最小化[67]。接地垫水平放置增加前缘的表面，以消除电流，并应采取护理措施以确保在同一水平，避免电流优先消耗在一个单垫上[64,67]。人工髋关节植入物可能会增加附近接地垫的电流消耗（S）且可能导致接地垫燃烧[66]。进针部位皮肤烧伤与针道烧灼技术不佳相关。

激素并发症是治疗神经内分泌瘤特有的，需要对此严重且潜在致命的并发症给予特别注意。对于类癌综合征患者，诱导麻醉、穿刺以及转移病灶热消融都可能导致类癌危象发生[10]。类癌危象表现为血流动力学不稳定（低血压或高血压）、心律失常、面色潮红以及支气管痉挛。预防性奥曲肽治疗（300μg 皮下注射）可能有助于减少这些反应，可能术中仍需额外静脉推注或持续静滴奥曲肽、快速补液、输血、α/β 抑制剂治疗以恢复正常血压。Gillams 等人报道，62% 伴类癌综合征的神经内分泌瘤肝转移患者出现血流动力学不稳，需术前给予奥曲肽治疗，尤其是在消融针插入及热消融开始时[10]。强烈建议监测动脉压和建立足够血管通路，同时，主张术后于重症监护室监测 48 小时[67]。同样，胰岛细胞瘤相关的激素综合征患者，可能需要静脉注射葡萄糖并监测血糖，以及围手术期胰岛素治疗；胰高血糖素瘤需要胰岛素静脉注射治疗；胃泌素瘤需要 H_2 受体拮抗剂联合质子泵抑制剂治疗。

据报道，电流经过局部外科手术夹会导致不可预知的大面积烧伤及局部热损伤。相关研究建议保持射频消融探针活性尖端距离外科手术夹至少 2cm[73]。

消融后综合征呈自限性。研究结果显示

1/3 患者存在消融后综合征，这与消融体积相关[74]。消融后综合征表现为低烧、腹部疼痛和类似流感的症状，通常是自限的，3 天达峰值，持续 5～10 天[74,75]，顽固性疼痛罕见，可能与腹壁或膈肌损伤有关。

结论

尽管缺乏随机试验数据，但观察证据及临床经验表明，合理选择的孤立性肝转移癌患者接受 RFA 治疗，可有明显临床获益。因其具有创伤小、耐受性好等优点，RFA 已迅速被纳入临床实践。尽管乳腺癌肝转移、神经内分泌瘤肝转移的治疗报道越来越多，但目前肝转移癌 RFA 治疗的临床经验和文献报道多是关于结直肠癌肝转移的。多学科治疗的关键因素是优化治疗方案及患者选择[24,30,44]。

参考文献

［1］Bhattacharya R，Rao S，Kowdley KV. Liver involvement in patients with solid tumors of nonhepatic origin. Clin Liver Dis. 2002；6（4）：1033－43，x.

［2］Wei AC，et al. Survival after hepatic resection for colorectal metastases：a 10－year experience. Ann Surg Oncol. 2006；13（5）：668－76.

［3］Tomlinson JS，et al. Actual 10－year survival after resection of colorectal liver metastases defines cure. J Clin Oncol. 2007；25（29）：4575－80.

［4］Simmonds PC，et al. Surgical resection of hepatic metastases from colorectal cancer：a systematic review of published studies. Br J Cancer. 2006；94（7）：982－99.

［5］Rees M，et al. Evaluation of long－term survival after hepatic resection for metastatic colorectal cancer：a multifactorial model of 929 patients. Ann Surg. 2008；247（1）：125－35.

［6］Morris EJ，et al. Surgical management and outcomes of colorectal cancer liver metastases. Br J Surg. 2010；97（7）：1110－8.

［7］Cummings LC，Payes JD，Cooper GS. Survival after hepatic resection in metastatic colorectal cancer：a population－based study. Cancer. 2007；109（4）：718－26.

［8］Bauditz J，Quinkler M，Wermke W. Radiofrequency thermal ablation of hepatic metastases of adrenocortical cancer－a case report and review of the literature. Exp Clin Endocrinol Diabetes. 2009；117（7）：316－9.

［9］Berber E，et al. Laparoscopic radiofrequency thermal ablation for unusual hepatic tumors：operative indications and outcomes. Surg Endosc. 2005；19（12）：1613－7.

［10］Gillams A，et al. Radiofrequency ablation of neuroendocrine liver metastases：the Middlesex experience. Abdom Imaging. 2005；30（4）：435－41.

［11］Gunabushanam G，et al. Radiofrequency ablation of liver metastases from breast cancer：results in 14 patients. J Vasc Interv Radiol. 2007；18（1 Pt 1）：67－72.

［12］Henn AR，et al. Percutaneous radiofrequency ablation of hepatic metastases for symptomatic relief of neuroendocrine syndromes. AJR Am J Roentgenol. 2003；181（4）：1005－10.

［13］Jakobs TF，et al. CT－guided radiofrequency ablation in patients with hepatic metastases from breast cancer. Cardiovasc Intervent Radiol. 2009；32（1）：38－46.

［14］Kim HO，et al. Radiofrequency ablation for metachronous hepatic metastases from gastric cancer. Surg Laparosc Endosc Percutan Tech. 2009；19（3）：208－12.

［15］Lawes D，et al. Radiofrequency ablation（RFA）as a cytoreductive strategy for hepatic metastasis from breast cancer. Ann R Coll Surg Engl. 2006；88（7）：639－42.

［16］Livraghi T，et al. Percutaneous radio－frequency ablation of liver metastases from breast cancer：initial experience in 24 patients. Radiology.

2001; 220 (1): 145 – 9.

[17] Mazzaglia PJ, et al. Laparoscopic radiofrequency ablation of neuroendocrine liver metastases: a 10 – year experience evaluating predictors of survival. Surgery. 2007; 142 (1): 10 – 9.

[18] Meloni MF, et al. Breast cancer liver metastases: US – guided percutaneous radiofrequency ablation – intermediate and long – term survival rates. Radiology. 2009; 253 (3): 861 – 9.

[19] Pawlik TM, et al. Results of a single – center experience with resection and ablation for sarcoma metastatic to the liver. Arch Surg. 2006; 141 (6): 537 – 43. discussion 543 – 4.

[20] Sofocleous CT, et al. Radiofrequency ablation in the management of liver metastases from breast cancer. AJR Am J Roentgenol. 2007; 189 (4): 883 – 9.

[21] Wertenbroek MW, et al. Radiofrequency ablation of hepatic metastases from thyroid carcinoma. Thyroid. 2008; 18 (10): 1105 – 10.

[22] Guenette JP, Dupuy DE. Radiofrequency ablation of colorectal hepatic metastases. J Surg Oncol. 2010; 102 (8): 978 – 87.

[23] Qian J. Interventional therapies of unresectable liver metastases. J Cancer Res Clin Oncol. 2011; 137 (12): 1763 – 72.

[24] Stang A, et al. A systematic review on the clinical benefit and role of radiofrequency ablation as treatment of colorectal liver metastases. Eur J Cancer. 2009; 45 (10): 1748 – 56.

[25] Wong SL, et al. American Society of Clinical Oncology 2009 clinical evidence review on radiofrequency ablation of hepatic metastases from colorectal cancer. J Clin Oncol. 2009; 28 (3): 493 – 508.

[26] Berber E, Pelley R, Siperstein AE. Predictors of survival after radiofrequency thermal ablation of colorectal cancer metastases to the liver: a prospective study. J Clin Oncol. 2005; 23 (7): 1358 – 64.

[27] Ogawa T, et al. Prevention of biliary complication in radiofrequency ablation for hepatocellular carcinomacooling effect by endoscopic nasobiliary drainage tube. Eur J Radiol. 2010; 73 (2): 385 – 90.

[28] Ohnishi T, et al. Intraductal chilled saline perfusion to prevent bile duct injury during percutaneous radiofrequency ablation for hepatocellular carcinoma. J Gastroenterol Hepatol. 2008; 23 (8 Pt 2): e410 – 5.

[29] Chopra S, et al. Radiofrequency ablation of hepatic tumors adjacent to the gallbladder: feasibility and safety. AJR Am J Roentgenol. 2003; 180 (3): 697 – 701.

[30] Crocetti L, de Baere T, Lencioni R. Quality improvement guidelines for radiofrequency ablation of liver tumours. Cardiovasc Intervent Radiol. 2010; 33 (1): 11 – 7.

[31] Kim SW, et al. Percutaneous radiofrequency ablation of hepatocellular carcinomas adjacent to the gallbladder with internally cooled electrodes: assessment of safety and therapeutic efficacy. Korean J Radiol. 2009; 10 (4): 366 – 76.

[32] Yamakado K, et al. Percutaneous radiofrequency ablation of liver neoplasms adjacent to the gastrointestinal tract after balloon catheter interposition. J Vasc Interv Radiol. 2003; 14 (9 Pt 1): 1183 – 6.

[33] Song I, et al. Percutaneous radiofrequency ablation of hepatocellular carcinoma abutting the diaphragm and gastrointestinal tracts with the use of artificial ascites: safety and technical efficacy in 143 patients. Eur Radiol. 2009; 19 (11): 2630 – 40.

[34] Chen EA, et al. Thermal protection with 5% dextrose solution blanket during radiofrequency ablation. Cardiovasc Intervent Radiol. 2006; 29 (6): 1093 – 6.

[35] Ruers T, et al. Radiofrequency ablation combined with systemic treatment versus systemic treatment alone in patients with non – resectable colorectal liver metastases: a randomized EORTC Intergroup phase II study (EORTC 40004). Ann Oncol. 2012; 3 (10): 2619 – 26.

[36] Park MH, et al. Spectrum of CT findings after radiofrequency ablation of hepatic tumors. Radio-

graphics. 2008；28（2）：379 – 90. discussion 390 – 2.

［37］ Schima W, et al. Post – treatment imaging of liver tumours. Cancer Imaging. 2007；7（Spec No A）：S28 – 36.

［38］ Tanaka K, Ichikawa Y, Endo I. Liver resection for advanced or aggressive colorectal cancer metastases in the era of effective chemotherapy：a review. Int J Clin Oncol. 2011；16（5）：452 – 63.

［39］ Misiakos EP, Karidis NP, Kouraklis G. Current treatment for colorectal liver metastases. World J Gastroenterol. 2011；17（36）：4067 – 75.

［40］ Gillams AR, Lees WR. Five – year survival following radiofrequency ablation of small, solitary, hepatic colorectal metastases. J Vasc Interv Radiol. 2008；19（5）：712 – 7.

［41］ Berber E, Siperstein A. Local recurrence after laparoscopic radiofrequency ablation of liver tumors：an analysis of 1032 tumors. Ann Surg Oncol. 2008；15（10）：2757 – 64.

［42］ Lu DS, et al. Influence of large peritumoral vessels on outcome of radiofrequency ablation of liver tumors. J Vasc Interv Radiol. 2003；14（10）：1267 – 74.

［43］ Lu DS, et al. Radiofrequency ablation of hepatocellular carcinoma：treatment success as defined by histologic examination of the explanted liver. Radiology. 2005；234（3）：954 – 60.

［44］ Garrot C, Stuart K. Liver – directed therapies for metastatic neuroendocrine tumors. Hematol Oncol Clin North Am. 2007；21（3）：545 – 60；ix – x.

［45］ Knigge U, Hansen CP, Stadil F. Interventional treatment of neuroendocrine liver metastases. Surgeon. 2008；6（4）：232 – 9.

［46］ Siperstein AE, Berber E. Cryoablation, percutaneous alcohol injection, and radiofrequency ablation for treatment of neuroendocrine liver metastases. World J Surg. 2001；25（6）：693 – 6.

［47］ Vogl TJ, et al. Liver metastases of neuroendocrine carcinomas：interventional treatment via transarterial embolization, chemoembolization

and thermal ablation. Eur J Radiol. 2009；72（3）：517 – 28.

［48］ Atwell TD, et al. Treatment of neuroendocrine cancer metastatic to the liver：the role of ablative techniques. Cardiovasc Intervent Radiol. 2005；28（4）：409 – 21.

［49］ Maithel SK, Fong Y. Hepatic ablation for neuroendocrine tumor metastases. J Surg Oncol. 2009；100（8）：635 – 8.

［50］ Eriksson J, et al. Surgery and radiofrequency ablation for treatment of liver metastases from midgut and foregut carcinoids and endocrine pancreatic tumors. World J Surg. 2008；32（5）：930 – 8.

［51］ Jemal A, et al. Cancer statistics, 2008. CA Cancer J Clin. 2008；58（2）：71 – 96.

［52］ Sabel MS, et al. Metastatic breast cancer：Local treatment. In：UpToDate2012.

［53］ Vlastos G, et al. Long – term survival after an aggressive surgical approach in patients with breast cancer hepatic metastases. Ann Surg Oncol. 2004；11（9）：869 – 74.

［54］ Rath GK, et al. Radiofrequency ablation of hepatic metastasis：results of treatment in forty patients. J Cancer Res Ther. 2008；4（1）：14 – 7.

［55］ Gervais DA, Kalva S, Thabet A. Percutaneous image – guided therapy of intra – abdominal malignancy：imaging evaluation of treatment response. Abdom Imaging. 2009；34（5）：593 – 609.

［56］ Kim YS, Rhim H, Lim HK. Imaging after radiofrequency ablation of hepatic tumors. Semin Ultrasound CT MR. 2009；30（2）：49 – 66.

［57］ Kei SK, et al. Local tumor progression after radiofrequency ablation of liver tumors：analysis of morphologic pattern and site of recurrence. AJR Am J Roentgenol. 2008；190（6）：1544 – 51.

［58］ Kuehl H, et al. Impact of whole – body imaging on treatment decision to radio – frequency ablation in patients with malignant liver tumors：comparison of ［18F］ fluorodeoxyglucose – PET/ computed tomography, PET and computed tomography. Nucl Med Commun. 2008; 29 (7): 599 – 606.

[59] Kuehl H, et al. Comparison of FDG – PET, PET/CT and MRI for follow – up of colorectal liver metastases treated with radiofrequency ablation: initial results. Eur J Radiol. 2008; 67 (2): 362 – 71.

[60] Donckier V, et al. [F – 18] fluorodeoxyglucose positron emission tomography as a tool for early recognition of incomplete tumor destruction after radiofrequency ablation for liver metastases. J Surg Oncol. 2003; 84 (4): 215 – 23.

[61] Langenhoff BS, et al. Efficacy of fluorine – 18 – deoxyglucose positron emission tomography in detecting tumor recurrence after local ablative therapy for liver metastases: a prospective study. J Clin Oncol. 2002; 20 (22): 4453 – 8.

[62] Anderson GS, et al. FDG positron emission tomography in the surveillance of hepatic tumors treated with radiofrequency ablation. Clin Nucl Med. 2003; 28 (3): 192 – 7.

[63] Goldberg SN, et al. Image – guided tumor ablation: proposal for standardization of terms and reporting criteria. Radiology. 2003; 228 (2): 335 – 45.

[64] Rhim H. Complications of radiofrequency ablation in hepatocellular carcinoma. Abdom Imaging. 2005; 30 (4): 409 – 18.

[65] de Baere T, et al. Adverse events during radiofrequency treatment of 582 hepatic tumors. AJR Am J Roentgenol. 2003; 181 (3): 695 – 700.

[66] Livraghi T, et al. Treatment of focal liver tumors with percutaneous radio – frequency ablation: complications encountered in a multicenter study. Radiology. 2003; 226 (2): 441 – 51.

[67] Mulier S, et al. Complications of radiofrequency coagulation of liver tumours. Br J Surg. 2002; 89 (10): 1206 – 22.

[68] Rhim H, et al. Major complications after radio – frequency thermal ablation of hepatic tumors: spectrum of imaging findings. Radiographics. 2003; 23 (1): 123 – 34. discussion 134 – 6.

[69] Rhim H, et al. Radiofrequency thermal ablation of abdominal tumors: lessons learned from complications. Radiographics. 2004; 24 (1): 41 – 52.

[70] Akahane M, et al. Complications of percutaneous radiofrequency ablation for hepato – cellular carcinoma: imaging spectrum and management. Radiographics. 2005; 25 (Suppl 1): S57 – 68.

[71] Curley SA, et al. Early and late complications after radiofrequency ablation of malignant liver tumors in 608 patients. Ann Surg. 2004; 239 (4): 450 – 8.

[72] Onik G, et al. Life – threatening hypertensive crises in two patients undergoing hepatic radiofrequency ablation. AJR Am J Roentgenol. 2003; 181 (2): 495 – 7.

[73] Boll DT, et al. Do surgical clips interfere with radiofrequency thermal ablation? AJR Am J Roentgenol. 2003; 180 (6): 1557 – 60.

[74] Dodd 3rd GD, et al. Percutaneous radiofrequency ablation of hepatic tumors: postablation syndrome. AJR Am J Roentgenol. 2005; 185 (1): 51 – 7.

[75] Wah TM, et al. Image – guided percutaneous radiofrequency ablation and incidence of postradiofrequency ablation syndrome: prospective survey. Radiology. 2005; 237 (3): 1097 – 102.

第 27 章　肝转移癌的栓塞治疗

Ronald S. Winokur and Daniel B. Brown

朱统寅　孙军辉　翻译　徐栋　校审

[摘要]　经动脉治疗在不可切除肝转移癌患者中起着重要作用。在综合治疗中，理解治疗手段、疗效、毒性是很重要的。本文旨在讨论 3 种治疗手段：化疗栓塞、单纯栓塞、放射性栓塞。另外，我们也将讨论不同治疗手段对肝转移癌的疗效。原发病包括结直肠癌、神经内分泌肿瘤、乳腺癌、转移性葡萄膜黑色素瘤。对每种疾病，我们讨论单纯经动脉治疗和综合治疗对比其他治疗方法的作用，如手术和全身化疗，以及不同组患者之间经动脉治疗的副作用和毒性。

引言

在美国，肝转移性肿瘤的发生率是原发性肿瘤的 40 倍[1]。肝脏是很多恶性肿瘤首发和孤立的转移部位，如结直肠癌、神经内分泌肿瘤、眼黑色素瘤。每年大约新发结直肠癌 145 000 例，其中发生肝转移的预计约每年 50 000 例[2,3]。神经内分泌恶性肿瘤，例如类癌，其中约 75% 的病例会出现肝转移[4]。眼黑色素瘤是一种罕见疾病，该疾病进展迅速，50% 以上的病例会很快出现肝转移[5-10]。

经动脉治疗包括栓塞、化疗栓塞和 ^{90}Y 放射性微球栓塞，是治疗肝脏原发和继发恶

性肿瘤的重要手段。肝脏是恶性肿瘤的常见转移部位，且外科手术常常难以切除，应用导管治疗越来越多。由于肝脏接受门静脉和肝动脉的双重血供（门静脉 75%，肝动脉 25%），而肿瘤的血供主要来源于肝动脉，因此通过肝动脉栓塞治疗有效且对正常的肝实质毒性较小[2,11-16]。另外，直接经肝动脉灌注化疗药物可以对肿瘤进行高浓度的化疗，避免了口服或静脉注射时的"首过代谢"[2]。

适应证及患者选择

经动脉治疗被用于无法切除的肝脏原发及继发性恶性肿瘤患者[13]。对于肝转移瘤患者，经动脉治疗可以缓解症状、延长生存期[4,6,8,10,17-19]。最理想的适应证是病变主要位于肝脏，肝功能较好，肿瘤未侵犯血管[13]。按美国东部肿瘤协作组评分标准（ECOG）应为 0~1 分，评分 2 分的患者通过 TACE 改善评分也可以入组。ECOG 评分标准见表 27.1。

R. S. Winokur (✉)
Department of Diagnostic Radiology, Thomas Jefferson University, Philadelphia, PA, USA
e – mail：ronald. winokur@ jefferson. edu

D. B. Brown
Department of Radiology, Thomas Jefferson University, Philadelphia, PA, USA
e – mail：daniel. brown@ jefferson. edu

表 27.1 ECOG 评分标准

分值	ECOG
0	活动能力完全正常，与起病前活动能力无任何差异
1	能自由走动及从事轻体力活动，包括一般家务或办公室工作，但不能从事较重的体力活动
2	能自由走动，生活能自理，但已丧失工作能力，日间不少于一半时间可以起床活动
3	生活仅能部分自理，日间一半以上时间卧床或坐轮椅
4	卧床不起，生活不能自理
5	死亡

肝动脉化疗栓塞的绝对禁忌证包括肝衰竭、严重感染、门静脉主干栓塞且无侧支循环建立[13]；相对禁忌证包括胆道梗阻、无法纠正的凝血功能障碍、严重的血小板减少、体力状况差、肾功能不全、对比剂过敏[13,20]。胆道梗阻、Oddi括约肌无力、胆肠吻合术后，都极大增加了治疗后肝脓肿的风险[13]。门静脉主干必须通畅或有侧支循环建立[12,13,20,21]。治疗前经导管血管造影可明确门静脉主干是否通畅。实验室指标的排除标准尚未最终确定。但是，如果肿瘤负荷超过50%，术前胆红素 > 2mg/dl，乳酸脱氢酶 > 425mg/dl，谷草转氨酶 > 100IU/L，可能会增加 HCC 患者治疗后的死亡率[22]。

肿瘤栓塞的种类

因正常肝实质及恶性组织独特的血供特点，动脉栓塞是治疗肝转移瘤的有效手段。局部动脉内治疗主要是采用单纯栓塞。单纯栓塞是在动脉内注入永久的或可降解的物质以使血流静止或减慢，继而肿瘤缺血甚至坏死。可用作单纯栓塞的物质包括明胶海绵、淀粉球、碘油、聚乙烯醇、微球[14]。碘油

由碘和罂粟油脂肪酸的乙烷基酯有机合成。根据肿瘤的直径，按每厘米直径注入1ml碘油进行超选择栓塞，一般用量为 1 ~ 15ml[13]。

（一）化疗栓塞（TACE）

化疗栓塞包含细胞毒性药物及栓塞剂。直接灌注化疗药物可以在肿瘤内达到更高的药物浓度。然后注入栓塞剂使肝脏血流减慢，从而减少冲刷效应，增加化疗药物在肿瘤内的滞留时间。化疗栓塞的药物并没有标准化，其中包括5-FU、顺铂、阿霉素、链霉素、丝裂霉素C、以及治疗眼黑色素瘤的卡莫司汀（BCNU）[8,17-19,24]。化疗药物一般与碘油混合。载药微球可以吸附阿霉素或伊立替康并在长时间内缓慢释放，近年来，已应用于化疗栓塞术[2]。

（二）放射性栓塞

放射性栓塞是指除了栓塞之外，利用放射性同位素（如90Y）的血管内治疗手段。90Y 微球直径 20 ~ 40μm，释放 β 射线来进行近距离放疗。在美国有两种产品：TheraSpheres 和 SIR-Spheres。这类治疗方法非常的不同，相关的配置可以参照表27.2。TheraSpheres 由 FDA 认证通过应用于肝细胞癌，SIR-Spheres 与氟尿嘧啶动脉内灌注联合治疗结直肠癌。这两种90Y 微球都被用于一些其他类型的肝脏转移癌疗效的研究。

表 27.2 美国使用放射性药物的差异

TheraSpheres	SIR-Spheres
直径 20 ~ 30μm	直径 20 ~ 60μm
玻璃微球	树脂微球
120 ~ 800 万粒微球/瓶	4000 ~ 8000 万粒微球/瓶
2500Bq/球	50Bq/球

续表

TheraSpheres	SIR – Spheres
非栓塞性	栓塞性
FDA 批准用于 HCC	FDA 批准用于 CRC 的动脉内化疗

（三）免疫性栓塞

早期的研究曾分析了巨噬细胞集落刺激因子（GM – CSF）在转移性眼底黑色素瘤治疗中的应用。GM – CSF 是一种可激活 T 细胞，刺激免疫细胞如巨噬细胞、树突状细胞的糖蛋白[10]。动脉内注射 GM – CSF 可以吸引和刺激抗原呈递细胞进入肝脏，增加对于坏死肿瘤细胞抗原的摄取。另外，免疫系统的局部刺激可能会产生一系列针对肿瘤细胞的免疫反应，并抑制肝外病灶的进展。

术程注意事项

动脉栓塞、化疗栓塞术前常规需建立静脉通路，给予止吐剂、激素。生理盐水以 150 ~ 300ml/h 的速度滴注，术前一般不需要应用抗生素。术前有胆道手术病史的患者具有较高的术后肝脓肿风险，术前应用抗生素将对其有益[25 - 28]。当化疗栓塞治疗神经内分泌转移癌（如类癌）时，治疗前给予奥曲肽 150μg 皮下注射，以控制由肿瘤坏死激素释放引起的类固醇危象[17]。即使类癌患者无症状，术前也推荐使用奥曲肽，因为治疗后可能会有大量 5 - 羟色胺或缓激肽释放入血。

在栓塞前，建议对腹腔动脉、肠系膜上动脉进行高质量的动脉造影，以评估解剖变异、肿瘤供血血管、肝外血管起源，最大限度降低非靶向血管栓塞的风险。造影应当持续到门静脉期，以明确门静脉是否通畅。尽管治疗模式多样，但一般是根据病变的类型及数量超选择至肝叶治疗，因对整个肝脏进行治疗会增加死亡率[21]。如果治疗使肝动

脉不可逆的完全闭塞，侧支血管就会产生，包括膈下动脉、内乳动脉、肋间动脉等[29 - 31]。如果侧支循环与皮肤相通，则更加倾向于采用单纯栓塞而不是化疗栓塞，以避免皮肤的缺血性溃疡[29]。如果胆囊动脉无法避开，则有可能成为被栓塞的血管之一。其主要风险是住院期间持续性疼痛，但是引起胆囊炎需要外科手术切除或胆囊造瘘引流的非常少见[32]。

在 TACE 中，碘油与化疗药混合，它既是一种栓塞剂，同时也是化疗药物的载体。碘油进入小动脉和癌周血窦内以堵塞肿瘤血供[33]。短期栓塞剂和永久性栓塞剂都可用于 TACE 来使肿瘤缺血。缺血导致细胞内糖蛋白泵破坏，使肿瘤细胞无法清除化疗药物，从而延长肿瘤暴露于化疗药的时间。Sasaki 等的一项研究发现 TACE 术后应用明胶海绵，肿瘤内滞留的顺铂浓度是周围肝实质的 6 倍。尽管短期栓塞剂和永久性栓塞剂都可用于 TACE，但一项对肝细胞癌患者的研究发现，采用明胶海绵的患者比采用聚乙烯醇对患者生存期的改善更有益[36]。其他的研究认为应用明胶海绵粉末与聚乙烯醇对生存期无差别[37]。TACE 术后，患者需住院观察 1 天，应用止吐药和镇痛药来缓解栓塞后综合征。术后 4 ~ 6 周行影像学复查。在 CT 上，化疗栓塞成功的征象包括肿瘤内碘油沉积和动脉期无强化[36,38,39]。如果原病灶没有强化，但是发现肿瘤明显增大或门脉期、延迟期结节状强化，则要行射频消融[40]。肿瘤复发或残留也可出现相似表现。

在 ^{90}Y 放射性栓塞之前需行肠系膜动脉造影，评估血管变异，明确起自肝动脉的肝外血管变异。非靶向血管灌注放射性微球会造成放射性溃疡，对患者造成伤害。一个研究机构报道称肝细胞癌和肝转移性癌发生严重肺分流的概率小于 10%[41]。肺可以承受的放射剂量为单次治疗 30Gy，累计剂量 50Gy[42]。^{99m}Tc – MAA 在无肿瘤的肝组织内

高摄取可增加放射性肝损害的风险[43]。同样建议对肝外血管行弹簧圈预防性栓塞。举个例子，为保护胃及十二指肠，应当栓塞胃十二指肠动脉及胃右动脉[43-44]。胃肠道黏膜有丰富的血供，即使栓塞后仍有足够的血供，而不产生临床症状，是非常安全的[44]。术前体力状态差、肿瘤巨大或具浸润性、肝功能衰竭，都可能会增加术后死亡率[41,44]。术前应用卡培他滨被认为是 SIR 微球治疗的禁忌证，但这或许太过谨慎。所需[90]Y 微球的活性与预计肿瘤剂量、肝脏分流的程度、肿瘤体积、被栓塞的肝脏体积、体表面积以及所使用的装置有关。有时因解剖上的考虑，胆囊动脉可能需要在放射性栓塞治疗前进行处理。如果胆囊动脉被包含在[90]Y 微球栓塞治疗的范围内，少数患者可能会出现放射性胆囊炎[41]。有人建议预防性栓塞胆囊动脉来预防有 0.5% 发生率的胆囊炎[41]。

特殊肿瘤类型的结果

（一）结直肠癌肝转移

80% 的结直肠癌患者会发生肝转移。仅发生肝转移的患者应当评估能否进行手术切除，因为切除是治愈的唯一机会。但是，由于病灶的数量、部位、肝功能或其他基础疾病，仅有 20% 的患者适合根治性手术切除治疗[1,19]。经过严格筛选，手术切除的 5 年生存率为 58%[45]。无法手术的患者，肝转移的标准治疗方案是系统化疗。一线方案是以奥沙利铂为主的化疗，二线方案是以伊立替康为基础的。但是，这些患者的疾病最终都会进展。一部分患者会在化疗期间发生毒性反应。这些患者可能更适合经动脉治疗（图 27.1）。

结直肠癌肝转移治疗结果的总结见表 27.3。已有研究表明，化疗栓塞作为保守治疗在不可切除结直肠癌肝转移患者总体反应率大约为 50%[1]。多种因素会影响疗效。例如，ECOG 分级 0～1 分的患者生存期明显较长。Sanz - Altamira[46]报道了 ECOG 分级 0～1 分患者中位生存期为 24 个月，而 ECOG 分级 2 分的患者中位生存期为 3 个月。肝外转移灶的出现也提示预后更差，中位生存期为 3 个月，而仅肝转移的患者中位生存期为 14 个月[46]。Salman 等研究发现孤立性肝转移患者的预计生存期为 15 个月，而发生肝外转移的患者生存期仅 8 个月。考虑到转移性结直肠癌是全身性进程，除了经动脉治疗，增加全身治疗或许会使患者获益。

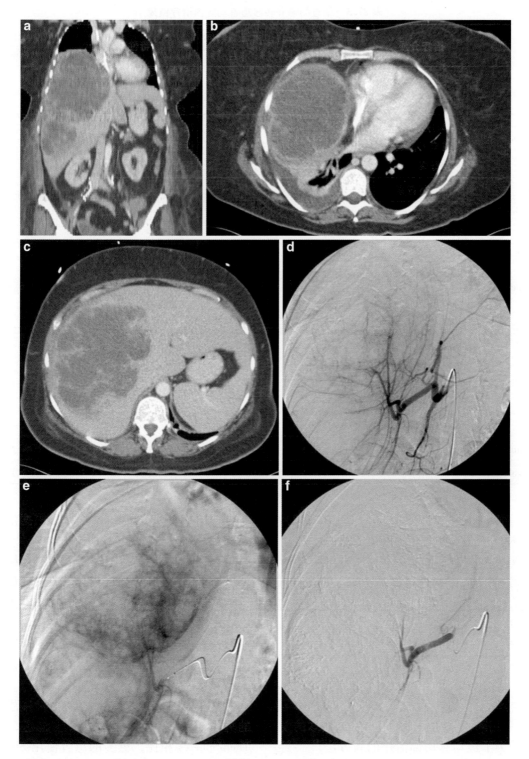

图 27.1　73 岁，女性患者，结直肠癌肝转移。（a）冠状位重建和横断面 CT 图像；（b，c）显示肝内广泛的病灶。在腹腔动脉开口（d）插管造影显示右肝动脉。造影后期（e）显示肿瘤边缘血供丰富。碘化油化疗栓塞后右肝动脉被阻断（f），术后点片显示肿瘤内碘油沉积。

表27.3　结直肠癌肝转移患者动脉内治疗结果

试验	治疗介质	患者数（例）	总体生存期（月）	无进展时间（月）	毒性反应	30天内死亡（例）
Lang[48]	阿霉素 碘油	46	58%1年 / 22%2年	59%1年	15/46（33%），骨髓抑制6例，肝衰6例，肾衰2例	NR
Sanz – Alta-mira[46]	5–氟尿嘧啶，丝裂霉素C，碘油，明胶海绵	40	10（中位）	7（中位）	12/40（30%），6例顽固性腹水，1例腹膜炎，1例坏疽性胆囊炎	3（7.5%）
Tellez[50]	顺铂，阿霉素 丝裂霉素C，牛胶原	30	8.6（中位）	NR	ECOG标准：Ⅲ级贫血13.8%，Ⅲ/Ⅳ级血小板减少13.3%	0（0%）
Albert[58]	顺铂，阿霉素，丝裂霉素C，碘油，聚乙烯醇	121	9（中位）	3	CTCAE：Ⅲ/Ⅳ级胆红素1%，Ⅲ/Ⅳ级碱性磷酸酶2%，Ⅲ/Ⅳ级AST/ALT 3%	4（3.6%）
Mulcahy[59]	90Y玻璃球	72	14.5	15.4（仅肝脏）	CTCAE：Ⅲ/Ⅳ级胆红素9/72（13%），Ⅲ/Ⅳ级碱性磷酸酶6/72（8%），Ⅲ/Ⅳ级AST/ALT 4/72（6%）	0（0%）
Cianni[54]	90Y松脂球	41	11.8	9.3	Ⅳ级肝衰1/41（2.4%）	0（0%）
Jakobs[55]	90Y松脂球	41	10.5	NR	Ⅳ级胆囊炎1/41（2.4%）	0（0%）

很多研究表明化疗栓塞的1年生存率为68%～86%[46,48,49]，2年生存率为37%～61%，3年生存率为23%[49]。Tellez等[50]报道确诊后生存期为29个月，Soulen等研究为24个月[49]。每项研究中所使用的药物组合不同。Sanz – Altamira等人[46]用5–氟尿嘧啶、丝裂霉素C、碘油、明胶海绵，Tellez等人[50]用顺铂、阿霉素、丝裂霉素C、牛胶原，Soulen等人[49]用顺铂、阿霉素、丝裂霉素C、碘油、聚乙烯醇，Lang等人[48]用阿霉素和碘油。最近载药微球的发明成为了经动脉局部治疗的新方法[51]。经装载伊立替康的微球治疗后，根据RECIST标准，3个月和6个月的反应率分别为75%和66%[51]。一项Ⅱ期临床试验发现，20位患者使用装载伊立替康的微球后，根据治疗后的影像学改变显示，反应率为80%[52]。

一项队列研究对比了采用PVA颗粒或明胶海绵的单纯栓塞与化疗栓塞。Salman等人[47]发现用PVA单纯栓塞和采用PVA联合5–氟尿嘧啶、干扰素的化疗栓塞相比，生存期无显著差异。另一项研究也有相同发现[53]。在本项研究中，25%患者治疗有效，46%患者病情稳定。

90Y放射性栓塞是结直肠癌肝转移患者的另一个选择[54,55]。一篇综述报道，与TheraSpheres相比，更多的患者使用SIR-Spheres[56]。接受微球和动脉内化疗灌注的患者其肝内病灶的进展中位时间显著延长，其1年、2年、3年和5年生存率分别为

72%、39%、17% 和 3.5%[57]。总体来讲，大量的研究报道了令人振奋的结果，特别是化疗初治或 1～2 线治疗失败后应用 ^{90}Y 治疗，化疗栓塞也有类似结果[58,59]。根据不同的影像方式分析，治疗效果也不同，比如 CT/MRI 和功能性成像如 PET/CT。一项研究表明，PET 评价肿瘤放射性栓塞后效果更敏感和准确[60]。根据 PET 成像，至少有74% 患者获得部分缓解，而 26% 患者没有效果。当采用影像学评估标准，如 RECIST，缓解率为 33%～48%[57,62-64]。化疗栓塞失败的患者或没有接受动脉内治疗的患者，部分缓解率为 35%～65%[56,65,66]。一项研究表明，对化疗初治的患者采用 SIR – Spheres 联合一线的 FOLFOX4 治疗，90% 患者获得部分缓解[67]。两项研究中生存时间长达24.6 个月和 29.4 个月[66,68]。

（二）神经内分泌肿瘤肝转移

神经内分泌肿瘤（NET），如类癌、胰岛细胞癌，很容易发生肝转移，有报道其发生率高达 78%[4,18,69]。大多数有症状的患者确诊时已有广泛转移，且已无法手术切除[12,18]。一旦出现肝转移，患者的预后变得很差，且生活质量明显下降。神经内分泌肿瘤肝转移的患者 5 年生存率低于 20%[70]。系统化疗对神经内分泌肿瘤患者作用很有限，因为类癌转移对细胞毒性化疗药物抵抗，胰岛细胞癌的缓解率 30%～70%[71]。经动脉治疗如栓塞术和化疗栓塞术被认为能够控制 NET 相关的内分泌症状，并缓解肿瘤引起的疼痛。

外科手术切除转移灶可改善患者生活质量，缓解症状，所以合适的患者应当行手术切除。但是，更多的患者无法接受手术，而采用经动脉治疗。相关结果见表 27.4。内分泌症状的缓解率为 59%～100%[72]，这与激素表达水平的下降有关，如 5 – 羟吲哚乙酸（5 – HIAA），其在 51%～91% 有类癌综合征的患者中会升高[72]。其除了控制内分泌症状，还可以缓解 63%～66% 患者因肿瘤引起的腹痛[17,71]。由于神经内分泌肿瘤本身的异质性，化疗栓塞后患者生存期也长短不一。中位生存期从 31 个月到 50 个月不等[17,71,73-76]。1 年、2 年、5 年的生存率分别为 78%～93%，62%～69%，24%～48%[4,17,71,74,77]。研究发现，类癌转移的患者效果比胰岛细胞癌患者稍好[71,74,78]。最近一项应用阿霉素洗脱微粒研究发现，术后3 个月随访时，80% 部分缓解，15% 疾病稳定，5% 疾病进展[79]。疾病无进展生存期15 个月，这与传统化疗栓塞和单纯栓塞的17～20 个月相近[17,71,79]。尽管大量的研究显示经肝动脉栓塞和化疗栓塞可使患者获益，但目前仍不完全清楚增加动脉内化疗是否会比单纯栓塞提高疗效（图 27.2）。Brown 等人[21] 发现单纯栓塞对内分泌症状的缓解率为 89%。Moertel 等人[80] 的研究发现肝动脉栓塞后行系统化疗可以取得更好的缓解率和更长的缓解时间。Gupta 等人[78] 认为增加动脉内化疗不能延长类癌患者的总体生存期和无进展生存期，但发现化疗栓塞可以延长胰岛细胞癌患者生存期和提高缓解率。他们认为单纯栓塞组患者有更多的肝脏疾病。其他的研究认为类癌和胰岛细胞癌患者采用单纯栓塞和化疗栓塞的中位总体生存期无显著统计学差异[74,81]。对症状的缓解也没有明显差异[74]。

早期关于 ^{90}Y 微球的研究证实其有令人鼓舞的缓解率和总体生存期。一项研究显示，患者的部分缓解率为 60.5%，疾病稳定 22.7%，完全缓解 2.7%，疾病进展4.9%[82]。中位生存期为 70 个月。另一项研究发现，随访 6 个月，树脂微球和玻璃微球的缓解率为 92% 和 94%[83]。两项研究发现确诊肝转移后中位生存期为 37.6 和 36.5个月[18,84]。

表 27.4　神经内分泌肿瘤肝转移动脉内治疗的试验结果。化疗栓塞药物
包括顺铂、阿霉素、丝裂霉素 C、碘油、聚乙烯醇

试验	治疗方式	患者数（例）	总体生存期（月）	无进展时间（月）	毒性反应	30 天内死亡
Gupta[78]	术者决定栓塞或化疗栓塞	69 类癌	33.8	22.7	严重者 25 例（8.5%）	1（0.8%）
		54 胰岛细胞癌	23.2	16.1	栓塞与化疗栓塞无差异	
Ho[71]	术者决定栓塞或化疗栓塞	46	36	18.8	8 例严重（8.6%）	4（4.3%）
Ruutianin-en[81]	术者决定栓塞或化疗栓塞	67	44	12	CTCAE：Ⅲ 级以上，栓塞者 22%，化疗栓塞者 25%	3（4.5%）
Kennedy[82]	^{90}Y 松脂球	148	70	NR	CTCAE：Ⅲ 级：6.5% 疲劳，3.2% 恶心，2.7% 疼痛，0.5% 腹水	NR
Rhee[83]	22 例 ^{90}Y 玻璃微球	42	22	NR	CTCAE：Ⅲ 级：6/42（14.3%）	2（4.8%）
	20 例：^{90}Y 松脂微球		28			
King[84]	^{90}Y 松脂微球	34	27.6	NR	3 例（8.8%）发生溃疡，2 例（5.9%）发生黄疸	1（2.9%）

（三）乳腺癌肝转移

乳腺癌是美国女性最常见的恶性肿瘤，是工业化国家女性因肿瘤死亡的第二大原因[85]。肝脏是最常见的腹部转移部位，大约 20% 的患者会出现肝转移[86-88]。当出现肝转移之后，患者的中位生存期从数周到 20 个月不等[89,90]。转移性乳腺癌是无法治愈的，治疗的目的是缓解症状、延缓肿瘤扩散、改善或维持生活质量、延长生存期。经动脉化疗栓塞术是乳腺癌仅伴肝转移患者的一种选择，因为多数已无法切除。关于 TACE 缓解率的数据很少。根据 RECIST 标准，部分缓解率从 26%[91] 到 35.7%[92] 不等。Vogl 等人[93]的一项研究报道部分缓解率为 13%，疾病稳定率 50.5%，疾病进展率 36.5%。TACE 术后可使部分患者适合行局部消融治疗，如 LITT 和 RFA[94]。TACE 的多项研究认为，患者可获得生存获益，中位生存期为 25 个月[91,93]。一项案例报道了一位乳腺癌肝转移患者应用 ^{90}Y – SIR 微球放射性栓塞，患者获得了 13 个月的影像学及临床的疾病稳定[95]。放射性微球栓塞术或将成为乳腺癌肝转移的治疗手段（图 27.3）。

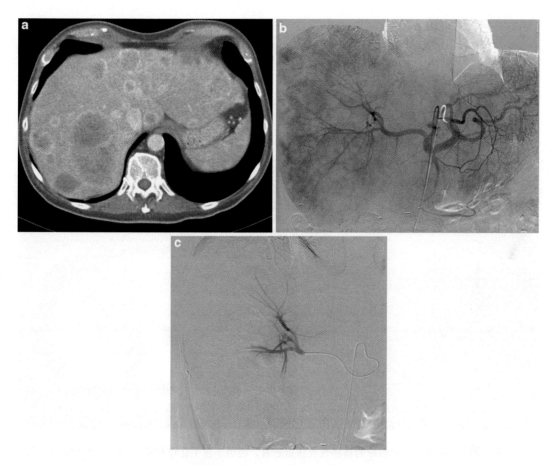

图 27.2　男性，53 岁，转移性类癌患者。CT（a）显示了疾病累及肝脏。腹腔动脉造影（b）证实了肿瘤具有丰富血供。栓塞后，右肝动脉血流截断（c）。

（四）葡萄膜黑色素瘤

葡萄膜黑色素瘤是成人最常见的眼内原发恶性肿瘤，在美国，其发生率为 1/100 000[8,96]。大约 50% 患者会发生肝转移，而且高达 90% 仅转移至肝脏[97]。肝转移灶的出现可在原发肿瘤治疗后数年。一般来讲，葡萄膜黑色素瘤对系统化疗不敏感，若不治疗，患者的预期寿命为 2～7 个月[5,98]。一项 201 位患者的研究表明，化疗栓塞与系统化疗和动脉内化疗相比，可延长患者生存期[99]。另一项研究采用顺铂和 PVA 颗粒使患者获得 46% 缓解率和 11 个月的中位生存期（图 27.4）[6]。但是后来的研究采用相同的治疗参数却无法得到相同结果[8]。一项研究采用顺铂/卡铂及 PVA 颗粒，14 位患者中获得部分缓解 8 位（57%），疾病稳定 4 位（29%），疾病进展 2 位（14%）[100]。第一次 TACE 术后的中位生存期为 11.5 个月，确诊肝转移后的中位生存期为 18.5 个月[100]。卡莫司汀与乙碘油联合明胶海绵栓塞的缓解率为 20.4%[8]，中位生存期 7.4 个月。Huppert 等人[100]发现相似的结果，TACE 术后多于 20 个病灶的患者中位生存期 11 个月，少于 10 个病灶的患者中位生存期为 17 个月。根据这些结果建议葡萄膜黑色素瘤患者应密切监控肝转

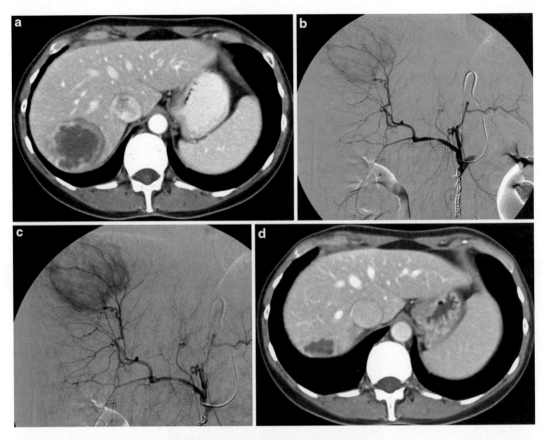

图27.3　女性，44 岁，不可切除的转移性乳腺癌患者，经历了多个化疗周期。（a）治疗前的 CT 扫描显示肿瘤主要在右肝。该患者接受了放射栓塞治疗。（b）早期和（c）晚期图像显示了富血供的肿块位于肝脏膈顶处。治疗后 3 个月随访 CT 显示该肿瘤减小（d）。

移瘤的发展，越早治疗效果越好。Vogl 等人[101]研究发现应用丝裂霉素 C 的 TACE 可获得 21 个月的中位生存期。10 例患者应用伊立替康洗脱微球，3 例肿瘤减小 90%，3 例减小 89%，4 例减小 60% ~ 70%[102]。

GM – CSF 免疫性栓塞已经生产并投入使用，其总缓解率 32%，中位生存期 14.4 个月，1 年生存率为 62%[10]。还没有免疫性栓塞和化疗栓塞的直接对比研究报道。

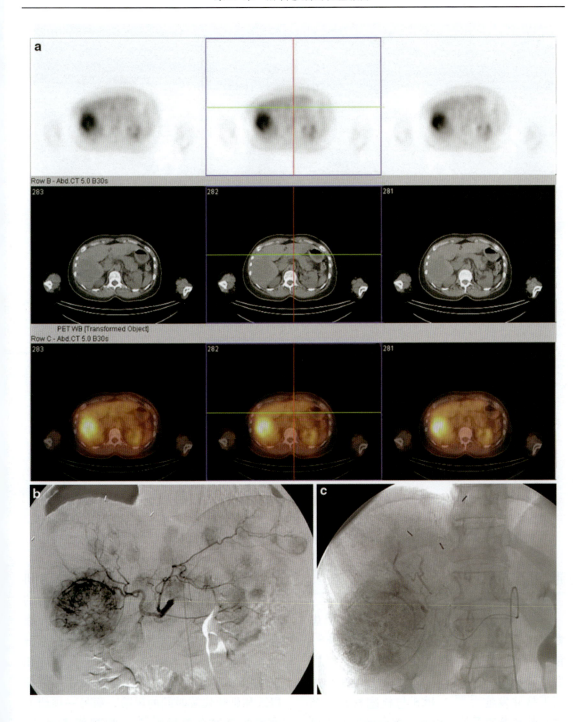

Row B - Abd.CT 5.0 B30s

PET WB [Transformed Object]
Row C - Abd.CT 5.0 B30s

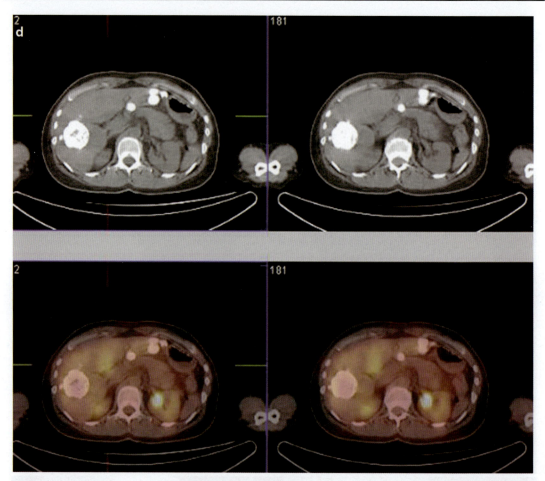

图27.4　女性，50岁，转移性葡萄膜黑色素瘤。治疗前的 **PET／CT** 融合成像（**a**）显示肿瘤主要在肝右叶。肝动脉造影显示多发卫星灶（**b**）。肝右叶化疗栓塞术后（**c**），在主要的肿瘤内浓密的碘油沉积。随访 **PET／CT**（**d**）显示治疗后的肿瘤无残留的活性。

毒性反应及处理

经肝动脉治疗已有数十年的历史，且患者有很好的耐受性。栓塞后综合征（PES）包括：发热、恶心呕吐、右上腹疼痛。栓塞后反应很常见，所以应认为是治疗的副作用而不是并发症[12,103]。PES 与栓塞材料、药物和肿瘤类型无关。栓塞后综合征的发生机制尚未完全清楚，但目前认为与组织缺血和炎症反应有关[13,32,104]。有很大一部分患者需要注射止痛剂和静脉内水化长达 10 天[32]。PES 使得患者住院时间延长或少于 5% 的患者需要再次住院[21]。为了揭示哪些

栓塞后综合征患者会延长住院时间，两项研究发现，胆囊处在栓塞范围内和化疗栓塞的剂量与 PES 的严重程度相关[32,104]。微粒联合化疗与单纯栓塞无显著差异[104]。栓塞肝脏和栓塞肿瘤的比例与 PES 的严重程度相关[32]。一项研究发现先行栓塞治疗可降低 PES 和延长住院时间的风险，而另一项研究发现两者没有差异[32,104]。根据作者经验，初次治疗的患者 PES 最严重，因此此时血管床的动脉血容量最大。

化疗栓塞后肝功能会受短暂影响，转氨酶在 3～5 天内升高，10～14 天内恢复到基线水平[16]。动脉内治疗的肝外毒性较系统

化疗小很多，很少会出现骨髓抑制。主要的并发症包括肝脓肿、肝衰、肿瘤破裂、非靶区栓塞，发生率为 4% ~ 7%，30 天内死亡率为 1%[105]。非靶区栓塞主要是化疗药物或栓塞剂逆流进入非靶区所致。因此高质量的血管造影对辨别血管变异和肝外血管起源至关重要。化疗栓塞或栓塞引起胃肠道血管误栓导致胃肠道缺血的概率低于 1%[106]。应当寻找起源于左肝动脉的胃右动脉，以预防胃溃疡的发生[105]。肝镰状韧带动脉和左膈下动脉是脐上和肩痛、肺不张、左侧胸腔积液的原因，可以通过超选择技术或用弹簧圈/明胶海绵栓塞肝外血管来避免[107,108]。其他的误栓包括脾梗死、肺栓塞，发生率很低[105,106]。

急性肝功能衰竭是严重的并发症，发生率高达 2.6%，好发于肿瘤负荷大、肝功能受损、门静脉受累的患者[13,22,105,106]。栓塞后 30 天内死亡的概率为 1%，其与急性肝功能衰竭或肿瘤溶解综合征有关[12,106]。对于放射性栓塞的病例，有一种致命的风险是放射性肝病（RILD），曾在体外放疗中报道过，表现为放疗后 2 周到 4 个月内出现无黄疸性腹水、肝功能指标升高、血小板减少、静脉闭塞症[41,109-111]。肝转移瘤患者体外放疗可耐受 45.8Gy 而不发生 RILD[112]，放射性栓塞毒性的发生率高达 20%[111]。肿瘤体积大于肝脏体积的 70%，总胆红素增高，照射剂量高于 150Gy，更容易发生 RILD[109,113,114]。治疗上应当包含支持治疗和利尿剂，其他的治疗手段还没有得到证实[41,111]。

Whipple 手术中行胆肠吻合是化疗栓塞术后发生肝脓肿的重要风险因素，尽管预防性使用抗生素，但肝脓肿的风险仍提高了 800 倍[115]。其他增加脓肿的风险因素包括括约肌切开术、内镜下支架植入术、经皮胆道引流术。TACE 术后肝脓肿的总发生率大约 2%[16,115]。但是有一项研究发现，发生肝脓肿的 7 位患者中有 6 位在化疗栓塞前曾行 Whipple 手术[115]。因此，这类患者需要预防性使用强效的抗生素，术后严密监控。

结论

动脉内治疗肝转移瘤可使合适的患者获益。栓塞术和化疗栓塞术已成为这类患者的一线治疗选择，^{90}Y 微球治疗也在不断发展，将在 10 年内成为关注的焦点。另外，载药球目前应用有限，经过长期随访将最终明确其疗效。

对于全身转移的患者如结直肠癌，当治疗措施集中在肝脏时，肝外病灶的进展是个难题。未来的研究方向应全身治疗与局部治疗并重，最大限度地控制肝内及肝外病灶。患者在一线、二线全身治疗后行局部肝脏治疗可取得更好的效果，所以未来的研究应集中在联合治疗上，不论是作为一线治疗来延缓疾病进展，还是二线治疗后维持治疗。

参考文献

[1] Stuart K. Chemoembolization in the management of liver tumors. Oncologist. 2003；8：425 - 37.

[2] Kalva SP, Thabet A, Wicky S. Recent advances in transarterial therapy of primary and secondary liver malignancies. Radiographics. 2008；28：101 - 17.

[3] Fong Y, Cohen AM, Fortner JG, et al. Liver resection for colorectal metastases. J Clin Oncol. 1997；15：938 - 46.

[4] Landry CS, Scoggins CR, McMasters KM, Martin 2nd RC. Management of hepatic metastasis of gastrointestinal carcinoid tumors. J Surg Oncol. 2008；97：253 - 8.

[5] KathR, Hayungs J, BornfeldN, SauerweinW, Hoffken K, Seeber S. Prognosis and treatment of disseminated uveal melanoma. Cancer. 1993；72：2219 - 23.

［6］ Mavligit GM, Charnsangavej C, Carrasco CH, Patt YZ, Benjamin RS, Wallace S. Regression of ocular melanoma metastatic to the liver after hepatic arterial chemoembolization with cisplatin and polyvinyl sponge. JAMA. 1988; 260: 974 – 6.

［7］ Patel JK, Didolkar MS, Pickren JW, Moore RH. Metastatic pattern of malignant melanoma. A study of 216 autopsy cases. Am J Surg. 1978; 135: 807 – 10.

［8］ Patel K, Sullivan K, Berd D, et al. Chemoembolization of the hepatic artery with BCNU for metastatic uveal melanoma: results of a phase II study. Melanoma Res. 2005; 15: 297 – 304.

［9］ Rietschel P, Panageas KS, Hanlon C, Patel A, Abramson DH, Chapman PB. Variates of survival in metastatic uveal melanoma. J Clin Oncol. 2005; 23: 8076 – 80.

［10］ Sato T, Eschelman DJ, Gonsalves CF, et al. Immunoembolization of malignant liver tumors, including uveal melanoma, using granulocytemacrophage colony – stimulating factor. J Clin Oncol. 2008; 26: 5436 – 42.

［11］ Breedis C, Young G. The blood supply of neoplasms in the liver. Am J Pathol. 1954; 30: 969 – 77.

［12］ Brown DB, Cardella JF, Sacks D, et al. Quality improvement guidelines for transhepatic arterial chemoembolization, embolization, and chemotherapeutic infusion for hepatic malignancy. J Vasc Interv Radiol. 2006; 17: 225 – 32.

［13］ Gonsalves CF, Brown DB. Chemoembolization of hepatic malignancy. Abdom Imaging. 2009; 34: 557 – 65.

［14］ Gunven P. Liver embolizations in oncology: a review. Part I. Arterial (chemo) embolizations. Med Oncol. 2008; 25: 1 – 11.

［15］ Ramsey DE, Kernagis LY, Soulen MC, Geschwind JF. Chemoembolization of hepatocellular carcinoma. J Vasc Interv Radiol. 2002; 13: S211 – 21.

［16］ Brown DB, Cardella JF, Sacks D, et al. Quality improvement guidelines for transhepatic arterial chemoembolization, embolization, and chemotherapeutic infusion for hepatic malignancy. J Vasc Interv Radiol. 2009; 20: S219 – 26, S26 e1 – 10.

［17］ Gupta S, Yao JC, Ahrar K, et al. Hepatic artery embolization and chemoembolization for treatment of patients with metastatic carcinoid tumors: the M. D. Anderson experience. Cancer J. 2003; 9: 261 – 7.

［18］ Murthy R, Kamat P, Nunez R, et al. Yttrium – 90 microsphere radioembolotherapy of hepatic metastatic neuroendocrine carcinomas after hepatic arterial embolization. J Vasc Interv Radiol. 2008; 19: 145 – 51.

［19］ Vogl TJ, Zangos S, Eichler K, Yakoub D, Nabil M. Colorectal liver metastases: regional chemotherapy via transarterial chemoembolization (TACE) and hepatic chemoperfusion: an update. Eur Radiol. 2007; 17: 1025 – 34.

［20］ al – Bassam SH, Munk PL, Sallomi DF, et al. Chemoembolization of hepatic tumours. Australas Radiol. 1999; 43: 165 – 74.

［21］ Brown KT, Koh BY, Brody LA, et al. Particle embolization of hepatic neuroendocrine metastases for control of pain and hormonal symptoms. J Vasc Interv Radiol. 1999; 10: 397 – 403.

［22］ Berger DH, Carrasco CH, Hohn DC, Curley SA. Hepatic artery chemoembolization or embolization for primary and metastatic liver tumors: posttreatment management and complications. J Surg Oncol. 1995; 60: 116 – 21.

［23］ Brown DB, Fundakowski CE, Lisker – Melman M, et al. Comparison of MELD and Child – Pugh scores to predict survival after chemoembolization for hepatocellular carcinoma. J Vasc Interv Radiol. 2004; 15: 1209 – 18.

［24］ Burger I, Hong K, Schulick R, et al. Transcatheter arterial chemoembolization in unresectable cholangiocarcinoma: initial experience in a single institution. J Vasc Interv Radiol. 2005; 16: 353 – 61.

［25］ Geschwind JF, Kaushik S, Ramsey DE, Choti MA, Fishman EK, Kobeiter H. Influence of a new prophylactic antibiotic therapy on the incidence of liver abscesses after chemoembolization treatment of liver tumors. J Vasc Interv Radiol. 2002; 13: 1163 - 6.

[26] Patel S, Tuite CM, Mondschein JI, Soulen MC. Effectiveness of an aggressive antibiotic regimen for chemoembolization in patients with previous biliary intervention. J Vasc Interv Radiol. 2006; 17: 1931 - 4.

[27] Reed RA, Teitelbaum GP, Daniels JR, Pentecost MJ, Katz MD. Prevalence of infection following hepatic chemoembolization with cross - linked collagen with administration of prophylactic antibiotics. J Vasc Interv Radiol. 1994; 5: 367 - 71.

[28] Ryan JM, Ryan BM, Smith TP. Antibiotic prophylaxis in interventional radiology. J Vasc Interv Radiol. 2004; 15: 547 - 56.

[29] Arora R, SoulenMC, Haskal ZJ. Cutaneous complications of hepatic chemoembolization via extrahepatic collaterals. J Vasc Interv Radiol. 1999; 10: 1351 - 6.

[30] Chung JW, Park JH, Han JK, Choi BI, Kim TK, Han MC. Transcatheter oily chemoembolization of the inferior phrenic artery in hepatocellular carcinoma: the safety and potential therapeutic role. J Vasc Interv Radiol. 1998; 9: 495 - 500.

[31] Tajima T, Honda H, Kuroiwa T, et al. Pulmonary complications after hepatic artery chemoembolization or infusion via the inferior phrenic artery for primary liver cancer. J Vasc Interv Radiol. 2002; 13: 893 - 900.

[32] Leung DA, Goin JE, Sickles C, Raskay BJ, Soulen MC. Determinants of postembolization syndrome after hepatic chemoembolization. J Vasc Interv Radiol. 2001; 12: 321 - 6.

[33] Chen MS, Li JQ, Zhang YQ, et al. High - dose iodized oil transcatheter arterial chemoembolization for patients with large hepatocellular carcinoma. World J Gastroenterol. 2002; 8: 74 - 8.

[34] Higashi S, Tabata N, Kondo KH, et al. Size of lipid microdroplets effects results of hepatic arterial chemotherapy with an anticancer agent in water - in - oilin - water emulsion to hepatocellular carcinoma. J Pharmacol Exp Ther. 1999; 289: 816 - 9.

[35] Sasaki Y, Imaoka S, Kasugai H, et al. A new approach to chemoembolization therapy for hepatoma using ethiodized oil, cisplatin, and gelatin sponge. Cancer. 1987; 60: 1194 - 203.

[36] Higuchi T, Kikuchi M, Okazaki M. Hepatocellular carcinoma after transcatheter hepatic arterial embolization. A histopathologic study of 84 resected cases. Cancer. 1994; 73: 2259 - 67.

[37] Brown DB, Cai SR, Fundakowski CE, Zamboni WC, Strychor S, McLeod HL. Pharmacokinetics after endovascular lung perfusion with Cisplatin. J Vasc Interv Radiol. 2006; 17: 883 - 8.

[38] Kubota K, Hisa N, Nishikawa T, et al. Evaluation of hepatocellular carcinoma after treatment with transcatheter arterial chemoembolization: comparison of Lipiodol - CT, power Doppler sonography, and dynamic MRI. Abdom Imaging. 2001; 26: 184 - 90.

[39] Takayasu K, Arii S, Matsuo N, et al. Comparison of CT findings with resected specimens after chemoembolization with iodized oil for hepatocellular carcinoma. AJRAmJ Roentgenol. 2000; 175: 699 - 704.

[40] Chopra S, Dodd 3rd GD, Chintapalli KN, Leyendecker JR, Karahan OI, Rhim H. Tumor recurrence after radiofrequency thermal ablation of hepatic tumors: spectrum of findings on dual - phase contrast - enhanced CT. AJR Am J Roentgenol. 2001; 177: 381 - 7.

[41] Salem R, Thurston KG. Radioembolization with 90yttrium microspheres: a state - of - the - art brachytherapy treatment for primary and secondary liver malignancies. Part 2: special topics. J Vasc Interv Radiol. 2006; 17: 1425 - 39.

[42] Ho S, Lau WY, Leung TW, Chan M, Johnson PJ, Li AK. Clinical evaluation of the partition model for estimating radiation doses from yttrium - 90 microspheres in the treatment of hepatic cancer. Eur J Nucl Med. 1997; 24: 293 - 8.

[43] Gunven P. Liver embolizations in oncology. A review. Part II. Arterial radioembolizations, portal venous embolizations, experimental arterial embolization procedures. Med Oncol. 2007; 24: 287 – 96.

[44] Salem R, Thurston KG. Radioembolization with 90Yttriummicrospheres: a state – of – the – art brachytherapy treatment for primary and secondary liver malignancies. Part 1: technical and methodologic considerations. J Vasc Interv Radiol. 2006; 17: 1251 – 78.

[45] Fernandez FG, Drebin JA, Linehan DC, Dehdashti F, Siegel BA, Strasberg SM. Five – year survival after resection of hepatic metastases from colorectal cancer in patients screened by positron emission tomography with F – 18 fluorodeoxyglucose (FDGPET). Ann Surg. 2004; 240: 438 – 47. discussion 47 – 50.

[46] Sanz – Altamira PM, Spence LD, Huberman MS, et al. Selective chemoembolization in the management of hepatic metastases in refractory colorectal carcinoma: a phase II trial. Dis Colon Rectum. 1997; 40: 770 – 5.

[47] Salman HS, Cynamon J, Jagust M, et al. Randomized phase II trial of embolization therapy versus chemoembolization therapy in previously treated patients with colorectal carcinoma metastatic to the liver. Clin Colorectal Cancer. 2002; 2: 173 – 9.

[48] Lang EK, Brown Jr CL. Colorectal metastases to the liver: selective chemoembolization. Radiology. 1993; 189: 417 – 22.

[49] Soulen MC. Chemoembolization of hepatic malignancies. Semin Interv Radiol. 1997; 14: 305 – 11.

[50] Tellez C, Benson 3rd AB, Lyster MT, et al. Phase II trial of chemoembolization for the treatment of metastatic colorectal carcinoma to the liver and review of the literature. Cancer. 1998; 82: 1250 – 9.

[51] Martin RC, Joshi J, Robbins K, Tomalty D, O' Hara R, Tatum C. Transarterial chemoembolization of metastatic colorectal carcinoma with drug – eluting beads, irinotecan (DEBIRI): multi – institutional registry. J Oncol. 2009; 2009: 539795.

[52] Fiorentini G, Aliberti C, Turrisi G, et al. Intraarterial hepatic chemoembolization of liver metastases from colorectal cancer adopting irinotecan – eluting beads: results of a phase II clinical study. In Vivo. 2007; 21: 1085 – 91.

[53] Martinelli DJ, Wadler S, Bakal CW, et al. Utility of embolization or chemoembolization as second – line treatment in patients with advanced or recurrent colorectal carcinoma. Cancer. 1994; 74: 1706 – 12.

[54] Cianni R, Urigo C, Notarianni E, et al. Selective internal radiation therapy with SIR – spheres for the treatment of unresectable colorectal hepatic metastases. Cardiovasc Intervent Radiol. 2009; 32: 1179 – 86.

[55] Jakobs TF, Hoffmann RT, Dehm K, et al. Hepatic yttrium – 90 radioembolization of chemotherapyrefractory colorectal cancer liver metastases. J Vasc Interv Radiol. 2008; 19: 1187 – 95.

[56] Salem R, Thurston KG. Radioembolization with yttrium – 90 microspheres: a state – of – the – art brachytherapy treatment for primary and secondary liver malignancies: part 3: comprehensive literature review and future direction. J Vasc Interv Radiol. 2006; 17: 1571 – 93.

[57] Gray B, Van Hazel G. Randomised trial of SIR – Spheres plus chemotherapy vs. chemotherapy alone for treating patients with liver metastases from primary large bowel cancer. Ann Oncol. 2001; 12: 1711 – 20.

[58] Albert M, Kiefer MV, Sun W, et al. Chemoembolization of colorectal liver metastases with cisplatin, doxorubicin, mitomycin C, ethiodol, and polyvinyl alcohol. Cancer. 2010; 117: 343 – 52.

[59] Mulcahy MF, Lewandowski RJ, Ibrahim SM, et al. Radioembolization of colorectal hepatic metastases using yttrium – 90 microspheres. Cancer. 2009; 115: 1849 – 58.

[60] Wong CY, Salem R, Raman S, Gates VL, Dworkin HJ. Evaluating ^{90}Y – glass microsphere treatment response of unresectable colorectal liver metastases by [18F] FDG PET: a comparison with CT or MRI. Eur J Nucl Med Mol Imaging. 2002; 29: 815 – 20.

[61] Wong CY, Salem R, Qing F, et al. Metabolic response after intraarterial 90Y – glass microsphere treatment for colorectal liver metastases: comparison of quantitative and visual analyses by 18F – FDG PET. J Nucl Med. 2004; 45: 1892 – 7.

[62] Gray BN, Anderson JE, Burton MA, et al. Regression of liver metastases following treatment with yttrium – 90 microspheres. Aust N Z J Surg. 1992; 62: 105 – 10.

[63] Kennedy AS, Coldwell D, Nutting C, et al. Resin 90Y – microsphere brachytherapy for unresectable colorectal liver metastases: modern USA experience. Int J Radiat Oncol Biol Phys. 2006; 65: 412 – 25.

[64] Lim L, Gibbs P, Yip D, et al. Prospective study of treatment with selective internal radiation therapy spheres in patients with unresectable primary or secondary hepatic malignancies. Intern Med J. 2005; 35: 222 – 7.

[65] Lewandowski RJ, Thurston KG, Goin JE, et al. 90Y microsphere (TheraSphere) treatment for unresectable colorectal cancer metastases of the liver: response to treatment at targeted doses of 135 – 150Gy asmeasured by [18 F] fluorodeoxyglucose positron emission tomography and computed tomographic imaging. J Vasc Interv Radiol. 2005; 16: 1641 – 51.

[66] Van Hazel G, Blackwell A, Anderson J, et al. Randomised phase 2 trial of SIR – Spheres plus fluorouracil/ leucovorin chemotherapy versus fluorouracil/ leucovorin chemotherapy alone in advanced colorectal cancer. J Surg Oncol. 2004; 88: 78 – 85.

[67] Sharma RA, Van Hazel GA, Morgan B, et al. Radioembolization of liver metastases from colorectal cancer using yttrium – 90 microspheres with concomitant systemic oxaliplatin, fluorouracil and leucovorin chemotherapy. J Clin Oncol. 2007; 25: 1099 – 1106.

[68] Murthy R, Xiong H, Nunez R, et al. Yttrium 90 resin microspheres for the treatment of unresectable colorectal hepatic metastases after failure of multiple chemotherapy regimens: preliminary results. J Vasc Interv Radiol. 2005; 16: 937 – 45.

[69] Chu QD, Hill HC, Douglass Jr HO, et al. Predictive factors associated with long – term survival in patients with neuroendocrine tumors of the pancreas. Ann Surg Oncol. 2002; 9: 855 – 62.

[70] Oberg K. Neuroendocrine gastrointestinal tumors – a condensed overview of diagnosis and treatment. Ann Oncol. 1999; 10 (Suppl 2): S3 – 8.

[71] Ho AS, Picus J, Darcy MD, et al. Long – term outcome after chemoembolization and embolization of hepatic metastatic lesions from neuroendocrine tumors. AJR Am J Roentgenol. 2007; 188: 1201 – 7.

[72] Kvols LK, Turaga KK, Strosberg J, Choi J. Role of interventional radiology in the treatment of patients with neuroendocrine metastases in the liver. J Natl Compr Canc Netw. 2009; 7: 765 – 72.

[73] Hajarizadeh H, Ivancev K, Mueller CR, Fletcher WS, Woltering EA. Effective palliative treatment of metastatic carcinoid tumors with intra – arterial chemotherapy/chemoembolization combined with octreotide acetate. Am J Surg. 1992; 163: 479 – 83.

[74] Pitt SC, Knuth J, Keily JM, et al. Hepatic neuroendocrine metastases: chemo – or bland embolization? J Gastrointest Surg. 2008; 12: 1951 – 60.

[75] Seldinger SI. Catheter replacement of the needle in percutaneous arteriography: a new technique. Acta Radiol. 1953; 39: 368 – 76.

[76] Touzios JG, Kiely JM, Pitt SC, et al. Neuroendocrine hepatic metastases: does aggressive management improve survival? Ann Surg. 2005;

241： 776 - 83. discussion 83 - 5.

[77] Kress O, Wagner HJ, Wied M, Klose KJ, Arnold R, Alfke H. Transarterial chemoembolization of advanced liver metastases of neuroendocrine tumors – a retrospective single – center analysis. Digestion. 2003； 68： 94 - 101.

[78] Gupta S, Johnson MM, Murthy R, et al. Hepatic arterial embolization and chemoembolization for the treatment of patients with metastatic neuroendocrine tumors： variables affecting response rates and survival. Cancer. 2005； 104： 1590 - 602.

[79] de Baere T, Deschamps F, Teriitheau C, et al. Transarterial chemoembolization of liver metastases from well differentiated gastroenteropancreatic endocrine tumors with doxorubicin – eluting beads： preliminary results. J Vasc Interv Radiol. 2008； 19： 855 - 61.

[80] Moertel CG, Johnson CM, McKusick MA, et al. The management of patients with advanced carcinoid tumors and islet cell carcinomas. Ann Intern Med. 1994； 120： 302 - 9.

[81] Ruutiainen AT, Soulen MC, Tuite CM, et al. Chemoembolization and bland embolization of neuroendocrine tumor metastases to the liver. J Vasc Interv Radiol. 2007； 18： 847 - 55.

[82] Kennedy AS, Dezarn WA, McNeillie P, et al. Radioembolization for unresectable neuroendocrine hepatic metastases using resin ^{90}Y – microspheres： early results in 148 patients. Am J Clin Oncol. 2008； 31： 271 - 9.

[83] Rhee TK, Lewandowski RJ, Liu DM, et al. 90Y Radioembolization for metastatic neuroendocrine liver tumors： preliminary results from a multiinstitutional experience. Ann Surg. 2008； 247： 1029 - 35.

[84] King J, Quinn R, Glenn DM, et al. Radioembolization with selective internal radiation microspheres for neuroendocrine liver metastases. Cancer. 2008； 113： 921 - 9.

[85] Smith AR, Giusti R. The epidemiology of breast cancer. In： Bassett LW, Jackson V, Bralow L, editors. Diagnosis of diseases of the breast. Philadelphia： WB Saunders； 1997. p. 293

- 16.

[86] Carty NJ, Foggitt A, Hamilton CR, Royle GT, Taylor I. Patterns of clinical metastasis in breast cancer： an analysis of 100 patients. Eur J Surg Oncol. 1995； 21： 607 - 8.

[87] Patanaphan V, Salazar OM, Risco R. Breast cancer： metastatic patterns and their prognosis. South Med J. 1988； 81： 1109 - 12.

[88] Zinser JW, Hortobagyi GN, Buzdar AU, Smith TL, Fraschini G. Clinical course of breast cancer patients with liver metastases. J Clin Oncol. 1987； 5： 773 - 82.

[89] Hoe AL, Royle GT, Taylor I. Breast liver metastases – incidence, diagnosis and outcome. J R Soc Med. 1991； 84： 714 - 6.

[90] Wyld L, Gutteridge E, Pinder SE, et al. Prognostic factors for patients with hepatic metastases from breast cancer. Br J Cancer. 2003； 89： 284 - 90.

[91] Buijs M, Kamel IR, Vossen JA, Georgiades CS, Hong K, Geschwind JF. Assessment of metastatic breast cancer response to chemoembolization with contrast agent enhanced and diffusion – weighted MR imaging. J Vasc Interv Radiol. 2007； 18： 957 - 63.

[92] Li XP, Meng ZQ, Guo WJ, Li J. Treatment for liver metastases from breast cancer： results and prognostic factors. World J Gastroenterol. 2005； 11： 3782 - 7.

[93] Vogl TJ, Naguib NN, Nour – Eldin NE, Eichler K, Zangos S, Gruber – Rouh T. Transarterial chemoembolization (TACE) with mitomycin C and gemcitabine for liver metastases in breast cancer. Eur Radiol. 2010； 20： 173 - 80.

[94] Vogl TJ, Mack MG, Balzer JO, et al. Liver metastases： neoadjuvant downsizing with transarterial chemoembolization before laserinduced thermotherapy. Radiology. 2003； 229： 457 - 64.

[95] Rubin D, Nutting C, Jones B. Metastatic breast cancer in a 54 – year – old woman： integrative treatment with yttrium – 90 radioembolization. Integr Cancer Ther. 2004； 3： 262 - 7.

[96] Shields JA, Shields CL. Introduction to melano-

cytic tumors of the uvea. In: Shields JA, Shields CL, editors. Intraocular tumors: a text and atlas. Philadelphia: W. B. Saunders; 1992. p. 45 – 59.

[97] Diener – West M, Reynolds SM, Agugliaro DJ, et al. Development of metastatic disease after enrollment in the COMS trials for treatment of choroidal melanoma: Collaborative Ocular Melanoma Study Group Report No. 26. Arch Ophthalmol. 2005; 123: 1639 –43.

[98] Gragoudas ES, Egan KM, Seddon JM, et al. Survival of patients with metastases from uveal melanoma. Ophthalmology. 1991; 98: 383 – 9.

[99] Bedikian AY, Legha SS, Mavligit G, et al. Treatment of uveal melanoma metastatic to the liver: a review of the M. D. Anderson Cancer Center experience and prognostic factors. Cancer. 1995; 76: 1665 – 70.

[100] Huppert PE, Fierlbeck G, Pereira P, et al. Transarterial chemoembolization of liver metastases in patients with uveal melanoma. Eur J Radiol. 2010; 74: e38 – 44.

[101] Vogl T, Eichler K, Zangos S, et al. Preliminary experience with transarterial chemoembolization (TACE) in liver metastases of uveal malignant melanoma: local tumor control and survival. J Cancer Res Clin Oncol. 2007; 133: 177 – 84.

[102] Fiorentini G, Aliberti C, Del Conte A, et al. Intraarterial hepatic chemoembolization (TACE) of liver metastases from ocular melanoma with slow – release irinotecan – eluting beads. Early results of a phase II clinical study. In Vivo. 2009; 23: 131 – 7.

[103] Brown DB, Gould JE, Gervais DA, et al. Transcatheter therapy for hepatic malignancy: standardization of terminology and reporting criteria. J Vasc Interv Radiol. 2009; 20: S425 – 34.

[104] Patel NH, Hahn D, Rapp S, Bergan K, Coldwell DM. Hepatic artery embolization: factors predisposing to postembolization pain and nausea. J Vasc Interv Radiol. 2000; 11: 453 – 60.

[105] Sakamoto I, Aso N, Nagaoki K, et al. Complications associated with transcatheter arterial embolization for hepatic tumors. Radiographics. 1998; 18: 605 – 19.

[106] Chung JW, Park JH, Han JK, et al. Hepatic tumors: predisposing factors for complications of transcatheter oily chemoembolization. Radiology. 1996; 198: 33 –40.

[107] Ibukuro K, Tsukiyama T, Mori K, Inoue Y. Hepatic falciform ligament artery: angiographic anatomy and clinical importance. Surg Radiol Anat. 1998; 20: 367 –71.

[108] Song SY, Chung JW, Lim HG, Park JH. Nonhepatic arteries originating from the hepatic arteries: angiographic analysis in 250 patients. J Vasc Interv Radiol. 2006; 17: 461 – 9.

[109] Kennedy AS, McNeillie P, Dezarn WA, et al. Treatment parameters and outcome in 680 treatments of internal radiation with resin 90Y – microspheres for unresectable hepatic tumors. Int J Radiat Oncol Biol Phys. 2009; 74: 1494 – 500.

[110] Lawrence TS, Robertson JM, Anscher MS, Jirtle RL, Ensminger WD, Fajardo LF. Hepatic toxicity resulting from cancer treatment. Int J Radiat Oncol Biol Phys. 1995; 31: 1237 – 48.

[111] Sangro B, Gil – Alzugaray B, Rodriguez J, et al. Liver disease induced by radioembolization of liver tumors: description and possible risk factors. Cancer. 2008; 112: 1538 – 46.

[112] Dawson LA, Normolle D, Balter JM, McGinn CJ, Lawrence TS, Ten Haken RK. Analysis of radiationinduced liver disease using the Lyman NTCP model. Int J Radiat Oncol Biol Phys. 2002; 53: 810 – 21.

[113] Goin JE, Salem R, Carr BI, et al. Treatment of unresectable hepatocellular carcinoma with intrahepatic yttrium 90 microspheres: factors associated with liver toxicities. J Vasc Interv Radiol. 2005; 16: 205 – 13.

[114] Goin JE, Salem R, Carr BI, et al. Treatment of

unresectable hepatocellular carcinoma with intrahepatic yttrium 90 microspheres: a riskstratification analysis. J Vasc Interv Radiol. 2005; 16: 195 – 203.

[115] Kim W, Clark TW, Baum RA, Soulen MC. Risk factors for liver abscess formation after hepatic chemoembolization. J Vasc Interv Radiol. 2001; 12: 965 – 8.

第 28 章　结直肠癌肝转移的外科治疗

Laleh G. Melstrom and Yuman Fong

陈圣群　孙军辉　翻译　徐栋　校审

[摘要] 肝脏是原发性结直肠癌最常见的转移部位。手术切除逐步成为结直肠癌肝转移安全、有效和可能治愈的一种治疗方式。良好的效果促使扩大手术指征，包括20 世纪70、80 年代肝多发病灶患者和应用过度扩大的门静脉栓塞术后残留肝组织的患者。临床风险评分要考虑 5 个因素，以便于能够更好地预估并帮助患者做出选择，从而通过手术切除能最大获益。

　　结直肠癌伴肝转移同时行手术切除已被证实是安全的，是许多大型研究中心共同选择的方法。消融技术在微小肿瘤、手术风险高或不适合手术切除的患者中也取得了良好的效果。这些治疗比单独化疗有更好的效果。然而，化疗仍是患者手术切除Ⅳ期疾病的标准辅助性治疗。化疗目前也用于最初确诊就为肿瘤晚期的患者。然而，化疗相关的脂肪性肝炎的存在已经越来越被认可，因此对于Ⅳ期疾病的术前化疗尚未最终确定为最佳方法。在肝转移瘤切除后，主要复发部位是肝脏和肺。因此，提高生存率的最好办法是多种方式联合治疗，即手术或消融技术结合之后的全身辅助化疗。

引言

　　近 50% 的原发性结直肠癌患者会出现肝转移[1]。尽管高达 25% 的患者只发生单独的肝转移，但这仍被视为一种全身性疾病[2]。肝脏是最常见的发病部位，因结直肠静脉血流直接汇入门静脉到达肝脏。在这些患者中，局部疗法（即肝切除）已被确立为能达到长期生存和可能治愈目标的方法之一。此外，在过去的 30 年里，手术切除已被证明是单独肝转移的治疗选择[2-5]。

　　本章节将重点放在结直肠癌肝转移的肝切除及潜在消融方法的适应证和安全性。更有效、使更少病灶残存的肝切除术允许同时切除原发癌及肝转移癌。本章将回顾新辅助化疗方案、肝实质保留技术、联合肝切除术/消融治疗的发展。这些策略扩大了手术的适应证并为大量患者提供了延长生存期和可能治愈的机会。回顾根治性治疗患者的长期预后和复发模式，以确定目前的治疗缺点。最后，现今仍有较多争议的领域，即规划一个当代治疗流程，重心将进一步放在医疗费用上。

L. G. Melstrom (✉)
Department of Surgery, Robert Wood Johnson and the Cancer Institute of New Jersey, New Brunswick, NJ, USA
e-mail: lgolkar@hotmail.com

Y. Fong
Department of Surgery and Radiology, Memorial Sloan Kettering Cancer Center, New York, NY, USA
e-mail: fongy@mskcc.org

结直肠癌肝转移的外科治疗：安全、有效和可能治愈

大约 25% 的原发性结直肠癌患者会同时出现肝转移。此外，近 50% 的患者在手术切除原发结直肠癌后出现肝转移[6,7]。几组未治疗过的结直肠癌肝转移的详细结果提示，中位生存期是 5 ~ 10 个月，与肿瘤负荷明显相关。20 世纪 90 年代之前，肝脏功能作为肿瘤细胞的一种高效过滤器没有被认识到——数以百万计肿瘤细胞到达肝脏，但只有少数肿瘤细胞增殖扩散。因此，许多患者出现有限数量的肝转移，适合于单纯手术或结合消融技术的局部治疗。

在过去的 30 年中，手术已被证明是最有效和持久的结直肠癌肝转移综合治疗的组成部分[3,5,9]。具体而言，在 6 例患者中，至少有 1 例在结直肠癌肝转移切除术后记录到实际 10 年的生存期[10]。尽管全身系统治疗取得了巨大进步，但很少有肝转移癌患者应用化疗和/或生物疗法而被治愈[11,12]。

目前，化疗患者的中位生存期约为 18 个月[11,12]，极少患者生存期超过 3 年。完全手术切除患者的中位生存期可超过 40 个月，5 年存活率为 30% ~ 55%（表 28.1）[3-5, 9, 13-20]，有 20% ~ 25% 的患者治愈[9, 10, 21]。

结直肠癌肝转移的手术治疗也被证明是非常安全的。最近一系列报道指出，手术死亡率小于 5%[3-5,9,13-20]（表 28.1）。术后患者也快速恢复并拥有良好的生活质量[22]。有的大医疗中心，小的肝切除术平均住院时间是 5 ~ 7 天，大的是 7 ~ 10 天[4, 14-17]。

表 28.1　结直肠癌肝转移手术治疗后的结果

研究	n	手术死亡率（%）	1 年生存率（%）	3 年生存率（%）	5 年生存率（%）	10 年生存率（%）	平均月份
Hughes 1986[20]	607	–	–	–	33	–	–
Gayowski 1994[19]	204	0	91	–	32	–	33
Scheele 1995[9]	434	4	85	45	33	20	40
Nordlinger 1995[3]	1568	2	80	–	28	–	40
Jamison 1997[18]	280	4	84	–	27	20	33
Fong 1999[5]	1001	2.8	89	57	36	22	42
Minagawa 2000[17]	235	0.85	–	51	38	26	–
Choti 2002[16]	226	1	93	57	40	26	46
Kato 2003[15]	585	0	–	–	33	–	–
Adam 2001[14]	335	1	91	66	48	30	52
House 2010 – Era 1	1037	2.5	–	57	37	26[a]	43
House 2010 – Era 2	563	1	–	69	51	37[a]	64

注：[a]8 年生存率

肝切除术良好的临床效果允许扩大手术指征

由于安全性和与癌症相关的长期疗效变得越来越好，临床医生正在扩大诊疗和肿瘤切除的适应证。尽管高龄曾经是一个相对禁忌证，但现在经常对20世纪70年代和80年代患病的患者进行肝切除术[23]。

越来越多的患者接受了积极的手术治疗。以前只有少数病变和无慢性病的患者采用手术切除。然而，现在多发的、多病变同时存在的患者行手术治疗也是很常见的[24]。尽管扩大了诊疗和癌症手术的指征，但在大多数系列研究中患者的总生存期并没有恶化改变。因此，在不影响安全或癌症治疗效果的前提下，越来越多的患者正在接受手术治疗。

一般来说，主要为病情稳定及能完全切除转移灶的患者提供手术切除。

扩大手术适应证需要更多适用的临床分期标准

尽管越来越多的人群进行肝切除手术，但在美国癌症联合委员会（AJCC）的分期标准中，所有结直肠癌肝转移患者都属于IV期。有大量的患者确实接受了肝切除术后被治愈[10]。因此，IV期患者经常被治愈，这是为数不多的疾病之一。在比较来自不同机构的数据中，关于不同的IV期患者，产生了一个问题：如何去选择患者的治疗和试验。为了应对这一挑战，许多研究人员去修改这种疾病的分期。

针对结直肠癌肝转移患者的分期，有很多研究开发了评分系统。其中两项大型研究取得了相类似的研究结果。这两项研究得出的分期系统是基于与原发癌相关的临床变量、肝转移的表现及特点[3,5]。两项系统研究中共同的成分由用于临床风险评分

（CRS）的5个因素组成（表28.2）[5]：①原发癌淋巴结转移[25]；②无病生存间隔短[2, 20, 26, 27]；③最大肝肿瘤的大小[20, 28]；④不止一个肝转移灶[20, 27]；⑤高CEA[3, 20]。

表28.2 临床风险评分（CRS）：结直肠癌肝转移的预后评分系统[a]

无病生存期间隔即结肠癌切除后和开始出现转移的间隔，小于12个月
最大病灶大小 > 5cm
多个病灶
癌胚抗原 > 200ng/dl

注：[a]每一个阳性条件就是1分。CRS就是分的总和

作为临床医生和研究者明确区分这些IV期患者的一种方法，CRS的简单性和通用性促使了它的广泛使用。来自挪威和意大利的研究人员分别证实了这一预后评分系统[29,30]。除了提供手术预后信息，在肿瘤消融的预后中CRS也被证明是有用的[31]。最近，对于昂贵的术前分期技术的选择，如FDG－PET扫描[32]或腹腔镜分期[33]，CRS也被证明是有用的。CRS可能通过识别哪些患者将从这些昂贵的方式中获益而起作用，可以帮助优化护理及减少成本。

同步转移：结肠和肝同时切除是安全的，是一种治疗的选择

因肝切除术变得更快和更安全，对肝转移癌患者同时手术治疗已变得不那么有争议。据报道，在20世纪90年代的研究中，应用联合切除原发性癌及肝大部分切除术的手术死亡率高达17%[34]。因此，许多医生不愿采用原发性癌联合肝大部分切除术。

类似于总体提高肝切除术的安全性，为了提高肝脏和结肠切除术的疗效，该手术技术发生了许多变化。大多数肝外科医生不再严格采用肋下切口，因为很明显，即使是在

视野不利的腹部通过从剑突至耻骨联合的长中线切口行最广泛的肝切除术也可以安全地进行。此外，通过该方法，最有经验的肝脏外科医生已经认识到，在联合过程中肝切除优先于原发肿瘤切除的术中时机的重要性。进行肝切除首先允许低中心静脉压麻醉以减少失血。随后，在液体复苏阶段行结直肠切除术。这种方法限制了血容量减少和低内脏灌注的时期。首先肝切除也有实际的优点，它可以允许使用单一的手术器械，手术可以从"清洁"的肝切除到"脏"的结直肠切除。

最近的数据显示，同时行手术切除的患者并发症少，死亡率低，恢复到开始相应辅助化疗的时间短。在 Memorial Sloan – Kettering 癌症中心的一系列研究中，134 例同时切除的患者与 106 例分期切除的患者相比，死亡率和并发症无显著性差异，然而，同时切除组总住院时间和失血量减少[35]。此外，45 例同时行肝切除术患者的疗效也明显优于 75 例分期切除的患者。

从 3 个中心 20 年期限的研究中，Reddy 和他的同事总结同时切除的经验[36]。他们回顾了 135 名患者的数据，发现在不影响安全的情况下原发性结直肠癌联合小肝转移瘤的切除可缩短总住院时间：9 天，对比分期手术的 14 天[36]。路易斯维尔大学的数据证明了类似的结果，从而进一步支持同时切除术[37]。这些作者回顾分析了 230 例同步肝转移患者[37]，70 例行同时切除术的患者与 160 例行分期切除术的患者对比。类似于其他系列报道，同时切除术的患者有较短的总住院时间（10 vs 18 天，P = 0.001），且没有显著增加复发率或死亡率。

肿瘤消融：一种有效和微创的方式

在解决多个肝转移灶时，消融是一种可选择的微创治疗方式。无论是单独还是联合手术切除都是为了使患者达到无瘤生存的目的。在近 10 年中，肿瘤消融技术的临床应用有显著的提高。目前已经商业化且可以广泛应用的肿瘤消融方式有冷冻消融[38]、射频消融（RFA）[39]、微波消融[40]。RFA 是最常用的方法，因为它设备廉价、安全、技术简单。这种技术已被充分采用，美国临床肿瘤学会（ASCO）公布了其使用指南[41]。

有大型系列研究显示 RFA 的安全性，在经 3554 次消融后的 2320 例患者中，死亡率为 0.3%，复发率 2%[42]。在肝癌的治疗中，外科医生因各种原因通常愿意选择消融而不是手术切除。在这种背景下，有证据表明，消融可有相当于手术切除的效果，以及更少的复发率和住院时间[43]。

RFA 治疗结直肠癌肝转移的效果是有争议的。对于有肝硬化的肝癌患者，外科医生因众多原因一直愿意选择消融而不是手术切除。然而，与 HCC 不同，大多数结直肠癌肝转移的患者没有肝功能损害，直接切除似乎比消融更好。这一争论使得临床医生可以采用高度可变的方式治疗这些肝转移癌。中心消融多用于被认为不可切除的病变。这类患者的肿瘤都是大、位置不佳，无论何种方式治疗均有可能复发。另外，其他中心更有选择性地去处理通过消融最有可能完全治疗的肿瘤。这些通常是较小的、与大血管有适当距离的病变。非标准化的方式可以解释文献中所见的高度可变的结果（由 Decadt 回顾）[39]。大量的数据显示，消融可能对于较小和较少数量的病灶有良好的疗效[39]。手术或腹腔镜方法有最低的局部复发率[44,45]，但它会付出更高发病率和更长恢复时间的代价。

随着经验越来越多，已经有了 RFA 治疗可切除肝转移癌的数据。对那些有手术禁忌证或小的深部病灶需要大部肝切除的患者，许多临床医生都主张腹腔镜或经皮消融治疗[46]。在 RFA 与单发的肝转移癌切除的回顾性对比研究中，这种方法的好处是明显的，其中并发症发生率分别为 3% 和 30% ，并且生存期没有差异 （ $P=0.3$ ）[47]。

复发或多发肝转移癌的患者利用消融治疗争议较少。在这些人中消融的使用可以明显提高疗效。最常见的结直肠癌切除术后复发的部位是肝[6,7,48]。在 45% ~ 75% 的病例中，肝仍是肝切除术后复发的部位[6,7,48-50]。在 15% ~ 40% 的病例中，肝脏是唯一的复发部位。只有 5% ~ 10% 的复发患者可以行再次肝切除治疗[49-57]。因此，复发的患者也接受经皮消融治疗。这样就可以治疗更多的患者和控制肝脏疾病以避免不必要的发病率。

随着手术标准的扩大，肿瘤消融结合手术治疗也被广泛应用。Rivoire 和他的同事们[58]首先发表关于 24 例患者应用手术联合冷冻消融术治疗的文章，报道中位生存期为 39 个月，1 年、3 年和 4 年生存率合理的分别为 92% 、50% 和 36% 。Pawlik 报道 124 例手术联合 RFA 治疗结直肠癌肝转移[59]有 38% 的中位生存率，2% 的手术相关死亡率。在同一组随后的研究中（图 28.1），作者比较了患者单纯手术、手术联合消融治疗或化疗的结果[60]。对于这组不能完全手术切除的患者，其治疗策略是手术和消融。很明显，尽管接受消融治疗的患者比那些能完全手术切除的长期效果差，但他们的生存期明显优于单纯化疗的患者。因此，RFA 能通过增加肝肿瘤细胞灭活而提高疗效。

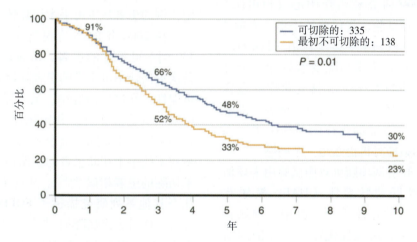

图 28.1 通过化疗降期后行手术切除患者对比最初手术切除患者的结果（数据来自 Adam 等[14]）。

为了保护肝脏，几个研究小组现在正应用 RFA 结合手术治疗能完全切除的患者。这种手术治疗方法是否相当或优于完整手术切除，不久后将会有数据报道。

在复发方面，Kingha 等回顾总结了结直肠癌肝转移消融治疗后复发模式的经验[4]。局部肿瘤复发的相关因素是肿瘤的大小 > 1cm，缺乏术后化疗和使用冷冻疗法。应用消融技术解决体积小的位于中央的肿瘤可能是合适的，它可以尽量减少局部复发和最大限度地保存正常肝组织。

辅助全身化疗

在最近的 5 项研究中，对结直肠癌肝转移术后的辅助化疗的效果进行了评估。第一次试验是研究术后应用 5 – 氟尿嘧啶（5 – FU）和亚叶酸（LV）辅助化疗与单纯手术对比[61,62]。在这项研究中，173 名术后的患者被随机分配接受 5 – FU/ LV 化疗或没有辅助化疗，复发率方面有显著性差异（34% *vs* 7%，$P < 0.03$）。然而，由于这是个小样本试验，整体生存率没有发现明显差异（51% *vs* 41%，$P = 0.1$）。在一篇类似的文章中，辅助治疗能显著改善总体和无病生存期[62]。在这项研究中，来自美国中心的大多数给予辅助治疗的患者对比在苏格兰中心没有给予化疗的患者[61]，对 792 名患者进行了回顾随访。接受化疗的患者中位生存期为 47 个月，对比没有化疗的为 36 个月（$P = 0.007$）。在临床风险评分（CRS）很高的患者（4 或 5 分）中，接受辅助治疗的中位生存期为 37 个月，不接受辅助化疗的为 20 个月（$P = 0.007$）。

欧洲癌症研究和治疗中心（EORTC）最近做了一项试验，将仅单纯手术、术前 3 个月应用 5 – FU/LV + 奥沙利铂（FOLFOX 方案）化疗后行手术切除及术后行 3 个月化疗的患者进行对比[63]，接受化疗的患者具有更长的生存期。这项研究只能表明围术期化疗优于没有辅助化疗的单纯手术。因此，化疗的最佳时机仍然是一个问题。

最后，也有两项随机对照试验用来评估术后辅助性肝动脉灌注（HAI）氟尿苷（FUDR）化疗的疗效[64, 65]。其中一项试验比较了术后结合区域性化疗和没有辅助治疗[64]，而另一项试验对比了 5 – FU/LV 全身化疗结合 HAI FUDR 和 5 – FU/LV 全身化疗[65]。在这些研究中，区域性化疗的使用明显与非常高的肝脏疾病控制率和显著延长无病生存期相关[64, 65]。

总而言之，无论治疗时间或方式如何，各种数据表明对于 IV 期结直肠癌术后的患者，辅助化疗是一种合理的治疗选择。数据显示大部分患者使用 5 – FU/LV 进行辅助全身化疗。然而，在美国大多数肿瘤学家应用 FOLFOX 进行辅助化疗。这种方案主要是通过 III 期结直肠癌进行辅助治疗的试验和部分 EORTC 的试验而得到支持[63]。当患者应用 5 – FU/LV 治疗后仍有病情进展时，FOLFOX 也可以被考虑。此外，在一线治疗没有效果的患者中，辅助性肝动脉灌注（HAI）氟尿苷（FUDR）化疗是在治疗中一个迫不得已的选择。

化疗可以为初期表现为不可切除疾病的患者降期

奥沙利铂等新的化疗药物的使用使得一定比例的患者从不可手术切除转变为可以手术。在 2000 年的一篇报告中，通过检查 330 例不可手术的患者，Bismuth 和其同事首次提出让不可手术的患者降期为可手术的可能性。在这项研究中，通过结合醛叶酸、甲酰四氢叶酸和奥沙利铂化疗，53 例患者转为可以手术切除。最令人鼓舞的是，这些最初不能手术切除患者的长期预后与可以手术切除的患者相似[66, 67]。从这个报道开始，几个其他系列研究描述了 FOLFOX 同其他方案一样可为疾病降期[14, 67–70]（图 28.2 和表 28.3）。更令人印象深刻的是区域性化疗有将不可切除的患者转换为可手术切除的潜力。Clavien 等人应用区域性肝动脉灌注（HAI）FUDR 证明了近 30% 转化率[68]，而 Kemeny 报道了超过 50% 的转化率通过 HAI FUDR 结合 5 – FU/LV 全身化疗的方案[69]。

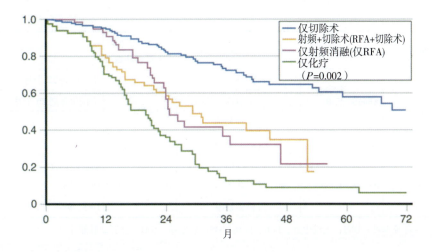

图 28.2　手术联合消融治疗患者的结果（来自 Abdalla 等人[60]。RFA 治疗的患者是不能完全切除的患者。患者数：手术，190 例；RFA + 手术，101 例；RFA，57 例；化疗，70 例）。

表 28.3　化疗降期的结果

年份与期刊	作者	*n*	化疗药物	*n*（%）降级为可切除数	5 年生存
1996 *Ann Surg*	Bismuth，H. 等[66]	330	5 – FU	53（16%）	OS，40%
			甲酰四氢叶酸		
			奥沙利铂		DFS，36%
2001 *Ann Surg Oncol*	Adam，R. 等[14]	701	5 – FU	95（13.5%）	OS，35% ~60%巨大肿瘤，49%肿瘤位置不佳，34% 结节性病灶，18%肝外病灶 + 肝术后转移
			甲酰四氢叶酸		
			奥沙利铂		DFS，22%
2002 *Surgery*	Clavien，P. A. 等[68]	23	氟尿苷（HAI）	6（26%）	－
2004 *Ann Surg*	Adam，R. 等[67]	1104	5 – FU + 奥沙利铂（70%）	138（12.5%）	OS，33%
			5 – FU + 伊立替康（7%）		DFS，22%
			5 – FU + 以上两种（4%）		
2009 *J Clin Oncol*	Kemeny，N. 等[69]	49	氟尿苷（HAI）	23（47%）	平均随访 26 个月
			奥沙利铂		中位生存期 39.8 个月
			伊立替康		

续表

年份与期刊	作者	n	化疗药物	n（%）降级为可切除数	5 年生存
2005 *J Clin Oncol*	Alberts, S. R. 等[70]	42	5 - FU 甲酰四氢叶酸 奥沙利铂 FOLFOX4	17（40%）	平均随访 22 个月 中位生存期 26 个月
2007 *J Br Canc*	Barone, C. [74]	40	5 - FU 甲酰四氢叶酸 伊立替康	19（47.5%）	最终随访（5 年） OS，62% DFS，46%

5 - FU：5 - 氟尿嘧啶；DFS：无病生存；F/U：随访；OS：总生存；HAI：经肝动脉灌注

目前的数据表明，现代化疗方案可以将 15% ~ 50% 的患者降期成可手术切除。目前仍在争论的问题是降期治疗中错过的最佳时期和理想的化疗方案。两种竞争的方法是当病变可切除时就手术切除，而另一些人放弃了在等待最大反应（通常是 4 个月）和最初或后续的进展（通常是 9 个月）之间的一段时间。

并不是所有的患者都需要术前化疗

基于使用化疗将不可手术的病变降期的有利数据（降期策略），许多作者也提倡最初可切除病变使用术前化疗（新辅助策略）。新辅助方法的倡导者指出，围术期化疗 EORTC 显示了一种生存优势。然而，他们不承认这个试验只有术后化疗支撑[63]。他们还指出一些其他的理论优势，包括以下几点：①一个潜在的可能，可以通过观察仍不可手术的肿瘤反应测定体内药物敏感性。②有额外的时间允许原本不太清晰的病灶呈现——证明疾病是不可手术切除的。③术前化疗可能早期解决检测不到的微小病灶。④在接受肝切除之前，近期结肠癌术后的化疗可能让患者有一段恢复时间。

其中，只有最后一个论点被证明适用于临床。针对评估化疗敏感性的问题，72% 的患者对西妥昔单抗和 FOLFOX 化疗有反应，可作为一线治疗，另有 23% 的患者病情稳定[71]。此外，有 5% 的患者病情进展。在另一项研究中，再次证明，在围术期化疗后只有 7% 的患者病情进展[63]。这项研究发现化疗期间只有 2% 不可手术的患者病情进展[63]。因此，"体内"化疗敏感性的观点只适合于一线治疗失败后的情况。

现在已经认识到，术前化疗可能对正常肝实质产生负面的影响。化疗相关脂肪性肝炎（CASH）表现为脂肪肝、脾肿大和血小板减少症[72]。这种综合征是由肝功能损伤和门静脉高压引起的。也有越来越多的证据表明，CASH 的存在可能影响肝切除术并发症和术后恢复[73]。由于新辅助化疗方案没有明确的临床试验去显示其优势，却具有相当大的并发症，所以其不应该被视为标准的治疗方法。

治疗机制

图 28.3 给出了一个管理同步肝转移患者的流程。如果原发性结直肠癌已被切除，为了术后恢复或患者有并发症需要优化治疗，延迟下一步肝手术切除可能是合理的。如果患者能同时安全切除原发癌和肝转移癌，手术联合切除是合理的[35]。

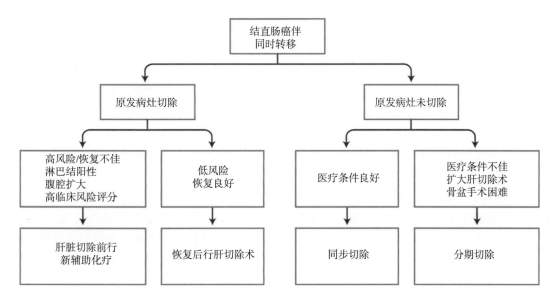

图 28.3　可切除的结直肠癌伴同时肝转移的治疗流程。手术和通过手术切除的肿瘤细胞减灭术、消融，或两者的结合。

在异时转移的患者中，当疾病处于可切除边缘，基于技术或医疗问题而不可切除时，术前化疗是目前唯一合理的方式（图 28.4）。因此大多数患者手术切除后予以辅助化疗，需要将试验的情况除外。

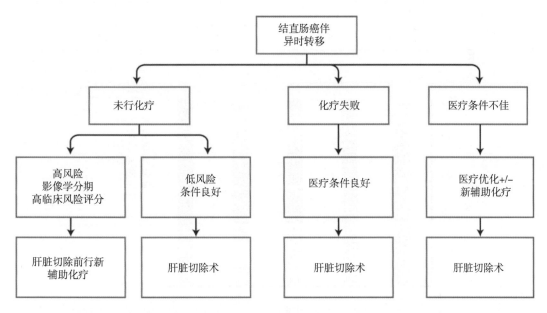

图 28.4　可切除的结直肠癌伴异时肝转移的治疗流程。手术和通过手术切除的肿瘤细胞减灭术、消融，或两者的结合。

复发模式

通过对结直肠癌肝转移患者的管理可以延长生存期，甚至在不一定能治愈的患者中也可以出现。虽然最初的复发类型已经被很好地描述，但是至今，患者随后的发展没有被了解。其他部位复发及残留病灶类型的识别和描述需要针对性治疗和长期随访。某个机构研究随访了 275 例从结直肠癌肝转移术后直到死亡的患者，我们回顾了疾病进展的模式。总共确定了 731 个复发的部位。第 1 次复发的平均时间为 16 ± 1 个月，第 2、3、4、5 次复发的平均时间分别为 31 ± 2 个月、42 ± 3 个月、48 ± 4 个月和 54 ± 9 个月。

绝大多数（75%）的患者最终复发在肝脏及三分之二复发在肺部（表 28.4）。图 28.5 描述了 5 次复发的方式，说明晚期疾病的复发部位包括大脑和其他部位（例如纵隔）。有一些传统上被认为是罕见的复发部位。然而，这更可能是由于缺乏晚期复发部位的资料。22% 患者最终出现骨转移，13% 患者出现脑转移（表 28.4）。尽管肝脏是最初单独发生结直肠癌转移的部位，但大多数患者可能已经发生全身转移。控制肝脏病变可以为结直肠癌转移患者提供较长的生存期。大多数患者也发生肝外复发。因此，结合区域性和全身性辅助治疗局部肝脏疾病的治疗方案为延长生存期和提高治愈率提供了最好的机会。

表 28.4　术后的复发部位。275 例术后直到死亡患者的 5 次复发记录。数据是累积复发的部位。数据表明，206 例（75%）患者最终只在肝脏复发

	肝	肺	吻合口	腹部	骨	大脑	其他
总数（n）	206	189	14	170	61	37	54
患者比例（%）	75	68	5	62	22	13	20
所有复发比例（%）	28	26	2	23	8	5	7

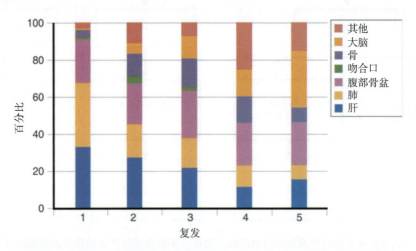

图 28.5　结直肠癌肝转移术后的复发模式（275 例从术后直到死亡患者的随访资料。表 28.4 中累积的数据）

交叉引用

▶ Embolic Therapies

▶ Microwave Ablation for Cancer：Physics，

▶ Performance，Innovation，and the Future

▶ Microwave in the Treatment of Primary Liver Cancers

▶ Radiofrequency Ablation of Hepatic Metastasis

▶ Tumor Ablation：An Evolving Technology

参考文献

[1] Steele GJ, Ravikumar TS. Resection of hepatic metastases from colorectal cancer：biologic perspectives. Ann Surg. 1989；210（2）：127 – 38.

[2] Scheele J, Stangl R, Altendorf – Hofmann A, Gall FP. Indicators of prognosis after hepatic resection for colorectal secondaries. Surgery. 1991；110：13 – 29.

[3] Nordlinger B, Guiguet M, Vaillant JC, Balladur P, Boudjema K, Bachellier P, et al. Surgical resection of colorectal carcinoma metastases to the liver. A prognostic scoring system to improve case selection, based on 1568 patients. Association Francaise de Chirurgie. Cancer. 1996；77（7）：1254 – 62.

[4] House MG, Ito H, Gonen M, Fong Y, Allen PJ, DeMatteo RP, et al. Survival after hepatic resection for metastatic colorectal cancer：trends in outcomes for 1，600 patients during two decades at a single institution. J Am Coll Surg. 2010；210（5）：744 – 5.

[5] Fong Y, Fortner J, Sun RL, Brennan MF, Blumgart LH. Clinical score for predicting recurrence after hepatic resection for metastatic colorectal cancer：analysis of 1001 consecutive cases. Ann Surg. 1999；230（3）：309 – 18.

[6] Ekberg H, Tranberg KG, Andersson R, Lundstedt C, Hagerstrand I, Ranstam J, et al. Pattern of recurrence in liver resection for colorectal secondaries. World J Surg. 1987；11：541 – 7.

[7] Bozzetti F, Bignami P, Morabito A, Doci R, Gennari L. Patterns of failure following surgical resection of colorectal cancer liver metastases. Ann Surg. 1987；205：264 – 70.

[8] Picardo A, Karpoff HM, Ng B, Lee J, Brennan MF, Fong Y. Partial hepatectomy accelerates local tumor growth：potential roles of local cytokine activation. Surgery. 1998；124（1）：57 – 64.

[9] Scheele J, Stang R, Altendorf – Hofmann A, Paul M. Resection of colorectal liver metastases. World J Surg. 1995；19：59 – 71.

[10] Tomlinson JS, Jarnagin WR, DeMatteo RP, Fong Y, Kornprat P, Gonen M, et al. Actual 10 – year survival after resection of colorectal liver metastases defines cure. J Clin Oncol. 2007；25（29）：4575 – 80.

[11] Saltz LB, Cox JV, Blanke C, Rosen LS, Fehrenbacher L, Moore MJ, et al. Irinotecan plus fluorouracil and leucovorin for metastatic colorectal cancer. Irinotecan Study Group. N Engl J Med. 2000；343（13）：905 – 14.

[12] Saltz LB, Clarke S, az – Rubio E, Scheithauer W, Figer A, Wong R. Bevacizumab in combination with oxaliplatin – based chemotherapy as first – line therapy in metastatic colorectal cancer：a randomized phase III study. J Clin Oncol. 2008；26（12）：2013 – 9.

[13] Fernandez FG, Drebin JA, Linehan DC, Dehdashti F, Siegel BA, Strasberg SM. Five – year survival after resection of hepatic metastases from colorectal cancer in patients screened by positron emission tomography with F – 18 fluorodeoxyglucose（FDG – PET）. Ann Surg. 2004；240（3）：438 – 47.

[14] Adam R, Avisar E, Ariche A, Giachetti S, Azoulay D, Castaing D, et al. Five – year survival following hepatic resection after neoadjuvant therapy for nonresectable colorectal [liver] metastases. Ann Surg Oncol. 2001；8（4）：347 – 53.

[15] Kato T, Yasui K, Hirai T, Kanemitsu Y, Mori

T, Sugihara K, et al. Therapeutic results for hepatic metastasis of colorectal cancer with special reference to effectiveness of hepatectomy: analysis of prognostic factors for 763 cases recorded at 18 institutions. Dis Colon Rectum. 2003; 46 (10 Suppl): S22 – 31.

[16] Choti MA, Sitzmann JV, Tiburi MF, Sumetchotimetha W, Rangsin R, Schulick RD, et al. Trends in long – term survival following liver resection for hepatic colorectal metastases. Ann Surg. 2002; 235 (6): 759 – 66.

[17] Minagawa M, Makuuchi M, Torzilli G, Takayama T, Kawasaki S, Kosuge T, et al. Extension of the frontiers of surgical indications in the treatment of liver metastases from colorectal cancer: long – term results. Ann Surg. 2000; 231 (4): 487 – 99.

[18] Jamison RL, Donohue JH, Nagorney DM, Rosen CB, Harmsen WS, Ilstrup DM. Hepatic resection for metastatic colorectal cancer results in cure for some patients. Arch Surg. 1997; 132: 505 – 11.

[19] Gayowski TJ, Iwatsuki S, Madariaga JR, Selby R, Todo S, Irish W, et al. Experience in hepatic resection for metastatic colorectal cancer: analysis of clinical and pathological risk factors. Surgery. 1994; 116: 703 – 11.

[20] Hughes KS, Simon R, Songhorabodi S, Adson MA, Ilstrup DM, Fortner JG, et al. Resection of the liver for colorectal carcinoma metastases: a multi – institutional study of patterns of recurrence. Surgery. 1986; 100: 278 – 84.

[21] Fortner JG, Fong Y. Twenty – five year follow – up for liver resection: the personal series of Dr. Joseph G. Fortner. Ann Surg. 2009; 250: 908 – 13.

[22] Fong Y, GonenM, Rubin D, Radzyner D, BrennanMF. Long – termsurvival is superior after resection for cancer in high volume centers. Ann Surg. 2005; 242 (4): 540 – 7.

[23] Fong Y, Blumgart LH, Fortner JG, Brennan MF. Pancreatic or liver resection for malignancy is safe and effective in the elderly. Ann Surg.

1995; 222 (4): 426 – 37.

[24] Weber SM, Jarnagin WR, DeMatteo RP, Blumgart LH, Fong Y. Survival after resection of multiple hepatic colorectal metastases. Ann Surg Oncol. 2000; 7 (9): 643 – 50.

[25] Hughes K, Scheele J, Sugarbaker PH. Surgery for colorectal cancer metastatic to the liver. Surg Clin North Am. 1989; 69: 339 – 59.

[26] Ballantyne GH, Quin J. Surgical treatment of liver metastases in patients with colorectal cancer. Cancer. 1993; 71 (S12): 4252 – 66.

[27] Rosen CB, Nagorney DM, Taswell HF, Helgeson SL, Ilstrup DM, Van Heerden JA, et al. Perioperative blood transfusion and determinants of survival after liver resection for metastatic colorectal carcinoma. Ann Surg. 1992; 216: 492 – 505.

[28] Stephenson KR, Steinberg SM, Hughes KS, Vetto JT, Sugarbaker PH, Chang AE. Perioperative blood transfusions are associated with decreased time to recurrence and decreased survival after resection of colorectal liver metastases. Ann Surg. 1988; 208: 679 – 87.

[29] Mala T, Bohler G, Mathisen O, Bergan A, Soreide O. Hepatic resection for colorectal metastases: can preoperative scoring predict patient outcome? World J Surg. 2002; 26 (11): 1348 – 53.

[30] Arru M, Aldrighetti L, Castoldi R, Di PS, Orsenigo E, Stella M, et al. Analysis of prognostic factors influencing long – term survival after hepatic resection for metastatic colorectal cancer. World J Surg. 2008; 32 (1): 93 – 103.

[31] Chen YY, Perera DS, Yan TD, Schmidt LM, Morris DL. Applying Fong's CRS score in patients with colorectal liver metastases treated by cryotherapy. Asian J Surg. 2006; 29: 238 – 41.

[32] Schussler – Fiorenza CM, Mahvi DM, Niederhuber J, Rikkers LF, Weber SM. Clinical risk score correlates with yield of PET scan in patients with colorectal hepatic metastases. J Gastrointest Surg. 2004; 8 (2): 150 – 7.

[33] Jarnagin WR, Conlon K, Bodniewicz J, Dough-

erty E, DeMatteo RP, Blumgart LH, et al. A clinical scoring system predicts the yield of diagnostic laparoscopy in patients with potentially resectable hepatic colorectal metastases. Cancer. 2001; 91 (6): 1121 – 8.

[34] Bolton JS, Fuhrman GM. Survival after resection of multiple bilobar hepatic metastases from colorectal carcinoma. Ann Surg. 2000; 231 (5): 743 – 51.

[35] Martin R, Paty P, Fong Y, Grace A, Cohen A, DeMatteo R, et al. Simultaneous liver and colorectal resections are safe for synchronous colorectal liver metastasis. J Am Coll Surg. 2003; 197 (2): 233 – 41.

[36] Reddy S, Zorzi D, Lum YW, Barbas A, Pawlik T, Ribero D, et al. Timing of multimodality therapy for resectable synchronous colorectal liver metastases: a retrospective multi – institutional analysis. Ann Surg Oncol. 2009; 16 (7): 1809 – 19.

[37] Martin RC, Augenstein V, Reuter NP, Scoggins CR, McMasters KM. Simultaneous versus staged resection for synchronous colorectal cancer liver metastases. J Am Coll Surg. 2009; 208 (5): 842 – 50.

[38] Mala T. Cryoablation of liver tumours – a review of mechanisms, techniques and clinical outcome. Minim Invasive Ther Allied Technol. 2006; 15 (1): 9 – 17.

[39] Decadt B, Siriwardena AK. Radiofrequency ablation of liver tumours: systematic review. Lancet Oncol. 2004; 5 (9): 550 – 60.

[40] Martin RC, Scoggins CR, McMasters KM. Safety and efficacy of microwave ablation of hepatic tumors: a prospective review of a 5 – year experience. Ann Surg Oncol. 2009; 17 (1): 171 – 8.

[41] Wong SL, Mangu PB, Choti MA, Crocenzi TS, Dodd III GD, Dorfman GS, et al. American society of clinical oncology 2009 clinical evidence review on radiofrequency ablation of hepatic metastases from colorectal cancer. J Clin Oncol. 2009; 28 (3): 493 – 508.

[42] Livraghi T, Solbiati L, Meloni MF, Gazelle GS, Halpern EF, Goldberg SN. Treatment of focal liver tumors with percutaneous radio – frequency ablation: complications encountered in a multicenter study. Radiology. 2003; 226 (2): 441 – 51.

[43] Chen MS, Li JQ, Zheng Y, Guo RP, Liang HH, Zhang YQ, et al. A prospective randomized trial comparing percutaneous local ablative therapy and partial hepatectomy for small hepatocellular carcinoma. Ann Surg. 2006; 243 (3): 321 – 8.

[44] Berber E, Siperstein A. Local recurrence after laparoscopic radiofrequency ablation of liver tumors: an analysis of 1032 tumors. Ann Surg Oncol. 2008; 15 (10): 2757 – 64.

[45] Curley SA. Radiofrequency ablation of malignant liver tumors. Ann Surg Oncol. 2003; 10 (4): 338 – 47.

[46] Siperstein AE, Berber E, Ballem N, Parikh RT. Survival after radiofrequency ablation of colorectal liver metastases: 10 – year experience. Ann Surg. 2007; 246 (4): 559 – 65.

[47] Berber E, Tsinberg M, Tellioglu G, Simpfendorfer CH, Siperstein AE. Resection versus laparoscopic radiofrequency thermal ablation of solitary colorectal liver metastasis. J Gastrointest Surg. 2008; 12 (11): 1967 – 72.

[48] Maeda T, Hasebe Y, Hanawa S, Watanabe M, Nakazaki H, Kuramoto S, et al. Trial of percutaneous hepatic cryotherapy: preliminary report. Nippon Geka Gakkai Zasshi – J Jpn Surg Soc. 1992; 93: 666.

[49] Hohenberger P, Schlag P, Schwarz V, Herfarth C. Tumor recurrence and options for further treatment after resection of liver metastases in patients with colorectal cancer. J Surg Oncol. 1990; 44: 245 – 51.

[50] Nordlinger B, Parc R, Delva E, Quilichini M, Hannoun L, Huguet C. Hepatic resection for colorectal liver metastases. Ann Surg. 1987; 205: 256 – 63.

[51] Butler J, Attiyeh FF, Daly JM. Hepatic resection

for metastases of the colon and rectum. Surg Gynecol Obstet. 1986; 162: 109 – 13.

[52] Griffith KD, Sugarbaker PH, Chang AE. Repeat hepatic resections for colorectal metastases. Br J Surg. 1990; 77: 230 – 3.

[53] Fortner JG. Recurrence of colorectal cancer after hepatic resection. Am J Surg. 1988; 155: 378 – 82.

[54] Lange JF, Leese T, Castaing D, Bismuth H. Repeat hepatectomy for recurrent malignant tumors of the liver. Surg Gynecol Obstet. 1989; 169: 119 – 26.

[55] Pastana C, Reitmeier RJ, Moertel CG, et al. The natural history of carcinoma of the colon and rectum. Am J Surg. 1964; 108: 826 – 9.

[56] Wagner JS, Adson MA, Van Heerden JA, et al. The natural history of hepatic metastases from colorectal cancers. Arch Surg. 1976; 111: 330 – 4.

[57] Scheele J, Strangl R, Altendor – Hofman A. Hepatic metastases from colorectal carcinoma: impact of surgical resection on natural history. Br J Surg. 1990; 77: 1241 – 6.

[58] Rivoire M, De CF, Meeus P, Negrier S, Sebban H, Kaemmerlen P. Combination of neoadjuvant chemotherapy with cryotherapy and surgical resection for the treatment of unresectable liver metastases from colorectal carcinoma. Cancer. 2002; 95 (11): 2283 – 92.

[59] Pawlik TM, Izzo F, Cohen DS, Morris JS, Curley SA. Combined resection and radiofrequency ablation for advanced hepatic malignancies: results in 172 patients. Ann Surg Oncol. 2003; 10 (9): 1059 – 69.

[60] Abdalla EK, Vauthey JN, Ellis LM, Ellis V, Pollock R, Broglio KR, et al. Recurrence and outcomes following hepatic resection, radiofrequency ablation, and combined resection/ablation for colorectal liver metastases. Ann Surg. 2004; 239 (6): 818 – 25.

[61] Portier G, Elias D, Bouche O, Rougier P, Bosset JF, Saric J, et al. Multicenter randomized trial of adjuvant fluorouracil and folinic acid compared with surgery alone after resection of colorectal liver metastases: FFCD ACHBTH AURC 9002 trial. J Clin Oncol. 2006; 24 (31): 4976 – 82.

[62] Park R, Gonen M, Kemeny N, Jarnagin W, D' Angelica M, DeMatteo R, et al. Adjuvant chemotherapy improves survival after resection of hepatic colorectal metastases: analysis of data from two continents. J Am Coll Surg. 2007; 204: 753 – 61.

[63] Nordlinger B, Sorbye H, Glimelius B, Poston GJ, Schlag PM, Rougier P, et al. Perioperative chemotherapy with FOLFOX4 and surgery versus surgery alone for resectable liver metastases from colorectal cancer (EORTC Intergroup trial 40983): a randomised controlled trial. Lancet. 2008; 371 (9617): 1007 – 16.

[64] Kemeny MM, Adak S, Lipsitz S, MacDonald J, Benson AB. Results of the intergroup [Eastern Cooperative Oncology Group (ECOG) and Southwest Oncology Group (SWOG)] prospective randomized study of surgery alone versus continuous hepatic artery infusion of FUDRand continuous systemic infusion of 5FUafter hepatic resection for colorectal metastases. Proc Am Soc Clin Oncol. 1999; 18: 264a. Abstract.

[65] Bozzetti F, Bignami P, Montalto F, Doci R, Gennari L. Repeated hepatic resection for recurrent metastases from colorectal cancer. Br J Surg. 1992; 79 (2): 146 – 8.

[66] Bismuth H, Adam R, Levi F, Farabos C, Waechter F, Castaing D, et al. Resection of nonresectable liver metastases from colorectal cancer after neoadjuvant chemotherapy. Ann Surg. 1996; 224 (4): 509 – 20.

[67] Adam R, Delvart V, Pascal G, Valeanu A, Castaing D, Azoulay D, et al. Rescue surgery for unresectable colorectal liver metastases downstaged by chemotherapy: a model to predict long – term survival. Ann Surg. 2004; 240 (4): 644 – 57.

[68] Clavien PA, Selzner N, Morse M, Selzner M, Paulson E. Downstaging of hepatocellular carci-

noma and liver metastases from colorectal cancer by selective intra – arterial chemotherapy. Surgery. 2002; 131 （4）: 433 – 42.

[69] Kemeny NE, Huitzil Melendez FD, Capanu M, Paty PB, Fong Y, Schwartz LH. Conversion to resectability using hepatic artery infusion plus systemic chemotherapy for the treatment of unresectable liver metastases from colorectal carcinoma. J Clin Oncol. 2009; 27 （21）: 3465 – 71.

[70] Alberts SR, HorvathWL, SternfeldWC, GoldbergRM, Mahoney MR, Dakhil SR, et al. Oxaliplatin, fluorouracil, and leucovorin for patients with unresectable liveronly metastases from colorectal cancer: a North Central Cancer Treatment Group phase II study. J Clin Oncol. 2005; 23 （36）: 9243 – 9.

[71] Tabernero J, Van CE, az – Rubio E, Cervantes A, Humblet Y, Andre T, et al. Phase II trial of cetuximab in combination with fluorouracil, leu-covorin, and oxaliplatin in the first – line treatment of metastatic colorectal cancer. J Clin Oncol. 2007; 25 （33）: 5225 – 32.

[72] Fong Y, Bentrem DJ. CASH （chemotherapy – associated steatohepatitis） costs. Ann Surg. 2006; 243 （1）: 8 – 9.

[73] Khan AZ, Morris – Stiff G, Makuuchi M. Patterns of chemotherapy – induced hepatic injury and their implications for patients undergoing liver resection for colorectal liver metastases. J Hepatobiliary Pancreat Surg. 2009; 16 （2）: 137 – 44.

[74] Barone C, Nuzzo G, Cassano A, Basso M, Schinzari G, Giuliante F, et al. Final analysis of colorectal cancer patients treated with irinotecan and 5 – fluorouracil plus folinic acid neoadjuvant chemotherapy for unresectable liver metastases. Br J Cancer. 2007; 97 （8）: 1035 – 9.

第29章 钇-90放射性微球治疗结直肠癌肝转移

Seza A. Gulec and Tushar C. Barot

王宝泉 孙军辉 翻译 徐栋 校审

[摘要] 我们的目的是讨论包括钇-90微球选择性体内放射治疗的基本概念并回顾其在结直肠癌肝转移治疗中应用的临床资料。选择性体内放射治疗是结直肠癌肝转移综合治疗方案中较有前景的新方法。选择性化疗结合体内放射的新辅助治疗方法有提高临床疗效的潜力。在临床研究中新辅助和适应证的设定需要更多的具体成果和前瞻性综合治疗策略的设计。本章将讨论钇-90的治疗原则,治疗前患者的评估包括不同的成像技术、治疗技术的研究、放射微球治疗的潜在并发症。也将回顾以前已完成的放射微球治疗领域的研究结果。

钇-90放射性微球治疗的原则

钇-90放射性微球治疗是指钇-90放射性微球经肝内动脉给药。钇-90是一种高能量β粒子辐射的放射性同位素。它能结合到$30 \sim 40\mu m$的生物相容性微球内。钇-90放射性微球优于传统的微球,当注射到肝动脉内时,肿瘤内的浓度高于正常肝实质。这样的选择性是因为肿瘤的血液供应绝大多数来源于肝动脉,而新生成的血管衍生

S. A. Gulec (✉)
Department of Surgical Oncology, The Herbert Wertheim College of Medicine Florida International University, Miami, FL, USA
e-mail: sgulec@fiu.edu

T. C. Barot
Mount Sinai Medical Center, Miami Beach, FL, USA
e-mail: tcbarot@gmail.com

于肝动脉分支。平均组织渗透范围为2.5mm,最大范围11mm的钇-90微球由肝动脉进入微血管并释放β射线(能量最大值,2.27MeV;平均0.9367MeV)。钇-90物理半衰期为64.2小时(2.67天)。在治疗中,超过11天后将衰减94%的放射性。钇-90放射性微球在肝脏肿瘤内的高浓度可以达到有效杀灭肿瘤的辐射剂量,同时减少了对正常肝脏的放射损伤(图29.1)。

目前有两种商用的钇-90放射性微球产品:玻璃微球和树脂微球。这两种微球具有相对一致的尺寸范围,即$20 \sim 40\mu m$,且不能被代谢排出体外,永久残留在肝脏内。主要的区别在于密度(g/cm^3)和活性特异性(活性/球)。每单位玻璃微球比树脂微球重3倍,每单位重量多携带50倍的活性。

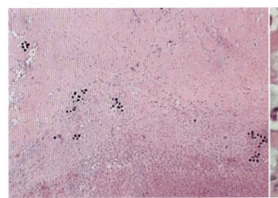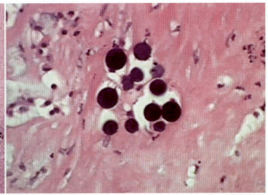

图 29.1　聚集的微球停留在毛细血管前小动脉中。暴露于 β 射线的周围组织呈坏死状态。

治疗前评估

（一）肝功能/储备评估

肝脏储备可能经常受肿瘤代谢和潜在的肝毒性治疗影响。ALT ／ AST 和碱性磷酸酶/谷氨酰羟肽酶分别是急性和亚急性肝细胞和胆管损伤的标志物。更难以评估的是在解剖学上完整肝区的真正"有效量"。胆红素是肝脏储备的复合标记，被广泛地应用于许多分类系统作为预测指标。胆红素水平在 2mg/dl 水平之上没有可纠正的阻塞就排除了放射性微球治疗。放射性微球治疗的禁忌证见表 29.1。

表 29.1　放射性微球治疗的禁忌证

禁忌证	评论
临床肝功能衰竭	绝对禁忌
肝功能试验合成和排泄明显异常；胆红素 > 2mg/dl	除非是可纠正的异常胆道梗阻
通过锝 - 99m 聚合白蛋白扫描确定肝动脉血流存在大于 20% 的肺分流	对于较小程度的分流，可以考虑减少剂量
胃肠吸收锝 - 99m 的聚合白蛋白扫描	通过诊断性血管造影找到供血的血管。需要找到血管并用线圈栓塞

续表

禁忌证	评论
预评估血管造影显示能导致肝动脉血明显回流到胃肠道的血管解剖	从技术层面，分支的线圈栓塞不可行或已失败
门静脉血栓形成	不是绝对禁忌证。更重要的因素是相关的肝功能障碍
之前接受肝脏放射治疗	相对禁忌证。应评估先前的目标、总剂量
广泛的肝外恶性疾病	相对禁忌证

（二）多相肝扫描

目前，钇 - 90 放射性微球最好的成像方式是结合氟 - 脱氧葡萄糖 - PET 和增强CT。一个综合的方案包括由氟 - 脱氧葡萄糖作为"代谢对比度"的氟 - 脱氧葡萄糖 - PET/ CT 和三相（动脉，门静脉，平衡相）增强 CT。

（三）血管造影

血管造影对于规划和管理钇 - 90 放射性微球治疗是至关重要的。所有患者经过标准的肠系膜血管造影，其中包括腹主动脉造影、肠系膜血管造影和腹腔血管造影及肝血管造影。该初始步骤允许第一和第二顺序的解剖学和变化的评估。血管造影的第二步涉及左右肝动脉分支选择性插管。节段性的血液流量评估和第三阶段是对血管解剖的识别，包括胃肠小分支如镰状、右膈或胃动脉和胆囊动脉。强烈建议在治疗前进行积极的血管预防性栓塞，这样，可以完全断开任何与肝脏及胃肠道动脉相关的通路（图29.2）。如果没有准确的血管造影，钇-90放射性微球进入非识别的侧支血管将引起临床毒性。临床毒性可能包括胃溃疡、胰腺炎、胆囊炎、食管炎和皮肤刺激。

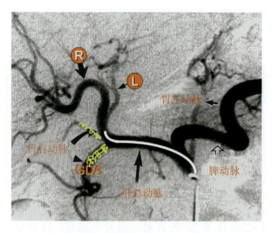

图29.2　在钇-90微球治疗前行肝血管造影。胃十二指肠动脉和胃右动脉行弹簧圈栓塞防止反流入胃肠道分支血管。如果其他可识别的胃肠分支血管的起始部靠近计划注入钇-90微球处，也应采用弹簧圈栓塞。

（四）锝-99m 聚合白蛋白肝显像

聚合白蛋白（MAA）是一种颗粒状的平均尺寸 20~40μm 的白蛋白。它的密度接近树脂微球，每单位体积的颗粒数目可以调整为所希望达到的范围。用锝-99m标记聚合白蛋白作为理想的替代诊断放射性药物，在肝动脉注射时模拟钇-90放射性微球的分布。锝-99m聚合白蛋白通过肝动脉插管注射就可完成血管造影。给药后不久，获取胸腹部的前后平面图像和肝脏的SPECT图像。锝-99m聚合白蛋白的研究有3个目标，最重要的是检测和定量肝内分流，因为这可能会导致放射性粒子流到肺部。肝癌和血行转移与肝内静脉分流有关。在大多数无分流的患者中，发生率和分流的程度的相关性小于5%。分流是在锝-99m聚合白蛋白平面图像上由 ROI 分析确定的（图29.3）。第二个锝-99m聚合白蛋白成像的目标是鉴别可能无法识别的离肝血流引起的肝外胃肠道的摄取。这一发现，取决于它的大小，除非能制订预防肝外流通的安全介入计划，否则可能会阻碍 Y-90 放射性微球进一步的治疗。第三个目标是检测肿瘤与正常肝实质之间血流比，这也是钇-90放射微球选择性治疗的主要决定因素。

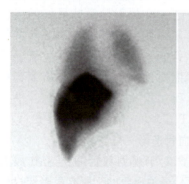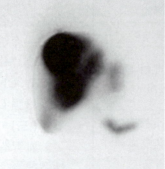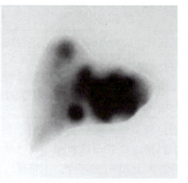

图29.3　锝-99m MAA 平面图像。放射性药物注入肝右叶。该图像显示由于肝内分流引起的肝右叶分布和双侧肺的放射活动。使用平面图像获得的肺区域计数和总计数来计算分流分数（分流分数＝肺区域计数/总计数）。如果发生胃肠道返流，平面图像也能显示肝外胃肠道活动（这个病例中不存在）。

治疗技术

钇 - 90 放射性微球的应用是在血管造影中进行的。导管通常被放置在决定治疗模式的位置（全肝，叶或段）。两种钇 - 90 放射性微球产品都拥有自己的专用设备，其设计利于管理。由于树脂微球每单位剂量具有更高的微球数量，因此有栓塞倾向，尤其是在血管透视引导下手动控制进行管理的最后阶段。反流增加是增加肝外流通风险的迹象。因此，这可能是停止使用的指征。严格遵守辐射安全规定对于患者和工作人员是非常重要的。

钇 - 90 放射性微球通常于门诊治疗。中度栓塞综合征的患者需要留院观察 24 小时，对疼痛或恶心等症状进行对症治疗，不推荐常规预防性使用抗生素、质子泵抑制剂或类固醇。出院后对患者提供辐射安全说明。

钇 - 90 放射性微球治疗的并发症

大约 1/3 的患者，因钇 - 90 放射性微球治疗引起的轻微短期腹部疼痛而需要麻醉镇痛。这种副作用在微球使用数量增加后较为常见。钇 - 90 放射性微球治疗后嗜睡也较常见，症状可长达 10 天并可能需要药物治疗。大多数患者在钇 - 90 放射性微球治疗后会出现数天的轻微发热，一般不需要治疗。远处器官不会受到 β 射线的辐射，因为 β 粒子射程很短。对性腺是达不到辐射剂量的，因为性腺离肝脏距离远和 Y - 90 的 β 粒子射程很短。最严重的并发症是钇 - 90 放射性微球反流进胃肠道血管（图 29.4）造成的胃十二指肠溃疡和辐射过量引起的正常肝实质的放射性肝炎。

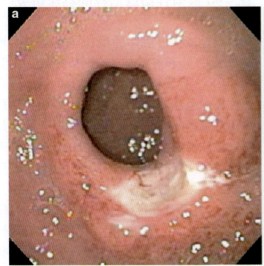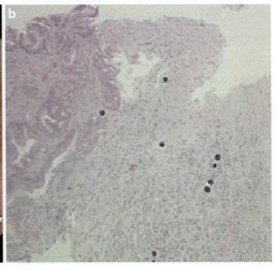

图 29.4　由于钇 - 90 放射性微球反流到胃肠道的血管引起的胃十二指肠溃疡。（a）钇 - 90 微球引起的胃溃疡的内窥镜表现；（b）溃疡的 HE 染色显微镜检查显示微球存在于坏死的（溃疡）黏膜中。而相邻的黏膜仍保持活力。

（一）胃肠道并发症

最常见的胃肠道并发症为胃炎和胃十二指肠溃疡（5%）。这归因于放射性微球进入肝外分支，主要是胃十二指肠动脉和胃右动脉。胆囊动脉也可参与其中。亚临床胆囊炎可能比以前更常见，但严重到需要手术治疗的胆囊炎是罕见的。胰腺炎已被列为潜在的并发症，但它比胆囊炎更为罕见。

（二）放射性微球引起的肝脏疾病

常规体外放射治疗对肝脏的辐射损伤机制主要是以中央静脉为主的血管损伤。体外放射引起的中央静脉早期改变是内膜损害，导致偏心性壁增厚。这个过程中，发展呈弥漫性和渐进性，临床上表现为以"小静脉闭塞病"为特征的门静脉高压的进展、腹水和肝功能恶化[1]。放射性微球相关的放射损伤具有不同的形式。微球的辐射区域主要是沉积入肝，远离中央静脉，从而最大限度地减少来自于外部放射源的肝脏损伤[2]。宏观上，有梗阻性坏死和纤维结节性肝硬化。镜下放射性微球性肝病（RMILD）以微小梗死灶和门静脉区域的慢性炎性浸润为特征。对正常肝实质的辐射剂量是由微球数量、微球间距离、植入微球的累积活性决定的。微球首先聚集在肿瘤的生长边缘，随着肿瘤的增大作为中心引起坏死和去血管化。最高剂量的暴露区域位于肿瘤的周边。这个区域的肝实质损伤是不可避免的。假设整个辐射剂量是均匀分布的，剩余肝脏会接收到更少的辐射。钇-90放射性微球治疗很少有临床静脉闭塞病。不良事件和并发症见表29.2。

表29.2　微球治疗的不良事件/并发症

不良事件/并发症	发生率
流感样症状	
疲劳	
低热	50%
恶心/呕吐	
腹部轻微疼痛	
栓塞后综合征	树脂微球有1%~2%玻璃微球没有
溃疡	0~20%（中位值5%）
胆囊炎	<1%

续表

不良事件/并发症	发生率
辐射诱发的肝病	传统辐射引起的肝病（以静脉闭塞性疾病为特征），<1% 放射性微球引起的肝病（特点是肝门部的炎症），0~10%（中位值5%）
放射性肺炎	<1%

（三）放射性肺炎

第二个相关的器官是肺，因为微球的一小部分可通过肝脏分流进入肺。保证肺的辐射剂量限制在一个可接受的范围内是至关重要的。这可以通过肝脏聚合白蛋白的显像计算出来。放射性肺炎已经被报道发生在大约30Gy的肺剂量水平[3]。

钇-90放射性微球治疗的临床研究

通过减少肝脏中肿瘤功能（通过FDG-PET/CT）和肿瘤解剖体积（通过CECT或MRI），显著延长肿瘤进展时间，无进展生存期和总生存期，成为钇-90放射性微球治疗选择的标准。在CRCLM中钇-90放射性微球治疗可作为一种独立的救治措施或与全身化疗相结合，治疗效果均已得到证实。

（一）化疗联合钇-90放射性微球治疗

迄今为止，先后有5个使用钇-90树脂微球与钇-90放射性微球治疗相关的临床试验：采用FUDR经肝动脉化疗的Ⅲ期随机临床研究，比较全身化疗5-FU/LV有或无SIR-微球™的随机Ⅱ期试验，一个Ⅰ/Ⅱ期奥沙利铂剂量递增研究，伊立替康Ⅰ/Ⅱ期剂量递增的研究，和FOLFOX-6或FOLFIRI方案的Ⅱ期临床研究[4-8]。

第一个随机Ⅲ期试验中74个结直肠癌肝转移患者对比RMT（钇-90活性2~3

GBq）加氟脲苷为 0.3mg／（kg·d），共 12 天经肝动脉化疗，18 个月中每 4 周重复疗程，与单纯经肝动脉化疗［FUDR 为 0.3mg／（kg·d），共 12 天，18 个月中每 4 周重复疗程］。结果分析显示，钇－90 放射性微球治疗加全身化疗能明显改善症状。毒性数据显示两组之间的 3 级或 4 级毒性反应没有明显差异。可以明显增加接受联合治疗的患者肝脏中全部和部分反应率（17.6% *vs* 44%，*P* = 0.01）和延长疾病进展时间（9.7 个月 *vs* 15.9 个月，*P* = 0.001）。虽然试验设计没有足够的统计能力来检测生存差异，但通过观察，联合治疗有提高生存的趋势[4]。图 29.5 给出这个研究中肿瘤反应、生存曲线、肝内疾病进展的数据。

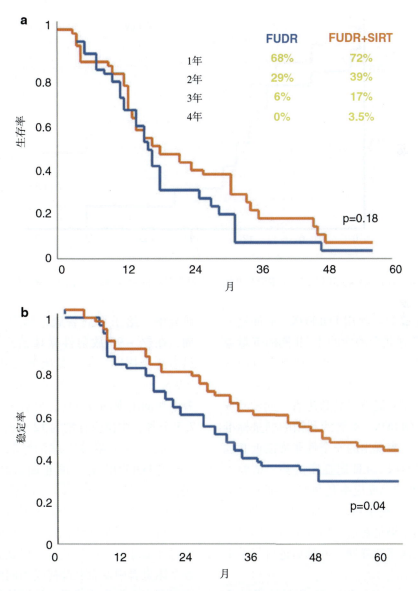

图 29.5　（a）FUDR 与 FUDR ＋ RMT Ⅲ期随机对照研究中的生存曲线。差异在第 2 年和第 3 年最显著。由于肝外疾病的进展，5 年生存率差异不大。（b）FUDR 与 FUDR ＋ RMT Ⅲ期随机对照研究中的肝内进展曲线。差异在第 2 ～ 5 年最显著。

在第二项研究中，钇 – 90 放射性微球联合 5 – FU 和 LV 的全身化疗被设计为一个随机 II / III 期试验。这项试验纳入 21 名患者，由于涉及新一代化学治疗剂在转移性结直肠癌的全身治疗模式的转变导致试验过早关闭。尽管钇 – 90 放射性微球治疗的剂量改变使毒性降低到可接受的水平，但是接受联合治疗患者的毒性反应还是偏高。而且，

在这个小型的 II 期试验中钇 – 90 放射性微球加 5 – FU 和 LV 联合治疗的毒性很高。单队列联合治疗的无进展生存期为 18.6 个月，对比单独化疗的 3.4 个月（$P < 0.0005$）。单队列联合治疗的总体中位生存期为 29.4 个月，对比单队列单纯化疗的 12.8 个月（$P = 0.02$）[5]。图 29.6 给出这项研究中的生存数据。

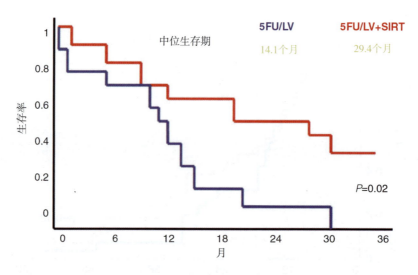

图 29.6　5FU/LV 与 5FU/LV + RMT II 期随机对照研究的生存曲线。差异在第 3 年最显著。

最近完成的一项用 FOLFOX – 4 加钇 – 90 放射性微球联合治疗的 I / II 期的剂量递增试验，纳入 20 例来自澳大利亚和英国的患者。研究对象是以前没有接受化疗且存在无法切除的结直肠癌肝转移患者。此试验成功升级了 FOLFOX – 4 奥沙利铂的剂量标准（$85mg/m^2$），表现出的安全性非常接近其他单独的 FOLFOX – 4 III 期临床试验。试验中 RECIST 标准的总反应率是 90%（部分反应 + 完全反应），剩余患者疾病稳定（10%）。较有意义的结果是在这项研究中有 2 例患者达到了肝脏疾病的降期，并随后进行了手术切除[7]。

使用伊立替康加钇 – 90 放射性微球全身化疗的第二阶段 I / II 期剂量递增试验已经开展。以往化疗失败的 25 例患者被纳入

研究中。给予伊立替康，每周 2 次持续 3 周，在钇 – 90 放射性微球治疗当天开始，最多 9 个周期。伊立替康剂量升级为 50 ~ 100mg/m²，这个剂量耐受性良好。17 例患者中 9 例出现部分反应，肝脏中位进展期为 7.5 个月，中位生存期为 12 个月[6]。

钇 – 90 放射性微球治疗联合 FOLFOX – 6 或 FOLFIRI 的一项 II 期试验纳入了 20 例患者，在开始化疗 24 小时后选择两个肝叶中的一个接受钇 – 90 放射性微球治疗。研究目的主要是评估化疗和化疗联合 Y – 90 放射性微球治疗的疗效。按照试验设计，比较个体患者中左右肝叶接受不同的治疗，在这项研究中客观治疗反应的评价包括精确测量肿瘤在功能和解剖体积方面的变化。18 例患者用 FOLFOX – 6 作为一线化疗治疗，

2 例患者接受 FOLFIRI 作为二线化疗。除 1 例外，所有患者在 FDG - PET/CT 上都可以看到肿瘤活性部分的体积明显下降。表 29.3 显示肿瘤接受化疗 - SIRT 和单纯化疗的功能下降的中位值。在化疗 - SIRT 和仅化疗中肝脏解剖变化的比较参见（图 29.7，29.8 和 29.9）。该研究显示在患者状态和肿瘤特征几乎相同的情况下，作为 CRCLM 患者的一线治疗，化疗联合钇 - 90 放射性微球治疗比单纯化疗能产生更好的客观反应[8]。

表 29.3　肿瘤在接受化疗 - SIRT 和仅化疗后功能性体积减少的中位值

功能性体积减少（%）			
治疗后	化疗 - SIRT	单纯化疗	*P* 值
1 个月	80.47 ± 25.67	41.32 ± 58.46	0.0128
2 ~ 4 个月	90.67 ± 17.01	46.67 ± 60.59	0.0076
6 ~ 12 个月	82.22 ± 38.85	56.00 ± 28.93	0.0873

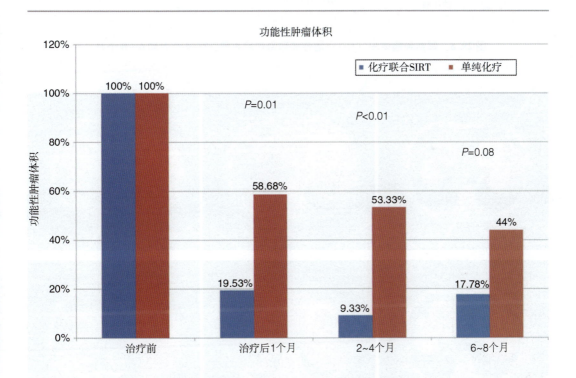

图 29.7　功能性肿瘤体积（%）：治疗前和治疗后 4 周、2 ~ 4 个月。

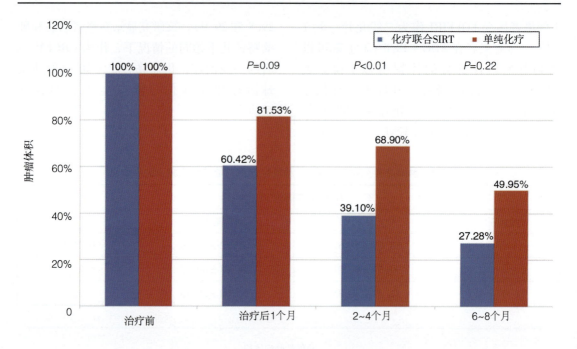

图 29.8　解剖肿瘤体积（%）：治疗前和治疗后 4 周、2 ~ 4 个月和 6 ~ 8 个月。

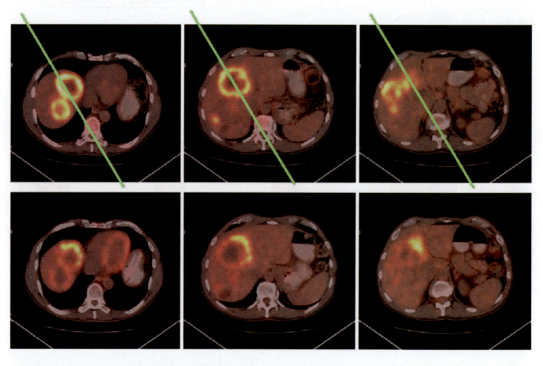

图 29.9　肝叶在接受化疗 – SIRT 和单纯化疗后的视觉差异反应。直线代表右侧和叶的边界。由组合方案治疗的右叶取得良好的效果。

（二）单纯钇 – 90 放射性微球治疗

单纯钇 – 90 放射性微球治疗被用作化疗无效患者的补救措施。在一项涉及 208 例无法切除疾病患者的大型多中心回顾性分析中，其中大部分已接受至少 3 次化疗，也存在局部区域治疗失败，35.5% 的患者通过 CT 证明钇 – 90 放射性微球治疗的客观反应和在 3 个月的随访中 55% 的患者病情稳定。85% 的患者通过 FDG – PET 能观察到反应。钇 – 90 放射性微球治疗的反应能高度预测生存期的延长，有反应者的中位生存期为 10.5 个月，对比无反应者或历史对照组的 4.5 个月（$P < 0.0001$）[9]。

在一项前瞻性 Ⅱ 期临床试验中，对比 29 例接受支持治疗的患者，钇 – 90 放射性微球治疗对于 29 例有 20% ~ 50% 肿瘤负荷且不耐受化疗的患者，可以显著延长总生存期（OS）和无进展生存期（PFS）[10]。两组患者在化疗前均接受了平均 3 次治疗方案（范围，2 ~ 6），在他们的经验中化疗与生物治疗无显著差异。中位 PFS 从支持治疗的 2.1 个月提高到钇 – 90 放射性微球治疗的 5.5 个月（$P < 0.001$），同样中位生存期相应地从 5.5 个月延长到 8.3 个月（$P < 0.001$）[11]。3 个月的生存获益（59% vs 97%）和 12 个月疗效的维持（0% vs 24%）显而易见得到了验证。多因素分析显示，钇 – 90 放射性微球是最显著的生存预测指标（$P < 0.001$）。钇 – 90 放射性微球治疗有很好的耐受性，不良事件包括血小板减少、败血症（3%）和腹痛（3%）的发生率均低。由辐射引起肝脏疾病的 3 例可能案例受到医疗监管，并且没有危及到生命（中位生存期为 9.8 个月；范围，9.0 ~ 16.6）[10]。

在一项前瞻性 Ⅱ 期多中心协作试验中，50 例以奥沙利铂和伊立替康为基础的化疗方案失败的高度不耐受化疗的患者，在有稳定疾病报告的 24% 患者中，钇 – 90 放射性微球单一给药后总反应率为 24%（范围 12.2% ~ 35.8%）。2 例患者的肿瘤已明显缩小，随后接受了外科手术切除。使用 Kaplan – Meier 标准的中位 OS 为 13 个月（范围，7 ~ 18），2 年生存率为 19.6%。类似于第一项研究，钇 – 90 放射性微球的治疗反应高度预测中位生存期的延长，对比无反应者的 8 个月（范围，4 ~ 12），有反应者的中位生存期可达 16 个月（范围，13 ~ 19）（$P < 0.0006$）[12]。

一项 41 例不耐受化疗的结直肠癌肝转移患者的回顾性研究（CRCLM）也报道了类似的结果，通过实体瘤评价标准（RECIST）测量的钇 – 90 放射性微球治疗的客观反应率为 17%，中位 OS 为 10.5 个月[13]。

（三）钇 – 90 放射性微球对于术前肿瘤降期和未来残肝再生

肝脏转移的切除程度受限于未来残余的肝脏体积（FLR）。基于不同的策略，门静脉栓塞（PVE）能增加 FLR 的体积已得到广泛认可。无病灶肝脏的诱导性增生可降低肝功能不全和切除术后相关并发症的风险。临床上可接受的代偿性增生大约发生在诱导后的 2 ~ 3 周（图 29.10）。对于 FLR > 20% 的原本正常肝脏的患者，FLR > 30% 且接受额外化疗的患者，FLR > 40% 有肝纤维化/肝硬化的患者，都可以推荐进行安全的大部分肝切除术。最近的荟萃分析显示 PVE 是一种可使肝脏增生，防止因残留肝不足而导致术后肝功能衰竭的安全有效的方法。在肝脏增生期内，对于不栓塞（以及栓塞过）可能导致肿瘤进展存在争议，而且悬而未决。钇 – 90 放射性微球可以作为一种有效控制肿瘤生长的可选择的新型方式，使门静脉微血管床吸收适当的辐射剂量，诱发对侧肝叶增生。对于控制肿瘤和促进残余肝脏再生的获益可能会优于 PVE[14]。但这种治疗方式的临床适应证、患者的选择标准和剂量都需要进一步的研究来确定。

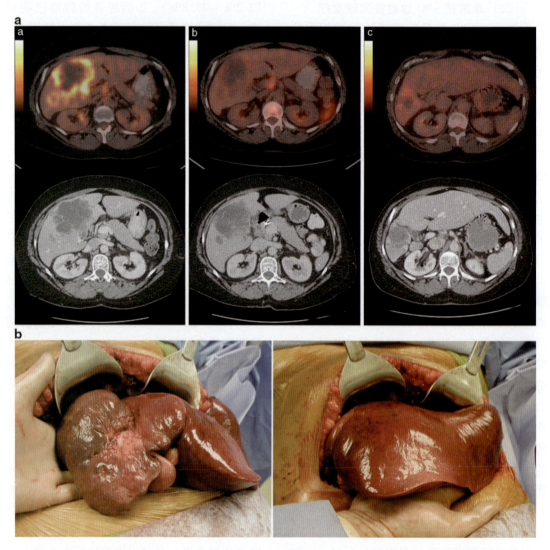

图 29.10　（a）FDG－PET／CT 图像显示肿瘤的功能性和解剖体积渐进性减小，并发左叶肥大。**a.** 治疗前；**b.** 第一次 SIRT 治疗后 4 周；**c.** 完成整个治疗过程。（b）手术中照片显示肿瘤明显缩小并伴瘢痕形成，肝左叶肥大。

钇－90 放射性微球治疗在结直肠癌肝转移同期管理中的作用

　　未经治疗的转移性肝癌预后很差。六七十年代的数据表明，未接受治疗患者的平均生存期是 3～12 个月，中位总体生存期为 7 个月[15]。在合适的患者中进行肝切除术可以带来较好的疗效。随着外科、麻醉、术前护理和医学成像技术的发展，患者可更好地选择手术，肝切除术已成为公认的治疗手段[16]。积极切除治疗的死亡率正逐渐降低，至小于 5%。在许多中心，2/3 以上的手术是肝切除术。肝切除术已被公认为结直肠癌肝转移患者获得长期生存机会的唯一治疗方式，诊断出的转移灶的切除率一直较低，也只有小部分患者能从手术治疗中获益。直到最近，最初认为不可切除的患者进行姑息性化疗反应差且 5 年生存率明显降低。化疗作为转移性结直肠癌的一线治疗在过去的 10 年内发生了很大变化。以奥沙利铂和伊立替康为基础的组合方案具有改善全身治疗的作用，不仅增加姑息治疗患者的生存期，而且为无法切除患者的肿瘤降期，使肿瘤缩小后有切除治愈的可能性[17 – 19]。通过回顾分析最初不可切除、化疗反应明显的患者，Adam 等已经表明可以通过肝脏切除使很大一部分患者获益，否则只能面对较差的预后[20]。这个研究小组分析了单一机构 11 年间（1988—1999 年）1439 个结直肠癌肝转移患者的连续序列。335 例（23%）患者的转移灶在初始被确定为可切除，剩余的 1104 例（77%）接受化疗治疗，包括新一代的方案。在 1104 例不能手术切除的患者中，138 例（12.5%）患者在经过平均 10 个疗程的化疗后进行了二次肝叶切除。75% 的方案是肝大部分切除术。从文献上来看，门静脉栓塞和射频治疗已被用作辅助治疗。目前，广泛应用的重复肝切除和肝外切除已经实现平均 5 年生存率达到 33%。这些结果表明，积极的外科综合治疗和非手术干预有助于改善结直肠癌肝转移患者的生存。此外，很多患者经新辅助治疗策略使肿瘤得到降期，并获得切除及治愈的可能性，在这个方面，也印证了新辅助策略的成功。

　　目前，对于不能切除的结直肠癌肝转移的新辅助治疗涉及新一代化疗结合靶向治疗，如贝伐单抗（Avastin™）和西妥昔单抗（Erbitux™）。放疗还没被考虑为一个可行的治疗方法，主要在于不可接受的高肝脏毒性和放疗不能作为Ⅳ期肿瘤治疗策略的一个固有模式。应用钇 – 90 放射性微球的选择性体内放射治疗已经成为一个具有良好治疗效果的肝脏定向疗法。从早期的临床试验就可以看到，配合使用全身或区域性化疗，肿瘤治疗的反应率有了明显的提高。鉴于它展现了更好的反应率，钇 – 90 放射性微球治疗将能成为一个成功的新辅助治疗策略。

参考文献

[1] Ingold JA, Reed GB, Kaplan HS, et al. Radiation hepatitis. Am J Roentgenol Radium Ther Nucl Med. 1965；93：200 – 8.

[2] Gray BN, Burton MA, Kelleher D, et al. Tolerance of the liver to the effects of Yttrium – 90 radiation. Int J Radiat Oncol Biol Phys. 1990；18：619 – 23.

[3] Dancey JE, Shepherd FA, Paul K, et al. Treatment of nonresectable hepatocellular carcinoma with intrahepatic 90Y – microspheres. J Nucl Med. 2000；41：1673 – 81.

[4] Gray B, et al. Randomized trial of SIR – Spheres plus chemotherapy vs. chemotherapy alone for treating patients with liver metastases from primary large bowel cancer. Ann Oncol. 2001；12：1711 – 20.

[5] Van Hazel G, et al. Randomized phase 2 trial of SIRSpheres plus Fluorouracil/Leucovorin chemotherapy versus Fluorouracil/Leucovorin chemotherapy alone in advanced colorectal cancer. J Surg Oncol. 2004；88：78 – 85.

[6] Van HG, et al. Selective internal radiation therapy（RMT）plus systemic chemotherapy with irinotecan. A phase I dose escalation study. ASCO GI Symposium 2005.

[7] Van HG, et al. Selective internal radiation therapy（RMT）plus systemic chemotherapy with oxaliplatin, 5 – fluorouracil and leucovorin：a phase I dose escalation study. ASCO GI Symposium 2005.

[8] Gulec SA, Pennington K, Bruetman D, et al. Yttrium 90 microsphere selective internal radiation therapy with chemo therapy（chemo – SIRT）for colorectal cancer liver metastases；a phase II trial.（Manuscript Submitted for publication）.

[9] Kennedy A, Coldwell D, Nutting C, et al. Resin Y – 90 – microsphere brachytherapy for unresectable colorectal liver metastases：modern USA experience. Int J Radiat Oncol Biol Phys. 2006；

65（2）：412 – 25. doi：10. 1016/j. ijrobp. 2005. 12. 051.

[10] Ricke J, Ruhl R, Seidensticker M, et al. Extensive liver – dominant colorectal（CRC）metastases failing multiple lines of systemic chemotherapy treated by 90Y Radioembolisation：a matched – pair analysis. Poster presentation, 11th World Congress of Gastrointestinal Cancer. Ann Oncol. 2009；20（Suppl 6：vi24）：Abs. PD – 002.

[11] Folprecht G, Grothey A, Alberts S, et al. Neoadjuvant treatment of unresectable colorectal liver metastases：correlation between tumour response and resection rates. Ann Oncol. 2005；16：1311 – 9.

[12] Cosimelli M, Golfieri R, Cagol PP, et al. Multi – centre phase II clinical trial of yttrium – 90 resin microspheres alone in unresectable, chemotherapy refractory colorectal liver metastases. Br J Cancer. 2010；103（3）：324 – 31.

[13] Jakobs TF, Hoffmann RT, Dehm K, et al. Hepatic yttrium – 90 radioembolization of chemotherapyrefractory colorectal cancer liver metastases. J Vasc Interv Radiol. 2008；19：1187 – 95.

[14] Gulec SA, Pennington K, Hall M, Fong Y. Preoperative Y – 90 microsphere selective internal radiation treatment for tumor downsizing and future liver remnant recruitment：a novel approach to improving the safety of major hepatic resections. World J Surg Oncol. 2009；7：6.

[15] Gray BN. Colorectal cancer：the natural history of disseminated disease. Aust N Z J Surg. 1980；50：643 – 6.

[16] Fong Y. Surgical therapy of hepatic colorectal metastasis. CA Cancer J Clin. 1999；49：231 – 55.

[17] Alberts SR, Horvath WL, Sternfeld WC, et al. Oxaliplatin, Fluorouracil, and Leucovorin for patients with unresectable liver – only metastases from colorectal cancer：a North Cdentral Cancer Treatment Group Phase II Study. J Clin Oncol. 2005；23：9243 – 9.

[18] Bismuth H, Adam R. Reduction of non – resectable liver metastases from colorectal cancer after Oxaliplatin chemotherapy. Semin Oncol. 1998；25：40 – 6.

[19] Delanoult T, Alberts SR, Sargent DJ, et al. Chemotherapy permits resection of metastatic colorectal cancer：experience from intergroup N9741. Ann Oncol. 2005；16：425 – 9.

[20] Adam R, Delvart V, Pascal G, et al. Rescue surgery for unresectable colorectal liver metastases downstaged by chemotherapy：a model to predict long – term survival. Ann Surg. 2004；240：644 – 57.

第 30 章 立体定向放疗在肝转移瘤中的应用

Martin Fuss, Anna Simeonova, and Samuel Ryu

孙军辉 张岳林 聂春晖 翻译 徐栋 校审

[摘要] 本章主要阐述 SBRT 的概念和相关技术。这种聚焦局部肿瘤消融的放射治疗方法是用少量的高辐射剂量去照射较小体积的肝转移病灶,其治疗指征为:转移灶数目为 1~5 个,最大病灶直径可以达到 5cm。虽然临床上对于放射治疗的经验不多,但初步的结果表明,该方法在控制肿瘤方面的作用是令人鼓舞的,且不影响正常肝脏。由于在局部肿瘤控制率方面的良好前景,这种治疗方法给患者提供了一种可供选择的非侵入性治疗模式。

SBRT 的概念

SBRT 是一个相对较新颖的概念,它是用较大的射线剂量直接聚焦照射恶性病灶所在部位,除了脑组织,主要包括肺、肝脏、脊柱等。SBRT 的概念来自于立体定向放射外科(SRS)在脑转移灶中的治疗经验。SRS 就是在一次治疗中用较大的射线剂量照射颅内一个较小的病灶,试图在一次治疗中杀死所有恶性肿瘤细胞。由于局部肿瘤控制率高达93.3%,使得SRS成为局限性脑转

M. Fuss (✉)
Department of Radiation Medicine, Oregon Health and Science University, Portland, OR, USA
e – mail: fussm@ ohsu. edu

A. Simeonova
Department of Radiation Oncology, University Medical Center Mannheim, Mannheim, Germany
e – mail: anna. simeonova@ umm. de

S. Ryu
Department of Radiation Oncology and Neurosurgery, Henry Ford Hospital, Detroit, MI, USA
e – mail: sryu1@ hfhs. org

移灶的标准治疗方法[1-3]。由于高剂量的射线比较局限于小肿瘤,所以对于脑组织以外的其他脏器转移灶来说,高剂量射线也应该获得类似的高抗肿瘤效果。本文将通过讨论该方法的适应证、技术考量、结果,包括前瞻性临床试验数据等方面的内容,来总结 SBRT 在肝转移疾病中的应用经验。

我们所讨论的 SBRT 在很大程度上是遵照美国公认的定义,也就是用高剂量的射线照射较小的恶性病灶,病灶的数目为 1~5 个。但是何为高剂量,什么又是所谓的小病灶却并没有明确的定义。高照射剂量通常的理解是单次剂量超过 5Gy,小病灶通常被定义为最大径小于 5cm。聚焦照射的传递是指将抗肿瘤的高剂量射线通过高度适形的方式传递,使呈现在 CT/MRI/PET 图像上的肿瘤能接受到较高靶射线剂量,同时对正常组织所接受的剂量梯度骤减,使肿瘤所在的器官免受放射损伤。然而,精确的剂量计划也需要同样精确的剂量传输。SBRT 概念的独特之处就是规定要在影像设备引导下进行照射。这样,SBRT 也是目前唯一一个被认为在放射剂量传递之前必须将目标直接或者间

接定位的放射治疗概念。

肝转移瘤：发病率和治疗方案的选择

肝脏是很多原发恶性疾病转移的好发部位，仅次于区域性的淋巴结[4]。对结直肠癌来说，肝脏通常是肿瘤转移的第一站，有15%～25%的患者在确诊结直肠癌时已经出现肝脏转移[5]。在尸检中，有25%～50%癌症患者有肝脏转移[6]。对肝转移瘤患者，在不治疗的情况下其预期生存期约为5个月[7]。对于单个或者少数几个局限于肝脏的病灶来讲，手术切除仍然是标准的治疗方法，其5年生存率可以达到25%～35%[5]。不幸的是，由于转移灶病情严重、多器官转移、肝功能储备不足或者医疗条件差等方面原因，80%～90%的患者在诊断为肝转移瘤

时已经失去了手术的机会[4,5]。

对于病灶有限但是已经失去手术机会的肝转移瘤患者，备选的治疗方案包括RFA[8]、TAE、TACE及放射性栓塞（图30.1）[6,7,9,10]。对于直径小于3cm的病灶，RFA的局部肿瘤控制率同外科手术相当，但如果病灶靠近大血管、腹膜，或者位于肝包膜下，则是该技术的相对禁忌证。对于不可切除的肝肿瘤患者，冷冻疗法作为一种姑息性的治疗手段在过去应用得较为广泛，但是其高局部复发率及特有的系统并发症使该方法逐渐被淘汰。尽管在临床上的应用时间较长，但是关于冷冻消融最佳的循环次数、血流阻断作用、病灶内部消融形态及血管周边潜在的破坏影响仍然存有争议[11]。

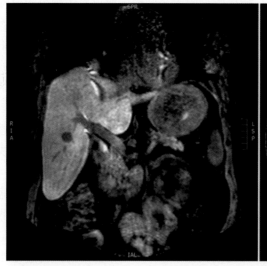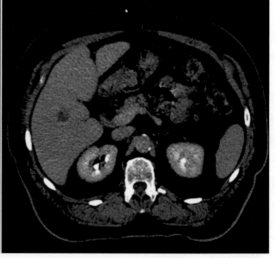

图30.1 孤立性的非小细胞肺癌肝转移。在增强MRI T1加权延迟期的冠状位重建和增强CT延迟期横断位上可见病灶。从病灶大小（10mm）和位置上来说，这是一个适合做SBRT治疗的病例。由于在进行评估的时候，原发肿瘤已经得到局部控制，这个病灶仅仅是这个全身性疾病的唯一转移部位，这也算是1例寡转移病例。

对于不能行肝脏定向治疗肝内多发转移的患者，化疗是唯一可行的治疗方案。化疗相关技术的进步也使很多肿瘤患者获益，比如对于转移性结直肠癌患者，由于新的化疗药物和靶向治疗的问世使患者中位生存期从10个月延长到20个月。遗憾的是，其他大部分恶性肿瘤并没有得出这样的结果。

肝转移瘤的放射治疗：从传统的放疗到 SBRT

几十年来，由于肝脏仅能接受有限的射线剂量，放疗在肝转移瘤的治疗上所取得的效果也是有限的。整个肝脏所能耐受的常规分次放射剂量最大不能超过 30～35Gy。大剂量的射线会使放射性肝损伤（RILD）频繁发生。RILD 描述的是接受体外照射后 2 周～3 个月内发生的无黄疸性的肝肿大、腹水和转氨酶升高（尤其是血清碱性磷酸酶）等临床综合征。治疗上尽管仍然缺乏相关证据，但经常会使用利尿剂和类固醇来改善 RILD 的症状。有部分患者在采用保守、支持治疗后却出现了不可逆转的肝衰竭和偶发死亡事件。

聚焦的射线剂量仅照射一部分的肝脏，从而保证正常肝脏免受辐射损伤，以此降低慢性肝脏损伤的风险。最近放疗方面的进展有优化患者固定模式和四维成像技术，使放疗医生可以评估肝脏器官的运动。而且，立体的治疗计划、影像引导、门控或者屏气射线传递是肝脏病灶高精度聚焦照射的关键，这些在 SBRT 上均有很好的体现[12]。在前瞻性的临床试验中，采用现代的放射治疗技术，肝脏局灶性病变的规定射线剂量可分 6 次照射且辐射剂量可以提高到 60Gy[13]。

肝脏病灶和周围正常肝组织之间的陡剂量梯度是 SBRT 剂量分布的标志，这可以很好的保留正常肝组织。根据肿瘤的轮廓来塑造多射线束，使射线全部聚焦在肿瘤病灶上，从而实现陡剂量梯度（图 30.2）。每一射线束传递一小部分的累积辐射剂量，所有的射线束都互相交叉，从而叠加到一个较高的抗肿瘤剂量水平（图 30.3）。类似的剂量浓度也可以通过弧传递技术获得（一个多叶准直器或者一个射线束成形装置），通过给定一个射线束的视野图不断调整辐射端口以符合靶病灶的外形。SBRT 的照射计划采用 7～11 个单独的射线束环绕靶病灶共面或者非共面的排列，当辐射端口超过 9 个时，则根据小增量质量改进计划进行调整[14-18]。

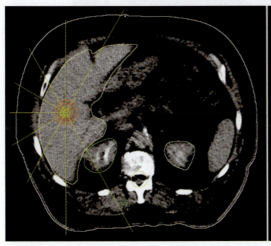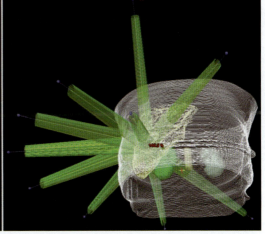

图 30.2　肝转移 SBRT 的多射线束计划。如图所示，**10 个等中心的射线束在肿瘤病灶中心相交。每一个单独的射线束都是根据照射靶体积的射线束眼睛视图轮廓来塑形的。8 个射线束排列在一个平面，另外 2 束分别从前上和前下的方向进入。**

　　然而，超过数周进行传递的传统放疗方案都是按照剂量均匀分布来计算的（临床上暴露的靶体积各个方向均能得到相同的照射剂量），SBRT 的剂量分布则通常采用不同的剂量计划，使靶体积的中心暴露剂量比其周边的暴露剂量高 25% ~ 50%（图 30.3，图 30.4）[19,20]。肿瘤中心部分可能由于缺氧而保护恶性肿瘤细胞免受射线的损伤，但这种不同的剂量分布可以使肿瘤病灶中心得到较高的照射剂量，从而有可能增加 SBRT 的临床疗效[21]。

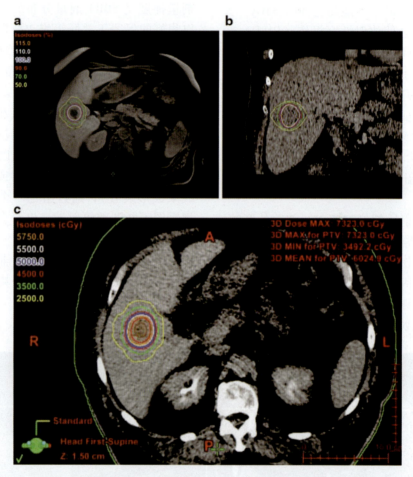

图 30.3　肝转移 SBRT 的典型射线剂量分布，在横断位和冠状位 CT 上的代表性叠加图像（b 和 c），以及在配准横断位 MRI 上的图像（a）。蓝、红、绿、黄线分别代表了 50Gy（100% 处方剂量）、45Gy（90%）、35Gy（70%）、25Gy（50%）的射线剂量。正常肝脏周围射线剂量急剧的减低，从而可以有效地保护健康肝脏。

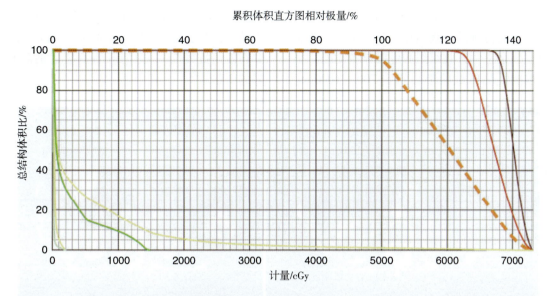

图 30.4　肝转移 SBRT 计划的剂量体积直方图。橙色线代表了分 5 次照射 50Gy 剂量的计划靶体积（PTV）。红色和棕色线代表靶体积和非均匀射线剂量处方划定的区域。黄色和绿色线分别代表肝脏和右肾，不到 20% 的肝脏和肾脏体积暴露超过 20% 的处方剂量。

在美国，大多数的 SBRT 是分 3～5 次进行照射的，隔天照射 1 次或者小剂量 1 周 1 次进行照射[18,22,23]。这与很多欧洲国家针对原发和转移性肝肿瘤所追求的单次剂量 SBRT 有所不同[24-27]。目前还没有建立最佳剂量调度的时间点，单次剂量照射可能会导致与分次 SBRT 照射类似的结果。

肝转移瘤行 SBRT 的适应证

与手术切除的适应证以及其他肝转移疾病的肝脏定向治疗方案选择类似，SBRT 的治疗适应证包括肝内单个病灶或者不超过 5 个病灶。理想的治疗对象包括转移病灶局限于肝脏或者由于多器官疾病而限制了原有的生存时间的肝脏病灶。在建立肝转移 SBRT 适应证中，值得关注的是寡转移这个概念[28]。作为局限性和广泛转移系统疾病的过渡状态，Hellman and Weichselbaum 在 1995 年提出了寡转移疾病临床状态这个概念。寡转移疾病若有进展，肝内可能会发生

广泛转移，所以寡转移的局部控制可以提高患者全身性转移的控制[29,30]。虽然 SBRT 的适应证与其他治疗模式相重叠，但仍然有值得讨论的例外情况。主要是对于放疗的使用没有严格的病灶大小限制。在 SBRT 的前瞻性临床试验入组标准中，规定一个肝转移灶大小的上限是 5cm，较大的病灶则采用具体规划技术和 SBRT 照射技术。使用 SBRT 技术治疗较大病灶的挑战能保护正常肝脏组织和避免肠道及其他部位暴露在潜在的有害辐射[12,24,26]。这种限制使我们对于较大肝转移灶只能使用较低的射线剂量，随之而来的是较低的肿瘤控制率。相比 RFA 和冷冻消融，SBRT 对肝内病变的位置要求并没有那么严格。尤其对于紧邻大血管的包膜下或者膈下的病灶位置和中央病灶位置都不是 SBRT 明确的禁忌证。在评估一个患者是否具有行 SBRT 治疗的指征时，首先要考虑邻近病灶的空腔脏器，比如结肠、胃或十二指肠（图 30.5）。如果上述空腔脏器的最大暴

露照射剂量超过了安全剂量限制，SBRT 将被限制使用，甚至都不会使用放疗，而是推荐使用更传统的分级治疗。第二个重要关注点是残余正常肝脏组织和肝脏储备功能。很多前瞻性临床试验都会规定 700~1000cm³

的最小无瘤肝脏体积，合理的肝功能基线 [总胆红素 <3mg/dl，白蛋白 >2.5g/dl，正常的凝血酶原时间/部分凝血活酶时间（除非在使用抗凝剂），血清肝酶不超过正常上限的 3 倍][22,23]。

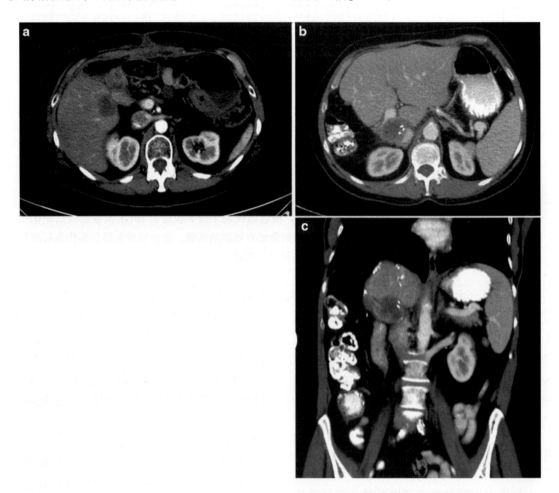

图 30.5　肝肿瘤 SBRT 的禁忌证。病灶位于肝包膜下并不是 SBRT 的禁忌证，但是病灶靠近空腔脏器如胃、小肠、大肠是禁忌证。（a）和（b）分别是两例病灶大小适合行 SBRT 的患者，但是病灶位置靠近肠袢。要指出的是，（b）的横断位 CT 并不提示转移性结肠癌切缘复发病灶贴近小肠袢，这在冠状位 CT 重建上更加明显（c）。

肝转移瘤 SBRT：挑战和技术因素

　　由于 SBRT 肿瘤消融的辐射剂量更高，在肝转移瘤的治疗中，明确病灶位置及确保在照射过程中患者不会移动是 SBRT 安全模块中非常重要的部分。SBRT 的射线是确切

的照射到靶病灶上而不会突然地照射到正常肝组织上，这一点非常重要。通过固定患者的身体，至少可以部分解决这个挑战，最好是使用固定全身的设备[31-34]。固定患者身体，也就定位了一个与线性加速器辐射几何光束相对接近预测治疗位置的目标体积，但

是肝脏肿瘤的位置相对于骨骼来说是可移动的，所以通过骨 X 线扫描来评估患者的位置是不可靠的[24,31,35-38]。

在美国，规定 SBRT 必须采用影像引导，从而可以通过直视，或者通过植入到肝转移灶附近的不透射线的基准点估计肝脏或者病灶所在肝叶的位置。这里一个很明显的问题就是，肝转移灶可能会在非增强影像上显现，但也可能不会。如果是用除了诊断性 CT 以外的其他成像模式来做影像引导，比如兆伏级端口影像、千伏级 X 线图像、CBCT，肝脏的软组织增强可能不足以勾勒出病灶。唯一可供选择的呈现肝脏软组织结构的成像模式是超声，因此，基于二维超声影像的成功引导已成为 SBRT 影像引导的良好选择[39]。

在模拟治疗和照射过程中，由于呼吸导致的肝脏运动是很剧烈的。在用聚焦照射方法治疗肝脏小病灶时，为确保肿瘤获得足够照射的同时避免不必要的正常组织暴露，必须要考虑到肝脏肿瘤的运动问题。进一步使这个问题复杂化的是观察到患者的呼吸运动有很大变化，其运动幅度从 5mm 到 35mm 不等。呼吸运动最常出现在头尾方向，其次是前后方向[40,41]。为了说明呼吸中的肝脏运动问题，有好几种方法可以选择。最常用的安全措施是附加所谓的计划靶体积（PTV）到确定的肝脏靶体积的周边。PTV 的运动将靶体积边缘拓展了 5～10mm。为了单独研究 PTV 的边缘，呼吸期间的器官运动需要通过获取呼气与吸气过程中的影像研究资料或者使用透视来测量。其他还可以使用包括上腹部加压或者屏气成像和传递技术的方法来限制器官运动。所有以上的措施均都是为了减小 PTV 边缘，这个边缘完全是由处于辐射诱导损伤危险中的正常组织所组成[38]。

最近，基于所谓的 4DCT 研究定义器官运动已经成为可能，该研究是将一个呼吸周期采样 CT 图像数据集进行分类分析。在呼吸周期的所有时相，划定一个目标需要导出一个内部靶体积（ITV）。一个 ITV 是呼吸周期所有时间里包括肿瘤在内的运动边界的代表。在 SBRT 计划中使用 4DCT 也允许确定一个呼吸周期的子期，在此过程中，靶体积或者肝脏只能在较小的范围内移动。门控的概念是，仅当肝脏和肝内病灶在一个呼吸周期中有明确的比例时，才使用这些信息使射线束可以照射[42]。这项技术使 TTV 以及包含在 PVT 中的额外肝脏体积最小化[43,44]。这项技术的一个主要缺点就是治疗照射时间的延长，往往高达 70% 的潜在照射时间无法使用[45]。这样的话，所有的治疗次数有可能比非门控照射技术延长达 3 倍以上。另外一个值得关注的是，4DCT 的 SBRT 计划的可靠性。基于 ITV 的计划概念和门控照射传递都假设在呼吸过程中有一个重复性的器官运动来减少 PTV 边缘。然而，在最坏的情况下，为了适应呼吸的变化，有时需增加 PTV 的边缘[46]。

屏气计划和照射技术需要患者有较好的依从性，如果患者可以在一个合理的时间内屏气，这就不会延长患者总的照射时间。患者通常都能做到屏气 20～35 秒，从给定的机架角传递一个辐射场这个时间是足够的[47-49]。在旋转照射管理中，射线束的传递是需要被打断的，根据患者屏气的能力将大的射线弧拆解成小的。这种治疗计划和在屏气传递过程中对适应证的把握必须非常小心。首先，这种屏气的可重复性必须建立在具体的基础上。并不是所有的患者都适合屏气，对有些患者来说，在一次治疗期间由于屏气动作的不同导致目标位置的变化和呼吸运动一样大[50]。

在放疗传递过程中，实时肿瘤追踪是另外一种减小器官运动不利影响的方法。运动追踪是通过肿瘤附近的基准标记位置（通过正交 X 线检测到）和患者胸部的外部标记位置之间的关联来实现的。这种关联是建立在患者设置完成之后，而且在整个治疗过程中每次都要得到 X 线的验证更新。几个肿瘤追踪的解决办法已经实现了或者正在研究中，包括移动整个直线加速器，连续调整检查床的位置，或者通过多叶准直器（MLC）追踪病灶随着呼吸运动的外形[51-55]。

肝转移 SBRT 的临床经验：早期经验

在 1995 年，Blomgren and Lax 发表了具有里程碑意义的关于探索建立颅外立体定向放射治疗可能性的初步研究[56]。该研究纳入了原发和继发的肝肿瘤患者，报道的研究结果是在 1~4 次的照射中使用 20~45Gy 剂量。入组 9 名患者共 12 个肿瘤病灶，大小范围为 5~622cm³。小肿瘤的早期随访结果为完全缓解（CR）（图 30.6 描述了一个类似病例），但是对于较大肿瘤其最大缓解时间则延长了。在 1998 年，Karolinska 团队更新了关于 17 名肝转移患者中位随访 9.6 个月的相关数据。10 个肿瘤病灶为疾病稳定（SD），部分缓解（PR）为 4 个，局部控制率为 95%，中位生存时间为 17.8 个月[26]。

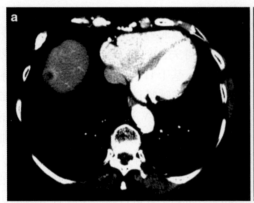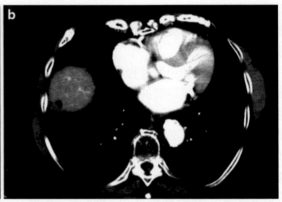

图 30.6　子宫内膜癌肝转移在接受 SBRT 之前（a）和治疗 9 个月后（b）。注意 SBRT 治疗后在 CT 扫描的动脉增强后期病灶边缘强化的消失，可见一个囊肿样的残留灶。

海德堡大学团队报道了关于 60 个肿瘤病灶的进一步研究，其中包括用 1 期剂量治疗 37 名患者的 56 个转移灶[24]。平均靶体积为 10cm³，范围 1~130cm³。单次的照射剂量从 14Gy 提高到 26Gy。尽管最大的可耐受剂量（MTD）还没有确立，但在达到 26Gy 的剂量水平时也没有继续提高照射剂量，而且没发现其他的不良反应。有 11 名患者在治疗后 1~3 周出现了间歇性的食欲减退和轻度的恶心，2 名肿瘤靠近膈肌的患者在治疗后 2~3 天出现了中度呃逆，1 名患者在治疗后有持续 2 天的发热，没有患者出现可检测到的放射诱导的肝脏疾病

（RILD）。6 周后采用 CT 随访发现 98%（54/55）的肿瘤得到局部控制，其中 22 例为 SD，28 例为 PR，4 例为 CR。治疗后 18 个月的肿瘤精确控制率为 81%。在随访过程中，共有 12 例病情进展。

来自德国维尔茨堡大学的研究者进行了一项关于单-多次 SBRT 的前瞻性研究，该研究纳入了 39 名患者，总共有 51 个肝转移灶。实际规定剂量是在 3 次照射中总共 30Gy（n=24），4 次照射总共 28Gy（n=1），总共 25 个病灶，这个为低剂量组。在高剂量组中，3 次 37.5Gy（n=13），或者 1 次 26Gy（n=8）。平均靶体积为 83cm³。

在 15 个月的中位随访中，有 9 例失败。1 年、2 年的肿瘤精确控制率分别为 92%、66%。低剂量组有 8 例出现局部复发，这一组里有 50% 的结直肠癌肝转移患者病情进展。高剂量组里的结直肠癌肝转移均未出现局灶进展。因此，高剂量组的 1 年、2 年的局灶肿瘤控制率为 100%、82%，高于低剂量组的 86%、58%。没有严重的 3~5 级的不良反应发生。而且，也没有出现明显跟射线相关的迟发毒性。1 年、2 年的 OS 分别为 71%、41%。这些重要的系列研究已经为肝转移瘤的 SBRT 治疗提供了令人鼓舞的早期结果。由于德国和瑞典早在 20 世纪 90 年代就开始了这些研究，所以可以获得其他机构的数据和回顾性系列研究结果。

伊拉斯谟大学进行了一项 1~2 期的研究，该研究纳入了 17 名患者共 34 个肝脏转移病灶，共使用 30~37.5Gy 的照射剂量分 3 次进行治疗[58]。除了 3 名患者以外其他都被诊断为转移性结直肠癌，在接受治疗的时候，肝脏是唯一的转移脏器。转移灶最大径为 0.5~6.2cm，最多治疗 4 个病灶。处方剂量为 PTV 周围 65% 的等剂量，这可以使病灶中心的剂量最大化达到 150%。肝转移患者 1 年和 2 年的肿瘤精确局灶控制率分别为 100%、86%。在最初的 CR 后有 2 个转移灶出现了局部复发。报道的 1 年、2 年 OS 分别是 85%、62%。有 2 例患者在 γ-谷氨酰转肽酶升高后出现了 3 级毒性，这可能与他们分别有 47%、40% 正常肝脏的暴露照射剂量超过 15Gy 有关。这种相对较高的正常肝脏的暴露在第一例患者是因为同时治疗 2 个病灶，在第二例患者是因为术后残存的肝脏体积比较小。有一例患者出现了 3 级乏力是因为该患者在行 SBRT 之前接受了化疗和手术切除。在 2010 年版的更新数据中，至少包括了上述总结的患者资料，但是随访时间更长，其 1 年的局部控制率仍然为 100%，但是 2 年的局部控制率则下降为

74%[59]。在一项中位随访时间为 26 个月、最长随访时间为 57 个月的研究中，20 例患者中有 9 例死亡，中位生存时间为 34 个月，2 年生存率为 83%。同样的研究团队研究了接受 SBRT 后的肝转移患者生活质量情况，该研究共纳入了 19 名患者 38 个病灶[60]。虽然相关研究结果还没报道，而且该研究是按原发和继发肝脏病灶进行分层的，但是对于那些能够持续获得局部肿瘤控制的患者来说，其生活质量能够维持 6 个月。这个发现为欧洲进行的大型多中心研究提供了理论基础。

在最近发表的一项来自多伦多的玛格丽特公主医院的 I 期研究中，有 68 名结直肠癌肝转移患者接受分 6 次的 SBRT 治疗方案[13]。纳入的均为对标准化治疗耐受的难治性患者。如果同时合并肝外系统的疾病，这其中最大的负担肯定来自于肝脏。个体化的处方照射剂量是建立在对 RILD 发展的估计风险水平之上的，在 27.7~60Gy 的剂量之间。平均的 SBRT 剂量为 41.8Gy，照射时间在 2 周以上。总体来说，研究者发现这种治疗方式耐受性还是很好的，没有出现急性/亚急性的 RILD、严重的肝脏毒性事件或其他剂量限制性的毒性事件。但是，在长期随访中，有 1 例肝转移患者因为病情进展和周围器官侵犯导致了十二指肠出血，另 1 例患者出现了迟发性小肠梗阻。有 2 例患者出现了非外伤性的肋骨骨折，这可能跟胸壁的照射暴露有关。观察到的 49% 病例的肿瘤反应主要是 PR 或 SD，CR 非常少，仅仅有 4 例。肿瘤最大反应的中位时间为 6.2 个月，1 年的局部控制率为 71%。较小肿瘤体积患者和接受较高照射剂量的患者局部控制率提高了。基于这些研究数据，这些研究者正在进行一项 II 期研究。

罗切斯特大学的研究者们总结了一项研究结果，该研究纳入 69 例患者共 174 个肝转移病灶，他们分 10 次共接受 50Gy 的照射

剂量。虽然这种照射剂量方案在 SBRT 规范里不会被采纳，但是其剂量计划和传递技术却符合典型的 SBRT。因此，这个大型的回顾性研究结果也被写进了这篇综述里。处方剂量为 100% 的等剂量线（IDL），80% 的 IDL 即覆盖了大体肿瘤体积，最小的边缘距离为 7mm。这项研究的中位生存期为 14.5 个月，10 个月和 20 个月的精确原位局部控制率分别为 76%、57%。仅有 5 名患者为 CR。大部分患者为 PR（$n = 15$），或者 SD（$n = 33$）。有 5 名患者在初期缓解和稳定后出现了原位复发。平均至复发时间为 6.6 个月。在随访中，由于 75% 的患者均出现新的肝脏疾病，该研究着重强调了针对肝转移的一些聚焦治疗方案的局限性。6 个月和 12 个月的无进展生存率分别为 46%、24%。28% 的患者 1 级、2 级肝功能检查结果升高了，并没有出现 3 级或更严重的肝脏毒性[23]。

前瞻性多中心和合作组临床试验

奥胡思大学的研究者公布了一项关于结直肠癌转移患者接受 SBRT 治疗的 II 期多中心研究结果[27]。该研究纳入了自 1999 年至 2003 年间接受 SBRT 治疗的肝转移瘤患者 46 例。初期研究仅限于肝脏转移患者，后期当没有出现超过 2 个器官（其中没有肝脏）的系统性疾病时，也是可以被纳入的。总计 45Gy 的剂量分 3 次照射到等中心，PTV 边缘不会受到超过 67% 的处方剂量（大约 10Gy × 3）。器官病灶位置并没有报道，而且约有 30% 的非肝脏病灶位置的患者也被纳入。中位 TTP 时间为 6.5 个月，有很多患者出现了远处扩散，或者原病变器官出现新的病灶。虽然有 1 例死亡和 3 例严重不良事件（结肠和十二指肠溃疡）发生，但是与 SBRT 有关的总体发病率被认为是适度的。

在一项由科罗拉多大学和印第安纳大学领导的多中心 I / II 期临床研究中[21,61,62]，18 名肝转移瘤患者接受的是起始 I 期剂量的升级方案，随后有 29 名患者被纳入 II 期研究中。入组的病例均有 1 ~ 3 个肝转移病灶，最大单个病灶直径不超过 6cm。I 期研究中，在 3 次照射中剂量由 36Gy 提高到 60Gy，II 期研究中所有均接受 60Gy 的照射剂量。处方剂量为 80% ~ 90% 的等辐射剂量，至少有 700cm³ 的正常肝脏体积接受不超过 15Gy 的总剂量。I 期研究的结果表明对肝转移患者分 3 次照射 60Gy 的剂量是安全的[23]。虽然没有达到最大的可耐受剂量，但是本研究成功地达到了预定的最高剂量。II 期研究的主要研究终点是原位肿瘤控制。在中位随访的 16 个月时间里，有 49 个可评估的病灶，仅有 3 个出现了局部进展[62]。接受 SBRT 治疗后的中位 TTP 时间为 7.5 个月。SBRT 后 1 年、2 年的精确原位局部控制率分别为 95%、92%。最大病灶直径为 3cm 或以下的病例，其 2 年局部控制率为 100%。尽管有 45% 的患者在接受 SBRT 治疗时存在活动性的肝外疾病，但其中位生存期仍然达到了 20.5 个月。

总体来说，已经发表的关于肝转移的 SBRT 治疗结果是令人鼓舞的，这为患者提供了一种有着较高局部肿瘤控制率的非侵入性的治疗方案选择。然而，使用不同的剂量范围和分次方案表明针对肝转移的最佳 SBRT 策略仍然缺乏共识。将来的研究将非常有必要确定一个理想的剂量次数方案，从而获得最佳的局部肿瘤控制和最小的副作用。

参考文献

[1] Li B, Yu J, Suntharalingam M, et al. Comparison of three treatment options for single brain me-

tastasis from lung cancer. Int J Cancer. 2000; 90 (1): 37 - 45.

[2] Rades D, Pluemer A, Veninga T, et al. Whole – brain radiotherapy versus stereotactic radiosurgery for patients in recursive partitioning analysis classes 1 and 2 with 1 to 3 brain metastases. Cancer. 2007; 110 (10): 2285 - 92.

[3] Wang LG, Guo Y, Zhang X, et al. Brain metastasis: experience of the Xi – Jing hospital. Stereotact Funct Neurosurg. 2002; 78 (2): 70 - 83.

[4] Small R, Lubezky N, Ben – Haim M. Current controversies in the surgical management of colorectal cancer metastases to the liver. Isr Med Assoc J. 2007; 9 (10): 742 - 7.

[5] Yoon SS, Tanabe KK. Surgical treatment and other regional treatments for colorectal cancer liver metastases. Oncologist. 1999; 4 (3): 197 - 208.

[6] Vogl TJ, Straub R, Eichler K, et al. Colorectal carcinoma metastases in liver: laser – induced interstitial thermotherapy – local tumor control rate and survival data. Radiology. 2004; 230 (2): 450 - 8.

[7] Solbiati L, Livraghi T, Goldberg SN, et al. Percutaneous radio – frequency ablation of hepatic metastases from colorectal cancer: long – term results in 117 patients. Radiology. 2001; 221 (1): 159 - 66.

[8] Wong SL, Mangu PB, Choti MA, et al. American Society of Clinical Oncology 2009 clinical evidence review on radiofrequency ablation of hepatic metastases from colorectal cancer. J Clin Oncol. 2010; 28 (3): 493 - 508.

[9] Mulier S, Ruers T, Jamart J, et al. Radiofrequency ablation versus resection for resectable colorectal liver metastases: time for a randomized trial? An update. Dig Surg. 2008; 25 (6): 445 - 60.

[10] Kelly H, Goldberg RM. Systemic therapy for metastatic colorectal cancer: current options, current evidence. J Clin Oncol. 2005; 23 (20): 4553 - 60.

[11] Bhardwaj N, Gravante G, Strickland AD, et al. Cryotherapy of the liver: a histological review. Cryobiology. 2010; In print.

[12] Wulf J, H adinger U, Oppitz U, et al. Stereotactic radiotherapy of targets in the lung and liver. Strahlenth Onkol. 2001; 177 (12): 645 - 55.

[13] Lee MT, Kim JJ, Dinniwell R, et al. Phase I study of individualized stereotactic body radiotherapy of liver metastases. J Clin Oncol. 2009; 27 (10): 1585 - 91.

[14] Papiez L, Timmerman R. Hypofractionation in radiation therapy and its impact. Med Phys. 2008; 35 (1): 112 - 8.

[15] de Pooter JA, Méndez Romero A, Jansen WP, et al. Computer optimization of noncoplanar beam setups improves stereotactic treatment of liver tumors. Int J Radiat Oncol Biol Phys. 2006; 66 (3): 913 - 22.

[16] de Pooter JA, Méndez Romero A, Wunderink W, de Pooter JA, Méndez Romero A, Wunderink W, et al. Automated non – coplanar beam direction optimization improves IMRT in SBRT of liver metastasis. Radiother Oncol. 2008; 88 (3): 376 - 81.

[17] Liu R, Buatti JM, Howes TL, et al. Optimal number of beams for stereotactic body radiotherapy of lung and liver lesions. Int J Radiat Oncol Biol Phys. 2006; 66 (3): 906 - 12.

[18] Chang BK, Timmerman RD. Stereotactic body radiation therapy: a comprehensive review. Am J Clin Oncol. 2007; 30 (6): 637 - 44.

[19] Lax I. Target dose versus extratarget dose in stereotactic radiosurgery. Acta Oncol. 1993; 32 (4): 453 - 7.

[20] de Pooter JA, Wunderink W, Méndez Romero A, et al. PTV dose prescription strategies for SBRT of metastatic liver tumours. Radiother Oncol. 2007; 85 (2): 260 - 6.

[21] van Laarhoven HW, Kaanders JH, Lok J, et al. Hypoxia in relation to vasculature and proliferation in liver metastases in patients with colorectal cancer. Int J Radiat Oncol Biol Phys. 2006; 64

(2): 473 – 82.

[22] Schefter TE, Kavanagh BD, Timmerman RD, et al. A phase I trial of stereotactic body radiation therapy (SBRT) for liver metastases. Int J Radiat Oncol Biol Phys. 2005; 62 (5): 1371 – 8.

[23] Katz AW, Carey – Sampson M, Muhs AG, et al. Hypofractionated stereotactic body radiation therapy (SBRT) for limited hepatic metastases. Int J Radiat Oncol Biol Phys. 2007; 67 (3): 793 – 8.

[24] Herfarth KK, Debus J, Lohr F, et al. Stereotactic single – dose radiation therapy of liver tumors: results of a phase I/II trial. J Clin Oncol. 2001; 19 (1): 164 – 70.

[25] Fritz P, Kraus HJ, Muhlnickel W, et al. Stereotactic, single – dose irradiation of stage I non – small cell lung cancer and lung metastases. Radiat Oncol. 2006; 1: 30.

[26] Blomgren H, Lax I, Go¨ranson H, et al. Radiosurgery for tumors in the body: clinical experience using a new method. J Radiosurg. 1998; 1 (1): 63 – 74.

[27] Hoyer M, Roed H, Traberg Hansen A, et al. Phase II study on stereotactic body radiotherapy of colorectal metastases. Acta Oncol. 2006; 45 (7): 823 – 30.

[28] Hellman S, Weichselbaum RR. Oligometastases. J Clin Oncol. 1995; 13 (1): 8 – 10.

[29] Mehta N, Mauer AM, Hellman S, et al. Analysis of further disease progression in metastatic non – small cell lung cancer: implications for locoregional treatment. Int J Oncol. 2004; 25 (6): 1677 – 83.

[30] Milano MT, Katz AW, Muhs AG, et al. A prospective pilot study of curative – intent stereotactic body radiation therapy in patients with 5 or fewer oligometastatic lesions. Cancer. 2008; 112 (3): 650 – 8.

[31] Fuss M, Thomas Jr CR. Stereotactic body radiation therapy: an ablative treatment option for primary and secondary liver tumors. Ann Surg Oncol. 2004; 11 (2): 130 – 8.

[32] Nevinny – Stickel M, Sweeney RA, Bale RJ, et al. Reproducibility of patient positioning for fractionated extracranial stereotactic radiotherapy using a doublevacuum technique. Strahlenther Onkol. 2004; 180 (2): 117 – 22.

[33] Lax I, Blomgren H, Naslund I, et al. Stereotactic radiotherapy of malignancies in the abdomen. Methodological aspects. Acta Oncol. 1994; 33 (6): 677 – 83.

[34] Fuss M, Salter BJ, Rassiah P, et al. Repositioning accuracy of a commercially available double – vacuum whole body immobilization system for stereotactic body radiation therapy. Technol Cancer Res Treat. 2004; 3 (1): 59 – 67.

[35] Purdie TG, Bissonnette JP, Franks K, et al. Cone – beam computed tomography for on – line image guidance of lung stereotactic radiotherapy: localization, verification, and intrafraction tumor position. Int J Radiat Oncol Biol Phys. 2007; 68 (1): 243 – 52.

[36] Guckenberger M, Sweeney RA, Wilbert J, et al. Image – guided radiotherapy for liver cancer using respiratory – correlated computed tomography and cone – beam computed tomography. Int J Radiat Oncol Biol Phys. 2008; 17 (1): 297 – 304.

[37] Case RB, Sonke JJ, Moseley DJ, et al. Inter – and intrafraction variability in liver position in nonbreath – hold stereotactic body radiotherapy. Int J Radiat Oncol Biol Phys. 2009; 75 (1): 302 – 8.

[38] Brock KK, Dawson LA. Adaptive management of liver cancer radiotherapy. Semin Radiat Oncol. 2010; 20 (2): 107 – 15.

[39] Fuss M, Boda – Heggemann J, Papanikolau N, et al. Image – guidance for stereotactic body radiation therapy. Med Dosim. 2007; 32 (2): 102 – 10.

[40] Booth JT, Zavgorodni SF. Set – up error & organ motion uncertainty: a review. Australas Phys Eng Sci Med. 1999; 22 (2): 29 – 47.

[41] Langen KM, Jones DT. Organ motion and its management. Int J Radiat Oncol Biol Phys. 2001; 50 (1): 265 – 78.

[42] Briere TM, Beddar S, Balter P, et al. Respirato-

ry gating with EPID – based verification: the MDACC experience. Phys Med Biol. 2009; 54 (11): 3379 – 91.

[43] Guckenberger M, Krieger T, Richter A, et al. Potential of image – guidance, gating and real – time tracking to improve accuracy in pulmonary stereotactic body radiotherapy. Radiother Oncol. 2009; 91 (3): 288 – 95.

[44] Wurm RE, Gum F, Erbel S, et al. Image guided respiratory gated hypofractionated Stereotactic Body Radiation Therapy (H – SBRT) for liver and lung tumors: initial experience. Acta Oncol. 2006; 45 (7): 881 – 9.

[45] Dawood O, Mahadevan A, Goodman KA. Stereotactic body radiation therapy for liver metastases. Eur J Cancer. 2009; 45 (17): 2947 – 59.

[46] Korreman SS, Juhler – Nøttrup T, Boyer AL. Respiratory gated beam delivery cannot facilitate margin reduction, unless combined with respiratory correlated image guidance. Radiother Oncol. 2008; 86 (1): 61 – 8.

[47] Eccles C, Brock KK, Bissonnette JP, et al. Reproducibility of liver position using active breathing coordinator for liver cancer radiotherapy. Int J Radiat Oncol Biol Phys. 2006; 64 (3): 751 – 9.

[48] Dawson LA, Eccles C, Bissonnette JP, et al. Accuracy of daily image guidance for hypofractionated liver radiotherapy with active breathing control. Int J Radiat Oncol Biol Phys. 2005; 62 (4): 1247 – 52.

[49] Boda – Heggemann J, Walter C, Mai S, et al. Frameless stereotactic radiosurgery of a solitary liver metastasis using active breathing control and stereotactic ultrasound. Strahlenther Onkol. 2006; 182 (4): 216 – 21.

[50] Heinzerling JH, Anderson JF, Papiez L, et al. Fourdimensional computed tomography scan analysis of tumor and organ motion at varying levels of abdominal compression during stereotactic treatment of lung and liver. Int J Radiat Oncol Biol Phys. 2008; 70 (5): 1571 – 8.

[51] Lieskovsky YC, Koong A, Fisher G, et al. Phase I Dose escalation study of CyberKnife Stereotactic Radiosurgery for liver malignancies. Int J Radiat Oncol Biol Phys. 2005; 63 (Suppl 1): S283.

[52] Nioutsikou E, Seppenwoolde Y, Symonds – Tayler JR, et al. Dosimetric investigation of lung tumor motion compensation with a robotic respiratory tracking system: an experimental study. Med Phys. 2008; 35 (4): 1232 – 40.

[53] Seppenwoolde Y, Berbeco RI, Nishioka S, et al. Accuracy of tumor motion compensation algorithm from a robotic respiratory tracking system: a simulation study. Med Phys. 2007; 34 (7): 2774 – 84.

[54] Keall PJ, Sawant A, Cho B, et al. Electromagneticguided dynamic multileaf collimator tracking enables motion management for intensity – modulated arc therapy. Int J Radiat Oncol Biol Phys. 2010; In Press.

[55] Fenwick JD, Tomé WA, Jaradat HA, et al. Quality assurance of a helical tomotherapy machine. Phys Med Biol. 2004; 49 (13): 2933 – 53.

[56] Blomgren H, Lax I, Naslund I, et al. Stereotactic high dose fraction radiation therapy of extracranial tumors using an accelerator. Clinical experience of the first thirty – one patients. Acta Oncol. 1995; 34 (6): 861 – 70.

[57] Wulf J, Guckenberger M, Haedinger U, et al. Stereotactic radiotherapy of primary liver cancer and hepatic metastases. Acta Oncol. 2006; 45 (7): 838 – 47.

[58] Méndez Romero A, Wunderink W, Hussain SM, et al. Stereotactic body radiation therapy for primary and metastatic liver tumors: a single institution phase i – ii study. Acta Oncol. 2006; 45 (7): 831 – 7.

[59] van der Pool AE, Méndez Romero A, Wunderink W, et al. Stereotactic body radiation therapy for colorectal liver metastases. Br J Surg. 2010; 97 (3): 377 – 82.

[60] Méndez Romero A, Wunderink W, van Os RM,

et al. Quality of life after stereotactic body radiation therapy for primary and metastatic liver tumors. Int J Radiat Oncol Biol Phys. 2008；70 (5)：1447 –52.

[61] Kavanagh BD, Schefter TE, Cardenes HR, et al. Interim analysis of a prospective phase I/II trial of SBRT for liver metastases. Acta Oncol. 2006；45 (7)：848 –55.

[62] Rusthoven KE, Kavanagh BD, Cardenes H, et al. Multi – institutional phase I/II trial of stereotactic body radiation therapy for liver metastases. J Clin Oncol. 2009；27 (10)：1572 –8.

第 31 章　肝转移瘤的联合治疗：化疗联合介入放射治疗

Melinda Dunlap and Jordan Berlin

王宏亮　孙军辉　翻译　徐栋　校审

[摘要]　几乎所有恶性肿瘤都有可能转移到肝脏，其中有些恶性肿瘤比其他肿瘤更容易转移到肝脏。而且，对于一些恶性肿瘤来说，肝脏也可能是唯一的转移部位，这就给这些恶性肿瘤的区域性治疗带来了独特的机会。特别是结直肠癌肝转移，这种区域治疗变得越来越普遍，并可能得到治愈。然而，无论恶性肿瘤何时转移到肝脏，都会伴随全身扩散的可能性，因此，对于仅有肝转移的患者来说治疗方法是多样的，很大程度上是由疾病所涉及的自然过程决定的。治疗方法包括局部治疗、全身治疗以及局部联合全身治疗。肝动脉灌注治疗（Hepatic Arterial Infusion，HAI）联合全身化疗在治疗继发于乳腺癌、肺癌、黑色素瘤，以及包括结肠、食道、胃这些部位的胃肠道肿瘤的肝转移瘤目前正处于研究阶段。目前关于实体肿瘤肝转移的研究仅包括案例研究和Ⅰ期试验。由于缺乏对这些肿瘤的文献报道，本章将主要讨论结直肠癌的联合治疗，同时本章也将讨论各种疾病的局部治疗和全身治疗的原则。对于全身和局部化疗联合介入放射治疗，我们将聚焦于结直肠癌肝转移患者。

引言

几乎所有恶性肿瘤都可能转移到肝脏，其中有些恶性肿瘤比其他肿瘤更容易转移到肝脏。此外，对于一些恶性肿瘤来说，肝脏也可能是唯一的转移部位，这也给这些恶性肿瘤的治疗带来了独特的机会，即对肝脏有更多的局部治疗方法。特别是在结直肠癌肝转移患者中，实现治愈正变得越来越普遍。然而，无论恶性肿瘤何时转移到肝脏，都会伴随全身扩散的可能性，因此，对于仅有肝转移的患者来说治疗方法是多样的，很大程度上是由疾病所涉及的自然病程决定的。治疗方法包括局部治疗、全身治疗以及局部联合全身治疗。肝动脉灌注治疗联合全身化疗治疗继发于乳腺癌、肺癌、黑色素瘤，以及包括结肠、食道、胃这些部位的胃肠道肿瘤的肝转移瘤目前正处于研究阶段。对于实体肿瘤肝转移的研究仅包括案例研究和Ⅰ期试验研究[1-6]。由于缺乏对这些肿瘤的文献报道，本章将主要讨论结直肠癌的联合治疗，同时本章也将讨论各种疾病的局部治疗和全身治疗的原则。

M. Dunlap (✉) · J. Berlin
Department of Medicine, Division of Hematology and Oncology, Vanderbilt University Medical Center, Nashville, TN, USA
e-mail: melinda. dunlap @ vanderbilt. edu; jordan. berlin@ vanderbilt. edu

联合治疗的理论基础

化疗联合肿瘤介入治疗的综合治疗模式为转移性癌症的治疗提供了一个独特和创新的治疗方法。在一些疾病如结直肠癌、神经内分泌肿瘤、黑色素瘤中,尽管外科手术切除是肝转移瘤根治性的治疗方法,但只有少数患者适合切除。这些患者的肿瘤必须仅局限于肝脏内,而且是唯一的转移灶,这是手术切除的适应证。其他因素,如肝外转移、肿瘤大小、病灶数目、血管侵犯、门静脉高压以及肝脏功能情况都是决定外科手术切除的重要因素[7-9]。如果肿瘤不能经外科手术切除,则利用肝脏的双重血供、药物显著的首过代谢能力以及肝脏再生能力来积极地采取治疗措施。然而,任何一种肿瘤如果扩散到另一器官,则表明癌症有扩散到全身的可能性,如果仅治疗局部病灶而忽略肿瘤潜在的全身性转移,则不能对疾病产生长期有效的控制。因此,联合治疗的方法需要包括外科、内科、放射科的多学科的整合。

全身治疗原则

全身治疗曾是化疗的代名词,但是癌症治疗的新进展已经改变了过去的这一观点。首先,我们会长期使用激素疗法治疗前列腺癌和乳腺癌。其次,虽然取得疗效有限,但免疫系统杀伤癌细胞的研究已进行了数十年。最近,一类新的药物已被用来治疗癌症,因其缺乏一个更好的专业术语,所以被称为生物制剂或靶向制剂。而化疗的目的是影响 DNA 和参与细胞分裂的机制,而靶向制剂主要是影响肿瘤中各种异常的蛋白质。由于肿瘤细胞基因改变,可导致蛋白质过度表达,突变,或者表达激活/失调。反过来,这些蛋白质可能会影响肿瘤细胞的生长、侵袭能力,或者影响它们周围的环境。此外,一些新的靶点被发现存在于细胞间质、血管

或癌症生长的宿主环境中。最后,一些癌症,如乳腺癌和前列腺癌,可以用激素治疗。对于所有可能会转移到肝脏的癌症的所有潜在的全身治疗方式不是本章节讨论的内容。本章将重点放在已开展的研究中,即全身治疗联合局部介入治疗在有限数量的肿瘤中的应用。

结直肠癌

大约50%被诊断为结直肠癌的患者最终会发展为肝转移,因此,在这些患者中肿瘤介入技术已被广泛研究[10]。结直肠癌是美国第三大常见的恶性肿瘤,是所有男性和女性患者中恶性肿瘤相关死亡的第三大原因。每年新诊断的结直肠癌患者为 150 000 例(结肠癌 106 000 例,直肠癌 40 800 例),每年约有 50 000 人死于这种疾病。这些患者中,15% ~ 25% 同步存在肝转移[11-14],20% ~ 25% 出现继发的肝转移[11, 15-17]。在同步或继发性肝转移中约30%的患者肝脏是唯一的转移部位[11, 18]。通常有10% ~20% 的肝转移患者考虑根治性手术切除治疗[19]。当患者接受肝转移瘤手术切除治疗,术后 2 年内高达 2/3 的患者会复发,5 年生存率是 30% ~40%[20]。

如果患者不能耐受肝切除手术治疗,替代治疗方法包括肝动脉灌注化疗、化疗栓塞术、射频消融和冷冻消融。虽然这些介入手术可减小肝内肿瘤的负荷,但是仍然可以发生局部肿瘤复发以及肝外肿瘤扩散。因此,全身治疗联合局部介入治疗正在被研究用以改善患者的预后。

既往全身治疗结直肠癌是以氟尿嘧啶类药物为基础的,通常是用 5 - FU 联合最常用的调节剂亚叶酸钙(亚叶酸)。然而,近些年来另外 2 种化疗药物伊立替康和奥沙利铂已被证实可增加 5 - FU 的疗效。现在全身化疗最常用的化疗方案是 5 - 氟尿

嘧啶联合奥沙利铂和5－氟尿嘧啶联合伊立替康。虽然5－氟尿嘧啶或伊立替康单药物治疗仍然是选项之一，但是有时也将3种化疗药物联合使用。此外，虽然经静脉滴注5－氟尿嘧啶仍是最常见的给药方法，但全球有些地区现在可提供单独口服5－氟尿嘧啶的前体药物制剂（卡培他滨）或联合5－氟尿嘧啶与调节剂。最后，新的靶向药物已被证实可使结直肠癌患者获益，一种抗血管内皮生长因子贝伐单抗，可增加转移癌一线或二线化疗方案的有效性。表皮生长因子受体的单克隆抗体西妥昔单抗和帕尼单抗，已被证明用于某些特定的化疗方案时可获益。

（一）单独HAI治疗转移性结直肠癌

HAI治疗的基本原理是正常肝细胞的血液供应来自肝动脉和门静脉，但大部分血液供应来自于门静脉系统。相反，肝转移瘤的血液供应几乎完全来自肝动脉。理想的情况下，通过肝动脉灌注的化疗药物会对恶性细胞发挥最大限度的细胞毒性作用，而具有双重血液供应的正常肝组织只受到较少的化学毒性作用。具有较高肝脏代谢清除率的药物被推荐用于HAI治疗，这些药物主要在肝脏代谢，如果直接注入肝脏，全身暴露就非常有限（首过效应）。氟尿苷（floxuridine，FUDR）是肝局部治疗最常用的药物之一，因为当药物首过肝脏时94%～99%被摄取；与此相反，5－氟尿嘧啶首次通过肝脏时只有19%～55%药物被摄取，因此有大量的药物进入全身循环[21,22]。当大量的药物不能被迅速清除致使药物进入全身循环，那么HAI相对于全身治疗的优势将会减弱。

虽然HAI相对于全身化疗（systemic chemotherapy，SCT）具有更少的全身毒性，但是严重的副作用仍可发生。因为胃十二指肠动脉参与侧支循环，所以约20%的患者会发生胃炎或十二指肠炎[23]。当实施HAI治疗后，血清天门冬氨酸氨基转移酶（as-partate aminotransferase，AST）、胆红素升高较为常见，而且已有报道硬化性胆管炎的发生率为5%～29%[24]。凯特林癌症中心一项研究报告指出，70%的患者在治疗的前3个月需要减少剂量或推迟治疗。有一种假说，胆道对HAI化疗更敏感，因为胆道的血液供应主要来自肝动脉。与之相反，肝脏由肝动脉和门静脉双重供血。Kemeny等人进行了一项随机试验，通过肝动脉灌注FUDR联合地塞米松（dexamethasone，DEX）与单独灌注FUDR进行对照。使用FUDR联合DEX治疗组的患者发生胆红素升高（从基线水平上升，胆红素 > 200%；30% vs 9%，P = 0.07）和硬化性胆管炎（6% vs 0%）的可能性低。此外，FUDR联合DEX治疗组患者部分和完全缓解率以及总体生存期更好（CR 4% vs 8%；PR 36% vs 63%；P = 0.03；OS 15 个月 vs 23 个月，P = 0.06）[24]。

多中心随机临床试验（andomized clinical trials，RCT）对HAI治疗和全身化疗疗效进行比较。研究最初采用经皮肝动脉穿刺，这种方法的并发症较多，包括出血和血栓形成。随后，开发了可植入式输液泵，现在已成为HAI的主要手段。2007年，一项meta数据分析回顾了比较HAI和全身化疗的10个随机对照试验[25]。在HAI组中，其中9项研究使用FUDR进行，1项研究使用5－FU和亚叶酸钙全身化疗。10项试验使用不同类型的系统化疗（SCT）方案。包括FUDR、5－氟尿嘧啶、5－氟尿嘧啶/亚叶酸钙以及5－氟尿嘧啶/支持治疗。HAI和SCT的肿瘤缓解率分别为42.9%和18.4%。不幸的是，2007年的meta分析同时表明，尽管HAI取得了显著的缓解率，但相对于SCT来说并没有增加总生存期（overall survival，OS），此外，在那时SCT研究仅限于氟尿嘧啶。最近的治疗研究显示奥沙利铂或伊立替康的SCT治疗方案取得的肿瘤缓解率类似于或高于氟尿嘧啶的 HAI 治疗[26, 27]。

（二）HAI 联合化疗治疗转移性结直肠癌

全身化疗联合 HAI，无论是序贯还是同时进行，都具有肝转移瘤局部治疗和肝外病变全身治疗的优势。O'Connell 等人[28]研究了一个序贯治疗方案，即先经 HAI 连续灌注 FUDR 14 天，然后间断 1 周，再行 5 - FU 和亚叶酸钙全身化疗 5 天。在前一次 FUDR 治疗后 3 周再重复一个 FUDR 疗程，在 5 周的时间间隔后再行全身化疗。40 例患者接受这种序贯治疗方案，62% 有肝转移瘤缓解。中位疾病进展时间（median time to progression，TTP）和中位总生存期（median overall survival，OS）分别为 9 个月和 18 个月。Porta 等对 32 例患者进行了类似的 Ⅱ 期临床研究，肝动脉灌注 FUDR 联合 5 - FU 和亚叶酸钙全身化疗[29]。他们报道该疗法对疾病的客观缓解率为 53%，疾病稳定率为 25%，中位 TTP 和中位 OS 分别是 7.5 个月和 9 个月。Shimonov 等人的一项小型研究也是采用 HAI 联合全身化疗的序贯治疗方案。然而，他们经肝动脉灌注伊立替康并且在 5 - FU 和亚叶酸钙的 SCT 治疗[30]时加用卡铂，结直肠癌伴单独肝转移的 15 例患者经此治疗，部分缓解率为 40%。

最近 HAI 治疗的研究试图整合加入较新的全身化疗药物。Ducreux 等人在治疗不可手术切除的结直肠癌肝转移患者时采用同步联合全身化疗与 HAI 治疗[31]。患者接受奥沙利铂 HAI 治疗联合 LV5FU2（5 - 氟尿嘧啶口服和静脉滴注，联合每 2 周静脉滴注亚叶酸钙）的治疗方案，缓解率为 64%，中位总生存期为 27 个月。

（三）HAI 联合全身化疗治疗可切除的结直肠癌肝转移

因为肝转移瘤具有较高复发率，所以 HAI 是治疗可切除/已切除的肝转移瘤合理

的进一步辅助治疗方法。先进的外科技术和有效的化疗方案可使不可手术切除的仅伴有肝转移的结直肠癌降期至可以手术切除，这是相对较新的治疗目标。保罗·布鲁斯医院总结了 1104 例不能手术切除的仅伴肝转移的结直肠癌患者新的全身化疗方案的经验，降期到可切除患者为 138 例（12.5%），5 年和 10 年的生存率分别为 33% 和 23%[32]。

在上述 Ducreux 的奥沙利铂的 HAI 治疗联合全身 LV5FU2 治疗的研究中，5 例（19%）不可手术切除的患者治疗后转变为可外科手术切除[31]。Kemeny 等人进行 Ⅰ 期临床试验，FUDR 和地塞米松的 HAI 治疗联合奥沙利铂和伊立替康（A 组）或奥沙利铂、氟尿嘧啶、亚叶酸（B 组）的 SCT 治疗。A 组和 B 组的完全和部分缓解率总和分别为 90% 和 87%。中位 TTP 分别为 36 个月和 22 个月，A 组中约 70% 患者降期为可手术切除[33]。基于如此高的缓解率，Kemeny 等人进一步探讨奥沙利铂和伊立替康的全身化疗同时联合 FUDR /地塞米松的 HAI 治疗是否能使不能手术切除的肝转移瘤转变为可手术切除。患者具有广泛的肝脏转移（73% 大于 5 个病灶，98% 有左、右两叶病灶，86% 涉及 6 个以上肝段），初次化疗和难治性患者分别有 57% 和 47% 转变为可以手术切除[34]。同样，在一项 HAI 治疗同时联合伊立替康全身化疗治疗不可手术切除的难治性患者的回顾性分析中，44% 的部分缓解率可使 18% 的患者降期至可手术切除[35]。基于肝转移瘤可外科手术切除和不可外科手术切除在外科医生和一些机构之间有不同的定义，采用这些治疗方法可使肿瘤缩小到某一程度，以实现病灶的可切除和对疾病的长期控制。

HAI 也被认为是结直肠癌肝转移的辅助治疗。最近 N. E. Kemeny 进行了一项回顾性和前瞻性的研究[36]，纪念斯隆 - 凯特琳癌症中心（MSKCC）从 1991—2002 年的回顾

性研究显示，结直肠癌肝转移切除术后行 HAI 治疗可使患者获益。多因素分析显示，术后行 HAI 治疗是患者生存的一个重要因素（辅助 HAI 治疗和无 HAI 治疗的生存期为 68 个月 *vs* 50 个月；HR 0.64；95% CI，0.51 ~ 0.81；*P* < 0.001）[37]。House 等人也进行了一项从 2001 年到 2005 年的纳入 250 例结直肠癌患者的回顾性研究，肝转移瘤患者在外科切除术后，再接受单独的 FOLFOX 或 FOLFIRI 的全身化疗，或联合 HAI 治疗，5 年总生存率分别为 72% 和 52%[38]，此外，一项小型的回顾性的 meta 分析显示，在联合 HAI 治疗时 OS 和 DFS 都得到了改善[39-41]。

　　前瞻性研究也用于考察 HAI 的辅助治疗的应用。美国东部肿瘤协作组（Eastern Cooperative Oncology Group，ECOG）进行了一项研究，包括经 1 ~ 3 个肝转移病灶切除的 109 例结直肠癌患者，患者被随机分为 HAI 联合 SCT 治疗组和观察组，4 年无 DFS（无病生存率）分别为 46% 和 25%（*P* = 0.04）[42]。在德国的另一项对 226 例患者的研究显示，18 个月的中期分析中，中位 TTP 没有改善。值得注意的是，患者通过输液泵替代内置导管，行 HAI 治疗减少了灌注时间。此外，FU 比 FUDR 具有更差的肝摄取率，这些因素导致德国的这项研究只取得了有限的成功[43]。MSKCC 另外一项前瞻性的试验中，经历肝切除术的患者被随机分配 6 个月的 HAI（FUDR／地塞米松）联合 SCT（FU/LV）治疗组和单独 SCT（FU/LV）治疗组，由毒性增加引起的腹泻在两组中出现的情况是相似的，10 年的总生存率分别为 41% 和 27.2%[36, 44]。Lygidakis 等人进行了一项 122 例患者的前瞻性随机试验，HAI 联合 SCT 治疗和单独 SCT 治疗 4 年存活率分别为 73% 和 60%（*P* = 0.05）[45]。

　　分子靶向治疗联合 HAI 和全身化疗治疗转移性结直肠癌正处于研究阶段。Kemeny 等人完成了一项Ⅱ期随机试验评估手术切除结直肠癌肝转移患者的辅助治疗。患者被随机分配到全身化疗（FOLFOX）/HAI（FUDR/地塞米松）联合贝伐单抗治疗和不联合贝伐单抗治疗，4 年生存率分别为 81% 和 85%（*P* = 0.5），1 年的 DFS 分别为 71%、83%。接受贝伐单抗治疗的患者胆管受损发生率更高（5/35 *vs* 0/38；*P* = 0.2）[46]。尽管这项将贝伐单抗联合 HAI 治疗/全身化疗的初步研究方案并没有改善无病生存率或总生存率，但包括其他分子靶向治疗在内的进一步努力是不应该被放弃的。

化疗栓塞和全身治疗

　　另一种治疗方式，利用肝脏的双重血供和肿瘤动脉由肝动脉供血的特点进行化疗栓塞或单纯栓塞。在单纯栓塞中，通过肝动脉栓塞肿瘤的供血血管。在化疗栓塞中，化疗药物通过肝动脉注入肿瘤供血血管内，随后进行栓塞治疗。最近，载药微球（drug - eluting beads，DEBs）可作为化疗药物的载体，同时起到局部化疗和栓塞肿瘤的作用。这些技术在第 27 章中进行了更详细的讨论。

放疗栓塞和全身治疗

　　单纯栓塞的一项新进展就是放射性微球，放射性物质直接通过肝动脉灌注到肝转移瘤，同时起到部分栓塞肿瘤的作用。两种形式放射标记的微球已被批准用于癌症治疗，但只有选择性内放射标记（selective internal radiolabeled，SIR）的钇微球已被批准用于结直肠癌肝转移。首次纳入 74 例患者的小型随机试验中，全身 5 - FU 和亚叶酸钙化疗对比全身 5 - FU 和亚叶酸钙化疗联合 SIR 放射微球栓塞治疗，SIR + SCT 治疗比单独 SCT 治疗的反应率更高[47]。

射频消融

外科手术切除仍是肝转移的最有效的治疗方法，但是只有 10%～20% 的结直肠癌肝转移患者适合外科切除治疗，这主要取决于患者的基础状态，转移病灶数量、大小和位置[48]。射频消融（Radiofrequency ablation，RFA）是无法手术切除的肝转移灶的一种替代治疗。射频消融将电流从射频发生器传输至探针，高频（400kHz）电流导致离子振动，从而显著升高肿瘤内部的温度，详见 26 章。射频消融治疗后仍可发生肝外转移、局部复发和新的肝脏病变。

RFA 和全身化疗

射频消融在全身化疗前后使用已被研究，但目前尚缺乏最佳治疗方案的文献报道，包括治疗的序列、RFA 程度和化疗方案的选择。Machi 等人进行了一项射频消融联合一线和二线化疗药物治疗不可切除的结直肠癌肝转移的前瞻性试验[49]。对 Machi 的研究数据回顾性分析显示，全身化疗包括 5-FU、亚叶酸钙和/或伊立替康和/或奥沙利铂。接受 RFA 联合一线 SCT 治疗的患者，中位生存期为 48 个月，单独接受一线化疗药物的患者中位生存期为 19～22 个月[50,51]。在接受 SCT 治疗后二线 RFA 治疗的患者中位生存期为 22 个月，而单独使用二线化疗的中位生存期为 11～15 个月[52,53]。

射频消融治疗为不可手术切除的转移性结直肠癌患者减轻肝肿瘤负荷提供了一个有效的治疗方法，当与化疗联合时，最初的研究是鼓舞人心的，可能会影响到结直肠癌的自然病程，但 RFA 联合化疗的最佳时机尚未确定。来自 EORTC（欧洲癌症治疗研究组织）40004 的数据（2007 年 6 月关闭，Ⅱ期随机试验比较结直肠癌肝转移的单独化疗和化疗联合射频消融治疗）正在进行统计中[54]。需要进一步的研究评估 RFA 联合化疗的作用和 EORTC 40004 的研究结果来阐明这些模式的最优组合。

神经内分泌癌

神经内分泌肿瘤（Neuroendocrine tumors，NET）包括不同程度的恶性肿瘤，程度从高分化亚型到低分化亚型，而激素合成和分泌活性多肽是这类肿瘤的特点[55]。由于神经内分泌细胞存在于全身，所以肿瘤可能会出现在身体的任何位置，最常见的部位包括小肠、肺、阑尾和胰腺。NETs 的 WHO 分类包括 3 种亚型，高分化肿瘤（类癌）、高分化神经内分泌癌（恶性类癌）、低分化癌[56]。两种高分化亚型肿瘤的区别，主要基于肿瘤的分级和肿瘤行为。高分化肿瘤包括类癌、嗜铬细胞瘤、甲状腺髓样癌、副神经节瘤和胰岛细胞瘤（胃泌素瘤、胰岛素瘤、胰高血糖素瘤、血管活性肠肽瘤和生长抑素瘤）。高分化肿瘤多起源于胃肠道，因此称为胃肠胰腺神经内分泌肿瘤或类癌。这些肿瘤通常被认为是良性的，生长缓慢，无转移或局部浸润。相反，高分化神经内分泌癌有局部扩散或转移。对于低分化神经内分泌癌，被认为是高级别、未分化的或间变的小细胞。

如上所述胃肠胰腺神经内分泌肿瘤是高分化肿瘤，根据它们的肿瘤行为通常为良性。恶性行为（大的肿瘤负荷、转移、细胞分裂率、神经和淋巴管浸润）虽然不太常见，但也可见于一些胃肠胰腺神经内分泌肿瘤。因为患者往往无临床症状或仅有不明确的腹部症状，通常导致首诊延误，当疾病诊断明确时约有 50% 的患者已有转移。而且临床过程极其多变。因肿瘤进展缓慢，患者可多年无明显症状；相反，肿瘤负荷大、有转移、多肽激素分泌等因素会引起明显发病的状态，常需要治疗。

手术切除、放射治疗、化学疗法已被用

于这类肿瘤的治疗。局限性肿瘤适合手术切除，切除原发性肿瘤和肝转移病灶已被证明可以改善生活质量和提高生存率。但是，存在肝转移的患者会出现复发[57]。放射治疗对内脏病变的获益似乎是有限的，但是对于溶骨性病变却可改善患者的生活质量。此外，胃肠道神经内分泌肿瘤对传统化疗药存在耐药性。阿霉素、依托泊苷、5 - 氟尿嘧啶、链脲菌素的单药治疗只有轻度缓解（8% ~ 30%）[58]。联合化疗的价值正在探索，但对比单药化疗方式的益处仍然不明确。

胃肠道神经内分泌肿瘤常常对标准化疗药产生耐药，最终可危及患者生命，根据其肿瘤位置和对周围组织的影响，分子靶向药物是一种创新的治疗方法。目前正在探索将分子靶向药物作为一种细胞毒性化疗药的替代药物，靶点针对 EGFR、VEGFR、PDGFR、c - KIT 和 mTOR[59]。例如，PDGF 已被发现在约 70% 的类癌中表达[60]。

多靶点的酪氨酸激酶抑制剂，如伊马替尼和舒尼替尼在胰腺神经内分泌肿瘤中的应用正在被研究。Kulke 等根据 CT 成像发现应用舒尼替尼的晚期神经内分泌肿瘤患者有 10% 的缓解率和 81% 疾病稳定率[61]。此外，Kulke 等进行了两队列的 II 期临床研究，评价舒尼替尼对于晚期类癌和胰腺神经内分泌肿瘤的疗效[62]。患者（类癌 41 例和胰腺内分泌肿瘤 66 例）接受 6 周的舒尼替尼治疗（每日 50 mg × 4 周，停药 2 周）。在胰腺内分泌肿瘤患者中，客观缓解率为 16.7%（11/66），疾病稳定率 68%（45/66）。类癌的客观缓解率仅为 2.4%（1/41 例），在 83% 的患者中出现疾病稳定（34/41）。可见，舒尼替尼对胰腺神经内分泌肿瘤展示了积极的抗癌作用，但对类癌的有效性是不确定的。一项晚期胰腺神经内分泌肿瘤患者的多中心、随机、双盲、安慰剂对照的 3 期试验已被公布，171 例患者按 1:1 的比例随机分为舒尼替尼组（37.5 mg/d）和安慰剂组。因为安慰剂组发生严重事件所以研究被提前中止，舒尼替尼组和安慰剂组的中位无进展生存期分别为 11.4 个月和 5.5 个月（$P < 0.001$）[63]。VEGF 在类癌的生物学活性中也起到了重要的作用，VEGF 在肿瘤中的表达与降低无进展生存期和转移显著相关[64]。此外，一项使用贝伐单抗（抗 VEGF - A 单克隆抗体）联合奥曲肽治疗与聚乙二醇干扰素联合奥曲肽治疗的 II 期临床试验表明，到 18 周时前者显著改善无进展生存率（分别为 96% vs 68%）[65]。干扰素治疗患者疾病出现进展实际上证明了贝伐单抗治疗的病情较为稳定，目前，比较干扰素 a - 2b 联合奥曲肽与奥曲肽联合贝伐单抗的一项随机 III 期试验正在进行。

mTOR 信号通路异常已经在神经内分泌肿瘤中被报道。使用 mTOR 抑制剂依维莫司联合和不联合长效奥曲肽治疗神经内分泌肿瘤患者的 II 期研究显示，mTOR 抑制剂具有抗肿瘤活性的作用。研究显示依维莫司不联合奥曲肽的治疗组中部分缓解率为 10%、疾病稳定率为 68%。采用奥曲肽无依维莫司的治疗组部分缓解率为 4%、疾病稳定率为 80%[66]。依维莫司已在一项 III 期前瞻性随机试验中被进一步研究。将胰腺神经内分泌肿瘤患者随机分为依维莫司治疗组（10mg/d，207 例）和安慰剂组（203 例），依维莫司治疗组和安慰剂组中位无进展生存期分别为 11 个月和 4.6 个月（$P < 0.001$）[67]。

黑色素瘤

黑色素瘤是一种复杂的疾病，可起源于身体的任何皮肤表面，但最常见于阳光暴露的皮肤。此外，它还可以出现在一些罕见的地方，如内脏器官和眼睛。黑色素瘤可转移到肝脏并不伴有其他远处转移。虽然大多数患者的表现为皮肤黑色素瘤，但是相对眼部黑色素瘤来说，完全转移到肝脏是罕见的。

黑色素瘤传统上对细胞毒性化疗药物是耐药的。一个较早的化疗药氮烯唑胺（dacarbazine，DTIC）对疾病的缓解率仅为10%或更低，但这历来也被认为是标准的治疗选择。当与氮烯唑胺比较时，其他化疗药物获益更少。然而，黑色素瘤的独特之处使它可能更容易受免疫调节治疗的影响，干扰素和白细胞介素-2（IL-2）都只有有限的获益，但在很长一段时间内是主要的治疗方法。

转移性黑素瘤患者应用分子靶向药物治疗已显示出一些有前景的结果。一项Ⅲ期临床试验使用伊匹单抗治疗转移性黑色素瘤，试验结果显示增加了中位总生存期。该试验将研究对象分为三组，包括伊匹单抗单药治疗组、伊匹单抗联合肽gp100疫苗治疗组和肽gp100疫苗单药治疗组。接受伊匹单抗联合肽gp100疫苗与肽gp100疫苗单药治疗的中位总生存期分别为10个月和6.4个月（$P<0.001$）[68]。伊匹单抗单药治疗组生存期为10.1个月（与肽gp100疫苗单药治疗组相比，$P=0.003$）。伊匹单抗联合和不联合疫苗的两组结果显示总生存无明显差异。

结论

全身化疗联合肿瘤介入治疗为肝转移瘤患者提供了新的治疗方法。虽然许多文献对转移性结直肠癌进行了描述，但目前的数据仍然有限。除了HAI治疗以外，其他治疗方法大多数是通过小的数据而获得的结论，只考虑设备要求而忽视新药品的使用，这些负面因素影响了我们制订真正有疗效的治疗方案。目前占文献主导地位的主要是单中心的治疗经验和回顾性研究，而不是良好的前瞻性试验；这些患者是被高度筛选出来的，很难完全说明数据的有效性；并且很难做到真正的知情讨论这些较新的治疗方式给患者带来的风险/获益。这是一个危险的方法，实际上它阻碍了为患者制订最佳治疗方案，所以应被精心设计的前瞻性试验所替代。虽然做了最好的努力，但是这种缺乏系统性的研究代表了医疗界维持该领域的科学标准的失败。除了HAI联合全身化疗，本章很难推荐任何的治疗方案，因为缺少良好的临床试验。另外，HAI治疗也有其自身的困难，安置HAI泵只有为数不多的几个中心在实施，这些泵的放置和使用需要一个长期的学习过程。此外，HAI治疗的毒副作用是需要多学科团队警惕的。这是事实，研究需要很长的时间来完成，这允许全身治疗在积极的数据之前获得进展，这已限制了HAI治疗的普遍应用。由多学科团队对这些患者进行治疗是非常重要的，无论临床试验进行与否，都要最大限度地发掘这种方案的益处，同时最大限度地减少毒副作用。

参考文献

[1] Tokito T, Ichiki M, Sakata S, Nakamura M, et al. A case of small cell lung cancer (extensive disease) with liver metastasis acquiring stable disease by hepatic arterial infusion chemotherapy. Gan To Kagaku Ryoho. 2010; 37 (3): 495. Japanese.

[2] Minagawa R, Hasegawa H, Anegawa G, Ito S, et al. A case of multiple liver and celiac lymph node metastases after curative esophagectomy for esophageal cancer successfully treated with hepatic arterial infusion and radiation therapy. Gan To Kagaku Ryoho. 2009; 36 (12): 2049. Japanese.

[3] Ota T, Shuto K, Ohira G, Natsume T, et al. Evaluation of hepatic arterial infusion chemotherapy for liver metastasis from gastric cancer. Gan To Kagaku Ryoho. 2009; 36 (12): 2019. Japanese.

[4] Terakura M, Kaneko M, Ikebe T, Yoshioka H, et al. A case of unresectable advanced gallbladder cancer successfully treated by oral S – 1 and hepatic arterial infusion (HAI) of low – dose CDDP therapy. Gan To Kagaku Ryoho. 2008; 35 (4): 645. Japanese.

[5] Tsimberidou AM, Fu S, Ng C, Lim JA, et al. A phase 1 study of hepatic arterial infusion of oxaliplatin in combination with systemic 5 – fluorouracil, leucovorin, and bevacizumab in patients with advanced solid tumors metastatic to the liver. Cancer. 2010; 116: 4086 – 94.

[6] Tsimberidou AM, Moulder S, Fu S, Wen S. Phase I clinical trial of hepatic arterial infusion of cisplatin in combination with intravenous liposomal doxorubicin in patients with advanced cancer and dominant liver involvement. Cancer Chemother Pharmacol. 2010; 66: 1087 – 93.

[7] Vauthey JN, Klimstra D, Franceschi D, Tao Y. Factors affecting long – term outcome after hepatic resection for hepatocellular carcinoma. Am J Surg. 1995; 169 (1): 28.

[8] Bruix J, Castells A, Bosch J, Feu F, et al. Surgical resection of hepatocellular carcinoma in cirrhotic patients: prognostic value of preoperative portal pressure. Gastroenterology. 1996; 111 (4): 1018 – 22.

[9] Bruix J. Treatment of hepatocellular carcinoma. Hepatology. 1997; 25: 259.

[10] Edge SB, Byrd DR, Compton CC, AJCC (American Joint Committee on Cancer), et al., editors. AJCC (American Joint Committee on Cancer) cancer staging manual. 7th ed. New York: Springer; 2010. p. 143.

[11] Pawlik TM, Choti MA. Surgical therapy for colorectal metastases to the liver. J Gastrointest Surg. 2007; 11: 1057.

[12] Cady B, Monson DO, Swinton NW. Survival of patients after colonic resection for carcinoma with simultaneous liver metastases. Surg Gynecol Obstet. 1970; 131: 697.

[13] Blumgart LH, Allison DJ. Resection and embolization in the management of secondary hepatic tumors. World J Surg. 1982; 6: 32 – 45.

[14] Jatzko G, Wette V, Muller M, Lisborg P, Klimpfinger M, Denk H. Simultaneous resection of colorectal carcinoma and synchronous liver metastases in a district hospital. Int J Colorectal Dis. 1991; 6: 111.

[15] Finlay IG, McArdle CS. Occult hepatic metastases in colorectal carcinoma. Br J Surg. 1986; 73: 732 – 5.

[16] Scheele J, Stang R, Altendorf – Hofmann A, Paul M. Resection of colorectal liver metastases. World J Surg. 1995; 19: 59 – 71.

[17] Altendorf – Hofmann A, Scheele J. A critical review of the major indicators of prognosis after resection of hepatic metastases from colorectal carcinoma. Surg Oncol Clin N Am. 2003; 12: 165. xi.

[18] Scheele J, Stangl R, Altendorf – Hofmann A, Gall FP. Indicators of prognosis after hepatic resection for colorectal secondaries. Surgery. 1991; 110: 13 – 29.

[19] Lochan R, White SA, Manas DM. Liver resection for colorectal liver metastasis. Surg Oncol. 2007; 16: 33.

[20] KhatriVP, CheeKG, PetrelliNJ. Modernmultimodality approach to hepatic colorectal metastases: solutions and controversies. Surg Oncol. 2007; 16: 71.

[21] Collins JM. Pharmacologic rationale for regional drug delivery. J Clin Oncol. 1984; 2 (5): 498.

[22] Kemeny N, Fata F. Hepatic arterial chemotherapy. Lancet Oncol. 2001; 2: 418.

[23] Kemeny N, Daly J, Oderman P, Shike M, et al. Hepatic artery pump infusion: toxicity and results in patients with metastatic colorectal carcinoma. J Clin Oncol. 1984; 2: 595.

[24] Kemeny N, Seiter K, Niedzwiecki D, Chapman D, et al. A randomized trial of intrahepatic infusion of fluorodeoxyuridine with dexamethasone versus fluorodeoxyuridine alone in the treatment of metastatic colorectal cancer. Cancer. 1992; 69 (2): 327.

[25] Mocellin S, Pilati P, Lise M, Nitti D. Meta – analysis of hepatic arterial infusion for unresectable liver metastases from colorectal cancer: the end of an era? J Clin Oncol. 2007; 25 (35): 5649.

[26] Holen KD, Saltz LB. New therapies, new directions: advances in the systemic treatment of metastatic colorectal cancer. Lancet Oncol. 2001; 2: 290.

[27] Kelly H, Goldberg RM. Systemic therapy for metastatic colorectal cancer: current options, current evidence. J Clin Oncol. 2005; 23: 4553.

[28] O' Connell MJ, Nagorney DM, Bernath AM, Schroeder G, et al. Sequential intrahepatic fluorodeoxyuridine and systemic fluorouracil plus leucovorin for the treatment of metastatic colorectal cancer confined to the liver. J Clin Oncol. 1998; 16 (7): 2528.

[29] Porta C, Danova M, Accurso S, Tinelli C, et al. Sequential intrahepatic and systemic fluoropyrimidine – based chemotherapy for metastatic colorectal cancer confined to the liver. A phase II study. Cancer Chemother Pharmacol. 2001; 47: 423.

[30] Shimonov M, Hayat H, Chaitchik S, Brener J, et al. Combined systemic chronotherapy and hepatic artery infusion for the treatment of metastatic colorectal cancer confined to the liver. Chemotherapy. 2005; 51: 111.

[31] Ducreux M, Ychou M, Laplanche A, Gamelin E. Hepatic arterial oxaliplatin infusion plus intravenous chemotherapy in colorectal cancer with inoperable hepatic metastases: a trial of the gastrointestinal group of the Federation Nationale des Centres de Lutte Contre le Cancer. J Clin Oncol. 2005; 23: 4881.

[32] Adam R, Delvart V, Pascal G, Aleanu A. Rescue surgery for unresectable colorectal liver metastases downstaged by chemotherapy. Ann Surg. 2004; 240: 644.

[33] Kemeny N, Jarnagin W, Paty P, Gonen M, et al. Phase I trial of systemic oxaliplatin combination chemotherapy with hepatic arterial infusion in patients with unresectable liver metastasis from colorectal cancer. J Clin Oncol. 2005; 23 (22): 4888.

[34] Kemeny N, Huitzil – Melendez FD, Capanu M, Paty PB. Conversion to resectability using hepatic artery infusion plus systemic chemotherapy for the treatment of unresectable liver metastases from colorectal carcinoma. J Clin Oncol. 2009; 27 (21): 3465.

[35] Gallagher DJ, Capanu M, Raggio G, Kemeny N. Hepatic arterial infusion plus systemic irinotecan in patients with unresectable hepatic metastases from colorectal cancer previously treated with systemic oxaliplatin: a retrospective analysis. Ann Oncol. 2007; 18: 1995.

[36] Kemeny NE, Gonen M. Hepatic arterial infusion after liver resection. N Engl J Med. 2005; 352: 734.

[37] Jarnagin WR, Gonen M, Fong Y, DeMatteo RP, et al. Improvement in perioperative outcome after hepatic resection: analysis of 1803 consecutive cases over the past decade. Ann Surg. 2002; 236 (4): 397.

[38] House MG, Kemeny N, Jarnagin WR, et al. Comparison of adjuvant systemic chemotherapy with or without hepatic arterial infusion chemotherapy after hepatic resection for metastatic colorectal cancer [abstract]. Presented at the 2009 Gastrointestinal Cancer Symposium; 2009 Jan 15 –17; San Francisco, CA. Abstract 383.

[39] Mariani P, Guetz D, Uzzan B, Nicolas P, et al. Systemic or hepatic arterial chemotherapy after curative resection of liver metastases from colorectal cancer. A meta – analysis of randomized controlled trials. J Clin Oncol. 2008; ASCO Annual Meeting Proceedings (Post – Meeting Edition). 2008; 26 (15S) (May 20 Supplement): 4077.

[40] Cummings FJ, Varker K, Begossi G, Taneja C, Wanebo HJ. Hepatic artery infusion in surgical therapy of hepatic metastases from colorectal cancer. J Clin Oncol. ASCO Annual Meeting Proceedings (Post – Meeting Edition). 2008;

26 （15S）（May 20 Supplement）：15077.

［41］ Tomlinson JS, Jarnagin WR, DeMatteo RP, Fong Y. Actual 10 - year survival after resection of colorectal liver metastases defines cure. J Clin Oncol. 2007；25 （29）：4575.

［42］ Kemeny N, Adak S, Gray B, MacDonald JS, et al. Combined - Modality treatment of resectable metastatic colorectal carcinoma to the liver：surgical resection of hepatic metastases in combination with continuous infusion of chemotherapy - an intergroup study. J Clin Oncol. 2002；20：1499 - 505.

［43］ Lorenz M, Muller HH, Schramm H, Gassel HJ, et al. Randomized trial of surgery versus surgery followed by adjuvant hepatic arterial infusion with 5 - fluorouracil and folinic acid for liver metastases of colorectal cancer. German Cooperative on liver metastases. Ann Surg. 1998；228 （6）：756.

［44］ Kemeny N, Huang Y, Cohen AM, Shi W, Conti JA, et al. Hepatic arterial infusion of chemotherapy after resection of hepatic metastases from colorectal cancer. N Engl J Med. 1999；341：2039.

［45］ Lygidakis NJ, Sjourakis G, Vlachos L, Raptis S, et al. Metastatic liver disease of colorectal origin：the value of local immunochemotherapy combined with systemic chemotherapy following liver resection. Results of a prospective randomized study. Hepatogastroenterology. 2001；48：1685.

［46］ Kemeny NE, Jarnagin WR, Capanu M, Fong Y, et al. Randomized phase II trial of adjuvant hepatic arterial infusion and systemic chemotherapy with or without bevacizumab in patientswith resected hepatic metastases from colorectal cancer. J Clin Oncol. 2011；29 （7）：884.

［47］ Gray BN, Van Hazel G, Hope M, Burton M, et al. Randomized trial of SIR - Spheres plus chemotherapy vs. chemotherapy alone for treating patients with liver metastases from primary large bowel cancer. Ann Oncol. 2001；12 （12）：1711.

［48］ Machi J, Oishi AJ, Sumida K, Sakamoto K, et al. Long term outcome of radiofrequency ablation for unresectable liver metastasis from colorectal cancer：evaluation of prognostic factors and effectiveness in first - and second - line management. Cancer J. 2006；12 （4）：318.

［49］ Grothey A, Sargent D, Goldbert RM, et al. Survival of patients with advanced colorectal cancer improves with availability of fluorouracil - leucovorin, irinotecan, and oxaliplatin in the course of treatment. J Clin Oncol. 2004；22：1209.

［50］ Hurwitz H, Fehrenbacher L, Novotny W, et al. Bevacizumab plus irinotecan, fluorouracil, and leucovorin for metastatic colorectal cancer. N Engl J Med. 2004；350：2335.

［51］ Rougier P, Lepille D, Bennouna J, et al. Antitumor activity of three second line treatment combinations in patients with metastatic colorectal cancer after optimal 5FU regimen failure：a randomized, multicentre phase II study. Ann Oncol. 2002；13：1558.

［52］ Pitot HC, Rowland KM, Sargent DJ, et al. N9841：a randomized phase III equivalence trial of irinotecan （CPT - 11） versus oxaliplatin/5 fluorouracil （FU） / leucovorin （FOLFOX4） in patients with advanced colorectal cancer previously treated with 5FU ［abstract 3506］. Proceeding ASCO 2005.

［53］ Giantonio BJ, Catalano PJ. Meropol NJ High dose bevacizumab improves survival when combined with FOLFOX 4 in previously treated advanced colorectal cancer：results from ECOG study E3200 ［abstract 2］. Proceeding ASCO 2005.

［54］ EORTC 40004. Randomized phase II study investigating the role of local treatment of liver metastases by radiofrequency combined with chemotherapy and of chemotherapy alone in patients with unresectable colorectal liver metastases. Brussel 1200 Bruxelles, Belgique. Open trial from 2002 Apr to 2007 June.

［55］ Talamonti MS, Stuart K, Yao JC. Neuroendocrine tumors of the gastrointestinal tract：how aggressive should we be? In: Perry M, editor. American society of clinical oncology 2004 education book. Alexandria: American Society of Clinical Oncology; 2004. p. 206.

[56] Kleppel G, Perren A, Heitz PU. The gastroenteropancreatic neuroendocrine cell system and its tumors: the WHO classification. Ann NY Acad Sci. 2004; 1014: 13.

[57] Que FG, Nagorney DM, Batts KP, et al. Hepatic resection for metastatic neuroendocrine carcinomas. Am J Surg. 1995; 169: 36.

[58] Kulke MH, Mayer RJ. Carcinoid tumors. N Engl J Med. 1999; 340 (11): 858.

[59] Yao JC, Hoff PM. Molecular targeted therapy for neuroendocrine tumors. Hematol Oncol Clin North Am. 2007; 21: 575.

[60] Chaudhry A, Funa K, Oberg K. Expression of growth factor peptides and their receptors in neuroendocrine tumors of the digestive system. Acta Oncol. 1993; 32 (2): 107.

[61] Kulke MH, Lenz HJ, Meropol NJ, et al. A phase 2 study to evaluate the efficacy and safety of SU11248 in patients with unresectable neuroendocrine tumors (NETs). J Clin Oncol. 2005; 23 (16s): 210s.

[62] Kulke MH, Lenz HJ, Meropol NJ, Posey J, et al. Activity of sunitinib in patients with advanced neuroendocrine tumors. J Clin Oncol. 2008; 26 (20): 3403.

[63] Raymond E, Dahan L, Raoul JL, Bang YJ, et al. Sunitinib Malate for the treatment of pancreatic neuroendocrine tumors. N Engl J Med. 2011; 364 (6): 501.

[64] Phan AT, Wang L, Xie K, et al. Association of VEGF expression with poor prognosis among patients with low grade neuroendocrine carcinoma. Paper presented at annual meeting of American Society of Clinical Oncology; Atlanta, 2006 June 2.

[65] Konno H, Arai T, Tanaka T, et al. Antitumor effect of a neutralizing antibody to vascular endothelial growth factor on liver metastasis of endocrine neoplasm. Jpn J Cancer Res. 1998; 89 (9): 933.

[66] Yao JC, Lombard – Bohas C, Baudin E, Kvols LK, et al. Daily oral everolimus activity in patients with metastatic pancreatic neuroendocrine tumors after failure of cytotoxic chemotherapy: a phase II trial. J Clin Oncol. 2010; 28 (1): 69.

[67] Yao JC, Shah MH, Ito T, Lombard – Bohas C, et al. Everolimus for advanced pancreatic neuroendocrine tumors. N Engl J Med. 2011; 364 (6): 514.

[68] Hodi FS, O' Day SJ, McDermott DF, Weber RW, et al. Improved survival with ipilimumab in patients with metastatic melanoma. N Engl J Med. 2010; 363 (8): 711 –723.

第 32 章　动脉泵灌注化疗

Yasuaki Arai

黄雅琴　吴安乐　翻译　晁明团队　校审

[摘要] 经动脉灌注化疗始于20世纪50年代，是在利用外科导管和泵植入技术的基础上开展起来的。这项技术在80年代因介入放射技术的发展而得到进一步发展。介入的优势在于提供微创和精准的动脉内灌注化疗，包括动脉重分配、经皮导管植入、药物分布管理。一些小型的研究数据表明动脉灌注化疗的有效性，尤其是对转移性肝癌疗效显著，但是，到目前为止还没有此类的大样本数据进一步证明此结果。由于全身系统化疗的进展，动脉灌注化疗在肿瘤学上并没有得到很好的认识。因而，经动脉灌注化疗更需要科学准确的开展。对于正确地评估此治疗方式及体现经动脉灌注化疗的意义，介入医生需要发挥重要作用。

引言

目前经肝动脉灌注化疗并没有被广泛接受，适用范围窄，在大多数结直肠癌肝转移的随机试验中，肝动脉灌注化疗并没有与全身系统化疗进行有效性对比[1-14]。仅一项随机对照研究结果显示经肝动脉灌注化疗的生存期更长，然而并没有强效的化疗药物用于全身化疗组[9]。因此肝动脉灌注化疗在治疗转移性肝恶性肿瘤中的效果并不明确。在这些试验中仅采用了外科方式的药盒植入，即在全麻下开腹将导管经胃十二指肠动脉置入肝动脉，并在腹壁下植入灌注泵。另一方面，介入下灌注泵植入技术成熟[15,16]，具有微创及精准肝动脉灌注化疗的优势。在本章节中，笔者着重从概念、技术及肝动脉灌注化疗泵植入后的疗效方面来介绍。

概念

肝动脉灌注化疗具有较高的抗肿瘤作用，其全身毒性作用小。药理原理可以概括为：药物的首过效应，药物的局部浓聚[17]。在临床治疗中，药物必须仅分布于整个肝脏，而非其他脏器。介入灌注泵植入要明确3个步骤：①动脉重分配；②经皮导管植入；③药物分布评估。完成这些步骤可以使药物得到最优的分布并发挥作用。

技术

（一）动脉重分配

动脉重分配的目的是改变多肝动脉供血为单一动脉供血，可以堵塞从肝动脉分出而给其他脏器供血的动脉（图 32.1）。

Y. Arai

Department of Diagnostic Radiology, National Cancer Center Hospital, Tokyo, Japan

e－mail：arai－y3111@ mvh. biglobe. ne. jp

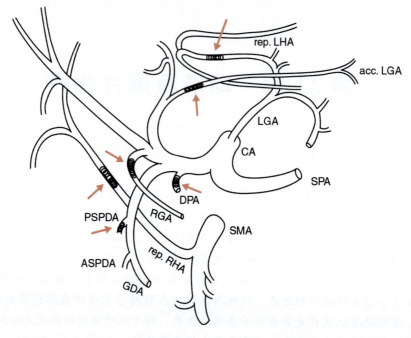

图 32.1 用钢圈使动脉重分配。当留置导管尖端固定于胃十二指肠动脉，钢圈应定位在有箭头的动脉中。**rep. LHA**：异位肝左动脉；**acc. LGA**：副胃左动脉；**LGA**：胃左动脉；**CA**：腹腔干；**DPA**：胰背动脉；**RGA**：胃右动脉；**SMA**：胃动脉肠系膜上动脉；**rep. RHA**：异位肝右动脉；**PSPDA**：胰十二指肠后上动脉；**ASPDA**：胰十二指肠前上动脉。

（二）改变多肝动脉供血为单一供血

将多肝动脉供血转变为单一供血，用于药物灌注以外的肝动脉必须用弹簧圈加以栓塞。发自肠系膜上动脉（SMA）或肝总动脉（CHA）的异位肝右动脉（rep. RHA）、副肝右动脉（acc. RHA）是最常见的栓塞动脉。因肝内动脉间存在沟通，栓塞后的血供区可以经沟通动脉得到血供。而经单一肝动脉供血可确保肝脏灌注完全来自植入的导管。当导管植入到异位动脉，肝动脉则很可能发生闭塞。所以，当同时出现肝固有动脉和异位肝动脉时，应该栓塞异位肝动脉以保证肝固有动脉为唯一供血动脉。

（三）栓塞肝动脉发出的其他供血支

为避免肝脏灌注化疗时发生其他脏器的毒副反应，如胃、十二指肠及胰腺，需要栓塞其供血动脉。胃十二指肠动脉（GDA）、胃右动脉（RGA）、副胃左动脉（acc. LGA）、十二指肠上动脉（SDA）、胰十二指肠上下动脉（PSPDA）及胰背动脉（DPA）是最常需要考虑的靶血管。用微导管系统及微弹簧圈可简单有效地栓塞如胃右动脉之类小动脉，如果微导管难以进入，可以用组织胶替代微弹簧圈。至于组织胶，临床上常用 α－氰基丙烯酸正丁酯（NBCA，n－butyl－2－cyanoacrylate）－碘油混合物（用碘油稀释 2~3 倍）作为栓塞材料。

（四）经皮导管植入

与全麻下外科开腹相比较，经皮导管植入的最大优势在于微创，伴随而来的并发症可能有肝动脉闭塞、导管移位及扭曲。下面介绍三点技巧以防上述并发症。第一，"尖端固定"最重要，肝动脉闭塞原因大多是由于患者的运动及呼吸引起导管尖端反复刺激血管内皮。"尖端固定"是将有侧孔的导管置入胃十二指肠动脉，调整侧孔位置对准肝总动脉，然后用弹簧圈填塞置入胃十二指肠动脉的导管末端。如此可以减少导管尖端对肝动脉的机械刺激。第二，导管在主动脉中预留足够长度，这样可以避免患者运动导致的导管过度紧张，从而减少导管移位的风险。第三，适用于导管横跨运动幅度较大的关节区域（如肩关节及髋关节）。在这种情况下，经锁骨下动脉或腹壁下动脉比经股动脉更有利于防止导管扭曲。如果做好"尖端固定"及主动脉预留长度，即使经股动脉置入导管，扭曲发生率也不多见。掌握以上三点技术，导管置入的并发症发生率可显著降低。

（五）锁骨下动脉入路

左锁骨下动脉入路最常被用来降低脑循环的并发症。传统的方式一般为局麻下在左锁骨下前胸壁处做一个长 3cm、深约 2cm 的小切口，将导管经切口沿锁骨下动脉的分支（如胸肩峰动脉）插入，并将导管结扎固定。在超声或者 X 线透视引导下亦可直接穿刺。两者不同的是，在透视下穿刺需要借助导引导丝。在操作上，直接穿刺与外科切开相比更加简单易行。需要注意的是，如果导管没有被妥善固定，可能会引起出血、导管移位，甚至少见的颅内血栓形成。

（六）腹壁下动脉入路

运用"导丝逆行引导"方法有利于穿刺进入腹壁下动脉。经股动脉穿刺造影后引入导丝，在透视下确定导丝位置，沿导丝置入导管，导丝缓慢退出，则导管可以较容易进入腹主动脉，后将导管固定于合适的动脉旁。

（七）股动脉入路

在介入诊疗中，经股动脉穿刺置入导管与常规造影都是最基本的技术，为了避免出血，需应用小管径的导管及配套的引导系统。

（八）导管置入

内置导管分两种，Anthron PU 导管（B. Braun Medical S. A. S Chasseneuil, France, manufactured by Toray Industries, Inc., Chiba, Japan）和 WS 导管（Piolax Medical Device, Inc., Kanagawa, Japan），两种导管都有很多型号。然而最常用的是一种锥形导管（管径 5F，头端的 20cm 管径为 2.7F）。要求导管必须有侧孔以便于抗肿瘤药物通过，如果没有则需要手工开孔（WS 导管有配套打孔器）。同时，导管的头端也需要修剪到合适的长度以便于固定。根据腹腔动脉及肠系膜上动脉的造影情况，选择最合适的血管，用 0.018 英寸或更细的导丝将导管置入（如果不是锥形导管，可以用 0.035 英寸的导丝）。通常锥形导管置入后不需要将导管远端栓塞。如果是 5F 非锥形导管则需要用同轴导丝将微钢圈送入侧孔以远的导管头端。另外，经左锁骨下动脉入路可以用 5F 曲形长引导套管，以防导管在主动脉弓内扭曲。

（九）头端固定

胃十二指肠动脉是用来固定导管头端最常用的动脉。其他如脾动脉、胃左动脉及副胃左动脉也可以采用。当导管置入胃十二指肠动脉，侧孔需置于肝总动脉，同时用弹簧圈或者组织胶栓塞在胃十二指肠动脉内的导管头端。弹簧圈及组织胶可以经另一入路将导管头端堵塞（图 32.2），也可以用更细的同轴导管跨越侧孔将肠系膜上动脉内的导管头端堵塞（图 32.3）。头端固定好之后，导管需要在主动脉内成袢以防止因患者运动将导管直接推送入肝总动脉（图 32.4）。

（十）导管远端开口栓塞

锥形导管远端的开口一般会由血栓自然闭塞。如果是 5F 非锥形导管，则需要用同轴微导管将弹簧圈置入导管头端进行堵塞。

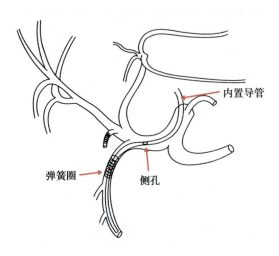

图 32.2　内置导管前端用钢圈固定于胃十二指肠动脉内。

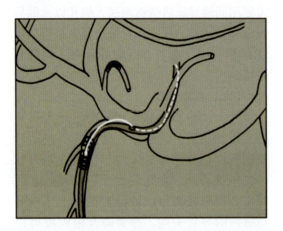

图 32.3　导管在主动脉内成祥（经 Arai Y 许可转载。Interventional radiological procedures for port – catheter implantation. In：Stephen FO，Aigner KR，editors. Induction chemotherapy. New York：Springer；2011）。

（十一）　连接药盒系统

导管近端连接植入式药盒系统。保持导管走行自然可以避免导管扭曲、折断等风险，另外，导管需与大运动关节（如髋及肩关节）保持一定距离。用 Huber – piont 针穿入药盒的覆膜输入化疗药物，治疗结束后，必须用大量生理盐水冲管，每隔 2 周需用 2ml（2000U）肝素冲管以防血栓形成。

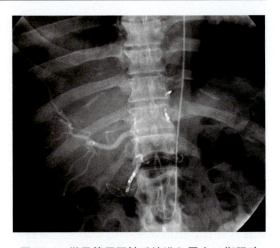

图 32.4　微导管用同轴系统进入胃十二指肠动脉。微导管可通过插入胃十二指肠动脉的同轴导管并通过侧孔（经 Arai Y 许可转载。Interventional radiological procedures for port – catheter implantation. In：Stephen FO，Aigner KR，editors. Induction chemotherapy. New York：Springer；2011）。

（十二）　评价及管理药物分布

长期经肝动脉灌注化疗的患者，由于新的侧支血管形成，原先的导管及药盒系统的灌注分布会发生改变，要保证治疗的效果必须保持药物分布的最优化。

（十三）　评价药物分布

评价药物分布首先要完善经导管药盒系统的 CTA 检查（图 32.5），因为 DSA 对于观察评价肝脏及其他脏器准确的药物分布并不够全面。CTA 造影剂的总量和速率取决于扫描的时间及螺距。通常所用的造影剂浓度为 30%～50%，总量 10～20ml，注射速率 0.5～1.5ml/s。是否达到药物分布最优化取决于 CTA 的强化情况。为防止药物相关副作用的产生，必须全面评估胃壁、十二指肠、胰腺等是否有强化。CTA 的不足在于无法准确评估导管是否存在移位、动脉的狭窄及血流瘀滞。因此，在评价过程中需结合 CTA 和 DSA 检查。

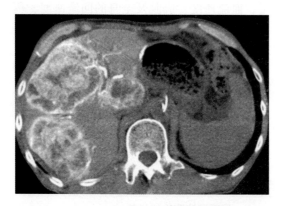

图 32.5 经导管的 CT 血管造影评价药物分布（经 Arai Y 许可转载。Interventional radiological procedures for port – catheter implantation. In：Stephen FO，Aigner KR，editors. Induction chemotherapy. New York：Springer；2011）。

一般每 3 个月需要对导管及血管情况进行 1 次评估，以便监控药物分布。如果患者在灌注化疗后出现腹痛、恶心及发热等症状，应及时进行经导管血管造影，造影中若发现肝脏强化缺损，则应首先考虑侧支供血。选择性的血管造影既可以发现此侧支血供，又可以改变其血流分布。可以发生侧支供血的血管包括腹腔动脉、肠系膜上动脉、膈下动脉、右肾动脉、右肾上腺动脉，甚至是内乳动脉。

造影剂的注射速率最好与灌注化疗的速率相同，这样可以更准确地反映化疗药物在肝内的积聚及分布。如果化疗药物为 5 – FU 或者 5 – FUDR，其灌注速率低于 1ml/min，CTA 无法模拟灌注分布，则可以行 MR 检查获取其药物分布情况[18]。

（十四）药物分布管理

当侧支血管供应部分肝脏，可以将其栓塞以改变血流分布（图 32.6）。然而，侧支血管往往与其他血管存在沟通，单纯的血管栓塞并不一定可以完全阻断其入肝血流。要做到完全栓塞侧支血管，可以用稀释 6～10 倍的 NBCA 胶。当栓塞完全，CTA 可以显示药物分布区域的扩大。

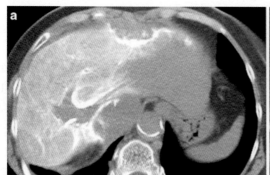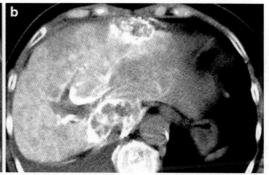

图 32.6 为了药物分布，用 NBCA – 碘油混合栓塞侧支动脉。（a）通过留置导管 CTA 显示肝内见无强化区域。（b）右膈下动脉和左内乳动脉栓塞后 CTA 显示药物分布明显改善，栓塞前无增强区明显强化（经 Arai Y 许可转载。Interventional radiological procedures for port – catheter implantation. In：Stephen FO，Aigner KR，editors. Induction chemotherapy. New York：Springer；2011）。

如果经导管药盒系统 CTA 显示肝外器官发生强化，利用血管造影找出供血动脉并将其栓塞。当微钢圈无法完全阻断血流或者血管太细，则可以用稀释 2～3 倍 NBCA 胶栓塞。

（十五）导管及药盒系统拔除

即使导管头端经过弹簧圈及混合胶的栓塞，在不需要导管系统时也可以拔除。但是必须考虑到导管周围可能有血栓形成[19]。尤其是经左锁骨下动脉置入的导管，不能直接从左锁骨下动脉拔除，而要用圈套器经股动脉将导管拔除。

经肝动脉灌注化疗

经导管灌注化疗的优势在于可以增加病灶局部药物浓度并降低全身系统的药物浓聚。药物的浓度受局部及全身系统的循环血量、血流速度、肝脏及全身的回流速度、药物的代谢及给药方式等因素的影响（表32.1）。多年来肝动脉化疗药物的给药方式有很多种。但是，用于肝动脉灌注化疗的药物及给药方式需要根据临床试验的结果进行。

表 32.1　局部灌注药物的优势

全身清除率 （ml/min）	药物	局部灌注药物的优势	
		脏器血流量（100 ml/min）	脏器血流量（1000 ml/min）
40 000	Thymidine	401	41
25 000	FUDR	251	26
4000	5 - FU	41	5
3000	Ara - C	31	4
1000	BCNU	11	2
900	ADM	10	1.9
400	AZQ	5	1.4
400	CDDP	5	1.4
200	Methotrexate	3	1.2

技术与疗效

在经肝动脉灌注化疗技术中，引导下经皮导管置入技术是相对安全可行的选择[20,21]。已经有大量关于经皮肝动脉导管置入技术的报道，成功率为97%~99%，1年内的有效率为78%~81%[22-24]。为确保肿瘤灌注化疗的精准性，要求医生具有全面的肝动脉解剖知识，了解由血流引起的各种并发症及对灌注装置的管理。在一些关于结直肠癌及胃癌的肝转移患者灌注化疗的报道中，结直肠癌肝转移患者每周5小时持续经肝动脉灌注 5 - FU 1000mg/m^2 的应答率为78%~83%，中位生存期为25.8~26.0个月[25,26]；胃癌肝转移患者用每周用 5 - FU 330mg/m^2、每2周用 MMC 2.7mg/m^2、每4周用表柔比星 30mg/m^2 经肝动脉灌注的应答率为56%~72%，中位生存期为10.5~15个月[27,28]。这些数据都发表于10年前。随着新化疗药物药效的增强及靶向治疗的出现，当前化疗方式已经发生很大改变。最近发表的文献结果显示经肝动脉灌注化疗具有较好前景（表32.2）。然而，用新化疗药物及联合用药经肝动脉导管及药盒系统的疗效还需进一步探索。

表 32.2 肝动脉灌注化疗治疗结直肠癌肝转移的显著结果

参考	方案	中位生存期（月）	注
Kemeny et al. [9]	FUDR HAI + LV + Dex	24.4	RCT
Arai et al. [26]	5 – FU 1000mg/m² /5h qw	26	单臂
Kemeny et al. [29]	FUDR HAI + systemic L – OHP + CPT – 11	36	RCT
Ducreux et al. [30]	L – OHP 100 mg/m² HAI + systemic LV 5 – FU2	27	单臂

参考文献

[1] Hohn DC, Stagg RJ, Friedman MA, et al. A randomized trial of continuous intravenous versus hepatic intraarterial floxuridine in patients with colorectal cancer metastatic to the liver: the Northern California Oncology Group trial. J Clin Oncol. 1989; 7: 1646 – 54.

[2] Kemeny N, Daly J, Reichman B, et al. Intrahepatic or systemic infusion of fluorodeoxyuridine in patients with liver metastases from colorectal carcinoma. A randomized trial. Ann Intern Med. 1987; 107: 459 – 65.

[3] Martin Jr JK, O'Connell MJ, Wieand HS, et al. Intraarterial floxuridine vs systemic fluorouracil for hepatic metastases from colorectal cancer. A randomized trial. Arch Surg. 1990; 125: 1022 – 7.

[4] Chang AE, Schneider PD, Sugarbaker PH, et al. A prospective randomized trial of regional versus systemic continuous 5 – fluorodeoxyuridine chemotherapy in the treatment of colorectal liver metastases. Ann Surg. 1987; 206: 685 – 93.

[5] Kemeny MM, Goldberg D, Beatty JD, et al. Results of a prospective randomized trial of continuous regional chemotherapy and hepatic resection as treatment of hepatic metastases from colorectal primaries. Cancer. 1986; 57: 492 – 8.

[6] Rougier P, Laplanche A, Huguier M, et al. Hepatic arterial infusion of floxuridine in patients with liver metastases from colorectal carcinoma: long – term results of a prospective randomized trial. J Clin Oncol. 1992; 10: 1112 – 8.

[7] Allen – Mersh TG, Earlam S, Fordy C, et al. Quality of life and survival with continuous hepatic – artery floxuridine infusion for colorectal liver metastases. Lancet. 1994; 344: 1255 – 60.

[8] Kerr DJ, McArdle CS, Ledermann J, et al. Intrahepatic arterial versus intravenous fluorouracil and folinic acid for colorectal cancer liver metastases: a multicentre randomised trial. Lancet. 2003; 361: 368 – 73.

[9] Kemeny NE, Niedzwiecki D, Hollis DR, et al. Hepatic arterial infusion versus systemic therapy for hepatic metastases from colorectal cancer: a randomized trial of efficacy, quality of life, and molecular markers (CALGB 9481). J Clin Oncol. 2006; 24: 1395 – 403.

[10] Lorenz M, Muller HH. Randomized, multicenter trial of fluorouracil plus leucovorin administered either via hepatic arterial or intravenous infusion versus fluorodeoxyuridine administered via hepatic arterial infusion in patients with nonresectable liver metastases from colorectal carcinoma. J Clin Oncol. 2000; 18: 243 – 54.

[11] Allen – Mersh TG, Glover C, Fordy C, et al. Randomized trial of regional plus systemic fluorinated pyrimidine compared with systemic fluorinated pyrimidine in treatment of colorectal liver metastases. Eur J Surg Oncol. 2000; 26: 468 – 73.

[12] Reappraisal of hepatic arterial infusion in the treatment of nonresectable liver metastases from colorectal cancer. Meta – analysis group in cancer. J Natl Cancer Inst. 1996; 88: 252 – 8.

[13] Harmantas A, Rotstein LE, Langer B. Regional versus systemic chemotherapy in the treatment of colorectal carcinoma metastatic to the liver. Is

there a survival difference? Meta – analysis of the published literature. Cancer. 1996; 78: 1639 –45.

[14] Mocellin S, Pilati P, Lise M, et al. Meta – analysis of hepatic arterial infusion for unresectable liver metastases from colorectal cancer: the end of an era? J Clin Oncol. 2007; 25: 5649 – 54.

[15] Arai Y, Inaba Y, Takeuchi Y. Interventional techniques for hepatic arterial infusion chemotherapy. In: Castaneda – Zuniga WR, Tadavarthy SM, editors. Interventional radiology. 3rd ed. Baltimore: Williams & Wilkins; 1997. p. 192 – 205.

[16] Arai Y, Takeuchi Y, Inaba Y, et al. Percutaneous catheter placement for hepatic arterial infusion chemotherapy. Tech Vasc Interv Radiol. 2007; 10: 30 – 7.

[17] Collins JM. Pharmacologic rationale for regional drug delivery. J Clin Oncol. 1984; 2: 498 – 504.

[18] Seki H, Ozaki T, Takaki S, et al. Using slow – infusion MR arteriography and an implantable port system to assess drug distribution at hepatic arterial infusion chemotherapy. AJR Am J Roentgenol. 2003; 180: 681 – 6.

[19] Hirota T, Yamagami T, Tanaka O, et al. Brain infarction after percutaneous implantation of port – catheter system via the left subclavian artery. Br J Radiol. 2002; 75: 799 – 804.

[20] Seki H, Kimura M, Yoshimura N, et al. Hepatic arterial infusion chemotherapy using percutaneous catheter placement with an implantable port: assessment of factors affecting patency of the hepatic artery. Clin Radiol. 1999; 54: 221 – 7.

[21] Yamagami T, Iida S, Kato T, et al. Using n – butyl cyanoacrylate and the fixed – catheter – tip technique in percutaneous implantation of a port – catheter system in patients undergoing repeated hepatic arterial chemotherapy. AJR Am J Roentgenol. 2002; 179: 1611 – 7.

[22] Tanaka T, Arai Y, Inaba Y, et al. Radiologic placement of side – hole catheter with tip fixation for hepatic arterial infusion chemotherapy. J Vasc Interv Radiol. 2003; 14: 63 – 8.

[23] Ganeshan A, Upponi S, Hon LQ, et al. Hepatic arterial infusion of chemotherapy: the role of diagnostic and interventional radiology. Ann Oncol. 2008; 19: 847 – 51.

[24] Deschamps F, Elias D, Goere D, et al. Intraarterial hepatic chemotherapy: a comparison of percutaneous versus surgical implantation of port-catheters. Cardiovasc Intervent Radiol. 2010; 34 (5): 973 – 9.

[25] Arai Y, Inaba Y, Takeuchi Y, et al. Intermittent hepatic arterial infusion of high – dose 5FU on a weekly schedule for liver metastases from colorectal cancer. Cancer Chemother Pharmacol. 1997; 40: 526 – 30.

[26] Arai Y, Inaba Y, Matsueda K, et al. Weekly 5 hour hepatic arterial infusion of high dose 5FU for unresectable liver metastases from colorectal cancer in patients without extra – hepatic lesions. (ASCO 1998 abstract No. 1098). ASCO, 1998, p. 285a.

[27] Arai Y, Sone Y, Tohyama N, et al. Hepatic arterial infusion for unresectable liver metastases from gastric cancer. Proc ASCO. 1992; 11: 176.

[28] Kumada T, Arai Y, Itoh K, et al. Phase II study of combined administration of 5 – fluorouracil, epirubicin and mitomycin – C by hepatic artery infusion in patients with liver metastases of gastric cancer. Oncology. 1999; 57: 216 – 23.

[29] Kemeny N, Jarnagin W, Paty P, et al. Phase I trial of systemic oxaliplatin combination chemotherapy with hepatic arterial infusion in patients with unresectable liver metastases from colorectal cancer. J Clin Oncol. 2005; 23: 4888 – 96.

[30] Ducreux M, Ychou M, Laplanche A, et al. Hepatic arterial oxaliplatin infusion puls intravenous chemotherapy in colorectal cancer with inoperable hepatic metastases: a trial of the gastrointestinal group of the Federation Nationale des Centres de Lutte Contre le Cancer. J Clin Oncol. 2005; 23: 4815 – 7.

第 33 章　肝肿瘤的冷冻消融术

Michael J. Hutchinson，Paul B. Shyn，and Stuart G. Silverman

黄雅琴　吴安乐　翻译　晁明团队　校审

[摘要]　冷冻消融技术的原理是通过快速冷冻而杀灭组织。近几十年来，该技术被用于肝转移瘤及肝原发肿瘤的治疗。以前，冷冻消融在外科手术中进行，安全有效。但是仍然有一些常见的并发症，这使我们对于导致并发症发生的生物化学及易感因素有了更好的理解，从而可以更好地选择患者，提高处理并发症的能力。而一些特定的并发症，包括血小板减少、出血及冷休克，是冷消融中比较常见的特异性并发症。临床上通过加强对患者的病情监控来防治及处理此类并发症已有足够多的经验。随着技术的发展，冷消融如今可以在影像引导下经皮进行。冷冻消融区域在 CT 或 MR 图像上显示格外清晰，CT 或 MR 引导能提供给术者精准的消融区监测，这一程度上在术中判断消融区边界和安全方面增加了术者的自信，这是其他消融技术无法比拟的。个性化的冷冻布针及功率实施具有极大的灵活性，可以既避开重要结构，又有利于形成充分的消融边界。冷冻消融导致的疼痛较射频消融轻微，甚至可以对接近膈肌或肝脏周边部位肿瘤实施消融，术中和术后镇痛药剂量也可以明显减少。新一代经皮冷冻消融技术不断提高，并且具备优越的影像引导，使得肝脏恶性肿瘤的微创冷冻消融重新引起研究者的兴趣。

引言

冷冻消融，也称为冷冻疗法，指的是通过快速冷冻将组织破坏的过程。从 20 世纪 60 年代起已经在肝脏、前列腺等多种器官上成功实施。肝肿瘤的冷冻消融治疗已经开展了几十年，在 20 世纪七八十年代得到了更广泛的应用。最开始的术中消融针较粗

（以前称之为外科冷冻手术），当前的冷冻消融是用细的消融针经皮进行消融。冷冻消融系统应用基于液氮或氩气的技术原理，在运用氩气的系统中，利用 Joule – Thomson 效应将消融针尖端的温度降到 – 100℃ 以下[1]。氦气被用于升高消融针的温度，冷冻的消融针通常会黏附于周围组织，运用解冻帮助消融针从组织中移出[1]。冷冻消融的经典运行方式为：最先产生快速冷冻，然后缓慢解冻，再加第二次的快速冷冻，两次冷冻过程相比一次冷冻可以提高消融区域内细胞的死亡率[2,3]。

冷冻消融导致的细胞死亡可分为直接和延迟两种机制。直接机制是指细胞内外结晶

M. J. Hutchinson · P. B. Shyn (✉) S. G. Silverman Division of Abdominal Imaging and Intervention, Department of Radiology, Brigham and Women's Hospital, Harvard Medical School, Boston, MA, USA e – mail：hutch1588@ yahoo. com；pshyn@ partners. org；sgsilverman@ partners. org

形成后的直接细胞损伤。当温度接近 -50℃时，所有恶性肿瘤细胞将受到完全的不可逆损伤直至死亡，但是这种情况会因组织类型、局部因素而改变。在某些环境下，当温度在 -40℃ ~ -20℃就可导致细胞死亡[4]。冷冻消融过程中，最初为细胞外形成冰晶，细胞外的渗透压升高，使细胞内失水，从而影响细胞内代谢而导致死亡[5]。细胞内冰晶形成导致周边细胞的细胞器及细胞膜晶解，细胞死亡[4,6]。相比于利用液氮的冷冻系统，当前的利用氩气的系统具有更高的冷却率，可以加速细胞内结晶。延迟机制的原理在于微循环损伤所致的血液淤滞及缺血。同样地，炎性改变、细胞因子相关作用、免疫介导机制以及细胞凋亡都可能导致细胞死亡[4]。组织的损坏程度随着更高的冷却率，更低的温度，更长的冷冻持续时间，更慢的解冻速度，冷冻 - 解冻循环的重复等不断加强[4]。

冷冻外科手术时期

冷冻术是最初可以明确进行手术切除的肝恶性肿瘤患者的一种可替代手术方式，至少占总肝肿瘤手术量的 10% ~ 25%。适用于肿瘤较大、位置较复杂及多发占位的不适合常规手术切除的患者。一般瘤体在 5 ~ 10mm 时，早期的冷冻消融针就需要在外科手术下进行，术中超声有助于实时观察消融过程。随着技术的发展，冷冻消融已可以在腔镜下进行[7]。肝冷冻术的早期研究显示，25% ~ 37.7%的患者术后无瘤生存期为 1 ~ 2 年，50% ~ 70%的患者无瘤生存期超过 2 年[8-10]；而不经过任何治疗的患者 5 年生存率仅为 1%[11]。

在一项关于不可切除肿瘤患者的大型随机对照研究中，冷冻术（不论之后有无进行外科切除）比单独接受外科切除手术的患者生存期更长[12]。因此，冷冻术对于不可切除肝肿瘤患者是明确有效的。

外科冷冻术后局部复发率变异很大，波动于 14% ~ 42% 之间[13-16]。其中转移瘤的复发率高于原发性肿瘤如肝细胞癌[14]。许多外科手术研究很难分析的原因在于除了冷冻治疗外，外科手术和一些其他治疗也被纳入，还有同一研究中混合了不同肿瘤类型。所以在缺乏对于冷冻治疗和其他如射频消融等治疗方式随机对照研究，以及各种不同肿瘤类型、不同研究条件的情况下，很难科学地分析冷冻治疗和射频消融治疗的复发率差异。但是，在一项对 146 位原发及转移性肝癌患者的非随机对照研究中，冷冻术后的原位复发率为 13.6%，射频消融的复发率为 2.2%[13]。复发病例的大多数转移灶均邻近大血管，表面大血管对冷冻术的升温作用影响了局部的疗效，这种大血管的能量传递在射频消融中同样存在，所以大血管因素则不计入影响产生复发率差异的因素。而术中超声下无法观察在冰球远侧的边界也许是复发率较高的一个因素。术中超声可以看清冰球的前缘，而后方的形态会被远处的声影干扰。

无论是开腹手术还是腹腔镜下的冷冻术，对不可切除的肝肿瘤治疗均是有效的，但也易引起一些并发症。最严重的并发症包括弥漫性血管内凝血（DIC）、血小板减少、感染、肾功能衰竭、低体温、出血（常因肝包膜破裂引起）。主要并发症的发生率高达 15% ~ 50%，死亡率达 1% ~ 3%[13-16]。并发症导致死亡的大多数原因是肿瘤或肝脏被过度冷冻[13,16]，输血并不能让患者的情况好转[17]。

这些早期的冷冻术并发症发病率引发了进一步的研究，并由此提高了对冷冻消融的生物化学效应的认识。血小板减少是肝冷冻术后的一种最常见的并发症[12-16,18]。冷冻消融术后的血小板减少的机制或许部分归因于冷冻区域对血小板截留和网状内皮系统内血小板隔离[19,20]。

肝冷冻消融术后另一个已知的效应就是肌红蛋白血症和肌红蛋白尿。尽管肝脏不含有肌细胞和肌红蛋白，但在消融后血浆内的肌红蛋白含量升高[8,13,14]。早期开腹冷冻术后几乎所有病例均发生肌红蛋白尿，为防止此并发症，需要注意碱化尿液及利尿[8]。肌红蛋白尿现象很短暂，随后肾小管会被肌红蛋白堵塞，导致永久性的肾功能损害，为防止出现肾功能衰竭必须及时进行碱化尿液及利尿[8]。肾脏损伤的严重程度与消融组织的多少有关，消融的肿瘤体积越大，造成的肾脏损伤程度越重[21]。

全身多脏器衰竭，或称冷休克是肝脏大容积冷冻消融造成的最严重并发症，但幸运的是它并不常见。冷休克是发生于冷冻消融中的特有的并发症，在其他消融方式中不出现。冷休克由多种症状组成：胸腔积液、血小板减少、DIC、急性肾功能衰竭、肌红蛋白血症、肝功能衰竭、急性呼吸窘迫综合征（ARDS）以及找不到病原的类似感染性低血压症状。其中血小板减少是最常见的症状[14]。在 20 世纪 90 年代末，有学者对外科冷冻术的病例进行了大规模研究，发现冷休克的发生率在 1% 左右，其中死亡率达 30%[14]。冷休克的发生也许和治疗后炎性细胞因子释放的程度有关，包括肿瘤坏死因子 - α（TNF - α）和白细胞介素。已有文献报道，冷冻消融治疗后死亡病例均与出血或冷休克相关[14,22]。

经皮冷冻消融术

正如前面所述，肝脏冷冻外科治疗选用液氮作为冷冻源，其所使用的冷冻消融针需要大管径消融针，直径为 3 ~ 10mm[23]。随着技术进步，运用氩气消融可以选用更细的冷冻针，现在，消融针可以细到 17G。随着消融针管径的不断缩小，20 世纪 90 年代后

期开始，经皮途径逐渐替代了经外科手术或腹腔镜[24]的途径。另外，经皮冷冻消融的开展也得益于超声、CT 及 MR 图像引导技术的发展（表 33.1）[25]。MRI 是冷冻消融最理想的引导方式，因为超声不能观察整个冰球的形态，CT 上肿瘤和冰球均表现为低密度。而在常规 MR 成像序列上，冰球表现为信号缺失，肿瘤在 T2 上为高信号而很容易分辨。介入专家们可以准确判断何时肿瘤得到根治。

表 33.1　用于指导肿瘤冷冻消融的横截面成像模式的特征

可视化	US	CT	MRI
组织改变	是	是	是
整个冰球	否	是	是
冰球和肿瘤	否	否	是
实时化	是	否	是
多维成像	是	是	是

有效影像引导消融要求图像能提供全面可视化的肿瘤和消融效果。特别是，只有 MRI 最适合区分肿瘤与冷冻治疗效果。另外，因为存在对患者和介入医师的辐射暴露风险，利用 CT 透视功能实时 CT 扫描只能一定程度上应用［Modified and reprinted from Academic Radiology, 12（9），Silverman, Tuncali, Morrison, MR Imaging - guided Percutaneous Tumor Ablation, September 2005, with permission from Elsevier］

现在，在一次消融过程中，如果病灶较大，可以使用多根冷冻消融针进行经皮消融。当病灶大于 1cm 就有可能需要不止一根消融针。与单针相比，多根消融针同时消融可以形成温度更低、面积更大的均匀低温区域[26,27]。两家主要的冷冻消融设备厂商位于美国，运用氩气进行冷冻降温，氦气进行升温。消融针的种类繁多，除了针管以外，还有活性头端的长度，这两个因素均与所产生的冰球体积有关。如果用一根 17G、活性头端长度为 30cm 的消融针进行消融，

可以产生消融垂直直径约为 2cm、水平 3cm 的冰球。当 3 根消融针间隔 1.5cm 平行放置消融后可产生垂直直径 4cm、水平 4.5cm 冰球。如果用一根 4cm 活性头端的单针消融可产生垂直直径 3cm、水平 4.5cm 冰球。如果 3 根消融针平行放置可产生 5cm×16cm 冰球。治疗后最终形成冰球大小还受诸多因素的影响，如消融器官、肿瘤、组织灌注、有无邻近大血管，目前有可以容纳 25 根消融针的冷冻消融装置，但是有研究发现当消融针超过 7~10 根后，冷冻消融针的独立冷冻能力开始下降。消融针可以直的或者经 90°角处理。直角探针对于体型较大的患者特别有益，此类患者与 CT 机床边缘之间的距离较短。磁共振兼容的 17G 消融针目前也有经 90°成角处理的消融针。在标准孔 MR 扫描引导下经皮冷冻消融中有特殊的作用：在消融针内置入或是冰球旁单独放置热敏元件以便监控冰球边缘或重要结构[26,28]。

冷冻消融的优点

冷冻消融相比其他消融方式的最大优势在于可以实时监控冰球的形成及整个治疗过程（表 33.1）。实时监控冰球的形成对于介入医师来说更有利于将肿瘤进行完全冷冻，并且在对正常肝脏伤害最小的情况下保留足够的安全边界。术中超声有利于冷冻消融针准确、快速地穿刺入肝内病灶，但是超声的不足在于冰球形成后造成的后方声影会影响对消融边界的评估[7]。

在 CT 平扫中，冰球的密度明显低于正常肝实质。少数情况下，冰球内含有脂肪和骨组织，冰球在 CT 上的表现会不那么典型。如果有必要，在术前可以在周围脂肪组织中注射生理盐水以增强对比[25]。

在常规的 MR 序列中，类圆形或泪滴形的冰球都表现为信号缺失。MR 在任何成像序列及软组织类型内均能很好地显示冰球，消融术后区域增强后无明显强化[29,30]。因此，MR 在消融过程中对消融区域的显示监控效果突出。

CT 及 MR 图像中优良的冰球显示有助于介入医师减少术中并发症。通过对冰球边缘零度等温线的监控，防止冰球波及周围重要结构。如果需要根据肿瘤的形态及周围结构调整消融区域，则可通过降低消融针内气体的流速压力实现。当消融针内的气流改变，其活性头端的温度和由此产生的冷冻范围也随之改变。比起其他消融，冷冻消融能直接在影像下实时监控整个过程的特点，使介入医师对肿瘤消融的区域边界的判断更自信（图 33.1）。与绝大多数射频消融不能在术中接受 MR 相比，冷冻消融本身特别适用于 MR 环境操作。

冷冻消融比射频消融操作更加简便，术后疼痛较轻微。一项对经皮消融小胃癌患者的研究发现在整个手术及术后过程中，冷冻消融组所需的止痛药物少于射频消融组[31]。关于肝脏冷冻消融的文献不多，但笔者观察发现肝脏冷冻消融术后的疼痛同样低于射频消融患者。当肿瘤靠近肝包膜或横膈，采用射频消融可能导致患者剧烈疼痛，而冷冻消融在冰球超过横膈或覆盖部分肺实质的情况下也不会引起剧痛。冷冻消融伤及横膈可引起胸腔积液及血肌红蛋白的升高，但极少引起疼痛、气胸及其他临床并发症[30,32]。

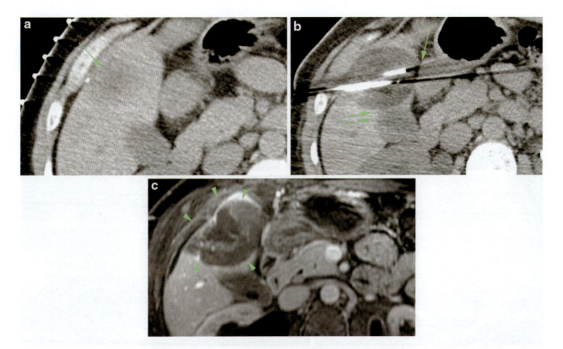

图 33.1　女性，46 岁，有卵巢乳头状腺癌转移史，盆腹部多次手术切除史，发现肝ⅣB 段进行性增大转移灶。（a）位于胆囊前上方 3.5cm 肿块（箭头）近胃窦。（b）用 4 根冷冻针覆盖肿瘤并在四周形成 5.0mm 边界。低密度冰球靠近肝包膜（箭头），以确保足够的边缘又不累及胃窦。冰球可以紧靠胆囊壁（双箭头），因为肝表面没有冰球延伸到胆囊壁。（c）第二天早上行增强磁共振见一个完全覆盖肿瘤的无强化区（三角箭）。轻度的残余强化很常见，在数周或数月内逐步消失。胆囊和胃没有累及。冰球通过肝包膜向邻近体壁传播以保证包膜下肿瘤完全消融，而不引起不良后遗症。

经皮冷冻消融还可安全有效地用于治疗腹膜转移，主要来源于卵巢癌，也有可能转移至肝脏[33]。这些肿瘤可以广泛地分布于腹膜表面、局部横膈、体壁、肝脏及肺。任何情况下，都需要对冷冻消融针仔细计划后布针，形成完全覆盖肝周或外生性肝癌的冰球。之后冰球的形态将被监控，直至形成足够的安全边界（图 33.2）。冷冻消融治疗妇科肿瘤肝周转移灶的复发率低于 10%，并且可以缓解疼痛，有数据表明在治疗妇科肿瘤转移的病例中。化疗和局部消融结合治疗有协同作用[33]。

不同于射频消融设备，在大的病灶中冷冻消融可用多针进行同时消融，而射频消融则只能采用单针。因为冷冻消融可以在图像监控下对多发病灶或单个大病灶进行多针同步的循环冷冻－解冻－冷冻的过程，而不是射频消融单纯多倍能量叠加的过程。

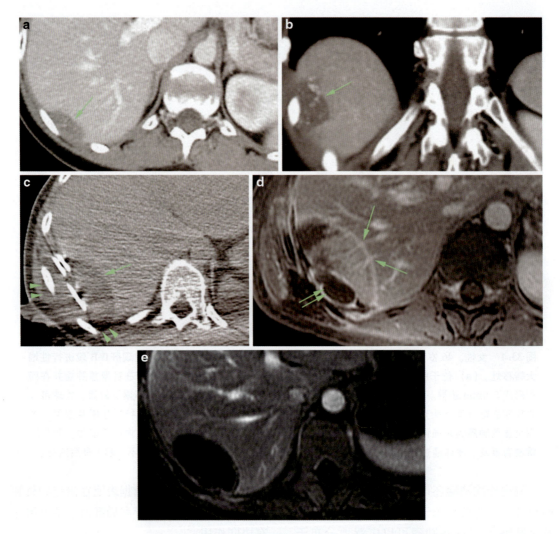

图 33.2　女性，50 岁，确诊为腹膜低分化苗勒管癌 2 年余。盆腔复发手术切除后，冷冻治疗位于肝右叶与右膈肌下方的转移灶。（a）增强 CT 显示肿瘤大小为 1.5～3.7cm。（b）冠状位 CT 显示肿瘤内钙化和最大径 3.7cm。（c）冷冻消融过程中 CT 平扫显示冰球向肝内（箭头）和侧壁（三角箭头）扩展，确保病灶周围足够的安全边界。（d）第二天增强核磁共振显示中央无强化消融区（双箭头）伴周边环形强化。消融边界（箭头）内有未栓塞的血管穿过。这些血管分布在消融区边缘充血区。要注意肝消融区斑片状残留强化会随着时间消退。冰球扩展到体壁，但不允许累及皮肤。（e）6周后，MR 增强 T1 加权显示整个消融区未见强化。

冷冻消融的缺点

　　冷冻治疗最初应用于不可切除的肝癌患者，到目前为止，因为其并发症发生率及射频消融的普及性，冷冻治疗仍然未被广泛采用。以前并没有关于经皮射频消融及冷冻消融治疗的安全性、有效性的大规模随机对照研究，射频消融依然是以前最主要的消融方式。关于经皮图像引导下冷冻消融的安全性、有效性数据近年来已经开始收集[30,33-36]。同时，必须要考虑到冷冻消融的缺点。

如前所述，冷冻消融会引起血小板减少，所以在治疗后需防止患者的血小板过低。血小板减少的程度和治疗后的血浆 AST 水平密切相关，而术后的 AST 升高则源于消融后肝细胞的损害程度[3,18,20]。所以，合理消融肝组织，可以避免血小板减少[18]。如果血小板 $< 50 \times 10^9/L$，需用血小板输注纠正。文献报道血小板减少在既往冷冻术中的发生率高达 44%，一些关于经皮冷冻消融的小型研究并没有将其作为常见问题进行报道，其发生率在 0 ~ 18%，并且不需要血小板输注[16,18,30,34]。但是文献报道过经皮冷冻消融后出现 DIC 的病例，经过血小板输注后抢救成功[18,36]。最早的外科文献报道，经皮冷冻消融后可发生冷休克，但是发生率明显低于外科手术后报道的 1%，原因可能是消融体积较小，对正常肝组织的损伤小，以及其他与非外科手术相关的因素[35,37]。

冷冻消融的潜在出血风险概率比其他消融方式更大，遗憾的是目前没有足够的数据证实。以往的开腹手术可以导致出血，肝包膜破裂出血要求严格的肝脏手术缝合。利用细冷冻针经皮穿刺肝时注意避开肝门，一般不会出现大量出血。笔者在对肝包膜下病灶进行消融后没有出现过严重出血，也许穿刺本身不足以使肝脏破裂变形，而外科术后的肝 - 气界面会增加肝破裂风险。当前的冷冻针不同于射频针，它没有特异性的穿刺痕迹，现在正在研究各种新型冷冻针。然而并没有可信的随机对照研究将经皮冷冻消融和射频消融的出血程度作比较。一项猪的模型实验显示，13G 冷冻针的出血风险稍高于单根 17G 射频消融，但是这项试验的高出血风险的原因很可能是由于冷冻针的管径较粗。考虑到当前临床上的冷冻消融针已经很细，所以不需要太过担心出血问题[38]。

在肝硬化的患者中，肝脏出血及肾功能损伤的风险增大。而这些肝硬化患者出血的原因往往不是冷冻消融针的使用，而是其本身肝功能受损[22]。考虑到出血因素，临床上对严重肝硬化患者接受冷冻消融比较谨慎。目前尚无研究对有无肝硬化患者进行冷冻消融后并发症发生率进行对比。但有研究表明，对冷冻消融肝细胞癌及结肠癌肝转移治疗后的并发症的发生率及死亡率无明显差异[36,37,39]。对于 Child - Pugh C 级的肝硬化患者，由于其肝功能低储备及全身状态差，故一般不适用任何消融治疗。如果肝硬化患者不伴有凝血功能不全、血小板减少、肾功能不全及肝功能低于 C 级等情况，可以选择性地进行冷冻消融。与 RFA 相比，如果要发挥冷冻消融在实时监控安全性方面的优势，必须要对患者进行个性化方案的消融。以往对于肝硬化患者接受冷冻消融的概念已经过时，现在的冷冻消融针不同于以前的粗管径，穿刺进入纤维化的肝组织并不困难[22]。

冷冻消融还可引起肌红蛋白血症及肌红蛋白尿，最终导致肾功能衰竭[36]。在消融范围较小，且术后处理正确的情况下，发生肾功能衰竭的病例很少。发生肌红蛋白尿的处理方式应为水化、利尿及碱化尿液[18,36]。

相比于 RFA，冷冻消融的另一不足是手术过程相对较长。射频消融中，对于直径不大于 3cm 病灶用水冷式集簇针消融的治疗最快只需要 12 分钟。对于冷冻消融，单针消融仅适用于 1cm 左右的病灶，直径 3cm 的病灶至少需要 2 ~ 3 根冷冻消融针。在 CT 或 MR 引导下进行多根冷冻消融针的放置需要耗费很长时间。在冷冻消融中，15 分钟的冷冻—10 分钟解冻—15 分钟的冷冻循环的总耗时就有 40 分钟。但是在用多针冷冻同步消融大病灶时所用的冷冻循环耗时，比射频多次覆盖消融的耗时要少。用超声引导冷冻针的首次置入也可能降低消融耗时。

关于经皮冷冻消融的报道很有限，少量的统计显示其 1 年的复发率为 23% ~ 53%[34-36]。一项关于 64 名患者经皮 RFA

及冷冻消融的配对研究显示两者的成功率类似，而并发症发生率在冷冻消融中稍高，但没有统计学差异。冷冻消融组的复发率为53%，射频消融组为18%，两者具有统计学差异。但是在1年生存率方面无统计学差异，冷冻消融组生存率稍高[37]。也许，冷冻消融在CT或MR引导下可实时监控消融区域的优势反而成为高肿瘤复发的因素，但是目前没有明确的证据证实这种猜测。

冷冻消融设备的购置成本高于射频设备，在保养维护上冷冻消融也比微波及射频系统更昂贵、更复杂。由于冷冻消融通常需要多根消融针，并且保存氩氦气体需要额外的花费，所以冷冻消融术的总费用会高于射频消融。

经皮肝冷冻消融过程

（一）围手术期注意事项

在评估患者肝脏冷冻消融可行性时，首先应对肿瘤的恶性程度进行分级。PET/CT检查有助于发现肝外病灶，随后进行腹部增强CT/MR评估病灶的具体数量、大小、部位，同时也预先评价潜在肝穿刺入路。图像上也能观察肿瘤近侧的重要结构，如横膈、肠道、肾上腺、胆囊及门静脉。对于绝大多数肝消融技术来说，胆肠吻合术是禁忌证，胆道阻塞是相对禁忌证，因为可增加细菌播撒危险和肝脓肿形成。

肿瘤的大小决定术中冷冻针的数量及类型。在选择穿刺路径时，切忌将冷冻针刺入或穿过肝门交汇区域。如果病灶位于肝包膜下，在穿刺中需注意经部分正常肝脏后再进入肿瘤，这样可以最大程度降低腹膜种植及穿刺富血供肿瘤出血的概率。最合适的布针方式应该是间隔1.5cm左右平行布针，间隔不要超过2cm[40]。当消融针之间的距离超过2cm，会使冷冻针之间的消融区域坏死不完全[27]。需要注意的是，肿瘤的坏死边界在可视的冰球边缘以内5mm或更内部的区域。冰球的外缘代表0℃的等温线，此边界需与附近的重要结构保持安全距离。在球形病灶中，消融针放射样分布在病灶内，相隔距离 <1cm。通常冷冻针的所需数量为病变直径（cm）+1。举个例子，如果肿块不大于1cm，则需要1~2根冷冻针；如果肿瘤直径为3cm，所需消融针为4根；直径为5cm，则需6~7根消融针。冷冻针类型、肿瘤形状、与附近重要结构的比邻关系以及肿瘤的血流灌注都是影响冷冻针使用数量的因素。除了冷冻-解冻循环的次数与时间可以调整外，气体的流速和压力也可以不断调节来调整冰球的大小和形状。

手术前必须完善实验室检查，包括全血细胞计数及凝血参数，凝血酶原时间检测国际标准化比值小于1.5的患者血小板计数不得少于 $150 \times 10^9/L$。术前的红细胞压积最好在30%以上。理想的部分凝血活酶时间（PTT）需要低于标准正常值1.5倍以内。除非用于二级预防，华法林、低分子肝素、乙酰水杨酸类、氯吡格雷和其他抗凝药在术前必须停药。如果实在不能停药，比如近期接受冠脉支架置入术后，经皮消融手术可以另行考虑。或者选用替代方案，或许经心血管和血液科专家会诊后选用肝素桥接策略将予以考虑。肝硬化或肝癌患者需要检查肝酶指标，尤其是血清胆红素及白蛋白，这两项指标还可用于肝脏的Child-Pugh评分。肝功能C级患者不适宜消融治疗。术后的肾功能必须足够代偿，最好评估一下其肾小球滤过率是否在正常范围。

麻醉计划设计中，用芬太尼和咪达唑仑的经静脉意识镇静（IVCS）、麻醉监护（MAC）以及全身麻醉均是可选的方法。由于冷冻消融导致的疼痛较其他消融方法轻，IVCS适合小病灶或大多数外周肿瘤，MAC及全麻一般应用于大病灶、穿刺部位进入困难或手术时间可能延长的患者。

在 MR 引导下进行经皮冷冻消融手术要求所有的团队成员细心参与计划，包括介入医师、麻醉医师、物理师、护士及技术人员。在磁共振环境中使用的所有设备都必须是磁兼容的。冷冻消融装置及磁兼容贮气罐必须放置在介入磁共振室的外面，而外围装备则可以放置在介入磁共振室里面[25]。

（二）术后护理

手术后，患者在复苏室内监测生命体征。在术后 2 ~ 18 小时需要对血常规、血清肌红蛋白、基础代谢指标及肝酶进行全面检查。我们过夜观察患者，如果患者的血清肌红蛋白量 > 1000ng/ml，应及时进行静脉水化及碱化尿液，我们治疗这种肌红蛋白血症的用药方法是：将 150Meq 碳酸氢钠加入每升含 5% 葡萄糖的注射液中，并以 150ml/h 的速度静滴将患者水化，也可用甘露醇加强利尿[18]。如果怀疑患者出现气胸，应随访胸部摄片。

如前所述，消融术后一般会出现血小板数量减少。血小板最低值一般出现在术后 1 ~ 3 天，并在 1 ~ 2 周内恢复正常[18]。当患者血小板 < 50×10^9/L 时应输注血小板。

虽然冷冻消融引起的疼痛不如射频消融剧烈，但是患者在冷冻消融术后仍会有疼痛感。在笔者医院，对于冷冻消融术后的疼痛通常用吗啡或氢化吗啡酮静注，必要时可用患者镇痛（PCA）系统缓解患者疼痛。

手术后的第一个早上行增强 MR 或 CT 检查评价消融效果，评估潜在并发症，为以后随访图像提供基线对比依据。增强 CT 或 MR 可以很清晰地显示区域，消融术后即刻图像评价的主要特征指标是消融区域的大小及肿瘤边缘形成的边界。理论上，消融区域应该完全覆盖并且大于病灶[41]。在笔者医院，一般都将 MR 检查作为首选。

消融区域在 MR T1 加权增强上表现为相对正常肝实质更低信号。此现象很可能与术中冰球引起的无信号区有关[30]，这与病理上相应区域的凝固坏死相吻合[42]。在早期的术后 MR 随访中，消融区域可能因水肿、液化坏死及肉芽组织形成引起 T2 信号升高[42,43]。

在术后 24 小时的钆基造影剂增强 MR 图像上可以观察到冷冻消融区域在解冻后出现再灌注现象。随着时间流逝消融区域的强化程度慢慢降低，这种 MR 图像上的演变过程和文献报道的肾肿瘤冷冻消融的过程类似[44]。只要在消融中做到完全消融并形成足够的边界，这些残余的强化表现与肿瘤复发无关。笔者在研究中发现术后 24 小时增强 MR 的强化峰值时间要迟于术后动态扫描的强化峰值时间，原因可能是血管结构损伤之后的再灌注。术后即刻的正常强化方式应是消融区域周围充血产生的环形强化[42]。这圈强化环并不代表肿瘤残余或包膜形成，它的形成与射频消融后的区域环形强化类似。在术后的影像随访中，如果出现消融区域周边结节状强化灶或消融区域增大，则需高度怀疑肿瘤复发[43]。需要注意的是，随访中发现消融区域的增大提示肿瘤复发，但是消融区域的感染或液化也可以导致其增大，而非考虑复发。

冷冻消融区域在增强 CT 中表现为边界清晰的相对低密度区。这些区域的形态依冰球形状不同而不同，可呈圆形或泪滴形。相对低密度的病理基础为凝固坏死，而平扫中显示高密度区则表示相应组织干性坏死或内部少许出血。在消融术后的前几天区域内可能会含有因坏死而形成的小气泡影。如果气泡在之后的几周内仍未吸收，则叠加感染可能已经发生[41]。术后的影像检查在术后 24 小时，3、6、9、12、18 及 24 个月。如果没有复发，这些影像图像的消融区域应随时间而缩小。另外，冷冻消融后有可能出现胆管扩张，原因可能是消融过程中胆管的损伤，或是原发肿瘤造成胆道梗阻。

总体上讲，对于肝脏原发或转移性肿瘤

在影像引导下经皮冷冻消融方式是安全有效的。与射频消融相比，冷冻消融在患者选择标准及术后处理问题时并不相同，并且冷冻消融的费用高于射频消融。但是，冷冻消融的优势在于：术中消融带形成的高可视性；术中和术后疼痛轻；能对邻近横膈病灶进行治疗。随着以往外科冷冻术慢慢退出历史舞台，及越来越多的患者在影像引导下经皮穿刺冷冻消融的开展，微创的冷冻消融方式正在成为治疗肝恶性肿瘤的主要热点。

参考文献

[1] Mala T. Cryoablation of liver tumours – a review of mechanisms, techniques and clinical outcome. Minimal Invasiv Ther. 2006; 15: 9 – 17.

[2] Neel HB, Ketcham AS, Hammond WG. Requisites for successful cryogenic surgery of cancer. Arch Surg. 1971; 102: 45 – 8.

[3] Stewart GJ, Preketes A, Horton M, Ross WB, Morris DL. Hepatic cryotherapy: double – freeze cycles achieve greater hepatocellular injury in man. Cryobiology. 1995; 32: 215 – 9.

[4] Gage AA, Baust J. Mechanisms of tissue injury in cryosurgery. Cryobiology. 1998; 37: 171 – 86.

[5] Whittaker DK. Mechanisms of tissue destruction following cryosurgery. Ann Roy Coll Surg Eng. 1984; 66: 313 – 8.

[6] Mazur P. The role of intracellular freezing in the death of cells cooled at supraoptimal rates. Cryobiology. 1977; 14: 251 – 72.

[7] Gilbert JC, Onik GM, Hoddick WK, et al. Real time ultrasonic monitoring of hepatic cryosurgery. Cryobiology. 1985; 22: 319 – 30.

[8] Onik GM. Cryosurgery of liver cancer. Semin Surg Oncol. 1993; 9: 309 – 17.

[9] Ravikumar TS, Steele Jr G, Kane R, King V. Experimental and clinical observations on hepatic cryosurgery for colorectal metastases. Cancer Res. 1991; 51: 6323 – 7.

[10] Zhou XD, Tang ZY, Yu YQ, Ma ZC. Clinical evaluation of cryosurgery in the treatment of primary liver cancer: report of 60 cases. Cancer. 1988; 61: 1889 – 92.

[11] Wagner JS, Adson MA, Van Heerden AJ, Adson MH, Ilstrup DM. The natural history of hepatic metastases from colorectal cancer: a comparison with resective treatment. Ann Surg. 1984; 199: 502 – 7.

[12] Korpan NN. Hepatic cryosurgery for liver metastases: long – term follow – up. Ann Surg. 1997; 225: 193 – 201.

[13] Pearson AS, Frencesco I, Fleming D, et al. Intraoperative radiofrequency ablation or cryoablation for hepatic malignancies. Am J Surg. 1999; 178: 592 – 8.

[14] Seifert JK, Morris DL. World survey on the complications of hepatic and prostate cryotherapy. World J Surg. 1999; 23: 109 – 14.

[15] Ruers TJM, Joosten J, Jager GJ, Wobbes J. Long – term results of treating hepatic colorectal metastases with cryosurgery. Brit J Surg. 2001; 88: 844 – 9.

[16] Bilchik AJ, Wood TF, Allegra D, et al. Cryosurgical ablation and radiofrequency ablation for unresectable hepatic malignant neoplasms: a proposed algorithm. Arch Surg. 2000; 135: 657 – 64.

[17] Kerkar S, Carlin AM, Sohn RL, et al. Long – term follow up and prognostic factors for cryotherapy of malignant liver tumors. Surgery. 2004; 136: 770 – 9.

[18] Nair RT, Silverman SG, Tuncali K, Obuchowski NA, VanSonnenberg E, Shankar S. Biochemical and hematologic alteration following percutaneous cryoablation of liver tumors: experience in 48 procedures. Radiology. 2008; 248: 303 – 11.

[19] Pistorious GA, Alexander C, Krisch CM, et al. Local platelet trapping as the cause of thrombocytopenia after hepatic cryotherapy. World J Surg. 2005; 29: 657 – 61.

[20] Cozzi PJ, Stewart GJ, Morris DL. Thrombocytopenia after hepatic cryotherapy for colorectal me-

tastases：correlates with hepatocellular injury. World J Surg. 1994；18：774 – 6.

[21] Sohn RL, Carlin AM, Steffes C, et al. The extent of cryosurgery increases the complication rate after hepatic cryoablation. Am Surg. 2003；69：317 – 22.

[22] Wong WS, Patel SC, Cruz FS, Gala DV, Turner AF. Cryosurgery as a treatment for advanced stage hepatocellular carcinoma. Cancer. 1998；82：1268 – 78.

[23] Ross WB, Horton M, Bertolino P, Morris DL. Cryotherapy of liver tumours：a practical guide. HPB Surg. 1995；8：167 – 73.

[24] Adam R, Majno P, Castaing D, et al. Treatment of irresectable liver tumours by percutaneous cryosurgery. Br J Surg. 1998；85：1493 – 4.

[25] Silverman SG, Tuncali K, Morrison PR. MR imagingguided percutaneous tumor ablation. Acad Radiol. 2005；12：1100 – 9.

[26] Hinshaw JL, Lee FT. Cryoablation for liver cancer. Tech Vasc Interv Rad. 2007；10：47 – 57.

[27] Permpongkosol S, Nicol TL, Khurana H, et al. Thermal maps around two adjacent cryoprobes creating overlapping ablations in porcine liver, lung and kidney. J Vasc Interv Radiol（JVIR）. 2007；18：283 – 7.

[28] O' Rourke AP, Haemmerich D, Prakash P, Converse MC, Mahvi DM, Webster JG. Current status of liver ablation devices. Expert Rev Med Devices. 2007；4：523 – 37.

[29] Silverman SG, Sun MR, Tuncali K, et al. Three dimensional assessment of MRI – guided percutaneous cryotherapy of liver metastases. AJR Am J Roentgenol. 2004；183：707 – 12.

[30] Silverman SG, Tuncali K, Adams DF, et al. MR imaging – guided percutaneous cryotherapy of liver tumors：initial experience. Radiology. 2000；217：657 – 64.

[31] Allaf ME, Varkarakis IM, Bhayani SB, Inagaki T, Kavoussi LR, Solomon SB. Pain control requirements for percutaneous ablation of renal tumors：cryoablation versus radiofrequency ablation – initial observations. Radiology. 2005；237：366 – 70.

[32] Tatli S, Acar M, Tuncali K, Morrison PR, Silverman SG. Percutaneous cryoablation techniques and clinical applications. Diagn Interv Radiol. 2010；16：90 – 5.

[33] Soloman LA, Munkarah AR, Vorugu VR, et al. Imageguided percutaneous cryotherapy for the management of gynecologic cancer metastases. Gynecol Oncol. 2008；111：202 – 7.

[34] Xu KC, Niu LZ, He WB, et al. Percutaneous cryoablation in combination with ethanol injection for unresectable hepatocellular carcinoma. World J Gastroenterol. 2003；9：2686 – 9.

[35] Xu KC, Niu LZ, He WB, Hu YZ, Zuo JS. Percutaneous cryosurgery for the treatment of hepatic colorectal metastases. World J Gastroenterol. 2008；14：1430 – 6.

[36] Xu KJ, Niu LZ, Zhou Q, et al. Sequential use of transarterial chemoembolization and percutaneous cryosurgery for hepatocellular carcinoma. World J Gastroenterol. 2009；15：3664 – 9.

[37] Adam R, Hagopian EJ, Linhares M, et al. A comparison of percutaneous cryosurgery and percutaneous radiofrequency for unresectable hepatic malignancies. Arch Surg. 2002；137：1332 – 9.

[38] Shock SA, Laeseke PF, Sampson LA, et al. Hepatic hemorrhage caused by percutaneous tumor ablation：radiofrequency ablation versus cryoablation in a porcine model. Radiology. 2005；236：125 – 31.

[39] Adam RA, Akpinar E, Johann M, Kunstlinger F, Majno P, Bismuth H. Place of cryosurgery in the treatment of malignant liver tumors. Ann Surg. 1997；225：39 – 50.

[40] Wang H, Littrup PJ, Duan Y, et al. Thoracic masses treated with percutaneous cryotherapy：initial experience with more than 200 procedures. Radiology. 2005；235：289 – 98.

[41] McLoughlin RF, Saliken JF, McKinnonG, Wiseman D, Temple W. CT of the liver after cryotherapy of hepatic metastases：imaging findings. AJR Am J Roentgenol. 1995；165：329 –

32.

[42] Tacke J, Adam G, Haage P, Sellhaus B, Grobkortenhaus S, Gunther RW. MR – guided percutaneous cryotherapy of the liver: in vivo e-valuation with histologic correlation in an animal model. J Magn Reson Imaging (JMRI). 2001; 13: 50 – 6.

[43] Kuszyk BS, Boitnott JK, Choti MA, et al. Local tumor recurrence following hepatic cryoablation: radiologichistopathologic correlation in a rabbit model. Radiology. 2000; 217: 477 – 86.

[44] Porter CA, Woodrum DA, Callstrom MR, et al. MRI after technically successful renal cryoablation: early contrast enhancement as a common finding. AJR Am J Roentgenol. 2010; 194: 790 – 3.

第 34 章 激光诱导的间质热疗

Thomas J. Vogl, Alexandra Jost, Mohamed Nabil, and Martin G. Mack

黄雅琴 吴安乐 翻译 晁明团队 校审

[摘要] 影像引导激光诱导热消融技术治疗肝恶性肿瘤已经开展。肝恶性肿瘤激光消融术后 1 年、3 年、5 年的局部控制率已有统计,与其他方式的消融治疗相比,激光消融治疗的并发症发生率较低。

引言

因为独特的位置、功能及血液循环,肝脏成为肿瘤高发器官,尤其是转移性肿瘤,其原发肿瘤多为消化道肿瘤,以结肠癌肝转移最多见[1]。

肿瘤对肝脏的侵犯程度是影响患者生存期和生存质量的主要因素。因此,制订治疗方案必须考虑在清除病灶的同时最大限度地保留正常肝实质。一旦肝功能衰竭,介入治疗将不再发挥延缓病程的作用,甚至导致患者死亡。

肝恶性肿瘤当前的根治方法是外科切除及肝移植[2,3]。对于已不适合接受外科手术治疗的患者,经肝动脉化疗[4-7]或经皮消融治疗(热消融、局部无水乙醇注射)也许仍可以选择[8-14]。理想的治疗方案应该比手术切除的创伤小,可在门诊局麻下进行,并且并发症少。磁共振引导下的激光消融创伤小、手术简便,可在门诊局麻下进行,并发症发生率及手术费用低。

肝恶性肿瘤的激光消融在功能上可分为辅助性、姑息性及对症性治疗三方面。疗效的评估取决于患者局部有效控制后获得的生存期,让患者在治疗后获得长期生存是消融治疗的最终目的和技术追求。然而,由于转移性病灶的不同步出现及病灶的不完全消融,往往不能完全治愈转移性肿瘤,但是部分患者可以得到病灶完全缓解。

将激光消融作为一种新的辅助疗法与外科手术结合,使很多广泛转移的患者有了手术机会。比如肝脏左右叶均受侵的患者经过将其中一叶的单个病灶消融后,既免除了这一叶肝脏的外科切除,同时也保留了更多正常肝组织。所以,新辅助激光消融能缩小外科切除的范围,降低手术级别,即可以将原本需要完全切除或肝移植的患者降级为肝叶切除,将原本需要肝叶切除的患者降级为肝段切除。此外,激光消融还可以作为系统化疗的辅助治疗,尤其对于有肝外转移灶的患者,可以先消融肝脏肿瘤以便使化疗发挥最佳效应。

激光消融对于失去手术机会、术后复发或者全身化疗无效的肿瘤晚期患者有缓解症

T. J. Vogl (✉) · A. Jost · M. Nabil · M. G. Mack
Department of Diagnostic and Interventional Radiology, University Hospital of Frankfurt, Frankfurt am Main, Germany
e-mail: t. vogl@ em. uni-frankfurt. de; alexandrajost @ gmx. net; mnabil73@ hotmail. com; m. mack@ em. uni-frankfurt. de

状及提高患者生存质量的作用。

最近，TACE 联合激光消融治疗被认为是有效的，即对那些不适合激光消融的大肝肿瘤病灶先实施 TACE 辅助化疗，使得大病灶缩小至激光消融适应标准后，再接受激光消融治疗[15]。

物理及技术原理

热消融的物理机制是通过肿瘤中心温度的不断升高而导致肿瘤组织凝固坏死。

激光消融是利用钕－钇铝石榴石激光（器）［neodymium－yttrium aluminum garnet laser（Nd：YAG）］实现的，激光波长1064nm，在 12m 的光纤传播，终端有一个特制的散射体，可以将激光的有效距离散射至 12~15mm[16]。这些激光系统的制造厂商有 Dornier（Dornier mediLas 5060，Dornier mediLas 5100，Dornier Medizintecknik，Germering，Germany），DEKA（DEKA－M. E. L. A.；Florence，Italy[17,18]），Elesta（Elesta；Florence，Italy）[19]，以及 Visualase Inc.（Houston，USA），上述厂商制造的激光束同前文介绍的激光类似。

与射频消融相比，激光的作用在于：组织吸收相干一致的单色光的辐射，在肿瘤和实质之间的移行区因阻抗增高，激光功能显现。因此，这一现象使得能量沉积没有限制[16,20]。

对 MR 引导下激光消融术中的温度测定数据分析后发现，转移性的肿瘤组织对高温更加敏感，比周围正常肝组织的反应更早，反应范围更广泛。在大多数病例中，激光消融治疗过程中，信号降低区域与发生凝固性坏死区域是一致的[1,20]。

肿瘤的生长位置影响肿瘤的消融过程。当肿瘤周围有足够的正常肝实质包绕时，消融过程最简单。然而，这种情况并不多见，多数情况下肿瘤往往与某些关键部位相邻：下腔静脉、肝脏包膜、胆囊、门脉主干或胆管。将位于肝 II 段并距心包膜不足 8mm 肿瘤称为贲门下占位。

单次激光消融过程是指在一天内对一个或者多个病灶进行同时消融治疗。单次激光治疗是指某个特定部位的激光治疗。二次激光治疗指将消融针退出已消融区域，进行相邻区域的消融以扩大消融范围。一个消融周期是指按计划将所有肉眼可见的病灶完全消融的过程。如果在随访期间有新发转移灶，在下一个消融周期中将列入这个新病灶。

激光消融设备

激光消融是由 Nd：YAG 发射激光完成的。激光（波长1064nm）经 12m 长的光纤传播，并被一个特制的散射体终止。散射体头端直径 1.0mm，是一段柔软有弹性的结构，使得激光设备在应用中不需考虑头端破损，操作更加简便。散射体的活性长度在 20~40mm，激光的能量为每厘米活性长度 12W。散射体头端的长度超过病灶 1cm 为安全边界，所以，在选择器械长度时需考虑是否有足够的预留距离[20]。

激光消融套件（SOMATEX，Berlin，Germany）是由套管针、导管鞘及保护导管组成的。保护导管用于隔离激光发生设备与消融后组织并带有冷却系统。另外，保护导管可以让整套激光消融系统在术后安全退出（图 34. 1）。

最近已研发出多束激光同时进行消融的设备（Dornier Medizintrchnik，Germering，Germany）。还有运用激光分束器的 TT SWITCH 3（Trumpf medical systems）。在手术中可以同时发射 6 组激光进行治疗[20]。这些消融针均有多种尺寸，从 5.5F 到 9F。细针穿刺简易操作系统已经应用于临床，此种简易系统尤其适用于肺部消融[21,22]。

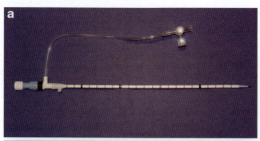

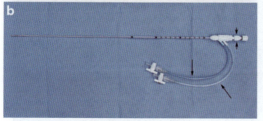

图 34.1　（a）一个 9F 鞘，为激光设备的一部分（Somatex，柏林，德国）。带有阀门的侧口用于生理盐水冲洗以保持系统的密闭性。（b）带针芯的双腔保护导管（短箭头）。针芯移除，可以引入激光光纤。经过氯化钠溶液在进出口的循环（长箭头）得到降温。

在消融前，所有患者需完善 MR 检查，包括 T1、T2 序列，梯度回波及 T1 增强，以明确占位的位置及制订手术计划。

与 CT 及超声相比，磁共振在消融中的优势表现在其信号对温度变化敏感。在术中可以准确观察肿块的坏死程度，保留全肿瘤坏死的实时证据，在发现肿瘤残余后可在 MR 引导下重新消融病灶直至完全坏死。

MR 具有极高的软组织对比度及空间分辨率，为消融术中分辨及保护重要结构提供了准确的信息。

消融过程

术前检查必须在手术前完成，包括 CT 或 MR 分期，实验室评估包括肿瘤标志物，凝血功能，心电图（为什么？所有患者都需要全身麻醉吗？不是，只是轻度镇静药下镇静即可）。术前肺功能无受损（那是什么意思呢 – 肝消融时你使用了一秒钟用力呼气量 FEV1 吗？）。患者需空腹。

穿刺部位及路径依 CT 结果而定，在 CT 引导下，将所需的消融设备用 Seldinger 穿刺法置入（图 34.2）。然后将患者移至 MR 下经保护导管置入光纤。在消融开始前完成三个垂直方向的 MR 序列采集，然后在消融过程中通过梯度回波 T1 加权像规律地评价坏死进程（图 34.3）。根据信号缺失区的形态及缺失的强度调整光纤位置、能量大小及冷循环的速度。当肿块完全凝固坏死并形成 5 ~ 15mm 的安全边界时，治疗完成。

激光关闭后，采集二维扰相梯度回波小角度激励序列（FLASH – 2D）T1 加权动态增强图像确认人工坏死区域，之后在 24 ~ 48 小时及每隔 3 个月行 MR 平扫或增强 MR 进行消融效果随访。病灶的大小、形态、信号表现及强化方式等参数可作为评价治疗成功的指标。

穿刺进肿块的入路要根据肿块的位置而定。但是，在任何情况下均不允许直接穿胸膜进入。肿块位于肝脏Ⅶ及Ⅷ段的最常见入路为针头斜向头端穿刺进入，而肝左叶病灶（Ⅱ、Ⅲ段）一般从侧腹进入[1]。

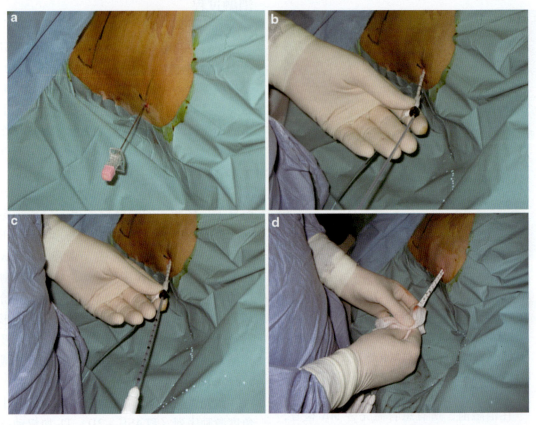

图 34.2 激光消融针的定位步骤（Seldinger 法）。（a）针进入病变。（b）采用 Seldinger 技术，导丝经针腔进入远端，然后取出针。（c）沿着导丝置入鞘。（d）引入耐高温保护套管。

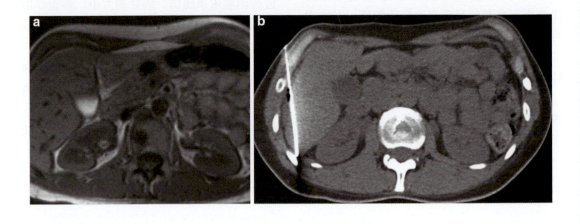

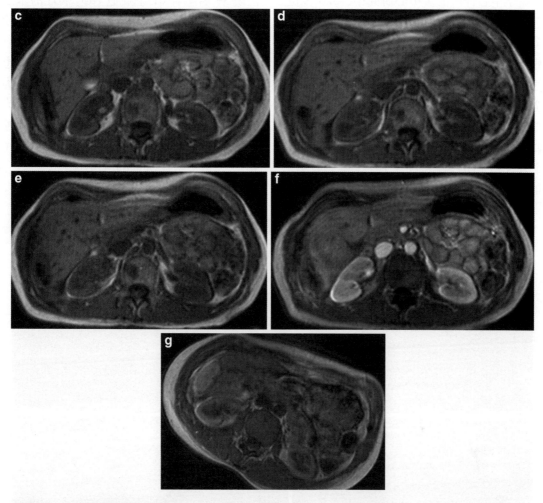

图34.3　女性乳腺癌肝转移患者。（a）激光消融前 T1WI 显示肝右叶小病变。（b）CT 引导下穿刺肝病灶。（c）消融开始时 T1WI 显示两消融针置于病变中心。（d）经 19 分钟消融后，信号减低。（e）21 分钟消融后 T1WI 测温图像显示更大的低信号区。（f）Gd – DTPA 增强 T1WI 测温图像 24 分钟消融后时显示消融区信号缺失，以及无强化的 1cm 安全边界。（g）激光消融 24 小时后 T1WI 显示坏死区域，高信号区域可能是血肿。

结果

从 1998 年 10 月至今，笔者医院的所有激光消融均为门诊手术。其中，有多达 6 个转移灶的患者成功手术，有不少病例在单个转移灶消融中需要 5 根以上激光消融针才能够确保足够的安全边界[1]。

局部肿瘤控制和生存率

激光消融术后 3 个月复查增强 MR，结果显示肿瘤的控制率从 45.1% 提高到 98%；甚至在更长期的随访中，这个结果反映出激光消融系统技术的发展及手术者操作水平的提高（图34.4 和34.5）。在一项与意大利9

个医学中心合作的多中心研究中，520 多位患者，647 处大小不等的肝细胞癌病灶接受了激光消融治疗（小病灶，0~3cm；中等，3~5cm；大病灶，>5cm）。其中完全坏死的病灶 60%，小病灶中有 81.1% 的病灶完全坏死[23]。在一个分组分析中，其中有 432 名有肝硬化背景，消融后完全缓解的患者有 338 位（78%），中位总生存期为 47 个月（95% CI：41~53 个月）。其 3 年及 5 年的累计生存率为 61% 及 34%[24]。而笔者医院 39 名患者 61 个疑似 HCC 病灶的术后平均生存期为 4.4 年（95% CI：3.6~5.2 年），其中完全消融病灶达 97.5%[25]。

用 KM 方法评估一组结直肠癌肝转移患者的平均累计生存率为 4 年，1 年生存率为 95%，2 年生存率为 76%，3 年生存率为 53%，5 年生存率为 27%[26]。另外，乳腺癌肝转移消融治疗后的平均总生存期为 4.6 年[19]，最长生存期为 83.4 个月[26]。

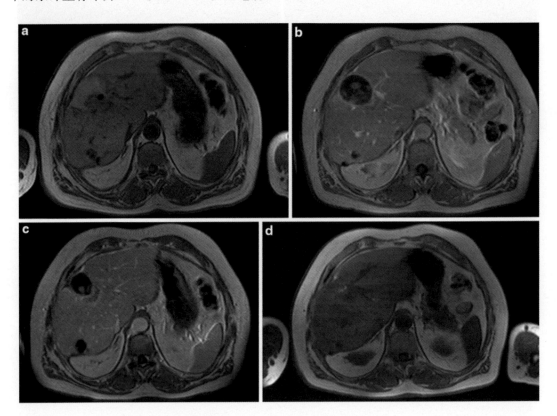

图 34.4　激光消融结直肠癌肝转移随访。(a) 激光消融 24 小时后 T1WI。(b) 3 个月 Gd – DTPA 增强 T1WI。(c) 激光消融 6 个月后显示信号减低，无残留强化或肿瘤复发。(d) 激光消融后 9 个月后显示瘢痕组织，没有肿瘤残留或复发迹象。

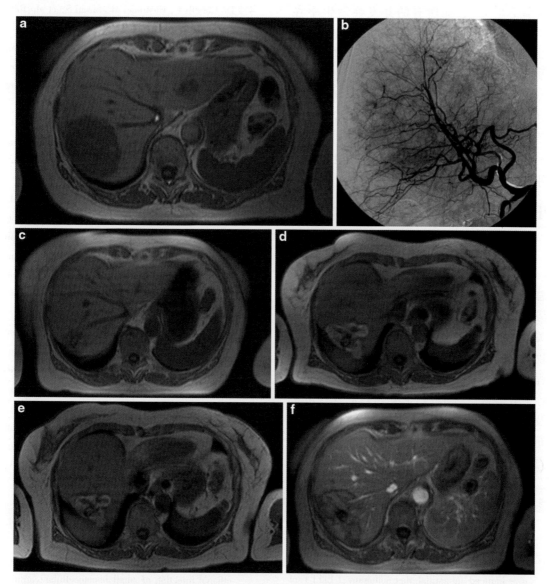

图 34.5　女性，左侧乳腺癌肝转移患者。（a）术前：肝右叶巨大转移灶，直径超过 5cm。（b）肝动脉造影显示供血动脉。（c）TACE 术后：病变有效缩小。（d）激光消融 24 小时后。（e）激光消融后 3 个月消融区域大小相仿。（f）激光消融 6 个月后增强 T1WI 显示小片强化和消融区扩大，这是由于邻近消融区新发转移。

与 3 个或以上的转移灶相比，只有 2 个或以下转移灶的患者有较长生存期；相对于同步多发转移，异时转移的患者有较长生存期；相对于 N2 或 N3 患者，N0 或 N1 患者有较长生存期；相比于术后复发患者，未接受手术的患者有较长生存期[1,24,25]。

并发症

基本上所有患者在局麻下对消融治疗耐受良好。临床上相关的并发症有出血、腹腔及肝内血肿、肝脓肿、胆管损伤、胆瘘、胸腔积液以及气胸。文献报道，这些并发症发

生率不足 1% ，而所有的并发症发生率在
1.5% 左右。当发生胸水、气胸或脓肿时可
以通过引流得到治疗；如果发生胆道损伤可
以经皮放置胆管支架；对于严重的、无法自
限的出血病例应及时进行肝动脉栓塞治疗；
对于存在穿刺点感染的病例，应进行静脉途
径的抗感染治疗。激光消融术后 30 天的死
亡病例很少，而且我们的患者中也没有发现
种植性转移[1]。

小结

　　激光消融与其他的消融方式如射频消融
（热消融的主要方式）相比，各有优缺点。
总体上激光消融比其他热消融技术更具优
势。与最常用的射频消融相比，激光消融的
关键优势在于可以用 MR 控制温度和监控过
程。但是，其劣势在于激光消融设备太大且
程序过于复杂。激光消融在肝恶性肿瘤的治
疗上有很重要的地位，它对常规的外科切除
及化疗检塞的单一治疗方式进行了完善补
充，是一种极具前景，优势显著的新型治疗
方式。

参考文献

[1] Vogl TJ, Straub R, Eichler K, Mack MG. Laser
　　　 – induced interstitial thermotherapy（LITT）of
　　　 liver lesions – technique and application data –
　　　 clinical data. Percutaneous Tumor Ablation in
　　　 Medical Radiology, vol. VI. Berlin/Heidelberg：
　　　 Springer；2007. p. 139 – 44.

[2] Bismuth H, Chiche L, Adam R, Castaing D, Di-
　　　 amond T, Dennison A. Liver resection versus
　　　 transplantation for hepatocellular carcinoma in
　　　 cirrhotic patients. Ann Surg. 1993；218：145
　　　 – 51.

[3] Ramsey WH, Wu GY. Hepatocellular carcino-
　　　 ma：update on diagnosis and treatment. Dig Dis.
　　　 1995；13：81 – 91.

[4] De Cobelli F, Castrucci M, Sironi S, et al. Role
　　　 of magnetic resonance in the follow – up of hepa-
　　　 tocarcinoma treated with percutaneous ethanol
　　　 512 T. J. Vogl et al. injection（PEI）or
　　　 transarterial chemoembolization（TACE）. Radiol
　　　 – Med – Torino. 1994；88：806 – 17.

[5] Dodd 3rd GD, Soulen MC, Kane RA, et al.
　　　 Minimally invasive treatment of malignant hepatic
　　　 tumors：at the threshold of a major breakthrough.
　　　 Radiographics. 2000；20：9 – 27.

[6] Kawai S, Tani M, Okumura J, Ogawa M, et al.
　　　 Prospective and randomized clinical trial of lipi-
　　　 odol – transcatheter arterial chemoembolization
　　　 for treatment of hepatocellular carcinoma：a com-
　　　 parison of epirubicin and doxorubicin（second
　　　 cooperative study）. Semin Oncol. 1997；24：
　　　 38 – 45.

[7] Lorenz M, Waldeyer M, Muller HH. Comparison
　　　 of lipiodol – assisted chemoembolization versus
　　　 only conservative therapy in patients with nonre-
　　　 sectable hepatocellular carcinomas. Z Gastroen-
　　　 terol. 1996；34：205 – 6.

[8] Amin Z, Lees WR, Bown SG. Hepatocellular
　　　 carcinoma：CT appearance after percutaneous
　　　 ethanol ablation therapy. Radiology. 1993；
　　　 188：882 – 3.

[9] Bartolozzi C, Lencioni R. Ethanol injection for
　　　 the treatment of hepatic tumors. Eur Radiol.
　　　 1996；6：682 – 96.

[10] Livraghi T, Lazzaroni S, Vettori C. Percutaneous
　　　 ethanol injection of small hepatocellular carcino-
　　　 ma. Rays. 1990；15：405 – 10.

[11] Sato M, Watanabe Y, Tokui K, Kawachi K,
　　　 Sugata S, Ikezoe J. CT – guided treatment of ul-
　　　 trasonically invisible hepatocellular carcinoma.
　　　 Am J Gastroenterol. 2000；95：2102 – 6.

[12] Shiina S, Tagawa K, Unama T, et al. Percutane-
　　　 ous ethanol injection therapy of hepatocellular
　　　 carcinoma：analysis of 77 patients. AJR. 1990；
　　　 155：1221 – 6.

[13] Sironi S, Livraghi T, DelMaschio A. Small hepa-
　　　 tocellular carcinoma treated with percutaneous
　　　 ethanol injection：MR imaging findings. Radiolo-

gy. 1991; 180: 333 - 6.

[14] Livraghi T, Goldberg SN, Lazzaroni S, Meloni F, Solbiati L, Gazelle GS. Small hepatocellular carcinoma: treatment with radio - frequency ablation versus ethanol injection. Radiology. 1999; 210: 655 - 61.

[15] Vogl TJ, Mack MG, Balzer JO, Engelmann K, Straub R, Eichler K, Woitaschek D, Zangos S. Liver metastases: neoadjuvant downsizing with transarterial chemoembolization before laser - induced thermotherapy. Radiology. 2003; 229 (2): 457 - 64.

[16] Knappe V, Mols A. Laser therapy of the lung: biophysical background. Radiologe. 2004; 44 (7): 677 - 83.

[17] Vogl TJ, Straub R, Lehnert T, Eichler K, Luder - Luhr T, Peters J, Zangos S, Sollner O, Mack M. Percutaneous thermoablation of pulmonary metastases. Experience with the application of laser - induced thermotherapy (LITT) and radiofrequency ablation (RFA), and a literature review. Rofo. 2004; 176 (11): 1658 - 66.

[18] Mack MG, Eichler K, Zangos S, Lehnert T, Vogl TJ. Long - term results of MR - guided laser ablation (LITT) of liver metastases of breast cancer. J Clin Oncol. 2008; 26 (15S): 1037. May 20 Supplement.

[19] Mensel B, Weigel C, Heidecke CD, Stier A, Hosten N. Laser - induced thermotherapy (LITT) of tumors of the liver in central location: results and complications. Rofo. 2005; 177 (9): 1267 - 75.

[20] Vogl TJ, Straub R, Lehnert T, Eichler K, Luder - Luhr T, Peters J, Zangos S, So¨llner O, Mack MG. Percutaneous thermoablation of pulmonary metastases. Experience with the application of laser - induced thermotherapy (LITT)

and radiofrequency ablation (RFA), and a literature review. RoFo. 2004; 176 (11): 1658 - 66.

[21] Vogl TJ, Fieguth HG, Eichler K, Straub R, Lehnert T, Zangos S, Mack MG. Laser - induced thermometry of lung metastases and primary lung tumors. Radiologe. 2004; 44 (7): 693 - 9.

[22] Hosten N, Stier A, Weigel C, Kirsch M, PULs R, Nerger U, Jahn D, Stroszczynski C, Heidecke CD, Speck U. Laser - induced thermometry (LITT) of lung metastases: description of a miniaturized applicator, optimization, and initial treatment of patients [in German] RoFo. 2003; 175: 393 - 400.

[23] Arienti V, Pretolani S, Pacella CM, Magnolfi F, Caspani B, Francica G, Megna AS, Regine R, Sponza M, Antico E, Di Lascio FM. Complications of laser ablation for hepatocellular carcinoma. Radiology. 2008; 246 (3): 947 - 55.

[24] Pacella CM, Francica G, Di Lascio FM, Arienti V, Antico E, Caspani B, Magnolfi F, Megna AS, Pretolani S, Regine R, Sponza M, Stasi R. Long - term outcome of cirrhotic patients with early hepatocellular carcinoma treated with ultrasound - guided percutaneous laser ablation: a retrospective analysis. J Clin Oncol. 2009; 27 (16): 2615 - 21.

[25] Eichler K, Mack MG, Straub R, Engelmann K, Zangos S, Woitaschek D. Vogl TJ [Oligonodular hepatocellular carcinoma (HCC): MR - controlled laser - induced thermotherapy]. Radiologe. 2001; 41: 915 - 22.

[26] Mack MG, Eichler K, Zangos S, Lehnert T, Vogl TJ. Long - term results of MR - guided laser ablation (LITT) of liver metastases of breast cancer. J Clin Oncol. 2008; 26, Mo 15S (May 20 Supplement): 1037.

第 35 章　不可逆性电穿孔治疗肝肿瘤

Edward Wolfgang Lee, Daphne Wong, and Stephen T. Kee

吴安乐　翻译　晁明团队　校审

[摘要] 随着世界范围内癌症相关死亡率持续上升，提供有效并符合成本效益的治疗方法仍然是最好的选择。特别是在消融相关治疗技术方面，一种名叫"不可逆性电穿孔技术"（Irreversible Electroporation，IRE）的特殊治疗模式正越来越受关注。近年来，IRE 作为治疗恶性肿瘤的潜在方法已经引起广泛关注，主要是因为 IRE 通过非热消融手段治疗恶性肿瘤，达到肿瘤细胞全部坏死，并且能够通过实时影像手段判断疗效。本章节我们将简要探讨 IRE 在肝肿瘤消融治疗中的应用。

引言

细胞的稳定性是通过生理性跨膜电位调节，精准交流细胞内外成分实现的。一个外加电场作用于靶细胞，会造成细胞内外电压电位差增大[1,2]。一旦电压达到临界点，固有的跨膜孔隙/通道和电穿孔纳米孔隙就被打开，细胞膜通透性增加。依靠外加电场强度的不同，细胞膜通透性增加可以产生从一过性、可复性电穿孔到永久性、不可逆电穿孔的变化，直至导致细胞死亡[3-5]。

在电穿孔技术研究的历史中，IRE 并没有广泛应用，主要原因是绝大多数研究聚焦于可复性电穿孔技术。所以，不可逆电穿孔形成被认为不是预先设想的结果。但是，IRE 作为一类全新方法应用于微创根除癌症细胞而免于辅助化疗已经见诸报

E. W. Lee (✉) · D. Wong · S. T. Kee
Department of Radiology, UCLA Medical Center, Los Angeles, CA, USA

e - mail：EdwardLee @ mednet. ucla. edu；DaphneL-Wong@ gmail. com；Skee@ mednet. ucla. edu

端[6]，本章节着重探讨和总结 IRE 在肝脏消融治疗的最新研究。

猪模型研究

我们利用 IRE 在正常猪肝模型应用来替代潜在肝癌消融治疗的实验研究已经取得多项重要发现。单极（18G 探针）或双极（16G 探针）系统用于消融肝脏左叶或右叶，术中应用超声持续引导，可以看见进行性低回声带出现。免疫组化分析被消融组织显示实时超声估计消融带与大体组织测量及术前计算机测量十分吻合。大体和肉眼观察 IRE 消融猪肝显示：①消融带的可见脱色提示整体细胞结构的改变；②局部组织温度升高可忽略不计，为 $2 \sim 3 \, ℃$，这支持非高温导致细胞死亡的假设；③肝细胞和肝实质同时发生急性损伤[7]。另外，IRE 消融细胞通过免疫测定包括 TUNEL 法发现核固缩，提示细胞凋亡发生[7]。IRE 消融后肝细胞膜模糊不清伴空泡变形，提示细胞外间隙物质内流导致细胞死亡（图 35.1）。消融带内血管内皮细胞稀释、细胞死亡征象出现如血管内渗出和血栓形成，但是总的血管结构仍然保

持完好（图 35.2）[7]。IRE 消融后 1 小时，利用氯化三苯四唑染色（TTC）组织病理学检查发现，清楚显示正常组织与被消融组织间分界线，TTC 染色能将正常肝实质组织染成红色，而消融带因为细胞死亡未能染色（数据未发表）。在整个消融过程中未发生术中和术后相关并发症，IRE 是相对快速、可控、影像引导、实时监测及高效的临床治疗方法。

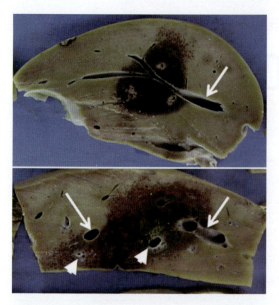

图 35.1　猪肝在不同部位大体病理图像显示 IRE 消融术后锐利的 IRE 消融边缘。在所有的 IRE 消融组织内可见消融区与非消融区间的清楚分界均匀一致。在这些显示的图片中可见结构完好并保存下来的大血管（箭头）和胆管（三角箭）穿过消融区。另外，数目众多的直径 1mm 的小血管和小胆管结构保持完好。

另外一组猪实验研究开展主要为了更深层次观察 IRE 肝消融的放射 - 病理相关性[8]。首先，术中和术后实时超声应用进一步得到肯定。超声实时引导的 IRE 再次显示它的优越性，也就是说，术中监测过程中消融带消除了热消融时因为高温导致的微泡伪影干扰而无法辨认消融边界的缺点。这给 IRE 消融提供了准确的术中监测方法。

另外，消融术中和术后超声表现和测量结果，与病理结果具有良好的相关性，这样也说明了 IRE 消融术中和术后应用超声精准监测的好处。此外，对多排螺旋 CT 和核磁共振增强扫描的使用也进行了评价。对比增强扫描后 CT 图像显示边界清楚的低密度 IRE 消融带。多序列 MRI 扫描包括 T1WI 脂肪饱和下梯度回波增强序列和增强 CT 相一致，同样表现为边缘强化的低信号 IRE 消融带（图 35.3）。

组织病理学上，大体标本检查最早 IRE 消融后 3 小时显示血管充血征象和出血改变，这种改变能持续到消融后 72 小时，但是在消融后 14 天内全部溶解。其他病理学检查也能显示一些病理生理学方面的重要关键点。首先，消融带 Von Kossa 染色见细胞外钙盐，钙盐沉积表明消融带内细胞完全死亡，凋亡细胞死亡在消融组织内也能通过阳性 BCL－2 染色和 TUNEL 免疫来测定（图 35.4）。最后，重要血管结构的保留能通过血管假性血友病因子（von Willebrand）染色得到证实。

上面的研究证实我们前面的发现，如细胞死亡机制，实时监测可行性，利用 CT/MRI 观察消融带。所有这些都将 IRE 消融研究转化为临床诊治的必要信息。

因为 IRE 消融治疗具有潜在保护肝血管和胆管的特殊性能，这使得对于一些其他消融方法紧急治疗的肿瘤如发生在肝门部的恶性肿瘤成为可能。一些研究机构已经开展了 IRE 在肝门部肿瘤的消融治疗安全性研究。Charpentier 报道了他的初始研究，即 IRE 应用于肝门部消融，短期随访显示肝门部胆管和门静脉血管没有显著损伤[9]。Lu 和他的团队利用原形 IRE 装置（Ethicon Endosurgry，Cincinnati Ohio）更详细地研究了 IRE 作用于肝血管和胆总管的长期效果，时间长达 8 周[10-12]。他们发现大肝静脉在初始阶段变窄，但后来都恢复了管径，并且无

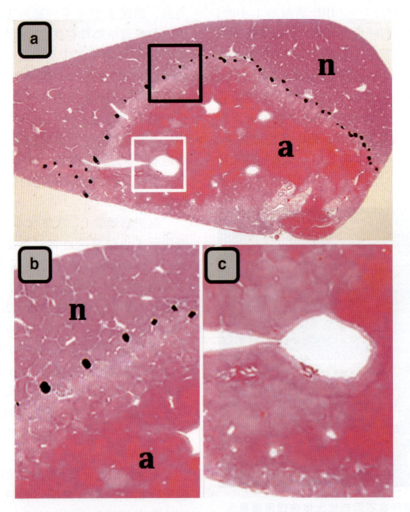

图 35.2　IRE 消融肝组织图像（HE 染色）显示消融（图中 a）与非消融正常肝组织区（图中 n）的清晰分界。消融区内所有肝细胞（图中 a）发生核固缩和核碎裂，提示肝细胞死亡。（b）消融边界高倍镜下可见正常肝与消融肝间的清晰边缘。（c）消融区内大血管无论在大体肉眼和显微镜下评价均全部保留完好。

径，并且无血栓形成。至于肝门部胆管，他们利用 CT 胆管造影模型发现，当电极距离胆管 3mm 以内[11]，虽然胆管狭窄可能发生，但 IRE 消融后并没有立即发生狭窄。这种现象能够解释大体病理标本在电极针道周围区域内即可出现的不同脱色，而病理生理机制目前还没有完全清楚[12]。然后，这些实验显示 IRE 能够安全应用于中心肝门胆管，只要将电极精准放置在恰当的位置，临床上不至于引起长期显著性狭窄。

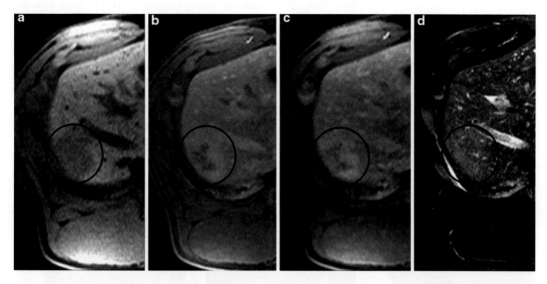

图 35.3　猪肝 IRE 消融区 MR 代表性图像。（a）脂肪饱和 GRE 序列 T1 加权图像（TR 262/TE 2.32）显示 T1 低信号带，钆剂增强后可见周边强化和中心低信号（b）。（c）术后脂肪饱和 T1 加权 VIBE 动态增强（TR 4.59/TE 1.84）显示相同表现。（d）T2 加权脂肪饱和和快速自旋回波序列（TR5007/TE104）显示 IRE 消融部位弥漫性 T2 高信号。

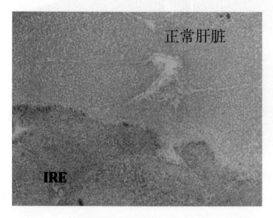

图 35.4　高倍镜下 TUNEL 阳性染色细胞在 IRE 消融区边缘较正常轻微 TUNEL 肝细胞显著升高。基于 UNEL 试验，半胱天冬酶和 BCL-2 免疫组化染色，我们猜测 IRE 消融细胞已经发生凋亡。

兔 VX2 肿瘤模型研究

从猪肝消融的研究中取得可喜的结果，我们开展肝肿瘤的 IRE 消融治疗研究。兔 VX2 肝脏肿瘤动物模型是目前少数公认的大动物实验模型，适合肝肿瘤的 IRE 消融治疗研究。兔与人类和猪有相同的肝脏结构，使得该模型能够容易转化我们前面在猪实验中的发现。另外，VX2 瘤生长快，能在 1 周左右达到 1cm 左右，因此，这个动物模型容易控制和监测。

超过 100 只新西兰大白兔被选用于本实验，目的是测试和证实在猪模型研究中获得的结果。主要发现包括：①IRE 消融后消融区内能产生边界清楚的完全性细胞死亡；②IRE 消融不受热沉降效应影响；③IRE 消融能够通过实时超声和增强 CT 监测和评价肿瘤治疗效果，最早在消融后 24 小时内评价疗效。通过大体和组织病理学检查发现肿瘤内全部细胞死亡，包括血管周围肿瘤细胞（图 35.5）。另外，通过实验组和对照组的研究证实，实验组内肿瘤经过消融治疗后肝内和肺内均未出现同时和后续的转移病灶，而相应的对照组内可见肿瘤显著增大和远处转移。IRE 消融能够杀灭全部肿瘤细胞，这使得该

项技术可以转化临床应用，可以避免其他热消融技术存在的弊端如热沉降和无法实时监控等情况。这种实时评价和监测的能力是

IRE 消融的优势所在，它可以帮助术者术中调整消融针方向和消融参数，在必要情况下术中可以即刻追加消融。

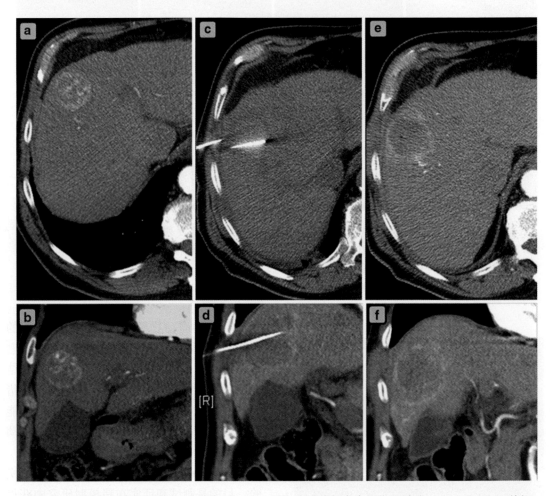

图 35.5　横断位和冠状位增强 CT 图像（a，b）显示消融前肝内富血供肝肿瘤；（c，d）IRE 单极探针置入过程；（e，f）IRE 消融后见周边轻度强化，而消融中央低密度缺损区。

兔 VX2 肝肿瘤消融的另外一个重要发现是再次证实我们在猪模型实验中发现的重要肝内结构的保留如胆管和肝内血管。肝动脉、肝静脉、门静脉和胆管等结构在 IRE 消融区内完好无损。小于 2mm 的小血管可见血管炎，但是对于直径大于 3mm 的血管结构未见结构损伤或只有轻微狭窄。这些发现同时在增强 CT、大体标本和镜下观察得到证实。应用多种血管壁标记物（如 VWF、VEGFR 和 Masson 等三种染色）证实血管和

胆管结构保留。而且，通过多期增强 CT（动脉、静脉、延迟期）扫描也能发现肝内大血管保留完好。

N1 – S1 啮齿类肝模型研究

Guo 等应用 N1 – S1 啮齿类肝肿瘤模型（斯普拉 – 道来 大鼠 Sprague – Dawley）研究 IRE 治疗后效应[13]，30 只荷瘤大鼠模型被分成不同组别包括对照组和不同参数的

IRE 消融组内。通过免疫组化染色，能够清晰看见 IRE 消融和非消融区之间的边界。而且，在接受 IRE 消融的 6 只大鼠中，5 只无残留活性病灶，另外 1 只可见小于 5% 的残留活性病灶。有趣的是，半胱天冬酶 3（一种凋亡的活性标志物）染色显示 IRE 消融术后 1 天过度活性表达，表明细胞死亡机制不仅仅是先前研究得到的细胞膜通透性增高，凋亡导致的细胞死亡也是主要机制。这个发现有助于确立自然细胞死亡和凋亡开始。MRI 图像也表明 IRE 消融术后 15 天肿瘤大小显著缩小[13,14]。通过这个研究，Guo 等认为 IRE 消融是有治疗肝癌有潜在前景的消融方法。

IRE 初步临床研究

Thomson 等最近发表了 IRE 临床应用的首篇论文。25 例患者接受了 IRE 治疗，并评价了 IRE 治疗的安全性。18 个病灶中 15 个全部消融，并保留了肝内重要结构如肝内血管和胆管。然而，直径超 5cm 的结直肠癌肝转移并没有得到有效控制[15]。有趣的是，对于那些没有严重肝硬化或以前没接受过肝癌化疗栓塞的患者消融治疗后可见肝脏再生[15]。心电图同步化应用于心律失常患者的消融治疗，而这种情况在以前研究中被认为不适宜 IRE 消融治疗。除了 Thomson 团队研究外，Narayanan 等[16]提出了 IRE 消融在肝癌治疗中的有效性和安全性。所研究的 21 例患者中 35 个病灶得到治疗，经过至少 4 周随访，按照 RECIST 标准，66% 患者晚期有效（Complete Response，CR），14% 患者部分有效（Partial Response，PR）。总的来说，在早期初步临床研究中，IRE 消融治疗肝肿瘤是安全和有效的治疗方法。

局限性

尽管 IRE 消融治疗有前面所述的好处，但局限性仍然是存在的。当释放的电脉冲进入人体，电信号对于人体电敏感系统具有负面作用。在 IRE 消融治疗时，电刺激会诱发肌肉收缩。然而，这种情况可以通过在术前和术中给予肌松剂得以解决[17,18]。在临床患者中，恰当的神经肌肉阻断是必需的，以便在实施肝脏、肾脏或肺消融治疗时能阻止肌肉收缩[18]。根据 Thomson 等研究，电脉冲能够到达心脏，造成潜在的危险性心律失常，特别是心室颤动的发生。为解决这个问题，心脏同步化被用于确保在正常心律情况下发出电脉冲[18,19]。这种模式要求在 QRS 复合波的安全期内发出 IRE 电脉冲。另外，如果遇到不正常心跳，心脏同步化能阻止放电，因为这种情况下电刺激会带来较多的副作用[19]。即使在心脏同步化情况下，潜在的轻微心律失常或心电图改变也无法完全消除，电极应尽量放置在距离心脏 1.7cm 以上以便增加安全性[20]。IRE 消融治疗肝脏病灶可高达膈顶部。

另外，最近重点提出局限性是电极周围组织的潜在损害，例如延迟胆管结构改变的可能性[11,12]。然而，这种缺陷好像只是局限在电极周围数毫米内的组织，能够通过精确放置电极，或者 IRE 技术的不断提高得到解决。随着技术的不断提高和持续的研究，IRE 消融知识将不断增多，并获得更多的临床转化技术。

参考文献

[1] Lee RC. Cell injury by electric forces. Ann N Y Acad Sci. 2005；1066：85 – 91.

[2] Gaylor DC，Prakah – Asante K，Lee RC. Significance of cell size and tissue structure in electrical trauma. J Theor Biol. 1988；133（2）：223 – 37.

[3] Gabriel B，Teissie J. Direct observation in the millisecond time range of fluorescent molecule a-

symmetrical interaction with the electropermeabilized cell membrane. Biophys J. 1997; 73 (5): 2630 - 7.

[4] Teissie J, Rols MP. An experimental evaluation of the critical potential difference inducing cell membrane electropermeabilization. Biophys J. 1993; 65 (1): 409 - 13.

[5] Rols MP. Electropermeabilization, a physical method for the delivery of therapeutic molecules into cells. Biochim Biophys Acta. 2006; 1758 (3): 423 - 8.

[6] Davalos RV, Mir IL, Rubinsky B. Tissue ablation with irreversible electroporation. Ann Biomed Eng. 2005; 33 (2): 223 - 31.

[7] Lee EW, Loh CT, Kee ST. Imaging guided percutaneous irreversible electroporation: ultrasound and immunohistological correlation. Technol Cancer Res Treat. 2007; 6 (4): 287 - 94.

[8] Lee EW, et al. Advanced hepatic ablation technique for creating complete cell death: irreversible electroporation. Radiology. 2010; 255 (2): 426 - 33.

[9] Chapentier KP, et al. Irreversible electroporation of the liver and liver hilum in swine. HPB. 2011; 13 (1): 168 - 73.

[10] Lee YJ. et al. Irreversible electroporation in porcine liver: short and long term effects on hepatic veins and adjacent tissue by CT with pathological correlation. Proceedings of the WCIO Annual Meeting, Philadelphia; 2010.

[11] Choi JW, et al. Assessment of short and long term effects of irreversible electroporation on Hilar bile ducts in a porcine model. Proceedings of the SIR Annual Meeting, Philaelphia; 2011.

[12] Lu DS, et al. Irreversible electroporation in porcine Liver: lesion appearance on CT with pathological correlation. Proceedings of the WCIO Annual Meeting, Philadelphia; 2010.

[13] Guo Y, et al. Irreversible electroporation therapy in the liver: longitudinal efficacy studies in a rat model of hepatocellular carcinoma. Cancer Res. 2010; 70 (4): 1555 - 63.

[14] Guo Y, et al. Irreversible electroporation in the liver: contrast - enhanced inversion - recovery MR imaging approaches to differentiate reversibly electroporated penumbra from irreversibly electroporated ablation zones. Radiology. 2011; 258 (2): 461 - 8.

[15] Thomson KR, et al. Investigation of the safety of irreversible electroporation in humans. J Vasc Interv Radiol. 2011; 22 (5): 611 - 21.

[16] Narayanan G, et al. Safety and efficacy of irreversible electroporation in the treatment of primary HCC. In: SIR 36th Annual scientific meeting 2011. Chicago: J Vasc Inter Radiol.

[17] Charpentier KP, et al. Irreversible electroporation of the pancreas in swine: a pilot study. HPB (Oxford). 2010; 12 (5): 348 - 51.

[18] Ball C, Thomson KR, Kavnoudias H. Irreversible electroporation: a new challenge in "out of operating theater" anesthesia. Anesth Analg. 2010; 110 (5): 1305 - 9.

[19] Mali B, et al. The effect of electroporation pulses on functioning of the heart. Med Biol Eng Comput. 2008; 46 (8): 745 - 57.

[20] Deodhar A, et al. Irreversible electroporation near the heart: ventricular arrhythmias can be prevented with ECG synchronization. AJR Am J Roentgenol. 2011; 196 (3): W330 - 5.

第 36 章　肝脏高能聚焦超声刀

Wadyslaw M. W. Gedroyc and Elizabeth A. Dick

吴安乐　翻译　晁明团队　校审

[摘要] 本章主要介绍肝肿瘤热消融中高能聚焦超声刀的使用。这种治疗模式无须损伤皮肤就可破坏肿瘤，便于门诊患者治疗，既可以达到破坏肿瘤的效果，又对邻近组织没有损伤。

本文将对该技术的诸多临床应用做一详细探讨，MRI 引导下高能聚焦超声刀能提高安全性和准确性，MRI 热敏图能够实时观察治疗后反应。展示技术创新使得这一新技术达到临床应用，以及该领域的前期工作。

引言

高能聚焦超声刀（High – intensity focused ultrasound，HIFU）或聚焦超声外科（Focused ultrasound surgery，FUS）是同一技术的不同称呼，就是将高能超声波聚焦于组织中小小的一点，在焦点中的组织由于分子振动快速发热，导致局部温度显著升高，从而出现活性细胞蛋白质变性沉淀，最后导致局部凝固性坏死。这种技术的巨大优势是无创治疗，只要超声窗内无肠管和骨骼阻挡，超声就能够到达目标区域，不需要像其他方式需借助细针或其他探针穿过肿瘤组织达到治疗目的。

W. M. W. Gedroyc (✉)
Department of Radiology, St. Mary's Hospital Imperial College Healthcare NHS Trust, London, UK
e – mail：w. gedrogr@ imperial. ac. uk

E. A. Dick
Department of MRI, St. Mary's Hospital Imperial College Healthcare NHS Trust, London, UK
e – mail：e. dick@ imperial. ac. uk

经皮消融技术就是通过局部加热来破坏组织的，如射频、微波、激光等方法，主要产生破坏性热能量达到肝肿瘤消融。高能聚焦超声（FUS）代表消融治疗领域的更新技术发展，它是一种彻底无创，不需要确切大小的超声探头，通过皮肤将热量传递到目标组织。

这种通过非侵袭性方法达到破坏肿瘤组织的方法彻底改变了传统治疗模式，避免外科手术和粗针穿刺消融，可以减少患者发病率和致死率。许多治疗步骤能够在门诊患者中开展，是这一方法的巨大优势。患者无须住院或住院时间缩短，不但能提高患者舒适度，而且可以改善治疗的成本效益。因而这种技术被认为是以一种安全、可重复、减少术后发病率为特征的治疗肝癌的全新方法。相对于其他传统方法来说，希望这种创新性方法既能提高生存率又能提高患者生存质量。

高能聚焦超声刀（FUS/HIFU）的一般原理

声能的生物和化学效应最早在 1927 年

提出[1]。直到 20 世纪 50 年代，早期工作者将聚能超声技术应用于脑部[2]。FUS 是将一种高能超声聚焦于局部区域，不同于常规诊断超声[3]。诊断用探头发射超声能量为 $0.1 \sim 100 mW/cm^2$，超声聚能探头发射能量到局部组织为 $100 \sim 10\ 000 mW/cm^2$。强声能被组织吸收导致组织发热，温度快速升高到 60℃ 或更高，数秒内导致凝固性坏死。能量聚焦导致特定组织形成高能点，覆盖极小组织（直径约 1mm）。在聚焦点外能量很少沉积，因而很少导致周围组织破坏。高能聚焦的其他现象包括空泡形成、微液流和辐射力。除了凝固性坏死在内，这些效应将导致细胞凋亡和溶解[4]。

每次连续发送声能到指定的一定大小组织的时间段被称为"声处理"或"辐照"（sonication）"。临床治疗过程中，多次声处理的发送需要优化，这可以通过不同途径得到解决。更小焦点或更短间期能提高消融范围的准确性。短照射时间能减少因周围血管冷却导致的热沉降效应，这样就能在目标区域内达到更均匀一致的温度范围，产生明确的消融边界。超声聚焦点声处理矩阵有条理、系统性地推进，直至覆盖整个靶脏器，确保治疗组织的融合包围[5]。因为每次声处理后不得不跟随相应的冷却期，确保不在周围组织出现能量累积，所以治疗计划必须事先精心设计，选择非相邻容积间隔声处理，由此可以缩短声处理间隙的冷却/等待时间[6]。

聚能超声是从压电换能器中发出的，而压电换能器在电极化时发生变形，这种压电换能器内的震动产生超声压力波。目前 FUS 系统使用多期、多元件相控阵探头，这种探头能电操控焦点，并允许焦点的大小和形状发生改变。增加元件数量能提高治疗速度和靶向准确性[7]。

（一） 监测

虽然现在超声引导下肝脏高能聚焦超声刀（FUS）被广泛应用，但是超声引导存在不能准确探测局部声处理部位温度的弊端，只能表现为局部处理点的边界不清的高回声区[8]，也不能精确显示热消融破坏范围。这势必增加靶组织不准确和邻近组织不经意消融的可能性。

利用 MRI 引导下的 FUS 优势十分明显，不但治疗计划好，而且能监测消融部位和周围邻近组织的温度改变。由于 MRI 具有良好的软组织对比度，使得肿瘤边界显示十分清晰，从而更有利于准确的治疗方案的制订。MRI 的时间分辨率为 500 毫秒，能快速获取 2D 或 3D 热敏图监测温度。这种被称为"相位变换"的温度图像采集不依赖于组织的温度历史，在凝固阈值上方产生一条线性温度测量。因此，MRI 温度图像采集能通过调整声能强度、持续时间、焦点大小等方式个体化裁定每次声处理[9,10]。

（二） 问题

肝肿瘤在世界范围内十分常见，肝细胞癌（HCC）每年新发病例大约 50 万[3]，美国大约每年新发 2100 例。西方世界以肝内继发肿瘤更常见，大约每年新发 10 万例[3]。

HCC 是世界第三大癌症相关死亡病因，随着西方国家丙肝感染率和随之而来的肝硬化发生率逐年增高，肝癌发生率也不断快速攀升。文献记载的未治疗肝肿瘤生存期在 5 年之内[11]。虽然更新一代的全身静脉化疗药物的出现轻度提高了 HCC 治疗效果，但是常规肿瘤治疗如利用射频或化学治疗等方法其疗效并不乐观。因为没有特别好的治疗方法，所以局部治疗如肿瘤消融或化疗性栓塞（TACE）已经被研究者深入研究。

（三） 早期消融技术

经皮消融技术方法多样，可以是射频能、微波能、激光能，或者通过冷冻针传递破坏能达到消融目的。所有的方法都有其优点和各自的缺陷，本文不予叙述。它们都是通过超声、CT 或 MRI 图像引导经皮将一根或多根探针置入肿瘤组织实施消融。能量通过消融针传送到肿瘤组织引起凝固性坏死。这些手术可以在清醒状态、深度镇静，甚至全身麻醉下实施，患者住院时间短（过夜）。因为 CT 和超声图像对热量改变不敏感，无法提供治疗时实施温度图像，所以这类消融治疗在肿瘤组织能量沉积过程中如何确切判断到底有多少热能产生是一大问题。而另一方面，MR 通过热敏感序列相对容易获得温度图像，但是一旦使用这种方法，意味着整个手术将限制在 MR 扫描机上进行，并且要使用 MR 兼容介入器材[12]。

经皮治疗能原位局部治疗局灶性病变。对于无法接受复杂手术如外科切除术的患者和疾病进展、潜在机体状态差的患者来说，微创介入手术尤其适合开展。而这些情况恰恰与肝癌患者尤其相关，他们往往不可避免存在严重肝功能不全，不明智的肝脏外科手术或许会造成肝功能失代偿，从而导致一系列严重问题和更高的致死率[13,14]。证实经皮肝脏消融治疗的文献报道逐渐增多，展示了局部消融治疗的技术原理，不需要更大或更复杂外科手术情况下在患者生存期方面已取得巨大成就。

虽然在同组患者中经皮消融治疗较肝脏外科手术具有更低致病率和致死率，但是由于潜在的肝功能损害，患者往往凝血功能差，而这些治疗仍然需要将穿刺针穿过肝脏这个富血供脏器。用于射频和微波治疗的消融针常常特别大（有的甚至达到 14G），并且为了覆盖中大型病灶甚至要用多针穿刺布针。虽然穿刺导致的并发症如出血、感染（脓肿）、血管损伤、肿瘤种植等情况会在大病灶治疗时发生，但是这些严重和凶险的并发症仍然较外科手术更少见[15-19]。尽管存在这些问题，经皮消融治疗还是极大地提高了那些已经不适合外科手术患者继续接受特殊治疗方法的人数。这些技术缺陷打开了局部完全无创消融技术概念的大门，那就是

选用高能聚焦超声刀。

现有的高能聚焦超声刀技术和问题

目前市场上用于治疗肝肿瘤的高能聚焦超声刀有两种类型：

①没有测温功能的超声引导设备。

②MR 实时测量温度监测消融进程的 MRI 引导设备。

这两类设备基本包含了绝大多数类型设备，还有一些其他设备尚处于研发阶段。下面探讨这两类设备的主要优缺点：

1. 典型的超声引导高能聚焦超声刀由一个 3.5MHz 诊断探头和一个直径约 12cm，频率 1.6 ~ 1.8MHz 压电陶瓷治疗探头组成[8]。诊断探头既用于引导目标，又用于监测治疗过程中组织改变，后者可以看到微泡发生。组织对于高能聚焦超声治疗后的改变变异很大，主要依赖于组织本身的质地。但是，目标组织内温度升高并不能得到有效显示，因为超声测量内部温度无法足够精确，也不会有效反馈给操作者以便调整声处理参数。尽管存在这样的缺陷，但到现在为止，在中国，对众多患者通过精准技术实施肝脏高能聚集超声刀消融治疗仍然取得了良好效果[20,21]。

2. 现在使用的 MR 引导下高能聚焦超声刀系统款式不一，不过如飞利浦公司、Supersonics 公司等厂家生产的设备即将上市，它们的构型相近。但是在这一领域中目前主要机型是 InSightec 公司［海法，以色列］生产的 ExAblate 2000（图 36.1）。应用这一设备的主要原理是 MR 图像所具备的无法超越的软组织分辨力被应用于临床治疗：①精确病灶定位；②实时温度图采集。获取这些信息使操作者能够在术中根据温度图像实时调整高能聚焦超声刀参数，以便对靶器官实施优质治疗并取得可靠的治疗效果。

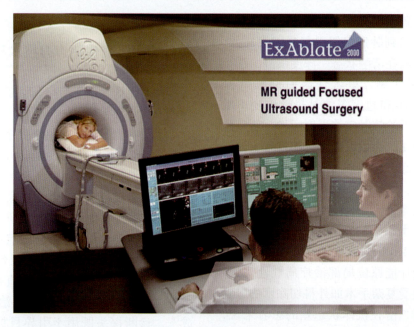

图 36.1　患者在 MR 扫描仪上接受 MR 引导高能聚焦超声刀消融。这个患者正准备接受子宫肌瘤的超声刀治疗。注解：经修改的 MR 床带有 MR 兼容的聚焦超声设备。这个患者面部朝下平卧，以使腹部与装有超声探头的水槽相对。

尽管已经使用了多种影像引导和监测，但现在所有的高能聚焦超声刀全都使用阵列式或单元件换能器的大型超声探头，这样聚焦超声束不容易通过覆盖大部分肝脏表面的胸腔。而骨吸收聚焦超声能力比软组织大 50 倍，因此聚焦超声束通路上的肋骨会彻底破坏声束的一致性。如果超声能量足够高，肋骨将因为无血管化而破坏，肋骨内产生的高温将通过邻近的皮下脂肪传递给皮肤，导致皮肤灼伤。

为了解决这一难题，中国的早期研究者们在治疗前先切除下部肋骨，制造一个合适的超声窗口[8]。虽然这一技术被另外少数研究者所采纳，但是为了在肝肿瘤治疗中达到大范围高能聚焦操作，肋骨的阻挡仍然是难以克服的最大的问题。

在应用高能聚焦肝肿瘤治疗中，呼吸导致肝脏的移位是另一个主要问题。自主呼吸控制无法保证肝脏回到原先位置，会影响肝肿瘤声处理的准确有序扫描。所以此时全身

麻醉和人工呼吸控制的应用有利于减少呼吸所致的位置偏差。呼吸控制技术在超声引导和 MRI 引导的手术中得到应用，以便获得三维空间进程控制。

如果有了良好的超声窗口用于肝肿瘤的声处理，产生显著的高温消融区就相对容易。在这一领域有多篇来自中国的早期论文明确证实了这一原理[8,22,23]。基于世界范围内经皮肝脏热消融的文献报道，组织热效应已经很好被大家理解[15,24]。

肝脏高能聚焦超声刀治疗结果

几乎所有已经出版的关于高能聚焦超声肝肿瘤消融文献均来自中国学者的研究，他们利用前述的超声引导设备实施肝脏消融。论文中讲述了对大、小肝癌都取得了良好的早期效果，特别是对于无法切除的大肝脏肿瘤显著改善患者生存时间[21]。文献中提到这类消融手术耗时长，约达 8 小时之久[22]。在这里手术中皮肤灼伤是常见的，特别是对

于先前在同一部位接受过放射治疗的患者。这些结果已经证实很难在世界范围，尤其是西方国家得到复制。这或许是因为西方人与绝大多数中国患者的习惯不同，他们不习惯接受这种治疗模式。然而，早期创新者得到的这些结论前景乐观，为该技术在肝脏中的应用提供了清晰的视角。

MR 引导下的高能聚焦超声刀的早期预试验工作已经在我单位开展。我们使用常规 ExAblate 2000 系统在无肋骨遮挡的肝肿瘤中实施聚焦超声消融。这种苛刻的治疗方法要求肝肿瘤主要位于肋下肝左叶的前中位置，这样可以使超声无阻挡直接透过肝实质。正如前述全身麻醉下控制呼吸，以便在整个手术过程中精确控制肝肿瘤的空间位置。每次通气使得横膈回到同一准确位置时按照预先设置的步骤实施肿瘤声处理消融术。根据术中热敏图的引导十分容易完成术中重叠声处理。目前对于一个直径 3cm 肝内病灶声处理时间大约 2 小时（图 36.2a）。到目前为止，已经完成了 6 例患者的治疗，其中 5 例患者治疗后 2 年仍然存活。虽然这项研究并不是研究治疗的有效性和生存期，但是它确实达到了目的，即表明选择合适患者通过热敏图准确控制 MR 引导的高能聚集超声肝脏消融是可行和潜在安全的治疗方法。

改善和未来发展趋势

两种主要高能聚焦超声刀设备被应用于肝肿瘤的消融治疗，恰恰反映了超声诊断与核磁共振成像间的差别，这种差别是最基本的物理特性间的差异。超声引导 FUS 较MRI 引导 FUS 在技术操作方面更简单。事实上超声引导消融治疗更容易建立并开展，但是也存在一些潜在的缺陷。利用超声准确定位每个肝内病灶较 MRI 常常处于劣势。显示超声路径内部及邻近的不同组织也是如

此，尤其是在含气内脏方面超声显示不清而MR 多平面图像能清楚显示边界。在复杂情况下必须承认在聚焦超声路径上的气体十分重要，因为气体会不可预见的反射聚焦声能，如果一段含气肠袢不小心进入超声声窗路径，将导致肠穿孔。

因为超声造影剂处于血循环中，超声造影剂帮助提高病灶定位的时间十分短暂。对于多个病灶来说，超声引导下相对长时间准确定点消融是一件不大可行的方法，尤其是对于那些需要长时间消融的患者来说。

目前，超声诊断监测技术还不能有效测量组织内温度。因此，在消融声处理通过温度监测来评价组织反应是不现实的。不幸的是，在不同患者之间或者同一患者因为不同因素的作用，组织热反应也是存在显著变异的。如果有一天能在术中实时观察到组织反应变化，这将是优势，将有助于操作者在肿瘤任何部位实施最大组织产热，以解决声能对不同组织存在不可避免的变异所导致消融反应不一致的问题。或许将来有可能利用新技术如组织弹性成像或其他方法创造出超声热敏图。到目前这些技术还处于起步阶段，并已经在临床中得到有效应用。

应用 MR 热敏图引导消融治疗较超声引导热消融更有效、更简单。世界范围内广泛利用 MR 热敏图引导治疗子宫肌瘤已达5000 余例。这种技术被证实是确切和可靠的，在声处理区域重复产生热敏图将有助于即刻确定如何逐步增加高能聚焦超声剂量以达到最大组织反应。

MR 同时具备软组织对比优势，并能测得多个组织参数，如 T1、T2，组织弥散，磁敏感等，这样可以更加清楚地显示肝内病灶。但 MR 引导的高能聚焦超声设备技术要求更加复杂，因为它们必须使用 MR 兼容的制造材料。高场强的 MR 扫描机对任何额外的技术都是挑战。不能使用铁质材料；动力设备和电子元器件必须事先做好恰当的屏

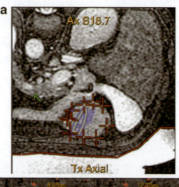

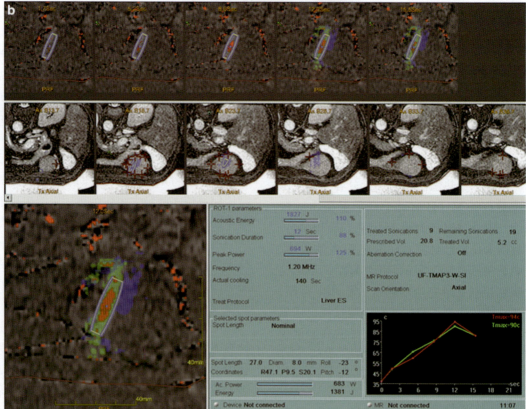

图 36.2　（a）示温度图叠加在肝癌患者图像上。蓝色区域代表 1 秒内部分肿瘤组织内温度达 55℃ 以上，因而产生凝固坏死。环绕病灶的红十字部分是基准标记，用于证实图像间没有发生显著可觉察的移位。（b）MR 引导聚焦超声消融时，通过图像控制平台捕获患者屏幕图像。左下底图显示当前病灶为红色，邻近于先前已经凝固的蓝色区域。右下底图示声处理（sonication）后病灶内温度上升及达到消融温度。

蔽防护，或者不能使用上述材料，因为外来产生的射频能量将彻底干扰已经生成的 MR 图像。例如 MR 引导系统中的超声探头被压电动力或压水系统推动，以至于 MR 场强将受到微弱破坏。在 MR 环境下实施全身麻醉较超声引导下消融更加复杂。尽管存在这些或相似的缺点，但大多数 MR 环境问题现在已经得到有效解决。

对于常见两种引导技术下肝脏消融的最困难问题是肋骨阻挡所引起的干扰（图 36.3，36.4 和 36.5）。骨吸收超声较软组织多 50 倍，并且使得穿过肋骨聚焦超声束变形扭曲，导致散焦无效声处理。随着置放于下胸部或腹壁的大阵列电子超声探头的出现，这些问题似乎很可能在不久的将来得到解决。每根肋骨被精准定位后，处于肋间隙的超声探头才被激活（因此没有骨声能吸收）。同样，当超声探头覆盖肋骨时，消融无法开展。这样的消融要求声处理点处于肝内，并且能在肝内多个部位实施电聚焦，最好是到达绝大多数肝段。然而，处于膈下肝脏上缘的病灶因为肺膨胀的缘故仍然是一大问题，原因在于肝顶部肺组织向下覆盖肝穹隆导致声束被打断。同样的是，处于肝脏前方的肠道向上突入肝表面也会限制超声进入。

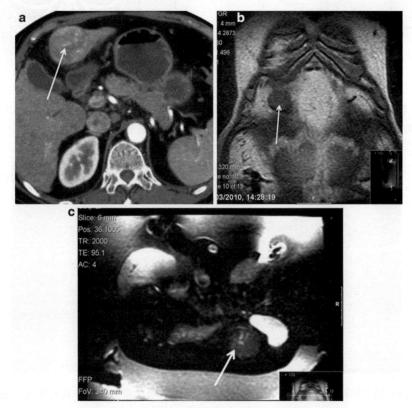

图 36.3　　（a）肝脏 CT 检查图像显示在肝左叶前部分有一直径 4cm 肝癌，大部分不被肋骨遮挡，可以通过很少受肋骨遮挡的区域施行 MR 引导下的高能聚焦超声刀。（b）肝脏 MR 冠状位图像显示肿块上方（白箭头）与前部肋架相邻，它部分遮盖肝左叶。大部分病灶不被肋骨遮挡，但是上前方部分肝脏处于下肋骨后方，在这层中没有出现，在更前方的层面中可以看到。（c）同一患者显示肝左叶肝癌弥散受限（白箭头）。在热消融后病灶信号强度立即改变表明消融治疗后肿瘤组织内弥散发生立刻改变。

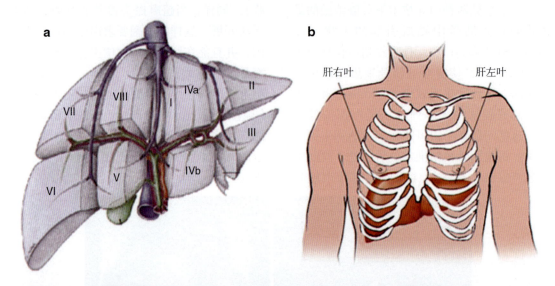

图 36.4 （a）不同肝段的图解。只有位于第Ⅲ段、Ⅳ段和少数Ⅱ段病灶能通过现在 MR 引导聚焦超声技术消融（图像出版经 InSightec，Ltd 同意）。（b）示肝脏被胸廓肋架覆盖。

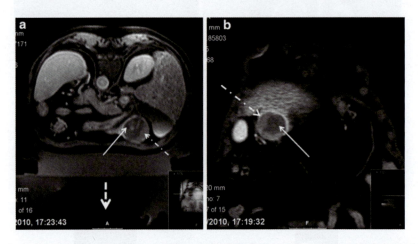

图 36.5 （a）脂肪抑制动态增强序列（PGR）对比增强后显示原先血供丰富肝癌经消融治疗现在病灶内 2/3 无强化（白箭头）。而外 1/3 可见持续强化（虚箭头）。而这部分肿瘤组织受到肋骨遮挡，阻止了聚焦超声到达这一区域。水槽内超声探头（宽虚箭头）角度必须利用，以到达病灶而不伤及肋骨。（b）增强后即刻冠状位图像显示病灶与其他不同平面表现相同（箭头与图 a 相同）。

到目前为止，MR 引导下高能聚集超声刀实验研究显示消融治疗能够到达血管边缘而不影响血管壁本身，主要是血管内血流冷却保护了血管壁免受破坏[25]。这与经皮热消融治疗的结果是相同的。然而，经皮热消融技术根除全部血管周围的肿瘤细胞是相对困难的，主要是由于血流的热沉降作用导致无法达到足够高温而引起血管周围组织内肿瘤细胞死亡。聚焦超声刀的点处理很小，并且可以重复多次叠加消融，这样就可以克服血管热沉降效益的弊端，从而达到更好的血管周围组织的凝固作用。

全身麻醉常常用于高能聚集超声刀的肝肿瘤消融，主要用于控制呼吸运动，虽然对于操作者来说有利于肿瘤定位超声消融，但是麻醉本身也给手术带来了潜在并发症。在其他脏器的消融治疗中如子宫肌瘤的消融治疗，这些门诊患者常规只给予清醒状态下的镇静处理[26]。为了能给一个门诊肝肿瘤患者无全麻下的肝脏消融治疗，必须发展一种新的技术，克服自主呼吸导致的呼吸运动弊端。在 MRI 磁场环境下，要求发展一种超快病灶跟踪序列，或许是使用快速平面回波序列。操作者应用这一序列能在多个呼吸期内有效重复锁定靶肿瘤。这样就使得肿瘤病灶能够在肝内某处连续和清晰辨认，以至于即使有呼吸变化，靶病灶仍然能够有效显示。理论上消融术能够在自主呼吸停顿的间隙内快速实施个体化的声处理，当然在实际工作中，要求有这样的技术，那就是同步升级肋骨准确定位技术，使得病灶一直能够准确定位。

上述提及的那些为达到目标要求的技术改进是十分复杂的，但是从单个技术改进来看又是完全可行的，而将这些技术改进方法整合成一个有效整体将是一大挑战。已开展的早期研究和技术进步能够解决这些问题，将它们转化成一个潜在有效的临床产品将极大推动这一领域不断向前发展。

结论

肝肿瘤在临床上十分常见，对于大多数患者来说，治疗手段和选择却不多。虽然经皮消融技术得到同步发展，但是高能聚焦超声刀治疗肝肿瘤已经彻底改变在这一领域的治疗模式。这种方法对于严重肝功能损害患者来说尤其有益，特别是合并凝血功能异常的患者，操作者无需切开就可以实施局部肿瘤破坏性治疗。

高能聚焦超声刀技术的应用仍然处于襁褓之中，需要巨大的技术革新和进步来克服本章节中所提到的诸多问题。我们希望在未来的数年里一套成熟的高能聚焦超声刀系统能够问世，它可以有效治疗绝大多数肝段内的肝肿瘤。整合 MRI 技术将有助于病灶准确定位、温度监测、高能聚焦超声束的准确控制，等等。目前在严重肝功能不全患者中存在出血障碍等情况，高能聚焦超声刀技术的广泛应用代表了肝肿瘤治疗方面取得了巨大进步，这一技术为肝肿瘤门诊患者提供了无创性肿瘤消融方法。在一次消融治疗过程中可以重复多次超声刀消融，因而即使是大病灶抑或多发病灶也能够通过这种方式得到安全、有效的治疗。

参考文献

[1] Wood R, Loomis L. The physical and biological effects of high frequency sound waves of great intensity. Philos Mag. 1927；4：417 – 36.

[2] Fry W, Barnard J, Fry F. Ultrasonically produced localised selective lesions in the central nervous system. Am J Phys Med. 1955；34：413 – 26.

[3] Padma S, Martinie J, Iannitti D. Liver tumour ablation：percutaneous and open approaches. J Surg Oncol. 2009；100：619 – 34.

[4] Dubinsky T, Cuevas C, Dighe M. High intensity focused ultrasound：current potential and oncological applications. Am J Roentgenol. 2008；190：191 – 9.

[5] Fischer K, Gedroyc W, Jolesz F. Focused ultrasound as a local therapy for liver cancer. Cancer J. 2010；16 (2)：118 – 24.

[6] Cline H, Schenck J, Hynynen K. MR – guided focused ultrasound surgery. J Comput Assist Tomogr. 1992；194：731 – 7.

[7] Hynynen K, Clement G, McDannold N. 500 – element ultrasound phased array system for non-invasive focal surgery of the brain：a preliminary rabbit study with ex vivo human skulls. Magn Reson Med. 2004；2：100 – 7.

［8］ Wu F, Wang Z, Chen W. Extracorporeal focused ultrasound surgery for treatment of human solid carcinomas: early Chinese experience. Ultrasound Med Biol. 2004; 30: 245 – 60.

［9］ McDannold N, Jolesz F. Magnetic resonance imageguided thermal ablations. Top Magn Reson Imaging. 2000; 11: 191 – 202.

［10］ Jolesz F. MRI guided focused ultrasound surgery. Annu Rev Med. 2009; 60: 417 – 30.

［11］ Nagorney D, van Heerden J, Illstrup D. Primary hepatic malignancy: surgical management and determinants of survival. Surgery. 1989; 106: 740 – 8.

［12］ Dupuy D, Goldberg S. Image – guided radiofrequency tumour ablation: challenges and opportunities – part II. J Vasc Interv Radiol. 2001; 12: 1135 – 48.

［13］ Lu D, Yu NR, Raman SS, et al. Percutaneous radiofrequency ablation of hepatocellular carcinoma as a bridge to liver transplantation. Hepatology. 2005; 41: 1130 – 7.

［14］ Pompili M, Mirante V, Rondinara G. Percutaneous ablation procedures in cirrhotic patients with hepatocellular carcinoma submitted to liver transplantation: assessment of efficacy at explant analysis and of safety for tumour recurrence. Liver Transpl. 2005; 11: 1117 – 26.

［15］ Iannitti D, Dupuy D, Mayo – Smith W. Hepatic radiofrequency ablation. Arch Surg. 2002; 137: 422 – 6.

［16］ Lu M, Kuang M, Liang L. Surgical resection versus percutaneous thermal ablation for early stage hepatocellular carcinoma: a randomized clinical trial. Zhonghua Yi Xue Za Zhi. 2006; 86: 801 – 5.

［17］ Chen M, Li J, Zheng Y. Surgical resection versus percutaneous thermal ablation for early – stage hepatocellular carcinoma: a randomized controlled trial. Ann Surg. 2006; 243: 321 – 8.

［18］ Livraghi T, Meloni F, Di Stasi M, Rolle E, Solbiati L, Tinelli C, et al. Sustained complete response and complication rates after RFA of very early hepatocellular carcinoma in cirrhosis: is resection still the treatment of choice? Hepatology. 2008; 47: 82 – 9.

［19］ Mullier S, Ni Y, Jamart J. RFA versus resection for resectable colorectal metastases: time for a randomized controlled trial? Ann Surg Oncol. 2008; 15: 144 – 57.

［20］ Wu F, Wang Z, Chen W. Extracorporeal high intensity focused ultrasound ablation in the treatment of patients with large HCCs. Ann Surg Oncol. 2004; 11: 1061 – 9.

［21］ Wu F, Wang Z, Chen W. Advanced HCC: treatment with high intensity focused ultrasound ablation combined with transcatheter arterial embolization. Radiology. 2005; 265: 659 – 67.

［22］ Li Y, Sha W, Zhou Y. Short and long term efficacy of high intensity focused ultrasound therapy for advanced hepatocellular carcinoma. J Gastroenterol Hepatol. 2007; 22: 2148 – 54.

［23］ Zhang L, Zhu H, Jin C, Zhou K, Li K, Su H, et al. High intensity focused ultrasound (HIFU) effective and safe treatment for hepatocellular carcinoma adjacent to major hepatic veins. Eur Radiol. 2009; 19 (2): 437 – 41.

［24］ Livraghi T, Giorgio A, Marin G. HCC and cirrhosis in 746 patients: long term results of percutaneous ethanol injection. Radiology. 1995; 197: 101 – 8.

［25］ Kopelman D, Inbar Y, Hanannel A. MR – guided FUS: ablation of liver tissue in a porcine model. Eur Radiol. 2006; 59: 157 – 62.

［26］ Stewart EA, Gostout B, Rabinovici J, Kim HS, Regan L, Tempany CM. Sustained relief of leiomyoma symptoms by using focused ultrasound surgery. Obstet Gynecol. 2007; 110 (2 Pt 1): 279 – 87.

第 37 章　经皮肺部介入放射学

Kien Vuu，Antonio Gutierrez，Fereidoun Abtin，
Christopher Lee，and Robert Suh

黄雅琴　吴安乐　翻译　晁明团队　校审

[摘要] 经皮消融术已成为肺原发性和继发性恶性肿瘤的治疗方式。利用微创影像引导，将消融设备精确置入，以达到肿瘤完全坏死和局部控制的目的，或者为患者进一步治疗提供机会。不同的消融技术在肺部的应用基于热能的作用、化学溶解、细胞通透性改变，目前对于热能的研究非常广泛。消融技术作为有效独立的治疗方式，可以替代传统的外科手术切除或辅助手术，如化疗或放射治疗。消融技术的发展和新疗法的出现使经皮消融技术成为治疗肺原发性和继发性恶性肿瘤非常有效的治疗选择。目前，射频消融（RFA）是最成熟和使用最广泛的热消融技术。使用射频消融作为热消融的模型，本章将概述热消融的原理，热消融在治疗肺原发性和继发性恶性肿瘤中的作用，在热消融过程中的肺部并发症，消融后随访和治疗效果，以及一个简短的讨论和不同消融技术的比较。

引言

经皮消融术已成为肺原发性和继发性恶性肿瘤的治疗方式。利用微创影像引导，将消融设备精确置入，以达到肿瘤完全坏死和局部控制的目的，或者为患者进一步治疗提供机会。不同的消融技术在肺部的应用基于热能的作用、化学溶解、细胞通透性改变，目前对于热能的研究非常广泛。消融技术作为有效独立的治疗方式，可以替代传统的外科手术切除或辅助手术，如化疗或放射治疗。消融技术的发展和新疗法的出现使经皮消融技术成为治疗肺原发性和继发性恶性肿瘤非常有效的治疗选择。目前，射频消融（RFA）是最成熟和使用最广泛的热消融技术。使用射频消融作为热消融的模型，本章将概述热消融的原理，热消融在治疗肺原发性和继发性恶性肿瘤中的作用，在热消融过程中肺部产生的并发症，消融后随访和治疗效果，以及一个简短的讨论和不同消融技术的比较。

肺癌人口统计及治疗方法的选择

经皮射频消融被用于治疗肺原发性和继

K. Vuu (✉) ・A. Gutierrez・F. Abtin・R. Suh
Department of Radiological Sciences, Ronald Reagan UCLA Medical Center, Los Angeles, CA, USA

e - mail：kvuu @ mednet. ucla. edu；angutierrez @ mednet. ucla. ed；fabtin @ mednet. ucla. edu；rsuh @ mednet. ucla. edu

C. Lee
Department of Radiology, Body Division, Keck School of Medicine USC University Hospital, Los Angeles, CA, USA

e - mail：chrisleemd@ gmail. com

发性肿瘤。在 2010 年监测流行病学和最终结果（SEER）数据库估计，约 222 520 名美国人被诊断为肺癌，其中约 157 300 人死于肺癌，原发性肺癌或支气管肺癌是最主要的导致癌症死亡疾病，约占总癌症死亡人数的三分之一[1]。尽管癌症护理水平进展，但是新诊断的肺癌 5 年生存率仅仅略有延长，目前 5 年生存率最高值为 15%[2,3]。原发性肺癌以外，肺是第二个最易从肺外转移肿瘤的器官[4,5]。因此，要了解肺原发和继发性恶性肿瘤的传统非消融治疗方式，需将经皮消融术摆放至更佳的位置。

（一）非小细胞肺癌

原发性肺癌的预后及治疗主要取决于肿瘤的组织学类型。而在临床上，患者的肿瘤病理分期和心肺功能储备更为重要[6,7]。非小细胞肺癌（NSCLC）通过国际肺癌分期系统进行分期[8,9]（表 37.1）。对于 T1 及 T2 期的患者，手术仍然是首选治疗，其 5 年生存率分别为 75% 和 50%；对于 ⅢA 期

患者，结合放射治疗、化疗和外科手术，其 5 年生存率可以达到 10% ~ 15%；ⅢB 期患者不首选手术治疗，经化疗和放射治疗综合治疗后 5 年生存率最高为 5%；Ⅳ 期的患者可以采用姑息化疗，自诊断后中位生存期约 8 个月[10]。T1 及 T2 期手术切除的最佳方式是肺叶切除术 + 肺门及纵隔淋巴结节清扫[11,13]，但是，符合此切除标准的患者很少，只有三分之一的肺癌可以手术切除。有一部分患者仅因全身储备功能低下，或合并心肺功能不全（往往因吸烟引起）而不适合接受肺叶切除术。对于一些不适合肺叶切除的患者，可以选择肺段切除或楔形切除术，但因术后的局部复发率增高和长期生存时间减少，被视为一种"妥协"手术[14,15]。除外合并症，那些接受早期治疗的肺癌患者比没有接受治疗的患者有更长的生存期[16]。因此，那些可以手术切除但不能手术的患者可以选择非手术保留肺组织的局部治疗，如射频消融。

表 37.1　国际肺癌分期系统

	定义	N0	N1	N2	N3
T1	小于或等于 3cm 的任何肿瘤	ⅠA	ⅡA	ⅢA	ⅢB
T2	T2a：3cm < 肿瘤 ≤5cm	ⅠB	ⅡA	ⅢA	ⅢB
	T2b：5cm < 肿瘤 ≤7cm	ⅡA	ⅡB	ⅢA	ⅢB
T3	任何大于 7cm 的肿瘤，侵犯胸壁、膈肌、膈神经、纵隔胸膜或心包壁层。主支气管肿瘤位于距隆突远端 < 2cm 处或引起整个肺的阻塞性肺炎。小叶型卫星结节	ⅡB	ⅢA	ⅢA	ⅢB
T4	任何大小的肿瘤侵犯心脏、大血管、气管、喉返神经、食道、椎体或隆突	ⅢA	ⅢA	ⅢB	ⅢB
M1	任何远处转移	Ⅳ	Ⅳ	Ⅳ	Ⅳ

N0：无淋巴结受累；N1：同侧支气管肺或肺门淋巴结；N2：同侧纵隔或隆突下淋巴结；N3：对侧肺门，对侧纵隔或锁骨上淋巴结

来源：Detterbeck 的数据

（二）小细胞肺癌

手术切除或其他的局部治疗，对于 Ⅰ 期

小细胞肺癌（SCLC）患者的作用有限，对于 Ⅰ 期以上的局限病灶和广泛病变也没有受

益。局限性病变通常是联合化疗及放疗，其中位生存期为 18 个月和 24 个月，2 年生存率为 40% ~50%[8,17]。

（三）肺转移

肺转移性疾病很常见，因为肺的毛细血管床是接受循环中淋巴或血行恶性肿瘤细胞的第一站[18]。肺转移瘤最常见的类型，包括黑色素瘤、大肠癌、骨肉瘤、肾癌、乳腺癌和睾丸癌[4]。对于大多数转移性疾病，除外结直肠癌肝脏单发或多发转移患者，都不适合手术切除。然而，大约有 20% 的患者在最初诊断时或在治疗过程中发现肺局部

转移，在原发病灶控制良好而无或少有肺外转移灶的情况下，行肺转移灶切除术可以使患者获益[4]。根据转移灶的位置和范围，可选外科手术方法包括电视胸腔镜手术、开放肺段转移灶切除术、肺叶切除术或全肺切除，不同于原发性肺癌的是切除范围越大并不代表获益越大[5,19,20]。手术切除受转移灶数量和位置限制（图 37.1），中央转移灶切除范围比周边的更大，患者有合并症包括广泛或多次切除（图 37.2）导致肺储备功能减低。在这些情况下，肺微创消融技术有明显优势。

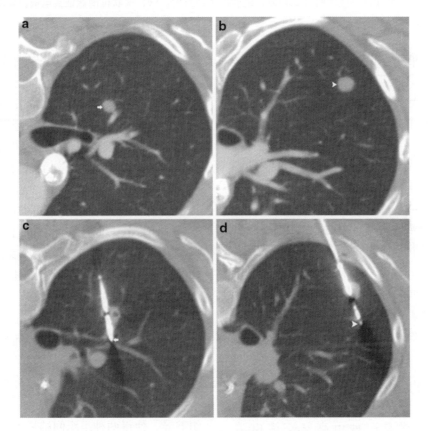

图 37.1　转移癌：女性，68 岁，结直肠癌肺转移累及多个肺叶。横断位（a 和 b）显示左肺上叶（箭头）和左下叶转移结节（三角箭）。横断位（c 和 d）显示消融之前在左肺上叶结节（箭头）和左肺下叶结节（三角箭）内放置微波天线。

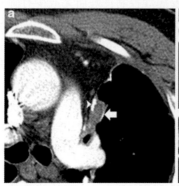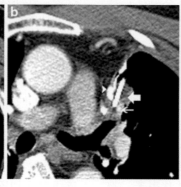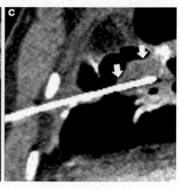

图37.2　复发转移病例：男性，70岁，结直肠癌左肺上叶转移楔形切除术后切缘复发。（a）横断位上显示手术缝合切缘（箭头）见明显强化的软组织结节（三角箭）。（b）射频电极置于邻近肺段动脉（长箭头）和手术缝线之间（三角箭）的软组织结节内。（c）矢状位图像证实电极在复发软组织内（箭头）。

热消融原理

影像引导下肿瘤消融的定义是经化学或热疗法使某个特定肿瘤实现肿瘤根除或肿瘤实质破坏[21]。肿瘤破坏机制包括热能积聚、化学注射、光动力疗法和电离辐射。这些技术中的热能来源包括射频、微波、激光及低温，尤其是冷冻或冷冻治疗，已被广泛用于胸肺部。通常这些能量是通过针状探头传递的，这些针状探头需在影像引导下放置进入或靠近目标肿瘤。"散播器"一般是指所有消融针，但是具体名称因能量来源不同而有差别，射频的散播器称为电极、微波散播器是天线，冷冻消融是冷冻针，激光的散播器是光纤。

射频消融的物理及生理机制

射频消融是一种由高频交流电流（460~500kHz或由无线电波谱）提供热能的传递系统，通过射频发生器及电极针传递，以控制合适温度使局部组织破坏。电极针在图像引导下进入肿瘤并经影像学确认，胸肺部首选CT检查。由于不同的电极数量和类型，消融时间，射频发生器的使用，各

制造商的指南，当消融设备施加交流电流后会形成不同形状和大小的消融区域。射频电流能量积聚在非绝缘电极的尖端，电路接地，或分散电极，电极板置于患者的背部或大腿（单极系统）或接地（双极系统）。

射频电流激发偶极分子运动，导致周围组织和液体摩擦生热，热能集中在非绝缘电极的尖端[22]。组织温度超过50℃持续5分钟以上可导致凝固性坏死、蛋白质变性及细胞凋亡。有效的肿瘤消融温度从60℃至100℃[22,23]。射频电流激发偶极分子运动，如果能量大量被传递或温度达到105~115℃，组织会发生炭化，留下的气体和干燥的组织可以阻碍热量渗透，而导致不完全消融和肿瘤残余[24]。

在肺组织的消融中，阻抗和热消散原理最关键，特别是在正常肺和肿瘤交界面的组织差异，使得两种组织间结果不同。在大多数情况下，充气肺组织作为一个高阻抗绝热体极少引起热量消耗，因此较低功率就能达到完全消融[25]。相反，当肿瘤与非充气肺组织相邻时，局部热量消散很快，所以在对相同体积肿瘤进行完全消融时需要更多的能量。相反，非充气肿瘤，虽然组织阻抗较

低，但热能消散很快，在消融相同体积肿瘤时仍需要更多功率。对于均匀组织内的消融，无论是正常肺还是肿瘤组织，完成都相对简单，困难在于肿瘤的边缘，特别是要实现 1cm 的手术切缘；消融低阻的肿瘤组织很简单，尤其肿瘤温度因周围肺隔热而积聚，正如"烤箱"的效果，当热能达到相邻的充气肺组织，高阻抗的肺泡内气体可防止进一步的组织烧伤，因而很难形成一个真正的安全边界。此外，当消融组织邻近大的血管，组织冷却更迅速，这种现象被称为热库现象，在少数情况下，邻近大气道可能造成肿瘤的不完全消融[26]。

鉴于射频能量及其在异质性组织区域输送的缺陷和特性，对其他能量，包括微波、激光和冷冻的研究已越来越多，希望可以经过能量源的改进，成为用于肿瘤消融的可行的治疗方式[27,31]。

其他热消融技术

将射频能量作为参考，尤其在肿瘤治疗中的应用和能量传递，有助于对其他热消融技术的讨论和理解。虽然其他热消融所用的"散播器"不同，但是，图像引导下冷冻消融的冷冻针、微波消融的天线、激光消融的光纤的放置与射频消融电极的放置类似。此外，由于这些技术也是通过局部热能沉积的方法对局部病灶进行控制，在患者的选择标准和并发症的发生方面与射频消融存在共同之处。

（一）冷冻消融

冷冻消融采用极低温冷冻诱导肿瘤组织损伤。冷冻消融的技术目标是将肿瘤靶组织和周围非肿瘤组织的温度降至致死水平，然而，温度的杀伤力会随着血管及组织密度而变化。当温度在 −25 ～ −20℃（或 −13 ～ −4℉）时，可以导致细胞完全死亡。细胞毒性作用有多种介导机制，包括缺血、蛋白质变性、冰晶形成后细胞及细胞内蛋白质的分解。大多数情况下，冷冻消融保留了组织的细胞外结构，而不是像射频热消融或其他热消融一样完全破坏消融组织，冷冻后的组织理论上可以细胞再生。

目前，最广泛使用的冷冻系统是以氩氦为基础的。氩气被用于控制冷冻针，通过焦耳－汤姆效应，形成一个零摄氏度以下的冰球。氦气用于解冻冰球或与氩气联合使用产生较小的冰球。由于对气体的依赖，这些系统需要大型金属容器，在某些场合会显得很累赘。细胞死亡发生在冻融后，最后凝固坏死[28,29]。由于冷冻系统不具有电流，所以可以安全应用于使用心脏起搏器和植入式心脏设备的患者。此外，由于冷冻不破坏组织胶原结构，在对接近支气管及神经的冷冻消融更安全，并且引起的疼痛较轻。肺内冷冻消融的缺点在于在充满气体的肺组织中，消融冰球的可视性较差。为了克服这个缺陷，在冷冻 2 分钟后立即解冻，使肿瘤的周围渗出和出血，这有利于低温扩散到周围组织以便在完整的 10 分钟冷冻周期完成后形成更大的冰球（图 37.3）。

冷冻消融治疗最常见的并发症包括咳嗽、咯血、发热、高血压[29]，自限性大咯血（62%）。其余少见的并发症包括胸腔积液（14%）和气胸（12%）。消融相关的高血压率明显高于射频和微波消融，这需要加强对血压的监控。

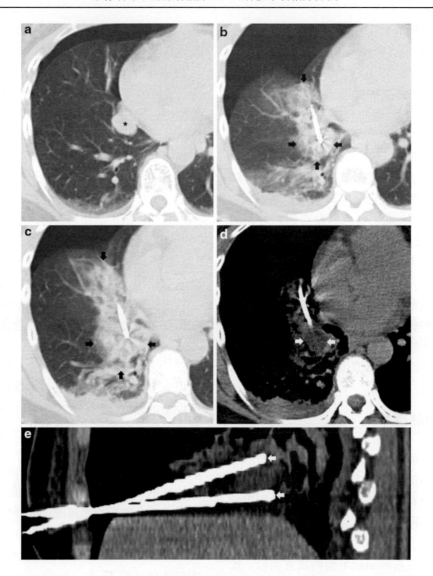

图 37.3　冷冻消融技术：女性，65 岁，子宫肉瘤伴右肺下叶转移，邻近右心房。（a）横断位 CT 图像显示与右心房相邻（＊）的转移灶，有少量术后残留气胸。（b）横断位 CT 在冷冻消融 2 分钟后，解冻期见大片出血后形成的磨玻璃影（箭头）包围结节。（c）横断位 CT 在完整冷冻循环后磨玻璃影不断扩大（箭头），提示肿瘤完全消融区域。（d）横断位 CT 显示消融区域内低密度区，冰球形成表现（箭头）。（e）矢状位重建证实两根冷冻探针上（箭头）和下（箭头）位于病灶内并由冰球包绕。

（二）微波消融

微波消融是微波介导能源（900～2450 MHz）引起偶极分子激发，从而产生摩擦加热组织[27]。微波天线发射电磁辐射到组织，组织坏死后的炭化和气体使能量沉积，从而导致瘤内温度比 RFA 更高。RFA 的加热活性仅为电极以外几毫米，其余组织的加热依赖热传导，相比之下，915MHz 的微波消融范围可以在实性组织中扩展到 2cm，原因在于微波有更广的功率密度场。

微波发生器允许多个天线同时连接并传输微波，因此可以在更短时间内消融更大体积病灶。由于不利用电能，不需要分散器及接地板，继发性烧伤和皮肤坏死的发生率相比 RFA 明显减少。此外，微波消融术中的疼痛比 RFA 少，大概是由于微波消融没有交流电流刺激相应的肋间神经。

微波消融并发症包括气胸（33% ~ 39%）、轻度皮肤烧伤（3%）、自限性咯血、脓胸、急性呼吸窘迫（<5%），以及消融后综合征（2%）[32]。

（三）激光消融

激光消融，也被称为激光诱导间质热疗，采用光学纤维对目标组织发射高能激光辐射，这些纤维穿过消融设备内类似同轴针的针孔。当消融针到位后，取出针芯引入激光纤维，加热使肿瘤组织发生凝固性坏死。掺钕钇铝石榴石（Nd：YAG）激光（波长 1064 nm）是最常用的激光发生器。与 RFA 不同，激光不依赖电传导进行组织加热，由于激光发射的有效距离为 12 ~ 15mm，激光消融后可以产生一个可预测和可重复消融区[33]。激光有磁共振相容性是对比其他消融方式的主要优势，可以实时监控从而调整消融过程的最佳能量。另外，在消融针内的光纤取出后，可以通过消融针灌注肿瘤杀伤药物，此法在膀胱癌的激光消融及化疗中已做研究[34]。激光消融系统的缺点：与射频电极相比，激光消融设备体积庞大，并且消融时间相对较长。这两个缺点是增加气胸和出血发生率的因素[35]。

热消融的作用和选择

肺原发性和继发性恶性肿瘤的治疗将继续发展，而经皮消融技术的数据和经验也将慢慢积累。随着外科手术、化学治疗、放射治疗的发展，很显然，肺恶性肿瘤的治疗已经发展为多学科共同努力的方向。这些肺癌的系列治疗曾作为胸部肿瘤多学科委员会的治疗范本，用于对每位患者的个性化治疗。根据治疗目标仔细选择合适患者和肿瘤，在消融患者的选择上必须严格掌握禁忌证。

在患者和肿瘤的选择标准上，除了少数的重叠，许多因素都可以影响医生对消融术患者的选择，包括病灶大小、与胸膜的距离，壁胸膜或纵隔的位置，邻近血管和气道的热和冷沉效应，心脏起搏器的存在，埋藏式自动复律除颤器，以及其他电子医疗设备，患者的状态，如凝血功能障碍（表 37.2）。

表 37.2　将影响消融方式选择的多种因素从不利（＋）到更为有利（＋＋＋）进行比较

技术的比较			
参数（s）	射频	微波	冷冻
≤3cm	＋＋＋	＋＋＋	＋＋＋
>3cm	＋（最多 3 个）*	＋＋＋（最多 3 个）*	＋＋（最多 25 个）*
距胸膜≤1.5cm	＋（疼痛）	＋（漏气）	＋＋＋
胸壁和胸膜	＋	＋＋	＋＋＋
纵隔	＋	＋	＋＋
热和冷沉效应	＋	＋＋＋	＋＋
心脏起搏器和埋藏式自动复律除颤器	＋	＋＋	＋＋＋
凝血功能障碍	＋＋＋	＋＋＋	＋

星号（＊）表示每种治疗方式同时使用消融仪器的数量

（一）患者选择

至目前为止，在医学文献中，许多关于热消融技术可以用于治疗传统外科手术不能切除的胸肺部原发性和继发性恶性肿瘤。消融技术只控制肿瘤的局部，治疗目标包括：有潜力治愈局限性或早期非小细胞肺癌（图 37.4）；通过减少复发及肺内转移，延长患者的生存期（图 37.1）；减轻症状，特别是疼痛（图 37.5）、呼吸困难、咯血、咳嗽[36]；巨大肿瘤的肿瘤细胞减灭所需要的辅助治疗，可以提高剩余肿瘤对化疗或放射治疗的易感性[37,38]，以及在病变累及之前，预防气道或器官的损害（图 37.3）。

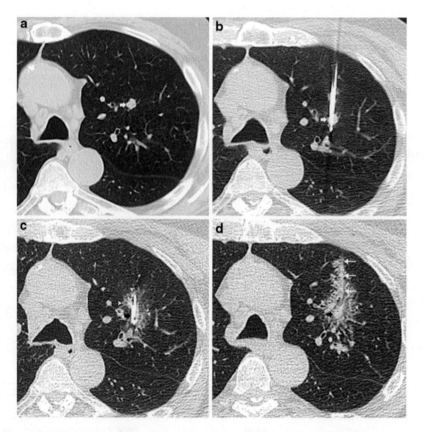

图 37.4　非小细胞肺癌：男性，77 岁，左肺上叶 I A 期肺腺癌。（a）仰卧位 CT 图像显示左肺上叶原发性肺腺癌（箭头）。（b）消融图像显示射频电极置入肿瘤内；（c）消融后图像显示周围磨玻璃影（三角箭），覆盖结节（箭头）并超出。（d）射频针去除后 CT 图像显示球形消融区（三角箭）周围结节（箭头）与变化，穿刺道烧灼（长箭头）。

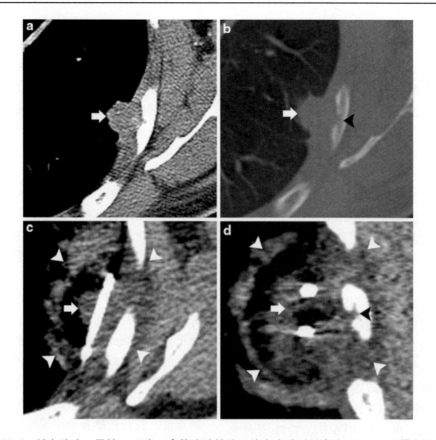

图 37.5　姑息治疗：男性，75 岁，食管癌肺转移，伴左胸壁剧烈疼痛。（**a**）CT 横断位软组织窗见左肺下叶结节（箭头）伴局部胸膜增厚。（**b**）骨窗显示左肺下叶结节（箭头）侵犯相邻肋骨（三角箭），引起患者疼痛。（**c**）横断位 CT 显示肺结节（箭头）经冷冻消融后形成覆盖结节和相邻肋骨的冰球（三角箭）。（**d**）冠状位 CT 图像证实两消融针在结节（箭头）内，伴冰球形成（三角箭），覆盖结节和肋骨（黑三角箭）。患者术后左胸壁疼痛缓解。

（二）肿瘤选择

　　虽然关于适合热消融的肿瘤特点的数据有限，但是关键的趋势已经显现。最重要的是，适合消融治疗的理想病变是完全位于肺实质，并且肿瘤小于 3 ~ 3.5cm。文献称这样的病灶消融后完全坏死率更高，患者的生存时间更长[36,39]。当肿瘤大于 3cm，经过联合射频消融及放射治疗后，患者生存率也可以提高[40]。如果病灶靠近由肋间神经及体神经支配的胸膜及胸壁，冷冻消融治疗可以减少患者不适及热消融技术所产生的疼痛相关并发症[37]。当病灶邻近肺、纵隔、直径超过 3mm 的肺门血管[38] 和/或大支气管[41]，在消融过程中由于热沉降效应，可能更易不完全或局部消融。根据外科文献中肺转移灶切除及相应对于热消融的报道，肿瘤的组织学或细胞类型可以影响患者的生存时间，其中生殖细胞肿瘤患者术后的整体生存率最高，其次是乳腺癌和结直肠癌。此外，在接受肺转移瘤切除术的患者中，只有单发转移灶的患者比转移灶大于 6 个的患者整体生存期长很多[4]。理想情况下，适合进行热消融治疗的肺转移瘤患者应该着重控制原发肿瘤，保持治疗原发肿瘤后长期的无瘤间隔，可控或无肺外转移，或者提出一个可行的病灶控制方案，最后达到可控的肿瘤负荷，比如 6 个或者更少的转移灶，用消融的方法完全将其根除。

（三）禁忌证

在一般情况下，患者可以接受影像引导下活检，理论上同样也可以接受影像引导下的热消融。在大多数情况下，肺癌射频消融治疗的相对及绝对禁忌证很少，急性肺炎及重度肺动脉高压（＞40mmHg）是最主要的禁忌证。相对禁忌证包括肺功能低下。FEV_1 ＞1L 的患者可耐受肺出血和严重的胸腔并发症，特别是气胸和/或血胸。其他相关禁忌证包括：不可纠正的凝血功能障碍；肺切除术后；仅单侧肺。心脏起搏器或心脏起搏器电线会接受 RFA 术中的电流，造成消融目标以外组织的热损伤，或损坏心脏起搏器。装有心脏起搏器的患者，如果起搏器电线离消融区域相对较远，或者在术前起搏器已经关闭，可以行 RFA[42]。冷冻消融术中，出血是一个相对常见的并发症，因此，凝血功能障碍相对其他消融方式为更重要的禁忌证。

手术细节和随访

（一）术前评估

在选择热消融前，患者评估包括：患者的病史，尤其是心肺功能状态，出血倾向，是否合并肺部感染，用药史。术前需完善心电图和肺功能检查，特别是肺疾病或切除史的患者，以便评估氧合是否充分，肺储备，肺流量，全身麻醉耐受性。抗凝剂和抗血小板药物应术前停药，华法林需至少在术前 24 小时停药，改为皮下给药或改用低分子肝素。术前影像学检查包括胸部 CT，最好在预期消融术前 4 周内完成，以便术前评估，包括肿瘤大小、形状、数量，局部重要结构是否相邻，并帮助评估其他疾病。如果怀疑有肺外转移，需进一步行腹盆腔 CT 和/或全身 PET 检查，当有疑问时，需要通过组织病理学检查证实。术前 7 天需完成凝血功能检查和血小板计数。如果需要静脉注射碘造影剂以显示血管结构或肿瘤边缘，检查前必须查血肌酐。围手术期并不常规使用广谱抗生素。

（二）麻醉

胸部的射频消融大多数在镇静药物下操作，其次是全身麻醉，偶尔在几乎没有麻醉的情况下进行，而选择麻醉的方式依赖于医生的经验、可行性，患者有无合并症，舒适性及可能引起并发症的概率[43,44]。无论选择何种麻醉，RFA 的成功和正确放置电极关系很大，并且需要掌握疼痛和目标肿瘤消融最大化之间的平衡。全身麻醉的优点包括更好的气道控制，术中的舒适性和制动，以及对术中潜在并发症的快速心肺专业抢救。全身麻醉的缺点包括费用高、增加术后护理的难度、较长的准备及手术时间、正压通气增加气胸的可能性。相比于镇静剂，全身麻醉的整体风险增加。

（三）成像方式选择

需经影像引导下放置电极针至胸部病灶的操作，CT 是首选检查。CT 检查可以突出肺部病变，与正常充气的肺形成对比，因为最新的 CT 平台可以快速获取全容积数据，并在多平面重建后显示肿瘤与电极的位置关系。此外，CT 透视导航系统可实时或近实时可视，以便电极操作和妥善放置[45]。虽然超声也有实时成像功能，但是声波无法穿透充气肺组织，所以无法引导穿刺，除非靶肿瘤在胸壁内或邻近胸膜[46]。磁共振成像可以很好显示病灶，理论上可以作为热消融中的选择[47-49]；但是目前市场上还没有磁共振兼容的射频针。

（四）术中操作技术

患者在 CT 台上的最佳定位应允许射频电极沿皮肤到肿瘤的最短距离穿刺进入。当所有因素相同时，由于后肋受呼吸影响较少，患者斜侧位的后入路比仰卧位易接受。无论什么位置，靠近肺尖的穿刺应注意避免损伤臂丛[50]。消融电极应避开肋骨上缘，以免损伤肋下神经血管束，避免穿刺肺大疱或肺裂以免发生气胸，并且需要避开胸内的重要结构。

另外，患者身上需要覆盖大面积的接地垫，以避免某些潜在骨性突起，在接地垫覆盖前需刮除多余的毛发，以增加与皮肤的黏附，并确保牢固。手术中，术者应检查接地垫没有因出汗过多而与皮肤黏附不全，由于电流集中于接地垫的边缘，可引起热积累而造成严重皮肤烧伤[51,52]。

患者舒适的位于 CT 检查床上，进行 CT 成像，用荧光标记笔标记皮肤穿刺部位。确认后，对皮肤穿刺点进行消毒铺巾，1% 利多卡因局部麻醉，用 19G 或更小的同轴穿刺针穿刺进入壁层胸膜，用 5 ~ 10ml 利多卡因进行胸膜麻醉。电极置入或邻近靶肿瘤，通常通过串联针沿穿刺道定位针，偶尔经更大的绝缘同轴套管[44]。电极可以从套管的前端展开，或从套管轴的近前端展开（LeVeen – Boston Scientific；Starburst and Talon – Angiodynamics），或单电极的非展开直放针（Covidien Cool – tip），三电极的集簇针，或在给定时间内放置 3 根消融电极单针。当电极放置到位，边界经 CT 证实后，开始射频操作，手术尽量使肿瘤整个均匀凝固坏死，并形成 1cm 的肿瘤安全边界（图 37.4）。

因各消融电极设计的不同，导致消融终点的参数各不相同[26]，但是大部分取决于阻抗、时间和温度。所有的射频设备，组织细胞将完全干燥失水，在组织阻抗非常高的情况下组织不再有进一步的电流。然而，让肿瘤均匀凝固坏死仍具有挑战性。不足的是，CT 在评估术中肿瘤是否足够消融方面比较有限。到目前为止，对热消融后迅速产生边界的最可能原因是肿瘤周围正常充气肺组织的密度相对减小，被称为"磨玻璃影"。在理想情况下，磨玻璃影会覆盖整个肿瘤并至少形成 5mm 安全边界[36]，最好可以达到 10 ~ 15mm。在动物研究中，磨玻璃影面积比真正的凝固性坏死区面积高出平均 4.1mm[53]。

射频消融完成后，如果有出血，可以进行穿刺道烧灼（图 37.4），在缓慢退出电极过程中用低功率电流烧灼肺实质及胸膜穿刺道。穿刺道烧灼理论上可降低肿瘤播散、出血及气胸的风险，但目前尚没有科学证据证明这一点。退出电极后，需进行术后 CT 扫描评估是否发生消融相关的并发症。

（五）术后监控及护理

消融术后，患者逐渐恢复，对其重要体征和血氧分压进行分级监测。肺消融术后，一般需在 2 ~ 4 小时内行胸部 X 线检查，但在某些情况下可以例外，如胸壁内病灶的消融术后。但如果有症状，胸片检查在术后 24 ~ 48 小时后进行以观察胸腔积液、肺渗出或迟发性气胸的变化。对于怀疑有出血的患者，必须查血红蛋白和红细胞压积水平。口服止痛药可缓解多数消融引起的疼痛，如果疼痛持续，必要时可以用镇痛泵（PCA）或口服麻醉药。

临床预期中，大多数患者可以在术后当天出院并密切随访。非甾体类抗炎药物（NSAIDs），如布洛芬，常规建议服用 3 ~ 5 天减少术后胸膜炎性反应，从而减少胸痛与胸腔积液的产生。消融过程中如果肺被刺穿，患者至少 3 周应避免航空旅行，因为低压可能导致气胸或使气胸进展[54]。如果航空旅行在 3 周内不能避免，则需要在之前进行胸片检查，排除或确诊未知的气胸。

并发症

气胸仍然是最常见的肺 RFA 相关并发

症，在某种程度上，几乎所有经过肺消融的患者都进行了肺部直接或间接穿刺（图37.6）。然而，目前大多数的气胸患者只需要简单观察或保守治疗，10%~20%的气胸患者需要手动抽液或胸腔置管引流（图37.6）[45,55]。气胸发生的风险因素包括长距离的穿刺肺实质、肺裂、肺气肿及肺大疱；单次消融大量肿瘤；多消融电极的操作；使用正压力通风，电极拔除过程没有进行针道消融烧灼[56]。

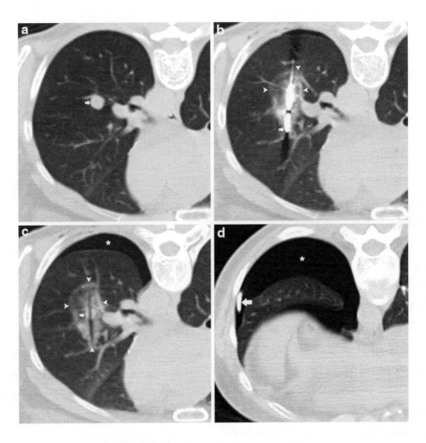

图37.6　气胸：（a）消融前俯卧位 CT 显示右肺下叶腺癌（箭头）。（b）俯卧横断位 CT 图像显示单微波天线（箭头）置入肺结节内部，显示结节周围气体间隙和磨玻璃影，与消融区域相一致（三角箭）。（c）消融微波天线拔除后在结节周围可见扩大的气体间隙和磨玻璃影，并可见气胸（＊）出现（三角箭）。（d）复查 CT 显示气胸进展（＊），需要胸腔置管（三角箭）负压吸引。

约40%的患者会经历消融后的一系列症状，包括低热、乏力、寒战、肌痛、厌食、恶心，统称为"消融后综合征"（PAS）。这些症状可能与烧伤介导的细胞因子释放到全身循环有关，不同程度的症状一般发生在消融后24~48小时，通常持续7~14天，甚至持续几周[26]。许多患者，可有慢性自限性的咳嗽，伴铁锈色痰，咳出物为消融区的坏死组织。对于消融后综合征和相关的咳嗽，一般为对症支持治疗，必要时给予合理的疼痛控制、解热镇痛药、镇咳药和止吐药。

约15%的患者消融后可进行性形成胸腔积液，主要是由于交感神经对组织炎症的反应。然而，在少数情况下，术后的胸腔积液需要进一步行胸腔穿刺或置管引流来缓解症状，胸膜固定术后几乎所有胸腔积液患者在 6 个月内逐步吸收（图 37.7）。

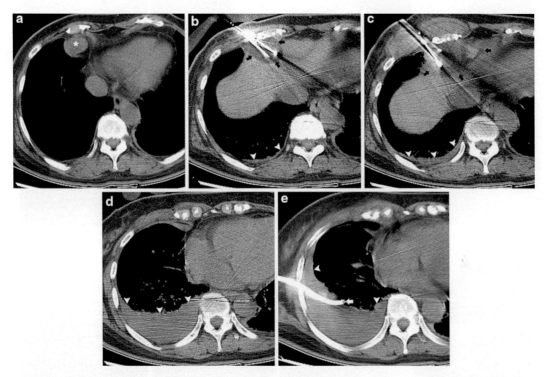

图 37.7　胸腔积液：（a）仰卧位 CT 见右心膈角转移性淋巴节（∗）。（b）仰卧位 CT 图像显示间隔放置的两根冷冻针伴冰球形成（箭头），右胸腔内见微量积液（三角箭）。（c）横断位软组织窗显示中间冷冻针重置后冰球扩大（箭头），右侧胸腔积液增多（三角箭）。（d）消融后见高密度胸腔积液，与血胸相一致（三角箭）。（e）冷冻消融治疗后右侧胸腔内见高密度胸膜渗出影（三角箭），置管引流（箭头）。

肋间动脉或胸壁动脉损伤可能导致血肿，但更为凶险的是血胸。由于胸腔的巨大容量及胸腔内持续负压可导致大量出血及血胸不断加重。血胸如果不能早期诊断，死亡率很高[44]。因此，如果术后的 CT 或胸片中观察到迅速增多的胸腔积液，应快速作出临床评价以排除可能致命的血胸并及时进行干预，如有必要，栓塞或结扎出血血管。

不常见的并发症包括感染、支气管胸膜瘘、肺出血、神经损伤、肿瘤播散以及空气栓塞。消融后的失活组织可作为细菌生长的温床，易引发肺炎，偶尔形成肺脓肿，尤其

是当消融肿瘤和形成的消融区较大时[40]。如果消融区是靠近和/或与胸膜腔相连，可能会引发脓胸。然而，仍然不推荐预防性使用常规抗生素。

支气管胸膜瘘由过度消融后肿瘤周边坏死脱落而引起，导致相应气道及胸膜间形成沟通[55]（图 37.8）。据文献报道，肺实质出血的发病率 < 1%[31,58]，通常由电极放置引起，而非消融本身。单独的臂丛神经、膈神经、喉返神经、交感神经节纤维的损伤均有报道。

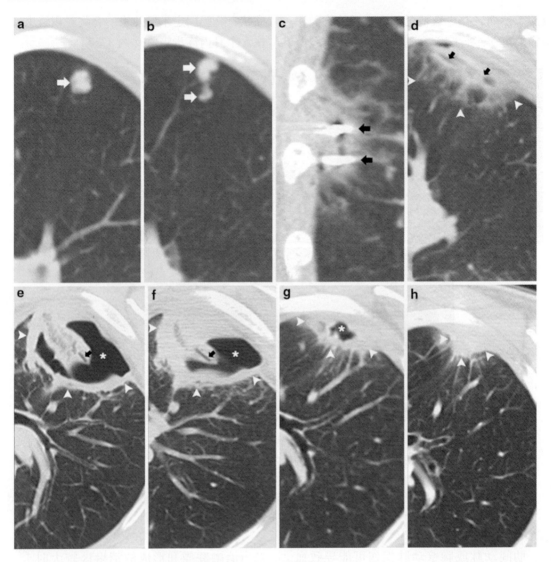

图 37.8　射频消融术后 1 年评估：男性，55 岁，右肺下叶肾癌转移。（a 和 b）术前横断位 CT 显示右肺下叶 3 枚肺结节，活检证实为肾细胞癌转移（箭头）。（c）冠状位图像证实两枚射频针位于肺结节内（箭头），消融区形成磨玻璃影。（d）消融后即时图像显示中央消融针道（箭头）及周边磨玻璃影（三角箭）。（e）1 周后随访显示消融区域增大，中央见针道（箭头），周边见局限性气胸（＊），边缘的环状软组织影大概与支气管胸膜瘘有关（三角箭）。（f）3 个月后，消融区减小，局部气胸吸收（＊），但软组织环（三角箭）和针道仍可见（箭头）。（g）6 个月后，消融区和气胸进一步减小（＊），消融区回缩（三角箭）。（h）12 个月后，胸膜气体完全吸收，消融区进一步缩小如星状瘢痕（三角箭）。

肿瘤消融道和胸膜播散在胸部已作介绍，虽然发生率不如肝消融，但穿刺道消融理论进一步降低播散风险目前尚未被科学证实[56]。尽管罕见，也有关于肺部 RFA 相关空气栓塞的报道，相比于气体微栓塞，其发生原因、严重程度和范围完全不同。消融区域形成相对较高频的气体微栓子进入体循环，在 CT 和 MRI 检查中，并不伴有持续神经功能障碍或脑梗死[57,60]。

经过肺消融术后长时间随访观察发现，对于绝大多数没有伴发慢性肺疾病患者来说，肺功能，尤其是 FEV_1 和 FVC 没有显著性永久性变差。更重要的是，即使对于合并肺慢性疾病患者来说，虽然在术后出现与基线值相比轻度下降，也是因为慢性肺疾病进展所致，而不是消融导致的继发效应[61]。

热消融后影像随访

CT 增强扫描可以应用于孤立性肿瘤及碘造影剂不过敏患者消融前后对结节或消融区的密度分辨。最初用来观察不确定结节的特征，这种技术需要在注射标准量碘造影剂后动态扫描肿瘤的强化，因为良恶性肿瘤在血管分布和血流量上存在差异，可鉴别疾病的良恶性。当强化程度≤15HU 时，恶性肿瘤的可能性较低；如果病灶显著强化，恶性肿瘤的可能性高。在消融治疗中采用密度对比，为后续的治疗评估建立对比数据，特别是确定了被消融后严重的炎症所掩盖、误判的消融区的大小。换言之，CT 的运用不是为了鉴别疾病的良性与恶性，而是建立治疗前肿瘤的最大强化程度，用于今后对比参考。消融区不应超过原发肿瘤，因为其提示不完全消融和肿瘤进展（图 37.9）。此外，影像学发现，消融区域的大小和强化程度随着时间改变，消融区在经历消融后即刻的最大面积后慢慢减小，消融后 1～2 个月内强化程度逐渐减低，并在 3～6 个月后强化略有回升，但是强化仍然低于其消融前的肿瘤[43]。此后，强化程度持续减低。

除了 CT，全身 FDG - PET 和最近的全身 PET - CT 都可以帮助肿瘤分期、监测肺外转移灶和/或复发性疾病，以及疗效评估；并在 CT 对消融区的成像模糊的情况下，FDG - PET 和 CT - PET 可作为第二线检查提供清晰证据。消融后 6 个月进行 FDG - PET 有助于评估消融的充分性，许多作者主张联合使用 PET 与 CT 检查，相互优化机体代谢功能与空间分辨之间的关系。消融区域边缘的环形高代谢区，消融后 2 周内都可以检测到峰值标准化摄取值（SUV），通常 3 个月内 SUV 值会逐渐下降至血池水平，但偶尔会超过 6 个月。显著的代谢活动超过 3 个月，残余的活性组织位于消融区域或活动性结节进展，提示不完全消融。此外，如果 2 个月后 FDG 摄取率下降小于基准的 60%，在 6 个月后 CT 随访后提示肿瘤进展[62]。FDG - PET 在原发性和转移性肺肿瘤方面的作用已经建立。

虽然肿瘤消融后的随访方案尚未标准化或被普遍接受，最合理的方案是结合胸部 CT 和消融后 2 个月内的全身 CT - PET 检查，然后 4 个月后再复查胸部 CT。在消融术后第一年内，每隔 6 个月做 1 次全身 CT - PET 检查（术后 6 个月及 12 个月），并在术后第 9 个月及间隔 6 个月后的第二年行胸部 CT 检查（图 37.10）。如果是消融前癌胚抗原（CEA）有升高的结直肠癌肺转移患者，治疗的有效性可以通过 CEA 水平的变化检测。

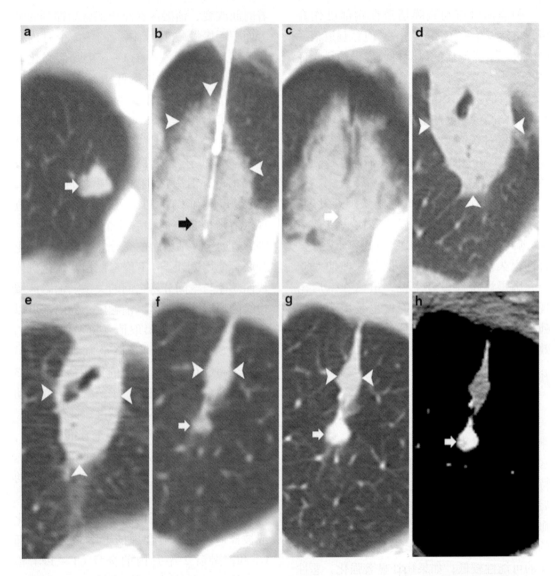

图 37.9　随访肿瘤复发：男性，65 岁，右肺上叶肾癌转移。（a）仰卧横断位 CT 图像显示右肺上叶肾癌转移结节。（b）俯卧位消融 CT 图像显示冷冻针位于肺结节内（黑箭头），消融区边缘出血（三角箭）。（c）消融后即时图像显示结节（箭头）周围出血形成消融区。（d）术后 1 个月随访仰卧位图像显示软组织影（三角箭），内见空腔。（e）术后 3 个月图像显示消融区减小（三角箭），空腔持续存在。（f）消融后 6 个月随访显示消融区继续缩小如线性瘢痕（三角箭），消融区前方见结节影（箭头），考虑复发。（g）消融后 9 个月随访消融瘢痕进行性缩小（三角箭）而前方结节增大（箭头）。（h）行增强 CT 检查显示结节强化（箭头），提示复发。

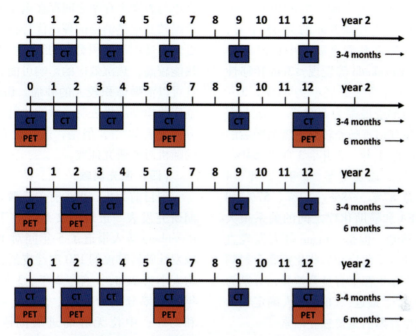

图 37.10　影像随访方法：随访的时间表在单独运用 CT 及联合使用 CT + CT – PET 上有所不同。

虽然消融区域在 MRI 上的表现已经在兔子和猪肺上获得，但是人类的病例数有限。MRI 在目前一般不作为常规消融后区域的影像学评估方式，主要是由于肺实质成像欠佳、费用高和获益有限。最近，MRI 扩散加权成像（DWI）的扩散系数（ADC）图表现其检查优势，RFA 治疗后消融区没有局部复发的 ADC 值显著高于那些有局部进展的患者，这表明 ADC 值可预测射频后的效果[63]。

热消融后的结果

（一）射频消融

在射频消融方面，我们已经积累了很多经验和长期数据。NSCLC ⅠA 或 ⅠB 患者可以有更长的生存期，因为这些肿瘤较小，理论上可以实现完全坏死。Simon 等研究报道Ⅰ期非小细胞肺癌的中位生存期为 29 个月，并且其 1 年、2 年、3 年、4 年、5 年生存率分别为 75%、57%、36%、27%、27%，

这些患者均无法手术。初始肿瘤的大小是重要因素，肿瘤在 3cm 及以下患者的生存率明显增高，其 1 年、2 年、3 年、4 年、5 年分别为 83%、64%、57%、47% 和 47%[64]。

虽然肺转移患者 RFA 治疗后的生存期和局部控制受很多因素的影响，经过单因素及多因素分析表明很少存在独立意义因素。重要的独立因素与明显较高的短期、中期及长期生存期相关[67]，包括：肿瘤≤3cm，消融治疗前无肺外转移[65]、单转移灶[66]，治疗前 CEA 正常[66]，首次治疗后到第一次转移的进展之间的无病间隔延长[67]，对消融初始完全反应[67]。对于转移瘤相似的静脉血管来说，影响肿瘤治疗的独立因素包括较小肿瘤大小（≤1.5～3.5cm）和缺乏与之相接触的邻近或伴行的直径 >2mm 的支气管[68]。不论是改善生存期还是增强局部控制组，初始肿瘤大小都是更好预后的最主要和最重要的决定因素，消融肿瘤较小的患者

预后显著好于所有更大肿瘤的的患者。Simon 等发现肿瘤直径 ≤3cm 的为 45 个月，>3cm 患者的局部肿瘤进展的中位时间为 12 个月[64]。Yamakado 等发现 ≤3cm 转移性肿瘤患者消融后局部进展率为 11%，3 ~ 6cm 患者的局部进展率为 50%[65]。从上面两项研究中发现结直肠癌转移患者消融后的生存率分别为：1 年、2 年、3 年为 84%、64% 和 46%[65]，以及 1 年、2 年、3 年、4 年和 5 年为 87%、78%、57%、57% 和 57%[64]。RFA 和辅助化疗之间的关系很大程度上还不清楚。但是，Inoue 等人发现直肠癌患者单独接受化疗和那些化疗联合射频消融患者的 3 年生存率有显著差异，分别为 33% 和 88%[69]。最近，Chua 等人确定辅助化疗是影响生存期的重要独立因素[70]。

（二）冷冻消融

冷冻消融的中位和长期数据目前还无法得到，但是一些初始的纵向数据已发表。Wang 等在最初的 200 例冷冻治疗中发现冷冻治疗后 1 周的患者用 KPS 评分量表测量健康状况较前有明显改善[29]。Kawamura 等人发表文献称冷冻治疗是控制局部转移的有效手段，其 1 年生存率为 89.4%[73]。Zemlyak 等人在 2010 年公布 I 期非小细胞肺癌高危患者经肺大部切除术、射频消融、冷冻消融 3 种方式治疗获得的 3 年生存率分别为 87.1%、87.5% 和 77%[74]。

（三）微波消融

Wolf 等在 2008 年报道了微波消融术后患者 1 年、2 年、3 年的整体生存率分别为 65%、55%、45%，以及 1 年、2 年、3 年的癌症特异性生存率分别为 83%、73% 和 61%[32]。肿瘤大于 3cm 的患者更容易发生术后肿瘤残余，但是，并没有发现初始肿瘤大小与患者生存率之间存在重要关系。微波消融较其他热消融的理论优势在于消融过程更快，适用于体积更大的组织。由于微波的热能较高，热沉效应的影响可能会减少，并且可以消融体积较大的肿瘤。Brace 等人的临床前模型结果表明，微波比射频在肺消融方面更有效[75]，但是，这结论有待前瞻性的随机对照研究证实。

（四）激光消融

到目前为止，很少有关于激光消融的长期研究发表。最近的文章发表于 2009 年，Rosenberg 等人报道了 5 年间对 108 例不同原发灶肺转移癌的 120 次经皮消融。肿瘤平均大小为 2cm，1 年、2 年、3 年、4 年、5 年生存率分别为 81%、59%、44%、44% 和 27%；中位无肿瘤进展间隔为 7.4 个月[30]。此外，Vogl 等人报道 RFA 和激光消融是治疗肺转移瘤的有限方式，射频消融 6 个月肿瘤局部控制率为 85%，激光消融 6 个月肿瘤局部控制率为 91%[76]。

前景

在某种程度上，由于目前治疗较大肿瘤患者的能力有限，所以未来的消融探索必须致力于使热消融可以治疗更大肿瘤，热能传递能更有效、更具可靠性，新的消融技术如不可逆电穿孔、图像引导与导航、消融组织监测、影像学随访的方式及方法以及互补和协同治疗，特别是辅助化疗、生物治疗、免疫调节、热消融及放疗联合治疗（图 37.11），包括标准外照射、立体定向和近距离放射治疗在第 38 章"综合治疗在非小细胞肺癌和胸部转移癌治疗中的作用"中讨论。

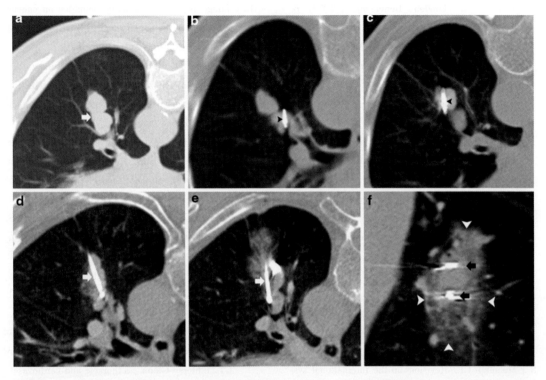

图 37.11　联合放疗和射频消融治疗右肺下叶结直肠癌转移：（a）俯卧横断位 CT 显示右肺下叶两枚结节（箭头）。（b）在肺结节内及上方置入标记（三角箭）用于定向放疗。（c）在结节下方及侧面放置标记（箭头）用于立体定向放射治疗。（d）放疗后 CT 显示一根射频电极置于右肺下叶转移灶上方（箭头）。（e）再将一根射频电极置于右肺下叶转移灶下方（箭头）。（f）消融后冠状位图像证实两个电极位于病灶内，伴周围磨玻璃影（箭头）。

总结

　　射频消融术在初始消融中有很高的安全性和技术成功率，而且大多数并发症容易治疗。大于 3cm 的肿瘤，虽然可以进行重复消融，但其长期局部控制或完全肿瘤坏死率明显下降。这个结果在目前可用的其他疗法中一样存在，特别是在传统手术切除或高风险肺癌患者中。亟待多中心前瞻性研究，通过更均一和标准化患者规范局部控制率，肿瘤细胞减灭的作用，根据单独影像学对远处转移或胸外疾病进行术前分期，特别是那些可能最适合射频治疗并存高风险心肺功能疾病的患者。辅助治疗试验如化疗、生物治疗和/或放射治疗也可以纳入。随着技术、患者的选择、临床应用和随访方法的改进，经皮热消融作为原发性和继发性胸部恶性肿瘤的单独或补充治疗方法将在标准和高危人群中继续蓬勃发展。

参考文献

［1］American Cancer Society, Cancer Facts and Figures. 2010. www. cancer. org.

［2］Jemal A, Taylor M, Ward E, et al. Cancer statistics 2005. CA Cancer J Clin. 2005；Jan－Feb；55：10－30. Erratum in：CA Cancer J Clin. 2005 Jul－Aug；55：259.

［3］Willis RA. Secondary tumours of the lung. In：Willa RA, editor. The spread of tumours in the human body. London: Butterworths; 1973. p. 167 – 74.

[4] Figlin RA, Holmes EC, Turrisi AT, et al. Neoplasms of the lung, pleura, and mediastinum. In: Haskell CM, editor. Cancer treatment. 4th ed. Philadelphia: WB Saunders; 1995. p. 385 – 413.

[5] Pass HI, Donington JS. Metastatic cancer of the lung. In: DeVita Jr VT, Hellman S, Rosenberg SA, editors. Cancer: principles and practice of oncology. Philadelphia: Lippincott – Raven; 1997. p. 2536 – 51.

[6] Zierhut D, Bettscheider C, Schubert K, et al. Radiation therapy of stage I and II non – small cell lung cancer. Lung Cancer. 2001; 34: 39 – 43.

[7] Spira A, Ettinger DS. Multidisciplinary management of lung cancer. N Engl J Med. 2004; 350: 379 – 92.

[8] Mountain CF. Revisions in the international system for staging lung cancer. Chest. 1997; 111: 1710 – 7.

[9] Mountain CF. A new international staging system for lung cancer. Chest. 1986; 89 (suppl): 225S – 33.

[10] Schiller JH, Harrington D, Belani CP, et al. Comparison of four chemotherapy regimens for advanced non – small – cell lung cancer. N Engl J Med. 2002; 346 (2): 92 – 8.

[11] Ginsberg RJ, Port JL. Surgical therapy of stage I, and non – T3 NO stage II non – small lung cancer. In: Pass H, Mitchell JB, Johnson DH, editors. Lung cancer: principles and practice of oncology. 2nd ed. Philadelphia: Lippincott Williams & Wilkins; 2000. p. 682 – 93.

[12] Ihde DC, Pass HI, Glatstein E. Small cell lung cancer. In: DeVita Jr VT, Hellman S, Rosenber SA, editors. Cancer: principles and practice of oncology. 5th ed. Philadelphia: Lippincott – Raven; 1997. p. 911 – 49.

[13] Deslauriers J. Current surgical treatment of nonsmall cell lung cancer 2001. Eur Respir J. 2002; 19 (suppl): 61S – 70.

[14] Lung. In: American joint committee on cancer: AJCC cancer staging manual. 7th ed. New York: Springer; 2009. p 253 – 70.

[15] Ginsberg RJ, Rubinstein LV, Lung Cancer Study Group. Randomized trial of lobectomy versus limited resection for T1 NO nonsmall cell lung cancer. Ann Thorac Surg. 1995; 60: 615 – 23.

[16] McGarry RC, et al. Observation – only management of early stage, medically inoperable lung cancer: poor outcome. Chest. 2002; 121: 1155 – 8.

[17] Boring CC, Squires TS, Tong T, Montgomery S. Cancer statistics, 1994. CA Cancer J Clin. 1994; 44: 7 – 26.

[18] Morgan – Parkes JH. Metastases: mechanisms, pathways, and cascades. AJR Am J Roentgenol. 1995; 164: 1075 – 82.

[19] Chen PW, Pass HI. Indications for resection of pulmonary metastases. In: Baue AE, Stanford CT, editors. Glenn' s thoracic and cardiovascular surgery. 6th ed. Stanford: Appleton & Lange; 1996. p. 499 – 510.

[20] Landreneau RJ, De Giacomo T, Mack MJ, et al. Therapeutic video – assisted thoracoscopic surgical resection of colorectal pulmonary metastases. Eur J Cardiothorac Surg. 2000; 18: 671 – 7.

[21] Goldberg SN, et al. Image – guided tumor ablation: proposal for standardization of terms and reporting criteria. Radiology. 2003; 228: 335 – 54.

[22] Goldberg SN, Dupuy DE. Image – guided radiofrequency tumor ablation: challenges and opportunities – part I. J Vasc Interv Radiol. 2001; 12: 1021 – 32.

[23] Mountain CF, McMurtrey MJ, Hermes KE. Surgery for pulmonary metastasis: a 20 – year experience. Ann Thorac Surg. 1984; 38: 323 – 30.

[24] Goldberg SN, Gazelle GS, Mueller PR. Thermal ablation therapy for foal malignancy: a unified approach to underlying principles, techniques and diagnostic imaging guidance. AJR Am J Roentgentol. 2000; 174: 323 – 31.

[25] Goldberg SN, Gazell GS, Compton CC, et al.

Radiofrequency tissue ablation of VX2 tumor nodules in the rabbit lung. Acad Radiol. 1996；3：929 – 35.

[26] Rose SC, Thistlethwaite PA, Sewell PE, et al. Lung cancer and radiofrequency ablation. J Vasc Interv Radiol. 2006；17：927 – 51.

[27] Simon CJ, Dupuy DE, Mayo – Smith WW. Microwave ablation：principles and applications. Radiographics. 2005；25：s69 – 83.

[28] Kawamura M, Izumi Y, Tsukada N, Asakura K, Sugiura H, et al. Percutaneous cryoablation of small pulmonary tumors under computed tomographic guidance with local anesthesia for nonsurgical candidates. J Thorac Cardiol Surg. 2006；131：1007 – 13.

[29] Wang H, Littrup P, Duan Y, et al. Thoracic masses treated with percutaneous cryotherapy：initial experience with more than 200 procedures. Radiology. 2005；235：289 – 98.

[30] Rosenberg C, et al. Laser ablation of metastatic lesions of the lung：long – term outcome. Am J Roentegenol. 2009；192：785 – 92.

[31] Vogl TJ, Mack MG, Nabil M. Laser induced thermotherapy in lung metastases. In：Vogl TJ, Helmberger TK, Mack MG, Reiser MF, editors. Percutaneous tumor ablation in medical radiology. 1st ed. Berlin/Heidelberg：Springer；2008. p. 197 – 205.

[32] Wolf FJ, Grand DJ, Machan JT, Dipetrillo TA, Mayo – Smith WW, Dupuy DE. Microwave ablation of lung malignancies：effectiveness, CT findings, and safety in 50 patients. Radiology. 2008；247（3）：871 – 9.

[33] Knappe V, Mol A. Laser therapy of the lung：biophysical background. Radiology. 2004；44：677 – 83.

[34] Gofrit ON, Shapiro A, Pode D, et al. Combined local bladder hyperthermia and intravesical chemotherapy for the treatment of high – grade superficial bladder cancer. Urology. 2004；63（3）：466 – 71.

[35] Weigel C, Rosenberg C, Langner S, et al. Laser ablation of lung metastases：resultsaccording to diameter and location. Eur Radiol. 2006；16：1769 – 78.

[36] Lee JM, Jin GY, Goldberg SN, et al. Percutaneous radiofrequency ablation for inoperable non – small cell lung cancer and metastases：preliminary report. Radiology. 2004；230：125 – 34.

[37] Abtin F, Wu C, Golshan A, Suh R. CT guided percutaneous cryoablation of thoracic tumors：technical feasibility, early efficacy and imaging of 27 treated tumors. Scientific session 8, #713, 2nd World congress of thoracic imaging and siagnosis in chest disease. Valencia May 30 – June 2, 2009.

[38] Steinke K, Haghighi KS, Wulf S, Morris DL. Effect of vessel diameter on the creation of ovine lung radiofrequency lesions in vivo：preliminary results. J Surg Res. 2005；124（1）：85 – 91.

[39] Akeboshi M, Yamakado K, Nakatsuka A, et al. Percutaneous radiofrequency ablation of lung neoplasms：initial therapeutic response. J Vasc Interv Radiol. 2004；15：463 – 70.

[40] Grieco CA, Simon CJ, Mayo – Smith WW, DiPetrillo TA, Ready NE, Dupuy DE. Percutaneous imageguided thermal ablation and radiation therapy：outcomes of combined treatment for 41 patients with inoperable stage I/II non – small cell lung cancer. J Vasc Interv Radiol. 2006；17：1117 – 24.

[41] Oshima F, Yamakado K, Akeboshi M, et al. Lung radiofrequency ablation with and without bronchial occlusion：experimental study in porcine lungs. J Vasc Interv Radiol. 2004；15（12）：1451 – 6.

[42] Skonieczki BD, Wells C, Wasser EJ, Dupuy DE. Radiofrequency and microwave tumor ablation in patient with implanted cardiac devices：is it safe? Eur J Radiol. April 2010（epub ahead of print）.

[43] Suh RD, Wallace AB, Sheehan RE, Heinze SB, Goldin JG. Unresectable pulmonary malignancies：CT – guided percutaneous radiofrequency ablation – preliminary results. Radiology. 2003；229：821 – 9.

[44] Liao WY, Chen MZ, Chang YL, et al. US – guided transthoracic cutting biopsy for peripheral thoracic lesions less than 3 cm in diameter. Radiology. 2000; 217: 685 – 91.

[45] Wacker FK, Reither K, Ritz JP, et al. MR – guided interstitial laser – induced thermotherapy of hepatic metastasis combined with arterial blood flow reduction: technique and first clinical results in an open MR system. J Magn Reson Imaging. 2001; 13: 31 – 6.

[46] Vogl TJ, Struab R, Eichler K, et al. Malignant liver tumors treated with MRimaging – guided laser – induced thermotherapy: experience with complication in 899 patients (2, 520 lesions). Radiology. 2002; 225: 367 – 77.

[47] Silverman SG, Sun MR, Tuncali K, et al. Threedimensional assessment of MRI – guided percutaneous cryotherapy of liver metastases. AJR Am J Roentgenol. 2004; 183: 707 – 12.

[48] Shankar S, van Sonnenberg E, Silverman SG, et al. Brachial plexus injury from CT – guided RF ablation under general anesthesia. Cardiovasc Intervent Radiol. 2005; 28: 646 – 8.

[49] Arata MA, Nisenbaum HL, Clark TW, et al. Percutaneous radiofrequency ablation of liver tumors with the LeVeen probe: is roll – off predictive of response? J Vasc Interv Radiol. 2001; 12: 455 – 8.

[50] Goldberg SN, Solbiati L, Halpern EF, et al. Variables affecting proper system grounding for radiofrequency ablation in an animal model. J Vasc Interv Radiol. 2000; 11: 169 – 1075.

[51] Yamamoto A, Nakamura K, et al. Radiofrequency ablation in a porcine lung model: correlation between CT and histopathologic findings. Am J Roentgenol. 2005; 185: 1299 – 306.

[52] Aerospace Medical Association Medical Guidelines Task Force. Medical Guidelines for Airline Travel, 2nd edition. Aviat Space Environ Med. 2003; 74 (5): A1 – 19.

[53] Simon CJ, Dupuy DE, Dipetrillo TA, et al. Pulmonary radiofrequency ablation: long – term safety and efficacy in 153 Patients. Radiology. 2007; 243: 268 – 78.

[54] Hiraki T, Tajiri N, et al. Pneumothorax, pleural effusion, and chest tube placement after rf ablation of lung tumors: incidence and risk factors. Radiology. 2006; 241: 275 – 83.

[55] Sakurai J, Hiraki T, Mukai T. Intractable pneumothorax due to bronchopleural fistula after radiofrequency ablation of lung tumors. J Vasc Interv Radiol. 2007; 18 (1 Pt 1): 141 – 5.

[56] Yamakado A, Nakatsuka A, et al. Tumor seeding following lung radiofrequency ablation: a case report. Cardiovasc Intervent Radiol. 2005; 28: 530 – 2.

[57] Rose SC, Foothill M, Levin DL, Harrell JH. Cerebral microembolization during radiofrequency ablation of lung malignancies. J Vasc Interv Radiol. 2002; 13: 1051 – 4.

[58] Dupuy DE, Mayo – Smith WW, Abott GF, et al. Clinical applications of radio – frequency tumor ablation in the thorax. Radiographics. 2002; 22: 259 – 69.

[59] Yamamoto A, Matsuoka T, Toyoshima M, et al. Assessment of cerebral microembolism during percutaneous radiofrequency ablation of lung tumors using diffusion – weighted Imaging. AJR Am J Roentgenol. 2004; 183: 1785 – 9.

[60] Ahrar K, Stafford RJ, Tinkey PT, et al. Evaluation of cerebral microemboli during radiofrequency ablation of lung tumors in a canine model with use of impedance – controlled devices. J Vasc Interv Radiol. 2007; 18 (7): 929 – 35.

[61] Lencioni R. CC07c – Debate: lung cancer will always remain a surgery first disease versus radiofrequency ablation will shrink the role of surgery more than you know. Society of Interventional Radiology 32nd Annual Scientific Meeting, Seattle, March 3, 2007.

[62] Okuma T, Okamura T, et al. Fluorine – 18 – fluorodeoxyglucose positron emission tomography for assessment of patients with unresectable recurrent or metastatic lung cancers after CT – guided radiofrequency ablation: preliminary results. Ann Nucl Med. 2006; 20 (2): 115 – 21.

［63］ Okuma T, Matsuoka T, et al. Assessment of early treatment response after CT – guided radiofrequency ablation of unresectable lung tumours by diffusionweighted MRI: a pilot study. Br J Radiol. 2009; 82: 989 – 94.

［64］ Yamakado K, Hase S, Matsuoka T, et al. Radiofrequency ablation for the treatment of unresectable lung metastasis in patients with colorectal cancer: a multicenter study in Japan. J Vasc Interv Radiol. 2007; 18: 393 – 8.

［65］ Yamakado K, Inoue Y, et al. Long – term results of radiofrequency ablation in colorectal lung metastases: single center experience. Oncol Rep. 2009; 22: 885 – 91.

［66］ Suh R, Reckamp K, Zeidler M, Cameron R. Radiofrequency ablation in lung cancer: promising results in safety and efficacy. Oncology. 2005; 19 (11): 1 – 10.

［67］ Chua TC, Sarkar A, Saxena A, Glenn D, Zhao J, Morris DL. Long – term outcome of image – guided percutaneous radiofrequency ablation of lung metastases: an open – labeled prospective trial of 148 patients. Ann Oncol. 2010; 21 (10): 2017 – 22. Epub 2010 Mar 24.

［68］ Sakurai J, Hiraki T, et al. Radiofrequency ablation of small lung metastases by a single application of a 2 – cm expandable electrode: determination of favorable responders. J Vasc Interv Radiol. 2010; 21: 281 – 6.

［69］ Inoue Y, Tanaka K, et al. Improved survival using multi – modality therapy in patients with lung metastases from colorectal cancer: a preliminary study. Oncol Rep. 2005; 14: 1571 – 6.

［70］ Chua TC, Thornbury K, et al. Radiofrequency ablation as an adjunct to systemic chemotherapy for colorectal pulmonary metastases. Cancer. 2010; 116 (9): 2106 – 14.

［71］ Davalos R, Mir IL, Rubinsky B. Tissue ablation with irreversible electroporation. Ann Biomed Eng. 2005; 33: 223 – 31.

［72］ Detterbeck FC, Botta DJ, Tanoue LT. The new lung cancer staging system. Chest. 2009; 136 (1): 260 – 71.

［73］ Kawamura M, Izumi Y, Tsukada N, et al. Percutaneous cryoablation of small pulmonary malignant tumors under computed tomographic guidance with local anesthesia for nonsurgical candidates. J Thorac Cardiovasc Surg. 2006; 131: 1007 – 13.

［74］ Zemlyak A, Moore WH, Bilfinger TV. Comparison of survival after sublobar resections and ablative therapies for stage I non – small cell lung cancer. J Am Coll Surg. 2010; 211 (1): 68 – 72.

［75］ Brace C, Hinshaw JL, Laesee PF, Sampson LA, Lee FT. Pulmonary thermal ablation: comparison of radiofrequency and microwave devices by using gross pathologic and CT findings in a swine model. Radiology. 2009; 251: 705 – 71.

［76］ Vogl TJ, Straub R, Lehnert T, et al. Percutaneous thermoablation of pulmonary metastases. Experience with the application of laser – induced thermotherapy (LITT) and radiofrequency ablation (RFA) and a literature review. ROFO. 2004; 176: 1658 – 66.

第 38 章　联合治疗在非小细胞肺癌和胸部转移瘤治疗中的作用

Subarna Hamid Eisaman and Damian E. Dupuy

滕飞　吴安乐　翻译　晁明团队　校审

[摘要] 肺癌是全球最常见的肿瘤，每年约 130 万人死于肺癌。肺癌也是一种老年性的疾病，81% 的肺癌患者年龄≥60 岁，因此他们往往不适合手术。不同的可选择的联合治疗手段正在被研究，包括局部切除与近距离放疗、射频消融治疗与常规放疗、射频消融治疗与立体定向放疗。本章回顾了这些有前景的联合疗法的基本原则。

引言

据统计，仅在美国，2009 年就有 219 440 人被诊断为肺癌及支气管癌。此外，2002—2006 年 SEER Cancer Statistics 提示，诊断为肺癌的患者中，55 ~ 84 岁年龄组比例高达惊人的 81.5%[1]。这个年龄组的心血管疾病的患病率为 75%（NHANES 2003—2006)[2]，因此这些患者难以耐受根除性的手术干预治疗。用于治疗肺癌的最大的数据体存在于传统的手术方案，传统的放射治疗（RT），最近的化疗。这些方法已被用于局限性、区域性和转移性疾病的各种联合治疗方案中。然而，即使利用现有的最好的治疗方案，1999—2005 年，17 个 SEER 地区的总体 5 年相对生存率仅为 15.6%[1]。简要总结早期、局部进展期和转移性的非小细胞肺癌（NSCLC）的联合治疗趋势。

（一）早期 NSCLC

虽然只有 15% 左右[1]的肺癌可在"早期"阶段被诊断出（通常指 AJCC 分期 I A、I B 和 II A 期），这组患者是最有可能被治愈的。因此，很大一部分的努力都要集中在这一组。多个随机前瞻性试验包括 the North American Lung Cancer Study Group 821 trial[3]表明，无复发生存率和总体生存最高的是手术组，具体是肺叶切除组，而不是局部切除组。他们报道的局部切除组与肺叶切除组总生存率分别为 61% 和 70%（P = 0.09，单侧检验 P < 0.1），局部复发率分别为 17% 和 6%。大体上建立了早期可手术的 NSCLC 的治疗标准，然而总体生存率仍然相当低，不同的联合治疗方案正在被研究，用以提高生存率。术前放疗显示生存率并无差异[4,5]。术后外放射治疗（EBRT）的作

S. Hamid Eisaman (✉)

Department of Radiation Oncology, University of Pittsburgh Medical Center – Regional Cancer Center, Johnstown, PA, USA

e – mail: eisamansh@ upmc. edu

D. E. Dupuy

Department of Diagnostic Imaging, Rhode Island Hospital, The Warren Alpert Medical School of Brown University, Providence, RI, USA

e – mail: DDupuy@ lifespan. or

用非常难以解释，主要因为术后 EBRT 收益的数据相互矛盾[6]。一般来说，额外的一个小照射野的 EBRT，可以考虑用于 pN2 的患者。对于 pN0 或 pN1 的患者，术后 EBRT 似乎没有疗效[7,8]。此外，考虑到并发症，并不是所有的早期 NSCLC 患者的身体状况都适合肺叶切除术。在这种情况下，局部切除术联合某种形式的辅助性放疗是一个合理的选择。为此目的，对手术切除后近距离放疗和外照射放疗都进行了研究。CALGB 9335 Ⅱ 期临床研究[9]认为，局部切除后 EBRT 可导致显著的肺部毒性（严重呼吸困难 11%，肺炎 4%），没有显著的临床收益。然而，对于 Ⅰ 期 NSCLC 的多个回顾性研究提示，局部切除和近距离放疗相结合，可减少局部复发率。Fernando 等人[10]报道，平均随访 34 个月，如果不联合近距离放疗局部复发率为 17.2%，而联合近距离放疗后局部复发率降低到 3.3%，此降低具有统计学意义。目前，一项全国性大型的前瞻性随机试验（ACOSOG Z4032）正在研究早期肺癌的局部切除联合近距离放疗。

（二）局部进展 NSCLC

数个多中心随机前瞻性研究[11-14]比较了手术联合辅助化疗和手术联合放化疗治疗进展期 NSCLC 的疗效。其中一项研究是 the Adjuvant Navelbine International Trialist Association（ANITA）[15]，此项研究纳入 ⅠB ~ ⅢA 期的患者，比较手术 ± 顺铂和长春瑞滨（36% ⅠB，24% Ⅱ，39% ⅢA）。虽然他们报告了显著的 5 年总生存率差异，单纯手术组与手术加化疗组分别为 51% 和 43%，但是没有 ⅠB 期亚组疗效分析（5 年 OS 62% vs 64%）。因此，术后化疗可能对进展期肿瘤有效，但到目前为止的最终数据仍不清楚。

其他的联合方案也正在被研究，包括 NSCLC 切除后的额外的放化疗。2007 CALGB 9734[16]（n = 44）比较了 Ⅲ 期 NSCLC 的治疗方案，手术切除加紫杉醇、卡铂化疗后，加或不加辅助放疗的差异。无病生存率和总生存率无显著性差异。INT 0115[17]试验也得出相同的结论。因此，手术后联合放化疗治疗局部进展 NSCLC 仍然在研究中。

（三）转移性疾病

75% 的肺癌和支气管癌被诊断时已区域性或远处转移[18]，这两者都可直接侵袭或转移到胸壁。虽然放射治疗被认为是恶性骨疼痛的标准治疗，但反应最大的只有 40% ~ 60% 的患者[19]，可能会延迟 4 ~ 12 周[20]。采用 RFA 治疗的新方法已成功地用于控制骨疾病[21]。此外，Gandhi 等人[22]报告一病例，RT 和 RFA 联合治疗有效地减轻了复发性肾母细胞瘤侵犯腹腔神经丛的疼痛。无论如何，对于转移性疾病的患者，为了减轻疼痛和提高生活质量，这样的联合方案是非常需要的。

由于目前治疗的不良反应和心血管疾病的高患病率，限制了手术方式的选择，因此新的微创联合治疗是必要的。本章将简要回顾影像引导下消融联合 RT 治疗不能手术的 NSCLC 和胸壁转移。消融技术的细节在本书的前几章已讨论。

消融和放疗联合治疗的生物学基础

从理论上讲，对肿瘤细胞的多模式损伤，只会增加细胞死亡的可能性。化疗药物与高温度之间的协同作用（42 ~ 45℃）已经确立了[23,24]。将射频消融（RFA）与额外的治疗联合，是目前正在研究的关于消融的课题之一，旨在反映目前文献支持的多学科方法，包括手术、化疗和放疗。初步结果已经显示，RFA 和 RT 联合治疗较单纯放疗可提高局部控制率和生存率，而没有任何额外的一些副作用[25,26]。

局部组织因素和重要的比邻结构可限制肿瘤坏死体积，单一的 RFA 和 RT 方案可能会留下不完整的肿瘤边缘与残留病灶，导致局部控制失败。生物学上，早期肿瘤细胞减灭术与消融技术可提高局部控制的机会。缺氧细胞对放疗更具有抵抗力。肿瘤的中央缺氧区可用消融技术，如射频消融来摧毁。RFA 治疗后，残余肿瘤如果存在的话，会倾向于在外围区域，然后将在一个更适宜的环境中（例如，增加血流量，提高氧含量）放疗更加有效。这套理论为以下治疗方案提供了充足的理论依据：热疗法与其他治疗方法相结合，包括化疗、化疗栓塞及放疗。微波消融产生区域性的组织加热，而不依赖于电传导，但这种理论上的优势目前只有有限的一些研究[27]。

不能手术的 NSCLC 的治疗

（一）单纯常规放疗

放疗对于手术风险高的 NSCLC 患者来说，是治疗的基石。然而，一项研究，纳入 71 例淋巴结阴性的患者，接受至少 60Gy 剂量的放疗，显示其 3 年和 5 年生存率分别为 19% 和 12%[28]。一项 Meta 分析确定 Ⅰ/Ⅱ期不能手术的 NSCLC 患者根治性放疗的有效性，其 5 年总生存率范围为 0 ~ 42%，完全缓解率 33% ~ 61%，局部复发率 6% ~ 70%[29]。另一项研究显示[30]，早期 NSCLC 患者接受放疗和不治疗，其平均生存时间分别为 19.9 个月和 14.2 个月。组间比较差异无统计学意义（$P = 0.447$）。最近的报道显示，标准 RT 后，Ⅰ 期 NSCLC 的 3 年生存率为 34%，Ⅰ/ⅡA 期 NSCLC 的平均生存时间为 20.8 个月[31]，提示额外治疗方案的进一步需求。组织间近距离放射治疗已被研究用于 NSCLC 的辅助治疗。相对于单纯放疗，早期 NSCLC 局部肺切除术后，针对手术边缘的低剂量近距离放疗，可降低复发率、提高生存率[32]。报告的结果与之前的经验一致[33]，但不同放疗模式之间的统计比较仍然不足，需要更多接受近距离放疗的患者入组并随访。这些只是一些例子，说明了单纯放疗的局限性，我们需要更好的微创联合治疗方案。

（二）单纯立体定向放疗（SBRT）

20 世纪 50 年代，SBRT 最初应用于颅内病变的治疗。在过去的十年里，随着放疗技术的发展，使得这种技术应用于颅外部位，包括胸部和腹部。SBRT 是一种高精度的放射治疗技术。它是一个正在深入研究的领域，用于治疗那些不能手术的 NSCLC[34 - 36]。许多 Ⅰ 和 Ⅱ 期的研究结果已经显示出，这种高度集中的非侵入性技术的局部控制疗效优异，即使对于老年患者[37]。然而，该方案不应该用于近中央气道肿瘤（< 2cm），主要由于其过度的毒性[34]。患者接受 SBRT 治疗后的随访是至关重要的，因为对于局部或区域性复发的患者，挽救性手术、纵隔放疗或消融治疗仍然是有希望的。SBRT 和消融技术的联合目前正在被研究中。目前有初步证据显示，对于一些局部转移的患者，局部消融治疗联合全身治疗可以提高疗效[38]。

（三）放疗与常规热疗联合

传统的热疗与放疗联合治疗的协同抗肿瘤作用已被用于不同类型的肿瘤治疗，特别是乳腺[39]、子宫颈[40]、直肠[41]及头颈部区域的各种肿瘤[42]。传统的热疗是指将身体受肿瘤影响的区域加热，直至温度提升到肿瘤可耐受的温度约 43℃，原理是基于热疗温度高于 41 ~ 42℃ 的细胞直接杀伤作用、放射增敏作用、血流量增加作用[43]。最近的一项前瞻性的 Dutch Deep Hyperthermia Trial[44] 报道了他们 12 年中随访了晚期不适合化疗的宫颈癌患者，接受单纯放疗或接受放疗热疗的联合治疗，局部控制率分别为 37% 和 56%（$P = 0.01$），生存率分别为 20% 和 37%（$P = 0.03$）。

腔内和表浅的肿瘤能够通过接触媒介置于其表面,其接触头端发射微波或电波,使肿瘤更容易被加热。然而,对于位于更深部位的肿瘤,例如深部肺组织或盆腔病变,使温度均匀地达到高于 37.5 ℃,一直是一项技术挑战。Wust 等人[45]对这些热疗的技术有一项全面的总结。不同于传统的热疗,RFA 可以针对深部的肿瘤组织,显著地提高精确度和耐受性,使得肿瘤本身具有更高的核心温度,同时保全了邻近的正常组织。RFA 是一项很有前景的技术,可与其他已建立的 NSCLC 治疗方案联合使用。

(四) RT 和 RFA 联合治疗

热消融技术与传统的非侵入性放疗技术相结合,越来越频繁地被应用于一些肿瘤的治疗中。Horkan 等人[46]报道了一项体内试验,以大鼠乳腺肿瘤建模型,直接地比较了单纯 RT、单纯 RFA,以及 RT 和 RFA 联合治疗。接受 RT 和 RFA 联合疗法的肿瘤患者中,82%(9/11)达到局部控制及平均生存期为 120 天;而单纯 RT 或者单纯 RFA 的疗法,局部控制率均为 0%,平均生存期均 <50 天。RFA 热消融治疗联合 RT 是最常用的技术,已被用于治疗 NSCLC。Dupuy 等人首次报道 RFA 治疗后常规放疗,用于不能手术的 I 期 NSCLC 患者[25],前瞻性研究两种治疗之间可能的协同疗效。他们报道了 24 例不能手术的患者,其 2 年和 5 年累积生存率分别为 50% 和 39%。所有患者接受 RFA 后三维适形放疗。其中没有任何治疗相关的死亡或 3/4 级毒性反应。发生气胸并且需要胸腔引流的有 3 例(12.5%)。在 26.7 个月

平均随访期内(范围 6 ~ 65 个月),14 例患者(58.3%)死亡,2 年和 5 年的累积生存率分别为 50% 和 39%。10 例患者的死亡与肿瘤相关。2 例患者局部复发(8.3%),而 9 例发生全身性转移。这样的联合治疗方案的更多回顾性数据由 Grieco 等人报道[26]。在 1998—2005 年,某研究机构纳入 41 例不能手术的 I、II期 NSCLC 患者,接受热消融和 RT 联合治疗。其中 37 例患者接受射频消融,而 4 例患者接受微波消融。所有患者完成消融后,在 90 天内接着接受标准分割的外照射放疗($n=27$)或术后近距离放疗($n=14$)。平均随访时间为 19.5 个月,6 个月、1 年、2 年、3 年的总体生存率分别为 97.6%、86.8%、70.4%、57.1%。平均 45.6 个月后,肿瘤小于 3cm 的患者局部复发率为 11.8%;而平均 34 个月后,较大的肿瘤局部复发率为 33.3%($P=0.03$)。近距离放射治疗和外照射组的结果没有显著性差异。典型的病例是 Rhode Island Hospital 的一例原发性不能手术的 NSCLC 患者,接受了 RFA 和近距离放疗联合治疗,新复发病灶则接受 SBRT 治疗,见图 38.1 至图 38.4。

(五) 并发症

单纯放疗可导致肺毒性。最常见的放疗副作用是肺炎,已有报道[47]5% ~ 15% 的患者发生放射性肺炎。当它发生时,则会成为重要的、潜在威胁生命的并发症。

气胸是 RFA 最常见的并发症。最近的一项国际性研究调查了近 500 例肺部热消融的报道,其中 30% 发生气胸,其中的三分之一最终需要放置胸腔引流管[48]。其他研

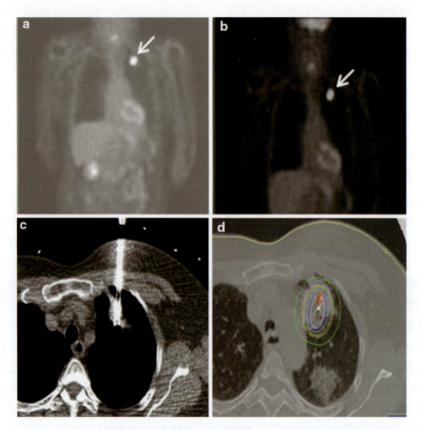

图 38.1 女性，74 岁，初诊，不能手术，左上肺 NSCLC（ⅠA 期，T1N0），2004 年影像资料。（a，b）2004 年的治疗前 PET 扫描显示肿瘤组织的 FDG 高摄取（箭头）。（c）2004 年 RFA 的 CT 图像。（d）RFA 治疗后，近距离放疗的剂量分布（单导管）。

究报告 RF 消融术后气胸发生率为 20% ～ 35%[49-52]，其中 6% ～ 16% 需要放置胸腔引流管[53]。应该指出的是，在这些研究中的患者几乎普遍诊断有肺气肿。肺气肿是一个已知的胸腔手术后发生气胸的风险因素[54]，射频消融后由于动脉产生的微气泡，可发生全身性气体栓塞，是一个罕见的、潜在的增加卒中风险的因素。Yamamoto 等人[55]前瞻性研究了 17 例接受肺肿瘤射频消融治疗的患者，术中行颈动脉超声检查，发现 3 例患者颈动脉出现微泡的回声（这些患者肿瘤的直径较大，范围为 2.5 ～ 6.5cm）。这些患者 24 小时内的 MRI 并没有

表现出任何急性心肌梗死的证据。

射频消融与常规放疗的联合相比单独治疗，似乎并没有显著增高并发症发生率。Dupuy 等人[25]报道 RFA 作为联合治疗的一部分，患者接受 RFA 后气胸发生率 29%。其中 3 例在手术过程中或术后 2 小时立即胸片复查发现明显的气胸，需要胸部引流管引流。RFA 术后无急性呼吸衰竭。所有的 24 例患者接受了完整的放疗，所有病例均没有继发于放疗的急性肺毒性。其中 2 例患者 6 个月后影像学复查发现放射性肺纤维化，但他们仍然无任何临床症状。

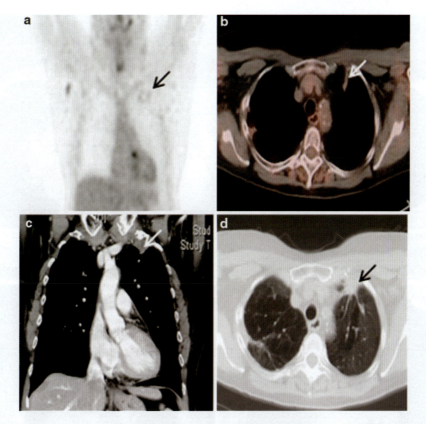

图 38.2　患者即为图 38.1 的患者，**RFA** 和近距离放疗联合治疗后 **2** 年，**PET** 提示病灶区域没有高摄取。(**a**) 冠状面（黑色箭头），(**b**) 轴面（白色箭头）。相应的 **CT** 扫描显示继发于先前的联合治疗后，左侧前胸壁局部纤维化（**c**）在冠状面（白色箭头），(**d**) 轴面（黑色箭头）。

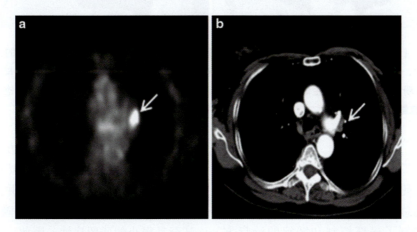

图 38.3　患者即为图 38.1 的患者，在之前的治疗区域之外，**2006** 年复查发现纵隔新转移灶，然后接受 **SBRT** 治疗。(**a，b**) 分别为 **PET** 和 **CT** 图像（箭头），提示 **FDG** 高摄取的复发肿瘤沿着左侧纵隔位置。

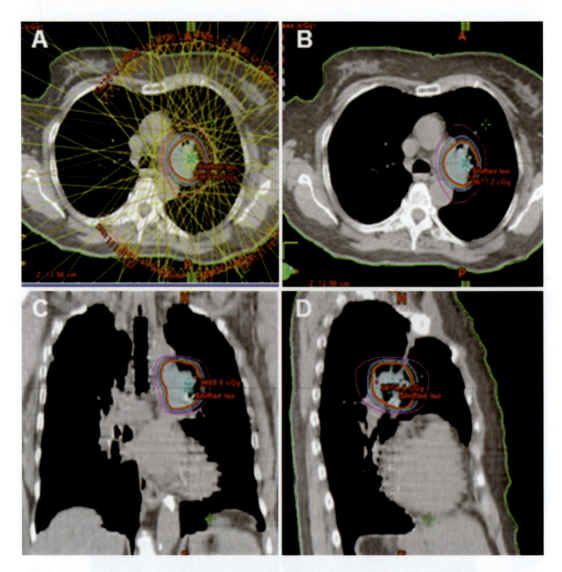

图 38.4　（a，b）2006 年 SBRT 计划和治疗等剂量分布的轴位图像，5 次分割提供的总剂量为 35Gy。（c，d）分别为相应的冠状面和矢状面等剂量分布（等剂量线红色 100%，蓝色 85%，深蓝色 80% 和粉色 60%）。患者生命体征基本稳定，但需要不断的吸氧支持治疗，在休息状态下鼻导管吸氧 2L 流量。

总结

肺癌的死亡率超过了乳腺癌、前列腺癌和结肠癌的总和。大多数患者有严重的合并症，严重限制了局部控制和缓解的治疗方案。通过肺叶或全肺切除手术完整切除肿瘤是目前的标准治疗手段，但只有一小部分患者能够耐受。单一的替代治疗方式包括传统的放疗和热消融正在研究中。然而，初步的结果显示，这些方法单独使用并没有达到预期的疗效。此外，肿瘤具有克隆扩增能力，甚至是很小的残留病灶。因此，具有不同的细胞杀伤作用机制的联合疗法成为理想的选择。对于 NSCLC 的治疗，目前正在研究的有前景的联合治疗包括局部切除术联合近距离放疗[56]，RFA 联合常规放疗[26,27]，RFA 联合 SBRT[57]。

交叉引用

▶ Image – Guided Radiation Therapy for Lung Cancer

▶ Percutaneous Interventional Radiology：The Lung

▶ Radiation Therapy：Intensity – Modulated Radiotherapy, Cyberknife, Gamma Knife, and Proton Beam

▶ Stereotactic Body Radiation Therapy for Liver Metastases

参考文献

[1] Horner MJ, et al. SEER Cancer statistics review, 1975 – 2006, National Cancer Institute. Bethesda. http://seer. cancer. gov/csr/1975_2006/, based on 2008 Nov SEER data submission, posted to the SEER web site, 2009.

[2] Lloyd – Jones D, et al. Circulation. Heart disease and stroke statistics – 2010 update. A report from the American Heart Association. 2009 Dec 17.

[3] Ginsberg RJ, et al. Randomized trial of lobectomy versus limited resection for T1 N0 non – small cell lung cancer. Lung cancer study group. Ann Thorac Surg. 1995；60 （3）：615 – 22；622 – 3.

[4] Warram J. Preoperative irradiation of cancer of the lung：final report of a therapeutic trial. A collaborative study. Cancer. 1975；36 （3）：914 – 25.

[5] Kazem I, et al. Evaluation of short – course preoperative irradiation in the treatment of resectable bronchus carcinoma：long – term analysis of a randomized pilotstudy. Int J Radiat Oncol Biol Phys. 1984；10 （7）：981 – 5.

[6] PORT Meta – analysis Trialists Group. Postoperative radiotherapy for non – small cell lung cancer. Cochrane Database Syst Rev. 2005；2：CD002142.

[7] Douillard JY, et al. Impact of postoperative radiation therapy on survival in patients with complete resection and stage I, II, or IIIA non – small – cell lung cancer treated with adjuvant chemotherapy：the adjuvant Navelbine International Trialist Association （ANITA） randomized trial. Int J Radiat Oncol Biol Phys. 2008；72 （3）：695 – 701. Epub 2008 Apr 24.

[8] Machtay M, et al. Risk of death from intercurrent disease is not excessively increased by modern postoperative radiotherapy for high – risk resected non – smallcell lung carcinoma. J Clin Oncol. 2001；19 （19）：3912 – 7.

[9] Shennib H, et al. Video – assisted wedge resection and local radiotherapy for peripheral lung cancer in high – risk patients：the Cancer and Leukemia Group B （CALGB） 9335, a phase II, multi – institutional cooperative group study. J Thorac Cardiovasc Surg. 2005；129 （4）：813 – 8.

[10] Fernando HC, et al. Lobar and sublobar resection with and without brachytherapy for small stage IA nonsmall cell lung cancer. J Thorac Cardiovasc Surg. 2005；129 （2）：261 – 7.

[11] Strauss GM, et al. Adjuvant paclitaxel plus carboplatin compared with observation in stage IB non – small – cell lung cancer：CALGB 9633 with the cancer and leukemia group B, Radiation therapy oncology group, and north central cancer treatment group study groups. J Clin Oncol. 2008；26 （31）：5043 – 51. Epub 2008 Sep 22.

[12] Arriagada R, et al. Cisplatin – based adjuvant chemotherapy in patients with completely resected non – small – cell lung cancer. N Engl J Med. 2004；350 （4）：351 – 60.

[13] Winton T, et al. Vinorelbine plus cisplatin vs. observation in resected non – small – cell lung cancer. N Engl J Med. 2005；352 （25）：

2589 – 97.

[14] Waller D, et al. Chemotherapy for patients with nonsmall cell lung cancer: the surgical setting of the big lung trial. Eur J Cardiothorac Surg. 2004; 26 (1): 173 – 82.

[15] Douillard JY, et al. Adjuvant vinorelbine plus cisplatin versus observation in patients with completely resected stage IB – IIIA non – small – cell lung cancer (Adjuvant Navelbine International Trialist Association [ANITA]): a randomised controlled trial. Lancet Oncol. 2006; 7 (9): 719 – 27.

[16] Perry MC, et al. A phase III study of surgical resection and paclitaxel/carboplatin chemotherapy with or without adjuvant radiation therapy for resected stage III non – small – cell lung cancer: cancer and leukemia group B 9734. Clin Lung Cancer. 2007; 8 (4): 268 – 72.

[17] Keller SM, et al. A randomized trial of postoperative adjuvant therapy in patients with completely resected stage II or IIIA non – small – cell lung cancer. Eastern cooperative oncology group. N Engl J Med. 2000; 343 (17): 1217 – 22.

[18] http://seer. cancer. gov

[19] Janjan NA. Bone metastases: approaches to management. Semin Oncol. 2001; 28: 28 – 34.

[20] Janjan NA. Radiation for bone metastases: conventional techniques and the role of systemic radiopharmaceuticals. Cancer. 1997; 80 (suppl 5): 1628 – 45.

[21] Dupuy DE, et al. Percutaneous radiofrequency ablation of painful osseous metastases: a multicenter American College of Radiology Imaging Network trial. Cancer. 2010; 116 (4): 989 – 97.

[22] Gandhi S, et al. Combined computed tomographyguided radiofrequency ablation and brachytherapy in a child with multiple recurrences of Wilms' tumor. J Pediatr Hematol Oncol. 2005; 27: 377 – 9.

[23] Seegenschmiedt MH, Brady LW, Sauer R. Interstitial thermoradiotherapy: review on technical and clinical aspects. Am J Clin Oncol. 1990; 13: 352 – 63.

[24] Trembley BS, Ryan TP, Strohbehn JW. Interstitial hyperthermia: physics, biology and clinical aspects. In: Urano M, Douple E, editors. Physics of microwave hyperthermia in hyperthermia and oncology, vol. 3. Utrecht: Springer; 1992. p. 11 – 98.

[25] Dupuy D, DiPetrillo T, Gandhi S, Ready N, Ng T, Donat W, Mayo – Smith W. Radiofrequency ablation followed by conventional radiotherapy for medically inoperable stage I non – small cell lung cancer. Chest. 2006; 129: 738 – 45.

[26] Grieco CA, Simon CJ, Mayo – Smith WW, DiPetrillo TA, Ready N, Dupuy D. Percutaneous image – guided thermal ablation and radiation therapy: outcomes of combined treatment for 41 patients with inoperable stage I/II non – small – cell lung cancer. J Vasc Interv Radiol. 2006; 17: 1117 – 24.

[27] Simon CJ, Dupuy DE, Mayo – Smith WW. Microwave ablation: principles and applications. Radiographics. 2005; 25 (suppl): 69 – 83.

[28] Kupelian PA, et al. Prognostic factors in the treatment of node – negative non – small cell lung carcinoma with radiotherapy alone. Int J Radiat Oncol Biol Phys. 1996; 36: 607 – 13.

[29] Rowell NP, et al. Radical radiotherapy for stage I/II non – small – cell lung cancer in patients not sufficiently fit for or declining surgery (medically inoperable): a systematic review. Thorax. 2001; 56: 628 – 38.

[30] McGarry RC, et al. Observation – only management of early stage, medically inoperable lung cancer: poor outcome. Chest. 2002; 121: 1155 – 8.

[31] Senan S, Lagerwaard FJ. The role of radiotherapy in non – small – cell lung cancer. Ann Oncol. 2005; 16 (Suppl 2): 223 – 8.

[32] Lee W, Daly BDT, DiPetrillo TA, et al. Limited resection for non – small cell lung cancer: observed local control with implantation of I – 125 brachytherapy seeds. Ann Thorac Surg. 2003;

75：237 – 43.

[33] Jain SK, Dupuy DE, Cardarelli GA, et al. Percutaneous radiofrequency ablation of pulmonary malignancies：combined treatment with brachytherapy. AJR Am J Roentgenol. 2003；181：711 – 5.

[34] Timmerman R, et al. Excessive toxicity when treating central tumors in a phase II study of stereotactic body radiation therapy for medically inoperable early – stage lung cancer. J Clin Oncol. 2006；24（30）：4833 – 9.

[35] Hoopes DJ, et al. FDG – PET and stereotactic body radiotherapy（SBRT）for stage I non – small – cell lung cancer. Lung Cancer. 2007；56（2）：229 – 34. Epub 2007 Mar 13.

[36] Onishi H, et al. Hypofractionated stereotactic radiotherapy（HypoFXSRT）for stage I non – small cell lung cancer：updated results of 257 patients in a Japanese multi – institutional study. J Thorac Oncol. 2007；2（7 Suppl 3）：S94 – 100.

[37] Haasbeek CJ, et al. Stage I nonsmall cell lung cancer in patients aged >/ = 75 years：outcomes after stereotactic radiotherapy. Cancer. 2010；116（2）：406 – 14.

[38] Lo SS, et al. Stereotactic body radiation therapy for oligometastases. Expert Rev Anticancer Ther. 2009；9（5）：621 – 35.

[39] Kapp DS, Cox RS. Thermal treatment parameters are most predictive of outcome in patients with single tumor nodules per treatment field in recurrent adenocarcinoma of the breast. Int J Radiat Oncol Biol Phys. 1995；33：887 – 99.

[40] Kapp DS, Lawrence R. Temperature elevation during brachytherapy for carcinoma of the uterine cervix：adverse effect on survival and enhancement of distant metastasis. Int J Radiat Oncol Biol Phys. 1984；10：2281 – 92.

[41] Berdov BA, Menteshashvili GZ. Thermoradiotherapy of patients with locally advanced carcinoma of the rectum. Int J Hyperthermia. 1990；6：881 – 90.

[42] Datta NR, Bose AK, Kapoor HK, et al. Head and neck cancers：results of thermoradiotherapy versus radiotherapy. Int J Hyperthermia. 1990；6：479 – 86.

[43] Dewey WC. Arrhenius relationships from the molecule and cell to the clinic. Int J Hyperthermia. 1994；10：457 – 83.

[44] Franckena M, et al. Long – term improvement in treatment outcome after radiotherapy and hyperthermia in locoregionally advanced cervix cancer：an update of the dutch deep hyperthermia trial. Int J Radiat Oncol Biol Phys. 2008；70（4）：1176 – 82.

[45] Wust P, et al. Hyperthermia in combined treatment of cancer. Lancet Oncol. 2002；3：487 – 97.

[46] Horkan C, et al. Reduced tumor growth with combined radiofrequency ablation and radiation therapy in a rat breast tumor model. Radiology. 2005；235：81 – 8.

[47] Kocak Z, Evans ES, Zhou SM, et al. Challenges in defining radiation pneumonitis in patients with lung cancer. Int J Radiat Oncol Biol Phys. 2005；623：635 – 8.

[48] Steinke K, Sewell PE, Dupuy DE. Pulmonary radiofrequency ablation：an international study survey. Anticancer Res. 2004；24：339 – 43.

[49] Steinke K, King J, Glenn D, et al. Percutaneous radiofrequency ablation of lung tumors with expandable needle electrodes：tips from preliminary experience. AJR Am J Roentgenol. 2004；183：605 – 11.

[50] Lee JM, Jin GY, Goldberg SN, et al. Percutaneous radiofrequency ablation for inoperable non – small cell lung cancer and metastases：preliminary report. Radiology. 2004；230：125 – 34.

[51] Akeboshi M, Yamakado K, Nakatsuka A, et al. Percutaneous radiofrequency ablation of lung neoplasms：initial therapeutic response. J Vasc Interv Radiol. 2004；15：463 – 70.

[52] Kotaro Y, Susumu K, Yoshifumi S, et al. Thoracic tumors treated with CT – guided radiofrequency ablation：initial experience. Radiology. 2004；231：850 – 7.

[53] Cosmo G, Vittorio M, Giuseppe C, et al. Radio-frequency ablation of 40 lung neoplasms: preliminary results. AJR Am J Roentgenol. 2004; 183: 361 – 8.

[54] Cox JE, Chiles C, McManus CM, et al. Transthoracic needle aspiration biopsy: variables that affect risk of pneumothorax. Radiology. 1999; 212: 165 – 8.

[55] Yamamoto A, Matsuoka T, Toyoshima M, et al. Assessment of cerebral microembolism during percutaneous radiofrequency ablation of lung tumors using diffusion weighted imaging. Am J Roentgenol. 2004; 183: 1785 – 9.

[56] Parashar B, et al. Limited resection followed by intraoperative seed implantation is comparable to stereotactic body radiotherapy for solitary lung cancer. Cancer. 2010; 116 (21): 5047 – 53.

[57] Abbas G, et al. Ablative treatments for lung tumors: radiofrequency ablation, stereotactic radiosurgery, and microwave ablation. Thorac Surg Clin. 2007 May; 17 (2): 261 – 71.

第 39 章　肺切除术

Bernard J. Park

滕飞　吴安乐　翻译　晁明团队　校审

[摘要] 非小细胞肺癌（NSCLC）仍然是全球范围内肿瘤相关死亡率较高的疾病之一。尽管近年来分子靶向治疗和系统性疗法不断进步，但手术切除仍是主要的治疗方法。肺叶切除术是控制疾病的外科标准术式。肺亚叶切除术（肺楔形切除术、肺段切除术）往往适用于心肺功能储备较差或肿瘤较小的患者。微创的电视辅助胸腔镜手术（VATS），特别是 VATS 叶切除术，正在被越来越多地使用，相比传统的开胸术式治疗局限性非小细胞肺癌，前者的优势在于手术并发症较低，术后恢复快和肿瘤疗效相同。这一章将回顾各种手术方法，并重点分析微创技术的优势。

肺癌仍然是全球癌症相关死亡率较高的疾病之一。2009 年美国约有 219 450 的新发病例及 159 390 的死亡病例[1]，而非小细胞肺癌（NSCLC）约占所有肺癌病例的 80%。鉴于 50% 的确诊 NSCLC 患者年龄超过 65 岁，而在美国，超过 65 岁的人群比例逐年上升，显然，肺癌患者的数量亦逐年增长[2-4]。尽管近年来，分子层面的肿瘤分析正不断发展，但联合靶向治疗和辅助化疗的手术切除术仍然是治疗的最佳选择。

解剖肺切除术是孤立性早期肺癌的首选手术方法，肺叶切除术的参考标准是患者具有足够的心肺功能储备。对于手术风险较高而肿块较小的患者，可选择肺亚叶切除术，例如肺段切除术和肺楔形切除术，只要做到切缘完整，则疗效满意。合适的局部晚期患者可以选择全肺切除术。本章将总结局部 NSCLC 的手术切除的技术、适应证和结果，重点关注肺叶切除术及微创技术的的适应证、结果和优势。

电视辅助胸腔镜手术（VATS）

非小细胞肺癌切除的传统标准切口已经可以通过肋骨的切口让术者直视肺门解剖。虽然有许多类型的开胸方式，包括前切口、前外侧、后外侧、腋窝、垂直切口，其中后外侧切口是最常用的。所有术式均要保留大肌肉群。大型现代外科手术，主要采用开胸手术方式，提示死亡率较低，但实际上术后发病率高达 32%[5-7]。为了降低开胸术后发病率，1990 年代初的一些学者提出了 NSCLC 肺叶切除术的微创 VATS 技术[8-11]。这些术式发展的初衷是减少或消除开胸引起的肋骨切开，从而减少患者围手术期的痛苦。因此，最初技术的报道都是利用胸腔镜技术的可视化来避免肋骨切开。随着这些最初的报道，至今，VATS 肺叶切除术的各种新技术仍在开发。

B. J. Park
Department of Surgery, Hackensack University Medical Center, Hackensack, NJ, USA
e-mail: bpark@ humed. com

为了规范 VATS 肺叶切除术的方法，the Cancer and Leukemia Group B（CALGB）进行了前瞻性、多中心研究（CALGB 39802），旨在阐明针对早期 NSCLC（外周肿瘤 ≤ 3cm）使用 VATS 肺叶切除术的可行性，并定义一套统一的标准技术[12]。标准化的定义是 three‐incision（三孔）技术（一个4～8cm 进入切口，两个 0.5cm 端口切口），利用电视引导和传统肺门解剖，而没有肋骨切开。结果显示接受手术的 127 例患者围手术期死亡率为 2.7%，3 级或更高级的并发症发生率为 7.4%，长期生存率和开胸对照组相当。相关学者得出结论，这样的标准技术是可行和安全的。

随后，文献中有一些充足的数据报道，对于 NSCLC 的 VATS 肺叶切除术，在外科管理条例中确定了其可行性，其肿瘤疗效与开胸肺切除术等价，并且其在术后恢复中更具优势。这增加了 VATS 的应用，但尽管这样，仍然有 70% 的病例行开胸肺叶切除术[7]。

作者对于临床 I 期 NSCLC 或其他孤立病灶常规行 VATS 肺叶切除术，其方法与 CALGB 39802 的标准一致：解剖性肺叶切除是采用电视胸腔镜和 3 个非肋骨切口完成，其中最大的 3～4cm（图 39.1），结合常规的和专业的胸腔镜器械用于肺门部解剖结构的结扎，包括肺血管和气道，随后常规系统性地进行 NSCLC 纵隔淋巴结清扫。对于 VATS 解剖性肺切除术的详细步骤之前已在别处描述[13]。

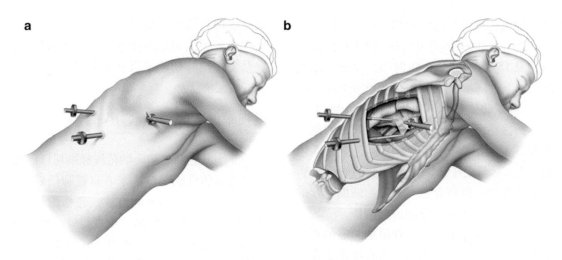

图 39.1　VATS 肺叶切除术的典型切口。

影像引导和 VATS：术前定位

VATS 对患者康复的主要优势是减少肋骨切开。相对的，由于缺乏双手触诊的可能性，使某些肺部病变的定位更加困难。首先是半实性或毛玻璃样结节，甚至开胸也很难触诊。其次是更小的病灶，常常是位于胸膜表面的深度超过 5mm 的亚厘米级病变。由于 CT 扫描针对其他适应证的广泛应用（例如冠状动脉扫描）和筛选高危人群，越来越小的病变将需要用 CT 进行评估。有一些术前定位技术用以引导 VATS 切除这些病灶，但没有得到一致认可和应用。

术前影像引导定位的一种类别是通过注射染料、造影剂或放射性核素。各种材料在 VATS 手术当天，术前 CT 定位后注射。术中识别的方法包括亚甲蓝染料可直视[14]，碘化对比或钡可透视下显影[15]，放射性核素可通过核素探针显示[16]。这些方法有以下不足之处：标记材料随着时间的推移将从结节向周围扩散，因此从注入材料到手术切除仅有较短的时间窗；过敏反应和系统性栓塞的潜在风险。此外，对于广泛矽肺病色素沉着的患者，亚甲蓝难以识别，而放射性核素使用需要另外的设备、专业培训和辐射防护安全要求。

最早、被报道最多的定位技术是经皮穿刺置入定位钩线[17-19]。钩线放置在肺的感兴趣结节旁区域，线或连接线穿过胸壁。线放置 10～20mm 深，但不应通过病灶本身，以免干扰病理分析。这个方法的并发症包括线移位、气胸、实质内出血。定位和切除目标病灶的成功率大约是 96%[17,18]。成功相关的因素包括病灶大小的增加，脏层胸膜表面和结节下缘之间距离的减小及 CT 上病灶密度的增加[19]。定位技术的一种方式是在肺实质内放置带纤维层的微弹簧圈，VATS 切除术中透视下引导[20]。其优于传统的钩线技术之处是移位少见。Mayo 团队对 69 例患者的研究证实，使用微弹簧圈 100% 患者定位成功，97% 患者 VATS 切除成功。并发症包括气胸，做胸腔引流管闭式引流（3% 患者），另外 1 例患者出现无症状血胸。

肺叶切除术：VATS 与开胸手术

从最初的技术被报道以来，已有许多 VATS 肺叶切除报道，发病率为 3.0%～13.3%，手术死亡率 0～2.0%[21-25]（表39.1），与传统开胸的结果相比较 VATS 肺叶切除更具优势[5]。其中两宗最大的非小细胞肺癌 VATS 肺叶切除术病例报道，证明其操作程序具有足够的可行性和安全性[26,27]。McKenna 团队报道了 1100 例 VATS 解剖切除术，其中 1048 例为 VATS 肺叶切除术，大部分（1015 例）是原发性肺癌[26]。88% 患者为临床 I 前期。患者的平

均年龄为 72.1 岁，女性占大多数（54.1%）。住院时间平均为 3 天，发病率为 15.3%。只有 4.1% 的患者需要输血，住院率为 1.1%（13／1100）。围手术期死亡率为 0.8%（9／1100），无术中死亡。

表 39.1　VATS 肺叶切除术的可行性

作者	年份	患者人数	发病率（%）	死亡率（%）
Lewis[21]	1999	250	11.2	0
McKenna[22]	1998	298	12.4	0.4
Walker[23]	1998	150	13.3	2.0
Kaseda[24]	1998	128	3.0	0.8
Yim[25]	1997	78	6.4	1.3

同样，Onaitis 和合作者总结了杜克大学 500 例 VATS 肺叶切除术的经验，试图确定其安全性、疗效和通用性[27]。在这项回顾性综述中，大多数的病例（416/500）为非小细胞肺癌。492 例胸腔镜肺叶切除成功（外科手术转化率 1.6%）。平均胸部引流管放置天数和住院天数均为 3 天。手术死亡率为 1.2%（6/492），共有 119 例（24%）有并发症。最常见的并发症是房颤（52/492，10%）。

关于 VATS 肺叶切除术，有很多不同学者和不同中心的大型研究，然而很少有研究直接比较 VATS 肺叶切除术和开胸手术，并且几乎没有随机对照试验。已经有一些报道尝试在一个类似患者的分组前瞻性地比较两种手术方法[28-32]。虽然这些报道大多样本量较小，但几乎所有研究均显示两种手术方法的时间相似，而 VATS 组胸部引流管引流时间和住院天数具有优势。与开胸手术的患者相比，行 VATS 的患者具有较短的胸部引流管留置时间及住院天数。唯一的一项前瞻性随机试验比较了 VATS 与开胸肺叶切除术围手术期的结果，Kirby 团队比较了 55 例临

床 I 期 NSCLC，随机分为 VATS 手术组（25）和保留胸肌的开胸手术组（30）[29]。VATS 的平均手术时间较短（161 vs 175 分钟），胸腔引流时间较短（4.6 vs 6.5 天），平均住院天数较短（7.1 vs 8.3 天），但由于样本量小，这些差异没有统计学意义。开胸组术后并发症发生率明显高于对照组（P < 0.5），其中多数为持续气胸。作者认为，这些优势有可能源于关胸途径，需要对 VATS 肺大部切除术的优势作出更关键的评估。

最大宗研究中的一个由 Flores 团队完成，他们回顾性比较了行 VATS 手术与开胸术的早期 NSCLC 患者[33]。从 2002 年 5 月到 2007 年 8 月这超过 5 年的时间里，741 例临床 I 期 NSCLC 患者接受了 VATS（328）或开胸手术（413）。两组患者的中位年龄均相匹配（67 岁）、女性占多数（VATS 63%，开胸 64%）、病理分期分布（VATS I 期 84%，开胸 I 期 80%）均相匹配。治疗意向和倾向分值匹配的分析显示，VATS 患者总的并发症发生率（VATS 22% vs 开胸手术 31%，P = 0.01）和平均住院时间（VATS 5 天 vs 开胸手术 7 天，P = 0.001）均明显降低。这项研究提供了进一步的证据，通过直接与开胸手术进行比较，证明 VATS 对这些患者不仅切实可行，而且可能会更具优势。

VATS 肺叶切除术的肿瘤有效性

早期 NSCLC 的患者首选 VATS 手术治疗，最重要的问题是其长期生存率是否和开胸手术相当。暂无大型随机对照试验用以比较 NSCLC 患者行 VATS 与开胸手术的肿瘤学疗效是否相同，目前还不清楚今后是否会有。这些试验的开展障碍包括掌握先进 VATS 技术的专家之间的平衡性不足，无法随机让患者选择微创手术，以及缺乏一个标准化的临床路径。已经有一些回顾性单一中心研究比较早期非小细胞肺癌行 VATS 肺叶

切除术的总生存率[21,26,27,33-36]和一项前瞻性随机试验比较 VATS 与开胸手术的 I 期患者的长期生存率[37]。如果一个分析研究在更高分期患者常规辅助化疗之前，大多数报道显示病理分期 I 期的那些患者，VATS 与以前开胸手术的结果相比具有更好的预期 5 年生存率（表 39.2）。事实上，一些研究显示出更好的预期生存率[21,34,37]。

表 39.2　病理 I 期的 VATS 肺叶切除术后生存率

作者	年份	患者人数	5 年生存率（%）	随访（月）
Lewis[21]	1999	92	92[a]	34
Kaseda[34]	2000	50	97	30
Sugi[37] b	2000	48	90	60
Walker[35]	2003	117	78	38
McKenna[26]	2006	742	78	NR
Onaitis[27]	2007	330	85[c]	24

NR：未报告；[a] 精确计算；[b] 随机化；[c] 2 年生存率

Sugi 团队的研究是目前唯一的随机试验研究，目的是评估 VATS 与开胸手术治疗的长期疗效[37]。临床 I 期 NSCLC 患者被随机分配到肋骨切开的开胸手术组（n = 52）或 VATS 手术组（n = 48）。值得注意的是，在研究中，VATS 技术采用 8cm 的进入切口。在 60 个月的平均随访期，虽然不足以显示统计等效性，但是研究表明 VATS 组（90%）和开胸组（85%）的长期生存结果相似。关于围手术期并发症发生率和生活质量的问题没有其他报道。

两项相对大型的回顾性研究分析了早期 NSCLC 患者 VATS 与开胸术后的肿瘤长期结果[33,36]。第一个是托马斯团队的研究，试图确定病理分期 I 期非小细胞肺癌患者 VATS 与开胸肺切除术 10 年内的预后[36]。VATS 组患者有 110 例，开胸组有 405 例，大多数行肺叶切除术（共 390 例，VATS 组

92 例）。总的 5 年生存率分别为 VATS 组 62.9%（CI，51.4% ~ 74.4%）和开胸组 62.8%（CI，56.8% ~ 68.7%）（P = 0.6）。ⅠA 期患者的生存率分别为 VATS 组 64.9%（CI，47.3% ~ 82.5%）和开胸组 79.7%（CI，69.6% ~ 89.9%）（P = 0.15），而ⅠB 期患者 5 年生存率分别为 61.2%（CI，45.9% ~ 76.5%）和 58.1%（CI，51.2% ~65%）（P = 0.4）。尽管有令人满意的结果，但这项研究的认真分析显示，由于患者之间的一些差异，使其结论难以被接受。首先，研究人员限定肿瘤小于 5cm 及叶间裂完整的患者才可使用 VATS。这表明 VATS 组中 T1 期肿瘤比例明显更少。其次，VATS 组包括了后来中转行肋骨切开

的开胸术的患者。最后，开胸组全肺切除的比例明显较高（21% vs 10%，P = 0.03）。显然，这是两组不同的患者。

相比之下，Flores 团队报道的两组病例包括 VATS 组和开胸手术组，其术前特征以及病理分期、组织学及肿瘤大小均相匹配[33]。Kaplan - Meier 分析表明，VATS 组 5 年生存率为 79%，开胸组 5 年生存率 75%（log rank；P = 0.8）（图 39.2）。此外，作者倾向分值匹配法的分析表明，VATS 组和开胸手术组之间生存期相似，并且确认了原始数据的结果。这一前瞻性随机对照试验提供了令人信服的证据，VATS 手术在肿瘤的长期疗效方面和开胸手术相当。

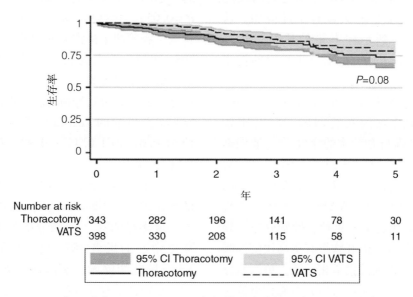

图 39.2　VATS 与开胸术。ITT。VATS：电视辅助胸腔镜手术；CI：可信区间（Flores RM, et al. JTCVS 2009；138：11 – 18，经 Elsevier 许可转载）。

VATS 的益处

除了缩短胸部引流管引流时间、住院时间，VATS 的支持者感受到的优势还包括诸如并发症的减少，治疗高危患者的能力增强，全

身辅助治疗的耐受性增加，生活质量提高。

降低围手术期发病率

已经有多项 VATS 解剖性肺切除术的研究报道表明，微创方法与减少术后并发症相关。以前大多数都是无对照的回顾性研

究[26,27]，直到最近才有正规地比较 VATS 组与开胸组患者数据的小样本量、不匹配分析[28-32]。最近有大样本的研究正在分析两种手术方式[33,38]，用匹配队列来抵消个别医生选择 VATS 或开胸手术的固有传统选择偏差[39,40]。

Whitson 团队的单中心研究回顾性评估了 147 例临床 I 期 NSCLC 患者，这些患者行开胸术（88 例）或 VATS 手术（59 例）[38]。虽然这是一个不匹配的比较，但是两组患者具有相似的人口统计学特征、术前肺功能评价和病理分期。事实上，VATS 组患者高血压和慢性肾功能不全的发病率较高。VATS 组与开胸组相比术后肺炎发生率显著降低（3.4% vs 19.3%，P = 0.0023）。两组间持续性气胸、房颤、再手术和心肌梗死的发生率无差异。VATS 手术患者的住院时间下降，但 ICU 的天数有少许增加。这项研究可能受到小样本量的质疑，并且 VATS 患者体现了研究者对这项技术的初步经验。

为了努力解决这一问题，同一机构的研究者进行了文献的系统回顾，用以比较 VATS 和开胸肺叶切除术的疗效[39]。他们确定了 39 项研究（VATS 22 项，开胸 27 项，两者重叠 10 项），包含相关和适当数据的分析共 6370 例患者（VATS 3114 例，开胸 3256 例）。两组的平均年龄、性别分布、腺癌比例是相似的，但开胸组有更高比例的鳞状细胞癌。与以前的报道相一致，单因素分析显示 VATS 具有较短的胸部引流管引流时间及住院时间。此外，研究者观察到 VATS 切除术后手术总的并发症发生率明显低于传统开胸组（16.4% vs 31.2%，P = 0.018）。特殊的一些并发症，如房颤、肺炎和持续性气胸发生率，两组间无显著性差异。

Park 团队是最早一批尝试匹配分析评估两个技术的研究团队之一，在 5 年内他们报道了共计 389 例患者，分别行 VATS 或开胸肺叶切除术[40]。患者年龄和性别相匹配，每组 122 例患者。行 VATS 手术的患者术前 DLCO 较高，诱导治疗后降低。VATS 组总并发症发生率（17.2% vs 27.9%，P = 0.046）和平均住院天数（4.9 天 vs 7.2 天，P = 0.01）均较低。在系统的评价中，一些特殊的并发症发生率两组间的差异无统计学意义。特别是，两组间术后房颤发生率相似（VATS 12%，开胸 16%），提示肺切除术后房颤的发病机制更多是由自主神经和神经体液机制介导的，而与切口无关。

来自同一研究所的 Flores 团队后来又报道了大量的病例（n = 741），目的是为了评价 VATS 组（398）和开胸手术组（346）之间围手术期和生存期的各种差异[33]。意向性治疗（ITT）的原始数据分析提示，开胸组总的并发症发生率较高（30% vs 24%，P = 0.05），包括房性心律失常、呼吸衰竭、持续气胸等两组最常见的并发症。2%（8/398）VATS 手术的患者有严重的并发症，而开胸手术患者为 3.8%（13/343）。倾向评分匹配（PSM）分析可抵消两组间的内在差异，并发症的 Logistic 回归分析显示 OR 值为 0.67（CI 0.45~0.98，P = 0.4），VATS 具有优势。

关于 VATS 手术与开胸手术并发症之间的潜在差异，Villamizar 团队的近期报道可能是最详尽的[41]。回顾分析了 1999—2009 年单中心的患者 1079 例，其中 697 例行 VATS 肺叶切除术。倾向评分匹配（PSM）用于意向性治疗（ITT），结果是每组的 284 例患者的年龄、性别、术前治疗方式、合并症、肺功能及临床分期并无明显差异。之后再次比较两组患者术后并发症的发生率，VATS 手术患者不仅总的并发症发生率较低（31% vs 49%，P = 0.0001），而且房颤、肺不张、气胸、肺炎、输血、肾功能衰竭的发生率也较低（表 39.3）。围手术期死亡率两组间相似。

表 39.3 VATS 与开胸术的术后并发症

并发症	THOR ($n=284$)	VATS ($n=284$)	P 值
心房颤动, n (%)	61 (21)	37 (13)	0.01
肺不张, n (%)	34 (12)	15 (5)	0.006
迟发性气胸, n (%)	55 (19)	37 (13)	0.05
出血, n (%)	3 (1)	3 (1)	
输血, n (%)	36 (13)	11 (4)	0.002
肺炎, n (%)	27 (10)	14 (5)	0.05
脓胸, n (%)	2 (0.8)	2 (0.8)	
支气管胸膜瘘, n (%)	3 (1)	1 (0.4)	0.62
脓毒症, n (%)	6 (2)	1 (0.4)	0.12
肾功能衰竭, n (%)	15 (5)	4 (1.4)	0.02
脑血管意外, n (%)	3 (1)	2 (1)	1.0
心肌梗死, n (%)	0 (0)	1 (0.4)	0.50
室性心律失常, n (%)	2 (0.8)	2 (0.8)	
深静脉血栓形成, n (%)	2 (0.8)	0 (0)	0.50
肺栓塞, n (%)	3 (1)	1 (0.4)	0.62
胸管持续时间, 中位天数 (25th, 75th 四分位数)	4 (3, 6)	3 (2, 4)	0.0001[a]
住院时间, 中位天数 (25th, 75th 四分位数)	5 (4, 7)	4 (3, 6)	0.0001[a]
死亡率, n (%)	15 (5)	8 (3)	0.20
无并发症的患者, n (%)	144 (51)	196 (69)	0.0001

From Villamizar, et al. J Thorac Cardiovasc Surg. 2009；138：419 – 425, 经 Elsevier 许可转载

THOR：常规胸廓切开术；VATS：电视辅助胸腔镜手术；[a] Wilcoxon signed – rank test

高危人群

最新的证据表明，VATS 手术的方法似乎可以降低总体并发症，因此可推断，微创的方法，让有开胸手术禁忌证的高危患者可行 VATS 肺切除术。老年患者同样是适用人群。由于肺癌的发病率继续增加，老年患者的比例越来越大，患者平均年龄将继续增加是不可避免的。肺切除术后并发症的发病率和死亡率随着年龄增加而增高。The Lung Cancer Study Group（肺癌研究组）的 Gins-berg 团队发现，年龄大于或等于 70 岁（ $n=453$ ）的患者（其中大部分接受开胸手术）手术后 30 天的死亡率为 7.1%，年龄小于 60 岁的患者则为 1.3%，而 2200 例肺切除术总死亡率为 3.7%[5]。同样，Damhuis 团队研究了 1577 例肺癌切除术患者后指出，年龄和切除范围是手术风险的主要决定因素[6]。这一系列研究中发现 70 岁以上患者（ $n=521$ ）手术死亡率为 4%，而小于 60 岁的患者为 1.4%。

许多关于老年患者 VATS 肺叶切除术的

研究结果（主要为 70 岁以上的老年人）显示出可以接受的发病率和死亡率[42-45]。所有采用了微创技术的病例均表现出可接受的结果。McVay 团队报道了 159 例高龄患者行 VATS 肺叶切除术[43]，其总的并发症发生率只有 18%，手术死亡率仅 1.8%。结果提示，在肺癌积极的外科治疗上，不仅年龄不是手术禁忌，而且微创方法可能有一定的优势。由 Koizumi 团队首先提出的一项研究，尝试比较老年患者分别行 VATS 手术或标准开胸术[44]。行 VATS 手术的患者胸腔引流时间、住院时间、术后改变等明显更好。然而，总的并发症发生率和特殊并发症发生率无明显差异，如持续气胸、肺炎和心律失常等。然而，该研究样本量还很小（VATS 17 例，开胸 15 例），这可能限制了判断统计差异的证据。然而，VATS 组的手术死亡率为 5.9%，而开胸组为 20%。

最近，Cattaneo 团队进行了一项匹配分析，样本为 333 例 70 岁以上的老年非小细胞肺癌患者，接受 VATS 术或开胸手术肺叶切除[45]。他们确定了 164 例符合条件的患者，并根据年龄、性别、合并症、术前分期来匹配分组，每组 82 例。对两组老年患者肺切除术后并发症发生率的比较显示，微创 VATS 手术与传统肋骨切开的开胸手术相比，前者发生率较低。VATS 手术组总体并发症发生率为 28%，而开胸手术组 45%（$P = 0.04$）。此外，VATS 组不仅并发症发生率低，而且与开胸手术患者相比，存在一个或多个并发症或低级别并发症的患者比例较低（0 *vs* 7% 3 级或更高级的并发症，$P = 0.007$）。减少并发症发生的确切机制尚不明确，但可以发现，开胸组肺部并发症发生率高于 VATS 组。这表明，也许 VATS 手术减少了胸壁损伤，可以帮助减少肺部并发症的发生，从而减少了手术并发症的总发生率。

（一）术后疼痛和生活质量（QOL）

尽管人们普遍认为行 VATS 术的患者术后疼痛较轻，但很少有研究能够利用有效方法验证 VATS 和开胸手术之间的差异。Landreneau 团队尝试回顾分析 138 例患者 VATS 术后疼痛发生率的优势，分为 VATS 组（$n = 81$）和局部胸廓切开组（$n = 57$）[46]。VATS 肺叶切除组术后疼痛的患者只有 7 例，而开胸肺叶切除组为 38 例。疼痛评判是根据术后麻醉要求量，肋间/硬膜外镇痛的需求量和患者的疼痛评分指数。VATS 患者疼痛较轻，他们不需要肋间/硬膜外镇痛，相比之下 31 例（54%）开胸手术患者需要肋间/硬膜外镇痛（$P = 0.001$）。VATS 组整体上麻醉的要求较少，这与该组患者的疼痛评分指数较低有关。在一个类似的分析中，Stammberger 团队回顾分析了 173 例接受 VATS 术的患者，历时平均 18 个月（范围 3 ~ 38 个月）[47]。只有 16 例患者行肺叶切除，但术后 6 个月 75% 的患者未诉疼痛，因此胸腔镜术后疼痛率仅为 25%。胸腔镜术后疼痛的减少，术后 1、2 年疼痛发生率分别只有 5% 和 4%。事实上这项研究的主要缺点是，他们的问卷调查并没有验证疼痛的有效措施。最后，Nagahiro 团队前瞻性研究了 22 例 VATS 肺叶切除（$n = 13$）或开胸手术（$n = 9$）术后急性疼痛[48]。术后 0、1、2、4、7 和 14 天，使用 11 点量表（11 – point scale）和记录镇痛药使用量来评估疼痛。VATS 手术患者需要更少的镇痛药，并且术后每一个时间点的术后疼痛的水平也较低。不幸的是，没有进行更长期的随访。

关于术后生活质量（QOL）的研究较少。亚洲的两项研究对 VATS 与开胸术后患者 QOL 进行了评估[49,50]。Sugiura 等人研究了 44 例临床Ⅰ期肺癌患者，患者接受了 VATS 肺叶切除术（$n = 22$）或开胸手术（$n = 22$）[49]。他们使用非验证的调查问卷来回顾性分析患者长期生活质量，该问卷包括 6

个主要问题：包括，恢复术前活动水平；疼痛，手臂或肩关节功能障碍；手术满意度。VATS 组患者平均随访时间为 12.5 个月，开胸手术组 33.6 个月。VATS 手术组患者恢复术前活动的平均时间缩短（2.5 ±1.7 天 vs 7.8 ± 8.6 天），对瘢痕大小的满意度更高（$P = 0.001$），对手术的整体感觉比开胸手术满意（$P = 0.03$）。另一项前瞻性评估 VATS 术与开胸术后 QOL 的研究，来自 The Prince of Wales Hospital 的 Li 团队[50]。他们对 51 例患者进行了 QOL 评估（VATS 组 27 例，开胸组 24 例），VATS 组平均随访时间 33.5 个月（范围 6~84.2 个月），开胸组 39.4 个月（范围 7 ~ 75.1 个月）。VATS 患者表现出更高的 QOL 评分和功能评分，并且慢性止痛药的使用减少，但这些并没有统计学意义。

（二）辅助化疗的耐受性

病理 Ⅱ 期及以上的 NSCLC 完全切除术后，全身辅助化疗已经作为一种标准治疗方案。VATS 术后是否能够更快地恢复，从而以更好的状态去接受辅助化疗，以及辅助化疗的耐受性是一个重要的问题。因为淋巴阳性的 NSCLC 患者接受辅助化疗能提高生存期[51,52]，同样的，许多术后患者很难接受全程预设的化疗方案；而 VATS 能提高患者接受这些化疗的能力，单凭这一点，常规使用化疗方案将能提高患者生存期。目前仅有两项研究对这一假设进行正式评估[53,54]。第一项研究是由 Petersen 团队进行的回顾性研究，该研究样本为 100 例接受完全切除术 NSCLC 患者，并且在 5 年内接受辅助化疗[53]。其中胸腔镜组 57 例，开胸手术组 43 例。两组患者的年龄、性别、合并症和术前肺功能相似。然而，开胸组和 VATS 组相比，前组的鳞癌比例和病理 Ⅲ 期比例较高（47% vs 24%，$P = 0.05$）。对化疗依从性的分析显示，VATS 组患者有较低的延迟剂量率（18% vs 58%，$P < 0.001$）和降低剂

量率（26% vs 49%，$P = 0.02$），接受了疗程大于 75% 总化疗方案的比例明显提高（61% vs 40%，$P = 0.03$）。两组间化疗开始时间、最终接受的化疗疗程的百分比及治疗的毒性没有明显差异。

后来 Nicastri 团队的一个单中心的不全面报道，其 NSCLC 患者共 127 例，接受 VATS 切除术者 26 例[54]。127 例患者中有 16 例病理分期 Ⅱ A 或以上，26 例最终接受了化疗，仅从报道无法了解化疗的具体指征是什么。在 26 例患者中，有 19 例（73%）接受了化疗计划的全部剂量，而（12%）在一个或更多疗程的延迟后给予了全部疗程。22 例（85%）接受了所有预期的疗程。这些研究的结果均表明，在大型辅助化疗试验中，与大约 60% 的治疗方法相比，辅助化疗具有优越性[51,52]，这意味着 VATS 可以增强化疗耐受性。但其证据是初步的、回顾性的，因此很容易出现选择偏倚，必须谨慎看待。在这个问题上需要进一步的研究。

亚叶切除术

the Lung Cancer Study Group 的代表学者 Ginsberg 和 Rubinstein 报道的开创性研究展示了早期肺癌肺叶切除术的优越性[55]。在一项前瞻性随机对照研究中，选取淋巴结阴性、肿瘤直径不超过 3cm 的患者，把他们分为肺叶切除组和亚叶切除组（楔形或肺段切除术），结果显示复发率增加了 75%（$P = 0.02$，单侧检验），主要是由于局部切除后局部复发率增加了 3 倍（$P = 0.008$，双侧检验）。然而，日本学者最新的研究认为，节段性切除法对于小的周围淋巴结阴性的肿瘤是可行的[56,57]。目前有一些随机试验正在解决这个问题，但局部切除术目前只能被用于小的外周肿瘤病灶（小于 2cm）。

目前 VATS 肺段切除术、全肺切除术的

相关资料很少，虽然一些学者报道了他们的大宗 VATS 切除术病例[26,58]。McKenna 团队的报道中，共纳入 282 例行 VATS 肺段切除术或全肺切除术的患者，包括 262 例标准肺叶切除、15 例肺段切除、3 例袖状肺叶切除、1 例联合切除、1 例全肺切除[58]。总体的平均住院时间为 3 天（范围 2~23 天），总体发病率为 11%，围手术期死亡率 0.6%。肺叶切除术的患者预后没有单独报道。

随后，有 4 个关于 VATS 肺段切除术预后的研究[59-62]。Watanabe 团队的一项可行性研究，共纳入 41 例肿瘤直径 ≤2cm 的 NSCLC 患者，并且均接受了 VATS 肺段切除术[57]。平均手术时间为 220 分钟（范围 100~306 分钟），平均胸腔引流管引流时间为 3±2 天。无围手术期死亡，并发症发生率 10%（2 例持续气胸，2 例伴房颤）。病理 I A 期患者的 5 年生存率为 90%，该结果和之前 VATS 肺叶切除术治疗小肿瘤的研究结果非常相似，因此作者认为 VATS 肺段切除术治疗小的有外周病灶的 NSCLC 是可行的，肿瘤治疗效果也比较好。Schubert 团队的单中心研究，报道了 4 年内 182 例 I 期 NSCLC 患者接受解剖肺段切除术（开胸 114 例，VATS 68 例），并且把他们与 246 例同样为 I 期却接受肺叶切除术的患者作了比较[60]。肺段切除术组与肺叶切除术组相比，前者 I A 期比例较高（60% vs 46%，P = 0.004），平均肿瘤大小较小（2.3cm vs 3.1cm，P < 0.0001）。肺段切除术组较肺叶切除组手术时间短、出血量少，而发病率和死亡率相似，总生存率和复发率无差异。

Atkins 团队将 VATS 肺段切除术和开胸肺段切除术相比，以评估微创方法的优势[61]。共纳入 77 例患者（48 例 VATS，29 例开胸），这些患者有相近的人口统计学特征。所有患者没有转外科手术。两组间手术时间、术中出血量及胸部引流管引流时间相

似。VATS 组患者住院时间明显减少（4.3 ±3 天 vs 6.8 ±6 天，P = 0.03）。整体或个体并发症发生率无明显差异。开胸组 30 天死亡率为 6.9%，而 VATS 组为 0，没有显著统计学差异。最后，Shapiro 团队报道的小病灶的 I 期 NSCLC 研究，情况相似的患者行 VATS 肺段切除术或（n = 31）VATS 肺叶切除术（n = 113）[62]。肺叶切除术组的患者术前肺功能更好，肿瘤更大。此外，10% 的肺段切除患者曾行对侧肺切除术。两组胸腔引流时间、总并发症和住院时间等围手术期结果相似。VATS 肺段切除术和肺叶切除术后局部复发率相似（3.5% vs 3.6%，P = 0.71），平均随访 21 个月的总生存和无病生存也相似。这些结果表明，对于 I A 期小病灶肿瘤，VATS 肺段切除术与 VATS 肺叶切除术相比，前者是更加合理的选择。

目前没有关于 VATS 全肺切除术的研究报道。如前所述，一些学者将 VATS 全肺切除术作为 VATS 扩大肺叶切除术来报道[36,58]。Thomas 团队报道了 511 例患者共接受了 515 次肺切除术[36]，其中 81 例为全肺切除术，VATS 10 例。不幸的是，该研究没有给出任何技术方法及 VATS 全肺切除术患者的围手术期数据。

机器人手术

微创手术（MIS）在胸外科手术的局限性，主要包括成像平台的二维图像不稳定，以及在无肋骨处切开的小切口限制了手术器械的可操作性。随着标准 MIS 技术的提高，机器人手术得以发展。达·芬奇手术系统（Intuitive Surgical®，Sunnyvale，CA）是一个 FDA 批准的遥控操作机器人的系统，由四部分组成，包括真实的立体（3-D）内窥镜可视系统，提供高清的双眼手术视野；和具有 7 个方向自由度和 2 个方向轴向转动能力的 EndoWrist® 系统，目的是复制模拟

人的腕关节运动能力[63]。该机器设备先进的接口，最大程度地改进了常规 VATS 手术的切口。正因为如此，达·芬奇®系统最初设计用于胸外心脏手术，最早发表的经验是关于冠状动脉旁路移植术[64]。然而随后，机器人 MIS 在泌尿科（机器人前列腺切除术）及妇科领域产生了很大的影响。

在胸外科领域机器人技术的应用，也一定程度上反映了 VATS 技术的进步。机器人辅助 VATS 手术最初的报道仅限于个案报道[65-67]。对于 VATS 下解剖性肺切除术的可行性和疗效，有一些最新的数据报道。Park 团队首先发表了关于机器人辅助下 VATS 肺叶切除术的大宗病例报道，描述了该技术的可重复性，并回顾了他们最初的结果[13]。采用三切口，无肋骨切开的 VATS 技术，机器人辅助治疗 34 例局部肿瘤患者，其中大部分（32 / 34，94%）为 NSCLC，转而开胸的发生率为 12%（4 / 34），平均淋巴结切除个数为 4（范围 2 ~ 7），无围手术期死亡。并发症发病率为26%，胸部引流管平均引流时间为 3 天（范围 2 ~ 12 天），平均住院天数为 4.5 天（范围 2 ~ 14 天）。平均手术时间为 218 分钟（范围 155 ~ 350 分钟）。该报告显示，机器人辅助 VATS 肺叶切除取得的效果与文献报道的 VATS 肺叶切除术相比，是可行而安全的。Gharagozloo 团队做了类似的研究，该研究纳入 100 例Ⅰ、Ⅱ期 NSCLC 患者接受了机器人辅助 VATS 肺叶切除术[67]。机器人的操作对于纵隔淋巴结清扫和斜裂的剥离是受限制的。平均手术时间为 216 ± 27 分钟，转而开胸的发生率为1%。总并发症发生率为 21%（21 / 100），最常见的并发症是房颤（13%）。手术死亡率 3%，这提供了进一步的证据表明，机器人辅助复杂的 VATS 解剖切除术确实是安全可行的。机器人辅助的 VATS 切除术是否可以在 VATS 术中作为常规应用，仍是一个值得讨论的问题，需要进一步的前瞻性研究（图 39.3）。

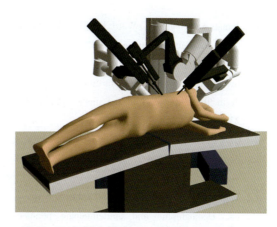

图 39.3　机器人辅助下 VATS 肺叶切除术——达·芬奇系统的切口和定位（From Park BJ, et al. J Thorac Cardiovasc Surg. 2006；131：54 - 9，经 Elsevier 许可转载）。

总结和结论

NSCLC 的发病率仍然很高，随着影像技术的发展，体检筛查普遍增加，人口的老龄化，早期患者的人数将继续增加。手术切除仍然是这些患者治疗的基础。与传统开胸手术相比，微创 VATS 方法的使用，将可能增加，因为一致认为 NSCLC 患者接受 VATS 解剖学肺切除可减少胸部引流管引流时间及住院天数，同时能实现相同的肿瘤治疗效果。令人信服的证据表明，VATS 手术并发症少，特别是对于高危、老年患者，有可能增加辅助化疗的耐受性。而肺叶切除仍然是先进的 VATS 手术最常见的适应证，该方法被越来越多地用于其他解剖切除，如肺段切除甚至全肺切除。此外，较小的病变也可行术前影像引导辅助的亚肺叶切除。创新技术的发展，如机器人技术，可进一步推动复杂微创手术的发展和扩大[13,64]。

参考文献

[1] Jemal A, Siegel R, Ward E, Hao Y, Xu J, Thun M. Cancer statistics, 2009. CA Cancer J Clin. 2009; 59: 225 – 49.

[2] Gridelli C, Perrone F, Monfardini S. Lung cancer in the elderly. Eur J Cancer. 1997; 33: 2313 – 4.

[3] Gridelli C. Chemotherapy of non – small cell lung cancer in the elderly. Lung Cancer. 2002; 38 (suppl 3): S67 – 70.

[4] Yancik R, Ries LA. Aging and cancer in America. Demographic and epidemiologic perspectives. Hematol Oncol Clin North Am. 2000; 14: 17 – 23.

[5] Ginsberg RJ, Hill LD, Eagan RT, Thomas P, Mountain CF, Deslauriers J, et al. Modern thirty – day operative mortality for surgical resections in lung cancer. J Thorac Cardiovasc Surg. 1983; 86: 654 – 8.

[6] Damhuis RA, Schutte PR. Resection rates and postoperative mortality in 7899 patients with lung cancer. Eur Respir J. 1996; 9: 7 – 10.

[7] Boffa DJ, Allen MS, Grab JD, Gaissert HA, Harpole DH, Wright CD. Data from The Society of Thoracic Surgeons general thoracic surgery database: the surgical management of primary lung tumors. J Thorac Cardiovasc Surg. 2008; 135: 247 – 54.

[8] Kirby TJ, Rice TW. Thoracoscopic lobectomy. Ann Thorac Surg. 1993; 56: 784 – 6.

[9] Walker WS, Carnochan FM, Pugh GC. Thoracoscopic pulmonary lobectomy. J Thorac Cardiovasc Surg. 1993; 106: 1111 – 7.

[10] McKenna RJ. Lobectomy by video – assisted thoracic surgery with mediastinal node sampling for lung cancer. J Thorac Cardiovasc Surg. 1994; 107: 879 – 82.

[11] Lewis RJ. Simultaneously stapled lobectomy: a safe technique for video – assisted thoracic surgery. J Thorac Cardiovasc Surg. 1995; 109: 619 – 25.

[12] Swanson SJ, Herndon JE, D' Amico TA, Demmy TL, McKenna RJ, Green MR, et al. Video – assisted thoracic surgery lobectomy: report of CALGB 39802 – a prospective, multi – institional feasibility trial. J Clin Oncol. 2007; 25: 4993 – 7.

[13] Park BJ, Flores RM, Rusch VW. Robotic assistance for video – assisted thoracic surgical lobectomy: technique and initial results. J Thorac Cardiovasc Surg. 2006; 131: 54 – 9.

[14] Magistrelli P, D' Ambra L, Berti S, et al. Use of India ink during preoperative computed tomography localization of small peripheral undiagnosed pulmonary nodules for thoracoscopic resection. World J Surg. 2009; 33: 1421 – 4.

[15] Choi BG, Kim HH, Kim BS, et al. Pulmonary nodules: CT – guided contrast material localization for thoracoscopic resection. Radiology. 1998; 208: 399 – 401.

[16] Chella A, Lucchi M, Ambrogi MC, et al. A pilot study of the role of TC – 99 radionuclide in localization of pulmonary nodular lesions for thoracoscopic resection. Eur J Cardiothorac Surg. 2000; 18: 17 – 21.

[17] Pittet O, Christodoulou M, Pezzetta E, et al. Videoassisted thoracoscopic resection of a small pulmonary nodule after computed tomography – guided localization with a hook – wire system. Experience in 45 consecutive patients. World J Surg. 2007; 31: 75708.

[18] Chen YR, Yeow KM, Lee JY, et al. CT – guided hook wire localization of subpleural lung lesions for videoassisted thoracoscopic surgery (VATS). J Formos Med Assoc. 2007; 106: 911 – 8.

[19] Nakashima S, Watanabe A, Obama T, et al. Need for preoperative computed tomography – guided localization in video – assisted thoracoscopic surgery pulmonary resections of metastatic pulmonary nodules. Ann Thorac Surg. 2010; 89: 212 – 9.

[20] Mayo JR, Clifton JC, Powell TI, et al. Lung nodules: CT – guided placement of microcoils to

direct videoassisted thoracoscopic surgical resection. Radiology. 2009; 250: 576 – 85.

[21] Lewis RJ, Caccavale RJ, Bocage J, Widmann MD. Video assisted thoracic surgical non rib spreading simultaneously stapled lobectomy. Chest. 1999; 116: 119 – 1124.

[22] Walker WS. Video – assisted thoracic surgery (VATS) lobectomy: the Edinburgh experience. Semin Thorac Cardiovasc Surg. 1998; 10: 291 – 9.

[23] Kaseda S, Aoki T, Hangai N. Video – assisted thoracic surgery (VATS) lobectomy: the Japanese experience. Semin Thorac Cardiovasc Surg. 1998; 10: 300 – 4.

[24] McKenna RJ, Wolf RK, Brenner M, Fischel RJ, Wurnig P. Is lobectomy by video – assisted thoracic surgery an adequate cancer operation? Ann Thorac Surg. 1998; 66: 1903 – 8.

[25] Yim AP, Liu HP. Thoracoscopic major lung resectionindications, technique and early results: experience from two centers in Asia. Surg Laparosc Endosc. 1997; 7: 241 – 4.

[26] McKenna Jr RJ, Houck W, Fuller CB. Video – assisted thoracic surgery lobectomy: experience with 1, 100 cases. Ann Thorac Surg. 2006; 81: 421 – 6.

[27] Onaitis MW, Petersen RP, Balderson SS, Toloza E, Burfeind WR, Harpole DH, D'Amico TA. Thoracoscopic lobectomy is a safe and versatile procedure. Ann Surg. 2006; 244: 420 – 5.

[28] Giudicelli R, Thomas P, Lonjon T, Ragni J, Morati N, Ottomani R, et al. Video – assisted minithoracotomy versus muscle – sparing thoracotomy for performing lobectomy. Ann Thorac Surg. 1994; 58: 712 – 7.

[29] Kirby TJ, Mack MJ, Landreneau RJ, Rice TW. Lobectomy – video – assisted thoracic surgery versus muscle – sparing thoracotomy. A randomized trial. J Thorac Cardiovasc Surg. 1995; 109: 997 – 1001.

[30] Ohbuchi T, Morikawa T, Takeuchi E, Kato H. Lobectomy: video – assisted thoracic surgery versus posterolateral thoracotomy. Jpn J Thorac Cardiovasc Surg. 1998; 46: 519 – 22.

[31] Demmy TL, Curtis JJ. Minimally invasive lobectomy directed toward frail and high – risk patients: a case – control study. Ann Thorac Surg. 1999; 68: 194 – 200.

[32] Nagahiro I, Andou A, Aoe M, Sano Y, Date H, Shimizu N. Pulmonary function, postoperative pain, and serum cytokine level after lobectomy: a comparison of VATS and conventional procedure. Ann Thorac Surg. 2001; 72: 362 – 5.

[33] Flores RM, Park BJ, Dycoco J, Aronova A, Hirth Y, Rizk NP, et al. Lobectomy by video – assisted thoracic surgery (VATS) versus thoracotomy for lung cancer. J Thorac Cardiovasc Surg. 2009; 138: 11 – 8.

[34] Kaseda S, Aoki T, Hangai N, Shimizu K. Better pulmonary function and prognosis with video – assisted thoracic surgery than with thoracotomy. Ann Thorac Surg. 2000; 70: 1644 – 6.

[35] Walker WS, Codispoti M, Soon SY, Stamenkovic S, Camochan F, Pugh G. Long – term outcomes following VATS lobectomy for non – small cell bronchogenic carcinoma. Eur J Cardiothorac Surg. 2003; 23: 397 – 402.

[36] Thomas P, Doddoli C, Yena S, Thirion X, Sebag F, Fuentes P, Giudicelli R. VATS is an adequate oncological operation for stage I non – small cell lung cancer. Eur J Cardiothorac Surg. 2002; 21: 1094 – 9.

[37] Sugi K, Kaneda Y, Esato K. Video – assisted thoracoscopic lobectomy achieves a satisfactory long – term prognosis in patients with clinical stage IA lung cancer. World J Surg. 2000; 24: 27 – 31.

[38] Whitson BA, Andrade RS, Boettcher A, Bardales R, Kratzke RA, Dahlberg PS, Maddaus MA. Videoassisted thoracoscopic surgery is more favorable than thoracotomy for resection of clinical stage I non – small cell lung cancer. Ann Thorac Surg. 2007; 83: 1965 – 70.

[39] Whitson BA, Groth SS, Duval SJ, Swanson SJ, Maddaus MA. Surgery for early – stage non – small cell lung cancer: a systematic review of the

video – assisted thoracoscopic surgery versus thoracotomy approaches to lobectomy. Ann Thorac Surg. 2008; 86: 2008 – 18.

[40] Park BJ, Zhang H, Rusch VW, Amar D. Video-assisted thoracic surgery does not reduce the incidence of postoperative atrial fibrillation after pulmonary lobectomy. J Thorac Cardiovasc Surg. 2007; 133: 775 – 9.

[41] Villamizar NR, Darrabie MD, Burfeind WR, Peterson RP, Onaitis MW, Toloza E, et al. Thoracoscopic lobectomy is associated with lower morbidity compared with thoracotomy. J Thorac Cardiovasc Surg. 2009; 138: 419 – 25.

[42] Koren JP, Bocage JP, Geis WP, Caccavale RJ. Major thoracic surgery in octogenarians. The video – assisted thoracic surgery (VATS) approach. Surg Endosc. 2003; 17: 632 – 5.

[43] McVay CL, Pickens A, Fuller C, Houck W, McKenna R. VATS anatomic pulmonary resection in octogenarians. Am Surg. 2005; 71: 791 – 3.

[44] Koizumi K, Haraguchi S, Hirata T, Hirai K, Mikami I, Fukushima M, et al. Lobectomy by video – assisted thoracic surgery for lung cancer patients aged 80 years or more. Ann Thorac Cardiovasc Surg. 2003; 9: 14 – 21.

[45] Cattaneo SM, Park BJ, Wilton AS, Seshan VE, Bains MS, Downey RJ, et al. Use of video – assisted thoracic surgery for lobectomy in the elderly results in fewer complications. Ann Thorac Surg. 2008; 85: 231 – 6.

[46] Landreneau RJ, Hazelrigg SR, Mack MJ, Dowling RD, Burke D, Gavlick J, et al. Postoperative pain – related morbidity: video – assisted thoracic surgery versus thoracotomy. Ann Thorac Surg. 1993; 56: 1285 – 9.

[47] Stammberger U, Steinacher C, Hillinger S, Schmid RA, Kinsbergen T, Weder W. Early and long – term complaints following video – assisted thoracoscopic surgery: evaluation in 173 patients. Eur J Cardiothorac Surg. 2000; 18: 7 – 11.

[48] Suguira H, Morikawa T, Kaji M, Sasamura Y, Kondo S, Katoh H. Long – term benefits for the quality of life after video – assisted thoracoscopic lobectomy in patients with lung cancer. Surg Laparosc Endosc Percutan Tech. 1999; 9: 403 – 8.

[49] Li WW, Lee TW, Lam SS, NG CS, Sihoe AD, Wan IY, Yim AP. Quality of life following lung cancer resection. Chest. 2002; 122: 584 – 9.

[50] The International Adjuvant Lung Cancer Trial Collaborative Group. Cisplatin – based adjuvant chemotherapy in patients with completely resected non – small cell lung cancer. N Engl J Med. 2004; 350: 351 – 60.

[51] Winton T, Livingston R, Johnson D, Rigas J, Johnston M, Butts C, et al. Vinorelbine plus cisplatin vs. observation in resected non – small – cell lung cancer. N Engl J Med. 2005; 352: 2589 – 97.

[52] Petersen RP, Pham D, Burfeind WR, Hanish SI, Toloza EM, Harpole DH, D' Amico TA. Thoracoscopic lobectomy facilitates the delivery of chemotherapy after resection for lung cancer. Ann Thorac Surg. 2007; 83: 1245 – 50.

[53] Nicastri DG, Wisnivesky JP, Little V, Yun J, Chin C, Dembitzer FR, Swanson SJ. Thoracoscopic lobectomy: report on safety, discharge independence, pain and chemotherapy tolerance. J Thorac Cardiovasc Surg. 2008; 135: 642 – 7.

[54] Ginsberg RJ, Rubinstein LV. Randomized trial of lobectomy versus limited resection for T1N0 non small cell lung cancer. Lung cancer study group. Ann Thorac Surg. 1995; 60: 615 – 22.

[55] Koike T, Yamato Y, Yoshiya K, et al. Intentional limited pulmonary resection for peripheral T1N0M0 small sized lung cancer. J Thorac Cardiovasc Surg. 2003; 125: 924 – 8.

[56] Watanabe T, Okada A, Imakire T, et al. Intentional limited resection for small peripheral lung cancer based on intraoperative pathologic exploration. Jpn J Thorac Cardiovasc Surg. 2005; 53: 29 – 35.

[57] McKenna RJ, Mahtabifard A, Pickens A, Kusuanco D, Fuller CB. Fast – tracking after video –

assisted thoracoscopic surgery lobectomy, segmentectomy and pneumonectomy. Ann Thorac Surg. 2007; 84: 1663 – 7.

[58] Watanabe A, Ohori S, Nakashima S, Mawatari T, Inoue N, Kurimoto Y, Higami T. Feasibility of video – assisted thoracoscopic surgery segmentectomy for selected peripheral lung carcinomas. Eur J Cardiothorac Surg. 2009; 35: 775 – 80.

[59] Schuchert MJ, Pettiford BL, Keeley S, D'Amato TA, Kilic A, Close J, et al. Anatomic segmentectomy in the treatment of stage I non – small cell lung cancer. Ann Thorac Surg. 2007; 84: 926 – 33.

[60] Atkins BZ, Harpole DH, Mangum JH, Toloza EM, D'Amico TA, Burfeind WR. Pulmonary segmentectomy by thoracotomy or thoracoscopy: reduced hospital length of stay with a minimally-invasive approach. Ann Thorac Surg. 2007; 84: 1107 – 13.

[61] Shapiro M, Weiser T, Wisnivesky JP, Chin C, Arustmyan M, Swanson S. Thoracoscopic segmentectomy compares favorably with thoracoscopic lobectomy for patients with small stage I lung cancer. J Thorac Cardiovasc Surg. 2009; 137: 1388 – 93.

[62] Ballantyne GH. Robotic surgery, telerobotic surgery, telepresence and telementoring. Surg Endosc. 2002; 16: 1389 – 402.

[63] Mohr FW, Falk V, Diegeler A, Walther T, Gummert JF, Bucerius J, et al. Computer – enhanced "robotic" cardiac surgery: experience in 148 patients. J Thorac Cardiovasc Surg. 2001; 121: 842 – 53.

[64] Melfi FM, Menconi GF, Mariani AM, Angeletti CA. Early experience with robotic technology for thoracoscopic surgery. Eur J Cardiothorac Surg. 2002; 21: 864 – 8.

[65] Morgan JA, Ginsburg ME, Sonett JR, Argenziano M. Advanced thoracoscopic procedures are facilitated by computer – aided robotic technology. Eur J Cardiothorac Surg. 2003; 23: 883 – 7.

[66] Bodner J, Wykypiel H, Wetscher G, Schmid T. First experiences with the da Vinci™ operating robot in thoracic surgery. Eur J Cardiothorac Surg. 2004; 25: 844 – 51.

[67] Gharagozloo F, Margolis M, Tempesta B, Strother E, Najam F. Robot – assisted lobectomy for early – stage lung cancer: report of 100 consecutive cases. Ann Thorac Surg. 2009; 88: 380 – 4.

第 40 章　影像引导下肺癌的放疗

Farzan Siddiqui, Indrin J. Chetty, Munther Ajlouni, and Benjamin Movsas

滕飞　吴安乐　翻译　晁明团队　校审

[摘要] 肺癌是一个重要的全球健康问题。影像引导下放射治疗（IGRT）是一种新兴的技术，包括体部立体定向放射治疗和自适形放射治疗，其对肿瘤组织提供精确的高剂量辐射的同时，能够最大限度地减少正常结构放射剂量。本章旨在强调 IGRT 的一些特点，包括治疗计划模拟、固定装置、IGRT 的靶区勾画、设置和图像验证、治疗过程、放射生物学和物理学问题、临床结果以及正在进行的研究。

前言

自 1985 年以来，肺癌是世界上最常见的癌症[1]。全球统计，每年诊断 150 万例新增肺癌病例，占所有癌症的 12%，约 975 000 名男性和 376 000 名女性患者死亡[2]。2009 年，美国新增肺癌病例约 219 440 例，其中 159 390 例死于肺癌[3]。80% ~85% 是非小细胞肺癌，其余为小细胞肺癌。

外线束放射治疗（EBRT）以前大多局限使用于手术治疗无益或不可行的肺癌晚期患者。最近，它成为一种新兴的可行的治疗方案，用于部分早期非小细胞肺癌（NSCLC）的治疗上。

在过去的几十年中，EBRT 对肺癌的治疗已发生了很大变化。之前使用二维（2D）治疗计划和简单开放式计划，可以提供的常规剂量限制到 60Gy。然而，一个 1 年的随

机试验，将单独常规的 EBRT 与相同剂量放疗后再行化疗相比较，报道其组织学局部控制率分别为 15% 和 17%[4]。

使用 2D 技术放射性肺炎及食管炎的发病率高，从根本上阻止了剂量的进一步增加。随着时代发展，肺癌三维适形放疗（3D - CRT）的发展允许放疗的剂量逐渐增加。RTOG（肿瘤放射治疗组）的第 Ⅰ/Ⅱ 阶段的研究通过评估 Ⅰ ~Ⅲ 期 NSCLC 患者放射性肺炎的风险，增加患者放射剂量[5]。一组患者，肺部接受 20Gy 剂量（V20）小于 25%，达到 90.3Gy 时产生剂量限制性毒性。患者 V20 为 25% ~36%，剂量安全增加到 77.4Gy，分割剂量为 2.15Gy。

104 例 Ⅰ ~Ⅲ B 期非小细胞肺癌的研究中，利用 3D - CRT 技术使剂量从 70.2Gy 增加到 90Gy[6]。在 RTOG 的研究中，90Gy 被认为是不可耐受的毒性，而 84Gy 为最大耐受剂量。然而，在 80Gy 剂量水平以上，2 年的局部控制率和总生存率的增加是剂量依赖性的。患者接受的剂量小于 80Gy，局部控制率为 14%，相比接受剂量大于 80Gy 局部控制率为 88%。Ⅰ ~Ⅱ 期患者的 2 年总体生存率 < 80Gy 的患者为 60%，而 ≥

F. Siddiqui （✉）· I. J. Chetty · M. Ajlouni · B. Movsas Department of Radiation Oncology, Henry Ford Health Systems, Detroit, MI, USA

e - mail: fsiddiq2@ hfhs. org; ichetty1@ hfhs. org; majiloun1@ hfhs. org; bmovsas1@ hfhs. org

80Gy 的为 66%（$P = 0.05$），平均生存期分别为 25.0 个月和 53.6 个月。Hayman 等人在 I 期试验中，使用照射体积来限制风险，已经能够将剂量安全地增高达 103Gy[7]。共有 109 例患者接受了治疗，并随访 110 个月。2~3 级的肺炎和肺纤维化发生率均小于 15%，无 4~5 级肺毒性[8]。RTOG 也正在进行一项 III 期随机试验，入组 III 期 NSCLC 患者，比较 60Gy 或 74Gy 外照射治疗，同时联合卡铂/紫杉醇用或者不用西妥昔单抗的疗效（RTOG 0617）。

控制局部肿瘤的辐射剂量 - 反应关系强调了给予更高剂量的辐射量的重要性，同时最大限度地减少对正常肺、食道和心脏的辐射剂量。调强放射治疗（IMRT）和立体定向放射治疗（SBRT）正在被越来越多的应用于肺癌的治疗[9]。MD Anderson Cancer Center 最近的一份报道回顾性分析了 381 例患者接受 3D - CRT 和 91 例患者接受 IMRT 治疗[10]。接受 IMRT 的患者 3 级或更高级别的肺炎发生率有明显下降。需要进一步的研究来评估新的肺癌放射治疗技术。

影像引导放射治疗（IGRT）是一种新的策略，在过去几年不断发展，并给予放射肿瘤学家更强的信心，能够根据感兴趣的治疗区域的影像引导来给予放疗。以这种方式，在治疗过程中，当给予相同或更高的剂量时，目标区域的边缘剂量可以减少，使得对正常组织的毒性最小化。

IGRT 这个词很难界定，不局限于任何一个特定的技术、方式或方法。其基本的核心是某种形式的影像学检查，被用在某些放疗方法中。这包括，但不限于肿瘤诊断和分期、CT 模拟定位 RT 规划、利用 CT/MRI/PET - CT 的信息作靶区勾画、放射治疗过程中肿瘤和周围正常组织的可视化。即使在放疗过程中，IGRT 也可以用于日常治疗之前验证靶区的位置（治疗前），放射治疗期间（治疗中），或必要时在治疗过程中进行靶区修改（自适形放疗）。

本章的目的是介绍 IGRT 的概况及其在放射治疗肺癌中的应用。

影像（以 PET - CT 扫描）为基础的肿瘤分期

在开始治疗之前，肺癌的分期是必不可少的。在影像学得以发展以及 CT 扫描普及之前的几十年中，X 线平片是影像检查的主要手段。近年来，正电子发射断层扫描（PET）和 PET - CT 扫描技术已经成为主流，被越来越多地用于肺癌的分期。

PET 技术利用发射正电子的放射性同位素（^{18}F）连接到脱氧葡萄糖识别细胞代谢增加的区域。肺癌细胞通常有更高的新陈代谢率，并且可结合 ^{18}F - FDG（氟脱氧葡萄糖）。病变组织 ^{18}F - FDG 摄取的增加，可在 PET 或 PET - CT 上成像。依据 PET - CT 扫描设备类型，由于放射性示踪剂的摄取亲和力的缘故，病灶的检出大约限于 5~8mm 的肺内结节。PET 扫描可用于评估孤立性肺结节的性质，其诊断恶性肿瘤的灵敏度和特异度分别为 97% 和 78%[11]。PET 扫描在确定纵隔淋巴结是否转移方面也发挥了重要的作用。CT 扫描对纵隔疾病的诊断有较低的灵敏度和特异度。Toloza 等人的 Meta 分析指出，PET 扫描对纵隔疾病分期的灵敏度和特异度分别为 84% 和 89%[12]。相比之下优于 CT 扫描（灵敏度 57%，特异度 82%）及超声内镜（灵敏度 78%，特异度 71%）。其他的一些 Meta 分析也证实了这一点[13]。

PET 阳性的纵隔淋巴结病变的确诊需要纵隔镜检查后病理证实[14]。由于纵隔疾病 PET 扫描的高阴性预测值，PET 阴性患者可以省去纵隔镜检查。PET 扫描也用于颅外转移病灶的检测。头颅 MRI 检查应排除颅内转移的存在（图 40.1）。

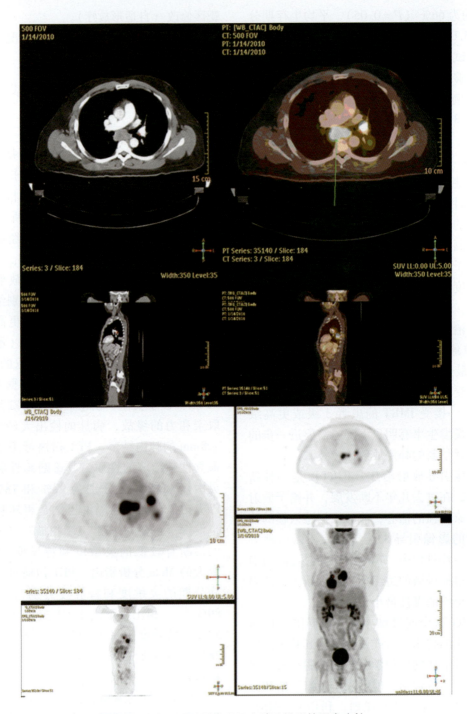

图 40.1　PET－CT 图像显示左肺及纵隔的原发病灶。

仿真 4D CT（Simulation/4D CT）

门控系统连接到常规 CT 扫描仪可用于

获得 4D－CT 扫描图像。该系统使用红外标记放置于患者的体表，然后用机器隔板或检查床上安装的红外摄像机跟踪摄影。此红外标记随着呼吸而移动，它们的运动被摄像机跟踪摄影，再由跟踪软件分析，从而生成运动周期信号。基于振幅的门控算法用于产生门控信号，从而控制 CT 扫描仪。

在模拟过程中，患者仰卧于 Alpha Cradle 或 Vac - Lok bag，红外标记放置于胸/腹部表面。红外标记有两个作用：①作为 IGRT 的初始设置标记。在这种情况下，标记被放置在运动幅度最小的位置。②作为门控 CT 的外部运动替代物。在这种情况下，一些标记被放置于运动幅度最大的位置。一般情况下，胸部放置两个标记，上腹部放置 3 个标记。标记的平均垂直运动被用作外部运动信号，以防止扫描过程中检查床的纵向移动影响运动信号。

一个常规的螺旋 CT 获取包括整个胸部及放置在其表面的标记图像，并确定目标的中心层面。然后将目标的中心层面标记在患者的皮肤上，作为治疗的中心层面。然后用门控 CT 在每个方向上 3 ~ 4cm 延伸扫描目标。门控 CT 不同的触发点对应于每个患者的呼气相末期、吸气相末期和一个或两个中间相。在整个过程中，患者为正常呼吸。必须向患者耐心地讲解医生或技师的操作步骤。螺旋 CT 的图像集、3 ~ 4 个门控序列图像集和病灶的中心层面信息一并导入治疗计划系统中（TPS）。然后 TPS 系统中的自动融合工具可将门控 CT 图像集融合到螺旋 CT 图像中。通过这两个图像中椎体是否匹配，来验证融合的结果。估算融合的误差在 1 ~ 1.5mm 以内。这个估算是基于这样的观察：在任何方向手动移动一个图像集 1 ~ 1.5mm，会导致两图像集之间明显不匹配。将 PET - CT 诊断图像也加载到 TPS 中，并与模拟 CT 图像融合。为了融合的 PET 图像，首先要将诊断 CT 图像和模拟 CT 图像融合，其次再将 PET 图像与它的诊断 CT 图像融合。在每个门控 CT 和螺旋 CT 图像上可见肿瘤的轮廓，然后螺旋 CT 图像集中的

内靶区（ITV）被一层一层地绘制出来，并将目标所有的轮廓叠加在图像上。3mm 设置的不确定性边缘加上 0 ~ 2mm 的剩余运动幅度（边缘总体 3 ~ 5mm）通常用于 ITV，形成计划靶区（PTV）。剩余的运动产生主要由于患者呼吸不规则。一些患者可能有相对较大幅度的呼吸不规则，这将需要一个相对较大的 PTV 剩余边缘的扩展。6 ~ 8 块子放射野的调强放疗和 3D 适形技术可用来治疗该类患者。在常规螺旋 CT 图像集的基础上，划定风险器官（肺、食管和脊髓）。剂量计算也基于这个图像集。

实时位置管理（Varian Real - Time Position Management，RPM）呼吸门控系统（Varian Medical Systems，Palo Alto，CA）专为有规则自主呼吸的患者设计。该系统使用一个具有 2 ~ 6 个圆形反射标记的板。板放置于患者的腹部，大约在剑突与脐中间，利用红外电荷耦合装置（CCD）摄像机，跟踪此板随着呼吸的运动。

固定装置

患者接受 EBRT 治疗时适当的固定装置是必要的。影像引导下 SBRT 治疗过程中，当每个分割野接受大剂量放疗时，这尤为重要。在胸部和上腹部区域，呼吸运动也需要考虑。必须仔细考虑患者的舒适度，因为患者在舒适的位置一般不太可能在治疗过程中移动。SBRT 治疗可能需要 30 分钟或更长的时间，而患者需要在这段时间保持位置不变。手臂的位置是置于身体一侧还是举到头部以上，需要提前考虑好，如靶区的位置、患者的一般健康情况和其他条件如关节炎或肩关节有问题等。

许多固定装置可用于 IGRT。The Alpha Cradle system（Smithers Medical Products, Inc., Akron, Ohio）使用发泡材料，可根据人体的形状来塑形。每个患者都有一个特制

的 Alpha Cradle，不能给其他患者再次使用。Bentel 等人比较了肺癌患者用或不用 Alpha Cradle 固定装置，位置精确度的差别，并且发现用了该装置后，医生为了将靶区置于射野图而校准患者位置的次数明显减少。固定装置对斜形射野图影响最大[15]。

另一套经常使用的是 vacuum bean bag systems，例如：the Vac – Lok（Civco Medical Solutions，Orange，Iowa）和 BodyFIX®（Medical Intelligence，Schwabmünchen，Germany）。该系统为一长度超过患者身高的袋子，患者躺在袋子上后，连接一个真空泵抽吸袋内的空气，豆子一样的小球塑形后符合患者的形状，并且可以持续维持到患者接受治疗结束。完成后，真空密封打开，此袋可以供其他患者重复使用。此外，将一塑料片连接到真空系统后，可以放置在患者身上，对身体进行压缩，以达到进一步的固定作用。

将 BodyFIX® 系统用于 53 例患者并进行了效果评价，可发现肺部肿瘤在头脚及左右方向的运动均减少[16]。肿瘤在头脚方向平均运动为（9.2 ± 7.1）mm，左右方向为（2.7 ± 1.9）mm。使用连接了塑料片的 BodyFIX®，可分别减少到（7.5 ± 6.4）mm 和（2.1 ± 1.2）mm。这 2mm 的差异具有显著的统计学意义。

Elekta 开发的 the Stereotactic Body Frame™（Elekta Medical Systems，Sweden），可嵌入 CT 和 MRI 作为内置参考指标，有助于靶区的精确定位。应用腹部压缩，可以减少横膈膜的移动，以进一步减少肿瘤的运动。Elekta 还提供了一种被称为 the Active Breathing Coordinator™ 的自控吸气和呼气装置。

在选用固定装置时，必须考虑患者的生理状态。肺癌患者通常有肺功能状态下限，用激进的胸部或腹部压缩来减少肿瘤的运动会导致患者的焦虑和不安，反而可能由于深吸气和呼气而增加肿瘤运动。

影像引导下放疗的靶轮廓

随着诊断成像技术的进步并被纳入放射肿瘤学实践中，能够更好地确定肿瘤和靶区，并确定需避开的结构。以前，我们从 CT 扫描后的 X 线片上获得肿瘤的信息并用于 2D 方案，在透视的基础上模拟治疗入路。CT 扫描模拟的发展允许更好地了解肿瘤形态、正常结构及制订 3D 治疗计划。

近几年来影像学发展迅速，使得 PET 和 PET – CT 越来越多地被用于肺癌的靶区勾画。PET – CT 扫描除了显示解剖异常，还能提供肿瘤生物活性信息。虽然公认的它们是放射肿瘤学专家的一个宝贵工具，但是当利用 PET 描绘肿瘤时，一些技术问题还是应该牢记（图 40.2）。

PET – CT 扫描诊断往往与放射治疗中的固定装置无关。本文介绍了首选考虑将靶区的模拟 CT 图像嵌入 PET – CT 图像中。用于图像配准和融合的各种技术上文已经描述，包括手动或交互式配准：标记配准、表面配准、体积配准和塑形配准[17]。

确定合适的图像融合和配准后，下一步就是放射肿瘤医生的靶区勾画。定义肿瘤的边缘是具有挑战性的，因为改变 PET 扫描图像的窗宽/窗位，可以改变肿瘤的明显程度。各种方法已被用来定义 PET 的肿瘤范围，包括使用单一值如标准摄取值（SUV）[18] 或一定比例的最大 SUV[5]。Nestle 等人比较了常用的 4 种方法，来定义基于 PET 的大体肿瘤体积（GTV）[19]。25 例患者在治疗部位进行 PET – CT 扫描。GTV 的定义如下：GTVvis，视觉；GTV$_{40}$，施加 SUV 最大值的 40%；GTV$_{2.5}$，肿瘤的周围应用 SUV = 2.5 等高线；和 GTVbg，基于算法考虑的 PET 平均肿瘤强度和背景强度。他们指出 GTV 体积范围从 GTV$_{40}$ 的 53.6ml

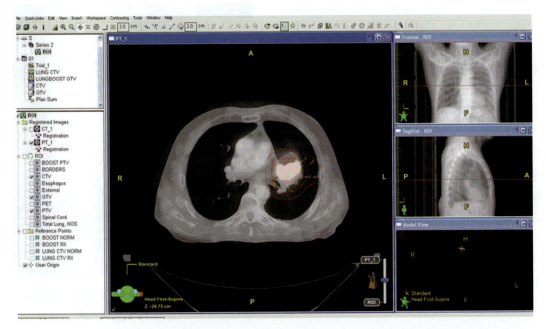

图 40.2　PET － CT 与 CT 扫描融合。作为放射治疗计划的一部分，可以更准确地进行靶区勾画。肿瘤区域 FDG 高摄取，可以与不需要作为目标靶区的肺不张区域区分开来。

到 $GTV_{2.5}$ 的 164.6ml，其差异有统计学意义。作者的结论是这些方法都不理想，但是谨慎使用 GTV_{40}，因其可导致肿瘤的覆盖不足。

在决定是否包括那些，可能在 CT 扫描上显示增大，但 FDG 摄取不高或低于 PET 扫描检测下限的小肿瘤时还需要引起注意。这种抉择在纵隔淋巴结区经常遇到。最近的一份报道显示，PET － CT 扫描肺癌纵隔淋巴结诊断的灵敏度、特异度、阳性预测值、阴性预测值分别为 65%、96.8%、78.5% 和 90%[20]。

错误的另一个原因可能是 PET 图像采集需要数分钟的时间。在这段时间里，患者自由呼吸导致 FDG 摄取部位的"拖尾现象"，这也使得肿瘤边缘划分变得困难。有人担心这个"拖尾现象"会导致 GTV 增加，从而否定 IGRT 减少正常组织的剂量可能带来的好处。这确实是真实的，在一项研究中显示，PET 数据导致 34% 的患者的靶区体积

增加高达 15mm[21]。然而，在一项 92 例患者的研究中发现，23% GTV 减少，26% 增长。这些变化的相关因素为，是否存在肺不张或隐匿性纵隔淋巴结[22]。另一项研究也指出了相似的结果：12% GTV 减少和 46% 增加[23]。有趣的是，PET － CT 改变了 31% 患者的 AJCC 分期，其中 8% 有远处转移。

RTOG 的一项研究（RTOG 0515）比较了非小细胞肺癌患者测量 GTV 时是否用 PET 融合的差别。Bradley 等最近提出了这项研究的数据[24]。仅使用 CT 测量 GTV，肿瘤平均体积为 98.7ml，而使用 PET － CT 测量则为 86.2ml（$P < 0.0001$）。因此，使用 CT 与 PET － CT 测量 GTV 后比较，肺部平均剂量，V20，食管平均剂量分别为 19 Gy 和 17.8 Gy、32% 和 30.8%，28.7 Gy 和 27.1 Gy。

然后由 GTV 可得出内靶体积（ITV）和计划靶体积（PTV）。在我们的研究中心，一般都会在 ITV 的前后方向添加 3mm 边缘，

上下方向添加 5mm 边缘，从而形成 PTV（PTV_{ITV}）[25]。在一些其他机构，当患者运动信息不可控时，可在所有方向上增加 10mm 边缘[26]。在门控 CT 可用之前，我们使用一种个体化的 PTV（PTV_{indiv}），根据透视观察运动来扩展 GTV。

最大密度投影（MIP）是由治疗计划软件生成的图像，反映了出现每条射线经过的体素的所有像素中最高密度像素。这样，一幅图像中可包括呼吸的各个阶段的所有 GTV。Underberg 等人分析了 10 相分别用 GTV 和 MIP 勾画轮廓，发现 MIP 扫描是从 4D CT 数据中产生 ITVs 的可靠且快速的临床工具[27]（图 40.3，40.4，40.5）。

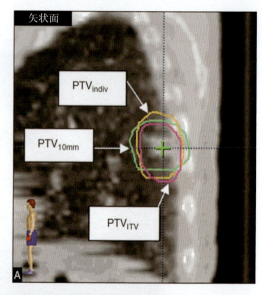

图 40.3　患者常规螺旋 CT 冠状位图像的 PTV_{ITV}，PTV_{10mm}，PTV_{indiv} 的轮廓。

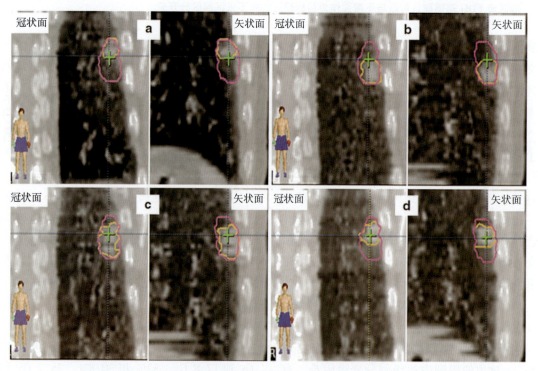

图 40.4　一个患者的冠状面和矢状面 CT 图像，在不同的门控阶段，相应的 GTV 和 ITV 的勾画。（a）在呼气相的门控；（b）在吸气相的门控；（c）在中间阶段的门控；（d）一个常规的螺旋扫描。

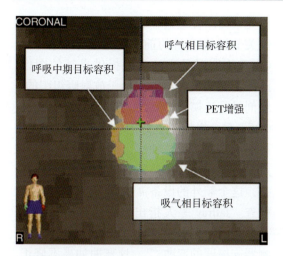

图 40.5　患者 PET 冠状面图像与 CT 图像上在不同时相的 GTV 勾画轮廓叠加。

图像验证和处理装置

（一）常规射野影像

放射治疗区域射野图片的成像可能是影像引导下验证计划精度的第一步。将患者安置在治疗位置，设置治疗中心区域，远离患者放置的胶片暴露在兆伏级辐射量下。然后将处理过的胶片和治疗计划图像或数字重建影像（DRRs）进行对比。特殊的技术、技巧及放射治疗专家的专业知识是必需的，从而利用 MV 射野图像获得满意的图像。为了拍摄身体的不同部位，适当胶片和屏幕的组合是必要的[28,29]。Kodak EDR2 和 XV - 2 films 就是一种用于肿瘤放射治疗的胶片。

这种使用射野图片进行图像引导的方法，优点是对于放射治疗区域有永久的记录。然而，它也有一定的缺点：①兆伏（MV）剂量的图像质量较差；②只有骨性结构可以识别，很少或没有软组织的成像；③胶片费用增加；④需要一间存放显影剂和化学品的暗房及其相关费用；⑤治疗过程中需要额外的时间去获取、显影并验证图像；⑥不能通过改变胶片的对比度/亮度，从而获得更满意的图像；⑦日常图像验证较烦琐、不实用。

（二）电子射野影像设备

电子射野影像克服了胶片射野影像的一些缺点，这些每天治疗患者的图像可以预先得到、实时可见、数字增强和可归档。这样一个系统的结构通过 MV 光子束穿过患者，撞击并激发金属荧光屏而产生图像[30]。所产生的图像由视频摄像机系统的 45°的镜面反射，然后轮流把图像传输到控制台的屏幕上。随着时间的推移，更复杂的系统已经被开发，如 Varian Medical Systems Portal Vision，它使用非晶硅材料的探测器，可提供较大的敏感区域和更高的空间分辨率。然而，基于胶片的射野影像对软组织显示较差，患者的定位是基于骨性标志。

（三）导轨式 CT

导轨式 CT 是将一个 CT 扫描仪安装于直线加速器的治疗室内，CT 系统放置在轨道上，并可以移动，使得患者解剖的 CT 图像处于治疗区域，图像验证和接受治疗时不需要将患者搬离治疗床。

目前有两种这样的系统[31]。Siemens Medical Systems 已开发的 PRIMATOM® 系统，由 Siemens PRIMUS® 直线加速器和配有 Sliding Gantry™ 的 SOMATOM™ CT 扫描仪组成。CT 扫描仪在两导轨上移动，由电动机驱动。为了获得图像，直线加速器床可 180°旋转，然后旋转返回到治疗位置，而患者仍然固定。另一个类似的系统是 General Electric Smart Gantry CT 扫描仪配备 Varian 2100EX 直线加速器。该系统在各个方向上定位的精度在（0.18 ± 0.13）mm 到（0.39 ± 0.10）mm[32]。CT 导轨系统的优点是高千伏（kV）图像具有良好的软组织分辨率。

（四）室内正交 X 线系统

室内正交 X 线系统由两个地板或天花板安装的 X 射线源与对应的非晶硅平板探测器组成。当患者被放置在治疗区域，得到正交的图像，然后数字重建后验证骨性解剖的中心位置。

临床上常用的有两套系统。一个是 BrainLAB ExacTrac® 系统。采用地面安装 X 射线源，天花板上安装探测器。另外，红外摄像机系统也安装在此系统中，可光学跟踪患者的表面解剖。在模拟时球形红外反射镜放置在患者身上，这样两个反射器在不同的 CT 轴平面，并记录它们的位置。在治疗的时候，这些反射器放置在相同的位置，床的移动即可匹配初始的设置。

（五）锥形束 CT

锥形束技术目前大多数由直线加速器制造商提供，包括高千伏 CBCT（Varian Trilogy, Novalis TX, Elekta）或兆伏级 CBCT（Siemens）。

在高千伏 CBCT 系统中，一个 X 射线 kV 源安装在伸缩臂上，与治疗机架呈 90°。在另一个可伸缩的臂上，直接对着 X 射线源，放置一个平板探测器。为了获得锥束图像，X 射线源打开，机架绕着患者治疗区域，旋转 180°或更多。可获得多个平面投影图像，使用滤波反投影算法进行 3D 图像重建[33,34]。不同于传统螺旋 CT 扫描，由一个旋转的 X 射线源产生的狭窄的 X 线，纵向平移患者扫描得到图像，CBCT 使用宽束 X 射线和二维阵列探测器，可提供更大的视野。兆伏级 CBCTs 使用直线加速器作为 X 射线源。机架可在 45 秒内旋转 200°，EPID 可在每一度捕获一幅图像[35]。然后使用滤波反投影算法重建 3D 图像。

这两个系统在临床上被广泛使用，并各具某些优点和缺点[36]。兆伏级 CBCT 系统不需要直线加速器的任何物理转换。X 射线和探测器的来源已经是系统的一部分。当 X 线光束的路径经过金属假体或植入物，如在髋关节置换术后的前列腺癌患者，兆伏级 CBCT 亦能以最小的部件提供卓越的图像。此外，兆伏级 X 线光束给予放射野组织的 X 线剂量是建模和已知的。另一方面，高千伏 CBCT 系统提供了更好的软组织图像，可用在透视模式来评估肿瘤运动。这个系统的缺点是需要在直线加速器机架上安装额外的设备，这个额外的设备需要保证精确性的质量检查。Jaffray 等人指出，高达 2mm 的修正是必需的，以补偿重力引起的 X 线源和探测器支撑臂的弯曲[34]。这弯曲如果不修正，可导致细节的损失、误读和产生条形伪影（图40.6）。

（六）兆伏螺旋 CT

断层放疗或"分层治疗"最初是由 Mackie 等人在 1993 年提出的[37]。此概念被进一步开发用于商业用途，现在已可用，例如 the Hi – Art® treatment system（TomoTherapy Inc., Madison, WI）。在该设计中，兆伏级直线加速器安装在 CT 机架上。随着采集的螺旋 CT 扫描，患者被平移通过旋转机架，在治疗部位产生图像。这些图像可以匹配，并与治疗计划的 CT 图像相对照。如果需要改变，机床允许 6 个方向自由度运动以便匹配。适当的匹配后，患者在同一个机床、机架上接受治疗，而不需要移动。兆伏级成像系统提供了相同的成像优势，如上所述。

Zhou 等人的一项研究比较横向、纵向和垂直方向的变化，以及接受 SBRT 治疗的肺癌患者的旋转变化[38]。他们发现患者的特征和设置的不确定性之间没有相关性。此类研究强调试图通过肺功能、肿瘤位置或患者其他特点来预测中心偏移的困难性，并强调影像学引导的必要性。

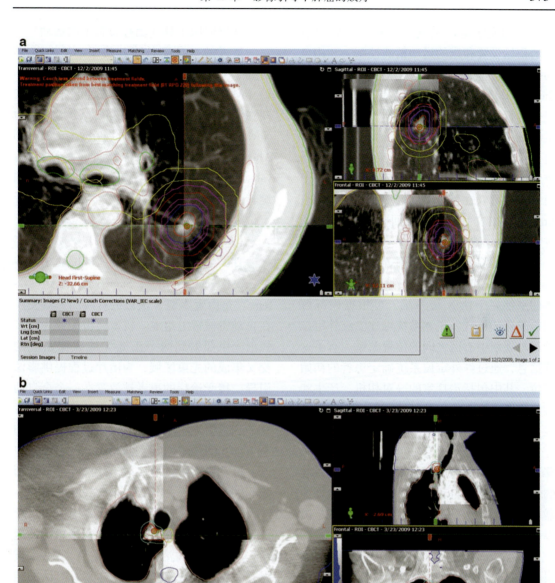

图 40.6　锥形束 CT（CBCT）每次治疗前获得的图像与仿真 CT 融合，验证和调整 SBRT 的设置用于（a）外周和（b）中心 I 期 NSCLC。

（七）ExacTrac－6D X 线影像导引

The ExacTrac X－Ray 6D stereotactic IG-RT system（BrainLAB AG，Feldkirchen，Germany）使用光学定位和高千伏 X 线成像，进行患者定位和在线定位修正。该系统由两个主要的子系统组成：①红外（IR）

为基础的光学定位系统（ExacTrac），对患者的初始设置和床的运动精确控制，利用自动控制床。②高千伏 X 线成像系统（X-Ray 6-D），根据内部解剖或植入基准标记，进行位置验证和重新校准。此外，红外系统可用于监测患者的呼吸、为加速器提供信号用于跟踪和处理治疗光束。与 X 线系统相结合，影像引导下验证靶区位置相对于门窗口，可以在整个门控传送过程中进行。Jin 等人在文章中详细回顾了 ExacTrac 技术[39]。

红外跟踪系统可根据预置于患者外部的标记，检测患者的位置。X 线系统是一种立体的平板高千伏 X 线系统，可根据内部解剖检测靶区位置。规划系统可建立红外定位标记与规划中心区之间的位置关系。有了这些信息，通过红外定位系统确定患者的初始定位，其中包括治疗室的一对相机，产生和检测从置于患者体表的标记反射出来的红外线。数据传播后产生实时位置信息。可在治疗室和控制室显示所有三个长轴方向上的平移和旋转，治疗床可根据来自红外定位系统的信息，将患者自动移动并定位在直线加速器中心区。摄像机系统连接到红外系统，可提供可视化的检查定位。

基于体内骨性解剖或标记物检查的影像引导可决定患者的最终定位。影像引导系统由一对安装在天花板上的非晶硅探测器和两个安装在地板上的高千伏 X 射线源组成。X 射线源倾斜在两个平板探测器上，从外侧到内侧，从后到前，从上到下。红外定位获得一对照片，用来确定当前患者位置和计划的位置之间的关系。采用制造商（BrainLAB, AG, Feldkirchen, Germany）的由 2D-3D 组合后名为"6D 融合"的工具。另外有一个额外的分析工具，Snap Verification（SV, BrainLAB AG, Feldkirchen, Germany），可通过单斜数字 X 线片来监控治疗过程中的运动。这是一种用于在治疗过程中检测运动的单视场成像工具（治疗过程中的运动）。

最近的一项新技术，将 ExacTrac 光学引导、X 线定位和机载成像系统（MV, kV x-rays, and kV-CBCT）结合起来，并安装在多光子/电子束直线加速器上，称为 Novalis Tx™（Varian Medical Systems, Palo Alto, CA）[40]。与 Novalis system 一样，Novalis-Tx™ 包括全自动移床，可进行平移和旋转（倾斜，滚动和偏向），"6D"患者定位[41]。

（八）射波刀（Cyberknife）

The Accuray CyberKnife® Robotic Radiosurgery（Accuray Inc., Sunnyvale, CA）system[42] 是由紧凑型 X 波段的直线加速器安装在自动机械臂上组成。机械臂被配置为直接辐射光束照射到两个正交 X 线成像系统的交叉集成的光束区域，为治疗过程提供影像引导。接受治疗的患者被放置在一个全自动化的治疗床上，这样需要治疗的病变部位可移动到辐射光束区域内。机械手臂的运动和全自动患者支持组件由计算机系统直接控制，计算机系统则由放射治疗医师或物理师控制。

在常规临床使用中，X 线系统用于治疗前患者的配准，并补偿治疗过程中患者的运动，患者设置和治疗过程中的 X 线图像被保存在患者的数字化记录中。跟踪算法的结果，也就是说，患者从模拟位置的偏移，被记录在一份日志文件中。而基准跟踪，个人基准位置和所有基准点的中心也记录在日志文件中。之后这些数据可以进行后处理研究，例如，正在研究的跟踪算法的精度和临床上使用的跟踪算法的精度差异比较。在治疗过程中，每一个 n 光束层面（n 为用户选定的跳跃因子）拍摄，或在前列腺以预设的时间间隔拍摄。

目前，四种不同的图像配准算法在被使用。头部跟踪算法[43]和脊柱跟踪算法[44-46]都是利用骨性解剖结构作 2D-3D 配准。基准跟踪算法[47,48]采用高密度标记物如金粒子、不锈钢钉、钛夹或螺钉作为肿瘤跟踪的替代标记物。软组织跟踪算法适用于直径 > 15mm，位于肺的周边区域密集的肿瘤。基准跟踪也用于移动软组织靶区或肢体靶区。

2D - 3D 配准的立体 X 线系统的好处是它处理图像的稳定性和高速性[43]。因为它是一个成熟的技术，X 线影像引导系统的使用、校准和 2D - 3D 图像配准都是用户所熟悉的。其缺点之一是使用电离辐射成像，即使与治疗剂量相比非常小，甚至小于散射和漏辐射的剂量[49]。软组织的基准跟踪质量取决于基准位置的质量。替代标记必须被放置于目标内，而不是在模拟区和治疗区之间移动[50,51]。定位算法依赖于模拟 CT 图像的标记位置[52]。相对于肿瘤的标记运动差别通常不能被跟踪算法识别。射波刀也可以结合 the Synchrony® Respiratory Tracking System 或者 Xsight® Lung Tracking System，这样不需要基准植入即可跟踪肿瘤运动。

（九）基于照相机系统

外部锥束用于结合现代影像的放疗计划和治疗计划可使放射肿瘤医生利用现代放疗技术提供适形的剂量分布。在许多情况下，影像引导有助于适形放疗计划。光学成像允许治疗过程中连续监测患者体表，可用于监测分次放疗间的运动。患者体表的成像也是一个简单的方法，可用于那些体表位置与肿瘤位置密切相关的患者，如乳腺癌患者。对于放射治疗的患者使用光学成像技术几乎不是新的[53]，但这一技术随着放疗技术和影像引导技术的发展，变得更加普遍。该技术的优点是速度快，并且操作过程中没有电离辐射。

目前有两种产品可供选择：AlignRT®（VisionRT, London, UK）和 C - Rad Sentinel（C - RAD AB, Uppsala, Sweden），都能在放疗期间在患者体表进行快速成像。通过测量图像，可以产生患者体表的三维模型。

AlignRT 系统使用两个摄像头进行立体成像，而 C - Rad Sentinel 系统使用单一摄像头加激光系统的线扫描模式。这些设备必须进行校准，使所有的计量数据都与房间中心相对。为了使用 CT 的校准定位，另外需要一个放疗参照结构，包括患者体表三维模型，以及房间等中心点的几何关系。使用刚性体变换，系统进行最佳空间匹配，使得患者的计划 3D 模型和等中心区、患者的观测表面模型之间的空间差异最小化。

若无规划，可利用已获得的患者光学三维参考图像进行 CT 参考定位。当患者通过其他方法进行定位时，这非常有用。例如，另外的患者定位系统，或是表面匹配系统用来验证患者位置的一致性，无论是在分次放疗间还是在一次放疗中。在后一种模式下，AlignRT 也可以用于那些单一的系统而没有精确的等中心校准时，患者无需从房间来回转移。

这些影像方法不仅可以设置对患者进行日常影像验证，而且有助于自适形放疗，例如当肿瘤的大小或形状的变化较大，可能需要制订新的治疗计划。

适形放疗计划用于标准外照射分次进程

Yan 等人的原创文章中描述[54]，适形放疗（ART）是指一种可以通过测量数据系统的反馈来改进治疗计划的治疗方案。影像引导自适形放射治疗（IGART）通过影像引导技术来监测治疗的变化，并将其纳入规划方案中，可在治疗过程中重新优化治疗方案。IGART 的目标是额外的减少对正常组织的剂量，从而可以增加靶区的剂量。原则上，任何影像方式，无论是靶区平面成像还是体积评估的指标，均可用于监测治疗的变化，并提供 IGART 环的反馈信息。已经有一些文献提示：基于一定次数的分割治疗中观察到的趋势，利用日常平面图像来控制不确定性因素，调整计划治疗区的边界[55]。CBCT 或螺旋断层放疗可勾画肿瘤区域，可以在放疗过程中监测放疗肿瘤反应。螺旋断层放疗的研究表明，在治疗过程中评估肺肿瘤体积的减小是可能的[56]。因此如果在治疗过程中根据肿瘤体积的减小，重新优化治疗边界，那么健康肺组织的剂量显著减少是可以实现的[57]。虽然在治疗过程中，根据肿瘤体积减小的评估来减少放疗的边界似乎是合理的，但如何根据肿瘤微观扩展来减小放疗边界的问题，仍然存在争议[57]。Bissonnette 等人利用高千伏 CBCT 对肺肿瘤行日常影像引导[58]，分析了随机和系统误差，提示计划放疗边界的显著减少是可能的，从而促进了 IGART 的使用。

放射生物学思考

IGRT 可提高每个分割区的放疗剂量。每个分割区的最大剂量以及总剂量仍然是经验性的。肿瘤控制、正常组织毒性和放疗疗效产生的数据在很大程度上基于每个分割区每天的剂量 1.8～2Gy。大多数的数学模型用于解释剂量–反应或细胞存活曲线，如单命中–多靶点、多命中–多靶点、修复–失修复模型、致命–潜在致命模型、线性二次（LQ）模型，均基于多次分割的治疗过程。每个分割区接受大剂量放射线后的放射生物学尚不清楚。

最常用的模型是线性二次模型。通过其最简单的形式，可得出结论，SBRT 治疗肺癌，生物有效剂量 ≥100Gy 与 <100Gy 相比，前者能够产生更好的疗效[59,60]。然而，LQ 模型没有考虑到血管和间质的损害，这些损害主要由于 SBRT 每个分割区剂量很高，同时 LQ 模型也忽视了细胞抗辐射集落的影响[61]。有证据表明，在每个单一分割区的剂量高于 10Gy 时可能会引起血管内皮细胞的损伤[62,63]。

然而，也有人认为，LQ 模型已被实验及理论证实，每个分割区剂量达到 10Gy 时，也可以将剂量提高到每个分割区18Gy[64]。由于每个分割区高剂量的其他任何理论或数学模型均缺乏可用性，LQ 模型继续被用于分割区方案的对照比较。肺癌 SBRT 治疗的临床数据正在快速生成，因此这样一个模型的发展在不久的将来将变为可能。有一些关于肿瘤反应和局部控制的数据，也可用于研究早期和晚期正常组织的毒性。最近的一个综述总结了肺 SBRT 治疗的临床经验和毒副作用，包括肺炎、食管炎、肋骨骨折、胸壁疼痛、臂丛神经损伤及影像学变化[65]。

事实上，这样的模型已经由 Park 等人提出[66]。他们在一个单一"普遍生存曲线"（USC）中结合了 LQ 和多靶点模型。这样做的理论基础是细胞生存的 LQ 模型，这个模型是一个不断弯曲的曲线，可更好地预测低剂量时的细胞存活率和估算每个高剂量分割区的生物有效剂量。另一方面，在高剂量下细胞的存活率能更好地用多靶点方程来建模。LQ 模型下低剂量的普遍细胞生存曲线和多靶点模型下高剂量的普遍细胞生存曲线，在剂量 DT 时将发生转变。根据 National Cancer Institute 的 12例 NSCLC 细胞株的报道，作者计算出 DT 为 6.2 Gy。普遍生存曲线的有效性实验，使用 H460 NSCLC 细胞株进行了测试，比较克隆细胞存活 LQ 和 USC 模型的理论拟合度。USC 模型更好地拟合实验数据。这篇文章还提出了肺 SBRT 治疗的临床试验数据及单个分割区有效剂量（SFED）的概念。

治疗计划：运动和剂量计算

CT 模拟定位那一章节中所讨论的，运

用 4D - CT 技术模拟呼吸引起的患者肿瘤运动，对于肺癌放疗计划中的运动补偿是一种有用的方法，特别对于那些肿瘤运动幅度较大的尤为有效，例如，肿瘤靠近膈肌[67]。减少运动的方法包括卷积法，其中无论剂量[68]还是能量都可利用 Gaussian 函数进行卷积，而考虑随机设置错误[69]。在原发性肺癌的治疗计划中，流量的转换也被提出，用于考虑呼吸引起的肿瘤运动[70]。在制订治疗计划和放疗过程中结合 4D 成像方法，一般可分为两种方案："实时"的自适形放疗和非自适形放疗。在自适形放疗中，器官的分割和计划是在 4D 数据组的所有阶段进行，每个阶段的剂量累积到计划评估的参考计划数据组（例如，呼气或自由呼吸扫描）；放疗时，在各个呼吸相通过同步呼吸模式与放射锥束，从而完成治疗计划[71]。这种方法的优点是，正常肺组织接受的剂量有限；缺点是，肿瘤运动和 MLC 的叶片运动之间存在相位差，这可能会导致靶区位置和预定的 MLC 规划的放射野之间缺乏一致性。在非自适形放疗方案中，将 4D 数据组的每个时相中的肿瘤区（GTVs）复合成内靶区（ITV），这一般决定于计划的参考计划数据集[72]。根据参考治疗计划制订放疗方案。虽然根据 ITV 的放疗相对于自适形放疗，可能对正常肺组织会产生较高的剂量，但是却可以避开放疗野和靶区运动之间的相位差的问题。根据 ITV 来做放疗计划，目前已有相关的研究来评估 4D 数据集的最佳相位，可准确估算计划的剂量。一般情况下，结果表明，一些数据集（例如复合吸气和呼气的数据集）[72]或时间平均 CT 数据集[73]可以产生等效的治疗计划，根据吸气和呼气相中的多达十个数据集可提高靶区覆盖率、避开正常组织。

在胸部肿瘤附近存在低密度的肺组织，明显混淆了肺癌放疗计划的剂量计算问题。当照射野的大小减小，使得二次电子的横向范围等于（或大于）照射野的大小时[74]，即会引起带电荷的粒子失衡；相比水等效组织，这样的情况更易发生于大的肺照射野，原因是肺中的电子范围增加。在这种情况下，靶区剂量主要取决于二次电子的相互作用和剂量沉积。因为常规剂量算法不考虑二次电子运输，此算法在非平衡条件下的精度受到严重的限制。此外，在低密度、肺等效组织中，如果二次电子的范围沿着（或平行）放射锥束轴线，则有助于肿瘤边缘（如果肿瘤位于肺的近端则在肺肿瘤的表面）的剂量"生成"效应，其效果是增加放射锥束的能量。Reynaert 等人的文章[75]及 AAPM Task Group No. 105[76]提供大量的研究报道肺剂量常规算法的不准确性。因此，一般情况下对于肺癌的放疗计划，特别是处理较小的肿瘤，例如肺照射野小于 5cm×5cm，有更好的剂量算法如卷积/叠加算法[77]或 Monte Carlo（MC）method AAPM TG -105[76]，后者明确考虑到了电子传输，是首选方法。Das 等人[74]对 MC 算法的优势总结如下："预计 Monte Carlo techniques 将越来越多地被用于精确性的评估、验证和计算剂量，并将有助于小的和高度适形的放射锥束探测器的计算。MC 剂量算法对于肺癌小照射野的 IMRT 放疗计划的质量保障（QA）确实是合适的方法。这样的 QA 设备能够更准确地估算患者放疗靶区及正常组织所接受到的实际剂量，相比现行的 IMRT 治疗所用的验证方法，IMRT 验证当前方法的剂量估算，通常涉及固态水假体测量。此外，在小照射野，非平衡条件下即使是非常仔细的测量也充满不确定性，因此在实践中很难将误差控制在 2% 的范围内[74,76]。

临床结果

文献综述表明，自 20 世纪 90 年代末，立体定向放疗（SBRT）作为医学上不能手术的早期肺癌患者的一种治疗方案，得到了越来越多地被使用。很多研究结果表明：影越来越多的认可。这种增加部分程度上归因像引导下 SBRT 治疗肺癌是安全的、疗效明于 IGRT 影像引导的肿瘤/靶区勾画及放疗显的（表40.1）。

表 40.1　选择 SBRT 治疗早期肺癌的临床试验

研究	患者数量	分期	剂量/放疗次数	靶区要点	局部控制/总体生存（年）	毒性
Uematsu et al.[97]	45	Primary + mets	30 ~ 75Gy/5 ~ 15	80% 等剂量	97%/NA	NA
Nyman et al.[98]	45	I	45Gy/3	100% 在 PTV 周围	80%/30%（5 年）	4，1 级食管炎；9，皮肤反应；4，一过性胸痛；4，感染。迟发的：2 肋骨骨折，3 肺不张
Nagata et al.[99]	45	I	48Gy/4	等中心	98%/ I A，83%（3 年）；I B，72%（3 年）	没有 3 级或其以上的毒性
Onishi et al.[100]	257	I	18 ~ 75Gy/1 ~ 22	等中心	92%（BED ≥ 100 Gy）；57%（BED < 100Gy）/70.8%（BED ≥ 100Gy）；30.2%（BED < 100Gy）（5 年）	5.4% 2 级或 2 级以上肺相关反应
Videtic et al.[101]	26	I	50Gy/5	PTV	94%/52%（3 年）	3.6% 发展为 3 级急性呼吸困难
Timmerman et al.[79]	70	I，最大至 7cm	60 ~ 66Gy/3	80% 等剂量包括 ≥ 95% 的 PTV	95%/54.7%（2 年）	20% 3 ~ 5 级毒性反应；中心病变 46%；外周 17%
Fakiris et al.[102]	70	I，最大至 7cm	60 ~ 66Gy/3	80% 等剂量	88%/43%（3 年）	10% 外周与 27% 中心的 3 + 级毒性反应（P = 0.09）
Baumann et al.[103]	138	I	45Gy/3；30Gy/3	100% 等剂量在 PTV 周围	88%/26%（5 年）	14% 3 ~ 4 级毒性反应
Lagerwaard et al.[104]	206	I	60Gy/3；60Gy/5；60Gy/8（肿瘤中心）	80% 等剂量在 PTV 周围	97%/64%（2 年）	< 3%

PTV 计划靶区

最近研究结果已提出[78]，医学上不能手术的非小细胞肺癌 SBRT 的 II 期临床试验（RTOG 0236）T1 - 3N0M0 期的肿瘤患者分 3 次接受放射剂量 60Gy（肿瘤异质性校正后 3 次的剂量为 54Gy）。本研究的主要目的是肿瘤局部控制。平均随访 25 个月，2 年局部控制率为 93.7%，2 年无病生存率和总生存率分别为 66.6% 和 72%。RTOG 的后续研究（协议 0618）是 II 期临床试验，针对可行手术治疗的 I ~ II 期 NSCLC 患者。患者接受 3 次剂量为 60Gy 的放疗，然后随访局部控制率、放射毒性和生存率。CT 扫描显示肿瘤增大的情况下，则进一步行 PET 扫描或活检术，结果如果显示阳性，将进行肿瘤手术切除。

The Indiana University 的经验提示中央型肺病变 SBRT 的使用需谨慎[79]。中央型病变定义为近端支气管周围 2cm 以内的病变。RTOG 正在进行一项临床 I / II 期剂量递增试验来解决这个问题（RTOG 0813）。这项试验将中央型病变的照射剂量从 50Gy 不断升级至 60Gy，每次分割照射剂量为 10 ~ 12Gy。我们的经验表明，对于这种病变，分割为 4 次共接受 48Gy 剂量是安全的[80]。

RTOG 发起了一项随机 II 期临床试验，针对的是 I 期周围型 NSCLC 患者（RTOG 0915）。本试验随机分 2 组，一组为每个分割区剂量 34Gy，另一组 4 个分割区剂量 48Gy。必须使用影像引导的方法才可行。

国际上也有其他类似的试验。日本临床肿瘤学会的一项试验，针对 I 期患者，接受了 4 个分割区共 48Gy 剂量（JCOG 0403）[81]。这个试验共 165 例患者（65 例可接受手术；100 例不可手术）。荷兰的一项随机研究（ROSEL），对比研究可手术的 I A 期 NSCLC 患者行手术治疗，或 3 ~ 5 次分割剂量共 60Gy 的 SBRT 治疗[82]。该试验的结果显示，可以带来早期肺癌治疗模式的转变。

影像引导除了在肺癌 SBRT 治疗中具有重要的作用，它另外也用于自适形放疗（ART）。这是一个闭环的放疗过程，可以根据系统的反馈数据来修改治疗计划[54]。在 6 ~ 7 周的肺癌分割放疗中，肿瘤可以改变它的大小和形状，肺不张解除，纵隔可移位。一个传统的分割放疗过程，从放疗开始直至放疗结束，都是使用同一个放疗计划。有时，可能会在 36 ~ 40Gy 点做重新模拟，看看计划的放疗方案是否需要一些修改。ART 利用连续的影像引导来监视这些变化，并可能有助于更好地勾画 RT 照射野。这可能会增加肿瘤的放疗剂量，同时保持或减少正常组织发生并发症的风险。

这种方法是通过 Harsolia 等人的剂量学研究得以验证，该研究包括 8 例肺部病变患者（7 例 NSCLC，1 例转移性直肠癌）[83]。西门子机载成像系统用来获得锥形束 CT 扫描，然后得出 4 种治疗方案。三维适形放疗计划作为基准与其他 4D 方案进行比较。4D 方案包括：①4D - 联合方案，从一个 5mm 膨胀 4D - CBCT 的 6 个时相的 GTVs 组合再扩大 5mm 范围；②离线 ART，单一校正的 4D 自适形计划；③在线 ART，日常校正的 4D 自适形计划。25% 的病例因为呼吸运动，使得标准的 3D 计划不能提供足够的 ITV 覆盖范围。影像引导和 4D 计划能够使正常组织照射量显著降低。相比 3D 计划，4D - 联合、离线 ART、在线 ART 能够减少 PTV 分别为 15%、39% 和 44%。因此，相比于其他 3 个 4D 方法，肺 V20 及肺平均剂量降低分别为 21%、23%、31% 和 16%、26%、31%。

另一项研究，共 114 例临床分期 T1N0 到 T4N3 的 NSCLC 患者，接受 45 ~ 87.75 Gy 的剂量放疗 5 ~ 6 周[84]。在这些患者中平均用了 9 次 CBCT。51% 的患者有解剖学变化（40% 肿瘤减小；1% 肿瘤进展；10%

其他变化）。解剖学变化也包括一定程度的肺不张改变（23% 减轻；6% 加重）和胸腔积液。46 例肿瘤减小的患者，在治疗过程中体积平均减小 37%，其中 11 例患者体积减小大于 50%。每周在 CBCT 引导下接受 IGRT 治疗的 10 例患者的研究发现，11.9% 的患者 PTV 剂量降低了 95%，2.5% 的患者 ITV 剂量降低了 95%[85]。

　　影像引导 ART 的使用不必局限于靶区的解剖勾画。与 PET 扫描相结合，可能会使生物靶向更好。Kong 等人的研究是，放疗开始前 1 周、放疗期间（29 天）、放疗 3 个月后，分别摄取 FDG[86]。在这项研究的 15 例肺癌患者中，11 例患者在剂量为 45Gy 时出现局部代谢反应，2 例出现完整的代谢反应，2 例是稳定的。平均 SUV 从放疗前的 5.2，在放疗中下降到 2.5，放疗 3 个月后下降到 1.7。23 例 Ⅰ ~ Ⅲ 期 NSCLC 患者在放疗的 0、7 和 14 天分别行 PET 扫描，可看出低和高 FDG 摄取的部位，在放疗时也保持相对的稳定[87]。该研究表明，FDG 高摄区的肿瘤生物靶向可能是一个可行的方法，需要进行系统的研究。

现行研究

　　在肺癌 IGRT 的治疗领域仍然是研究的"温床"。技术发展领域包括：通过以下方法改进 CBCT 图像质量，例如，减少高千伏 CBCT 的散射量[88]；在 CBCT 肺显像使用限制投影技术减少放射剂量，如数字断层融合技术和相关的新重建技术[89,90]；可变形图像配准算法[91,92]；剂量重建技术[93-95]用于自适形放疗中剂量的精确测定。随着患者模拟、治疗计划和靶区勾画、减少放疗边界、保护健康的肺组织等方法的改进，肺癌放射剂量的增加将是可实现的，从而改善肺癌患者的预后[96]。

参考文献

[1] Parkin DM, Bray F, Ferlay J, et al. Global cancer statistics, 2002. CA Cancer J Clin. 2005；55：74 – 108.

[2] American Cancer Society. Global cancer facts and figures. Atlanta：American Cancer Society；2007.

[3] Jemal A, Siegel R, Ward E, et al. Cancer statistics, 2009. CA Cancer J Clin. 2009；59：225 – 49.

[4] Le Chevalier T, Arriagada R, Quoix E, et al. Radiotherapy alone versus combined chemotherapy and radiotherapy in nonresectable non – small – cell lung cancer：first analysis of a randomized trial in 353 patients. J Natl Cancer Inst. 1991；83：417 – 23.

[5] Bradley J, Graham MV, Winter K, et al. Toxicity and outcome results of RTOG 9311：a phase I – II doseescalation study using three – dimensional conformal radiotherapy in patients with inoperable non – smallcell lung carcinoma. Int J Radiat Oncol Biol Phys. 2005；61：318 – 28.

[6] Rosenzweig KE, Fox JL, Yorke E, et al. Results of a phase I dose – escalation study using threedimensional conformal radiotherapy in the treatment of inoperable nonsmall cell lung carcinoma. Cancer. 2005；103：2118 – 27.

[7] Hayman JA, Martel MK, Ten Haken RK, et al. Dose escalation in non – small – cell lung cancer using threedimensional conformal radiation therapy：update of a phase I trial. J Clin Oncol. 2001；19：127 – 36.

[8] Kong FM, Hayman JA, Griffith KA, et al. Final toxicity results of a radiation – dose escalation study in patients with non – small – cell lung cancer (NSCLC)：predictors for radiation pneumonitis and fibrosis. Int J Radiat Oncol Biol Phys. 2006；65：1075 – 86.

[9] Sura S, Gupta V, Yorke E, et al. Intensity – modulated radiation therapy (IMRT) for inoperable non – small cell lung cancer：the Memorial

Sloan – Kettering Cancer Center（MSKCC）experience. Radiother Oncol. 2008；87：17 – 23.

［10］Liao ZX, Komaki RR, Thames Jr HD, et al. Influence of technologic advances on outcomes in patients with unresectable, locally advanced non – small – cell lung cancer receiving concomitant chemoradiotherapy. Int J Radiat Oncol Biol Phys. 2009；76（3）：775 – 81.

［11］Gould MK, Maclean CC, Kuschner WG, et al. Accuracy of positron emission tomography for diagnosis of pulmonary nodules and mass lesions：a metaanalysis. JAMA. 2001；285：914 – 24.

［12］Toloza EM, Harpole L, Detterbeck F, et al. Invasive staging of non – small cell lung cancer：a review of the current evidence. Chest. 2003；123：157S – 66.

［13］Gould MK, Kuschner WG, Rydzak CE, et al. Test performance of positron emission tomography and computed tomography for mediastinal staging in patients with non – small – cell lung cancer：a metaanalysis. Ann Intern Med. 2003；139：879 – 92.

［14］Reed CE, Harpole DH, Posther KE, et al. Results of the American College of Surgeons Oncology Group Z0050 trial：the utility of positron emission tomography in staging potentially operable nonsmall cell lung cancer. J Thorac Cardiovasc Surg. 2003；126：1943 – 51.

［15］Bentel GC, Marks LB, Krishnamurthy R. Impact of cradle immobilization on setup reproducibility during external beam radiation therapy for lung cancer. Int J Radiat Oncol Biol Phys. 1997；38：527 – 31.

［16］Baba F, Shibamoto Y, Tomita N, et al. Stereotactic body radiotherapy for stage I lung cancer and small lung metastasis：evaluation of an immobilization system for suppression of respiratory tumor movement and preliminary results. Radiat Oncol. 2009；4：15.

［17］Fox T, Elder E, Crocker I. Image registration and fusion techniques. In：Paulino AC, Teh BS, editors. PET – CT in radiotherapy treatment planning. Philadelphia：Saunders/Elsevier；2008.

［18］Paulino AC, Johnstone PA. FDG – PET in radiotherapy treatment planning：Pandora's box? Int J Radiat Oncol Biol Phys. 2004；59：4 – 5.

［19］Nestle U, Kremp S, Schaefer – Schuler A, et al. Comparison of different methods for delineation of 18F – FDG PET – positive tissue for target volume definition in radiotherapy of patients with non – Small cell lung cancer. J Nucl Med. 2005；46：1342 – 8.

［20］Liu BJ, Dong JC, Xu CQ, et al. Accuracy of 18F – FDG PET/CT for lymph node staging in non – small – cell lung cancers. Chin Med J（Engl）. 2009；122：1749 – 54.

［21］Munley MT, Marks LB, Scarfone C, et al. Multimodality nuclear medicine imaging in threedimensional radiation treatment planning for lung cancer：challenges and prospects. Lung Cancer. 1999；23：105 – 14.

［22］Deniaud – Alexandre E, Touboul E, Lerouge D, et al. Impact of computed tomography and 18Fdeoxyglucose coincidence detection emission tomography image fusion for optimization of conformal radiotherapy in non – small – cell lung cancer. Int J Radiat Oncol Biol Phys. 2005；63：1432 – 41.

［23］Bradley J, Thorstad WL, Mutic S, et al. Impact of FDG – PET on radiation therapy volume delineation in non – small – cell lung cancer. Int J Radiat Oncol Biol Phys. 2004；59：78 – 86.

［24］Bradley JD, Bae K, Choi N, et al. A phase II comparative study of Gross tumor volume definition with or without PET/CT fusion in dosimetric planning for non – small – cell lung cancer（NSCLC）：primary analysis of Radiation Therapy Oncology Group（RTOG）0515. Int J Radiat Oncol Biol Phys. 2009；75：S2.

［25］Jin JY, Ajlouni M, Chen Q, et al. A technique of using gated – CT images to determine internal target volume（ITV）for fractionated stereotactic lung radiotherapy. Radiother Oncol. 2006；78：177 – 84.

［26］Underberg RW, Lagerwaard FJ, Cuijpers JP, et al. Four – dimensional CT scans for treatment planning in stereotactic radiotherapy for stage I lung cancer. Int J Radiat Oncol Biol Phys. 2004; 60: 1283 – 90.

［27］Underberg RW, Lagerwaard FJ, Slotman BJ, et al. Use of maximum intensity projections (MIP) for target volume generation in 4DCT scans for lung cancer. Int J Radiat Oncol Biol Phys. 2005; 63: 253 – 60.

［28］Droege RT, Bjarngard BE. Influence of metal screens on contrast in megavoltage x – ray imaging. Med Phys. 1979; 6: 487 – 93.

［29］Droege RT, Bjarngard BE. Metal screen – film detector MTF at megavoltage x – ray energies. Med Phys. 1979; 6: 515 – 8.

［30］Antonuk LE, El – Mohri Y, Huang W, et al. Initial performance evaluation of an indirect – detection, active matrix flat – panel imager (AMFPI) prototype for megavoltage imaging. Int J Radiat Oncol Biol Phys. 1998; 42: 437 – 54.

［31］Ma CM, Paskalev K. In – room CT techniques for image – guided radiation therapy. Med Dosim. 2006; 31: 30 – 9.

［32］Kuriyama K, Onishi H, Sano N, et al. A new irradiation unit constructed of self – moving gantry – CT and linac. Int J Radiat Oncol Biol Phys. 2003; 55: 428 – 35.

［33］Feldkamp IA, Davis LC, Kress JW. Practical conebeam algorithm. J Opt Soc Am A. 1984; 1: 612 – 9.

［34］Jaffray DA, Siewerdsen JH, Wong JW, et al. Flatpanel cone – beam computed tomography for imageguided radiation therapy. Int J Radiat Oncol Biol Phys. 2002; 53: 1337 – 49.

［35］Morin O, Gillis A, Chen J, et al. Megavoltage conebeam CT: system description and clinical applications. Med Dosim. 2006; 31: 51 – 61.

［36］Khan FM. The physics of radiation therapy. 3rd ed. Philadelphia: Lippincott Williams & Wilkins; 2009.

［37］Mackie TR, Holmes T, Swerdloff S, et al. Tomotherapy: a new concept for the delivery of dynamic conformal radiotherapy. Med Phys. 1993; 20: 1709 – 19.

［38］Zhou J, Uhl B, Dewitt K, et al. Image – guided stereotactic body radiotherapy for lung tumors using bodyloc with tomotherapy: clinical implementation and set – up accuracy. Med Dosim. 2010; 35 (1): 12 – 8. doi: 10. 1016/j. meddos. 2008. 12. 003. Epub 2009 Jan 30.

［39］Jin JY, Yin FF, Tenn SE, et al. Use of the BrainLAB ExacTrac X – Ray 6D system in image – guided radiotherapy. Med Dosim. 2008; 33: 124 – 34.

［40］Chang Z, Wang Z, Wu QJ, et al. Dosimetric characteristics of novalis Tx system with high definition multileaf collimator. Med Phys. 2008; 35: 4460 – 3.

［41］Walls NM, Nurushev T, Jin JY, et al. Assessment of 2D X – ray and volumetric – based localization imaging for patients treated with SRS and SBRT. Int J Radiat Oncol Biol Phys. 2009; 75: S – 682.

［42］Adler Jr JR, Chang SD, Murphy MJ, et al. The Cyberknife: a frameless robotic system for radiosurgery. Stereotact Funct Neurosurg. 1997; 69: 124 – 8.

［43］Fu D, Kuduvalli G. A fast, accurate, and automatic 2D – 3D image registration for image – guided cranial radiosurgery. Med Phys. 2008; 35: 2180 – 94.

［44］Fu D, Kuduvalli G. Enhancing skeletal features in digitally reconstructed radiographs. In: Reinhardt JM, Pluim JP, editors. Medical imaging 2006: image processing. Vol 6144. San Diego: The International Society for Optical Engineering; 2006. p. Abstract 61442 M.

［45］Fu D, Kuduvalli G, Maurer CJ, et al. 3D target localization using 2D local displacements of skeletal structures in orthogonal X – ray images for imageguided spinal radiosurgery. Int J CARS. 2006; 1: 198 – 200.

［46］Ho AK, Fu D, Cotrutz C, et al. A study of the accuracy of cyberknife spinal radiosurgery using skeletal structure tracking. Neurosurgery. 2007;

60：ONS147 – 56. discussion ONS156.

[47] Mu Z, Fu D, Kuduvally G. Multiple fiducial identification using the hidden Markov model in image guided radiosurgery. In：Proceedings of the conference on computer vision and pattern recognition workshop：IEEE. New York, June 17 – 22, 2006；pp. 0 – 7695 – 2646 – 7692/7606.

[48] Murphy MJ. Fiducial – based targeting accuracy for external – beam radiotherapy. Med Phys. 2002；29：334 – 44.

[49] Chuang CF, Larson DA, Zytkovicz A, et al. Peripheral dose measurement for CyberKnife radiosurgery with upgraded linac shielding. Med Phys. 2008；35：1494 – 6.

[50] Kothary N, Heit JJ, Louie JD, et al. Safety and efficacy of percutaneous fiducial marker implantation for image – guided radiation therapy. J Vasc Interv Radiol. 2009；20：235 – 9.

[51] Kothary N, Dieterich S, Louie JD, et al. Percutaneous implantation of fiducial markers for imaging – guided radiation therapy. AJR Am J Roentgenol. 2009；192：1090 – 6.

[52] West JB, Fitzpatrick JM, Toms SA, et al. Fiducial point placement and the accuracy of point – based, rigid body registration. Neurosurgery. 2001；48：810 – 6. discussion 816 – 817.

[53] Mitchell H, Newton I. Medical photogrammetric measurement：overview and prospects. ISPRS J Photogramm. 2002；56：286 – 94.

[54] Yan D, Vicini F, Wong J, et al. Adaptive radiation therapy. Phys Med Biol. 1997；42：123 – 32.

[55] Yan D, Wong J, Vicini F, et al. Adaptive modification of treatment planning to minimize the deleterious effects of treatment setup errors. Int J Radiat Oncol Biol Phys. 1997；38：197 – 206.

[56] Kupelian PA, Ramsey C, Meeks SL, et al. Serial megavoltage CT imaging during external beam radiotherapy for non – small – cell lung cancer：observations on tumor regression during treatment. Int J Radiat Oncol Biol Phys. 2005；63：1024 – 8.

[57] Ramsey CR, Langen KM, Kupelian PA, et al. A technique for adaptive image – guided helical tomotherapy for lung cancer. Int J Radiat Oncol Biol Phys. 2006；64：1237 – 44.

[58] Bissonnette JP, Purdie TG, Higgins JA, et al. Conebeam computed tomographic image guidance for lung cancer radiation therapy. Int J Radiat Oncol Biol Phys. 2009；73：927 – 34.

[59] Onishi H, Araki T, Shirato H, et al. Stereotactic hypofractionated high – dose irradiation for stage I nonsmall cell lung carcinoma：clinical outcomes in 245 subjects in a Japanese multiinstitutional study. Cancer. 2004；101：1623 – 31.

[60] Guckenberger M, Wulf J, Mueller G, et al. Dose – response relationship for image – guided stereotactic body radiotherapy of pulmonary tumors：relevance of 4D dose calculation. Int J Radiat Oncol Biol Phys. 2009；74：47 – 54.

[61] Kirkpatrick JP, Meyer JJ, Marks LB. The linear-quadratic model is inappropriate to model high dose per fraction effects in radiosurgery. Semin Radiat Oncol. 2008；18：240 – 3.

[62] Fuks Z, Kolesnick R. Engaging the vascular component of the tumor response. Cancer Cell. 2005；8：89 – 91.

[63] Garcia – Barros M, Paris F, Cordon – Cardo C, et al. Tumor response to radiotherapy regulated by endothelial cell apoptosis. Science. 2003；300：1155 – 9.

[64] Brenner DJ. The linear – quadratic model is an appropriate methodology for determining isoeffective doses at large doses per fraction. Semin Radiat Oncol. 2008；18：234 – 9.

[65] Milano MT, Constine LS, Okunieff P. Normal tissue toxicity after small field hypofractionated stereotactic body radiation. Radiat Oncol. 2008；3：36.

[66] Park C, Papiez L, Zhang S, et al. Universal survival curve and single fraction equivalent dose：useful tools in understanding potency of ablative radiotherapy. Int J Radiat Oncol Biol Phys. 2008；70：847 – 52.

[67] Liu HH, Balter P, Tutt T, et al. Assessing res-

pirationinduced tumor motion and internal target volume using four – dimensional computed tomography for radiotherapy of lung cancer. Int J Radiat Oncol Biol Phys. 2007; 68: 531 – 40.

[68] Leong J. Implementation of random positioning error in computerised radiation treatment planning systems as a result of fractionation. Phys Med Biol. 1987; 32: 327 – 34.

[69] Beckham WA, Keall PJ, Siebers JV. A fluence-convolution method to calculate radiation therapy dose distributions that incorporate random set – up error. Phys Med Biol. 2002; 47: 3465 – 73.

[70] Chetty IJ, Rosu M, McShan DL, et al. Accounting for center – of – mass target motion using convolution methods in Monte Carlo – based dose calculations of the lung. Med Phys. 2004; 31: 925 – 32.

[71] Keall PJ, Joshi S, Vedam SS, et al. Four – dimensional radiotherapy planning for DMLC – based respiratory motion tracking. Med Phys. 2005; 32: 942 – 51.

[72] Rosu M, Balter JM, Chetty IJ, et al. How extensive of a 4D dataset is needed to estimate cumulative dose distribution plan evaluation metrics in conformal lung therapy? Med Phys. 2007; 34: 233 – 45.

[73] Wolthaus JW, Schneider C, Sonke JJ, et al. Midventilation CT scan construction from fourdimensional respiration – correlated CT scans for radiotherapy planning of lung cancer patients. Int J Radiat Oncol Biol Phys. 2006; 65: 1560 – 71.

[74] Das IJ, Ding GX, Ahnesjo A. Small fields: non-equilibrium radiation dosimetry. Med Phys. 2008; 35: 206 – 15.

[75] Reynaert N, van der Marck SC, Schaart DR, et al. Monte Carlo treatment planning for photon and electron beams. Rad Phys Chem. 2007; 76: 643 – 86.

[76] Chetty IJ, Curran B, Cygler JE, et al. Report of the AAPM Task Group No. 105: issues associated with clinical implementation of Monte Carlo – based photon and electron external beam treatment planning. Med Phys. 2007; 34: 4818 – 53.

[77] Mackie TR, Scrimger JW, Battista JJ. A convolution method of calculating dose for 15 – MV x rays. Med Phys. 1985; 12: 188 – 96.

[78] Timmerman RD, Paulus R, Galvin J, et al. Stereotactic body radiation therapy for medically inoperable early – stage lung cancer patients: analysis of RTOG 0236. Int J Radiat Oncol Biol Phys. 2009; 75: S3.

[79] Timmerman R, McGarry R, Yiannoutsos C, et al. Excessive toxicity when treating central tumors in a phase II study of stereotactic body radiation therapy for medically inoperable early – stage lung cancer. J Clin Oncol. 2006; 24: 4833 – 9.

[80] Patel AH, Ajlouni M, Jin J, et al. Is stereotactic body radiotherapy (SBRT) safe for central non – small cell lung cancer (NSCLC) lesions? Int J Radiat Oncol Biol Phys. 2008; 72: S434 – 5.

[81] Hiraoka M, Ishikura S. A Japan clinical oncology group trial for stereotactic body radiation therapy of non – small cell lung cancer. J Thorac Oncol. 2007; 2: S115 – 7.

[82] Hurkmans CW, Cuijpers JP, Lagerwaard FJ, et al. Recommendations for implementing stereotactic radiotherapy in peripheral stage IA non – small cell lung cancer: report from the quality assurance working party of the randomised phase III ROSEL study. Radiat Oncol. 2009; 4: 1.

[83] Harsolia A, Hugo GD, Kestin LL, et al. Dosimetric advantages of four – dimensional adaptive image – guided radiotherapy for lung tumors using online cone – beam computed tomography. Int J Radiat Oncol Biol Phys. 2008; 70: 582 – 9.

[84] van Zwienen M, van Beek S, Belderbos J, et al. Anatomical changes during radiotherapy of lung cancer patients. Int J Radiat Oncol Biol Phys. 2008; 72: S111.

[85] Britton KR, Starkschall G, Liu H, et al. Conse-

quences of anatomic changes and respiratory motion on radiation dose distributions in conformal radiotherapy for locally advanced non – small – cell lung cancer. Int J Radiat Oncol Biol Phys. 2009; 73: 94 – 102.

[86] Kong FM, Frey KA, Quint LE, et al. A pilot study of [18F] fluorodeoxyglucose positron emission tomography scans during and after radiation – based therapy in patients with non small – cell lung cancer. J Clin Oncol. 2007; 25: 3116 – 23.

[87] Aerts HJ, Bosmans G, van Baardwijk AA, et al. Stability of 18F – deoxyglucose uptake locations within tumor during radiotherapy for NSCLC: a prospective study. Int J Radiat Oncol Biol Phys. 2008; 71: 1402 – 7.

[88] Siewerdsen JH, Daly MJ, Bakhtiar B, et al. A simple, direct method for x – ray scatter estimation and correction in digital radiography and cone – beam CT. Med Phy. 2006; 33: 187 – 97.

[89] Godfrey DJ, Ren L, Yan H, et al. Evaluation of three types of reference image data for external beam radiotherapy target localization using digital tomosynthesis (DTS). Med Phys. 2007; 34: 3374 – 84.

[90] Ren L, Godfrey DJ, Yan H, et al. Automatic registration between reference and on – board digital tomosynthesis images for positioning verification. Med Phys. 2008; 35: 664 – 72.

[91] Wijesooriya K, Weiss E, Dill V, et al. Quantifying the accuracy of automated structure segmentation in 4D CT images using a deformable image registration algorithm. Med Phys. 2008; 35: 1251 – 60.

[92] Zhong H, Kim J, Chetty IJ. Analysis of deformable image registration accuracy using computational modeling. Med Phys. 2009; 37: 970 – 9.

[93] Heath E, Seuntjens J. A direct voxel tracking method for four – dimensional Monte Carlo dose calculations in deforming anatomy. Med Phys. 2006; 33: 434 – 45.

[94] Rosu M, Chetty IJ, Balter JM, et al. Dose reconstruction in deforming lung anatomy: dose grid size effects and clinical implications. Med Phys. 2005; 32: 2487 – 95.

[95] Siebers JV, Zhong H. An energy transfer method for 4D Monte Carlo dose calculation. Med Phys. 2008; 35: 4096 – 105.

[96] Kong FM, Ten Haken RK, Schipper MJ, et al. Highdose radiation improved local tumor control and overall survival in patients with inoperable/unresectable non – small – cell lung cancer: long – term results of a radiation dose escalation study. Int J Radiat Oncol Biol Phys. 2005; 63: 324 – 33.

[97] Uematsu M, Shioda A, Tahara K, et al. Focal, high dose, and fractionated modified stereotactic radiation therapy for lung carcinoma patients: a preliminary experience. Cancer. 1998; 82: 1062 – 70.

[98] Nyman J, Johansson KA, Hulten U. Stereotactic hypofractionated radiotherapy for stage I non – small cell lung cancer – mature results for medically inoperable patients. Lung Cancer. 2006; 51: 97 – 103.

[99] Nagata Y, Takayama K, Matsuo Y, et al. Clinical outcomes of a phase I/II study of 48 Gy of stereotactic body radiotherapy in 4 fractions for primary lung cancer using a stereotactic body frame. Int J Radiat Oncol Biol Phys. 2005; 63: 1427 – 31.

[100] Onishi H, Shirato H, Nagata Y, et al. Hypofractionated stereotactic radiotherapy (HypoFXSRT) for stage I non – small – cell lung cancer: updated results of 257 patients in a Japanese multi – institutional study. J Thorac Oncol. 2007; 2: S94 – 100.

[101] Videtic GM, Stephans K, Reddy C, et al. Intensitymodulated radiotherapy – based stereotactic body radiotherapy for medically inoperable early – stage lung cancer: excellent local control. Int J Radiat Oncol Biol Phys. 2010; 77 (2): 344 – 9. doi: 10. 1016/j. ijrobp. 2009. 05. 004. Epub 2009 Sep 18.

[102] Fakiris AJ, McGarry RC, Yiannoutsos CT, et al. Stereotactic body radiation therapy for early – stage nonsmall – cell lung carcinoma: four – year results of a prospective phase II study. Int J Radiat Oncol Biol Phys. 2009; 75: 677 – 82.

[103] Baumann P, Nyman J, Lax I, et al. Factors important for efficacy of stereotactic body radiotherapy of medically inoperable stage I lung cancer. A retrospective analysis of patients treated in the Nordic countries. Acta Oncol. 2006; 45: 787 – 95.

[104] Lagerwaard FJ, Haasbeek CJ, Smit EF, et al. Outcomes of risk – adapted fractionated stereotactic radiotherapy for stage I non – small – cell lung cancer. Int J Radiat Oncol Biol Phys. 2008; 70: 685 – 92.

第 41 章　肺癌的化学治疗

Corey J. Langer and Jared Weiss

滕飞　吴安乐　翻译　晁明团队　校审

[摘要] 无论对于非小细胞肺癌（NSCLC）还是小细胞肺癌（SCLC），放疗的基础上加化疗可提高生存率。虽然化疗提高生存率的原始数据来自放疗之前诱导化疗的相关研究，随后的研究显示了放疗与化疗联合治疗的良好疗效。顺铂和依托泊苷联合仍然是能够耐受患者的标准治疗方案。在联合性放疗 + 全剂量化疗的情况下，不管是联合治疗之前还是之后增加化疗的剂量，均未证明有确切的疗效。然而，联合全剂量放疗，仍然采用标准以下的低剂量化疗方案，用于治疗不能耐受顺铂和依托泊苷的患者。也许，这些方案中最被认可的是局部晚期综合协议（LAMP），方案为每周 1 次卡铂和紫杉醇治疗，这在日本是相当于包含顺铂的联合化放疗方案。全剂量卡铂和培美曲塞联合化疗也越来越广泛地用于非鳞癌患者。目前没有联合放疗的靶向药物。

前言

　　肺癌主要的影像引导下的治疗方法是放疗。而其他的局部消融手术如射频消融被探索性地用于治疗小的原发肺肿瘤，这些方式与化疗方案的联合并无重大的研究报道。放疗方案之前或之后的化疗方案，既可消除病变远处的微转移灶，也可以减小原发病灶。若放疗、化疗方案同时进行，则也可以增加肿瘤细胞的放疗敏感性，从而提高局部控制

C. J. Langer (✉)

Department of Medicine, Division of Hematology – Oncology, Hospital of the University of Pennsylvania, Philadelphia, PA, USA

e – mail: corey. langer@ uphs. upenn. edu

J. Weiss

Department of Medicine, Division of Hematology – Oncology, University of North Carolina at Chapel Hill, Chapel Hill, NC, USA

水平。对于 Ⅲ 期非小细胞肺癌（NSCLC），化疗已被证明可作为放射治疗的一种辅助治疗。对于小细胞肺癌（SCLC），化疗起主要的治疗作用，影像引导下放疗则可辅助性地杀灭原发病灶的肿瘤细胞。我们在未来几年的挑战是联合各种新技术，建立一套全身治疗方案，包括 3D 适形放疗、质子束放疗、调强放疗（IMRT）和立体定向放疗（SBRT）。

Ⅲ 期非小细胞肺癌的诱导化疗

　　Ⅲ 期 NSCLC 放疗后额外的化疗，第一次是被用于诱导化疗的背景下。Cancer and leukemia group B 8433 trial（CALGB 8433）155 例 Ⅲ 期 NSCLC 随机患者，30 次分割放疗共接受 6000cGy 剂量，放疗开始于第 1 天（放疗组）或第 50 天，使用顺铂和长春地辛行诱导化疗（诱导组）。诱导化疗增加了平均生存期，从 9.6 个月增加至 13.7 个月，

6 年生存率从 6% 提高到 13%[1]。这些结果被随后的一组试验证实，该试验将 452 例患者随机分入三组，这三组放疗方案标准相同。该方案之前分别使用顺铂或长春新碱诱导化疗或超分割放疗（每次 1.2 Gy，每日 2 次，总量 69.6 Gy）。以顺铂诱导化疗但未接受超分割放疗组，生存率显著提高。标准放疗组平均总生存期为 11.4 个月，诱导化疗后放疗组为 13.2 个月，超分割放疗组为 12 个月；相应的 5 年总生存率分别为 5%、8% 和 6%[2]。这些研究为综合治疗局部进展（LA）的 NSCLC 奠定了基础。

Ⅲ 期非小细胞肺癌的同步放化疗

虽然对于合适的患者诱导化疗仍然是一个可行的选择，同步放化疗可以立即提供放疗对转移性疾病的远处转移灶进行控制，同时可最大限度地发挥放射增敏化疗对局部控制的优势，至少有三项研究和 meta 分析证实，同步治疗与序贯治疗相比，具有更好的局部控制和总体生存率（表 41.1）。

表 41.1　同步治疗与序贯治疗相比较

试验	结果	例数	F/U	同步治疗	序贯治疗	*P*
Furuse[3]	(+)	320	5 年	16%	9%	0.04
RTOG 9410[4]	(+)	597	5 年	16%	10%	0.038
GLOT[5]	(−)	205	4 年	21%	14%	0.24
Czech	(+)	207	2 年	42%	15%	0.021
Auperin（荟萃分析）[6]	(+)	1205 来自 6 个试验	5 年	15.1%	10.6%	0.004

研究除了显示出生存率提高外，Meta 分析也强调了整个试验的另一个目的，比较诱导化疗和序贯放化疗的毒性增加试验。特别是 3～4 级的急性食管毒性，从 4% 增加到 18%（$P < 0.001$）。长期肺毒性无明显增加。

高剂量与低剂量化疗对比

为了努力减轻同步放疗的毒性反应，并使更多的患者适合这种治疗方法，研究人员已经评估了一些低剂量化疗方案，能够更频繁地使用。相对于"全身剂量"方案，这些方案通常被称为"放射增敏"方案，虽然目前还不清楚这些低剂量方案是否具备全身疗效。然而，这些试验大多数纳入传统化疗，无论是在放化疗前或后，是为了补偿小剂量化疗缺少全身疗效的假设（表 41.2）。

低剂量化疗从来没有直接与高剂量的相同方案的化疗进行Ⅲ期随机试验对比。WJTOG 的研究和荷兰的研究比较了高剂量和低剂量治疗方案，但每个方案中具体的药物是不一样的。因此，关于多次小剂量同步化疗相对于少次全身高剂量化疗的优点，并没有明确的结论。但是，大部分非随机数据得出一个相似的结论：低剂量化疗是合理的且普遍有效的治疗方案。

表 41.2　低剂量化疗方案

试验	方案	总体生存率（月）	2 年总体生存率	5 年总体生存率
LAMP[7]	序贯： 卡铂（AUC6）+ 紫杉醇（200mg/m^2）Q3w × 2 然后 QD TRT 至 63Gy	12.5		
	诱导/同步： 卡铂（AUC6）+ 紫杉醇（200mg/m^2）Q3w × 2 然后 卡铂（AUC2）+ 紫杉醇（45mg/m^2）每周 + QD TRT 至 63Gy	11		
	同步/辅助： 卡铂（AUC2）+ 紫杉醇（45mg/m^2）每周 + QD TRT 至 63Gy 然后 卡铂（AUC6）+ 紫杉醇（200mg/m^2）Q3w × 2	16.1		
CALGB 39801[8]	诱导/同步： 卡铂（AUC6）+ 紫杉醇（200mg/m^2）Q3w × 2 然后 卡铂（AUC2）+ 紫杉醇（50mg/m^2）每周 + QD TRT 至 66Gy	14	31%	
	同步 卡铂（AUC2）+ 紫杉醇（50mg/m^2）+ QD TRT 至 66Gy	12	29%	
RTOG 9801[9,10]	对照组： 卡铂（AUC6）+ 紫杉醇（225mg/m^2）Q3w × 2 然后 卡铂（AUC2）+ 紫杉醇（50mg/m^2）每周 + BID TRT 至 69.6Gy	17.9	40%	16%
	实验组： 卡铂（AUC6）+ 紫杉醇（225mg/m^2）Q3w × 2 然后 卡铂（AUC2）+ 紫杉醇（50mg/m^2）每周 + BID TRT 至 69.6Gy + 氨磷汀 500mg/m^2 4x/周	17.3	38%	17%

续表

试验	方案	总体生存率（月）	2 年总体生存率	5 年总体生存率
WJTOG 0105[11]	老一代化疗： 顺铂 80mg/m² d1 + VDS 3mg/m² d1, 8 + MMC8 mg/m² d1 q4w×2 个周期 + QD TRT 至 60Gy（2Gy/fr. split） 然后 顺铂 80mg/m² d1 + VDS 3mg/m² d1, 8 + MMC 8mg / m² d1 q4w×2 个周期	20.5		17.5%
	每周伊立替康： 卡铂 AUC2 + 伊立替康 20mg/m² d1, 8, 15, 22, 29, 36 同时 TRT QD 至 60Gy 然后 卡铂 AUC2 + 伊立替康 50mg/m² d1, 8 Q3w×2	19.8		17.8%
	每周紫杉醇： 卡铂 AUC2 + 紫杉醇 40mg/m² 每周 同时与 TRT QD 至 60Gy 然后 卡铂 AUC5 + 紫杉醇 200mg/m² q3w×2	22		19.5%
Dutch study[12]	仅放疗： QD TRT 3Gy/d×10 然后 休息 3 周 然后 QD TRT 2.4Gy/d×10		13%	
	每周化疗： 在 XRT 期间每周顺铂 30mg/m² 同时行 3Gy/d×10 然后 休息 3 周 然后 在 XRT 期间每周顺铂 30mg/m² 同时行 2.4Gy/d×10		19%	
	每日化疗： 在 XRT 期间每天顺铂 6mg/m² 同时行 3Gy/d×10 然后 休息 3 周 然后 在 XRT 期间每天顺铂 6mg/m² 同时行 2.4Gy/d×10		26%	

其他方案

OLCSG007 研究将第二代治疗方案丝裂霉素、长春地辛、顺铂，与第三代方案顺铂联合多西他赛，以修改过的 Furuse 放疗方案同步放化疗[3]。在最初的报告中[13]，第三代方案整体生存率提高了 2 年，但在进一步的后续随访中，在第 3 年这种优势丧失[14]。作者认为，这种方案以及许多治疗手段的变化，如改善辐射技术，可提供早期的生存优势，这种"现代"的方案是值得进一步研究的。

最近的一项试验表明，用多叶酸靶向培美曲塞治疗转移性非腺癌患者，具有较高的生存率[15]。联合培美曲塞后患者耐受性明显增加，使得联合培美曲塞的放化疗方案得以推广。2009 年一项 ASCO 的随机 II 期临床研究，提示该方案平均总生存期为 22 个月，并且具有良好的毒性反应[16]。用卡铂和培美曲塞与 XRT 同时服用治疗 2 个疗程，再 2 个联合疗程后，最后 4 个疗程的培美曲塞巩固化疗。含培美曲塞治疗方案的研究正在进行中。特别是 PROCLAIM 试验研究，将培美曲塞联合顺铂的方案，与标准的依托泊苷/顺铂方案进行比较[17]。在这项试验的"标准"治疗组，患者接受顺铂和依托泊苷，每月 2 个疗程，同步放疗，然后是临床医生选择的 2 个疗程的巩固治疗，选择包括额外的顺铂和依托泊苷、顺铂和长春瑞滨、卡铂和紫杉醇。在实验组，患者接受 3 个疗程的培美曲塞联合顺铂治疗，每 3 周一个疗程，其次是 4 个疗程的培美曲塞巩固化疗。很多 II 期临床试验正在评估改良含培美曲塞的方案表。

靶向药物结合同步放疗缺少获益证据

表皮生长因子抗体西妥昔单抗联合放疗治疗头颈部鳞状细胞癌，可提高生存率[18]，

西妥昔单抗联合顺铂 + 长春瑞滨治疗转移性非小细胞肺癌，也可提高生存率[19]。根据这些结果产生假设，西妥昔单抗联合放疗可能提高 NSCLC 的生存率。一项 II 期临床研究对这一假说进行了评估，分别联合卡铂和紫杉醇或者联合卡铂和培美曲塞。RTOG 0324 试验研究了 87 例患者，每周接受卡铂（AUC2）、紫杉醇（45mg/m^2），西妥昔单抗（400 mg/m^2 负荷剂量后改为 250 mg/m^2），放疗（63 Gy）7 周后改为卡铂和紫杉醇巩固治疗[20]。治疗耐受性良好，平均生存时间为 22.7 个月，作者得出的结论值得进一步研究。RTOG 0617 试验是一项正在进行的 III 期试验，通过 2 × 2 检验，测试西妥昔单抗与紫杉醇和卡铂化疗是否优于单纯放化疗。此外，也比较了 3D 适形放疗和标准放疗。截至 2010 年 11 月，这项研究已超过一半。CALGB 30407 试验是一项 II 期随机研究评价 XRT、卡铂、培美曲塞联合放化疗方案中，联合或不联合西妥昔单抗的差异。在这项研究中，所有患者接受卡铂（AUC 5），培美曲塞（500 mg/m^2）静脉注射，每 3 周 1 个疗程，放疗（70 Gy），另外半随机地接受西妥昔单抗[21]。虽然西妥昔单抗毒性没有大幅增加，但是在两组之间治疗效果没有明显差异。这项研究随访的最后报道是相当不成熟的，平均随访时间为 17 个月，导致作者得出结论，要明确西妥昔单抗在这套方案中能否带来收益，需要更长的随访时间。

贝伐单抗是一种单克隆抗体，可靶向作用于血管内皮生长因子受体，并且提高转移性 NSCLC 的生存期[22]。然而，无论是 NSCLC 和 SCLC，其与放疗联合治疗已被证明存在一定的问题。在一项研究中，贝伐单抗加入 SCLC 放化疗方案后导致了气管食管瘘的发病率提高[23]。II 期 SCLC 临床试验治疗了 39 例患者，用卡铂、伊立替康、贝伐单抗联合放疗，随后贝伐单抗维持治疗。

3 例患者出现气管食管瘘,这对于卡铂和伊立替康却是非常罕见的,无论单独使用或是联合放疗。在 NSCLC 的试验中,5 例患者接受培美曲塞、卡铂、贝伐单抗和放疗,2 例出现气管食管瘘。在此之前,气管食管瘘是与药物不相关的罕见事件,无论单独使用或是联合放疗。因此,可能需仔细地进行临床试验,并考虑贝伐单抗的替代方案,如果没有相应的临床试验,对于肺癌来说不应该将其与放疗同时使用。

许多其他有针对性的药物正在被研究用于肺癌放疗的各种联合方案。此时,没有一种被认为是有效的方法,如果没有进行精心的临床试验,则这些药物不应该被考虑使用。

Ⅲ期非小细胞肺癌放化疗前后追加化疗缺乏获益证据

CALGB 的研究人员指出,试验表明虽然诱导化疗的疗效较同步化疗差,但是不能否认诱导化疗可作为同步放化疗的增加方案。CALGB 39801 患者随机组,一组单纯接受放化疗(每周卡铂和紫杉醇联合,同步放疗每天剂量 66 Gy),另一组在相同的治疗方案之前,接受两个周期的诱导化疗,使用卡铂(AUC 6)和紫杉醇(200mg/m^2)。两组总体无显著性差异[8],并且在预后良好或预后不良的亚组也无显著性差异[24]。明确的放化疗之前的诱导化疗,目前很少使用,但对于那些指标处于临界状态的患者,可以考虑在其接受综合治疗之前使用。在这种情况下,临床医生的诱导化疗给予了肿瘤一个机会来"证明"其化疗敏感性,并在使用更多的潜在毒性的综合治疗之前,让患者"证明"化疗耐受性。对于那些不能耐受化疗及接受化疗后肿瘤注定要转移的患者,可避免再去承受同步放化疗更大的毒性。

SWOG 9504 的 Ⅱ 期临床研究,顺铂联合依托泊苷化疗后多西他赛巩固化疗取得了令人印象深刻的结果,其平均生存时间 26 个月,5 年生存率 29%。这些结果似乎优于之前的 SWOG 9019 试验,此试验给予相同的放化疗方案后,用顺铂联合依托泊苷继续巩固,此试验患者平均生存期为 15 个月,5 年生存率为 17%[25]。由于这项比较,一些肿瘤学家认为,多西紫杉醇巩固治疗疗效优于顺铂/依托泊苷,并没有随机数据,从而认为这种方法是新的治疗标准。然而,Hoosier Oncology Group 发起的 HOG LUN01 - 24/USO 02 - 033 trial 提出质疑,多西他赛联合治疗是否确实提高了治疗的结果[26]。所有患者接受顺铂(50 mg/m^2,第 1、8、29、33 天)加依托泊苷(50 mg/m^2,第1 ~ 5 和29 ~33 天)加放化疗 59.4 Gy,然后随机分到 3 个周期的多西他赛组巩固组(75 mg/m^2,每 3 周)或观察组。疗效并没有因为多西他赛而提高。巩固组的平均生存时间为 21.2 个月,3 年生存率为 27.1%。而观察组的平均生存时间为 23.2 个月(P = 0.833),3 年生存率为 26.1%。多西他赛组的 3 ~ 5 级毒性包括 11% 的感染和 9.6% 的肺炎。有人质疑 HOG 的研究结果,Ⅱ 期对照临床试验的错误及多西他赛巩固治疗不能提高疗效。少数人认为两组肺功能不平衡,这可以解释 HOG 未能证明多西他赛提高疗效,$FEV_1 > 2$ L 的比例在观察组为 59.5%,而多西他赛组只有 41.1%(P = 0.066)。大多数人的意见似乎已经停留在第一印象,使用多西他赛巩固治疗较前减少[27]。但放化疗后巩固化疗的理念未被舍弃。

Ⅲ期非小细胞肺癌放化疗后追加靶向药物缺乏获益证据

酪氨酸激酶抑制剂吉非替尼[28]和厄洛替尼[25]对于转移性 NSCLC 为单剂活性,对于表皮生长因子受体基因突变的患者，吉非替尼已经被证明其疗效优于化疗[29]。此外，对于转移性疾病一线化疗后的维持治疗，厄洛替尼已表现出温和的无肿瘤进展的生存期优势[30]。SWOG 的研究人员注意到 Ⅲ 期 NSCLC 放化疗后较高的远处复发率，考虑顺铂联合依托泊苷化疗后，吉非替尼维持治疗可能会提高疗效。SWOG 0023 中所有患者接受标准治疗方案：顺铂（50 mg/m²，第 1、8、29、33 天）加依托泊苷（50 mg/m² 第 1 ~ 5 天和 29 ~ 33 天）同步放疗 61 Gy。所有患者接受 3 个周期多西他赛 70 mg/m² 巩固治疗，然后随机分入观察组或吉非替尼组（每天 250mg，最多 5 年）。结果是令人惊讶的：吉非替尼不仅未能改善生存，而且还导致生存期显著下降：安慰剂组 OS 平均为 35 个月，而吉非替尼组 23 个月（$P = 0.01$）[31]。

局限期小细胞肺癌的放化疗

小细胞肺癌是一种对化疗极敏感的疾病，具有很高的应答率，对于局限期的患者单纯化疗也具有持久的完全应答[32]。然而，局部控制对于 SCLC 也是一个重要的问题，患者单纯接受化疗，局部进展仍具很高的比例。一项 Meta 分析[33]证明 LS - NSCLC 患者化疗后加以放疗，则具有 5.4% 的 3 年生存优势。另一项 Meta 分析显示，胸腔内肿瘤的控制率提高了 25.3%，以及 5.4% 的 5 年绝对生存优势[34]。此外，另一项单独的 Meta 分析显示，预防性颅脑放疗表现出类似的生存优势[35]。因此，放疗对提高治疗效果起到关键性的作用。然而，由于 SCLC 具有早期全身转移的倾向，对于局限期患者，尽快接受最佳的化疗方案是最重要的。

认识到早期化疗的重要性，一些临床医生开始支持计划性序贯疗法。然而，来自随机对照试验和 Meta 分析的证据明确支持早期联合放化疗。NCI Canada[36]的所有患者接受交替周期的顺铂联合依托泊苷和环磷酰胺、阿霉素和长春新碱化疗 6 个周期，随后预防性颅脑照射。所有患者均接受 40 Gy 的胸部放疗，放疗在 3 周内 15 次分割，接受这种放疗的同时，随机联合第一个周期或最后一个周期的顺铂和依托泊苷化疗。所有的数据均支持早期放疗组：无进展期（15.4 vs 11.8 个月，$P = 0.036$），总生存期（21.2 个月，16 个月，$P = 0.008$）。JCOG 9304[37]的研究试验也发现了类似的结果。所有患者均接受 BIDXRT 45 Gy，疗程 3 周以上，随机接受放疗的同时，联合第一周期化疗或续以第四周期顺铂和依托泊苷化疗。较高的生存期趋势提示支持联合化疗组（27.2 vs 19.7 个月，$P = 0.097$）。

来自顺铂和依托泊苷联合化疗方案的大量数据支持 SCLC 患者化疗。此外，关键性的试验证明了使用此方案加速超分割放疗的优点[38]。在这个时候，顺铂联合依托泊苷方案对于能耐受联合化疗方案的患者来说，是一个标准的治疗方案，当患者不耐受顺铂时，以卡铂替代顺铂是可行的。放化疗后，试图通过添加其他细胞毒性药物（紫杉烷类[39]）或使用疫苗治疗[40]改善预后并没有成功。

参考文献

[1] Dillman RO, et al. Improved survival in stage III nonsmall - cell lung cancer: seven - year follow - up of cancer and leukemia group B (CALGB) 8433 trial. J Natl Cancer Inst. 1996; 88 (17): 1210 - 5.

[2] Sause W, et al. Final results of phase III trial in regionally advanced unresectable non - small cell lung cancer: Radiation Therapy Oncology Group, Eastern Cooperative Oncology Group, and Southwest Oncology Group. Chest. 2000; 117 (2):

58 – 64.

[3] Furuse K, et al. Phase III study of concurrent versus sequential thoracic radiotherapy in combination with mitomycin, vindesine, and cisplatin in unresectable stage III non – small – cell lung cancer. J Clin Oncol. 1999; 17（9）: 2692 – 9.

[4] Curran W, Paulus R, Langer CJ, Komaki R, Lee JS, Hauser S, Movsas B, Wasserman T, Russell A, Byhardt R, Machtay M, Sause W, Cox JD. Phase III comparison of sequential vs. concurrent chemo – radiation for patients with unresected stage III non – small cell lung cancer（NSCLC）: Report of Radiation Therapy Oncology Group（RTOG）9410. In Press at JNCI, 2010.

[5] Fournel P, et al. Randomized phase III trial of sequential chemoradiotherapy compared with concurrent chemoradiotherapy in locally advanced non – small – cell lung cancer: Groupe Lyon – Saint – Etienne d' Oncologie Thoracique – Groupe Francais de Pneumo – Cancerologie NPC 95 – 01 Study. J Clin Oncol. 2005; 23（25）: 5910 – 7.

[6] Auperin A, et al. Meta – analysis of concomitant versus sequential radiochemotherapy in locally advanced non – small – cell lung cancer. J Clin Oncol. 2010; 28（13）: 2181 – 90.

[7] Choy H, WJ, CJ, Scott CB, Bonomi P, Travis P, Haluschak J, Belani CP. Preliminary report of locally advanced multimodality protocol （LAMP）: ACR 427: a randomized phase II study of three chemo – radiation regimens with paclitaxel, carboplatin, and thoracic radiation （TRT）for patients with locally advanced non small cell lung cancer（LA – NSCLC）. Proc Am Soc Clin Oncol. 2002; 21（abstr 1160）.

[8] Vokes EE, et al. Induction chemotherapy followed by chemoradiotherapy compared with chemoradiotherapy alone for regionally advanced unresectable stage III Non – small – cell lung cancer: cancer and leukemia group B. J Clin Oncol. 2007; 25（13）: 1698 – 704.

[9] Movsas B, et al. Randomized trial of amifostine in locally advanced non – small – cell lung cancer patients receiving chemotherapy and hyperfractionated radiation: radiation therapy oncology group trial 98 – 01. J Clin Oncol. 2005; 23 （10）: 2145 – 54.

[10] Lawrence YR, Langer C, Werner – Wasik M, Nicolaou N, Komaki R, Machtay M, Wasserman T, Byhardt R, Movsas B. Carboplatin and paclitaxel based chemoradiation in locally advanced non – small cell lung cancer: a long – term follow – up of Radiation Therapy Oncology Group （RTOG）98 – 01. 2010: Personal communication from Corey Langer to Jared Weiss, 11/ 4/2010.

[11] Satouchi NY, Chiba Y, Kudoh S, Hida T, Kubo A, Seto T, Nishimura Y, Nakagawa K, Fukuoka M. Randomized, phase III study of mitomycin/ vindesine/cisplatin（MVP）versus weekly irinotecan/carboplatin（IC）or weekly paclitaxel/ carboplatin（PC）with concurrent thoracic radiotherapy（TRT）for unresectable stage III non – small cell lung cancer（NSCLC）: WJTOG0105. J Clin Oncol.

[12] Schaake – Koning C, et al. Effects of concomitant cisplatin and radiotherapy on inoperable non – small – cell lung cancer. N Engl J Med. 1992; 326（8）: 524 – 30.

[13] Kiura NT, Segawa Y, Kamei H, Takemoto M, Tabata M, Ueoka H, Hiraki S, Matsuo K, Tanimoto M. Randomized phase III trial of docetaxel and cisplatin combination chemotherapy versus mitomycin, vindesine, and cisplatin combination chemotherapy with concurrent thoracic radiation therapy for locally advanced non – small – cell lung cancer: OLCSG 0007. J Clin Oncol 26: 2008（May 20 suppl; abstr 7515）.

[14] Segawa Y, et al. Phase III trial comparing docetaxel and cisplatin combination chemotherapy with mitomycin, vindesine, and cisplatin combination chemotherapy with concurrent thoracic radiotherapy in locally advanced non – small – cell lung cancer: OLCSG 0007. J Clin Oncol.

[15] Scagliotti GV, et al. Phase III study comparing cisplatin plus gemcitabine with cisplatin plus pemetrexed in chemotherapy – naive patients with advanced – stage non – small – cell lung cancer. J Clin Oncol. 2008; 26 (21): 3543 – 51.

[16] Govindan R, Wang X, Hodgson L, Kratzke R, Vokes EE. Phase II study of pemetrexed, carboplatin, and thoracic radiation with or without cetuximab in patients with locally advanced unresectable non – small cell lung cancer: CALGB 30407. J Clin Oncol 27: 15s, 2009 (suppl; abstr 7505).

[17] Vokes EE, et al. PROCLAIM: a phase III study of pemetrexed, cisplatin, and radiation therapy followed by consolidation pemetrexed versus etoposide, cisplatin, and radiation therapy followed by consolidation cytotoxic chemotherapy of choice in locally advanced stage III non – small – cell lung cancer of other than predominantly squamous cell histology. Clin Lung Cancer. 2009; 10 (3): 193 – 8.

[18] Bonner JA, et al. Radiotherapy plus cetuximab for locoregionally advanced head and neck cancer: 5 – year survival data from a phase 3 randomised trial, and relation between cetuximab – induced rash and survival. Lancet Oncol. 2010; 11 (1): 21 – 8.

[19] Pirker R, et al. Cetuximab plus chemotherapy in patients with advanced non – small – cell lung cancer (FLEX): an open – label randomised phase III trial. Lancet. 2009; 373 (9674): 1525 – 31.

[20] Blumenschein GR, Curran WJ, Robert F, Fossella FV, Werner – Wasik M, Doescher P, Choy H, Komaki R. A phase II study of cetuximab (C225) in combination with chemoradiation (CRT) in patients (PTS) with stage IIIA/B non – small cell lung cancer (NSCLC): A report of the 2 year and median survival (MS) for the RTOG 0324 trial. J Clin Oncol 26: 2008 (May 20 suppl; abstr 7516).

[21] Govindan JB, Wang X, Hodgson L, Kratzke R, Vokes EE. Phase II study of pemetrexed, carbo-platin, and thoracic radiation with or without cetuximab in patients with locally advanced unresectable non – small cell lung cancer: CALGB 30407. Clin Oncol. 27: 15s, 2009 (suppl; abstr 7505).

[22] Sandler A, et al. Paclitaxel – carboplatin alone or with bevacizumab for non – small – cell lung cancer. N Engl J Med. 2006; 355 (24): 2542 – 50.

[23] Spigel DR, et al. Tracheoesophageal fistula formation in patients with lung cancer treated with chemoradiation and bevacizumab. J Clin Oncol. 2010; 28 (1): 43 – 8.

[24] Stinchcombe TE, et al. Treatment outcomes of different prognostic groups of patients on cancer and leukemia group B trial 39801: induction chemotherapy followed by chemoradiotherapy compared with chemoradiotherapy alone for unresectable stage III non – small cell lung cancer. J Thorac Oncol. 2009; 4 (9): 1117 – 25.

[25] Gandara DR, Gaspar LE, Albain KS, Lara PN, Crowley J. Long term survival in stage IIIb non – small cell lung cancer (NSCLC) treated with consolidation docetaxel following concurrent chemoradiotherapy (SWOG S9504). J Clin Oncol, 2005 ASCO Annual Meeting Proceedings. Vol 23, No. 16S, Part I of II (June 1 Supplement), 2005: 7059.

[26] Hanna N, et al. Phase III study of cisplatin, etoposide, and concurrent chest radiation with or without consolidation docetaxel in patients with inoperable stage III non – small – cell lung cancer: the Hoosier Oncology Group and U. S. Oncology. J Clin Oncol. 2008; 26 (35): 5755 – 60.

[27] Green MR, et al. Impact of the ASCO 2007 presentation of HOG Lun 01 – 24/USO – 023 on the prescribing plans of American medical oncologists for patients with stage IIIB non – small cell lung cancer. J Thorac Oncol. 2009; 4 (8): 983 – 7.

[28] Kim ES, et al. Gefitinib versus docetaxel in previously treated non – small – cell lung cancer

（INTEREST）：a randomised phase III trial. Lancet. 2008；372（9652）：1809 – 18.

[29] Mok TS, et al. Gefitinib or carboplatin – paclitaxel in pulmonary adenocarcinoma. N Engl J Med. 2009；361（10）：947 – 57.

[30] Cappuzzo F, et al. Erlotinib as maintenance treatment in advanced non – small – cell lung cancer：a multicentre, randomised, placebo – controlled phase 3 study. Lancet Oncol. 2010；11（6）：521 – 9.

[31] Kelly K, et al. Phase III trial of maintenance gefitinib or placebo after concurrent chemoradiotherapy and docetaxel consolidation in inoperable stage III nonsmall – cell lung cancer：SWOG S0023. J Clin Oncol. 2008；26（15）：2450 – 6.

[32] Souhami RL, Law K. Longevity in small cell lung cancer. A report to the Lung Cancer Subcommittee of the United Kingdom Coordinating Committee for Cancer Research. Br J Cancer. 1990；61（4）：584 – 9.

[33] Pignon JP, et al. A meta – analysis of thoracic radiotherapy for small – cell lung cancer. N Engl J Med. 1992；327（23）：1618 – 24.

[34] Warde P, Payne D. Does thoracic irradiation improve survival and local control in limited – stage small – cell carcinoma of the lung? A meta – analysis. J Clin Oncol. 1992；10（6）：890 – 5.

[35] Auperin A, et al. Prophylactic cranial irradiation for patients with small – cell lung cancer in complete remission. Prophylactic Cranial Irradiation Overview Collaborative Group. N Engl J Med.

1999；341（7）：476 – 84.

[36] Murray N, et al. Importance of timing for thoracic irradiation in the combined modality treatment of limited – stage small – cell lung cancer. The National Cancer Institute of Canada Clinical Trials Group. J Clin Oncol. 1993；11（2）：336 – 44.

[37] Takada M, et al. Phase III study of concurrent versus sequential thoracic radiotherapy in combination with cisplatin and etoposide for limited – stage small – cell lung cancer：results of the Japan Clinical Oncology Group Study 9104. J Clin Oncol. 2002；20（14）：3054 – 60.

[38] Turrisi 3rd AT, et al. Twice – daily compared with once – daily thoracic radiotherapy in limited small – cell lung cancer treated concurrently with cisplatin and etoposide. N Engl J Med. 1999；340（4）：265 – 71.

[39] Ettinger DS, et al. Study of paclitaxel, etoposide, and cisplatin chemotherapy combined with twice – daily thoracic radiotherapy for patients with limited – stage small – cell lung cancer：a Radiation Therapy Oncology Group 9609 phase II study. J Clin Oncol. 2005；23（22）：4991 – 8.

[40] Giaccone G, et al. Phase III study of adjuvant vaccination with Bec2/bacille Calmette – Guerin in responding patients with limited – disease small – cell lung cancer（European Organisation for Research and Treatment of Cancer 08971 – 08971B；Silva Study）. J Clin Oncol. 2005；23（28）：6854 – 64.

第 42 章　经皮射频消融治疗疼痛性骨转移瘤

Matthew Callstrom

罗君　翻译　文颂　校审

[摘要] 疼痛性骨转移瘤患者目前尚没有完全缓解疼痛的治疗方法。常规的镇痛方法如外放疗和阿片类镇痛药很难完全缓解疼痛，即使疼痛有所缓解，其维持时间一般也比较短。此外，这些常规治疗的副作用会极大降低患者的生活质量。对于常规治疗无效的疼痛性骨转移瘤患者，可选择的缓解疼痛的方法极少。影像引导下经皮射频消融治疗已成为一种有效的局部疼痛性骨转移瘤的治疗方法，可显著缓解临床疼痛，改善患者生活质量，减少镇痛药物使用。

前言

累及骨骼的肿瘤转移是癌症患者常见问题之一，也是疼痛和肿瘤就诊的常见原因[1, 2]。事实上，因肺癌、乳腺癌和前列腺癌致死的患者中，有高达 85% 的患者在死亡时伴有骨转移[1]。骨转移瘤常导致疼痛、骨折及行动不便等并发症，患者出现体能状况下降、生活质量较低的情况。此外，这些并发症还会影响患者的情绪，造成一定的抑郁和焦虑[1]。虽然骨转移瘤的预后一般较差，其中位生存期小于 3 年，但是根据肿瘤负荷和组织学类型的差异，相当一部分患者（5% ~40%）可存活 5 年[3, 4]。对骨转移瘤患者的治疗主要为姑息治疗，包括系统性治疗（化疗、激素治疗、放射性药物治疗和双膦酸盐治疗），服用镇痛药（阿片类药物和非甾体抗炎药）以及局部治疗如手术、放射和消融治疗等。

目前对骨转移瘤患者局部疼痛的标准治疗方法是体外放射治疗（radiation therapy，RT）。大多数患者外放疗后疼痛完全或部分的缓解，但是这种缓解一般只有几周时间，而且超过 50% 的患者在经历了初始放射治疗后只能获得非常短暂的疼痛缓解。美国肿瘤放射治疗协作组织（Radiation Therapy Oncology Group，RTOG）开展的一项涉及 1016 例患者的前瞻性研究结果显示，外放疗在 53% 的患者中达到了完全缓解的效果，其中只有半数患者疼痛缓解持续时间超过 4 周[5]。有 83% 的受试患者获得了完全或部分的疼痛缓解。疼痛部分缓解的患者其中位反应持续时间为 20 周，而初始完全缓解的患者其中位反应持续时间为 12 周。有研究对 1172 例患者行 8Gy 和 4Gy 单次放射治疗进行对照研究，对治疗有反应的患者其疼痛评分下降 2 分（10 分制）所需要的中位时间为 3 周，其中约 35% 的患者直到治疗后 5 ~20 周才获得缓解[6]。疼痛复发或加剧的中位时间取决于肿瘤组织学差异，乳腺癌患者为 36 周，前列腺癌患者为 20 周，肺癌患

M. Callstrom
Department of Diagnostic Radiology, Mayo Clinic, Rochester, MN, USA
e - mail：Callstrom. matthew@ mayo. edu

者为 10 周，其他癌症患者为 8 周。20% ~ 30% 接受外放疗的患者未能获得疼痛缓解。

总而言之，60% ~70% 的患者在接受放疗后的 30 ~ 40 周内会疼痛复发或加剧。虽然重复放疗对于小部分疼痛复发或持续疼痛的患者可能发挥作用，但患者所能选择的其他治疗方法寥寥无几[7-12]。由于正常组织耐受性的限制，对于大多数治疗无效或疼痛复发的患者并不建议采取重复外放疗。骨转移瘤的手术治疗通常是针对有病理性骨折或骨折风险较高的患者。此外，对于不止一处的骨转移瘤或进入晚期且功能状态不佳的患者一般也不建议手术。对大量局部疼痛性骨转移瘤放疗无效的患者，经典治疗方法是给予麻醉镇痛药[13]。针对此类患者，应用此类药物时需要在镇痛效果与常见的不良反应如镇静、便秘和恶心等之间做权衡。

近来有报道对包括骨骼的肿瘤转移性疾病提出了几种新型的、有效的消融治疗方案[14]。这些治疗方法均基于经皮影像引导的方式将组织消融设备传递至局部转移灶，包括使用射频消融术（Radio Frequency Ablation，RFA）、冷冻消融术、激光消融术和微波消融术等。此外，经皮骨水泥成形术对因肿瘤转移于椎骨体、髋臼周围区域而造成骨折风险的患者也大有裨益。在这些微创治疗方法中，RFA 的研究最为充分。本章将阐述 RFA 治疗疼痛性骨转移瘤患者的应用。

可采用影像引导下射频消融治疗的肿瘤局限性骨转移患者包括两大类：① 常规治疗无效或拒绝常规治疗的疼痛性骨转移患者；② 转移病变部位有进一步恶化风险，可能造成骨折或侵入邻近关键部位的疼痛性骨转移患者。

患者的选择和恰当的治疗方案对使用 RFA 缓解疼痛性骨转移瘤是否成功至关重要。采用 RFA 缓解疼痛性骨转移瘤的预期结果主要是基于最近的一些病例报道及下文将要描述的两项前瞻性临床研究。

射频消融患者的选择

适用 RFA 进行治疗的是中度或重度疼痛的骨转移患者，通常 24 小时内发生最严重的疼痛评分 ≥4 分（10 分为最高）。对于疼痛程度较轻的患者通常不采用 RFA 治疗，因为该方法难以改善轻度疼痛，而且轻度疼痛患者通过口服止痛药即可获得充分缓解。同样重要的还有疼痛只限于 1 ~ 2 个部位以及疼痛对应部位存在清晰的转移瘤的断层影像。简单体格检查有利于确定患者的疼痛部位并将其与断层成像结果相对应（图 42.1）。如图 42.1 所示，通过对疼痛部位的仔细检查，在髋臼周围发现了一个溶骨性肿瘤，在相邻的肌肉组织中发现了一个软组织肿瘤。由于这两个部位的转移瘤均可能导致疼痛，因此最终对这两个部位行 RFA 治疗。

通过检查不仅能确定 RFA 治疗部位，还可能发现病灶疼痛的多种病因。图 42.2 所示为骶骨中心溶骨性转移病变的卧位 CT 影像。在检查患者并将金属标记物置于最疼痛部位表面的皮肤上时，CT 图像表明标记物正位于骶骨骨折上方（图 42.2）。由于已经明确患者疼痛的部位位于骨转移瘤的另一侧，因此未直接处理该肿瘤。采用骨水泥成形术（在骶骨治疗中也称为骶骨成形术）可能对该患者骶骨疼痛的治疗有所帮助[15]。

虽然许多患者不止一处转移，但通常其中只有少数的转移灶会产生疼痛。出现多处疼痛的患者不适宜采用此类局部治疗方法，而更宜采用全身性治疗。最后，溶骨性或溶骨/成骨混合性转移瘤导致的疼痛才能进行射频消融治疗。

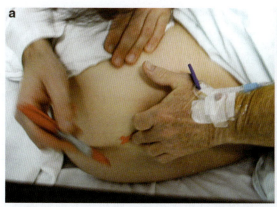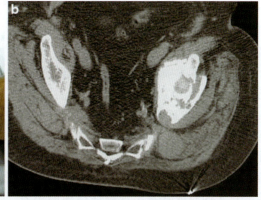

图 42.1　（a）行热消融手术前先对患者进行检查以明确疼痛区域，并在皮肤上加以标记。（b）先放置金属标记物，而后进行 CT 成像并将影像结果与已确定的患者疼痛部位相对应。金属标记物标示髋臼周围有一溶骨性破坏病变，臀部肌肉组织中有一软组织瘤体（转载授权自 Callstrom MR，Charboneau JW. Image – guided palliation of painful metastases using percutaneous ablation. Tech Vasc Interv Radiol. 2007；10（2）：120–31，经 Elsevier 许可）。

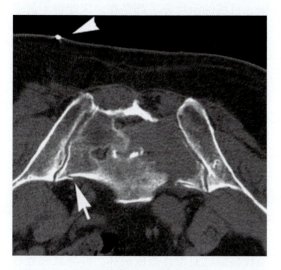

图 42.2　因骶骨骨折而非溶骨性肿瘤所导致的疼痛。CT 检查前先对患者进行体检，在疼痛部位表面的皮肤上安置金属标记物。CT 成像结果表明溶骨性破坏病变累及骶骨右侧。金属标记物（箭头所指）位于一处骶骨骨折（箭形所指）上方。由于患者的疼痛很可能是由骶骨骨折而非邻近的溶骨性肿瘤所致，因此未对这一病变进行处理（转载授权自 Callstrom MR，Charboneau JW，Goetz MP，Rubin，J. Image – Guided Palliation of Painful Skeletal Metastases, in Tumor Ablation, Eds. vanSonnenberg E，McMullen W，Solbiati L Springer，New York，NY，2005，pgs 377 – 388，经 Springer Science + Business Media 许可）。

当病变的一部分位于脊髓、主要运动神经、大脑、脊髓 Adamkiewicz 动脉、肠道或膀胱，大小在 1cm 以内，而患者治疗成功的期望较高时，不应采取此治疗方法。这一安全边际是在上述关键部位附近布置消融器械的一般准则。实际上，消融设备与关键部位的最近距离取决于邻近关键部位的可见性、是否使用热保护设备、温度和神经结构的监控以及介入肿瘤学家的临床经验等[16,17]。

射频消融治疗的镇痛与镇静

患者在接受射频消融治疗时可采用全身麻醉或者适度镇静，视具体情况决定是否行局部麻醉。采用的麻醉类型根据当地临床偏好而定。虽然许多患者采用的是适度镇静，但是全身麻醉有利于对目标病灶进行全面处理，确保对局部疼痛的充分控制。此外，全身麻醉还可确保医生在手术执行过程中无需对患者进行额外的护理，而接受适度镇静的患者通常需要额外的护理。在治疗较为棘手或较大的病变时常倾向于采用全身麻醉，因为这样可以根据病灶大小、穿刺径路等将手术时间延长到 1

小时以上。当病灶位于骨盆或下肢时，还可以在治疗前先置入硬膜外导管以改善患者术后的疼痛。

由于患者术前就处于中度到重度疼痛状态，因此消融治疗后的短时间内患者通常仍会感到持续性的疼痛，经住院或门诊留观后常有所好转。也常会有一些患者在 RFA 治疗后即感到疼痛获得了完全或近乎完全的缓解，对于此类患者，也要注意观察或门诊随诊。对于四肢或骨盆出现癌性疼痛的患者，采用硬膜外脊髓镇痛或局部神经阻滞等局部麻醉方法具有一定的好处，可在消融结束后立即进行处理以控制疼痛。在使用硬膜外导管时，使用时间一般为消融治疗后的 12 ~ 24 小时。在拔除硬膜外导管之前，应先停止输注药物。如果患者的疼痛恢复到治疗前水平或有所改善，应立即拔除硬膜外导管，转为口服止痛药以将不适或疼痛控制在轻度至中度范围。

射频消融技术

将离散电极（接地板）置于患者身上与射频源等距的部位，通常为大腿上。为了避免接地板灼烧皮肤，将皮肤温度电极（Mallinkrodt Mon – a – therm Model 4070 型配有 700 系列热敏电阻）置于接地板的边角或前缘（距离消融部位最近位置）。如果皮肤温度达到 38℃，可使用干冰袋覆盖在接地板上。

医生可根据喜好选用多针电极或冷循环电极，在影像引导下将射频电极针插入待治疗的肿瘤中。对于具有展开功能的多针电极，需将针尖插入病变软组织部分的最深处以使电极针位于骨界面，电极的作用部位位于肿瘤中。通过电极露出的长度控制电极设备的直径并预估消融直径。采用冷循环电极进行射频消融时，电极需插入转移瘤的软组织部分直至骨与软组织的交界处。

在使用上述两种类型的电极系统时，都需要利用 CT 或超声影像确定电极针的位置。在使用可展开的射频电极系统时，一旦达到目标温度 100℃ 或阻抗控制系统开始衰退，可获知通常已持续消融了 5 分钟，而总治疗时间设定为 5 ~ 15 分钟。对于直径 ≤ 3cm 的瘤体通常采用单电极消融，对于较大的瘤体，则需采用多个 3 ~ 5cm 交叠展开的电极进行系统治疗。而对更大的瘤体（直径 >5cm），可能无法对整个肿瘤进行全面的消融，而可将电极插入病灶累及骨的交界处，目的是治疗大部分骨与软组织交界处的病变。无论使用单个还是集束冷循环射频电极，目前的治疗方法都是在一定能量下最多持续约 4 分钟[18]。

为了降低损伤相邻正常组织的风险，有大量不同的技术投入应用。其中，组织移位和温度监控是最常用的两种方法。在射频消融术中，为了防止离子溶液可能导电的风险，可采用无菌水如 5% 葡萄糖水溶液而不是缓冲液将肠襻移位，使其远离待处理的病变部位（图 42.3）[19]。在关键结构如脊髓或神经孔附近使用一个或多个热电偶可在 RFA 过程中对温度进行监控。利用该方法可对疼痛性椎旁转移瘤进行射频消融治疗。当转移瘤已对椎体造成破坏，并导致邻近骨的绝缘作用消失时，须严格监控温度方能进行消融[20]。实时的温度反馈有助于对肿瘤组织进行最大程度的消融，同时避免损伤邻近的神经结构。图 42.4 所示为累及胸壁的一大块转移性结直肠癌的 CT 图像，沿着被破坏的椎弓根的侧面有一热电偶。在最靠近椎旁的部位置一射频电极，当热电偶温度达到 40℃ 时即中断治疗。该患者在治疗前疼痛评分为 10 分，射频消融术后 4 周疼痛评分降为 3 分。

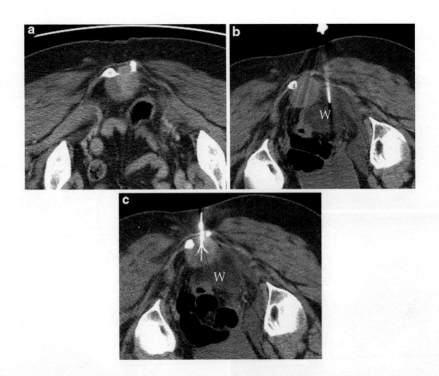

图 42.3 骶骨疼痛性转移瘤的射频消融治疗。利用水移开肠襻以避免损伤。（a）俯卧位 CT 图像显示一个 4cm 大小的软组织肿块，骶骨受到相应破坏。肿块附近有一充满气体的直肠襻。（b）CT 图像显示软组织中的电极针；水（W）将直肠移至远离肿瘤的部位。（c）CT 图像显示肿瘤中的射频电极（转载授权自 Callstrom MR，Charboneau JW. Image – guided palliation of painful metastases using percutaneous ablation. Tech Vasc Interv Radiol. 2007；10（2）：120 – 31，经 Elsevier 许可）。

转移瘤的治疗还应包括对骨与肿瘤交界处的消融。这一治疗策略至关重要，因为缓解该交界处疼痛的机制可能有以下几种：①破坏骨膜和骨皮质感觉神经纤维，抑制痛觉的传导；②减小肿瘤体积，降低对感觉神经纤维的刺激；③破坏产生神经刺激性细胞因子（肿瘤坏死因子 α、白介素及其他）的肿瘤细胞，这些细胞因子会导致神经纤维敏化、影响痛觉传导；④抑制可能导致疼痛的破骨细胞活性[21-23]。图 42.5 所示为胫前转移性黑色素瘤的一个小溶骨中心中置入的电极。该病例中将射频电极插入待处理瘤体的软组织部分，电极针尖端位于软组织与骨的交界。

图 42.6 所示为一例累及骶骨大部分的大型溶骨破坏性病变。患者的肿瘤治疗记录包括直肠切除术、结肠造口术以及包括骶骨在内的骨盆放射治疗。患者的膀胱功能减弱，膀胱排不净。为了维持患者膀胱的功能，我们开始采用 7 个单独的射频电极对骶尾骨进行治疗，避免接触腰丛神经和 S1 神经。射频消融治疗后患者的疼痛有明显改善，但疼痛评分仍有 3 分。患者期望进一步缓解疼痛，并对继续行射频消融会导致膀胱功能完全丧失表示知情同意，因此在第二阶段的治疗中我们在 S2 神经孔水平对肿瘤的上部进行了处理。经治疗，患者疼痛问题得到了解决。

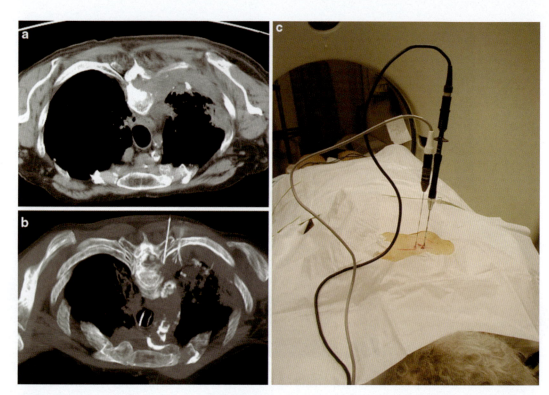

图 42.4　结直肠癌转移至肋骨、椎体和胸膜表面。(a) 俯卧位 CT 图像显示椎体侧方有溶骨性破坏，肋骨前伴有相应的软组织肿胀。(b) 俯卧位 CT 图像显示椎弓根附近的被动热电偶探针，转移瘤内侧的射频电极。当被动热电偶达到 40℃ 时即中断消融。(c) 射频消融电极及旁边的热电偶图片。患者在手术 4 周后疼痛评分由 10 分降至 3 分（转载授权自 Callstrom MR，Charboneau JW，Goetz MP，et al. Image – Guided Ablation of Painful Metastatic Bone Tumors：A New and Effective Approach to a Difficult Problem. Skel Rad. 2006；35：1 – 15，经 Springer Science + Business Media 许可）。

　　许多直肠癌患者还有累及骶前区的局部转移，并经常直接延伸至邻近的骶骨。图 42.7 所示为既往接受直肠切除术的患者体内直径约为 3cm、位于低骶骨/尾骨上的肿瘤，患者最高疼痛评分为 8 分。射频消融 4 周后，患者报告疼痛评分为 2 分，而在术后 11 个月的一次随访中，治疗部位的疼痛评分为 1 分。

（一）经皮射频消融：初步的病例报告

　　Dupuy 及同事将射频消融电极插入动物模型的椎体中，测定椎体和相邻的椎管中的温度分布[20]。他们报道称松质骨的热传导较

差，而皮质骨的绝缘效果较差。他们还发现硬膜外腔内温度上升并不足以损伤邻近的脊髓或神经根。根据这一研究结果，他们继而对一位女性疼痛性溶骨转移性血管外皮细胞瘤患者进行治疗，该患者的病变部位位于腰椎体前侧。经局部麻醉和清醒镇静后，将尖端暴露 3cm 的 Radionics 射频电极（柯惠医疗，博尔德市，科罗拉多州）与一根 14G Ackermann 骨活检针（库克公司，布卢明顿市，印第安纳州）由远外侧入路穿过整个皮质插入肿瘤中。在 13 个月来的最近一次随访中，患者的疼痛得到了良好的控制。

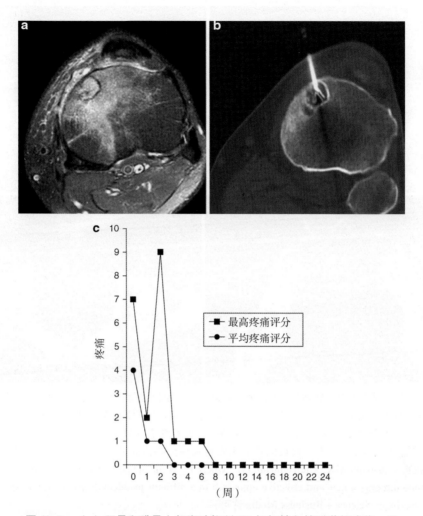

图 42.5　（a）胫骨和腓骨上部脂肪抑制 T2 加权轴向核磁共振成像。胫骨中的恶性转移性黑色素瘤（箭头），周围有骨水肿。胫骨前侧上面的软组织中也出现转移性黑色素瘤（三角箭）。（b）轴向 CT 图像显示溶骨性转移瘤中的射频电极（箭头）。（c）患者接受经皮射频治疗前、后 24 小时内的最高和平均疼痛评分。在 2 周随访时患者的疼痛评分达到最高，这是由于恢复了剧烈的体力活动（打壁球）所致。（转载授权自 Callstrom MR, Charboneau JW. Percutaneous ablation：safe, effective treatment of bone tumors. Oncology（Williston Park）. 2005；19（11Suppl 4）：22–6，经 UBM Medica 许可）。

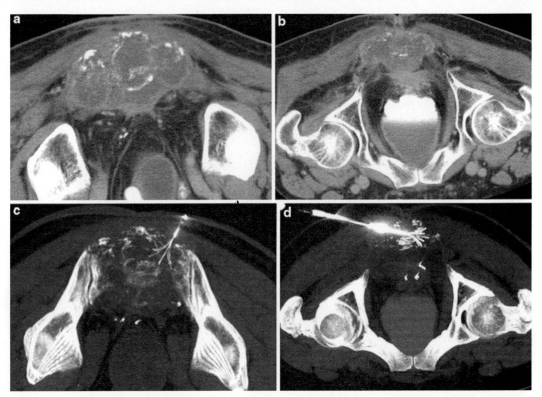

图 42.6　射频消融大型骶骨转移瘤。（a，b）俯卧位 CT 图像显示转移性直肠癌几乎完全占据了骶骨。（c，d）插入 5cm 的射频消融电极。图中所示为第一阶段射频治疗溶骨性病变尾部的 7 个电极中的 2 个。第二阶段对中骶骨的治疗于 6 周后实施。治疗前患者无法坐下，静止时疼痛评分为 8 分。消融第二天患者可以坐下，第一阶段治疗后患者疼痛评分降为 3 分，第二阶段后不久即降为 0 分（转载授权自 Callstrom MR, Charboneau JW, Goetz P, et al. Image - guided ablation of painful metastatic bone tumors：a new and effective approach to a difficult problem. Skeletal Radiol 2006；35：1 - 15，经 Springer Science + Business Media 许可）。

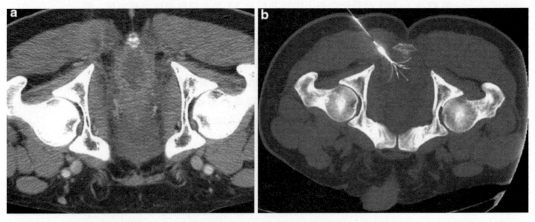

图 42.7　直肠癌骶前转移。（a）俯卧位增强 CT 显示尾骨前周围软组织肿胀。（b）俯卧位 CT 显示肿块中插入的射频消融电极。治疗 4 周后患者疼痛评分由 8 分降为 1 分。治疗后 24 个月患者报告该部位疼痛评分仍为 0～1 分（转载授权自 Callstrom MR, Charboneau JW, Goetz MP, et al. Image - Guided Ablation of Painful Metastatic Bone Tumors：A New and Effective Approach to a Difficult Problem. Skel Rad. 2006；35：1 - 15，经 Springer Science + Business Media 许可）。

Gröenemeyer 及同事采用 RFA 处理了10 例患者的 21 个疼痛性脊柱转移瘤,所使用的为一个可扩展型电极(RITA 医疗器械,Angiodynamics Latham,纽约),功率 50W。患者仅行局部麻醉即可接受手术。消融所使用的最高处理温度根据射频电极与脊髓的距离以及患者的承受力决定。10 例患者中还有 4 例在射频消融后的3~7 天接受了 3~5.5ml 聚甲基丙烯酸甲酯椎体成形术[24]。在最后一次随访中,10例患者中有 9 例报告疼痛程度平均降低了 74%。

(二) 经皮射频消融:临床试验

由于部分报道认为 RFA 对于缓解转移瘤所致的疼痛有着潜在的优势,因此开展了两项独立的前瞻性临床试验,一项采用的是多针射频电极,另一项则采用冷循环射频电极。

一项初步可行的临床试验采用多针射频电极研究 RFA 在累及骨骼的疼痛性转移瘤患者中的安全性和优势[25]。初步的研究数据表明该手术安全,可显著缓解疼痛。因此,该研究进一步扩大了规模,从美国和欧洲的其他中心招募了大量患者[26]。共有来自美国和欧洲 5 家中心的 62 例疼痛性转移瘤患者在常规放射治疗失败或拒绝常规放疗后接受了射频消融治疗[27]。几乎所有这些患者都采用全身麻醉进行治疗[26,28]。患者的纳入标准为中度至重度疼痛(24 小时内最严重的疼痛评分≥4 分)且疼痛性转移瘤≤2 处。主要采用简明疼痛评估量表(Brief Pain Inventory,BPI)衡量患者对射频消融治疗的反应,该表是评价癌症患者疼痛程度有效的量化标尺[29,30]。此种视觉模拟评分法包括一些关于病灶疼痛的问题,患者需要将过去 24 小时内的疼痛程度分成最严重疼痛、最不疼痛和中等疼痛等不同等级,并以数字 0~10 做出回答(0 表示无痛,10 表示所能想

象的最疼痛状态)。RFA 术后或服用止痛药物后的疼痛缓解分数为 0%(无缓解)至 100%(完全缓解)。除了关于疼痛的问题,简明疼痛评估量表中还包括一些关于生活质量的问题。一般活动能力、情绪、行走能力、正常工作、人际关系、睡眠以及生活乐趣等的分数范围为 0~10 分(0表示无干扰,10 表示完全受到干扰)。

尽管大多数患者既往接受常规治疗后都失败了,但 62 例患者中有 59 例(95%)在接受 RFA 治疗后疼痛获得了显著缓解(24 小时内最严重的疼痛评分降低超过 2分)(图 42.8)。有 6 例患者出现并发症,其中 3 例是在术后 1~2 周内由于射频消融后骨盆内产生大量坏死组织导致原先已有的累及会阴的肿瘤皮肤瘘恶化。另外 3 例并发症包括 1 例患者因之前累及上骶骨的平滑肌肉瘤转移接受辐照出现暂时性的肠道和膀胱失禁,1 例乳腺癌转移严重累及髋臼周围组织的患者在接受 RFA 6 周后出现髋臼骨折,1 例出现离散电极(接地板)部位皮肤二级烧伤。

在一项利用美国放射学院影像网(American College of Radiology Imaging Network,ACRIN)开展的类似研究中,涉及美国 6 个中心的 55 例单一位置疼痛性(以 1~100 分计 >50 分)骨转移患者接受了单射频电极(17G)或集束射频电极的治疗[18]。行全身麻醉或适度镇静的患者数量未报道,但其中的大多数患者采用的是适度镇静。适度镇静和某些形式的全身麻醉有利于在手术过程中进行感觉运动测试。

该试验开始治疗前,患者报告的平均疼痛评分为 54 分,范围为 51~91 分。待处理的肿瘤平均直径为 5.2cm,范围为 2.0~8.0cm。最多的肿瘤类型包括肺癌、肾癌和结肠癌。这些肿瘤主要位于骨盆、胸腔、脊柱和四肢。经 RFA 治疗后,患者的疼痛评分在统计学上有显著的改善,1 个月和 3 个

月随访时平均疼痛评分分别降低了 27 分和 14 分。有 27% 的患者在刚结束 RFA 治疗后

疼痛程度暂时加剧，甚至高于基准疼痛评分。

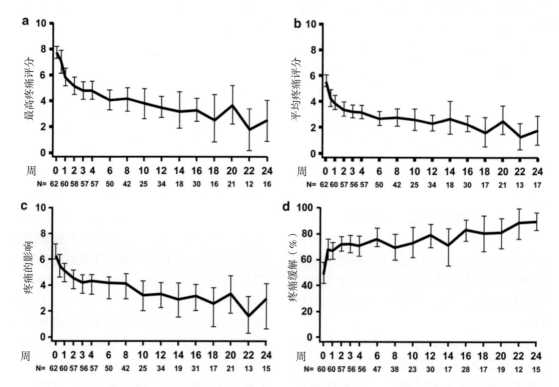

图 42.8　患者接受 RFA 治疗一段时间内的平均 BPI 疼痛评分。（a）最高疼痛评分；（b）平均疼痛评分；（c）疼痛对日常活动的影响；（d）RFA 和药物对疼痛的缓解作用。误差线为 95% 置信区间。N 为各时间点完成 BPI 评分的患者数量（转载授权自 Callstrom MR，Charboneau JW，Goetz MP，et al. Image – Guided Ablation of Painful Metastatic Bone Tumors：A New and Effective Approach to a Difficult Problem. Skel Rad. 2006；35：1 – 15，经 Springer Science + Business Media 许可）。

　　许多患者的待处理肿瘤与主要运动神经接近，55 例患者中有 27 例的肿瘤距离主要神经血管束 3cm 以内。虽然可以进行感觉运动测试，但是仍有一例患者出现运动神经障碍，另外 3 例患者甚至在 RFA 术后 35 天仍出现神经性疼痛。共出现了 3 例（5.4%）重大并发症，包括 1 例足下垂，1 例疼痛加剧和 1 例神经性疼痛。虽然前期研究发现体外放射治疗和 RFA 都具有优势，但是该临床试验并未发现先期放射治疗对于减轻疼痛有所帮助[31]。

　　由于以下一些原因难以将上述两项 RFA 前瞻性研究进行直接的比较。首先，

这两项研究采用不同的视觉模拟评分法对疼痛反应进行评估。对两项研究中 3 个月时的疼痛反应进行对比发现，ACRIN 研究中疼痛指数降低了 14 分，而 Callstrom 等的研究中则降低了 28 分。遗憾的是，由于 ACRIN 研究未对 3 个月后持续缓解疼痛的效果进行评价，因此无法进行进一步的比较。而 Callstrom 等的研究表明，患者的疼痛程度持续降低，在 24 周的随访中患者疼痛指数下降了 53 分。

　　除了采用不同的疼痛评分系统评价治疗效果外，这两项研究的患者参数和 RFA 过程也有略微的区别，这可能解释了为何

ACRIN 研究中疼痛缓解的程度相对较弱
（表 42.1）。Callstrom 等的研究中 RFA 治
疗前的疼痛指数很可能与平均值 7.7 相差
较大，而 Dupuy 等的研究对象的平均疼痛
指数为 5.4。Callstrom 等试验中的大多数
患者在 RFA 之前接受过常规治疗，其中
74% 的患者接受了外放疗，而 ACRIN 研究
中有 24% 的患者在治疗前接受外放疗。
Callstrom 等试验中接受放射治疗的患者比
例较高，虽然两项研究均未发现先期放射
治疗对缓解疼痛有统计意义上的影响，但
是这些患者仍可能从联合治疗中获益。两
项研究所采用的射频消融设备也不同。
Callstrom 等试验采用的射频电极为一可扩
展的射频电极（RITA 医疗器械，Angiody-
namics Latham，纽约），而 ACRIN 研究采
用的是单一或集束冷循环电极（Radionics
射频电极，柯惠医疗，博尔德市，科罗拉
多州）。这两种设备并无明显的差别，因
为它们的输出功率相近，在相近体积的组
织消融中达到最高温度的时间范围几乎相
等。两项研究对手术操作相关疼痛的处理
也不相同，而这会限制该治疗方案的使
用。Callstrom 等试验采用全身麻醉，而
ACRIN 研究的大多数病例采用适度镇静。
由于 ACRIN 研究中操作性疼痛限制了对肿
瘤的强烈破坏，因此两项研究中被破坏的
组织总体积和治疗的完全性也可能不同。
尽管 ACRIN 研究进行了感觉运动测试，但
是该研究中出现的主要并发症仍包括主要
运动神经或其他神经的损伤。很遗憾，神
经监控的方式无法确保完全避免神经损
伤。虽然两项研究中患者疼痛反应的差异
也可能是由于所治疗的肿瘤类型不同，但
是其中大多数肿瘤类型是一样的，都是肺
癌、结肠癌和肾癌的转移瘤，并且基于两
项研究的肿瘤类型并未发现疼痛反应的
差异。

表 42.1 多中心试验中接受 RFA 治疗的疼痛性骨转移瘤患者特征

试验	Callstrom 等[27]	Dupuy 等[18]
设备	多针电极	冷循环电极
患者数量	62	54
女性	22（35%）	26（47%）
男性	40（65%）	29（53%）
年龄（中位数，岁）	64	62
年龄范围（岁）	28～88	34～85
肿瘤类型（数量）		
肾癌	14（23%）	10（18%）
结直肠癌	12（19%）	10（18%）
肺癌	4（6%）	17（31%）
乳腺癌	4（6%）	4（7%）
其他	28（45%）	14（25%）
肿瘤大小（最大直径，cm）	6.3	5.2
肿瘤大小范围（cm）	1～18	2～8
肿瘤位置		
骨盆	31（50%）	22（40%）
肋骨/胸壁	6（10%）	20（36%）
脊柱	4（6%）	8（15%）
其他	21（34%）	5（9%）
治疗部位接受先期放疗	44（71%）	13（24%）

尽管这两项多中心临床试验采用 RFA
治疗的方法不同，但它们都证实了 RFA 对
于缓解骨转移瘤所致疼痛的有效性。这些研
究结果证明了几点重要经验，对疼痛性转移
瘤患者采用射频消融治疗需注意以下几点：
①必须使用 CT 监控预估消融边缘，且应根
据手术操作者的经验选择患者和肿瘤类型；
②虽然目前有多种工具可进行射频消融，但
手术最常使用的是多重、有序、交叠射频以

更准确地预估消融边缘并避免损伤附近的正常关键组织；③在治疗的边界处可能还有残留病灶，不致影响疼痛的缓解，但可能需要再次治疗，患者可能会带瘤生存较长时间。

总结

一系列病例报告和两项完整的前瞻性临床试验已经证实了经皮射频消融术对局部转移瘤疼痛有显著的缓解作用。这些研究结果具有重要意义，不仅因为其明显的患者获益，还因为这些结果是在大多数常规治疗手段无效的患者身上获得的。

这些报告和临床试验还表明采用多针电极或冷循环电极对累及骨骼的转移瘤进行RFA治疗均能获得良好的效果。RFA为缓解累及骨骼的局灶疼痛性转移瘤提供了高效、快速、持久的治疗方法，为缓解疼痛性骨转移瘤提供了传统治疗无效的替代治疗方法。

参考文献

[1] Nielsen OS, Munro AJ, Tannock IF. Bone metastases: pathophysiology and management policy. J Clin Oncol. 1991; 9: 509 – 24.

[2] Mercadante S. Malignant bone pain: pathophysiology and treatment. Pain. 1997; 69 (1 – 2): 1 – 18.

[3] Coleman RE. Skeletal complications of malignancy. Cancer. 1997; 80 (8 Suppl): 1588 – 94.

[4] Tubiana – Hulin M. Incidence, prevalence and distribution of bone metastases. Bone. 1991; 12 (Suppl 1): S9 – 10.

[5] Tong D, Gillick L, Hendrickson FR. The palliation of symptomatic osseous metastases: final results of the study by the radiation therapy oncology group. Cancer. 1982; 50 (5): 893 – 9.

[6] Steenland E, Leer JW, van Houwelingen H, et al. The effect of a single fraction compared to multiple fractions on painful bone metastases: a global analysis of the Dutch Bone Metastasis Study. Radiother Oncol. 1999; 52 (2): 101 – 9.

[7] Massie MJ, Holland JC. The cancer patient with pain: psychiatric complications and their management. J Pain Symptom Manage. 1992; 7: 99 – 109.

[8] Spiegel D, Sands S, Koopman C. Pain and depression in patients with cancer. Cancer. 1994; 74: 2570 – 8.

[9] Jeremic B, Shibamoto Y, Acimovic L, et al. A randomized trial of three single – dose radiation therapy regimens in the treatment of metastatic bone pain. Int J Radiat Oncol Biol Phys. 1998; 42 (1): 161 – 7.

[10] Price P, Hoskin PJ, Easton D, Austin D, Palmer SG, Yarnold JR. Prospective randomised trial of single and multifraction radiotherapy schedules in the treatment of painful bony metastases. Radiother Oncol. 1986; 6 (4): 247 – 55.

[11] Cole DJ. A randomized trial of a single treatment versus conventional fractionation in the palliative radiotherapy of painful bone metastases. Clin Oncol (R Coll Radiol). 1989; 1: 59 – 62.

[12] Gaze MN, Kelly CG, Kerr GR, et al. Pain relief and quality of life following radiotherapy for bone metastases: a randomised trial of two fractionation schedules. Radiother Oncol. 1997; 45 (2): 109 – 16.

[13] Hara S. Opioids for metastatic bone pain. Oncology. 2008; 74 (Suppl 1): 52 – 4.

[14] Callstrom MR, York JD, Gaba RC, et al. Research reporting standards for image – guided ablation of bone and soft tissue tumors. J Vasc Interv Radiol. 2009; 20 (12): 1527 – 40.

[15] Cho CH, Mathis JM, Ortiz O. Sacral fractures and sacroplasty. Neuroimaging Clin N Am. 2010; 20 (2): 179 – 86.

[16] Sabharwal T, Katsanos K, Buy X, Gangi A. Imageguided ablation therapy of bone tumors. Semin Ultrasound CT MR. 2009; 30 (2): 78 – 90.

[17] Lessard AM, Gilchrist J, Schaefer L, Dupuy DE. Palliation of recurrent Ewing sarcoma of the pelvis with cryoablation and somatosensory – evoked potentials. J Pediatr Hematol Oncol. 2009; 31 (1): 18 – 21.

[18] Dupuy DE, Liu D, Hartfeil D, et al. Percutaneous radiofrequency ablation of painful osseous metastases: a multicenter American College of Radiology Imaging Network trial. Cancer. 2010; 116 (4): 989 – 97.

[19] Farrell MA, Charboneau JW, Callstrom MR, Reading CC, Engen DE, Blute ML. Paranephric water instillation: a technique to prevent bowel injury during percutaneous renal radiofrequency ablation. AJR Am J Roentgenol. 2003; 181 (5): 1315 – 7.

[20] Dupuy DE, Hong R, Oliver B, Goldberg SN. Radiofrequency ablation of spinal tumors: temperature distribution in the spinal canal. AJR. 2000; 175: 1263 – 6.

[21] Honore P, Luger NM, Sabino MA, et al. Osteoprotegerin blocks bone cancer – induced skeletal destruction, skeletal pain and pain – related neurochemical reorganization of the spinal cord. Nat Med. 2000; 6 (5): 521 – 8.

[22] Mannion RJ, Woolf CJ. Pain mechanisms and management: a central perspective. Clin J Pain. 2000; 16: S144 – 56.

[23] Woolf CJ, Allchorne A, Safieh – Garabedian B, Poole S. Cytokines, nerve growth factor and inflammatory hyperalgesia: the contribution of tumour necrosis factor alpha. Br J Pharmacol. 1997; 121 (3): 417 – 24.

[24] Gro̎enemeyer DHW, Schirp S, Gevargez A. Imageguided radiofrequency ablation of spinal tumors: preliminary experience with an expandable array electrode. Cancer J. 2002; 8 (1): 33 – 9.

[25] Callstrom MR, Charboneau JW, Goetz MP, et al. Painful metastases involving bone: feasibility of percutaneous CT – and US – guided radio – frequency ablation. Radiology. 2002; 224 (1): 87 – 97.

[26] Goetz MP, Callstrom MR, Charboneau JW, et al. Percutaneous image – guided radiofrequency ablation of painful metastases involving bone: a multicenter study. J Clin Oncol. 2004; 22 (2): 300 – 6.

[27] Callstrom MR, Charboneau JW, Goetz MP, et al. Image – guided ablation of painful metastatic bone tumors: a new and effective approach to a difficult problem. Skeletal Radiol. 2006; 35: 1 – 15.

[28] Callstrom MR, Atwell TD, Charboneau JW, et al. Painful metastases involving bone: percutaneous image – guided cryoablation – prospective trial interim analysis. Radiology. 2006; 241 (2): 572 – 80.

[29] Daut RL, Cleeland CS, Flanery RC. Development of the Wisconsin brief pain questionnaire to assess pain in cancer and other diseases. Pain. 1983; 17: 197 – 210.

[30] Cleeland CS, Gonin R, Hatfield AK, et al. Pain and its treatment in outpatients with metastatic cancer. N Engl J Med. 1994; 330: 592 – 6.

[31] Grieco CA, Simon CJ, Mayo – Smith WW, DiPetrillo TA, Ready NE, Dupuy DE. Image – guided percutaneous thermal ablation for the palliative treatment of chest wall masses. Am J Clin Oncol – Canc. 2007; 30 (4): 361 – 7.

第 43 章　骨肿瘤的冷冻消融治疗

Matthew Callstrom

郑家平　翻译　文颂　邵国良　校审

[摘要]　骨与软组织转移瘤会产生多种并发症，包括癌性疼痛、生活质量下降、活动能力下降等。对于这部分患者而言，标准的姑息治疗方案是外放疗。当外放疗失败或疼痛症状缓解呈一过性时，虽然通过药物治疗很难完全缓解疼痛，或普遍存在药物相关不良反应，但内科药物镇痛（阿片类和 NSAID）治疗目前仍是骨转移瘤骨性疼痛的首选治疗方案。经皮冷冻消融术作为一种有效的癌痛镇痛手段已经在临床上应用于治疗局限性转移性癌性骨痛。影像引导下经皮冷冻消融治疗可显著缓解患者疼痛，改进生活质量，减少癌痛患者镇痛药物使用剂量。

引言

　　骨恶性肿瘤包括原发性肿瘤和转移瘤，是临床上常见的恶性肿瘤之一，也是难治性肿瘤之一。乳腺癌、前列腺癌和肺癌患者在生命终止前约有 85% 发生骨转移[1]。骨转移一旦发生，会产生很多并发症，如难治性癌性疼痛、病理性骨折和活动能力下降等，导致 PS 评分和生活质量下降[1-2]。这些并发症还会导致患者精神压抑和焦虑[1]。

　　对于伴有局部癌性疼痛的骨转移瘤患者而言，外放疗是目前的标准治疗。Tong 等[3]在肿瘤放射治疗工作组（Radiation Therapy Oncology Group, RTOG）牵头下进行了临床研究，1016 例患者接受外放疗，疼痛完全缓解（complete relief, CR）率为 53%，部分缓解（partial relief, PR）率为

83%。有 20% ~ 30% 患者外放疗后疼痛并没有得到缓解，其后续的治疗选择也不多[4-9]。癌性疼痛骨转移瘤患者外放疗后疼痛明显缓解（疼痛评分级别下降 2 分）时间一般在外放疗 3 周左右，然而大约 35% 的患者直到 5 ~ 20 周才出现疼痛缓解[10]。而且外放疗结束后，有 57% 的患者疼痛缓解为一过性，平均 15 周疼痛还会复发[3]。对那些外放疗后仍未控制的伴有癌性疼痛的转移性骨肿瘤患者而言，药物镇痛内科治疗成为唯一的治疗方法。然而，镇痛类药物尽管可以有效控制疼痛，但其不良反应，如便秘、恶心、过度镇静等在临床上很常见。

　　鉴于上述治疗的局限性，研究人员不断探索其他治疗手段以解决伴有癌痛的难治性骨转移瘤，诸如经皮穿刺消融术：无水乙醇注射消融[11]、激光组织间消融（laser - induced interstitial thermotherapy, LITT）[12]、射频消融（radiofrequency ablation, RFA）[13-15]，以及近年来应用的冷冻消融[16]等。这些涉及肿瘤组织局部治疗方法因能量种类、影像导向、治疗监控和风险不

M. Callstrom
Department of Diagnostic Radiology, Mayo Clinic, Rochester, MN, USA
e - mail：Callstrom. matthew@ mayo. edu

同有所区别。具体应针对肿瘤的类型、位置和止痛的目标或在止痛的同时取得对肿瘤的完全控制等考虑下选择最适合患者的治疗技术。在所有肿瘤消融技术中，RFA 是研究最多、临床应用最广泛的。RFA 最早应用于良性骨肿瘤的治疗，如骨样骨瘤，可以作为单一的治疗模式或作为外科手术切除的补充[1-4]。正如相关章节提及的，RFA 已成为伴有癌性疼痛骨转移瘤的有效姑息治疗手段[14,17-18]。

在所有经皮消融技术中，冷冻消融的历史最久远，已经应用于全身多个部位肿瘤，如前列腺癌、肾癌、肝癌和肺癌的消融治疗。近年来，冷冻消融治疗已经成为除肝肺以外的骨与软组织转移瘤的有效治疗手段[19-24]。冷冻消融治疗技术由于其内在的技术优势，可以成功有效地治疗复杂性转移瘤而不损伤邻近重要组织。相对于其他消融技术，冷冻消融最主要的优点为术中形成的冰球在平扫 CT 上显示非常清晰，冰球的边缘为 0℃，冰球以外的组织没有损伤的风险[25]。在冷冻消融的临床实践中，CT 系统是最常用也是最佳的影像监控系统，而且大孔径 CT 应用最普遍。在 CT 扫描监控患者冷冻消融过程中可以允许摆放冷冻设备，有利于手术正常施行。如果有可能的话，可以采用 MRI 系统来监控消融部位温度的变化，但是考虑到 MRI 系统监控下冷冻消融具有很大的挑战性，目前没有得以广泛应用。尽管冷冻消融应用于肝肺外的转移性肿瘤不久，但冷冻消融治疗是一项有发展前景的技术，不仅优于常规的姑息治疗，且具有优于其他消融技术的可能性。

经皮冷冻消融概述

冷冻消融治疗最开始时因为使用液氮冷冻，所需要的冷冻消融针较粗，因此常用于开放性手术中。随着绝缘性良好的冷冻消融针及利用 JT 效应的常温氩气作为冷冻剂的新型冷冻消融设备的出现，一根冷冻消融针就可以形成直径约 3.5cm 的冰球。冰球主动解冻的过程就是用氦气代替氩气。多根冷冻探针同时消融可以产生直径 >8cm 的巨大冰球，通过调整冷冻消融针的位置，可以调整消融区的形态，缩短巨大或复杂肿瘤的冷冻时间，避免其他消融技术所需要的长时间重叠消融。更重要的是，多针同时冷冻消融可以消除肿瘤表面残留，而这正是其他消融方法序贯叠加消融时常常发生的[26]，冷冻消融所致细胞死亡区发生在冰球壁内缘 3mm。

冷冻消融患者的选择

冷冻消融治疗的目标肿瘤必须明确。假如患者为局灶性转移瘤，而消融治疗的目的是局部肿瘤，那么目标肿瘤应该在保护临床组织的情况下进行积极治疗，后者往往与肿瘤组织边界不清。冷冻消融治疗伴有癌性骨痛的肿瘤病灶，患者必须在 24 小时内有中度到重度疼痛，最痛的时候疼痛评分最少达 4 分（VAS 评分：4~10 分）。伴有轻度疼痛的患者消融治疗后可能并不能改善疼痛症状，通常可以采用口服止痛药物就能控制疼痛。患者有 1~2 个癌性疼痛病灶，在断层扫描图像的监控下可以通过一次冷冻消融手术就完成所有的治疗。对于伴有全身广泛转移性癌性疼痛患者而言，系统治疗往往优于局部治疗。适合冷冻消融的病灶包括溶骨性、混合性骨质破坏，或以软组织为主的病灶。成骨性病灶常为多发病灶，也可以施行冷冻消融，但穿刺针到达病灶非常困难，通常需要在骨活检针或骨锤的辅助下完成。冷冻消融治疗成功的关键是靶病灶可以经皮穿刺，且靶病灶与重要的组织（脊髓、大的运动神经、大脑、脊髓动脉的分支、小肠和膀胱等）有足够的安全距离。比如，甲状腺髓样癌骨转移伴有癌性疼痛的患者，病灶位于骶骨管中央，在行病灶冷冻消融时不可避免会损伤周围运动神经（S2～S4），而这些神经正是支配尿道和肛门括约肌的（图43.1）。对于此类癌痛患者，最合适的治疗方法为外放疗和口服阿片类止痛药。获取肿瘤靶区周围安全边缘取决于消融边缘的识别能力，重要组织结构的分离技术，消融过程中使用温度保护和监控设备，以及依赖介入放射学医生的临床经验。

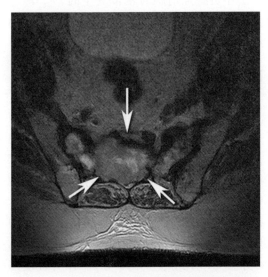

图43.1　甲状腺髓样癌转移至骶骨管中央（箭头），冷冻部分肿瘤或完全消融有可能损伤 S1～S4神经根。

冷冻消融治疗过程中的麻醉和镇静

患者在冷冻消融治疗过程中可以选择全麻或适度镇静下施行，无需行区域性麻醉。具体施行何种麻醉方式取决于当地的临床实践指南。一般来讲，冷冻消融技术常采用适度的镇静处理，主要由于冷冻消融过程中冷冻和解冻中患者通常没有疼痛，因此适度镇静条件下患者耐受性非常好。然而，对于巨大肿瘤或者没有合适的穿刺路径（往往需要分离组织）、技术难度大，预计手术操作时间≥2 小时，通常考虑选择全麻下施行冷冻消融治疗。

对于伴有中度以上癌性疼痛的患者而言，如果治疗目的是姑息性镇痛，冷冻消融术后还存在持续疼痛者非常少见，但一般来说患者通过住院观察和处理往往更能获益。一些癌痛性骨转移患者冷冻消融术后局部癌性疼痛通常可 CR 或 PR，对于这部分患者可以在门诊施行冷冻消融手术或在冷冻消融治疗术后门诊观察即可。对于大多数伴有转移性癌性骨痛患者而言，如果术后疼痛级别与术前等同或者术后阿片类止痛药物剂量减量即可以离院。冷冻消融治疗后患者癌痛症状一般在术后 6～8 小时有所缓解。如果无明显缓解，可通过口服镇痛药物控制癌痛。

经皮冷冻消融技术

目前临床通常采用的冷冻消融系统有两种，即 Endocare Cryocare 系统和 Galil Medical Seed Net 系统。Endocare Cryocare 系统采用两种不同型号的绝缘探针，直径 2.4 mm（13G/7.2 F；24 号）和 1.7 mm（16G/5.1 F；15 号和 17 号）。Galil 冷冻系统采用直径 1.5mm（17G/4.4 F；IceRod 和 IceSeed）的非绝缘的冷冻探针（也开发了 MR 相容性的冷冻探针）。因冷冻系统不同，可以产生不同几何形状的冰球。比如 Endocare Perc－24 冷冻消融系统在冷冻消融针周围形成最大横径为 3.7cm，最大长径为 5.7cm 的冰球。应用这些冷冻系统时，当探针远端氩气快速膨胀即可快速冷冻组织。在几秒钟内冷冻的温度下降至－100℃，当氦气替代氩气在探针头端膨胀时，主动解冻就开始了。Endocare 冷冻系统在同一时间内最多可用 8 把消融针消融，而 Galil 系统采用 5 个独立通道可用多达 25 把冷冻消融。通过控制消融针内气体流动的速率来控制冰球直径大小。

消毒准备完毕，在 CT、超声或 MRI 引导下通过皮肤标记点将 1 根或多根冷冻消融针经皮穿刺置入目标病灶。病灶的消融通常采用冷冻 – 解冻 – 冷冻循环,每个阶段的时间一般为 10 分钟、8 分钟和 10 分钟,可以通过观察冰球是否完全覆盖病灶和冰球与周围重要脏器的关系来控制冷冻阶段的具体时间。通常在冷冻阶段每隔 2 分钟行 CT 平扫(采用软组织窗宽和窗位,W400,L40)来监控冰球的形成。例如,采用两把冷冻探针置入位于胸骨表面软组织肿瘤(肿瘤累及胸骨)(图 43.2)。CT 显示冰球完全覆盖软组织肿块和邻近胸骨的整个过程。

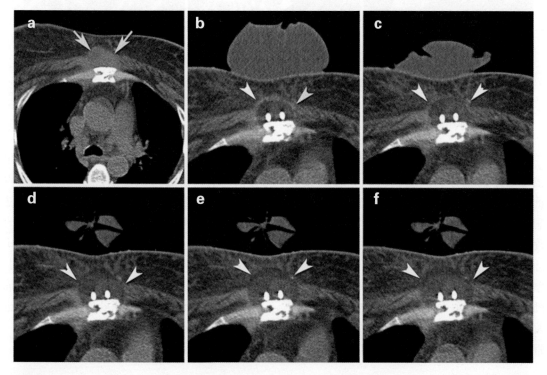

图 43.2 (a)平扫 CT 横断位显示乳腺癌转移至胸骨下极,邻近软组织肿块形成(箭头)。(b～f)冷冻探针置入胸骨表面和邻近软组织肿块施行冷冻,时间为 2 分钟、4 分钟、6 分钟、8 分钟和 10 分钟。图片显示冰球(三角箭)完全覆盖软组织肿块和下方的胸骨表面。

临床工作中通常采用 1 根以上的冷冻消融针进行消融,消融时,消融针的头端不超过肿瘤 1cm,两根探针之间间隔 2cm,能产生足够的低温摧毁待消融组织。对于直径 > 5cm 的巨大肿瘤,要想一次达到完全消融非常困难。如果对巨大肿瘤进行姑息性治疗,消融的关键是对累及骨骼表面的软组织肿块进行消融治疗。最理想的冷冻消融治疗模式是根据肿瘤的形状进行布针,形成冰球的形态与肿瘤的形态相吻合。冷冻消融布针时应平行于待消融肿瘤的长轴,并与距离周围重要组织的方向上确保保留有一定的角度。比如,位于右侧胸椎旁肿瘤累及邻近的肋骨、椎体横突和邻近的胸膜,可以采用多针消融,沿着椎管的方向冰球缓慢形成(图 43.3)。另外,对于累及肋骨的椭圆形肿瘤,消融针应按照肿瘤长轴布针,以使形成的冰球正好与肿瘤的形状相吻合。

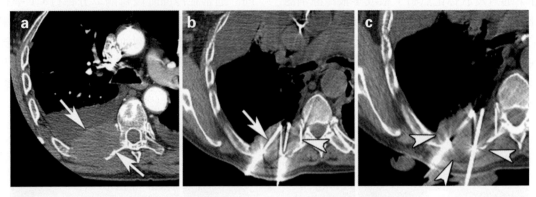

图 43.3　（a）增强横断位 CT 显示肾癌转移至 T7 横突，邻近肋骨和胸壁（箭头）。（b）2 枚 24 号 Endocare 冷冻探针（箭头）置于瘤体内，温敏电阻位于椎弓根邻近（三角箭）。（c）形成冰球（三角箭）覆盖瘤体和温敏电阻。

　　如果对骨骼肿瘤进行姑息性止痛，冷冻消融治疗的目标病灶是软组织和骨骼交界面。转移性副神经节瘤肿瘤侵犯左肩胛骨，患者伴有重度爆发痛（5/10），24 小时平均疼痛评分 2 分。冷冻消融治疗后冰球完全覆盖整个瘤体（图 43.4）。在 CT 的监测下观察冰球的形成，小心避开邻近的臂丛神经。随访的影像显示无复发证据，也无局部疼痛复发。在完成第二个冷冻周期后，冷冻消融针通过注入氦气主动加热至 >20℃。虽然在

大于 20℃ 持续加温 10 分钟可以减少局部出血的风险，但通常温度加热至 20℃ 就可以收针结束治疗。术后爆发痛一般给予静脉注射芬太尼（Abbott Laboratories，Chicago，IL）和咪达唑仑（Versed；American Pharmaceutical Partners，Los Angeles，CA）对症处理。对于术后存在持续性疼痛患者，需进行疼痛滴定后给予足量口服镇痛药或镇痛泵给药进行足够的镇痛治疗。

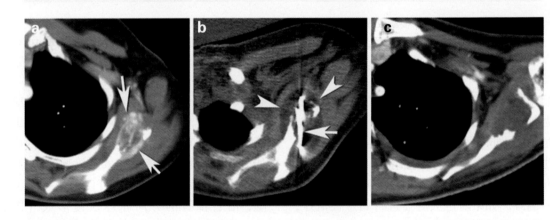

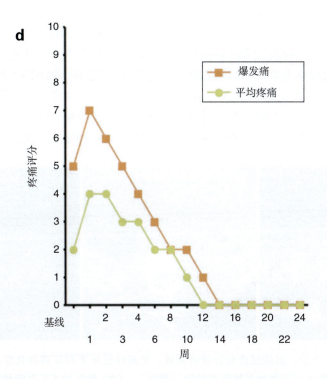

图 43.4 （a）横断位增强 CT 显示副神经节瘤转移至左侧肩胛骨（箭头）；（b）2 枚冷冻探针（箭头）置于瘤内，形成的冰球（三角箭）完全覆盖靶肿瘤；（c）术后 3 个月增强 CT 复查显示，没有肿瘤残留；（d）图表显示，术前基线水平和术后 1～24 周内 24 小时平均疼痛和爆发痛的评分情况。

外科术中冷冻消融和经皮冷冻消融术病例报道及临床试验

临床上越来越多应用影像引导下经皮冷冻消融良性或恶性肿瘤，包括骨肿瘤，因此探讨如何将该技术与外科方式结合提高骨肿瘤疗效非常有价值。外科术中冷冻消融已经积累了 50 余年经验，其治疗目的是通过保守治疗达到肿瘤局部控制的效果。在术中冷冻（采用液氮或氩气技术）的基础上，再加上外科刮除术，降低了内生软骨瘤和软骨肉瘤的复发率，复发率从 40%～100% 降至 <5%[27]。除了治疗具有侵袭性倾向的良性肿瘤和低级别恶性肿瘤外，Meller 等[28] 报道了手术联合冷冻治疗 79 例侵及骨骼的高级别和转移性恶性肿瘤，局部控制率达到 69/79（87%）。

单纯扩大切除术在软组织肉瘤治疗中可能有助于取得较好的局部控制率，然而，术后辅助性治疗，诸如减瘤、肿瘤卫星灶的灭活和扩大外科切缘等对于提高局部控制率是有帮助的。虽然新辅助化疗有助于延长高级别长干骨软组织肉瘤疾病相关的生存时间，但目前还有争议[29]。标准的辅助治疗模式如外放疗对于高级别肿瘤可能获益，但对于低级别则不然[30]。有时，外放疗还会产生明显病变，包括纤维化、组织硬变、伤口延迟愈合、伤口感染、骨坏死、周围神经病变、放疗相关肉瘤等。Ahlmann 等[31] 报道 38 例软组织肉瘤患者接受冷冻消融联合局部扩大切除的综合治疗，结果显示患者生存获益，肿瘤毁损率从单纯冷冻消融的 <95% 升高到联合治疗的 >95%。

（一）经皮冷冻消融治疗软组织肿块和良性骨肿瘤

随着术中冷冻消融治疗良性和转移性骨肿瘤的成功，介入放射学专家探索应用影像引导下冷冻消融技术治疗相似的患者。Kujak 等[32] 报道 5 例常规治疗失败的腹腔外硬纤维瘤的患者接受经皮冷冻消融治疗，在后期随访中有 3 例取得很好的肿瘤控制，瘤体包绕周围神经，有 2 例巨大瘤体没有得到完全消融，其中 1 例瘤体缩小，另 1 例瘤体部分消融后进展。如图 43.5 所示，1 例腹腔外后胸壁硬纤维瘤外科切除术后切缘复发的年轻患者，冷冻消融术后肿瘤控制良好，影像随访显示肿瘤完全消融。

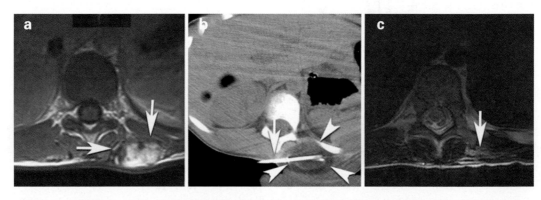

图 43.5　女性患者，9 岁，后胸壁腹腔外硬纤维瘤，先前接受手术和新辅助化疗。（a）治疗前，T1WI 增强抑脂 MRI 显示左侧椎旁软组织肿块（箭头）。（b）俯卧位 CT 平扫显示两枚冷冻探针（箭头）形成的冰球（三角箭）覆盖病灶。局部皮肤放置消毒热水袋，皮下组织内注射消毒盐水分离和保护真皮组织。（c）术后 43 个月，T1WI 增强抑脂 MRI 显示肿瘤完全消融（箭头）。

影像引导下经皮冷冻消融也应用于治疗累及骨骼的良性肿瘤。Wu 等[33] 报道了 CT 引导下经皮冷冻消融治疗 6 例小儿骨样骨瘤患者，病灶位于股骨远端和髌骨。选择冷冻消融技术而不是 RFA（先前报道复发率较高）应用于这部分患者，主要考虑到瘤体小，消融针定位和固定困难。他们发现术后 1 个月复查全部患者的肿瘤完全消融，且没有不良反应。Liu 等[34] 报道 CT 引导下经皮冷冻消融成功治疗 2 例位置不佳的骨样骨瘤，1 例位于下肢股骨颈，另 1 例位于第一肋骨。这 2 例患者中，没有采用骨穿技术，而只是将冷冻探针置于邻近病灶骨质的软组织内，在 CT 监控下冰球逐渐扩大覆盖骨肿瘤，症状完全缓解。

（二）经皮冷冻消融姑息治疗骨转移瘤

已有很多研究报道，经皮穿刺冷冻消融可以有效治疗伴有癌性疼痛时原发性和继发性骨肿瘤。由于 CT 和 MRI 图像能清晰显示冰球，故常常在治疗伴有癌性疼痛的骨肿瘤中应用上述两种影像技术。MRI 具有很好的组织分辨力，诸如重要的运动神经在多平面得以显示，虽然磁场环境使许多器械的使用受到限制。Sewell 等[35] 报道采用 MRI 引导和监测下经皮穿刺冷冻消融姑息治疗伴有癌性疼痛的 14 例患者，共 16 个病灶，术后即刻患者的疼痛显著缓解，且维持较长时间，改善了患者的生存质量。Tuncali 等[36] 采用 MRI 引导和监控下冷冻消融治疗难治性或伴有癌性疼痛的骨与软组织转移瘤，疼痛缓解 17/19（89%），其中 CR 6 例，PR 10 例，另外 1 例患者开始疼痛缓解，但后期疼痛再发。利用 MRI 监控可视冰球，辅以其他手段降低损伤风险，包括加热尿道导管、髓内钉内固定及皮肤加热等，没有看到冷冻损伤相关的不良反应。1 例肾癌股骨颈骨转移患者接受冷冻消融后 6 周出现骨折，当时该部位未采用髓内钉内固定术进行保护。Lessard 等[37] 报道 1 例右侧骶骨中上极复发性尤文肉瘤伴有癌性骨痛患者行姑息性经皮冷冻消融治疗，尽管术中采用了体感诱发电位来监控骶 1 神经避免损伤，但是这次消融还是导致小肠功能紊乱和膀胱失禁，可能为术中损伤 S2 - 4 神经根所致，这些神经先前接受过外放疗，从而造成骶神经功能紊乱。

大多数医学中心通常采用 CT 来进行术中定位，因为 CT 比 MRI 机架的孔径大，这样在患者定位扫描时无需像在 MRI 环境下顾忌放置定位装置。Ullrick 等[38] 报道 3 例累及盆骨和肋骨伴有癌性疼痛的转移瘤患者接受 CT 引导和监控下施行的冷冻消融治疗，2 例患者术后疼痛缓解。最近发表的一项单中心前瞻性临床研究中期结果令人鼓舞。该研究共有 14 例伴有癌性疼痛骨转移瘤接受冷冻消融治疗，患者存在 1 ~ 2 个靶病灶，24 小时疼痛评分 4 分，疼痛评分采用 Cleeland 简易评分量表（Brief Pain Inventory，BPI）[39,40] 评估。术后 24 小时爆发痛评分从平均 6.7 分降至 3.8 分，并维持时间超出 4 周。所有术前需要开具麻方的患者（8/8），术后药物开始减量，没有发生严重不良反应。冷冻消融术后疼痛缓解时间较长，80%（4/5）患者随访 24 周，局部疼痛的控制仍满意，1 例患者随访 24 周时出现一过性疼痛评分增加，在接下来 6 个月后，疼痛评分为 0 ~ 3 分，提示疼痛控制。

比较经皮穿刺冷冻消融和外放疗对癌性疼痛评分的影响非常困难，因为用于研究外放疗的疼痛评分方法与直接将 BPI 用于冷冻消融研究方法无法进行直接对比，而且冷冻消融前瞻性研究的样本小。然而，冷冻消融的减痛效果是肯定的，疼痛评分平均下降 43%，并维持 4 周以上[41]。也有报道冷冻消融术后患者疼痛缓解率从 50% 至 100% 不

等，可以与放疗相媲美。若有可能的话，将上述两种治疗手段进行联合，那么伴有癌性疼痛的骨转移患者可能获益更多。理论上有必要进行随机前瞻性分组对比研究冷冻消融与放疗两种技术治疗伴有癌性疼痛骨转移瘤的疗效，但是这项研究似乎不太可能完成。

（三）冷冻消融与 RFA 的比较

RFA 是目前临床应用最广泛的经皮肿瘤局部消融治疗手段，然而，与 RFA 比较，冷冻消融在治疗伴有癌性疼痛骨转移瘤中具有几项内在的优势。如果靶病灶是溶骨性的，冷冻形成的冰球能到达骨骼深部，而 RFA 渗透力就相对较弱，因此对于单发伴有癌性疼痛的溶骨性转移瘤可以采用冷冻消融。例如，位于胸骨柄的转移性乳腺癌，骨转移呈混合型，在斯氏针钻孔辅助下采用多针叠加技术施行冷冻，冰球完全覆盖了靶区，在随后的随访中 FDG - PET 证实无肿瘤残留（图 43.6）。

冷冻消融术具有如下有点：首先，RFA 无论采用 CT 或超声监控，消融的边缘显示不清，虽然采用 MRI 监控下 RFA 消融的边缘可以显示，但是大多数临床中心不具备操作条件。相对比，冷冻消融产生的冰球无论是平扫 CT 还是 MRI 均能清晰显示消融边缘。第二，冷冻消融最大的优势在于独立多针消融，如 Galil 系统采用 5 个通道，每个通道可以置入 5 枚冷冻探针，而 Endocare 系统可以同时置入 8 枚探针。这样可以产生更大的冰球（直径 > 8cm），且合理布针后产生的冰球形状与病灶相一致。虽然通过使用转换器 RFA 也可以做到 3 针串联叠加产生更大的消融面积，然而由于可视性差，增加了手术风险，因此临床上更多采用序贯 RFA 法治疗大肿瘤，每次消融的边界还需特别的注意。微波消融可以用于巨大肿瘤的消融治疗，但是迄今为止，尚无比较 RFA 和冷冻消融术中使用该技术的文献报道。最后，冷冻消融手术期间和术后患者很少发生

疼痛。Thacker 等[42] 回顾性研究报道伴有癌性疼痛骨转移瘤患者接受冷冻消融或 RFA 治疗，发现 RFA 术后阿片类药物剂量递增，而冷冻术后 24 小时是递减的。

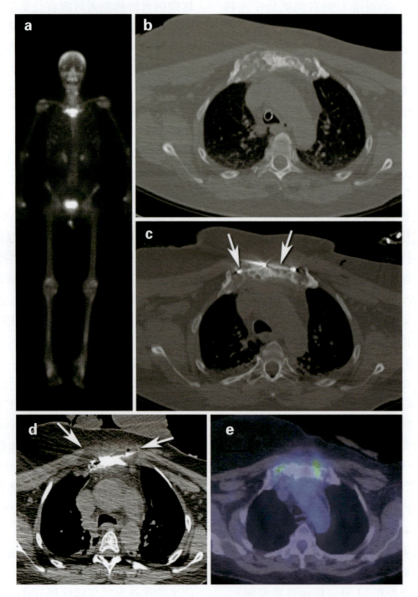

图 43.6　59 岁女性患者，转移性乳腺癌，病灶位于胸骨，没有临床症状。（a）Tc－99m ECT 骨显像前后位示，胸骨柄和胸骨上段高代谢摄取。（b）CT 平扫（骨窗）显示胸骨柄混合型骨质破坏。（c）4 枚 24 号 Endocare 冷冻探针中两枚（箭头）置入靶区内，术前采用 2.8mm 斯氏髓内钉和外科锤辅助建立穿刺通道。采用 8F 可撕脱鞘固定加以保护皮下组织。（d）术中平扫 CT 显示冰球（箭头）覆盖胸骨。（e）术后 3 个月，FDG－PET/CT 复查显示靶区没有残留肿瘤。12 个月复查提示多发 FDG 摄取热区，提示多发转移。

结论

经皮冷冻消融术是治疗良、恶性骨与软组织肿瘤的一项重要手段。冷冻消融术为伴有癌性疼痛骨转移瘤患者提供了有效的姑息镇痛和肿瘤局部控制方法。对常规治疗（包括化疗、外放疗等）失败的伴有癌性疼痛的骨转移瘤患者，经皮冷冻消融术能起到显著镇痛效果。而且特别有意义的是，经皮冷冻消融术镇痛效果维持时间长，往往可以维持数月。

参考文献

［1］ Nielsen OS, Munro AJ, Tannock IF. Bone metastases: pathophysiology and management policy. J Clin Oncol. 1991; 9: 509 – 24.

［2］ Mercadante S. Malignant bone pain: pathophysiology and treatment. Pain. 1997; 69: 1 – 18.

［3］ Tong D, Gillick L, Hendrickson FR. The palliation of symptomatic osseous metastases: final results of the study by the Radiation Therapy Oncology Group. Cancer. 1982; 50 (5): 893 – 9.

［4］ Massie MJ, Holland JC. The cancer patient with pain: psychiatric complications and their management. J Pain Symptom Manage. 1992; 7: 99 – 109.

［5］ Spiegel D, Sands S, Koopman C. Pain and depression in patients with cancer. Cancer. 1994; 74: 2570 – 8.

［6］ Jeremic B, Shibamoto Y, Acimovic L, et al. A randomized trial of three single – dose radiation therapy regimens in the treatment of metastatic bone pain. Int J Radiat Oncol Biol Phys. 1998; 42 (1): 161 – 7.

［7］ Price P, Hoskin PJ, Easton D, Austin D, Palmer SG, Yarnold JR. Prospective randomised trial of single and multifraction radiotherapy schedules in the treatment of painful bony metastases. Radiother Oncol. 1986; 6: 247 – 55.

［8］ Cole DJ. A randomized trial of a single treatment versus conventional fractionation in the palliative radiotherapy of painful bone metastases. Clin Oncol (R Coll Radiol). 1989; 1: 59 – 62.

［9］ Gaze MN, Kelly CG, Kerr GR, et al. Pain relief and quality of life following radiotherapy for bone metastases: a randomised trial of two fractionation schedules. Radiother Oncol. 1997; 45: 109 – 16.

［10］ Steenland E, Leer JW, van Houwelingen H, et al. The effect of a single fraction compared to multiple fractions on painful bone metastases: a global analysis of the Dutch Bone Metastasis Study. Radiother Oncol. 1999; 52 (2): 101 – 9.

［11］ Gangi A, Kastler B, Klinkert A, Dietemann JL. Injection of alcohol into bone metastases under CT guidance. J Comput Assist Tomogr. 1994; 18: 932 – 5.

［12］ Gro¨enemeyer DH, Schirp S, Gevargez A. Imageguided percutaneous thermal ablation of bone tumors. Acad Radiol. 2002; 9: 467 – 77.

［13］ Dupuy DE, Safran H, Mayo – Smith WW, Goldberg SN. Radiofrequency ablation of painful osseous metastatic disease. Radiology. 1998; 209 (P): 389.

［14］ Callstrom MR, Charboneau JW, Goetz MP, et al. Painful metastases involving bone: feasibility of percutaneous CT – and US – guided radio – frequency ablation. Radiology. 2002; 224 (1): 87 – 97.

［15］ Goetz MP, Callstrom MR, Charboneau JW, et al. Percutaneous image – guided radiofrequency ablation of painful metastases involving bone: a multicenter study. J Clin Oncol. 2004; 22 (2): 300 – 6.

［16］ Beland MD, Dupuy DE, Mayo – Smith WW. Percutaneous cryoablation of symptomatic extraabdominal metastatic disease: preliminary results. AJR Am J Roentgenol. 2005; 184 (3): 926 – 30.

［17］ Callstrom MR, Charboneau JW, Goetz MP, et al. Image – guided ablation of painful metastatic bone tumors: a new and effective approach to a difficult problem. Skeletal Radiol. 2006; 35 (1): 1 – 15.

[18] Dupuy DE, Liu D, Hartfeil D, et al. Percutaneous radiofrequency ablation of painful osseous metastases: a multicenter American College of Radiology Imaging Network trial. Cancer. 2010; 116 (4): 989 – 97.

[19] Callstrom MR, Atwell TD, Charboneau JW, et al. Painful metastases involving bone: percutaneous image – guided cryoablation – prospective trial interim analysis. Radiology. 2006; 241 (2): 572 – 80.

[20] Sabharwal T, Katsanos K, Buy X, Gangi A. Imageguided ablation therapy of bone tumors. Semin Ultrasound CT MR. 2009; 30 (2): 78 – 90.

[21] Sabharwal T, Salter R, Adam A, Gangi A. Imageguided therapies in orthopedic oncology. Orthop Clin North Am. 2006; 37 (1): 105 – +.

[22] Callstrom MR, Kurup AN. Percutaneous ablation for bone and soft tissue metastases – why cryoablation? Skeletal Radiol. 2009; 38 (9): 835 – 9.

[23] Callstrom MR, York JD, Gaba RC, et al. Research reporting standards for image – guided ablation of bone and soft tissue tumors. J Vasc Interv Radiol. 2009; 20 (12): 1527 – 40.

[24] Rybak LD. Fire and ice: thermal ablation of musculoskeletal tumors. Radiol Clin North Am. 2009; 47 (3): 455 – 69.

[25] Chosy SG, Nakada SY, Lee Jr FT, Warner TF. Monitoring renal cryosurgery: predictors of tissue necrosis in swine. J Urol. 1998; 159 (4): 1370 – 4.

[26] Dodd 3rd GD, Frank MS, Aribandi M, Chopra S, Chintapalli KN. Radiofrequency thermal ablation: computer analysis of the size of the thermal injury created by overlapping ablations. AJR Am J Roentgenol. 2001; 177 (4): 777 – 82.

[27] Mohler DG, Chiu R, McCall DA, Avedian RS. Curettage and cryosurgery for low – grade cartilage tumors is associated with low recurrence and high function. Clin Orthop Relat Res. 2010; 468 (10): 2765 – 73.

[28] Meller I, Weinbroum A, Bickels J, et al. Fifteen years of bone tumor cryosurgery: a single – center experience of 440 procedures and long – term follow – up. Eur J Surg Oncol. 2008; 34 (8): 921 – 7.

[29] Grobmyer SR, Maki RG, Demetri GD, et al. Neoadjuvant chemotherapy for primary high – grade extremity soft tissue sarcoma. Ann Oncol. 2004; 15 (11): 1667 – 72.

[30] Bickels J, Meller I, Shmookler BM, Malawer MM. The role and biology of cryosurgery in the treatment of bone tumors. A review. Acta Orthop Scand. 1999; 70 (3): 308 – 15.

[31] Ahlmann ER, Falkinstein Y, Fedenko AN, Menendez LR. Cryoablation and resection influences patient survival for soft tissue sarcomas: impact on survivorship and local recurrence. Clin Orthop Relat Res. 2007; 459: 174 – 81.

[32] Kujak JL, Liu PT, Johnson GB, Callstrom MR. Early experience with percutaneous cryoablation of extraabdominal desmoid tumors. Skeletal Radiol. 2010; 39 (2): 175 – 82.

[33] Wu B, Xiao YY, Zhang X, Zhao L, Carrino JA. CT – guided percutaneous cryoablation of osteoid osteoma in children: an initial study. Skeletal Radiol. 2011; 40: 1303 – 10.

[34] Liu GR, Gao PY, Lin Y, et al. Brain magnetic resonance elastography on healthy volunteers: a safety study. Acta Radiol. 2009; 50 (4): 423 – 9.

[35] Sewell P, Jackson M, Dhillon G. Percutaneous MRI guided cryosurgery of bone tumors. Radiology. 2002; 225 (P): 514.

[36] Tuncali K, Morrison PR, Winalski CS, et al. MRIguided percutaneous cryotherapy for soft – tissue and bone metastases: initial experience. AJR Am J Roentgenol. 2007; 189 (1): 232 – 9.

[37] Lessard AM, Gilchrist J, Schaefer L, Dupuy DE. Palliation of recurrent Ewing sarcoma of the pelvis with cryoablation and somatosensory – e-

voked potentials. J Pediatr Hematol Oncol. 2009; 31 (1): 18 – 21.

[38] Ullrick SR, Hebert JJ, Davis KW. Cryoablation in the musculoskeletal system. Curr Probl Diagn Radiol. 2008; 37 (1): 39 – 48.

[39] Daut RL, Cleeland CS, Flanery RC. Development of the wisconsin brief pain questionnaire to assess pain in cancer and other diseases. Pain. 1983; 17: 197 – 210.

[40] Cleeland CS, Gonin R, Hatfield AK, et al. Pain and its treatment in outpatients with metastatic cancer. N Engl J Med. 1994; 330: 592 – 6.

[41] Farrar JT, Young Jr JP, LaMoreaux L, Werth JL, Poole RM. Clinical importance of changes in chronic pain intensity measured on an 11 – point numerical pain rating scale. Pain. 2001; 94: 149 – 58.

[42] Thacker PG, Callstrom MR, Curry TB, et al. Palliation of painful metastatic disease involving bone with image – guided treatment: comparison of patients immediate response to radiofrequency ablation andcryoablation. AJR Am J Roentgenol. 2011; 197 (2): 510 – 5.

第 44 章　骨肿瘤的治疗

Anne Smith Hutchison and Jordan Berlin

邵国良　翻译　许永华　校审

[摘要]　原发性和继发性骨肿瘤由于有很高的全身转移的可能性而使治疗变得困难。全身性治疗在控制局部病灶的同时，对远处转移出现时有姑息治疗的作用。本章节综述原发性或转移性骨肿瘤病变的全身治疗方法。

骨肿瘤包括原发性骨肿瘤和来自其他原发部位的恶性肿瘤的骨转移，后者更常见。原发性骨肿瘤很少见，据估算 2009 年美国新发病例大概为 2570 例，1470 例患者死于骨与关节的恶性肿瘤。最常见的原发性骨肿瘤包括骨肉瘤、尤文（Ewing）肉瘤和软骨肉瘤。这些原发性骨肉瘤更常见于儿童和青少年，骨肉瘤和尤文肉瘤在所有的儿童恶性肿瘤中分别占 2.7% 和 1.4%。侵犯骨的肿瘤更常见的是来自于其他原发部位的恶性肿瘤的转移灶，它们主要呈溶骨性或成骨性，也可以是兼具溶骨和成骨成分的混合性病灶。发生骨转移的原发性实体肿瘤最常见的是乳腺癌、前列腺癌、肾癌、肺癌和甲状腺癌。几乎所有类型的恶性肿瘤都有扩散到骨的潜力。除此之外，多发性骨髓瘤作为一种浆细胞起源的原发性血液系统恶性肿瘤，在大多数受累患者中，引起骨的病变纯粹呈

溶骨性。在恶性肿瘤患者中，骨转移是患者发病和死亡的常见原因，可以引起疼痛、骨折、运动减少、高钙血症、日常活动受限等，针对这些情况的治疗主要起姑息作用[1]。

针对原发性骨肿瘤的化疗主要是辅助或新辅助方法，与单纯外科手术相比，联合化疗可以提高患者的生存率，原因在于其对确诊时已存在的微转移灶的治疗。相反地，对于转移性实体肿瘤的化疗主要起姑息作用。应用的个体化疗方案因所治疗的肿瘤类型不同而各异。一些常用的化疗方案将在下面进一步详细讨论。常用于骨转移性病变和多发性骨髓瘤的特殊性骨靶向治疗包括二膦酸盐和不太常用的骨靶向性同位素。

原发性骨肿瘤

（一）骨肉瘤

骨肉瘤是少见的骨恶性肿瘤，以恶性肿瘤细胞产生骨样组织和非成熟骨组织为特征。从以往看，骨肉瘤尽管做了足够的局部切除，但复发率高，转移造成的死亡率高。随着 20 世纪 70 年代成功的辅助化疗方案的出现，中位随访时间为 7 年的骨肉瘤患者长期无疾病生存率增加到了 48%，而与历史对照，单纯手术切除的患者低于 20%。在

A. S. Hutchison (✉)
South Carolina Oncology Associates, Columbia, SC, USA e - mail：ahutchison@ sconcology. net

J. Berlin
Department of Medicine, Division of Hematology and Oncology, Vanderbilt University Medical Center, Nashville, TN, USA

这以后，2 项随机临床试验进一步证实了辅助化疗的益处。在局限性高级别骨肉瘤患者中，与单纯手术切除相比，加上术后的联合化疗改善了患者的无病生存期和总的生存期。这些研究采用了高剂量甲氨蝶呤、阿霉素和 BCD（博来霉素、环磷酰胺、更生霉素）的联合化疗方案，更现代的典型化疗方案包括顺铂和阿霉素，包括或不包括高剂量甲氨蝶呤。随着保肢外科技术的出现，术前化疗概念的兴起。一项随机试验显示，术前化疗与直接手术后辅助化疗患者的无事件生存率和保肢率上无差别。虽然这项试验不足以确定术前化疗和术后化疗相等同，但它可以确定新辅助化疗后手术切除后能够达到 61％ 的 5 年无事件生存率，优于历史结果。而且，由于资料显示骨肉瘤对新辅助化疗的反应性反映了重要的预后信息，临床工作中已更多地应用术前化疗。大量的研究表明，在新辅助化疗后手术切除的肿瘤标本坏死程度可预测肿瘤局部复发和患者生存率。基于肿瘤坏死程度的高低而改变术后的化疗方案是否会给患者带来益处仍存在争议。

（二）尤文肉瘤

尤文肉瘤是一种小圆蓝色细胞肿瘤，起源于骨或罕见起源于软组织。骨尤文肉瘤是尤文肉瘤家族（Ewing sarcoma family of tumor，EFT）中一系列肿瘤性疾病的一种。EFT 也包括原始神经外胚叶肿瘤（PNET）和其他一些罕见的恶性肿瘤。EFT 以相同的病理特点和染色体易位为特点，11 号和 22 号间染色体易位最常见，它们被认为有共同的细胞起源。在单独采用局部治疗的患者中，复发率高达 90％，因此推测尽管在诊断时出现明显的转移比率相对较低，但绝大多数患者已存在微转移病灶。尤文肉瘤和 EFT 因此被作为是一种全身性疾病而采用多模式治疗。

与骨肉瘤类似，尤文肉瘤最常见于儿童、青少年和青壮年。由于有关成年人尤文肉瘤的资料缺乏，推荐的治疗方法经常是从小儿群体的数据推断而来。现代的辅助化疗方案的确定主要由尤文肉瘤协助组（IESS）的一系列临床试验发展而来。第一个试验是局限性尤文肉瘤患者随机接受原发灶放射治疗加下列辅助化疗方案中的一个：①长春新碱、阿霉素、环磷酰胺和更生霉素（VD-CA）；②单用长春新碱、环磷酰胺和更生霉素（VAC）；③VAC 和辅助性双肺放疗。他们发现接受包含有阿霉素化疗方案的患者有明显的无复发和总生存优势。协作组的第二个研究显示随着阿霉素剂量的增加，患者的治疗结果进一步改善。在 20 世纪 80 年代早期，异环磷酰胺的使用，联合或不联合使用依托泊苷，对经标准治疗后复发的尤文肉瘤患者显示出令人印象深刻的疗效。基于这些结果，他们进行了一项研究，将尤文肉瘤或 PNET 患者随机分配接受 VDCA 标准治疗或接受同样的 4 药方案并交替使用异环磷酰胺和依托泊苷（IE）方案的疗程。他们发现对于无转移的患者用 VDCA 交替 IE 治疗，与单用 VDCA 方案比较，患者的无事件生存和总生存率得到改善。

基于以上研究的结果，尤文肉瘤和 PNET 的现代治疗方案包括长春新碱、阿霉素和环磷酰胺，加或不加更生霉素（VDCA 或 VDC）的化疗，并交替使用异环磷酰胺和依托泊苷（IE）治疗。外科切除通常在几个疗程的术前化疗后实施，余下的化疗疗程在术后再给予。对由于原发肿瘤的部位或范围的原因，不能实施保存功能的外科切除时，根治性剂量的放射治疗也是一种选择。

转移性骨疾病

几乎所有的实体恶性肿瘤都能产生骨转移，乳腺癌、前列腺癌和肺癌侵犯骨骼最常见。对于进展期疾病，根治性治疗几乎不可能，化疗是这些患者的主要姑息治疗手段，目的是延长生存期或改善生活质量。

（一）乳腺癌

转移性乳腺癌的治疗选择主要取决于肿瘤累及的部位、进展的速度和肿瘤的特异性因素，诸如激素受体的状态、HER2 的过度表达。对于激素受体阳性（雌激素和/或孕激素受体）以骨转移为主的女性乳腺癌患者，通常选择内分泌治疗。选择性雌激素受体调节物（SERMs）、芳香酶抑制剂、抗雌激素治疗对 ER/PR 阳性的肿瘤反应率高达 50%～60%，并具有良好的耐受性。对那些有骨转移的患者通常需要增加二膦酸盐。

对于内分泌治疗失败，有快速进展的内脏病变或者肿瘤的 ER/PR 阴性的患者，化疗是优选的初始治疗。许多单个化疗药物对乳腺癌有作用，最常用的化疗药物有紫杉醇、蒽环类药物、吉西他滨、长春瑞滨和卡培他滨。与采用单个化疗药物治疗相比，联合化疗可能有更高的疗效，但并不能总是反映出生存上的获益，而副反应明显地加重。因此，采用系列的单药化疗比联合化疗方案更为优选。一个值得注意的方面是紫杉醇和贝伐单抗的联合，一项随机的三期试验中显示，与单独应用紫杉醇相比，联合方案延长了患者无进展生存时间（中位时间 11.8 对 5.9 个月，$P < 0.001$）。而在两组中，总的生存率相似。考虑贝伐单抗增加患者的毒性和联合方案的费用，在转移性乳腺癌的治疗中贝伐单抗所能发挥的作用仍不清楚。对存在症状性病变和内脏危象的患者，可以采取联合化疗，而较高的反应率也许证明对患者有益处。

大约 20% 的乳腺癌过度表达受体酪氨酸激酶 HER2（也称作 HER2/neu）。针对 HER2 的靶向药物包括曲妥珠单抗和拉帕替尼。曲妥珠单抗是一种人源化的单克隆抗体，与 HER2 在细胞表面结合。拉帕替尼，是一种酪氨酸激酶抑制剂，对 HER2 和上皮生长因子受体（EGFR）都有靶向作用。这些药物对 HER2 过度表达的转移性乳腺癌有作用，它们经常与化疗或者激素治疗联合，很少增加毒性。

（二）前列腺癌

前列腺癌有骨转移的倾向，大多数男性转移性前列腺癌患者在疾病过程中的某个时期会有骨的侵犯。由于睾酮促进许多前列腺癌的生长，通常采用激素治疗作为转移性前列腺癌的初始治疗，以消除雄性激素的作用。外科睾丸切除术是治疗的金标准。但在当今时代，这种手术已很少采用。激素治疗包括促性腺激素释放激素（GnRH）激动剂和拮抗剂及抗雄激素药物，分别有降低血清睾酮水平和阻断雄激素的作用。激素初始治疗反应率高，60%～70% 的患者 PSA 值下降，30%～50% 的患者在系列的骨扫描图像上显示改善或可测量的肿块大小的缩小。

在激素治疗期间，患者的病灶复发或进展，而血清睾酮达到去势水平，被称为去势抵抗（或激素难治性）。许多这样的患者进一步激素治疗能够起到效果，虽然作用的持续时间短。接受 GnRH 激动剂治疗的男性患者，可以增加一种非类固醇抗雄激素药物，如氟他胺或比卡鲁胺。对于除了 GnRH 激动剂外，已经接受抗雄激素治疗的男性患者，在出现疾病进展时撤除抗雄激素药物可能受益。因为这些药物显示出在它的后期阶段有时候会促进前列腺癌的生长。也可以考虑诸如酮康唑类药物的三线激素治疗。

当激素治疗手段耗尽或有内脏系统疾病的患者，通常推荐细胞毒性的化疗。米托蒽醌加强的松对于症状性激素抵抗的前列腺癌患者有姑息作用，但是与单独采用强的松治疗相比并没有延长总的生存期。之后两项随机试验表明多烯紫杉醇优于米托蒽醌加强的松，含有多烯紫杉醇的方案明显地延长男性转移性去势抵抗前列腺癌患者的总生存期。因此，多烯紫杉醇是男性转移性前列腺癌患者在激素治疗失败后最常用的化疗药物，米托蒽醌保留作为二线化疗药物。最近 FDA 批准的新型的紫杉类卡巴他赛，显现出延长了多烯紫杉醇治疗失败后患者的生存期和疾病进展时间，可能取代二线方案的米托蒽醌。

（三）肺癌

化疗适用于转移性小细胞肺癌（SCLC）和非小细胞肺癌（NSCLC）。对小细胞肺癌标准的治疗是以铂类为基础的化疗，包括顺铂或卡铂联合依托泊苷。小细胞肺癌对化疗非常敏感，在患者中有 50% 的反应率（25% 的完全缓解率）。尽管有如此高的反应率，但进展期患者的中位生存期仍不到 1 年。

NSCLC 化疗传统上采用由一种以铂类为基础的联合方案，虽然它不是治愈性的，但可以延长患者的生存期和缓解症状。许多成对（两种药物）药物的化疗方案可供选择。然后，在以铂类为基础的 4 对化疗药物中随机试验没有哪一对药物被证明优于其他药物。最近的研究表明，不同组织类型的非小细胞肺癌对化疗的反应不同。一项Ⅲ期的研究对顺铂/培美曲塞和顺铂/吉西他滨的化疗方案进行了对照，患者的生存期在两组方案间没有差别。然后，在预先设定的亚组分析中，组织学上为腺癌或大细胞癌的患者采用顺铂/培美曲塞化疗患者总的生存期优于顺铂/吉西他滨方案。相反，在顺铂/吉西他滨治疗的患者中生存期获得改善的患者与组织学为鳞癌密切相关。这些资料表明肿瘤的组织学决定了肿瘤的生物学行为和对化疗的反应，对转移性 NSCLC 的一线化疗方案的选择应根据不同的组织学类型而制订。贝伐单抗是一种人源化的单克隆抗体，它能与 VEGF 结合并抑制 VEGF 的作用，在化疗中加入贝伐单抗也要根据肿瘤的组织学类型。一项随机Ⅲ期试验显示在进展期非鳞状上皮非小细胞肺癌患者中，采用卡铂/紫杉醇加上贝伐单抗较单独采用卡铂/紫杉醇化疗延长了患者的生存期（12.3 个月对 10.3 个月，$P = 0.003$）。由于在这项试验前的Ⅱ期研究中鳞状细胞癌患者出血率较高，该试验中排除了鳞状细胞癌患者（患者有咯血、脑转移、出血性疾病或者需要抗凝治疗）。

骨靶向治疗

（一）双膦酸盐

双膦酸盐是焦磷酸盐的类似物，能抑制破骨细胞的骨吸收。它们被广泛地应用于高钙血症、一些骨疾病的治疗和骨质疏松的预防与治疗。虽然它们在肿瘤的治疗中有许多潜在的用途，但最常被用于患有溶骨性病灶的多发性骨髓瘤和由各种实体肿瘤引起的骨转移的患者，来降低骨相关事件的风险。这些骨相关事件包括病理性骨折、需要对骨进行外科和放射治疗、脊髓压迫。

在 20 世纪 90 年代中期，多项研究确立了双膦酸盐降低多发性骨髓瘤患者骨相关事件的疗效。在 377 例Ⅲ期多发性骨髓瘤患者，至少有一个溶骨性病灶，抗骨髓瘤化疗加 9 个周期的帕米膦酸二钠治疗与安慰剂加抗骨髓瘤化疗相比，显著减少了骨相关事件的发生率［病理性骨折、骨的放射治疗和外科治疗、脊髓压迫（24% vs 41%，$P < 0.001$）］。同时帕米膦酸二钠治疗组患者的骨疼痛明显减轻。经 21 个周期的帕米膦酸二钠治疗后，随访研究显示帕米膦酸二钠治疗的患者每年的骨相关事件数量明显减少（1.3 对 2.2 安慰剂组，$P = 0.008$）。一项随后的研究评价了唑来膦酸在多发性骨髓瘤和进展期乳腺癌患者中的效果，他们至少有一处骨的病变，唑来膦酸是一种更强力的双膦酸盐，较帕米膦酸二钠能更快地注入到人体。这项研究将 1648 例患者随机分配到双膦酸盐组或唑来膦酸组，每 3～4 周 1 次，共 24 个月，他们发现发生骨相关事件的次数和到第一次发生骨相关事件的中位时间两

组间相似，经过 25 个月随访，输注时间少于 15 分钟的唑来膦酸，并没有增加患者的肾脏毒性。

基于以上的研究结果，双膦酸盐被推荐用于至少有一处骨病变的多发性骨髓瘤患者，以预防和延缓骨相关事件的发生，减轻骨的疼痛。最佳治疗持续时间还不清楚，也没有确切的数据支持在使用一种双膦酸盐后再静脉使用另外一种。但有一点很清楚，目前在美国用的口服双膦酸盐对预防多发性骨髓瘤患者的骨相关事件没有益处。

乳腺癌是女性最常见的恶性肿瘤，是女性肿瘤死亡第二位的原因。在美国每年大约有 40 000 名女性会死于乳腺癌，绝大多数患者有侵犯骨的肿瘤转移。骨转移并发症包括骨的疼痛、病理性骨折、脊髓压迫和高钙血症，是一种常见的转移性乳腺癌患者的发病因素。已知双膦酸盐能够降低发生骨转移并发症的风险。在一项研究中确立了静脉给予帕米膦酸二钠的效果。该研究将 382 例接受化疗，并至少有一处溶骨性骨病灶的进展期乳腺癌患者随机分组，接受帕米膦酸二钠或安慰剂治疗。研究显示帕米膦酸二钠治疗组患者骨并发症发生率显著降低（43% 对 56% 安慰剂，$P = 0.008$），到出现第一次骨事件的时间延迟（13.1 对 7.0 个月，$P = 0.001$）。在 2 年的随访期中，这种作用仍持续保持。相同的研究者进行了类似的研究，评价帕米膦酸二钠和安慰剂在乳腺癌患者中对激素治疗的作用，患者至少要有一处溶骨性骨病变。研究显示与安慰剂治疗相比较，采用帕米膦酸二钠治疗的患者明显减少了骨并发症的发生率（56% 对 67%，$P = 0.027$），到出现第一次骨并发症的时间更长（10.4 对 6.9 个月，$P = 0.049$）。唑来膦酸同样地显示出在减少乳腺癌骨转移患者骨相关事件发生率方面的效果。没有确定的数据支持在一种双膦酸盐静脉内使用后再给予另外一种药的用法。正如先前所知道的，在存在骨病变的转移性乳腺癌或多发性骨髓瘤患者中进行的一项随机试验对双膦酸盐和唑来膦酸做了比较，发现两种静脉用双膦酸盐治疗的结果没有差别。尽管通常认为唑来膦酸灌注时间短，使用更方便。

骨是进展期前列腺癌最常见的转移部位，发生率大约 80%。与多发性骨髓瘤和乳腺癌不同，前列腺癌的骨转移主要是成骨性的，而前两者大多数骨病灶呈溶骨性。然而，临床研究表明，在前列腺癌骨转移的发生、发展中溶骨也发挥了作用，这也为转移性前列腺癌患者使用双膦酸钠提供了合理性。尽管它们具有成骨的特性，高达 22% 的有骨转移的男性前列腺癌患者会发生病理性骨折。在男性进展期前列腺癌患者中继发于去势治疗后的骨质疏松是发生骨折的另外一种因素。

双膦酸盐在进展期前列腺癌治疗中的作用已被广泛地研究。在一项对 634 例激素抵抗的前列腺癌伴骨转移患者的随机、双盲、对照的研究中，骨相关事件（SREs，包括病理性骨折、脊髓压迫、骨的外科治疗、骨的放射治疗、治疗骨疼痛的抗肿瘤治疗的改变）明显减少。使用 4mg 剂量唑来膦酸 SREs 的发生率从安慰剂的 44% 下降到 33%（$P = 0.0 21$），病理性骨折从 22% 减少到 13%（$P = 0.015$）。也发现治疗组患者发生第一次骨相关事件的时间明显延迟。双膦酸钠对激素敏感的前列腺癌的作用仍不清楚。然后帕米膦酸二钠和唑来膦酸都对乳腺癌引起的骨转移和多发性骨髓瘤有效，低效的帕米膦酸二钠在进展期前列腺癌中对减少骨疼痛和 SREs 的发生率并没有好处。

尽管许多实体肿瘤发生骨转移的频率高，双膦酸钠在肿瘤中的应用除了乳腺癌和前列腺癌转移以外还没有进行广泛的研究。一项随机、双盲试验在除了乳腺癌和前列腺癌外的实体肿瘤来源的骨转移患者中对唑来膦酸和安慰剂的效果进行了对照研究。在

733 例随机患者中，大约 50% 为非小细胞肺癌，剩余的患者多数为肾细胞癌、小细胞肺癌和原发部位不明的恶性肿瘤。溶骨性、成骨性和混合性骨病变者都被包括在内，但没有报告相对的比率或溶骨性与成骨性转移的对比。他们发现骨相关事件减少与唑来膦酸相关（38% *vs* 47% 安慰剂组，$P = 0.039$），在该项研究中将骨相关事件定义为病理性骨折、脊髓压迫、骨放射治疗、骨外科治疗和高钙血症。用唑来膦酸治疗也明显延长了第一次骨事件的发生时间。基于这项研究，很大程度上通常推荐不管原发肿瘤的部位如何，对所有骨转移的患者，常规使用双膦酸盐。使用双膦酸盐的最佳持续时间仍不清楚，但是对双膦酸盐在转移性肿瘤中应用的系统性回顾推荐持续使用双膦酸盐，直到它在临床上不再起到明显的作用为止。

（二）骨靶向性放射性同位素

骨靶向性放射性同位素主要包括锶 89（^{89}Sr）、钐 153（^{153}Sm）和铼 188（^{188}Re）。它们被发现可以缓解由多灶性成骨性骨转移引起的骨疼痛。因为这些药物只在成骨性骨病变中有活性，因此主要在男性进展期前列腺癌和女性进展期乳腺癌中进行了研究。但是，它们可以用于有成骨性骨转移的任何组织学类型的肿瘤。

其中一项最大的放射性核素试验将 284 例男性有疼痛性骨转移的前列腺癌患者随机分配到放射治疗组或 ^{89}Sr 治疗组。两种治疗都有效地缓解了疼痛，并且在大多数患者中疗效持续 3 个月，两组间无差别。出现新的疼痛点的患者例数在 ^{89}Sr 治疗后少于放射治疗后（$P < 0.05$），在 ^{89}Sr 治疗组需要对新的疼痛点进行放射治疗的患者数也少于局部放疗组（$P < 0.01$）。在男性转移性内分泌治疗抵抗有疼痛性骨转移的前列腺癌患者中所进行的一项Ⅲ期随机对照试验，通过观察新的疼痛部位和需要局部放疗的情况，与局部放疗加安慰剂对比，局部放疗加 ^{89}Sr

治疗减少了疾病的进展。然而，在所指示部位疼痛的缓解上两组间没有明显差别，在 ^{89}Sr 治疗组对止痛药物的需求量减少。虽然早期的研究显示在治疗组间中位生存期没有差别，一项欧洲癌症研究和治疗组织（EORTC）的对类似的患者群所进行的研究显示局部放疗患者的总生存率优于 ^{89}Sr 治疗（11 对 7.2 个月，$P = 0.0457$），在主观反应率上两者没有差别。

^{153}Sm 对疼痛骨转移的治疗效果在 2 项随机对照Ⅲ期试验中得到证实。第一项试验是将 118 例继发于各种原发性恶性肿瘤的疼痛性骨转移患者随机接受 0.5mCi/kg 或 1mCi/kg 的 ^{153}Sm 治疗，或安慰剂治疗。与安慰剂对照，接受 1mCi/kg 的 ^{153}Sm 治疗的患者在治疗后的最初 4 周每次疼痛均明显减轻。在 1mCi/kg 的 ^{153}Sm 治疗组，72% 的患者疼痛缓解，在极大多数患者中持续时间至少达到 16 周。第二个试验将 152 例对激素抵抗前列腺癌的疼痛性骨转移患者以 2:1 的比例随机接受 1mCi/kg 的 ^{153}Sm 治疗和无放射活性的安慰剂（^{152}Sm）治疗。与安慰剂组对照，在 1mCi/kg 的 ^{153}Sm 治疗组患者在治疗后的 1~2 周内疼痛评分明显降低，3~4 周后止痛药的用量也明显减少。

放射性核素治疗通常忍耐性好，其最常见的副作用是血液毒性。这种副作用一般为轻度，在治疗后的 8 周内骨髓抑制得到恢复。因为骨髓抑制的作用，所以要避免同时使用化疗或放射性同位素治疗，除非是进行临床试验。

（三）狄诺塞麦

细胞核因子 κB 受体活化因子配基（RANKL）由成骨细胞和骨髓基质细胞表达。当 RANKL 与它位于破骨细胞前体上的受体（RANK）结合时，使破骨细胞前体成为成熟破骨细胞，这些激活的破骨细胞分泌蛋白酶和酸，使骨质吸收。狄诺塞麦是一种完全人源化的单克隆抗体，直接作用于

RANKL，它对绝经后骨质疏松和与前列腺癌去势治疗有关的骨质疏松的治疗效果已经得到证实，对多发性骨髓瘤、转移性骨肿瘤和良性骨肿瘤的治疗正在研究中。初步研究结果令人鼓舞，但多发性骨髓瘤和转移性实体肿瘤的大规模Ⅲ期试验结果还在等待中。

参考文献

［1］Cancer Facts & Figures. http：//www. cancer. org/ docroot/home/index. asp（2009）. Accessed 22 Feb 2010.

［2］Sissons HA. The WHO, classification of bone tumors. Recent Results Cancer Res. 1976；54：104 – 8.

［3］Rosen G, Marcove RC, Huvos AG, et al. Primary osteogenic sarcoma：eight – year experience with adjuvant chemotherapy. J Cancer Res Clin Oncol. 1983；106（Suppl）：55 – 67.

［4］Eilber F, Giuliano A, Eckardt J, Patterson K, Moseley S, Goodnight J. Adjuvant chemotherapy for osteosarcoma：a randomized prospective trial. J Clin Oncol. 1987；5：21 – 6.

［5］Link MP, Goorin AM, Miser AW, et al. The effect of adjuvant chemotherapy on relapse – free survival in patients with osteosarcoma of the extremity. N Engl J Med. 1986；314：1600 – 6.

［6］Link MP, Goorin AM, Horowitz M, et al. Adjuvant chemotherapy of high – grade osteosarcoma of the extremity. Updated results of the multi – institutional osteosarcoma study. Clin Orthop Relat Res. 1991；270：8 – 14.

［7］Bacci G, Ferrari S, Bertoni F, et al. Long – term outcome for patients with nonmetastatic osteosarcoma of the extremity treated at the istituto ortopedico rizzoli according to the istituto ortopedico rizzoli/osteosarcoma – 2 protocol：an updated report. J Clin Oncol. 2000；18：4016 – 27.

［8］Bramwell VH, Burgers M, Sneath R, et al. A comparison of two short intensive adjuvant chemotherapy regimens in operable osteosarcoma of limbs in children and young adults：the first study of the European Osteosarcoma Intergroup. J Clin Oncol. 1992；10：1579 – 91.

［9］Souhami RL, Craft AW, Van der Eijken JW, et al. Randomised trial of two regimens of chemotherapy in operable osteosarcoma：a study of the European Osteosarcoma Intergroup. Lancet. 1997；350：911 – 7.

［10］Goorin AM, Schwartzentruber DJ, Devidas M, et al. Presurgical chemotherapy compared with immediate surgery and adjuvant chemotherapy for nonmetastatic osteosarcoma：Pediatric Oncology Group Study POG – 8651. J Clin Oncol. 2003；21：1574 – 80.

［11］Picci P, Sangiorgi L, Rougraff BT, Neff JR, Casadei R, Campanacci M. Relationship of chemotherapyinduced necrosis and surgical margins to local recurrence in osteosarcoma. J Clin Oncol. 1994；12：2699 – 705.

［12］Bielack SS, Kempf – Bielack B, Winkler K. Osteosarcoma：relationship of response to preoperative chemotherapy and type of surgery to local recurrence. J Clin Oncol. 1996；14：683 – 4.

［13］Bielack SS, Kempf – Bielack B, Delling G, et al. Prognostic factors in high – grade osteosarcoma of the extremities or trunk：an analysis of 1, 702 patients treated on neoadjuvant cooperative osteosarcoma study group protocols. J Clin Oncol. 2002；20：776 – 90.

［14］Petrilli AS, de Camargo B, Filho VO, et al. Results of the Brazilian osteosarcoma treatment group studies III and IV：prognostic factors and impact on survival. J Clin Oncol. 2006；24：1161 – 8.

［15］Nesbit Jr ME, Gehan EA, Burgert Jr EO, et al. Multimodal therapy for the management of primary, nonmetastatic Ewing's sarcoma of bone：a long – term follow – up of the First Intergroup study. J Clin Oncol. 1990；8：1664 – 74.

［16］Burgert Jr EO, Nesbit ME, Garnsey LA, et al. Multimodal therapy for the management of non-pelvic, localized Ewing's sarcoma of bone：intergroup study IESS – II. J Clin Oncol. 1990；

8：1514 – 24.

[17] Grier HE, Krailo MD, Tarbell NJ, et al. Addition of ifosfamide and etoposide to standard chemotherapy for Ewing's sarcoma and primitive neuroectodermal tumor of bone. N Engl J Med. 2003；348：694 – 701.

[18] Miller K, Wang M, Gralow J, et al. Paclitaxel plus bevacizumab versus paclitaxel alone for metastatic breast cancer. N Engl J Med. 2007；357：2666 – 76.

[19] Tannock IF, Osoba D, Stockler MR, et al. Chemotherapy with mitoxantrone plus prednisone or prednisone alone for symptomatic hormone – resistant prostate cancer：a Canadian randomized trial with palliative end points. J Clin Oncol. 1996；14：1756 – 64.

[20] Berthold DR, Pond GR, Soban F, de Wit R, Eisenberger M, Tannock IF. Docetaxel plus prednisone or mitoxantrone plus prednisone for advanced prostate cancer：updated survival in the TAX 327 study. J Clin Oncol. 2008；26：242 – 5.

[21] Tannock IF, de Wit R, Berry WR, et al. Docetaxel plus prednisone or mitoxantrone plus prednisone for advanced prostate cancer. N Engl J Med. 2004；351：1502 – 12.

[22] Petrylak DP, Tangen CM, Hussain MH, et al. Docetaxel and estramustine compared with mitoxantrone and prednisone for advanced refractory prostate cancer. N Engl J Med. 2004；351：1513 – 20.

[23] De Bono JS, Oudard S, OzgurogluM, et al. Cabazitaxel or mitoxantrone with prednisone in patients with metastatic castration – resistant prostate cancer (mCRPC) previously treated with docetaxel：final results of a multinational phase III trial (TROPIC). J Clin Oncol (Meeting Abstracts). 2010；28：4508.

[24] Schiller JH, Harrington D, Belani CP, et al. Comparison of four chemotherapy regimens for advanced non – small – cell lung cancer. N Engl J Med. 2002；346：92 – 8.

[25] Scagliotti GV, Parikh P, von Pawel J, et al. Phase III study comparing cisplatin plus gemcitabine with cisplatin plus pemetrexed in chemotherapy – naive patients with advanced – stage non – small – cell lung cancer. J Clin Oncol. 2008；26：3543 – 51.

[26] Sandler A, Gray R, Perry MC, et al. Paclitaxel-carboplatin alone or with bevacizumab for non – small – cell lung cancer. N Engl J Med. 2006；355：2542 – 50.

[27] Rodan GA, Fleisch HA. Bisphosphonates：mechanisms of action. J Clin Invest. 1996；97：2692 – 6.

[28] Berenson JR, Lichtenstein A, Porter L, et al. Efficacy of pamidronate in reducing skeletal events in patients with advanced multiple myeloma. Myeloma Aredia Study Group. N Engl J Med. 1996；334：488 – 93.

[29] Berenson JR, Lichtenstein A, Porter L, et al. Longterm pamidronate treatment of advanced multiple myeloma patients reduces skeletal events. Myeloma Aredia Study Group. J Clin Oncol. 1998；16：593 – 602.

[30] Rosen LS, Gordon D, Kaminski M, et al. Zoledronic acid versus pamidronate in the treatment of skeletal metastases in patients with breast cancer or osteolytic lesions of multiple myeloma：a phase III, doubleblind, comparative trial. Cancer J. 2001；7：377 – 87.

[31] Rosen LS, Gordon D, Kaminski M, et al. Long – term efficacy and safety of zoledronic acid compared with pamidronate disodium in the treatment of skeletal complications in patients with advanced multiple myeloma or breast carcinoma：a randomized, doubleblind, multicenter, comparative trial. Cancer. 2003；98：1735 – 44.

[32] Brincker H, Westin J, Abildgaard N, et al. Failure of oral pamidronate to reduce skeletal morbidity in multiple myeloma：a double – blind placebo – controlled trial Danish – Swedish co – operative study group. Br J Haematol. 1998；101：280 – 6.

[33] Belch AR, Bergsagel DE, Wilson K, et al. Effect of daily etidronate on the osteolysis of mul-

tiple myeloma. J Clin Oncol. 1991; 9: 1397 -402.

[34] Hortobagyi GN, Theriault RL, Porter L, et al. Efficacy of pamidronate in reducing skeletal complications in patients with breast cancer and lytic bone metastases. Protocol 19 Aredia Breast Cancer Study Group. N Engl J Med. 1996; 335: 1785 -91.

[35] Hortobagyi GN, Theriault RL, Lipton A, et al. Longterm prevention of skeletal complications of metastatic breast cancer with pamidronate. Protocol 19 Aredia Breast Cancer Study Group. J Clin Oncol. 1998; 16: 2038 -44.

[36] Theriault RL, Lipton A, Hortobagyi GN, et al. Pamidronate reduces skeletal morbidity in women with advanced breast cancer and lytic bone lesions: a randomized, placebo - controlled trial. Protocol 18 Aredia Breast Cancer Study Group. J Clin Oncol. 1999; 17: 846 -54.

[37] Kohno N, Aogi K, Minami H, et al. Zoledronic acid significantly reduces skeletal complications compared with placebo in Japanese women with bone metastases from breast cancer: a randomized, placebo - controlled trial. J Clin Oncol. 2005; 23: 3314 -21.

[38] Oades GM, Coxon J, Colston KW. The potential role of bisphosphonates in prostate cancer. Prostate Cancer Prostatic Dis. 2002; 5: 264 - 72.

[39] Saad F, Gleason DM, Murray R, et al. A randomized, placebo - controlled trial of zoledronic acid in patients with hormone - refractory metastatic prostate carcinoma. J Natl Cancer Inst. 2002; 94: 1458 -68.

[40] Small EJ, Smith MR, Seaman JJ, Petrone S, Kowalski MO. Combined analysis of two multicenter, randomized, placebo - controlled studies of pamidronate disodium for the palliation of bone pain in men with metastatic prostate cancer. J Clin Oncol. 2003; 21: 4277 -84.

[41] Rosen LS, Gordon D, Tchekmedyian S, et al. Zoledronic acid versus placebo in the treatment of skeletal metastases in patients with lung cancer and other solid tumors: a phase III, double - blind, randomized trial - the Zoledronic Acid Lung Cancer and Other Solid Tumors Study Group. J Clin Oncol. 2003; 21: 3150 -7.

[42] Rosen LS, Gordon D, Tchekmedyian NS, et al. Longterm efficacy and safety of zoledronic acid in the treatment of skeletal metastases in patients with nonsmall cell lung carcinoma and other solid tumors: a randomized, phase III, double - blind, placebocontrolled trial. Cancer. 2004; 100: 2613 -21.

[43] Ross JR, Saunders Y, Edmonds PM, Patel S, Broadley KE, Johnston SR. Systematic review of role of bisphosphonates on skeletal morbidity in metastatic cancer. BMJ. 2003; 327: 469.

[44] Quilty PM, Kirk D, Bolger JJ, et al. A comparison of the palliative effects of strontium - 89 and external beam radiotherapy in metastatic prostate cancer. Radiother Oncol. 1994; 31: 33 -40.

[45] Porter AT, McEwan AJ, Powe JE, et al. Results of a randomized phase - III trial to evaluate the efficacy of strontium - 89 adjuvant to local field external beam irradiation in the management of endocrine resistant metastatic prostate cancer. Int J Radiat Oncol Biol Phys. 1993; 25: 805 - 13.

[46] Oosterhof GO, Roberts JT, de Reijke TM, et al. Strontium (89) chloride versus palliative local field radiotherapy in patients with hormonal escaped prostate cancer: a phase III study of the European Organisation for Research and Treatment of Cancer, Genitourinary Group. Eur Urol. 2003; 44: 519 -26.

[47] Serafini AN, Houston SJ, Resche I, et al. Palliation of pain associated with metastatic bone cancer using samarium - 153 lexidronam: a double - blind placebocontrolled clinical trial. J Clin Oncol. 1998; 16: 1574 -81.

[48] Sartor O, Reid RH, Hoskin PJ, et al. Samarium - 153 - Lexidronam complex for treatment of painful bone metastases in hormone - refractory prostate cancer. Urology. 2004; 63: 940 - 5.

第 45 章　　高强度聚焦超声手术治疗骨转移

Ronit Machtinger, Fiona M. Fennessy, and Mark D. Hurwitz

郭立文　翻译　许永华　校审

[摘要]　骨转移是癌症常见的并发症，由于疼痛、病理骨折和脊髓受压，常与危重症相关。目前对骨转移治疗方法包括体外放疗、放射性核素治疗、镇痛、手术、双膦酸盐和消融治疗。然而，治疗本身可能引起并发症和副作用，患者可能经历持续或复发性疼痛。磁共振引导聚焦超声手术（MRgFUS）是一种相对较新的技术，已被证明有潜力作为非侵入性治疗选择，用于治疗各种良性和恶性肿瘤。最近的临床试验显示，其有益于姑息治疗骨转移。本章总结了 MRgFUS 治疗骨转移的动物和临床试验的数据，后续讨论了未来使用 MRgFUS 治疗骨恶性肿瘤的发展方向。

引言

转移是癌症的一种常见并发症。骨是排在肺和肝脏后的第三个最常见的转移器官[1]。乳腺癌和前列腺癌最常见转移至骨骼，临床上至少 70% 的患者发生骨转移。15%～30% 的肺、结肠、胃、膀胱、子宫、直肠、甲状腺和肾脏肿瘤患者也会发生骨转移[2,3]。解剖研究表明，死于乳腺癌、前列腺癌、肺癌的患者中，高达 85%～90% 的患者在死亡时有骨转移的证据[1,4-6]。

骨转移性疾病与各种骨骼并发症有关，包括病理骨折、骨痛、活动受限、脊髓受压和高钙血症[7]。骨转移往往伴随着剧烈的疼痛并且很难治疗。随着癌症检测和治疗的进步，许多癌症患者的寿命延长，从而骨转移的发病率和患病率也升高。随着越来越多的患者伴有骨转移，提高他们的生命质量成为一个重大的挑战。先前的研究表明，大约一半的骨转移患者只是接受暂时缓解疼痛治疗[8,9]，很少达到永久性疼痛缓解，这也是对医生持续的挑战。

解剖学和生理学

骨骼细分为四类：长骨、短骨、平骨、不规则骨。长骨由骨干、骨骺端、骨骺组成。骨干主要由厚厚的皮质骨组成，骨骺端和骨骺由骨小梁构成，并由相对薄的皮质骨包绕。皮质骨有表面的骨外膜和内部骨内

Dr. Machtinger is supported by an award from the Focused Ultrasound Surgery Foundation for a part time fellowship in Brigham and Women's Hospital.

R. Machtinger (✉)
Department of Obstetrics and Gynecology, Brigham and Women's Hospital, Boston, MA, USA
e – mail：rmachtinger@ sheba. health. gov. il

F. M. Fennessy
Department of Radiation, Brigham and Women's Hospital, Boston, MA, USA
e – mail：ffennessy@ partners. org

M. D. Hurwitz
Department of Radiation Oncology, Dana – Farber/Brigham and Women's Cancer Center, Boston, MA, USA
e – mail：mhurwitz@ lroc. harvard. edu

膜。骨膜是皮质外表面的周围结缔组织，它包含神经纤维、血管、破骨细胞和成骨细胞。骨内膜连接骨髓，包含血管、破骨细胞和成骨细胞。破骨细胞负责骨吸收，成骨细胞负责骨的形成。骨在一生中不断进行构建和重构[10]。

骨转移和疼痛

骨转移的形成过程还没有完全弄清楚，涉及多种因素，如转移性癌细胞、骨髓微环境的细胞、骨形成（成骨细胞）和骨吸收（破骨细胞）之间的失衡。骨转移时当成骨细胞的骨形成超过骨吸收，就被归类为成骨性（例如：前列腺癌），或骨吸收增加，骨密度下降，就被归为溶骨性（例如：多发性骨髓瘤）[11-13]。对骨痛的机制知之甚少，似乎是由于肿瘤细胞导致骨质破坏（骨质溶解）的结果，但是也可能是肿瘤导致神经损伤的结果[8,14]。化学物质包括肿瘤细胞和炎症细胞的细胞因子似乎同时参与诱发这种常常难以控制的疼痛[4]。实验动物模型表明，骨癌疼痛不同于神经性或炎性疼痛，它会导致中央脊髓背角的重组和敏感化[8]。

评估疼痛和生活质量的工具

对于癌症扩散的患者，骨转移疼痛是一个常常影响生命质量的令人头疼的问题。生命质量可以受身体、情绪、社会和经济的影响。一些疼痛评分被用于癌症疼痛的评估，其中一些在这一章会进一步详述。可靠的标准问卷可以评估生命质量，并允许研究之间可以相互比较：

1. 数值等级量表（NRS）：由世界卫生组织（世卫组织）于1994年推出[15]，数值等级量表包括11分的疼痛强度等级（0分为没有疼痛和10分为可能是最严重的疼痛），广泛应用于癌症疼痛的评估和被用来研究放射治疗减轻骨转移疼痛的有效性[16,17]。疼痛评分分数与生活质量高度相关，可分类为轻度、中度和重度疼痛[16-18]。在临床上，骨转移患者的NRS疼痛强度评分改变2分被视作为一个重要的疼痛强度变化。

2. 一般健康问卷简表（SF-36）：SF-36问卷是一个有36个健康调查问题的简表。问题范围包括身体功能、身体疼痛、一般健康、活力、社会功能、角色的情感和心理的健康。这种多用途问卷在许多不同的语言和国家得到验证[19,20]。

3. 视觉模拟评分（VAS）：疼痛视觉模拟量表（VAS）是一种率的量表（0代表死亡；100代表完美或最佳健康），患者在线上画出一个点匹配他的疼痛分数[21]。这个评分的变化被广泛用于评估不同治疗方法/药物缓解疼痛的疗效。

目前治疗骨转移的方法

目前骨肿瘤患者的治疗目的主要是缓解和控制肿瘤进展，减少肿瘤导致的骨丢失，稳定受肿瘤浸润的疼痛骨[9]。可用的策略包括局部治疗（体外放射治疗、手术）[22]、全身性疗法（化疗、激素治疗、放射性核素治疗和双膦酸盐）和止痛剂（非甾体类抗炎药和阿片类药物）。最近，射频消融术和冷冻消融术已经用于治疗骨转移[23]（表45.1总结了目前的治疗方法的优点和缺点）。

表 45.1　目前治疗骨转移的方法

方法	优点	缺点
体外放射治疗（EBRT）	对于骨转移灶数目有限、位置良好的患者，缓解率达 60% 以上	增加病理性骨折的瞬间风险；因正常组织耐受剂量限制，对于先前接受过放疗的部位疼痛复发不适宜再次放疗
放射性核素治疗	管理方便，50%～70% 的患者疼痛改善	局限于成骨细胞性病变，血液参数必须在可接受的范围
外科手术	可以防止脊髓压缩和缓解脊髓神经压力	侵袭性，需要麻醉和术后恢复
双膦酸盐	也可治疗骨转移相关的高钙血症，能够减少骨痛和延缓骨事件发生	在疾病的早期并未常规使用，副作用包括罕见但严重的事件（下颌骨坏死）
镇痛	非侵入性，大多数情况下不需要住院治疗	常见相关副作用（嗜睡、恶心、便秘）
消融技术（冷冻消融术，RFA）	当传统治疗无效或引起不能接受的副反应时应用	侵袭性，某些部位可能不适用

（一）体外射线放射疗法（EBRT）

EBRT 是局部骨痛患者的标准治疗，大多数患者疼痛能得到缓解。

在骨转移灶数目有限、位置较好的患者中，应用体外射线照射可以有效治疗超过 60% 的患者[5,17,24-30]。一个Ⅲ期的肿瘤放射治疗研究中，RTOG 97-14，显示大约 1/3 的患者用放射治疗骨转移后未能明显缓解疼痛[17]。这个随机研究包括前列腺癌和乳腺癌患者，并观察了 8Gy 单分割照射产生的疼痛缓解和麻醉药用量减少是否相当于 2 周以上 10 次分割的 30Gy 标准照射治疗疗程。在 8Gy 组（$n=455$），完全和部分缓解率分别为 15% 和 50%，相比于 30Gy 组（$n=443$）的 18% 和 48%（$P=0.6$）。第 3 个月，33% 的患者不再需要麻醉药物。8Gy 组的继发性病理骨折的发生率是 5%，30Gy 组为 4%。作者发现，在使用 EBRT 治疗 3 个月后，两者在疼痛缓解方面是等效的，且耐受性良好，很少有副作用。8Gy 组比 30Gy 组导致的急性毒性更低（10% vs 17%，$P=0.002$）。8Gy 组的复治率（18%）在统计学上显著高于 30Gy 组（9%）（$P<0.001$），这可能反映了单分割治疗后医生再次治疗的意愿。

放疗由于诱导肿瘤边缘的充血反应，可能会导致一时性病理性骨折的风险增加。尽管长期放疗可以减少骨折的风险，但肿瘤边缘的充血反应使邻近的骨骼脆弱，导致自发性骨折的风险增加。另一个缺点是患者之前放疗过的复发性疼痛部位，考虑到正常组织耐受量而不适合再次放疗治疗。

（二）放射性核素治疗

弥漫的成骨细胞转移患者可能受益于放射性核素治疗。用于治疗骨转移的放射性核素是直接钙同系物（如，锶-89）或螯合物如 EDTMP（乙二胺四亚甲基膦酸））和膦酸类，它们靶向新沉积的骨区域（如，钐-153）。放射性核素可在门诊给予静脉注射。50%～70% 的患者疼痛明显减轻，平均

12～16 周后见效[31-33]。通常，患者会有短暂的轻度中性粒细胞减少和血小板减少。重复给予钐–153，它的半衰期不到 2 天，已被证明是可行的和有效的[34]。正在进行的一个临床研究热点是联合放射性核素治疗联合化疗不仅可缓解疼痛，也能延长患者的生存。

（三）手术

手术通常是与其他疗法联用，或在其他疗法之前应用，以防止骨折或减少疼痛。稳定溶骨病变的技术包括切除癌变区域和置换假体或外科植入钉板的挽救手术。手术可以防止脊髓压缩和减轻脊髓神经的受压。脊柱转移性病变的手术最新进展包括微创手术，如椎体后凸成形术，即直接注射水泥样材料到骨折骨，特别是在脊椎体[14]。

（四）镇痛

世界卫生组织（世卫组织）提出转移性肿瘤疼痛的三阶梯镇痛疗法[35]。对轻微的疼痛，建议首先选用抗炎辅助止痛剂（如乙酰水杨酸）。大多数患者受益于非甾体类抗炎药物，但由于其肾功能损害或胃肠道副作用而可能禁忌用于这类患者。通过抗炎类药不能有效缓解的疼痛，也许阿片类药物治疗能改善。阿片类药物的副作用包括认知障碍、嗜睡、恶心、便秘。对于全身性姑息治疗难奏效的脊柱局部骨痛，应用硬膜外镇痛（例如局部麻醉剂、阿片类药物和其他）是可以考虑的一个重要治疗选择。这种治疗方案特别适用于进展缓慢、病灶数不多，但难以治疗的骨转移肿瘤患者[14]。

（五）双膦酸盐

骨转移引起的并发症不仅包括疼痛，而且还有高血钙和病理性骨折。这其中一些并发症可能是肿瘤治疗本身对骨健康影响的结果。双膦酸盐能抑制骨质溶解，也可以抑制骨转移的发展和骨髓微环境中休眠细胞的存活。双膦酸盐是肿瘤相关高钙血症的标准治疗药物，已被证实能够减轻骨骼疼痛、提高患者生命质量、延缓骨骼事件的发生、减少多发性骨髓瘤和乳腺癌患者的病灶数[36,37]。这种疗法最近被 FDA 批准用于治疗骨转移性疾病[38]。此外，双膦酸盐可能对肿瘤细胞有直接治疗作用，特别是联合化疗[39]。

（六）消融技术

射频消融术（RFA）和冷冻消融术是相对较新的缓解转移性骨疼痛的治疗技术。两者都是消融疗法，但与 MRI 引导下的聚焦超声手术（MRgFUS）不同，这些技术是侵入性的，需要直接在体内放置探针。当常规治疗无效或造成不可接受的副作用时才考虑使用。RFA 可消融肿瘤和痛觉敏感性骨膜之间的界面。经过对疼痛性骨转移患者的多次试验发现，当放疗和化疗等治疗失败后，仍有 95% 的患者经过射频消融术后疼痛能得到持续缓解[40-47]。

冷冻消融术是另一种与 RFA 类似的缓解转移性疼痛的治疗技术。在最近的一份评估骨冷冻消融术的前瞻性临床试验的初步报告中，研究采用标准化的疼痛评分（简明疼痛目量表），结果显示治疗 4 周内疼痛平均得分均值和疼痛干扰日常活动的均值几乎减少了 40%[42]。

（七）MRgFUS 技术

MRgFUS 系统是将聚焦超声术释放系统和磁共振诊断扫描仪的结合。聚焦超声手术（FUS）是一种热消融的方法，利用声波在组织中产生的热进行损伤。超声能量聚焦的组织被加热到临界水平（＞ 55℃），导致组织坏死和凋亡或细胞死亡。超声波束通过的局部组织结构和成分，对组织最终温度有相当大的影响，因为血管是大的热导体，可以把热量从靶组织带走，因而起着一个内在的冷却系统的作用[48]。磁共振可以通过热成像监测治疗。影像引导治疗的基本原则是对目标组织最大程度治疗，而对周围组织很少或没有损伤[49-51]。

MRgFUS 已被证明有潜力作为人体内各

种良性和恶性肿瘤的微创治疗[52]。MRgFUS
已经被批准用于治疗子宫肌瘤,用于治疗乳
腺癌、肝癌、前列腺癌、脑癌和骨转移疼痛
的临床试验正在进行中[53]。

ExAblate 系统(InSightec,Tirat Carmel,
以色列)是一种 MRgFUS 装置,已被用于
组织的消融。该系统结合了聚焦超声手术系
统和常规诊断 1.5T 或 3.0T 磁共振扫描仪
(MRgFUS/MR 引导的聚焦超声手术系统)。
ExAblate 系统提供实时治疗计划算法,热剂
量测定和闭环治疗控制。后者是通过利用
GE 磁共振成像系统(通用电气医疗集团,
Waukesha,WI)独特的交互式 MRI 扫描控
制特性来实现的。ExAblate 设备是 MRI 床
的一个集成组件,将被治疗者置于 MRI 床
上进入磁共振扫描仪内(图 45.1)。

治疗过程的开始是由医生获得一组磁共
振图像,识别需要治疗的目标组织体积,勾
画出治疗轮廓(图 45.2)。治疗计划软件
确定治疗目标区域所需的超声辐照类型和次

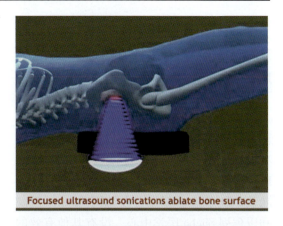

图 45.1　MRgFUS 骨治疗的原理图(InSight-ec,Inc. 提供)。

数,同时尽可能用最短的全部治疗时间。在
超声辐照过程中进行磁共振成像并取得靶组
织诊断质量的图像和定量、实时与之叠加的
温度图以确认治疗的疗效,然后换能器自动
转移到下一个治疗点,重复治疗过程,直到
整个病灶被治疗。通常,完成治疗需要在 1
~2 小时内释放 20~50 次超声辐照。

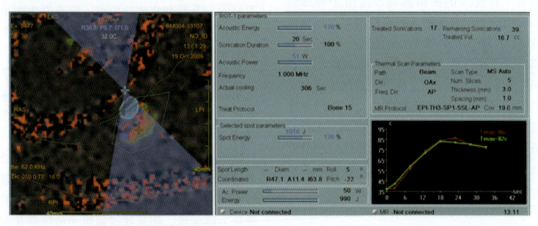

图 45.2　MRI 引导下治疗区域的温度测量(InSightec,Inc. 提供)。

骨转移的 MRgFUS 治疗

骨与软组织相比有更高的超声波能量吸
收性和允许最小的超声能量穿透。MRgFUS
治疗骨转移疼痛是利用骨能够吸收超声能量
达到疼痛缓解的特性。具体来说,骨的能量

吸收能力比软组织约高 50 倍。动物研究表
明(猪模型),MRgFUS 对靠近骨的软组织
损伤可控,可取得最小的损害[54]。缓解疼
痛的确切机制被认为是破坏受累骨的骨膜神
经支配[55,56],因此,选择性靶治疗骨膜会
明显地缓解疼痛,而不是要求更高的整个病

灶消融。

MRgFUS 治疗转移性骨肿瘤：人的临床研究

MRgFUS 的 I／II 期临床试验证明，在治疗骨转移上有良好的安全谱和对疼痛的高有效率。一个初步可行性试验评估了 MRgFUS 治疗骨转移引起的疼痛的安全性和初始功效，21 例患者都来自在德国 Charite 医院和以色列 Sheba 医学中心，没有其他有效的或可行的治疗方法[57]。他们有不同的原发病诊断、治疗部位及成骨细胞和溶骨病变混杂。治疗安全性评估是通过设备相关并发症的发生率和严重程度来评估的。疼痛缓解效果评估使用视觉模拟评分法（VAS）疼痛问卷。在这项研究中，没有设备相关的死亡、引起危及生命的伤害或永久伤害。只有两例不良事件报告：一例是"中度"的超声辐照诱发的疼痛，辐照结束后缓解；另一例事件是"轻度"的尿路感染，是由于导尿管插入引起的，拔除后 3 天自行缓解。根据以往 ExAblate MRgFUS 治疗的经验，这些不良事件是 ExAblate 治疗的可预期副作用，在研究方案中已经被确定为最可能的治疗相关并发症。因此，在本研究中，没有任何证据表明有新的风险或预期风险的增加。在疗效方面，70% 的患者在随访期间都明显感觉到疼痛显著减轻，11/17 可评价的患者在最后 3 个月的随访中有明显的疼痛改善。

随后进行的 FDA 临床研究进一步评估使用 ExAblate 治疗转移性骨肿瘤患者对疼痛缓解的安全性和有效性[46]。该研究遵循"骨转移国际共识"工作组关于进一步临床试验的终点评估方案，这个工作组是由美国放射治疗学和肿瘤学协会、欧洲放射治疗学和肿瘤学协会，加拿大放射肿瘤学协会联合成立的。患者疼痛缓解的变化评估使用 VAS 评分，而患者的生活质量评估使用 SF－36 生活质量调查问卷。评估时间点为基线、治疗日和第 3 天、2 周、1 个月和 3 个月随访。本研究中患者的安全性评估使用一个通用的重要临床并发症描述，另外也收集对转移性骨肿瘤导致的疼痛使用镇痛的剂量和频率的数据。纳入 10 例患者（图 45.3），由于进入设备限制，1 例患者不能完成治疗而在进一步分析时被排除。只有 3 例不良事件报告：2 例为超声辐照诱发的疼痛"轻度"的事件，在辐照结束的同一天即缓解；另一事件也是"轻度"的，为治疗时镇静药物反应引起的颤抖反应，持续了几分钟，然后缓解。根据以往 ExAblate 治疗的经验，所有这些可预期的副作用事件已经在研究方案中确定为研究中可能出现的治疗相关并发症。因此，没有任何证据表明本研究过程中出现新的风险或增加原有风险。所有 9 例患者在 3 个月的随访期间，疼痛得到了明显缓解。总之，这些初步的 I／II 期试验显示了很好的安全性和疼痛反应率，没有发生严重的不良事件（SAE），3 个月时评估有 72% 的患者获得了显著的疼痛缓解[58]。

目前，超过 70 名骨转移患者接受了 ExAblate 系统的 MRgFUS 治疗，没有 SAE 发生。I／II 期 MRgFUS 治疗经验表明，在治疗未奏效时通常作为二线治疗，大约 77% 的患者临床上有显著的疼痛缓解，在 3 个月时仍有 72% 的患者疼痛持续缓解。这种疼痛持续缓解往往能迅速达到，不需要消融整个病变骨，而是通过聚焦于治疗涉及的骨膜。选择性靶向缓解疼痛，具有并发症发生风险最小化的优势，虽然当稳定性成为一个问题时，可能需要考虑针对更大范围的病灶，单独或结合其他的治疗。未来的研究将有助于解决这个问题。

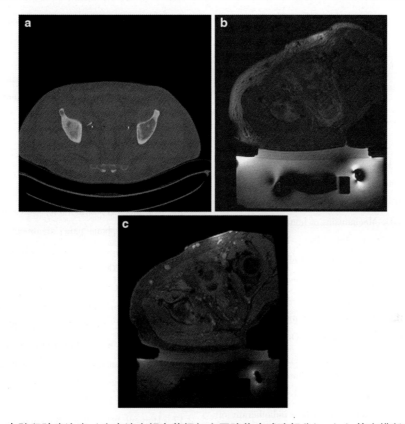

图 45.3　右髋臼肿瘤治疗（麻省波士顿布莱根妇女医院临床试验部分）。（a）筛查横断位 CT 显示在右髋臼的一个硬化病变（黑箭）；（b）治疗计划横断位压脂 T2 加权磁共振（MR）图像显示治疗区域的骨膜（白箭）位于超声换能器上（红箭）；（c）治疗后横断位 T1 MR 图像钆对比剂增强后显示周围的软组织没有异常增强。

未来的发展方向

高聚焦超声治疗骨转移除了 MRgFUS 与其他治疗方法的深度整合外，可能会受益于当前在治疗应用研发的改进。目前，MRgFUS 的超声换能器固定在治疗床上的特定位置，因此，患者和需要治疗的病灶必须置于与换能器的位置相容。目前已经研发出了移动换能器，并在进行临床评估。预计这个移动换能器的使用将会扩大可以使用 MRgFUS 治疗的体内病灶位置数量。将 MRgFUS 整合到多模式治疗中，也会为其扩展在包括骨转移治疗的肿瘤治疗的更多应用。癌症治疗方面的重要进展通常是来自于多学科治疗方法。当使用温和的热疗结合放疗或化疗已被

广泛研究时，应用热消融疗法联合其他常见癌症治疗方法却没有在临床上得到充分评估。放疗和热疗联合运用的理论依据备受瞩目[59,60]。放疗和热疗也许会具有相互补充、增敏和协同效应。热疗和放疗联合的引人瞩目的生物学理论的扩展，正如预期的那样，似乎适用于热消融疗法联合放疗，因为环绕在高温区域的周围的是加热的热边缘而没有被消融的组织。虽然临床前数据显示热消融疗法加放疗具有协同效应[61,62]，这种治疗方法尚未在临床试验中评估。MRgFUS 和放疗的结合，通过减少必要给予肿瘤和正常组织界面消融治疗的剂量，可能会提高患者的安全性。当联合放疗时，MRgFUS 可能导致更快速和持久的疼痛缓解，增强抗肿瘤效

果。未来临床试验需要充分评估 MRgFUS 作为联合疗法的一部分，在治疗疼痛性骨病变以及其他肿瘤情况时的潜力。

参考文献

［1］Buckwalter JA, Brandser EA. Metastatic disease of the skeleton. Am Fam Physician. 1997；55（5）：1761－8.

［2］Roodman GD. Mechanisms of bone metastasis. N Engl J Med. 2004；350（16）：1655－64.

［3］Coleman RE, Rubens RD. The clinical course of bone metastases from breast cancer. Br J Cancer. 1987；55：61－6.

［4］Sabino MA, Mantyh PW. Pathophysiology of bone cancer pain. J Support Oncol. 2005；3（1）：15－24.

［5］Nielsen OS, Bentzen SM, Sandberg E, Gadeberg CC, Timothy AR. Randomized trial of single dose versus fractionated palliative radiotherapy of bone metastases. Radiother Oncol. 1998；47（3）：233－40.

［6］Nielsen OS, Munro AJ, Tannock IF. Bone metastases：pathophysiology and management policy. J Clin Oncol. 1991；9（3）：509－24.

［7］Mundy GR. Metastasis to bone：causes, consequences and therapeutic opportunities. Nat Rev Cancer. 2002；2（8）：584－93.

［8］Goblirsch MJ, Zwolak PP. Clohisy DR biology of bone cancer pain. Clin Cancer Res. 2006；12（Suppl 20）：6231s－5.

［9］Meuser T, Pietruck C, Radbruch L, Stute P, Lehmann KA, Grond S. Symptoms during cancer pain treatment following WHO－guidelines：a longitudinal follow－up study of symptom prevalence, severity and etiology. Pain. 2001；93：247－57.

［10］Clarke B. Normal bone anatomy and physiology. Clin J Am Soc Nephrol. 2008；3（Suppl 3）：S131－9.

［11］Ibrahim T, Flamini E, Mercatali L, Sacanna E,

Serra P, Amadori D. Pathogenesis of osteoblastic bone metastases from prostate cancer. Cancer. 2010；116（6）：1406－18.

［12］Casimiro S, Guise TA, Chirgwin J. The critical role of the bone microenvironment in cancer metastases. Mol Cell Endocrinol. 2009；310（1－2）：71－81.

［13］Kakonen SM, Mundy GR. Mechanisms of osteolytic bone metastases in breast carcinoma. Cancer. 2003；97：834－9.

［14］von Moos R, Strasser F, Gillessen S, Zaugg K. Metastatic bone pain：treatment options with an emphasis on bisphosphonates. Support Care Cancer. 2008；16（10）：1105.

［15］Cleeland CS, Ryan KM. Pain assessment：global use of the brief pain inventory. Ann Acad Med Singapore. 1994；23（2）：129－38.

［16］Chow E, et al. Prospective patient－based assessment of effectiveness of palliative radiotherapy for bone metastases. Radiother Oncol. 2001；61（1）：77－82.

［17］Hartsell WF, et al. Randomized trial of short－versus long－course radiotherapy for palliation of painful bone metastases. J Natl Cancer Inst. 2005；97（11）：798－804.

［18］Serlin RC, et al. When is cancer pain mild, moderate or severe？Grading pain severity by its interference with function. Pain. 1995；61（2）：277－84.

［19］Ware Jr JE, Sherbourne CD. The MOS 36－item shortform health survey（SF－36）. I. Conceptual framework and item selection. Med Care. 1992；30（6）：473－83.

［20］Veresciagina K, Ambrozaitis KV, Spakauskas B. The measurements of health－related quality－of－life and pain assessment in the preoperative patients with low back pain. Medicina（Kaunas）. 2009；45（2）：111－22.

［21］Torrance GW, Feeny D, Furlong W. Visual analog scales：do they have a role in the measurement of preferences for health states？Med Decis Making. 2001；21（4）：329－34.

［22］Diederich CJ, Hynynen K. Ultrasound technology

for hyperthermia. Ultrasound Med Biol. 1999；25 (6)：871 – 87.

[23] Goetz MP, et al. Percutaneous image – guided radiofrequency ablation of painful metastases involving bone: a multicenter study. J Clin Oncol. 2004；22 (2)：300 – 6.

[24] Cole DJ. A randomized trial of a single treatment versus conventional fractionation in the palliative radiotherapy of painful bone metastases. Clin Oncol (R Coll Radiol). 1989；1 (2)：59 – 62.

[25] Gaze MN, et al. Pain relief and quality of life following radiotherapy for bone metastases: a randomised trial of two fractionation schedules. Radiother Oncol. 1997；45 (2)：109 – 16.

[26] Jeremic B, et al. A randomized trial of three single-dose radiation therapy regimens in the treatment of metastatic bone pain. Int J Radiat Oncol Biol Phys. 1998；42 (1)：161 – 7.

[27] Konski A, Feigenberg S, Chow E. Palliative radiation therapy. Semin Oncol. 2005；32 (2)：156 – 64.

[28] Steenland E, et al. The effect of a single fraction compared to multiple fractions on painful bone metastases: a global analysis of the Dutch bone metastasis study. Radiother Oncol. 1999；52 (2)：101 – 9.

[29] Janjan NA. Radiation for bone metastases: conventional techniques and the role of systemic radiopharmaceuticals. Cancer. 1997；80：1628 – 45.

[30] Kashima M, Yamakado K, Takaki H, Kaminou T, Tanigawa N, Nakatsuka A, Takeda K. Radiofrequency ablation for the treatment of bone metastases from hepatocellular carcinoma. AJR Am J Roentgenol. 2010；194 (2)：536 – 41.

[31] Lewington VJ, McEwan AJ, Ackery DM, Bayly RJ, Keeling DH, Macleod PM, Porter AT, Zivanovic MA. A prospective, randomised double-blind crossover study to examine the efficacy of strontium – 89 in pain palliation in patients with advanced prostate cancer metastatic to bone. Eur J Cancer. 1991；27 (8)：954 – 8.

[32] Resche I, Chatal JF, Pecking A, Ell P, Duchesne G, Rubens R, Fogelman I, Houston S, Fauser A, Fischer M, Wilkins D. A dose – controlled study of 153Sm – ethylenediaminetetramethylenephosphonate (EDTMP) in the treatment of patients with painful bone metastases. Eur J Cancer. 1997；33：1583 – 91.

[33] Serafini AN, Klein JL, Wolff BG, Baum R, Chetanneau A, Pecking A, Fischman AJ, Hoover Jr HC, Wynant GE, Subramanian R, Goroff DK, Hanna Jr MG. Radioimmunoscintigraphy of recurrent, metastatic, or occult colorectal cancer with technetium 99 m – labeled totally human monoclonal antibody 88BV59: results of pivotal, phase III multicenter studies. J Clin Oncol. 1998；16：1574 – 81.

[34] Sartor O, Reid RH, Hoskin PJ, Quick DP, Ell PJ, Coleman RE, Kotler JA, Freeman LM, Olivier P. Quadramet 424Sm10/11 study group. Samarium – 153 – Lexidronam complex for treatment of painful bone metastases in hormone – refractory prostate cancer. Urology. 2004；63：940 – 5.

[35] Dalton JA, Youngblood R. Clinical application of the World health organization analgesic ladder. J Intraven Nurs. 2000；23 (2)：118 – 24.

[36] Yuen KK, Shelley M, Sze WM, Wilt T, Mason MD. Bisphosphonates for advanced prostate cancer. Cochrane Database Syst Rev. 2006；18 (4)：CD006250.

[37] Pavlakis N, Schmidt R, Stockler M. Bisphosphonates for breast cancer. Cochrane Database Syst Rev. Cochrane Database Syst Rev. 2005；20 (3)：CD003474.

[38] Lipton A. Bone continuum of cancer. Am J Clin Oncol. 2010；33 (3 Suppl)：S1 – 7.

[39] Coleman R, Gnant M. New results from the use of bisphosphonates in cancer patients. Curr Opin Support Palliat Care. 2009；3 (3)：213 – 8.

[40] Sabharwal T, Katsanos K, Buy X, Gangi A. Image – guided ablation therapy of bone tumors. Semin Ultrasound CT MRI. 2009；30：78 – 90.

[41] Callstrom MR, Atwell TD, Charboneau JW, et al. Painful metastases involving bone: percutane-

ous image – guided cryoablation – prospective trial interim analysis. Radiology. 2006; 241: 572 – 80.

[42] Callstrom MR, Charboneau JW, Goetz MP, et al. Image guided ablation of painful metastatic bone tumours: a new and effective approach to a difficult problem. Skeletal Radiol. 2006; 35: 1 – 15.

[43] Nakatsuka A, Yamakado K, Takaki H, et al. Percutaneous radiofrequency ablation of painful spinal tumors adjacent to the spinal cord with real – time monitoring of spinal canal temperature: a prospective study. Cardiovasc Intervent Radiol. 2009; 32: 70 – 5.

[44] Nakatsuka A, Yamakado K, Maeda M, et al. Radiofrequency ablation combined with bone cement injection for the treatment of bone malignancies. J Vasc Interv Radiol. 2004; 15: 707 – 12.

[45] Kodama H, Aikata H, Uka K, et al. Efficacy of percutaneous cementoplasty for bone metastasis from hepatocellular carcinoma. Oncology. 2007; 72: 285 – 92.

[46] Kojima H, Tanigawa N, Kariya S, et al. Clinical assessment of percutaneous radiofrequency ablation for painful metastatic bone tumors. Cardiovasc Intervent Radiol. 2006; 29: 1022 – 6.

[47] Grönemeyer DH, Schirp S, Gevargez A. Imageguided radiofrequency ablation of spinal tumors: preliminary experience with an expandable array electrode. Cancer J. 2002; 8: 33 – 9.

[48] Fennessy FM, Tempany CM. MRI – guided focused ultrasound surgery of uterine leiomyomas. Acad Radiol. 2005; 12 (9): 1158 – 66.

[49] Jolesz JA. 1996 RSNA Eugene P. Pendergrass New Horizons Lecture: Image – guided procedures and the operating room of the future. Radiology. 1997; 204: 601 – 12.

[50] Grimson WE, Kikinis R, Jolesz FA, et al. Imageguided surgery. Sci Am. 1999; 280: 62 – 9.

[51] Jolesz FA. Interventional and intraoperative MRI: a general overview of the field. J Magn Reson Imaging. 1998; 8: 3 – 7.

[52] Gianfelice D, Gupta C, Kucharczyk W, Bret P, Havill D, Clemons M. Palliative treatment of painful bone metastases with MR imaging – guided focused ultrasound. Radiology. 2008; 249 (1): 355 – 63.

[53] Jolesz FA. MRI – guided focused ultrasound surgery. Annu Rev Med. 2009; 60: 417 – 30.

[54] Kopelman D, Inbar Y, Hanannel A, Pfeffer RM, Dogadkin O, Freundlich D, Liberman B, Catane R. Magnetic resonance guided focused ultrasound surgery. Ablation of soft tissue at bone – muscle interface in a porcine model. Eur J Clin Invest. 2008; 38 (4): 268 – 75.

[55] Ripamonti C, Fulfaro F. Malignant bone pain: pathophysiology and treatment. Curr Rev Pain. 2000; 4 (3): 187 – 96.

[56] Mercadante S. Malignant bone pain: pathophysiology and treatment. Pain. 1997; 69 (1 – 2): 1 – 18.

[57] Catane R, Beck A, Inbar Y, Rabin T, Shabshin N, Hengst S, Pfeffer RM, Hanannel A, Dogadkin O, Liberman B, Kopelman D. MR – guided focused ultrasound surgery (MRgFUS) for the palliation of pain in patients with bone metastases – preliminary clinical experience. Ann Oncol. 2007; 18 (1): 163 – 7.

[58] Liberman B, Gianfelice D, Inbar Y, Beck A, Rabin T, Shabshin N, Chander G, Hengst S, Pfeffer R, Chechick A, Hanannel A, Dogadkin O, Catane R. Pain palliation in patients with bone metastases using MR – guided focused ultrasound surgery: a multicenter study. Ann Surg Oncol. 2009; 16 (1): 140 – 6.

[59] Dewhirst MW, Vujaskovic Z, Jones E, Thrall D. Re – setting the biologic rationale for thermal therapy. Int J Hyperthermia. 2005; 21 (8): 779 – 90.

[60] Horkan C, Dalal K, Coderre JA, Kiger JL, Dupuy DE, Signoretti S, Halpern EF, Goldberg SN. Reduced tumor growth with combined radiofrequency ablation and radiation therapy in a rat

breast tumor model. Radiology. 2005; 235 (1): 81 - 8.

[61] Jernberg A, Edgren MR, Lewensohn R, Wiksell H, Brahme A. Cellular effects of high - intensity focused continuous wave ultrasound alone and in combination with X - rays. Int J Radiat Biol. 2001; 77 (1): 127 - 35.

[62] Raaphorst GP, Szekely JG. Thermal enhancement of cellular radiation damage: a review of complementary and synergistic effects. Scanning Microsc. 1988; 2 (1): 513 - 35.

第 46 章　影像引导下的肾癌射频消融

Peter Osborn and David J. Breen

赵振华　翻译　聂春晖　孙军辉　校审

[摘要]　偶发肾脏小肿瘤是一个日益增多的临床问题，虽然开腹或腹腔镜肾切除术仍然是标准的处理方法，但是对于小于 4cm 的病变，射频消融作为一种可行的治疗选择已被逐渐认可。本章着重关注适合经皮消融术的肾肿瘤、射频消融设备以及消融技术（包括影像、患者镇痛和随访制度）。本章总结回顾了当前射频消融的应用价值，并与肾癌外科治疗进行了比较。

肾癌的流行病学趋势

肾细胞癌（RCC）的发病率近年来逐渐增长，值得注意的是，在美国新发病例从 2000 年的 31 200 例增长到 2009 年的 57 760 例[1,2]。这主要归功于腹部影像增加而偶然检测到的小肾癌[3,4]。然而，除了影像检出率增加外，寿命延长[4,5]、肥胖、压力加大[6]等因素是导致肾癌发病率增加的外在诱因。相比于中国发病率为 1/10 万 ~ 3/10 万，西半球肾癌发病率有大幅的增长，当前年发病率已达 11/10 万 ~ 12/10 万[5]。

不同于流行的观点，并不是所有肾肿块发生率增长都是由于临床不相关的小疾病导致的。实际上，在英格兰和威尔士男性中，肾癌所致死亡率已从 1971 年的 4.3/10 万人增加到 2008 年的 6/10 万人[5]。尽管如此，肾癌的总体生存率已从 1975 年的 53.2% 提高到 2002 年的 68.8%[1]。其背景无疑是肿瘤分期转变为更小、更可治疗的小于 4cm 的 T1 期病变。

肾细胞癌的自然史

大多数影像检出的偶发性肾肿物的总体特征是病灶较小（<4cm），尽管有高质量的影像，此类病变通常不能鉴别良恶性。对于良性肿块，即便是微创治疗，临床医生也应尽量避免不必要的治疗。

Frank 等[7]对比分析了 2770 例肾实性肿块的的术前影像与术后病理。2935 个肿瘤中 12.8% 为良性的大嗜酸细胞腺瘤和血管平滑肌脂肪瘤。病灶大小与恶性风险显著相关。该研究中，25% 小于 3cm 和 46% 小于 1cm 肿块为良性；大于 4cm 肿块中 90% 为恶性 30% 证实为组织学高级别（Fuhrman 2 级及以上）。

1995 年 Bosniak 等[7]回顾了 37 例行肾肿块切除的患者的历史图像，肿块直径增长从 0 ~ 11mm/年不等，平均 3.6mm/年[8]。尽管样本量较小，Bosniak 指出，多数组织

P. Osborn (✉)
Department of Diagnostic Imaging, Queen Alexandra Hospital, Portsmouth, Hampshire, UK
e – mail：peter. osborn@ porthosp. nhs. uk

D. J. Breen
Department of Radiology, Southampton University Hospitals, Southampton, UK
e – mail：david. breen@ suht. swest. nhs. uk

学上为恶性的肿瘤增长率都达到了此范围上限，而恶性度低的肿瘤则增长较慢。Chawla 等的一项 Meta 分析显示 286 个肾脏肿块平均增长速度为每年 2.8mm，而 RCC 的病灶平均增长速度为每年 4.0mm。总体来说，动态随访结果显示组织学分级越高，病变生长得越快[9]。相反，Kunkle 等[10]对增强肾肿块进行不少于 12 个月的随访，在测量无增大的病灶中 83% 最终组织学证实为 RCC。

2009 年 Cary 等报道了一篇总数为 441 例的肾肿块 Meta 分析提示[11]，不管病灶大小及增长率怎样，超过 60% 的肿块为恶性肿瘤。同时随访期间，有 1% 的病例（2 例）分别于随访的第 5 年和第 10 年发生远期转移。

大多数作者[12,13]研究认为在肾脏肿物大小合适情况下，首选还是应行切除或消融治疗。对于一些不合适治疗的患者可以在一定范围内进行定期随访观察，这不会影响生长缓慢的肾脏肿物患者的生存期（图 46.1）。

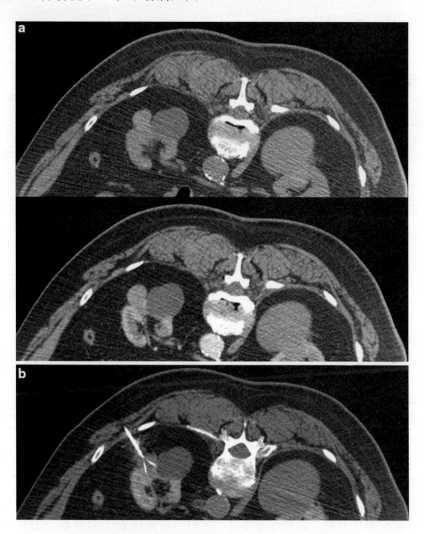

图 46.1 （a）在开始射频消融治疗前常需要进行一次正规的诊断分析，这样可以在误差 ±3mm 范围内精确放置消融针；（b）针尖放置的位置应通过 CT 确认。

肾脏肿物应行活检吗

由于临床工作中，小肾脏肿块占绝大多数，因此临床医生希望能明确这些病灶的病理学性质。这一步要么在治疗前或至少在计划消融前即刻进行。尽管有穿刺结果为阴性的可能，但是通过活检可明确诊断这些肿块是良性的血管平滑肌脂肪瘤还是局部感染病灶。Dechet 等[14]报道了部分不能明确性质

的肾穿刺。术中冰冻切片结果与最终病理诊断对比，两名病理学家的阴性预测值分别为69% 和 73%。另外，近来肾肿物活检研究显示由于免疫组化技术的提高，病理诊断的准确性也明显提高[15,16]。消融治疗作为一种非完全性切除技术，获取治疗病灶病理学依据变得更为重要。为方便制定治疗和随访计划，尽管不时会出现假阴性结果，但组织学活检仍是必需的（图 46.2）。

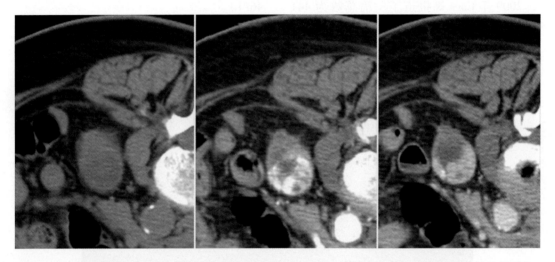

图 46.2　肾下极肿块，平扫、35 秒肾实质期和 79 秒门静脉期，注意肿块早期不规则强化并合并囊变坏死区。

设备

射频消融通过加热和凝固性坏死导致细胞死亡。射频消融通过利用高频交变电流导致极化的水分子离子震荡摩擦产生热量。高能高密度电流在消融电极顶端周围产生热效应。大部分单极系统使用一单独裸露的电极天线插入目标病灶，然后通过贴在患者大腿的大接触面电极形成电流回路；当接通交流电后，热效应使得电极头端 2～3mm 的区域温度达到 80～100℃，而外周电极接触面周围则仅仅有小幅的温度升高。尽管仅有邻近电极头端的组织是主动的加热，但是在实际操作中，整个消融区域仍是依靠热传导得以

完成。为了获得更大的消融体积，制造商设计了集束针或可扩展的单极射频针[17]。Hollow 公司已制造出能同轴注射冷生理盐水的射频针，目的就是为了提高热沉积效率。

可选择完整回路的多双电极针替代外周电极板或多根单电极针，它允许一根或多根电极放置在靶区之间电流回路产生更大体积的加热区。

多数作者报道了心脏起搏器患者使用射频治疗是安全的[18,19]，只要射频治疗区域与起搏器之间保持一定安全距离。操作时可将磁体置于起搏器上方使其停止起搏功能。在射频完成再重新设置并检查起搏要求。

肾细胞癌适合影像引导消融吗

剔除肾肿瘤的特殊性，我们可以考虑哪些肿瘤特点适合行影像引导消融治疗。

鉴于当前射频治疗设备的性能，理想的肿瘤靶区应边界清晰，直径 <4cm，靶区无重要血管结构。肿瘤周边为热不敏感组织包绕，这样允许对肿瘤进行功率热破坏。最后，靶区本身应是易受热损伤的。T1a 期肿瘤符合所有指标并适合于当前的设备进行影像引导热消融（框 46.1）。

框 46.1　小结
理想的靶肿瘤应具有下列特征：
● 边界清，直径 <4cm
● 易受热损伤
● 靶区无重要血管结构
● 周边包绕热不敏感组织

治疗动态

早在 1969 年，Robson 首次描述了低死亡率局部肾切除技术标准[20]。相对于其他大部分的肿瘤治疗来说仅是将肿瘤切除而非整个组织器官摘除，由于对侧肾脏能够有效运作，根治性肾切除术已被确立成为一种肾肿瘤的有效手术。高龄患者和诊断时已存在肾功能损害患者需要保留部分肾脏功能，因此肾部分切除技术得已发展，在 1990 年代，Vanpopped 等比较了开腹部分肾切除术与开腹根治性肾切除术[21]，确认了部分切除术技术的有效性，尽管增加了并发症的发生率。Weight 等随后也确认了肿瘤部分切除术的有效性，他报道的 5 年总体生存率为 95%[22]。

腹腔镜部分肾切除术技术要求更高，偶尔要求体内肾盂内缝合的操作步骤。由于术中止血必须将肾门夹闭，因此该操作常会引起一定程度的热缺血损伤[23]。如果时间超过 20～30 分钟，这可能不利于保留剩余肾实质或整个肾的功能[24]。而另一方面据报道，单肾患者行局部肾肿瘤消融治疗并不会导致明显的肾功能损伤。

外科手术切除是一种已得到确认的治疗手段，它能获得组织学证据的完整肿瘤切除。影像引导消融本质上是一种原位的肿瘤摧毁措施，治疗是否充分要依靠随后的影像学检查确认。肿瘤消融术的首次报道是在开放手术中和在随后腹腔镜操作中用射频消融致热凝固坏死或冷冻方式消融肿瘤。随着消融电极越来越细，经皮穿刺行消融术的可行性越来越高，但其高度依赖精确影像引导。

影像引导消融具有一些优点。影像引导通常利用 CT 进行快速三维重建，也可以使用超声融合或 MRI 影像融合技术，这些影像可提供精准的电极位置和预测消融区域。从患者角度来讲，经皮穿刺消融有一些优势，它使术后疼痛更小，有时可以用于不能耐受全身麻醉的患者，在许多医疗中心甚至可以在日间病房进行射频消融[18]。

为了使影像引导的肾肿瘤消融术获得与外科手术切除相同的疗效，它要求精准的电极放置位置，乃至多电极放置位置，可接受的误差为 ±3mm。同时术中经常要求患者保持俯卧或斜俯卧位置 90～120 分钟。虽然一些中心已对一些不适合全身麻醉的患者在深度镇静状态下行射频治疗，但是还是有一定的深度镇静的风险。对于一些气道控制不佳，尤其是胃压迫气道患者，手术风险甚至更大。这些作者强烈感受到全身麻醉或静脉麻醉应被使用，因为它们是安全可控的，并且术中阻断呼吸允许对大的靶区重复调整定位。到目前为止，还没有对全身麻醉和深度镇静进行直接比较研究的报道，因为大部分中心只使用两种方法中的一种。迄今为止，没有肿瘤疗效方面的显著性差异。[18,22,27,28]

肾脏肿块的外科手术切除可获得预后相

关的重要组织学信息，包括切缘情况。RFA 不能提供给医生即刻的反馈和保证。RFA 要求使用连续的影像学评估消融区域的萎缩情况，确认可接受的完全治疗的放射性表现，寻找肿瘤的复发或边缘再发情况。为了使 RFA 在肾部小病变中能够成功应用并广泛被接受，这就需要 RFA 相对于能完整切除病灶的外科手术有足够多、预后好的长期随访结果和甚至可忽略不计的局部复发率。

影像引导

虽然超声引导的肾肿瘤消融与 CT 引导无显著差异[27]，但作者认为超声应该结合 CT 应用，以便确定电极的精准三维位置。无论如何，对于大多数病例而言，超声可能不是最适合的。而且，如果在对大肿瘤进行额外的重叠消融时，超声影像中高回声使它很难看清电极位置。同时多电极布针在超声下也比较困难，超声探头可能不容易辨别多电极的位置。展开电极位置最好通过 CT/MRI 确定。在使用伞状电极时，CT 可用于仔细评估其尖端位置。重要的是当肾肿瘤被标定后，CT 最适合用于详细评估周边热敏感结构，如结肠、肾上腺、肾门。前面提到的这些组织可以通过水隔离技术从消融区域分离。

患者体位与技术

为了电极的精确定位和获得良好的疗效，必须尽可能使电极径直的放置。尽管有些软件和技术正在发展电极容积定位，但是当前大部分操作过程还是依赖于超声联合 CT 或单独 CT 引导。患者取斜俯卧位，将枕头垫入脊柱下方（类似于肾造瘘术体位）。这常能保证简单直接或最少倾斜肋间的角度穿刺到达肿瘤病灶。

即使患者和电极位置很好，仍有可能有热敏感组织如肠管邻近肾肿块，尤其在体形较瘦的患者。腹腔镜下消融可通过器械将这些组织从消融区移开。射频消融治疗也要求这些组织被移开，但它通常是将液体或气体（常为二氧化碳）注射到后腹膜脂肪组织中以隔离开邻近的组织结构，这就是众所周知的"水隔离技术"[29]。为了防止电传导，最常用的液体是 5% 葡萄糖溶液。注入 2%～3% 注射用碘对比剂，以方便评估隔离用液体的分布[30]。肾盂输尿管连接部（UPJ）是热敏感组织，但不易通过水分离技术进行隔离。邻近肾集合系统和 UPJ 的肿瘤采用 RFA 或冷冻消融术治疗。除了机械地把这些组织分离外，在一定程度上输尿管和集合系统还可以通过连续冷却的方式进行保护。可以通过膀胱镜逆行放置输尿管导管，用"背驼式"引流，通过依靠压力袋循环冷生理盐水的方式达到保护目的[31]。一些看法认为这样可以降低热损伤的风险，但操作者仍然要十分注意可能的消融区域有无先前提到的主要血管与 UPJ[32]（图 46.3）。

RFA 治疗前肾动脉或节段性肾动脉栓塞可能具有潜在的双重益处。前期的动脉模型中显示预先栓塞肾组织能使消融范围增大[33]。实际工作中预栓塞可以减少治疗所致的出血并产生更有效的消融区域。节段性栓塞有助于减少直径 >3mm 的大血管所致的散热效应。然而预栓塞并不作为常规使用，因为其操作本身伴随有肾或血管损伤的风险（图 46.4）。

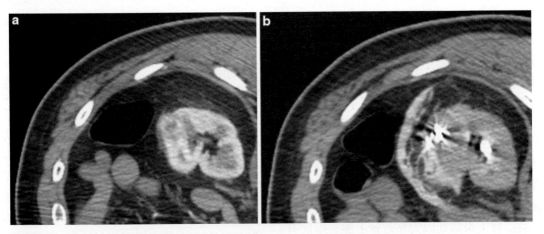

图 46.3 （a）外生型肾肿瘤适合影像引导消融治疗，但要注意极为接近的邻近结肠；（b）水分离技术液体已注入肾周脂肪中，以便将结肠从消融区隔离开。在水分离术液体中加入 2% 对比剂以提高操作过程中相对于邻近小肠、肾或血肿的可视性。

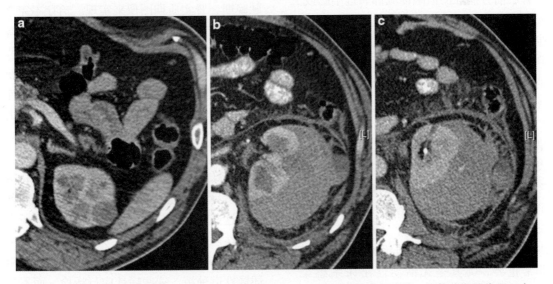

图 46.4 （a）肾皮质小肿块；（b）术后患者出现低血压伴严重的腰部疼痛。门静脉期图像显示有一个术后巨大的肾包膜下血肿；（c）延迟期图像显示了一小块对比剂的外渗。应行保守治疗，但如果血肿进行性增大，可行血管造影下栓塞治疗。

并发症最小化

RCC 的富血供特性使得做任何穿刺操作都有出血风险。操作前的检查应包括有无出血的既往史及家族史，以及当前使用的药物。作者的经验是确保血小板 $> 100 \times 10^9/L$ 和 INR < 1.4[27]。通过联合 US 和 CT 定位使用最少的射频电极，以及如前面阐述减少穿刺点可降低隐性出血风险。操作结束时，射频所致肿瘤凝固性坏死和针道消融有助于减少出血风险，总体上消融治疗的出血率小于 1%，而且通常是自限性的。

不同位置的肾脏肿瘤要求不同的策略去

预防并发症。在治疗肾脏下极病灶时，必须采取措施防止损伤到肾盏、输尿管连接部，可以通过对消融区域的仔细计划，以及前面描述的经输尿管导管对输尿管进行冷却的方式来达到目的。尽管采取了有效的防范措施，有作者报道输尿管狭窄率仍达约2%[18]。另一类需要采取的类似预防措施是处理那些位于肾实质的深部病灶，接近于集合系统，这样做的目的是为了减少肾盂、肾盏渗漏或尿性囊肿的风险，虽然类似报道较罕见。肾上极病灶因为靠近肾上腺，即使有了最佳的消融计划，但与麻醉师的良好配合仍是必不可少的，因为他需要注意可能会导致短暂性高血压[34]并准备低血压麻醉。所有肾脏前方病灶的消融区域都靠近小肠或大肠。最近有学者描述在操作前灌肠有助于减少结肠内容物特别是气体。在作者报道中达到50%病例，即使在灌肠后仍要仔细考虑消融区域，并且用水隔离技术分离肠道。病灶位于右肾前方时需要特别注意，因为其常与十二指肠非常接近。如果采取合适的防范措施，病灶位于肾脏内的位置不会影响其并发症的发生率[18,35,36]。

消融过程中严格的无菌操作至关重要，消融后肿瘤凝固性坏死容易导致机会性感染，尽管这一并发症在无合并肠道损伤时少有报道。确保患者术前没有全身性感染非常重要，尤其是无活动性泌尿系感染。多数学者会预防性使用抗生素。作者的经验是：即便没有明确证据绝对要求预防性用药，但也会在围手术期24小时内静脉使用广谱抗生素（甲硝唑500mg和头孢呋辛750mg），随后10天一个疗程的口服抗生素（环丙沙星500mg bid）。

短期随访

RFA术后患者定期的影像学随访是确认肿瘤完全消融或检测不完全消融的唯一方法。消融后首次影像评估通常在RFA后24小时至30天。消融后CT图像常用于评估急性并发症，当边缘不规则消融区域明确强化时，评价治疗不足的准确性不高[37]，在随后的3~14天中消融区域变得更加清晰。CT密度测定法——对目标肿瘤残余区域增强的评价决定治疗是否成功已得到多项研究确认[38]。它通过CT容积仔细比较平扫与动脉晚期、肾实质期图像来实现。治疗不完全病变常表现为新月形或局灶性持续强化，常位于肾皮质周围或肿瘤的深面。其他一些CT特征有助于确认完全消融[38]。皮质下新月形或楔形凝固性坏死常表示皮质边缘治疗充分，随着时间的推移，常可见肾周脂肪内-纤维环（大约70%），这被认为是支持完全消融的特征性表现[40,41]（图46.5）。

Lokken等[42]描述1.9%的患者在RFA术后沿针道出现强化结节，担心是针道种植。这些病灶部分取样后发现是炎症性或小脓肿性病变。所有病灶后续随访变小或完全消失。Cokken总结认为，即便影像学起初怀疑针道种植，这些病灶应行活检，而不是诊断为种植转移，尤其在经过针道消融的病例中种植非常罕见。

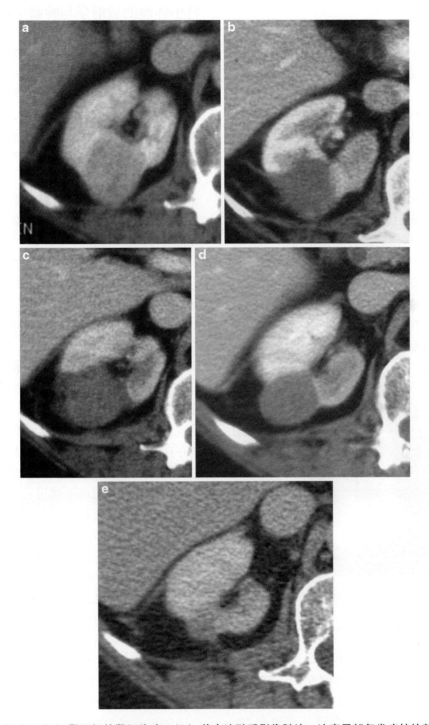

图 46.5　（a）肾下极的肾细胞癌；（b）首次消融后影像随访，注意局部复发病灶的新月形强化；（c）再次消融后即刻影像证实下极新月形皮层梗塞及治疗边界；（d、e）长期随访显示消融区无强化、病灶缩小。

长期随访

在射频消融治疗后最初的影像中肿瘤病灶常轻度增大，但没有强化。治疗后肿瘤大小缓慢缩小，外生型肿瘤常出现"自截"。在 RFA 病例中，热损伤能形成慢性肉芽肿结节，表现为小的、稳定的、无强化结节并持续数年。而冷冻消融结节似乎消失的更快，常在 2 ~ 3 年后完全消失。对于肾功能衰竭患者，可以用 MR 避免对比剂肾病的风险，但要注意肾源性系统性纤维化的风险。先前研究[43]提出动脉自旋标记技术（ASL）能与增强 MRI 一样确定有活性的肿瘤，在未来的随访研究中可能不再需要静脉注射对比剂。在一些肾衰患者中，GFR < 25，对比增强超声可用于随访，然而超声对比剂尚未在美国批准使用（图 46.6）。

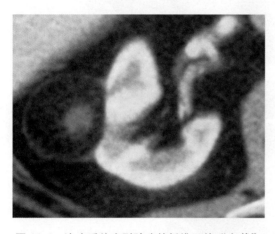

图 46.6 治疗后外生型肿瘤的纤维环伴"自截"。

一项多中心研究总结，第 1 年随访应包括第 1、3、12 个月的影像，大部分患者也需要进行第 6 个月的影像检查[37]。当前随访机制目标注重于数据采集或 RFA 疗效确认。一些已出版的著作[44]已注意到约 3%~4% 病例在治疗后 2 ~ 4 年内可见明显的复发。这类复发罕见，而且生长缓慢。因此射频消融超过 5 年后，在大部分中心仍然实行每年仅行 1 次影像复查即可。

肾小肿瘤的放射学与肿瘤学疗效

射频消融（RFA）是一项成熟技术，这些设备的临床疗效毋庸置疑，而其致死的热消融体积方面在过去的 15 年中得到显著提高。同样的，正如所有外科技术一样，射频消融也有清晰可辨的曲线，理想的疗效依赖于合适治疗剂量的标准化技术和密切的影像学随访。最近的自然史文章[45]已强调很多老年人偶然检测到的肾小肿瘤，相对无痛生长模式，常常意味着年生长率 < 3mm/年，并且转移风险较低。

当然，约 20%～30% 肾肿瘤病例表现为倍增时间明显加快，因此造成了更快的进展与转移风险[46]。不论如何，对于偶然检出的肿瘤总体相对缓慢生长，但必须决定是否治疗。

腹腔镜或开腹部分肾切除术，已经显示可获得良好的 5、10 年肿瘤特异性生存[47,48]。尽管如此，< 4cm 的 T1a 期肿瘤具有低转移潜能，因此很难说不同治疗模式间存在生存率差异。要区分这些差异还需要努力去做大量研究。文献报道的经验，尚有以下这些因素影响尚不确定：（a）通常是单中心回顾性病例分析；（b）倾向于对合并有严重并发症患者行经皮操作的选择偏倚；（c）部分中心比较多种综合治疗模式，如腹腔镜冷冻消融与经皮射频消融比较。因此，我们要汇集更大量且内容翔实的射频治疗病例报告其远期治疗疗效。

2005 年，Gervais 等[28]报道了 85 例 100 个肾肿瘤行 CT 引导经皮射频消融的经验。肿瘤平均大小为 32mm，90% 肿瘤经活检证实为肾细胞癌，平均随访时间为 28 个月。总计 90% 病灶完全消融。多因素分析发现较小的（< 3cm）外生型肿瘤可做直接消融，但更大（> 3cm）、更深位置的肿瘤常需要附加其他治疗（图 46.7）。

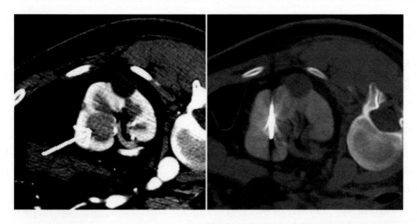

图 46.7　中心型肾肿瘤邻近结合系统，肾盂灌注使用经逆行支架用于保护结合系统和输尿管。

2006 年，Park 等[49]报道了一组 78 例 94 个肿瘤行经皮或经腹腔镜射频病例，平均大小为 24mm，约 75% 肿瘤经活检证实为肾癌，平均随访时间为 25 个月。作者报道癌症相关生存率为 98.5%，总体生存率为 92.3%。他们认为，对于孤立性肾肿块 RFA 治疗可以与传统的外科切除手术相媲美。

Zagoria 等[18]的进一步大样本研究报道了 104 例患者 125 个肿瘤行 CT 导向穿刺 RFA 治疗疗效。所有患者经活检证实为 RCC，平均直径为 27mm，平均随访时间 13.8 个月。93% 肿瘤进行单次治疗，在亚组分析直接单次治疗的阈值为 37mm。肿瘤越大，导致治疗不彻底的机率增加，肿瘤大小每增加 1cm，无瘤生存系数降低约 2.19。

Breen 等报道了 97 例患者 105 个肿瘤的 RFA 治疗疗效。肿瘤平均大小 32mm，平均随访时间 16.7 个月[27]。该组病例病理活检结果不详，他们报道总体技术成功率 90.5%。进一步 Logistic 回归分析确认 37mm 可以作为单次治疗成功的重要阈值（研究时期 1999—2005）。

Matin 等一项多中心合作研究回顾了七家机构随访经皮或经腹腔镜射频消融与冷冻消融治疗肾肿瘤后肿瘤残余或复发的经验[37]（冷冻消融结果详见其他章节）。作者选择报道残余和复发病变率，类似于肝肿瘤实践中报道的局部肿瘤进展，不区分原发病灶治疗不完全和随后的局部复发。616 例治疗患者中，63 例发现残余或复发病灶，其中 8 例为冷冻消融术后，55 例为射频消融术后，然而这些合并的样本掩盖了一个明显的偏倚，这就是大部分冷冻消融（CRA）病例经腹腔镜途径进行操作，并且几乎可以肯定绝大部分病例不适合行腹腔镜冷冻消融，但却被施以 RFA 治疗。不幸的是，这些选择偏倚祸及肾肿瘤消融治疗的文献报道，大部分（70%）治疗不彻底，例如在随后的 3 个月内第一次影像复查中被检出，多数还被认为是不完全治疗病例报告出来。

尽管有较合理的中期疗效结果，对于肾肿瘤 RFA 的远期疗效数据仍较少。2005 年 MGH Boston 团队报道了 16 例活检证实的 RCC 患者行 RFA 后 5 年长期随访的疗效[50]。在完成 4 年随访之前已有 5 例患者死亡，但死亡原因与肾肿瘤不相干。除 1 例外，其他所有肿瘤已完全消融，肿瘤特异性存活率达 93.8%。

最重要的长期随访数据来自于 Levinson 等[44]。31 例患者共 34 个肿瘤，肿瘤大小在 1~4cm（平均 2cm）之间，随访时间平均

61.6 个月。1 例不完全消融的患者成功进行了再次治疗。3 例术后分别在第 6、13、31 个月出现局部复发，总体无复发生存率为 90.3%。18 例病理证实的 RCC 在平均 57.4 个月的随访中，疾病特异、无转移、无复发生存率分别为 100%，100%，79.9%。

近期一些研究仍旧一致显示出良好的随访结果。Tracy 等[51] 对 160 例经活检证实的 RFA 患者进行 5 年随访，5 年总体无复发生存率为 90%。Zagoria 等[36] 对 41 例 48 个肾细胞癌进行随访，他们发现治疗时直径小于 4cm 的肿瘤无复发。5 年总体无复发生存率为 88%。

总之，RFA 治疗与更复杂的外科切除手术相比，其疾病特异生存率具有可比性。不管怎样，这是对手术相对惰性疾病疗效的粗糙的估量。仍需要大样本的 RFA 治疗的更长期随访结果来确认晚期局部复发率不仅小而且不是不可接受的[44]。这要求发挥肿瘤学分析优点，即使它是一种微创介入方法。

参考文献

[1] National Cancer Institute. Surveillance, epidemiology and end results. http://seer. cancer. gov. Accessed June 2010.

[2] American Cancer Society. Facts and figures downloads. http://www. cancer. org. Accessed June 2010.

[3] Chow W, Devesa S, et al. Rising incidence of renal cell cancer in the United States. JAMA. 1999; 281: 1628 – 31.

[4] Jayson M, Sanders H. Increased incidence of serendipitously discovered renal cell carcinoma. Urology. 1998; 51 (2): 203 – 5.

[5] Quinn M, Babb P, et al. Cancer trends in England and Wales 1950 – 1999, National statistics. http:// www. statistics. gov. uk/downloads/ theme_ health/ cancertrends_ 5099. pdf. Accessed June 2010. or Vol. SMPS No. 66. 2001: TSO.

[6] Adams KF, Leitzmann MF, Albanes D, et al. Body size and renal cell cancer incidence in a large US cohort study. Am J Epidemiol. 2008; 168 (3): 268 – 77. Epub 9 Jun 2008.

[7] Frank I, Blute M, Cheville J, et al. Solid renal tumors: an analysis of pathological features related to tumor size. J Urol. 2003; 170 (6 Pt 1): 2217 – 20.

[8] Bosniak MA, Birnbaum BA, Krinsky GA, Waisman J. Small renal parenchymal neoplasms: further observations on growth. Radiology. 1995; 197 (3): 589 – 97.

[9] Chawla SN, Crispen PL, Hanlon AL, Greenberg RE, Chen DY, Uzzo RG. The natural history of observed enhancing renal masses: meta – analysis and review of the world literature. J Urol. 2006; 175 (2): 425 – 31.

[10] Kunkle DA, Crispen PL, Chen DY, Greenberg RE, Uzzo RG. Enhancing renal masses with zero net growth during active surveillance. J Urol. 2007; 177 (3): 849 – 53. discussion 853 – 4.

[11] Cary KC, Sundaram CP. Watchful waiting in the treatment of the small renal mass. Indian J Urol. 2009; 25 (4): 489 – 93.

[12] Mattar K, Jewett MA. Watchful waiting for small renal masses. Curr Urol Rep. 2008; 9 (1): 22 – 5.

[13] Mues AC, Landman J. Small renal masses: current concepts regarding the natural history and reflections on the American Urological Association guidelines. Curr Opin Urol. 2010; 20 (2): 105 – 10.

[14] Dechet CB, Sebo T, Farrow G, Blute ML, Engen DE, Zincke H. Prospective analysis of intraoperative frozen needle biopsy of solid renal masses in adults. J Urol. 1999; 162 (4): 1282 – 4. discussion 1284 – 5.

[15] Beland MD, Mayo – Smith WW, Dupuy DE, Cronan JJ, DeLellis RA. Diagnostic yield of 58 consecutive imaging – guided biopsies of solid renal masses: should we biopsy all that are indeter-

minate? AJR. 2007；188：792 – 7.

[16] Rybicki FJ, Shu KM, Cibas ES, Fielding JR, vanSonnenberg E, Silverman SG. Percutaneous biopsy of renal masses: sensitivity and negative predictive value stratified by clinical setting and size of masses. AJR Am J Roentgenol. 2003；180 (5)：1281 – 7.

[17] Goldberg SN, Gazelle GS, Dawson SL, Rittman WJ, Mueller PR, Rosenthal DI. Tissue ablation with radiofrequency using multiprobe arrays. Acad Radiol. 1995；2 (8)：670 – 4.

[18] Zagoria RJ, Traver MA, Werle DM, Perini M, Hayasaka S, Clark PE. Oncologic efficacy of CT – guided percutaneous radiofrequency ablation of renal cell carcinomas. AJR Am J Roentgenol. 2007；189 (2)：429 – 36.

[19] Skonieczki BD, Wells C, Wasser EJ, Dupuy DE. Radiofrequency and microwave tumor ablation in patients with implanted cardiac devices: is it safe? Eur J Radiol. 2011；79 (3)：343 – 6. Epub ahead of print.

[20] Robson CJ, Churchill BM, Anderson W. The results of radical nephrectomy for renal cell carcinoma. J Urol. 1969；101 (3)：297 – 301.

[21] Van Poppel H, Bamelis B, Oyen R, Baert L. Partial nephrectomy for renal cell carcinoma can achieve longterm tumor control. J Urol. 1998；160 (3 Pt 1)：674 – 8.

[22] Weight CJ, Lieser G, Larson BT, Gao T, Lane BR, Campbell SC, Gill IS, Novick AC, Fergany AF. Partial nephrectomy is associated with improved overall survival compared to radical nephrectomy in patients with unanticipated benign renal tumours. Eur Urol. 2010；58 (2)：293 – 8 [Epub ahead of print].

[23] Marszalek M, Meixl H, Polajnar M, Rauchenwald M, Jeschke K, Madersbacher S. Laparoscopic and open partial nephrectomy: a matched – pair comparison of 200 patients. Eur Urol. 2009；55 (5)：1171 – 8. Epub 2009 Feb 20.

[24] Thompson RH, Lane BR, Lohse CM, Leibovich BC, Fergany A, Frank I, Gill IS, Campbell SC, Blute ML. Comparison of warm ischemia versus no ischemia during partial nephrectomy on a solitary kidney. Eur Urol. 2010；58 (3)：331 – 6 [Epub].

[25] Krambeck AE, Farrell MA, Callstrom MR, Atwell TD, Charboneau JW, Chow GK, Dimarco DS, Patterson DE. Radiofrequency ablation of renal tumors in the solitary kidney. Can J Urol. 2008；15 (4)：4163 – 8. discussion 4168.

[26] Zlotta AR, Wildschutz T, Raviv G, Peny MO, van Gansbeke D, Noel JC, Schulman CC. Radiofrequency interstitial tumor ablation (RITA) is a possible new modality for treatment of renal cancer: ex vivo and in vivo experience. J Endourol. 1997；11 (4)：251 – 8.

[27] Breen D, Rutherford E, Steadman B, et al. Management of renal tumours by image – guided radiofrequency ablation: experience in 105 tumours. CVIR. 2007；30：936 – 42.

[28] Gervais DA, McGovern FJ, Arellano RS, McDougal WS, Mueller PR. Radiofrequency ablation of renal cell carcinoma: part 1, Indications, results, and role in patient management over a 6 – year period and ablation of 100 tumors. AJR Am J Roentgenol. 2005；185 (1)：64 – 71.

[29] Ginat DT, Saad WE. Bowel displacement and protection techniques during percutaneous renal tumor thermal ablation. Tech Vasc Interv Radiol. 2010；13 (2)：66 – 74.

[30] DeBenedectis CM, Beland MD, Dupuy DE, et al. Utility of iodinated contrast medium in hydrodissection fluid when performing renal tumor ablation. J Vasc Interv Radiol. 2010；21 (5)：745 – 7.

[31] Cantwell CP, Wah TM, Gervais DA, Eisner BH, Arellano R, Uppot RN, Samir AE, Irving HC, McGovern F, Mueller PR. Protecting the ureter during radiofrequency ablation of renal cell cancer: a pilot study of retrograde pyeloperfusion with cooled dextrose 5% in water. J Vasc Interv Radiol. 2008；19：1034 – 40.

[32] Morales JP, Sabharwal T, Georganas M, Dourado R, Cahill D, Adam A. Cold saline irrigation of the renal pelvis during radiofrequency ablation

of a central renal neoplasm: a case report. J Med Case Reports. 2008; 2: 40.

[33] Sommer CM, Kortes N, Zelzer S, Arnegger FU, Stampfl U, Bellemann N, Gehrig T, Nickel F, Kenngott HG, Mogler C, Longerich T, Meinzer HP, Richter GM, Kauczor HU, Radeleff BA. Renal artery embolization combined with radiofrequency ablation in a porcine kidney model: effect of small and narrowly calibrated microparticles as embolization material on coagulation diameter, volume, and shape. Cardiovasc Intervent Radiol. 2011; 34 (1): 156 – 65 [Epub].

[34] Mayo – Smith WW, Dupuy DE, Parikh PM, Pezzullo JA, Cronan JJ. Imaging – guided percutaneous radiofrequency ablation of solid renal masses: techniques and outcomes of 38 treatment sessions in 32 consecutive patients. AJR. 2003; 180 (6): 1503 – 8.

[35] Atwell TD, Carter RE, Schmit GD, Carr CM, Boorjian SA, Curry TB, Thompson RH, Kurup AN, Weisbrod AJ, Chow GK, Leibovich BC, Callstrom MR, Patterson DE. Complications following 573 percutaneous renal radiofrequency and cryoablation procedures. J Vasc Interv Radiol. 2012; 23 (1): 48 – 54.

[36] Zagoria RJ, Pettus JA, Rogers M, Werle DM, Childs D, Leyendecker JR. Long – term outcomes after percutaneous radiofrequency ablation for renal cell carcinoma. Urology. 2011; 77 (6): 1393 – 7.

[37] Matin SF, Ahrar K, Cadeddu JA, Gervais DA, McGovern FJ, Zagoria RJ, Uzzo RG, Haaga J, Resnick MI, Kaouk J, Gill IS. Residual and recurrent disease following renal energy ablative therapy: a multiinstitutional study. J Urol. 2006; 176 (5): 1973 – 7.

[38] Gervais DA, McGovern FJ, Wood BJ, et al. Radiofrequency ablation of renal cell carcinoma: early clinical experience. Radiology. 2000; 217: 665 – 72.

[39] Rutherford EE, Cast JE, Breen DJ. Immediate and long – term CT appearances following radiofrequency ablation of renal tumours. Clin Radiol.

2008; 63 (2): 220 – 30. Epub 2007 Nov 7.

[40] Davenport MS, Caoili EM, Cohan RH, Ellis JH, Higgins EJ, Willatt J, Fox GA. MRI and CT characteristics of successfully ablated renal masses: imaging surveillance after radiofrequency ablation. AJR Am J Roentgenol. 2009; 192 (6): 1571 – 8.

[41] Schirmang TC, Mayo – Smith WW, Dupuy DE, Beland MD, Grand DJ. Kidney neoplasms: renal halo sign after percutaneous radiofrequency ablation – incidence and clinical importance in 101 consecutive patients. Radiology. 2009; 253: 263 – 9.

[42] Lokken RP, Gervais DA, Arellano RS, Tuncali K, Morrison PR, Tatli S, Mueller PR, Silverman SG. Inflammatory nodules mimic applicator track seeding after percutaneous ablation of renal tumors. AJR Am J Roentgenol. 2007; 189: 845 – 8.

[43] Boss A, Martirosian P, Schraml C, Clasen S, Fenchel M, Anastasiadis A, Claussen CD, Pereira PL, Schick F. Morphological, contrast – enhanced and spin labeling perfusion imaging for monitoring of relapse after RF ablation of renal cell carcinomas. Eur Radiol. 2006; 16 (6): 1226 – 36.

[44] Levinson AW, Su LM, Agarwal D, Sroka M, Jarrett TW, Kavoussi LR, Solomon SB. Long – term oncological and overall outcomes of percutaneous radio frequency ablation in high risk surgical patients with a solitary small renal mass. J Urol. 2008; 180 (2): 499 – 504. discussion 504. Epub 2008 Jun 11.

[45] Kunkle DA, Egleston RG. Excise, ablate or observe: the small renal mass dilemma – a meta – analysis and review. J Urol. 2008; 179: 1227 – 33.

[46] Volpe A, Panzarella T, Rendon RA, Haider MA, Kondylis FI, Jewett MA. The natural history of incidentally detected small renal masses. Cancer. 2004; 100: 738.

[47] Fergany AF, Hafez KS, Novick AC. Long – term results of nephron sparing surgery for localized re-

nal cell carcinoma: 10 – year follow up. J Urol.
2000; 163 （2）: 442 – 5.

[48] Aron M, Gill IS. Partial nephrectomy – why,
when, how. . . ? J Urol. 2008; 179 （3）: 811
– 2. Epub 2008 Jan 25.

[49] Park S, Anderson JK, Matsumoto ED, et al. Ra-
diofrequency ablation of renal tumours: interme-
diate – term results. J Endourol. 2006; 20:
569 – 73.

[50] McDougal WS, Gervais DA, McGovern FJ,
Mueller PR. Long – term follow up of patients
with renal cell carcinoma treated with radiofre-
quency ablation with curative inter. J Urol.
2005; 174: 61 – 3.

[51] Tracy CR, Raman JD, Donnally C, Trimmer
CK, Cadeddu JA. Durable oncologic outcomes
after radiofrequency ablation. Experience from
treating 243 small renal masses over 7. 5 years.
Cancer. 2010; 116 （13）: 3135 – 42.

第 47 章　经皮肾肿瘤冷冻消融术

Thomas D. Atwell and Matthew Callstrom

宗飞　翻译　张岳林　孙军辉　校审

[摘要]　经皮冷冻消融术对肾脏肿块有确切的疗效，是一种不断发展的治疗方法。对于越来越多的患者来说，冷冻消融术疗效可靠，是一种合理的治疗方案。此外，对于较大的肿瘤，可通过多个探针进行治疗。虽然该手术采用全麻会更合适，但静脉麻醉下即可完成，尤其适用于较大的肿瘤或者复杂的病例。在消融术后的 1 年内，通常要进行数次影像学的定期随访，之后根据肿瘤的生物学行为和其他的临床指征，每 6~12 个月复查一次。冷冻消融的效果显示，近期和中期局部控制率大约为 95%，主要并发症发生率低（5%~7%）。

引言

自从 1995 年[1]初次报道以来，经皮冷冻消融术逐渐发展成为一种公认的治疗肾肿块的方法。外科医生早期采用该技术并证实肾脏冷冻消融的近期疗效后，在影像技术的引导下，更新和更细的冷冻探针使得冷冻消融术得以实施。

技术

（一）　患者的选择

实施任何新的治疗方法前，都要和标准的疗法进行对照，直到它的效果被证实。就经皮肾肿瘤冷冻消融来说，比较标准就是根治性手术切除。而在尚未证实肾肿瘤的冷冻消融的可靠疗效之前，通常这项技术只被用于不能耐受手术的患者，主要包括：

1. 有晚期医学并发症，会导致开腹手术高风险的患者。

特别是对于老年患者来说，外科手术会增加并发症和死亡风险。有一项研究显示，超过 80 岁的患者，经腹腔镜肾脏手术后的并发症发生率为 32%，死亡率为 8%[2]的死亡率。与经皮肾脏冷冻消融的 4%~7% 的并发症发生率相比，此项技术更适合老年患者[3-6]。

2. 遗传性或者异时性肾细胞癌。

符合此项条件的患者（包括 VHL 综合征，遗传性乳头状肾细胞癌和 BHD 综合征）存在发展为异时性肾肿瘤的风险。这些患者在早期是非常适合外科手术的，可采取最理想的肿瘤减灭术，并得到有关肿瘤的分型、分级及分期的全面的病理学评估。然而，这些患者行再次部分肾切除术时，将会有风险，包括已知的 20% 主要并发症的发生率和 6% 的肾缺失[7]。对于这些患者来说，消融术因其无技术方面的限制，可作为一个极好的选择，优于外科手术切除。

T. D. Atwell (✉)　· M. Callstrom
Department of Diagnostic Radiology, Mayo Clinic, Rochester, MN, USA
e - mail：atwell. thomas @ mayo. edu；Callstrom. matthew@ mayo. edu

随着经皮消融术作为一种可行的治疗方法被接受，它的手术指征慢慢扩大到更多的患者群体。消融的主要限制是缺乏超过 5 年的长期疗效证据，依赖针刺活检和由此所致的肿瘤病理评估的固有限制。

（二）肿瘤的选择

冷冻消融可行性评估需要考虑的肿瘤特征。

1. 肿瘤大小　　与射频消融有所不同，经皮肾冷冻消融术并不依赖肿瘤大小（图47.1），而是多个探针同时穿刺，形成一个破坏性的大冰球，一般而言，直径大于 7cm 的肿瘤至少要使用 8 根冷冻探针[5]。事实上，太过自信的冷冻消融也可能会导致小肿瘤的治疗不彻底。实验研究和临床经验显示，对于直径大于 1cm 的肿瘤至少需要 2 根冷冻探针来治疗[9]。

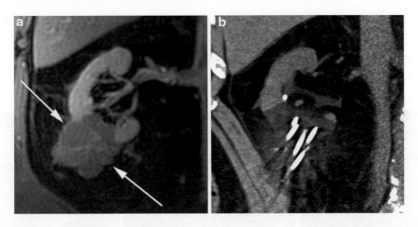

图 47.1　大的肾肿块的经皮冷冻消融。（a）在注射造影剂以后的冠状位 MRI 显示了右肾有 6.0cm 的肿块（箭头）；（b）5 枚探针置入后，CT 显示一个冰球包绕肿瘤。

2. 肿瘤位置　　行肾冷冻消融时，因为肿瘤消融的非特异性属性，从而会导致一些伴随损伤[5,10]，这些损伤包括：损伤输尿管导致狭窄，损伤肠道导致脓肿[6]，损伤肾上腺导致高血压[11]。降低上述损伤的具体措施如下：

（1）水力置换术，通过注入液体来保护邻近结构[12]。

（2）拔出探针时，手动将肿瘤拉离邻近结构[13]。

（3）手动将肠道拉开[14]。

对照肾脏射频消融术[15]，也没有特殊证据证明冷冻消融是有效的。在对毗邻输尿管肾肿瘤治疗前，先外接一根细的（5-French）输尿管支架。不仅可以用温水来冲洗输尿管（理论上可降低输尿管损伤的风险），而且在冷冻消融连接显示器时提供更加精确的输尿管结构图，并可限制冰的进入（图 47.2）。

用冷冻消融术也能有效治疗位于肾脏中央位置的肿瘤（图 47.3）。而这类肿瘤在进行 RFA 时易发生热沉效应，从而导致局部控制率的降低[16,17]，CT 可准确地显示治疗的肿瘤范围，同时将内生性和外生性的肿瘤进行对比。对肾内集合系统的冷冻，不会导致泌尿上皮的严重损害[18]。然而，冷冻探针进入到肾脏中央的位置时，可引起明显的血尿，冷凝块可引起输尿管的梗阻。

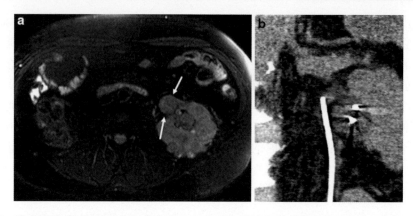

图 47.2　冷冻消融时，输尿管支架的作用。65 岁老年男性患者，多发肾细胞癌，消融优于肾切除术。（a）轴位 T2WI 显示左肾多发肿块，包括内侧一个 2.8cm 的肿块；（b）冠状位 CT，在冷冻消融时间输尿管内置入的支架，其有利于操作者消融肿瘤，并可降低泌尿上皮的损伤。随后支架在体内适应并留置 6 周。

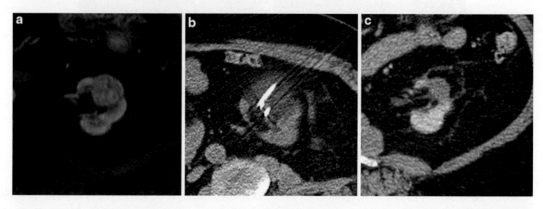

图 47.3　中央区肿块的冷冻消融。（a）增强 CT 图像显示左肾有一个 4.8cm 肿瘤，部分肿瘤扩散至肾窦内脂肪；（b）冷冻消融时获得的轴位 CT 图像显示冷冻探针位于肿瘤边缘的冰内；（c）21 个月后复查的轴位对比增强 CT 图像显示无肿瘤复发的迹象。

3. 穿刺活检　肾脏肿瘤的穿刺活检一直存在热议。有两项研究是关于手术切除后的肾肿瘤的针芯穿刺活检（在肿瘤根治术后直视下的穿刺活检），随后有术后切除的肿瘤病理。这些研究显示假阴性和确诊率皆为 20%[19,20]。再者，也有相似的研究是关于切除肿瘤的穿刺活检与最终的肿瘤病理之间的联系[21]。虽然只获得了 5 个穿刺标本，作者仅能描述 64% 的病例肿瘤病理的全部特征。基于上述的研究，很难用穿刺活检的结果来指导肿瘤的治疗[3-5,22]。

然而，接受消融术的患者中，大部分为良性肿瘤患者。公认为小于 3cm 的肾肿块中有 18%~25% 是良性的。这个与采取消融治疗的肿瘤的人数相同[23,24]。因此，许多人认为这些患者的消融手术是没有必要的，可以在消融前，进行穿刺活检来避免不必要的消融手术[25,26]。此时，穿刺活检对治疗的指导作用就依赖于医生的个人经验了。

（三）消融术前评估

消融术前要进行全面的评估，包括患者方面和肿瘤特征这两个方面。

1. 患者　在进行冷冻消融术前，需进

行凝血相关的实验室检查。大体来说，接受冷冻消融治疗的各项临界值分别如下：血小板计数 $>50 \times 10^9/L$，INR <1.6，血红蛋白浓度也需要特别注意。如果这个患者先前有贫血症，术后常常伴发一定程度的出血，那么其术前配血（交叉配血）的阈值应更低，且在术前 7~10 天需应用抗血小板药物。（如阿司匹林或者氯吡格雷。）

2. 肿瘤　较大肿瘤的术前栓塞可能会减少术中的出血，并且有利于局部控制[27]。另外，冷冻消融的辅助技术可提前进行，包括：水力置换，输尿管支架置入，并需要动脉血压监测（尤其对于靠近肾上腺的肿瘤）。当患者处于卧位时，医师应该学会判断肿瘤与周围结构位置的可能变化。

（四）麻醉

不同病例中，麻醉水平也不同。与 RFA 对照，冷冻消融的痛阈更低，要求降低到无痛水平[28]。因此，在一些医疗机构中，清醒麻醉/适度镇静足以实施冷冻消融[4]。另有一些消融中心实施肾冷冻消融术时，进行全麻，目的是提升术中患者的耐受力（既关乎心理又关乎血流动力学方面），可能会优化消融手术的效果[29]。

（五）探针放置

冷冻探针的放置数量是依据肿瘤的大小和几何形状而定，术者需考虑冰球的形状，并预测术中放置冷冻探针的有害等温线。越大的肿瘤所需要的冷冻探针的数目越多（图47.4）。

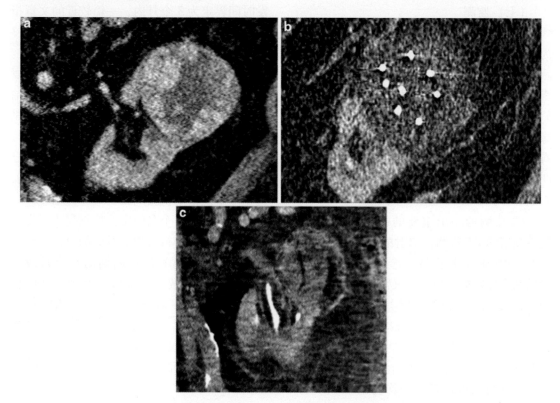

图47.4　多枚冷冻探针治疗一个大的肾肿块。（a）冠状位重建对比增强 CT 图像显示位于左肾上极的一个大小6.1cm 的肿块；（b）冠状位重建图像显示肿瘤内的8枚冷冻探针，注意避开肿瘤侧的肾血管，因为此处热池效应最大；（c）消融14个月后，冠状位重建 CT 图像的延迟增强期，显示消融的缺陷逐渐消失，并且无复发的肿瘤。

冷冻探针置入时，要使用影像学仪器进行指导。这些影像仪器包括超声、CT 或者 MRI。后者供高度特异的病例所用。超声的优势是冷冻探针定位肿瘤时，可以实时观察，并且没有电离辐射。CT 可提供更大的视角，探针与周围邻近结构的关系。对很多术者来说，CT 引导下的探针置入更快速、有效。

（六）冷冻消融术

较单次冷冻，冷冻 2 次的肿瘤更易坏死。在一项动物实验中，2 次冷冻可引起更大范围的坏死[30]。这很有可能是与快慢冷却率的交替有关，这也是低温损伤的关键[31]。再者，第一次冷冻期间所致的小血管栓塞，可导致第二次冷冻时的热池效应减低，从而可以容纳更多的冰。

（七）监测

冷冻消融不同于其他的消融方式，是因为在标准影像技术的介导下可以很容易地监测消融过程。这些影像学技术包括 CT、超声和 MRI。行 CT 介导时，冰块的前缘为 0℃[32]。MRI 也可用来清楚地观测冰块的前缘。在观察冰球的整个范围时，CT 和 MRI 有显著优势，而超声仅能观测冰的前缘，因此超声在监测冷冻消融术时的作用是有限的。

CT 监测的一个重要的缺点是有辐射。随着频繁的 CT 监测，辐射的剂量可能快速上升，相应的，操作员可选择调整 CT 技术参数来降低辐射剂量，但又需保持有质量的图像，从而观测冰球的增长。

使用 CT 监测时，肾脏冷冻消融的原本目的是使冰球的范围超过肿瘤范围的 3mm。这是基于两项研究，认为当温度低于 -20℃ 时，肾脏组织可达到完全均匀消融[33]，并且 -20℃ 的等温线为肾实质内距离冰球外缘 3mm 处[34]。近来，-30℃ 等温线区可用于推断组织完全坏死，Littrup 等认为破坏性的冻融存在于冰球边缘 1cm 内[9]。不同的冷冻探针之间的等温线也可能会有不同，术者应该了解他们所使用的探针的具体等温线。

（八）定期随访影像

通常术后 24 小时应进行 CT 或者 MRI 检查，理论上应该进行增强检查。这么做的目的如下：（1）评估消融是否完全，包括肿瘤指数的消融的缺陷；（2）排除可能发生的急性并发症，如出血；（3）作为下一次影像检查的对照。

关于消融术后效果的定义，具体的条目已被接受[35]。最初的影像介导的肿瘤消融工作组将"技术成功"定义为按照既定方案进行肿瘤治疗，并且消融的范围可以完全覆盖肿瘤[35,36]。这需要和"技术的有效性"的定义进行对比，而其为一定时间内肿瘤无复发（基于影像学表现）。大部分的肿瘤复发时间界定为 3 个月内，一篇较近的文章指出 3 个月内被发现的肿瘤为残存的肿瘤，3 个月以后被发现的肿瘤为复发的肿瘤[37]。这些矛盾使消融术后结果的报道更加错综复杂，尤其是与其他治疗方法对照后，消融治疗的成功也是双重的（比如首次治疗算是成功的吗？）。将外科手术结果与消融进行对照，由美国泌尿协会发布的临床指南中已选择采用了双重的方法以促进消融的成功，这是一个复治的机会[38]。

消融术后 3 个月的影像检查是为了发现残存肿瘤，并进行有效、及时的复治。随后的复查影像通常在治疗间期的 6 个月或者 12 个月，这么做主要是因为消融治疗的稳定性并不确定。对于外科手术患者，通常中、高风险患者要进行为期 10 年的定期随访[39]；有人提议，肾脏消融术后也需要这么一段随访时间，直至其长期的效果得到证实。

随着时间的推移，胞溶作用通常可显著改善冷冻消融的缺点，弥补这个缺点大概还需要几年的时间（图 47.4）。Littrup 等报道在 6 个月和超过 24 个月时[5]，消融的大小较其原始大小分别缩小 50% 和 66%。可能与脂肪坏死、消融病灶内见钙沉积有关。

残存肿瘤/复发肿瘤作为新的结节样的强化灶，通常出现在肿瘤边缘，或者表现为消融位置的增大（图 47.5）。偶然的，MRI 可看到瘤内强化灶，而此病灶超过 6 ～ 9 个月后将减小[40]。

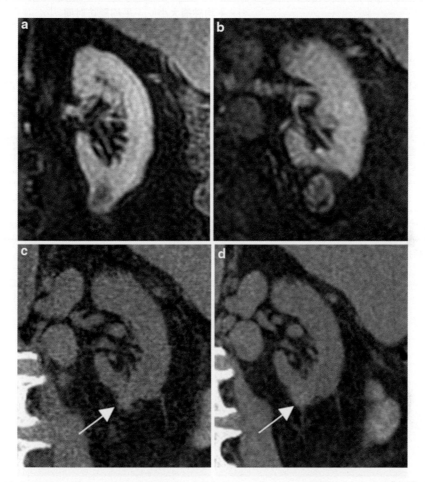

图 47.5　冷冻消融术后肾细胞癌的局部进展，患者有白血病和淋巴结肿大。（a）冠状位动态增强 MRI 提示左肾下极有一个 2.1cm 的肿块；（b）使用单一探针消融术后冠状位增强 MRI 显示了消融的缺陷，即覆盖了肿瘤；（c）冷冻消融后 12 个月无增强的（因为肾功能不全）冠状位 CT 图像显示消融的缺陷减小；（d）冷冻消融后 14 个月冠状位重建 CT 平扫图像显示消融缺陷增大，符合肿瘤的复发。随后的穿刺活检证实了肾细胞癌的复发。

对于肾功能不全、CT 或者 MRI 对比剂过敏的患者，消融术后的影像复查作用可能受限。在这种情况下，消融灶的逐步减小是治疗成功的标志，而消融灶的增大应该预示着肿瘤复发。

冷冻消融结果

自从 1995 年冷冻消融被初次报道以来[1]，一些回顾性的研究已证实冷冻消融的短期和中期效果好（表 47.1）。总的来说，90% ～ 95% 的患者局部肿瘤得以控制（图 47.6）。近来的资料显示肿瘤的大小不作为肿瘤复发的重要危险因子[45]。

表 47.1　经皮冷冻消融结果（选择部分文献）

	年份	随访肿瘤数量	平均肿瘤大小（cm）	平均随访时间（月）	局部控制率（%）[a]
Shingleton et al. [41]	2001	22	3.2	9	21/22（95）
Silverman et al. [6]	2005	26	2.6	14	23/26（88）
Gupta et al. [4]	2006	16	2.4	6	15/16（94）
Littrup et al. [5]	2007	36	3.3	19	33/36（92）
Bandi et al. [42]	2007	20	2.2	12	18/20（90）
Georgiades et al. [43]	2010	81	2.7	17	78/81（98）
Atwell et al. [44]	2010	93	3.4	26	88/93（95）

注:[a]不包括再次治疗患者。

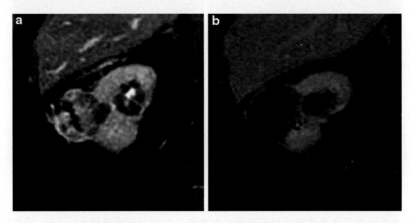

图 47.6　冷冻消融后的定期复查。（a）静脉注射造影剂后的冠状位 MRI 图像显示右肾 5.4cm 肿块。穿刺活检确定为肾细胞癌。（b）消融后 40 个月后增强的冠状位 MRI 显示无肿瘤复发。

受这些结果的启发，一定期间内的定期随访可得到很多可行性和持久性的论证。幸运的是，腹腔镜下冷冻消融术的长期局部控制率达到 88%~96%（≥3 年）[46,47]，因此增加了冷冻消融术作为一种长期治疗模式的可靠性。这项有关经皮冷冻消融术的长期效果已经公布。

并发症

经皮穿刺冷冻消融的术后主要并发症发生率较低，仅占约 6%（表 47.2）。其中出血占一半（约 3%）。这可能与使用大型号的冷冻探针有关，通常测量外径为 1.5~2.4mm（17G~13G），亦与使用多枚探针有关。再者，低温下的术中止血被认为是一种方法[48]，并且很可能会导致冷冻消融期间不同程度的出血倾向。肉眼血尿出现预示需行支架置入。在选择冷冻消融的病例中，孤立肾患者可以行术前预防性输尿管支架置入，尤其是对肾脏中央型肿瘤。

表 47.2　经皮冷冻消融并发症（选择部分文献）

	年份	手术量	主要并发症发生率（%）[a]
Shingleton et al. [41]	2001	20	1/20（5）
Silverman et al. [6]	2005	27	2/27（7）
Gupta et al. [4]	2006	20	1/20（5）
Littrup et al. [5]	2007	49	3/49（6）
Bandi et al. [42]	2007	20	0/20（0）[b]
Atwelletal. [3]	2008	113	7/113（6）
Georgiades et al. [43]	2010	117	5/117（4）

注：[a] ≥ CTCAE3 级；[b] 排除神经痛（细节不足以使用 CTCAE 进行分级）。

　　其他与消融直接相关的并发症可包括神经损伤导致的神经痛，周围脏器损伤（特别是肠道）和感染[6,43]。输尿管损伤导致的尿路狭窄极其少见[5,10]。

交叉引用

▶ Chemotherapy, Targeted Therapies, and Biological Therapies for Renal Cell Carcinoma

▶ Cryoablation

▶ Image – Guided Radiation Therapy for Renal Cell Carcinoma

▶ Image – Guided Radio Frequency Ablation of Renal Cancer

▶ Surgical Approaches to Treatment of Renal Cell Carcinoma

参考文献

［1］ Uchida M, et al. Percutaneous cryosurgery for renal tumours. Br J Urol. 1995；75（2）：132 – 6. discussion 136 – 7.

［2］ Magrill D, et al. Laparoscopy extirpative renal surgery in the octogenarian population. J Endourol. 2009；23（9）：1499 – 502.

［3］ Atwell TD, et al. Percutaneous renal cryoablation：experience treating 115 tumors. J Urol. 2008；179（6）：2136 – 40. discussion 2140 – 1.

［4］ Gupta A, et al. Computerized tomography guided percutaneous renal cryoablation with the patient under conscious sedation：initial clinical experience. J Urol. 2006；175（2）：447 – 52. discussion 452 – 3.

［5］ Littrup PJ, et al. CT – guided percutaneous cryotherapy of renal masses. J Vasc Interv Radiol. 2007；18（3）：383 – 92.

［6］ Silverman SG, et al. Renal tumors：MR imaging-guided percutaneous cryotherapy – initial experience in 23 patients. Radiology. 2005；236（2）：716 – 24.

［7］ Johnson A, et al. Feasibility and outcomes of repeat partial nephrectomy. J Urol. 2008；180（1）：89 – 93. discussion 93.

［8］ Atwell TD, et al. Percutaneous cryoablation of large renal masses：technical feasibility and short – term outcome. AJR Am J Roentgenol. 2007；188（5）：1195 – 200.

［9］ Littrup PJ, et al. Lethal isotherms of cryoablation in a phantom study：effects of heat load, probe size, and number. J Vasc Interv Radiol. 2009；20（10）：1343 – 51.

［10］ Bagley DH, et al. Cryosurgery of the ureter in dogs. Invest Urol. 1976；14（3）：241 – 5.

［11］ Atwell TD, et al. Malignant hypertension during cryoablation of an adrenal gland tumor. J Vasc Interv Radiol. 2006；17（3）：573 – 5.

［12］ Bodily KD, et al. Hydrodisplacement in the percutaneous cryoablation of 50 renal tumors. AJR Am J Roentgenol. 2010；194（3）：779 – 83.

［13］ Froemming A, et al. Probe retraction during renal tumor cryoablation：a technique to minimize direct ureteral injury. J Vasc Interv Radiol.

2010; 21 (1): 148 – 51.

[14] Tuncali K, et al. MRI – guided percutaneous cryoablation of renal tumors: use of external manual displacement of adjacent bowel loops. Eur J Radiol. 2006; 59 (2): 198 – 202.

[15] Wah TM, et al. Radiofrequency ablation of a central renal tumor: protection of the collecting system with a retrograde cold dextrose pyeloperfusion technique. J Vasc Interv Radiol. 2005; 16 (11): 1551 – 5.

[16] Gervais DA, et al. Radiofrequency ablation of renal cell carcinoma: part 1, Indications, results, and role in patient management over a 6 – year period and ablation of 100 tumors. AJR Am J Roentgenol. 2005; 185 (1): 64 – 71.

[17] Varkarakis IM, et al. Percutaneous radio frequency ablation of renal masses: results at a 2 – year mean followup. J Urol. 2005; 174 (2): 456 – 60. discussion 460.

[18] Warlick CA, et al. Clinical sequelae of radiographic iceball involvement of collecting system during computed tomography – guided percutaneous renal tumor cryoablation. Urology. 2006; 67 (5): 918 – 22.

[19] Dechet CB, et al. Prospective analysis of intraoperative frozen needle biopsy of solid renal masses in adults. J Urol. 1999; 162 (4): 1282 – 4. discussion1284 – 5.

[20] Dechet CB, et al. Prospective analysis of computerized tomography and needle biopsy with permanent sectioning to determine the nature of solid renal masses in adults. J Urol. 2003; 169 (1): 71 – 4.

[21] Wunderlich H, et al. The accuracy of 250 fine needle biopsies of renal tumors. J Urol. 2005; 174 (1): 44 – 6.

[22] Heilbrun ME, et al. CT – guided biopsy for the diagnosis of renal tumors before treatment with percutaneous ablation. AJR Am J Roentgenol. 2007; 188 (6): 1500 – 5.

[23] Frank I, et al. Solid renal tumors: an analysis of pathological features related to tumor size. J Urol. 2003; 170 (6 Pt 1): 2217 – 20.

[24] Thompson RH, et al. Tumor size is associated with malignant potential in renal cell carcinoma cases. J Urol. 2009; 181 (5): 2033 – 6.

[25] Silverman SG, et al. Renal masses in the adult patient: the role of percutaneous biopsy. Radiology. 2006; 240 (1): 6 – 22.

[26] Beland MD, et al. Diagnostic yield of 58 consecutive imaging – guided biopsies of solid renal masses: should we biopsy all that are indeterminate? AJR Am J Roentgenol. 2007; 188 (3): 792 – 7.

[27] Woodrum DA, et al. Role of intraarterial embolization before cryoablation of large renal tumors: a pilot study. J Vasc Interv Radiol. 2010; 21 (6): 930 – 6.

[28] Allaf ME, et al. Pain control requirements for percutaneous ablation of renal tumors: cryoablation versus radiofrequency ablation – initial observations. Radiology. 2005; 237 (1): 366 – 70.

[29] Gupta A, et al. General anesthesia and contrast-enhanced computed tomography to optimize renal percutaneous radiofrequency ablation: multi-institutional intermediate – term results. J Endourol. 2009; 23 (7): 1099 – 105.

[30] Woolley ML, et al. Effect of freezing parameters (freeze cycle and thaw process) on tissue destruction following renal cryoablation. J Endourol. 2002; 16 (7): 519 – 22.

[31] Hoffmann NE, Bischof JC. The cryobiology of cryosurgical injury. Urology. 2002; 60 (2 Suppl 1): 40 – 9.

[32] Saliken JC, McKinnon JG, Gray R. CT for monitoring cryotherapy. AJR Am J Roentgenol. 1996; 166 (4): 853 – 5.

[33] Chosy SG, et al. Monitoring renal cryosurgery: predictors of tissue necrosis in swine. J Urol. 1998; 159 (4): 1370 – 4.

[34] Campbell SC, et al. Renal cryosurgery: experimental evaluation of treatment parameters. Urology. 1998; 52 (1): 29 – 33. discussion 33 – 4.

[35] Goldberg SN, et al. Image – guided tumor abla-

tion: standardization of terminology and reporting criteria. Radiology. 2005; 235 (3): 728 – 39.

[36] Goldberg SN, et al. Image – guided tumor ablation: proposal for standardization of terms and reporting criteria. Radiology. 2003; 228 (2): 335 – 45.

[37] Matin SF, et al. Residual and recurrent disease following renal energy ablative therapy: a multi – institutional study. J Urol. 2006; 176 (5): 1973 – 7.

[38] Campbell SC, et al. Guideline for management of the clinical T1 renal mass. J Urol. 2009; 182 (4): 1271 – 9.

[39] Chin AI, et al. Surveillance strategies for renal cell carcinoma patients following nephrectomy. Rev Urol. 2006; 8 (1): 1 – 7.

[40] Porter CA, et al. MRI after technically successful renal cryoablation: early contrast enhancement as a common finding. AJR Am J Roentgenol. 2010; 194 (3): 790 – 3.

[41] Shingleton WB, Sewell Jr PE. Percutaneous renal tumor cryoablation with magnetic resonance imaging guidance. J Urol. 2001; 165 (3): 773 – 6.

[42] Bandi G, et al. Cryoablation of small renal masses: assessment of the outcome at one institution. BJU Int. 2007; 100 (4): 798 – 801.

[43] Rodriguez R, et al. Prospective analysis of the safetyand efficacy of percutaneous cryoablation for pT1NxMx biopsy – proven renal cell carcinoma. Cardiovasc Intervent Radiol. 2011; 34 (3): 573 – 8.

[44] Atwell TD, et al. Percutaneous renal cryoablation: Local control at mean 26 months of follow-up. J Urol. 2010; 184 (4): 1291 – 5.

[45] Schmit GD, et al. Percutaneous cryoablation of renal masses > or = 3 cm: efficacy and safety in treatment of 108 patients. J Endourol. 2010; 24 (8): 1255 – 62.

[46] Davol PE, Fulmer BR, Rukstalis DB. Long – term results of cryoablation for renal cancer and complex renal masses. Urology. 2006; 68 (1 Suppl): 2 – 6.

[47] Gill IS, et al. Renal cryoablation: outcome at 3 years. J Urol. 2005; 173 (6): 1903 – 7.

[48] Sutor AH, Bowie EJ, Owen Jr CA. Effect of temperature on hemostasis: a cold – tolerance test. Blut. 1971; 22 (1): 27 – 34.

第 48 章　肾细胞癌的影像引导放射治疗

Ying Li, Gregory P. Swanson, and Chul S. Ha

杨明霞　翻译　王宏亮　孙军辉　校审

[摘要] 常规放疗对肾细胞癌的治疗作用有限。肾细胞癌的放射敏感性较差，既往临床研究显示术前放疗和术后放疗均无显著获益。近年来，影像引导的体部立体定向放疗（SBRT）已成为肾细胞癌的一种较好放疗技术。本章将探讨肾细胞癌的放射生物学，以及大分割放疗和 SBRT 在转移性肾癌的姑息治疗和原发性肾癌的根治性治疗中的作用。

引言

肾细胞癌（RCC）约占所有恶性肿瘤的 2%~3%，位居泌尿生殖系统恶性肿瘤的第 3 位（仅次于前列腺癌和膀胱癌）。2012 年，在美国大约有 64 770 人被诊断为肾恶性肿瘤，13 570 人死于此病。肾恶性肿瘤中 RCC 约占 90%，这其中 85% 是透明细胞癌[1]。在过去的 65 年里，RCC 的发病率以每年 2% 的速度增长。虽然增长的原因未知，但大部分 RCC 为检查中偶然发现[3]，可能与影像学检查应用的增长以及新影像技术的进步有关[2]。

局限性的 RCC 主要是手术切除治疗。

Y. Li (✉)

Department of Radiation Oncology, University of Texas Health Science Center at San Antonio, San Antonio, TX, USA

e-mail: liy8@uthscsa.edu

G. P. Swanson · C. S. Ha

Department of Radiation Oncology, Cancer Therapy and Research Center at the University of Texas Health Science Center, San Antonio, TX, USA

e-mail: swansong@uthscsa.edu; hac@uthscsa.edu

对于肾脏的小肿瘤，如部分肾切除术、射频消融术和冷冻疗法等保留肾脏的手术相对于全肾切除术应用越来越普遍。不同于这些有创的或者微创的手术方法，利用影像引导的立体定向体部放射治疗（SBRT）是一种无创的治疗方法，对于无法手术的、肾功能差的或者单个肾脏的患者来说是具有很大的应用潜力。

放疗对局部晚期 RCC 的疗效仍存在争议。一些早期的研究发现，术前放疗可以提高生存率[4]。但是，其他一系列的报道指出并发症发生的几率很高，限制了术前放疗的应用[5,6]。在肾切除术后，对肿瘤区再采用常规的分割放疗来辅助治疗未见益处[7]。但应该注意的是，这些早期研究都采用了常规分割放疗技术，对正常组织的保护欠佳。

肾细胞癌的放射生物学

目前虽然有理论认为肾细胞癌是对放射不敏感的肿瘤，但是对于这个理论的认识，文献上并不统一，也没有得到一致的认可。早期的一篇文章中，Waters 发现肾细胞癌对放射是敏感的，他提倡术前应用放疗以提高手术的可能性[8]。他指出肾肿瘤对放疗的反应在速度和程度上差异很大。随后一些回顾性的文章也都支持这个观点，此外，在 20 世纪 50~60 年代一系列的回顾性研究均表明术后放疗对患者预后有帮助[9]。尽管这些研究提示术前和术后的放疗有好处（即这是种放射敏感型肿瘤），但是到了 70 年代，普遍认为肾细胞癌对放射高度不敏感。Water 等研究显示放疗对肾恶性肿瘤的缓解率较低[10]。部分原因是邻近的正常组织（如肠、肝）对辐射较敏感，导致肿瘤剂量不足[11]。根据之前的数据，为了观察术前放疗的疗效，开展了一系列小样本的随机性研究。放疗采用非适形技术，照射剂量较低。尽管这些研究尚不能得出明确的结论，但部分研究发现放疗提高了肿瘤局部控制，并可减少远处转移[12]。研究一致认为放疗对提高生存率没有帮助[12,13]。对于术后放疗未开展广泛的研究，但是上面已提到，一些早期的回顾性研究表明术后放疗可能有获益[9]。部分研究显示术后放疗不仅可以提高局部控制率，甚至有生存获益；但部分研究得出的是阴性结果[16,17]。传统放疗技术中，肝脏等正常器官受到过高剂量照射导致部分患者死于放疗毒性反应，是阻碍术前或术后放疗应用的重要原因[14,15]。

Rubin 的经典放射病理学认为放疗对肾细胞癌的有效率较低，术前放疗并不能提高生存率，因此将其归类为低放射敏感性肿瘤。但值得注意的是，乳腺癌、结肠癌、鳞状细胞肺癌也被归为此类。Deacon 有一篇经常被引用的关于细胞放射敏感性的文章中也记录了这一看法，他也将肾细胞癌归类于放射不敏感组[19]。这是一篇基于单细胞的单中心研究文章。当然，体外的细胞实验研究结果与临床结果并不完全一致[20]。数个研究发现一些肾细胞癌株实际上对电离辐射相当敏感，但是有些不敏感[21-24]。另外，有一些研究从接受过术前放疗的患者身上提取肿瘤细胞进行实验，结果发现放疗可以阻止这些细胞的生长[25,26]。在最近的研究中，从 13 例没有接受过术前放疗的患者中提取恶性肾肿瘤细胞，然后种植到老鼠上，每一例肿瘤都在生长。7 位接受 25Gy 术前放疗的患者中，只有 1 例种植的肿瘤存活且生长。他们研究了 3 个不同的细胞系，在 2 例中，放疗对肿瘤生长有很大的影响，在第 3 例中，当剂量上升到 30Gy 时也没有什么改变。尽管实验得到了不同的结果，但是在更近的一篇不同肿瘤的放射敏感性文献中再一次提到肾细胞癌是对辐射最不敏感的肿瘤，尽管研究者承认此研究为小数据的实验，其受实验条件的影响非常大[27]。根据以上文献报道，我们可以得出一个结论：并不是所有的肾细胞癌都对放射抵抗。

早期研究显示肾细胞癌的治疗反应与放疗剂量相关，较高的生物有效剂量（BED）具有较高的治疗反应[28]。放射生物学上立体定向体部放射治疗提供高剂量进行放射治疗，以传递高剂量到每一块区域。对治疗一些低放射敏感性的肿瘤来说如肾细胞癌，立体定向体部放射治疗是理想的。用混有 A498 人类肾癌细胞的液体注射入裸鼠皮下的移植瘤模型实验，Walsh 等人发现较对照组，立体定向体部放射治疗（48Gy/3 次）可以引起肿瘤体积持续的减小以及显著的细胞改变[29]。用猪模型实验，Ponsky 等人评估肾组织用影像引导的放射治疗的安全性和有效性[30]。实验表明，8 周后这些病灶完全纤维化。完全纤维化的区域纤维密集、组织间微量细胞连接、完全缺乏正常肾脏成分，极具特征性。立体定向放疗技术可以精确并完全杀灭目标肿瘤区域，同时较好保护周围正常组织。

缓解肾细胞癌转移症状

尽管肾细胞癌发生转移，但还是有可能延长生存期。肾细胞癌主要转移到肺、脑、骨骼、肝脏、肾上腺、对侧肾脏以及软组织。放疗是缓解肾细胞癌转移症状的主要治疗手段之一，如骨转移、脑转移、软组织转移。

骨转移瘤的主要治疗目标是缓解（如减轻疼痛）症状。一项 RTOG 的回顾性研究中，32 例被确诊为骨转移的肾细胞癌患者接受放疗 1 个月之后，虽然只有 12% 的患者完全解除了疼痛，但有 59% 的患者疼痛有所减轻[31]。这些发现与其他组织学结果一致。关于反应的持续时间没有评估，所以对于放疗引起局部炎性反应从而短期缓解疼痛备受争议。同时期也有其他的一些研究，结果表明放疗还是对肿瘤造成了一定的破坏，其效果确实是可持续的。Halperin 对肾细胞癌骨转移的患者做了研究，78% 的患者的病灶疼痛得到了持续的缓解。在那些有明显治疗效果的患者中，有 64% 的患者部分或者完全缓解[32]。然而，各项研究结果也并不完全一致。Fossa 发现 84% 的患者有症状缓解，50% 肿块有所减小或者骨有治愈迹象[33]。Seitz 对不只有骨转移且还有其他转移灶的患者做了研究，情况不是那么乐观，虽然有 52% 的患者疾病没有进展，但是 58% 的患者症状有改善，33% 的患者有显著缓解[34]。在各种研究中这种治疗效果模式基本相同[28,35-39]。大部分研究显示，患者的骨转移症状得到了缓解，但其持续时间并不长久[40]。有建议增加治疗强度（如更高的总剂量或者更高的分次剂量）可能会改善预后[41]。那些对放射不敏感的肿瘤适合这种观点，因为它们需要更大的剂量强度，特别是更大的分次剂量以更好地克服细胞内在的放射抵抗性[21]。从放射生物学角度来说，这剂量已经足够通过细胞生存曲线的最大肩峰段了。在一项关于肾细胞癌脊柱转移患者的研究中，采用单次大分割放疗，95% 的患者疼痛有改善，可持续者达 89%。88% 的大肿瘤被较好的控制[42]。在最新的大分割研究中（24Gy/1 次，27Gy/3 次或者 30Gy/5 次），1 年后，82% 的患者脊柱病灶处于无进展期，52% 患者的疼痛得到完全的缓解[43]。在第 3 个研究中，采用 3 次或 4 次大分割放疗，其他转移病灶也包括在内（大部分是肺），结果显示 52% 的患者部分或者完全缓解，38% 的患者处于稳定状态（控制率达 90%）。有趣的是，一些肿瘤要经过 36 个月才减小[44]。由于患者的选择差异，以及大分割放疗时代基于更好的影像学技术，所以很难明确地说这些结果一定比以往的好，但是在症状和实际肿瘤控制上显现出相当好的效果。关于骨转移瘤的放射技术在本书的其他地方已有提及，但大分割或立体定向放疗可能对肾细胞癌骨转移相当有效。

大脑是其他需要姑息性放疗的常见转移灶部位。和其他姑息性治疗一样，传统评价治疗反应的方法是根据症状的缓解或者神经系统功能的保留程度。早期 RTOG 脑转移瘤的研究表明，泌尿生殖系统转移性肿瘤中大部分是肾细胞癌，超过 80% 的患者头痛有改善，66% 的患者癫痫完全消失，62% 的患者运动功能有改善。这和原发于肺和乳腺的肿瘤相似。尽管有这些鼓舞人心的结果，Maor 有一篇经常被引用的文章指出只有 30% 的患者有临床反应，少部分患者进行了 CT 扫描（早期 CT 时代），其中 64% 的患者有进展[45]。该机构在后续研究中采用标准姑息放疗剂量（30Gy/10 次），结果显示 76% 的患者死于神经系统疾病（如进行性中枢神经系统病变）。无相关放射学的评估报道[46]。影像研究报道的反应率（CR/PR）是 30% 和 32%，控制率（CR/PR 和稳定）是 52% 和 91%[47,48]。令人困惑的是，有一项研究提到虽然 32 例患者都有神经系统的改善，但在接下去的影像学检查中却没有发现治疗反应[49]。

大剂量放疗在其他转移灶部位取得了显

著成功，同样也应用于大脑。复杂的立体定位放射治疗对此有极大的促进作用。在表48.1 中可以看到有大量的研究在评估放射治疗对脑转移瘤的治疗效果。患者的临床特征不同导致放疗效果也不同，误差较大，如全脑放疗的反应，手术失败后的反应，放疗失败后的反应，还有以上反应的联合。尽管有些差异，结果还是神奇地一致，控制率达80% 以上。有趣的是，肿瘤消退的可变性范围很广，可以从30% ~ 100%。这可能与部分和随访的长度和强度以及消退的定义有关。总之，至少有30% ~ 60% 显示有缩减。虽然不完美，但是大分割放疗的控制率和反应率是良好的，同时也预示着有能力克服肾细胞癌内在的对辐射的不敏感性。这样的研究成果引起了大家的研究兴趣，不仅是对脑外的转移瘤，还有原发肿瘤和术后局部复发的肿瘤。

表 48.1　放射手术治疗肾细胞癌脑转移瘤的反应

研究	肾癌患者的数量	评估病灶的数量	平均或中位随访时间（月）	"控制"（未进展）（%）	缓解（CR or PR）（%）	1 年控制率（%）	2 年控制率（%）
Samlowski[50]	22	42	NR	86	NR	86	74
Mori[51]	35	39	11.0	90	65	100	63
Schoggl[52]	23	NR	NR	96	NR	–	–
Goyal[48]	23	47	6.8	91	32	83	83
Payne[53]	12	23	14.0	100	96	–	–
Brown[54]	16	NR	16.2	85	NR	–	–
Chang[55]	77	NR	8.8	81	NR	64	53
Shiau[56]	10	21	9.3	100	NR	>80	–
Marko[57]	19	NR	NR	95	NR	–	–
Ikushima[58]b	10	24	5.2	88	NR	90	55
Muacevic[59]	69	NR	NR	96	63	–	–
Sheehan[60]	69	76	NR	96	63	–	–
Shuto[61]	69	132	17.1	83	62	–	–
Wowra[62]	75	350	>6.0	99	NR	–	95a
Auchter[63]	12		28.7	100	–	–	–
Hoshi[64]	32	NR	9.5	91	–	–	–
Noel[65]	28	56	14.0	96	35	93	–
Pirzkall[66]	53	NS	4.2	92	–	–	–
Powell[67]	23	NS	4.9			94	87

注:a（@1.5 年）;b 大分割放疗。

SBRT 治疗局限性肾细胞癌

近年来，SBRT 已在局限于肾脏的原发和复发肿瘤病灶显示出优势。对于不能手术的、肾功能差的或者孤立肾患者来说，SBRT 是一种无创的良好治疗手段。

治疗局限于肾脏的 RCC，体部立体定位放疗其基本原则是适当的。本书中有详细写到那些技术，包括体位固定、靶区跟踪、靶区勾画和剂量计算。通常采用真空垫、体罩等固定体位，这个可以和体位立体定位框架连接。得到影像图像之后，做计划时要考虑到很多因素，比如计划剂量、区域和周围正常结构的剂量。后者非常重要，因为这剂量可以消融任何靶区内的组织。另外，在中上腹部，除了肾脏本身，也要考虑到传递到小肠、胃、肝脏、脊柱、胰腺和大肠的剂量。部分器官的剂量限制是根据协议和发表的文献制定的[68,69]。

其他需要考虑的是靶区体积是否会因为呼吸而移动。有一些研究评估了呼吸运动时肾脏的移动情况。正常呼吸时，左肾头–尾移动幅度是 2~24mm[70]，平均为 14mm[71]、16.9mm[72] 和 9.8mm[73]，右肾是 4~35mm[70]，平均为 16mm[71]、16.1mm[72] 和 9.0mm[73]。深呼吸时，运动增加明显，一篇文献报道可以达到 39mm[71]。如运用屏气技术的话，肾脏位置几乎只移动 3mm 或者更少[71]，所以像这种技术或者其他的一些限制策略比如腹部压迫可以经常应用以便减少运动。基于二维或三维影像进行靶区验证以保证治疗准确性，具有重要意义。

大到 10cm 的病灶也曾被治疗过[44]，但是对 SBRT 来说，可被治疗的病灶大小取决于它的位置，以及周围重要结构可承受的放射剂量。因为肾肿瘤在影像上边界清楚，所以临床治疗体积（CTV）经常与大体肿瘤体积（GTV）相同。计划治疗体积（PTV）通常为 GTV 外扩 1cm（头尾方向和横向）。鉴于侧向移动幅度小，侧向外扩 5~10mm[44,75]。由于受到周围正常器官剂量的限制，使用的剂量分割范围较广，包括 8Gy×3 次[76]，8Gy×5 次[74]，8~10Gy×4 次[44,75]，10Gy×3 次[75]，以及 15Gy×3 次[44]。等剂量曲线从 50% 到 70%~90%[74]。图 48.1 是一个治疗例子。

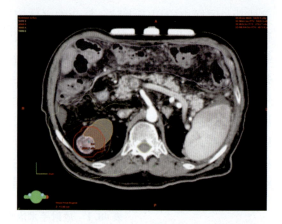

图 48.1 SBRT 治疗右侧肾细胞癌。采用体罩固定体位，腹部压迫控制呼吸。治疗方案是 15Gy/3 次，总共剂量 45Gy。需要关注周围器官的剂量。

Teh 等人用 PET–CT 做 SBRT 计划来治疗原发 RCC[77]。PET–CT 能更精确地区分纤维化/坏死和复发/残余。PET–CT 扫描时采用与 CT 模拟定位相同的体位，但要做特殊的准备工作（Lasix 和 Foley 导尿管）以便于更好地显示肾肿瘤对 FDG 的摄取量。采用同步加速调强放疗技术（simultaneous modulated accelerated radiation therapy, SMART），PET 热点区域给予 12Gy，非热点靶区给予 8Gy。用 4D–CT 来评估肿瘤的运动和定义 PTV。将金属标记（Visicoils）种植入肾肿瘤中，以便于用 X 线做 SBRT 的影像引导。

关于 SBRT 治疗肾病灶的疗效的数据报道有限。有一些案例报道的可以说是奇闻异事。Teh 等曾报道了一篇关于治疗原发性肾细胞癌和肾癌转移的文章[76]。只有 2 例患者接受肾病灶的治疗，放疗 24Gy/3 次，9 个月后随访，肿瘤的大小没有改变，但是两例患者的疼痛都缓解了，肾功能没有变化。第二个研究中，9 例原发或复发的肾细胞癌患者接受放疗 40Gy/5 次，中位随访 26.7 个月，4 例患者仍存活。局部控制效果没有报道。第三个研究包括了 8 例不能手术或者局部治疗失败的肾肿瘤患者[44]。采用放疗 8 ~ 10Gy × 4 次或 15Gy × 2 ~ 3 次，最后只有 1 例患者复发且没有达到中位数生存期（ > 58 个月）。没有患者进展为尿毒症。最终，Svedman 等人评估了 7 个对侧肾脏有新肿瘤的患者（转移或第二原发癌）[75]。用放疗 10Gy × 3/4 次，7 例患者中的 6 例有反应，肿瘤处于稳定期。在接下来的随访中，3 例患者还活着，但是有 4 例患者死于肾癌。7 例中的 5 例患者肾功能没有变化，2 例患者肾功能减退（不需要用透析）。

放射疗法在治疗肾癌转移至脑和骨骼的病灶方面获得了无可争辩的成功，这极大地促进了它在治疗原发或者复发肾癌的探索[31 - 44,50 - 67]。因为这是目前唯一的无创治疗手段，所以有很大的潜力可以被广泛应用。将来的研究方向包括优化 SBRT 的剂量分割方案，直接比较可手术患者用 SBRT 治疗和手术的效果以及将 SBRT 和新型的靶向药相结合。通过进一步的研究探索，相信未来将会更明确 SBRT 的临床应用价值。

参考文献

[1] NCCN, Kidney cancer. Version 1. 2013, National Comprehensive Cancer Network clinical practice guidelines in oncology.

[2] McLaughlin JK, Lipworth L, Tarone RE. Epidemiologic aspects of renal cell carcinoma. Semin Oncol. 2006; 33 (5): 527 - 33.

[3] Homma Y, et al. Increased incidental detection and reduced mortality in renal cancer - recent retrospective analysis at eight institutions. Int J Urol. 1995; 2 (2): 77 - 80.

[4] Cox CE, et al. Renal adenocarcinoma: 28 - year review, with emphasis on rationale and feasibility of preoperative radiotherapy. J Urol. 1970; 104 (1): 53 - 61.

[5] Kortmann RD, et al. Future strategies in external radiation therapy of renal cell carcinoma. Anti-cancer Res. 1999; 19 (2C): 1601 - 3.

[6] Cassady JR. Clinical radiation nephropathy. Int J Radiat Oncol Biol Phys. 1995; 31 (5): 1249 - 56.

[7] Kjaer M, Frederiksen PL, Engelholm SA. Postoperative radiotherapy in stage II and III renal adenocarcinoma. A randomized trial by the Copenhagen Renal Cancer Study Group. Int J Radiat Oncol Biol Phys. 1987; 13 (5): 665 - 72.

[8] Waters CA, Frontz WA. Radiation therapy of renal cortical neoplasms. South Med J. 1934; 27: 290 - 9.

[9] Bloom HJ. Adjuvant therapy for adenocarcinoma of the kidney: present position and prospects. Br J Urol. 1973; 45 (3): 237 - 57.

[10] Caldwell W. Principles of radiation therapy. In: Javadpour N, editor. Principles and management of urologic cancer. 2nd ed. Baltimore: Williams & Wilkins; 1983.

[11] Vaeth JM. Proceedings: cancer of the kidney - radiation therapy and its indications in non - Wilms' tumors. Cancer. 1973; 32 (5): 1053 - 5.

[12] van der Werf - Messing B. Proceedings: carcinoma of the kidney. Cancer. 1973; 32 (5): 1056 - 61.

[13] Juusela H, et al. Preoperative irradiation in the treatment of renal adenocarcinoma. Scand J Urol Nephrol. 1977; 11 (3): 277 - 81.

[14] Finney R. The value of radiotherapy in the treatment of hypernephroma - a clinical trial. Br J Urol. 1973; 45 (3): 258 - 69.

[15] Kjaer M, et al. A randomized trial of postoperative radiotherapy versus observation in stage II and III renal adenocarcinoma. A study by the Copenhagen Renal Cancer Study Group. Scand J Urol Nephrol. 1987; 21 (4): 285 - 9.

[16] Stein M, et al. The value of postoperative irradiation in renal cell cancer. Radiother Oncol. 1992; 24 (1): 41 - 4.

[17] Tunio MA, Hashmi A, Rafi M. Need for a new trial to evaluate postoperative radiotherapy in renal cell carcinoma: a meta - analysis of random-

ized controlled trials. Ann Oncol. 2010; 21 (9): 1839 – 45.

[18] Rubin P. Clinical radiation pathology, vol. II. Philadelphia: WB Saunders & Co; 1968.

[19] Deacon J, Peckham MJ, Steel GG. The radioresponsiveness of human tumours and the initial slope of the cell survival curve. Radiother Oncol. 1984; 2 (4): 317 – 23.

[20] Fertil B, Malaise EP. Inherent cellular radiosensitivity as a basic concept for human tumor radiotherapy. Int J Radiat Oncol Biol Phys. 1981; 7 (5): 621 – 9.

[21] Ning S, et al. Radiobiologic studies of radioimmunotherapy and external beam radiotherapy in vitro and in vivo in human renal cell carcinoma xenografts. Cancer. 1997; 80 (12 Suppl): 2519 – 28.

[22] Chiou RK, et al. Monoclonal antibody – targeted radiotherapy of renal cell carcinoma using a nude mouse model. Cancer. 1988; 61 (9): 1766 – 75.

[23] Weichselbaum RR, Nove J, Little JB. X – ray sensitivity of human tumor cells in vitro. Int J Radiat Oncol Biol Phys. 1980; 6 (4): 437 – 40.

[24] Wei K, Wandl E, Karcher KH. X – ray induced DNA double – strand breakage and rejoining in a radiosensitive human renal carcinoma cell line estimated by CHEF electrophoresis. Strahlenther Onkol. 1993; 169 (12): 740 – 4.

[25. Saksela E, Alfthan O, Malmio K. Effect of preoperative radiotherapy on the growth of human renal carcinoma tissue in vitro. Scand J Urol Nephrol. 1973; 7 (2): 181 – 3.

[26] Otto U, et al. Transplantation of human renal cell carcinoma into NMRI nu/nu mice. III. Effect of irradiation on tumor acceptance and tumor growth. J Urol. 1985; 134 (1): 170 – 4.

[27] Deschavanne PJ, Fertil B. A review of human cell radiosensitivity in vitro. Int J Radiat Oncol Biol Phys. 1996; 34 (1): 251 – 66.

[28] DiBiase SJ, et al. Palliative irradiation for focally

symptomatic metastatic renal cell carcinoma: support for dose escalation based on a biological model. J Urol. 1997; 158 (3 Pt 1): 746 – 9.

[29] Walsh L, et al. Efficacy of ablative high – dose – perfraction radiation for implanted human renal cell cancer in a nude mouse model. Eur Urol. 2006; 50 (4): 795 – 800.

[30] Ponsky LE, et al. Initial evaluation of Cyberknife technology for extracorporeal renal tissue ablation. Urology. 2003; 61 (3): 498 – 501.

[31] Reddy S, et al. The role of radiation therapy in the palliation of metastatic genitourinary tract carcinomas. A study of the Radiation Therapy Oncology Group. Cancer. 1983; 52 (1): 25 – 9.

[32] Halperin EC, Harisiadis L. The role of radiation therapy in the management of metastatic renal cell carcinoma. Cancer. 1983; 51 (4): 614 – 7.

[33] Fossa SD, Kjolseth I, Lund G. Radiotherapy of metastases from renal cancer. Eur Urol. 1982; 8 (6): 340 – 2.

[34] Seitz W, Karcher KH, Binder W. Radiotherapy of metastatic renal cell carcinoma. Semin Surg Oncol. 1988; 4 (2): 100 – 2.

[35] Wilson D, et al. The effect of biological effective dose on time to symptom progression in metastatic renal cell carcinoma. Clin Oncol (R Coll Radiol). 2003; 15 (7): 400 – 7.

[36] Lee J, et al. A phase II trial of palliative radiotherapy for metastatic renal cell carcinoma. Cancer. 2005; 104 (9): 1894 – 900.

[37] Freundt K, et al. Radiotherapy for oligometastatic disease in patients with spinal cord compression (MSCC) from relatively radioresistant tumors. Strahlenther Onkol. 2010; 186 (4): 218 – 23.

[38] Sundaresan N, et al. Surgical treatment of spinal cord compression in kidney cancer. J Clin Oncol. 1986; 4 (12): 1851 – 6.

[39] Rades D, et al. Dose escalation for metastatic spinal cord compression in patients with relatively radioresistant tumors. Int J Radiat Oncol Biol

Phys. 2011; 80 (5): 1492 - 7.

[40] Reichel LM, et al. Radiotherapy to bone has u-
tility in multifocal metastatic renal carcinoma.
Clin Orthop Relat Res. 2007; 459: 133 - 8.

[41] Onufrey V, Mohiuddin M. Radiation therapy in
the treatment of metastatic renal cell carcinoma.
Int J Radiat Oncol Biol Phys. 1985; 11 (11):
2007 - 9.

[42] Gerszten PC, et al. Stereotactic radiosurgery for
spinal metastases from renal cell carcinoma. J
Neurosurg Spine. 2005; 3 (4): 288 - 95.

[43] Nguyen QN, et al. Management of spinal metas-
tases from renal cell carcinoma using stereotactic
body radiotherapy. Int J Radiat Oncol Biol Phys.
2010; 76 (4): 1185 - 92.

[44] Wersall PJ, et al. Extracranial stereotactic radio-
therapy for primary and metastatic renal cell car-
cinoma. Radiother Oncol. 2005; 77 (1): 88
- 95.

[45] Maor MH, Frias AE, Oswald MJ. Palliative ra-
diotherapy for brain metastases in renal carcino-
ma. Cancer. 1988; 62 (9): 1912 - 7.

[46] Wronski M, et al. External radiation of brain me-
tastases from renal carcinoma: a retrospective
study of 119 patients from the M. D. Anderson
Cancer Center. Int J Radiat Oncol Biol Phys.
1997; 37 (4): 753 - 9.

[47] Cannady SB, et al. Results of whole brain radio-
therapy and recursive partitioning analysis in pa-
tients with brain metastases from renal cell carci-
noma: a retrospective study. Int J Radiat Oncol
Biol Phys. 2004; 58 (1): 253 - 8.

[48] Goyal LK, et al. The role of whole brain radio-
therapy and stereotactic radiosurgery on brain
metastases from renal cell carcinoma. Int J Radi-
at Oncol Biol Phys. 2000; 47 (4): 1007
- 12.

[49] Culine S, et al. Prognostic factors for survival in
patients with brain metastases from renal cell
carcinoma. Cancer. 1998; 83 (12): 2548
- 53.

[50] Samlowski WE, et al. Multidisciplinary treatment
of brain metastases derived from clear cell renal

cancer incorporating stereotactic radiosurgery.
Cancer. 2008; 113 (9): 2539 - 48.

[51] Mori Y, et al. Stereotactic radiosurgery for brain
metastasis from renal cell carcinoma. Cancer.
1998; 83 (2): 344 - 53.

[52] Schoggl A, et al. Gamma - knife radiosurgery for
brain metastases of renal cell carcinoma: results
in 23 patients. Acta Neurochir (Wien). 1998;
140 (6): 549 - 55.

[53] Payne BR, et al. Gamma surgery for intracranial
metastases from renal cell carcinoma. J Neuro-
surg. 2000; 92 (5): 760 - 5.

[54] Brown PD, et al. Stereotactic radiosurgery for pa-
tients with "radioresistant" brain metastases.
Neurosurgery. 2002; 51 (3): 656 - 65. dis-
cussion 665 - 7.

[55] Chang EL, et al. Outcome variation among "ra-
dioresistant" brain metastases treated with ster-
eotactic radiosurgery. Neurosurgery. 2005; 56
(5): 936 - 45. discussion 936 - 45.

[56] Shiau CY, et al. Radiosurgery for brain metasta-
ses: relationship of dose and pattern of enhance-
ment to local control. Int J Radiat Oncol Biol
Phys. 1997; 37 (2): 375 - 83.

[57] Marko NF, et al. Stereotactic radiosurgery as sin-
glemodality treatment of incidentally identified
renal cell carcinoma brain metastases. World
Neurosurg. 2010; 73 (3): 186 - 93. discus-
sion e29.

[58] Ikushima H, et al. Fractionated stereotactic ra-
diotherapy of brain metastases from renal cell
carcinoma. Int J Radiat Oncol Biol Phys. 2000;
48 (5): 1389 - 93.

[59] Muacevic A, Wowra B, Kreth FW. Radiosurgery
in renal cell carcinoma. J Neurosurg. 2003; 99
(2): 441.

[60] Sheehan JP, et al. Radiosurgery in patients with
renal cell carcinoma metastasis to the rain: long
- term outcomes and prognostic factors influen-
cing survival and local tumor control. J Neuro-
surg. 2003; 98 (2): 342 - 9.

[61] Shuto T, et al. Gamma knife surgery for meta-
static brain tumors from renal cell carcinoma. J

Neurosurg. 2006; 105 (4): 555 – 60.

[62] Wowra B, et al. Repeated gamma knife surgery for multiple brain metastases from renal cell carcinoma. J Neurosurg. 2002; 97 (4): 785 – 93.

[63] Auchter RM, et al. A multiinstitutional outcome and prognostic factor analysis of radiosurgery for resectable single brain metastasis. Int J Radiat Oncol Biol Phys. 1996; 35 (1): 27 – 35.

[64] Hoshi S, et al. Gamma – knife radiosurgery for brain metastasis of renal cell carcinoma: results in 42 patients. Int J Urol. 2002; 9 (11): 618 – 25. discussion 626.

[65] Noel G, et al. LINAC radiosurgery for brain metastasis of renal cell carcinoma. Urol Oncol. 2004; 22 (1): 25 – 31.

[66] Pirzkall A, et al. Radiosurgery alone or in combination with whole – brain radiotherapy for brain metastases. J Clin Oncol. 1998; 16 (11): 3563 – 9.

[67] Powell JW, et al. Gamma Knife surgery in the management of radioresistant brain metastases in high – risk patients with melanoma, renal cell carcinoma, and sarcoma. J Neurosurg. 2008; 109 (Suppl): 122 – 8.

[68] Schefter TE, et al. A phase I trial of stereotactic body radiation therapy (SBRT) for liver metastases. Int J Radiat Oncol Biol Phys. 2005; 62 (5): 1371 – 8.

[69] Kavanagh BD, Timmerman RD. Stereotactic body radiation therapy. Philadelphia: Lippincott Williams & Wilkins; 2005. p. 159.

[70] Moerland MA, et al. The influence of respiration inducedmotion of the kidneys on the accuracy of radiotherapy treatment planning, a magnetic resonance imaging study. Radiother Oncol. 1994;

30 (2): 150 – 4.

[71] Schwartz LH, et al. Kidney mobility during respiration. Radiother Oncol. 1994; 32 (1): 84 – 6.

[72] Bussels B, et al. Respiration – induced movement of the upper abdominal organs: a pitfall for the threedimensional conformal radiation treatment of pancreatic cancer. Radiother Oncol. 2003; 68 (1): 69 – 74.

[73] van Sornsen de Koste JR, et al. Renal mobility during uncoached quiet respiration: an analysis of 4DCTscans. Int J Radiat Oncol Biol Phys. 2006; 64 (3): 799 – 803.

[74] Beitler JJ, et al. Definitive, high – dose – per – fraction, conformal, stereotactic external radiation for renal cell carcinoma. Am J Clin Oncol. 2004; 27 (6): 646 – 8.

[75] Svedman C, et al. Stereotactic body radiotherapy of primary and metastatic renal lesions for patients withonly one functioning kidney. Acta Oncol. 2008; 47 (8): 1578 – 83.

[76] Teh BS, Galli – Guevara M, Doh L, Richardson S, Chiang S, Yeh P, Gonzalez M, Lunn W, Marco R, Jac J, Paulino AC, Lu HH, Butler EB, Amato RJ. The treatment of primary and metastatic renal cell carcinoma (RCC) with image – guided stereotactic body radiation therapy (SBRT). Biomed Imaging Intervent J. 2007; 3: e6.

[77] Teh BS, Chiang S, Richardson S, Butler EB, Amato R, Paulino AC. Genitourinary cancer. In: Paulino A, Teh BS, editors. PET – CT in radiotherapy treatment planning, Vol. Chapter 11. Philadelphia: Saunders Elsevier; 2008.

第 49 章 肾细胞癌的外科治疗方法

Jonathan A. Coleman and Paul Russo

杨建峰 翻译 余子牛 孙军辉 校审

[摘要] 根治性肾切除术一直是公认的局灶性肾细胞癌（RCC）的标准治疗方法。然而，在过去的 30 年里，肾细胞癌的治疗状况发生了巨大变化。随着对肾细胞癌自然发展演变的充分理解，可利用新型改进的介入治疗方法以减小开放性根治性肾切除术的不良影响。本章节讨论当前该如何选择外科处理方法来治疗局灶性肾癌。

引言

在治疗局灶性肾癌和晚期肾癌中，外科治疗在其中扮演了非常重要的角色。2011年，美国有超过 58 000 例新发肾癌病例，其中大约 70% 的病灶在诊断时为局灶性肿瘤[1]。除了检测基因遗传的肾癌综合征，尚无方法可以监控肾癌。众所周知，越来越多的早期肾癌在不相关的医疗情况下被影像学检查偶然发现。在这种临床情况下，外科处理常常提供了最佳的治愈措施，可以持久、长期保持肿瘤局部复发风险最低，因此，只要有可能，外科手术被认为是公认的标准治疗方法[2]。肾癌的外科治疗方法持续改进，当前，包括多种治疗模式，每一种方法都有其独特的优势。本章节将概述这些外科治疗肾小肿块的方法及其风险因素和并发症，以及关于推荐肾癌的外科治疗方法的基本条件。

背景

越来越多的美国人患肾癌。自 1971 年以来，肾癌的发病率增长了 5 倍，死亡率增加了 2 倍。肾癌的发病与高血压、吸烟、肥胖、家族史及种族（非洲裔美国人的发病率较高）等因素有关。30% ~ 40% 的肾癌患者在发现时或随后发生转移。发生于肾皮质的肿瘤常表现为单个肿瘤实体，通过确定可以反映多种细胞基因缺陷和转移潜能的肿瘤组织学特征，可以了解肾癌的几种病理类型[3]。尽管 55% ~ 65% 切除的肿瘤是常见的透明细胞癌，但约 90% 的是转移性肾癌[4]。近 10 年，在与疾病不相关的腹部影像检查中意外发现的肿瘤成比例增长（图49.1）。最近的一段时期，发现近 70% 病例的肾癌病灶直径小于 4cm，经过外科处理后，这些患者的 10 年无疾病生存率超过 90%[5]。

J. A. Coleman (✉)

Department of Surgery, Urology Division, Weill Cornell/Memorial Sloan Kettering Cancer Center, New York, NY, USA

e – mail：colemanj@ mskcc. org

P. Russo

Cornell Weill School of Medicine, Memorial Sloan Kettering Cancer Center, New York, NY, USA

e – mail：russop@ mskcc. org

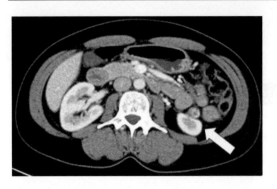

图 49.1　偶然发现的肾脏小肿瘤。一个年轻女性的 CT 扫描图像示左肾前下极 1.6cm 的肾肿瘤（箭）。注意如果行经皮射频消融手术病灶周围小肠环存在损伤风险。

　　肾肿瘤临床状态已经改变，肾癌的外科治疗已取得进展。以往，大部分肿瘤是在产生症状时被发现的。肾癌的第一线索是肋部肿块、出血或厌食。根治性肾切除术是肾癌的标准治疗方法，手术包括切除肾脏、周围脂肪和同侧肾上腺。在少数病例中，偶尔发现更小的肾肿瘤，依旧采用肾癌根治性切除术。然而，随着肾脏小肿瘤发现增多，同时对肾脏医源性损伤的关注度增高，采用肾脏部分切除术越来越普遍。目前已经认识到，将近 40% 的肾肿瘤患者在初始诊断时被发现合并有一些肾脏疾病，符合慢性肾病的标准。肾脏部分切除术的指征扩大，也应用于侵犯范围大的肾肿瘤、多发肾癌病灶和作为已知的转移性肾癌的肿瘤减灭方法。目前，肾脏部分切除术已被认为是大部分肾癌患者的标准外科治疗方法。数据报道显示，肾脏部分切除术已成为一种外科手术治疗的趋势，当前，有超过 45% 的肾肿瘤小于 4cm，这部分肿瘤自然采用肾脏部分切除术，将近 70% 的肾脏手术是在专门从事肾脏肿瘤外科的中心完成。

　　保肾手术与根治肾脏切除术的结果可以相媲美。最初，肾脏部分切除术是在孤立肾、双侧或多发肾肿瘤和肾功能不全等

有强制性适应证的病例中选择性地开展。随着数据的积累，显示使用肾脏部分切除术可以对肿瘤有足够的控制，该手术在选择性病例的应用增多，尽管肿瘤的大小被限定于小于 4cm。大量的回顾性研究显示，对于不同病理组织亚型的 T1a（≤4cm）肾肿瘤患者，实行肾脏部分切除术的局部肿瘤控制效果和生存率并不劣于根治性肾切除术[6-9]，而在肿瘤体积大的病例中，肾脏部分切除术的处理方法和适应证同样引人注目[10]，来自于几个治疗中心的初步报道显示，在一些挑选的病例中已经取得令人满意的成果[11-13]。来自于梅奥诊所和斯隆凯特林癌症纪念中心的数据评价了直径 4~7cm（T1b）的 1159 例肾肿瘤患者，分别行肾脏部分切除术（n=286，25%）或根治性肾切除术（n=873，75%）治疗，结果证实两种手术方法在患者生存率方面无显著性差异[14]。肾脏部分切除术已经在肿瘤大于 7cm 的病例中开展。在一组研究中，有 34 例大肾肿瘤的患者施行肾脏部分切除术，其中良性肿瘤 6 例（16.2%），相对低风险肿瘤（乳头状癌或嫌色细胞癌）12 例（35%）。恶性肿瘤患者的无疾病生存率为 71%，中位随访时间 17 个月[15]。梅奥诊所的调查者通过观察行部分肾切除（n=69，25%）和根治性肾切除术（n=207，75%）的 276 例临床分期大于 T2 期的肾肿瘤患者发现了相似的结果[16]。尽管在这些病例中选择因素必定在其中有一定的影响，但这些数据显示，外科医生在选择病例时合理采用了肾部分切除术，通过保肾手术可以对肾肿瘤患者的治疗达到有效管理，甚至是为一些较大的肿瘤患者提供了良好的肿瘤控制效果。虽然，外科医生的选择因素到底是什么尚未清楚，但术前评估肿瘤大小、患者年龄和症状等特征为患者分级以获得合理准确的外科干预最佳方法提供了一种途径

方法[4,17]。

　　虽然，相关的总体死亡率高，但是局灶性肾癌患者的预后结果是非常令人满意的。偶然发现病灶的患者中大约 20% 已手术病例是良性病灶。良性病灶包括血管平滑肌脂肪瘤、嗜酸细胞腺瘤、后肾腺瘤或复杂肾囊肿。另外，25% 的病灶表现为相对静止、转移可能性低的肿瘤（乳头状肾癌和嫌色细胞癌）。甚至是 T1 期的透明细胞癌，长期生存率超过 90% 也是有希望的。在治疗前，考虑到肿瘤恶化的风险、手术风险和同时合并其他疾病的共同影响，需要有保护肾功能的意识观念，特别是对老年患者和/或同时患其他病变的患者。同样也要考虑到，肾脏小肿块的切除并不比患者的长期健康重要。在许多病例中，使用监测策略代表肾功能保护的最根本手段，可能已逐渐被接受并适当地应用于选择的病例中[6]。

　　近年来，为减小损伤的外科技术取得了进展并已被应用于肾脏手术。1991 年，Clayman 介绍，腹腔镜外科开始主要应用于根治性肾切除，随后快速运用于器官移植的供体肾切除[18,19]。McDougal 通过在猪身上开展实验研究，使腹腔镜下部分性肾切除的技术得以发展[20]，1993 年，Winfield 首次报道成功施行腹腔镜下肾脏部分切除术[21]。除了时间和经验，腹腔镜下肾部分切除术需要多种技巧，包括对肿瘤的定位、仔细的解剖切除和缝合重建，因此，该手术依旧被认为是一种先进的腹腔镜操作手术（图49.2）。尽管未被广泛应用，但在专科中心的大量外科医生已经掌握了这种手术方法。微创的仪器设备的发展，包括使用机器人辅助多种外科操控面板和精细化的训练模拟器已经推广用于强化这些技术在未来的使用[22]。

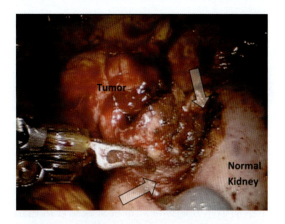

图 49.2　肾脏部分切除术。左肾前下极肿块的外科切除。把肾旁小肠剥离可以安全进入肿瘤（左上）。剥离面（箭）深入肾脏，包容肿瘤，提供一个正常肾脏组织的薄环作为外科手术的边缘，以确保完整肿瘤切除。

患者的评价和选择

　　影像在肾肿瘤的评价中扮演了关键角色。影像数据可以提供肿瘤大小、位置、侵犯深度和有无栓子及淋巴结改变等信息，也可以评价肿瘤表现特征包括有无脂肪（血管平滑肌脂肪瘤）、中心瘢痕（嗜酸细胞腺瘤）、侵犯成分、钙化及坏死。尽管难以标准化，但对这些表现已经进行过深入研究。在斯隆凯特林癌症纪念中心，对于体积大和位于肾脏中心、已取代大部分正常肾实质的肾肿瘤（图49.3），经常合并区域淋巴结转移和肿瘤向肾静脉延伸的肾肿瘤常规选择根治性肾脏切除术[23]。约有 10% 的透明细胞肾癌患者发生肿瘤侵犯肾静脉主要分支、肾静脉主干或者延伸到下腔静脉。对于这些患者行外科手术切除的安全性主要依据肿瘤在血管内侵犯的延伸和邻近器官的侵犯情况而定（图49.4）。而对于没有区域淋巴结和远处转移的患者，50% ~60% 的患者有可能长期生存，对于肿瘤细胞肾部分切除术（减瘤性肾切除术）患者，生存率减小[24-27]。对于已经行减瘤性肾切除术的转移性患者，随后行根治性的肾切除应该优先于行系统性的全身治疗[28-30]。这种类型的多模式管理方法已经作为标准建立，该标准是基于第一层次证据和靶向分子治疗而出现的[31]。然而，对于出现广泛转移疾病和较低 KPS 评分的患者，外科干预可能风险过大。在这些病例中，经皮穿刺细针活检可作为一种诊断研究方法有助于选择合适的系统治疗方法。

术前医学评价已大部分标准化，同时基于术前临床分期标准。常规实验室评价包括血浆生化，肝功能测试，血红蛋白，血小板和凝血功能。依据手术需要，血型和交叉配对（自体供血）可以作为选择。需要行胸部 X 线检查或者以胸部 CT 检查代替胸部 X

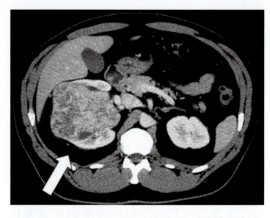

图 49.3　肾脏大肿瘤。肿瘤侵犯中央肾窦和肾门血管，开展肾脏部分切除术的可能减小，采用肾脏根治性切除术是常见的处理手段。

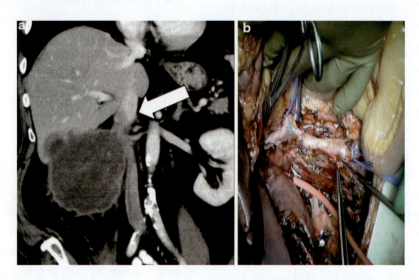

图 49.4　晚期肾癌。CT 扫描：（a）示体积大的右侧肾肿瘤侵犯肝脏和下腔静脉伴肿瘤栓子延伸进入下腔静脉（箭头）。肿块行外科切除。（b）下腔静脉重建。

线检查。存在转移性疾病或者在病史上、体格检查、常规术前实验室检查提示有特定部位异常证据，可以选择常规脑部成像和骨骼扫描。对于存在显著伴发病变，特别是心脏和肺部相关性疾病，应尽力获得恰当的咨询以尽可能有利于患者的手术。患者确定有显著的冠心病时，需要在考虑外科手术前进行血管再通术。在外科手术操作前的麻醉评估有利于处理肺部有关的情况或者硬膜外术后

镇痛。

解剖认识

肾脏位于后腹膜腔的上方需要一定程度的外科计划，也需要考虑可能碰到的解剖变异可能，常位于特定位置偏向一侧。肾脏位于十二指肠、大小肠、肝脏或脾脏和胰腺尾部的深部，分别分布于左右两侧。肾周脂肪

包绕肾脏，内含薄的肾筋膜。后方邻近腰大肌、腰方肌，同时邻近膈肌，当病变局灶性延伸时需要部分切除。外科方法（如开放手术或微创、局灶性切除、扩大性切除）需要依据相关因素而定，如肿瘤大小、局部侵犯情况、切除或邻近器官侵犯关系、患者身体体质和肿瘤位置。在开放性手术操作中，可采用不同外科切口，包括：肋骨下切口，胸腹部切口，第 11 肋腹部切口和腹中线切口[23]。考虑到肿瘤伴邻近器官和血管大范围侵犯，选择经腹方法可以到达这些器官和大血管结构。早期肾动脉结扎和分离可以有效减少肾脏和肿瘤的血流，使脆弱的充盈肿瘤寄生血管减压，增加切除时肾脏的移动性，所有这些改变将有利于肿瘤切除和减少术中出血。在一些病例中，通过术前选择肾动脉栓塞来实现减少术中出血及方便手术，潜在地限制一些影响因素。对这种治疗方法的关注包括疼痛引起的死亡率增加的可能性，肿瘤溶解综合征引起的电解质失平衡和肿瘤栓塞的风险，来自回顾性研究经验证实该方法并不会增加上述风险[32]。

然而，更常见的情况是，这样的要求并不需要，在肿瘤较小的情况下，应该行肾部分切除术或对较小晚期肾癌行根治性肾切除术。尽管经腹切口手术方法也可以应用于这些病例，经腹膜外方法使用第 10 肋骨和 11 肋骨间的肋腹部切口可以直接到达肾脏，从而避免过度操作或小肠和其他内脏的暴露。在手术操作中，肋腹部位的小切口被称为"微肋腹部切口"，具有快速进入后腹膜腔和肾脏，同时避免肋骨切除和可能性较低的肋腹部切口疝（<5%）的优势，这种肋腹部切口疝已经在其他术式中报道[33]。

虽然由 Robson 描述的传统根治性肾切除术包括同侧肾上腺和区域淋巴结切除，没有确定的证据显示切除这些组织可以带来治疗上的好处[34-37]。现代生存数据显示，肾癌淋巴结或同侧肾上腺侵犯具有相似的不利

影响，如同远处转移导致中位生存期小于 12 个月[38,39]。但是，这些发现提供了关于疾病复发可能性的关键性预后数据，可以帮助确定哪些患者在临床试验中使用辅助性治疗伴系统性药剂效果较好。尽管这些部位的肿瘤切除被认为是一种选择，这些操作通常是在根治性或部分性肾切除术中开展。术后，关于病理表现结合临床变化的数据可以用于准确预测疾病复发的风险和随访管理的改进发展[4,17,40]。

微创手术

与更小的肋腹部切口发展潮流相似，肾脏外科微创方法已得到发展，相对于开放性肾切除，微创方法以通过减小伤口疼痛和减少伴随死亡率，实现损伤较小的目标。这些技术预期可以减少止痛药的用量，减少住院时间，缩短恢复期。经过一段时间后，关于生存率的数据显示，腹腔镜肾切除术操作可以与开腹肾切除术的效果相媲美[41-45]。在这个发展的时代，开腹或腹腔镜根治性肾切除术依旧被认为是大部分肾肿瘤的标准管理方法。有关肿瘤转归的回顾性数据，结合供肾肾切除前瞻性对比试验的令人注目的生命质量数据，使得这些技术被采用并作为可接受的治疗标准[46]。

实践证实保肾手术采用微创方法存在更多困难，许多人依旧认为微创是一种先进的腹腔镜技术。具有开腹和腹腔镜肾外科技术专业经验的中心所发表的早期经验显示，小肾肿瘤的不同管理方法很可能基于腹腔镜技术方法和器械的限制性。关于开腹部分肾切除术和腹腔镜根治性肾切除术的国内发展趋势的不同数据显示出了根本性的改变，即优先避免保肾手术操作向创伤小但功能损害大的操作改变[47,48]。在某种程度上，这些差异会受到术前病例选择、技术限制和患者喜好的影响。的确，例如性别因素已被确认是

一个独立的危险因素，无论是开腹还是使用腹腔镜，均倾向于选择根治性肾切除术而不是肾部分切除术，尽管确切原因未明[49]。

最近，有更多应用于肾脏部分切除术的微创外科技术迅猛发展，以便与开腹手术的效果更相似。开始的时候，这些成果主要体现在高度选择性的病例，这些病例的肿瘤体积小，外向型生长，随着时间发展这些微创技术可应用于更复杂和位于中央的肿瘤病灶或囊性肾癌（图49.5）。腹腔镜手术的缺陷包括，需要完全的血管控制和产生延长热缺血的风险，在开腹手术中通过外部应用冰泥以达到肾脏低温避免热缺血。在几个系列的研究中，在腹腔镜操作中通过使用冷却肾动脉和输尿管的灌注同时外部应用冰泥或者冷冲洗表面冷却来重现冷缺血的肾脏保护性效果。腹腔镜和机器人辅助腹腔镜肾脏部分切除术依旧是一项具有挑战性的操作，只有少数外科医生在施行。

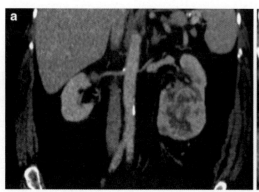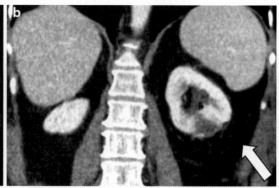

图49.5　较大肿瘤的部分肾切除术。部分肾切除术的候选者往往应选择较大的肾肿瘤累及肾门或集合系统。这位妇女的术前CT扫描：（a）显示起源于左肾下极的一较大肿瘤累及了集合系统并与输尿管相邻。机器人辅助腹腔镜部分肾切除术后7周获得的CT扫描；（b）显示了术中放置的可吸收止血剂后的正常术后影像学改变和低密度缺损。这些药物（箭头）不应该被影像学检查误认为是残余肿瘤。

开腹和腹腔镜肾脏部分切除术都有相似的并发症。发表的关于开腹和腹腔镜手术不良事件发生率的许多数据是回顾性收集的，很少有数据研究利用标准的针对于外科操作的报道标准[50]。来自梅奥诊所和克利夫兰医院以及约翰·霍普金斯医院的调查者提供了从1998年到2005年1800例T1期肿瘤的肾脏部分切除数据，其中1029例为开腹手术，而771例是腹腔镜手术。组间是不一致的。与腹腔镜手术病例相比较，开腹手术的病例年龄大，肿瘤体积更大，更有可能位于中央且为恶性，同时合并更多其他疾病，较低的PFS评分和较差的基线肾功能。腹腔镜操作的平均住院日要小于2天。然而，在腹腔镜组更有可能出现肾脏缺血时间长和更多术后肾脏并发症，随后治疗并发症的操作量增加。相似的结果也见于其他更小，但相似的系列病例[52]。这些研究显示，微创的肾脏部分切除术是具有挑战性的手术技术，即使对于掌握该技术的专家来讲也不例外。

外科并发症

外科操作中不良事件的发生多因为多种原因经常被忽略或低估，可能最重要的原因是由于所有的操作都具有损伤性这样一种与副作用的预期有关。直到最近，关于手术病例采用以标准和分级的方式而发生不良事件的报道很少[53]。来自于斯隆凯特林癌症纪念中心的大量病例显示，肾脏根治性切除术的并发症（$n = 688$）和肾脏部分切除术（$n = 361$）基于所需治疗的严重性和强度采用 5 级计分制[50]。对于肾脏根治性手术，有 3% 的并发症直接与手术操作有关。这些事件包括邻近器官损伤、出血和肠梗阻，约 0.6% 的病例需要重新进行干预处理。由于心肌梗死和肺栓塞，有 3 例发生术后死亡。对于肾脏部分切除术，最常见的操作相关并发症是输尿管瘘（9%），有（2.5%）的病例需要重新干预处理，可以是经皮引流或输尿管内支架植入。与手术操作（选择的或基本的）有关的肿瘤位置或者手术指征并未影响并发症的发生率。在斯隆凯特林癌症纪念中心，肾脏部分切除术的微创外科结局也使用同一个标准报告系统进行报告。比较腹腔镜处理的患者组（144 例）和开腹手术处理组的特征。两组的总体并发症率基本相似，大约为 20%，然而，在腹腔镜组的严重并发症要引起关注，尤其是 4 级并发症，在腹腔镜组和开腹手术组分别为 2.1% 和 0.2%。许多并发症往往是出血事件[52]。随着时间的发展和经验的积累，有证据表明并发症发生率下降，即使是针对具有挑战性的病例。在克利夫兰医院，微创外科医生对开始的连续 200 例腹腔镜手术患者[54]和 2003 至 2005 年间最近 200 例患者的结局进行了比较和评估[55]。在最近的一组病例中，并发症发生率是 18.5%，较总体并发症发生率（44%）降低，泌尿系并发症（56%）和出血并发症（53%）下降，尽管由于需要更长的缺血时间，两者相比较仍然存在较大困难[56]。其他研究评价曲线相关特征也产生了相似的结果[57]。已有几个系列的研究评估了发生并发症的危险因素，研究显示伴发病变、肿瘤侵犯深度和缺血时间延长以及不可避免的情况（孤立肾）与发生不利

结果风险较大有关[52,56]。值得注意的是，年龄未被证实是不良结果的危险因素，有力辩驳了老年患者行肾脏部分切除术代替肾脏根治性切除术更容易管理这样一种观点[58]。

肾脏手术和肾功能

任何方式的肾脏外科手术都是医源性的肾损伤和肾功能不全的原因。随后的集中研究和讨论，肾功能的重要性被提高到肾肿瘤患者管理策略的最重要位置。不像高度筛选的人群，也就是健康个体自愿捐赠行肾切除者，肾癌患者都是未经筛选的，而且年龄大（平均 61 岁），许多患者伴发其他疾病影响基线肾功能，包括代谢综合征、高血压、冠心病、肥胖、血管性疾病和糖尿病。年龄的累积效应，特别是超过 60 岁对肾组织有不利的影响，如肾萎缩和肾小球率过滤进行性减低[59]。一项 110 个非肿瘤肾切除标本研究证实，广泛和未知潜在肾疾病包括血管硬化、肾小球增生、系膜扩张和弥漫性肾小球硬化症[60]。仅仅 10% 的患者肿瘤周围的肾组织完全正常。在这些情况下，不加以区分地运用肾脏根治性手术对肾癌患者的生理功能会产生很大的影响。

肾脏根治性切除术后发生的高滤过损伤的证据是有据可查的。<4cm 的肾脏肿瘤行外科操作后，肾脏根治性手术的患者较肾脏部分切除的患者血浆肌酐水平更可能升高超过 2.0ng/ml 和产生蛋白尿，即使当时控制了相关的危险因素，如糖尿病、吸烟、术前血浆肌酐和 ASA 得分[61,62]。在这种情形下，无论是肾脏部分切除术或者肾脏根治性切除术，两者的结局相仿且令人满意（>90%生存率）。当前肾功能的评价标准已经转向使用许多被接受的公式计算肾小球滤过率值。在一项回顾性研究中，有 662 例双肾患者，其肾肿瘤直径为 ≤4cm，患者采用选择性肾脏部分切除术或者肾脏根治性切除术，

双肾患者的血浆肌酐值正常，有 171 例患者（26%）在术前已经存在慢性肾病 [GFR < 60ml/ (min·1.73m²)]，这些患者被称为晚期肾功能不全。数据采用两种 CKD 阈值定义进行分析，肾小球滤过率（GFR）小于 60ml/ (min·1.73m²)，或者 GFR 小于 45ml/ (min·1.73m²)。手术后，使用肾脏部分切除术的患者 3 年内新发 GFR <60ml/ (min·1.73m²) 的可能性为 80%，而采用肾脏根治性切除术的患者仅为 35%。对于更严重的慢性肾病 [GFR 小于 45ml/ (min·1.73m²)]，其 3 年进展的对应值分别是肾脏部分切除术为 95% 和肾脏根治性切除术为 64%。多变量分析显示，肾脏根治性切除术是慢性肾病再发的独立危险因素[63]。梅奥诊所的调查者确认，从 1989~2003 年，有 648 例孤立性肾肿瘤患者的病灶 ≤4cm，对侧的肾脏正常，这些患者行肾脏根治性切除术或者肾脏部分切除术。在 327 例年龄 <65 岁的患者中发现肾脏根治性切除术与死亡风险增加显著相关，在外科手术，糖尿病，Charlson Romano 指数和肿瘤病史调整后这种风险仍持续存在[64]。使用有关的癌症监测、流行病学、与医疗保险索赔最终结果登记数据，从 1995 年到 2002 年，斯隆凯特林癌症纪念中心的调查者研究了 2991 例年龄大于 65 岁的患者，切除的肾肿瘤为 4cm 或更小。总共 254 例患者（81%）行肾脏根治性切除术，556 例患者行肾脏部分切除术。在 4 年的中位随访中，609 例患者发生心血管疾病，892 例患者死亡。对术前人口学和伴随疾病变量调整后，肾脏根治性切除术发生总体死亡率的风险增加 1.38 倍，发生心血管疾病的风险上升了 1.4 倍[65]。

据报道，经腹腔镜肾脏根治性切除术和肾脏部分切除术也有相似的结果[66]。因为这些报道，泌尿外科专家对随意使用肾脏根治性切除术治疗肾脏小肿瘤导致慢性肾病或使先前慢性肾病恶化的意识增加[67]。短期终点，包括住院时间长短、止痛药需求和美观，这些因素被许多人认为是选择腹腔镜肾脏根治性切除术的原因，现在因关注肾根治性切除术引起或恶化原先存在的慢性肾病和减少总体患者生存率而变得缓和。最新美国泌尿学会针对肾脏小肿瘤指南强调这些要点，同时，强烈推荐肾脏部分切除术的使用，不管当时技术是否可行[2]。

尽管上述精确描述的肿瘤和当前医学文献论点支持肾脏部分切除术作为一种针对肾脏小肿瘤理想的治疗方法，泌尿肿瘤协会继续使用肾脏根治性切除术作为 T1a 肾癌的主要治疗方法。使用美国全国住院患者样本的横向临床实践观点揭示，在美国（1988—2002 年）仅 7.5% 肾肿瘤手术使用肾脏部分切除术[68]。使用癌症监测、流行病学、最终结果数据库，来自密歇根大学的调查者报告从 2001 年以来 2~4cm 的肾皮质肿瘤患者仅有 20% 行肾脏部分切除术[69]；使用与医疗保险索赔有关的最终结果数据，来自斯隆凯特林癌症纪念中心的黄和同事们报道在 T1a 肿瘤（≤4cm）使用率仅为 19%[65]。非常有趣的是，妇女和老年人更有可能行肾脏根治性切除术治疗，而且原因未知[70]。许多泌尿科医师认为对老年患者行"快速"的肾根治性切除术比肾脏部分切除术发生术后并发症要少。然而，斯隆凯特林癌症纪念中心的调查者们在评估 1712 例肾肿瘤患者年龄和手术操作的类型时发现两者之间并无显著相关性，这表明与肾脏部分性切除术有关的并发症风险随着年龄的增长而升高缺乏统计学证据。而且，尚未有报道的证据显示年龄与失血或手术时间有联系。考虑到，保护肾功能的优势，作者得出结论，老年患者非常适合行肾脏部分切除术[58]。

虽然，泌尿系统文献中有几篇文章提到使用腹腔镜技术切除肾肿瘤，但是根据 1991 年到 2003 年的国家住院样本数据库显示，腹腔镜肾脏根治性切除术的使用率仅 4.6%，

2003 年最高达 16%。这个数据显示大部分
"肾脏浪费手术"由传统开腹外科手术施
行[71]。据报道,在英国肾脏部分切除术同样
未被充分使用,在 2002 年,2671 例肾切除患
者中仅 108 例(4%)行肾脏部分切除术[72]。
斯隆凯特林癌症纪念中心的调查者们追踪
2000 年到 2007 年的 1533 例肾切除患者,排
除双肾肿瘤和发生于孤立肾的肿瘤,仅包括
有效肾小球滤过率大于 45ml/(min·
1.73m^2)的患者。总共 854 例(56%)患者
行肾脏部分切除术,其中 679 例(44%)患
者行肾脏根治性切除术。在≤4cm 的 820 例
肾肿瘤患者中,行肾脏部分切除术的患者从
2000 年的 69% 增加到 2007 年的 89%。在 4~
7cm 的 365 例肾肿瘤患者中,行肾脏部分切
除术的患者从 2000 年的 20% 上升到 2007 年
的 60%。尽管在这个时间段内斯隆凯特林癌
症纪念中心研究组承诺保肾手术,多变量分
析显示肾脏部分切除术更受男性、年轻患者、
更小肾肿瘤患者和思想开放的外科医生
欢迎[49]。

外科术后随访

目前,对于肾细胞癌患者外科治疗后,
尚未建立一致的随访指南[73]。尽管新出现
的证据显示一些局限性转移性疾病的患者能
够从激进外科治疗受益,在泌尿外科医生
中,对于检查和复发性疾病的管理有不同的
实践方法。在随访过程中,随访和测试的强
度次数在各个中心也不尽相同。转移性疾病
缺乏有效的系统性治疗,过渡的强制性随访
以及早期诊断无症状的转移性疾病,都无法
提供治疗上的优势。在随访中也可能发生不
必要的成本过高和患者焦虑。另外,上述证
据显示,肾脏根治性切除术会对肾功能产生
有害的影响,因此需要严格检测肾功能,同
时也要检测对侧肾脏,因为对侧肾脏也可能
发展成无症状的肾脏皮质肿瘤,尽管这种可
能性小(<5%)[74]。

Sandock 和其同事们对一系列肾切除病
例详细分析其转移性疾病的进展,对转移性
衰竭的位置和诊断复发的测试效能提出随访
策略[75]。

这些调查者回顾了 1979 年至 1993 年凯
斯西部附属医院行肾脏根治性切除术的 137
例肾癌病例,这些病例的淋巴结阴性,为非
转移性肾细胞癌。复发与肿瘤诊断时的临床
分期密切相关。使用旧版 AJCC 分类(T1 <
2.5cm),无 T1 疾病复发病例,但 T2 期和
T3 期肿瘤患者的复发率分别为 15% 和
53%。19 例患者发展成肺转移瘤,14 例
(74%)患者有咳嗽、呼吸困难、胸膜炎胸
痛或咯血。在所有肺转移患者中,可由 X
线平片诊断转移性病灶。在这系列病例中,
有 13 例患者发展成腹部转移性疾病,12 例
(92%)患者主诉有腹部症状或者出现肝功
能异常。10 例患者主诉新出现骨痛而由平
片和骨扫描诊断骨转移。仅 1 例患者有孤立
性脑转移,由此产生相关的中枢神经系统症
状,通过脑 CT 证实。2 例患者通过体格检
查发现皮肤转移。在这系列病例中,85% 的
患者在肾切除后 3 年内发生复发,剩余的病
例在术后 3.4 年和 11.4 年发生复发。

来自马里兰安德森癌症中心的 Levy 和
同事们追踪了 1985 年至 1995 年 286 例 P1 -
3N0 或 Nx 的肾细胞癌手术患者的复发模式,
或许能反映过去 10 年发生在肾细胞癌上述
的分期变化,59/92(62%)被诊断为转移
性病变的患者表现为无症状,其中 32 例通
过常规胸部 X 线发现病灶,12 例通过常规
血液检测诊断。仅 6 例患者(9%)表现为
无症状孤立性腹部转移瘤并通过 CT 检测诊
断[76]。正如 Sandock 的研究,随着 P 分期
的增加,复发的可能性增加,P1 期为 7%,
P2 期为 27%,P3 期为 39%,作者因此得出
结论,分期特异性检测方案适合相对复发危
险度的随访评价强度。

在斯隆凯特林癌症纪念中心，我们使用合并肿瘤组织亚型、肿瘤大小和 P 分期表现模式的术后列线图表来呈现我们的随访。随着术后的康复，我们一般看到 P1 （ < 7cm） 和 P2 非透明细胞组织（乳头状细胞，嫌色细胞）患者每 6 个月回医院进行肾功能检查，同时每年对剩余的肾脏进行影像学检查（CT 或 US），胸部 X 线和肾功能检查，共 3 年，每年进行胸部/腹部/盆腔 CT 或肾脏超声和胸部 X 线检查。对于 > P2 期的肿瘤（P3a – c，P4），特别是传统的透明细胞癌，我们进行 2 次/年的胸部 X 线检查和每年胸腹部及盆腔 CT 检查，同时每次随访进行肾功能检查。除非患者报告有脑部和骨病变的症状，一般不进行常规脑或骨扫描。肾细胞癌因少见、迟发、出现系统性症状而众所周知，转移复发的器官包括胰腺、甲状腺、皮肤、十二指肠和肾上腺。这些器官的转移复发常被误认为新的原发肿瘤而进行激进的外科手术切除，长期生存需要依据患者的年龄、转移灶的数量和无瘤间隙期而定[77,78]。这些转移灶切除操作是否是真正有效的治疗方法或者患者的生存期是否像肾细胞癌一样漫长，自然病史过程是否也像肾细胞癌一样不可预测，尚不得而知。

结论

由于影像检查的广泛应用，意外发现的肾肿瘤数量增加是肾脏小肿瘤（大部分 < 4cm）处理方法改变的重要因素。这些肿瘤生物学行为的多样性是这些肿块处理的重大挑战，认为影像上的小实性病灶一般具有有限的恶性潜能，然而，我们明确确定这些潜能的能力依旧是有限的。外科切除仍然是肾癌最有效的治疗形式，目前被接受的肾脏部分切除术是治疗小肿瘤的标准术式，除非有禁忌证。这些操作或许是由开腹或微创外科技术施行，对于肿瘤控制和类似的功能性结果具有相似预期。肾脏根治性切除术在肾脏大肿瘤中依旧开展，特别是那些中心血管侵犯的肿瘤，同时认识到，对肾功能结果的不利影响是复杂的。在提供保留器官功能策略领域需要更多的研究和教育提供给我们的患者，同时需要研究肾脏内部生理相互作用，医源性和生物学的肾功能不全形式以及癌症生物学。

参考文献

[1] Jemal A, Siegel R, Xu J, et al. Cancer statistics, 2010. CA Cancer J Clin. 2010；60：277.
[2] Campbell SC, Novick AC, Belldegrun A, et al. Guideline for management of the clinical T1 renal mass. J Urol. 2009；182：1271.
[3] Linehan WM, Walther MM, Zbar B. The genetic basis of cancer of the kidney. J Urol. 2003；170：2163.
[4] Kattan MW, Reuter V, Motzer RJ, et al. A postoperative prognostic nomogram for renal cell carcinoma. J Urol. 2001；166：63.
[5] Russo P. Renal cell carcinoma：presentation, staging, and surgical treatment. Semin Oncol. 2000；27：160.
[6] Russo P, Huang W. The medical and oncological rationale for partial nephrectomy for the treatment of T1 renal cortical tumors. Urol Clin North Am. 2008；35：635.
[7] Uzzo RG, Novick AC. Nephron sparing surgery for renal tumors：indications, techniques and outcomes. J Urol. 2001；166：6.
[8] Lee CT, Katz J, Shi W, et al. Surgical management of renal tumors 4 cm or less in a contemporary cohort. J Urol. 2000；163：730.
[9] Lesage K, Joniau S, Fransis K, et al. Comparison between open partial and radical nephrectomy for renal tumours：perioperative outcome and healthrelated quality of life. Eur Urol. 2007；51：614.
[10] Russo P, Goetzl M, Simmons R, et al. Partial

nephrectomy: the rationale for expanding the indications. Ann Surg Oncol. 2002; 9: 680.

[11] Leibovich BC, Blute ML, Cheville JC, et al. Nephron sparing surgery for appropriately selected renal cell carcinoma between 4 and 7 cm results in outcome similar to radical nephrectomy. J Urol. 2004; 171: 1066.

[12] Dash A, Vickers AJ, Schachter LR, et al. Comparison of outcomes in elective partial vs radical nephrectomy for clear cell renal cell carcinoma of 4 - 7 cm. BJU Int. 2006; 97: 939.

[13] Pahernik S, Roos F, Rohrig B, et al. Elective nephron sparing surgery for renal cell carcinoma larger than 4 cm. J Urol. 2008; 179: 71.

[14] Thompson RH, Siddiqui S, Lohse CM, et al. Partial versus radical nephrectomy for 4 to 7 cm renal cortical tumors. J Urol. 2009; 182: 2601.

[15] Karellas ME, O' Brien MF, Jang TL, et al. Partial nephrectomy for selected renal cortical tumours of ≥7 cm. BJU Int. 2010; 106: 1484.

[16] Breau RH, Crispen PL, Jimenez RE, et al. Outcome of stage T2 or greater renal cell cancer treated with partial nephrectomy. J Urol. 2010; 183: 903.

[17] Lane BR, Kattan MW. Prognostic models and algorithms in renal cell carcinoma. Urol Clin North Am. 2008; 35: 613.

[18] Clayman RV, Kavoussi LR, Soper NJ, et al. Laparoscopic nephrectomy. N Engl J Med. 1991; 324: 1370.

[19] Clayman RV, Kavoussi LR, Soper NJ, et al. Laparoscopic nephrectomy: initial case report. J Urol. 1991; 146: 278.

[20] McDougall EM, Clayman RV, Chandhoke PS, et al. Laparoscopic partial nephrectomy in the pig model. J Urol. 1993; 149: 1633.

[21] Winfield HN, Donovan JF, Godet AS, et al. Laparoscopic partial nephrectomy: initial case report for benign disease. J Endourol. 1993; 7: 521.

[22] Caruso RP, Phillips CK, Kau E, et al. Robot assisted laparoscopic partial nephrectomy: initial experience. J Urol. 2006; 176: 36.

[23] Russo P. Open radical nephrectomy for localized renal cell carcinoma. In: Vogelzang NJ, editor. Comprehensive textbook of genitourinary oncology. 3rd ed. Philadelphia: Lippincott Williams & Wilkins; 2005.

[24] Rabbani F, Hakimian P, Reuter VE, et al. Renal vein or inferior vena cava extension in patients with renal cortical tumors: impact of tumor histology. J Urol. 2004; 171: 1057.

[25] Martinez - Salamanca JI, Huang WC, Millan I, et al. Prognostic impact of the 2009 UICC/AJCC TNM staging system for renal cell carcinoma with venous extension. Eur Urol. 2011; 59: 120.

[26] Kaag MG, Toyen C, Russo P, et al. Radical nephrectomy with vena caval thrombectomy: a contemporary experience. BJU Int. 2011; 107: 1386.

[27] Feifer A, Savage C, Rayala H, et al. Prognostic impact of muscular venous branch invasion in localized renal cell carcinoma cases. J Urol. 2011; 185: 37.

[28] Flanigan RC, Salmon SE, Blumenstein BA, et al. Nephrectomy followed by interferon alfa - 2b compared with interferon alfa - 2b alone for metastatic renal - cell cancer. N Engl J Med. 2001; 345: 1655.

[29] Russo P, O' Brien MF. Surgical intervention in patients with metastatic renal cancer: metastasectomy and cytoreductive nephrectomy. Urol Clin North Am. 2008; 35: 679.

[30] Russo P. Multi - modal treatment for metastatic renal cancer: the role of surgery. World J Urol. 2010; 28: 295.

[31] Motzer RJ, Hutson TE, Tomczak P, et al. Sunitinib versus interferon alfa in metastatic renal - cell carcinoma. N Engl J Med. 2007; 356: 115.

[32] Subramanian VS, Stephenson AJ, Goldfarb DA, et al. Utility of preoperative renal artery embolization for management of renal tumors with inferior vena caval thrombi. Urology. 2009; 74: 154.

［33］Diblasio CJ, Snyder ME, Russo P. Mini – flank supra – 11th rib incision for open partial or radical nephrectomy. BJU Int. 2006; 97: 149.

［34］Sagalowsky AI, Kadesky KT, Ewalt DM, et al. Factors influencing adrenal metastasis in renal cell carcinoma. J Urol. 1994; 151: 1181.

［35］Herrlinger A, Schrott KM, Schott G, et al. What are the benefits of extended dissection of the regional renal lymph nodes in the therapy of renal cell carcinoma. J Urol. 1991; 146: 1224.

［36］Ditonno P, Traficante A, Battaglia M, et al. Role of lymphadenectomy in renal cell carcinoma. Prog Clin Biol Res. 1992; 378: 169.

［37］Vasselli JR, Yang JC, Linehan WM, et al. Lack of retroperitoneal lymphadenopathy predicts survival of patients with metastatic renal cell carcinoma. J Urol. 2001; 166: 68.

［38］Blom JH, van Poppel H, Marechal JM, et al. Radical nephrectomy with and without lymph – node dissection: final results of European Organization for Research and Treatment of Cancer (EORTC) randomized phase 3 trial 30881. Eur Urol. 2009; 55: 28.

［39］Whitson JM, Harris CR, Reese AC, et al. Lymphadenectomy improves survival of patients with renal cell carcinoma and nodal metastases. J Urol. 2011; 185: 1615.

［40］Sorbellini M, Kattan MW, Snyder ME, et al. A postoperative prognostic nomogram predicting recurrence for patients with conventional clear cell renal cell carcinoma. J Urol. 2005; 173: 48.

［41］Dunn MD, Portis AJ, Shalhav AL, et al. Laparoscopic versus open radical nephrectomy: a 9 – year experience. J Urol. 2000; 164: 1153.

［42］Chan DY, Cadeddu JA, Jarrett TW, et al. Laparoscopic radical nephrectomy: cancer control for renal cell carcinoma. J Urol. 2001; 166: 2095.

［43］Makhoul B, De La Taille A, Vordos D, et al. Laparoscopic radical nephrectomy for T1 renal cancer: the gold standard? A comparison of laparoscopic vs open nephrectomym. BJU Int. 2004; 93: 67.

［44］Matin SF, Gill IS, Worley S, et al. Outcome of laparoscopic radical and open partial nephrectomy for the sporadic 4 cm or less renal tumor with a normal contralateral kidney. J Urol. 2002; 168: 1356.

［45］Gill IS, Meraney AM, Schweizer DK, et al. Laparoscopic radical nephrectomy in 100 patients: a single center experience from the United States. Cancer. 2001; 92: 1843.

［46］Wolf Jr JS, Merion RM, Leichtman AB, et al. Randomized controlled trial of hand – assisted laparoscopic versus open surgical live donor nephrectomy. Transplantation. 2001; 72: 284.

［47］Scherr DS, Ng C, Munver R, et al. Practice patterns among urologic surgeons treating localized renal cell carcinoma in the laparoscopic age: technology versus oncology. Urology. 2003; 62: 1007.

［48］Russo P. Evolving strategies for renal tumor surgery: whether by open or by laparoscopic approaches, do the right operation! Urol Oncol. 2005; 23: 456.

［49］Thompson RH, Kaag M, Vickers A, et al. Contemporary use of partial nephrectomy at a tertiary care center in the United States. J Urol. 2009; 181: 993.

［50］Stephenson AJ, Hakimi AA, Snyder ME, et al. Complications of radical and partial nephrectomy in a large contemporary cohort. J Urol. 2004; 171: 130.

［51］Gill IS, Kavoussi LR, Lane BR, et al. Comparison of 1, 800 laparoscopic and open partial nephrectomies for single renal tumors. J Urol. 2007; 178: 41.

［52］Nogueira L, Katz D, Pinochet R, et al. Critical evaluation of perioperative complications in laparoscopic partial nephrectomy. Urology. 2010; 75: 288.

［53］Shabsigh A, Korets R, Vora KC, et al. Defining early morbidity of radical cystectomy for patients with bladder cancer using a standardized reporting methodology. Eur Urol. 2009; 55: 164.

［54］Ramani AP, Desai MM, Steinberg AP, et al.

Complications of laparoscopic partial nephrectomy in 200 cases. J Urol. 2005；173：42.

[55] Simmons MN, Gill IS. Decreased complications of contemporary laparoscopic partial nephrectomy：use of a standardized reporting system. J Urol. 2007；177：2067.

[56] Turna B, Frota R, Kamoi K, et al. Risk factor analysis of postoperative complications in laparoscopic partial nephrectomy. J Urol. 2008；179：1289.

[57] Clark MA, Shikanov S, Raman JD, et al. Chronic kidney disease before and after partial nephrectomy. J Urol. 2011；185：43.

[58] Lowrance WT, Yee DS, Savage C, et al. Complications after radical and partial nephrectomy as a function of age. J Urol. 2010；183：1725.

[59] Kaplan C, Pasternack B, Shah H, et al. Age - related incidence of sclerotic glomeruli in human kidneys. Am J Pathol. 1975；80：227.

[60] Bijol V, Mendez GP, Hurwitz S, et al. Evaluation of the nonneoplastic pathology in tumor nephrectomy specimens：predicting the risk of progressive renal failure. Am J Surg Pathol. 2006；30：575.

[61] Lau WK, Blute ML, Weaver AL, et al. Matched comparison of radical nephrectomy vs nephron - sparing surgery in patients with unilateral renal cell carcinoma and a normal contralateral kidney. Mayo Clin Proc. 2000；75：1236.

[62] McKiernan J, Simmons R, Katz J, et al. Natural history of chronic renal insufficiency after partial and radical nephrectomy. Urology. 2002；59：816.

[63] Huang WC, Levey AS, Serio AM, et al. Chronic kidney disease after nephrectomy in patients with renal cortical tumours：a retrospective cohort study. Lancet Oncol. 2006；7：735.

[64] Segev DL, Muzaale AD, Caffo BS, et al. Perioperative mortality and long - term survival following live kidney donation. JAMA. 2010；303：959.

[65] Huang WC, Elkin EB, Levey AS, et al. Partial nephrectomy versus radical nephrectomy in patients with small renal tumors - is there a difference in mortality and cardiovascular outcomes? J Urol. 2009；181：55.

[66] Foyil KV, Ames CD, Ferguson GG, et al. Long - term changes in creatinine clearance after laparoscopic renal surgery. J Am Coll Surg. 2008；206：511.

[67] Lane BR, Poggio ED, Herts BR, et al. Renal function assessment in the era of chronic kidney disease：renewed emphasis on renal function centered patient care. J Urol. 2009；182：435.

[68] Hollenbeck BK, Taub DA, Miller DC, et al. National utilization trends of partial nephrectomy for renal cell carcinoma：a case of underutilization? Urology. 2006；67：254.

[69] Miller DC, Hollingsworth JM, Hafez KS, et al. Partial nephrectomy for small renal masses：an emerging quality of care concern? J Urol. 2006；175：853.

[70] Dulabon LM, Lowrance WT, Russo P, et al. Trends in renal tumor surgery delivery within the United States. Cancer. 2010；116：2316.

[71] Miller DC, Taub DA, Dunn RL, et al. Laparoscopy for renal cell carcinoma：diffusion versus regionalization? J Urol. 2006；176：1102.

[72] Nuttall M, Cathcart P, van der Meulen J, et al. A description of radical nephrectomy practice and outcomes in England：1995 - 2002. BJU Int. 2005；96：58.

[73] Montie JE. Follow - up after partial or total nephrectomy for renal cell carcinoma. Urol Clin North Am. 1994；21：589.

[74] Patel MI, Simmons R, Kattan MW, et al. Long - term follow - up of bilateral sporadic renal tumors. Urology. 2003；61：921.

[75] Sandock DS, Seftel AD, Resnick MI. A new protocol for the follow - up of renal cell carcinoma based on pathological stage. J Urol. 1995；154：28.

[76] LevyDA, Slaton JW, Swanson DA, et al. Stage specific guidelines for surveillance after radical nephrectomy for local renal cell carcinoma. J Urol. 1998；159：1163.

［77］Kavolius JP, Mastorakos DP, Pavlovich C, et al. Resection of metastatic renal cell carcinoma. J Clin Oncol. 1998; 16: 2261.

［78］Adamy A, Chong KT, Chade D, et al. Clinical characteristics and outcomes of patients with recurrence 5 years after nephrectomy for localized renal cell carcinoma. J Urol. 2011; 185: 433.

第 50 章　肾细胞癌的化学治疗、靶向治疗和生物治疗

Farshid Dayyani and Eric Jonasch

杨建峰　翻译　朱统寅　孙军辉　校审

[摘要]　最近 5 年晚期肾细胞癌患者的治疗已有很大改变。自从 2005 年以来，共有 6 个新药被批准用于治疗晚期肾细胞癌，包括 4 种抗血管生成药物和 2 种哺乳动物雷帕霉素靶点（mTOR）抑制剂。本章主要回顾当前使用的药物，外科与系统治疗的联合，以及进展期肾细胞癌系统治疗的未来方向。

近 5 年来，晚期肾细胞癌患者的治疗已有很大改变。在 20 世纪 80 ~ 90 年代，转移性肾细胞癌以免疫治疗和干扰素（IFN）及白介素 – 2（IL – 2）为主要治疗方法。1993 年成功克隆了 Von – Hippel – Lindau（VHL）基因，同时认识到 VHL 变异导致无节制的血管生成，肾细胞癌成为测试新的抗血管生成靶向药物的一个热门领域。自 2005 年以来总共 6 个药物被批准应用于晚期肾细胞癌，其中 4 种为抗血管生成药物，2 种为哺乳动物靶向雷帕霉素抑制剂。本章将回顾当前使用的药物，外科与系统治疗的联合，以及晚期肾癌患者系统治疗的未来方向。

系统性治疗

即使局灶性病变的外科切除被认为是治

F. Dayyani (✉) ・E. Jonasch
Division of Hematology – Oncology, The University of Texas MD Anderson Cancer Center, Houston, TX, USA
e – mail：fdayyani@ mdanderson. org

愈性的，依旧有 25% ~ 30% 的患者术后被诊断为转移性疾病，超过 30% ~ 40% 的患者外科治疗后发展为复发性病变。转移性肾癌患者的长期生存差异较大，目前采用多个预后因素进行评估[1]。斯隆凯特林癌症纪念中心根据预后因素进行分级，良好、中等和差三个类别的中位生存期分别为 26、14.4 和 7.3 个月。[1,2] 考虑到基于已知的危险因素的总体生存具有较大差异，在评估任何 Ⅱ 期或 Ⅲ 期转移性肾细胞癌患者时，必须始终意识到入选患者人群的特征。充分理解潜在的生物学特征后，选择的治疗方法已经从激素治疗、化学治疗和免疫治疗转向靶向治疗发展。

新辅助治疗

评估靶向药物术前新辅助治疗的数据主要针对以下 2 种不同类型的患者：（a）转移性疾病患者，治疗反应可以指导预测减瘤性肾切除术的好处；（b）局灶性晚期/边缘可切除疾病的非转移性患者，一个客观的治疗反应可能导致疾病分期降级或者至少保持疾病的稳定，至少表明患者无进展性转移的

早期表现，也可以确为定可能不适合于肾脏切除术。要想回答这些问题或其他问题，需要选择大小和强度合适的临床试验。到目前为止，已有 2 个前瞻性临床试验结果发表，第 1 个试验评估 50 例转移性肾细胞癌，使用贝伐单抗治疗 8 周，随后采取减瘤性肾切除术[3]。第 2 个试验评价晚期肾细胞癌使用索拉非尼治疗 8 周，随后施行肾脏切除术。在 2 个研究中，可以观察到原发性肿瘤病灶有一定程度减小，但是减小的程度不足以实质性改变大部分病例的可切除性。药物实质性的缩减肿瘤大小和降低肿瘤分期有助于术前范例的发展。

靶向药物

在肾细胞癌患者中，有较大比例的患者确定有 VHL 二位等价基因的缺失伴随乏氧诱导基因失调，包括前 - 血管生长因子 VEGF 和 PDGF，这使得肾细胞癌特别适合采用抗血管生成治疗。必须认识到，除了单克隆抗体，大部分的靶向药物作用于细胞内的多个系统，是多靶点药物（图 50.1）[5,6]，因此，靶向药物的名称可能有些误导。一些治疗肾细胞癌的新药物已经被用于测试，当前，6 种新药在大样本 3 期随机试验中显示可以提高无进展生存率或总生存期，同时有几个未完善的数据。不幸的是，虽然观察到这些药物比细胞因子具有更高的反应率和更好的耐受性，但持久完全的反应少见。因此，尽管靶向药物带来了先进的治疗手段，但在一些选择性病例中依旧需要选择细胞因子治疗。大量新靶向药物和下一代诱导药不仅带来更多治疗选择而且提出了新的重要问题：（a）如何确定这些药物在治疗过程中最佳的顺序；（b）如何与其他药物联合，以发展安全和更有效的治疗方案，而不是单独用一种药物治疗。这些问题迫切需要新的多中心多国合作的临床试验来给出答案，以指导未来的临床治疗。

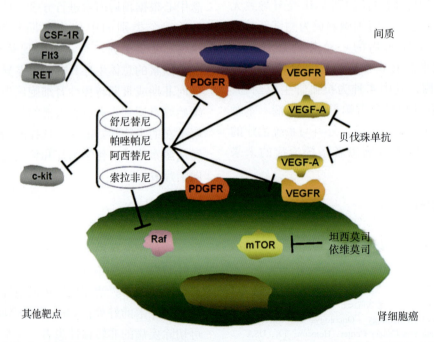

图 50.1 PDGFR：血小板衍生生长因子受体；**VEGF（R）**：血管内皮生长因子（受体）；**mTOR**：哺乳动物类雷帕霉素靶蛋白；**CSF - IR**：集落刺激因子受体。

（一）舒尼替尼

舒尼替尼属于小分子多靶点的 VEGFR，PDGFR c – kit 和 FLT – 3 的酪氨酸激酶抑制剂。在Ⅱ期研究试验中，它在细胞因子难治的转移性肾细胞癌中的作用已经被发现和阐明。在第一个试验中募集了 63 例患者，这些患者的肿瘤主要是透明细胞癌，未行肾脏切除术。据作者报道，药物反应率为 40%，尽管没有完全缓解，无进展生存期是 8.1 个月[7]。第二个临床试验的研究对象为肾切除前接受细胞因子治疗并且出现进展的肾透明细胞癌患者。在 106 例患者中，经观察有 25% 的反应率。基于临床Ⅱ期数据，舒尼替尼在 2006 年 1 月被 FDA 批准上市。随后 750 名Ⅱ期试验使用舒尼替尼或者 α – 干扰素治疗并已在 2005 年 7 月完成[8]。主要研究终点为无进展生存期，使用舒尼替尼的无进展生存期是 11 个月，而使用 α – 干扰素是 5 个月（P =0.001），舒尼替尼组的总生存期要优于 α – 干扰素组，分别为 26.4 个月和 21.8 个月（P =0.049）。然而，由 RECIST 标准测量的客观反应率，舒尼替尼为 47%，而 α – 干扰素为 12%。舒尼替尼组的 3 级不良事件主要包括高血压（12%）、疲劳（11%）、腹泻（9%）和手足综合征（9%）。其他研究证实，在治疗时如果出现 3 级系统性高血压，可作为舒尼替尼不良反应的预测指标[10]。舒尼替尼口服，6 周为一个疗程：50mg/d，连续服用 4 周，再服用 2 周后停止治疗。

（二）索拉非尼

另外一种小分子酪氨酸激酶抑制剂是索拉非尼，对野生型和变异（V600E）B – Raf 和 C – Raf 激酶的亚型有强效的抑制作用。药物动力学研究揭示，该药也具有强大的抗 VEGFR，PDGFR，c – kit 和 FLT – 3 活性。一项 502 例转移性肾癌患者接受索拉非尼治疗的Ⅱ期临床试验显示[11]，索拉非尼治疗 12 周后，有超过 25% 患者的肿瘤缩小后继续服药，但也至少有 25% 的患者因为肿瘤生长而中断治疗。所有继续参与治疗的患者被随机分配到索拉非尼治疗组和安慰剂组，索拉非尼组较安慰剂组组的无进展生存期提高了 18 周（24 周 vs 安慰剂组的 6 周；P = 0.0087）。

2005 年 12 月，FDA 基于Ⅲ期临床试验 TARGET（treatment approaches in renal cancer global evaluation trial）研究结果批准索拉非尼应用于治疗晚期肾细胞癌[12]。先前经过一次治疗后疾病进展的转移性肾细胞癌患者被随机分配到索拉非尼组和安慰剂组。索拉非尼组的中位无进展生存期是 5.5 个月，对照组为 2.8 个月，差异具有显著统计学意义（P = 0.000 001）。首次生存分析显示生存差异为 2.6 个月（索拉非尼组为 17.8 个月，而安慰剂组为 15.2 个月；P = 0.146）。后续的交叉结果显示，两组生存期差异具有显著性，索拉非尼组为 17.8 个月，而安慰剂组为 14.3 个月（P = 0.029）[13]。也开展了索拉非尼作为一线治疗药物与 α – 干扰素的比较研究[14]，但是研究证实两者的无进展生存期无差异（索拉非尼组的无进展生存期为 5.7 个月，而 α – 干扰素组为 5.6 个月）。先前使用 α – 干扰素的患者允许中途交换用药，患者随后接受索拉非尼治疗，后证实中位无进展生存期为 3.6 个月。因为，索拉非尼组的无进展生存期数据没有与其他抗血管生成药物数据相比较，所以未能作为一线用药。

（三）帕唑帕尼

帕唑帕尼是一种第 2 代抗 VEGF – R1，2，3 和 PDGFR – α，PDGFR – β 和 c – Kit 口服多靶点激酶抑制剂[15]。基于Ⅱ期试验的数据，帕唑帕尼与其他多靶点激酶抑制剂相比，其具有不同的耐受性，表现为 8% 发生高血压，7% 发生 4 级骨髓抑制，4% 发生疲劳，3% 发生腹泻，11% 出现药物相关毒性。2009 年报道了一项国际性的Ⅲ期临床试验结果，223 例初治和 202 例曾接受细胞因子治疗的肾细胞癌患者，以 2:1 的比率被随机分组，接受口服帕唑帕尼 800 mg/天或安慰剂。主要研究终点为无进展生存期，在进展时允许交换到安慰剂组。帕唑帕尼组中位无进展生存期显著增长（帕唑帕尼组为 9.2 个月，而安慰剂组为 4.2 个月，HR = 0.42，95% CI 0.34，0.62，$P < 0.000\ 000\ 1$）。在初次治疗的亚组，帕唑帕尼的无进展生存期从 2.8 个月提高到 11.1 个月（HR = 0.42，95% CI 0.27，0.60，$P < 0.000\ 000\ 1$）。基于上述发现，使用非劣效设计继续比较帕唑帕尼和舒尼替尼治疗的试验正在进行中。

（四）阿昔替尼

阿昔替尼是一种第 2 代抗 VEGF - R1，2，3 口服多靶点激酶抑制剂。在 II 期临床试验中 52 例细胞因子治疗进展的转移性肾细胞癌患者中总体反应率（完全 + 部分缓解，RECIST 标准）为 44.2%[17]。在这组患者中，中位随访期 20 个月，中位无进展生存期 15.7 个月，中位总生存期 31.1 个月。由于严重不良事件导致靶向药物剂量减量占 29%。第 2 个 II 期研究募集了 62 例索拉非尼抵抗的患者，72% 的患者先前接受过其他的系统治疗。结果表明，总体反应率为 22.6%，相应的中位无进展生存期和总生存期分别为 7.4 个月和 13.6 个月。最常见的 3 级和 4 级不良事件为手足综合征（16.1%）、疲劳（16.1%）、高血压（16.1%）、腹泻（14.5%）、呼吸困难（14.5%）和低血压（6.5%）[17]。一项比较索拉非尼和阿昔替尼二线治疗转移性肾细胞癌的前瞻性随机化 III 期临床试验已经完成。II 期前瞻性研究也在无高血压患者中开展，随机分为阿昔替尼 5mg PO BID 剂量组和 10mg PO BID 剂量组。研究假设认为高血压是阿昔替尼剂量加大引起的，可将药物生物学有关剂量作为一个替代标

记，这将会提高高血压患者的临床治疗效果。

（五）贝伐单抗

贝伐单抗是一种抗人源化 VEGF 单克隆抗体，能够反应性地抵抗所有血管 VEGF 亚型，一经结合就被中和，因此，可以阻止配体结合到 VEGF 受体，随后抑制内皮细胞内的信号转导。一项大型 III 期临床试验中，649 例患者被随机分为贝伐单抗 + 干扰素或干扰素 + 安慰剂治疗。贝伐单抗 + 干扰素组中位无进展生存期为 10.4 个月，干扰素加安慰剂组 5.5 个月（$P < 0.0001$），基于该研究结果，贝伐单抗在 2009 年经 FDA 批准上市，作为转移性肾细胞癌的推荐治疗方案[18]。在另一项 723 例初治患者的随机试验中也得到相似的研究结果，该研究把患者随机分组为贝伐单抗和干扰素组及单独干扰素组。研究显示中位无进展生存期分别为 8.5 个月和 5.2 个月（$P < 0.0001$），结果再次支持贝伐单抗。贝伐单抗和干扰素的联合使用的毒性反应也更高，包括 3 级高血压（95% vs 0），厌食症（17% vs 8%），疲劳（35% vs 28%）和蛋白尿（13% vs 0）。在任何一个贝伐单抗研究报道都有无进展生存期的优势，无总体生存率差异[19, 20]。

已有研究报道贝伐单抗联合埃罗替尼（表皮生长因子受体的酪氨酸激酶抑制剂）的结果[21]。在一项 65 例患者的 2 期研究中，有 43 例患者先前未接受治疗，其无进展生存期为 11 个月[21]。另一项研究纳入了 100 例患者，随机分成贝伐单抗组和贝伐单抗加埃罗替尼组[22]，结果显示贝伐单抗组无进展生存期为 8.5 个月，联合组为 9.9 个月，两组间无生存差异（$P = 0.58$）。

（六）坦西莫司

坦西莫司是一种静脉注射用药，是哺乳动物 AKT 下游雷帕霉素靶蛋白（mTOR）抑制剂。坦西莫司的治疗效果在转移性肾细胞癌的一项 III 期临床研究中，患者被随机分

组为：（a）每周静脉注射坦西莫司 25mg，（b）干扰素每次 9MU，每周 3 次，或（c）每周静脉注射坦西莫司 15mg，加干扰素 6MU/次，每周 3 次[23]。入组患者具有不良预后临床特征：80% 的患者卡氏评分 < 80 分；20% 的患者为非透明细胞癌；35% 的患者未行姑息性手术。接受坦西莫司治疗的患者的生存率显著长于接受干扰素单一疗法的患者（10.9 个月 vs 7.1 个月，P = 0.0069）。客观反应率无差异。接受坦西莫司加 α－干扰素组患者的中位生存率为 8.4 个月，与单独坦西莫司治疗组患者无显著差异。在单独使用坦西莫司治疗的患者中最常见的严重不良反应是贫血（20%）、无力（11%）和高血糖症（11%）。由于单用不良反应发生比例高，联合用药可显著延长治疗时间，并可减少剂量，基于以上数据，坦西莫司当前被用作预后不良的转移性肾细胞癌（包括非透明细胞组织学类型）的单独治疗药物。

（七）依维莫司

依维莫司是一种口服用哺乳动物雷帕霉素靶蛋白（mTOR）抑制剂，根据在先前至少经过一次靶向治疗后病变进展的患者使用依维莫司与安慰剂以 2:1 的比例分组的 III 期临床试验结果，FDA 批准依维莫司可作为转移性肾细胞癌抗－VEGF 药物治疗后的二线治疗药物[24]。安慰剂组病变进展后允许交叉使用依维莫司。对比安慰剂组，使用依维莫司治疗将无进展生存期从 1.9 个月提高至 4.9 个月，相应的进展风险显著下降（危险度 [HR]，0.30；95% 可信区间 [CI]，0.22 ~ 0.40）。总体生存率无显著差异。与安慰剂组比较，依维莫司的 3 级或 4 级不良反应为口腔炎（3% vs 0），疲劳（3% vs 1%）和肺炎（3% vs 0）。在社区条件下，非感染性肺炎的发生率有可能比 III 期研究报道的要高，需要仔细监测。

治疗程序

近年来，已发现多种治疗肾细胞癌的有效药物，但令人遗憾的是药物治疗的时序尚缺乏循证医学指南。根据一项小型回顾性综述，建议在靶向治疗后（舒尼替尼、索拉非尼、贝伐单抗）进行补充性的细胞因子治疗，但随后严重心脏毒性大幅度升高。在这项研究中，有 40% 的患者出现严重的心脏毒性，23 例患者中仅有 1 例能够耐受 IL－2 的第 2 个疗程治疗。很少有靶向药物治疗后完全缓解，因此，仅仅有病例报告和小的研究系列报道，即使在病例报告中，也尚不清楚药物反应能持续多少时间。因此，大部分患者在疾病过程中期望接受不同的治疗，包括化疗。基于这些知识，未来临床试验的设计需要考虑两个因素：（a）在治疗过程中要包括新药；（b）开展多机构和多国家的临床试验，以使新药物取得进展，而不是复制相同数据。治疗程序的确立有望扩大我们对治疗反应的认识和了解妨碍肿瘤治疗的原因。这只能通过基础实验研究和大型临床试验的整合才能实现。

化疗

大量已发表的研究表明，单药化疗对肾细胞癌的疗效很差。对一项 3635 例患者参与的不同化疗方案试验的系统性回顾报道提示，总体反应率为 4%[26]。近年有报道吉西他滨的治疗反应率较其他药物高，达 30%[27,29]。已经有吉西他滨联合 5－氟尿嘧啶或卡培他滨的相关研究。41 例转移性肾细胞癌患者接受吉西他滨和 5－氟尿嘧啶治疗，17% 的患者具有客观治疗反应，中位无进展生存期约为 29 周[30]。卡培他滨（5－氟尿嘧啶的口服用前体药物）＋吉西他滨的反应率为 11%，总体生存期为 14 个月[31]。最近的研究使用相同治疗方案，得到的中位无进展生存期和总体生存期分别为 4.6 个月和 17.9 个月[32]。另一研究报道，客观反应率为 8.4% [95% CI 3.5~16.6]，6 例患者部分缓解，1 例患者完全缓解，在少见的肾集合管肿瘤中，顺铂联合紫杉烷类药物显示出较好的反应[33]。2004 年的一系列病例研究包括肾肉瘤样细胞癌患者、其他进展性肾细胞癌患者和一组病史上治疗手段非常有限的患者，他们使用多柔比星（50mg/m²）和吉西他滨（1500mg/m² 或 2000mg/m²）每 2~3 周一次，同时用粒细胞克隆刺激因子支持治疗。只有 11 例患者有总体临床获益（2 例完全缓解，5 例部分缓解，3 例有缓解，1 例疾病稳定），中位无进展生存期为 5 个月（2~21 个月）[34]。显而易见，需要前瞻性研究来验证这些有前景的数据。

（一）白介素 -2 治疗

白介素 -2（IL-2）治疗始于 20 世纪 80 年代中期，初期研究包括高剂量团注 IL-2 和淋巴因子活化杀伤细胞（LAK），先前动物研究显示，IL-2 有陡峭的剂量 - 反应曲线和诱导 LAK 细胞产生的优势[35]。但是在随后的试验中，高剂量团注 IL-2 的抗肿瘤活性基本上等同于 IL-2 和淋巴因子活化杀伤细胞[36,37]。更重要的是，暴露于高剂量 IL-2 会导致中风和持久反应，虽然这些反应只见于一小部分患者中[38,39]。

1992 年 FDA 在评审 20 家研究单位开展的 7 个临床试验的 255 例患者的研究数据后，批准高剂量团注 IL-2 应用于转移性肾细胞癌。确定的方案为 IL-2（600 000~720 000IU/kg），每 8 小时静脉输注，每次持续 15 分钟，每天 1~5 次和 15~19 次（最大，28 剂量单位），对有反应的患者重复使用约 3 个月时间，达 3 个周期。更长期的随访（中位时间 8 年）表明，完全缓解率从 5% 提高到 7% 和 8%（20 例患者，以往被归类为部分缓解）。全组中位生存期为

16.3 个月，更为重要的是 10%~15% 的患者在使用高剂量 IL-2 治疗后存活 5~10 年。大剂量 IL-2 治疗后持续缓解超过 2 年，且残留的肿瘤变得可以切除，可以被视为能够长期生存的标志，甚至可以认为这些患者已被"治愈"[40]。

由于高剂量 IL-2 的严重副作用，有几个试验评估了替代路径或低剂量 IL-2 以最大限度减少不良反应。正如前面提到的，连续静脉注射 IL-2 和淋巴因子活化杀伤细胞出现的肿瘤反应率与单独使用高剂量 IL-2 静脉团注的反应相似[40-42]。有趣的是，尽管有更方便的管理模式，当给予相似的绝对剂量时，连续输注的治疗方案被证明比高剂量团注 IL-2 毒性更强[42]。另外，减少淋巴因子活化杀伤细胞[43]和/或 IL-2 的剂量有利于延长治疗时间，但会增强免疫活化作用，也降低了抗肿瘤活性[44]。

因观察到高剂量 IL-2 可有持久性反应，有些研究试图通过 IL-2 联合 α-干扰素和 5-氟尿嘧啶增加治疗的疗效。其中 IL-2 的给药途径各不相同，包括：高剂量静脉内团注，连续输注，皮下注射或联合 5-氟尿嘧啶[45-48]。但是尽管有几个研究组发表了鼓舞人心的数据，但在随后的细胞因子工作组试验中未能显示出细胞因子联合治疗的优势[49,50]。没有任何联合试验证明 IL-2 和 α-干扰素皮下注射伴或不伴有每周用 5-氟尿嘧啶的治疗有效率和中位生存期优于单独使用高剂量 IL-2 或高剂量 IL-2 联合干扰素，但 IL-2 联合 α-干扰素皮下注射的有效率和持续时间不如高剂量 IL-2 组[47]。

一项大样本Ⅲ期随机试验结果显示，与使用 IL-2 或者 α-干扰素单独相比，连续静脉内输注等剂量 IL-2 加皮下注射 α-干扰素可以显著提高治疗反应率和无意外事件生存率[51]。但是三组间的总体生存期无显著差异。细胞因子工作组的一项Ⅲ期随机试

验比较了这一组合的改进门诊方案，192例转移性肾细胞癌患者接受高剂量IL-2。与先前的试验相似，接受联合用药方案的患者并没有在反应率方面显示有优势［高剂量IL-2组23.2%（22/95）；IL-2/IFN联合组9.9%（9/91），$P = 0.018$］。虽然中位生存期有提高的趋势（17.5个月 vs 13个月），但差异无统计学意义（$P = 0.24$）。让人惊奇的是，先前认为骨骼或肝脏转移（$P = 0.0001$）和原发性肿瘤（$P = 0.040$）的亚群患者对免疫治疗有相对抵抗性，但结果表明高剂量IL-2使患者的生存期显著提高。

美国国家癌症研究所的一项三期试验比较了可测量的转移性肾细胞癌和良好状态下IL-2不同剂量和不同时间给药对疗效的影响[52]。参与研究的个体被随机分为高剂量（HD）组或低剂量72000U/kg（LD）组，两组均每8小时静脉团注。随机抽取117例患者每日皮下注射低剂量IL-2。还有156例患者被随机分配到IV IL-2 HD组，150例患者分配到IV IL-2 LD组，两组中均未出现IL-2相关性死亡。IV IL-2 HD组治疗反应率（21%）比IV IL-2 LD组高（13%；$P = 0.048$），但是总体生存期无差异。皮下注射低剂量IL-2组的治疗反应率为10%。IV HD组治疗后完全缓解患者的反应持久力和生存率均优于IV LD组（$P = 0.04$）。

（二）新药的免疫调节作用

部分患者接受高剂量IL-2治疗后获得长期缓解，主要归功于IL-2的免疫激活作用。通过分析发现，IL-2治疗后的长期生存者中，大部分为治疗后完全缓解或是被外科评价为无肿瘤转移的有足够好的部分缓解的病例，这也许是因为与上述新药联合使用或者序贯使用IL-2能够通过调整人体的免疫反应，改变了疾病的自然进程，从而增加了治疗反应率。另外，

在无肿瘤转移的情况下，应用免疫治疗也许会增加保肾外科手术如部分性肾脏切除术的可能性，而这些手术被认为是肾肿瘤患者保留更好的肾功能和降低慢性肾病的发生率的比较可靠的治疗手段，如肾脏根治性切除术。因此，寻找可以单独或联合使用的适用于肾细胞癌的新药具有非常重要的意义，这样可以改变人体的免疫状况，如有客观的肿瘤反应，可以行部分肾切除术，且无不良的临床结局。

人体免疫反应的几个组成环节会受到抗-VEGF TKS的影响，在这个点位上，如果TKIs位点激活，人体免疫系统的激活或抗肿瘤免疫将不能发挥作用。在转移性肾细胞癌患者中，舒尼替尼治疗后血循环中的骨髓来源的抑制性细胞数量减少，如CD33 + HLA - DR或者CD15 + CD14型[53]。这种效应与I型T细胞活性增加有关，同时免疫抑制Treg群减少。相似的效应也可以在相应的体外实验观察到，这部分解释了治疗方案中包含的舒尼替尼是通过抑制免疫抑制细胞来发挥抗肿瘤效应的。另外的研究显示，需要用粒细胞-巨噬细胞集落刺激因子（GM - CSF）来增强舒尼替尼的免疫调节效应[54]。肾细胞癌Treg功能下降的患者在用舒尼替尼治疗后，I型T细胞因子反应（γ-干扰素，IFN-γ）升高，II型细胞因子（白介素-4）产物下降[55]，这为舒尼替尼与IL-2或α-干扰素的联合使用提供了进一步的理论依据。另外一项研究得出了一些不同的结论，研究显示将健康志愿者、肾细胞癌患者和其他实体肿瘤患者的外周血单核细胞（PBMC）在体外暴露于舒尼替尼，都导致T细胞的细胞周期停止和T细胞上的活化标记物下调[56]。也许这些差异可以通过一个事实来解释，那就是随后的研究未能区分特异性的T细胞亚群，前面的研究包括了体内舒尼替尼治疗患者的T细

胞，但后面的研究仅仅包含了体外实验，或许是因为不同的药物浓度干扰了实验的结果。另一项让患者接受不同药物浓度治疗的研究结果表明，不同浓度的舒尼替尼和索拉非尼作用于淋巴细胞亚群，特别是自然杀伤细胞（NK）后活性不同。药理学浓度下的索拉非尼（不是舒尼替尼）通过抑制 NK 细胞的 PI3 激酶/ERK 通路抑制细胞毒性和 NK 细胞及 IFN - γ 产物[57]。这些研究结果已被另外一项研究证实，索拉非尼在患者体内达到一定浓度后会造成体外人类 T 细胞增殖受抑制，即使停用药物后，这种作用依旧存在。对比先前对舒尼替尼的报道，索拉非尼在高浓度时（ >10μM）诱导 T 细胞凋亡，相对应的是这些细胞内的 IL - 2 产物和标记物活性表达下降[58]。在另外一项报道中，索拉非尼和 mTOR 抑制剂西罗莫司诱导 T 细胞凋亡，提前使用 IL - 2 可以阻止细胞凋亡[59]。这个发现是鼓舞人心的，在设计联合新靶向药物和细胞因子治疗试验时，药物使用顺序是非常重要的。

几个相关的试验研究正在进行或已经完成。细胞因子工作组（CWG）在 2007 年的 ASCO 年会上发表了 IL - 2 联合贝伐单抗的研究摘要，在该小样本患者中，这种联合治疗似乎是安全的［ASCO 2007：15524］[6-64]。两个 II 期临床试验探索了索拉非尼联合 α2b - 干扰素的治疗价值[33,65,66]，各自的客观反应率分别为 19% 和 33%，而副作用绝大部分为已知的 α - 干扰素的副反应。尚需随机试验和单独用药比较以确定这种治疗方案的优势，但是这种联合用药的 III 期试验在写本章节的时候（2010 年 8 月）尚未得出结论。两个 III 期试验均显示 α - 干扰素联合贝伐单抗时具有良好的活性，但是许多临床医师怀疑，该作用绝大部分来自于抗血管生成药物贝伐单抗，

而关于贝伐单抗和贝伐单抗/α - 干扰素比较的随机试验却少之又少。

近期研究显示，冷冻消融可对肾细胞癌的免疫产生影响，可能与靶向治疗相互作用［PMID：1994660］。一项体内肾冷冻疗法的动物模型实验显示，动物使用冷冻消融术后淋巴细胞浸润肿瘤并伴有显著的炎症反应，最初表现为非致命性组织和周围血管区损伤。大部分浸润的细胞被确定为中性粒细胞、巨噬细胞和 T 细胞，用 PCR 技术证实在冷冻消融术后的肾脏内含有 γ - 干扰素产物。未来的研究需要结合新药物如舒尼替尼和局部消融（如冷冻消融术）来阐明这种组合的免疫学意义。

（三）减瘤性肾切除

2001 年的两项随机研究显示，减瘤性肾切除与总体生存期显著延长有关[67,68]。值得注意的是：（a）肾切除不会改变免疫治疗的治疗反应；（b）卡氏评分为 0 的患者将是最大的受益者。转移性肾细胞癌的减瘤性肾切除后行 IL - 2 为基础的治疗已得到 2 个研究试验的支持：细胞因子工作组的研究表明，在近期接受减瘤性肾切除后进行细胞因子治疗的患者中，临床反应率为 21% ~24%[69]。UCLA 领导的研究试验报道，减瘤性肾切除后采用 IL - 2 治疗的患者中位生存期为 16.7 个月，5 年生存率为 19.6%[70]。

根据已经发表的文献，因为治疗并发症或快速、有症状的疾病进展，超过 77% 的患者在减瘤性肾切除术后从未接受过细胞因子治疗，需要强调的是，如果考虑行减瘤性肾切除术，仔细选择患者也是非常重要的[71-74]。Fallick 等建立了在 IL - 2 治疗前进行减瘤性肾切除术的患者选择标准，见表 50.1[75]。

表 50.1　IL - 2 治疗前行减瘤性肾切除的入选标准

标准	注意事项
外科减瘤可能	至少占全部肿瘤 75%
无中枢神经系统、骨骼或肝脏转移	
心肺功能达标	年龄 > 40 岁，心脏压力试验正常
	所有患者用力呼气量必须 >2L
无并发感染或者其他致死性病变	
脑电图状态 0 或 1	
组织学类型大部分为透明细胞型	

（四）转移病灶切除术

虽然诊断时发现转移病灶的患者较原发肿瘤切除术后出现转移的患者预后更差[76]，但一定情况下仍可以考虑手术切除。尽管单个部位复发患者 5 年的生存概率可能高达 50%[77-79]，但也有文献报道单个转移或寡转移（常见于同侧肺或肾上腺）的部分患者在接受转移灶和肾切除术后获得长期无病生存[80-82]。然而，在考虑行转移病灶切除手术时，转移病灶的出现时间（距初次肾切除手术）仍然是一个显著预后影响因素。

交叉引用

▷ Chemotherapy for the Lungs

▷ Combination Therapies in the Treatment of Primary Liver Cancers

▷ Combination Therapy for Liver Metastases：Chemotherapy and Radiologic Interventions

▷ Image - Guided Radiation Therapy for Renal Cell Carcinoma

▷ Image - Guided Radio Frequency Ablation of Renal Cancer

▷ Percutaneous Renal Cryoablation

▷ Surgical Approaches to Treatment of Renal Cell Carcinoma

▷ Systemic Therapy for Breast Cancer：Success and Challenges

参考文献

[1] Motzer RJ, et al. Prognostic factors for survival in previously treated patients with metastatic renal cell carcinoma. J Clin Oncol. 2004；22（3）：454 - 63.

[2] Mekhail TM, et al. Validation and extension of the Memorial Sloan - Kettering prognostic factors model for survival in patients with previously untreated metastatic renal cell carcinoma. J Clin Oncol. 2005；23（4）：832 - 41.

[3] Jonasch E, et al. Phase II presurgical feasibility study of bevacizumab in untreated patients with metastatic renal cell carcinoma. J Clin Oncol. 2009；27（25）：4076 - 81.

[4] Cowey CL, et al. Neoadjuvant clinical trial with sorafenib for patients with stage II or higher renal cell carcinoma. J Clin Oncol. 2010；28（9）：1502 - 7.

[5] Rini BI. Metastatic renal cell carcinoma：many treatment options, one patient. J Clin Oncol. 2009；27（19）：3225 - 34.

[6] Rini BI, Campbell SC, Escudier B. Renal cell carcinoma. Lancet. 2009；373（9669）：1119 - 32.

[7] Motzer RJ, et al. Phase III randomized trial of sunitinib malate（SU11248）versus interferon - alfa（IFN - a）as first - line systemic therapy for patients with metastatic renal cell carcinoma（mRCC）. In：ASCO. 2006.

[8] Motzer RJ, et al. Overall survival and updated results for sunitinib compared with interferon alfa in patients with metastatic renal cell carcinoma. J Clin Oncol. 2009；27（22）：3584 - 90.

[9] Rini BI, et al. Hypothyroidism in patients with metastatic renal cell carcinoma treated with sunitinib. J Natl Cancer Inst. 2007；99（1）：81 - 3.

［10］Rixe O, Billemont B, Izzedine H. Hypertension as a predictive factor of sunitinib activity. Ann Oncol. 2007; 18 (6): 1117.

［11］Ratain MJ, et al. Phase II placebo – controlled randomized discontinuation trial of sorafenib in patients with metastatic renal cell carcinoma. J Clin Oncol. 2006; 24 (16): 2505 – 12.

［12］Escudier B, et al. Sorafenib in advanced clear – cell renal – cell carcinoma. N Engl J Med. 2007; 356 (2): 125 – 34.

［13］Escudier B, et al. Sorafenib for treatment of renal cell carcinoma: final efficacy and safety results of the phase III treatment approaches in renal cancer global evaluation trial. J Clin Oncol. 2009; 27 (20): 3312 – 8.

［14］Escudier B, et al. Randomized phase II trial of firstline treatment with sorafenib versus interferon Alfa – 2a in patients with metastatic renal cell carcinoma. J Clin Oncol. 2009; 27 (8): 1280 – 9.

［15］Sonpavde G, Hutson TE, Sternberg CN. Pazopanib, a potent orally administered small – molecule multitargeted tyrosine kinase inhibitor for renal cell carcinoma. Expert Opin Investig Drugs. 2008; 17 (2): 253 – 61.

［16］Sternber CN, Lee E, Salman PV, Mardiak J, Davis D. A randomized, double – blind phase III study of pazopanib in treatment – naive and cytokine – pretreated patients with advanced renal cell carcinoma (RCC). In ASCO 2009. Orlando; 2009.

［17］Rixe O, et al. Axitinib treatment in patients with cytokine – refractory metastatic renal – cell cancer: a phase II study. Lancet Oncol. 2007; 8 (11): 975 – 84.

［18］Escudier B, et al. Bevacizumab plus interferon alfa – 2a for treatment of metastatic renal cell carcinoma: a randomised, double – blind phase III trial. Lancet. 2007; 370 (9605): 2103 – 11.

［19］Rini B, Rosenberg J, Stadler WM, Vaena DA, Atkins N, Bevacizumab plus interferon – alpha versus interferon – alpha monotherapy in patients with metastatic renal cell carcinoma: results of overall survival for CALGB 90206. In: ASCO 2009. Orlando; 2009.

［20］Escudier BJ, Bracarda S, Melichar B, Delva R, Sevin E, Negrier S. Efficacy and safety of first – line bevacizumab (BEV) plus interferon – a2a (IFN) in subgroups of patients (pts) with metastatic renal cell carcinoma (mRCC). In: ASCO 2009. Orlando; 2009.

［21］Hainsworth JD, et al. Treatment of metastatic renal cell carcinoma with a combination of bevacizumab and erlotinib. J Clin Oncol. 2005; 23 (31): 7889 – 96.

［22］Bukowski RM, et al. Randomized phase II study of erlotinib combined with bevacizumab compared with bevacizumab alone in metastatic renal cell cancer. J Clin Oncol. 2007; 25 (29): 4536 – 41.

［23］Hudes G, et al. Temsirolimus, interferon alfa, or both for advanced renal – cell carcinoma. N Engl J Med. 2007; 356 (22): 2271 – 81.

［24］Motzer RJ, et al. Efficacy of everolimus in advanced renal cell carcinoma: a double – blind, randomised, placebo – controlled phase III trial. Lancet. 2008; 372 (9637): 449 – 56.

［25］Harris DT. Hormonal therapy and chemotherapy of renal – cell carcinoma. Semin Oncol. 1983; 10 (4): 422 – 30.

［26］Yagoda A, Petrylak D, Thompson S. Cytotoxic chemotherapy for advanced renal cell carcinoma. Urol Clin North Am. 1993; 20 (2): 303 – 21.

［27］Casali M, et al. Gemcitabine in pre – treated advanced renal carcinoma: a feasibility study. J Exp Clin Cancer Res. 2001; 20 (2): 195 – 8.

［28］De Mulder PH, et al. Gemcitabine: a phase II study in patients with advanced renal cancer. Cancer Chemother Pharmacol. 1996; 37 (5): 491 – 5.

［29］Mertens WC, et al. Gemcitabine in advanced renal cell carcinoma. A phase II study of the National Cancer Institute of Canada Clinical Trials Group. Ann Oncol. 1993; 4 (4): 331 – 2.

［30］Rini BI, et al. Phase II trial of weekly intravenous gemcitabine with continuous infusion fluorouracil in patients with metastatic renal cell cancer. J Clin Oncol. 2000; 18 (12): 2419 – 26.

[31] Stadler WM, et al. A phase II study of gemcitabine and capecitabine in metastatic renal cancer: a report of Cancer and Leukemia Group B protocol 90008. Cancer. 2006; 107 (6): 1273 – 9.

[32] Tannir NM, et al. A phase II trial of gemcitabine plus capecitabine for metastatic renal cell cancer previously treated with immunotherapy and targeted agents. J Urol. 2008; 180 (3): 867 – 72. discussion 872.

[33] Gollob JA, et al. Long – term remission in a patient with metastatic collecting duct carcinoma treated with taxol/carboplatin and surgery. Urology. 2001; 58 (6): 1058.

[34] Nanus DM, et al. Active chemotherapy for sarcomatoid and rapidly progressing renal cell carcinoma. Cancer. 2004; 101 (7): 1545 – 51.

[35] Mazumder A, Rosenberg SA. Successful immunotherapy of natural killer – resistant established pulmonary melanoma metastases by the intravenous adoptive transfer of syngeneic lymphocytes activated in vitro by interleukin 2. J Exp Med. 1984; 159 (2): 495 – 507.

[36] Fyfe G, et al. Results of treatment of 255 patients with metastatic renal cell carcinoma who received high – dose recombinant interleukin – 2 therapy. J Clin Oncol. 1995; 13 (3): 688 – 96.

[37] Rosenberg SA, et al. Prospective randomized trial of high – dose interleukin – 2 alone or in conjunction with lymphokine – activated killer cells for the treatment of patients with advanced cancer. J Natl Cancer Inst. 1993; 85 (8): 622 – 32.

[38] Fisher RI, et al. Metastatic renal cancer treated with interleukin – 2 and lymphokine – activated killer cells. A phase II clinical trial. Ann Intern Med. 1988; 108 (4): 518 – 23.

[39] Rosenberg SA, et al. A progress report on the treatment of 157 patients with advanced cancer using lymphokine – activated killer cells and interleukin – 2 or high – dose interleukin – 2 alone. N Engl J Med. 1987; 316 (15): 889 – 97.

[40] Fisher RI, et al. High – dose aldesleukin in renal cell carcinoma: long – term survival update. Cancer J Sci Am. 1997; 3 (Suppl 1): S70 – 2.

[41] Dillman RO, et al. Continuous interleukin – 2 and lymphokine – activated killer cells for advanced cancer: a National Biotherapy Study Group trial. J Clin Oncol. 1991; 9 (7): 1233 – 40.

[42] Weiss GR, et al. A randomized phase II trial of continuous infusion interleukin – 2 or bolus injection interleukin – 2 plus lymphokine – activated killer cells for advanced renal cell carcinoma. J Clin Oncol. 1992; 10 (2): 275 – 81.

[43] Gold PJ, et al. Metastatic renal cell carcinoma: longterm survival after therapy with high – dose continuousinfusion interleukin – 2. Cancer J Sci Am. 1997; 3 (Suppl 1): S85 – 91.

[44] Sosman JA, et al. Repetitive weekly cycles of interleukin – 2. II. Clinical and immunologic effects of dose, schedule, and addition of indomethacin. J Natl Cancer Inst. 1988; 80 (18): 1451 – 61.

[45] Atkins MB, et al. Randomized phase II trial of highdose interleukin – 2 either alone or in combination with interferon alfa – 2b in advanced renal cell carcinoma. J Clin Oncol. 1993; 11 (4): 661 – 70.

[46] Dutcher JP, et al. Interleukin – 2 – based therapy for metastatic renal cell cancer: the Cytokine Working Group experience, 1989 – 1997. Cancer J Sci Am. 1997; 3 (Suppl 1): S73 – 8.

[47] Dutcher JP, et al. Outpatient subcutaneous interleukin – 2 and interferon – alpha for metastatic renal cell cancer: five – year follow – up of the Cytokine Working Group Study. Cancer J Sci Am. 1997; 3 (3): 157 – 62.

[48] Rosenberg SA, et al. Combination therapy with interleukin – 2 and alpha – interferon for the treatment of patients with advanced cancer. J

Clin Oncol. 1989；7（12）：1863 –74.

［49］Figlin RA, et al. Concomitant administration of recombinant human interleukin – 2 and recombinant interferon alfa – 2A：an active outpatient regimen in metastatic renal cell carcinoma. J Clin Oncol. 1992；10（3）：414 –21.

［50］Atzpodien J, et al. Multiinstitutional home – therapy trial of recombinant human interleukin – 2 and interferon alfa –2 in progressive metastatic renal cell carcinoma. J Clin Oncol. 1995；13（2）：497 –501.

［51］Negrier S, et al. Recombinant human interleukin –2, recombinant human interferon alfa – 2a, or both in metastatic renal – cell carcinoma. Groupe Francais d' Immunotherapie. N Engl J Med. 1998；338（18）：1272 –8.

［52］Yang JC, et al. Randomized study of high – dose and low – dose interleukin – 2 in patients with metastatic renal cancer. J Clin Oncol. 2003；21（16）：3127 –32.

［53］Ko JS, et al. Sunitinib mediates reversal of myeloidderived suppressor cell accumulation in renal cell carcinoma patients. Clin Cancer Res. 2009；15（6）：2148 –57.

［54］Ko JS, et al. Direct and differential suppression of myeloid – derived suppressor cell subsets by sunitinib is compartmentally constrained. Cancer Res. 2010；70（9）：3526 –36.

［55］Finke JH, et al. Sunitinib reverses type – 1 immune suppression and decreases T – regulatory cells in renal cell carcinoma patients. Clin Cancer Res. 2008；14（20）：6674 –82.

［56］Gu Y, et al. Sunitinib impairs the proliferation and function of human peripheral T cell and prevents T – cell – mediated immune response in mice. Clin Immunol. 2011；135（1）：55 –62.

［57］Krusch M, et al. The kinase inhibitors sunitinib and sorafenib differentially affect NK cell antitumor reactivity in vitro. J Immunol. 2009；183（12）：8286 –94.

［58］Zhao W, et al. Sorafenib inhibits activation of human peripheral blood T cells by targeting LCK

phosphorylation. Leukemia. 2008；22（6）：1226 –33.

［59］Molhoek KR, et al. Apoptosis of CD4（ + ）CD25（high）T cells in response to Sirolimus requires activation of T cell receptor and is modulated by IL – 2. Cancer Immunol Immunother. 2009；58（6）：867 –76.

［60］Herman DC, Zhang YM, Miller RM. Rhamnolipid（biosurfactant）effects on cell aggregation and biodegradation of residual hexadecane under saturated flow conditions. Appl Environ Microbiol. 1997；63（9）：3622 –7.

［61］Huo YY, et al. Marinobacterium nitratireducens sp. nov and Marinobacterium sediminicola sp. nov. , isolated from marine sediment. Int J Syst Evol Microbiol. 2009；59：1173 –8.

［62］Fenwick RB, et al. Resonance assignments for the RLIP76 Ral binding domain in its free form and in complex with the small G protein RalB. Biomol NMR Assign. 2008；2（2）：191 –4.

［63］Koren – Morag N, Goldbourt U, Tanne D. Poor functional status based on the New York Heart Association classification exposes the coronary patient to an elevated risk of ischemic stroke. Am Heart J. 2008；155（3）：515 –20.

［64］Zerza G, Sassara A, Chergui M. Matrix isolation spectroscopy of C –70 – vibrational analysis and assignment of the lowest excited states. Synth Met. 1999；103（1 –3）：2386 –7.

［65］Gollob JA, et al. Phase II trial of sorafenib plus interferon alfa – 2b as first – or second – line therapy in patients with metastatic renal cell cancer. J Clin Oncol. 2007；25（22）：3288 –95.

［66］Ryan CW, et al. Sorafenib with interferon alfa – 2b as first – line treatment of advanced renal carcinoma：a phase II study of the Southwest Oncology Group. J Clin Oncol. 2007；25（22）：3296 –301.

［67］Mickisch GH, et al. Radical nephrectomy plus interferon – alfa – based immunotherapy compared with interferon alfa alone in metastatic renal – cell carcinoma：a randomised trial. Lancet.

2001; 358 (9286): 966 – 70.

[68] Flanigan RC, et al. Nephrectomy followed by interferon alfa – 2b compared with interferon alfa – 2b alone for metastatic renal – cell cancer. N Engl J Med. 2001; 345 (23): 1655 – 9.

[69] McDermott D, et al. A randomized phase III trial of high – dose interleukin – 2 (HD IL2) versus subcutaneous (SC) 112/interferon (IFN) in patients with metastatic renal cell carcinoma (RCC). Proc Am Soc Clin Oncol. 2001; 20: abstr 685.

[70] Pantuck AJ, Belldegrun AS, Figlin RA. Nephrectomy and interleukin – 2 for metastatic renal – cell carcinoma. N Engl J Med. 2001; 345 (23): 1711 – 2.

[71] Bennett RT, et al. Cytoreductive surgery for stage IV renal cell carcinoma. J Urol. 1995; 154 (1): 32 – 4.

[72] Rackley R, et al. The impact of adjuvant nephrectomy on multimodality treatment of metastatic renal cell carcinoma. J Urol. 1994; 152 (5 Pt 1): 1399 – 403.

[73] Taneja SS, et al. Immunotherapy for renal cell carcinoma: the era of interleukin – 2 – based treatment. Urology. 1995; 45 (6): 911 – 24.

[74] Walther MM, et al. Cytoreductive surgery before high dose interleukin – 2 based therapy in patients with metastatic renal cell carcinoma. J Urol. 1997; 158 (5): 1675 – 8.

[75] Fallick ML, et al. Nephrectomy before interleukin – 2 therapy for patients with metastatic renal cell carcinoma. J Urol. 1997; 158 (5): 1691 – 5.

[76] Dekernion JB, Ramming KP, Smith RB. The natural history of metastatic renal cell carcinoma: a computer analysis. J Urol. 1978; 120 (2): 148 – 52.

[77] Belldegrun A, et al. Renal cell carcinoma: basic biology and current approaches to therapy. Semin Oncol. 1991; 18 (5 Suppl 7): 96 – 101.

[78] O' Dea MJ, et al. The treatment of renal cell carcinoma with solitary metastasis. J Urol. 1978; 120 (5): 540 – 2.

[79] Tolia BM, Whitmore Jr WF. Solitary metastasis from renal cell carcinoma. J Urol. 1975; 114 (6): 836 – 8.

[80] Kavolius JP, et al. Resection of metastatic renal cell carcinoma. J Clin Oncol. 1998; 16 (6): 2261 – 6.

[81] Dineen MK, et al. Results of surgical treatment of renal cell carcinoma with solitary metastasis. J Urol. 1988; 140 (2): 277 – 9.

[82] Swanson DA. Surgery for metastases of renal cell carcinoma. Scand J Surg. 2004; 93 (2): 150 – 5.

第 51 章　前列腺癌的局部治疗：射频消融和光动力学治疗

Bob Djavan, Herbert Lepor, Reza Zare, and Seyed Saeid Dianat

赵丽　翻译　周坦洋　孙军辉　校审

[摘要]　前列腺癌仍然是男性最常见的非皮肤性恶性肿瘤。据估计，在 2010 年美国将新增 217 730 例前列腺癌确诊病例，而前列腺癌相关死亡病例将达 32 050 例。在前列腺癌的管理中，局部治疗技术在根治性手术和积极监测之间提供了一种中间途径。肿瘤定位技术的提高和消融治疗新技术的发展是这一领域的两个重要进展，后者包括高强度聚焦超声（HIFU）、冷冻、光动力疗法、光热治疗和组织内肿瘤射频消融（RITA）等，使得对瘤灶完成精准的消融成为可能。RITA 是通过将低水平的射频能量精确地传送给靶组织，从而对恶性组织进行加热和消融的局部治疗方法。射频能量产生约 100℃ 左右的温度，可使细胞发生凝固性坏死而导致不可逆性的破坏。本章节介绍了前列腺癌局部治疗的概念、影像引导下的穿刺活检、局部治疗前影像检查的作用、影像设备、操作技术及前列腺癌局部射频消融治疗的疗效。最后，我们简要回顾了光动力学疗法在前列腺癌治疗中的贡献。

引言

前列腺癌是男性最常见的非皮肤性恶性肿瘤。尽管在发达国家其发病率有所下降，但估计在 2010 年[1]美国仍将新增 217 730 例前列腺癌确诊病例，而前列腺癌相关死亡病例将达 32 050 例。临床上，超过 80% 的

B. Djavan (✉)　· R. Zare · S. S. Dianat
Department of Urology, New York University VA University Hospital, New York, NY, USA

e – mail：bob. djavan @ nyumc. org；reza. zare @ nyumc. org；saieddianat@gmail. com

H. Lepor
Department of Urology, New York University Langone Medical Center, New York, NY, USA

e – mail：herbert. lepor@ nyumc. org

前列腺癌患者肿瘤病灶局限，约 1/3 的患者接受了局部放疗[2]。对于不接受积极监测的患者，治疗的目的是在控制局部肿瘤的同时产生最小的治疗相关的副作用。然而，根治性手术会引起一些副作用，包括 25% ~ 50% 的阳痿，1% ~ 10% 的尿失禁，高达 10% 的直肠毒性[3-5]。

癌症治疗中影像引导技术的进步，包括三维适形计划、反向计划和调强放射治疗（IMRT），使放疗技术在局部控制肿瘤方面发生了变革。放射性粒子植入技术被推荐作为治疗早期前列腺癌患者的一种近距离放疗方法。然而，30% ~50% 接受放射治疗的局限性前列腺癌患者在 10 年治疗期内前列腺特异性抗原（PSA）无改变[6]。

此外，一些患者放射治疗后会出现局部复发或病情迁延，这时必须有一种有效

的挽救治疗方法。有效的挽救治疗方法包括前列腺切除术、放射治疗和冷冻治疗，但这些治疗方法因存在并发症和副作用而使用受限。前列腺癌根治术的几个主要并发症包括直肠损伤、膀胱颈挛缩、手术后出血、尿道损伤、瘘道形成、深静脉血栓和肺栓塞[7,8]。

挽救性冷冻治疗也被用于根除残余的前列腺癌，避免了进一步干预治疗的需要。然而，这种方法因其有效性低而受限，如 5 年 PSA 无失败率为 47% 及疾病特异性生存率为 79%。据报道，该疗法的一些主要的治疗相关并发症包括：尿失禁（73%）、尿路梗阻（67%）和阳痿（72%）[9,10]。

然而，在新的报道中有更好的结果。Pisters 等报道了经冷冻治疗的 279 例前列腺癌患者的结果，这些患者来自参与 COLD 项目注册的几大中心。他们报告了较高的 5 年 PSA 无失败率为 54.5% ～ 58.9%。有 32.6% 的患者冷冻治疗后活检呈阳性。先前报告中的主要优势是并发症发生率较少，这些并发症包括尿失禁（需要使用护具）（4.4%）、直肠瘘（1.2%）和阳痿（69.2%）。其他并发症如尿道脱落、狭窄和梗阻等没有报告。冷冻消融技术的进步对治疗结果的改善具有重大影响[11]。挽救性放射治疗是另一种治疗选择，与其他方法相比具有较低的并发症发生率，但因其疗效轻微而使用受限，表现在 5 年无 PSA 复发率低，约为 34%[12,13]。

鉴于其较低的疗效和较多的治疗相关并发症，各种研究项目和技术都被应用于放疗后复发性前列腺癌患者的治疗。局部治疗技术提供了一种替代根治性手术的方法和积极的监测的手段。使用饱和模块化穿刺的肿瘤定位技术的提高和消融治疗技术的发展是这一领域的两个重要进展，后者包括高强度聚焦超声（HIFU）、冷冻、光动力疗法、光热治疗和组织内肿瘤射频消融（RITA）等，

使得对瘤灶完成精准的消融成为可能[14]。在这一章中，我们将介绍前列腺癌局部治疗的概念、影像引导下的穿刺活检、局部治疗前成像的作用，并更具体地讨论设备、相关的程序技术、局限性前列腺癌射频消融的疗效。

前列腺癌的局部治疗与病理

前列腺癌通常被认为是多灶性的恶性过程。然而，一些关于前列腺癌根治术标本的研究显示，有相当多的患者（16% ～ 63%）[15-17]是单侧发病，13% ～ 26% 患者是单发病变[18-20]。

因此，局部治疗可以用于约 1/3 的患者。然而，一项关于 1159 例的前列腺癌根治术标本的研究表明，与多灶性病变相比，单灶性前列腺癌患者手术切缘阳性率、Gleason 评分 8 ～ 10 出现率及生化复发率更高[21]。而许多这些"单一的"癌症实际上是许多个较小的肿瘤形成的碰撞肿瘤的表现。因此，与多灶性病变相比，单一病灶生化无瘤生存率更低。基于这项研究的结果，局部治疗前需要充分严格的治疗前评估来确定病灶的位置、范围和肿瘤分期[22]。

然而，在某些患者中，微不足道的病灶可能与显著病灶共存于相同的腺体内。现提出责任病灶假说来定义病灶的重要性。责任病灶是指决定肿瘤自然发展和预后的最大病灶[23]。

肿瘤核心体积为 $0.5cm^3$（直径 < 0.9 ～ 1.0cm）代表一个显著病灶，其决定病灶进展程度[24]。此外，约 90% 的腺体外蔓延（ECE）的病变源于责任病灶，病灶占据总肿瘤体积的 80%[25-28]。

局部癌症控制通过使用局部治疗技术来治疗责任病灶。因此，应对每个患者的主要病灶进行识别和定位，应该确定未治疗的病灶无转移潜能。

局部治疗的适应证

在不同作者发表的文献中对局部治疗的适应证有几种推荐规范。发表在 2006 年的关于前列腺癌局部治疗的专家共识中，推荐局部治疗的适应证为：预期寿命 >5 年，分期 T1 ~ T3，PSA <15ng/ml，并且无 M1。他们认为淋巴结受累为相对禁忌。一些参数不包括在他们的标准内，如前列腺特异性抗原密度、前列腺特异性抗原倍增时间、Gleason 评分和倍体状态[29]。

国际工作组局部治疗的候选人提出了更严格的标准：临床分期 T1 ~ T2a，PSA < 10 ng/ml，PSA 密度 < 0.15ng/ml，PSA 速度每年 <2ng/ml，Gleason 评分未达 4 或 5，并没有证据表明前列腺外存在单发病灶[30]。

在另一项研究中，Sartor 等[20]指出，现代的穿刺活检术结合最佳成像和列线图评估病理分级和风险，同时，对于合适的患者进入局部治疗的前瞻性临床试验的选择提供依据。他们报告说，一个单一的病变任何平面的成像最大尺寸都不应超过 15mm，病变在轴位图像上与包膜距离不超过 5mm。此外，区域节点不应该是可疑的转移性疾病（即，他们应该测量 <7mm 的短轴和有一个光滑的边界，而不应该是一个非对称的结节的聚集）[20]。

目前在伦敦大学学院正在进行的局部治疗 HIFU 的临床试验。他们选取局部治疗患者采用以下标准：预期寿命 >5 年，PSA ≤ 15 ng/ml，治疗前多参数 MRI 和/或经会阴前列腺活检显示 T1 ~ 2N0M0，并且 Gleason 评分 7，无其他临床重大疾病（没有癌症或癌症没有达到 Gleason 评分 4 和模板活检最大核心长度为 3mm）[14]。

（一）定位

标准的经直肠超声（TRUS）活检技术，如扩展活检已经提高了前列腺癌的检测率，而不能精确定位肿瘤以及明确肿瘤分期。现在有了图像增强技术如彩色多普勒超声或磁共振成像（MRI）、经直肠"饱和"穿刺活检和经会阴"映射"穿刺活检，通过活检能更准确地描述肿瘤特征。

（二）影像引导下的穿刺活检

大多数影像引导下穿刺活检技术使用超声或 MRI。研究了各方法对前列腺癌的诊断的准确性，经会阴映射穿刺因其要求较多，如需要麻醉（或重镇静）、复苏准备、时间消耗和治疗成本高而受限。首次活检，如果每个期间取得相当数量的核心点，经会阴途径癌症的检出率与经直肠活检检出率相似[20]。

Moran 等[31]研究了三维立体定向技术经会阴前列腺反复活检诊断触诊阴性的等回声的隐匿性前列腺恶性肿瘤。他们通过会阴映射的方法反复穿刺证实为前列腺癌 68 例（38%），而这些患者之前穿刺阴性。31% 患者的病灶 Gleason 评分为 7 或更高，在至少一半的抽样中发现 26% 的患者有一个扩散性癌症[31]。

在另一项研究中，评价了经会阴超声引导下反复活检的作用。他们同样发现，在会阴穿刺活检下有 37% 的患者有前列腺癌。此外，约有 45% 的患者 Gleason 评分 7 或更高[32]。

因此，对于可以进行局部治疗的患者而言，经会阴定位穿刺活检是一种安全的方法，比标准的直肠活检能更准确地诊断癌症。映射活检可能是一种可定位肿瘤并减少之前低估前列腺癌等级风险的更可靠的方法。局部治疗使用经会阴映射活检的临床试验目的在于对病灶初步评估和治疗成功率的主要终点的评估[20]。

（三）前列腺成像

先进的成像方式，尤其是 MRI 和磁共振波谱成像（MRSI），可以用来识别患者是否适合局部治疗计划并实施治疗，并监测肿瘤复发或进展。成像也有助于确定肿瘤的位置，评估前列腺体积，并排除肿瘤扩展，如囊外扩展、精囊浸润、淋巴结转移、骨转移[20]。

与病理结果比较后可能低估了某些肿瘤的临床分级和分期。因此，应采用先进的成像方式来更准确地评估肿瘤的阶段，从局部治疗的候选人中排除中高风险的癌症患者[20]。

在局部治疗的候选人中，进行成像检查的患者需符合 PSA 水平 <10ng/ml，PSA 密度 <0.15ng/（ml·g），Gleason 评分 6（即不是 4 或 5）。图像识别单病灶即不超过一个活检证实的病变，病变在任何成像层面最大尺寸 <15mm，病变在轴位图像上与包膜接触不超过 5mm，没有囊外扩展或精囊浸润。此外，区域节点不应该是可疑的转移性疾病（即，他们应该测量小于 7mm 的短轴和有一个光滑的边界，而不应该是一个非对称的结节的聚集）[20]。

评价局部肿瘤的程度和体积

新的成像模式有助于决定前列腺肿瘤的范围和确定前列腺癌的器官受侵情况。

Wang 等[33] 报道了直肠内 MRI 预测已通过穿刺活检证实前列腺癌的 344 例患者手术前囊外扩展的情况。用来预测囊外扩展的临床变量包括血清 PSA 水平、Gleason 评分、肿瘤的临床分期、所有核心活检标本中最大癌的比例、在所有活检标本癌阳性标本的比例和神经浸润的存在。在多变量分析中，血清 PSA 水平、所有核心活检标本中癌的百分比及直肠内 MRI 结果（分别为 $P = 0.001$，$P = 0.001$ 和 $P < 0.001$）可预测 ECE。两模型 ROC 曲线下面积（ROC）用于预测 ECE、有或无直肠内 MRI，分别为 0.838 和 0.772（$P = 0.022$）。他们的结论是，直肠内 MRI 在前列腺癌治疗前可以很大程度上预测 ECE，增加临床变量的预测价值[33]。

Wang 等[34] 的另一项在根治性前列腺切除术前对 229 例患者行直肠内 MRI 和 383 例患者行直肠内 MRI - MRSI（MRI 波谱）的研究，显示了影像学的作用在分段预测列线图的器官限制前列腺癌（OCPC）的影响。OCPC 可能是根据 2001 版的 Partin 表预测血清 PSA 水平、Gleason 分数及临床分期[35]。MRI 在显示 OCPC 中具有重要价值。曲线下面积（AUC）从 0.80 增加到 0.88（$P < 0.01$）。当使用 MRSI，OCPC 与 MRI 的结合预测精度较高，但无显著性差异[34]。

他们还评估了直肠内 MRI 预测精囊浸润的贡献（SVI）[36]。磁共振成像发现，个体临床指标（血清 PSA、Gleason 分级、临床分期、所有核心活检标本中最大癌的比例、在所有活检标本癌阳性标本的比例、神经浸润），Kattan 列线图预测评价 SVI。Kattan 列线图是基于术前分期的临床变量（血清 PSA 水平、前列腺活检 Gleason 分级、临床分期，系统的穿刺活检核心）是一种有效的预测工具，被广泛用于辅助治疗并且指导术后临床资料提示 SVI 患者的咨询[37]。

他们发现，除了活检阳性核心百分比与 SVI 进行单因素分析，直肠内 MRI 结果和其余临床变量具有显著相关（$P < 0.02$）；直肠内 MRI ROC 曲线下面积（AUC，0.76）比任何临床变量（0.62 ~ 0.73）都大。然而，在多变量分析中，直肠内 MRI 结果，Gleason 分级、PSA 水平，所有癌症活检核心的百分比与 SVI 差异显著相关（$P ≤ 0.02$）。Kattan 列线图加直肠内 MRI（0.87）比直肠内 MRI（0.76）或单独 Kattan 列线图（0.80）有明显较大的 AUC（$P < 0.05$）。他们显示对于 Kattan 列线图，直肠内 MRI 有助于对 SVI 的预测增加价值[36]。

在另一项研究中[38]，主要观察了联合直肠和相控阵 MRI 技术来检测前列腺癌患者的盆腔淋巴结转移情况。MRI 图像是

1.5T 先进的成像系统（Signa Horizon，GE Healthcare），使用盆腔相控阵和直肠内线圈。盆腔的图像从耻骨联合至腹主动脉分叉水平。评估淋巴结转移，MRI 的敏感性和特异性分别为 27.27% 和 98.46%，阳性预测值和阴性预测值分别为 50% 和 95.99%。

单因素分析显示，在 Partin 列线图的所有变量均与淋巴结转移有相关性。预测淋巴结转移，MRI 的 AUC 为 0.633。在多变量分析中，MRI（$P = 0.002$）、Gleason 评分（$P = 0.007$）、在所有的活检核心中癌症最大百分比（$P = 0.007$）、以及 PSA（$P = 0.004$）都能预测淋巴结转移。与仅包括 LNM 显示的 MRI 单变量模型相比，Partin 列线图所有组成 MRI 多变量的模型（囊外扩展、精囊侵犯和淋巴结转移）的结果具有更明显的 AUC[38]。

图像存档和通信系统（PACS）技术促进了数字图像的显示和分发[39]。使用这项技术，可以将各种技术获得的医学图像，如 CT、磁共振成像、超声检查和数字投影成像，发送到各个地方，包括远程的、网络上的。这项技术使我们能够通过拷贝在计算机工作站上看到图像，在不同地点工作的放射医师几乎可以同时协商报告[40]。

PACS 工作站（中心性 RA 1000，GE Healthcare）在 Memorial Sloan - Kettering 癌症中心有一个交叉引用功能：在任意平面上选择体素可以突出显示在相交平面上的相应体素[41]。

Wang 和他的同事[41]将病理发现作为参考标准，研究 PACS 系统是否可以通过交叉参考功能提高 3D MRI 对前列腺癌的肿瘤分期。两位放射科医师都不知道患者的临床资料，回顾性分析和独立解释 MR 图像和交叉参考预测 ECE 和 SVI 的存在。对 ECE 的敏感性和特异性单独用 MRI 或交叉参考，审阅者 1 分别是 43% 和 94%，57% 和 100%。审阅者 2 是 40% 和 93%，59% 和 98%。对

SVI 的敏感性和特异性单独用 MRI 或交叉参考，审阅者 1 为 23% 和 83%，46% 和 93%，审阅者 2 为 31% 和 91%，54% 和 95%。他们认为 3D MRI 的交叉参考可以更精确前列腺癌肿瘤分期[41]。

一些前列腺癌微创治疗的出现，如近距离治疗、调强放疗及冷冻治疗，增加了肿瘤内分布的临床重要性[42]。另有报道，前列腺切除术后切缘阳性对肿瘤复发的风险预测很重要。比起那些顶部切缘阳性的病变，那些底部切缘阳性的病变复发风险更高[43]。

核磁共振测定肿瘤位置的作用已被研究。Wefer 等[44]通过比较 MRI 和 MRSI 与六分仪的定位穿刺活检来研究前列腺癌定位的准确性。发现 MRI 和 MRSI 比穿刺活检具有更高的敏感性、较低的特异性（分别为 67% 和 76% 对比 50% 和 69%；68% 对比 82%）。前列腺顶端穿刺活检比中间和底部的敏感性大大减少（分别为 38% 对比 52% 和 62%）。他们发现，MRI 和 MRSI 与前列腺活检相比有类似的效果，但在前列腺顶部有更好的敏感性和特异性（分别为 60% 和 75%，86% 和 68%）。使用这两个成像可以确定肿瘤在前列腺内的位置，有助于医生制订一个合适的治疗方案[44]。

前列腺癌通常发生在外周带（PZ），而在根治性前列腺切除术的标本中显示，其在移行带（TZ）的发生率可多达 25%[45-47]。

位于外周带和移行带的肿瘤有不同的病理和临床特征。

据报道，早期前列腺癌的患者往往有器官 - 限制疾病，甚至有更高的 PSA 值[48]。

这两个区域的肿瘤之间最显著的病理差异是在 Gleason 分级上。肿瘤 Gleason 评分为 1 的几乎都是发现在 TZ，Gleason 评分 2 也基本在 TZ 这个区域多见[49]。另一方面，即使在 PZ 区的小肿瘤主要是 Gleason 3，也可能含有更高的评分（Gleason 4 或 5）。此外，TZ 肿瘤有一个特别的特点，在前列腺

内它们的肿瘤体积更大。病理分期相同的前提下 TZ 肿瘤患者比 PZ 肿瘤患者具有较高的 PSA 水平。然而，前列腺癌根治术后病理分期和 Gleason 的评分不相上下，TZ 和 PZ 癌症的复发率没有什么不同[50]。

因此，为了疾病靶向治疗计划和避免在根治性前列腺切除术中手术切缘阳性，用图像来准确区分 TZ 肿瘤是必要的[51-53]。

Akin 和同事[54] 以病理分析为参考标准，研究了直肠内 MRI 在检测和定位 TZ 前列腺癌分期的准确性，并阐述了这些肿瘤的 MRI 表现。图像由两个审阅者报告。对于证实患者 TZ 癌症的敏感性和特异性，审阅者 1 分别为 75% 和 87%，审阅者 2 分别为 80% 和 78%。但审阅者的协议是公平的。对移行带癌的位置进行检测，ROC 的曲线下面积审阅者 1 和 2 分别为 0.75 和 0.73，但审阅者的协议是公平的。当肿瘤体积增加时检测到 TZ 癌症的准确性明显增加。在前列腺 TZ 癌症外检测，敏感性和特异性审阅者 1 分别为 56% 和 94%，审阅者 2 分别为 28% 和 93%。病灶 T2 均匀低信号和扁豆状或透镜状形状与 TZ 癌症的存在具有显著相关性。本研究支持 MRI 检测、定位的作用适用于 TZ 癌症，认为 MRI 检测 TZ 癌症的准确性与 TZ 体积相关，肿瘤体积越大准确性越高[54]。

Coakley 等人[55] 评价了直肠 MRI 或 3D - MRSI 对肿瘤体积测量的准确性。对于结节 >0.50cm^3，MRI，3D - MRSI 和两者检查结合测量的肿瘤体积均与病理组织中肿瘤体积呈正相关（Pearson 相关系数分别是 0.49，0.59 和 0.55），但只有与 3D - MRSI 或结合 MRI 和 3D - MRSI 测量达到统计学意义。事实上，用上述成像方法对所有肿瘤结节的测量体积与组织病理学上肿瘤的体积是不相关的，虽然许多方法可以检测到小的肿瘤结节，但这可能是偶然检测到的[55]。

评估前列腺癌的侵袭性

不管是否进行治疗，在活检和术后病理评估中 Gleason 的评分是预测预后的重要因素[56,57]。

活检 Gleason 评分因为合适的活检核心数量而受到抽样误差的影响。此外，前列腺癌通常是异质性和多灶性的。据报道，在根治性前列腺切除术后，54% 的患者活检 Gleason 评分提高了[58]。

因此，用一种非侵入性的技术更准确预测前列腺癌的侵袭性和病理 Gleason 评分是必要的，以便前列腺癌患者作出更好的治疗决定。

MRSI 有助于分析整个前列腺的代谢。磁共振成像和质子 MRSI 成像相结合有助于更敏感和更特异地检测和定位前列腺肿瘤[59]。

Zakian 等人[60] 对 MRSI 与根治性前列腺切除标本的病理分析之间进行了相关性的探讨。他们发现，尽管 MRSI 对肿瘤检测总的敏感性为 56%，从病变的 44%、Gleason 3 + 3，到病变的 89%、Gleason 4 + 4 或更高。有一个趋势，病变 Gleason 评分增加胆碱 + 肌酸/枸橼酸增加证实与 MRSI 吻合。用磁共振波谱成像评估肿瘤体积随着 Gleason 评分的增加而增加。

在 Shukla 等人的一项研究中[61] 显示，在前列腺癌标本中 MRI 和 MRSI 结果与 Ki - 67、磷 Akt（pAKT）和雄激素受体（AR）表达具有相关性。对临床上明显和不明显的前列腺癌的区分，Ki - 67，AR，pAkt，MRI，MRI 和 MRSI 的曲线下面积 ROC 分别为 0.75，0.78，0.80，0.85 和 0.91。他们在报告中说："预先使用 MRI 或 MRI 和 MRSI 结合和活检样品分子技术可以改善治疗[61]。"

Wang 等[62] 研究了前列腺癌在 MRI T2 加权像上信号强度（SI）和前列腺癌根治

术后整个病理评估 Gleason 等级之间的相关性。他们发现，较高的 Gleason 等级与较低的肿瘤 – 肌肉信号强度比值有关，而非肿瘤 – 肌肉信号强度比与患者 Gleason 等级并没有相关性。他们还发现，移行带肿瘤的肿瘤 – 肌肉信号强度比值较外周带肿瘤更低（P < 0.001）。报告中还说：MRI T2 加权像上信号强度的评估可以更好地促进前列腺癌侵袭性的无创性评估。

预测极低风险或隐匿性前列腺癌

Shukla 等人[63] 评价 MRI 和 MRSI 作为一个模型的作用，他们预测在器官内的 0.5cm³ 大小的无低分化元素的不明显的肿瘤。

使用 MRI 和 MRSI 相结合的模式与临床资料，鉴别显著和不显著肿瘤的 AUC 是 0.854。他们发现，MRI 和 MRI/MRSI 模型预测不明显肿瘤是有用的。虽然它们对确定肿瘤准确的体积是有限的，但 MRI 和 MRSI 可准确区分 0.5cm³ 和 < 0.5cm³ 的肿瘤[63]。

局部治疗后随访

前列腺癌局部治疗后成像的作用是有限的。目前还未证实超声是一个有效并且准确的工具来评估治疗效果，确定治疗量，或检测前列腺癌冷冻治疗或 HIFU 消融后的残留灶[64,65]。

Kalbhen 及其同事调查了冷冻手术治疗后 MRI 的作用。他们报告说，患者冷冻治疗 8 周或 8 周以上后使用 MRI 检查，平均前列腺体积减少 52%。大约一半的患者中检测到前列腺坏死区。由于不同高频率的丢失，磁共振成像无法可靠地检测残余癌。MRI 对肿瘤复发的阳性和阴性的评估分别为 44% 和 73%[64]。

在另一项研究中，Parivar 等[65] 评估并比较了超声、MRI、三维质子磁共振波谱、血清 PSA 水平检测在冷冻手术治疗后评估

肿瘤局部复发的临床应用价值。这些已进行过 PSA 检测、MRSI 识别、病灶定位的患者，所有肿瘤病灶和良性前列腺组织均通过前列腺活检检测来证实。此外，MRSI 比前列腺穿刺活检可检测更多的肿瘤组织位置。在两例检测到 PSA 而前列腺穿刺活检阴性的患者，MRSI 识别 11 体素病灶在有活力的前列腺组织内。患者无法检测到 PSA，但 MRSI 和前列腺活检显示坏死。报告认为，超声和磁共振成像确定癌症的复发和区分有活力和坏死的前列腺组织的能力较差。此外，通过提供前列腺相邻体素的化学映射，直肠内 MRI 波谱的出现其对局部肿瘤复发检测更加敏感[65]。

Rouviere 和同事评价在前列腺 HIFU 消融后 T2 加权（T2W）和动态增强（DCE）MRI 在探测局部复发方面的作用。靶向活检比常规活检可发现更多的癌症。靶向活检对平均每个患者的核心阳性率和肿瘤浸润的检出显著性更高。靶向与常规活检发现活力的肿瘤组织和前列腺组织（良性或恶性）的概率比值分别为 3.35（95% 可信区间：3.05 ~ 3.64）和 1.38（95% 可信区间：1.13 ~ 1.63）。他们建议 HIFU 活检术后将 MRI T2 加权和 DCE 图像相结合来评价癌症复发和存活的前列腺组织[66]。

肿瘤射频消融治疗

（一）背景

肿瘤射频消融（RITA）治疗是一种局部治疗方式，低水平的射频能量精确地传送到靶组织使其加热和消融恶性肿瘤组织。射频能量产生 100℃ 左右的温度，通过凝固性坏死导致不可逆的细胞破坏[67]。

在 1990 年射频消融治疗最初用于治疗肝肿瘤[68]。

RITA 疗法因其疗效好主要用于治疗原发性和继发性肝肿瘤[69]。

最初在 1998 年报道了 RITA 疗法对局部治疗前列腺癌的疗效、安全性和可行性[67]。

（二）基本原则

局部治疗如射频热消融治疗有两个主要的实施目标。首先，局部治疗的目的是在指定的区域内彻底消灭所有可能的恶性细胞。为了确保彻底根除恶性细胞应该有一个消融边缘。肝肿瘤烧蚀边缘至少 1cm，但某些肿瘤如肾肿瘤可能更少[70]。另一个重要目标是治疗的特异性和准确性使得正常组织达到最少损伤。

与传统标准肿瘤切除术相比，射频热消融的优点之一是在治疗过程中正常组织的损伤最小。在治疗原发性肝肿瘤方面，保留肝功能更明智，这是患者长期生存的一个主要预测因素[71]。对于具有多发性肾细胞癌发展风险的 von Hippel - Lindau 综合征患者，这也是重要的保肾治疗方法[72]。

多种能源已被用于各种肿瘤的局灶治疗。能量是通过辐射器产生热量后传递到肿瘤的中心位置。高热（>50℃）消融技术包括利用射频和微波（电磁）、激光（光）、超声能量聚焦使得组织温度增加。冷冻治疗是另一个局部治疗肿瘤的方法，通过冻结和解冻交替进行从而消灭肿瘤。

（三）RF 致凝固性坏死

Cosman 等[73]最初显示，使用 RFA 技术产生的电阻热量通过热凝固坏死使细胞死亡。

细胞的自我平衡机制能适应温度轻微升高（至 40℃）。不可逆的细胞损伤发生在当细胞被加热到 46℃ 达 60 分钟，当温度升高时发生更迅速[74]。

直接细胞损伤发生于细胞质、线粒体酶和核酸 - 组蛋白复合物中的蛋白质的凝固。在治疗几天后这种类型的细胞损伤引起细胞死亡[75]。

热消融的最佳温度范围为 50～100℃。极度高温（>105℃）会阻碍电流和限制总能量沉积导致组织的蒸发[76]。

细胞死亡的精确温度具有多因素和组织特异性。在消融区边缘的最高温度，称为"临界温度"，取决于加热时间和被处理的组织。对于正常组织临界温度范围为 30～77℃，肿瘤组织的临界温度为 41～64℃。此外，对于一个给定的时间内总热量管理，称为热剂量，不同的组织之间有明显的差异[77]。

（四）设备

1998 年发表了肿瘤射频消融术对前列腺癌的可行性和安全性的第一个研究结果[67]。

在那项研究中，射频能量通过高达 50W 的功率在频率为 480kHz 和单极或双极探头的射频发生器（RITA 医疗系统有限公司，加利福尼亚，美国）（图 51.1）发射。发电机的控制参数包括功率传递、阻抗、总能量管理、温度测量（热电偶提供）和在射频治疗过程中的程序的时间。

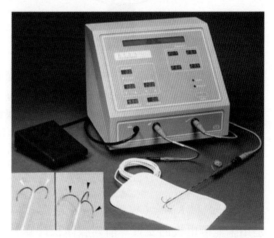

图 51.1　射频发生器、脚踏板、中性电极和单极针电极。插图：单极电极和呈 180° 分离的单极双钩电极（白色箭头）或三钩状电极（黑色箭头）。可延伸的镍钛钩电极（黑色箭头）增加了病灶消融的范围（经 Zlotta AR，Djavan B，Maton C. 的许可改编。Percutaneous transperineal radiofrequency ablation of prostate tumour：Safety，feasibility and pathological effects on human prostate cancer. Br J Urol. 1998，81（2）：265 –75）

探测仪的电极针有两钩或三钩状电极的不同配置。传递能量到靶区，电极的一部分是绝缘的。主电极是一个不锈钢套管，1cm尖端可以通过收缩调节绝缘屏蔽而加长，可用设备的手柄来控制。可扩张的镍钛电极在探头的末端用来增加病灶大小（图51.2）。热电偶已经添加到钩子用来连续温度测量。手柄上标记了从套管开始侧钩的放置情况。三钩电极的裸露针的直径为2cm。记录所有参数，如温度、阻抗、时间和功率测量，通过一台计算机连接到发电机。

位于患者的皮肤下（下脊柱中线）使用单极电极、中性电极。由该电极传送的能量创建一个热损伤，延伸周围的活性电极。使用副钩，损伤形成球形（图51.2a）。当双极电极应用时，两活动针应放置于病变之间，形成可变卵圆形或枕形（图51.2b）。

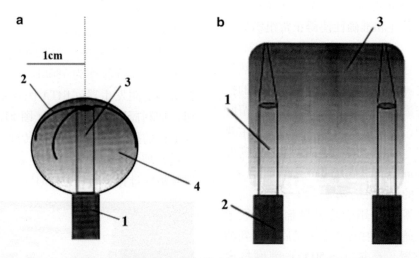

图51.2　（a）单极三钩状电极针产生球形的消融范围。消融范围由两活性电极产生。1.防护部分；2. 可延伸的钩子；3. 中心电极；4. 消融范围。（b）双极消融范围需要双极能量。消融范围在活性电极之间产生。1. 双极针；2. 防护部分；3. 消融范围（经 Zlotta AR, Djavan B, Maton C. 的许可改编）。Zlotta AR, Djavan B, Maton C. Percutaneous transperineal radiofrequency ablation of prostate tumour: Safety, feasibility and pathological effects on human prostate cancer. Br J Urol. 1998, 81（2）: 265 – 75。

Bruel 和 Kjaer（模型 1846）超声机器是用来监测电极的安置。前列腺体积计算公式为宽度×高度×长度×0.52。TRUS 机配备的软件在屏幕上显示不同的纵向路径（矢状和横向视图）对应的各个平行通道环连接到超声波探头（图51.3）。

（五）程序上的技术

研究 RITA 的安全性、可行性和有效性时，脊髓麻醉后，在截石位下进行患者定位。对于单极消融，分散电极置于尾骨。静脉注射抗生素和导尿后，再行超声检查，确定前列腺体积和肿瘤的位置。在超声引导下，经过一个小的会阴切口，使用环状物将活动的单极针连接到直肠超声探头。针先进入一叶，然后准确地定位到目标区域，通过可视化的矢状面和横断面，然后放置钩子。在超声下它们在矢状面和横断面上的位置关系如图51.4。

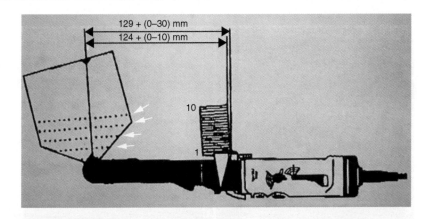

图 51.3　环与超声探头连接；该环具有纵向路径的齿孔，电极针通过该路径引入（白色箭头）（经 Zlotta AR，Djavan B，Maton C. 的许可改编。Percutaneous transperineal radiofrequency ablation of prostate tumour：Safety，feasibility and pathological effects on human prostate cancer. Br J Urol. 1998，81（2）：265 – 75）。

当需要双极电极时，电极各自被平行引入。通过电极的正确定位后，在参数的控制下，功率被传递。所有患者的直肠温度监测通过温度传感器与直肠超声探头相连。另外，测量温度通过引入前列腺或在开放手术期间的邻近区域的温度传感器。一个热电偶插入双极电极之间，另一个只是在前列腺包膜外，监测这个在直肠后面的潜在的危险区域。

未接受前列腺切除术的患者治疗整个前列腺，采用三种不同的单极电极。第一个电极是一个三钩状电极（制造一个 2cm 直径的球形损伤），治疗除了神经血管束区域（NVB）和直肠膀胱隔上直肠以上部分前列腺外的所有前列腺部分（膀胱颈、前列腺中心区和移行带）。第二个电极是一个二个钩的电极，用钩定位 180°分开，设计一个平面，病变横穿 2cm 治疗直肠上方前列腺后部。第三个电极采用的是直针和一个单一钩，简单的操作作为温度监测。这针是用来治疗所有的包膜邻近区域和血管神经束。一个独立的热敏电阻灵活地放置在沿直肠膀胱隔的穿刺部位到达精囊水平，目的是监测前列腺的接口处的温度。程序的持续时间约为总操作时间的 1.5 小时。

最后，通过膀胱镜反复检查显示没有烧焦或烧毁尿道区。当天患者即可插着 Foley 导尿管离开手术室[67]。

在技术修改的可行性方面进行了一些动物研究。

最初，leveillee 等人[78]报道了在狗的前列腺射频消融中用液体导管增加病变范围。他们发现迅速增长的二次电阻抗使得在电极头的组织脱水和用常规电极技术在电极尖端炭化使目标物达到相当大的损伤。他们制造了一个空心螺旋尖针电极，能够实现固定组织、记录温度和阻抗、注入液体和传递射频能量。在他们的实验中，生理盐水注入到组织防止阻抗上升，通过控制射频能量远离金属电极和允许巨大损伤的诱导。通过改变溶液的电导率，也可以通过浓度或温度诱导大直径病变。有人建议，在前列腺组织中使用液体导管允许一个单一的电极放置，通过调整射频能量、加热周期及应用程序的持续时间来控制前列腺的消融[78]。

刘和他的同事在狗模型上对超声造影（CEUS）使用方面进行了新试验[79]。在他们的实验中，用 Sonazoid 作造影剂。在完成每一次射频消融和在整个消融过程的最后，

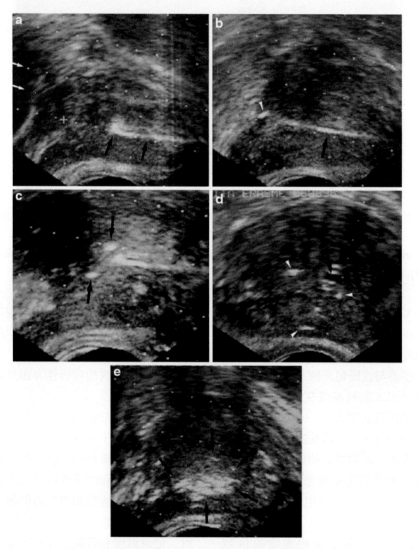

图 51.4　在 RITA 针消融之前单极针放置位置的超声图像。屏幕上图像的引导（a，白色箭头）便于电极针的放置。软件显示了通过其中一个路径引入的电极针在矢状面和横断面上的位置。电极针（黑色箭头）被引入至前列腺的中央（a）。活动的电极针进一步被放置在矢状面内，并且靠近前列腺的根部（b，白色箭头）。三钩状电极的两个钩（黑色箭头）清晰地显示在矢状面上（c）。在横断面上确认电极针放置位置的准确性（d），并显示了三钩状电极的布局（白色箭头）和置于尿道中的管子（黑色箭头）。最外围的电极针钩子和直肠之间的最小距离保持在 5mm。（e）显示了射频消融期间的超声图像；注意从消融电极针尖发出的强回声波阵面，形成了子弹样形状的消融范围（箭头）（经 Zlotta AR，Djavan B，Maton C. 的许可改编。**Percutaneous transperineal radiofrequency ablation of prostate tumour：Safety，feasibility and pathological effects on human prostate cancer. Br J Urol. 1998，81（2）：265－75**）。

通过静脉不断注射造影剂。增强反向脉冲谐波成像（PIHI）模式显示正常前列腺的脉管系统作为径向模式伴随更小的血管，导致整个腺体的实质增强。实时监测显示在动脉期外周动脉增强较早，随后静脉期大部分引流在尿道区。注射造影剂时在连续灌注中热损伤在未灌注的区域出现并且与周围正常的前列腺实质相比为低回声区。使用这种技术，消融的平均体积为 96.3%。确定对比增强 PIHI 可用于指导、监测和控制整个腺体的射频消融[79]。

在后续的研究中，在整个狗模型中他们评估了在整个腺体消融术期间对尿道和神经血管冷却作用，作为保护工具来减少对周围组织受伤的可能性，如尿道、膀胱和 NVB 神经血管束。在没有任何保护情况下检测到尿道和 NVB 损伤。与此相反，尿道冷却明显减少了尿道的损伤（$P = 0.002$）。然而，动脉内冷却作为一种对 NVB 的保护，其 NVB 损伤虽然降低了但是没有显著统计学意义（$P = 0.069$）[80]。

前列腺肿瘤的射频消融术

在第一项研究中，包括预定做前列腺切除术的 14 例具有前列腺癌活检病理的患者。8 位患者在前列腺切除术后立即执行经会阴前列腺射频治疗。其他 6 位患者在根治性前列腺切除术前 1 周接受射频治疗。此外，一例患者用射频治疗，但不接受根治性前列腺切除术和随后的多次 PSA 测定。

最后一例是 PSA 水平为 5.1 ng/ml 无症状的患者，没有可疑的直肠指检发现，但在两叶前列腺活检中发现三级腺癌。他成功地接受雄激素阻断治疗，然后完成射频消融术治疗。所有患者在执行射频消融术后无并发症。

5 例患者只用双极电极，2 例患者单极和双极电极同时应用，8 例患者（包括没有接受根治性前列腺切除术的患者）仅进行单极电极射频能量的治疗。

射频治疗后立即获得的标本检查显示，所有病例都出现了出血坏死区，但仅在一个

样本中出现液化空洞和干酪性区域。

手术后 7 天获得的 HE 染色标本显示 1 例严重的间质水肿和嗜酸粒细胞增多的细胞衰落，腺体出现萎缩，伴随着其腺腔上皮脱落。

在射频治疗 7 天后重新获得的两叶活检诊断出前列腺癌标本中，在左叶组织上未发现肿瘤细胞，而在右叶，数个肿瘤细胞具有活性。在其他标本中，没有针对肿瘤病变的损伤并没有消融全部肿瘤区域。

由双极能量引起的病变程度与节间距离和裸针的长度有关。但是当使用了低功率（3 W）能量后，诱导了一个小于预期的病变。他们发现，通过单极电极诱发损伤的大小与能量的输送功率相关性很小。

这也表明，射频治疗可以放置在靠近前列腺包膜且不延伸到前列腺外组织的病变处从而安全地进行。

1 例接受根治性前列腺切除术的患者在射频治疗后 7 天，磁共振成像显示射频消融的部位广泛坏死病变，这与组织学诊断相对应。没有使用钆对比剂进行增强。

最后认为，射频可以诱导前列腺包括前列腺包膜的后部可再生大量坏死性损伤，同时保留周边组织器官如直肠。

在 Patriarca 等人[81]的一项研究中报道了 RITA 治疗后的组织病理学发现。术后在组织学上证实为前列腺癌的 10 例患者，活检 Gleason 评分为 6（3 + 3）至 7（4 ± 3 或 3 + 4）和 8（4 + 4）。所有患者出现了临床器官功能受限。患者在 RITA 治疗后 1 ~ 4 周内接受根治性前列腺切除术。在 7 个病例中每个前列腺（每叶各做一次）进行 2 次消融，在 1 个病例中独自对一叶进行了治疗，在 2 个病例中进行了 5 次消融。在治疗后 24 小时到 7 天之间 60% 的患者检测到热损伤引起水肿从而导致尿潴留。

将保存在福尔马林液体中的所有 10 个前列腺切除标本做 0.5cm 厚横向切片，然

后冠状切片进行常规嵌入，用苏木精和伊红（H&E）对3mm厚组织病理切片进行染色。同时对bcl-2进行免疫组化染色。

在前列腺标本的外表皮宏观检查中没有RITA治疗迹象或组织学迹象的坏死或炎症，而宏观检查腺体的切割面在一叶（1例）或双叶（9例）前列腺圆形区域发现明显的处理存在。治疗部位有灰白色疏松的表面与处理的很好的暗红色外环。病变的主要直径范围为9~25mm。

组织学检查显示，在所有情况下精确区分了病灶和大量的均匀凝固性坏死。"粉红色"均匀凝固性坏死包围了肿瘤组织，以及非肿瘤性上皮、平滑肌、血管和纤维组织。宏观检查的周边环显示处理很好的出血性渗出及组织学检查毛细血管扩张症的区域。导管的鳞状细胞化生总是在坏死区域边缘很明显，同时接近出血环未经处理的组织处检测出散射灶的鳞状上皮化生。

位于中部和坏死区边缘，10例中只有2例显示非坏死性肿瘤组织的小病灶其最大直径为3~6mm和Gleason评分为6和8。这两例有一个较短的治疗时间。

凝固性坏死区肿瘤核心bcl-2免疫组化染色是阴性。所有患者中3例出现了炎症反应，在坏死区域周围存在免疫反应。在1案例中巨细胞肉芽肿性反应也明显。坏死的类型和RITA治疗与前列腺切除术的时间间隔之间没有相关性。

治疗的持续时间平均10~12分钟。在2分钟内温度高达100℃以上，8例患者维持了5分钟，1例4分钟，1例3分钟，目的是确立在治疗区域的所有细胞花多长时间能产生坏死。

根治性前列腺切除术的过程中，没有尿道括约肌、膀胱、直肠壁损伤的迹象，在分离腺体分割面过程中没有遇到更大的困难，除了在少数情况下有盆腔结缔组织和直肠膀胱隔轻微的反应性纤维化。

宏观上，在钩应用的区域和损伤获得之间有一个几乎完美的一致性。坏死体积的最大直径为0.9~2.5cm，而治疗区域的直径范围为1~2.5cm。

最后他们发现，RITA治疗产生根据计划的形状和大小的坏死灶，在超过5分钟射频消融后坏死区没有残留的活性肿瘤。预期消融和使用射频能量传送获得的损伤之间符合要求的一致性，可能为未来使用RITA完全的前列腺消融的研究奠定了基础[81]。

光动力疗法

（一）背景

光动力疗法（PDT）是一种消融治疗法，其使用三个要素包括光敏药剂、光和氧气。光敏药剂通常是由静脉输液和通过器官的灌注到达感兴趣的组织内。为特定的药物使用某些特定波长的光纤照明，光敏剂在靶点上被激活。激活的光敏剂可能发生在所提供的靶向组织的组织内或在脉管系统内[82]。

组织激活的药物有长的药物-光的时间间隔，治疗疗程上需要药物和光进行单独的管理。这种类型的光敏剂残留在体内时间较长，在皮肤上积累，需尽量避免阳光照射，加以遮盖避免晒伤[82]。

而血管活性药物有一个短的药物-光间隔的优势，使医生能在一个单一的治疗过程中执行整个治疗。此外，这些药物迅速从血管中除去，不积聚在皮肤组织内，可能只需要几个小时就没有光的限制[82]。

一些组织激活光敏剂如氨基乙酰丙酸（ALA）在增殖期选择肿瘤细胞内优先积累，产生肿瘤消融。

目前对肿瘤细胞破坏的机制尚不完全清楚，可能涉及的一些机制，包括：氧依赖性的细胞毒作用[83]、血管毒性的反应和血管内皮的完整性丢失导致血管血栓形成[84-86]。

已研究的光敏剂包括：血卟啉衍生物

（Photofrin），间－四羟基苯基二氢卟酚（Foscan），初卟啉锡（PhotoPoint），鲁得克萨卟啉（LuTex），苯并卟啉衍生物单酸（Visudyne），和细菌脱镁叶绿酸（WST09，又名 Tookad 图卡德）[87]。

新的血管靶向光敏剂如苯并卟啉衍生物单酸和 Tookad 可引起血管损伤和闭塞伴随较好的肿瘤组织坏死。苯并卟啉衍生物单酸主要用于临床前研究[88,89]，而 Tookad 也用于早期的人体试验在潜伏期进行评估。

这种类型的局部治疗通常用于皮肤病变，但也用于乳腺、中枢神经系统、头部和颈部、肺、食管、宫颈、膀胱和前列腺癌。

作为前列腺癌的一种局部消融治疗方法，PDT 可以经会阴应用。与近距离放射治疗技术相类似，PDT 引起的损伤可以通过灌注图像如钆增强直肠内 MRI 随访。这种治疗方法缺点包括皮肤和眼部的光敏性风险、局部损伤邻近器官（包括肠道、尿道、膀胱、神经组织）和静脉注射光敏药物相关联的全身毒性，包括血管病变或其他器官受累[87]。

（二）历史和最新研究

Windahl 和他的同事们最初报道 2 例前列腺癌的光动力疗法的作用。经尿道切除前列腺后随访显示 PDT 采用经尿道途径和组织激活光敏药物，药物－光间隔时间是 48 或 72 小时。1 例患者死于未确诊的肺癌，但在尸检病理报告中没有证据是前列腺癌。另 1 例是前列腺特异性抗原下降，在 3 个月的随访活检期间也没有前列腺癌的证据[90]。

在Ⅰ期试验研究中[91]，Nathan 等评估 PDT 在 14 例放疗后局部复发的前列腺癌患者中使用间－四羟基苯基二氢卟酚（mTH-

PC，Foscan）作为光敏剂。研究在一定的药物剂量中进行（0.15mg/kg），药物－光间隔 3~5 天和各种光的剂量，使用裸纤维和圆柱形的扩散器。9 例患者 PSA 下降（2 例 PSA 检测不到）和 5 例患者在后期的活检中没有证据证明是残余肿瘤。治疗后进行 CT 或 MRI 对比增强检查显示，高达 91% 的前列腺横截面有坏死。并发症包括压力性尿失禁（4 例）和性功能受损（7 例中有 4 例）。无 PDT 直接相关的直肠并发症，但有一个患者在治疗后 1 个月评估直肠黏膜异常区进行了一个不明智的直肠活检，此患者出现了尿道直肠瘘[91]。

在另一项研究中，他们评估了在 6 例接受 10 期 PDT 的患者，PDT 作为器官受限前列腺癌的主要治疗方法（OCPC）的有效性。经会阴插入纤维针[92]，将红光（652 nm）送到活检证实为癌的区域。这个阶段研究结果表明，在 10 期 PDT 中的 8 期，PSA 水平下降了 67%。治疗区在 PDT 后 1 个月进行组织学检查显示坏死和早期纤维化，伴随着出血区。在 2 个月内，随着坏死纤维化和血管增多组织学变化表明愈合过程（图 51.5）。

术后 2~6 天的早期 MRI 表现不同，患者表现也不同。一些患者增强减少区弥漫性不受限，而另一些患者中，血管离断区和明显水肿区坏死更明显。随后发现，1 个月后显示为愈合过程，2~3 个月主要发现是水肿（图 51.6）。治疗并发症包括：膀胱刺激症状（持续 2 周，经过 2 次治疗后临时再插管）和 1 次败血症，尽管预防性使用了抗生素[92]。

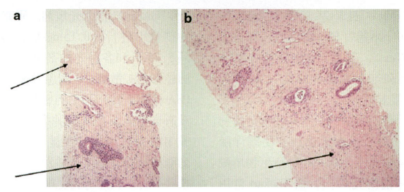

图 51.5　PDT 术后的组织学改变。（a）PDT 术后 1 个月的活检。下箭头指示为未受影响的组织，上箭头指示为坏死区域。放大倍数 ×10。（b）PDT 术后 2 个月进行活检。箭头显示血管炎症和纤维化。放大倍数 ×10［经 Moore CM，Nathan TR，Lees WR，Mosse CA，Free - man A，Emberton M 等的许可改编。**Photodynamic therapy using meso tetra hydroxy phenyl chlorin（mTHPC）in early prostate cancer. Lasers Surg Med. 2006；38：356 - 63**］。

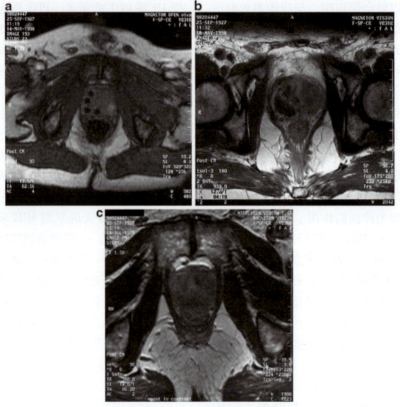

图 51.6　患者 D 的对比增强 MRI，首次治疗（a）在启动光动力之前，4 根针放置在前列腺右叶中；（b）光动力治疗 4 天后，右叶表现出大面积的增强缺失，这表明早期的坏死；（c）治疗后 2 个月，增强部分几乎全部恢复到治疗之前，表明坏死组织的溶解。组织学表明愈合是由纤维化引起的［经 Moore CM，Nathan TR，Lees WR，Mosse CA，Freeman A，Emberton M 等的许可改编。**Photodynamic therapy using meso tetra hydroxy phenyl chlorin（mTHPC）in early prostate cancer. Lasers Surg Med. 2006；38：356 - 63**］。

Zaak 等人[93]研究了在 5 例患者中使用 5 - 氨基乙酰丙酸（5 - ALA）作为 PDT 间质治疗。在被转换为无光活性之前 5 - ALA 代谢为光活性原卟啉Ⅸ（PPⅨ）。患者接受口服 5 - ALA 20mg/kg，二极管激光器的光（波长为 633nm）耦合到一个光纤用一个 1cm 的圆柱形扩散器顶端，并且经尿道（n =3）或会阴（n = 2）引入组织内。治疗后 6 周，前列腺特异性抗原水平从 70% 下降到了 20%。这些患者无副作用或并发症[93]。

镏是血管作用的光敏剂，用于 PDT，已初步应用于狗模型。单间质技术导致最少的毒性的量。前列腺组织治疗的反应最初是炎症和坏死，其次是纤维化和腺上皮萎缩[94]。

宾夕法尼亚大学的一组研究人员进行了Ⅰ期临床试验研究 PDT 使用各种药物剂量的镏、药物 - 光间隔和光剂量。这项研究在 17 例患者中进行，其中 8 人曾接受外照射放疗和 9 例接受了近距离放射治疗。在 8 例患者中进行高剂量 PDT，定义为使用最高的药物剂量（2mg/kg），最高剂量（150 J/cm^2）和最短的药物 - 光间隔时间（3 小时）。接受高剂量 PDT 的这些患者经历了 PSA 水平最大的初始上升，随后在 PSA 水平降低到低于基线值。相比之下，那些接受低剂量 PDT 治疗（药物剂量 0.5 mg/kg，光剂量 25 J/cm^2，药物 - 光间隔 24 小时）的患者有治疗相关 PSA 水平的上升，随后没有降低到基线以下。与治疗相关的不良反应包括很多患者Ⅰ级尿毒性，1 名患者出现Ⅱ级尿毒性（5.88%），这可能与导尿术相关[95-97]。

在狗模型和上述患者组中，作者对前列腺光学特性的异质性和光敏剂在整个前列腺内的分布也进行了广泛的研究[98-101]。

血管作用的药物是 PDT 治疗前列腺癌的新药物。Padoporfin（WST - 09，Tookad®）和 padeliporfin（WST - 11，Stakel®）是钯 - 细菌脱镁叶绿酸光敏剂，其由细菌叶绿素合成，是黑暗中生长的细菌在有氧条件下产生的一个分子[102-104]。

Padoporfin，亲脂性光敏剂，需要一个载体（如聚氧乙烯蓖麻油）静脉注射给药，而 padeliporfin 是一个基础的药物可以很容易地使用，不需要任何额外的载体。作为治疗前列腺癌的最佳选择的两个血管作用光敏剂有一些特征：水溶性、配制简单、管理方便，组织选择性破坏通过局限循环直到清除，从循环中快速清除和避免长时间阳光照射，结缔组织抗光动力作用，渗透深部组织，在短时间内大体积破坏[82,84]。

Padoporfin 是 20 分钟静脉注射给药。触发光在开始注射的几分钟内在 763 nm 开始传送。广泛的皮肤测试表明，在治疗后 3 小时无皮肤光毒性发生，治疗可在门诊进行[105]。

在 Tookad 应用的初步研究是由 Trachtenberg 和他的同事进行的。24 个加拿大人，为活检证实放疗后复发的前列腺癌患者被纳入到Ⅰ/Ⅱ期试验研究[106]。入选标准为预期寿命超过 5 年，在腹盆部 CT 扫描没有证据表明具有局部或全身性疾病，PSA 水平 < 20ng/ml，前列腺体积 < 50cm^3，与 Gleason 评分 > 6。患者接受逐步升级的药物剂量 0.1 ~ 2 mg/kg，固定的光剂量为 100 J/cm 或逐步升级光剂量 230J/cm 和 360J/cm，在 2 mg/kg 的剂量。使用 6 个光纤维，其中 2 个纤维用于光传输，另 4 个用于放射量测定。评估治疗反应主要通过增强磁共振成像检查血管病变的结构和经直肠超声引导下活检靶区的病变结构，其次是血清 PSA 变化[106]。

患者取截石位，在全身麻醉下，行经尿道前列腺超声以显示前列腺。然后，一个标准的近距离放射治疗的稳定框架放置 13 个标准孔进行透射，封闭式导管放置于前列腺。

经会阴将一个光纤放置到前列腺的每个

左右叶的导管内。光剂量，4 个纤维被定位在尿道、直肠、直肠和前列腺之间的分离空间并插入一个热监测探头（图 51.7）。

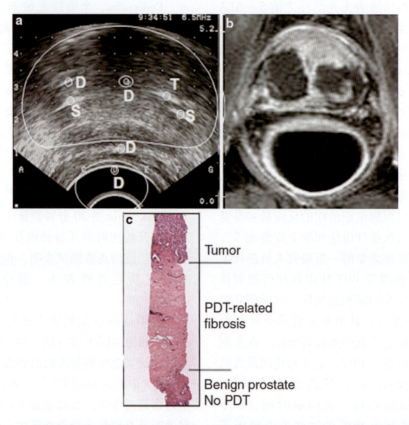

图 51.7　（a）经直肠超声下前列腺的横向视图。白色区域表示纤维组织。划线部分表示前列腺、尿道和直肠。S 纤维成分，T 温度探头，D 光剂量学测定纤维成分位于尿道、直肠以及直肠和前列腺之间的水分离部分；（b）在药物剂量 2mg/kg 和光剂量 360J/cm 的患者中 VTP 7 天后的钆增强 MRI 显示了坏死区域。注意每叶中大范围的坏死部分；（c）同一患者的病理学发现揭示了因部分 VTP 效应和保留的前列腺间质包含良性前列腺腺体导致的毗邻纤维打孔区域的肿瘤存活。注意在 VTP 诱导纤维化的明确区域引起的良性萎缩性前列腺腺体。从 ×25 减少（经 John Wiley & Sons, Ltd. 的许可，改编于 Trachtenberg J, et al. J Urol. 2007；178：1974 – 9）。

　　使用计算机规划软件程序确定光剂量的精确传输。在至少 90% 的前列腺体积中阈值光剂量（最低光剂量需要在 MRI 看到一个效应）是 23 J/cm^2。在治疗后 1 周和 6 个月之后，治疗反应通过动态钆增强 MRI 评估，在 6 个月之后进行前列腺活检，在 1，2，3 和 6 个月进行血清 PSA 测量。随访观察患者可能出现的并发症、尿道控制能力、排尿症状、直肠症状。在长期（高达 6 个月）的随访过程中无论是排尿还是勃起功能都未见异常。治疗 1 周后所有患者排尿正常，但有 2 人另使用 1 周导尿管，自主排尿功能恢复后拔除了尿管。从基线水平分析，肠道和勃起功能在 6 个月无显著变化。短暂的低血压较早发生在灌注 Tookad 溶液后，其解决方案为补液和升血压。排尿功能减弱发生在核磁共振检查的患者身上，解决方案为在 1 个月时进行治疗（$n = 10$），但在 6

个月时回到基线状态[106]。

取活检后处理，在第 7 天时，PDT 后的 MRI 图像上无血管区域对应组织病理上的纤维化，没有残余活性肿瘤。在所有患者中，这些无血管的区域以外 3～5mm 组织显示肿瘤存活，保留的前列腺基质没有可观察到的光动力效应。病变直径介于 5～10mm。即使用最高的光剂量，直肠或尿道没有产生损伤。完成治疗的反应发生在 60% 的患者，这些患者至少接受阈值光剂量。在 6 个月时活检没有证据表明有残留癌，认为在 1 周内 MRI 检查有广泛的无血管的区域是治疗反应[106]。

在另一项 II 期临床试验中，Trachtenberg 等[107]对外放射治疗失败后的 28 例复发前列腺癌患者进行了疗效研究。整个前列腺治疗对周围器官影响最小。增加光剂量提高组织的反应。在对比增强磁共振成像发现的无血管的病变在一些患者中涉及前列腺的 80%。完全反应在前列腺体积的 90% 需要至少 23J/cm^2 光剂量。因此，他们确定 TOOKAD 解决体外放射治疗后前列腺癌的复发有一定的临床潜力[107]。

尽管 PDT 治疗前列腺癌是新阶段，但该技术受到一些限制。整个腺体 PDT 需要足够剂量的药物、光、氧气传递到整个腺体。药物或者光过量可能会影响邻近器官。同时，经历 PDT 治疗的患者相应的后续协议没有达成共识。使用 PDT 对局部前列腺癌治疗的主要局限性包括腺体内肿瘤的准确识别、肿瘤行为的准确预测、靶体积的准确治疗及治疗后对腺体的评估[82]。

结论

总之，约 1/3 的新诊断的前列腺癌患者可以考虑局部治疗。局部治疗候选人的标准没有明确的共识，但可能会建议患者 PSA 水平 < 10ng/ml，PSA 密度 < 0.15ng/（ml·

g），Gleason 评分 6（肿瘤没有 4 或 5 级）。鉴别单发肿瘤的影像学标准包括不超过一个活检证实的病变，在任何平面上成像的最大肿瘤尺寸 < 15mm，在轴位图像上包膜和病灶距离 < 5mm，和器官受限的疾病且没有证据表明 ECE 或精囊浸润。此外，区域节点不应该是可疑的转移性疾病（即，应该测量 < 7mm 的短轴和有一个光滑的边界，而不应该是一个非对称的结节的聚集）。目前的趋势是采用 MRI 和 MRSI 相结合来预测肿瘤体积、定位、延伸、入侵和分期，以制订合适的治疗方案。对于 RITA 的功效，长期随访是必要的。

PDT 有可能被用于前列腺癌的局部治疗。在临床试验中已证实血管靶向 PDT 作为一种局部治疗方案的安全性、可行性和有效性。

尽管 PDT 在治疗前列腺癌方面有进展，但这种技术仍然受到一定限制。一些主要的局限性包括肿瘤位置准确识别较困难、治疗计划的制订，以及在这个过程中缺乏治疗效果的实时反馈。

参考文献

[1] National Cancer Institute, prostate cancer. 2010. http：//www. cancer. gov/cancertopics/types/prostate. Accessed 22 July 2010.

[2] Jemal A, Murray T, Samuels A, Ghafoor A, Ward E, Thun MJ. Cancer statistics, 2003. CA Cancer J Clin. 2003；53（1）：5 - 26.

[3] Hu JC, Gu X, Lipsitz SR, et al. Comparative effectiveness of minimally invasive vs open radical prostatectomy. JAMA. 2009；302（14）：1557 - 64.

[4] Cahlon O, Hunt M, Zelefsky MJ. Intensity - modulated radiation therapy：supportive data for prostate cancer. Semin Radiat Oncol. 2008；18（1）：48 - 57.

[5] Sharma NL, Shah NC, Neal DE. Robotic – assisted laparoscopic prostatectomy. Br J Cancer. 2009; 101 (9): 1491 – 6.

[6] Shipley WU, Thames HD, Sandler HM, et al. Radiation therapy for clinically localized prostate cancer: a multi – institutional pooled analysis. JAMA. 1999; 281 (17): 1598 – 604.

[7] Rogers E, Ohori M, Kassabian VS, Wheeler TM, Scardino PT. Salvage radical prostatectomy: outcome measured by serum prostate specific antigen levels. J Urol. 1995; 153 (1): 104 – 10.

[8] Pisters LL. Salvage radical prostatectomy: refinement of an effective procedure. Semin Radiat Oncol. 2003; 13 (2): 166 – 74.

[9] Izawa JI, Morganstern N, Chan DM, Levy LB, Scott SM, Pisters LL. Incomplete glandular ablation after salvage cryotherapy for recurrent prostate cancer after radiotherapy. Int J Radiat Oncol Biol Phys. 2003; 56 (2): 468 – 72.

[10] Pisters LL, von Eschenbach AC, Scott SM, et al. The efficacy and complications of salvage cryotherapy of the prostate. J Urol. 1997; 157 (3): 921 – 5.

[11] Pisters LL, Rewcastle JC, Donnelly BJ, Lugnani FM, Katz AE, Jones JS. Salvage prostate cryoablation: initial results from the cryo on – line data registry. J Urol. 2008; 180 (2): 559 – 63. discussion 563 – 554.

[12] Grado GL, Collins JM, Kriegshauser JS, et al. Salvage brachytherapy for localized prostate cancer after radiotherapy failure. Urology. 1999; 53 (1): 2 – 10.

[13] Beyer DC. Brachytherapy for recurrent prostate cancer after radiation therapy. Semin Radiat Oncol. 2003; 13 (2): 158 – 65.

[14] Lecornet E, Ahmed HU, Moore CM, Emberton M. Conceptual basis for focal therapy in prostate cancer. J Endourol. 2010; 24 (5): 811 – 8.

[15] Mouraviev V, Mayes JM, Madden JF, Sun L, Polascik TJ. Analysis of laterality and percentage of tumor involvement in 1386 prostatectomized specimens for selection of unilateral focal cryo-

therapy. Technol Cancer Res Treat. 2007; 6 (2): 91 – 5.

[16] Jayram G, Eggener SE. Patient selection for focal therapy of localized prostate cancer. Curr Opin Urol. 2009; 19 (3): 268 – 73.

[17] Mouraviev V, Mayes JM, Sun L, Madden JF, Moul JW, Polascik TJ. Prostate cancer laterality as a rationale of focal ablative therapy for the treatment of clinically localized prostate cancer. Cancer. 2007; 110 (4): 906 – 10.

[18] De Laet K, de la Taille A, Ploussard G, et al. Predicting tumour location in radical prostatectomy specimens: same – patient comparisons of 21 – sample versus sextant biopsy. BJU Int. 2009; 104 (5): 616 – 20.

[19] Polascik TJ, Mouraviev V. Focal therapy for prostate cancer is a reasonable treatment option in properly selected patients. Urology. 2009; 74 (4): 726 – 30.

[20] Sartor AO, Hricak H, Wheeler TM, et al. Evaluating localized prostate cancer and identifying candidates for focal therapy. Urology. 2008; 72 (6 Suppl): S12 – 24.

[21] Hirano D, Werahera PN, Crawford ED, Lucia MS, DeAntoni EP, Miller GJ. Morphological analysis and classification of latent prostate cancer using a 3 – dimensional computer algorithm: analysis of tumor volume, grade, tumor doubling time and life expectancy. J Urol. 1998; 159 (4): 1265 – 9.

[22] Rice KR, Furusato B, Chen Y, McLeod DG, Sesterhenn IA, Brassell SA. Clinicopathological behavior of single focus prostate adenocarcinoma. J Urol. 2009; 182 (6): 2689 – 94.

[23] Ahmed HU. The index lesion and the origin of prostate cancer. N Engl J Med. 2009; 361 (17): 1704 – 6.

[24] Villers A, Lemaitre L, Haffner J, Puech P. Current status of MRI for the diagnosis, staging and prognosis of prostate cancer: implications for focal therapy and active surveillance. Curr Opin Urol. 2009; 19 (3): 274 – 82.

[25] Onik G. Rationale for a "male lumpectomy," a

prostate cancer targeted approach using cryoabla-
tion: results in 21 patients with at least 2 years of
follow – up. Cardiovasc Intervent Radiol. 2008;
31（1）: 98 – 106.

［26］ Lindner U, Weersink RA, Haider MA, et al.
Image guided photothermal focal therapy for local-
ized prostate cancer: phase I trial. J Urol. 2009;
182（4）: 1371 – 7.

［27］ de Senneville BD, Mougenot C, Moonen CT. Re-
altime adaptive methods for treatment of mobile
organs by MRI – controlled high – intensity fo-
cused ultrasound. Magn Reson Med. 2007; 57
（2）: 319 – 30.

［28］ de Senneville BD, Mougenot C, Quesson B,
Dragonu I, Grenier N, Moonen CT. MR ther-
mometry for monitoring tumor ablation. Eur Radi-
ol. 2007; 17（9）: 2401 – 10.

［29］ Bostwick DG, Waters DJ, Farley ER, et al.
Group consensus reports from the Consensus Con-
ference on Focal Treatment of Prostatic Carcino-
ma, Celebration, Florida, February 24, 2006.
Urology. 2007; 70（6 Suppl）: 42 – 4.

［30］ Eggener SE, Scardino PT, Carroll PR, et al. Fo-
cal therapy for localized prostate cancer: a criti-
cal appraisal of rationale and modalities. J Urol.
2007; 178（6）: 2260 – 7.

［31］ Moran BJ, Braccioforte MH, Conterato DJ. Re –
biopsy of the prostate using a stereotactic trans-
perineal technique. J Urol. 2006; 176（4 Pt
1）: 1376 – 1381. discussion 1381.

［32］ Pinkstaff DM, Igel TC, Petrou SP, Broderick
GA, Wehle MJ, Young PR. Systematic transper-
ineal ultrasound – guided template biopsy of the
prostate: three – year experience. Urology.
2005; 65（4）: 735 – 9.

［33］ Wang L, Mullerad M, Chen HN, et al. Prostate
cancer: incremental value of endorectal MR ima-
ging findings for prediction of extracapsular exten-
sion. Radiology. 2004; 232（1）: 133 – 9.

［34］ Wang L, Hricak H, Kattan MW, Chen HN,
Scardino PT, Kuroiwa K. Prediction of organcon-
fined prostate cancer: incremental value of MR
imaging and MR spectroscopic imaging to staging

nomograms. Radiology. 2006; 238（2）: 597
– 603.

［35］ Partin AW, Mangold LA, Lamm DM, Walsh
PC, Epstein JI, Pearson JD. Contemporary up-
date of prostate cancer staging nomograms（Partin
Tables）for the new millennium. Urology. 2001;
58（6）: 843 – 8.

［36］ Wang L, Hricak H, Kattan MW, et al. Predic-
tion of seminal vesicle invasion in prostate canc-
er: incremental value of adding endorectal MR
imaging to the Kattan nomogram. Radiology.
2007; 242（1）: 182 – 8.

［37］ Ramsden AR, Chodak G. An analysis of risk fac-
tors for biochemical progression in patients with
seminal vesicle invasion: validation of Kattan's
nomogram in a pathological subgroup. BJU Int.
2004; 93（7）: 961 – 4.

［38］ Wang L, Hricak H, Kattan MW, et al. Com-
bined endorectal and phased – array MRI in the
prediction of pelvic lymph node metastasis in
prostate cancer. AJR Am J Roentgenol. 2006;
186（3）: 743 – 8.

［39］ Miyamoto K, Abe S, Kawakami Y. Picture ar-
chiving and communication system in Hokkaido
University hospital: advantage and disadvantage
of HU – PACS chest roentgenogram images in the
outpatient clinic. J Digit Imaging. 1991; 4（4
Suppl 1）: 28 – 31.

［40］ De Backer AI, Mortele KJ, De Keulenaer BL.
Picture archiving and communication system –
Part one: filmless radiology and distance radiolo-
gy. JBR – BTR. 2004; 87（5）: 234 – 41.

［41］ Wang L, Zhang J, Schwartz LH, et al. Incre-
mental value of multiplanar cross – referencing for
prostate cancer staging with endorectal MRI. AJR
Am J Roentgenol. 2007; 188（1）: 99 – 104.

［42］ Carroll PR, Presti Jr JC, Small E, Roach 3rd M.
Focal therapy for prostate cancer 1996: maximi-
zing outcome. Urology. 1997; 49（3A Suppl）:
84 – 94.

［43］ Blute ML, Bostwick DG, Bergstralh EJ, et al.
Anatomic site – specific positive margins in organ
– confined prostate cancer and its impact on out-

come after radical prostatectomy. Urology. 1997;
50 (5): 733 – 9.

[44] Wefer AE, Hricak H, Vigneron DB, et al. Sextant localization of prostate cancer: comparison of sextant biopsy, magnetic resonance imaging and magnetic resonance spectroscopic imaging with step section histology. J Urol. 2000; 164 (2): 400 – 4.

[45] Noguchi M, Stamey TA, Neal JE, Yemoto CE. An analysis of 148 consecutive transition zone cancers: clinical and histological characteristics. J Urol. 2000; 163 (6): 1751 – 5.

[46] Stamey TA, Donaldson AN, Yemoto CE, McNeal JE, Sozen S, Gill H. Histological and clinical findings in 896 consecutive prostates treated only with radical retropubic prostatectomy: epidemiologic significance of annual changes. J Urol. 1998; 160 (6 Pt 2): 2412 – 7.

[47] Reissigl A, Pointner J, Strasser H, Ennemoser O, Klocker H, Bartsch G. Frequency and clinical significance of transition zone cancer in prostate cancer screening. Prostate. 1997; 30 (2): 130 – 5.

[48] Philip J, Manikandan R, Viswanathan P. Prostate cancers in the transition zone: part 2; clinical aspects. BJU Int. 2005; 95 (6): 909.

[49] Erbersdobler A, Augustin H, Schlomm T, Henke RP. Prostate cancers in the transition zone: part 1; pathological aspects. BJU Int. 2004; 94 (9): 1221 – 5.

[50] Augustin H, Erbersdobler A, Hammerer PG, Graefen M, Huland H. Prostate cancers in the transition zone: part 2; clinical aspects. BJU Int. 2004; 94 (9): 1226 – 9.

[51] Gelet A, Chapelon JY, Bouvier R, Rouviere O, Lyonnet D, Dubernard JM. Transrectal high intensity focused ultrasound for the treatment of localized prostate cancer: factors influencing the outcome. Eur Urol. 2001; 40 (2): 124 – 9.

[52] Fleshner NE, Fair WR. Indications for transition zone biopsy in the detection of prostatic carcinoma. J Urol. 1997; 157 (2): 556 – 8.

[53] Lui PD, Terris MK, McNeal JE, Stamey TA. Indications for ultrasound guided transition zone biopsiesin the detection of prostate cancer. J Urol. 1995; 153 (3 Pt 2): 1000 – 3.

[54] Akin O, Sala E, Moskowitz CS, et al. Transition zone prostate cancers: features, detection, localization, and staging at endorectal MR imaging. Radiology. 2006; 239 (3): 784 – 92.

[55. Coakley FV, Kurhanewicz J, Lu Y, et al. Prostate cancer tumor volume: measurement with endorectal MR and MR spectroscopic imaging. Radiology. 2002; 223 (1): 91 – 7.

[56] Kattan MW, Eastham JA, Stapleton AM, Wheeler TM, Scardino PT. A preoperative nomogram for disease recurrence following radical prostatectomy for prostate cancer. J Natl Cancer Inst. 1998; 90 (10): 766 – 71.

[57] Kattan MW, Wheeler TM, Scardino PT. Postoperative nomogram for disease recurrence after radical prostatectomy for prostate cancer. J Clin Oncol. 1999; 17 (5): 1499 – 507.

[58] Cookson MS, Fleshner NE, Soloway SM, Fair WR. Correlation between Gleason score of needle biopsy and radical prostatectomy specimen: accuracy and clinical implications. J Urol. 1997; 157 (2): 559 – 62.

[59] Scheidler J, Hricak H, Vigneron DB, et al. Prostate cancer: localization with three – dimensional proton MR spectroscopic imaging – clinicopathologic study. Radiology. 1999; 213 (2): 473 – 80.

[60] Zakian KL, Sircar K, Hricak H, et al. Correlation of proton MR spectroscopic imaging with gleason score based on step – section pathologic analysis after radical prostatectomy. Radiology. 2005; 234 (3): 804 – 14.

[61] Shukla – Dave A, Hricak H, Ishill NM, et al. Correlation of MR imaging and MR spectroscopic imaging findings with Ki – 67, phospho – Akt, and androgen receptor expression in prostate cancer. Radiology. 2009; 250 (3): 803 – 12.

[62] Wang L, Mazaheri Y, Zhang J, Ishill NM, Kuroiwa K, Hricak H. Assessment of biologic aggressiveness of prostate cancer: correlation of MR

signal intensity with Gleason grade after radical prostatectomy. Radiology. 2008；246（1）：168 – 76.

[63] Shukla – Dave A, Hricak H, Kattan MW, et al. The utility of magnetic resonance imaging and spectroscopy for predicting insignificant prostate cancer：an initial analysis. BJU Int. 2007；99（4）：786 – 93.

[64] Kalbhen CL, Hricak H, Shinohara K, et al. Prostate carcinoma：MR imaging findings after cryosurgery. Radiology. 1996；198（3）：807 – 11.

[65] Parivar F, Hricak H, Shinohara K, et al. Detection of locally recurrent prostate cancer after cryosurgery：evaluation by transrectal ultrasound, magnetic resonance imaging, and three – dimensional proton magnetic resonance spectroscopy. Urology. 1996；48（4）：594 – 9.

[66] Rouviere O, Girouin N, Glas L, et al. Prostate cancer transrectal HIFU ablation：detection of local recurrences using T2 – weighted and dynamic contrastenhanced MRI. Eur Radiol. 2010；20（1）：48 – 55.

[67] Zlotta AR, Djavan B, Matos C, et al. Percutaneous transperineal radiofrequency ablation of prostate tumour：safety, feasibility and pathological effects on human prostate cancer. Br J Urol. 1998；81（2）：265 – 75.

[68] McGahan JP, Browning PD, Brock JM, Tesluk H. Hepatic ablation using radiofrequency electrocautery . Invest Radiol. 1990；25（3）：267 – 70.

[69] Kudo M. Radiofrequency ablation for hepatocellular carcinoma：updated review in 2010. Oncology. 2010；78（Suppl 1）：113 – 24.

[70] Dodd III GD, Soulen MC, Kane RA. Minimally invasive treatment of malignant hepatic tumors：at the threshold of a major breakthrough. Radiographics. 2000；20（1）：9 – 27.

[71] Lencioni R, Cioni D, Crocetti L, et al. Early – stage hepatocellular carcinoma in patients with cirrhosis：long – term results of percutaneous image – guided radiofrequency ablation. Radiology.

2005；234（3）：961 – 7.

[72] Clark TW, Millward SF, Gervais DA, et al. Reporting standards for percutaneous thermal ablation of renal cell carcinoma. J Vasc Interv Radiol. 2006；17（10）：1563 – 70.

[73] Cosman ER, Nashold BS, Ovelman – Levitt J. Theoretical aspects of radiofrequency lesions in the dorsal root entry zone. Neurosurgery. 1984；15（6）：945 – 50.

[74] Larson TR, Bostwick DG, Corica A. Temperaturecorrelated histopathologic changes following microwave thermoablation of obstructive tissue in patients with benign prostatic hyperplasia. Urology. 1996；47（4）：463 – 9.

[75] Goldberg SN, Gazelle GS, Compton CC, Mueller PR, Tanabe KK. Treatment of intrahepatic malignancy with radiofrequency ablation：radiologic – pathologic correlation. Cancer. 2000；88（11）：2452 – 63.

[76] Goldberg SN, Gazelle GS, Halpern EF, Rittman WJ, Mueller PR, Rosenthal DI. Radiofrequency tissue ablation：importance of local temperature along the electrode tip exposure in determining lesion shape and size. Acad Radiol. 1996；3（3）：212 – 8.

[77] Liu Z, Lobo SM, Humphries S, et al. Radiofrequency tumor ablation：insight into improved efficacy using computer modeling. AJR Am J Roentgenol. 2005；184（4）：1347 – 52.

[78] Leveillee RJ, Hoey MF, Hulbert JC, Mulier P, Lee D, Jesserun J. Enhanced radiofrequency ablation of canine prostate utilizing a liquid conductor：the virtual electrode. J Endourol. 1996；10（1）：5 – 11.

[79] Liu JB, Merton DA, Wansaicheong G, et al. Contrast enhanced ultrasound for radio frequency ablation of canine prostates：initial results. J Urol. 2006；176（4 Pt 1）：1654 – 60.

[80] Liu JB, Wansaicheong G, Merton DA, et al. Canine prostate：contrast – enhanced US – guided radiofrequency ablation with urethral and neurovascular cooling – initial experience. Radiology. 2008；247（3）：717 – 25.

[81] Patriarca C, Bergamaschi F, Gazzano G, et al. Histopathological findings after radiofrequency (RITA) treatment for prostate cancer. Prostate Cancer Prostatic

[Dis. 2006; 9 (3): 266 –9.

[82] Moore CM, Pendse D, Emberton M. Photodynamic therapy for prostate cancer – a review of current status and future promise. Nat Clin Pract Urol. 2009; 6 (1): 18 –30.

[83] Henderson BW, Dougherty TJ. How does photodynamic therapy work? Photochem Photobiol. 1992; 55 (1): 145 –57.

[84] Borle F, Radu A, Monnier P, van den Bergh H, Wagnieres G. Evaluation of the photosensitizer Tookad for photodynamic therapy on the Syrian golden hamster cheek pouch model: light dose, drug dose and drug – light interval effects. Photochem Photobiol. 2003; 78 (4): 377 –83.

[85] Koudinova NV, Pinthus JH, Brandis A, et al. Photodynamic therapy with Pd – Bacteriopheophorbide (TOOKAD): successful in vivo treatment of human prostatic small cell carcinoma xenografts. Int J Cancer. 2003; 104 (6): 782 –9.

[86] Zilberstein J, Schreiber S, Bloemers MC, et al. Antivascular treatment of solid melanoma tumors with bacteriochlorophyll – serine – based photodynamic therapy. Photochem Photobiol. 2001; 73 (3): 257 –66.

[87] Eggener SE, Coleman JA. Focal treatment of prostate cancer with vascular – targeted photodynamic therapy. Sci World J. 2008; 8: 963 –73.

[88] Zhou X, Chen B, Hoopes PJ, Hasan T, Pogue BW. Tumor vascular area correlates with photosensitizer uptake: analysis of verteporfin microvascular delivery in the Dunning rat prostate tumor. Photochem Photobiol. 2006; 82 (5): 1348 –57.

[89] Zhou X, Pogue BW, Chen B, et al. Pretreatment photosensitizer dosimetry reduces variation in tumor response. Int J Radiat Oncol Biol Phys. 2006; 64 (4): 1211 –20.

[90] Windahl T, Andersson SO, Lofgren L. Photodynamic therapy of localised prostatic cancer. Lancet. 1990; 336 (8723): 1139.

[91] Nathan TR, Whitelaw DE, Chang SC, et al. Photodynamic therapy for prostate cancer recurrence after radiotherapy: a phase I study. J Urol. 2002; 168 (4 Pt 1): 1427 –32.

[92] Moore CM, Nathan TR, Lees WR, et al. Photodynamic therapy using meso tetra hydroxy phenyl chlorin (mTHPC) in early prostate cancer. Lasers Surg Med. 2006; 38 (5): 356 –63.

[93] Zaak D, Sroka R, Ho¨ppner M, et al. Photodynamic therapy by means of 5 – ALA induced PPIX in human prostate cancer – preliminary results. Med Laser Appl. 2003; 18 (1): 91 –5.

[94] Hsi RA, Kapatkin A, Strandberg J, et al. Photodynamic therapy in the canine prostate using motexafin lutetium. Clin Cancer Res. 2001; 7 (3): 651 –60.

[95] Pinthus JH, Bogaards A, Weersink R, Wilson BC, Trachtenberg J. Photodynamic therapy for urological malignancies: past to current approaches. J Urol. 2006; 175 (4): 1201 –7.

[96] Verigos K, Stripp DC, Mick R, et al. Updated results of a phase I trial of motexafin lutetium – mediated interstitial photodynamic therapy in patients with locally recurrent prostate cancer. J Environ Pathol Toxicol Oncol. 2006; 25 (1 –2): 373 –87.

[97] Patel H, Mick R, Finlay J, et al. Motexafin lutetiumphotodynamic therapy of prostate cancer: short – and long – term effects on prostate – specific antigen. Clin Cancer Res. 2008; 14 (15): 4869 –76.

[98] Zhu TC, Hahn SM, Kapatkin AS, et al. In vivo optical properties of normal canine prostate at 732 nm using motexafin lutetium – mediated photodynamic therapy. Photochem Photobiol. 2003; 77 (1): 81 –8.

[99] Zhu TC, Finlay JC, Hahn SM. Determination of the distribution of light, optical properties, drug concentration, and tissue oxygenation in – vivo in

human prostate during motexafin lutetium – mediated photodynamic therapy. J Photochem Photobiol B. 2005; 79 (3): 231 – 41.

[100] Li J, Zhu TC. Determination of in vivo light fluence distribution in a heterogeneous prostate during photodynamic therapy. Phys Med Biol. 2008; 53 (8): 2103 – 14.

[101] Yu G, Durduran T, Zhou C, et al. Real – time in situ monitoring of human prostate photodynamic therapy with diffuse light. Photochem Photobiol. 2006; 82 (5): 1279 – 84.

[102] Schreiber S, Gross S, Brandis A, et al. Local photodynamic therapy (PDT) of rat C6 glioma xenografts with Pd – bacteriopheophorbide leads to decreased metastases and increase of animal cure compared with surgery. Int J Cancer. 2002; 99 (2): 279 – 85.

[103] Gross S, Gilead A, Scherz A, Neeman M, Salomon Y. Monitoring photodynamic therapy of solid tumors online by BOLD – contrast MRI. Nat Med. 2003; 9 (10): 1327 – 31.

[104] Mazor O, Brandis A, Plaks V, et al. WST11, a novel water – soluble bacteriochlorophyll derivative; cellular uptake, pharmacokinetics, biodistribution and vascular – targeted photodynamic activity using melanoma tumors as a model. Photochem Photobiol. 2005; 81 (2): 342 – 51.

[105] Weersink RA, Forbes J, Bisland S, et al. Assessment of cutaneous photosensitivity of TOOKAD (WST09) in preclinical animal models and in patients. Photochem Photobiol. 2005; 81 (1): 106 – 13.

[106] Trachtenberg J, Bogaards A, Weersink RA, et al. Vascular targeted photodynamic therapy with palladium – bacteriopheophorbide photosensitizer for recurrent prostate cancer following definitive radiation therapy: assessment of safety and treatment response. J Urol. 2007; 178 (5): 1974 – 1979. discussion 1979.

[107] Trachtenberg J, Weersink RA, Davidson SR, et al. Vascular – targeted photodynamic therapy (padoporfin, WST09) for recurrent prostate cancer after failure of external beam radiotherapy: a study of escalating light doses. BJU Int. 2008; 102 (5): 556 – 62.

第 52 章　前列腺癌的外科治疗路径

Simone Thavaseelan and Gyan Pareek

刘璐　纪建松　翻译　赵振华　校审

[摘要]　前列腺癌的外科治疗是根治局限性前列腺癌的基础。通过经腹、经会阴手术、腹腔镜手术或机器人手术下的根治性前列腺切除术，术后均可达到较好的肿瘤特异性长期生存率。外科手术器械的进步也加快了术中的组织分离，降低了术中的失血，并有利于术中相关神经血管束的保留。机器人前列腺切除术已在微创领域久负盛名，如今此项技术已十分成熟。在前列腺癌的治疗中，冷冻手术虽然长期观测数据仍较有限，但也逐渐发展成为一种有效的治疗手段。本章节讲述了前列腺癌的多种外科手术的治疗原则，如经腹、经会阴、经腹腔镜、机器人协助手术及冷冻手术。同时也对相关手术的应用指征、技术、预后及并发症进行了探讨。

常规外科手术注意事项

（一）概述

前列腺癌是男性最常见的非上皮源性恶性肿瘤。对于局限性的前列腺癌，外科手术是一线治疗方法，而经耻骨后根治性前列腺切除术（RRP）是最常见的手术方式。熟练地进行根治性前列腺切除术的好处之一是能够通过术后的病理结果来明确手术切缘是否阳性，并大致地估计疾病术后复发风险，降低发病率及死亡率，还能有助于选择有效的后续治疗方案[1]。此外，相比其他治疗方案，如随访观察，根治性前列腺切除术已被证实能降低原发灶的进展，减少远处转移[2]。手术的缺点主要在于需要短期住院，并且有切缘阳性的可能，术后可能继发尿失禁、勃起功能障碍（ED）。然而，所有的治疗方案，包括放疗、冷冻手术等，都有可能影响排尿和勃起的功能。考虑到手术的风险及获益，根治性前列腺切除术通常用于预期生存期超过 10 年，全身情况良好，没有任何远处转移征象的患者。目前，有多种的检查可用来筛查局灶器官出现疾病的可能性[3]。通过 PSA、Gleason 评分系统、疾病临床危险因素分层，能帮助临床医生对患者的疾病管理进行恰当有效的指导、咨询。

因此，前列腺癌的治疗是多学科相关的，而医生也跨越多个学科，如泌尿外科、放射科、肿瘤科、介入科等。为了能为患者制订一个综合、全面的治疗方案，掌握前列腺的局部解剖、外科手术路径等相关知识是极其重要的。对此，本章具体描述了前列腺的解剖，并着重讲解外科手术手法。也为读者们特别介绍了各种手术方式的相关技术、适应证、并发症及预后情况。

S. Thavaseelan (⊠) ・G. Pareek
Department of Surgery, Division of Urology, Warren Alpert Medical School of Brown University, Providence, RI, USA
e-mail: simonethavaseelan@gmail.com; gyan_pareek@brown.edu

（二）手术方法

前列腺癌的手术方法包括经耻骨后开放性根治性前列腺切除术、经会阴根治性前列腺切除术（RPP）、腹腔镜根治性前列腺切除术（LRP）、机器人腹腔镜根治性前列腺切除术（RACRP）。经耻骨后的开放性根治性前列腺切除术是最常用来教学、训练实习医生的技术，已被认为是局限性前列腺癌的外科治疗的基本方式，因对其解剖路径熟悉，通常也是大多数医生的首选治疗方法。这种手术方式能对盆腔淋巴结进行快速的清扫，并能降低直肠损伤的风险。经会阴根治性前列腺切除术（RPP）尽管术中出血少，但因多数的泌尿外科医生对其暴露方式不熟悉，并具有更高的直肠损伤术后大便失禁风险，使RPP 在临床治疗中应用很少。腹腔镜根治性前列腺切除术（LRP）是一项极具技术性、挑战性的手术，最初于 2000 年由一位法国的外科医生开展[4]。机器人腹腔镜根治性前列腺手术（RALRP）是微创前列腺切除术领域的最新成果。RALRP 是通过达芬奇系统来减少手术时间及学习时间，通过改善视野清晰度技术，来改善腹腔镜手术技术的难题。本章将会说明这些手术方法的适应证、预后及术后并发症。在进行任何手术之前，都需签署知情同意书，需要说明术中及术后的相关风险，包括出血、感染、尿失禁、勃起功能障碍、标本切缘阳性、对邻近脏器的损害（特别是直肠）、吻合口瘘、膀胱颈狭窄、麻醉风险等。通常，术前一天要进行肠道准备，这有助于减少术中直肠损伤的风险，一旦发生也可提高一期缝合的概率。术前可给予二代头孢菌素进行预防性抗感染，腿部穿弹力袜预防血栓。患者全身麻醉后，摆好体位便可开始手术。肠道功能恢复、实验室检查稳定提示术后恢复良好。术后继续留置导尿管帮助患者排恢复尿功能，并指导患者对导尿管进行日常护理。术后首次复诊需要进行病理学回顾，术后第 6 周开始进行前列腺特异性抗原（PSA）监测，于 3 个月、半年、1 年复查一次。因此，PSA 不仅仅是一种筛查指标，也是一种监测肿瘤复发的生物标志物。

（三）解剖及技术

根治性前列腺切除术是典型的腹膜外手术，而腹腔镜前列腺切除术更多的是腹腔内手术，这样能够有更充足的手术空间。无论是哪种手术方式，都有其规定的手术原则和方法步骤来完成前列腺癌的手术。步骤包括打开盆筋膜、耻骨前列腺韧带切断、缝线结扎后切断阴茎背深静脉（DVC）。切断位于前列腺尖部的阴茎背深静脉很可能导致出血。前列腺尖部的切除要求对尿道周围细致的处理并尽可能的保留足够长度的功能尿道，并确保手术切缘阴性，这一步对后续的手术至关重要。对前列腺的横向解剖是具有挑战的，它要求对周围神经血管束的细致处理，因为这些神经结构关系到勃起功能。切开前列腺外侧筋膜，通过顺向或逆向的方法可到达神经血管束，然后小心地将它们与前列腺的后外侧方分离，注意应避免造成任何的热损伤（图 52.1）。之后，对前列腺、直

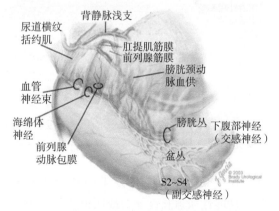

图 52.1　前列腺的解剖：表面的背静脉分支分布在前列腺的前方。神经血管束分布在前列腺后外侧（经 Elsevier 许可转载自 Walsh PC, Partin AW. Anatomic Radical Retropubic Prostatectomy. In：Wein AJ, Kavoussi LR, Novick AC, Partin AW, Peters CA, eds. Campbell－Walsh Urology. 9th ed. Philadelphia Pa：SaundersElsevier. 2007，3：2959）。

肠进行解剖分离，然后结扎膀胱动脉的下级分支，其供血前列腺的蒂部。离断前列腺、膀胱的连接处。精囊腺、输精管壶腹与前列腺标本一起分离。尿路重建后进行盆腔淋巴结的清扫。膀胱尿道吻合术是通过可吸收缝线缝合尿道、前列腺黏膜，使吻合口无渗漏、无张力。在开腹手术中多使用4~6号缝线进行间断缝合，而在腹腔镜及机器人手术中，通常使用连续缝合[5]。留置Jackson‒Pratt引流管来监测尿漏，并在吻合口留置导尿管。

（四）并发症

控制肿瘤、保护排尿功能及勃起功能是进行根治性前列腺切除术的三大目标（图52.2）。早期并发症包括出血、直肠损伤、输尿管损伤、闭孔神经损伤，还有盆腔淋巴结清扫后导致的淋巴囊肿形成、尿漏、尿道感染、血栓、麻醉并发症、尿失禁、勃起功能障碍[6]。远期并发症包括生化指标的升高，肿瘤原位复发、远处转移，吻合口狭窄等。

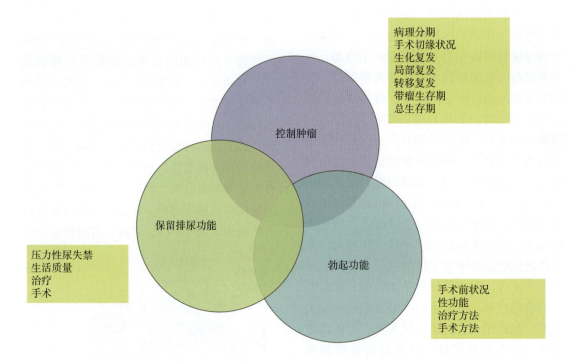

图52.2　根治性前列腺切除术的目标：控制肿瘤是首要目标，保留排尿及勃起功能分别是第二、第三优先事项。

尿失禁通常是指继发于固有括约肌损伤，功能性尿道长度缩短或尿道关闭压力下降导致的压力性尿失禁[7,8]。对尿失禁等的定义及确定方法有很多种，内科医生通过患者的自诉、主观问卷调查及客观证据来评估，尿失禁的症状通常可在术后12个月内出现好转[9]。目前的系列报道显示，90%的尿失禁可在术后12个月内恢复[9]。前列腺切除术后真性尿失禁可通过一系列的盆底肌肉无创理疗、尿道周围填充术、尿道悬吊术或人工尿道括约肌植入等技术来进行治疗。

勃起功能正常通常定义为能勃起并维持完成令人满意的性行为能力。术后勃起功能情况受术前勃起能力、年龄、血管功能情况及术中对神经功能的保留程度等因素的影响。约75%的年轻患者术后勃起功能和神经功能都正常[10]。勃起功能障碍可通过尿道内给药或海绵体内注射磷酸二酯酶－5抑制剂的治疗、真空勃起装置、阴茎假体等方法来治疗。

（五）转归

根治性前列腺切除术的基本原则与目标是进行切缘阴性的前列腺组织完全切除。通过下面的这些指标来判断肿瘤控制情况：病理明确手术切缘阴性，判断复发的生化指标（如PSA）低，无明显局灶复发及远处转移。评估预后因素包括确诊时的PSA水平、格里森评分系统及疾病分期。因暂无与腹腔镜手术及机器人手术相对比的开放性随机对照研究，对各种手术方式的预后情况评估仍是一项挑战。许多研究已证实前列腺切除的微创手术能减少术中失血[11]。此外，前列腺癌患者的治疗经常要面对多种选择，除了外科手术，还可进行积极监测、放疗或微创治疗。因此，前列腺癌患者通常要求制订综合、个体化的治疗方案。

经耻骨后前列腺切除术

（一）解剖学

经耻骨后前列腺切除术，经过长期的论证，已成为外科切除前列腺的"金标准"方式。Walsh率先开创了前列腺的解剖学及现代手术法。具体地说，Walsh发现了覆盖于阴茎BUCK筋膜的阴茎背深静脉，并发现了它的三条主要分支：表面分支、右侧静脉丛、左侧静脉丛[12]。这些发现帮助泌尿外科医生能更好地进行盆腔深部解剖，从而减少了术中的出血，特别是来自于阴茎背深静脉的出血。前列腺动脉来源于膀胱下动脉。前列腺受S2～S4盆腔副交感神经丛支配，为位于T20～L2发出交感神经汇成下腹下神经的分支支配前列腺[13]。神经血管束分布于骨盆侧筋膜与前列腺筋膜之间，体积及分布呈多样化[14]。横纹括约肌由慢缩肌纤维组成，由阴部神经支配，作用于被动的控尿神经血管束及尿道括约肌的解剖（图52.3）。

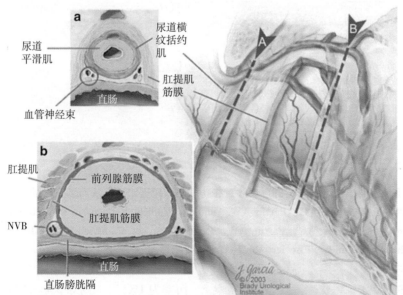

图52.3　（a）尿道的横断面，如图所示，尿道括约肌由平滑肌和横纹肌组成；（b）图展示了神经血管束与前列腺周围筋膜的关系（经**Elsevier**许可转载自**Walsh PC，Partin AW. Anatomic Radical Retropubic Prostatectomy. In：Wein AJ，Kavoussi LR，Novick AC，Partin AW，Peters CA，eds. Campbell－Walsh Urology. 9th ed. Philadelphia Pa：SaundersElsevier. 2007，3：2958**）。

（二）技术

切开腹直肌，建立腹部正中切口。打开膀胱前间隙（Retzius），清扫覆盖盆内筋膜的纤维脂肪组织。切开盆内筋膜，到达前列腺侧面及提肛肌内侧。将阴茎背浅静脉切断后，而后将耻骨前列腺韧带与阴茎背深静脉复合体小心分离。如果可能的话，尽量细心地保留附件阴部动脉以预防可能出现的动脉功能不全。尽快结扎阴茎背深静脉复合体，同时注意避免对前列腺尿道尖部造成损伤。在耻骨联合上方的软骨膜上进行缝合，为后续的尿道重建做准备。前列腺尖部的解剖必须在直视下进行，以保证切缘阴性。接下来就是分离尿道。一些外科医生惯于使用小 3 号吻合缝线来进行缝合。神经血管束在尿道下方约 5 点和 7 点钟方向穿过泌尿生殖膈，

因此，对尿道后方进行分离时注意绝对不能因疏忽而造成顶部分支的损伤。支配前列腺的盆腔血管神经束分支经提肌筋膜表层与前列腺筋膜之间发出。术者通过直肠与狄氏筋膜之间的间隙进行前列腺后方的分离。而后将前列腺的供应血管与蒂部侧方区域分离。将膀胱颈与膀胱前列腺汇合部分离，并离断精囊与输精管。

如有必要，可重建膀胱颈。应注意避免对输尿管口造成损伤。将膀胱颈部黏膜外翻，便于尿道－膀胱的黏膜完全吻合。通常，使用可吸收缝线缝合 4~6 针，并留置导尿管与引流管。膀胱－尿道吻合：对膀胱颈及尿道附近进行环形间断缝合，更好安全地留置导尿管（图 52.4）。

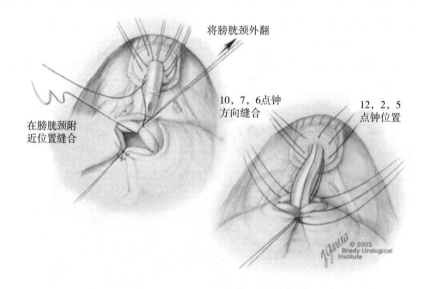

图 52.4 膀胱尿道吻合。环形间断缝合口放置在膀胱颈和尿道附近。从而能安全的留置导尿管（经 Elsevier 许可转载自 Walsh PC，Partin AW. Anatomic Radical Retropubic Prostatectomy. In：Wein AJ，Kavoussi LR，Novick AC，Partin AW，Peters CA，eds. Campbell－Walsh Urology. 9th e-d. Philadelphia Pa：Saunders Elsevier. 2007，3：2972）。

（三）并发症

开展经耻骨后前列腺切除术极大地降低了总体死亡率。在当前高患者流通量的外科医生中，术后输血率约为 5%，术后直肠损

伤率为 1%[17]。约 0.5%~10% 的患者可出现膀胱颈挛缩，这可能与出现黏膜粘连、尿液外渗后组织纤维化或盆腔偏心血肿形成有关[18]。在这种情况下，可对瘢痕组织进行

扩张或切开来缓解梗阻，但顽固挛缩的治疗将会很复杂。

（四）转归

前列腺癌的治疗中，根治性前列腺切除术仍然是重要而基础的治疗方案，而放疗往往不能消灭所有的肿瘤细胞，激素治疗和化疗却又无明显疗效。在 PAS 出现之前，一位来自加泰罗尼亚的医生对他治疗过的开腹根治性前列腺切除术患者进行 10 年随访统计发现，局灶性前列腺癌的 10 年无进展生存期约为 85%[6]。生化指标的升高通常比临床原位转移灶的出现早 8 年，前列腺癌的生存期约为 13 年[19]。

（五）补救性根治性前列腺切除术

对于前列腺癌，虽然放疗是很好的一线治疗方案，但一线治疗失败后的原位复发仍首选行补救性根治性前列腺切除术来治疗。放疗后的肿瘤复发的定义目前仍旧富有争议，目前有许多标准（美国放射和肿瘤学家协会，菲尼克斯，PSA 水平），但对于某些特殊的病例，补救性根治性前列腺切除术很可能是明智的二线治疗方案。当然，这也要求由大型医疗中心中最好的技术团队来完成手术。在所有的外科治疗手段中，患者的选择也是至关重要的。患者需要有足够的影像学证据证明前列腺癌原位复发，且并没有远处转移，评估术后预期生存期至少 10 ~ 15 年[15]。众所周知，放射线影响创口愈合，并因易导致组织粘连、脉管炎、纤维化、缺血而增加手术难度[20]。因此，补救性根治性前列腺切除术继发术后并发症的概率较高[21]。陈等人进行的回顾性研究发现，补救性根治性前列腺切除术术后并发直肠损伤的概率约为 6%，尿失禁约 50%，勃起功能障碍和膀胱颈挛缩则近 30%[20]。

经会阴根治性前列腺切除术

（一）概述

1905 年，休·汉普顿·杨首次描述了经会阴根治性前列腺切除术（RPP）。尽管这个手术也是从腹腔外经由耻骨后到达腹腔内，但因前列腺的位置更靠近会阴，使得这种手术方式能提供一个非常好的手术视野。结合患者的 PSA 水平、格里森评分和临床分期，临床医生可以预测大致的病理分期和淋巴结浸润等情况。结合这些信息，便有助于确定术中盆腔淋巴结的清扫范围。对于那些考虑淋巴结浸润风险低的患者，经会阴根治性前列腺切除术能够充分暴露，并有助于尿道 - 膀胱的吻合，从而使肿瘤得到长期有效的控制，并能缩短住院时间及康复期[22]。

（二）患者的选择

与其他外科疗法相比，对经会阴根治性前列腺切除术的手术患者的选择，首先需评估患者的预期生存期。一般要求预期生存期大于 10 年的局灶性前列腺癌。经由术前评估，如需要可同步进行腹腔镜下盆腔淋巴结切除术。因术中需摆过度截石位，禁忌证则包括臀部、盆骨及脊柱有严重疾患从而不能耐受将下肢呈 75° 角水平放置。然而，临床上在一些特别的情况下需优先选择 RPP，如：有肾移植病史者，术中进入盆腔窝时需注意避免血管损伤；前期行疝修补术，并于术中放置腹膜前网片患者，膀胱前间隙消失，并阻碍了耻骨后路径；肥胖及高 BMI 指数者亦无法进行，因气腹对于病理性肥胖者易影响其通气功能。在这些临床情况下，选择经会阴手术最为适合。

（三）技术

患者在术前一天开始进行肠道准备，以确保麻醉后直肠排空。将患者摆至过度截石位。经尿道插入 Lowsley 弯形牵引器至前列腺，在膀胱内将其尖端打开。这样便可触及前列腺，并可将前列腺向会阴方向牵引。从一侧坐骨结节至对侧坐骨结节划类半月形弧形皮肤切口（图 52.5），钝性分离坐骨直肠陷窝，暴露中央腱，并以电刀切断。之后，牵拉肛门外括约肌，切断直肠尿道肌。注意撑开时不要损伤直肠。利用 Lowsley 牵引器的压力将前列腺牵拉至切口处，钝性分离周围海绵组织，再沿 Denonvilliers 筋膜层中间切入从而暴露前列腺。

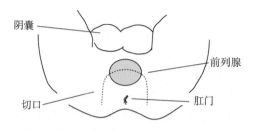

图 52.5 经会阴根治性前列腺切除术手术切口。经一侧坐骨结节至对侧坐骨结节做一弧形切口以接近前列腺。浅表的皮肤切口为膀胱－尿道吻合提供良好的视野。

通过触诊 Lowsley 牵引器，将前列腺尖部充分暴露，将神经血管束与尿道分离，并穿过牵引器，用手术刀环形切断尿道。经前列腺前方小心地对阴茎背深静脉复合体行钝性分离，注意不要穿透或损伤阴茎背深静脉复合体。由此，前列腺背侧、底侧及前侧均已分离，上侧、前列腺膀胱连接处和蒂部侧面均保留。当进入膀胱颈并准备与前列腺完全分离时，行锐性分离以保护膀胱颈。用缝线或血管钳固定血管蒂。抓住输精管和精囊，将其钝性分离后切断。

连接膀胱颈近段与尿道膜部，行膀胱－尿道吻合以重建尿道的连续性。通常地，以导尿管作吻合口桥，围绕导尿管做 4～6 针间断端端吻合。止血后，留置 Penrose 引流管，将中央腱和 Colles 筋膜复位。术后，应尽早恢复饮食，避免直肠刺激。Penrose 引流管留置 24～48 小时。大多数患者可于术后 2 天出院，术后 10～14 天至门诊拔除导尿管[23]。

（四）并发症

总的来说，自阴茎背深静脉复合体与手术平面分离后，RPP 手术较 RRP 手术术中失血明显减少，也因此完全避免了术中的顽固性出血。术中输血极为少见[24]。已报道该术式使直肠损伤率由 1% 升至 10%[25]，但如果发现及时可行一期修复。术后排尿功能的恢复是临床评估手术成功与否的重要指标，RPP 术后通常控尿功能都很好恢复。已有报道显示，PRR 术后 10 个月后连续排尿率为 95%。在前列腺癌的各种手术方式中，勃起功能基本都会受影响，但有研究显示，RPP 术后的勃起率从 35% 升高至 70%[26]。

（五）转归

RPP 病理预后是相当良好的。14% 的切缘阳性率与 RRP 的 19% 相近。Paulson 等人经过对近 1200 名行 RPP 的患者进行总结后发现，局灶性前列腺癌患者术后 5 年生化指标再次升高的概率为 8%。尽管 RPP 不是主流的手术方法，RPP 对某些患者来说仍是很好的选择，能达到手术目的，并且术后各项功能恢复良好，而致残率低。此外，总体手术费用更少，短期再次手术率低，并无须再次支付腔镜手术费。

腹腔镜和机器人辅助下腹腔镜根治性前列腺切除术

（一）简介

由于机器人辅助技术在复杂的根治性前列腺切除术中的应用，使得微创根治性前列腺切除术在全球范围内进展迅速。早在 1997 年 Schuessler 医生就说过，由于过长的手术时间和学习曲线，阻碍了腹腔镜根治性前列腺切除术的广泛应用[28]。在 2000 年，Guillonneau 和 Vallancien 医生使用改良的手术方式，在保证切缘阳性率 15%～28% 的情况下，将手术时间缩短至 4～5 小时[4]。然而，达芬奇外科手术系统（美国加利福尼亚州森尼维尔市直觉外科公司）通过改良的三维视野、关节活动、放大倍数来帮助更好地进行腔内缝合，引领微创前列腺切除术进入一个新的时代。由于机器人辅助腹腔镜根治性前列腺切除术（RALRP）克服了许多传统腹腔镜根治性前列腺切除术的限制，例如器械的不灵活、深部视野的暴露不充分以及学习曲线过长，RALRP 目前正得到广泛使用，并逐渐成为该领域的焦点。

（二）适应证及患者的选择

RALRP 的手术适应证和开放手术一样，即病灶局限患者预计寿命超过 10 年，全身情况良好能够耐受手术。禁忌证也和腹部手术一样，如患者有严重的出血倾向、存在心肺基础疾病、不能耐受气腹等。

（三）技术

达芬奇外科手术系统包括一个术者操作台和一个包含 3 ~ 4 只手术机械手臂的床旁机械臂塔（图 52.6）。在这个主 - 从系统中，手术医生在远离患者床边的位置控制机器人的所有动作，双镜头摄像机为处于操作台的手术医生构建一个放大 10 倍视野的三维视野（图 52.7）。之后，使用气腹针头或套管技术建立气腹，直视下按标准模式放置套管。通常包含一台摄像机，2 ~ 3 只机械手臂，以及两个辅助操作孔用于吸引以及缝针、钳子的进入。患者取截石位，双腿尽量外展，在手术台尾部及患者双腿之间留足空间放置机器人。手术医生操作主控制台使得手术动作精准、实时地传导至机械手臂的尖端[30]。经腹后入路打开腹膜后输精管上方，首先暴露精囊和输精管[4]，打开狄氏筋膜，在狄氏筋膜的上方紧贴精囊和输精管，并向前列腺尖部分离，从而使前列腺后部与直肠完全分离。通过切开脐尿管和内侧脐韧带从前腹壁分离膀胱，打开膀胱前间隙。如果采取腹前入路，那么最后一步将成为第一步，离断膀胱颈后，显露输精管和精囊。小心缝扎阴茎背深静脉复合体。

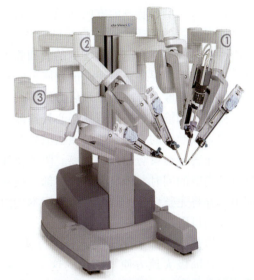

图 52.6　达芬奇外科手术系统。患者床旁塔由摄像机及三个附加的机械臂组成，它们由坐在操作台的外科医生操控（© 2010 Intuitive Surgical，Inc.）。

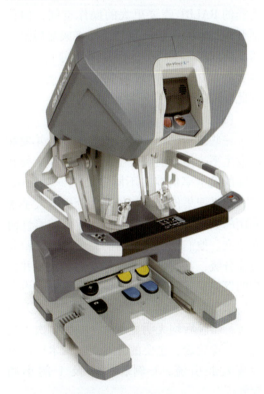

图 52.7　达芬奇外科手术系统操作台。该操作台允许手术医生拥有一个三维放大的手术视野，并且运用更加灵活、精细、减少手颤、7 等级的自由度、90°关节的机器手臂来完成解剖（© 2010 Intuitive Surgical，Inc.）。

接下来，沿膀胱颈前方向下切割，直至遇到原先放置的用于牵拉前列腺的导尿管。小心探查，如果存在前列腺增生的前列腺中叶，那么在术中要想完整切除前列腺可能有一定的技术难度。分离膀胱颈后方纤维，向前牵拉精囊和输精管，暴露并小心处理前列腺蒂部。以顺行的方式，通过横断前列腺筋膜，将血管神经束与前列腺分离。阴茎背深静脉被离断的同时，分离前列腺尖部，横断尿道，并将完整切除的前列腺放入标本袋内自脐周切口取出。

尿道重建通常采用连续缝合的方法[5]。机器人辅助极大地方便了手术的这一步骤，膀胱尿道吻合口必须要无张力、严密且黏膜对位良好，留置尿管和盆腔引流管。移除机器人，取出标本，缝合手术切口。尽管经腹途径的 RALRP 需要更大的操作空间，但包括开放手术的腹膜外途径，都将尿漏局限于膀胱前间隙。大部分的研究都证实了，经腹膜和腹膜外的技术没有明显的差异[31,32]，因此，RALRP 受到外科医生的喜爱。

（四）并发症

一些机构已经报道了他们的手术并发症的发生率，但目前对于主要并发症和次要并发症的发生率仍存在不同定义[33,34]。Lasser 等人通过搜集他们最初的 239 例机器人手术病例的数据，发表了一项独立双盲前瞻性研究论文。他们使用修订后的克莱文系统给并发症分级，并发现的主要并发症和次要并发症的发生率分别为 5% 和 14%。83% 的患者术后未出现并发症，这些患者在术后 2 天内出院，出院后均无明显不适，亦无再次入院或至急诊就诊。主要的并发症包括术后需行经皮盆腔引流，1 例肺栓塞及 1 例小肠穿孔[35]。

（五）转归

因为肿瘤的特异性和总生存期这些长期的变量对于 RALRP 还没有成熟，手术切缘阳性率已经成为了衡量肿瘤疗效的一个代替参考因素。在一项由 Patel 等人完成的 Meta 分析中，他们评价了 14 篇包含至少 250 例患者的 RALRP 病例的文献，他们评价的参量有：围手术期的手术时间、出血量以及并发症，手术切缘阳性率，控尿能力，性功能的恢复情况。RALRP 的中位手术时间为 162 分钟，出血量约为 164ml，并发症发生率为 10.3%。病理分期为 T2、T3 的肿瘤患者切缘阳性率分别为 9.6% 和 37.1%。控尿满意的定义为没有使用护垫或仅为安全起见而使用一块护垫，术后 12 个月的控尿满意率为 82.1% ~ 97%。最后，接受单侧和双侧神经保留的 RALRP 患者，术后 12 个月，性功能恢复比率分别为 59.9% 和 93.5%。这项分析也评估了 30 篇开放根治性前列腺切除术的文献的这些参量，当比较开放根治性前列腺切除术和 RALRP 的所有这些参量后总结发现，RALRP 是安全的，并且拥有更小的并发症发生率，更少的出血和输血量，更低的中位切缘阳性率，更高的尿控和性能力恢复比例[36]。尽管如此，目前仍没有对根治性前列腺切除的不同手术方式进行长期随访观察及使用标准化结论的随机对照试验，因此，严谨科学的对照研究仍然无法完成[36]。

冷冻疗法

（一）简介

1996 年，美国泌尿协会（AUA）结束了临床实验认同冷冻手术作为前列腺癌的治疗选择方案，2007 年，AUA 依据涵盖冷冻手术的 Meta 分析数据而得出的结论，出版了局限性前列腺癌临床实践指南，但是信息不充分。因此，AUA 召集了一个小组研究解决冷冻手术的使用，总结了公布的数据与专家意见，但没有任何正式的 Meta 分析文献。没有发表关于冷冻手术相比其他更为成熟的治疗方式的无转移生存期、肿瘤特异性生存率、总体生存率的有效长期数据。然而，有几个大形单中心机构经验性报道了前列腺冷冻手术的疗效及发病率，并与患者充分说明所有有效的治疗方案供患者选择。前列腺癌冷冻治疗的兴起与前列腺癌治疗走向微创的总体趋势是相一致的。

（二）发展过程

冷冻疗法可追溯到 19 世纪，当时冷冻疗法仅应用于体外，人们将盐和冰的混合物作用于乳腺癌和宫颈癌以缩小肿块[37]。Cooper 和 Lee 发明了首个应用液氮低温探针进行冷冻治疗的设备[38]。在现代设备中，使用加压氩气在低温探针尖端循环并膨胀，从而达到迅速降温的效果。之后，膨胀的氩气通过探针内置气体管道循环回流至冷冻设备。而后，氦气传送至冷冻探针尖端并膨胀，不同于氩气，氦气膨胀时将导致温度升高从而解冻。特定气体在膨胀时会产生温度的变化，这是基于焦耳－汤姆逊效应，应用了气体本身的物理性质。冷冻治疗细胞毒性的主要原理是诱导目标范围的凝固性坏死。与放射线相比，这种机制是通过阻滞有丝分裂和化学去势来诱导凋亡[39]。在形成冰时，从细胞外液中提取水来形成小冰晶，使渗透压越来越高。这便导致细胞收缩和细胞内膜损伤。随后，血管细胞沉积、血管损害导致血流淤滞、血栓形成、细胞缺氧，这是冷冻治疗出现延迟效应并间接破坏细胞结构的主要原因[40]。通过冷－热循环交替，温度达 40℃可造成致命性的细胞杀伤[41]。在迅速冷热的双循环中，最初对细胞造成控制但并无致命性损害，而再次循环时，之前冷冻的细胞则难再适应冷冻环境。

（三）技术

现代冷冻系统采用直肠超声（TRUS）同步引导，并选择留置致暖导尿管更为安全。进行冷冻时予同步显像，能够引导温度探针、冷冻探针放置于精确位置，并能对冷冻过程进行直观的观察，帮助术中监测直肠情况。热盐水持续循环冲洗致暖导尿管来防止术中尿道冻伤，甚至尿道脱落，这将导致尿道阻塞和狭窄。在腰麻或全麻后，将患者摆至截石位，将直肠超声探头放置于直肠内并与床夹固定好。用超声对前列腺组织结构进行二维扫描。使用类似近距治疗工具进行钻洞，使之能刚好能通过冷冻探针从而使探针经皮、经会阴穿刺进入（图 52.8）。多枚探针置入而使冷冻区域重叠从而加强效果。温度探针置入用于监测重要部位［如括约肌、神经血管束、Denonvilliers 筋膜（图 52.9）］的组织温度。双冷冻循环的应用通过冰球的形成来实时监测，冰球在超声下表现为低回声区（图 52.10）。患者出院时需给予抗炎药、α－受体阻滞剂，尿道导管或耻骨上临时引流管。

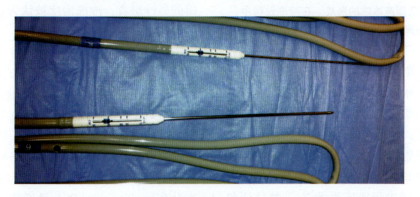

图 52.8　冷冻探针，使用直肠超声同步引导，这些冷冻探针经会阴穿刺至前列腺。

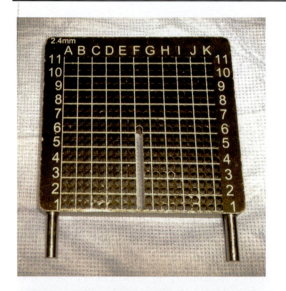

图 52.9 冷冻治疗时使用的模块。使用这个网格，能精确冷冻探针和温度探针的位置，获得软件图谱和超声引导图。

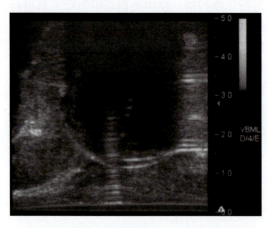

图 52.10 低回声冰球的形成。在冷冻过程中，使用实时超声监测来观察低回声冰球的形成。

（四）适应证及选择标准

美国泌尿协会最佳实践组织所发布的共识指出，只要是经证实远处转移阴性的局限性病变患者，包括一些进行根治性前列腺切除术并不理想的患者，如直肠病变、肥胖体质、早期有非泌尿系统恶行肿瘤放疗病史者等，都可选择进行冷冻手术[42]。禁忌证包括：（1）局灶进展性疾病；（2）炎性肠病：因其直肠 - 尿道瘘的风险增加；（3）早期

行经尿道前列腺切除术者。这些患者在使用致暖导尿管时不能与膀胱颈紧贴，早期行切除手术后留有缺陷或术后更有可能出现尿道坏死[42]。（4）另外如一期予放射治疗后复发的患者，也能应用冷冻手术治疗。在目前富有挑战性的临床情况下，冷冻手术可以是一个可行的选择[43]。随着技术难度的增加和补救性前列腺切除术后并发症发生率的升高，冷冻治疗亦可作为放疗失败后的治疗选择[44]。伴有 PSA 生物标记的局灶性前列腺癌患者，当 PSA > 10ng/ml 时，并无明显远处转移灶，可予行冷冻治疗。

（五）并发症

前列腺癌冷冻手术的急性并发症包括尿潴留、阴茎和阴囊肿胀。尿潴留通常是自限性的，阴茎肿胀可通过导尿管引流，阴囊肿胀保守治疗即可。慢性并发症包括直肠 - 尿道瘘、尿失禁、勃起功能障碍和尿道黏膜脱落。目前大多数的系列报道称形成瘘的概率低于 1%，近似于根治性前列腺切除术的直肠损伤风险[46]。据文献报道，冷冻时损伤括约肌所造成的尿失禁风险为 1% ～ 10%[47]。而考虑到勃起功能障碍，在进行冷冻治疗的整个过程中，冷冻探针仅进入到前列腺被膜，并围绕神经血管束进行操作。冷冻术后并发勃起功能障碍的发病率为 40% ～ 80%，因此，对于有潜在勃起功能障碍的男性患者，冷冻治疗被认为是更为适合的治疗。

（六）转归

和前列腺肿瘤的其他治疗方法一样，术后 PSA 检测是随访中不可或缺的一部分；然而，对于冷冻疗法来说，现在还没有被普遍接受的关于治疗失败的定义。因此，一系列的终点标准被使用，例如 PSA 临界值评估为 1 或者 0.5ng/ml，ASTRO（PSA 连续 3 次升高），Phoenix（PSA 最低值 +2ng/ml）。在一些早期发表的文章里，作为治疗指南的一部分，随访时活检被建议。冷冻疗法后拒

绝活检的比例有所上升，从 87% 到 98%[48]。在大样本（n = 590）研究中，Bahn 等人报道了随访 5.4 年的患者的研究数据中位年龄为 70 岁，低、中、高危患者依次为 16%、30%、54%。使用临界值 > 1.0ng/ml 作为 PSA 复发的标准，生化指标正常的低危、中危、高危患者的 5 年生存率依次为 87%、79% 和 71%。当今冷冻疗法针对前列腺肿瘤治疗的优势，例如实时显像，重要结构的温度探针监测以及制暖导尿管的使用，已使其成为局限性前列腺癌治疗的一种有效的治疗手段。尽管还没有关于肿瘤的特异性及总生存期的长期数据，但一些大的单中心的实验已经证实了冷冻疗法的有效性和安全性。那些关于手术、放疗与冷冻疗法的研究及对照试验将会提高冷冻疗法在前列腺癌治疗中的应用前景。

参考文献

[1] Han M, Partin AW, Piantadosi S, et al. Era specific biochemical recurrence – free survival following radical prostatectomy for clinically localized prostate cancer. J Urol. 2001; 166: 416 – 9.

[2] Bill – Axelson A, Holmber L, Ruutu M, et al. Radical prostatectomy versus watchful waiting in early prostate cancer. N Engl J Med. 2005; 342: 1977 – 84.

[3] Kattan MW, Eastham JA, Stapleton AM, et al. A preoperative nomogram for disease recurrence following radical prostatectomy for prostate cancer. J Natl Cancer Inst. 1998; 90: 766 – 71.

[4] Guillonneau B, Vallancien G. Laparoscopic radical prostatectomy. The Montsouris technique. J Urol. 2000; 163: 418 – 22.

[5] Van Velthoven RF, Ahlering TE, Peltier A, et al. Technique for laparoscopic running urethrovesical anastomosis: the single knot method. Urology. 2003; 61: 699 – 702.

[6] Catalona WJ, Misop H. Definitive therapy for localized prostate cancer – an overview. In: Wein AJ, Kavoussi LR, Novick AC, Partin AW, Peters CA, editors. Campbell – Walsh urology, vol. 3. 9th ed. Philadelphia: Saunders Elsevier; 2007. p. 2937 – 8.

[7] Ficazzola M, Nitti VW. The etiology of post – radical prostatectomy incontinence and correlation of symptoms with urodynamic findings. J Urol. 1998; 160: 1317.

[8] O' Donnell PD, Finan BF. Continence following nervesparing radical prostatectomy. J Urol. 1989; 142: 1227.

[9] Smither AR, Guralnick ML, Davis NB, See WA. Quantifying the natural history of post – radical prostatectomy incontinence using objective pad test data. BMC Urol. 2007; 7: 2.

[10] Kundu SD, Roehl KA, Eggener SE, Antenor JA, Han M, Catalona WJ. Potency continence and complications in 3, 477 consecutive radical retropubic prostatectomies. J Urol. 2004; 72 (6 Pt 1): 2227 – 31.

[11] Parsons JK, Bennett JL. Outcomes of retropubic, laparoscopic, and robotic – assisted prostatectomy. Urology. 2008; 72 (2): 412 – 6.

[12] Reiner WG, Walsh PC. An anatomical approach to the surgical management of the dorsal vein and Santorini's plexus during radical retropubic surgery. J Urol. 1979; 121: 198 – 200.

[13] Walsh PC. Anatomic radical prostatectomy: evolution of the surgical technique. J Urol. 1998; 160: 2418 – 24.

[14] Costello AJ, Brooks M, Cole OJ. Anatomical studies of the neurovascular bundle and cavernosal nerves. BJU Int. 2004; 94: 1071 – 6.

[15] Walsh PC, Partin AW. Anatomic radical retropubic prostatectomy. In: Wein AJ, Kavoussi LR, Novick AC, Partin AW, Peters CA, editors. Campbell – Walsh urology, vol. 3. 9th ed. Philadelphia: Saunders Elsevier; 2007. p. 2977 – 8.

[16] Lepor H, Nieder AM, Ferrandino MN. Intraoperative and postoperative complications of radical

retropubic prostatectomy in a consecutive series of 1, 000 cases. J Urol. 2001; 166 (5): 1729 – 33.

[17] Lepor H, Kaci L. Contemporary evaluation of operative parameters and complications related to open radical retropubic prostatectomy. Urology. 2003; 62: 702 – 6.

[18] Huang G, Lepor H. Factors predisposing to the development of anastomotic strictures in a single – surgeon series of radical retropubic prostatectomies. BJU Int. 2006; 97 (2): 255 – 8.

[19] Pound CR, Partin AW, Eisenberger MA, et al. Natural history of progression after PSA elevation following radical prostatectomy. JAMA. 1999; 281: 1591 – 7.

[20] Chen BT, Wood DP. Salvage prostatectomy in patients who have failed radiation therapy or cryotherapy as primary treatment for prostate cancer. Urology. 2003; 62: 69 – 78.

[21] Rogers E, OhoriM, Kassabian VS, et al. Salvage radical prostatectomy outcome measured by serum prostate specific antigen levels. J Urol. 1995; 153: 104 – 10.

[22] Silverstein AD, Weizer AZ, Dowell JM, Auge BK, Paulson DF, Dahm P. Cost comparison of radical retropubic and radical perineal prostatectomy: single institution experience. Urology. 2004; 63 (4): 746 – 50.

[23] Ruiz – Deya G, Davis R, Srivastav S, Wise A, Thomas R. Outpatient radical prostatectomy: impact of standard perineal approach on patient outcome. J Urol. 2001; 166 (2): 581 – 6.

[24] Gillitzer R, Melchior SW, Hampel C, Wiesner C, Fichtner J, Thuroff JW. Specific complications of radical perineal prostatectomy: a single institution study of more than 600 cases. J Urol. 2004; 172 (1): 124 – 8.

[25] Weldon VE, Tavel FR, Neuwirth H. Continence, potency and morbidity after radical perineal prostatectomy. J Urol. 1997; 158 (4): 1470 – 5.

[26] Lerner SE, Fleischmann J, Taub HC, Chamberlin JW, Kahan NZ, Melman A. Combined lapa-

roscopic pelvic lymph node dissection and modified belt radical perineal prostatectomy for localized prostatic adenocarcinoma. Urology. 1994; 43 (4): 493 – 8.

[27] Korman HJ, Leu PB, Goldstein NS. Aprospective comparison of anatomic radical perineal and retropubic prostatectomy specimens: are surgical margins equivalent? Prostate Cancer Prostatic Dis. 2000; 3 (S1): S22.

[28] Schuessler WW, Schulam PG, Clayman RV, Kavoussi LR. Laparoscopic radical prostatectomy: initial short – term experience. Urology. 1997; 50: 854 – 7.

[29] Schneider O, Troccaz J. A six – degree – of – freedom passive arm with dynamic constraints (PADyC) for cardiac surgery application: preliminary experiments. Comput Aided Surg. 2001; 6: 341 – 51.

[30] Su L, Smith JA. Laparoscopic and robotic assisted laparoscopic radical prostatectomy and pelvic lymphadenectomy. In: Wein AJ, Kavoussi LR, Novick AC, Partin AW, Peters CA, editors. Campbell – Walsh urology, vol. 3. 9th ed. Philadelphia: Saunders Elsevier; 2007. p. 2985.

[31] Cathelineau X, Cahill D, Widmer H, et al. Transperitoneal or extraperitoneal approach for laparoscopic radical prostatectomy: a false debate over a real challenge. J Urol. 2004; 171 (2 pt 1): 714 – 16.

[32] Brown JA, Rodin DM, Lee B, Dahl DM. Transperitoneal versus extraperitoneal approach to laparoscopic radical prostatectomy: an assessment of 156 cases. Urology. 2005; 65: 320 – 4.

[33] Tewari A, Srivasatva A, Menon M, et al. A prospective comparison of radical retropubic and robot – assisted prostatectomy: experience in one institution. BJU Int. 2003; 92: 205 – 10.

[34] Hu JC, Nelson RA, Wilson TV, et al. Perioperative complications of laparoscopic and robotic assisted laparoscopic radical prostatectomy. J Urol. 2006; 175: 541 – 6.

[35] Lasser MS, Renzulli J, Pareek G, et al. An un-

biased prospective report of perioperative compli-
cations of robot – assisted laparoscopic radical
prostatectomy. Urology. 2010; 75: 1083 – 90.

[36] Coelho RF, Rocco B, Patel MB, Orvieto MA,
Chauhan S, Ficarra V, Melegari S, Palmer KJ,
Patel VR. Retropubic, laparoscopic, and robot
– assisted radical prostatectomy: a critical re-
view of outcomes reported by high – volume cen-
ters. J Endourol. 2010; Not available – , ahead
of print. doi: 10. 1089/end2010. 0295.

[37] Arnott J. Practical illustrations of the remedial ef-
ficacy of a very low or anesthetic temperature: in
cancer. Lancet. 1850; 2: 257 – 9.

[38] Cooper IS, Lee A. Cryostatic congelation: a sys-
tem for producing a limited controlled region of
cooling or freezing of biologic tissues. J Nerv
Ment Dis. 1961; 133: 259 – 63.

[39] Baust JG, Gage AA, Robilotto AT, Baust MH.
The pathophysiology of thermoablation: optimi-
zing cryoablation. Curr Opin Urol. 2009; 19:
127 – 32.

[40] Hoffmann N, Boschof J. The cryobiology of cryo-
surgical injury. Urology. 2002; 60 (2): 40
– 49.

[41] Gage AA, Baust JG. Mechanisms of tissue injury
in cryosurgery. Cryobiology. 1998; 37: 171
– 86.

[42] Babaian RJ, Donnelly B, Bahn D, Baust JG,
Dinnen M, Ellis D, Katz A, Pisters L, Rukstal-
is D, Shinohara K, Tharsher JB. Best practice
statement on cryosurgery for the treatment of lo-
calized prostate cancer. J Urol. 2008; 180:
1993 – 2004.

[43] Ng CK, Moussa M, Downey DB, Chin JL. Sal-
vage cryoablation of the prostate: follow up and
analysis of predictive factors for outcome. J
Urol. 2007; 178: 1253.

[44] Miller Jr RJ, Cohen JK, Shuman BA, et al. Per-
cutaneous transperineal cryosurgery of the pros-
tate as salvage therapy for post radiation recur-
rence of adenocarcinoma. Cancer. 1996; 77:
1510 – 4.

[45] Pisters LL, Rewcastle JC, Donnelly BJ, Luganni
FM, Katz AE, Jones JS. Salvage prostate cryoa-
blation: initial results from the cryo online data
registry. J Urol. 2008; 180: 559 – 64.

[46] Shinohara K, Connolly JA, Presti Jr JC, et al.
Cryosurgical treatment of localized prostate canc-
er (stages T1 – T4): preliminary results. J
Urol. 1996; 156: 115 – 20.

[47] Mouraviev V, Polascik TJ. Update on cryothera-
py for prostate cancer in 2006. Curr Opin Urol.
2006; 16: 152.

[48] Bahn DK, Lee F, Badlament R, Kumar A,
Greski J, Chernick M. Targeted cryoablation of
the prostate: 7 year outcomes in the primary
treatment of prostate cancer. Urology. 2002;
60: 3.

第 53 章　影像引导下的放射治疗与前列腺癌

Paul S. Rava and Thomas A. DiPetrillo

吴发宗　纪建松　翻译　赵振华　校审

[摘要] 影像学在医学中的作用一直在不断变化，目前已远远超出了它作为一种诊断工具的最初意图。在放射肿瘤学领域，影像学在历史上被用于限定治疗区域或放射计划靶点。随着成像技术和更大的可访问性的改善，日常成像与治疗的结合已提高了辐射传送的准确度和精密度。早期的前列腺癌是一种可治愈的疾病，但是要求高辐射剂量以便达到最佳局部控制。目前的标准治疗剂量已经超出了邻近正常组织的耐受剂量。前列腺癌治疗的剂量递增是通过缩小放射野以及准确和精密的辐射传送来实现的。影像引导放射治疗（IGRT）包括日常治疗前的影像学检查，以减少器官运动和日常摆位误差。缩小放射野和剂量递增的能力已经极大提高了早期前列腺癌最终放射法的结果，这提高了肿瘤局部控制，且没有增加治疗相关并发症。

引言

　　尽管前列腺癌是恶性肿瘤，但是通过正确的治疗，大部分患者有很长的生存预期，因此前列腺癌是一种可控制的疾病。有效的放射治疗实际上是达到杀灭肿瘤剂量与周围正常组织最小放射损伤之间的平衡，故而能保留周围组织的生物学功能。事实上，正常组织的耐受性可以被认为是肿瘤控制的限制因素。这特别适用于早期前列腺癌的最终治疗，而在治疗过程中，射线的传送剂量

受限于前列腺和周围正常结构的解剖关系（图 53.1）。耐受剂量意味着 5 年内并发症的发生率为 5%，具体为小肠（50Gy），膀胱（65Gy），直肠（60Gy）。耐受剂量早已被报道过且显著低于目前认为的疾病有效局部控制所需剂量（ > 76 ~ 78Gy）[1-10]。所以，为了达到可接受的局部控制率，传送剂量必须逐步递增以至超出组织耐受。如果只有小区域的正常组织超过预期耐受，剂量递增是可行的。除了射线传送的进步，剂量大小可以通过减少放射野而得到安全有效的管理。由于减少了系统误差的范围，小放射野需要对目标靶区运动进行每日监测。随着影像引导放射治疗（IGRT）的应用，小区域靶点的精密化和准确化治疗可以安全有效地达到。IGRT 允许靶点的日常确认以及运动补偿。此外，它在剂量递增过程中起到重要作用，因为它通过肿瘤治疗远景和治疗毒性两方面对前列腺癌疗效起到显著影响。

P. S. Rava (✉)
Department of Radiation Oncology, Tufts Medical Center and Rhode Island Hospital, Boston, MA, USA
e – mail：prava@ tuftsmedicalcenter. org

T. A. DiPetrillo
Department of Radiation Oncology, Rhode Island Hospital, Providence, RI, USA
e – mail：tdipetrillo@ lifespan. org

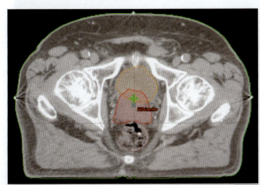
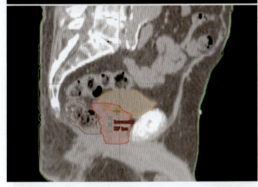

图 53.1　前列腺和邻近正常组织的解剖关系。前列腺和精囊腺都在轴位和矢状位上用红线标出轮廓。邻近器官包括膀胱（橘红色）和直肠（棕色）。这些组织的空间布局和位置的日常变化都限制了传统治疗技术中的射线传送剂量。

剂量递增

　　历史上，前列腺癌的治疗通过包围整个骨盆的大照射野来完成，之后出现减少照射野以达到前列腺的高照射剂量（图 53.2）。这种方法足够覆盖整个临床靶区并可弥补治疗过程中摆位和靶区运动造成的误差。前列腺处方剂量一般小于 70Gy，局部控制率在 60% ~ 80%[11]。除限制性照射剂量外，大照射野也可导致显著毒性。早期的经验表明，最多只有 10% 的患者在放射治疗之后需要接受住院治疗[12]。Lawton 等回顾了两项早期的 RTOG 试验，表明Ⅲ级或以上的肠毒性发生率为 3.3%，其中 0.6% 的患者出

现肠穿孔或肠狭窄[13]。Ⅲ级或以上的泌尿系统并发症发生率为 7.7%。数据的进一步分析认为，总剂量 >70Gy 将预示不良反应。巧合的是，当越来越多的研究证实剂量与毒性有相关性的同时，放射剂量与肿瘤控制率的直接相关性证据也是逐渐增加。

　　至今，至少有五项随机试验评估了外照射放疗的剂量递增方式[3-9]。一个来自 MD 安德森肿瘤中心的初步研究对 70Gy 与 78Gy 放射疗法进行了比较。接受高剂量治疗显著改善无生化复发率，70% 比 64%[3]。在麻省总医院，70.2Gy 的传统疗法与第二轮增加了 9Gy 剂量、总剂量达到 79.2Gy 的疗法进行了对比[4]。再次表明，接受高剂量治疗的患者中，无 PSA 复发患者的生存显示出了压倒性的获益，80% 对比 61%。一个最近的 Mata 分析评估了所有的剂量递增试验，证实了高剂量放射治疗可以显著减少生化复发，24.8% 对比 34.6%（$P < 0.0001$）[10]。高剂量放射治疗组的Ⅲ级或以上消化道毒性显著增加。然而，没有观察到胃溃疡毒性反应的差异。因此，剂量递增在减少生化失败率（替代局部控制）方面存在明显获益。现在随着新的放射治疗系统在临床的应用，在未增加毒性的前提下，进一步剂量递增是可能的，并且能大大拓宽治疗指标（图 53.3）。然而，处方更高放疗剂量将需要复杂和精确的治疗，从而达到靶区与周围器官有较高的剂量梯度。放疗的精度是这种方法的主要限制。因此，必须明白器官运动并予以补偿，从而防止靶器官剂量不足或重要的正常组织无意中处于高剂量区域。此外，随着更大剂量的放射治疗领域朝着大剂量低分割不断靠近，精确的靶向性将变得越来越重要，并且比起传统疗法来将有更大的风险/获益。

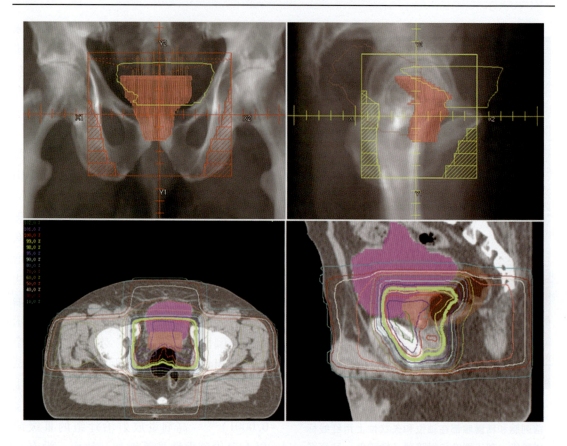

图 53.2　前列腺癌治疗的传统放射区域。前列腺癌的治疗区包括前后位和侧位（4 区技术）（上板）。前列腺靶区（红色），直肠（棕色），膀胱（黄色）。矢状位和轴位（下板）的剂量分布图像如图所示。99% 的等剂量线以黄色粗体显示。

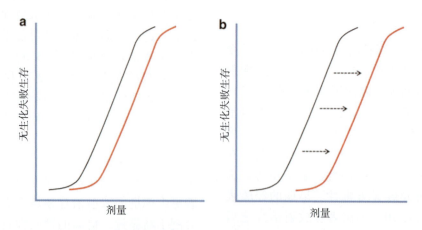

图 53.3　现代放射治疗对预计治疗指数的影响。传统放射（a），内在巨大治疗区将弥补器官运动和摆位误差，当剂量增加时，相比于前列腺癌的控制（无生化失败生存），将导致不可接受的正常组织毒性反应。然而，使用小型治疗区和强度调制；（b）改进辐射传送将导致集中的高剂量辐射，保留邻近正常组织，从而限制毒性。影像引导弥补以这种方式进行放射传送时创建的大剂量梯度辐射，从而消除靶点剂量不足或正常剂量过度。

靶区运动

　　鉴于前列腺与膀胱直接接触且正位于直肠之前，治疗的复杂性在于盆腔内器官本身处于活动状态。膀胱和直肠在每一次放疗中都有变化，甚至可以贯穿长达 9 周的传统放射治疗过程。膀胱体积变化对前列腺位置的影响极小，但是直肠体积变化将导致几何学误差、靶点低剂量及临床疗效降低[14-16]。人们观察到，在 CT 模拟下，直肠扩张患者的 5 年生化控制率下降了 30%[15]。来自荷兰的一个关于剂量递增研究的回顾性数据分析表明，直肠区域大的患者群体的无生化失败率下降了 20%[16]。从数据中可以得出一个合理的结论，那就是局部解剖结构的改变与临床控制率直接相关。充气的直肠将使前列腺前移或者使前列腺底部朝着膀胱倾斜（图 53.4 和 53.5）。治疗期间减少直肠区将使前列腺位置更多地后移。结果，一部分临床靶点将被迁移至治疗区域之外。在这种情况下，前列腺外周带（很可能是肿瘤存活区域）前移，或者很可能超出区域边缘，而这个区域是一个特征性的急剧剂量衰减区。

　　一般来说，两种类型的位置改变对前列腺在盆腔中的位置影响最大。第一种，分次治疗间运动，即发生在不同放射治疗间的变化。第二种，同一治疗中运动，即发生在单一放射治疗间的变化。第一种影响接受传统放射治疗的前列腺癌，而第二种在前列腺癌接受大剂量分割疗程治疗中起到重要作用。在后者中，每一次治疗间隔将增加到传统治疗的 3～4 倍，在这段时间内前列腺的位置会被邻近的盆腔内器官的动态移动影响。此外，每部分使用大剂量和减少部分数就需要在靶点和正常组织出现系统剂量误差时进行影像引导，而这种误差在治疗大于 35 次以后才能达到平衡。在这一情况下，甚至很小的运动误差也可能转变成严重的超剂量或是

低剂量。

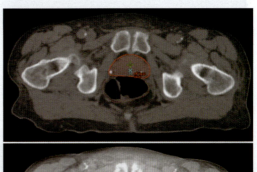
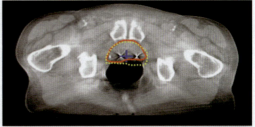
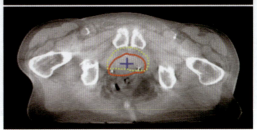

图 53.4　直肠区的变异性以及它对前列腺位置在单一放射治疗过程中的影响。在放射计划时（顶图），直肠是充气的，前列腺（红色）定位于直肠和耻骨联合之间。在数周治疗期的不同时间，直肠区不断变化，使前列腺更加后移离开耻骨联合（底图）。放射计划时前列腺位置以黄色虚线描绘。但直肠区相对于计划 CT 显著减少时，前列腺将不再位于预先计划的靶区内。除非靶区适当的移位，否则靶区超出或者位于治疗区边缘，腺体后部将发生低剂量。

　　如大家所知，前列腺位置最大的分次治疗间改变发生在前后方向，并且是直肠体积变化的直接结果[14,17,18]。横向的或者上下的位置改变也被报道过，但是仅仅在 1～3mm 之间[17]。Balter 等评估了整个治疗过程中 10 例患者前列腺内金属标记的位置[17]。当旋转变化平均 <1mm 时，转化为前后方向大约为 5mm。最大的变化接近

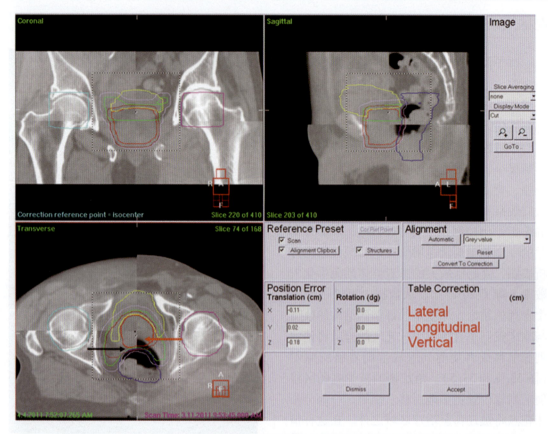

图 53.5 锥形束 CT 扫描显示初次治疗时的前列腺位置，将其与不同直肠区的治疗前模拟相比较。直肠（蓝色）、前列腺（红色）、膀胱（黄色）都在轴位、矢状位和冠状位加以描绘。直肠前壁的位置在模拟（黑色箭头）时相较于治疗（红色箭头）时更加后移。

1cm。相似地，超声评估前列腺位置分次治疗间标准差在前后方向为 4.9mm[18]。同一治疗中运动的研究需要前列腺和邻近组织在整个持续时间内的实时成像，相当于每一次放疗过程。位置改变的测量使用 X 线透视检查以确定金属标记的位置，或者行超声检查提示大部分移位小于 1 ~ 2mm[19,20]。Ghilezan 等使用 MRI 模式量化了前列腺运动，持续时间为 20 ~ 30 分钟，时间间隔就代表了一次单一的放射治疗[14]。同一治疗中的移位取决于直肠体积，位置的绝对变化还是很小，测量出 <2mm。近来，电磁转发器被应用于分析前列腺治疗过程中的靶点运动[24]。Su 等报道在大于 91% 的时间内，前列腺的摆位边距在 5mm 以内[21]。相同地，

Tanyi 等推论出前列腺的同一治疗中运动大约以毫米来计算[22]。所有的研究基本认为，与 CT 模拟时相比，治疗过程中前列腺位置变化约 90% 的时间在 5mm 以内[23]。这是使用传统放射治疗时可以接受的变化；然而，当总剂量继续递增并且分剂量逐渐变大时，即使小的位置改变，疗效也很可能被夸大。

成像技术

大的外扩边界不利于剂量递增，特别是在敏感组织与靶区靠得很近的盆腔。在保持适当的剂量覆盖靶区的同时，影像引导提供了减少放疗体积的机会。基于 CT 的计划提供了关于骨盆骨性解剖、周围软组织及放射靶区之间的静态图像，目的是为了在初始设

置的图像基础上、在超过 9 周的治疗期中重复放射量测定（图 53.6）。一个可重复靶区的日常摆位对高放射剂量的安全管理来说是很重要的。激光校准皮肤标记并不能准确限定治疗等中心点，实际前列腺位置差异可能超过 10mm[21]。即使有很好的固定，我们仍建议留取多达 2cm 的边距以弥补日常摆位的误差[22,31]。经过骨性解剖校准后的日常千伏成像技术也不能与前列腺的日常解剖位置很好地关联[25]。我们建议对超过 7mm 的边缘区采用这种方法[26,27]。

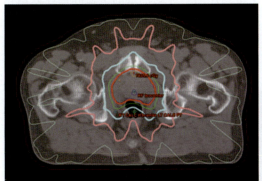
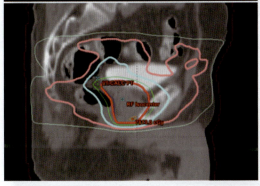

图 53.6　采用 IMRT 治疗局限性前列腺癌的剂量分布。局限性前列腺癌的典型放射剂量分布是 9 区和 7 区骨盆 IMRT 计划。处方剂量是 75Gy。等剂量线分别以 100%（红色）、60%（蓝色）、40%（粉色）加以描绘。一个可接受的 4.5% "热点"位于前列腺内（即靶组织）。超出肠和膀胱耐受性的高辐射剂量也可以安全传送，因为射线与急剧剂量梯度高度集中。日常成像需要确保靶区不在剂量梯度内或者已知"热点"在重要正常组织内。

目前，应用于 IGRT 的最常见技术包括能识别标记点的千伏成像以及 CT 扫描。日常超声也可以应用，但是它要求额外的专业知识，这限制了它的广泛应用。射频转换器相当新颖，但是它超出现行标准的获益要求有额外的调查研究。

标记点是在超声引导下经直肠放置的。我们建议通过三个插入点位置使前列腺位置在与骨性解剖关联时成三角形（图 53.7）。至少应该在前列腺后壁放置一个标记点，以便确定前列腺–直肠交界面。这个区域限定了靶点的后缘，对肿瘤控制和治疗毒性两方面来说都很重要[15,16]。基准点的布置经直

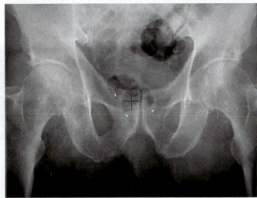
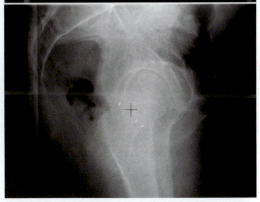

图 53.7　使用金属标记的日常成像。三枚金属标记在超声引导下经肛门植入。它们的位置被用于确认前列腺在前后位和侧位的成像。（注意三个标记应位于不同平面，且需要将一个基准点定位于前列腺–直肠交界面。）成像之后，治疗床将转移到计划治疗区内的前列腺位置。

肠或者经会阴，与限制性毒性相关。不良事件包括血尿（15%）、直肠出血（4%）和发热（2%）[28]。Moman 等回顾了他们的 914 例接受了基准布局的患者，其中只有 2 例Ⅲ级毒性反应（都是尿脓毒症）[29]。除了安全性和耐受性之外，使用基准点的 IG-RT 的另一个优势在于，它对治疗师维持日常治疗的准确性和可重复性所要求的专业知识是最低的。较小的用户内部和用户间的变异性已经被描述过，两者都被测量为 < 1mm[30]。这种变异性被认为少于其他成像技术。

现在人们使用的有轨道 CT、锥形束 CT 和高能螺旋 CT。所有的以 CT 为基础的技术都能提供软组织的辨别力，但是为了最佳获益仍然要求基准校对（图 53.8）。前列腺可以与软组织对齐而不需额外的基准点。这也许对服用华法林或存在其他微创操作禁忌证的患者是有必要的。然而，即便是 CT 成像，在没有使用基准点的情况下，也要求有 5mm 的边距。但是在连同基准校对的情况下仅建议有 3mm 的边距[31-34]。同时，受照射的正常组织区将变成限制的和额外的毒性区，随着照射剂量的增大，治疗获益减少。CT 扫描的另一个获益处在于膀胱，直肠和小肠的分次治疗间位置可以在整个治疗过程中得到评估。计划剂量的覆盖和毒性数据相关结构的接受剂量也许能更好地明确组织耐受性并促进更进一步的剂量递增。

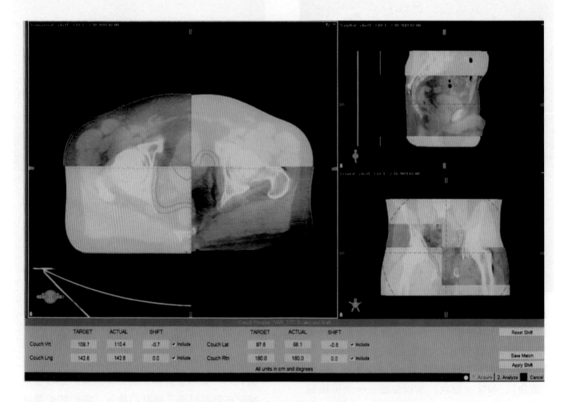

图 53.8　锥形束 CT 扫描。在治疗前进行锥形束 CT 检查。最初，骨性解剖与三个平面（轴位、矢状位、横断位）对齐。然后评价成像以便明确前列腺位置是否与计划 CT 相似。如果不相似，转移治疗床以弥补摆位误差和器官运动，然后患者接受日常部分的放射治疗。

B 型采集与定位（BAT）经腹系统是最常见的超声应用技术。针对放射治疗，超声探头一般连接在直线加速器的机架上。前列腺和精囊的矢状位和横断位图像应该在治疗前获得（图 53.9）。然后将超声图像与从患者模拟得到的 CT 图像相叠加。BAT 软件计算并显示在三正交位置被推荐的平卧运动从而使前列腺与计划 CT 对齐。尽管有效，但内在原因仍限制了超声在放射门诊的应用。大多数的原因围绕着用户间和用户内部的差异性。CT 靶区常常比 B 超确定的更大，并且会将个体偏差带进日常校准。前列腺移位以传感器功能加压腹部的形式出现[35,36]。当以阶梯方式评价探头移位时，Artignan 等表明，前列腺运动在 80% ~ 100% 的时间内 <5mm，而这种运动发生在探头移位 1 ~ 1.5cm 之后[36]。然而，2cm 移位产生的运动仅仅在 40% 时间内 <5mm。总之，1.2cm 移位产生高质量的图像并产生 3.1mm 的前列腺运动。此外，超声专业知识和患者身体状态可能增加超出上述的额外差异。和植入标记相比较，应用超声时的治疗边界应在 0.9 ~ 1.6cm 之间的以便达到足够的靶区覆盖[37]。Scarbrough 等也推荐应用超声时边界为 9mm，而应用标记点时为 3mm[38]。也有学者对如何在这两种形式中确定前列腺位置存在不同意见，这对超声准确确定靶点的能力提出了更深的质疑[39,40]。治疗师需要额外的专业知识、个体和使用者间的内在差异性以及越来越多的证据表明超声确定前列腺靶区可能存在不足之处，这些都限制了超声的主流应用。

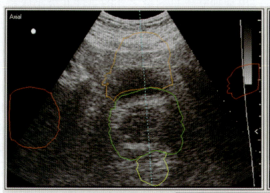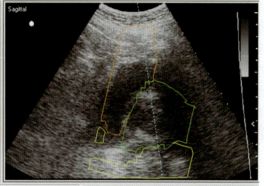

图 53.9　B 型采集超声。显示轴位和矢状位。靶点（红色）、膀胱（橘红色）和直肠（黄色）的定位和位置在计划 CT 模拟时已经描绘，然后将它覆盖在超声图像上。患者需要转位以复位靶点使其在计划区内。治疗前应该重复超声检查以显示正确的转位。

除了决定提供影像引导的适当形式之外，患者成像的频率也是个问题。不同于放射诊断学，治疗前成像实质上不会增加总的放射剂量。其次，大多数接受治疗的患者是老年人和部分低风险人群，他们的预期寿命超出了治疗期，这为发展为第二辐射诱发癌创造了时间。这与接受放射治疗的霍奇金病患者形成鲜明对比，他们第二辐射诱发癌症的终生风险显著增加，乳腺癌的发病率可以接近 30%[41]。然而，在剂量最低化原则下，即便是最适合应用于 IGRT 的成像技术也还在讨论中。为了评价适当的成像频率，Babaian 等回顾性研究了包含 74 例采用金属标记形式接受 IGRT 的队列人群[42]。不出意外，当成像频率增加时，超过 5mm 的误差从 73%（未成像）减少到 24%（隔日成像）。更重要的是，超过 1cm 的误差发生于 20% 未行成像的患者，每周成像的患者为

12%，接受隔日成像的患者仅为4%。因此，尽管每日成像是大劳动量且高强度的，在小的领域和剂量递增中，它的潜在安全性和对准确性的影响确实是有巨大获益的。锥形束CT的频率和基准点校对在千伏CT中的应用仍需要更深的研究。

加速放射治疗

有效的影像引导应该允许剂量递增和大剂量低分割。前者已经证明临床获益，而后者可能提高疗效但仅基于放射生物学模型上[3-10,43]。分次放疗（每日小剂量）基于癌细胞内在的放射敏感性和正常组织修复亚致死性射线损伤的能力。大剂量低分割在提高单次放疗剂量的同时减少治疗次数。应用大剂量低分割，将失去致命性修复的获益，而且迟发性毒性可能对治疗指数产生负面影响。然而，与标准的分割剂量相比，大剂量低分割在有些情况下可以有更好的肿瘤控制率，从而拓宽治疗指标。一个例子就是慢慢地划分肿瘤组织，这种组织拥有类似于迟反应组织的a/b比率。大剂量低分割治疗最近在乳腺癌中被讨论[44]。

前列腺癌的大剂量低分割疗法于20世纪60年代在英国提出[45]。因经济和资源限制的原因只能允许较短的疗程。最近，放射生物学数据继续累积，显示前列腺癌细胞缓慢增殖，a/b值估计为 $1.85Gy$[46]。这和大多数增生组织的a/b比率超过10Gy形成了对比。低a/b比率意味着前列腺癌对每部分增加剂量的高敏感性，而这个分级也许对拓宽治疗指标意义不大。这种方法的可行性已经被Madsen等报道过，他们将33.5Gy的总剂量分成5次照射，用以治疗40例患者，仅仅1例发生Ⅲ级（胃溃疡）毒性反应[47]。然而，生化无进展生存率在40个月的中位随访时间内略低于预期值70%。最近也报道过两个大病例研究[48,49]。King等报道了

67例局部低风险的患者，他们在治疗前都进行了金属标记植入以便能实时追踪前列腺的运动[48]。总剂量90.6Gy相当于每部分等效生物学剂量2Gy规定使用大剂量低分割。在2.7年的中位随访时间内，有两例PSA，活检证实失败。没有Ⅳ级毒性反应，并且仅有3%患者有迟发性Ⅲ级泌尿系毒性反应，且没有Ⅲ级直肠毒性反应。这与MD安德森癌症中心剂量递增研究（78Gy，每部分2Gy）中的迟发性Ⅲ级毒性反应形成了很好的比较。该研究报道有3%、7%患者分别发生泌尿系、直肠Ⅲ级毒性反应[3]。Katz等报道了接受影像引导SBRT的更大患者人群研究[49]。低级和中级风险患者都接受5次总剂量为35Gy或36.25Gy的放射治疗。5个月的毒性反应数据表明，<5%的患者出现独立于总剂量之外的急性Ⅱ级泌尿系或直肠毒性反应。此外，迟发性毒性数据也是令人鼓舞的，迄今为止仅有2%～6%的患者发生Ⅱ级迟发性泌尿系或直肠毒性反应，1例患者发生Ⅲ级毒性反应。然而，迟发性毒性反应数据时间仍短，要求继续的随访以便充分反映大剂量低分割的影响。应用每部分高剂量，治疗区和高剂量梯度在放射的安全有效传送管理方面就变得愈发重要。在这种背景下，影像引导将对最大化回报和限制总风险方面产生最大的影响。

总之，放射治疗是一种控制局部前列腺癌的安全有效的方法。这要求在癌症长期控制和治疗相关毒性最小化之间达到平衡。除了细致的影像引导之外，射线传送的技术进步也促进了它的发展。放射治疗进一步的发展将反映出对疾病的更好认知以及正常组织对精密传送高剂量射线的反应。

参考文献

[1] Emami B, Lyman J, Brown A, et al. Tolerance

of normal tissue to therapeutic irradiation. IJROBP. 1991；21：109 – 22.

[2] Marks LB, Yorke ED, Jackson A, et al. Use of normal tissue complication probability models in the clinic. IJROBP. 2010；76（3）：S10 – 9.

[3] Kuban DA, Tucker SL, Dong L, et al. Long – term results of the MD Anderson randomized doseescalation trial for prostate cancer. IJROBP. 2008；70：67 – 75.

[4] Zeitman AL, DeSilvio ML, Slater JD, et al. Comparison of conventional – dose vs. high – dose conformal radiation therapy in clinically localized adenocarcinoma of the prostate：a randomized control trial. JAMA. 2005；294：1233 – 40.

[5] Sathya JR, Davis IR, Julian JA, et al. Randomized trial comparing iridium implant plus external beam radiation therapy with external beam radiation therapy alone in node – negative locally advanced cancer of the prostate. JCO. 2005；23：1192 – 200.

[6] Peeters ST, Heemsbergen WD, Koper PC, et al. Dose – response in radiotherapy for localized prostate cancer：results of the Dutch multicenter randomized phase III trial comparing 68 Gy of radiotherapy with 78 Gy. JCO. 2006；24：1990 – 9.

[7] Shipley WU, Verhey LJ, Munzenrider JE, et al. Advanced prostate cancer：the results of a randomized comparative trial of high dose irradiation boosting with conformal protons compared with conventional irradiation using photons alone. IJROBP. 1995；32：3 – 12.

[8] Dearnaley DP, Sydes MR, Graham JD, et al. Escalated – dose versus standard – dose conformal radiotherapy in prostate cancer：first results from the MRC RT01 randomized controlled trial. Lancet Oncol. 2007；8：475 – 87.

[9] Beckendorf V, Guerif S, Le Prise E, et al. The GETUG 70 Gy vs. 80 Gy randomized trial for localized prostate cancer：feasibility and acute toxicity. IJROBP. 2004；60：1056 – 65.

[10] Viani GA, Stefano EJ, Afonso SL. Higher – thanconventional radiation doses in localized prostate cancer treatment：a meta – analysis of randomized, controlled trials. IJROBP. 2009；74（5）：1405 – 18.

[11] Brabbins D, Kestin L, Yan D, et al. Improvements in clinical outcomes with prostate radiotherapy at a single institute in the PSA era（abstr）. Int J Radiat Oncol Biol Phys. 2008；69（suppl）：1100 – 9.

[12] Hanks GE, Kramer S, Diamond JJ, et al. Patterns of care outcome survey：national outcome data for six disease sites. Am J Clin Oncol. 1982；5（4）：349 – 53.

[13] Lawton CA, Won M, Pilepich MV, et al. Long – term treatment sequelae following external beam irradiation for adenocarcinoma of the prostate：analysis of RTOG studies 7506 and 7706. IJROBP. 1991；21（4）：935 – 9.

[14] Ghilezan MJ, Jaffray DA, Siewerdsen JH, et al. Prostate gland motion assessed with cine – magnetic resonance imaging（CINE – MRI）. Int J Radiat Oncol Biol Phys. 2005；62（2）：406 – 17.

[15] de Crevoisier R, Tucker SL, Dong L, et al. Increased risk of biochemical and local failure in patients with distended rectum on the planning CT for prostate cancer radiotherapy. IJROBP. 2005；62：965 – 73.

[16] Heemsbergen WD, Hoogeman MS, Witte MG, et al. Increased risk of biochemical and clinical failure for prostate patients with a large rectum at radiotherapy planning：results from the Dutch Trial of 68 Gy versus 78 Gy. IJROBP. 2007；67：1418 – 24.

[17] Balter JM, Sandler HM, Lam K, et al. Measurement of prostate movement over the course of routine radiotherapy using implanted markers. IJROBP. 1995；31（1）：113 – 8.

[18] Chandra A, Dong L, Huang E. Experience of ultrasound – based daily prostate localization. Int J Radiat Oncol Biol Phys. 2003；56：73 – 8.

[19] Kitamura K, Shirato H, Seppenwoolde Y, et al. Threedimensional intrafractional movement of

prostate measured during real – time tumor tracking radiotherapy in supine and prone treatment positions. Int J Radiat Oncol Biol Phys. 2002; 53: 1117 – 23.

[20] Huang E, Dong L, Chandra A, et al. Intrafraction prostate motion during IMRT for prostate cancer. IJROBP. 2002; 53 (2): 261 – 8.

[21] Su Z, Zhang L, Murphy M, et al. Analysis of prostate patient setup and tracking data: potential intervention strategies. IJROBP. 2010; 81 (3): 880 – 7.

[22] Tanyi JA, He T, Summers PA, et al. Assessment of planning target volume margins for intensitymodulated radiotherapy of the prostate gland: role of daily inter – and intrafraction motion. IJROBP. 2010; 78 (5): 1579 – 85.

[23] Kupelian P, Willoughby T, Mahadevan A, et al. Multiinstitutional clinical experience with the Calypso System in localization and continuous, real – time monitoring of the prostate gland during external radiotherapy. Int J Radiat Oncol Biol Phys. 2007; 67: 1088 – 98.

[24] Haisen LS, Chetty IJ, Enke CA, et al. Dosimetric consequences of intrafraction prostate motion. IJROBP. 2008; 71 (3): 801 – 12.

[25] Schallenkamp JM, Herman MG, Kruse JJ, et al. Prostate position relative to pelvic bony anatomy based on intraprostatic gold markers and electronic portal imaging. IJROBP. 2005; 63: 800 – 11.

[26] Khosa R, Nangia S, Chufal KS, et al. Daily online localization using implanted fiducial markers and its impact on planning target volume for carcinoma prostate. J Cancer Res Ther. 2010; 6 (2): 172 – 8.

[27] Skarsgard D, Cadman P, El – Gayed A, et al. Planning target volume margins for prostate radiotherapy using electronic portal imaging and implanted fiducial markers. Radiat Oncol. 2010; 10 (5): 52.

[28] Igdem S, Akpinar H, Alco G, et al. Implantation of fiducial markers for image guidance in prostate radiotherapy: patient – reported toxicity.

Br J Radiol. 2009; 82 (983): 941 – 5.

[29] Moman MR, van der Heide UA, Kotte AN, et al. Long – term experience with transrectal and transperineal implantations of fiducial gold markers in the prostate for position verification in external beam radiotherapy, feasibility, toxicity and quality of life. Radiother Oncol. 2010; 96 (1): 38 – 42.

[30] Ullman KL, Ning H, Susil RC, et al. Intra – and interradiation therapist reproducibility of daily isocenter verification using prostatic fiducial markers. Radiat Oncol. 2006; 28 (1): 2.

[31] Langen KM, Zhang Y, Andrews RD, et al. Initial experience with megavoltage (MV) CT guidance for daily prostate alignments. IJROBP. 2005; 62: 1517 – 24.

[32] Moseley DJ, White EA, Wiltshire KL, et al. Comparison of localization performance with implanted fiducial markers and cone – beam computed tomography for on – line image – guided radiotherapy of the prostate. IJROBP. 2007; 67: 942 – 53.

[33] Kupelian PA, Langen KM, Willoughby TR, et al. Image – guided radiotherapy for localized prostate cancer: treating a moving target. Semin Radiat Oncol. 2008; 18: 58 – 66.

[34] Shi W, Li JG, Zlotecki RA, et al. Evaluation of kV cone – beam CT performance for prostate IGRT: a comparison of automatic grey – value alignment to implanted fiducial – marker alignment. Am J Clin Oncol. 2011; 34 (1): 16 – 21.

[35] Serago CF, Chungbin SJ, Buskirk SJ, et al. Initial experience with ultrasound localization for positioning prostate cancer patients for external beam radiotherapy. IJROBP. 2002; 53: 1130 – 8.

[36] Artignan X, Smitsmans MH, Lebesque JV, et al. Online ultrasound image guidance for radiotherapy of prostate cancer: impact of image acquisition on prostate displacement. IJROBP. 2004; 59: 595 – 601.

[37] Johnson H, Hilts M, Beckham W, et al. 3D ul-

trasound for prostate localization in radiation ther-
apy: a comparison with implanted fiducial mark-
ers. Med Phys. 2008; 35 (6): 2403 – 13.

[38] Scarbrough TJ, Golden NM, Ting JY, et al.
Comparison of ultrasound and implanted seed
marker prostate localization methods: implica-
tions for image – guided radiotherapy. Int J Radi-
at Oncol Biol Phys. 2006; 65 (2): 378 – 87.

[39] Serago CF, Buskirk SJ, Igel TC, et al. Compari-
son of daily megavoltage electronic portal imaging
or kilovoltage imaging with marker seeds to ultra-
sound imaging or skin marks for prostate localiza-
tion and treatment positioning in patients with
prostate cancer. Int J Radiat Oncol Biol Phys.
2006; 65 (5): 1585 – 92.

[40] Fuller CD, Thomas CR, Schwartz S, et al.
Method comparison of ultrasound and kilovoltage
x – ray fiducial imaging for prostate radiotherapy
targeting. Phys Med Biol. 2006; 51 (19):
4981 – 93.

[41] Ng AK, Kenney LB, Gilbert ES, et al. Seconda-
ry malignancies across the age spectrum. Semin
Radiat Oncol. 2010; 20 (1): 67 – 78.

[42] Kupelian PA, Langen KM, Willoughby TR, et
al. Image – guided radiotherapy for localized
prostate cancer: treating a moving target. Semin
Radiat Oncol. 2008; 18 (1): 58 – 66.

[43] Fowler JF. The radiobiology of prostate cancer in-
cluding new aspects of fractionated radiotherapy.

Acta Oncol. 2005; 44 (3): 265 – 76.

[44] START Trialists' Group, Bentzen SM, Agrawal
RK, et al. The UK Standardisation of Breast Ra-
diotherapy (START) Trial A of radiotherapy hy-
pofractionation for treatment of early breast canc-
er: a randomized trial. Lancet Oncol. 2008; 9
(4): 331 – 41.

[45] Lloyd – Davies RW, Collins CD, Swan AV. Car-
cinoma of prostate treated by radical external
beam radiotherapy using hypofractionation.
Twenty – two years' experience (1962 – 1984).
Urology. 1990; 36 (2): 107 – 11.

[46] Dasu A. Is the alpha/beta value for prostate
tumours low enough to be safely used in clinical
trials. Clin Oncol. 2007; 19 (5): 289 – 301.

[47] Madsen BL, Hsi RA, Pham HT, et al. Ster-
eotactic hypofractionated accurate radiotherapy of
the prostate (SHARP), 33. 5 Gy in five frac-
tions for localized disease: first clinical trial re-
sults. Int J Radiat Oncol Biol Phys. 2007; 67
(4): 1099 – 105.

[48] King CR, Brooks JD, Gill H, et al. Long – term
outcomes from a prospective trial of stereotactic
body radiotherapy for low – risk prostate cancer.
Int J Radiat Oncol Biol Phys. 2012; 82 (2):
877 – 82.

[49] Katz AJ, Santoro M, Ashley R, et al. Stereotac-
tic body radiotherapy for organ – confined prostate
cancer. BMC Urol. 2010; 10: 1.

第 54 章　妇科肿瘤的栓塞治疗

Robert L. Worthington – Kirsch

陈丽　纪建松　翻译　赵振华　校审

[摘要]　治疗多种疾病的血管内栓塞技术已有 30 多年的历史。在妇科肿瘤的治疗中，血管栓塞目前已经成为治疗症状性子宫肌瘤的一个标准性方案，相比有创的外科手术，它的并发症风险更低，同时术后恢复更快，将会成为广大子宫肌瘤患者的根本治疗手段。在妇科恶性肿瘤的治疗当中，栓塞疗法在过去尚未发挥出显著作用。未来，用新的栓塞技术，尤其是药物栓塞，治疗妇科恶性肿瘤，其作用不可小觑。

背景

栓塞治疗包括单纯的栓塞剂栓塞（普通栓塞）和将栓塞剂与化疗药物混合后再进行栓塞治疗（经动脉化疗栓塞（TACE））两种。一般来说，单纯的普通栓塞是为了阻断血流，经常用于控制或防止出血，而经动脉化疗栓塞的目的是通过细胞毒性作用治疗恶性肿瘤。

自 20 世纪 70 年代初，介入放射科医师就已经开始运用现在的单纯栓塞技术了，最初是用于治疗消化道出血[1]及外伤[2]。在 20 世纪 70 年代末[3-5]，单纯栓塞开始用于阻止肿瘤相关的出血。这种技术现在也用于治疗良性病变，如肾错构瘤[6]、肝血管瘤[7]以及其他良性肿瘤。它也常是一种术前治疗，可以减少原发性肾细胞癌[8]和肾细胞癌的骨转移瘤[9]切除术中的出血量，也可以用来阻止各类肿瘤的活动性出血[5,10,11]。

TACE 在 20 世纪 80 年代初[12]就已经出现了。当单纯栓塞用于治疗各种不同恶性肿瘤时，经典的 TACE 已经广泛地被用于治疗原发性或转移性肝癌了。

自 20 世纪 70 年代末，在女性生殖系统方面，栓塞治疗用于控制产后或手术后的出血[13,14]。在这些情况下，栓塞治疗是安全且有效的。符合适应证而施行的栓塞疗法或子宫外科断流术似乎并没有对月经周期生理功能和生育造成不良影响[15,16]。在这一类紧急情况下，单纯栓塞通常使用的栓塞剂是可吸收的明胶海绵条和颗粒。在这个解剖部位最常见的栓塞疗法就是子宫肌瘤栓塞术。

子宫肌瘤栓塞术

子宫肌瘤是子宫平滑肌的良性肿瘤（平滑肌瘤）。它们极其常见，70% ~ 80% 的 35 岁左右的非洲裔女性美国人和 40% ~ 50% 的女性白种人都被诊断患有子宫肌瘤[17,18]。虽然至少有一半的女性患者的子宫肌瘤基本上是无临床症状的，但子宫肌瘤的存在仍然会引起各种各样的症状[19,20]。临床症状主要可分为 3 类。

R. L. Worthington – Kirsch
Vein Clinics of America, Wayne, PA, USA
e – mail：worthingtonkirsch@ inbox. com

最常见的子宫肌瘤相关的症状就是经期异常出血。子宫肌瘤引起经期延长、经量增多，这与逐渐恶化的痛经可能相关，也可能不相关。子宫肌瘤引起的月经过多的严重程度差异很大，有部分女性可能因为月经出血量非常严重以至于只能待在家里。子宫肌瘤引起的月经量过多很少因贫血危及生命。

子宫肌瘤相关的第二个常见症状是因瘤体增大引起的压迫症状。肌瘤不断生长，导致子宫体积逐渐增大，因而压迫毗邻器官，这与怀孕子宫逐渐增大而引起的压迫症状基本类似。最常见的就是对膀胱的压迫，引起尿频、尿急、夜尿增多等；而不常见的症状包括发作性膀胱出口梗阻、直肠压迫、骶骨或腰痛、性交痛以及肾积水。

最后一类是子宫肌瘤对生育的影响[21,22]。这点仍然缺乏足够的依据（知之甚少）。大部分子宫肌瘤患者能够正常生育，但是体积大的和/或黏膜下的子宫肌瘤会使宫腔扭曲，导致习惯性流产。所以，子宫肌瘤患者是可以生育的，但可能会引起其他不良后果。

在 20 世纪 80 年代末，一名叫 Jacques Ravine 的法国医生对于术前血管栓塞术在减少术中出血风险的可能作用产生了兴趣，他运用血管栓塞疗法成功地控制了子宫肌瘤切除术后的出血。他发现，术前进行血管栓塞确实减少了围手术期出血并发症的发生率[23]，而且栓塞治疗本身能够缓解子宫肌瘤相关的一些症状，可使部分患者避免了外科手术[24]。子宫肌瘤栓塞疗法［简称"子宫动脉栓塞术"（UAE）或"子宫肌瘤栓塞术"（UFE）］，在 1996 年就被一个由洛杉矶的妇科医生和费城的放射科医生组成的合作团队推广到美国[25,26]。从那以后，这项技术在全世界有了飞速的传播、普及，同时大量相关的论文著作也陆续出版。

在所有的病例中，最理想的情况是让妇科医生和介入放射科医生合作，共同参与愿意行栓塞治疗的子宫肌瘤患者的整体病情评估和方案制定[27,28]。患有症状性子宫肌瘤但无其他子宫或者附件病理性改变、无动脉造影禁忌证的绝经前妇女是做 UAE 较良好的适应人群[29]，子宫肌瘤的数量、位置和体积一般不列为相关的考虑因素[30]。栓塞疗法有时候也适用于有持续压迫症状的绝经后子宫肌瘤妇女[31]。对于想要保留生育功能的子宫肌瘤患者，组里的每一位成员都要对其进行更为细致的病情评估。一个需要保留生育功能的特殊患者的观点和一位普通妇科医生的观点在子宫肌瘤最佳治疗方案的选择上都是同等重要的[32]。

子宫腺肌症与子宫肌瘤的临床表现形式非常相似，如何排除子宫腺肌症显得非常关键。子宫腺肌症患者，临床以疼痛（痛经、性交疼痛）最为常见，因而会掩盖出血过多的症状[33]。这与子宫肌瘤的特有表现相悖。子宫超声检查对于鉴别这两种疾病是比较敏感的，而磁共振成像（MRI）最适用于子宫的影像学研究，能够非常有效地鉴别子宫腺肌症和子宫肌瘤[34]。相较子宫肌瘤，子宫腺肌症的栓塞治疗经验更为缺乏，且中长期疗效很令人失望[35,36]。另一方面，栓塞疗法是子宫腺肌症患者能采用的保留子宫的唯一治疗方法。除却一些研究协议之外，作者认为栓塞疗法不应作为子宫腺肌病的推荐治疗手段，当然一些特殊的临床情况除外[38]。

子宫肌瘤栓塞治疗需要在抗菌、消炎、止吐等术前预处理后的意识镇静状态下实施。大多数病例一般都是从单侧股动脉穿刺进入，采用 4 ~ 5Fr 诊断性导管或通过诊断性导管的微导管进行选择性插管（图 54.1），然后用一种球形凝胶栓塞剂非选择性栓塞整个子宫血管床。术后患者需要监测，并给予数小时的止痛药。

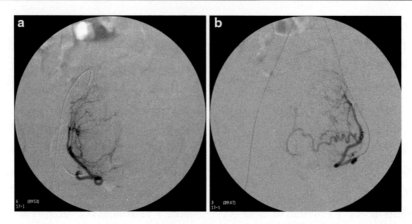

图 54.1 一名 42 岁的非洲裔美国女性患有月经过多和子宫肌瘤疾病引起的受压症状。选择性行右侧 (a) 和左侧 (b) 的子宫动脉栓塞术。请注意子宫肌瘤周围供血血管的外观。用 700 ~ 900 μm 的 PVA 水凝胶微球进行栓塞（图片由 RL Worthington – Kirsch，MD 提供）。

在作者的实践经验里，所有的患者在术后 4 ~ 6 小时都可以出院回家。大多数患者术后恢复很快，在 1 ~ 3 周就可恢复所有活动，并发症，如感染等很少发生[40]。随访工作包括术后评估和早期干预并发症是介入放射学医生的责任，参与协作的妇科医生也应该继续探望患者并给予必要的妇科护理。

子宫肌瘤栓塞的技术成功率很高，且 98% ~ 99% 的患者双侧子宫动脉同时被栓塞。近 90% 的患者术后能够感觉到肌瘤相关的临床症状得到了有效缓解[41,42]，临床疗效也非常显著。大多数患者进行子宫动脉栓塞治疗后，可以较长期地缓解肌瘤相关的症状，这可以作为绝经期前的一个过渡期[43]。

当妇科医生和患者在一起讨论子宫肌瘤栓塞疗法用来治疗平滑肌肉瘤的可能性、而不是简单的平滑肌瘤病时，一个问题出现了。目前没有可靠的可确诊平滑肌肉瘤的无创检查方式，而且由于抽样误差的存在，病理活检也不一定有用[44]。幸运的是，子宫平滑肌肉瘤的数量远小于子宫平滑肌瘤病[45,46]，而且，在真实的病例中，妇科医生和介入放射学医生都推测具有相应临床表现的患者基本都患有良性子宫平滑肌瘤病。

当临床表现或对治疗的反应不典型的时候，肉瘤就是唯一的怀疑对象。也有少部分报道说，有些技术上成功实施了 UAE 但之后没有临床反应的患者，后来被发现患有肉瘤[47,48]。子宫栓塞治疗后的随访非常重要，任何罕见的或者未预料到的结果都需要妥善解决。

恶性疾病的栓塞治疗

不进行栓塞的动脉内灌注化疗作为妇科肿瘤的潜在治疗方法，早在 20 世纪 50 年代就有了首次报道是通过将氮芥非选择性注入宫颈癌女患者的大动脉内而完成的。而选择性的无栓塞动脉化疗的第一次报道是在 1981 年。

1989 年，当 Pisco 等报道了髂内动脉栓塞治疗的同时，用来控制出血的妇科恶性肿瘤的栓塞治疗也第一次被报道[51]。随着时间的推移，这项技术变得越来越精湛，血管栓塞治疗也做得比过去[52]更有选择性。通过动脉造影明确血管解剖并确定出血位置后再进行栓塞治疗。如果没有找到特别的出血点，就对肿瘤血管区域进行栓塞。然而，过度栓塞会导致肿瘤的进一步坏死和脱落，这会引起更糟糕的出血。这一般出现在使用太过微小的栓塞剂，广泛栓塞了微血管床的患者。

这类栓塞剂主要分为 3 种。永久性栓塞剂包括金属弹簧圈、聚乙烯醇颗粒（PVA）、标准化水凝胶微球。金属弹簧圈有各种不同尺寸，而且放置位置最精确；聚乙烯醇颗粒最易于使用而且效果可靠；非水凝胶 PVA 是历史上最常用的栓塞剂之一，但是使用起来比标准微球更难，且疗效较差。永久性液态栓塞剂包括 α - 氰基丙烯酸正丁酯胶和乙烯 - 乙烯醇聚合物，这可以堵塞整个血管床。一般来说，它们可以被用在比较大的病变上，例如动静脉畸形。临时颗粒栓塞几乎都是用颗粒明胶海绵片制备的，这个可以根据当时的需求制成各种不同的尺寸。上述栓塞材料没有一种是理想的可适用于所有的情况，介入医生还需要根据情况使用各种可利用的材料。

栓塞疗法在控制肿瘤相关的出血方面也非常有效。几乎所有进行成功栓塞治疗的出血都能够被控制，手术操作成功率通常高于90%，而且必要时该治疗可以重复操作。所以，如果肿瘤相关的出血运用非侵入性方法如阴道填塞或表面电灼等疗效不佳时，栓塞治疗可以作为另一种选择[10,53,54]。

20 世纪 90 年代末、21 世纪初，发表了一些日本的研究成果，报道了 TACE 用于治疗妇科恶性肿瘤的效果[55-57]。这些研究表明 TACE 优于传统的静脉化疗，具有更为确切的疗效，但是这个观点并没有被进一步推广。Shimizu[57] 把原因归结于对动脉化疗的熟悉度和传统化疗药物更新的媒介物的缺乏，特别是紫杉烷类。一项最新的循证医学综述指出，在这些情况下，相较于 TACE，具有远期疗效的新辅助化疗可能只有一点或没有效果[58]。

在过去的几年里，我们看到了现今 TACE 技术有了重大的改变。最有意义的改变是载药微球的出现。这些装置使化学物质和

栓塞颗粒可以被一起输送，让 TACE 手术操作更加简单。而且它们形成的组织动力学能力远优于 TACE 中使用栓塞颗粒之后再用液体化疗制剂[59,60]。载药微球为药物的运输起到了一个"仓库"的作用，可以保持在高组织浓度水平数日，而不像传统 TACE 术后只能维持几个小时。这些进步和发展理论上让目前的 TACE 比以前的技术更有效。

载药微球技术作为运送各种物质的载体，刺激了大量的研究，尤其是化疗。这是治疗原发性肝癌、转移性肝癌和其他部位的肿瘤，特别是头颈部肿瘤的一场技术革新。同时，我们发现其他治疗局部肿瘤的方法如新的化疗载体暴增，包括有创消融技术（如射频消融、冷冻消融、不可逆电穿孔）、无创消融技术（比如射波刀放射外科术）和外科手术的发展（比如机器人手术）。也有研究指出，多种技术联合运用治疗肿瘤可以达到协同效应[61-63]。

近年来，肿瘤的动脉栓塞治疗以及其他微创治疗方式的整体局势已经从根本上有所改变，也许是时候重新看待血管内化疗和栓塞在妇科恶性肿瘤治疗中扮演的角色了。

参考文献

[1] Rosch J, Dotter CT, Brown MJ. Selective arterial embolization: a new method for control of acute gastrointestinal bleeding. Radiology. 1972; 102: 303 - 6.

[2] Margolies MN, Ring EJ, Waltman AC, et al. Arteriography in the management of hemorrhage from pelvic fractures. N Engl J Med. 1972; 287: 318 - 21.

[3] Chuang VP, Soo CS, Wallace S, et al. Arterial occlusion: management of giant cell tumor and aneurysmal bone cyst. AJR Am J Roentgenol. 1981; 136: 1127 - 30.

[4] Wallace S, ChuangVP, Swanson D, et al. Em-

bolization of renal cell carcinoma. Radiology. 1981; 138: 563 – 70.

[5] Lang EK, Deutsch JS, Goodman JR, et al. Transcatheter embolization of hypogastric artery branches in the management of intractable bladder hemorrhage. J Urol. 1979; 121: 30 – 6.

[6] Soulen MC, Faykus MH, Shlansky – Goldberg RD, et al. Elective embolization for prevention of hemorrhage from renal angiomyolipomas. J Vasc Interv Radiol. 1994; 5: 587 – 91.

[7] Giavroglou C, Economou H, Ioannidis I. Arterial embolization of giant hepatic hemangiomas. Cardiovasc Intervent Radiol. 2003; 26: 92 – 6.

[8] Kalman D, Varenhorst E. The role of arterial embolization in renal cell carcinoma. Scand J Urol Nephrol. 1999; 33: 162 – 70.

[9] Sun S. Bone metastases from renal cell carcinoma: preoperative embolization. In: Golzarian J, Sun S, Sharafuddin MJ, editors. Vascular embolotherapy: a comprehensive approach, vol. 2. Berlin: Springer; 2006. p. 189 – 99.

[10] Yalvac S, Kayikcioglu F, Borna N, et al. Embolization of uterine artery in terminal stage cervical cancers. Cancer Invest. 2002; 20: 754 – 8.

[11] Morrissey DD, Andersen PE, Nesbit GM, et al. Endovascular management of hemorrhage in patients with head and neck cancer. Arch Otolaryngol Head Neck Surg. 1997; 123: 15 – 9.

[12] Konno T, Maeda H, Iwai K, et al. Effect of arterial administration of high – molecular – weight anticancer agent SMANCS with lipid lymphangiographic agent on hepatoma. Eur J Cancer Clin Oncol. 1983; 19: 1053 – 65.

[13] Heaston DK, Mineau DE, Brown BJ, Miller FJ. Transcatheter arterial embolization for the control of persistent massive puerperal hemorrhage after bilateral surgical hypogastric artery ligation. AJR Am J Roentgenol. 1979; 133: 152 – 4.

[14] Oliver JA, Lance JS. Selective embolization to control massive hemorrhage following pelvic surgery. Am J Obstet Gynecol. 1979; 135: 431 – 2.

[15] Stancato – Pasik A, Mitty HA, Richard III HM,

Eshkkar NS. Obstetric embolotherapy: effect on menses and pregnancy. Radiology. 1996; 201: 179.

[16] Shinagawa S, Nomura Y, Kudoh S. Full – term deliveries after ligation ofbilateral internal iliac arteries and infundibulopelvic ligaments. Acta Gynecol Obstet Scand. 1981; 60: 439 – 40.

[17] Cramer SF, Patel D. The frequency of uterine leiomyomas. Am J Clin Pathol. 1990; 94: 435 – 8.

[18] Schwartz SM. Epidemiology of uterine leiomyomata. Clin Obstet Gynecol. 2001; 44: 316 – 26.

[19] Greenberg MD, Kazamel TIG. Medical and socioeconomic impact of uterine fibroids. Obstet Gynecol Clin North Am. 1995; 22: 625 – 36.

[20] Stovall DE. Clinical symptomatology of uterine leiomyomas. Clin Obstet Gynecol. 2001; 44: 364 – 71.

[21] Forman RG, Reidy J, Nott V, Braude P. Fibroids and fertility. Min Invas Ther Allied Technol. 1999; 8: 415 – 9.

[22] Rice JP, Kay HH, Mahony BS. The clinical significance of uterine leiomyomas in pregnancy. Am J Obstet Gynecol. 1989; 8: 517 – 26.

[23] Ravina JH, Bouret JM, Fried D, et al. Value of preoperative embolization of uterine fibroma: report of a multicenter series of 31 cases. Contracept Fertil Sex. 1995; 23: 45 – 9.

[24] Ravina JH, Herbreteau D, Ciraru – Vigneron N, et al. Arterial embolisation to treat uterine myomata. Lancet. 1995; 346: 671 – 2.

[25] McLucas B, Goodwin SC. A fibroid treatment with promise – and a catch. OBG Manage. 1996; 8: 53 – 7.

[26] Worthington – Kirsch RL, Hutchins FL, Popky GL. Uterine artery embolization for the management of leiomyomas: quality of life assessment and clinical response. Radiology. 1998; 208: 625 – 9.

[27] Zurawin RK, Fischer JH, Amir L. The effect of a gynecologist – interventional radiologist relationship on selection of treatment modality for the pa-

tient with uterine myoma. J Min Invas Gynecol. 2010; 17: 214 – 21.

[28] Vedantham S, Sterling KM, Goodwin SC, et al. Uterine fibroid embolization: preprocedure assessment. Tech Vasc Interv Radiol. 2002; 5: 2 – 16.

[29] Andrews RT, Spies JB, Sacks D, et al. Patient care and uterine artery embolization for leiomyomata. J Vasc Interv Radiol. 2004; 15: 115 – 20.

[30] Firouznia K, Ghanaati H, Sanaati M, Jalali AH, Shakiba M. Uterine artery embolization in 101 cases of uterine fibroids: do size, location, and number of fibroids affect therapeutic success and complications? Cardiovasc Intervent Radiol. 2008; 31: 521 – 6.

[31] Chrisman HB, Minocha J, Ryu RK, Vogelzang RL, Nikolaidis P, Omary RA. Uterine artery embolization: a treatment option for symptomatic fibroids in postmenopausal women. J Vasc Interv Radiol. 2007; 18: 451 – 4.

[32] Usadi R, Marshburn PB. The impact of uterine artery embolization on fertility and pregnancy outcome. Curr Opin Obstet Gynecol. 2007; 19: 279 – 83.

[33] Azziz R. Adenomyosis: current persectives. Obstet Gynecol Clin North Am. 1989; 16: 221 – 35.

[34] Dueholm M, Lundorf E, Sorensen JS, Ledertoug S, Olesen F. Reproducibility of evaluation of the uterus by transvaginal sonography, hysterosonographic examination, hysteroscopy and magnetic resonance imaging. Hum Reprod. 2002; 17: 195 – 200.

[35] Pelage JP, Jacob D, Fazel A, et al. Midterm results of uterine artery embolization for symptomatic adenomyosis: initial experience. Radiology. 2005; 234: 948 – 53.

[36] Kim MD, Kim S, Kim NK, et al. Long – term results of uterine artery embolization for symptomatic adenomyosis. AJRAmJ Roentgenol. 2007; 188: 176 – 81.

[37] Goldberg J. Uterine artery embolization for ade-nomyosis: looking at the glass half full. Radiology. 2005; 236: 1111 – 2.

[38] Pelage JP, Jacob D, leDref O. Dr Pelage and colleagues respond. Radiology. 2005; 236: 1111 – 2.

[39] Worthington – Kirsch RL, Andrews RT, Siskin GP, et al. Uterine fibroid embolization: technical aspects. Tech Vasc Interv Radiol. 2002; 5: 17 – 34.

[40] Worthington – Kirsch RL, Spies JB, Myers ER, et al. The fibroid registry for outcomes data (FIBROID) for uterine embolization: short – term outcomes. Obstet Gynecol. 2005; 106: 52 – 9.

[41] Spies JB, Myers ER, Worthington – Kirsch R, Mulgund J, Goodwin S, Mauro M. The FIBROID registry: symptoms and quality – of – Life status 1 year after therapy. Obstet Gynecol. 2005; 106: 1309 – 18.

[42] Goodwin SC, Spies JB, Worthington – Kirsch R, et al. Uterine artery embolization for treatment of leiomyomata: long – term outcomes from the FIBROID registry. Obstet Gynecol. 2008; 111: 22 – 33.

[43] Spies JB, Bruno J, Czeyda – Pommersheim F, Magee S, Ascher SA, Jha RC. Long – term outcomes of uterine artery embolization of leiomyomata. Obstet Gynecol. 2005; 106: 933 – 9.

[44] Kempson RL, Bari W. Uterine sarcomas: classification, diagnosis, and prognosis. Hum Pathol. 1970; 1: 331 – 49.

[45] Brooks SE, Zhan M, Cote T, Baquet CR. Surveillance, epidemiology, and end results analysis of 2677 cases of uterine sarcoma 1989 – 1999. Gynecol Oncol. 2004; 93: 204 – 8.

[46] Leibsohn S, d'Aiblang G, Mishell DR, Schlaerth JB. Leiomyosarcoma in a series of hysterectomies performed for presumed uterine leiomyomas. Am J Obstet Gynecol. 1990; 162: 968 – 76.

[47] Common AA, Mocarski EJ, Kolin A, Pron G, Soucie J. Therapeutic failure of uterine fibroid embolization caused by underlying leiomyosarcoma. J Vasc Interv Radiol. 2001; 12: 1449 – 52.

［48］ Goldberg J, Burd I, Price FV, Worthington – Kirsch R. Leiomyosarcoma in a premenopausal patient after uterine artery embolization. Am J Obstet Gynecol. 2004; 191: 1733 – 5.

［49］ Cromer JK, Bateman JC, Berry GN, Kennelly JM, Klopp CT, Platt LI. Use of intra – arterial nitrogen mustard therapy in the treatment of cervical and vaginal cancer. Am J Obstet Gynecol. 1952; 63: 538 – 48.

［50］ Carlson JA, Freedman RS, Wallace S, Chuang VP, Wharton JP, Rutledge FN. Intra – arterial cis – platinum in the management of squamous cell carcinoma of the uterine cervix. Gynecol Oncol. 1981; 12: 92 – 8.

［51］ Pisco JM, Martins JM, Correia MG. Internal iliac artery: embolization to control hemorrhage from pelvic neoplasms. Radiology. 1989; 172: 337 – 9.

［52］ Yamashita Y, Harada M, Yamamoto H, et al. Transcatheter arterial embolization of obstetric and gynaecologic bleeding: efficacy and clinical outcome. Br J Radiol. 1994; 67: 530 – 4.

［53］ Vedantham S, Godowin SC, McLucas B, Mohr G. Uterine artery embolization: an underused method of controlling pelvic hemorrhage. Am J Obstet Gynecol. 1997; 176: 938 – 48.

［54］ Hayashi M, Murakami A, Iwasaki N, Yaoi Y. Effectiveness of arterial embolization procedure in uterine cancer patients. J Med. 1999; 30: 225 – 34.

［55］ Adachi S, Yamasaki N, Ogasawara T, Takayasu Y, Takemura T, Koyama K. Combination chemotherapy using intravenous nedaplatin (254 – S) and intraarterial cisplatin (CDDP) with transcatheter arterial embolization (TAE) for a patient with uterine cervical cancer: a case report. Jpn J Clin Oncol. 1997; 27: 442 – 4.

［56］ Adachi S, Ogasawara T, Tsubamoto H, et al. Intravenous nedaplatin and intraarterial cisplatin with transcatheter arterial embolization for patients with locally advanced uterine cervical cancer. Int J Pharmacol Res. 2001; 21: 105 – 10.

［57］ Shimizu Y. Recent advances in intraarterial chemotherapy in gynecologic malignancy. Gan To Kagaku Ryoho. 2002; 29: 189 – 96.

［58］ Morrison J, Swanton A, Collins S, Kehoe S. Chemotherapy versus surgery for initial treatment in advanced ovarian epithelial cancer. Cochrane Database Syst Rev. 2007; 4: Art No. CD005343.

［59］ Taylor RR, Tang Y, Gonzalez MV, Straftord PW, Lewis AL. Irinotecan drug eluting beads for use in chemoembolization: in vitro and in vivo evaluation of drug release properties. Eur J Pharmacol Sci. 2007; 30: 7 – 14.

［60］ Lewis AL, Taylor RR, Hall B, Gonzalez MV, Willis SL, Stratford PW. Pharmacokinetic and safety study of doxorubicin – eluting beads in a porcine model of hepatic arterial embolization. J Vasc Interv Radiol. 2006; 17: 1335 – 43.

［61］ Cheng BQ, Jia CQ, Liu CT, et al. Chemoembolization combined with radiofrequency ablation for patient with hepatocellular carcinoma larger than 3 cm: a randomized controlled trial. JAMA. 2008; 299: 1669 – 77.

［62］ Yamakado K, Nakatsuka A, Takaki H, et al. Earlystage hepatocellular carcinoma: radiofrequency ablation combined with chemoembolization versus hepatectomy. Radiology. 2008; 247: 260 – 6.

［63］ Xu KC, Niu LZ, Zhou Q, et al. Sequential use of transarterial chemoembolization and percutaneous cryosurgery for hepatocellular carcinoma. World J Gastroenterol. 2009; 15: 3664 – 9.

第 55 章　磁共振引导高强度聚焦超声在妇科的应用

Nelly Tan and Steven S. Raman

张登科　文颂　翻译　纪建松　赵振华　校审

[摘要] 高强度聚焦超声（HIFU）是一种消融技术，用于各种良恶性疾病，包括实性肿瘤的无创性的直接和间接治疗。尽管高强度聚焦超声的概念已经存在了几十年，但直到最近的反复验证才证明其不仅能治疗良性肿瘤（如子宫肌瘤），也能治疗包括肝脏、骨、胰腺、前列腺等方面的恶性肿瘤。在本章节中，我们重点介绍高强度聚焦超声在子宫肌瘤中的应用。我们将回顾患者的临床表现、影像学特点、治疗方案；同时我们还将讨论高强度聚焦超声治疗有症状的子宫肌瘤患者的短期和长期效果；最后，我们将讨论高强度聚焦超声在一些不常见疾病中的应用，包括宫颈糜烂和腹壁子宫内膜异位症。

高强度聚焦超声（HIFU）

高强度聚焦超声（HIFU）是一种消融技术，用于各种良恶性疾病包括实性肿瘤的无创性的直接和间接治疗[1]。尽管高强度聚焦超声的概念已经存在了几十年，但直到最近的反复验证才证明其不仅能治疗良性肿瘤（如子宫肌瘤），也能治疗包括肝脏、骨、胰腺、前列腺等方面的恶性肿瘤。在本章节中，我们重点介绍高强度聚焦超声在子宫肌瘤中的应用。高强度聚焦超声设备有几个制造商，包括两个系统将治疗高强度聚焦超声换能器通过磁共振引导（ExAblate，InSightec，海扶，以色列；Sonalleve，Philips，Best，荷兰）或通过超声引导（海极星，重庆海扶技术有限公司；重庆，中国）[2]（图 55.1）。InSightec 的 ExAblate 2000 在 2004 年获得了美国食品和药物管理局（FDA）批准用于子宫肌瘤的无创治疗。众所周知的市场名称：磁共振引导聚焦超声手术（MRgFUS）。该技术为妇科常见疾病包括子宫肌瘤、子宫腺肌症相关的症状提供了一种全新的、完全无创的治疗手段。同时也在研究其他一些疾病，包括宫颈糜烂、姑息止痛的治疗。在这一章节中，我们将回顾磁共振引导聚焦超声手术（MRgFUS）的现状及其在妇科疾病治疗中的作用。

N. Tan (✉) · S. S. Raman
Department of Radiological Sciences, Ronald Regan UCLA Medical Center, Los Angeles, CA, USA
e – mail：ntan @ mednet. ucla. edu；sraman @ mednet. ucla. edu

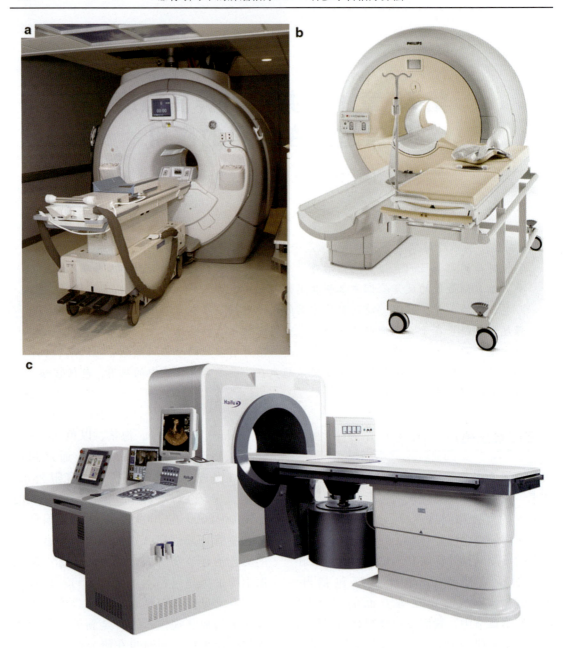

图 55.1　高强度聚焦超声系统．有两种磁共振引导的 HIFU 系统 – InSightec ExAblate2000（a）和 **Philips Sonalleve**（b）和一种超声引导的 HIFU 系统，重庆海扶（c）全球销售（a 的转载得到 In-Sightec，Haifa，以色列的许可；b 的转载得到飞利浦的许可；c 转载得到中国重庆海扶技术有限公司的许可）。

引言

子宫肌瘤起源于子宫平滑肌，是由雌激素驱动的、良性的、有完整包膜的单克隆肿瘤。20% ~ 35% 的育龄期妇女患有子宫肌瘤，有研究报道，子宫肌瘤的终身累积发病率在美国白人妇女为 70%，非洲裔妇女为 80%[3]。风险因素包括非洲或非洲裔背景、家族史、月经初潮早、未生育、肥胖、高血压和多囊卵巢综合征[4]。虽然患子宫肌瘤的女性大多数是无症状的，但约 20% ~ 30% 的女性有相关症状[3]。这些症状通常出现在 40 岁女性，症状持续到更年期，此后逐渐消失。

子宫肌瘤相关症状可分为肿块相关性影响（腹部包块）或过度的子宫内膜影响（出血）。包块相关的症状包括疼痛、盆腔压迫、尿频、性交痛、排便障碍、背部疼痛。出血相关的症状包括月经大出血（月经过多）、月经周期不规则（子宫不规则出血）或两者（月经频多），经期疼痛（痛经）[5]。最常见的症状是月经过多引起的贫血。

子宫肌瘤相关症状是最常见的妇科疾病，美国每年有超过 360 000 例次的子宫切除术，估计总治疗费用超过 20 亿美元。

影像学表现

子宫肌瘤主要的检查方法是超声，但磁共振成像能提供最优越的软组织对比和单个子宫肌瘤的组织特征。磁共振成像还能提供多平面成像和增强以帮助患者选择一个或多个治疗方案，包括手术切除、子宫动脉栓塞或 MRgFUS。子宫肌瘤有不同的 T1 和 T2 组织特点，静脉注射钆对比剂后能强化。基于磁共振成像及增强特点，单个肌瘤可分为经典的、高分化或变性的（图 55.2）。经典的肌瘤表现为在 T2 上低信号和注射钆对比剂后在 T1 加权序列上强化，MRgFUS 最合适治疗此种类型。高分化肌瘤表现为在 T2 上高信号和注射钆对比剂后在 T1 加权序列上强化，此类型 MRgFUS 治疗的效果不及经典型。变性肌瘤有不同的 T1 和 T2 信号，注射对比剂后强化不明显，对 HIFU 和 UAE 的治疗均显示疗效不佳。因此，这些不同的亚型肌瘤组织特征，可以帮助确定患者治疗的最佳选择。

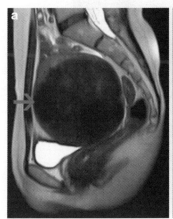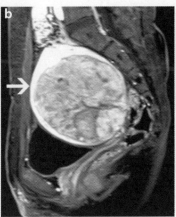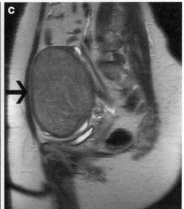

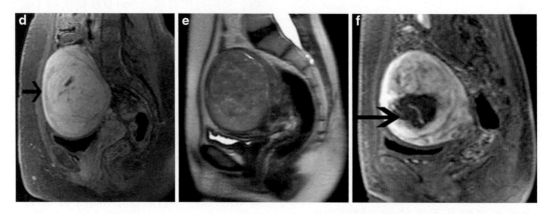

图 55.2 磁共振成像及增强特点，单个肌瘤可分为经典的、高分化或变性的。经典的肌瘤表现为 T2 低信号（a）和注射钆对比剂后 T1 加权序列强化（b）；高分化肌瘤表现为 T2 高信号（c），注射钆对比剂后 T1 加权序列强化（d）；变性肌瘤有不同 T2 信号（e），注射对比剂后强化不明显（f）。

子宫肌瘤的位置

子宫肌瘤可以根据它们在子宫中的位置而区分。肌壁间肌瘤是最常见的，大多无症状。大的肌壁间肌瘤会引起包块或出血等症状。肌瘤在子宫浆膜外的为浆膜下肌瘤，大的会引起包块症状。相反，病变邻接或在子宫腔被称为黏膜下肌瘤，甚至小的肌瘤可以引起出血症状，而大的肌瘤也会引起包块症状。那些生长在子宫腔内的带蒂的肌瘤被称为带蒂黏膜下肌瘤，会引起出血症状，而那些带蒂的生长在浆膜外的肌瘤称为带蒂浆膜下肌瘤。较大的肌瘤会因为肿块压迫毗邻器官和结构，从而引起排尿、排便障碍等症状（图 55.3）。

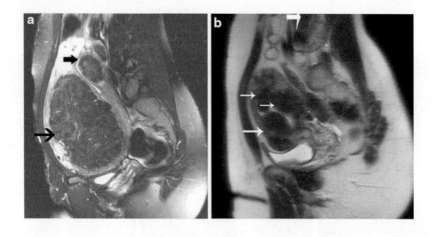

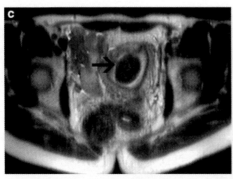
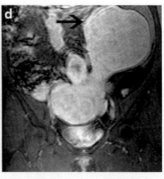

图 55.3　子宫肌瘤可以根据它们在子宫中位置而区分。肌壁间肌瘤位于子宫肌层内（a，细箭头）；肌瘤在子宫浆膜外的为浆膜下肌瘤（a，粗箭头；b）；带蒂的黏膜下肌瘤（c）；带蒂的浆膜下肌瘤（d）。

子宫肌瘤的治疗

子宫肌瘤相关症状的治疗可分为内科、外科手术、替代治疗或观察等待。药物治疗如非甾体类抗炎药（NSAIDs）、避孕类固醇和促性腺激素释放激素激动剂，观察等待和替代治疗包括针灸、饮食习惯改变或草药治疗等，这些在短期内可能是有效的[8-11]。然而，这些治疗被认为是暂时性的，大多数有症状的患者随着时间的推移会进展，就需要更持久有效的治疗措施。各种外科治疗已经成为治疗症状性子宫肌瘤的标准。对于并不渴望未来有生育能力的女性（称为"完整家庭型"），可通过腹腔镜、腹腔镜辅助机器人或开腹切除术治疗子宫肌瘤相关的肿块及出血症状和肌瘤相关的不孕。虽然这些都是非常常见和安全的外科手术，但它主要并发症的发生率分别为与腹部相关的占8.9%，与阴道相关的占14%，与腹腔镜切除术相关的占9%。已经报道过了主要并发症包括术后死亡率[12]。子宫及周围附件的切除可能增加一个女人的绝经后盆底疾病的风险（盆腔脱垂松弛），虽然这方面仍有争论[13,14]。对于那些渴望未来有生育能力或希望保留她们的子宫的患者，可以通过开放手术或腹腔镜手术切除单个肌瘤（肌瘤剥

除术）[15,16]。虽然总体上是安全的，但并发症包括围手术期输血（20%）、发热（2.9%）、肠梗阻（2.4%）、感染（2%）、切口裂开（1%）、尿潴留或膀胱损伤（0.7%）[17]。随着时间的推移，子宫肌瘤切除术后复发率高达51%以上[18,19]，10%～25%的患者在第一次子宫肌瘤剔除术后需要大手术[19-22]。

子宫肌瘤微创治疗的选择

（一）子宫动脉栓塞术

治疗中等大小的有症状性子宫肌瘤，最广泛运用的非手术方法是子宫动脉栓塞（UAE 或 UFE），这种技术最先是在 20 世纪 70 年代初用于控制产后出血，在 20 世纪 80 年代用于减少手术切除的出血，最后是在上世纪 90 年代早期用于子宫肌瘤的治疗。对有完整家庭或肌瘤多发的患者，若肌瘤中等大小，子宫动脉栓塞术治疗的效果非常明显。这项技术是由介入医生在影像引导下穿刺股动脉，通过股动脉引入小导管依次进入左、右子宫动脉，然后通过每根子宫动脉用更小的导管（微导管）选择供应目标肌瘤的血管，最后注入一些小的栓塞材料，阻断供应肌瘤的血流，从而引起肌瘤坏死[23]。子宫由于血供广泛从而免于坏死。1995 年

美国第一次将子宫动脉栓塞术引入临床，并被认为治疗肿块和出血症状子宫肌瘤是安全有效的，并且复发率较小，同时患者可以避免全身麻醉[24]。比较子宫肌瘤剥除术和子宫切除术的几个大规模的随机队列试验已经证明该治疗方法是有效的[25-27]（图55.4为子宫动脉栓塞术前和术后的 MRI 图像）。主要并发症是罕见的，最常见的是栓塞后综合征，包括发热、白细胞增多、全身不适。其他罕见的主要并发症包括子宫坏死及感染，需要急诊子宫切除术；卵巢功能衰竭；阴道干燥等，这些是因为非选择栓塞或栓塞过度引起的。在少数病例报告中，也有死亡报道，可能是急性肺栓塞引起的[15, 28]。此外，虽然患者也可以当作门诊患者通过疼痛治疗方案来控制疼痛，但她们通常需要呆在医院过夜观察，通常使用镇痛泵（PCA 泵）来控制疼痛。

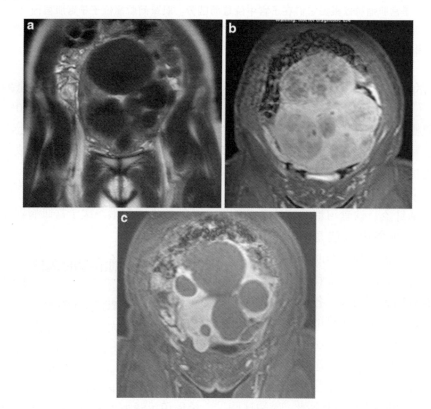

图55.4　UAE 术前和术后。UAE 术前冠状位 T2 加权图像显示多发肌瘤 T2 低信号（a）；注射钆对比剂后 T1 加权序列强化（b）；在 UAE 术后注射钆对比剂后 T1 加权序列不强化（c）。

（二）磁共振引导下高强度聚焦超声手术

在 2004 年 InSightec 的 ExAblate 2000 MRgFUS 系统由美国食品和药物管理局批准，用于子宫肌瘤的临床治疗，它是治疗子宫肌瘤最新的和创伤性最小的方案，尤其是对于那些希望未来保留生育能力的患者[2]。这种新的治疗方式结合高强度聚焦超声换能器单元，通过建立到一个专门设计的转台，以适应 GE 1.5 或 3 T 磁场的磁共振。其他两个系统也可在美国以外的地方治疗子宫肌瘤，包括飞利浦公司的 MR 引导的高强度聚焦超声系统（Sonalleve，飞利浦，BEST，荷兰）和一个超声引导高强度聚焦超声系统（海极星，重庆海扶，Chongching，中国）。

在这个时候，直接比较系统是不可能的。在理论上磁共振引导下消融比超声引导下消融更具优势，磁共振具有更高的、近实时的、多平面扫描、更好的软组织对比度和空间分辨率。它还提供了近实时、磁共振基于消融组织的热映射，和周围的非靶标软组织[29]来监控靶目标的温度。这样，MRgFUS是唯一非侵入性的，可以提供一个安全、近实时监控、可控制和可重复的治疗选择。像子宫肌瘤这种基本固定的肿瘤是第一代技术理想目标，因此移动校正技术的发展并没有广泛运用于临床。至目前为止，有超过5000名妇女接受了 MRgFUS 治疗一个或多个子宫肌瘤，且并发症少。

（三）热消融

温度超过 60℃ 后由于蛋白质变性和凝固性坏死，人体软组织瞬间不可逆性坏死[31]。凝固病变由于水分丢失和炎症反应引起吸收，从而使肿瘤缩小。热消融子宫肌瘤的同时也使肌瘤由坚硬变为柔软凝胶状，这可能有助于解释部分症状的消失。MRgFUS 允许实时热梯度的反馈，因此，能够在避免损伤邻近组织下完全消融靶目标[31]。MRgFUS 允许在治疗后评价热消融区域，并评估是否需要叠加治疗。

（四）超声引导下高强度聚焦超声治疗子宫肌瘤

超声引导下高强度聚焦超声目前只在亚洲和欧洲被批准使用，已经被证明治疗子宫肌瘤是有效的。Ren 等[33]评估了经超声引导下高强度聚焦超声治疗的 119 例患者共187 个子宫肌瘤的疗效。随访图像显示，消融区域没有血流，肌瘤平均缩小了 48.7%。其中治疗后的患者，10% 由于治疗失败需要另外的治疗（包括外科手术等）[34]。临床结果显示，85% 的患者临床症状大幅改善，59% 症状完全消失。此方法治疗的并发症发生率低：6.2% 有低热；3.4% 有神经损伤，以下肢疼痛为主，治疗后 2 个月内，无需特

殊的临床干预可好转；3.2% 患者皮肤烧伤；13.1% 有持续 1~3 天的肉眼血尿。这项研究表明，超声引导下高强度聚焦超声是可行的、有效的。然而，对比 MRgFUS，尽管超声引导下高强度聚焦超声更便宜，理论上更容易被接受，但它有很多缺点，包括无法监控温度、区分肠道及其下方软组织和骨组织。然而超声引导下高强度聚焦超声治疗前壁子宫肌瘤是可行的。据研究报道，没有任何证据表明其治疗高分化肌瘤有效，由于这些病变没有典型的超声影像表现。

（五）磁共振引导聚焦超声手术

已经有多中心临床试验对磁共振引导聚焦超声手术（MRgFUS）治疗子宫肌瘤进行了评估，并得到了更广泛的运用。我们将回顾该治疗方法和具体的临床结果。

（六）治疗步骤

治疗前，告知患者治疗过程可能出现的风险，包括肠道、皮肤、神经损伤，以及潜在的过程中可能形成深静脉血栓（DVT）的风险。剃去骨盆前壁至耻骨联合处的毛发，以减少毛发在水浴中引起气泡滞留。在ExAblate 系统中，患者俯卧在 ExAblate 桌上，同时将下腹部及骨盆通过传感器放置在除气水浴中。在患者的皮肤与系统内置的治疗传感器之间放置一个耦合凝胶垫。无论膀胱是否充盈都要放入一根导尿管，使子宫处在最佳位置。在有选择的情况下，可能需要放入一根小尺寸的直肠管到直肠，以用于在直肠内填入超声凝胶、水或空气，同时推开前方的子宫和肠道，远离治疗区域。在耻骨上方用手动移动肠道也可以使子宫肌瘤处在最佳位置。为了获得最佳治疗窗口需要组合这些技术。

骨盆的初始预处理是使用体线圈进行冠状位、矢状位和轴向单层或多层 T2 序列的成像。这作为模板扫描来计划程序并选择单个肌瘤。先描画出目标病变的外周，然后通过系统软件计算出治疗体积。通过建立在

ExAblate 桌中的接收通道显示图像，同时显示实时温度和相位图。在提供超声波之前，需要分开肠、耻骨、腰骶部、神经和小肠，防止意外的超声波降解。

在 ExAblate 2000 系统中，传感器电力从 $0 \sim 3000 \ W/cm^2$ 变化，超声频率为 $1 \sim 1.3 MHz$。超过约 20 秒，每次超声波能在目标点产生 $2000 \sim 4000J$ 的能量沉积。病灶的目标区域是一个长径 $8 \sim 40mm$、平行于超声波束以及距离治疗传感器到病灶距离 17cm 处（患者骨盆皮肤深达 13cm）长径 $1 \sim 10mm$、垂直于光束方向的椭圆形。新的设备通过传感器的物理运动将更深入的穿透力传输到骨盆。传送低能量的测试超声波到目标病灶，为精确定位同时纠正在冠状面和矢状面方向上超声波相关的变形。然后，传递持续 $15 \sim 20$ 秒的大功率治疗超声波到选定的治疗区域，之后是 $45 \sim 90$ 秒冷却时间，以减少过多的能量沉积到皮肤，引起皮肤烧伤。

一簇高达约 120J 的超声波对目标区域进行最长 3 小时的消融。通过每期磁共振上图像的变化，每隔 $3 \sim 4$ 秒进行无创监测靶区超声波的温度，然后产生磁共振热像图。根据患者和热像图的反馈调整超声波的治疗能量和时间。术后进行动态对比增强 MRI 检查以评估无血流灌注体积。在术后观察 $1 \sim 3$ 小时，让患者从镇静中清醒，然后出院。通常是在第 2 天他们几乎可以立即恢复正常的活动。一小部分患者可能需要一个更长期的恢复时间。治疗计划和在治疗过程中获得的典型图像见图 55.5。MRgFUS 治疗前与治疗后图像见图 55.6。

（七）患者的选择

希望通过非手术方法治疗症状性子宫肌瘤的妇女应该进行整体评估。个人的症状是不是与子宫肌瘤相关是一个重要评估部分。如果是相关的，理想的情况下，所有的治疗选择（药物、介入治疗、MRg-FUS、外科手术和替代治疗）都应该被讨论或提出。在我们中心，大多数渴望 MRg-FUS 的妇女都是由放射介入医生和妇科医生共同评估的。MRgFUS 患者的选择是相对直接的。需排除潜在的有磁共振成像禁忌的患者，如有磁共振不兼容的植入金属装置的，还要排除病理类型不是平滑肌瘤、盆腔炎、子宫以外的骨盆肿瘤、并发妊娠、肥胖超过治疗床容量的或无法忍受长时间固定在核磁共振成像扫描仪上（下肢不宁综合征等）。最初由 FDA 确定的禁忌证是绝经前妇女渴望未来仍有生育能力的症状性子宫肌瘤。然而，在 2009 年，FDA 将这类患者从绝对禁忌证修订到相对禁忌证，之后，更多的研究结果发表说明此类患者能够成功受孕，且能足月妊娠。因此，渴望未来能有生育能力的妇女能够接受 MRgFUS。相对禁忌证包括在治疗期间无法理解指令或交流感觉（安全的治疗要求患者能交流感觉，如将腿、臀部皮肤或背部疼痛告知手术者）。其他排除因素同其他常见治疗手段，包括严重的疾病，如不稳定的心脏病或脑血管疾病、溶血性贫血、抗凝治疗或潜在的出血性疾病[35]。如果在声束路径上有不能避开的不可取代肠管的也应该被排除。

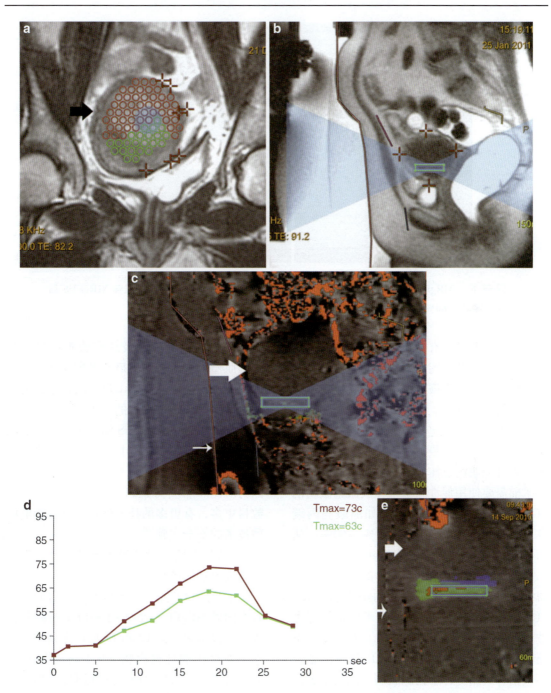

图 55.5　MRgFUS 治疗计划和在 MRgFUS 治疗过程中有代表性的图像显示。（a）冠状面 T2WI 可见超声波治疗靶区；绿色圈代表安全靶区；红色圈表示需要调整换能器的光束角度使声波安全通过肠管空窗的靶区。箭头示子宫肌瘤；（b）MRgFUS 声束路径矢状 T2 加权图像；（c）实时 MR 相位图像矢状位显示超声波治疗子宫肌瘤中（小箭头指向皮肤线；大箭头指向子宫肌瘤的外周）；（d）治疗肌瘤的 MR 温度图。在目标区域的蓝色轮廓、绿色和红色的图像描绘的是温度大于 70℃的区域；（e）治疗肌瘤的温度图表显示在 20 秒超声治疗时间内达到目前温度（小箭头指向皮肤线；粗箭头指向肌瘤）。

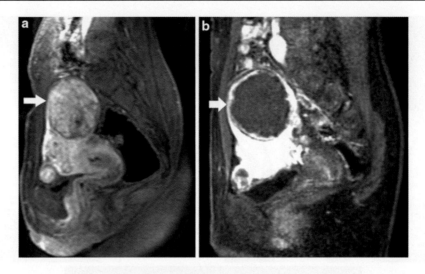

图 55.6　　MRgFUS 前，患者的矢状面钆增强 T1 加权图像（a）；对同一肌瘤 MRgFUS 后钆增强显示 80％ 无血流灌注消融肌瘤体积（b）。

在声束路径上有皮肤瘢痕的患者，包括那些不能在磁共振图像上显示的，应尽可能被排除在外，因为瘢痕组织可能吸收超声能量，引起皮肤疼痛，甚至皮肤烧伤。然而，随着最近的发展，包括瘢痕修补和瘢痕上的反射器，可避免能量被瘢痕吸收[36, 37]。

患者的肌瘤总体积超过 500cm³ 的患者，在术前需要使用促性腺激素释放激素激动剂（GnRH）预处理 3 个月（例如醋酸亮丙瑞林），可以使肌瘤体积缩小 30％~60％，从而使大部分子宫肌瘤接受 MRgFUS 治疗[38]。

目前，在我们 UCLA 大学的多学科子宫肌瘤治疗计划中，约 33％ 的患者行 MRgFUS，因为其他病理类型或技术因素使超声波声束不能进入子宫肌瘤（在超声波声束路径中有金属夹），不适合 MRgFUS 的患者还包括有吸脂史，子宫腺肌病，肌瘤个数较多（3 个以上 >5cm），非增强（退化）平滑肌瘤，腔内病变适合宫腔镜电切术，带蒂肌瘤，肌瘤 T2 高信号，病变可疑癌变（宫颈或子宫内膜癌或肉瘤）[39]。不能行 MRgFUS 的患者仍可行磁共振筛查检查，以获得磁共振成像结果，38％ 的患者有可疑病变，并病理证实为恶性肿瘤[39]。因此，基于

MRI 约 67％ 的有症状及超声检查结果符合子宫肌瘤患者成为 MRgFUS 潜在候选人。准确的图像评估以确保整个过程的技术是可行的，最终得到一个成功的结果[39]。

部分患者在 MRgFUS 筛查中有失败的风险。最近的一项研究分析表明，MRgFUS 筛查治疗子宫肌瘤，非洲裔妇女更容易失败，因为对比非非洲裔夫妇，她们的肌瘤更大、数目更多，有更多的技术问题，这将影响此项技术的安全实施[40]。

（八）子宫肌瘤的影像学特征及治疗成功与失败预测的相关因素分析

如果经过筛选，患者临床上适合同时也有意向做 MRgFUS，她将在俯卧下行磁共振成像，包括多平面 T2 和 T1 加权序列和注射细胞外对比剂钆螯合物（0.1mmol/kg）后的二维或三维 T1 的动态梯度回波序列。擅长诊断腹部影像和 MRgFUS 的放射学专家仔细分析磁共振图像，从而确定患者是否适合手术。如果患者的肌瘤尺寸（<12cm）、个数（4~5 个 <4cm 或 1 个 <12cm）、信号特点（T2 低信号，有增强）和距离皮肤的深度（<13cm）合适，则在技术上适合第一代 MRgFUS。以目前的技术，在 3 小时的治

疗窗口内体积更大或数量更多的病变或更深的肌瘤不能充分消融，然而，随着目前可用设备技术的发展，适应证可进一步扩大。

在术前磁共振影像上，应该描述肌瘤大小、位置，以及 T1 和 T2 增强特点。肌瘤的大小和数目将直接影响 MRgFUS 和 UAE 手术能否成功，因此，这些应该被记录。

虽然肌瘤在子宫内位置也是影响结果的独立因素，但较小程度肌瘤完全在子宫肌层内是首选，那些向子宫浆膜外表面突出的是可以接受的，只要至少肌瘤 30% 周径是在子宫壁内生长。相反，当小于 30% 肌瘤周径位于子宫壁内，病变被认为是"带蒂"，理论上其有治疗后扭转和落到骨盆的风险，所以手术切除（剥除术）是最好的治疗方法。而子宫黏膜下肌瘤的治疗方法是宫腔镜下电切术[42]。

除了大小和位置，有许多的 MR 信号特点被证实可以预测 MRgFUS 治疗反应。总的来说，T2 低信号、有强化的子宫肌瘤，超声波热消融的疗效最好。如果使用第一代消融设备，T2 高信号、有强化的肌瘤和无强化或钙化肌瘤疗效相对较差[43]。

新一代设备（例如 ExAblate2100, In-Sightec Ltd, Haifa Israel）可能会增加适应证，它通过各种技术创新，包括垂直传感器运动定位使传感器与皮肤更近，同时可以降低焦距使超声波更准确。计划算法的改进和更多种类型的超声波提高了治疗的有效率，并可增加消融率。最后，该系统通过自动运动检测，降低皮肤上能量密度和低能量密度区域，以提高安全性[44]。

（九）MRgFUS 的前期结果

最早的研究是一个 109 例患者多中心研究[45]。通过磁共振使获得热剂量的实际体积故意限制在小于 32～36cm³ 的小体积内。治疗后超声造影图像显示，实际非血流灌注量大于预定量肌瘤体积的 25%～29%。9 种不良事件，唯一与治疗相关的是短暂的治疗后腿部疼痛。随访 6 个月，肌瘤体积平均缩小 13.5%，而治疗结束时平均非血流灌流体积约为 25%。即使是使用较小的治疗量，在临床随访中，子宫肌瘤症状及生活质量问卷评分（UFS - QOL）较肌瘤症状最严重时平均减少了 27.3 分，79.3% 的患者 UFS - QOL 的分数都至少降低了 10 分，从而证明了主要假说终点是正确的。大多数改善发生在前 3 个月。在 6 个月随访中，研究报道 UFS - QOL 的各分量表显著减少[46]。值得注意的是，MRgFUS 后 5% 的患者会有皮肤烧伤，皮肤溃疡是一个单一的表现。皮肤烧伤局限于去除毛发不完全的腹壁区域。MRgFUS 后发生最严重的并发症是短暂性的坐骨神经麻痹，由超声能量在远场被骨吸收造成。

（十）中期结果（FDA 批准后）

2004 年 4 月 MRgFUS 被美国 FDA 批准使用，早期的治疗限制被放宽，治疗量显著增加，治疗时间从 120 分钟提高到 180 分钟。之前超声波只允许作用到肌瘤的中心，后被允许作用到肌瘤边缘，包括子宫的浆膜面和黏膜面。此外，14 天后可允许重复治疗。

在 160 例患者的前瞻性研究中，比较限制能量组（96 例）和放宽能量组（64 例），队列研究表明，无血流灌注体积从 59.4cm³（16.6% 的肌瘤）～131.6cm³（25.8% 的肌瘤）。一年的随访结果显示，UFS - QOL 评分降低超过 10 分的患者放宽能量组较限制能量组多（91% vs 72%）。两组患者的不良反应发生率无明显区别。这项研究表明，在治疗后从基线到 6 个月无血流灌注体积与 UFS - QOL 症状严重程度评分的变化之间的关系。在一个单中心的 42 例患者的亚组治疗，出血、尿频和肿块症状都有所改善。出血的天数平均可以从 6.1 天减少到 4.9 天。37 例患者在治疗前有压迫症状，36 例（98%）描述症状完全或部分改善。68% 的患者夜尿症状完全解决。Funaki 等[48]证实了 69 例患者的尿频、腹部压迫等症状在术后前 3 个月得到改善，在之后的 3 个月疼痛和出血症状得到改善。大多数患者在 12 个月后症状都有轻度到显著的改善。

在随访 24 个月后，多中心临床试验显示，359 例患者的肌瘤相关症状在 MRgFUS 之后能得到持续的缓解[49]。他们的研究表明，患者的肌瘤无血流灌注体积越大，术后需要额外治疗率越低[49]。

正如前面所讨论的，高肌瘤（T2 高信号）相对消融反应率越低，有越高的再次手术率。在一项 91 例患者的 24 个月随访结果中[50]，根据先前预处理 T2 加权图像信号强度，子宫肌瘤患者被分为三种类型：1型，图像的信号低于骨骼肌；2 型，图像信号低于子宫肌层但高于骨骼肌；3 型，图像信号与子宫肌层相同或高于子宫肌层[48]。1型和 2 型患者子宫肌瘤的体积在 6 个月后明显缩小，平均缩小 40%；3 型患者子宫肌瘤的体积在 12 个月缩小明显较慢。此外，3 个月后 1 型和 2 型患者症状严重程度评分减少了 15 分，这持续了 24 个月。而 3 型患者需要更多的干预和较低的反应率。在 24 个月，1、2 型和 3 型的再干预率分别为 14% 和21%。因此，他们得出结论，对比 1 型和 2型患者，3 型肌瘤患者体积减少更少和再干预率更高。

最近的一个研究[51]使用更大的治疗量（总肌瘤体积的 50% vs 33%）和更长的处理时间（180 分钟 vs 120 分钟），结果提示肌瘤缩小了 31%。此外，1~1.5 年症状持续改善，与之相关的无血流灌注体积为50%~80%；与之相关的，2.5~5 年无血流灌注体积超过 80%[52]。

除了高非血流灌注体积，动态增强磁共振扫描被证明可预测症状性子宫肌瘤的MRgFUS 治疗反应[53]。基于动态磁共振增强扫描的，超声能量及超声频率被证实是预测 MRgFUS 治疗后反应体积的独立因素。高的 K^{trans} 值被视为是预测治疗效果不佳的显著因子[54]。

总之，因为技术的进步，提高了治疗量，随着更宽松的限制，更高的治疗量、更长的治疗时间、更大的治疗后体积缩小是可以预测的。与较低治疗量的患者相比，治疗后无血流灌注体积比更高的患者，症状改善更明显，再干预率更低，这个影响持续长达2 年。此外，影像学特征也会影响疗效，T2高信号患者，治疗后肌瘤体积缩小的更少，需要更多的额外治疗。与 T2 低信号的肌瘤相比，它们每次治疗需要更高的能量。此外，动态增强扫描磁共振的影像可以作为治疗反应的预测。

（十一）成本效益

与现有的治疗方案比较，MRgFUS 在美国的成本被认为是合理的，相当于替代疗法[55]。调整后的生活质量（QALY）已被用来衡量疾病的负担，包括生活的质量和生活的数量。每名患者一生总成本（包括生产力的损失），药物治疗策略的最低（9200美元）。根据治疗方法，子宫切除术花费最少（19 800 美元），其次是 MRgFUS（27 300 美元）、UAE（28 900 美元）和子宫肌瘤剥除术（35 100 美元）。子宫动脉栓塞术其相关的生活质量最好（17.39），其次是MRgFUS（17.36）、子宫肌瘤剔除术（17.31）、子宫切除术（17.18）和药物治疗（16.70）。结果表明，MRgFUS 是目前公认的在标准成本效益范围内，随后是子宫切除术和 UAE。

在英格兰和威尔士的国家卫生服务（NHS）进行一项研究得到了相似的结果[56]。1000 名女性在 39 岁行 MRgFUS，并随访至 56 岁或绝经，总的直接医疗总费用估计 3 101 644 英镑（4 817 157 美元），与之相比用目前治疗方法治疗的 1000 例的费用为 3 396 913 英镑（5 275 740 美元）。因此，MRgFUS 治疗策略比目前的常规治疗措施节省了 295 269 英镑（458 582 美元）。此外，MRgFUS 治疗与目前的治疗方法相比，QALYs 提高了 10.658。两个研究都表明 MRgFUS 是一个符合成本效益比的治疗选择。

（十二）需要额外的治疗

所有保留子宫的治疗策略都有失败率，需要潜在的额外治疗。Stewart 等研究表明，子宫肌瘤的治疗量越大（以无血流灌注量计算），需要额外治疗的可能性越低[57]。在一项研究中[58]，前半期的患者需要额外的治疗率为 52%，但在后半期的研究中它下降到 29%。17 名需要额外治疗的患者中有 6 名患者（35%）因为症状逐渐复发或症状未完全缓解，选择了第 2 次的 MRgFUS。6 各患者在 MRgFUS 治疗后进行了子宫切除术。自从在 2004 FDA ExAblate 装置增加治疗量（无血流灌注体积比率大于 50%），之后公布的数据表明，随着无血流灌注体积比的增大，需要额外治疗的比率下降。除美国以外，新的平均无血流灌注比为 50%，在 12 个月内只有 12% ~ 17% 的患者需要额外的治疗[50, 59]。

此外，治疗时年龄小和子宫肌瘤单发的患者与需要额外的治疗相关[60]。其他变量，如体重、吸烟状况、胎次、诊断子宫肌瘤时的年龄、症状呈现方式、基线症状的严重程度评分、总肌瘤体积，子宫腺肌病或子宫内膜异位症并存；之前使用口服避孕药，或过去药物病史与治疗结果不相关[60]。

（十三）MRgFUS 术后的妊娠结果

虽然妊娠早期被认为是 MRgFUS 的绝对禁忌证，FDA 已放宽了这一要求，同时对未来渴望再生育已经降级为相对禁忌证。几项研究都报道了子宫肌瘤患者在 MRgFUS 后成功怀孕[61-64]。Rabinovici 等[61] 报道了全球 51 名患者共 54 次怀孕成功，所有这些患者都是在 MRgFUS 治疗症状性子宫肌瘤后怀孕。受孕平均时间为治疗 8 个月后。41% 为活产婴儿，有 28% 的自然流产，11% 选择终止妊娠和 20% 的患者在随访时妊娠已经超过 20 周。这项研究表明，MRgFUS 术后有较高的怀孕率和自然分娩率。在另一项研究中，Morita 等报道了一位 29 岁的女性，子宫肌瘤大小 6.8cm × 8cm × 7.9cm，因为担心怀孕期间可能出现并发症（如自然流产、早产）接受了 MRgFUS 治疗；患者因为担心相关的风险拒绝手术剥除术。最后患者在行 MRgFUS 治疗了 3 个月经周期后成功怀孕，并顺利自然分娩了一个健康足月的婴儿。另一个案报道了一例引起子宫腔变形的子宫肌瘤患者实行了 MRgFUS。治疗 18 个月后，患者顺利妊娠，并在妊娠期间从事简单劳动，最后顺利自然分娩。作者推测 MRgFUS 后使子宫腔的构造发生改变，从而使患者怀孕，同时作者还表明 MRgFUS 可能有助于促进肌瘤患者怀孕。这些只是个案报道，还没有正式的研究表明 MRgFUS 能促进子宫肌瘤患者怀孕和减少妊娠期的并发症。

（十四）促性腺激素释放激素激动剂的预处理

基于在子宫肌瘤剥除术前运用促性腺激素释放激素激动剂的经验，用来暂时减少肿块、出血相关的症状和肌瘤的大小，几个团队已经将此方法推广运用到 MRgFUS 术前，以减少出血症状和肌瘤大小。

研究表明，对于肌瘤 > 10cm 的患者，在 MRgFUS 术前使用促性腺激素释放激素激动剂可显著缩小肌瘤大小，可以有更大的治疗后无血流灌注体积和更有效的治疗（图 55.7）。在一项前瞻性研究中[66]，直径 > 10cm 的有症状的子宫肌瘤在月经周期的第 1 天或第 2 天，患者皮下注射 3.6mg 促性腺激素释放激素激动剂（戈舍瑞林，诺雷德，阿斯利康），连续使用 3 个月；MRgFUS 在最后一次注射后的 14 ~ 21 天内执行。据研究报道，接受促性腺激素释放激素激动剂治疗的患者只需要一半的能量就可以达到一个给定的无血流灌注体积，从而证实了该方法能明显提高 MRgFUS 的治疗效果。按照我们

的经验，我们观察得到促性腺激素释放激素激动剂治疗后能显著减少肌瘤的强化（图 55.8）。

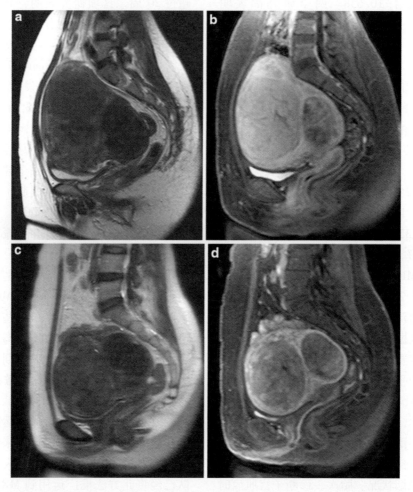

图 55.7　患者治疗的 10 cm 肌瘤，矢状 T2 加权图像 T2 低信号（a），注射钆对比剂后 T1 加权序列强化（b），接受 3 个月的 GnRH 激动剂治疗后肌瘤体积减少 50%（c），T2 加权图像（d），注射钆对比剂后 T1 图像。

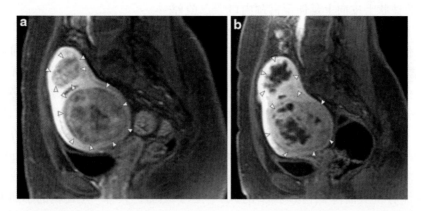

图 55.8　肌壁间肌瘤的矢状面钆增强 **T1** 加权像（**a**）。接受 **GnRH** 激动剂治疗后，同时显示子宫肌瘤增强后无强化区域（**b**）。

（十五）目前实践模式

在 2008 年国际研讨会上，一项由 13 个提供了关于 MRgFUS 的临床研究调查中，MRgFUS 的患者选择限制是根据 10 分制的 Likert 量表评分，从 1 分开始，1 分指没有限制的，10 分认为是治疗的绝对禁忌证[67]。调查由 13 个研讨会参与者完成：5 名妇科医生（39%）和 8 名放射科医生（61%）。限制因素（评分 <3）包括合并轻度子宫腺肌病，主诉是大量出血、肿块疼痛、盆腔疼痛；可能的限制因素（评分 3 ~ 5）包括渴望未来仍有生育能力和带蒂的浆膜下肌瘤；显著的限制因素（评分 >5）包括腹部的瘢痕，伴随严重的子宫腺肌病，无强化，T2 高信号，有蒂的黏膜下肌瘤， > 10cm 和绝经后状态。

（十六）MRgFUS 其他妇科的应用

1. MRgFUS 在子宫腺肌病的应用

子宫腺肌病是一种常见的妇科疾病，易与有类似症状的子宫肌瘤相混淆。它是由子宫内膜和纤维基质异位在子宫肌层而定义的。子宫腺肌症的症状包括月经过多、经期痉挛、性交痛、痛经。目前，对于子宫腺肌症的确切的治疗措施是子宫切除术。药物治疗可以缓解症状，但维持时间短[68]。微创的手术包括子宫内膜消融、腹腔镜下子宫肌层电凝、腺肌瘤切除，都已被不同程度地成功使用[68]。虽然在短期内子宫内膜消融可能是有效的，但远期的失败率极高[68-72]。如果未来没有生育要求，子宫切除术是解决深部肌层浸润的最终方法[73, 74]。子宫动脉栓塞术（UAE）已被用于治疗有症状的局限性子宫腺肌症[75-77]。虽然有短期的效果，但持久的、长期的效果显著低于子宫肌瘤。患者症状复发率高达 40% ~ 45%[75, 77, 78]。

虽然没有被美国 FDA 批准，而最近，在其他国家已显示 HIFU 治疗子宫腺肌症是潜在的有效治疗模式[79]。有许多个案报道 MRgFUS 成功治疗局限性子宫腺肌症，并有后续症状的缓解[35, 63, 80]。一项研究报道了 MRgFUS 治疗 20 例子宫腺肌病，并有显著的症状改善[81]。超声引导 HIFU 射频消融治疗子宫腺肌症也有被提及。王等[79]报道了一个 I 期临床试验，采用超声引导下射频消融治疗 12 例子宫腺肌症。随访 3 个月，所有患者的疼痛和痛经强度均较治疗前有所改善。结果表明，子宫腺肌症患者的消融治疗是安全、有效的。虽然 HIFU 有无创性治疗子宫腺肌症的潜力，但需要进一步的研究来充分评估其疗效。

2. 宫颈糜烂的治疗

宫颈糜烂是一种常见的疾病，是由于子

宫颈阴道处的柱状上皮向上延伸至宫颈内口引起的[82]。对于慢性宫颈炎，药物治疗是无效的，手术治疗可缓解症状，同时可以防止癌变。冷凝、电凝、激光治疗是常用的治疗方法，但这些方法可引起子宫颈纤维化，继发宫颈狭窄，随之的不孕不育和/或颈源性难产[83]。

研究表明，高强度聚焦超声可作为一种治疗宫颈糜烂的替代方法，因其理论上有不破坏黏膜的优势，从而降低宫颈狭窄的风险。一项对 200 例患者研究中，对有症状宫颈良性异位患者进行 HIFU 治疗和激光治疗，结果显示两组的症状治愈率无差异（97% vs 98%）；然而，副作用的发生率（阴道反应性溢液和阴道出血）超声波组明显低于激光组（8% vs 45%）[84]。这项比较研究表明，超声波和激光治疗的疗效类似，但在超声波组中有较少的术后出血和阴道分泌物。超声波治疗是一种很有前途的新的治疗方法，但需要长期的研究结果。

3. 腹壁子宫内膜异位症

腹壁子宫内膜异位症（AWE）是发生在盆腔外的子宫内膜异位症。大多数的腹壁子宫内膜异位症发生与产科或妇科手术有关，如剖宫产、子宫切开术、子宫切除术以及羊膜腔穿刺术[85-87]。通常在原先瘢痕的下方或边上有一随月经周期改变的痛性结节[88]。腹壁子宫内膜异位症的治疗包括激素治疗和手术切除[89, 90]。高强度聚焦超声已被作为一种更微创的替代方法来控制症状。在一项研究中，在 21 例腹壁子宫内膜异位症患者中用超声引导 HIFU 消融结节，结果显示，所有患者的临床症状都得以改善[91]。周期疼痛消失时间在 3 ~ 31 个月，平均随访时间为 18.7 个月，随着时间的推移，治疗后的结节逐渐缩小。这些结果表明，对于那些可能需要旁路手术切除的患者来说，超声引导 HIFU 治疗能达到有效的治疗结果。

总结

子宫肌瘤相关的肿块和出血症状是最常见的需要治疗的妇科疾病。为优化个体化治疗，一个多学科的治疗方法是必要的。治疗前，为肌瘤分类，磁共振扫描成像是必要的。相比目前其他有效的治疗方法，对于治疗典型的症状性子宫肌瘤，MRgFUS 提供了一种具有吸引力的非侵入性的成像和治疗方法。然而，只有一定比例的小到中等体积的典型的子宫肌瘤患者适用于目前可用的技术治疗。这可能特别适合希望未来仍有生育能力的有症状的女性。患者和子宫肌瘤的选择非常重要。虽然早期的研究表明，症状的严重程度的减少与子宫肌瘤的治疗量相关，但是还没有报道相关的随机试验和长期的结果（> 5 年）。

参考文献

[1] Haar GT, Coussios C. High intensity focused ultrasound: past, present and future. Int J Hyperthermia. 2007; 23: 85-7.

[2] Accessed at http://www.fda.gov/MedicalDevices/ProductsandMedicalProcedures/DeviceApprovalsand Clearances/Recently-ApprovedDevices/ucm080704.htm

[3] Day Baird D, Dunson DB, Hill MC, Cousins D, Schectman JM. High cumulative incidence of uterine leiomyoma in black and white women: ultrasound evidence. Am J Obstet Gynecol. 2003; 188: 100-7.

[4] Parazzini F, Negri E, La Vecchia C, Chatenoud L, Ricci E, Guarnerio P. Reproductive factors and risk of uterine fibroids. Epidemiology. 1996; 7: 440-2.

[5] Spies JB, Coyne K, Guaou Guaou N, Boyle D, Skyrnarz-Murphy K, Gonzalves SM. The UFS-QOL, a new disease-specific symptom and health-related quality of life questionnaire for

leiomyomata. Obstet Gynecol. 2002; 99: 290 -300.

[6] Flynn M, Jamison M, Datta S, Myers E. Health care resource use for uterine fibroid tumors in the United States. Am J Obstet Gynecol. 2006; 195: 955 -64.

[7] Hartmann KE, Birnbaum H, Ben - Hamadi R, et al. Annual costs associated with diagnosis of uterine leiomyomata. Obstet Gynecol. 2006; 108: 930 -7.

[8] Wise LA, Radin RG, Palmer JR, Kumanyika SK, Rosenberg L. A prospective study of dairy intake and risk of uterine leiomyomata. Am J Epidemiol. 2010; 171: 221 -32.

[9] Liu JP, Yang H, Xia Y, Cardini F. Herbal preparations for uterine fibroids. Cochrane Database Syst Rev. 2009; 2: CD005292. PMID 19370619.

[10] Nowak RA. Fibroids: pathophysiology and current medical treatment. Baillieres Best Pract Res Clin Obstet Gynaecol. 1999; 13: 223 -38.

[11] Zhang Y, Peng W, Clarke J, Liu Z. Acupuncture for uterine fibroids. Cochrane Database Syst Rev. 2010; 1: CD007221. PMID 2009162.

[12] McCracken G, Hunter D, Morgan D, Price JH. Comparison of laparoscopic - assisted vaginal hysterectomy, total abdominal hysterectomy and vaginal hysterectomy. Ulster Med J. 2006; 75: 54 -8.

[13] Karasick S, Spettell CM. The role of parity and hysterectomy on the development of pelvic floor abnormalities revealed by defecography. AJR Am J Roentgenol. 1997; 169: 1555 -8.

[14] Dallenbach P, Kaelin - Gambirasio I, Dubuisson JB, Boulvain M. Risk factors for pelvic organ prolapse repair after hysterectomy. Obstet Gynecol. 2007; 110: 625 -32.

[15] Lumsden MA. Embolization versus myomectomy versus hysterectomy: which is best, when? Hum Reprod. 2002; 17: 253 -9.

[16] Gupta JK, Sinha AS, Lumsden MA, Hickey M. Uterine artery embolization for symptomatic uterine fibroids. Cochrane Database Syst Rev. 2006;

1: CD005073. PMID 16437515.

[17] Spilsbury K, Hammond I, Bulsara M, Semmens JB. Morbidity outcomes of 78, 577 hysterectomies for benign reasons over 23 years. BJOG. 2008; 115: 1473 -83.

[18] Fedele L, Parazzini F, Luchini L, Mezzopane R, Tozzi L, Villa L. Recurrence of fibroids after myomectomy: a transvaginal ultrasonographic study. Hum Reprod. 1995; 10: 1795 -6.

[19] Yoo EH, Lee PI, Huh CY, et al. Predictors of leiomyoma recurrence after laparoscopic myomectomy. J Minim Invasive Gynecol. 2007; 14: 690 -7.

[20] Malone LJ. Myomectomy: recurrence after removal of solitary and multiple myomas. Obstet Gynecol. 1969; 34: 200 -3.

[21] Buttram Jr VC. Uterine leiomyomata - aetiology, symptomatology and management. Prog Clin Biol Res. 1986; 225: 275 -96.

[22] Fauconnier A, Chapron C, Babaki - Fard K, Dubuisson JB. Recurrence of leiomyomata after myomectomy. Hum Reprod Update. 2000; 6: 595 -602.

[23] Ravina JH, Herbreteau D, Ciraru - Vigneron N, et al. Arterial embolisation to treat uterine myomata. Lancet. 1995; 346: 671 -2.

[24] Goodwin SC, Vedantham S, McLucas B, Forno AE, Perrella R. Preliminary experience with uterine artery embolization for uterine fibroids. J Vasc Interv Radiol. 1997; 8: 517 -26.

[25] Siskin GP, Shlansky - Goldberg RD, Goodwin SC, et al. A prospective multicenter comparative study between myomectomy and uterine artery embolization with polyvinyl alcohol microspheres: longterm clinical outcomes in patients with symptomatic uterine fibroids. J Vasc Interv Radiol. 2006; 17: 1287 -95.

[26] Volkers NA, Hehenkamp WJ, Birnie E, et al. Uterine artery embolization in the treatment of symptomatic uterine fibroid tumors (EMMY trial): periprocedural results and complications. J Vasc Interv Radiol. 2006; 17: 471 -80.

[27] Volkers NA, Hehenkamp WJ, Birnie E, Ankum

WM, Reekers JA. Uterine artery embolization versus hysterectomy in the treatment of symptomatic uterine fibroids: 2 years' outcome from the randomized EMMY trial. Am J Obstet Gynecol. 2007; 196: 519 e1 – 11.

[28] Spies JB, Ascher SA, Roth AR, Kim J, Levy EB, Gomez – Jorge J. Uterine artery embolization for leiomyomata. Obstet Gynecol. 2001; 98: 29 – 34.

[29] Jolesz FA. MRI – guided focused ultrasound surgery. Annu Rev Med. 2009; 60: 417 – 30.

[30] http://www. insightec. com/MRgFUSArticles. html

[31] Stewart EA, Gedroyc WM, Tempany CM, et al. Focused ultrasound treatment of uterine fibroid tumors: safety and feasibility of a noninvasive thermoablative technique. Am J Obstet Gynecol. 2003; 189: 48 – 54.

[32] Jolesz FA, Hynynen K, McDannold N, Tempany C. MR imaging – controlled focused ultrasound ablation: a noninvasive image – guided surgery. Magn Reson Imaging Clin N Am. 2005; 13: 545 – 60.

[33] Ren XL, Zhou XD, Zhang J, et al. Extracorporeal ablation of uterine fibroids with high – intensity focused ultrasound: imaging and histopathologic evaluation. J Ultrasound Med. 2007; 26: 201 – 12.

[34] Ren XL, Zhou XD, Yan RL, et al. Sonographically guided extracorporeal ablation of uterine fibroids with high – intensity focused ultrasound: midterm results. J Ultrasound Med. 2009; 28: 100 – 3.

[35] Yoon SW, Lee C, Cha SH, et al. Patient selection guidelines in MR – guided focused ultrasound surgery of uterine fibroids: a pictorial guide to relevant findings in screening pelvic MRI. Eur Radiol. 2008; 18: 2997 – 3006.

[36] Yoon S – W. Magnetic resonance – guided focused ultrasound treatment of uterine fibroids in patients with abdominal scars, using an energy – blocking scar patch. In: MR – guided focused ultrasound 2010, Washington, DC; 2010.

p. 122.

[37] Gorny KR, Chen S, Hangiandreou NJ, et al. Initial evaluation of acoustic reflectors for the preservation of sensitive abdominal skin areas during MRgFUS treatment. Phys Med Biol. 2009; 54: N125 – 33.

[38] Smart OC, Hindley JT, Regan L, Gedroyc WG. Gonadotrophin – releasing hormone and magneticresonance – guided ultrasound surgery for uterine leiomyomata. Obstet Gynecol. 2006; 108: 49 – 54.

[39] LeBlang SD. Patient selection for MRgFUS in the treatment of uterine fibroids. In: MR – guided focused ultrasound 2010 2nd International Symposium. Washington, DC; 2010. p. 116.

[40] Machtinger R, Fennessy FM, Stewart EA, Tempany CA. Analyzing screen failures prior to MRgFUS for uterine fibroids: do African American (AA) women have different characteristics?. In: MR – guided focused ultrasound. Washington, DC; 2010

[41] Summary of safety and effectiveness data. http://www. accessdata. fda. gov/cdrh_ docs/pdf4/P040003b. pdf (2004). Accessed 3 June 2004.

[42] Wamsteker K, Emanuel MH, de Kruif JH. Transcervical hysteroscopic resection of submucous fibroids for abnormal uterine bleeding: results regarding the degree of intramural extension. Obstet Gynecol. 1993; 82: 736 – 40.

[43] Lenard ZM, McDannold NJ, Fennessy FM, et al. Uterine leiomyomas: MR imaging – guided focused ultrasound surgery – imaging predictors of success. Radiology. 2008; 249: 187 – 94.

[44] Hananel A. The next generation fo ExAblate. In: Tan N, editor. Los Angeles: 2010. http://www. insightec. com/contentManagment/uploadedFiles/fileGallery/ brochure _ or _ brochure. pdf

[45] Hindley J, GedroycWM, Regan L, et al. MRI guidance of focused ultrasound therapy of uterine fibroids: early results. AJR Am J Roentgenol. 2004; 183: 1713 – 9.

[46] Stewart EA, Rabinovici J, Tempany CM, et al. Clinical outcomes of focused ultrasound surgery for the treatment of uterine fibroids. Fertil Steril. 2006; 85: 22 - 9.

[47] Fennessy FM, Tempany CM, McDannold NJ, et al. Uterine leiomyomas: MR imaging - guided focused ultrasound surgery - results of different treatment protocols. Radiology. 2007; 243: 885 - 93.

[48] Funaki K, Fukunishi H, Funaki T, Sawada K, Kaji Y, Maruo T. Magnetic resonance - guided focused ultrasound surgery for uterine fibroids: relationship between the therapeutic effects and signal intensity of preexisting T2 - weighted magnetic resonance images. Am J Obstet Gynecol. 2007; 196: 184 e1 - 6.

[49] Stewart EA, Gostout B, Rabinovici J, Kim HS, Regan L, Tempany CM. Sustained relief of leiomyoma symptoms by using focused ultrasound surgery. Obstet Gynecol. 2007; 110: 279 - 87.

[50] Funaki K, Fukunishi H, Sawada K. Clinical outcomes of magnetic resonance - guided focused ultrasound surgery for uterine myomas: 24 - month follow - up. Ultrasound Obstet Gynecol. 2009; 34: 584 - 9.

[51] LeBlang SD, Hoctor K, Steinberg FL. Leiomyoma shrinkage after MRI - guided focused ultrasound treatment: report of 80 patients. AJR Am J Roentgenol. 2010; 194: 274 - 80.

[52] Kurashvili J, Stepanov A, Batarchina O, et al. MRgFUS treatment for uterine myomas: safety, effectiveness and pathogenesis. In: MR - guided focused ultrasound 2010 2nd International Symposium; 2010 Oct 17; Washington, DC; 2010. p. 117.

[53] Kim Y - s, Lim HK, Kim J - H, Rhim H, Keserci B. Dynamic contrast - enhanced magnetic resonance imaging predicts immediate therapeutic response of MR - guided high - intensity focused ultrasound ablation of symptomatic uterine fibroids. In: MR - guided focused ultrasound 2010 2nd International Symposium. Washington,

DC; 2010. p. 119.

[54] Kim Y - s, Lim HK, Kim J - H, Rhim H, Keserci B. Dynamic contrast - enhanced magnetic resonance imaging predicts immediate therapeutic response of MRguided high - intensity focused ultrasound ablation of symptomatic uterine fibroids. In: MR - guided focused ultrasound 2010. Washington, DC; 2010. p. 118.

[55] O' Sullivan AK, Thompson D, Chu P, Lee DW, Stewart EA, Weinstein MC. Cost - effectiveness of magnetic resonance guided focused ultrasound for the treatment of uterine fibroids. Int J Technol Assess Health Care. 2009; 25: 14 - 25.

[56] Zowall H, Cairns JA, Brewer C, Lamping DL, Gedroyc WM, Regan L. Cost - effectiveness of magnetic resonance - guided focused ultrasound surgery for treatment of uterine fibroids. BJOG. 2008; 115: 653 - 62.

[57] Stewart E, editor. Uterine fibroids: the complete guide. 1st ed. Baltimore: Johns Hopkins University Press; 2007.

[58] Hesley GK, Felmlee JP, Gebhart JB, et al. Noninvasive treatment of uterine fibroids: early Mayo clinic experience with magnetic resonance imagingguided focused ultrasound. Mayo Clin Proc. 2006; 81: 936 - 42.

[59] Rabinovici J, Inbar Y, Revel A, et al. Clinical improvement and shrinkage of uterine fibroids after thermal ablation by magnetic resonance - guided focused ultrasound surgery. Ultrasound Obstet Gynecol. 2007; 30: 771 - 7.

[60] Bouwsma E, Stewart EA, Gorny K, Hesley G. In: MRguided focused ultrasound 2010 2nd International Symposium. Washington, DC; 2010. p. 119.

[61] Rabinovici J, David M, Fukunishi H, Morita Y, Gostout BS, Stewart EA. Pregnancy outcome after magnetic resonance - guided focused ultrasound surgery (MRgFUS) for conservative treatment of uterine fibroids. Fertil Steril. 2010; 93: 199 - 209.

[62] Gavrilova - Jordan LP, Rose CH, Traynor KD,

Brost BC, Gostout BS. Successful term pregnancy following MR – guided focused ultrasound treatment of uterine leiomyoma. J Perinatol. 2007; 27: 59 – 61.

[63] Rabinovici J, Inbar Y, Eylon SC, Schiff E, Hananel A, Freundlich D. Pregnancy and live birth after focused ultrasound surgery for symptomatic focal adenomyosis: a case report. Hum Reprod. 2006; 21: 1255 – 9.

[64] Morita Y, Ito N, Ohashi H. Pregnancy following MRguided focused ultrasound surgery for a uterine fibroid. Int J Gynaecol Obstet. 2007; 99: 56 – 7.

[65] Hanstede MM, Tempany CM, Stewart EA. Focused ultrasound surgery of intramural leiomyomas may facilitate fertility: a case report. Fertil Steril. 2007; 88: 497 e5 – 7.

[66] Smart OC, Hindley JT, Regan L, Gedroyc WM. Magnetic resonance guided focused ultrasound surgery of uterine fibroids – the tissue effects of GnRH agonist pre – treatment. Eur J Radiol. 2006; 59: 163 – 7.

[67] Taran FA, Hesley GK, Gorny KR, Stewart EA. What factors currently limit magnetic resonance – guided focused ultrasound of leiomyomas? A survey conducted at the first international symposium devoted to clinical magnetic resonance – guided focused ultrasound. Fertil Steril. 2010; 94: 331 – 4.

[68] Farquhar C, Brosens I. Medical and surgical management of adenomyosis. Best Pract Res Clin Obstet Gynaecol. 2006; 20: 603 – 16.

[69] Banu NS, Manyonda IT. Alternative medical and surgical options to hysterectomy. Best Pract Res Clin Obstet Gynaecol. 2005; 19: 431 – 49.

[70] Rabinovici J, Stewart EA. New interventional techniques for adenomyosis. Best Pract Res Clin Obstet Gynaecol. 2006; 20: 617 – 36.

[71] Roman JD. Surgical treatment of endometriosis in private practice: cohort study with mean follow – up of 3 years. J Minim Invasive Gynecol. 2010; 17: 42 – 6.

[72] McCausland V, McCausland A. The response of adenomyosis to endometrial ablation/resection. Hum Reprod Update. 1998; 4: 350 – 9.

[73] Keckstein J. Hysteroscopy and adenomyosis. Contrib Gynecol Obstet. 2000; 20: 41 – 50.

[74] Levgur M. Therapeutic options for adenomyosis: a review. Arch Gynecol Obstet. 2007; 276: 1 – 15.

[75] Kim MD, Kim S, Kim NK, et al. Long – term results of uterine artery embolization for symptomatic adenomyosis. AJR Am J Roentgenol. 2007; 188: 176 – 81.

[76] Pelage JP, Le Dref O, Jacob D, et al. Uterine artery embolization: anatomical and technical considerations, indications, results, and complications. J Radiol. 2000; 81: 1863 – 72.

[77] Bratby MJ, Walker WJ. Uterine artery embolisation for symptomatic adenomyosis – mid – term results. Eur J Radiol. 2009; 70: 128 – 32.

[78] Pelage JP, Jacob D, Fazel A, et al. Midterm results of uterine artery embolization for symptomatic adenomyosis: initial experience. Radiology. 2005; 234: 948 – 53.

[79] Wang W, Wang Y, Tang J. Safety and efficacy of high intensity focused ultrasound ablation therapy for adenomyosis. Acad Radiol. 2009; 16: 1416 – 23.

[80] Yoon SW, Kim KA, Cha SH, et al. Successful use of magnetic resonance – guided focused ultrasound surgery to relieve symptoms in a patient with symptomatic focal adenomyosis. Fertil Steril. 2018; 2008 (90): 2018 e13 – 5.

[81] Fukunishi H, Funaki K, Sawada K, Yamaguchi K, Maeda T, Kaji Y. Early results of magnetic resonance – guided focused ultrasound surgery of adenomyosis: analysis of 20 cases. J Minim Invasive Gynecol. 2008; 15: 571 – 9.

[82] Singer A. The uterine cervix from adolescence to the menopause. Br J Obstet Gynaecol. 1975; 82: 81 – 99.

[83] Mayeaux Jr EJ, Spigener SD, German JA. Cryotherapy of the uterine cervix. J Fam Pract. 1998; 47: 99 – 102.

[84] Chen J, Zhou D, Liu Y, et al. A comparison be-

tween ultrasound therapy and laser therapy for symptomatic cervical ectopy. Ultrasound Med Biol. 2008; 34: 1770 – 4.

[85] Patterson GK, Winburn GB. Abdominal wall endometriomas: report of eight cases. Am Surg. 1999; 65: 36 – 9.

[86] Dwivedi AJ, Agrawal SN, Silva YJ. Abdominal wall endometriomas. Dig Dis Sci. 2002; 47: 456 – 61.

[87] Hughes ML, Bartholomew D, Paluzzi M. Abdominal wall endometriosis after amniocentesis. A case report. J Reprod Med. 1997; 42: 597 – 9.

[88] Gunes M, Kayikcioglu F, Ozturkoglu E, Haberal A. Incisional endometriosis after cesarean section, episiotomy and other gynecologic procedures. J Obstet Gynaecol Res. 2005; 31: 471 – 5.

[89] Blanco RG, Parithivel VS, Shah AK, Gumbs MA, Schein M, Gerst PH. Abdominal wall endometriomas. Am J Surg. 2003; 185: 596 – 8.

[90] Kocakusak A, Arpinar E, Arikan S, Demirbag N, Tarlaci A, Kabaca C. Abdominal wall endometriosis: a diagnostic dilemma for surgeons. Med Princ Pract. 2005; 14: 434 – 7.

[91] Wang Y, Wang W, Wang L, Wang J, Tang J. Ultrasound – guided high – intensity focused ultrasound treatment for abdominal wall endometriosis: preliminary results. Eur J Radiol. 2011; 79 (1): 56 – 9

第56章　影像引导下的放射治疗在妇科学中的应用

Tony Y. Eng, Daniel Baseman, Dominic Nguyen, and Chul S. Ha

陈为谦　纪建松　翻译　刘冠　校审

[摘要]　图像引导放疗（IGRT）能够将解剖、功能及生物学信息融合到放疗定位、计划与实施中。IGRT应用于妇科恶性肿瘤的理论基础在于其能够对肿瘤范围及周围器官进行三维评估，对器官移动进行剂量补偿，能适应肿瘤的快速退缩，进而潜在提高辐射剂量。先进的成像技术的应用已经改善靶区的勾画与确定、危及器官的剂量评估及提高靶肿瘤辐射剂量的能力。目前，CT、MRI和PET-CT广泛应用且经济易行，已成为妇科IGRT最常用影像学引导方法。很多体积大的肿瘤在同步放化疗过程中迅速缩小，IGRT可以随着治疗中肿瘤体积的缩小调整放疗计划，进而避免更多的正常组织受到照射。IGRT联合调强放疗（IMRT）应用于临床能够减少系统及随机误差。IGRT/IMRT作为妇科恶性肿瘤治疗计划及实施手段正逐渐受到重视。指南共识工作组和放射治疗肿瘤学组共识会议已推荐了其用于宫颈癌、子宫内膜癌患者靶区及非靶区的勾画。目前，临床数据正在逐渐展现，前瞻性随机临床试验结果值得期待。

引言

无论是基于临床（如电子束放疗），还是基于影像学，放射治疗一直是"影像引导"的。采用前端或后端的平面X射线成像通常是接近实时的影像。治疗计划和实施中，图像技术最新进展是IGRT概念。然而，目前IGRT定义并无统一的标准，仍存在多种解释。多数放射肿瘤学家认为基于解剖CT、MRI的解剖影像制定计划并实施的放疗就是IGRT，而其他学者则认为凡是包含每周放射成像的放射治疗也应该是IGRT。RTOG IGRT委员会[1]将IGRT定义为应用CT、MRI、PET以及超声勾画靶区、非靶区制定计划并实施的放射治疗。IGRT包括三维适形放疗（3DCRT）及调强放疗（IMRT）、立体定向放射外科、体部立体定向放射治疗（SBRT）及3D近距离放疗。如机载成像（OBI）系统等现代影像技术，能够根据靶区的移动、位置的改变作出调整，根据肿瘤对治疗的反应调整治疗（自适应性

T. Y. Eng (✉)　· D. Baseman · D. Nguyen
Department of Radiation Oncology, Cancer Therapy and Research Center & The University of Texas Health Science Center at San Antonio, San Antonio, TX, USA

e - mail：eng@ uthscsa. edu；basemand@ uthscsa. edu；eng@ uthscsa. edu

C. S. Ha
Department of Radiation Oncology, Cancer Therapy and Research Center at the University of Texas Health Science Center, San Antonio, TX, USA

e - mail：hac@ uthscsa. edu

IGRT）。患者每天治疗前快速高清的 3D 图像能够在不需要植入基准标记的情况下获得内部解剖变化，从而更准确指导放疗的实施。

随着影像学技术持续改进，目前 IGRT/IMRT 使得解剖、功能及生物学信息与放疗定位、计划及实施完美融合，已在头颈部、泌尿系肿瘤治疗中获得令人鼓舞的效果[2-6]。近年来，IGRT/IMRT 已经逐渐被应用于妇科恶性肿瘤，但临床数据有限。已用于加强靶区勾画及改善治疗实施。分子影像能够实现早期肿瘤的检出和诊断，改善影像引导的癌症治疗，并且能够更好地监测疗效。随着影像学技术的发展，结合多学科治疗方式能够提高肿瘤患者的生存期，降低发病率和死亡率。本章重点介绍 IGRT/ IMRT，尤其是 PET / CT 在妇科恶性肿瘤如宫颈癌和子宫内膜癌治疗中的应用，并提供一些合理治疗指南。

背景

发达国家浸润性宫颈癌发病率、死亡率的大幅下降，很大程度上依赖于完善的细胞学筛查。尽管如此，宫颈癌仍是一个全球性问题，特别是在医疗欠发达地区。据估计，美国 2010 年新确诊病例 12 200 例，死亡 4210 例[7]。在世界范围内，浸润性宫颈癌是仅次于乳腺癌的第二个常见癌症，每年发病为 555 094 例，死亡 309 808 例[8]。宫颈癌风险因素类似于性传播疾病（STD），包括多个性伴侣、其他性传播疾病史、过早性生活及高频性生活。

子宫内膜癌是美国、欧洲最常见的妇科恶性肿瘤，2010 年美国新发病例 43 470 例[7]。大多数患者因为早期就出现绝经后异常子宫出血这一经典症状而被诊断为早期子宫内膜癌，因此大多数患者预后较好。大多数子宫内膜癌是腺癌，内膜样腺癌是最常见的病理亚型。

外阴癌是一种少见的疾病，约占妇科恶性肿瘤的 3% ~ 4%，2010 年确诊新病例 3900 例，其中 920 例死亡[7]。免疫抑制、人乳头瘤病毒感染和高龄是外阴肿瘤最强的危险因素[9]。其最常见的病理类型是鳞状细胞癌，约占 90%。

卵巢癌年发病 21 880 例，死亡 13 850 例[7]，在其目前的治疗中放射治疗的作用非常有限。阴道及其他妇科恶性肿瘤发病率相对较低。虽然这些妇科恶性肿瘤的治疗大不相同，但是当需要放疗时在技术方面是相似的。因此，对这些肿瘤不再分别讨论。

综合管理

（一）宫颈癌

宫颈癌依据患者的肿瘤分期而治疗方式多样。早期小病灶可单独手术治疗，包括保守性宫颈锥形切除术及根治性子宫扩大根治术。大肿瘤及晚期肿瘤采用非手术治疗，主要包括化疗和放疗。Landoni 等[10]发表的一项里程碑式研究帮助建立了目前宫颈癌的标准治疗方案，Ⅰ B 期和Ⅱa 期宫颈癌患者被随机分组接受手术或根治性放疗，手术采取Ⅲ类经腹根治性子宫切除术，放射治疗包括中位剂量为 47Gy 的盆腔外放疗（EBRT），加后装放疗使 A 点中位总剂量达到 76Gy。主动脉旁病灶若经淋巴造影证明转移，则需进行治疗。针对具有高危病理因素患者给予辅助放疗，包括淋巴结转移、宫旁浸润、浸润近外膜（正常宫颈基质 < 3mm）或切缘阳性。研究发现，两组的疾病控制率相似，而手术联合放疗组的毒性反应增加。基于大部分大肿瘤的患者存在高危病理因素，分期≥Ⅰ B2 期（一些Ⅱ A 期小病灶除外）宫颈癌患者接受非手术治疗已成为标准方案。

其他几项随机对照试验进行了探寻宫颈癌最佳非手术治疗方案的研究。RTOG 7920

试验发现，ⅡB 期及 >4cm 的患者接受扩大野放疗（包括主动脉旁治疗）替代全盆腔放疗能够改善 10 年总生存期（55% *vs* 44%）[11]，但对局部控制（65%）及远处转移（25% ~ 30%）无明显改善。≥ⅠB2 期的患者接受含铂化疗联合放疗几乎能够改善每项预后指标，其结果被包括 GOG85/SWOG8695、RTOG90 - 01、GOG 120 及 GOG123 等多项随机对照试验所证实[12-15]。多项随机研究表明，辅助化疗能够改善生存期和局部控制，但新辅助化疗在随机研究中未能显示明显获益。一些以非顺铂为基础的化疗方案也显示有相似价值，延长辅助化疗时间可能有更大获益[16]。

除了认为在放疗基础上同步辅助化疗可以改善生存期以外，RTOG90 - 01 研究还对腹主动脉旁放疗提出质疑[13]。在这项研究中，ⅠB 期（≥5cm）及更高分期患者被随机分为扩大野放射治疗（EFRT）或全盆腔放疗（WPRT）联合 CDDP/5 - FU 组。试验组采用的 WPRT 联合顺铂为基础同步化疗，成为了宫颈癌非手术治疗的标准方案，而 EFRT 联合化疗获益不确定。尽管如此，大多数仍支持主动脉旁淋巴结受累时用 EFRT，有些则建议对高风险患者（ⅡB ~ ⅣA 期），因其腹主动脉旁淋巴结受累率高达 15% ~ 50%，需予以预防性放疗[17,18]。

（二）子宫内膜癌

子宫内膜癌首选外科手术。标准的术式是经腹全子宫及双侧输卵管、卵巢切除术（TAH - BSO）。除了切除子宫、卵巢和输卵管外，腹腔冲洗液需送细胞学检查，对盆腔、髂总和主动脉旁进行常规性淋巴结取样。2009 年，医学研究理事会 ASTEC（一项子宫内膜癌治疗的研究）发表了系统盆腔淋巴结清扫的试验结果[19]。在这项研究中，所有期别的 1408 例子宫内膜癌患者被随机分为标准手术（TAH - BSO，腹腔冲洗，主动脉旁淋巴结触诊）组或标准手术加淋巴结切除术组，发现盆腔淋巴结清扫术并未能改善总生存或无复发生存，因此认为盆腔淋巴结清扫术不能被推荐为子宫内膜癌患者常规治疗。尽管如此，许多仍主张在外科手术时继续采取淋巴结采样和/或切除，具体操作取决于临床医生的偏好。

即使经完整分期手术后，针对局部复发和远处转移的风险，放疗、化疗和激素治疗等已被推荐应用于术后辅助治疗多年。3 项多中心随机试验发表的结果显示，术后放射治疗具有改善局部控制效益[20-22]。另外，上述研究之一的 GOG 99 数据有助于帮助限定的高 - 中危组患者——可能从辅助放射治疗中受益的患者[22]。该组危险因素包括外 1/3 肌层浸润、脉管浸润、肿瘤中低分化。年龄 ≥50 岁者具有上述两个以上风险因素和 ≥70 岁者具有上述一个以上风险因素的患者接受放射治疗降低局部复发的风险，局部复发率由 26% 降至 6%（低中度风险患者的局部复发率由 6% 降至 2%）。

子宫内膜癌的放射治疗（包括 EBRT 和近距离放射治疗）曾经利用二维（2D）X 线图像计算计划。EBRT 时，利用骨性解剖结构作为靶区、危及器官（OAR）和淋巴结边界在模拟片上勾画放射野。近距离放射治疗的剂量取决于所使用的施源器，比如从沿感兴趣区域阴道圆柱体的表面规定为 0.5cm 距离或在规定 A 点使用串联和卵形。这些方法在相关章节会细述[23]。

（三）外阴癌

外阴根治术能够获得良好的局部控制率，但根治性手术并发症发生率高并且有不可接受的死亡率[24]。现代治疗已经从不考虑病期、对所有患者进行根治手术转向个体化治疗。对于早期疾病，当原发病灶的最大直径 < 2cm，浸润深度 < 1mm 时（FIGO ⅠA 期），扩大局部切除术后固定标本显示手术切缘 > 8mm 是恰当的，这些患者腹股沟淋巴结转移的风险较小（ < 1%）[25]。局

部病灶更广泛的患者，外阴扩大局部切除时需加行腹股沟淋巴结切除。原发灶累及阴蒂、小阴唇、会阴或巴氏腺（＞ⅠB 期）时需要双侧腹股沟淋巴结切除术。局部晚期疾病或病变广泛可能需外阴根治术联合双侧腹股沟淋巴结清扫术[26]。顺铂为基础的新辅助化疗联合或不联合放射治疗可使不可手术的肿瘤充分缩小而重新获得手术机会，或作为二线治疗[27,28]。在 GOGⅡ期试验中，73 例术前判定为不可切除的Ⅲ/Ⅳ期外阴癌行新辅助同步放化疗后，69 例得以手术[29]。

术后放疗已被证实可改善外阴癌患者的生存时间[30]。切缘阳性、≥2 个淋巴结转移，或单发淋巴结完全被肿瘤浸润和/或淋巴结包膜外浸润的患者能从辅助放疗受益。治疗通常需包括腹股沟及盆腔淋巴结[31]。与盆腔淋巴结清扫术相比，术后腹股沟及盆腔淋巴结辅助放疗能够降低复发率，提高 2 年生存率。

（四）IGRT／IMRT 原理

影像诊断技术已经发生了翻天覆地的改变，因此放射治疗技术也常常采用诸如 CT、MRI 和 PET 等影像学新技术。这些技术的使用已经以从前无法实现的方式改善靶区勾画和定位，更真实地评估危及器官剂量（从而作为结果有希望降低副作用），并以从前不可能的方式来实现增加肿瘤辐射剂量。

妇科恶性肿瘤的治疗往往涉及瘤周及亚临床浸润的大范围盆腔组织。为避免诸如肠、膀胱和股骨头等相邻正常组织过度受到照射，考虑摆位误差及日常器官运动而采取边界靶区外放。不准确摆位、器官运动以及肿瘤消退可能导致潜在的肿瘤剂量不足与正常组织过量。妇科恶性肿瘤应用 IGRT／IMRT 的基本原理包括三维（3D）评估肿瘤范围和周围器官，器官运动补偿，适应肿瘤快速缩小及潜在剂量递增。影像引导治疗，例如机载锥体束 CT（CBCT），可以实时 3D

评估治疗实施，改善每日摆位[32]。因此，减少了小肠、膀胱和直肠照射，可降低放疗毒副反应。大多数宫颈癌患者也接受全身化疗，适当的治疗计划，IGRT／IMRT 可能会减少盆腔骨髓照射的体积。因而可以期待降低血液学并发症。以往，为了克服器官运动的问题，尤其是有完整子宫和巨大肿瘤患者，通常采取扩大 CTV－PTV 边界的方法。IGRT／IMRT 可以减少这些边距，保护正常组织[33]。许多妇科肿瘤，尤其巨大肿瘤，治疗过程中体积和形状发生变化，治疗计划需要适应这些变化，以保护更多正常组织，动态自适应放射治疗已经解决了这些变化。在一项 14 例宫颈癌患者接受 IMRT 的研究中，在接受 30Gy 放疗后重新制订计划，大体肿瘤体积（GTV）的剂量降低了 46%，也减小了直肠、整体肠道的受照体积[34]。因此，IGRT／IMRT 可以消除一些传统的局限，提高靶区勾画和剂量实施，减少安全边界范围，提供潜在增加剂量的机会，或作为因麻醉风险或其他并发症不能近距离放疗患者的瘤床补量放疗的替代方法。妇科应用影像引导放射治疗可以潜在地提高肿瘤控制，同时减少了正常组织的毒性，但局部进展仍是局部晚期宫颈癌患者面临的主要临床问题[35]。

（五）成像

影像学检查在肿瘤筛查、诊断、分期、治疗方案制订和治疗后随访等方面起着至关重要的作用。随着影像诊断技术的进步，现在妇科肿瘤治疗技术普遍使用如 CT、MRI 和 PET 这样的成像方式。这些技术的使用能够改善靶区勾画和定位，更真实地评估重要器官的剂量（从而降低副作用），并以之前无法实现的方式提高肿瘤照射剂量。

目前，CT、MRI 检查因其使用广泛、价格合理，且能够提供解剖、结构和实体肿瘤范围的三维评价，已成为妇科 IGRT／IMRT 最常用的成像方法。MR－CT 融合可以创建解剖学相关的覆盖，并帮助在制订治疗计划时确定靶肿瘤和淋巴结，避开正常组织（图56.1）。然而，淋巴结有无转移的标准是基于淋巴结的大小，最普遍的标准认为短径 >1cm 存在病理学侵犯[36]。大小正常的淋巴结转移、反应性淋巴结增大可分别导致假阴性和假阳性[37]。PET/CT 作为传统影像的补充被医疗保险与医疗补助服务中心批准用于宫颈癌分期与治疗，在传统图像中进一步增加了肿瘤代谢信息。恶性肿瘤和转移的淋巴结在 PET 成像上呈现 FDG 高摄取。

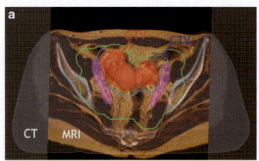

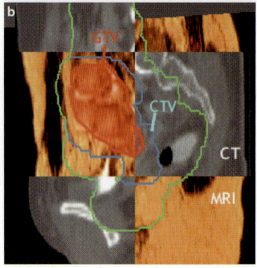

图56.1　女性，27岁，宫颈残端鳞癌。MR/CT 融合辅助鉴别、勾画肿瘤。轴位（a），矢状位（b）。

由于淋巴结转移是重要的预后预测指标，准确评估淋巴结情况非常关键。PET/CT 诊断准确性高，因此比单独 CT 更受欢迎[38]。PET/CT 比 CT 更易检出腹部淋巴结（图56.2）。PET/CT 诊断浸润性宫颈癌患者淋巴结转移准确性高（ >99%）[39]。PET/CT 盆腔及腹主动脉旁区阳性预测值 75% ~ 94%[40]。在一项回顾性研究中，Grigsby 等对 101 例宫颈癌患者进行回顾性研究，对比 PET/CT、CT 检查盆腔转移淋巴结检出率，PET/CT 为 67%，而 CT 仅为 20%，而腹腔腹主动脉旁淋巴结则分别为 21% 和 7%。2 年无进展生存率 CT、PET/CT 均阴性，为 64%，PET 阳性，为 18%，CT 和 PET 均阳性，为 14%[41,42]。因此，非侵入性 PET/CT 能够准确检出淋巴结转移，使进展期宫颈癌避免不必要的外科手术。

对子宫内膜癌，30 例子宫内膜癌患者术前 FDG－PET 检查与术后病理对照结果显示其敏感性较高（96.7%），而 CT 或 MRI 仅为 83.3%。FDG－PET 检出宫外病变的敏感性也优于 CT 或 MRI[43]。最近一项纳入 34 例子宫内膜癌患者的研究中，FDG－PET 术后随访的阳性、阴性预测值分别 78%、90%[44]。因此，FDG－PET 检出子宫内膜癌早期复发和评估疗效相当准确，FDG－PET 也可能预测患者预后[45]。

PET/CT 在评估妇科癌症复发中的价值逐渐凸显。近期研究表明，PET/CT 不仅能够确定原发肿瘤范围、局部浸润，还可以检出复发时远处转移[46]。对疑似复发的宫颈癌患者，PET/CT 可能对治疗方案的制订以及预测无瘤生存期有重要价值[47]。血清肿瘤标志物，如 SCC－Ag、CEA 联合 CT、MRI 用于治疗后随访很有前景[48]。

癌症成像代谢示踪剂中，FDG 是宫颈癌患者最常用的放射性示踪剂代谢物。肿瘤代谢活性能够更准确地评估局部肿瘤范围。宫旁、子宫内膜受累更多地在解剖学范围外被检出。即使 CT、MRI 正常，FDG/PET 也能检出盆腔内区域淋巴结转移及盆外病变。这些发现将会改变患者的治疗方案。此外，

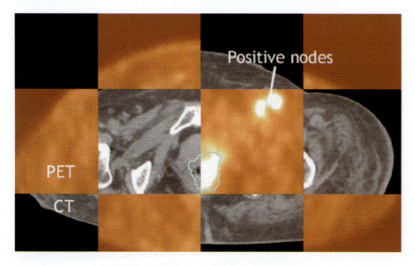

图 56.2　PET – CT 检出淋巴结转移。

后续随访及早期诊断复发在患者的预后、生存中起着至关重要的作用[49]。图 56.3 说明 PET – CT 检出早期无症状的局部复发。

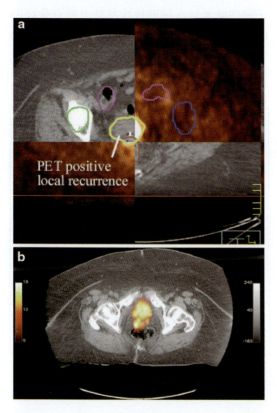

图 56.3　PET – CT 随访显示早期无症状局部复发。

MRS、SPECT 均能实现骨髓成像，且能鉴别"红骨髓"，但却未能广泛应用，临床数据正在慢慢展现。其他如 MR/PET、MRS、Cu – ATSM PET 及纳米 MRI 等方式应用更少，但也可以较好地鉴别正常组织，从而进一步鉴别肿瘤、靶组织[50]。

体外放疗

（一）传统 4 野放疗到 IGRT /IMRT

传统辅助放疗通常基于骨性解剖标志使用二维 4 野计划（前野、后野、右侧野、左侧野）。对比剂用来鉴别正常组织，如肠道、膀胱。相当一部分小肠、大肠在照射野内，随后通常会出现腹泻、恶心等急性胃肠道毒性表现。在 GOG 99 研究中有 2 例女性患者死于放射相关肠道并发症，6 例出现 3 ~4 级肠梗阻。除了毒性问题，盆腔淋巴管造影显示淋巴结位置变异性很大，且有证据表明相当大一部分患者采用骨性标志野不能充分覆盖淋巴结[51]。一项纳入 43 例宫颈癌患者的研究中，95% 的患者淋巴结覆盖不充分（血管边缘外 < 1.5cm），56% 的患者淋巴结覆盖过广（血管边缘外 > 2.0cm）[52]。因此，影像技术的改进及适形剂量输出平台的应用，IGRT/IMRT 越来越多地应用于子宫内膜癌和盆腔常见恶性肿瘤。

临床实践中 IGRT/IMRT 联合替代传统照射野要求更多注意摆位、靶区及正常组织移动引起的不确定性。否则,肿瘤和正常组织运动会显著减低 IMRT 的益处,并且潜在地造成照射方位错误,并增加毒性。IGRT 突出的潜在益处在于可以用二维或二维影像来准确匹配患者。除此之外,IGRT 还可以抵消治疗过程中的活动,从而减少系统和随机误差(在线校正策略——本章另述)

Lim 等[53]监测宫颈癌放疗过程中内部解剖结构的变化并探讨对肿瘤、危及器官的剂量影响。将 20 名女性患者纳入研究,在放疗过程中首先行 CT、MRI 扫描,随后每周行 MRI 扫描;根据获得的所有图像勾画轮廓;对于移位、疾病消退问题应用具有形变能力算法的软件计算累积剂量。计算并比较三种计划:传统,外放大的 IMRT(PTV 外放 20mm,下界外放 10mm),外放小的 IMRT(PTV 外放 5mm)。传统组、外放大的 IMRT 组 GTV、pCTV(原发病变)的计划和实际接受剂量无明显差异,但外放小的 IMRT 组 GTV 与 pCTV 所受剂量显著降低,其中 1 例 pCTV 明显欠量(实际接受 4656 cGy 而不是计划的 5000cGy)。他们认为,使用 PTV 外放 5mm(目前已为大多数机构使用)想要充分地覆盖原发肿瘤必须依赖每天的图像引导下摆位。

在对早期子宫内膜癌患者接受 IMRT 和盆腔放疗后加经阴道高剂量率腔内后装(HDR - ICBT)的回顾分析中[54],直肠最大剂量 IMRT 低于 HDR - ICBT(89% vs 143%,$P < 0.05$),直肠平均剂量 IMRT 也低于 HDR - ICBT(14.8% vs 21.4%,$P < 0.05$)。因此也导致 IMRT 更低的膀胱最大剂量(66.2% vs 74.1%,$P < 0.05$)。二者计划对 PTV 覆盖相似而 IMRT 呈现更少的剂量异质性。但临床结果呈现缓慢。

(二) 淋巴结的处理

IGRT/IMRT 要求关于原发肿瘤位置、周围正常组织及高危淋巴结详尽的解剖学信息。一些关于盆腔 IMRT 勾画淋巴结靶体积的指南已经出版。通过使用超微氧化铁粒子(USPIO,一种用来评估淋巴结的增强剂)增强的 MRI 影像,Taylor 等[55]认为,盆腔血管外放 7mm 边界(与出版物描述略有修改)解剖上能够覆盖 99% 盆腔淋巴结。此外,RTOG 已经出版各种器官系统肿瘤有关的 IMRT 靶区勾画指南[56],包括头颈部、妇科、男性泌尿生殖、直肠肛门。图 56.4 是子宫内膜癌术后 RTOG 靶区勾画示意图。表 56.1 是 IMRT 治疗计划常用剂量限制,数据来源于最近的一项研究高危宫颈癌患者子宫切除术后在辅助放疗基础上联合化疗的 RTOG 试验。

表 56.1　宫颈癌全盆腔放疗治疗计划限制（RTOG）

靶区或高危器官	体积和剂量限制
计划靶区	97% 的体积由处方剂量所覆盖
	≥0.03cc 不能接受 <93% 或 >110% 的处方剂量
肠	30% 接受剂量 ≤4000cGy
直肠	60% 接受剂量 ≤4000cGy
膀胱	35% 接受剂量 ≤4500cGy
肾脏	每个 2/3 肾脏接受剂量 ≤1800cGy
脊髓	体积内任意处剂量为 4500cGy

(处方剂量是 4500~5040cGy)

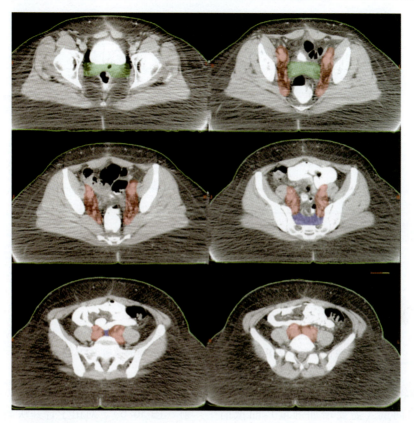

图 56.4　RTOG 子宫内膜癌术后靶区勾画指南示意图。无色区代表 CTV（转自参考文献[66]，经过 Elsevier 许可。www. rtog. org）。

宫颈癌患者全盆腔 IMRT 疗效令人鼓舞。一项澳大利亚的研究[57]分析了根治性放疗宫颈癌患者及子宫内膜癌术后放疗，比较常规四野及 IMRT 计划的剂量体积直方图和探索影响保护肠管的解剖学因素。与常规计划相比，IMRT 在改善直肠壁和膀胱的照射量上具有统计学显著性；此外他们发现，未切的子宫对大肠有覆盖作用，术后患者（如子宫内膜癌）使用 IMRT 在避免肠道照射上尤为获益。图 56.5 是比较运用骨性标志的传统放疗计划（实线）与 IMRT 计划（虚线）的剂量体积直方图。处方剂量是4600cGy，每次 200cGy，IMRT 计划能够改善所有的勾画关键结构，包括直肠、膀胱、乙状结肠及小肠。

IMRT 比常规放疗能够在避开正常肠管

的同时提高腹主动脉旁淋巴结阳性及外科术后切缘阳性的剂量[58]。10 例进展期宫颈癌患者接受扩大野（盆腔和腹主动脉旁）放射治疗，IMRT 与 2 野和 4 野技术相比，在相似的靶区覆盖情况下显示出明显地降低接受处方剂量的正常组织的体积（肠道、膀胱及直肠）[59]。

（三）IGRT／IMRT 患者选择

影像引导治疗计划及实施迅速被接受，大多数妇科患者能够应用 IGRT／IMRT 治疗，但因种种原因导致无法配合、不能忍受较长时间的模拟定位及治疗的患者不适合 IGRT／IMRT。这类患者会错过治疗、容易中断治疗以及造成更多治疗延迟。过度肥胖患者也非 IGRT／IMRT 理想患者，因为存在身体移动不便导致摆位困难以及影像很难捕

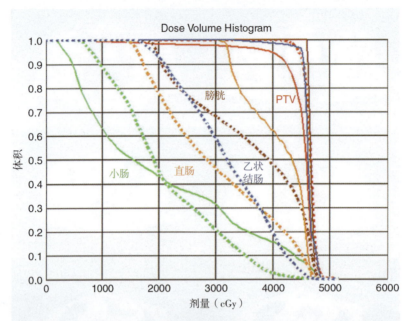

图 56.5 应用骨性标志的传统放疗计划（实线）与 **IMRT** 计划（虚线）的剂量体积直方图。**IMRT** 在更好避免器官照射同时改善 **PTV** 覆盖。

获整个身体轮廓。而且，肥胖患者可能因为弥补肥胖的剂量（需要增加剂量）而抵消预期获益。进展期及远处转移的患者需要短时间的姑息治疗或者不可控的出血需紧急治疗的患者也不适合 IGRT／IMRT。而大多数先前接受过放疗的患者更适合 IGRT／IM-RT，因为更多的正常组织可以避免再次照射（图 56.6）。对由于合并疾病或者麻醉风险而无法耐受近距离放疗的患者，IGRT／IMRT 作为最后的治疗手段给予根治性剂量的放疗是可行的[60]。

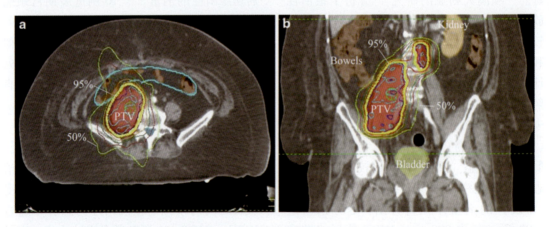

图 56.6 宫颈癌盆腔复发，盆腔团块的治疗。**IGRT/IMRT** 能够避免左肾及曾接受照射的盆腔正常组织照射，轴位（**a**），冠状位（**b**）。

（四）IGRT / IMRT 治疗模拟定位

IGRT / IMRT 首先采用 CT 或 PET － CT 模拟定位。尽管一些机构为了潜在的剂量学优势而采用俯卧位[61]，我们通常主张仰卧位，因其更好的舒适性、稳定性及可重复性，尤其是患者需要腹股沟区治疗时。IGRT 最重要的是在模拟定位及治疗中正确的固定患者身体。我们通常采用定制的热塑模具固定，支架（Smithers Medical Products, Inc., North Canton, OH）、真空垫（Med Tec Inc., Orange City, IA）或者体位固定系统（Medical Intelligence, Schwabmuenchen, Germany）实现重复对位的准确性及患者的稳定性。这些是模拟定位及治疗过程中参考指标。图 56.7 是一个用体部固定系统的模拟摆位。

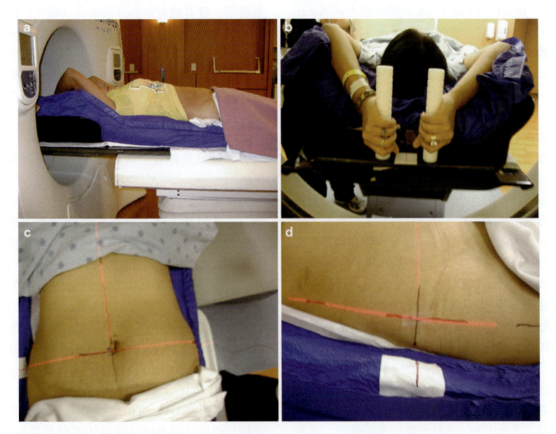

图 56.7　BodyFix 系统模拟定位过程（a ~ d），改善准确、可重复摆位。

增强的计划 CT 可以帮助勾画正常及靶组织。直肠造影有利于勾画结肠及乙状结肠。静脉注射造影剂能够识别盆腔血管及淋巴。通过静脉注射造影剂后夹住导尿管使造影剂充盈膀胱而清楚可见。根据经验，很少需要口服造影剂显示小肠。模拟定位及治疗过程中经阴道置入标志物帮助勾画病灶的下界，除非这种操作会引起医源性损伤导致出血或疼痛，尤其是进展期患者。这些患者全接受阴道治疗。扫描范围根据疾病情况决定。通常我们扫描腹部从 L2 ~ L3 椎体到坐骨结节下 3 ~ 4cm 外阴口水平。扩大野为了包括腹主动脉旁时上界为 T10 ~ T11，在临床需要治疗腹股沟淋巴结或晚期疾病时下界要更低。小野扫描时层厚通常设为 3mm，而扩大野为 5mm。

IGRT/IMRT

（一）治疗计划与实施

有各种市售的 IGRT/IMRT 治疗计划和实施系统。根据我们的经验，我们还没有发现任何效果特别突出的系统。我们使用拥有精确追踪（Exac Trac）和快速弧形扫描（Rapid Arc）系统及板载锥形束 CT/ KV（千伏 CT）（CBCT/KV）成像能力的 Novalis 治疗系统，或带有兆伏级 CT（MVCT）的 IGRT 系统的断层扫描治疗系统（Tomo-Therapy）。图 56.8 显示了 CBCT/ KV 及 TomoTherapy IGRT 的图像。快速弧形扫描是一种容积调强弧形治疗的形式，它利用直线加速器机架一次或多次旋转提供一种精确的雕刻般的三维剂量分布，能够在治疗过程中同时改变扫描机架的旋转速度、利用多叶准直器叶片的运动改变治疗光圈的形状以及输出剂量率的治疗计划算法使快速弧形扫描治疗成为可能。它在旋转过程中传递剂量到靶体积，而不是一个子野接一个子野（步进式），从而大幅度减少治疗时间。我们通常使用 6MV 光子能量，因为更高的能量，比如 15~18MV，并没有显示出显著的剂量学优势，且有更高的穿透剂量和累积的全身剂量。配备 TomoTherapy 治疗系统的螺旋式治疗可用于大的扩大野。我们通常对大多数患者的临床靶区（CTV）采取 45~50.4Gy 照射，每天 1.8Gy。对于那些术后患者，盆腔照射 45Gy 加上 10Gy 分 2 次经阴道近距离放疗。偶尔，对于体积大的肿瘤，肉眼（大体）阳性淋巴结，或手术切缘阳性的患者，我们考虑使用同步整合加量方式照射，采用超过 2Gy 的更高单次剂量。

（二）靶区和非靶区定义

在治疗计划中，结合 PET-CT 影像改善了靶区定义，同时保护了周围正常组织[62]。PET-CT 可以帮助勾画肿瘤体积，靶区的勾画应该由有经验的医师来完成，并在必要时由放射科医师协助。GTV 能在增强 CT 上清晰可见和确定，一般环绕子宫颈和宫底外放适当的边界（1.5~2.0cm）。基于肿瘤范围进一步边界修改也很常见，也可基于 PET 图像进行。由于肿瘤摄取 FDG 的非均质性，尤其是大的肿瘤有中度坏死和缺氧组织，没有绝对的标准摄取值（SUV）或 SUV 阈值来定义 GTV。可以基于经验预先设定 SUV 阈值有系统地来定义 GTV。一些研究者建议根据靶区平均 SUV，用 SUV 阈值 >2.5 来勾画 GTV，而另一些则根据最高 SUV 的百分比，>40% 的范围定义为 GTV，当 PET 勾画的体积与 CT 勾画的体积不一致时，如果临床符合，两者体积都应勾画为靶区。

在子宫切除术后，没有宫颈或子宫的运动，只需勾画 CTV。根据病理学结果，淋巴结未受累时，CTV 包括增强的血管外放 0.7cm 的边界包绕周围的脂肪和结缔组织，淋巴结受累时，外放 1.5cm 的边界包括周围的脂肪和结缔组织组织。上界从 L5 开始，CTV 淋巴结群包括髂总、髂内、髂外的淋巴结区域，下界至少在阴道的上半部分（长度取决于分期和累及范围）、宫旁组织、骶前淋巴结以及整个子宫（如果残留）。CTV 包括毗邻 GTV 约 0.5~1.0cm 的膀胱和直肠。如果计划不同部位给予不同的剂量，CTV 可以根据不同结构来勾画（淋巴结 CTV，瘤床 CTV，或 CTV1，CTV2）。应避免沿着髂外血管勾画到腹股沟区，除非有风险或者已经受累。这也适用于子宫内膜癌累及宫颈的患者；如果肿瘤没有累及宫颈，CTV 无需包括骶前淋巴结区。而在阴道残端的水平，边界应该外放更多。

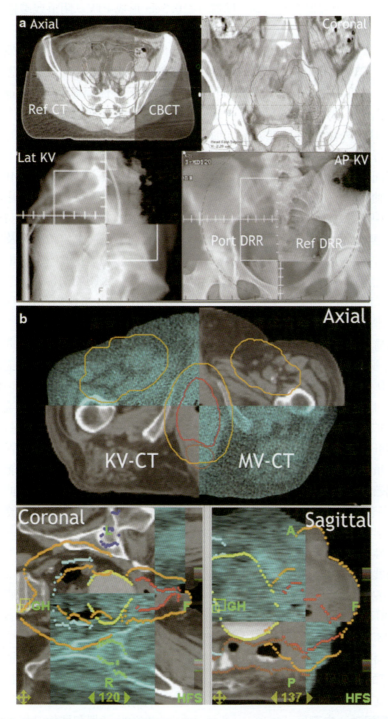

图 56.8　治疗实施过程中，CBCT/KV（a）及 Tomo Therapy（b）IGRT 图像验证。

由于摆位误差、内部器官的运动、膀胱和直肠的不同填充状态，CTV 应该外放形成 PTV[63]。从 CTV 到 PTV 的外放大小仍然是主观的，通常 CTV 外放 0.5～1.5cm 形成 PTV。由于不相同机构摆位误差并不相同，建议各机构研究自己的摆位误差以确定合适的 PTV 外放。这种外放是在三维方向同时进行，因此，每一层外放的边界在每个轴向切面并不总相同，这是由于外放的各个部分不一定在同一轴面。在得克萨斯大学圣安东尼奥健康科学中心（UTHSCSA），我们通常外放 1cm 并根据毗邻的重要器官做个体化修订。放射治疗过程中随着大的肿瘤退缩，需要重新制订治疗计划以修改 GTV/CTV/PTV，从而减少正常组织照射。

根据临床情况，正常器官勾画包括小肠、直肠和膀胱。由于肠和膀胱充盈是变化的，以及子宫颈和阴道的移动，内在靶区（ITV）利用 4D - CT 数据，可以将内部运动纳入考虑[64]。其他需要勾画的结构包括股骨头，如果用扩大野照射腹膜后时则需勾画肾脏、脊髓和肝。正常器官需要沿可见的解剖外壁勾画。虽然解剖的变异性常见，直肠从肛门延伸到乙状结肠反折，反折以上结肠在 L4～L5 水平包括在小肠体积里面，小肠轮廓通常向后伸入凹型的 CTV 中，尽量改善剂量的适行性和减少小肠的剂量[65]。

一个指南共识协作组和 RTOG 共识会议提出 IMRT 治疗宫颈癌和子宫癌 CTV 勾画的指南。被 RTOG 临床试验使用，包括最近结束的 RTOG0418 试验，一项有关宫颈癌或子宫内膜癌患者术后调强放射治疗（IMRT）盆腔 +／- 化疗的 Ⅱ 期研究[66, 67]，这些靶区勾画图谱可以在 RTOG 网站上免费获取[56]。

（三）器官运动 - 内靶区

ITV 考虑内部移动，计划膀胱充盈及排空时，CT 扫描 2 次，分别勾画靶体积。两次扫描靶体积需包含阴道残端和宫旁组织。然后融合二者靶区产生 ITV，ITV 外放

0.5cm 形成 PTV。阴道残端移动可以通过阴道固定或机载 CBCT 来纠正。CTV 外放 1～1.5 cm 形成 PTV 围绕阴道残端是合理的、足够的，因为我们发现术后患者肿瘤移动变化相对于骨性标志达到 1.5cm。如果 IGRT 应用高于常规剂量可考虑个体化外放更小的边界，因为更小的体积带来的毒性更小。

如果患者解剖结构不适合近距离放疗，可采用"施源器引导的"IMRT。在治疗过程中每天用兼容 PET/MRI 阴道圆柱形施源器可插入宫颈及阴道来固定宫颈并定位膀胱、直肠。空间上定位肿瘤及内部器官以制订计划及实施。IMRT 能够覆盖靶体积同时降低膀胱、直肠的剂量，在部分选择性的患者能够比 HDR 近距离放疗更好地覆盖靶区。

（四）骨髓

为了保护接受同步或序贯全身化疗患者的骨髓，一些研究者考虑和支持在治疗计划中考虑骨髓照射体积[69, 70]。在传统的盆腔野内，盆腔骨髓约占全身总骨髓储备的 30%～40%。IMRT 增加剂量的适行性可保护勾画的髂骨和骶骨的髓内管，潜在地减少盆腔骨髓照射体积。骨髓功能成像可能进一步帮助识别需要勾画的及保护的有活性骨髓区域。通过减少靶体积内盆腔骨髓，患者接受同步化疗和盆腔放射治疗，能够更好耐受治疗并且具有更少的血液学毒性。最近发现，骨髓保护技术在宫颈癌患者接受 IMRT 联合同步化疗时能够减少血液学毒性。一项研究纳入 37 例宫颈癌患者接受盆腔 IMRT 及 CDDP 化疗，急性血液学毒性的主要预测因子包括全盆腔骨髓照射和腰骶椎骨髓照射体积（V10 和 V20）[71]。结果显示，盆腔 IMRT 患者很少出现急性血液学毒性。

在治疗计划和评价过程中，我们需要意识到并留意在靶区中的骨髓问题。从技术上讲，这样的骨髓保护具有挑战性，因为在骨盆，骨髓毗邻靶区并对放射敏感性极高，骨髓保护需要更多的时间和努力。每天 IGRT/

IMRT 对宫颈癌患者保护骨髓的临床价值是不确定的[72]。因此，我们通常不勾画骨髓。

（五）剂量绘制

运用一个合适的软件能够对不同的高危器官或组织根据不同的肿瘤负荷同时给予不同剂量来进行"剂量绘制"或"剂量雕刻"，这被称为同步加量技术（SIB）[73]。这种方法普遍用在 IMRT 治疗头颈部或前列腺癌的患者中[2-6]。SIB 技术在总治疗时间缩短到 5 周时能更好地保护肠道和膀胱。CT/PET 淋巴结阴性时，4500cGy 是足够的，尤其同步化疗者；CT/PET 淋巴结阳性时，使用 SIB 技术，剂量可达 50Gy 或者更高（更大的结节），取决于结节大小和位置[58,74]。一种同步加量方法是盆腔阴性淋巴区给予 45 Gy，每天 1.8Gy，25 次完成；而阳性淋巴结和宫颈大体肿瘤每日 2.8 Gy，照射剂量可达 70Gy[75]。图 56.9 显示了 SIB 技术不同靶区的不同剂量水平。放射生物学上，这样的方案相当于全盆腔照射 45Gy 和常规的 30Gy 高剂量率后装分 5 次照射。艾哈迈德等[74]已经证明了大分割 SIB 技术在宫颈癌累及主动脉旁淋巴结时剂量学的可行性。虽然对于宫颈癌患者 SIB 技术目前还没有关于分次剂量大小及总剂量的具体指南，有淋巴结受累的患者可以盆腔照射 45Gy，而与此同时受累的淋巴结剂量可达到 56Gy 或更高[76]。

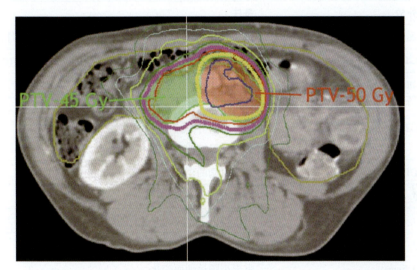

图 56.9　SIB 方案示：对不同靶向治疗目标的两个剂量水平，同时避开肾。

（六）IGRT 和 IMRT 治疗计划和评价

对于妇科恶性肿瘤，由于 IGRT 和 IMRT 计划与实施没有一致的指南，研究者使用各种机构的计划参数[70,76]，所以成立了妇科 IMRT 工作组来制定标准[66,67]。目前，还没有就计划评价和可接受性达成共识。优化射线的能量、排列、数量和角度以满足输入参数。通常使用 6MV 光子及不同角度的 6~9 个均匀分布的照射野[77]。PTV 覆盖和保护正常组织最佳平衡点尚不清楚，这受制于个人经验和理解。适形性的增加将导致均匀性的降低。我们努力减少超过处方剂量的正常组织的体积。通常，每位患者不止一个计划需要评估，一个层面接一个层面评价靶区适形性和靶区剂量的均匀性，热点和冷点的大小以及它们的位置也要评价。在德州大学圣安东尼奥医学中心，我们评估周围正常组织的剂量直方图（DVH）及 PTV／CTV 覆盖情况以确保剂量在正常组织耐受范围及足够的靶区覆盖。处方剂量（100% 等剂量线）应包括 > 96% ~ 98% 的 PTV，而 > 110% 处方剂量的"热点"要 < 5% ~ 10% 的 PTV，热点最好位于 GTV 内且不在膀胱和直肠黏膜壁。> 115% 的热点应 < 2% ~ 3% 的 PTV。冷点（< 处方剂量的 95%）不应该位于 GTV 或 CTV。

正常组织并发症的评价可根据正常组织并发症的发生概率（NTCP）曲线进行估计[78]。尽量减少急性胃肠道毒性的发病率，例如，接受 45Gy 的小肠体积限制在 200ml 以下。一些机构也规定接受同步化疗的患者的骨髓限制。CT 不能很好地确定骨髓的活

性，SPECT 可用于确定活跃的骨髓，它可以与计划 CT 图像融合，或者投影到数字重建影像（DRR）从而可以叠加图像[77]。

现在使用各种器官 – 剂量限制参数，还没有建立共识。一般而言，在最大化适形性和保护正常组织情况下采取更严格的限制，然而这种情况得不到满足，不一定要有 OAR 的最大保护。IGRT/IMRT 的益处可以通过权衡剂量的均匀性与靶区的异质性得到。表 56.2 显示的是在德州大学圣安东尼奥医学中心典型的靶区参数。

表 56.2　德克萨斯市圣安东尼奥健康科学中心使用的剂量参数

靶区	外放	备注
GTV宫颈	如勾画的区域	PET/CT，MRI 上大体病变及临床检查得到的病灶范围
GTV宫颈	GTV宫颈 + GTV亚临床病灶	宫颈，子宫，阴道上半部分，阴道及子宫周围组织，骶前区
GTV淋巴结	如勾画的区域	PET – CT，MRI 上累及的淋巴结
GTV结节	GTV结节 + 血管 + 0.7 ~ 1.5cm	髂内、外及髂总血管 如果肿瘤分期较高，包括主动脉旁/IVC 受累淋巴结的边界更大
PTV	CTV + 0.5 ~ 1cm	基于机构的摆位不确定性（0.5 ~ 1.5cm）
膀胱	0 ~ 0.5cm	中等填充（平均量）
直肠	0 ~ 0.5cm	由于肠道内积气而变化
结肠	0 ~ 0.5cm	由于肠道内积气和结肠运动而变化
小肠	0.5cm	由于小肠运动而变化
肾脏	0.5cm	最放射敏感器官
脊髓	0.5cm	最关键的器官

（七）IGRT 和 IMRT 治疗实施及质量保证

机载电子射野成像装置（EPID）通常是用来监测治疗前患者摆位。它能够显示患者骨性解剖的平面投影视图，基于骨性标志，可以联机纠正摆位[79]。不透射线钽粒可以植入宫颈帮助追踪宫颈运动。然而，许多这样的标记往往在完成放射治疗之前就丢

失了[80]。商品化的实时肿瘤跟踪系统（例如，射波刀）配备独立的 X 射线诊断成像器可以在治疗期间连续跟踪植入肿瘤标志物。只有当示踪标记在设定的允许范围内才能触发射线进行治疗。使用实时肿瘤跟踪，CTV – PTV 边界可以减少到 < 10mm[81]。一个安装有千伏源 OBI 系统可以生成高质量的平面图像（例如 Elekta Synergy and Varian

OBI），同时照射的剂量比 EPID 系统要少得多。基于容积的 IGRT 使用 MV 射线（例如 TomoTherapy）或 KV 级锥形束 CT（例如 Novalis CBCT）通过多个平面图像重建来生成一个三维视图在线或离线来监控靶区覆盖情况，这样的图像与计划 CT 图像叠加用于每天治疗前的摆位调整（图56.8）。

所有主要的实施系统已成功使用，并没有明确的最佳实施方法。在德州大学圣安东尼奥医学中心，Varian Novalis 和 Tomotherapy 是主要的 IGRT/IMRT 实施系统。根据患者的摆位和临床因素，治疗和摆位精度每天用容积成像（MVCT 或 kVCT）或在第一天用 CBCT 验证，随后用千伏片来验证。当照射野大小超过 MLC 的运动范围，照射野必须分成两个或更多区域运动[73,82]。独立的监控装置验证计算（MUVC）是一个通过比较计划系统计算的剂量与独立剂量计算软件（MU Check or RadCal）。在一个点可接受平均偏差 <5%。除了点剂量计算，用一个二维探测器对所有采用 IGRT/IMRT 患者进行测量，如胶片、二极管阵列或离子室阵列（例如 MATRIXX 和 PTW 729）。伽玛分析（3% 和 3mm）进行体模测量和计划剂量，通常是所有像素分析都高于 95% 合格率[83,84]。

（八）肿瘤退缩（自适应 IGRT）

在放射治疗过程中，许多大体积的宫颈肿瘤迅速缩小（尤其是同步化疗），即使治疗早期外放边界很小，后期边界也会很大。每日 IGRT 成像（如 CBCT）可允许计划随着肿瘤缩小而适应性改变。在保留足够的肿瘤照射和相应的补偿器官运动的同时，正常组织，如小肠、膀胱和直肠都可以得到更好的保护。肿瘤缩小相当于增加了外放边界，能减少靶区的漏照，它改变了原来治疗计划的适形性和照射更多的正常组织。宫颈癌的退缩率是变化的。定期检查往往是必要的，以评估肿瘤反应，特别是体积较大的肿瘤。

适当的重新计划可改善对肠道和膀胱保护。特别是对肿瘤体积大的（>30ml）女性，每天成像是有必要的，它让我们能够确定是否需要重新计划，在多少剂量水平。Lee 等[64]报道，照射 30.8Gy 后体查发现肿瘤平均缩小 50%。FDG-PET 成像已被用来评估宫颈癌放射治疗后生理体积效应。一项前瞻性研究对 32 例宫颈癌患者行盆腔外照射和高剂量率近距离治疗，发现生理肿瘤体积减少 50% 发生在照射 24.9Gy 后的 20 天内[85]。同样，MD Anderson 癌症中心研究者报道，每周使用 CT 测量，平均减少 64%。其他研究者用磁共振成像监测肿瘤退缩，发现 GTV 平均减少 46%，在照射 30Gy 后重新优化治疗计划可以更好保护直肠。接受 95% 处方剂量的直肠平均容积在未重新计划时是 75ml（20~145ml），而重新计划后是 67ml（15~106ml）（$P = 0.009$）[34,86,87]。然而，对自适应 IGRT 的成本效益当前尚无充分了解。新计划与旧计划的潜在获益的差异可能很小，而勾画靶区和正常组织，恰当的时机和重新计划是耗时又耗力，而且需要更快、质量更好的 OBI 成像系统。因此，自适应 IGRT 应根据机构能力和可得到的资源个体化使用。

（九）根治性放疗

少数（3%~10%）诊断为子宫内膜癌的患者往往同时存在严重合并症如病态肥胖症或心血管疾病而不能够手术。对于这些患者，放射治疗是效果较好的根治性治疗手段，常采用单独近距离放射治疗或联合外照射和近距离放射治疗。结合多种成像方式是至关重要的，美国近距离放射治疗协会推荐使用 CT、MRI 或 US 确定子宫壁厚度，MRI 还可提供有关子宫肌层或宫颈浸润深度的信息[23]。较为理想的靶体积包括全子宫、子宫颈和阴道上 3~5cm。近距离放射治疗子宫内膜癌的剂量规定差异很大，施源器也不一样，可以包括 2~3 个宫腔管（带或不带卵圆体取决于子宫下段或宫颈浸润程度）和 Simon - Heyman 胶囊。非手术治疗子宫内膜癌患者临床结果一般都很好，无病生存率高达 85%[88,89]，当然这也取决于几个预后因素，包括分期、分级、年龄和组织细胞类型。

一项研究对比了用 Rotte "Y" 施源器（双腔管）治疗不能手术的宫颈癌的二维和三维治疗计划，在这项研究中，二维计算使用一个子宫参考点（施源器的两个终端顶端连线中点下 2cm 侧方距离施源器最大子宫宽度一半的地方）即 A 点，及沿着阴道上部 3cm 处 0.5cm 的深度，单独近距离放射治疗用的剂量是 7Gy ×5 次分割，或者外照射后 4Gy×5 次。他们发现，三维优化使关键器官剂量减少：直肠减少 5.6%，膀胱减少 20.6%，乙状结肠减少 26.8%。而使用二维参考点给予处方高估了靶区剂量。利用 MRI 及 US 提供的额外信息除勾画 CTV 之外还可能勾画 GTV，可因此增加大体病灶的剂量而降低相邻组织剂量。

对于全子宫受累给予高剂量照射的另一种方法是使用 Heyman 胶囊，多个胶囊样施源器塞入扩张的子宫提供均匀的剂量分布。在 20 世纪 30 年代就开始用这种技术治疗患者，当 Heyman 首先介绍这种方法时使用的是镭，随着其他近距离放射治疗技术及三维成像的使用，这种治疗方法要如何运用也发生了革命性的变化。运用修正过的 Heyman 技术治疗 16 例患者（其中 3 人同时接受外照射）的三维剂量学分析和临床结果已发表[91]。平均而言，68% 的 CTV（定义为整个子宫和近端阴道）和 92% 的 GTV（根据 MRI，US，或宫腔镜勾画）包括在 60Gy 参考体积之内，这是等效的靶区剂量。在 13 例完成根治性治疗的患者中，中位随访时间 47 个月，有 12 例出现局部控制且无严重的急性和晚期副作用。

除近距离放射治疗外还需要对盆腔进行外照射的指征包括：宫颈受累，高级别分化，深部侵袭（例如，MRI 显示），或者子宫体积较大。正如人们所期望的那样，在辅助放射治疗这节中所述的 IMRT 在治疗盆腔淋巴结的优势及技术同样可以用于根治性治疗。

对于在临床或技术上不能手术的外阴癌患者，主要采用外照射后组织间近距离治疗、表面敷贴或电子线加量，有或无化疗，这种治疗方法有着可以接受的后期组织损伤[92]。中位随访时间 37 个月，完全缓解率为 53% ~ 89%，无病生存率为 47% ~ 84%[93]。

（十）发现与处理疾病复发

子宫内膜癌根治性治疗后最理想的监测方案还不清楚。局部区域和远处复发往往是无症状的，这就突出有效监测的重要性。国家综合癌症网络（NCCN）推荐根据治疗后的不同时间间隔进行临床随访和阴道细胞学检查[94]。其他学者提出，常规阴道细胞学检查只对不到 1% 的患者有获益，因此出于成本考虑应该避免检查[95]。CT 的作用及在治疗后的检查周期同样不清楚。有报道 CT 在确定有症状和无症状的复发部位是有用的[96]，也有人描述在无症状妇女的检出率很低（4%），CT 扫描发现亚临床疾病复发并没有生存优势[97]。

最近，代谢成像，如 PET 和 PET - CT 已纳入子宫内膜癌治疗后的监测，且有较理想的结果。一项韩国研究[98]报道，PET 和 PET - CT 对于有症状和无症状的子宫内膜癌根治性治疗后监测具有高灵敏度和特异性；此外，PET 数据的纳入导致 21.9% 的患者临床治疗决策发生变化。图 56.3b 显示的是一个无症状的患者 PET - CT 检测出直肠阴道复发。在有一个 1 级证据显示出其优于另一种监测方法之前，临床医生必须确定哪些患者是他们认为有高危复发风险并据此进行研究。

如上所述，子宫内膜癌的复发发生在局部区域或者远隔部位，IGRT 的进步已经改变了这两种情况的处理方法，在增加放射剂量的同时有更好的适形性，能产生好的结果。对早期患者，初始单纯手术治疗，大多数复发都是孤立的阴道复发。先前没有接受放射治疗的复发疾病的局控率非常好，局限于黏膜的复发局控率 >80%，但晚期病变的预后很差，可能是由于近距离治疗不能均匀地治疗更大的病变[99,101]。

SBRT 是每个分割使用大剂量（经常是消融剂量）用于治疗全身边界清晰的病灶。这技术必须使用 3D 成像，经常用 CT 和 MRI 这些重复性好的成像方法。SBRT 的大多数经验来自于肺部和肝脏肿瘤，但它正在被越来越多地用于其他部位，包括胰腺、肾脏和脊柱。德国的一项研究[102]发现，采用 SBRT 对 19 例不幸局部复发的宫颈癌和子宫内膜癌患者进行治疗，所有患者限于肿瘤尺寸不能采用阴道近距离治疗作为推量模式，全盆腔照射 50Gy 后，用 SBRT 技术加量，每次 5Gy，共 3 次，处方给到 65% 等剂量线（中位剂量）。3 年的局控率为 81%，全身进展是死亡的主要原因。

孤立的腹主动脉旁淋巴结（PLAN）复发意味着一小亚组宫颈和宫体复发，以往这些患者预后差。Grigsby 等报告[103]，对一组 20 例宫颈癌腹主动脉旁淋巴结复发患者全部使用外照射治疗。所有患者在复发 2 年内死亡，中位生存期为 8.7 个月。一个更近的报告[104]描述了孤立的主动脉旁淋巴结复发的宫颈癌患者使用化疗和放疗的结果令人鼓舞，14 例接受挽救性放、化疗的患者 5 年生存率为 51.2%。图像引导能对这一区域提高剂量且效果理想。最近一项来自韩国的研究[105]报道，对 30 例孤立腹主动脉旁淋巴结复发的宫体或宫颈癌使用射波刀进行 SBRT 治疗。黄金基准标记被放置在肿瘤位置，照射剂量范围 33~45Gy，3 次分割。

其中 4 例接受外照射，25 名患者接受化疗。4 年的局控率和总生存率分别为 67.4% 及 50.1%，>3 级的晚期并发症需要住院治疗只有 1 位患者（输尿管狭窄）。

近距离放射治疗

（一）IGRT 近距离放疗

晚期宫颈癌通常无法非手术治疗，如果使用外照射，所需的剂量超出安全给予范围。由于毗邻正常重要器官剂量限制，为了保护膀胱、直肠和乙状结肠，外照射后使用近距离放射治疗来增加剂量。近距离放射治疗，是通过腔内照射或组织间插植，使肿瘤受非常高的剂量照射，而且剂量梯度非常陡峭，因此，它可以更好地保护相邻的重要器官并减少并发症。如果运用恰当它是适形性最好的治疗，是妇科恶性肿瘤放射治疗中不可或缺的部分。影像引导下组织间近距离放射治疗的复杂性和变异性取决于操作者的经验和技巧，这超出本章讨论范围。我们将集中在妇科恶性肿瘤常用的腔内近距离放疗。

目前最常用的腔内近距离治疗处方剂量系统是曼彻斯特（Manchester）系统，采用正交定位片，剂量参考点是 A 点，定义为宫腔管最低源远端上 2cm 旁开 2cm 位置（双侧）。膀胱和直肠参考点在国际辐射学单位委员会（ICRU）有规定[106]，用于减少危及器官（OAR）毒性；膀胱参考点被定义为在前后位（AP）定位片上 Foley 式气囊后面的中心点和两侧，直肠参考点是卵形容器的下点与宫腔管最后源之间的阴道后壁后方 5mm。理想的情况下，给予两侧 A 点全部处方剂量和限制膀胱和直肠参考点 <70%~80% 处方剂量。在低剂量率（LDR）治疗时代和最近高剂量率（HDR）治疗时期，这项技术已用了数十年，产生了良好的局控和可接受的毒性。图 56.10 所示为腔内近距离放疗的正交片。阴道内气囊是常规填

塞外用来减少膀胱和直肠的剂量[107]。

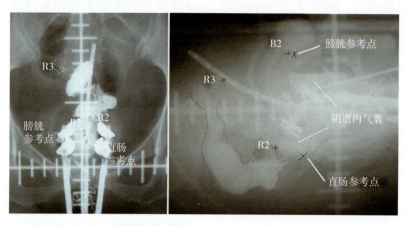

图 56.10　腔内近距离放疗的正交片，阴道内气囊是常规填塞外用来减少膀胱和直肠的剂量。

许多机构已经从低剂量率近距离放疗转向高剂量率近距离放疗，图像引导的精确肿瘤定位和保护正常组织是提高治疗比的最重要方法。有临床证据支持高剂量率近距离放疗，它使用三维 CT 影像引导下治疗计划系统，与利用二维正交 X 线定位片引导的低剂量率近距离治疗计划相比，它提供了更好的 CTV 覆盖率和更低的晚期放射副作用和并发症[108,109]。CT 或 MRI 成像能够发现正交位 X 线定位片可能遗漏的未知的子宫穿

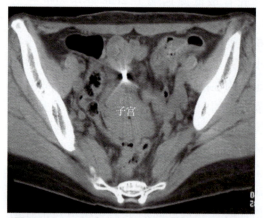

图 56.11　1 例意外的子宫后壁穿孔，由超过 40 年实践、经验丰富的妇科手术医生操作造成。

孔。图 56.11 显示了 1 例意外的子宫后壁穿孔，由超过 40 年实践、经验丰富的妇科手术医生操作造成。术中基于超声的 IGRT 已经用于宫颈癌，尤其是在技术上植入困难时[110]。

正如外照射放疗，在治疗计划和实施中融合三维成像有可能彻底改变近距离放射疗法，更准确评估重要器官剂量和更加适形覆盖靶区。这种技术有时被称为图像引导下的近距离放射治疗（IGBT）（图 56.12）。这项技术有望改善局部区域控制和降低毒性。一些研究[111]认为 A 点剂量不能很好地反映靶区剂量。三维体积剂量参数正在缓慢出现，但迄今为止还不能被很好地确定和接受。GTV 和 CTV 的指南和标准尚待确定[112]。欧洲居里协会（GEC）和欧洲放射肿瘤学会（ESTRO）已经发表了联合指南[113,114]用于磁共振成像引导下实施三维立体治疗计划，美国近距离治疗协会（ABS）影像引导治疗工作组对于 MRI 引导下的治疗计划也发表了指南[115]，ABS 指南与 GEC – ESTRO 相同，也给出了基于 CT 的治疗计划指南。

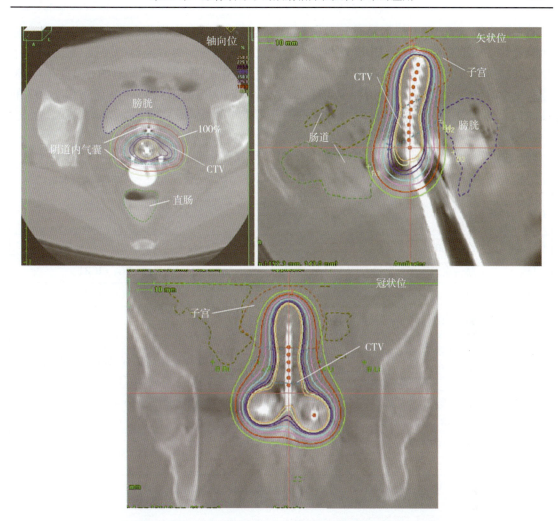

图 56.12　CT – IGBT 可以在靶区和正常组织上以 **3D** 形式观察等剂量线。**CT** 窗设置是为减少从 **T&O** 设备的散射：轴位（**a**），矢状位（**b**）。

在 3D 的方法中，CT 或 MRI 图像上勾画靶区，包括 GTV、CTV、直肠、膀胱和乙状结肠。当使用 MRI，CTV 可以进一步细分为：高风险的 CTV（CTV – HR），对应大体病灶，以及中间风险 CTV（CTV – IR），对应的是最初大体病灶经过外照射治疗后消退形成的区域（表 56.3）。体积参数 D_{2cc}（D_{1cc}，$D_{0.1cc}$ 及 D_{5cc} 等也同样）是临床及内镜下变化强有力的预测因素，可用来计算直肠、膀胱和乙状结肠。它被定义为危及器官最多 2cc 体积（或者 1cc，0.1cc，5cc 等）接受最小照射的剂量。Koom 等人[116]

报道称，$D_{0.1cc}$、D_{1cc}、D_{2cc} 和 D_{5cc} 均可预测放射性毛细血管扩张症，这可通过乙状结肠镜检查评估。在这项研究中，D_{2cc} 大于 70Gy 时毛细血管扩张症发生率增加。另一项研究[117]由 Georg 等证实了在 D_{2cc} 有关内镜下改变和可检查到的临床后期效应的预测能力，他们发现，所有有症状的患者在乙状结肠镜下有毛细血管扩张的证据。在这项研究中，患者分为两组，组 1 包括无内镜改变的无症状患者，组 2 包括内镜有改变的有症状和无症状的患者。他们发现，使用 $D_{0.1cc}$、D_{1cc} 及 D_{2cc}，两组剂量差异有统计学意义。

说明在报告靶区或 OAR 总剂量时，考虑生物等效性是很重要的；这对 HDR 近距离治疗尤其准确，由于剂量率效应，同样的剂量它有更大的生物效应。这通常解释了通过线性二次模型计算 2Gy 分次照射时的等效剂量（EQD2）；应该报告靶区和危及器官等效生物剂量。最常推荐的肿瘤/靶区的 α/β 值是 10，而对于危及器官的是 3 。在 GEC – ESTRO 指南附录部分中有计算 EQD2 的细节[114]。

表 56.3   容积的定义及推荐剂量

容积	定义	推荐的总剂量
GTV	影像（最好是 MRI）上肿瘤大致区域及临床检查得到的病灶范围	–
GTV$_D$	诊断上的 GTV	–
GTV$_{B1}$	第一次近距离放射的 GTV	4 ~ 7Gy（ICBT）
GTV$_{B2}$	第二次近距离放射的 GTV	4 ~ 7Gy（ICBT）
CTV	临床靶体积包括 GTV 加亚临床疾病（局部复发）各种风险的区域	–
CTVHR	高风险的 CTV 包括 GTV$_B$ 加上整个宫颈	80 ~ 90Gy^a（EBRT + ICBT）
CTVIR	中危 CTV 包括 GTV$_D$，如果近距离治疗没有大的疾病或 CTVHR 加边缘 0.5 ~ 1.5cm	≥60 ~ 65Gy^a（EBRT + ICBT）
CTVLR	低风险的 CTV 包括 GTV$_D$、整个子宫、上阴道（超过 GTV$_D$ > 2cm）、宫旁、盆腔侧壁和骨盆（髂血管淋巴管 1.5cm）	45 ~ 50Gy（EBRT）

注：来自 Nag et al.[112] 得到 Elseviev 许可；^{a} 生物等效剂量为 2Gy/d（α/β = 10）。

基于磁共振成像的近距离放射治疗的临床结果到目前为止一直令人鼓舞。Potter 等人[118] 报道了在两个时期内对 145 例患者使用系统的 MRI 图像引导近距离治疗，最近治疗的患者（2001—2003），对于 2 ~ 5cm 的肿瘤 3 年的局控率为 96%，>5cm 肿瘤为 82%。在同一组患者中，胃肠道与泌尿系晚期并发症，LENT SOMA（正常组织的晚期效应，主观、客观、治疗、分析）3 ~ 4 级的是 2%。最近的一项丹麦研究[111] 比较了基于磁共振成像的体积治疗计划系统与传统 A 点处方剂量系统。他们发现，A 点剂量不能很好地反映 CTV 剂量覆盖，基于 MRI 的计划改善了靶区覆盖以及 OAR 剂量。他们还发现，使用 A 点处方剂量系统，小的肿瘤常常是剂量过量，而大肿瘤会剂量不足。例如，对于小的肿瘤平均 CTV – HR D90 是 123%，甚至高达 167%。另一方面，对大肿瘤，CTV – HR D90 平均为 82%，可低至 36%。

Lin 等对 24 例接受近距离放射治疗宫颈癌患者连续使用 FDG – PET 成像检查[119]，发现连续 FDG – PET 成像可识别患者特定的肿瘤反应，可据此制订患者特定的近距离治疗计划。在德州大学圣安东尼奥医学中心，我们使用 CT 图像引导下治疗计划系统，薄层轴位 CT 图像，冠状面和矢状面图像数字化重建。危及器官（膀胱、直肠、小肠）识别、勾画、监控以及尽可能通过优化宫腔管和卵圆容器的驻留时间和位置来保护。图56.13说明优化有助于减少直肠剂量。虽然仍存在争议，但GTV和CTV根据GEC-ESTRO工作组的建议分别给予了定义[112,113,115]。在治疗计划中，个体化的空间优化优先避免邻近器官过量[120]。最大OAR的剂量是确定的，治疗前分析剂量体积直方图，CTV的D90和D100（接受处方剂量90%和100%照射的体积）已证明与局控相关[121,122]，D90和D100应该分别≥100%和95%。虽然我们没有发现美国近距离放射治疗协会（ABS）提出的H点的优点[123,124]，但我们遵循ABS指南推荐的剂量，同时根据周围关键器官经常修改和个体化剂量。

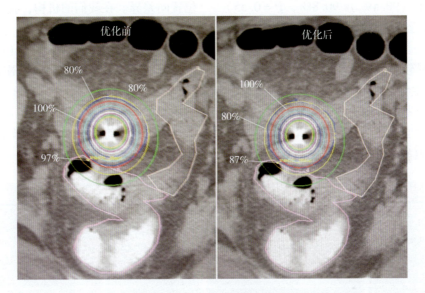

图56.13　相较于优化前，优化后减少了乙状结肠的剂量。

几个国家和多国组织提供使用CT或MRI成像实施IGBT的建议，包括ABS[115]、GEC-ESTRO[113,114]及英国皇家放射学院[125]。推荐的处方剂量、处方方法学以及对OARs剂量限制大多相似，所以在这里只简单回顾下ABS的推荐。当使用CT成像时，只有CTV-HR（CT图像）是确定的。宫颈上边界应在确定的子宫血管上至少1cm，或在子宫开始扩大的部位。如果这些标志很难确定，建议在宫颈上3cm。当使用MRI成像时，CTV-HR及CTV-IR（上文所述）都要勾画。总剂量处方应>85Gy（EQD2）。值得的注意的是，英联邦[125]建议75～80Gy的略低剂量。最常见的HDR处方剂量为5.5Gy×5，6Gy×5及7Gy×4。LDR应给40～60cGy/h得到所需的总剂量。A点剂量仍旧使用，但靶区覆盖率D90（90%靶区的剂量）应该为处方剂量的100%。乙状结肠和直肠的D_{2cc}应<75Gy，膀胱的剂量限制性毒性很难去定义，目前推荐D_{2cc}<95Gy。类似靶区处方剂量，ICRU膀胱和直肠参考点仍旧使用。

A点剂量在过去的几十年运用中就局控、生存和并发症而言已有可预测的结果，我们必须谨慎采纳三维体积剂量学规定。治疗计划应根据每个患者的解剖、疾病和每次近距离治疗的反应而个体化修订。

（二）IGRT阴道残端近距离放疗

应该注意的是，很多肿瘤放疗治疗团体正在避免使用全盆腔外照射。PORTEC-2研究[126]比较了在高中危患者全盆腔外照射

（EBRT）与阴道近距离放疗（VBT），类似于前述辅助性放疗试验。EBRT 组照射 46Gy，23 次，VBT 组 LDR 照射 30Gy 或者 HDR 照射 21Gy 分 3 次照射，VBT 使用阴道圆柱形施源器。两组 3 年阴道复发率（VBT 为 0.9%，EBRT 为 2%，$P = 0.97$）、无复发生存率（89.5% vs 89.1%，$P = 0.38$）或总生存率（90.4% vs 90.8%，$P = 0.55$）均无显著性差异。3 年的骨盆复发率有差异（VBT 3.6% vs EBRT 0.7%，$P = 0.03$），但是绝对差异较小。他们根据患者报告接受单纯 VBT 后生活质量得到了改善，认为 VBT 是高中危患者的首选治疗。

确定阴道圆柱形施源器的大小和适当的成像是阴道残端近距离治疗的关键。常规

上，一个阴道圆柱形施源器插入到阴道内，直到遇到阻力为止，通过 X 射线成像确定其位置。但阴道的顶点不必紧贴施源器顶部，以免导致顶点欠量。因此，常常放置金属标记或金属夹识别阴道顶。图 56.14 显示用金属粒标记阴道顶端，初始插入阴道施源器遇到阻力位置和重新置入不同直径圆筒的位置间差异。在我们的机构，我们使用不同层面的重建 CT 图像确定顶点，便于治疗计划常规使用阴道施源器治疗（图 56.15）。一个完整的 CT 数据是在第一次治疗获得，综合考虑直肠壁、膀胱、小肠和大肠（如适用）的剂量计算而得。在随后的治疗中，治疗前拍摄二维图像来确定施源器位置，危及器官的剂量应该与首次治疗一样。

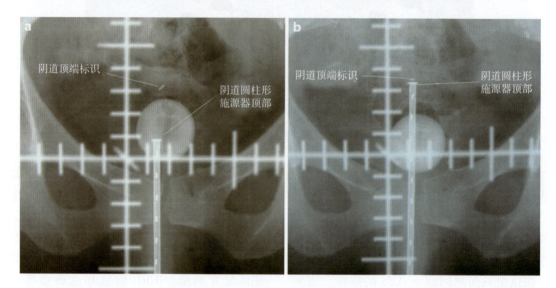

图 56.14　用金属源标识阴道的标记顶端，阴道圆筒遇到阻力，初始插入位置和重新置入不同圆筒的位置间差异。如果放置一个金属标记阴道的顶点不是很直观，初始插入可能会错过阴道顶端。

（三）IGRT/IMRT／SBRT 替代 ICBT

IGRT 和 IMRT 已被用来实施高于常规剂量的放射治疗，同时减少正常组织照射体积。在头颈部和前列腺癌已有较好的临床结果[2,6]。相同的模式可应用于宫颈癌[127]。IMRT 在一些选择性病例可潜在地替代 ICBT[128]。Molla 等人[127] 报道了 16 例子宫

内膜癌或子宫颈癌患者，对高危复发区域用 SBRT 推量而不是用 ICBT。CTV 包括阴道穹窿、阴道上部或宫旁组织，或者子宫（如果未切除）加上 6～10mm 外放边界形成 PTV，没有患者出现严重的急性尿路或低位肠道的毒性，与近距离放射治疗相比，SBRT 改善了 PTV 剂量均匀性，减少了直肠

最大剂量。Aydogan 等人[54]比较了 10 例子宫内膜癌患者术后行 IMRT 和使用阴道圆柱形施源器的 HDR－ICBT（7Gy×3 次）的剂量学研究。膀胱最大和平均剂量相似，IMRT 的直肠最大和平均剂量较低。IMRT 的 PTV 覆盖率也相似，相对于 HDR－ICBT 剂量分布更均匀。有关 IMRT 的主要问题是有较高的平均累积剂量和内脏运动，因为靶区和正常组织的小的运动可能会严重影响它们的剂量。虽然 IGRT/IMRT 似乎会潜在地取代 ICBT，但仍然需要更多的临床研究来确定它对患者的作用。目前，有着先进设备和技术的 IGRT－ICBT 是治疗的标准。

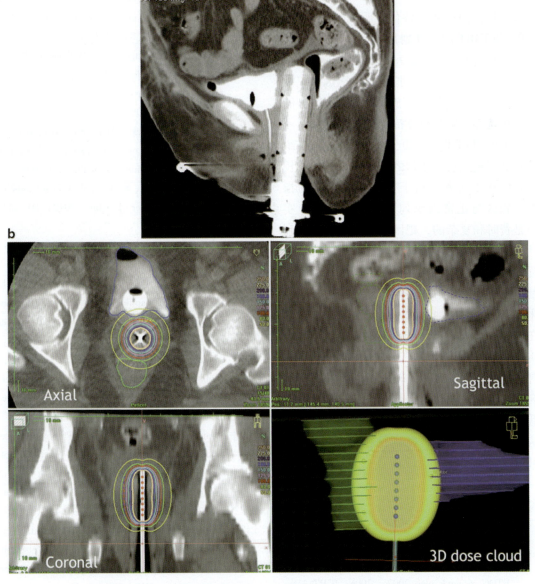

图 56.15　CT－IGBT 在治疗及实施（b）过程中可以看到阴道顶（a）。

（四）结论与未来方向

IGRT/IMRT 已经成为妇科恶性肿瘤治疗计划和实施的一个组成部分，获得了越来越多的推广。这是妇科恶性肿瘤治疗的重大进步。目前的努力专注于形成共识指南，为 IGRT 技术整合复杂的成像技术。三个主要领域较有利，包括减少靶区漏照、较少的正常组织接受高剂量照射和治疗过程中自适应肿瘤缩小。此外，IGRT/IMRT 方法可能在部分选择性的患者可替代近距离放射治疗。IGRT 和 IMRT 治疗计划是一个多步骤过程，整个过程需要仔细考虑每个环节以确保一个最佳方案的实施。在模拟定位、靶区和正常组织的勾画、计划及实施/验证过程作出的任何决定都会影响整体治疗计划。

IGRT/IMRT 导致更大体积的正常组织接受低剂量照射，累积的全身剂量增加的长期效应还不清楚。对于目前只有有限的指南，靶区与正常组织勾画、IGRT/IMRT 实施是费时和复杂的，靶区勾画、计划参数和计划优化方法是多变的，加上目前可得到的资料只有短期随访，使得临床上比较肿瘤控制、生存和治疗后遗症存在困难。然而，临床数据正在缓慢地累积，前瞻性随机试验也在进行。未来 IGRT/IMRT 依靠改进的诊断质量影像、精准的肿瘤定位，在治疗过程中自适应生理学的变化，较低正常组织的累积剂量，治疗计划和实施时间的缩短和费用降低，改进保护正常组织允许提升肿瘤剂量，从而改善临床结果，特别是在早期疾病中，可能很快会实现。

参考文献

［1］ Michalski J, Purdy JA, Gaspar L, et al. The RTOG research plan 2002 - 2006, IGRT committee report. Int J Radiat Oncol Biol Phys. 2001；51：60 - 5.

［2］ Nath SK, Simpson DR, Rose BS, et al. Recent advances in image - guided radiotherapy for head and neck carcinoma. J Oncol 2009；2009：1 - 10 (752135).

［3］ Nguyen NP, Ceizyk M, Vos P, et al. Effectiveness of image - guided radiotherapy for laryngeal sparing in head and neck cancer. Oral Oncol. 2010；46 (4)：283 - 6.

［4］ Stephans KL, Xia P, Tendulkar RD, et al. The current status of image - guided external beam radiotherapy for prostate cancer. Curr Opin Urol. 2010；20 (3)：223 - 8.

［5］ Kupelian PA, Langen KM, Willoughby TR, et al. Image - guided radiotherapy for localized prostate cancer：treating a moving target. Semin Radiat Oncol. 2008；18 (1)：58 - 66.

［6］ Valicenti RK, Dicker AP, Jaffray DA, editors. Image - guided radiation therapy of prostate cancer. London：Informa Healthcare；2008.

［7］ Jemal A, Siegel R, Xu J, et al. Cancer statistics 2010. CA Cancer J Clin. 2010；60：277 - 300.

［8］ GlobalCancer Facts&Figures 2007 - www. cancer. org.

［9］ Anil K, Chaturvedi AK, Madeleine MM, et al. Risk of human papillomavirus - associated cancers among persons with AIDS. J Natl Cancer Inst. 2009；101 (16)：1120 - 30.

［10］ Landoni F, Maneo A, Colombo A, et al. Randomised study of radical surgery versus radiotherapy for stage Ib - IIa cervical cancer. Lancet. 1997；350：535 - 40.

［11］ Rotman M, Pajak TF, Choi K. Prophylactic extended field irradiation of para - aortic lymph nodes in stages IIB and bulky IB and IIA cervical carcinomas. Tenyear treatment results of RTOG 79 - 20. JAMA. 1995；274：387 - 93.

［12］ Whitney CW, Sause W, Bundy BN, et al. Randomized comparison of fluorouracil plus cisplatin versus hydroxyurea as an adjunct to radiation therapy in stage IIB - IVA carcinoma of the cervix with negative para - aortic lymph nodes：a Gynecologic Oncology Group and Southwest On-

cology Group study. J Clin Oncol. 1999；17
（5）：1339 – 48.

[13] Morris M, Eifel PJ, Lu J, et al. Pelvic radiation
with concurrent chemotherapy compared with pel-
vic and para – aortic radiation for high risk cervi-
cal cancer. N Engl J Med. 1999；340：1137 –
43.

[14] Rose PG, Bundy BN, Watkins EB, et al. Con-
current cisplatin – based radiotherapy and chem-
otherapy for locally advanced cervical cancer. N
Engl J Med. 1999；340（15）：1144 – 53.

[15] Keys HM, Bundy BN, Stehman FB. Cisplatin,
radiation, and adjuvant hysterectomy compared
with radiation and adjuvant hysterectomy for
bulky stage IB cervical carcinoma. N Engl J
Med. 1999；340（15）：1154 – 61.

[16] Tierney JF, Vale C, Symonds P. Concomitant
and neoadjuvant chemotherapy for cervical canc-
er. Clin Oncol（Royal College of Radiologists）.
2008；20（6）：401 – 16.

[17] Lagasse LD, Creasman WT, Shingleton HM, et
al. Results and complications of operative stag-
ing in cervical cancer：experience of the Gyneco-
logic Oncology Group. Gynecol Oncol. 1980；
9：90 – 8.

[18] Nelson JH, Boyce J, Macasaet M, et al. Inci-
dence, significance, and follow – up of para –
aortic lymph node metastases in late invasive car-
cinoma of the cervix. Am J Obstet Gynecol.
1977；128：336 – 40.

[19] Kitchener H, Swart AM, Qian Q, et al. ASTEC
study group：efficacy of systematic pelvic lymph-
adenectomy in endometrial cancer（MRC ASTEC
trial）：a randomized study. Lancet. 2009；373
（9658）：125 – 36.

[20] Aalders JG, Abeler V, Kolstad P, et al. Postop-
erative external irradiation and prognostic param-
eters in stage I endometrial carcinoma：clinical
and histopathologic study of 540 patients. Obstet
Gynecol. 1980；56（4）：419 – 27.

[21] Creutzberg CL, van Putten WL, Koper PC, et
al. Surgery and postoperative radiotherapy versus
surgery alone for patients with stage I endometrial
carcinoma：a multicentre randomised trial.
PORTEC Study Group. Lancet. 2000；355：
1404 – 11.

[22] Keys HM, Roberts JA, Brunetto VL, et al. A
phase III trial of surgery with or without adjunc-
tive external pelvic radiation therapy in interme-
diate risk endometrial adenocarcinoma：a Gyne-
cologic Oncology Group study. Gynecol Oncol.
2004；92：744 – 51.

[23] Nag S, Erickson B, Parikh S, et al. The Ameri-
can Brachytherapy Society recommendations for
high – dose – rate brachytherapy for carcinoma of
the endometrium. Int J Radiat Oncol Biol Phys.
2000；48（3）：779 – 90.

[24] Magrina JF, Gonzalez – Bosquet J, Weaver AL,
et al. Primary squamous cell cancer of the vul-
va：radical versus modified radical vulvar surger-
y. Gynecol Oncol. 1998；71（1）：116 – 21.

[25] Heaps JM, Fu YS, Montz FJ, et al. Surgical-
pathologic variables predictive of local recurrence
in squamous cell carcinoma of the vulva. Gyne-
col Oncol. 1990；38（3）：309 – 14.

[26] Hoffman MS, Cavanagh D, Roberts WS, et al.
Ultraradical surgery for advanced carcinoma of
the vulva：an update. Int J Gynecol Cancer.
1993；3（6）：369 – 72.

[27] Gerszten K, Selvaraj RN, Kelley J, et al. Preop-
erative chemoradiation for locally advanced carci-
noma of the vulva. Gynecol Oncol. 2005；99
（3）：640 – 4.

[28] Domingues AP, Mota F, DurãoM, et al. Neoad-
juvant chemotherapy in advanced vulvar cancer.
Int J Gynecol Cancer. 2010；20（2）：294
– 8.

[29] Moore DH, Thomas GM, Montana GS, et al.
Preoperative chemoradiation for advanced vulvar
cancer：a phase II study of the Gynecologic On-
cology Group. Int J Radiat Oncol Biol Phys.
1998；42（1）：79 – 85.

[30] Faul CM, Mirmow D, Huang Q, et al. Adjuvant
radiation for vulvar carcinoma：improved local
control. Int J Radiat Oncol Biol Phys. 1997；38
（2）：381 – 9.

[31] Homesley HD, Bundy BN, Sedlis A, et al. Radiation therapy versus pelvic node resection for carcinoma of the vulva with positive groin nodes. Obstet Gynecol. 1986; 68 (6): 733 – 40.

[32] Nielsen M, Bertelsen A, Westberg J, et al. Cone beam CT evaluation of patient set – up accuracy as a QA tool. Acta Oncol. 2009; 48: 271 – 6.

[33] Huh SJ, Park W, Han Y. Interfractional variation in position of the uterus during radical radiotherapy for cervical cancer. Radiother Oncol. 2004; 71 (1): 73 – 9.

[34] van de Bunt L, van der Heide UA, Ketelaars M, et al. Conventional, conformal, and intensity – modulated radiation therapy treatment planning of external beam radiotherapy for cervical cancer: the impact of tumor regression. Int J Radiat Oncol Biol Phys. 2006; 64 (1): 189 – 96.

[35] Monk BJ, Tewari KS, Koh WJ. Multimodality therapy for locally advanced cervical carcinoma: state of the art and future directions. J Clin Oncol. 2007; 25 (20): 2952 – 65.

[36] Kim SH, Choi BI, Lee HP, et al. Uterine cervical carcinoma: comparison of CT and MR findings. Radiology. 1990; 175: 45 – 51.

[37] Williams AD, Cousins C, Soutter WP, et al. Detection of pelvic lymph node metastases in gynecologic malignancy: a comparison of CT, MR imaging, and positron emission tomography. Am J Roentgenol. 2001; 177: 343 – 8.

[38] Tatsumi M, Cohade C, Bristow RE, et al. Imaging uterine cervical cancer with FDG – PET/CT: direct comparison with PET. Mol Imaging Biol. 2009; 11 (4): 229 – 35.

[39] Sironi S, Buda A, Picchio M, et al. Lymph node metastasis in patients with clinical early – stage cervical cancer: detection with integrated FDG PET/CT. Radiol. 2006; 238: 272 – 9.

[40] Loft A, Berthelsen AK, Roed H, et al. The diagnostic value of PET/CT scanning in patients with cervical cancer: a prospective study. Gynecol Oncol. 2007; 106 (1): 29 – 34.

[41] Grigsby PW, Siegel BA, Dehdashti F. Lymph node staging by positron emission tomography in patients with carcinoma of the cervix. J Clin Oncol. 2001; 19 (17): 3745 – 9.

[42] Grigsby PW, Singh AK, Siegel BA, et al. Lymph node control in cervical cancer. Int J Radiat Oncol Biol Phys. 2004; 59 (3): 706 – 12.

[43] Suzuki R, Miyagi E, Takahashi N, et al. Validity of positron emission tomography using fluoro – 2 – deoxyglucose for the preoperative evaluation of endometrial cancer. Int J Gynecol Cancer. 2007; 17 (4): 890 – 6.

[44] Belhocine T, De Barsy C, Hustinx R, et al. Usefulness of (18) F – FDG PET in the post – therapy surveillance of endometrial carcinoma. Eur J Nucl Med Mol Imaging. 2002; 29: 1132 – 9.

[45] Saga T, Higashi T, Ishimori T, et al. Clinical value of FDG – PET in the follow up of post – operative patients with endometrial cancer. Ann Nucl Med. 2003; 17: 197 – 203.

[46] Subhas N, Patel PV, Pannu HK, et al. Imaging of pelvic malignancies with in – line FDG PET – CT: case examples and common pitfalls of FDG PET. Radiographics. 2005; 25: 1031 – 43.

[47] Chung HH, Jo H, Kang WJ, et al. Clinical impact of integrated PET/CT on the management of suspected cervical cancer recurrence. Gynecol Oncol. 2007; 104: 529 – 34.

[48] Esajas MD, Duk JM, de Bruijn HW, et al. Clinical value of routine serum squamous cell carcinoma antigen in follow – up of patients with early – stage cervical cancer. J Clin Oncol. 2001; 19: 3960 – 6.

[49] Jover R, Lourido D, Gonzalez C, et al. Role of PET/ CT in the evaluation of cervical cancer. Gynecol Oncol. 2008; 110 (3, Suppl 2): S55 – 9.

[50] Belhocine T. Whole – body 18FDG PET plus pelvic MRI in the pre – treatment assessment of cervical cancers: an alternative to the FIGO clinical staging. Gynecol Surg. 2004; 1 (2): 95 – 100.

[51] Bonin SR, Lanciano RM, Corn BW, et al. Bony

landmarks are not an adequate substitute for in defining pelvic lymph node location for the treatment of cervical cancer with radiotherapy. Int J Radiat Oncol Biol Phys. 1996; 34 (1): 167 - 72.

[52] Finlay MH, Ackerman I, Tirona RG, et al. Use of CT simulation for treatment of cervical cancer to assess the adequacy of lymph node coverage of conventional pelvic fields based on bony landmarks. Int J Radiat Oncol Biol Phys. 2006; 64: 205 - 9.

[53] Lim K, Kelly V, Stewart J. Pelvic radiotherapy for cancer of the cervix: is what you plan actually what you deliver? Int J Radiat Oncol Biol Phys. 2009; 74 (1): 304 - 12.

[54] Aydogan B, Mundt AJ, Smith BD, et al. A dosimetric analysis of intensity - modulated radiation therapy (IMRT) as an alternative to adjuvant high - dose - rate (HDR) brachytherapy in early endometrial cancer patients. Int J Radiat Oncol Biol Phys. 2006; 65: 266 - 73.

[55] Taylor A, Rockall AG, Reznek RH, et al. Mapping pelvic lymph nodes: guidelines for delineation in intensity - modulated radiotherapy. Int J Radiat Oncol Biol Phys. 2005; 63 (5): 1604 - 12.

[56] Radiation Therapy Oncology Group Contouring Atlases and Protocols. 2012. http://www. rtog. org/ pdf_ document/GYN - Atlas. pdf.

[57] Georg P, Georg D, Hillbrand M, et al. Factors influencing bowel sparing in intensity modulated whole pelvic radiotherapy for gynaecological malignancies. Radiother Oncol. 2006; 80: 19 - 26.

[58] Mutic S, Malyapa RS, Grigsby PW, et al. PET-guided IMRT for cervical carcinoma with positive para - aortic lymph nodes - a dose - escalation treatment planning study. Int J Radiat Oncol Biol Phys. 2003; 55 (1): 28 - 35.

[59] Portelance L, Chao KS, Grigsby PW, et al. Intensitymodulated radiation therapy (IMRT) reduces small bowel, rectum, and bladder doses in patients with cervical cancer receiving pelvic and para - aortic irradiation. Int J Radiat Oncol Biol Phys. 2001; 51 (1): 261 - 6.

[60] Ahamad A, D'Souza W, Salehpour M, et al. Intensity - modulated radiation therapy (IMRT) for posthysterectomy pelvic radiation: selection of patients and planning target volume (PTV). Int J Radiat Oncol Biol Phys. 2002; 54: 42 (abs).

[61] Adli M, Mayr NA, Kaiser HS, et al. Does prone positioning reduce small bowel dose in pelvic radiation with intensity - modulated radiotherapy for gynecologic cancer? Int J Radiat Oncol Biol Phys. 2003; 57 (1): 230 - 8.

[62] Miller TR, Grigsby PW. Measurement of tumor volume by PET to evaluate prognosis in patients with advanced cervical cancer treated by radiation therapy. Int J Radiat Oncol Biol Phys. 2002; 53 (2): 353 - 9.

[63] Haslam JJ, Lujan AE, Mundt AJ, et al. Setup errors in patients treated with intensity - modulated whole pelvic radiation therapy for gynecological malignancies. Med Dosim. 2005; 30 (1): 36 - 42.

[64] Lee CM, Shrieve DC, Gaffney DK. Rapid involution and mobility of carcinoma of the cervix. Int J Radiat Oncol Biol Phys. 2004; 58 (2): 625.

[65] Jhingran A, Salehpour M, Brooks B. Endometrial cancer: case study. In: Mundt AJ, Roeske JC, editors. Intensity modulated radiation therapy: a clinical perspective. 1st ed. Hamilton: BC Decker; 2005. p. 513 - 7.

[66] Small Jr W, Mell LK, Anderson P, et al. Consensus guidelines for delineation of clinical target volume for intensity - modulated pelvic radiotherapy in postoperative treatment of endometrial and cervical cancer. Int J Radiat Oncol Biol Phys. 2008; 71 (2): 428 - 34.

[67] Lim K, Small W Jr, Portelance L, et al. Consensus guidelines for delineation of clinical target volume for intensity - modulated pelvic radiotherapy for the definitive treatment of cervix cancer. Int J Radiat Oncol Biol Phys. 2011; 79 (2):

348 – 355.

[68] Low DA, Grigsby PW, Dempsey JF, et al. Applicator – guided intensity modulated radiation therapy. Int J Radiat Oncol Biol Phys. 2002; 52: 1400 – 6.

[69] Mell LK, Kochanski JD, Roeske JC, et al. Dosimetric predictors of acute hematologic toxicity in cervical cancer patients treated with concurrent cisplatin and intensity – modulated pelvic radiotherapy. Int J Radiat Oncol Biol Phys. 2006; 66 (5): 1356 – 65.

[70] Lujan AE, Mundt AJ, Yamada SD, et al. Intensitymodulated radiotherapy as a means of reducing dose to bone marrow in gynecologic patients receiving whole pelvic radiotherapy. Int J Radiat Oncol Biol Phys. 2003; 57 (2): 516 – 21.

[71] Mell LK, Tiryaki H, Ahn K, et al. Dosimetric comparison of bone marrow – sparing intensity – modulated radiotherapy versus conventional techniques for treatment of cervical cancer. Int J Radiat Oncol Biol Phys. 2008; 71 (5): 1504 – 10.

[72] Lewis JH, Tyagi N, Yashar CM, et al. Impact of daily image – guided patient setup on bone marrow sparing in cervical cancer patients undergoing IMRT. Int J Radiat Oncol Biol Phys. 2008; 72 (1, Suppl): S582 – 3.

[73] Vandecasteele K, De Neve W, De Gersem W, et al. Intensity – modulated arc therapy with simultaneous integrated boost in the treatment of primary irresectable cervical cancer. Treatment planning, quality control, and clinical implementation. Strahlenther Onkol. 2009; 185 (12): 799 – 807.

[74] Ahmed RS, Kim RY, Duan J, et al. IMRT dose escalation for positive PA nodes in locally advanced cervical cancer. Int J Radiat Oncol Biol Phys. 2004; 60: 505 – 12.

[75] Guerrero M, Li XA, Ma L, et al. Simultaneous integrated intensity – modulated radiotherapy boost for locally advanced gynecological cancer: radiobiological and dosimetric considerations. Int J Radiat Oncol Biol Phys. 2005; 62: 933.

[76] Vandecasteele K, De Neve W, De Gersem W, et al. Intensity – modulated arc therapy with simultaneous integrated boost in the treatment of primary irresectable cervical cancer. Treatment planning, quality control, and clinical implementation. Strahlenther Onkol. 2009; 185 (12): 799 – 807.

[77] Roeske JC, Lujan A, Reba RC, et al. Incorporation of SPECT bone marrow imaging into intensity modulated whole – pelvic radiation therapy treatment planning for gynecologic malignancies. Radiother Oncol. 2005; 77 (1): 11 – 7.

[78] Dale E, Hellebust TP, Skjonsberg A, et al. Modeling normal tissue complication probability from repetitive computed tomography scans during fractionated high – dose – rate brachytherapy and external beam radiotherapy of the uterine cervix. Int J Radiat Oncol Biol Phys. 2000; 47 (4): 963 – 71.

[79] Stroom JC, Olofsen – van Acht MJ, Quint S, et al. On – line set – up corrections during radiotherapy of patients with gynecologic tumors. Int J Radiat Oncol Biol Phys. 2000; 46 (2): 499 – 506.

[80] Kaatee RS, Olofsen MJ, Verstraate MB, et al. Detection of organ movement in cervix cancer patients using a fluoroscopic electronic portal imaging device and radiopaque markers. Int J Radiat Oncol Biol Phys. 2002; 54 (2): 576 – 83.

[81] Yamamoto R, Yonesaka A, Nishioka S, et al. High dose three – dimensional conformal boost (3DCB) using an orthogonal diagnostic X – ray set – up for patients with gynecological malignancy: a new application of real – time tumor – tracking system. Radiother Oncol. 2004; 73 (2): 219 – 22.

[82] Kamath S, Sahni S, Ranka S, et al. Optimal field splitting for large intensity – modulated fields. Med Phys. 2004; 31 (12): 3314 – 23.

[83] Haslam JJ, Bonta DV, Lujan AE, et al. Comparison of dose calculated by an intensity modulated radiotherapy treatment planning system and

an independent monitor unit verification program. J Appl Clin Med Phys. 2003；4（3）：224 – 30.

[84] Low DA, Dempsey JF. Evaluation of the gamma dose distribution comparison method. Med Phys. 2003；30（9）：2455 – 64.

[85] Lin LL, Yang Z, Mutic S, et al. FDG – PET imaging for the assessment of physiologic volume response during radiotherapy in cervix cancer. Int J Radiat Oncol Biol Phys. 2006；65（1）：177 – 81.

[86] Beadle BM, Jhingran A, Salehpour M, et al. Cervix regression and motion during the course of external beam chemoradiation for cervical cancer. Int J Radiat Oncol Biol Phys. 2009；73（1）：235 – 41.

[87] Mayr NA, Yuh WT, Taoka T, et al. Serial therapyinduced changes in tumor shape in cervical cancer and their impact on assessing tumor volume and treatment response. Am J Roentgenol. 2006；187：65 – 72.

[88] Nguyen TV, Petereit DG. High – dose – rate brachytherapy for medically inoperable stage I endometrial cancer. Gynecol Oncol. 1998；71（2）：196 – 203.

[89] Fishman DA, Roberts KB, Chambers JT, et al. Radiation therapy as exclusive treatment for medically inoperable patients with stage I and II endometrioid carcinoma with endometrium. Gynecol Oncol. 1996；61（2）：189 – 96.

[90] Beriwal S, Kim H, Heron D, et al. Comparison of 2D vs. 3D dosimetry for Rotte 'Y' applicator high dose rate brachytherapy for medically inoperable endometrial cancer. Technol Cancer Res Treat. 2006；5（5）：521 – 7.

[91] Weitmann HD, Potter R, Waldhausl C, et al. Pilot study in the treatment of endometrial carcinoma with 3D image – based high – dose – rate brachytherapy using modified Heyman packing：clinical experience and dose – volume histogram analysis. Int J Radiat Oncol Biol Phys. 2005；62（2）：468 – 78.

[92] KohWJ, Wallace 3rd HJ, Greer BE, et al. Combined radiotherapy and chemotherapy in the management of local – regionally advanced vulvar cancer. Int J Radiat Oncol Biol Phys. 1993；26（5）：809 – 16.

[93] Landrum LM, Skaggs V, Gould N, et al. Comparison of outcome measures in patients with advanced squamous cell carcinoma of the vulva treated with surgery or primary chemoradiation. Gynecol Oncol. 2008；108（3）：584 – 90.

[94] Teng N, Abu – Rustum NR, Bahador A, et al. Cervical cancer guidelines. Clinical practice guidelines in oncology. J Natl Compr Cancer Netw. 2004；2（6）：612 – 30.

[95] Bristow RE, Purinton SC, Santillan A, et al. Costeffectiveness of routine vaginal cytology for endometrial cancer surveillance. Gynecol Oncol. 2006；103（2）：709 – 13.

[96] Suarez LS, Mariani A, Cliby WA, et al. Endometrial cancer recurrence：the role of surveillance regimens. Gynecol Oncol. 2007；107（2）：375.

[97] Connor JP, Andrews J, Anderson B, et al. Computed tomography in endometrial carcinoma. Obstet Gynecol. 2000；95（5）：692 – 6.

[98] Park JY, Kim EN, Kim DY, et al. Clinical impact of positron emission tomography or positron emission tomography/computed tomography in the posttherapy surveillance of endometrial carcinoma：evaluation of 88 patients. Int J Gynecol Cancer. 2008；18（6）：1332 – 8.

[99] Pai HH, Souhami L, Clark BG, et al. Isolated vaginal recurrences in endometrial carcinoma：treatment results using high – dose – rate intracavitary brachytherapy and external beam radiotherapy. Gynecol Oncol. 1997；66（2）：300 – 7.

[100] Nag S, Yacoub S, Copeland L, et al. Interstitial brachytherapy for salvage treatment of vaginal recurrences in previously unirradiated endometrial cancer patients. Int J Radiat Oncol Biol Phys. 2002；54（4）：1153 – 9.

[101] Hart KB, Han I, Shamsa F, et al. Radiation therapy for endometrial cancer in patients trea-

ted for postoperative recurrence. Int J Radiat Oncol Biol Phys. 1998; 41 (1): 7 – 11.

[102] Guckenberger M, Bachmann J, Wulf J, et al. Stereotactic body radiotherapy for local boost irradiation in unfavorable locally recurrent gynaecological cancer. Radiother Oncol. 2010; 94: 53 – 9.

[103] Grigsby PW, Vest ML, Perez CA. Recurrent carcinoma of the cervix exclusively in the paraaortic nodes following radiation therapy. Int J Radiat Oncol Biol Phys. 1994; 28 (2): 451 – 5.

[104] Chou HH, Wang CC, Lai CH, et al. Isolated paraaortic lymph node recurrence after definitive irradiation for cervical carcinoma. Int J Radiat Oncol Biol Phys. 2001; 51 (2): 442 – 8.

[105] Choi CW, Cho CK, Yoo SY, et al. Image – guided stereotactic body radiation therapy in patients with isolated para – aortic lymph node metastases from uterine cervical and corpus cancer. Int J Radiat Oncol Biol Phys. 2009; 74 (1): 147 – 53.

[106] International Commission of Radiological Units and Measurements. ICRU report 38. Dose and volume specification for intracavitary therapy in gynecology. Bethesda: ICRU; 1985.

[107] Eng TY, Fuller CD, Cavanaugh SX, et al. Significant rectal and bladder dose reduction via utilization of Foley balloon catheters in high – dose – rate tandem and ovoid intracavitary brachytherapy of the uterine cervix. Int J Radiat Oncol Biol Phys. 2004; 59 (1): 174 – 8.

[108] Narayan K, van Dyk S, Bernshaw D, et al. Comparative study of LDR (Manchester system) and HDR image – guided conformal brachytherapy of cervical cancer: patterns of failure, late complications, and survival. Int J Radiat Oncol Biol Phys. 2009; 74 (5): 1529 – 35.

[109] Shin KH, Kim TH, Cho JK, et al. CT – guided intracavitary radiotherapy for cervical cancer: comparison of conventional point A plan with clinical target volume – based three – dimensional plan using dose – volume parameters. Int

J Radiat Oncol Biol Phys. 2006; 64 (1): 197 – 204.

[110] Davidson MT, Yuen J, D' Souza DP, et al. Optimization of high – dose – rate cervix brachytherapy applicator placement: the benefits of intraoperative ultrasound guidance. Brachytherapy. 2008; 7 (3): 248 – 53.

[111] Tanderup K, Nielsen S, Nyvang G, et al. From point A to the sculpted pear: MR image guidance significantly improves tumor dose and sparing of organs at risk in brachytherapy of cervical cancer. Radiother Oncol. 2010; 94: 173 – 80.

[112] Nag S. Controversies and new developments in gynecologic brachytherapy: image – based intracavitary brachytherapy for cervical carcinoma. Semin Radiat Oncol. 2006; 16 (3): 164 – 7.

[113] Haie – Meder C, Potter R, Van Limbergen E, et al. Recommendations from gynaecological GECESTRO working group (I): concepts and terms in 3D image based 3D treatment planning in cervix cancer brachytherapy with emphasis on MRI assessment GTV and CTV. Radiother Oncol. 2005; 74: 235 – 45.

[114] Potter R, Haie – Meder C, Van Limbergen E, et al. Recommendations from gynaecological GECESTRO working group (II): concepts and terms in 3D image based 3D treatment planning in cervix cancer brachytherapy – 3D dose volume parameters and aspects of 3D image based anatomy, radiation physics, radiobiology. Radiother Oncol. 2006; 78: 67 – 77.

[115] Nag S, Cardenes H, Chang S, et al. Proposed guidelines for image – based intracavitary brachytherapy for cervical carcinoma: report from Image – Guided Brachytherapy Working Group. Int J Radiat Oncol Biol Phys. 2004; 60 (4): 1160 – 72.

[116] Koom WS, Dohn DF, Kim JY, et al. Computed tomography – based high – dose – rate intracavitary brachytherapy for uterine cervical cancer: preliminary demonstration of correlation between dosevolume parameters and rectal mucosal chan-

ges observed by flexible sigmoidoscopy. Int J Radiat Oncol Biol Phys. 2007; 68 (5): 1446 – 54.

[117] Georg P, Kirisits C, Goldner G, et al. Correlation of dose – volume parameters, endoscopic and clinical rectal side effects in cervix cancer patients treated with definitive radiotherapy including MRI – based brachytherapy. Radiother Oncol. 2009; 91 (2): 173 – 80.

[118] Potter R, Dimopoulos J, Georg P, et al. Clinical impact of MRI assisted dose volume adaptation and dose escalation in brachytherapy of locally advanced cervix cancer. Radiother Oncol. 2007; 83: 148 – 55.

[119] Lin LL, Mutic S, Malyapa RS, Low DA. Sequential FDG – PET brachytherapy treatment planning in carcinoma of the cervix. Int J Radiat Oncol Biol Phys. 2005; 63 (5): 1494 – 501.

[120] Gao M, Sinacore J. Single versus customized treatment planning for image – guided high – dose – rate brachytherapy for cervical cancer: dosimetric comparison and predicting factor for organs at risk overdose with single plan approach. Int J Radiat Oncol Biol Phys. 2009; 75 (1): 309 – 14.

[121] Dimopoulos JC, Potter R, Lang S, et al. Dose – effect relationship for local control of cervical cancer by magnetic resonance image – guided brachytherapy. Radiother Oncol. 2009; 93 (2): 311 – 5.

[122] Wang B, Kwon A, Zhu Y, et al. Image – guided intracavitary high – dose – rate brachytherapy for cervix cancer: a single institutional experience with threedimensional CT – based planning. Brachyther. 2009; 8 (2): 240

– 7.

[123] Nag S, Erickson B, Thomadsen B, et al. The American Brachytherapy Society recommendations for high – dose – rate brachytherapy for carcinoma of the cervix. Int J Radiat Oncol Biol Phys. 2000; 48 (1): 201 – 11.

[124] Eng TY, Cummins S, Baake D. Point A or point H in prescribing high – dose – rate (HDR) intracavitary brachytherapy for cervical Carcinoma? Int J Radiat Oncol Biol Phys. 2007; 69 (3S): S396 – S397.

[125] The Royal College of Radiologists. Implementing image – guided brachytherapy for cervix cancer in the UK. Board of the Faculty of Clinical Oncology. The Royal College of Radiologists. 2009. (https://www. rcr. ac. uk/ docs/oncology/pdf/BFCO (09) 1 _ cervix. pdf).

[126] Nout RA, Smit VT, Putter H, et al. Vaginal brachytherapy versus pelvic external beam radiotherapy for patients with endometrial cancer of highintermediate risk (PORTEC – 2): an open – label, noninferiority, randomised trial. Lancet. 2010; 375 (9717): 781 – 2.

[127] Molla M, Escude L, Nouet P, et al. Fractionated stereotactic radiotherapy boost for gynecologic tumors: an alternative to brachytherapy? Int J Radiat Oncol Biol Phys. 2005; 62: 118 – 24.

[128] Roeske JC, Lujan AE, Rotmensch J, et al. A feasibility study of IMRT for the treatment of cervical cancer patients unable to receive intracavitary brachytherapy. Eng Med Biol Soc. Proceedings of the 22nd annual international conference of the IEEE, Chicago, IL, 2000; 1: 463 – 465.

第 57 章　妇科肿瘤的消融

Fady Khoury – Collado and Yukio Sonoda

宏远　纪建松　翻译　郑家平　赵振华　校审

[摘要]　消融疗法在妇科恶性肿瘤中的应用可分为直接肿瘤消融（外科手术）和影像引导下的肿瘤消融。针对晚期卵巢癌和子宫内膜癌，最主要的治疗方法是手术清除所有可见的肿瘤。在此背景下，直接消融技术显得非常重要，已经逐渐成为标准化现代手术工具的一部分。本章将回顾最常用的一些技术（氩气刀、超声外科吸引器及等离子体手术）以及支持这些技术使用的依据。

另一方面，影像引导下的治疗（射频消融、冷冻疗法、栓塞治疗）在妇科肿瘤中的应用仍受限，主要在疾病复发姑息治疗中有较多报道。射频消融偶尔在去除肝脏转移性肿瘤中使用，但仍未有证据表明这种实践是有益的。盆腔血管栓塞是中晚期复发性盆腔恶性肿瘤伴泌尿生殖道或胃肠道出血姑息治疗常用的方法。

术中超声已被用来协助可疑淋巴结的鉴定、子宫肌层浸润的评估和附件包块的诊断。遗憾的是，在大多数时候结果令人失望，仍然需要进一步研究。

引言

对化疗药物较敏感是妇科恶性肿瘤（尤其卵巢癌、子宫内膜癌）的独有特征之一。因此，尽管广泛转移，减瘤手术（随后化疗）仍是治疗卵巢癌和子宫内膜癌的首选，而且成功的"减瘤"手术与生存获益直接相关。在妇科恶性肿瘤减瘤术中，也经常采用直视下消融疗法。在本章的第一部分，我们将会集中讨论直接消融疗法[1]。

影像引导下的消融治疗应用于妇科恶性肿瘤因几个原因受到限制。大多数妇科癌症患者已完成分娩，由于妇科器官的功能主要为生育，且切除术后发生的长期不良反应也非常有限，因此摘除妇科器官是可行的。妇科癌症的常见扩散模式可以是广泛腹膜转移，如卵巢癌；或通过淋巴通道，如子宫内膜癌和宫颈癌，而很大一部分转移灶通过当前的影像学检查模式无法检出。由于影像引导下治疗方式要求通过图像实现肿瘤精确定位且可视，手术切除仍是目前首选的方法。因此，影像引导下治疗妇科癌症仅作为姑息疗法局限于肿瘤复发时采用。在本章第二部分，我们将着眼于影像引导下的消融疗法。

妇科恶性肿瘤减瘤术

（一）卵巢癌

卵巢癌是导致妇科癌症死亡的首要原因，主要是由于缺乏有效的筛查技术。新近确诊的卵巢癌患者往往伴有广泛的腹膜转移。Griffiths 首次证实外科减瘤手术对于晚

F. Khoury – Collado (✉)　· Y. Sonoda
Gynecology Service, Department of Surgery, Memorial Sloan – Kettering Cancer Center, New York, NY, USA
e – mail: fcollado @ maimonidesmed. org; sonoday @ mskcc. org

期卵巢癌患者有益，在将残余病灶最小化到 1.5cm 的患者中生存获益显著[1]。针对晚期上皮性卵巢肿瘤和腹膜癌传统疗法往往是最大化地手术减瘤，以期消除所有大的病灶。这也逐渐形成了"最优化"减瘤，即残留肿瘤结节最大直径不超过 1cm[2]。

然而，目前最优化减瘤术的理念受到了挑外科战，越来越多的文献表明完全切除肉眼可见的病灶具有更好的预后[3,4]。

2006 年 Chi 等报道了 465 例国际妇产科联盟（FTGO）临床分期ⅢC 期的卵巢上皮癌患者[3]。为了确保队列同质性，作者排除了仅有结节转移的ⅢC 期患者，还有其他输卵管、原发性腹膜和交界性肿瘤。多元分析表明，残留病灶的数目为具有显著统计学意义的预后因素。患者按照残留病灶大小的 5 分类分组：无明显病灶，≤0.5cm，0.6~1cm，1~2cm，和≥2m。统计学分析显示，无明显病灶、残留病灶≤1cm 和残留病灶 >1cm 三种患者之间生存期具有显著差异。无明显病灶组的患者中位生存期为 106 个月，作者据此认为手术的目标应为完全切除至无明显病灶。其他的研究同样也表明完全切除与生存期的延长两者之间具有相关性[2,5]。

（二）子宫内膜癌

子宫内膜癌是美国最常见的妇科恶性肿瘤。大多数病例处于早期阶段，多局限于器官内。根据最新的 FIGO 分期系统，患者伴有腹腔内转移即为ⅣB 期。子宫内膜癌Ⅳ期患者占 3%~5%，通常这部分患者的预后较差，总体 5 年生存率仅为 5%~20%。针对ⅣB 期患者而言，不仅在术后最佳治疗方案上没有达成共识，且对于外科手术的作用也不明确。根据当前化疗方案可提供的响应率，无论如何，部分伴有腹腔内扩散的患者还是具有减瘤术的适应证。

在 2004 年，Lambrou 和同事[6]报道了 85 例处于Ⅲ期和Ⅳ期的患者。所有患者均接受了外科治疗，其中 45.25% 的患者术后接受了放射治疗，27.4% 和 21.2% 的患者分别接受了化疗和/或激素治疗。他们分析了 39 例ⅢC 期和 19 例Ⅳ期患者，行完全减瘤术的患者（最大肿瘤结节为 2cm 或者更小）的中位生存期为 17.8 个月，行部分减瘤术的患者仅为 6.7 个月，两者之间存在统计学差异（$P = 0.001$）。

Goff 等[7]单独针对Ⅳ期的患者进行报道，共纳入 29 例Ⅳ期子宫内膜癌患者，接受经腹全子宫/双侧输卵管卵巢切除术（TAH/BSO）、网膜切除术和减瘤术，中位生存期为 18 个月；而未行减瘤术的 18 例患者中位生存期为 8 个月。18 例未行减瘤术患者中 15 例在术前评估中认为病灶过于广泛而无法切除，另外 3 例患者在剖腹探查时发现由于弥漫性腹膜转移而无法切除。行减瘤术的患者均未留下肉眼可见的明显病灶，残留病灶无法量化。多因素分析显示，成功的减瘤术是唯一具有统计学意义的预后变量。

为进一步确认外科减瘤术对患者生存期的影响，Chi 和同伴[8]对 55 例将手术切除作为主要治疗手段的Ⅳ期患者进行对比研究，研究共分为 3 组。其中 24 例患者行 TAH/BSO、网膜切除术和最优化肿瘤减瘤术（最大的残留肿瘤直径≤2cm）。第二组的 21 例患者同样进行了 TAH/BSO 和网膜切除术，但手术切除未达最佳标准（残留病灶 >2cm）。第三组的 10 例患者进行了剖腹手术，由于癌扩散变得不可切除而未行减瘤术。三组的中位生存期分别为 31 个月、12 个月和 3 个月。在接受最优化减瘤术的患者中，发现行剖腹术含有≤2cm 转移病灶的患者与术后有≤2cm 残余病灶的患者之间的生存期没有统计学差异。多元统计分析发现，只有减瘤手术切除的程度能对生存预后产生影响。作者得出结论，积极的外科减瘤术能够提升Ⅳ期子宫内膜癌患者的生存期。

Bristow 和助手们[9]同样报道了 65 例Ⅳ

B 期子宫内膜癌患者接受外科减瘤术。将最优减瘤定义为残留病灶≤1cm，他们发现行最优减瘤患者的中位生存期为 34 个月，而未达最优化标准患者的中位生存期为 11 个月。多变量分析显示，残留病灶和 PS 体能评分是影响患者生存期的独立预测因素。考虑到转移的程度和病灶的位置，并不是所有的患者都适合手术。然而，这似乎很清楚，能够进行最佳减瘤术的晚期子宫内膜癌患者将获得更长的生存期，从减瘤手术中获益。

（三）宫颈癌

消融技术在侵袭性宫颈癌治疗过程中并不常用。不像卵巢癌和子宫内膜癌，宫颈癌化疗疗效欠佳。早期宫颈癌治疗方法往往是采取某种形式的子宫切除术。如果癌症已经扩散到宫颈外，但仍然比较局限，可以选择放疗联合化疗。假如宫颈癌扩散到腹膜，一般不推荐减瘤术。消融技术尽管不是本部分的重点，但其（主要为 CO_2 激光）已经被用来治疗宫颈癌前病变。许多研究通过与手术切除进行比较已经证实消融对于癌前病变的疗效，然而，由于消融术成本高且缺乏病理标本，临床往往首选手术切除。

减瘤术中直接消融

与前期探讨一致，外科减瘤术的目标是去除所有可视肿瘤（完整切除术）。这就需要一丝不苟的外科技术和切除许多明显的种植转移瘤。为了实现这些目标，妇科肿瘤学家必须使用各种各样的手术技术，包括术中直接消融技术来完成这些目标。

（一）氩气刀（ABC）

采用 ABC 电外科消融种植肿瘤和扩散的肿瘤斑块，这对于因为病灶部位特殊而不适用传统手术或者需要扩大切除术者来说是一种有助于清除肿瘤的手段，可以显著减少致死率和提高远期预后（例如广泛的小肠系膜种植转移）[10]。除了对肿瘤进行消融

外，ABC 还具有止血作用，其在外科手术大出血时的应用价值已经得到证实[11,12]。

Brand 等[13] 1990 年首次在卵巢癌中使用了 ABC，自此，ABC 已经成为卵巢癌手术常用的外科工具，显著提高了转移性卵巢癌最优化减瘤术和完全减瘤术的可行性，且无围术期并发症增加的相关文献报道。有报道称，因使用 ABC 而产生静脉气体栓塞致心脏骤停，但这似乎是一种罕见的事件。

1. 作用机理

ABC 是采用一束惰性气体氩以无触点直接的方式接通单相电流。传送能量的范围在 40～150W 之间，类同于标准单极电烙术。只有当刀头置入组织 10mm 时，手柄中一个传感器才会自动启动电流。电弧空间就会启动和互相连接，在治疗的组织内形成复杂的网络。相比标准的电烙术，ABC 的电流在组织表面传递更多的能量，因为它在组织内以均衡的方式、统一的深度传输能量。在这一过程中，除了破坏组织，直径达2～3mm 的出血血管也会被凝结。因为氩气替代了手术区域中的血液和组织残片，手术野变得清晰[13,15]。

2. 组织病理学作用

ABC 应用于实验动物模型的各种组织类型（小肠、肝脏、脾脏、肾脏）中产生的病理效应已有报道[16-18]。在这些实验动物中一致的发现是，电源设置和交互作用时间增加，会造成更多的组织损伤。

在犬科小肠损伤模型中[16]，40W 功率维持 1 秒，50% 会产生固有肌层的损伤，维持 3 秒，大多数组织损伤扩展到黏膜下层，5 秒则导致小肠肠壁全层损伤。在没有立刻处死的犬中，ABC 持续 3 秒的实验犬约 50% 出现迟发性肠穿孔（消融瘤结节术后 5～7 天）[16]。基于这些发现，当 ABC 接近肠浆膜时应该小心谨慎。一过性小的意外破裂不影响继续手术，但应该避免直接将探头置于浆膜消融肿瘤。如果不经意置于浆膜持续

时间超过 1 秒，那么对损伤的小肠应该给予缝合或切除处理。因为可能会发生迟发性肠穿孔（术后 7 天），所以术后需严密观察，避免这些并发症的发生。

最初 Brand 等[13] 报道 ABC 应用于卵巢癌的外科手术中，揭示其组织损伤的深度固定在 2～3mm。Bristow 等[15] 就 ABC 电外科治疗转移性卵巢癌引起的肿瘤破坏的组织病理学效应作了更加详细的评估。利用 $1cm^3$ 体积的卵巢上皮癌肿瘤样本进行实验，发现 ABC 引起的破坏共由 3 个不同的组织损伤区域组成，按深度排序：气化（直接的组织/电流接触面）、炭化焦痂和凝固型坏死（深层）。他们发现，当 ABC 的功率设定增加时（60、80 和 100W）和交互作用时间延长时（1s、3s 和 5s），破坏的深度也从 1.7mm 增加到了 5.5mm。破坏深度的增加主要是由于组织气化区域的增加所致。有趣的是，对于所有不同的电源设置和交互间隔时间，其凝固坏死/炭化焦痂两者的比值是相对固定的（从 1 到 1.3 之间波动），这提示我们任何一个特定的炭化焦痂的厚度（在手术时往往是可见的）都会对应一个等量的或更大的潜在凝固化坏死（尽管肉眼往往识别为正常组织）程度。当以根除所有可见的肿瘤为目标时，了解精确的组织破坏深度对于临床和手术具有重要意义。这些信息对于指导外科医生权衡摧毁组织的水平具有至关重要的意义，即在最大程度地破坏肿瘤组织的同时尽可能保留正常组织。通常，60～80W 的功率可消融亚厘米级的种植转移瘤和肠系膜肿瘤结节，而更高的功率（100～110W）则用于消融更大的肿瘤以及位于横膈膜、肝脏和腹膜上的肿瘤（图 57.1）。

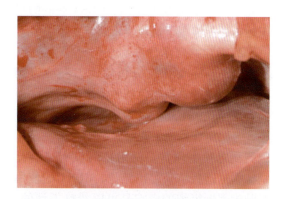

图 57.1　卵巢癌横膈转移在肝脏表面产生压痕。

（二）超声吸引手术刀（CUSA）

在 20 世纪 60 年代，首次用超声手术吸引器行白内障超声乳化吸除术[19]，随后在 70 年代用于神经源性肿瘤的切除。有人报道了 CUSA 在肝脏、脾脏和肾脏切除术中的应用，其独特的外科优势包括出血量减少、组织损伤减少及可见度的提高[19,20]。到 20 世纪 80 年代末期，已有描述 CUSA 用于女性生殖道恶性肿瘤的个案和小样本报道。CUSA 被设计成与标准的手术技术相联用，用于辅助妇科恶性肿瘤的减瘤术，尤其是卵巢癌。

1. 作用机理

CUSA 包含一个配有高频（23000Hz）超声振荡器的机头，其能够通过空腔化效应破坏组织，还包含冲洗和吸引系统，能够清理手术区域和冷却装置的头端[20]。这个装置通过反复的敲击破坏组织[21]。由于该装置的顶端是空的，肿瘤碎片通过机头用生理盐水吸引到位于及其底部的标本收集器[19]。空腔化效应引起组织选择性的破碎：组织中富含水（如脂肪、肌肉和癌）破坏较容易，而组织中富含胶原和弹性纤维（如血管、神经、输尿管和浆膜）破坏比较困难。仪器的振幅决定了装置尖端的偏移程度以及组织破坏的深度。针对肿瘤的振幅设定往往是 0.7～0.8（210～240μm）[22]。不同于采用激光和 ABC 移除病变组织，CUSA 获取的组织标本还能够用于病理学诊断[23]。

2. 组织病理学作用

Thompson 等比较分析超声刀和冷刀切除经伊红和苏木素染色的肿瘤组织切片，他们发现，光镜下超声技术获取的组织变形很小，且两组在诊断上是一致的。此外，肿瘤细胞活力和生理状态两组之间没有显著差别。根据这些结果得出结论，CUSA 的使用对肿瘤邻近组织的影响是可以忽略不计的。上述与神经系统研究的结果一致，即表现为 CUSA 切除肿瘤不存在神经功能缺损[19]。

3. 临床应用

CUSA 已应用于妇科恶性肿瘤的减瘤术，主要是卵巢癌，看来已经成为有利于从腹部彻底根除肿瘤的助手。具体地讲，人们报道它能成功地帮助医生切除位于横膈膜、肝表面、大血管、输尿管、肠和膀胱浆膜的肿瘤结节（图 57.2）[10,20,21]，且看来并没有增加 CUSA 手术并发症发生率，其中有争议的一点就是 CUSA 对肿瘤的剥离和切除不仅繁琐且耗时[20]。然而，如果避免采用标准技术进行扩大切除和重建的话，那么可以抵消 CUSA 手术耗时的弊端[22]。

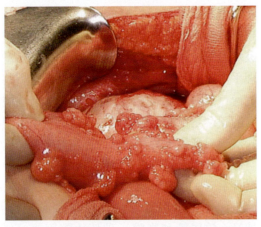

图57.2　肠系膜肿瘤（经 Dr. Dennis S. Chi 授权）。

尽管经验有限，CUSA 也应用于其他妇科恶性肿瘤和癌前病变。Deppe 等报道采用

CUSA 姑息治疗肿瘤侵犯阴道引起出血的患者（既往采用标准治疗未控），并取得了令人满意的效果[24]。Rader 等报道应用 CUSA 治疗 27 例非侵袭性外阴部疾病，患者愈合快速，不适感轻微且外观良好[25]。Matsuo 等成功应用 CUSA 治疗阴道上皮内瘤，样本切片的组织学诊断和治疗前活检的结果高度吻合[26]。

一些专家十分关注 CUSA 独有的并发症，Donovan 等提出 CUSA 可能会增加凝血障碍的风险[27]，虽然这并没有在其他研究中观察到[10,20]。从相当数量的卵巢癌患者中观察到，手术的范围似乎与凝血功能障碍的发生有关，而不是由于超声刀的使用。

另一个值得关注的是，由 CUSA 设备产生的"雾霾"是否会使肿瘤细胞迁移从而引起肿瘤局部播散。这是因为超声刀在摧毁肿瘤组织细胞的同时进行持续冲洗将会在手术区域上方产生大量细微液滴形成"雾霾"[28]。此"雾霾"附着于手术口罩上，检测出存活的癌细胞[29]。当超声刀治疗弥漫性肿瘤时（如：晚期卵巢癌减瘤术），可能没有临床应用价值。另外，使用超声刀切除其他局限性肿瘤时应十分小心[28]。

（三）等离子能

纯等离子体能量是一项以最少的组织损伤获得最佳凝固效果的新技术。这种凝固形式的技术不需要电流在病人体内传导，而是采用一个低电压电流（30V）使氩气电离从而形成等离子体。等离子体在非常低的流率下产生非常高的温度。氩等离子体在传输热量时快速凝结组织并彻底止血。受影响的组织凝固的表面温度达到约100℃。这种高温能使组织中的液体成分蒸发。

对 96 例卵巢癌标本研究发现，增加功率和组织相互作用会促使更多的肿瘤气化，与氩气刀的效果类似；有趣的是，在各个层面横向扩散的程度微乎其微[30]。目前尚没有其应用于妇科恶性肿瘤的公开数据报道。

影像引导下的消融

（一）射频消融

射频消融（RFA）通过病灶内产生热量破坏肿瘤，从而造成肿瘤和周围组织的坏死。自 1990 年代中期以来，RFA 已广泛应用于原发性和转移性肝肿瘤的治疗研究中[31]。目前它的使用已经拓展到其他实体瘤，如肾、肺肿瘤[32]。其在治疗转移性妇科恶性肿瘤的应用一直限于少数病例报告[31,33,34]。原发性卵巢癌手术的目的是切除所有肉眼可视病灶，RFA 的作用仅限于手术无法切除或需要大部位肝切除（图 57.3 和图 57.4）肝转移瘤减瘤术。RFA 的

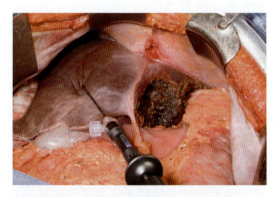

图 57.3　卵巢癌肝转移瘤减瘤术，即肝切除联合术中射频消融（经 **Dr. Dennis S. Chi** 授权）。

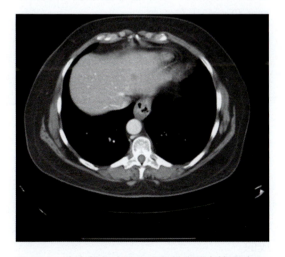

图 57.4　术中射频消融治疗卵巢癌肝内转移肿瘤。

另一个作用是应用于复发性肿瘤，它可能成为二次减瘤或姑息减症的有用工具。

Gervais 等报道了卵巢癌肝转移患者经皮射频消融的经验，其中 5 例为孤立性位于肝表面病灶，而 1 例位于肝实质[31]。消融的肿瘤直径介于 1.5 ~ 5.3cm 之间。RFA 是在 CT 或超声引导下进行的，术中也采用叠加消融，每个肿瘤消融 1 ~ 3 次。覆盖肿瘤整个体积和周围一定范围的正常肝实质。治疗后 1 个月复查 CT 确定肿瘤是否残留，以决定是否需要再次消融。从技术层面上有效定义为，治疗 3 个月后复查影像学上肉眼可见的肿瘤完全消融。病灶没有增强表现认为肿瘤完全消融，而靶病灶的内部或周边增强被认为是有活性残存肿瘤。另外每隔 3 个月的时间进行一次 CT 扫描。当 CT 扫描发现不能明确时，可进行 PET 扫描进一步确诊。在 3 个月的时候已经有 83%（n = 5）的患者肿瘤完全灭活。经过中位 23 个月的随访期，该 5 例患者中的 4 例肿瘤没有发生进展；而第 5 例患者在第 9 个月影像复查发现有增强的区域，对该患者进行了第二次 RFA，成功治愈，且没有严重的并发症。值得注意的是，一些患者在接受术的 RFA 治疗的同时也进行了化疗，因此，RFA 与化疗对肿瘤治疗的确切贡献是不清楚的。上述作者还报道了 RFA 成功治疗复发性卵巢癌后腹膜淋巴结转移的病例[32]。

Mateo 等报道，为了取得理想减瘤术，应用射频消融联合肝切除治疗 3 例复发卵巢癌患者。RFA 在剖腹术中超声引导下进行[35]。Jacobs 等报道 1 例剖腹手术中成功应用 RFA 治疗复发性颗粒细胞瘤转移至肝的病例[33]。Bojalian 等报道了经 RFA 成功治疗了 1 例 81 岁上皮性卵巢癌患者转移至肝脏的孤立性病灶，该患者在腹腔镜诊断检查和 PET 扫描中未发现肿瘤转移至其他位置[34]。Schumacher 等报道一例卵巢癌转移至肝的孤立性病灶患者，在腹腔镜辅助下 RFA 成

功消融病灶[36]。应用于肝肿瘤的 RFA 治疗也可应用于少数妇科肿瘤患者，但不包括患者治疗过程中的特定临床细节[37]。

术中 RFA 优于经皮穿刺可能基于以下几个原因：尽管使用 CT 扫描，肝表面转移瘤可能会被误诊为实质病灶，同时 CT 无法检测出粟粒状横膈病灶。另外，术中超声可以检测出术前 CT 扫描没有发现的病变，这些病变可能适合进行 RFA[35]。最后，CT 可能无法检测到弥漫性腹膜疾病，它的存在可能影响治疗方案的选择和是否选择 RFA 作为一个备选方案。在这种情况下，应用腹腔镜可能更具吸引力，因为它可以清楚显示腹腔表面，如果有适应证的话，可以利用术中超声引导进行 RFA 治疗。对伴有症状的肿瘤患者而言，如果影像学判断不适合做外科探查，可选择经皮 RFA 治疗。

RFA 在妇科恶性肿瘤中，特别是在肝转移瘤方面的作用还有待进一步研究。已发表的文献非常有限，只有小样本病例报道证明其技术的可行性，需要大数据结果才能更好地界定 RFA 在妇科恶性肿瘤中的治疗作用。

（二）冷冻疗法

近年来随着冷冻技术的发展，使得影像引导下冷冻消融一些实体瘤成为可能，文献报道较多的是前列腺癌、结肠癌肝转移等。冰晶的形成和微循环衰竭是造成细胞死亡的直接原因。该疗法在妇科仅限于恶性肿瘤的姑息治疗，主要用于常规治疗难以控制的复发性转移瘤，或因患者整体情况或病灶部位特殊，手术可能带来重大风险而不适合手术治疗者[39]。

Solomon 等报道了 15 例患有复发性妇科恶性肿瘤患者因不宜手术切除进行该疗法治疗[39]。在 CT 的引导下，41 个病灶共施行 28 次消融。10 例患者同时也接受化疗。肿瘤分布包括肺、肝、脾和阴道周围，腹腔、腹膜后和浅表性软组织。肿瘤平均大小

2.57cm（1.2~4.6cm）。可视冰球的范围超出肿瘤区域约 1cm。1 个月后，中位肿瘤缩小率 2.4%，3 个月后 43.6%，6 个月后 53.7%，9 个月后 58.2%，此外还有一些肿瘤大小下降到原来的 88%。据报道，不良反应包括肝包膜内血肿和肠外瘘。

（三）栓塞

髂内动脉的栓塞主要是控制晚期宫颈癌阴道出血，该方法首先在 1976 年被提出[40]。自此，对于妇科恶性肿瘤而言，当其他治疗手段失败（放射或手术），或风险大或者技术不可行时，会更多采用盆腔血管的介入栓塞治疗（髂内动脉或更小的分支），目的是为了控制晚期或复发性恶性肿瘤出血（图 57.5）。

位于盆腔的中晚期妇科恶性肿瘤表现为阴道或直肠出血，当病人伴有阴道出血时，常规做法是阴道填充和放射治疗[41]。当这些都无效时，肿瘤栓塞就成了较为合理的治疗手段，尤其适合一些外科手术风险高可能又达不到理想止血效果的患者。另外，髂内动脉的手术结扎不一定能控制出血（出血的原因包括：既往有放射治疗、手术治疗或外科无法手术切除肿瘤侵蚀盆腔血管等）[42]，往往会因为侧支血管建立再发出血，结果会导致经皮穿刺难以到达出血的责任血管。

通过血管栓塞控制盆腔大出血的证据主要来自个案报告、病例分析和小样本研究[41,43-46]。

Lang 等[44]报道了 24 例伴有难以控制大出血的盆腔肿瘤患者，其中宫颈癌 12 例，经栓塞治疗后全部止血成功，但是 2 个月后 2 例患者出现迟发性并发症，分别为膀胱阴道瘘和输尿管阴道瘘。值得注意的是，上述肿瘤已经侵入到膀胱，瘘应该与肿瘤进展和坏死有关，不能认定仅仅是因为栓塞造成的。

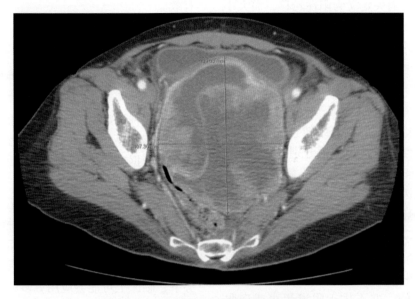

图 57.5　盆腔肿瘤手术切除前血管栓塞。

Yamashita 等[47] 报道了 17 例原发性晚期或复发性宫颈癌同时发展并发大出血的病人，经动脉栓塞治疗后，即刻疗效为 100%，然而，7 例（40%）患者接下来的 2 周内出血再发，其中 3 例接受再次栓塞治疗。同时报道了 2 例并发症，1 例出现下肢短暂性麻木，另 1 例出现臀部溃疡，2 周后愈合。

Spinosa 等[43] 报道了成功栓塞治疗 2 例晚期宫颈癌伴下消化道大出血的患者。这 2 例出血主要来自髂内动脉或其分支，经皮动脉栓塞治疗后痊愈。在患者出现直肠大出血时，结肠镜检查通常不能发现出血点或无法进行内镜治疗。如果采用血管造影确定出血来源，不要仅限于进行肠系膜上动脉和下动脉造影（下消化道出血的常见来源），还要进行盆腔血管造影，因为源于盆腔肿瘤的出血可以是肿瘤侵蚀到盆腔血管，也可以是肿瘤侵犯小肠壁[43]。

子宫动脉栓塞治疗也同样可用于控制危及生命的妊娠滋养细胞疾病出血，同时保全子宫和生育能力[46]。

（四）术中超声

术中超声在妇科肿瘤中未得到广泛应用，也不是外科治疗妇科恶性肿瘤的标准手段。目前对这一治疗手段持肯定的仅见于单中心报道，还没有大数据支持[48]。一些研究报道的结果不尽人意[49]。

（五）淋巴结评估

在 163 例女性卵巢或子宫体恶性肿瘤患者中，Ryo[48] 评估了术中超声在检测主动脉旁结节增大的价值。他定义结节在横断面超过 5mm 则为异常，结果显示，术中超声检测主动脉旁转移性结节的敏感性、特异性、阳性和阴性的预测值分别为 91.4%、69.5%、96.7% 和 45.1%。在这项研究中，术中超声的敏感性和阴性预测值高于术前 CT 或术中触诊，因而可降低主动脉旁淋巴结清除的数目。如果超声检测的可疑结节被切除后，切除的淋巴数量可减少 43.6%，而发生遗漏的概率只有 1.8%。而术中超声检测的时间不超过 5 分钟。

Yang 等[50] 对 31 例宫颈癌患者的盆腔结节进行腹腔镜超声和手术病理对照分析，淋巴结呈圆形（纵向横向比 <2）或淋巴结

中央脐凹结构消失定义为阳性转移，而大小不作为评判标准。经过前期 4 个月的学习后，腹腔镜超声检查可以 20 分钟之内完成。腹腔镜超声检查只能检测到 59% 的淋巴结转移。类似研究，如 Cheung 等[51]评估腹腔镜超声检查在 90 例宫颈癌患者中的价值。腹腔镜超声检测盆腔淋巴结转移的敏感性、特异性、阳性和阴性预测值分别为 63.6%、95.6%、89% 和 82.4%，造成敏感度的下降的主要原因为超声检测不出 3mm 以下的孤立性转移灶。

Teefey 等评估术中超声检测子宫内膜癌患者（n = 16）肌层浸润的可行性，结果显示，利用术中超声预测肌层浸润的位置和深度是不准确的，并不优于阴道超声或肉眼检查[49]。

Yang 等利用术中超声来评估 58 例附件肿块患者，扫描时间大约 10~15 分钟，相比阴道超声而言，腹腔镜超声能显示更多的形态学细节，更能显示残余卵巢组织，更重要的是，能够检测出术前阴道超声发现不了的附件病变。因此认为，腹腔镜超声手段在手术治疗年轻早期卵巢癌患者和交界性肿瘤患者中发挥着重要的作用，因为这部分患者有强烈生育欲望，单侧输卵管卵巢切除是可以接受的。在这些病例中，术中超声可以更好地评估对侧卵巢，但是其临床价值尚无进一步研究。

（六）磁共振引导 – 高强度聚焦超声（HIFU）

MR – HIFU 是引导聚焦后超声束选择性消融组织的一种治疗技术，同时磁共振成像可用于解剖定位、波束引导、实时测温和术后评估[53]。其在妇产科临床应用的典型代表为无创性治疗良性子宫肌瘤，不仅具有较好的治愈率（随访 12 个月，疗效 80%~90%），且几乎无严重的不良反应[54]。尽管 MR – HIFU 已经应用于各种肿瘤中，但在治疗妇科恶性肿瘤方面却无任何数据表明其有效。

结论

直接消融技术是妇科恶性肿瘤最常用的治疗手段，尤其在晚期卵巢瘤癌和子宫内膜癌中，这种治疗手段变得十分重要，因为针对晚期卵巢癌和子宫内膜癌患者，越来越多的文献证据表明，肿瘤完全灭活会使患者临床获益。

影像引导下消融治疗妇科恶性肿瘤仍然缺乏相应证据，主要源于这些肿瘤往往表现为多灶性扩散转移的特点。然而，随着妇科肿瘤学领域不断发展及患者预后改善，新形势下，临床上可能会应用更多的影像引导下的消融治疗。

参考文献

［1］Griffiths CT. Surgical resection of tumor bulk in the primary treatment of ovarian carcinoma. Natl Cancer Inst Monogr. 1975；42：101 – 4.

［2］Armstrong DK, Bundy B, Wenzel L, Gynecologic Oncology Group, et al. Intraperitoneal cisplatin and paclitaxel in ovarian cancer. N Engl J Med. 2006；354：34 – 43.

［3］Chi DS, Eisenhauer EL, Lang J, et al. What is the optimal goal of primary cytoreductive surgery for bulky stage ⅢC epithelial ovarian carcinoma？ Gynecol Oncol. 2006；103：559 – 64.

［4］Winter 3rd WE, Maxwell GL, Tian C, et al. Prognostic factors for stage Ⅲ epithelial ovarian cancer：a Gynecologic Oncology Group Study. J Clin Oncol. 2007；25：3621 – 7.

［5］Eisenkop SM, Friedman RL, Wang HJ. Complete cytoreductive surgery is feasible and maximizes survival in patients with advanced epithelial ovarian cancer：a prospective study. Gynecol Oncol. 1998；69：103 – 8.

［6］Lambrou NC, Gómez – Marín O, Mirhashemi R, et al. Optimal surgical cytoreduction in patients with stage III and stage IV endometrial carcinoma: a study of morbidity and survival. Gynecol Oncol. 2004; 93: 653 – 8.

[7] Goff BA, Goodman A, Muntz HG, et al. Surgical stage IV endometrial carcinoma: a study of 47 cases. Gynecol Oncol. 1994; 52: 237 – 40.

[8] Chi DS, Welshinger M, Venkatraman ES, Barakat RR. The role of surgical cytoreduction in stage IV endometrial carcinoma. Gynecol Oncol. 1997; 67: 56 – 60.

[9] Bristow RE, Zerbe MJ, Rosenshein NB, Grumbine FC, Montz FJ. Stage IVB endometrial carcinoma: the role of cytoreductive surgery and determinants of survival. Gynecol Oncol. 2000; 78: 85 – 91.

[10] Eisenkop SM, Nalick RH, Wang HJ, Teng NN. Peritoneal implant elimination during cytoreductive surgery for ovarian cancer: impact on survival. Gynecol Oncol. 1993; 51: 224 – 9.

[11] Rusch VW, Schmidt R, Shoji Y, Fujimura Y. Use of the argon beam electrocoagulator for performing pulmonary wedge resections. Ann Thorac Surg. 1990; 49: 287 – 91.

[12] Bristow RE, Montz FJ. Complete surgical cytoreduction of advanced ovarian carcinoma using the argon beam coagulator. Gynecol Oncol. 2001; 83: 39 – 48.

[13] Brand E, Pearlman N. Electrosurgical debulking of ovarian cancer: a new technique using the argon beam coagulator. Gynecol Oncol. 1990; 39: 115 – 8.

[14] Kizer N, Zighelboim I, Rader JS. Cardiac arrest during laparotomy with argon beam coagulation of metastatic ovarian cancer. Int J Gynecol Cancer. 2009; 19: 237 – 8.

[15] Bristow RE, Smith Sehdev AE, Kaufman HS, Montz FJ. Ablation of metastatic ovarian carcinoma with the argon beam coagulator: pathologic analysis of tumor destruction. Gynecol Oncol. 2001; 83: 49 – 55.

[16] Go PM, Bruhn EW, Garry SL, Hunter JG. Patterns of small intestinal injury with the argon beam coagulator. Surg Gynecol Obstet. 1990;

171: 341 – 2.

[17] Go PM, Goodman GR, Bruhn EW, Hunter JG. The argon beam coagulator provides rapid hemostasis of experimental hepatic and splenic hemorrhage in anticoagulated dogs. J Trauma. 1991; 31: 1294 – 300.

[18] Hernandez AD, Smith Jr JA, Jeppson KG, Terreros DA. A controlled study of the argon beam coagulator for partial nephrectomy. J Urol. 1990; 143: 1062 – 5.

[19] Thompson MA, Adelson MD, Jozefczyk MA, Coble DA, Kaufman LM. Structural and functional integrity of ovarian tumor tissue obtained by ultrasonic aspiration. Cancer. 1991; 67: 1326 – 31.

[20] van Dam PA, Tjalma W, Weyler J, van Oosterom AT, Buytaert P. Ultraradical debulking of epithelial ovarian cancer with the ultrasonic surgical aspirator: a prospective randomized trial. Am J Obstet Gynecol. 1996; 174: 943 – 50.

[21] Deppe G, Malviya VK, Malone Jr JM, Christensen CW. Debulking of pelvic and para – aortic lymph node metastases in ovarian cancer with the cavitron ultrasonic surgical aspirator. Obstet Gynecol. 1990; 76: 1140 – 2.

[22] Rose PG. The cavitational ultrasonic surgical aspirator for cytoreduction in advanced ovarian cancer. Am J Obstet Gynecol. 1992; 166: 843 – 6.

[23] Deppe G, Malviya VK, Malone Jr JM. Debulking surgery for ovarian cancer with the Cavitron Ultrasonic Surgical Aspirator (CUSA) – a preliminary report. Gynecol Oncol. 1988; 31: 223 – 6.

[24] Deppe G, Malviya VK, Malone Jr JM. Use of Cavitron Ultrasonic Surgical Aspirator (CUSA) for palliative resection of recurrent gynecologic malignancies involving the vagina. Eur J Gynaecol Oncol. 1989; 10: 1 – 2.

[25] Rader JS, Leake JF, Dillon MB, Rosenshein NB. Ultrasonic surgical aspiration in the treatment of vulvar disease. Obstet Gynecol. 1991; 77: 573 – 6.

[26] Matsuo K, Chi DS, Walker LD, Rosenshein NB, Im DD. Ultrasonic surgical aspiration for vaginal intraepithelial neoplasia. Int J Gynaecol Obstet. 2009; 105: 71 – 3.

[27] Donovan JT, Veronikis DK, Powell JL, Lundy LE, Préfontaine M. Cytoreductive surgery for ovarian cancer with the Cavitron Ultrasonic Surgical Aspirator and the development of disseminated intravascular coagulation. Obstet Gynecol. 1994; 83: 1011 – 4.

[28] van Dam PA, Coppens M, van Oosterom AT, Van Marck E, Buytaert P. Is there an increased risk for tumor dissemination using ultrasonic surgical aspiration in patients with vulvar carcinoma? Eur J Obstet Gynecol Reprod Biol. 1994; 55: 145 – 7.

[29] Nahhas WA. A potential hazard of the use of the surgical ultrasonic aspirator in tumor reductive surgery. Gynecol Oncol. 1991; 40: 81 – 3.

[30] Sonoda Y, Olvera N, Chi DS, Brown CL, Abu – Rustum NR, Levine DA. Pathologic analysis of ex vivo plasma energy tumor destruction in patients with ovarian or peritoneal cancer. Int J Gynecol Cancer. 2010; 20 (8): 1326 – 30.

[31] Gervais DA, Arellano RS, Mueller PR. Percutaneous radiofrequency ablation of ovarian cancer metastasis to the liver: indications, outcomes, and role in patient management. AJR Am J Roentgenol. 2006; 187: 746 – 50.

[32] Gervais DA, Arellano RS, Mueller PR. Percutaneous radiofrequency ablation of nodal metastases. Cardiovasc Intervent Radiol. 2002; 25: 547 – 9.

[33] Jacobs IA, Chang CK, Salti G. Hepatic radiofrequency ablation of metastatic ovarian granulosa cell tumors. Am Surg. 2003; 69: 416 – 8.

[34] Bojalian MO, Machado GR, Swensen R, Reeves ME. Radiofrequency ablation of liver metastasis from ovarian adenocarcinoma: case report and literature review. Gynecol Oncol. 2004; 93: 557 – 60.

[35] Mateo R, Singh G, Jabbour N, Palmer S, Genyk Y, Roman L. Optimal cytoreduction after combined resection and radiofrequency ablation of hepatic metastases from recurrent malignant ovarian tumors. Gynecol Oncol. 2005; 97: 266 – 70.

[36] Schumacher G, Eisele R, Spinelli A, et al. Indications for hand – assisted laparoscopic radiofrequency ablation for liver tumors. J Laparoendosc Adv Surg Tech A. 2007; 17: 153 – 9.

[37] Bleicher RJ, Allegra DP, Nora DT, Wood TF, Foshag LJ, Bilchik AJ. Radiofrequency ablation in 447 complex unresectable liver tumors: lessons learned. Ann Surg Oncol. 2003; 10: 52 – 8.

[38] Baust JG, Gage AA. The molecular basis of cryosurgery. BJU Int. 2005; 95: 1187 – 91.

[39] Solomon LA, Munkarah AR, Vorugu VR, et al. Image – guided percutaneous cryotherapy for the management of gynecologic cancer metastases. Gynecol Oncol. 2008; 111: 202 – 7.

[40] Smith DC, Wyatt JF. Embolization of the hypogastric arteries in the control of massive vaginal hemorrhage. Obstet Gynecol. 1977; 49: 317 – 22.

[41] Lin YC, Kudelka AP, Lawrence D, et al. Transcatheter arterial embolization for the control of life – threatening pelvic hemorrhage in a patient with locally advanced cervix carcinoma. Eur J Gynaecol Oncol. 1996; 17: 480 – 3.

[42] Burchell RC. Physiology of internal iliac artery ligation. J Obstet Gynaecol Br Commonw. 1968; 75: 642 – 51.

[43] Spinosa DJ, Angle JF, McGraw JK, Maurer EJ, Hagspiel KD, Matsumoto AH. Transcatheter treatment of life – threatening lower gastrointestinal bleeding due to advanced pelvic malignancy. Cardiovasc Intervent Radiol. 1998; 21: 503 – 5.

[44] Lang EK. Transcatheter embolization of pelvic vessels for control of intractable hemorrhage. Radiology. 1981; 140: 331 – 9.

[45] Mihmanli I, Cantasdemir M, Kantarci F, et al. Percutaneous embolization in the management of intractable vaginal bleeding. Arch Gynecol Ob-

stet. 2001; 264: 211 -4.

[46] Frati A, Ducarme G, Wernet A, Chuttur A, Vilgrain V, Luton D. Uterine artery embolization as treatment for life - threatening haemorrhage from a cervical choriocarcinoma: a case report. Eur J Obstet Gynecol Reprod Biol. 2008; 141: 87 - 8.

[47] Yamashita Y, Harada M, Yamamoto H, et al. Transcatheter arterial embolization of obstetric and gynaecological bleeding: efficacy and clinical outcome. Br J Radiol. 1994; 67: 530 -4.

[48] Ryo E. Diagnostic value of intraoperative ultrasonography to assess para - aortic lymph nodes in women with ovarian and uterine corpus malignancy. Ultrasound Obstet Gynecol. 2008; 32: 91 - 6.

[49] Teefey SA, Roarke MC, Brink JA, et al. Bowel wall thickening: differentiation of inflammation from ischemia with color Doppler and duplex US. Radiology. 1996; 198: 547 -51.

[50] Yang WT, Cheung TH, Ho SS, Yu MY, Metreweli C. Comparison of laparoscopic sonography with surgical pathology in the evaluation of pelvic lymph nodes in women with cervical cancer. AJR Am J Roentgenol. 1999; 172: 1521 -5.

[51] Cheung TH, Lo WK, Yu MY, Yang WT, Ho S. Extended experience in the use of laparoscopic ultrasound to detect pelvic nodal metastasis in patients with cervical carcinoma. Gynecol Oncol. 2004; 92: 784 -8.

[52] Yang WT, Yuen PM, Ho SS, Leung TN, Metreweli C. Intraoperative laparoscopic sonography for improved preoperative sonographic pathologic characterization of adnexal masses. J Ultrasound Med. 1998; 17: 53 -61.

[53] Cline HE, Hynynen K, Watkins RD, et al. Focused US system for MR imaging - guided tumor ablation. Radiology. 1995; 194: 731 -7.

[54] Gorny KR, Woodrum DA, Brown DL, et al. Magnetic resonance - guided focused ultrasound of uterine leiomyomas: review of a 12 - month outcome of 130 clinical patients. J Vasc Interv Radiol. 2011; 22: 857 -64.

第 58 章　乳腺影像医生和介入放射医生对乳腺消融的评价

Peter J. Littrup

宋晶晶　纪建松　翻译　赵振华　郑家平　校审

[摘要] 随着乳腺微创治疗、保乳术联合放化疗及激素治疗的不断发展,乳腺影像及消融技术也取得了较大进展。虽然美国每年有超过 100 万的患者因为乳腺纤维腺瘤持续增大或引发疼痛而进行手术,但本章我们探讨的重点是乳腺癌消融术的复杂多样性。乳腺的基本检查有多种成像方式,而每一种方式在病灶消融治疗以及疾病的随访中都发挥着重要作用。乳腺肿瘤消融术需要在多种相关的影像方法中选择最合适的技术进行引导并对其进行详细评估。乳腺 MRI 已逐渐发展为乳腺癌诊断的金标准,但是由于 MR 设备与大多数消融装置不兼容,使得多数乳腺癌患者难以从中获益。在新的乳腺癌消融技术出现之前,我们试图解决这些关键性问题。

引言

前面的章节我们强调了放射肿瘤学专家和乳腺外科医生治疗乳腺癌观念的变化。放射肿瘤学专家从稳定的角度看待自己在乳腺癌治疗过程中发挥的作用,他们遵循数十年积累的经验,利用影像提供的信息协助外科医生完成乳腺癌切除术。同时,乳腺外科医生也逐渐认可这个观念,即更精确的影像诊断方式几乎可以取代外科手段指导手术切除范围的制定。他们将这个方式视为外科手术活检或肿瘤切除术必不可少的辅助手段。而且,几乎所有的放射诊断医生都认为影像引导已经成为乳腺影像的重要领域,同时介入放射学医生把影像引导当作消融治疗的重要手段。

因此,无论是对初诊患者还是局部复发的乳腺癌患者,我们仍在不断探索更优化的乳腺癌筛查或治疗方法。影像定位技术的发展使乳腺外科医生的手术操作更加简便,但乳腺影像医生和/或介入放射医生在乳腺癌诊治中扮演的角色需要明确界定。因为乳腺影像医生一般致力于乳腺肿瘤消融术,很少有其他脏器肿瘤消融的经验;同样,极少数介入放射医生只专注于乳腺介入治疗。而在放射诊断实际工作中,多数乳腺专业的影像医生缺乏消融经验。相比自己的专业领域,他们更注重于去迎合放射科和外科医生不断变化的需求。本章将重点讨论良恶性乳腺肿瘤诊治的介入成像方法。现代影像学的发展潜移默化的影响着乳腺癌的诊治方式,临床医生不再局限于外科病理活检的"金标准"筛查,开始逐渐注重消融治疗的后续处理。无论哪个学科的临床医生,都应该关注先进技术的发展,而乳腺亚专业学科的医师更应关注并接受乳腺肿瘤消融治疗不断发展的新

P. J. Littrup
Imaging Division, Karmanos Cancer Institute, Detroit, MI, USA
e - mail: littrupp@ karmanos. org

技术，为广大女性患者带来福音。

病理学金标准

（一）筛查与消融的影响因素

幸或不幸，乳腺 X 线成像检查进行乳腺癌筛查曾经被认为是所有乳腺成像检查中的"金标准"，但是随着对乳腺癌多方面的深入研究，更多专家开始质疑这个"金标准"[1-4]，他们希望通过高性价比的筛查成像方法来实现筛查目标并及时处理乳腺癌从而挽救生命只是乳腺癌多方面问题中的一部分。除外乳腺 X 线检查技术，目前乳腺成像方法还有很多种，磁共振成像（MRI）现在被认为是筛查乳腺癌高危患者的最佳成像方法，因为它在判断肿瘤的分化及恶性程度方面具有鲜明的优势[5-7]。有研究报道，乳腺 MRI 在诊断癌前病变及高分化原位导管癌（DCIS）的敏感性可达 90%[8,9]。尸检表明，并非所有 DCIS 都与临床症状相关[9]，这部分患者即使不及时治疗或病灶未被发现也不会进展到对侧乳腺[10]。而磁共振对此具有非常高的阴性预测值，几乎可以排除所有与临床相关乳腺癌的存在。但由于成本问题，乳腺 MRI 虽然有其不可逾越的优越性，但却并未成为乳腺癌的广泛筛查工具。

乳腺成像方法的选择和/或对其疗效评价的不确定性虽然存在争议，但不应该成为科学家寻找性价比较高成像方法的绊脚石，这类似于之前关于前列腺癌筛查的研究，即使在不明确患者死亡率和获益的情况下仍然对患者进行前列腺特异性抗原检测[11, 12]。但这些问题超出了本章讨论的范围，简图 58.1 有助于理解决策分析的必要性，以及何时接受或拒绝新兴医疗产品、药品或技术[13]。对于大多数需要进行消融的乳腺癌患者，我们希望用到的乳腺成像技术不仅可以作为乳腺疾病进行筛查的方式，还可以用

于诊断乳腺肿瘤类型以及在后续随访中起到监测疾病状态的作用。能够区分肿瘤类型及病理分型的成像方法被认为是当前的最佳选择，我们将在下一章简要介绍不断出现的新成像技术。

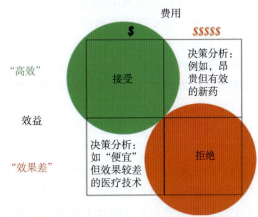

图 58.1　决策需求分析：基本的 2×2 决策分析表来评估新药物或技术。低成本高效的产品（绿色）应该会被大众快速接受和执行。相反，昂贵且效果较差的产品（红色），会迅速引起排斥反应。因此，决策分析所需要的是昂贵但有效的产品或价格低廉但效果较差的产品。相对成本因功效而均衡，被称为增量成本效益比（ICER）。每年低于 50 000 美元的 ICER 被认为是可接受的[13]。

几乎与所有肿瘤的筛查方法一样，对于乳腺癌的筛查，研究者们都倾向于找到一种简单的方法称之为"固化性窗口"来筛查肿瘤，而事实上，当代的观点认为，乳腺癌是一种早期系统性疾病。乳腺癌不是一种长期存在、单一局限性的肿瘤。由于肿瘤标记物的普及，乳腺癌已经被划分为一种异质性疾病，其包括许多亚型，常通过雌激素、孕酮和 HER2/neu 受体扩增的存在来区分（ER，PR 和 HER2）[14]。事实上，目前三阴性乳腺癌在诊断时已经能被很好的界定，其多发生于年轻女性，病灶局限性可能大，且早期淋巴扩散的可能性较低[15]。致密型乳

腺患乳腺癌风险较大，也更易发生钙化与结构扭曲[16]，且肿瘤易呈多中心、隐匿性发展[17]。致密型乳腺肿瘤发展为管腔或小叶癌亚型的几率也更高，尽管其不易发生肿瘤增大或淋巴结转移，但这些患者仍需要手术治疗。乳房密度的检测难题再次强调了乳腺癌高危妇女进行乳腺 MRI 筛查的必要性。

对于新发癌症进行消融治疗所引起的争论大多是由于消融术无法像手术切除一样得到用于确诊肿瘤的病理组织。但是随着成像技术与活检方式的发展，上述观点或偏见有所改变。乳房肿瘤被发现并进行肿瘤切除术之后，额外的化疗和/或放疗方案主要取决于切除肿瘤的大小及肿瘤生物标志物的表达状态。由于通过超声或 MRI 测量肿瘤尺寸可能不太准确，但总是通过组织学对肿瘤的大小进行测量也不太实际且不准确，特别是对于较小的肿瘤，因为乳腺标本的大小可能在肿瘤组织固定时缩小而有所变化[18, 19]。对于沿着较大的肿瘤或真空辅助活检后所切除标本的测量往往也会出现失真，特别是对于小的肿瘤[20]。因此，根据手术切除标本测量的乳房肿瘤大小也并不可靠，特别是当肿瘤很小或甚至没有残余肿瘤时。我们需要找到能代表活检标本长度的测量技术。有些人认为在所有预后指标中，超声引导下活检可以与手术活检相媲美[21]。而且随着肿瘤个体化标志物的发现，肿瘤大小不再是化疗方案制定的唯一决定因素，至少在雌激素受体阳性、淋巴结阴性的乳腺癌患者中不是[22-24]。肿瘤病灶的绝对大小与实际标本的大小之间的差异也引起了患者是否需要多次手术切除的问题[25]。

（二）确定肿块切缘是否阳性对手术方式的影响

目前，如果手术切缘阳性，那么再次进行手术获得的组织标本发现残余肿瘤的可能性高达 50%[25]。超声引导下行乳腺局部肿瘤切除，相较于乳腺 X 线引导定位下行乳腺局部肿瘤切除，其切缘阳性率可从 50% 降至 11%。冷冻辅助肿块切除术可将乳腺肿瘤切缘阳性率降低至 5%，即切除冰冻乳腺肿块的切缘应超过超声下可见肿瘤边缘的 6mm[26]。

大多数外科医生指出：乳腺肿瘤切除术是他们做过的最不精确的手术之一。因为即使肿瘤很容易触及，但由于组织限制，在术中很难精确判断乳腺肿瘤组织的切缘。且很多年轻女性乳腺都为致密型，因此很难区别肿瘤与乳腺纤维囊性组织。而对于中老年妇女和乳腺呈富脂肪型的女性患者，想要试图从周围脂肪组织中分离出肿瘤组织也异常困难[26]。

由于仅依靠手术的外科医生和病理科医生只能获得不确切的组织切缘，因此外科医生已经承认，影像学在提高乳腺肿瘤局部治疗的疗效中会起到至关重要的作用。我们需要考虑的不仅仅是如何规范化确认组织切缘是否阳性，更需要考虑的是组织所提供信息的可靠性和准确性。随着成像、引导技术的不断发展，以及医生不断改变的疾病治疗随访观念，消融治疗逐渐进入了医生的视野。

消融引导

（一）超声/CT/MRI 及其对消融术选择的影响

乳腺 MRI 是目前检查乳腺癌最精确的影像学方法，它可以明确肿瘤特征，包括肿瘤大小、侵犯范围及其是否为原位导管癌（DCIS）[5-8]。MR 引导下穿刺活检技术已有应用[27]。因为 MR 是目前唯一能可靠反映肿瘤组织是否由于加热产生坏死（例如：>60°）的影像技术，同样也能准确反映术中 0℃ 冰球的边缘。然而 MR 引导下经皮消融术所需要的激光（Visualase 公司）（图 58.2）与冷冻产品（Galil 公司）目前仅在上述单一公司生产。但他们的产品又与目前常用的 MR 引导下穿刺治疗良恶性乳腺肿块的固定装置不兼容。目前临床上只有磁共振引导下高强度聚焦超声（MRI – HIFU）（图58.3）已应用于乳腺肿瘤[28 - 30]。MRI 引导下 HIFU 是一项复杂的技术，不仅设备成本高，而且对患者适应证也有严格要求。仅限于 <2cm 的肿块，因为当肿块 >2cm 时，治疗时间需要 2 小时以上。目前广泛适用于乳腺癌患者的治疗除了多点精确消融外，其他新的治疗方案只能等待后期研究（图58.3）。理论上说，将整个肿瘤体积作为加热消融目标以降低总治疗时间的方法是可行的（Siemens communication）。

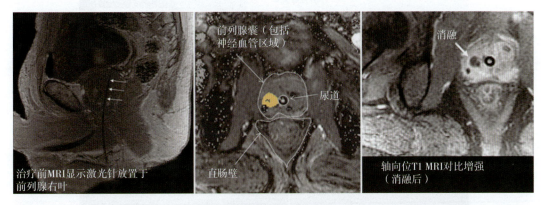

图 58. 2　MR 引导下激光消融：前列腺消融术中 MR 矢状位（最左边和最右边）和轴位（中间），图示直径 1.6mm 的 OD 激光针（Visualase 公司，德克萨斯州休斯顿）。中间图靠左边显示消融中彩色温控监测，所产生轴向和纵向后位提示病变的消融程度。目前，该消融技术主要用于脑和前列腺。

　　多数介入装置与 MRI 设备的不兼容性使 CT 和/或超声引导下消融术成为大多数器官肿瘤消融的优先方法。MRI 目前仅限于为超声/CT 引导下消融术规划合理的消融"路线图"，因为它能准确地界定乳腺癌的侵犯程度及其多中心性。MRI 引导下的乳腺肿瘤消融术需要更具性价比，才有利于 MRI 兼容消融装置的发展。不过 MR 辅助超声和/或 CT 引导下消融术制定合理的消融"路线图"，也为 MRI 兼容消融装置的发展提供了极好的过渡。

　　乳腺的超声检查不仅仅依赖于超声设备，也依赖于操作者。相较于乳腺 MRI，其在筛查评价乳腺肿瘤的大小、侵犯范围时也处于劣势。虽然超声检查成本较低，但由于并没有提供全面的乳腺肿瘤信息，因此验证了前文决策分析所表达的低成本所带来差强人意的临床结果（图58.1）。当然，目前发展的超声新技术可以提供更好的诊断效能，并且操作上更具独立性，可能会让医师对超声的诊断效能产生改观，关于这些超声新技术将在后文描述。磁共振影像表现辅助超声靶向治疗乳腺肿瘤的应用已有报道，同时超声可视下消融术后的剩余组织在 MR 上的表现也为剩余组织活检提供了可能性。虽然超声引导可以为消融术中提供最优的实时引导，但其过程中产生的伪影也限制了消融过程的监控（图58.4）。

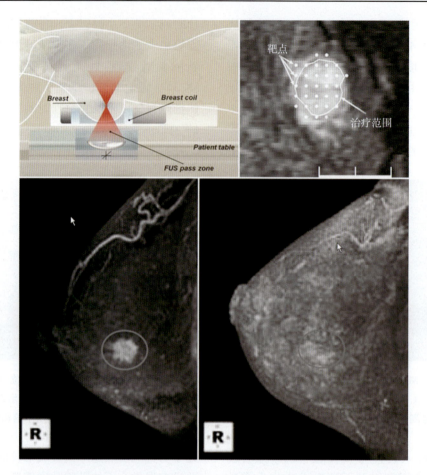

图 58.3 乳腺癌在 MR 引导下行 HIFU：虽然 MR – HIFU 无创，也有极好的热监控装置，但目前其受众较为局限。随着更有效的容积治疗方案出现，治疗时间可能缩短。左上图示 MR 引导下行 HIFU 消融术诊治乳腺肿瘤，患者俯卧位（来自 Schmitz[29]）。右上图显示了超声波在整个肿瘤中的多个消融靶点，最终形成覆盖整个肿瘤的消融区（来自 Hynynen[27]）。下一行图示乳腺病灶消融前后在 MR 上的表现（左 – 右）（来自 Wu[30]）。

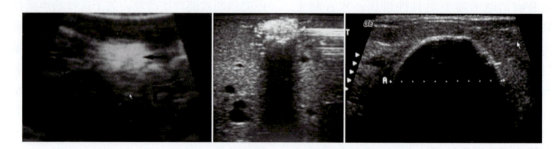

图 58.4 超声引导下激光、射频及冷冻成像困难：左侧矢状位超声图示间质区激光消融中凝固回声区（左图黑色箭头）。中间矢状位超声示类似"阴云"回声，后方显著声影。右侧轴位超声图示冷冻消融中冰缘引起的显著阴影。在所有消融术中，超声引导下消融术在评价肿瘤潜在的边缘和消融范围价值有限。

由于超声引导设备成本相对较低，其适合于多种场合就诊的患者如门诊办公室、诊所或乳腺中心。然而，超声引导下肿瘤消融术相较于超声穿刺活检或引流术更复杂，需要经验丰富的医生或者卫生保健人员来完成。伪影是超声检查过程中的固有现象，它可以帮助描述乳腺肿块特征（例如通过传输），但是也能迅速降低术中的病灶可视化，特别是在使用一个以上穿刺针或是多次穿刺后出现小出血灶时。此外，不同消融方式产生的剩余组织使得肿瘤边缘和邻近结构发生变化，出现伪影。热消融可以产生微泡（射频、激光、微波、高强度聚焦超声），图 58.4 中可见到冷冻消融中的冰球边缘。一般来说，表浅病变肿瘤及其消融区边缘可完全在超声引导下可见，从而安全完成消融手术。但对于乳腺深部病变或围绕胸壁附近的病变超声引导则难以监测。在使用单个 RF 或激光探针经皮肿瘤消融术中，重新调整探针位置以确保覆盖所有肿瘤范围可能会导致消融点之间病灶残留[36-39]。冷冻消融可以在术前对多极探针的进针路线进行精心规划，多个探针的协同作用可确保整个肿瘤产生细胞毒性作用（例如 < − 20℃）[40]。我们发现，超声还可以为 CT 引导下消融术提供辅助，以简化针/探针的放置过程，即使肿块在胸壁附近较深的位置也同样适用。

CT 引导下乳腺消融术的使用频率在冷冻消融程序的辅助下持续增长。其适用于几乎所有的深部乳腺或累及胸壁的肿块。CT 透视实现了近距离 - 实时监测 CT 针/探针的放置和消融过程。尽管大家对治疗过程的关注度显著高于治疗时接受的辐射剂量，但我们仍应当注意控制放置探针的透视时间以减少辐射剂量。在 CT 引导下对消融过程进行监测，特别是冷冻消融时，每间隔几分钟的螺旋 CT 扫描应只包含消融区。一般来说，CT 透视在靶向定位阶段有很大帮助，而且在监测时只需短时间曝光。

消融区周边的可视化可能是 CT 引导下消融术的最主要优点。但这只适用于冷冻消融，因为组织被冷冻后密度会减低 20 ~ 60Hu，降低的密度大小取决于目标肿瘤与周围组织。热消融能否引起目标组织 CT 密度的细微变化仍在研究中，但经皮射频、激光或微波消融目前还没有实用方案。有些研究者提出热消融区域的 CT 密度会轻度减低，可能是弥漫性微泡形成所致，但是这样的细微变换不足以被 CT 连续成像捕捉，也不易于实现消融过程的 CT 监测。另外，也有很多科学家尝试在其他器官进行热消融后使用 CT 增强扫描来确定消融范围，但仍以失败告终。在下一节，我们将介绍 CT 引导下冷冻消融的详细过程。

（二）当前哪种消融方式治疗乳腺癌占主导地位？

作为医生，我们常常利用某种优势突出的消融方式和/或影像引导技术对肿瘤进行治疗，没有客观联合利用多种技术的优点。而各种消融新技术的不断出现，影像设备不断更新，以及医生个人经验和/或医生偏好、医院设施的变化，这种平衡往往更难达到。在乳腺超声、CT 与 MRI 成像中，成像清晰是 MRI 的突出优点。表 58.1 列出了超声、CT、MRI 引导下消融的优缺点。这几种成像方式均可以显示电极位置。CT 对当前 HIFU 产品没有明显的引导作用。表 58.1 所示 MRI 对乳腺癌的总体成像优势，但也指出了 MRI 的不兼容问题。因为 MRI 的兼容性已在射频、微波和不可逆（IRE）电极中进行过研究。除外高强度聚焦超声，理论上只有激光和冷冻消融装置与 MR 具有兼容性，但目前还没有用于乳腺癌消融的可行性产品。IRE 是未来可能应用于乳腺癌治疗的新技术，因为在身体其他器官的治疗中 IRE 已显示出其卓越的治疗效果，但据我们所知该技术目前还没有在乳腺癌患者中测试。IRE 消融术后，肿瘤几乎可以完全吸收，可能由于其非加热效应保留了肿瘤组织的胶原结构。但是，IRE 用于皮肤和心脏附近的肿瘤时，其疗效存在很多不确定性，因此其在乳腺癌中的应用以及是否与 MR 兼容仍需要后期研究。

表 58.1 也解释了为什么 2008 年美国 FDA 热消融研讨会中 MR 引导下 – HIFU 和冷冻消融大受关注，因为其可能是未来多中心临床试验中的潜在选择术式。总体而言，冷冻消融术几乎在美国任何影像中心被作为门诊手术而广泛应用。但会议上并未提及冷冻消融过程中对邻近结构保护的简便性，通常只需对邻近皮肤进行覆盖。以下章节将介绍冷冻消融在乳腺癌治疗上的应用及研究成果。

表 58.1 使用 MRI 图像制定的肿瘤线路图时，超声或 CT 引导下冷冻消融区的可视化更为准确。因为 MRI 图像能显示完整清晰的乳腺肿瘤大小、侵犯范围和多中心性，但是 MR 除了与经皮激光热消融兼容外，几乎所有经皮热消融电极均与 MR 设备不兼容。除非 MR 的检查费用降低以及 MR 引导下的消融术治疗时间得到缩短，否则 MR 引导下消融术将局限于少部分病灶较小的肿瘤患者，而目前的乳腺癌治疗方式中，MR 引导下冷冻与激光消融术还没有普及

消融方式	影像引导			评价
	US	CT	MRI	
激光消融	+ +	+	+ + +	超声微泡造影；MR 兼容
射频消融	+ +	+	+	限超声微泡造影
微波消融	+ +	+	+	限超声微泡造影
电穿孔消融	+ +	+	+	限超声微泡造影
HIFU	+	0	+ + +	超声可行；MR 非常适合
冷冻消融	+ + +	+ + +	+ + +	极佳的冰缘可视性；MR 最佳对比度 – 可见等温线

（三）超声或 CT 引导下乳腺冷冻消融术 MR 术前和术后评估

这部分将介绍乳腺冷冻消融适应证及未来应用前景，重点强调其技术优势和目前存在的缺陷。

1. 患者的选择

冷冻消融有别于其他消融方式，冷冻开始后，消融区域迅即达到组织完全毁损的温度（< −20℃），从而很容易覆盖小的肿瘤或者满足临床需要的 6cm 范围。以下章节我们将介绍根据消融范围不同选择不同参数的冷冻探针。在乳腺癌患者的选择上，首先从技术上考虑病灶是否适合消融，新发小肿瘤或复发大肿瘤均可[42]。值得一提的是，我们是在冷冻消融成功治疗良性乳腺纤维瘤的数年后才开始进行乳腺癌的冷冻治疗[43-45]。我们也从早期动物模型[46]和临床上多个器官部位超过 1000 次消融中获取了冷冻消融适应证的认识[47-51]。我们还准备了另外几个关于冷冻消融的手稿，详细介绍了肝脏、肺的冷冻消融以及我们最近观察到的源于肾脏、肺和肠的软组织转移瘤消融的生存获益[52-54]。我们在选择乳腺癌患者时还要考虑到冷冻消融存在不同敏感性。

选择来我们医学中心[42]行冷冻治疗者主要是乳腺癌复发患者。对于此类患者而言，因为治疗选择的缺乏或者拒绝高并发症的再次手术，因此冷冻治疗的选择鲜有争议。我们也会考虑对一些特殊的患者进行冷冻治疗，他们断然拒绝手术，又没有可选择的替代疗法，且可能不会到标准的医疗中心就诊。我们会跟这些患者签署一份特殊的知

情同意书，充分告知手术、放疗和/或化疗－内分泌疗法等治疗模式的选择，以及选择冷冻治疗替代乳腺肿瘤切除术所引起的风险。这些患者也必须同意冷冻消融术后一些后续治疗建议，如：适当的局部放疗、和/或全身化疗－内分泌治疗。我们非常赞同开展更大规模的多中心临床试验，运用适当的冷冻消融手段及影像引导参数来夯实我们以下的临床数据。我们仔细随访了临床上拒绝所有手术的患者，冷冻消融至少可以提供一次彻底的肿瘤局部毁损以达到很好的局部控制，同时我们继续收集有价值的数据直到启动相应的临床试验。我们已经评估了冷冻消融长期的组织学效应，包括乳腺肿瘤的大小、位置因素，还有就是在一定程度上消融对乳腺整体的影响。当然，仍需努力规范治疗相关的技术和方法。

2. 冷冻消融注意事项

令人鼓舞的是美国大学肿瘤外科学组已经认识到冷冻消融治疗的广阔前景，推出了冷冻消融治疗早期乳腺癌的 Z－1072 临床研究计划[55]。然而，在 Z－1072 研究计划中，无论是冷冻消融还是成像观点，基本的技术评估方式仍无法克服之前存在的技术难题。也就是说，外科医生仍会考虑用单极冷冻针，而很少考虑设置合适的细胞毒温度。此外，Z－1072 研究尝试以外科手术切除的形式评估冷冻消融后（＜28 天）磁共振复查评估的阴性预测值。实际上，甚至在冷冻消融术后的 3 个月内，我们发现持续存在炎性反应所产生的边缘强化表现很难与残余肿瘤的强化相区别[42]。因此，似乎由单极针治疗所引起肿瘤残存的发生率非常低，这可以简单地确认一个广为人知的成像事实：MRI 不是显微镜。

我们之前已经总结了冷冻消融治疗相关的参数，以期达到彻底毁损乳腺癌肿[42]。而在早期报道的乳腺癌冷冻消融文献中均未充分考虑冷冻速率参数[56-58]。15 例乳腺癌患者共 16 个癌灶，在冷冻消融治疗后 5 天，将肿块切除并取标本，癌灶平均直径 > 2cm[56,58]。他们只报道了单极冷冻针消融的温度，从而限制了冷冻率，估计消融范围也就距离冷冻针旁开几个 mm（～100℃/分钟）。尽管如此，5 例肿瘤直径 <16mm 患者仅用单针技术就可完全毁损侵袭性肿瘤。这其中有 2 例患者在冷冻区附近发现原位导管癌。他们还总结认为，对于肿瘤直径 > 16mm 的患者，往往存在消融不完全，消融区后方有残余肿瘤，所以建议采用多针技术。

"热沉效应"的概念已为人熟知，不仅适用于相邻的大血管而且适用于乳腺肿瘤；胸壁可作为相对热源，特别是当使用冷冻探针功率和数量不足时。图 58.5 与 58.6[40,42] 表明，乳腺肿瘤消融中，多数情况下，当单极针行肿瘤中心布针时，肿瘤残存的风险很大，这时需要在肿瘤的偏心侧布置多枚针。图 58.7 和表 58.2 所示为乳腺小肿块需要最小的电极配置，冷冻速率较快的是使用三枚冷冻针，其中两枚针布于病灶的后位，优于两针技术（虽然两枚电极布针位置极佳）。两针技术产生卵圆形消融区，不仅致细胞毒冷冻效率更低、速率更慢，且更易受到"热沉效应"的影响，因此需要更长的冷冻时间。图 58.7 还表明，直径小的电极（如 17mm OD）通常需要更长的治疗时间，相比较大直径的电极，往往需要增加一个冷冻电极（例如，4 个 17mm OD 相当于 3 个 2.4mm OD 冷冻电极）[40]。

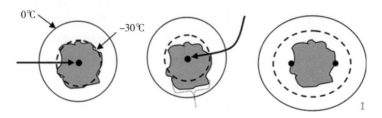

图 58.5　冷冻单针及双针的等温曲线：1 枚 2.4mm 型号的冷冻探针（左边箭头所示）精准位于模拟 1.2cm × 1.2cm 大小的肿瘤（深灰色）中心位置内，其冰球仍无法产生足够的杀伤力以覆盖肿瘤所有边缘（虚线轮廓线内 ~ < -30℃，直径 ~1.2cm）。尽管可视的冰球（实心轮廓线内）已经完全覆盖整个肿瘤边缘，探针稍偏离中心位置（中间图弯箭头所指）将导致超出致死等温曲线外（虚线）的肿瘤残存。右图示由于两枚冷冻针的协同作用而导致肿瘤完全毁损[40]。

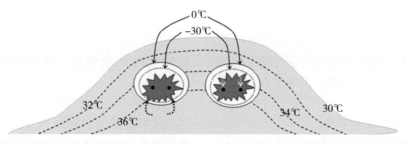

图 58.6　避免肿瘤后缘残存：胸壁热负荷的影响：皮肤表面（30℃）和胸壁/体（36℃）之间的温差导致热负荷沿着冰球的后缘传播，这将缩小了可视（0℃）和致死（-30℃）等温曲线之间的距离（弯曲实线箭头所示）。左侧消融图示两枚冷冻针置于中心线，可视的冰球已经完全覆盖肿瘤的前端；然而，肿瘤后缘则覆盖不全（弯黑色虚线箭头所示），这类似于之前文献报道[53-55]。右侧消融图示：将冷冻针移向肿瘤的后方（直箭头所示），从而克服胸壁"热沉效应"，致死性冰球完全覆盖肿瘤。

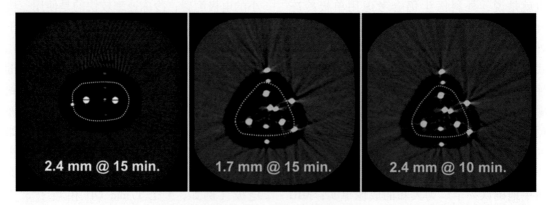

图 58.7　冷冻消融的范围与冷冻维持时间、探针型号及数量的关系：厂家提供的参数所示，3cm 直径的致死性冷冻消融区将覆盖约 1cm 大小的不规则形状的肿瘤。2 枚 2.4mm 冷冻针完全伸展开后消融 15 分钟所产生的致死性冷冻消融区类似于 3 枚 1.7mm 冷冻针消融 15 分钟或 3 枚 2.4mm 针消融 10 分钟。

表 58.2　冰球面积与直径取决于冷冻针的数目和尺寸

冷冻针的数目和尺寸

	A	B	C
	双针	三针	三针
	2.4mm@ 15min	1.7mm@ 15min	2.4mm@ 10min
冰球面积（cm^2）	17.7	22.6	19.9
冰球致死面积（cm^2）	8.1	9.9	9.0
冰球致死直径（cm）	3.3	3.5	3.4

乳腺癌冷冻手术过程中还要强调某些特殊技术的灵活应用。图 58.8 和 58.9 为两组乳腺癌典型病例行冷冻消融手术的技术细节。患者既往接受两次乳腺肿瘤切除术及放化疗、内分泌治疗，确诊有复发（小肿块），类似于初诊小肿瘤，目前她拒绝行再次手术切除。患者在 CT 或超声引导下的体位为仰卧位或半侧卧位。

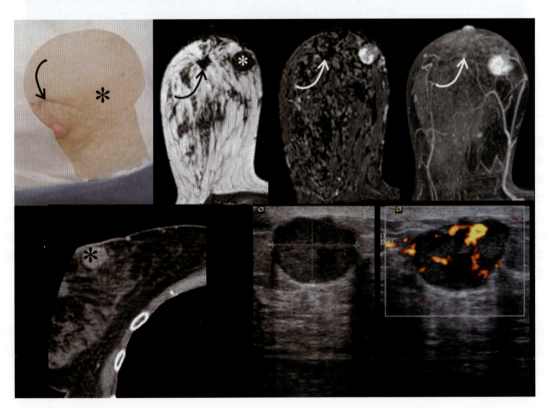

图 58.8　超声引导下冷冻治疗局部反复复发肿瘤：患者，56 岁，女性，右乳浸润性导管癌第三次复发，前期接受两次切除序贯放、化疗及内分泌治疗。上排：左侧图像示乳晕周围因以往乳腺肿瘤切除（弯箭头所示）导致局部皮肤回缩变形，＊所示邻近复发肿瘤。俯卧轴位 T1，T2 和 MIP 3T – MR 图像示回缩的手术瘢痕（弯箭头所示），T2 呈无信号或无强化表现。相反，内侧肿瘤（＊所示）显示 T2 高信号和明显增强表现。下排：左侧为仰卧位肿瘤 CT 轴位图像，相比超声显像，其乳腺扭曲变形明显。右侧超声图示，距离皮下 2～3mm 的 17mm×14 mm 低回声肿块，矢状位功能多普勒成像证实了一枚长径为 21mm 的富血供肿瘤。出于肿瘤最长径和美容（即避免"乳沟"疤痕）考虑，在随后冷冻消融术中采用下路径穿刺，见图 58.9。

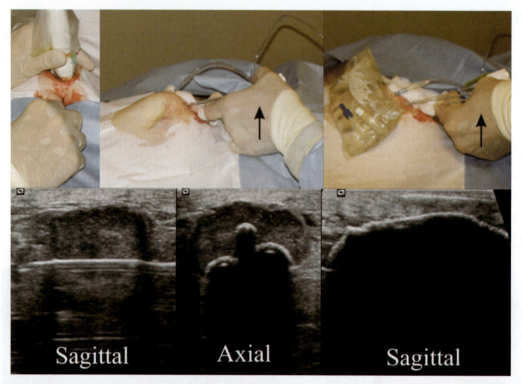

图 58.9　单独超声引导下冷冻消融治疗局部复发病灶：接受冷冻消融患者肿瘤见图 58.8，按照图 58.6 和图 58.7 显示 17mm 冷冻针三针最佳分布原则，采用后路径穿刺置针，补偿肿瘤后缘"热沉效应"，保护肿瘤前缘的浅表皮肤。上排：临床消融图，示超声换能器（左图）引导下的后径路经皮穿刺置针。中间及右侧图示，皮下注射生理盐水结合无菌温盐水袋覆盖保护皮肤，和间歇性回撤冷冻针（箭头所示）技术分离冰球和胸壁。下排：超声图像显示上排消融实时阶段改变。左矢状位超声图证实了冷冻针覆盖肿瘤边缘外 5mm。中间轴位超声图显示 17mm 三针叠加第一个冷冻循环下启动的消融范围。右侧矢状位超声图像显示了最大冰冻范围，完全覆盖肿瘤的边缘，另见 1 枚 25 号注射针刚好位于皮肤浅表下以保护整个皮肤：上面覆暖盐水袋，皮下组织连续注射生理盐水。

　　图 58.8 中 CT 图显示，仰卧位导致乳腺严重的扭曲、拉平变形，因此需要超声谨慎的扫描来确定目标肿块和俯卧位 MRI 扫描确定的邻近标记。对于浅表的病灶及较小的乳腺，变形并不显著，但是对于较大的乳腺且位于深部较大的肿块而言，可能会明显偏离 MRI 原有的位置。彩色多普勒对形态不规则的肿瘤定位是有帮助的，超声显示肿瘤血管与乳腺磁共振（图 58.8）的相对增强部分是吻合的。

　　图 58.9 指出了乳腺癌冷冻技术方面的一些重要注意事项。如果可能的话，穿刺路径和穿刺点尽可能避开乳腺的内上象限，因为

即使很小的穿刺伤口，看似"乳沟"的疤痕也会维持数月。应该选择从病灶下方选择穿刺点，前后矢状位进针直达内乳晕区上方肿瘤。冷冻电极针一般应使其尖端超出肿瘤远端约 5mm，因为大部分冷冻探针具有 4cm 的消融长径。由于更快的冷冻速率可产生更大的消融范围[40,42]，我们也赞成使用三个探针而不是两个，这样可以缩短手术时间（图 58.7）。这样还可以允许两个冷冻探针位于肿瘤后缘来解决胸壁"热沉"效应（图 58.6）。

　　在图 58.9 中或许最重要的安全问题是关于皮肤和胸壁的保护措施。因为这种肿瘤太接近皮肤表面，在冷冻的整个周期都需要

行皮下注射盐水进行保护。当冰球接近肿瘤前缘，我们可直接在肿瘤上覆盖温热的无菌生理盐水袋（例如，250ml 生理盐水袋微波加热约 30 秒）。浅表暖袋协助皮下持续注水，不仅有助于保持真皮的柔韧性，且可以防止全层冷冻到皮肤。这样我们就能够治疗距皮肤表面的 1mm 以内的肿瘤。根据经验，评估肿瘤是否侵犯皮肤就看紧贴肿瘤皮肤的活动度，这就类似于我们的皮肤在指间关节活动时是否伸缩自如。除了安全性的考虑，在图 58.12 ~ 图 58.15 中病例证实，皮下注射盐水还能提高疗效，实现彻底的消融。

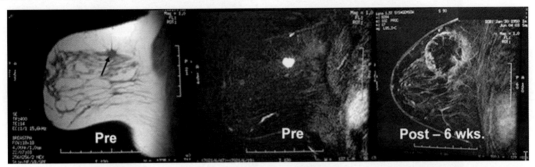

图 58.10　冷冻治疗前 MRI 图像—左乳外上象限多灶性肿瘤：左侧 T1 加权轴位图示左乳外象限 1.6cm 带毛刺肿块（黑箭头所示）。另外在不同成像平面中的同一象限处，组织活检证实为癌肿。中间图：抑脂钆对比增强 T1 加权像（T1FS – GD）示肿瘤快速强化。右侧图：T1FS – GD 图像示冷冻消融区边缘强化，范围已经覆盖其他肿瘤。冷冻消融前采用微创切除取样（例如，采用麦默通微创旋切技术）后，使我们的第一个冷冻消融保乳手术过程变得复杂。因为在抽吸负压辅助活检取样中，由于血流的作用，超声显示肿瘤部位扭曲，难以分辨。尽管肿瘤边缘很难识别，若沿着活检取样区的外围放置冷冻针仍可达到彻底消融。对周边轻度结节强化的组织活检显示无残余癌或原位癌。

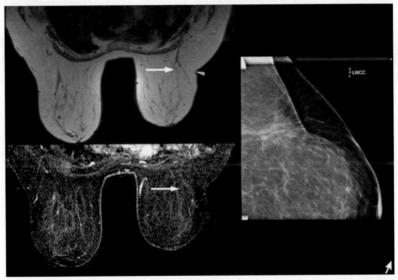

图 58.11　为期 5 年的随访：上图：T1 加权像示消融区小瘢痕形成和/或扭曲改变（箭所示）。左侧乳腺略变小，乳腺外侧瘢痕凹陷（箭头所示）是 1 年前（即冷冻治疗后 4 年）局部脓肿清创术留下的，这也再次证实在整个原冷冻治疗区无残留肿瘤。中间图：T1FS – GD 图像显示消融和手术清除区没有强化表现（箭头）。底图：乳腺钼靶 X 线检查显示，乳腺左侧外上象限微小疤痕牵拉改变，无占位效应，这可能与 1 年前清除手术相关，而不是与 5 年前冷冻治疗相关。

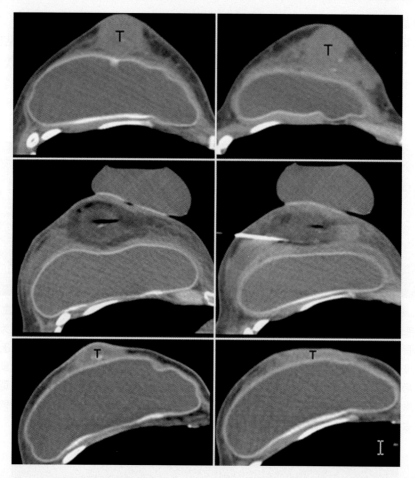

图58.12　CT引导下冷冻消融前后：顶排：平乳腺乳头及上方水平CT平扫显示，肿瘤侵犯范围（T所示）。皮肤（∗所示）与肿瘤分界不清，但是查体局部尚可推动及超声、MR检查未显示侵犯皮肤（图58.6）。中排图：同水平CT扫描图像显示，冷冻结束拔出冷冻针时，针道残留积气。肿瘤被低密度的冰球完全覆盖，右边图像显示冷冻针因为较早拔除，局部消融区冰块已经融化。盐水注射针保持在肿瘤与植入假体之间，皮肤也被盐水渗透。底排：冷冻治疗15个月后，相同解剖水平CT图示肿瘤明显退缩。消融后6周随机活检未见残余肿瘤（T），但是在7个月后在消融区外有两个复发灶，分别位在乳腺上方（6mm新病灶）及腋下（17mm结节），均再次行冷冻治疗。

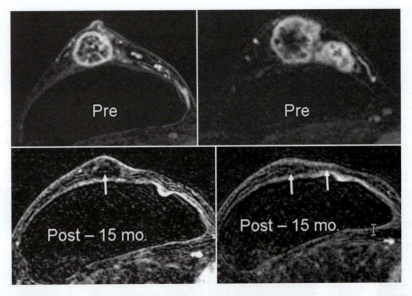

图 58.13　冷冻治疗前后 MR 评价：上排图：冷冻治疗前，**T1FS Gd** 轴位图示乳晕后方（左）和乳腺上极（右）肿瘤结节明显强化。需要注意的是皮肤没有强化。下排图：冷冻治疗后 15 个月同层面 **T1FS Gd** 图示肿瘤明显缩小，且没有强化残留灶（箭头所示）。

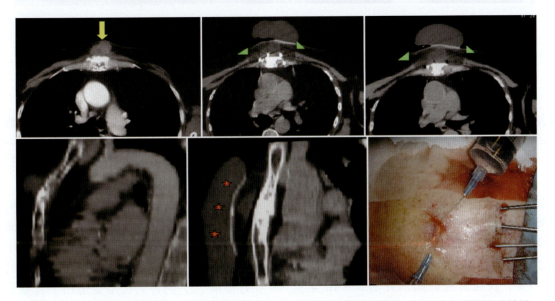

图 58.14　几乎穿破皮肤胸壁的骨转移瘤冷冻治疗：一例 **68** 岁的女性患者，胸骨和软组织肿瘤持续增大（其他部位稳定），但是 **PET** 示乳腺癌骨转移呈阴性。覆盖在肿瘤表面正常皮肤非常薄。上面的图示，矢状位重建后 **4.2cm×3.0cm×4.5cm** 的肿瘤，且伴有强化（箭所示），肿瘤被冰球覆盖并延伸到皮肤表面（箭头所示）。靶区皮肤因采取皮下连续盐水及温盐水袋放置皮肤表面才得以成功保护。

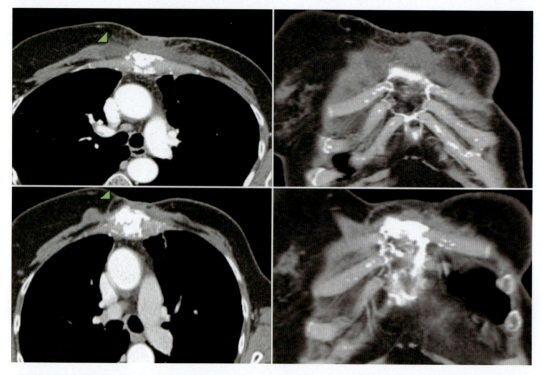

图 58.15　胸壁肿瘤冷冻消融治疗后随访：冷冻消融治疗后 1 个月的乏血管区（顶排箭头所示）大致对应超出肿瘤边缘 1cm 的可见冰的范围。轴位和冠状位的增强 CT 图像示，乳腺冷冻消融治疗后 18 个月，肿瘤团块组织已几乎完全被吸收，且伴周围正常组织的良好重建。在 36 个月内，治疗后的区域 PET 和骨扫描显示为阴性，且不伴其他区域疾病的复发。

消融术后长期随访

（一）影像的作用

MRI 在多种治疗模式中被认为是目前最准确的影像工具[59-67]。尽管如此，乳腺 MRI 从临床常规检查到评估复杂治疗模式均存在分歧。毫无疑问，保乳术后用 MRI 随访效价比低，因为同侧肿瘤复发率仅为 1.7%，且通常在肿瘤治疗后 5～10 年复发[59,61]。如果用标准 DCE-MRI 来评估新辅助化疗后的残余肿瘤，高估的病理完全缓解率（PCR）（例如：20% 缓解率，而不是实际上 9% 完全缓解率）似乎与假阴性相关，因为在肿瘤原发部位，残留的肉芽肿或纤维瘤内上尚见散在分布的肿瘤细胞[60]。原发残余灶与消融后周边残余灶是完全不同的，作者依此类推做了错误的假设，认为这

也适用于射频和 HIFU，目前没有相关的数据支持。再者，磁共振不可能像显微镜一样，当前 MR 筛查和组织活检的标准通常是限于一个 >5mm 的可疑增强病灶。

随着磁共振技术的进步，用 MR 来评价治疗结果的信心也随着时间推移而不断涌现[62-67]。我们发现，肿瘤消融区体积缩小是 MR 引导下激光消融治疗肝脏肿瘤有效的治疗标准[62]，同样的标准也适用于乳腺癌与肾脏冷冻消融[42,50]。作为磁共振的新技术，波谱成像与弥散加权成像在评估乳腺原位导管癌消融术后边缘强化的结节性质方面具有很大的潜能。增强扫描对可疑病灶进行持续随访超过 6～12 个月，将有助于鉴别是残余肿瘤的缓慢生长还是慢性炎症的改变。事实上，任何乳腺癌在治疗后 6～12 个月，大部分的慢性炎症都会吸收，但是，还有

37% 的保乳术后患者在术区可持续强化超过 12 个月[66]。最后，新辅助化疗 – 内分泌治疗可能不仅会影响原发肿瘤，而且已经发现，由于药物的全身效应，对侧正常乳腺实质的密度也会普遍降低[67]。

（二）冷冻消融长期随访

图 58.10 ~ 图 58.15 示 3 例获得长期随访的病例，包括我们第一个初诊的乳腺癌患者（图 58.10 和图 58.11）到后续更多的病例，如残余肿瘤的局部消融（图 58.12 和 58.13），胸骨转移瘤的局部消融（图 58.14 和图 58.15）。图 58.10 和 58.11 是我们第一例完全拒绝手术切除的患者，在接受冷冻治疗 3 个月后同意行后续放疗和序贯他莫昔芬内分泌治疗。延迟 3 个月后再行放疗是经慎重考虑选择的，以使机体彻底恢复。患者告诉我们，在放疗期间，肿瘤的吸收效应似乎出现了停滞。众所周知，放疗会导致延迟愈合，但放疗后并不会引起消融区的延迟再吸收。冷冻消融前后，何时行放射治疗仍需进一步的探索，但在前列腺癌中放射治疗并没有看出太多的问题。已有病例数有限的前列腺癌患者在不完全冷冻消融姑息治疗后接受放射治疗，也有放疗后行后续补救冷冻消融治疗的患者，并未出现任何特殊并发症和愈合困难的情况发生。我们的患者在行冷冻消融术 6 年半后，最近的 PET – CT 和乳腺 MRI 复查显示状况良好。

图 58.12 ~ 图 58.15 中的 2 个病例也展示了冷冻消融技术的灵活应用在不同软组织部位中实现了肿瘤完全毁损。在图 58.12，58.13 中，乳腺肿瘤紧贴植入假体导致疼痛持续加剧。我们在植入的假体和肿瘤间注射了生理盐水，因此在冷冻消融中，植入假体并没有受到影响。然而，由于输液针长时间浸在冰块中，要维持生理盐水持续在深部流动异常困难。由于前路冰球的后置，后壁会得到充分的保护（图 58.9）。尽管对不规则肿瘤进行扩大冷冻消融范围超过 5cm，患者

术后恢复很好，疼痛迅速得到缓解。患者感到很欣慰，因为她的肿瘤于消融后 15 个月得到完全缓解。12 个月后，由于在消融区域外出现新发肿瘤和腋下出现一个增大的病灶，她需要再次行肿瘤消融术。这些部位的病灶同样得到了很好局部控制，但遗憾的是，两年后，她的肿瘤全身扩散。

图 58.14 和 58.15 中的病例展示了一个孤立的胸骨转移瘤得到了良好的局部控制，这也表明我们的冷冻消融在其他转移部位也能取得满意的治疗效果。我们即将发布 100 例位于器官外肿瘤患者的冷冻消融治疗结果，为此，我们按位置人为地将其分为：腹膜后，腹腔内，浅表四肢和骨骼系统。在我们观察的 195 个病灶中，只有 17 例（9%）在消融区发生局部复发，其中有 10 例（59%）发生在消融区域内，有 7 例（41%）周围有 <10mm 的卫星灶。观察中，手术失败率仅为 5%（10/195），平均复发时间为 41 个月。我们的中位随访时间已经超过 12 个月，且后期没有发现明显的复发。与我们在图 58.14 和 58.15 中的患者类似，我们发现在 24 个月时，肿瘤的消融平均体积减少 94%。这个患者的状况一直良好，引起疼痛并即将突破 1mm 厚皮肤的肿瘤在经过冷冻消融后将近 10 年内，患者仍然保持无疾病生存。由于她的疼痛似乎从胸骨底层引起，所以我们特意扩大冷冻消融至胸骨底层大部分区域。这个病例表明，冷冻消融不仅能较好地局部控制寡转移肿瘤，还可降低死亡风险，至少在控制并发症方面具有很大的应用前景。

总结

良恶性乳腺肿瘤的消融治疗对当前乳腺癌的治疗模式有着很大的影响，这主要得益于乳腺成像及引导方式的巨大进步。乳腺 MRI 在近 10 年来的巨大发展，使得 MRI 检

查成为高危妇女选择的筛查手段，同时也成为精确评价疗效、原位导管癌精确分期和引导原发肿瘤消融的成像方式。MR 适用的人群非常广泛，无论是治疗前的精心评估，及随后联合 CT 及超声行消融治疗似乎均显示出巨大的应用前景，在不久的将来，MR 引导的 HIFU 可能变得更有价值，而与 MRI 兼容的消融与细胞技术的发展也将控制与引导交互融合。乳腺消融可能会在俯卧位进行，类似于当前的立体定位和 MR 引导的活检，这有利于直接比较术中消融范围与术后随访的情况。下一章将阐述新兴成像技术的应用前景，这可能比乳腺 MRI 更有价值，使得更多的患者在乳腺肿瘤消融中获益。

参考文献

[1] US Preventive Services Task Force. Screening for breast cancer: US Preventive Services Task Force recommendation statement. Ann Intern Med. 2009; 151: 716 – 26.

[2] Woolf SH. The 2009 breast cancer screening recommendations of the US Preventive Services Task Force. JAMA. 2010; 303: 162 – 3.

[3] Petitti DB, Calonge N, LeFevre ML, Melnyk BM, Wilt TJ, Schwartz JS, U. S. Preventive Services Task Force. Breast cancer screening: from science to recommendation. Radiology. 2010; 256: 8 – 14.

[4] Kopans DB. The 2009 US Preventive Services Task Force (USPSTF) guidelines are not supported by science: the scientific support for mammography screening. Radiol Clin North Am. 2010; 48: 843 – 57.

[5] Lehman CD, Isaacs C, Schnall MD, Pisano ED, Ascher SM, Weatherall PT, et al. Cancer yield ofmammography, MR, and US in high – risk women: prospective multi – institution breast cancer screening study. Radiology. 2007; 244: 381 – 8.

[6] Saslow D, Boetes C, Burke W, Harms S, Leach MO, Lehman CD, American Cancer Society Breast Cancer Advisory Group, et al. American Cancer Society guidelines for breast screening with MRI as an adjunct to mammography. CA Cancer J Clin. 2007; 57: 75 – 89.

[7] Uematsu T, Yuen S, Kasami M, Uchida Y. Comparison of magnetic resonance imaging, multidetector row computed tomography, ultrasonography, and mammography for tumor extension of breast cancer. Breast Cancer Res Treat. 2008; 112: 461 – 74.

[8] Neubauer H, Li M, Kuehne – Heid R, Schneider A, Kaiser WA. High grade and non – high grade ductal carcinoma in situ on dynamic MR mammography: characteristic findings for signal increase and morphological pattern of enhancement. Br J Radiol. 2003; 76: 3 – 12.

[9] Nielsen M, Thomsen JL, Primdahl S, et al. Breast cancer and atypia among young and middle – aged women: a study of 110 medicolegal autopsies. Br J Cancer. 1987; 56: 814 – 9.

[10] Schnitt SJ, Silen W, Sadowsky NL, et al. Ductal carcinoma in situ (intraductal carcinoma) of the breastcurrent concepts. N Engl J Med. 1988; 318: 898 – 903.

[11] Littrup PJ, Goodman AC, Mettlin CJ. The benefit and cost of prostate cancer early detection. The Investigators of the American Cancer Society – National Prostate Cancer Detection Project. CA Cancer J Clin. 1993; 43: 134 – 49.

[12] Littrup PJ, Goodman AC, Mettlin CJ, Murphy GP. Cost analyses of prostate cancer screening: frameworks for discussion. Investigators of the American Cancer Society – National Prostate Cancer Detection Project. J Urol. 1994; 152 (5 Pt 2): 1873 – 7.

[13] Pauker SG, Kassirer JP. Decision analysis. N Engl J Med. 1987; 316: 250 – 8.

[14] Sotiriou C, Pusztai L. Gene – expression signatures in breast cancer. N Engl J Med. 2009; 360: 790 – 800.

[15] Billar JA, Dueck AC, Stucky CC, Gray RJ,

Wasif N, Northfelt DW, McCullough AE, Pockaj BA. Triplenegative breast cancers: unique clinical presentations and outcomes. Ann Surg Oncol. 2010; 17 Suppl 3: 384 – 90. Epub 2010 Sep 19.

[16] Boyd NF, Martin LJ, Bronskill M, Yaffe MJ, Duric N, Minkin S. Breast tissue composition and susceptibility to breast cancer. J Natl Cancer Inst. 2010; 102: 1224 – 37. Epub 2010 Jul 8.

[17] Arora N, King TA, Jacks LM, Stempel MM, Patil S, Morris E, Morrow M. Impact of breast density on the presenting features of malignancy. Ann Surg Oncol. 2010; 17 Suppl 3: 211 – 8. Epub 2010 Sep 19.

[18] Yeap BH, Muniandy S, Lee SK, Sabaratnam S, Singh M. Specimen shrinkage and its influence on margin assessment in breast cancer. Asian J Surg. 2007; 30: 183 – 7.

[19] Pritt B, Tessitore J, Weaver D, Blaszyk H. The effect of tissue fixation and processing on breast cancer size. Hum Pathol. 2005; 36: 756 – 60.

[20] Yang JH, Lee WS, Kim SW, Woo SU, Kim JH, Nam SJ. Effect of core – needle biopsy vs. fine – needle aspiration on pathologic measurement of tumor size in breast cancer. Arch Surg. 2005; 140: 125 – 8.

[21] Ozdemir A, Voyvoda NK, Gultekin S, Tuncbilek I, Dursun A, Yamac D. Can core biopsy be used instead of surgical biopsy in the diagnosis and prognostic factor analysis of breast carcinoma? Clin Breast Cancer. 2007; 7: 791 – 5.

[22] Flanagan MB, Dabbs DJ, Brufsky AM, Beriwal S, Bhargava R. Histopathologic variables predict Oncotype DXtrade mark Recurrence Score. Mod Pathol. 2008 Mar 21. Epub ahead of print

[23] Habel LA, Shak S, Jacobs MK, et al. A populationbased study of tumor gene expression and risk of breast cancer death among lymph node – negative patients. Breast Cancer Res. 2006; 8: R25. Epub 2006 May 31.

[24] Conlin AK, Seidman AD. Use of the Oncotype DX 21 – gene assay to guide adjuvant decision making in early – stage breast cancer. Mol Diagn

Ther. 2007; 11: 355 – 60.

[25] Miller AR, Brandao G, Prihoda TJ, et al. Positive margins following surgical resection of breast carcinoma: analysis of pathologic correlates. J Surg Oncol. 2004; 86: 134 – 40.

[26] Tafra L, Smith SJ, Woodward JE, Fernandez KL, Sawyer KT, Grenko RT. Pilot trial of cryoprobeassisted breast – conserving surgery for small ultrasound – visible cancers. Ann Surg Oncol. 2003; 10: 1018 – 24.

[27] Heywang – Ko¨brunner SH, Sinnatamby R, Lebeau A, Lebrecht A, Britton PD, Schreer I; Consensus Group. Interdisciplinary consensus on the uses and technique of MR – guided vacuum – assisted breast biopsy (VAB): results of a European consensus meeting. Eur J Radiol. 2008 Aug 22. Epub ahead of print.

[28] Hynynen K, Pomeroy O, Smith DN, Huber PE, McDannold NJ, Kettenbach J, Baum J, Singer S, Jolesz FA. MR imaging – guided focused ultrasound surgery of fibroadenomas in the breast: a feasibility study. Radiology. 2001; 219: 176 – 85.

[29] Schmitz AC, Gianfelice D, Daniel BL, Mali WP, van den Bosch MA. Image – guided focused ultrasound ablation of breast cancer: current status, challenges, and future directions. Eur Radiol. 2008; 18: 1431 – 41.

[30] Wu F, Wang ZB, Cao YD, Zhu XQ, Zhu H, Chen WZ, Zou JZ. "Wide local ablation" of localized breast cancer using high intensity focused ultrasound. J Surg Oncol. 2007; 96: 130 – 6.

[31] Berg WA, Blume JD, Cormack JB, Mendelson EB, Lehrer D, Bo¨hm – Vélez M, ACRIN 6666 Investigators, et al. Combined screening with ultrasound and mammography vs mammography alone in women at elevated risk of breast cancer. JAMA. 2008; 299: 2151 – 63.

[32] Berg WA, Gutierrez L, NessAiver MS, Carter WB, Bhargavan M, Lewis RS, Ioffe OB. Diagnostic accuracy of mammography, clinical examination, US, and MR imaging in preoperative assessment of breast cancer. Radiology. 2004;

233：830 – 49.

[33] Hollingsworth AB, Stough RG, O'Dell CA, Brekke CE. Breast magnetic resonance imaging for preoperative locoregional staging. Am J Surg. 2008；196：389 – 97.

[34] Wiratkapun C, Duke D, Nordmann AS, Lertsithichai P, Narra V, Barton PT, Hildebolt CF, Bae KT. Indeterminate or suspicious breast lesions detected initially with MR imaging：value of MRI – directed breast ultrasound. Acad Radiol. 2008；15：618 – 25.

[35] Genson CC, Blane CE, Helvie MA, Waits SA, Chenevert TL. Effects on breast MRI of artifacts caused by metallic tissue marker clips. AJR Am J Roentgenol. 2007；188：372 – 6.

[36] Fornage BD, Sneige N, Ross MI, Mirza AN, KuererHM, Edeiken BS, Ames FC, Newman LA, Babiera GV, Singletary SE. Small（< or = 2 – cm）breast cancer treated with US – guided radiofrequency ablation：feasibility study. Radiology. 2004；231：215 – 24.

[37] Noguchi M, Earashi M, Fujii H, Yokoyama K, Harada K, Tsuneyama K. Radiofrequency ablation of small breast cancer followed by surgical resection. J Surg Oncol. 2006；93：120 – 8.

[38] Dowlatshahi K, Fan M, Gould VE, Bloom KJ, Ali A. Stereotactically guided laser therapy of occult breast tumors：work – in – progress report. Arch Surg. 2000；135：1345 – 52.

[39] van Esser S, Stapper G, van Diest PJ, van den Bosch MA, Klaessens JH, Mali WP, Borel Rinkes IH, van Hillegersberg R. Ultrasound – guided laser – induced thermal therapy for small palpable invasive breast carcinomas：a feasibility study. Ann Surg Oncol. 2009；16：2259 – 63.

[40] Littrup PJ, Jallad B, Vorugu V, et al. Lethal isotherms of cryoablation in a phantom study：effects of heat load, probe size, and number. J Vasc Interv Radiol. 2009；20：1343 – 51.

[41] Rubinsky B. Irreversible electroporation in medicine. Technol Cancer Res Treat. 2007；6：255 – 60.

[42] Littrup PJ, Jallad B, Chandiwala – Mody P, D'

Agostini M, Adam BA, Bouwman D. Cryotherapy for breast cancer：a feasibility study without excision. J Vasc Interv Radiol. 2009；20：1329 – 41.

[43] Kaufman CS, Bachman B, Littrup PJ, White M, Carolin KA, Freeman – Gibb L, Francescatti D, Stocks LH, Smith JS, Henry CA, Bailey L, Harness JK, Simmons R. Office – based ultrasound – guided cryoablation of breast fibroadenomas. Am J Surg. 2002；184：394 – 400.

[44] Kaufman CS, Littrup PJ, Freeman – Gibb LA, et al. Office – based cryoablation of breast fibroadenomas with long – term follow – up. Breast J. 2005；11：344 – 50.

[45] Littrup PJ, Freeman – Gibb L, Andea A, White M, Amerikia KC, Bouwman D, Harb T, Sakr W. Cryotherapy for breast fibroadenomas. Radiology. 2005；234：63 – 72.

[46] Littrup PJ, Mody A, Sparschu R, Prchevski P, Montie J, Zingas AP, Grignon D. Prostatic cryotherapy：ultrasonographic and pathologic correlation in the canine model. Urology. 1994；44：175 – 83. discussion 183 – 174.

[47] Kam AW, Littrup PJ, Walther MM, Hvizda J, Wood BJ. Thermal protection during percutaneous thermal ablation of renal cell carcinoma. J Vasc Interv Radiol. 2004；15：753 – 8.

[48] Wang H, Littrup PJ, Duan Y, Zhang Y, Feng H, Nie Z. Thoracic masses treated with percutaneous cryotherapy：initial experience with more than 200 procedures. Radiology. 2005；235：289 – 98.

[49] Ahmed A, Littrup P. Percutaneous cryotherapy of the thorax：safety considerations for complex cases. AJR Am J Roentgenol. 2006；186：1703 – 6.

[50] Littrup P, Ahmed A, Aoun H, Noujaim DL, Harb T, Nakat S, Abdallah K, Adam BA, Venkatramanamoorthy R, Sakr W, Pontes JE, Heilbrun LK. CTguided percutaneous cryotherapy of renal masses. J Vasc Interv Radiol. 2007；18：383 – 92.

[51] Solomon LA, Munkarah AR, Vorugu VR, Deppe

G, Adam B, Malone Jr JM, Littrup PJ. Image – guided percutaneous cryotherapy for the management of gynecologic cancer metastases. Gynecol Oncol. 2008; 111: 202 – 7.

[52] Bang HJ, Littrup PJ, Currier BP, Aoun HD, Heilbrun LK, Vaishampayan U, Adam B, Goodman AC. Percutaneous cryoablation of metastatic lesions from non – small – cell lung carcinoma: Initial survival, local control, and cost observations. Journal of Vascular and Interventional Radiology. 2012; 23: 761 – 9.

[53] Bang HJ, Littrup PJ, Currier BP, Goodrich DJ, Aoun HD, Klein LC, Kuo JC, Heilbrun LK, Gadgeel S, Goodman AC. Percutaneous cryoablation of metastatic renal cell carcinoma for local tumor control: Feasibility, outcomes, and estimated cost effectiveness for palliation. Journal of Vascular and Interventional Radiology. 2012; 23: 770 – 7.

[54] Bang HJ, Littrup PJ, Currier BP, Goodrich DJ, Choi M, Heilbrun LK, and Goodman AC. Percutaneous cryoablation of metastatic lesions from colorectal cancer: Efficacy and feasibility with survival and costeffectiveness observations. ISRN Minimally Invasive Surgery. 2012; 2012: 1 – 10.

[55] http://clinicaltrials. gov/ct2/show/NCT00723294

[56] Pfleiderer SO, FreesmeyerMG, Marx C, Kuhne – Heid R, Schneider A, Kaiser WA. Cryotherapy of breast cancer under ultrasound guidance: initial results and limitations. Eur Radiol. 2002; 12: 3009 – 14.

[57] Roubidoux MA, Sabel MS, Bailey JE, Kleer CG, Klein KA, HelvieMA. Small (< 2. 0 – cm) breast cancers: mammographic and US findings at US – guided cryoablation – initial experience. Radiology. 2004; 233: 857 – 67.

[58] Pfleiderer SO, Marx C, Camara O, Gajda M, Kaiser WA. Ultrasound – guided, percutaneous cryotherapy of small (< or = 15 mm) breast cancers. Invest Radiol. 2005; 40: 472 – 7.

[59] Khatcheressian JL, Wolff AC, Smith TJ, Grunfeld E, Muss HB, Vogel VG, Halberg F, Somerfield MR, Davidson NE, American Society of Clinical Oncology. American Society of Clinical Oncology 2006 update of the breast cancer follow – up and management guidelines in the adjuvant setting. J Clin Oncol. 2006; 24: 5091 – 7.

[60] Nakamura S, Ishiyama M, Tsunoda – Shimizu H. Magnetic resonance mammography has limited ability to estimate pathological complete remission after primary chemotherapy or radiofrequency ablation therapy. Breast Cancer. 2007; 14: 123 – 30.

[61] Gorechlad JW, McCabe EB, Higgins JH, Likosky DS, Lewis PJ, Rosenkranz KM, Barth Jr RJ. Screening for recurrences in patients treated with breast – conserving surgery: is there a role for MRI? Ann Surg Oncol. 2008; 15: 1703 – 9.

[62] Vogl TJ, Naguib NN, Eichler K, Lehnert T, Ackermann H, Mack MG. Volumetric evaluation of liver metastases after thermal ablation: long – term results following MR – guided laser – induced thermotherapy. Radiology. 2008; 249: 865 – 71.

[63] Baek HM, Chen JH, Nie K, Yu HJ, Bahri S, Mehta RS, Nalcioglu O, Su MY. Predicting pathologic response to neoadjuvant chemotherapy in breast cancer by using MR imaging and quantitative 1H MR spectroscopy. Radiology. 2009; 251: 653 – 62.

[64] Sharma U, Danishad KK, Seenu V, Jagannathan NR. Longitudinal study of the assessment by MRI and diffusion – weighted imaging of tumor response in patients with locally advanced breast cancer undergoing neoadjuvant chemotherapy. NMR Biomed. 2009; 22: 104 – 13.

[65] Kim SH, Jung SE, Kim HL, Hahn ST, Park GS, Park WC. The potential role of dynamic MRI in assessing the effectiveness of high – intensity focused ultrasound ablation of breast cancer. Int J Hyperthermia. 2010; 26: 594 – 603.

[66] Li J, Dershaw DD, Lee CF, Joo S, Morris EA. Breast MRI after conservation therapy: usual findings in routine follow – up examinations. AJR

Am J Roentgenol. 2010; 195: 799 – 807.

[67] Chen JH, Nie K, Bahri S, Hsu CC, Hsu FT, Shih HN, Lin M, Nalcioglu O, Su MY. Decrease in breast density in the contralateral normal breast of patients receiving neoadjuvant chemotherapy: MR imaging evaluation. Radiology. 2010; 255: 44 – 52.

第59章　影像引导手术在乳腺癌的应用

Kambiz Dowlatshahi, Rosalinda Alvarado, and Katherine Kopckash

赵中伟　纪建松　翻译　季永林　校审

[摘要]　过去三十年里，随着影像及消融治疗技术的进步，乳腺癌的外科治疗模式发生了巨大变化。本章将对乳腺癌治疗史做一个简要的概述，同时介绍现代影像学技术，包括数字化乳腺 X 线摄影、超声、MRI 和正电子发射乳腺成像技术（PEM）在乳腺及腋窝淋巴结检查中的应用。另外，本章还将讨论当下乳腺活体组织检查的设备以及微创外科技术。最后，本章将简要介绍冷冻消融、激光治疗、射频消融、微波热疗以及高强度聚焦超声治疗在乳腺癌中的应用。

历史背景

　　自 1894 年 Halsted 创建乳腺癌根治术以来，乳腺癌的外科治疗发生了根本性改变。在此之前，乳腺癌手术后的局部复发率很高，生存率较低[1]。乳腺癌根治术（包括乳房、胸大肌、胸小肌、腋窝淋巴结的切除）使局控率得到明显提高，但对患者创伤也较大。该术式的根据是乳腺癌转移是遵循解剖规律进行的，即由原发灶转移至区域淋巴结，再发生远处转移。依照这一原则，

An erratum to this chapter can be found at http: // dx. doi. org/10. 1007/978 - 1 - 4419 - 0751 - 6_ 66

K. Dowlatshahi (⊠) ·R. Alvarado
Department of General Surgery, Rush University Medical Center, Chicago, IL, USA
e - mail: kdowlat@ gmail. com; rosalinda_ alvarado@ rush. edu

K. Kopckash
Department of Surgery, Rush University Medical Center, Chicago, IL, USA
e - mail: katherine_ kopckash@ rush. edu

人们认识到内乳淋巴结为乳腺癌转移的第一站，于是 Urban 便提出了清除内乳淋巴结的乳腺癌扩大根治术[2]。此后，乳腺癌扩大根治术一度成为标准治疗，直到 Patey 和 Crile 提出了乳腺癌改良根治术（MRM：保留胸大肌，切除胸小肌）[3,4]，以及一系列前瞻性随机对照试验证明乳腺癌改良根治术和根治术的术后生存率无显著差异[5-8]。随后，乳腺癌改良根治术广为接受。但改良根治术包含乳房切除，依然不是最理想的治疗方法。

　　在 20 世纪 60 年代早期，著名学者 Dr. Bernard Fisher 提出了乳腺癌是一种全身性疾病，是肿瘤与宿主相互作用的复杂过程，单纯局部及区域淋巴结治疗的改进实质上很难改善生存[9]。匹兹堡的 Fisher 和米兰的 Veronesi 证实了保乳治疗的有效性，包括完整肿块切除、腋窝淋巴结清扫/取样及术后放疗[10,11]。多个前瞻性随机临床试验比较了保乳治疗和乳房切除术的疗效，结果显示两种方式的生存率无显著差异，使得保乳治疗对一部分女性而言成为可行的选择[12-14]。

现代趋势

　　乳腺癌的图像引导治疗最早可以追溯到 1960 - 1970 年，美国的 Shapiro 等以及瑞典的 Laslo Tabar 等先后开始乳腺钼靶 X 线摄片检查[15,16]。以上两项研究显示可使女性乳腺癌死亡率降低 25% ~ 32%。1981 年，由 Baker 主持的一项乳腺癌研究也显示肿瘤的早期诊断可显著改善预后。然而，乳腺钼靶 X 线摄片检查的阳性预测值约为 20%，这意味着另外 80% 的筛查结果异常的女性进行了不必要的手术。为克服这一难题，斯德哥尔摩 Karolinska 医学院的一群研究者开展了立体定向细针穿刺活检术，在图像引导下用细针穿刺活检病变组织以排除恶性肿瘤[18-20]（图 59.1 和 59.2）。该装置由治疗床和穿刺针架构成，患者俯卧于治疗床上，将乳房暴露且固定于治疗床的凹槽中进行 X 线检查，确定病变的准确位置（图 59.3），在局麻下进行细胞学采样以明确诊断。

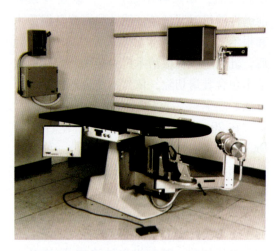

图 59.1　立体定向手术台，由瑞典斯德哥尔摩 Karolinska 机构开发。

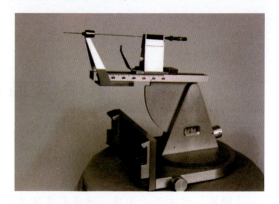

图 59.2　装备活检针的立体定向设备——手动操作

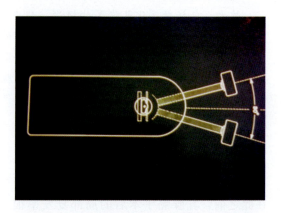

图 59.3　乳腺病变的立体定向成像原理示意图。

　　1985 年，该技术被引进美国芝加哥大学，相对于开放的活检，其精确性得到了验证[21,22]。由于细胞病理学的经验尚浅，细针抽吸细胞学检查被针芯穿刺组织学检查取代[23,24]。在早期，外科医生拒绝"以针代刀"的想法，放射科医生顺势接管并推广了这一技术。病理医生推荐应用更大的真空辅助针以获取更大的样本，以便明确诊断。目前，对于乳腺病变的诊断，针芯穿刺组织学检查已被多数医生及公众接受[25]。

乳腺成像技术

　　乳腺钼靶 X 线检查已经成为乳腺影像学检查的主要手段，其他用于诊断和治疗的影像学方法也已引进该领域，下面将对其进行简单介绍。

（一）数字化乳腺 X 线检查

数字化乳腺 X 线检查取代传统胶片是 1990 年代早期的一大进展。对于乳腺癌高度险年轻女性，致密乳腺数字化 X 线检查对比度高、射线剂量更低。另外，数字化图像可做后处理，输传至不同工作站，实施远程医疗。

同时，应用乳腺影像报告和数据系统（BI - RADS）规范乳腺影像的诊断报告，简化了不同科室医生对报告的解读，有利于相关科室进行沟通[28]。BI - RADS 通过数字 I ~ V 进行分级诊断，是影像医生对检查影像进行分析、综合评估后给出的乳腺恶性肿瘤的危险性概率诊断[29]。

（二）超声

20 世纪 90 年代开始，乳腺超声成为乳腺疾病的主要诊断方法之一[30,31]。乳腺超声最初用于鉴别乳腺病灶的囊实性，但目前与乳腺 X 线检查经常用作辅助成像设备，并在乳腺介入诊疗中作为引导。和其他乳腺影像学检查相比，超声具有较好的图像对比度和空间分辨率。超声的优势还包括廉价、实用、便携。乳腺超声检查更适用于年轻致密型乳腺女性患者，且无辐射，这些特征使乳腺超声的使用类似于医生的听诊器。超声的主要缺点是其诊断高度依赖从业者的操作及判断。7MHz 的高频探头是可用于乳房检查的最小频率。然而，10 ~ 13 MHz 高频探头能提供更多近场信息。

超声可以确定肿物的边缘、回声强度、压缩性及纵横比。恶性乳腺肿块常表现为形状不规则性，边界不清，内部回声分布不均匀，后方强回声衰减，探头挤压活动性差[30]，并且具有垂直生长特征，即纵横化 >1。

（三）彩色多普勒超声（CDUS）

CDUS 检查可提供乳腺组织中血管和血流的信息。一般来说，肿瘤供血血管丰富迂曲，具有阻力小、流速快的特点。CDUS 检查用于乳腺癌激光治疗后坏死范围评估[31]（图 59.4），也可用于辅助诊断激光治疗后的局部复发，在肿块形成前发现异常血管生成（K. Dowlatshahi，2008）（图 59.5）。

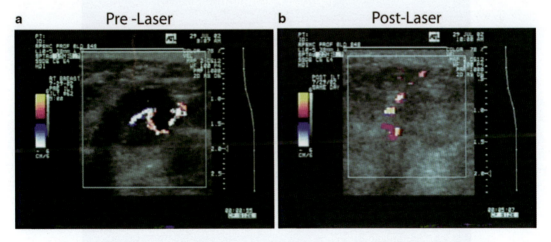

图 59.4　间质内激光治疗导致乳腺癌血管内血栓形成：（a）治疗前和（b）治疗前后。

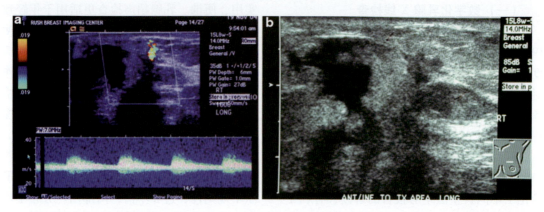

图 59.5　新生血管的彩色多普勒图像：（a）左图，检测到局部复发前 6 个月（b）局部复发时。

超声在外科手术中的应用

超声可区分肿块的囊实性和良恶性，并可在局麻下引导穿刺活检。超声在手术中可用于探查肿瘤及其与正常组织的边界，从而最大程度缩小切除范围，避免二次手术[32,33]。超声在乳腺诊治中可用于实时监测乳腺纤维腺瘤冷冻治疗及热疗过程中的变化[34-36]（图 59.6 和 59.7）。

（一）MRI

乳腺 MRI 越来越多的被用于乳腺癌的诊断（图 59.8）。MRI 在乳腺疾病诊断中的优势在于无辐射，且不受乳腺密度的限制。同时，MRI 对于治疗后复发、多中心病变的诊断也有很大价值[37]。但由于该项检查价格昂贵且特异性不高，难以普及。乳腺MRI必须采用专门的乳腺相控阵线圈，推

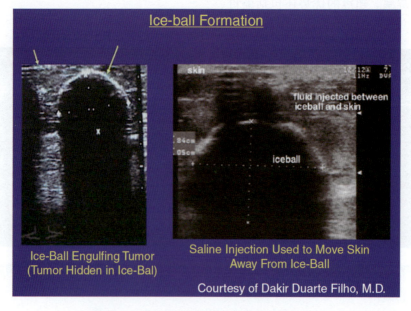

图 59.6　冷冻探针治疗纤维腺瘤产生的冰球。

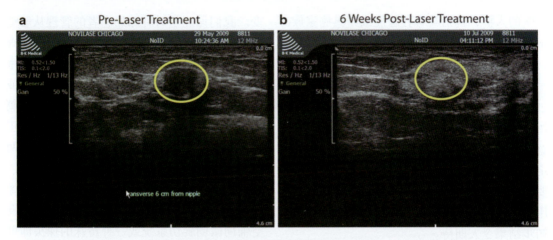

图 59.7　间质内激光治疗乳腺纤维腺瘤：（a）治疗前（b）治疗后。

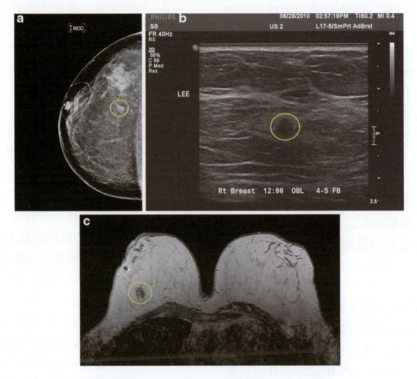

图 59.8　乳腺癌影像（a）乳腺 X 线影像（b）超声（c）MRI。

荐采用高场强（1.5 T 及以上）MRI 机。增强 MRI 用于鉴别乳腺病变的良恶性，恶性病变呈现"快进快出"强化模式，而良性病变呈缓慢的强化。病变形态则可用高分辨率图像来观察[38,39]，毛刺状边缘以及不规则的强化常表示恶性病变，边缘光滑、均匀强化多提示良性病变[40]。

　　MRI 能更加准确地确定肿瘤的大小以及排除多中心乳腺癌，在外科决策中可发挥巨大作用。同时，MRI 可区别术后瘢痕以及肿瘤复发，用于评估化疗的疗效。目前，MRI 用于筛查包括有基因突变的高危女性患者。美国肿瘤协会推荐乳腺 MRI 与 X 线检查结合应用于患乳腺癌危险性程度高于

20% 的人群，包括具有乳腺癌或卵巢癌家族史以及接受胸部辐射史的人群[41]。

（二）MRI 介入

MRI 检查发现的乳腺肿块常常难以通过超声或者乳腺 X 线检查定位。此时，应用 MRI 设备引导下介入诊疗，可获得较满意的结果。MRI 引导乳腺病灶活检具有一定挑战性，放射 - 病理的准确相关性极为重要。另外，MRI 能够识别组织温度的变化，用于指导消融治疗。相关研究正在进行中，初步结果令人期待。

（三）正电子发射乳腺成像（PEM）

同 MRI 一样，PEM 也是一种功能性检查。患者静脉注射 FDG（氟代脱氧葡萄糖），炎症细胞和癌细胞代谢率高于正常细胞，因此 FDG 可在这些细胞中积聚。PEM 在已确诊为乳腺癌又欲行保乳治疗的患者中很有临床应用价值，因传统的影像技术和临床检查通常不能显示肿瘤全貌。初步研究显示，PEM 与 MRI 的敏感性相当，特异性或优于 MRI，可用于辅助诊断及分期[43]。近期的研究表明，对于原位癌的敏感性，PEM 优于其他任何检查方法。这对临床具有重要意义，因为原位导管癌（DCIS）肿块切除术后的切缘阳性率较高，PEM 对于降低二次手术具有很大价值[44]。

对局部晚期的患者来说，PEM 能帮助确定疾病的范围以及淋巴结转移情况[45]。PEM 的总体特异性约为 86%，准确率为 89%。因此，PEM 成为有效的乳腺癌辅助诊断方法，特别对于制定外科手术计划更为重要。现已有致力于将 PEM 应用于肿瘤生物学及肿瘤细胞对治疗反应性的实验研究。

乳腺癌外科治疗的微创技术

乳腺 X 线摄片及其他影像技术使得乳腺疾病的诊断和治疗方法发生了根本性改变。我们见证了对乳腺癌患者的管理从触觉到视觉的重大转变。随着每年乳腺钼靶筛查的普及，不可触及或 <1cm 的乳腺癌检出率逐渐升高。这些病变（微小钙化、肿块或结构紊乱）可在门诊行影像引导下的针刺活检进行诊断。过去十年，几种微创治疗正被考虑广泛应用于临床，大体上可分为两大类：

1. 微创切除 在超声或立体定向图像引导下，只需皮肤切开 1~2cm 小口，用真空辅助微创旋切系统或一种特殊的探头即可把肿瘤切除。

2. 原位消融 通过冷冻疗法或热疗进行肿瘤消融，常见的热疗有激光、射频、微波和高强度聚焦超声。上述这些方法均可摧毁肿瘤组织，并通过免疫系统清除残留坏死物。

这两种方法的主要不同点在于微创切除为病理医生提供了组织标本，可用于确定切缘状态，这方面信息对患者是否需要接受辅助放疗具有重要意义。而原位消融则是依靠影像来确定肿瘤是否被彻底清除。最近，美国 FDA 专题讨论了热消融技术在乳腺癌治疗中的地位，以及当前影像技术用于评估肿瘤治疗后疗效的可靠性。FDA 也正考虑成立一个专门机构来追踪结果。考虑应用的影像技术包括数字乳腺 X 线摄片、高分辨率灰阶和彩色多普勒超声及 MRI。最新技术如断层融合技术，乳腺专用伽玛显像（BSGI）和 PEM 也有望在将来乳腺癌诊疗中扮演重要角色，尤其是对乳腺致密的年轻女性而言。

（一）影像引导切除设备

在肿瘤发展的不同阶段，有多个技术可用于切除乳腺病变组织。具体如下：

1. 麦默通（Mammotome） 是一种真空辅助活检设备，最初作为诊断工具引进。然而随着技术的进步（增大旋切刀口径），现已被应用于乳腺病变的治疗。真空辅助活检技术已经被应用于良性乳腺疾病的治疗，如纤维腺瘤[47]。研究者已经证明乳腺纤维瘤可在局麻下通过超声引导使用 8G 探头进行切除[48]。最近有研究报道，超声引导下行麦默通的乳腺肿块完全切除成功率达 61%[49]。

2. Site – Select　是我们要介绍的第二种技术，需要与立体定向治疗台联合应用。让患者俯卧于立体定向治疗台，在局麻下于皮肤上做 10~15mm 的切口，选择合适的穿刺探头推进至乳腺病变组织区域。应用立体定向影像确定病变部位后，在病灶远端和近端进行电切割，并包括一定范围的正常组织，取得的标本用于组织学检查，切口则进行缝合或用外科胶带粘合。

3. Intact　该装置利用射频能量来切割、分离肿瘤与周围正常组织的边缘。该操作在一个立体定位治疗台上进行，通过一个 8~12mm 皮肤切口，射频探头切除并夹取出乳腺病变组织，送检标本，病理学评估其切缘状况（图 59.9）。目前，这项技术仅适用于大小为亚厘米且病灶周围有足够多正常组织的小病灶。[51]。

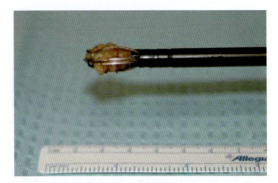

图 59.9　射频探头切除并夹取出乳腺病变组织

（二）原位消融治疗

目前，有五种技术可用于乳腺肿瘤的消融治疗：

1. 冷冻消融　通过冷冻来破坏肿瘤。局麻下通过超声引导，将 16G 冷冻探针插入到肿瘤病灶内。该探针尖端通过液氮循环进行冷却，形成冰球包裹肿瘤及周围部分正常组织（图 59.10）。至少通过 2 个冷冻 – 解冻的循环，才能完成消融治疗[52,53]。对小的侵袭性乳腺癌进行冷冻消融时，可引起炎症反应，人们认为这种反应可诱导产生抗肿瘤的免疫反应。Sabel 等人应用小鼠模型进行研究，结果显示冷冻消融可诱导产生肿瘤特异性 T 细胞反应及增强 NK 细胞的活性[54]。

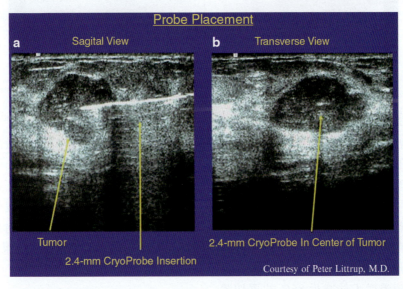

图 59.10　超声引导下对乳腺纤维腺瘤实行冷冻消融，（a）矢状面和（b）冠状面。

2. 激光消融　已有多个来自于英国和美国的组织间激光治疗的报道[55-59]。组织间激光治疗采用 CT、立体定向技术以及超声进行治疗过程监测。患者躺在立体定向治疗台上，将乳房固定并标记，在局麻下将 14G 激光探针插入肿瘤病灶内，再经孔道插入热探头并突出探针末端 1cm（图 59.11 和 59.12）。肿瘤周围的乳腺组织用 20～25ml 的 0.5% 布比卡因麻醉。给予小功率（5W）的激光能量直到周围温度达到 60℃（图 59.13），形成直径为 2.0～2.5cm 的球形坏死灶（图 59.14），其中包含 1.0～1.5cm 的肿瘤病灶（图 59.15）。肿物是否完全消融需复查 MRI 来确定。这种技术目前已被批准用于良性乳腺肿瘤如纤维腺瘤的治疗。采

用激光治疗乳腺癌的多中心临床试验也已在计划中。

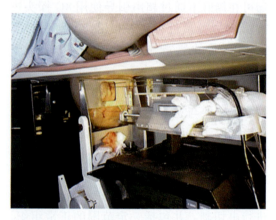

图 59.11 患者局麻下躺在立体定向台上激光和热探头插入乳房。

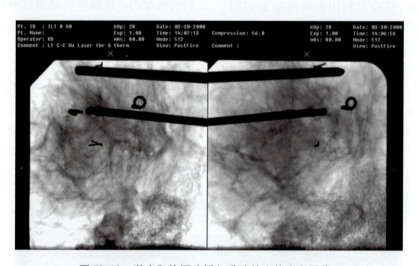

图 59.12 激光和热探头插入乳腺的立体定向图像。

3. 射频消融　另外一种具有潜力的技术是射频消融术。该技术在影像引导下，利用射频能量在肿瘤内产生分子运动和摩擦加热，导致肿瘤细胞死亡[60]。这项技术正广泛应用于肝内 <3cm 肿瘤的治疗，也可作为不可手术肿瘤的一个治疗手段[61]。在乳腺癌中，射频消融可用于消除乳房肿瘤切除术后的残留肿瘤组织[62,63]。Klimberg 等人的研究发现射频消融术能减少 86% 的再切除

率，从而解决切缘阳性的问题[63]。

4. 微波热疗　目前已有微波热疗治疗小乳腺癌的相关报道。Vargas 等进行非随机、多中心临床试验，25 例乳腺癌（肿瘤直径平均为 1.8cm）接受微波治疗后，17 例（68%）出现不同程度的病理坏死，且坏死程度与热疗剂量相关。如果保证皮肤足够冷却，治疗并发症少见[64]。

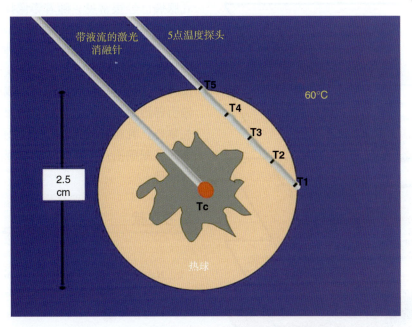

图 59.13　激光和热探头在乳腺肿瘤中的位置示意图。

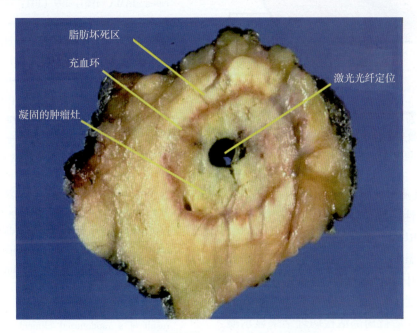

图 59.14　激光治疗乳腺癌的坏死肿瘤横截面。

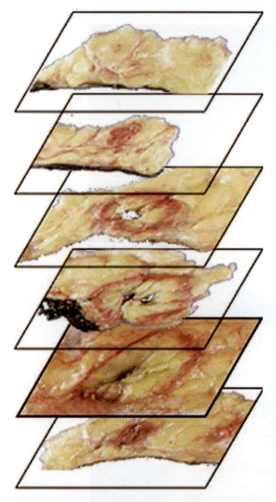

图 59.15 激光治疗的乳腺癌系列切片三维显示肿瘤坏死程度。

5. **高强度聚焦超声（HIFU）** 利用超声波的穿透性，三维适形消融肿瘤组织。该技术应用 MRI 引导确定肿瘤位置，并实时监测治疗部位温度。该领域最大病例数的研究报道来自于中国[65]。HIFU 属于真正的无创治疗。高强度聚焦超声治疗乳腺癌有较好的反应率，治疗后行局部活检病理结果显示凝固性坏死或纤维组织。有研究报道 5 年无病生存率为 95%，无复发生存率为 89%[66]。

总结

目前，临床中检测和诊断直径 <1cm 的乳腺癌已经很常见。随着影像技术的不断进步，诊断的精确性已达到很高水平[67]。治疗方面已经落后于诊断。乳腺肿瘤切除手术经常面临乳房中没有可触及肿块的情况。对这种肿瘤的治疗，可以通过本章所概述的图像引导治疗来完成。从触觉到视觉的转变至关重要。乳腺肿瘤医生应该迎接这一挑战，掌握乳腺癌治疗的新技术，向亚细胞治疗方向前进。

参考文献

［1］Halsted W. The results of radical operations for the cure of carcinoma of the breast. Ann Surg. 1907；46：1.

［2］Urban JA. Current cancer concepts. What is the rationale for an extended radical procedure in early cases? JAMA. 1967；199（10）：742 –3.

［3］Patey DH, Dyson WH. The prognosis of carcinoma of the breast in relation to the type of operation performed. Br J Cancer. 1948；2（1）：7 –13.

［4］Crile Jr G. Results of simple mastectomy without irradiation in the treatment of operative stage I cancer of the breast. Ann Surg. 1968；168（3）：330 –6.

［5］Turner L, Swindell R, Bell WG, et al. Radical versus modified radical mastectomy for breast cancer. Ann R Coll Surg Engl. 1981；63：239.

［6］Maddox WA, Carpenter JT, Laws HL, et al. A randomized prospective trial of radical（Halsted）mastectomy versus modified radical mastectomy in 311 breast cancer patients. Ann Surg. 1983；198：207.

［7］Fisher B, Redmond C, Fisher E, et al. Ten year result of a randomized clinical trial comparing radical mastectomy and total mastectomy with or without irradiation. N Engl J Med. 1985；312：674.

［8］Fisher B, Jeong JH, Anderson S, et al. Twenty – fiveyear follow – up of a randomized trial comparing radical mastectomy, total mastectomy, and total mastectomy followed by irradiation. N Engl J Med. 2002; 347: 567.

[9] Fisher B. Laboratory and clinical research in breast cancer – a personal adventure: the David A Karnofsky memorial lecture. Cancer Res. 1980; 40 (11): 3863 –74.

[10] Fisher B, Anderson S, Bryant J, et al. Twenty – year follow – up of a randomized trial comparing total mastectomy, lumpectomy, and lumpectomy plus irradiation for the treatment of invasive breast cancer. N Engl J Med. 2002; 347: 1233.

[11] Veronesi U, Cascinelli N, Mariani L, et al. Twentyyear follow – up of a randomized study comparing breast – conserving surgery with radical mastectomy for early breast cancer. N Engl J Med. 2002; 347: 1227.

[12] van Dongen JA, Voogd AC, Fentiman IS, et al. Longterm results of a randomized trial comparing breastconserving therapy with mastectomy: European Organization for Research and Treatment of Cancer 10801 Trial. J Natl Cancer Inst. 2000; 92: 1143.

[13] Jacobson JA, Danforth DN, Cowan KH, et al. Tenyear results of a comparison of conservation with mastectomy in the treatment of stage I and II breast cancer. N Engl J Med. 1995; 332: 907.

[14] Poggi MM, Danforth DN, Sciuto LC, et al. Eighteenyear results in the treatment of early breast carcinoma with mastectomy versus breast conservation therapy: the National Cancer Institute Randomized Trial. Cancer. 2003; 98: 697.

[15] Shapiro S, Strax P, Venet L. Periodic breast cancer screening. The first two years of screening. Arch Environ Health. 1967; 15: 547 –53.

[16] Tabar L, Fagerberg CJ, Gad A, et al. Reduction in mortality from breast cancer after mass screening with mammography. Randomised trial from the Breast Cancer Screening Working Group of the Swedish National Board of Health and Welfare. Lancet. 1985; 1: 829 –32.

[17] Baker LH. Breast Cancer Detection Demonstra-

tion Project: five – year summary report. CA Cancer J Clin. 1982; 32: 194 –225.

[18] Bolmgren J, Jacobson B, Nordenstrom B. Stereotaxic instrument for needle biopsy of the mamma. AJR Am J Roentgenol. 1977; 129: 121 –5.

[19] Svane G, Silfversward C. Stereotaxic needle biopsy of non – palpable breast lesions. Cytologic and histopathologic findings. Acta Radiol Diagn (Stockh). 1983; 24: 283 –8.

[20] Azavedo E, Svane G, Auer G. Stereotactic fine – needle biopsy in 2594 mammographically detected nonpalpable lesions. Lancet. 1989; 1 (8646): 1033 –6.

[21] Gent HJ, Sprenger E, Dowlatshahi K. Stereotaxic needle localization and cytological diagnosis of occult breast lesions. Ann Surg. 1986; 204 (5): 580 –4.

[22] Dowlatshahi K, Yaremko ML, Kluskens LF, Jokich PM. Nonpalpable breast lesions: findings of stereotaxic needle – core biopsy and fine – needle aspiration cytology. Radiology. 1991; 181: 745 –50.

[23] Parker SH, Lovin JD, Jobe WE, Burke BJ, Hopper KD, Yakes WF. Nonpalpable breast lesions: stereotactic automated large – core biopsies. Radiology. 1991; 180: 403 –7.

[24] Doyle AJ, Murray KA, Nelson EW, Bragg DG. Selective use of image – guided large – core needle biopsy of the breast: accuracy and cost – effectiveness. AJR Am J Roentgenol. 1995; 165 (2): 281 –4.

[25] Jackman RJ, Nowels KW, Shepard MJ, Finkelstein SI, Marzoni Jr FA. Stereotaxic large – core needle biopsy of 450 nonpalpable breast lesions with surgical correlation in lesions with cancer or atypical hyperplasia. Radiology. 1994; 193 (1): 91 –5.

[26] Kettritz U, Rotter K, Schreer I, Murauer M, Schulz – Wendtland R, Peter D, et al. Stereotactic vacuumassisted breast biopsy in 2874 patients: a multicenter study. Cancer. 2004; 100 (2): 245 –51.

[27] Pisano ED, Yaffe MJ. Digital mammography. Radiology. 2005; 234: 353 – 62.

[28] Skaane P, Skjennald A. Screen – film mammography versus full – field digital mammography with soft – copy reading: randomized trial in a population – based screening program – the Oslo II Study. Radiology. 2004; 232 (1): 197 – 204.

[29] Bassett L, Winchester DP, Caplan RB, Dershaw DD, Dowlatshahi K, Evans 3rd WP, et al. Stereotactic coreneedle biopsy of the breast: a report of the Joint Task Force of the American College of Radiology, American College of Surgeons, and College of American Pathologists CA. Cancer J Clin. 1997; 47 (3): 171 – 90.

[30] Kerlikowske K, Grady D, Barclay J, et al. Variability and accuracy in mammographic interpretation using the American College of Radiology Breast Imaging Reporting and Data System. J Natl Cancer Inst. 1998; 90: 1801 – 9.

[31] Staren ED, Fine R. Breast ultrasound for surgeons. Am Surg. 1996; 62: 108 – 12.

[32] Jackson VP, Reynolds HE, Hawes DR. Sonography of the breast Semin. Ultrasound CT MR. 1996; 17 (5): 460 – 75.

[33] Kopans DB, Feig SA, Sickles EA. Malignant breast masses detected only by ultrasound: a retrospective review. Cancer. 1996; 77 (1): 208 – 9.

[34] Dowlatshahi K, Dieschbourg J. Shift in the surgical treatment of non – palpable breast cancer: tactile to visual. Breast Cancer Online. 2005; 9: 1 – 10.

[35] Smith LF, Rubio IT, Henry – Tillman R, Korourian S, Klimberg VS. Intraoperative ultrasound – guided breast biopsy. Am J Surg. 2000; 180 (6): 419 – 23.

[36] Kaufman CS, Jacobson L, Bachman B, Kaufman L. Intraoperative ultrasound facilitates surgery for early breast cancer. Ann Surg Oncol. 2002; 9 (10): 988 – 93.

[37] Kaufman CS, Bachman B, Littrup PJ, White M, Carolin KA, Freman – Gibb L, Francescatti D, Stocks LH, Smith S, Henry CA, Bailey L, Harness JK, Simmons R. Office – based ultrasound – guided cryoablation of breast fibroadenomas. Am J Surg. 2002; 184: 394 – 400.

[38] Sabel MS, Kaufman CS, Whitworth P, et al. Cryoablation of early – stage breast cancer: work – inprogress report of a multi – institutional trial. Ann Surg Oncol. 2004; 11: 542 – 9.

[39] Littrup PJ, Jallad B, Chandiwala – Mody P, D'Agostini M, Adam BA, Bouwman D. Cryotherapy for breast cancer: a feasibility study without excision. J Vasc Interv Radiol. 2009; 20 (10): 1329 – 41.

[40] Nunes LW, Schnall MD, Orel SG, et al. Breast MR imaging: interpretation model. Radiology. 1997; 202: 833 – 41.

[41] Morris EA, Liberman L, Ballon DJ, et al. MRI of occult breast carcinoma in a high – risk population. AJR Am J Roentgenol. 2003; 181: 619 – 26.

[42] Eby PR, Lehman CD. Magnetic resonance imaging – guided breast interventions. Top Magn Reson Imaging. 2008; 19 (3): 151 – 62.

[43] Leach MO. Breast cancer screening in women at high risk using MRI. NMR Biomed. 2009; 22: 17 – 27.

[44] Pickles MD, Lowry M, Manton DJ, Gibbs P, Turnbull LW. Role of dynamic contrast enhanced MRI in monitoring early response of locally advanced breast cancer to neoadjuvant chemotherapy. Breast Cancer Res Treat. 2005; 91 (1): 1 – 10.

[45] Breast Cancer: Early Detection, Diagnosis, and Staging. Available at: http: //www. cancer. org/Cancer/ BreastCancer/DetailedGuide/breast – cancer – detection (2010). Accessed 27 Sep 2010.

[46] Kriege M, Brekelmans CT, Boetes C, Besnard PE, Zonderland HM, Obdeijn IM, et al. Efficacy of MRI and mammography for breast – cancer screening in women with a familial or genetic predisposition. N Engl J Med. 2004; 351 (5): 427 – 37.

[47] Berg WA, Weinberg IN, Narayanan D, Lobrano ME, Ross E, Amodei L, et al. High – resolution

fluorodeoxyglucose positron emission tomography with compression（"positron emission mammography"）is highly accurate in depicting primary breast cancer. Breast J. 2006；12（4）：309 – 23.

［48］Tafra L. Positron Emission Tomography（PET）and Mammography（PEM）for breast cancer：importance to surgeons. Ann Surg Oncol. 2007；14：3 – 13.

［49］Fine RE, Staren ED. Percutaneous radiofrequencyassisted excision of fibroadenomas. Am J Surg. 2006；192：545 – 7.

［50］Fine RE, Whitworth PW, Kim JA, Harness JK, Boyd BA, Burak Jr WE. Low – risk palpable breast masses removed using a vacuum – assisted hand – held device. Am J Surg. 2003；186：362 – 7.

［51］Kim MJ, Park BW, Kim SI, Youk JH, Kwak JY, Moon HJ, et al. Long – term follow – up results for ultrasoundguided vacuum – assisted removal of benign palpable breast mass. Am J Surg. 2010；199（1）：1 – 7.

［52］Corn CC. Review of 125 SiteSelect stereotactic largecore breast biopsy procedures. Breast J. 2003；9：147 – 52.

［53］Sie A, Bryan DC, Gaines V, et al. Multicenter evaluation of the breast lesion excision system, a percutaneous, vacuum – assisted, intact – specimen breast biopsy device. Cancer. 2006；107：945 – 9.

［54］Sabel MS, Nehs MA, Su G, Lowler K, Ferrara JLM, Chang AE. Immunologic response to cryoablation of breast cancer. Breast Cancer Res Treat. 2005；90（1）：97 – 104.

［55］Dowlatshahi K, Dieschbourg JJ, Bloom KJ. Laser therapy of breast cancer with 3 – year follow – up. Breast J. 2004；10：240 – 3.

［56］Dowlatshahi K, Fan M, Gould VE, Bloom KJ, Ali A. Stereotactically guided laser therapy of occult breast tumors：work – in – progress report. Arch Surg. 2000；135：1345 – 52.

［57］Dowlatshahi K, Francescatti DS, Bloom KJ. Laser therapy for small breast cancers. Am J Surg.

2002；184：359 – 63.

［58］Goldstein NS. Laser therapy for small breast cancers. Am J Surg. 2004；187：149 – 50.

［59］Mumtaz H, Hall – Craggs MA, Wotherspoon A, et al. Laser therapy for breast cancer：MR imaging and histopathologic correlation. Radiology. 1996；200：651 – 8.

［60］Izzo F, Thomas R, Delrio P, et al. Radiofrequency ablation in patients with primary breast carcinoma：a pilot study in 26 patients. Cancer. 2001；92：2036 – 44.

［61］Singletary SE. Applications of radiofrequency ablation in the treatment of breast cancer. Breast Cancer Online. 2005；8（9）：1 – 4.

［62］Burak Jr WE, Agnese DM, Povoski SP, et al. Radiofrequency ablation of invasive breast carcinoma followed by delayed surgical excision. Cancer. 2003；98：1369 – 76.

［63］Klimberg VS, Kepple J, Shafirstein G, Adkins L, Henry – Tilman R, Youssef E, Brito J, Talley L, Korourian S. eRFA：excision followed by RFA – a new technique to improve local control in breast cancer. Ann Surg Oncol. 2006；13（11）：1422 – 33.

［64］Vargas HI, Dooley WC, Gardner RA, Gonzalez KD, Venegas R, Heywang – Kobrunner SH, Fenn AJ. Focused microwave phased array thermotherapy for ablation of early – stage breast cancer：results of thermal dose escalation. Ann Surg Oncol. 2004；11：139 – 46.

［65］Wu F, Wang ZB, Cao YD, et al. Heat fixation of cancer cells ablated with high – intensity – focused ultrasound in patients with breast cancer. Am J Surg. 2006；192：179 – 84.

［66］Wu F, Wang ZB, Zhu H, Chen WZ, Zou JZ, Bai J, Li KQ, Jin CB, Xie FL, Su HB. Extracorporeal high intensity focused ultrasound treatment for patients with breast cancer. Breast Cancer Res Treat. 2005；92（1）：51 – 60.

［67］Dowlatshahi K, Snider H, Lerner AG. Who should perform image – guided breast biopsy and treatment? Am J Surg. 2007；194（3）：275 – 7.

第60章　乳腺癌的放射疗法

Chirag Shah, Samuel McGrath, and Frank Vicini

范晓希　纪建松　翻译　季永林　校审

[摘要] 随着保乳治疗（BCT）的出现，放射治疗已不仅应用于局部晚期和转移性乳腺癌，还被应用于非浸润性乳腺癌和早期乳腺癌。导管原位癌（DCIS）和早期乳腺癌的术后放射治疗，可以明显降低肿瘤局部复发率，尤其在年轻患者中。对于绝大部分导管原位癌及早期乳腺癌患者，即使改进手术方式或联合内分泌治疗，保乳手术后还是需要接受放射治疗。对于局部晚期乳腺癌患者，乳房切除术后的放射治疗（PMRT）可显著提高肿瘤局部控制率和患者生存期。肿瘤直径 >5cm，或腋窝淋巴结转移4个或以上患者应做术后放疗；有1~3个腋窝淋巴结转移的患者是否需要行术后放疗则存在一定争议。

　　乳腺癌的放疗技术也在不断进步。新技术如保乳术后全乳大分割放疗和保乳术后加速部分乳腺照射可缩短辅助治疗的时间。通过较长期的随访，以上技术已获得较为满意的初步结果。另外，新技术还包括乳腺调强放射治疗（IMRT），该技术有助于减少与放射治疗相关的早期和晚期并发症。随着现代外科技术和放疗技术的发展，乳腺癌治疗后的美容效果也有了提高。

引言

　　在过去几十年中，乳腺癌的治疗已经从最初的单纯手术治疗发展为多学科的综合治疗。多学科综合治疗要求一个包含外科医生、内科医生以及放疗医生的治疗团队为每位患者制定个体化的治疗方案。此外，随着保乳治疗（BCT）的出现，放射治疗应用于非浸润性乳腺癌、早期乳腺癌，以及局部晚期和转移性乳腺癌也被广泛认可。本章节的目的是讨论乳腺癌放射治疗的进展以及其在多学科综合治疗中的地位。

导管原位癌（DCIS）

　　DCIS 早期主要表现为乳腺 X 线异常，约75%的患者有微小钙化灶。该病变约占新发乳腺癌的 1/3[1-3]。在 20 世纪 80 年代前，乳腺 X 线摄片的应用还未普及，DCIS 鲜有诊断，约占乳腺恶性肿瘤的 5%。目前，每年有超过 50 000 例 DCIS 被确诊，约占非浸润性乳腺癌的 85%[5,6]。DCIS 的治疗方案与早期乳腺癌相同，包括全乳切除术、保乳治疗和单纯肿块切除。单纯肿块切除手术的同侧乳房年复发率（IBTR）为 2%~4%，而联合辅助放疗的年复发率为 0.5%~1%。无论是否行术后放疗，同侧乳腺内复

C. Shah (⊠) · S. McGrath · F. Vicini
Department of Radiation Oncology, William Beaumont Hospital, Royal Oak, MI, USA
e – mail: chirag. shah @ beaumont. edu; smcgrath @ beaumont. edu; fvicini@ beaumont. edu

发是局部失败的主要形式，大多数位于原发灶及其周围的乳腺组织内，约 50% 为浸润性病灶。目前，NCCN 指南将保乳手术 + 全乳放疗列为 1 类推荐，而单纯肿块切除作为 2B 类推荐[8]。由于保留乳房有利于患者的心理健康，且局控较好，目前保乳治疗已成为 DCIS 的标准治疗。全乳切除通常应用于病变呈多中心/浸润性生长、无法接受放疗和达不到保乳美容效果的患者。

（一）保乳治疗

目前尚缺乏前瞻性随机临床试验评价全乳切除术对比保乳术在单纯 DCIS 的疗效。而回顾性资料表明保乳治疗 + 术后放疗与传统全乳切除术的疗效相当，但生活质量明显提高。Solin 等的一项多中心回顾性分析 1003 例保乳治疗的 DCIS，中位随访时间 8.5 年，15 年总生存率为 89%，疾病特异生存率为 98%。

近年来，有 4 项随机临床试验对比单纯保乳术和保乳术 + 术后辅助放疗的疗效，结果见表 60.1[10-13]。这四个研究的结果表明，保乳术后辅助放疗可使局部复发率降低 60%，但未发现可提高患者的生存率。然而，NSABP 和 EORTC 以及瑞典的研究显示，术后辅助放疗可提高无病生存率。

表 60.1 导管原位癌（DCIS）的局部复发率：观察组 vs 辅助放疗组

研究	观察组（%）	放疗组（%）
NSABP - B17	31	15
EORTC 10853	26	15
UKCCR	22	8
SweDCIS	22	10

注：NSABP：美国乳腺与肠道外科辅助治疗研究组 EORTC 欧洲癌症治疗研究组织；UKCCR：英国癌症研究协调委员会。

前瞻性随机临床试验 NSABP - B17 将 818 例 DCIS 患者随机分为两组，一组行肿块切除术 + 术后放疗；另一组行单纯肿块切除术。术后放疗全乳照射剂量 50Gy，瘤床不追加剂量。12 年随访结果显示，肿块切除术 + 术后放疗和单纯肿块切除组的局部复发率分别为 15% 和 31%；浸润性和非浸润性的复发率无明显差异。同侧复发的预测因素包括切缘阳性或不明确、中到重度粉刺坏死[10]。在 EORTC 10853 临床试验中，1010 例 DCIS 患者随机接受局部切除或局部切除 + 术后放疗，术后全乳放疗剂量为 50Gy，瘤床不追加剂量。在切缘阴性病例中，局部切除和局部切除 + 术后放疗组的 10 年局部复发率分别为 15% 和 26%。局部复发高危因素包括组织学分级 2~3 级，单纯切除，切缘不足和年龄 <40 岁[11]。UKCCR 进行了一项 2×2 析因试验，将 1701 例局部完全切除的 DCIS 病例随机分到观察组、他莫昔芬组、放疗组、放疗联合他莫昔芬组。术后放疗的全乳放疗剂量为 50Gy，他莫昔芬使用 5 年，每天 20mg。平均随访 4 年，四组的同侧复发率分别为 22%、18%、8% 和 6%，结果提示术后放疗可以显著降低同侧复发风险[12]。一项荟萃分析表明，术后放疗可使手术后的局部复发率降低 60%。

（二）术后放疗的豁免问题

前期的临床试验主要评价了放疗应用于可触及的 DCIS 的疗效。然而，现今大多数 DCIS 是通过钼靶 X 线检查发现，并无可触及肿块。因此，有学者认为对于此类患者，乳腺原发灶接受手术切除后，是否可不做放疗。然而，尽管放疗及外科技术有了巨大的进步，对于仅在钼靶 X 线检查中发现的 DCIS 单纯局部切除术后的复发率仍达 20%[15]。

一项来自马萨诸塞州总医院（MGH）的前瞻性研究，对 I/II 级肿瘤 <2.5cm，切缘 >1cm 的 DCIS 不予术后辅助放疗和激素治疗，5 年复发率为 12%[16]。ECOG 进

行非随机前瞻性临床试验，670 例患者分为
Ⅰ/Ⅱ级肿瘤 <2.5cm 的 DICS、Ⅲ级 <1cm
的 DICS 及局部切除术后切缘 >3mm 组。所
有患者均接受他莫昔芬治疗，Ⅰ/Ⅱ级组的
5 年局部复发率是 6.1%，而Ⅲ级组的局部
复发率是 15.3%。

Silverstein 等回顾性分析 706 例 DCIS，
其中 426 例行单纯局部切除术，280 例行局
部切除 + 辅助放疗，两组间的局部复发率无
显著差异。局部复发的独立预后因素有年
龄、等级、肿瘤大小和手术切缘状态。基于
预后因素，制定了 Van Nuys 预后评分系统
（VNPI）（表 60.2）。作者认为，VNPI 评分
中高危组患者更能从术后放疗中获益，而那
些低得分的患者可能无需术后辅助放疗
（表 60.3）[18]。虽然已有其他研究机构试图
验证 VNPI，但是这个预后评分系统预测肿
瘤局部复发风险的一致性尚未被证实。

表 60.2　Van Nuys 预后评分系统

	1 分	2 分	3 分
年龄（岁）	>60	40 ~ 60	<40
等级	Ⅰ/Ⅱ 级 无坏死	Ⅰ/Ⅱ 级 有坏死	Ⅲ级
切缘（mm）	≥10	1 ~ 9	<1
大小（cm）	≤1.5	1.5 ~ 4.0	>4.0

表 60.3　治疗后局部复发的风险和 VNPI 评分

分数	未放疗（%）	放疗（%）
4 ~ 6	3	3
7 ~ 9	36	21
10 ~ 12	88	41

注：VNPIVan Nuys：预后评分系统。

一项 RTOG 研究计划将 9804 例低复发
风险、接受局部切除且手术切缘 >3mm 的
DCIS 病例随机分配到单纯观察组和术后全
乳放疗组。入组人数已达 1800 例，因招募
困难而提前终止，最终结果尚未报道。

（三）瘤床加量放疗

目前，关于 DCIS 保乳术后是否应行瘤
床加量的数据非常有限。对 NSABP B-24
Ⅲ期临床研究的数据进行回顾性分析，有
44% 病例接受 1 ~ 20Gy 的瘤床加量放疗，
其中切缘阳性者明显多于阴性者，分别为
46% 和 37%，结果显示患侧肿瘤复发率并
无显著差异[21]。然而，基于浸润性乳腺癌
的临床研究显示，全乳放疗后瘤床加量可显
著降低局部复发率，临床中仍经常采用瘤床
加量放疗。

（四）DCIS 加速部分乳腺放疗

目前，DCIS 保乳术后加速部分乳腺放
疗（APBI）的应用仍处于研究阶段。有研
究评估了采用 MammoSite（Hologic 公司，
贝德福德，马萨诸塞州）对 DCIS 进行 APBI
治疗。美国乳腺外科的临床试验和一项厂商
赞助的前瞻性试验显示 4 年局部复发率
约 2.5%[24-26]。

早期乳腺癌

在过去的 30 年中，早期乳腺癌的标准
治疗模式已经发生了巨大变化。多个前瞻性
研究超过 20 年的随访结果显示，全乳切除
术和保乳术 + 辅助放疗的 OS 和 DFS 无显著
差异。此外，随着技术的进步，保乳治疗明
显改善了美容效果。加速部分乳腺放疗
（APBI）和调强放疗（IMRT）等新技术也
正在探索中。大多数的早期乳腺癌患者可行
保乳治疗。保乳手术的绝对禁忌证包括肿块
切除术后切缘持续阳性，多中心病灶，伴有
弥散性恶性钙化，既往乳腺或胸壁放疗史，
以及妊娠[8]。相对禁忌证包括结缔组织病
史，肿瘤大于 5cm，切缘局灶阳性[8]。

（一）全乳切除 vs 保乳治疗

多项前瞻性临床试验比较了全乳切除术

和保乳术＋辅助放疗的疗效，主要的临床试　　　验结果见表 60.4[27-32]。

表 60.4　保乳治疗术后局部复发率与全乳切除相比

	例数	F/U（岁）	局部复发	
			全乳切除术	乳房肿瘤切除术
NSABP B－06	1851	20	10	14
EORTC 10801	868	10	12	20
NCI	237	18	0	22
Milan	701	20	2	9
Institut Gustave－Roussy	179	15	14	9
Dutch	793	20	6.5	4.6

注：NSABP 美国乳腺与肠道外科辅助治疗研究组；EORTC：欧洲癌症治疗研究组织；NCI：国家癌症研究所。

EORTC 10801 是一项具有里程碑意义的试验，该研究将 868 例最大径 ≤5cm 的浸润性乳腺癌病例随机分为两组，一组行改良根治术，另一组行肿瘤切除加腋窝淋巴结清扫术＋辅助放疗。全乳放疗剂量为 50Gy/25 次，瘤床采用铱－192 组织间插植放疗加量 25Gy。结果显示 10 年总生存率无显著差异（66% 比 65%），但肿瘤切除术组局部复发率显著增加（12% 比 20%）[27]。值得注意的是，肿瘤切除术组中 48% 的患者切缘阳性。NSABP B－06 试验也证实了该研究结果。1851 例肿瘤 <4cm 的 Ⅰ～Ⅱ 期浸润性乳腺癌病例被随机分为 3 组，分别为全乳切除术组、肿瘤切除术组和肿瘤切除＋辅助放疗组。放疗剂量为 50Gy，无瘤床加量。两组的 20 年总生存率无显著差异；肿瘤切除组的同侧肿瘤复发率明显高于肿瘤切除＋辅助放疗组，分别为 39% 和 14%；全乳切除术组和肿瘤切除＋辅助放疗组的局部区域复发率无显著差异。米兰临床试验对 701 例肿瘤 ≤2cm 的病例随机分成两组，一组行根治性全乳切除术，另一组行乳腺象限切除术＋辅助放疗。放疗剂量为 50Gy，瘤床加量至 10Gy。结果显示，虽然全乳切除术组的同侧肿瘤复发率较低（2% 和 9%），但 20 年

总生存率无显著差异（48%）[31]。

回顾这三项研究可发现，与肿瘤切除＋辅助放疗相比，全乳切除术可降低局部复发率。然后，以上 EORTC 和 NCI 的研究中肿瘤切除术组包括了较多切缘阳性患者，而且米兰试验中采用了根治术，而不是其他研究所采用的改良根治术。Maddox 等报道，相比于根治术，改良根治术的局部复发率较高[33]。此外，NSABP B－06，Gustave Roussy 试验和荷兰试验未能证实全乳切除术和保乳治疗的局部复发存在明显差异。随着现代外科手术和放疗技术的进步，保乳治疗的局部复发率约为每年 0.5%，与既往全乳切除术的研究结果一致[34,35]。

需要注意的是，年轻乳腺癌患者的复发率较高。一项包含 EORTC 10801 和 DBC-CTG82TM 试验的荟萃分析发现，年龄 ≤35 岁患者的保乳术后局部复发风险是年龄 >60 岁患者的 9.24 倍。年龄 ≤35 岁患者的保乳术后局部复发率为 35%，而全乳切除术后为 7%[36]。

英国哥伦比亚癌症中心的一个前瞻性临床试验，目前入组约 2500 例 20～49 岁乳腺癌患者。前期报道显示，与年老患者相比，年轻患者的预后较差。而对年轻患者进行亚

组分析发现，不同手术方式的无局部复发生存、无局部/区域复发生存、无远处转移生存均无显著差异，但接受保乳术有提高疾病特异生存的趋势[37]。MD Anderson 癌症中心（MDACC）回顾性分析 650 例年龄 ≤35 岁的患者，治疗手段包括保乳治疗、全乳切除术、全乳切除 + 辅助放疗。随访 10 年结果显示，全乳切除 + 辅助放疗组的局部区域复发（LRR）较单纯全乳切除术组降低，该获益仅见于 II 期患者[38]。

（二）瘤床加量放疗

瘤床加量的概念是指全乳放疗后对瘤床周围组织追加放疗剂量。采用瘤床加量的理由是，大部分局部复发发生在原瘤床附近，瘤床加量放疗可提高肿瘤局部控制率。

比较保乳治疗与乳房切除手术的大量前瞻性临床试验都采用了瘤床加量放疗，如米兰研究、EORTC 试验、DBCCG 试验、NCI 试验和 GustaveRoussy 试验。EORTC 22881 研究入组了 5318 例 I／II 期乳腺癌患者，均接受了肿瘤切除术 + 全乳放疗，随后被随机分为瘤床加量 16Gy 组和观察组。结果显示瘤床加量组的 10 年局部复发率明显低于观察组，分别为 6% 和 10%，总生存率无显著差异。亚组分析显示，年龄 <40 岁的患者采用瘤床加量放疗的获益更大，局部复发率分别为 13% 和 24%[22]。EORTC 研究的多因素分析发现，年龄 <50 岁和组织学级别高的患者局部复发风险增加，而瘤床加量可使这些患者局部复发风险降低约 50%[39]。以上研究结果也被一项法国的随机临床试验证实，1024 例肿瘤 ≤3cm 患者随机分为接受瘤床加量 10Gy 组和观察组，两组的 5 年局部复发率分别为 3.6% 和 4.5%[23]。

荷兰正在进行的一项临床试验，接受全乳放疗 50Gy 后随机分为瘤床加量 16 Gy 组和观察组，年轻患者被随机分为接受 26 Gy 的瘤床加量组或观察组。该试验结果令人期待。

（三）非常规分割放疗：大分割

保乳术后需常规放疗 6 ~ 7 周的时间，部分患者的放疗依从性较差，有文献报道不愿接受放疗患者达 20%[40,41]。为了达到相同的生物等效剂量，同时缩短治疗时间，多种放疗技术以及剂量分割模式正在探索中，包括大分割和加速部分乳腺照射（APBI）。大分割是指增加分割剂量，在相同生物有效剂量的前提下，缩短治疗时间。

英国进行了两项探索大分割放疗可行性的研究。START A 试验将 2236 例保乳手术后患者随机分为 3 组，一组接受传统的全乳放疗（50Gy/25 次），另两组接受大分割放疗 39Gy 或 41.6Gy（均 13 次，3 周完成），是否瘤床加量则取决于主治医生判断。结果显示：5 年局部控率无显著差异（3.6% vs 3.5% 和 5.2%）[42]。START B 试验将 2215 例保乳术后患者随机分为两组，一组接受全乳放疗（50Gy，25 次，5 周完成），另一组为大分割放疗（40Gy，15 次，3 周完成）。结果也显示 5 年局部复发率无显著差异（3.3% 对 2.2%），且大分割治疗组的不良反应减少[43]。加拿大安大略临床肿瘤学组织进行的一项前瞻性试验中，1200 例 T1 - 2、淋巴结阴性的浸润性乳腺癌患者，随机分为全乳常规放疗组（50Gy，25 次）和大分割组（42.5Gy，16 次，3 周完成）。10 年同侧乳腺复发率无显著差异，但大分割组对组织学级别高的肿瘤局部复发有增加[44]。

这些研究也存在一定局限性。首先，瘤床加量的剂量和时间不统一；其次，联合化疗的作用并未考虑；最后，大肿瘤的患者被常规排除在外。目前，MRC 正在进行一项随机试验，对比保乳术后不同剂量的大分割放疗的疗效，一组为 30Gy/5 次，另一组为 28.5Gy/5 次，均在 5 周完成。

（四）非常规分割放疗：加速部分乳腺照射（APBI）

APBI 是一种大分割放疗，可缩短放疗

总时程。全乳放疗是基于同侧乳腺可能存在亚临床病灶的设想。然而，病理资料显示，大部分的术后残余病灶存在于原发灶周围 1 ~2cm 范围内[45]。由于多数同侧乳房复发位于原瘤床附近，近年来有学者认为保乳术后不需做全乳照射，进行原发病灶所在象限放疗更为合理，APBI 可使治疗时间从 6 周减少至 5 天或更短。多项技术可应用于 AP-BI。最初的低剂量率组织间插植治疗，现已被高剂量率组织间插植治疗所取代，特别是球囊近距离放射治疗，可简化治疗过程。另外，APBI 也可采用直线加速器和三维技术进行非侵入性的外照射方式。

目前，NSABP B – 39／RTOG 0413 两个临床试验正在募集Ⅰ~Ⅱ期浸润性导管癌或DCIS 患者，随机分配到 4 组：第一组接受保乳术后全乳放疗，第二组接受组织间插植APBI，第三组接受三维适形 APBI，第四组接受腔内 APBI。RAPID 随机临床试验也正在进行相关研究，入组条件包括年龄 >40 岁，或淋巴结阴性或切缘阴性的 DCIS 或浸润性癌患者。

多点组织间插植近距治疗是 APBI 的原始技术，因此具有最长的随访时间。来自William Beaumont 医院的一项报道，回顾性分析 199 例Ⅰ/Ⅱ期接受过组织间插植（LDR／HDR）近距离放疗的乳腺癌病例，5 年同侧复发率为 1.2%，5 年疾病特异生存率为 99%，其中 92% 患者达到良好或非常好的美容效果[46]。对以上患者与 199 例全乳放疗的患者进行配对分析，结果亦无显著差异[47]。匈牙利进行了一项 APBI 与全乳放疗的非劣势性前瞻研究，将 258 例 T1、1~2 级、非小叶乳腺癌患者在保乳术后随机分为两组：APBI 照射 36.4Gy/7 次/BID，或常规全乳放疗 50 Gy/25 次。结果显示 5 年局部复发率分别为 3.4% 和 4.7%，无显著差异[48]。一项Ⅱ期临床试验 RTOG 9517，入

组 99 例肿瘤 <3cm 浸润性非小叶乳腺癌保乳术后患者，分别接受 LDR（45 Gy ）或HDR（34Gy/10 次/BID）的辅助放疗。5 年局部、区域及对侧复发率率分别为 6%，0% 和 6%[49]。

在过去的十年间，组织间插植已被气囊近距治疗所取代，因为气囊近距治疗可明显降低临床操作复杂性和乳腺损伤。最初的MammoSite 近距放疗装置是一个单腔气囊，用于 HDR 近距离照射，剂量分布与多导管组织插植相似。这种技术的局限性在于不能有效分离皮肤和胸壁，气囊适形性不高，剂量分布不均匀。一项 FDA 的试验观察 43 例患者，5 年同侧复发率为 0%，距离 >7mm 皮肤的美容效果较好[50]。一项美国乳腺外科医师协会的注册临床试验入组 1440 例患者，中位随访 2.5 年，有 1.6% 的患者出现局部复发，93% 患者有较好/非常好的美容效果[51]。这一结果也被另一项多中心临床试验证实，483 例保乳术后患者接受 Mam-moSite 放疗，34Gy/10 次，2 次/日。结果 2年同侧乳房复发率为 1%，其中 2/3 为瘤床外复发[52]。随着 MammoSite 设备的成功应用，多种其他设备正在研究开发中。

为了减少对乳腺的损伤以及临床实施的复杂性，APBI 的放疗技术逐步由气囊/导管插植向三维适形放疗（3 – DCRT）转变。这种技术利用传统的直线加速器进行照射；但为补偿呼吸运动等带来的不确定性，超出靶区体积的范围较近距放疗更大，造成了靶区外正常组织的剂量增加。3 – DCRT 的优点在于剂量分布均匀，可避免热点并提高美容效果。Chen 等人报道，3D – CRT APBI 治疗 38.5Gy/10 次/BID（1 周完成），4 年同侧乳腺复发率为 1.1%，OS 为 97%，疾病特异生存率为 99%[53]。此外，RTOG 0319 研究入组 52 例Ⅰ/Ⅱ期、肿瘤≤3.0cm 的乳腺癌保乳术后患者，接受 3D – CRT APBI 治疗 38.5Gy/10 次/BID。4 年同侧乳腺复发率为 6%（野内复发67%），DFS 为 84%，

OS 为 96%[54]。

2009 年，美国放射肿瘤协会（ASTRO）发布了 APBI 治疗的患者选择指南，列出了适合治疗、谨慎治疗及不适合治疗的评判标准，详见表 60.5[55]。同期，NCCN 建议 APBI 仅用于临床试验[8]。

表 60.5　根据美国放射肿瘤协会（ASTRO）专家组的指南，不按照指南行 APBI 治疗的标准

评判标准	适合治疗	专家组分类谨慎治疗	不适合治疗
年龄	≥60 岁	50~59 岁	<50 岁
大小	≤2cm	2.1~3.0cm	>3cm
切缘	阴性	近（<2mm）	阳性
BRCA	阴性	–	阳性
LVSI	阴性	局限/局部	广泛
组织学	非浸润的导管原位癌 非浸润性小叶癌	浸润的导管原位癌≤3cm 浸润性小叶癌≤3cm	浸润的导管原位癌≥3cm 浸润性小叶癌≥3cm
EIC	缺乏	≤3cm	>3cm

注：APBI：加速部分乳腺照射；ASTRO：美国放射肿瘤协会；LVSI：淋巴血管间隙浸润；EIC：广泛的导管内癌成分。

（五）术后放疗的豁免问题

有学者提出部分早期乳腺癌患者在肿瘤切除术后是否可豁免术后放疗。EBCTG 的一项荟萃分析表明：保乳术后辅助放疗可以使局部复发率减少约 20%，15 年 OS 提高 5%[56]。通过多项临床试验和亚组分析的探索，并未发现可豁免术后放疗而适合单纯肿瘤切除术的乳腺癌人群。

表 60.6 回顾了关于免除术后辅助放疗的前瞻性研究[30,57-60]，研究结果显示，他莫昔芬内分泌治疗降低了同侧乳腺复发率，部分学者据此怀疑术后辅助放疗的必要性。NSABP B-21 研究随机将 1000 例肿瘤 <1cm 的侵袭性乳腺癌患者分为 3 组：他莫昔芬组、术后辅助放疗组和他莫昔芬+辅助放疗组，随访 8 年结果显示 3 组的局部复发率分别为 16%、9% 和 3%[60]。

表 60.6　保乳手术后是否豁免术后放疗的局部复发率

	例数	随机	患者和肿瘤特征	局部复发	
				辅助放疗（%）	未辅助放疗（%）
CALGB 9343	636	他莫昔芬±辅助放疗	>70 岁	1	4
Canadian	769	他莫昔芬±辅助放疗	>50 岁	0.6	7.7
NSABP B-06	1851	乳房肿瘤切除术±辅助放疗		14	39
Milan Ⅲ	580	1/4 切除术±辅助放疗	肿瘤≤2.5cm	5.8	23.5
NSABP B-21	1009	乳房肿瘤切除术±他莫昔芬±辅助放疗	肿瘤<1cm	3	16

注：CALGB：癌症和白血病 B 组；NSABP：美国乳腺与肠道外科辅助治疗研究组。

乳房切除术后放疗（PMRT）

接受乳房切除术的早期乳腺癌患者通常不需要乳房切除术后放疗（PMRT），除非切缘不足或切缘阳性。然而，对于局部晚期乳腺癌，有高复发风险患者，建议乳房切除术后行辅助放疗。一项包含 NSABP 试验的荟萃分析观察了乳房切除术 + 化疗、未行 PMRT 的复发情况，T < 2cm、T 为 2.1 ~ 5cm 和 T > 5cm 的 LRR 分别为 14.9%、21.3% 和 24.6%（$P < 0.001$）。腋窝阳性淋巴结 1 ~ 3 个、4 ~ 9 个以及 ≥10 个者的 LRR 分别为 13%、24.4% 和 31.9%（$P < 0.001$）。值得注意的是，85% 的局部复发位于胸壁[61]。ECOG 的一项研究发现，肿瘤 >5cm 和阳性淋巴结 ≥4 个是局部复发的高危因素[62]。目前，ASTRO 推荐腋窝淋巴结转移 ≥4 个的患者行 PMRT[63]。NCCN 指南推荐腋窝淋巴结转移 ≥4 个的患者行 PMRT（I 类证据），对于 1 ~ 3 个腋窝淋巴结转移或肿瘤 >5cm 的患者应考虑 PMRT[8]。

多个大型前瞻性临床研究已经证实了手术和化疗后进行 PMRT 的重要性。丹麦 82b 试验入组 1700 例绝经前女性，包含 ≥1 项以下危险因素：腋窝淋巴结转移，肿瘤 >5cm，和/或肿瘤侵犯皮肤/胸壁。患者被随机分配到 PMRT + CMF 化疗组、CMF 化疗组或 CMF + 他莫昔芬治疗组。CMF 方案包括环磷酰胺、甲氨蝶呤、氟尿嘧啶。第三组因死亡率增加而提早终止。放疗区域包括胸壁、锁骨上/下淋巴引流区和内乳淋巴引流区，总剂量为 50Gy。结果显示 PMRT 提高了 10 年 OS（54% vs 45%），DFS（48% vs 34%）和 LRR（9% vs 32%）[64]。一项前瞻性试验随机将 318 例绝经前、淋巴结阳性患者分为两组：辅助放疗 + CMF 化疗组和单纯 CMF 化疗 9 周期组。放疗区域包括胸壁、锁骨上、腋窝和双侧内乳淋巴引流区。放疗

剂量为 37.5 Gy /16 次，在化疗第 4 ~ 5 周进行。20 年随访结果显示，PMRT 提高了乳腺癌特异性生存率（53% vs 38%），总生存率（47% vs 37%），以及局部区域控制率（90% vs 74%）[65]。丹麦 82c 试验将 1460 例绝经后女性，包含 ≥1 项以下危险因素：腋窝淋巴结转移、肿瘤 >5cm 和/或肿瘤侵犯到皮肤/胸壁，随机分为两组：一组接受 PMRT + 他莫昔芬治疗，另一组单独他莫昔芬治疗。研究结果显示 PMRT 可显著提高 10 年 OS（45% vs 36%）、DFS（36% vs 24%）和 LRR（8% vs 35%）。Whelan 等的荟萃分析包含 18 个临床试验，对 6400 例患者的分析也发现 PMRT 可减少局部复发率、区域复发率以及死亡率[67]。

目前，对于 T3N0 和 1 ~ 3 个腋窝淋巴结转移是否行 PMRT 还存在分歧。一项多中心回顾性研究分析了 70 例 T3N0 患者，未行 PMRT 的患者局部区域复发率为 8%。同时该研究显示淋巴管浸润（LVSI）是局部复发的高危因素，有 LVSI 患者局部区域复发率为 20%，而没有 LVSI 为 4%[68]。此外，一项 EBCTG 的研究发现，尽管 PMRT 后局部复发率有所下降（6% vs 2%），但 15 年生存率却无显著差异[56]。丹麦 82b/c 试验研究结果显示：有 1 ~ 3 个腋窝淋巴结转移患者行 PMRT 显著降低了局部区域复发率，同时提高了总生存期[69]。英国哥伦比亚癌症中心回顾性分析发现，在 1 ~ 3 个腋窝淋巴结转移或有 ≥1 项以下因素：< 45 岁，ER（-），病变位于内象限或中央区，或淋巴结转移 > 25%，未行 PMRT 的局部区域复发率将明显增加[70]。

放射治疗方案

过去 20 年，乳腺癌放射治疗发生了巨大变化。传统的乳腺癌放疗以体表解剖标志

和普通二维模拟机来确定照射野。随着现代计算机和医学影像技术的发展，放射治疗进入了精确放疗时代，CT 模拟和三维治疗计划成为了精确放疗的核心内容。CT 模拟定位时，患者躺于 CT 床的体位固定装置上，在乳房边界及手术瘢痕处放置体表标记物。传统的乳房边界如下：上界为锁骨头上方，下界为乳房下皱褶下 2cm，内切点在患侧胸骨体旁，外切点为腋中线。近期 RTOG 对这些解剖边界进行了详细分析和报道[71]。然后，在自由平静呼吸下行模拟定位 CT 扫描。扫描完成后，CT 图像被传输到三维治疗计划系统（3D－TPS）进行治疗计划的设计，如图 60.1。在早期乳腺癌患者中，根据术后血清肿位置（和/或术后银夹标记）来确定放疗区域，如图 60.2 所示。

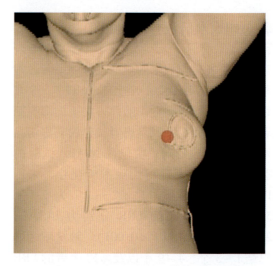

图 60.1　虚拟仿真后患者的三维重建。

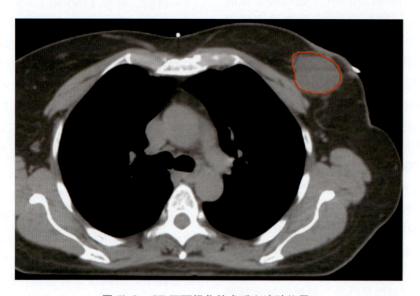

图 60.2　CT 下可视化的术后血清肿位置。

放射治疗通常是采用对穿的切线野照射，切线野的后界应尽量小，以减少肺的照射体积。由于乳房厚度不均匀，常采用楔形板以改善剂量分布的均匀度，如图 60.3。图 60.4 显示了 1 例乳房切除术后的胸壁等中心照射的治疗计划。图 60.5 显示了照射淋巴引流区域的治疗计划，包括Ⅰ～Ⅲ组腋窝淋巴引流区域以及锁骨上淋巴引流区域。三维适形放射治疗（CRT）可满足上述治疗计划，同时最大程度保护同侧肺和心脏。更新的技术包括"野中野"技术和调强放疗（IMRT）技术。这些技术的目的在于改善靶区剂量均匀性，减少高剂量区对乳腺皮肤的损伤。最早关于 IMRT 应用于乳腺癌治疗的报告来自 William Beaumont 医院，研究观察了 281 例早期乳腺癌患者应用 IMRT 治疗的疗效及毒性反应，结果发现该技术治疗早期乳腺癌的副作用非常小，99% 的患者在一年内表示对美容效果很满意[72,73]。一项随机临床试验对比了二维技术和 IMRT 技术用于治疗早期乳腺癌的的疗效，共 300 例患者，结果发现 IMRT 降低了出现湿性脱皮的风险[74]。另外，也有研究认为相比传统的治疗方法，IMRT 能减少乳房皮肤及腺体的纤维化，和全身的辐射暴露[75,76]。图 60.6 显示了 IMRT 治疗计划的剂量分布。

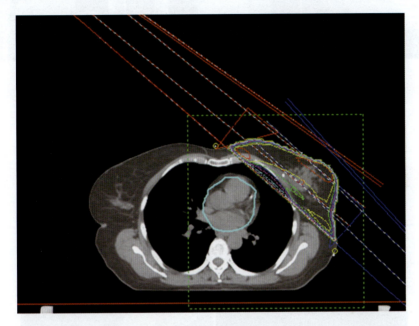

图 60.3　带 15° 楔形板的切线野照射计划。

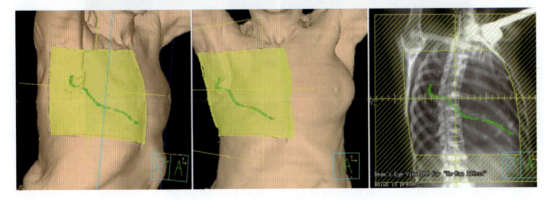

图 60.4　局部晚期乳腺癌的单中心治疗。

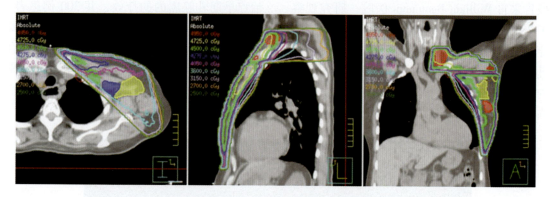

图 60.5　胸壁和 I ～ Ⅲ组淋巴结的治疗计划。

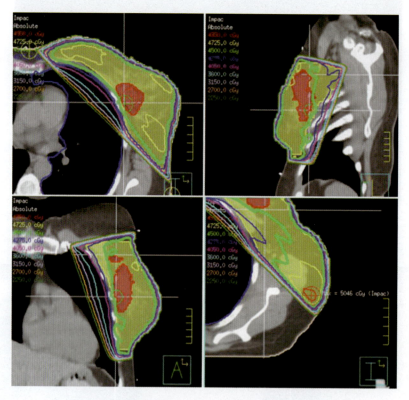

图 60.6　早期乳腺癌的调强放射治疗（IMRT）计划。

对于左侧乳腺癌患者，心脏的照射剂量和潜在晚期毒性得到了广泛关注。应用主动呼吸控制系统在适度深吸气后照射，可增加心脏与胸壁的距离，从而减少心脏受照剂量和容积，如图 60.7。William Beaumont 医院的研究显示，应用主动呼吸控制技术减少了心脏照射剂量以及正常组织并发症概率（NTCP）[77]。

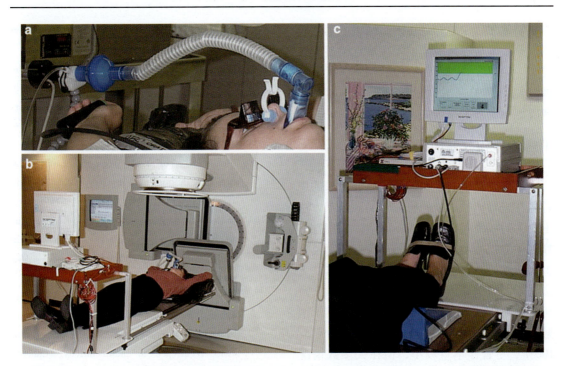

图 60.7　（a）主动呼吸控制系统的喉舌组件；（b）患者置于线性加速器上；（c）患者的呼吸控制显示装置。

放射治疗毒性反应

　　乳腺的放射治疗毒性反应包括急性反应、亚急性反应和晚期毒性反应。放射治疗的急性和亚急性反应包括疲劳、皮肤红斑、色素沉着、干性皮炎、湿性皮炎、胸壁肌炎和放射性肺炎。急性放射毒性应用 RTOG 评分系统进行分级，见表 60.7[78]。根据 RTOG 评分标准，Back 等人进行的一系列研究发现，采用常规放疗技术，5% 的病例出现 3 级毒性反应，1% 出现 4 级毒性反应，有 31.4% 的患者出现脱皮[79]。放射治疗晚期毒性反应包括色素沉着、皮肤硬结或纤维化、毛细血管扩张、心脏毒性、持续性乳房不适以及第二原发肿瘤。APBI 的急性毒性往往比全乳照射少，但也同样会出现放射性皮炎和感染。据统计，应用 MammoSite 行 APBI 治疗的感染发生率 < 5%[52]。APBI 的晚期毒性反应和全乳照射相同，包括色素沉着、纤维化和毛细血管扩张等[80]。

表 60.7　RTOG 急性皮肤毒性评分

等级	
0	无变化
1	轻度或暗沉的红斑，干脱屑或脱毛
2	中度水肿，不融合的湿性脱屑，鲜艳或细嫩的红斑
3	融合的湿润脱屑（除了褶皱）
4	溃疡，坏死，出血

注：RTOG：放射治疗协作组。

　　乳房放疗晚期毒性反应的研究往往受研究终点和随访质量的限制。一项对于 727 例早期乳腺癌保乳术后的研究显示，全乳放疗后 10 年内上肢淋巴水肿的发生率为 4%，腋窝照射后淋巴水肿发生率提高至 9%[81]。宾夕法尼亚大学的一项研究报道，左侧乳腺癌患者接受放疗后心脏检查异常的发生率增加[82]。有研究比较了保乳术后接受放疗与乳房切除术后未放疗的患者，两组的第二肿瘤、第二乳房原发肿瘤的发生率均无显著差异[83]。然而，一些研究发现，40 岁以下患者对侧乳房的照射剂量超过 1.0Gy 时，对侧乳腺癌的发生率增加 1.5 倍[84]。

消融治疗和放射治疗

目前，对于有手术禁忌或放弃手术的患者正在进行消融治疗的研究。消融治疗方法主要为射频消融、激光或冷冻治疗。消融治疗的优势包括无瘢痕、无需全身麻醉以及无组织切除。缺点包括缺乏组织病理标本，无法进行组织学分级、基因检测、受体状态及切缘评估。目前，多个临床试验已证实了消融治疗的可行性，完全消融率约 70% ~ 100%，尽管样本量较小，但在大多数情况下其毒性很小[85-89]。

至于消融治疗后是否行辅助放疗尚不能确定，相关研究非常有限。但由于存在微小残余灶的风险，可以考虑进行辅助放疗。由于缺乏相关研究，放疗的技术和剂量可借鉴传统治疗。

参考文献

[1] Cady B, Stone MD, Schuler JG, et al. The new era in breast cancer: invasion, size and nodal involvement dramatically decreasing as a result of mammographic screening. Arch Surg. 1996; 31: 301 - 8.

[2] Tabar L, Fagerberg CJ, Gad A, et al. Reduction in mortality from breast cancer after mass screening with mammography. Randomised trial from the Breast Cancer Screening Working Group of the Swedish National Board of Health and Welfare. Lancet. 1985; 1: 829 - 32.

[3] Tabar L, Gad A, Parson WC, et al. Mammographic appearances of in situ carcinomas. In: Silverstein MJ, editor. Ductal Carcinoma in situ of the breast. 2nd ed. Philadelphia: Lippincott Williams & Wilkins; 2002. p. 87 - 104.

[4] Wilson RE, Donegan WL, Mettlin C, et al. The 1982 national survey of carcinoma of the breast in the United States by the American College of Surgeons. Surg Gynecol Obstet. 1984; 159: 309 - 18.

[5] Burstein HJ, Polyak K, Wong JS, et al. Ductal carcinoma in situ of the breast. N Engl J Med. 2004; 350: 1430 - 41.

[6] Ernster VL, Barclay J, Kerlikowske K, et al. Incidence of and treatment for ductal carcinoma in situ of the breast. JAMA. 1996; 275: 913 - 18.

[7] Fisher ER, Sass R, Fisher B, et al. Pathologic findings from the National Surgical Adjuvant Breast Project (protocol 6). II. Relation of local breast recurrence to multicentricity. Cancer. 1986; 57: 1717 - 24.

[8] NCCN Clinical Practice Guidelines in Oncology: Breast Cancer. http://www. nccn. org/professionals/ physician_ gls/f_ guidelines. asp. Accessed 14 Apr 2010.

[9] Solin LJ, Fourquet A, Vicini FA, et al. Long - term outcome after breast - conservation treatment with radiation for mammographically detected ductal carcinoma in situ of the breast. Cancer. 2005; 103: 1137 - 46.

[10] Fisher B, Land S, Mamounas E, et al. Prevention of invasive breast cancer in women with ductal carcinoma in situ: an update of the National Surgical Adjuvant Breast and Bowel Project experience. Semin Oncol. 2001; 28: 400 - 18.

[11] Bijker N, Meijnen P, Peterse JL, et al. Breast-conserving treatment with or without radiotherapy in ductal carcinoma - in - situ: ten - year results of European Organisation for Research and Treatment of Cancer randomized phase III trial 10853 - a study by the EORTC Breast Cancer Cooperative Group and EORTC Radiotherapy Group. J Clin Oncol. 2006; 24: 3381 - 7.

[12] Houghton J, George WD, Cuzick J, et al. Radiotherapy and tamoxifen in women with com-

pletely excised ductal carcinoma in situ of the breast in the UK, Australia, and New Zealand: randomised controlled trial. Lancet. 2003; 362: 95 – 102.

[13] Holmberg L, Garmo H, Granstrand B, et al. Absolute risk reductions for local recurrence after postoperative radiotherapy after sector resection for ductal carcinoma in situ of the breast. J Clin Oncol. 2008; 26: 1247 – 52.

[14] Viani GA, Stefano EJ, Afonso SL, et al. Breast-conserving surgery with or without radiotherapy in women with ductal carcinoma in situ: a meta – analysis of randomized trials. Radiat Oncol. 2007; 2: 28.

[15] Schwartz GF, Finkel GC, Garcia JC, et al. Subclinical ductal carcinoma in situ of the breast. Treatment by local excision and surveillance alone. Cancer. 1992; 70: 2468 – 74.

[16] Wong JS, Kaelin CM, Troyan SL, et al. Prospective study of wide excision alone for ductal carcinoma in situ of the breast. J Clin Oncol. 2006; 24: 1031 – 6.

[17] Hughes LL, Wang M, Page DL, et al. Local excision alone without irradiation for ductal carcinoma in situ of the breast: a trial of the Eastern Cooperative Oncology Group. J Clin Oncol. 2009; 27: 5319 – 24.

[18] Silverstein MJ. An argument against routine use of radiotherapy for ductal carcinoma in situ. Oncology. 2003; 17: 1511 – 33.

[19] Di Saverio S, Catena F, Santini D, et al. 259 Patients with DCIS of the breast applying USC/ Van Nuys prognostic index: a retrospective review with long term follow up. Breast Cancer Res Treat. 2008; 109: 405 – 16.

[20] Boland GP, Chan KC, Knox WF, et al. Value of the Van Nuys Prognostic Index in prediction of recurrence of ductal carcinoma in situ after breast – conserving surgery. Br J Surg. 2003; 90: 426 – 32.

[21] Julian TB, Land SR, Wang Y, et al. Is boost therapy necessary in the treatment of DCIS? ASCO Breast Symposium Abstract; 2007.

[22] Bartelink H, Horiot JC, Poortmans PM, et al. Impact of a higher radiation dose on local control and survival in breast – conserving therapy of early breast cancer: 10 – year results of the randomized boost versus no boost EORTC 22881 – 10882 trial. J Clin Oncol. 2007; 25: 3259 – 65.

[23] Romestaing P, Lehingue Y, Carrie C, et al. Role of a 10 – Gy boost in the conservative treatment of early breast cancer: results of a randomized clinical trial in Lyon, France. J Clin Oncol. 1997; 15: 963 – 8.

[24] Jeruss JS, Vicini FA, Beitsch PD, et al. Initial outcomes for patients treated on the American Society of Breast Surgeons MammoSite clinical trial for ductal carcinoma – in – situ of the breast. Ann Surg Oncol. 2006; 13: 967 – 76.

[25] Benitez PR, Streeter O, Vicini F, et al. Preliminary results and evaluation of MammoSite balloon brachytherapy for partial breast irradiation for pure ductal carcinoma in situ: a phase II clinical study. Am J Surg. 2006; 192: 427 – 33.

[26] Keisch M, Vicini F, Beitsch P, et al. American Society of Breast Surgeons MammoSite Radiation Therapy System Registry Trial: ductal carcinoma – in – situ subset analysis – 4 – year data in 194 treated lesions. Am J Surg. 2009; 198: 505 – 7.

[27] van Dongen JA, Voogd AC, Fentiman IS, et al. Long – term results of a randomized trial comparing breast – conserving therapy with mastectomy: European Organization for Research and Treatment of Cancer 10801 trial. J Natl Cancer Inst. 2000; 92: 1143 – 50.

[28] Poggi MM, Danforth DN, Sciuto LC, et al. Eighteenyear results in the treatment of early breast carcinoma with mastectomy versus breast conservation therapy: the National Cancer Institute Randomized Trial. Cancer. 2003; 98: 697 – 702.

[29] Blichert – Toft M, Nielsen M, Düring M, et al. Longterm results of breast conserving surgery vs. mastectomy for early stage invasive breast cancer: 20 – year follow – up of the Danish ran-

domized DBCG – 82TM protocol. Acta Oncol. 2008; 47: 672 – 81.

[30] Fisher B, Anderson S, Bryant J, et al. Twenty – year follow – up of a randomized trial comparing total mastectomy, lumpectomy, and lumpectomy plus irradiation for the treatment of invasive breast cancer. N Engl J Med. 2002; 347: 1233 – 41.

[31] Veronesi U, Cascinelli N, Mariani L, et al. Twentyyear follow – up of a randomized study comparing breast – conserving surgery with radical mastectomy for early breast cancer. N Engl J Med. 2002; 347 1227 – 32.

[32] Arriagada R, Lé MG, Rochard F, et al. Conservative treatment versus mastectomy in early breast cancer: patterns of failure with 15 years of follow – up data. Institut Gustave – Roussy Breast Cancer Group. J Clin Oncol. 1996; 14: 1558 – 64.

[33] Maddox WA, Carpenter Jr JT, Laws HL, et al. A randomized prospective trial of radical (Halsted) mastectomy versus modified radical mastectomy in 311 breast cancer patients. Ann Surg. 1983; 198: 207 – 12.

[34] Cabioglu N, Hunt KK, Buchholz TA, et al. Improving local control with breast – conserving therapy: a 27 – year single – institution experience. Cancer. 2005; 104: 20 – 9.

[35] Fisher B, Jeong JH, Dignam J, et al. Findings from recent National Surgical Adjuvant Breast and Bowel Project adjuvant studies in stage I breast cancer. J Natl Cancer Inst Monogr. 2001; 30: 62 – 6.

[36] Voogd AC, Nielsen M, Peterse JL, et al. Differences in risk factors for local and distant recurrence after breast – conserving therapy or mastectomy for stage I and II breast cancer: pooled results of two large European randomized trials. J Clin Oncol. 2001; 19: 1688 – 97.

[37] Coulombe G, Tyldesley S, Speers C, et al. Is mastectomy superior to breast – conserving treatment for young women? Int J Radiat Oncol Biol Phys. 2007; 67: 1282 – 90.

[38] Beadle BM, Woodward WA, Tucker SL, et al. Tenyear recurrence rates in young women with breast cancer by locoregional treatment approach. Int J Radiat Oncol Biol Phys. 2009; 73: 734 – 44.

[39] Jones HA, Antonini N, Hart AA, et al. Impact of pathological characteristics on local relapse after breast – conserving therapy: a subgroup analysis of the EORTC boost versus no boost trial. J Clin Oncol. 2009; 27: 4939 – 47.

[40] Lazovich D, Solomon CC, Thomas DB, et al. Breast conservation therapy in the United States following the 1990 National Institutes of Health Consensus Development Conference on the treatment of patients with early stage invasive breast carcinoma. Cancer. 1999; 86: 628 – 37.

[41] Morrow M, White J, Moughan J, et al. Factors predicting the use of breast – conserving therapy in stage I and II breast carcinoma. J Clin Oncol. 2001; 19: 2254 – 62.

[42] START Trialists' Group, Bentzen SM, Agrawal RK, et al. The UK Standardisation of Breast Radiotherapy (START) Trial A of radiotherapy hypofractionation for treatment of early breast cancer: a randomised trial. Lancet Oncol. 2008; 9: 331 – 41.

[43] START Trialists' Group, Bentzen SM, Agrawal RK, et al. The UK Standardisation of Breast Radiotherapy (START) Trial B of radiotherapy hypofractionation for treatment of early breast cancer: a randomised trial. Lancet. 2008; 371: 1098 – 107.

[44] Whelan TJ, Pignol JP, Levine MN, et al. Long – term results of hypofractionated radiation therapy for breast cancer. N Engl J Med. 2010; 36: 513 – 20.

[45] Haffty BG, Carter D, Flynn SD, et al. Local recurrence versus new primary: clinical analysis of 82 breast relapses and potential applications for genetic fingerprinting. Int J Radiat Oncol Biol Phys. 1993; 27: 575 – 83.

[46] Benitez PR, Chen PY, Vicini FA, et al. Partial breast irradiation in breast conserving therapy by

way of intersitial brachytherapy. Am J Surg. 2004; 188: 355 – 64.

[47] Antonucci JV, Wallace M, Goldstein NS, et al. Differences in patterns of failure in patients treated with accelerated partial breast irradiation versus wholebreast irradiation: a matched – pair analysis with 10 – year follow – up. Int J Radiat Oncol Biol Phys. 2009; 74: 447 – 52.

[48] Polgár C, Fodor J, Major T, et al. Breast – conserving treatment with partial or whole breast irradiation for low – risk invasive breast carcinoma – 5 – year results of a randomized trial. Int J Radiat Oncol Biol Phys. 2007; 69: 694 – 792.

[49] Arthur DW, Winter K, Kuske RR, et al. A Phase II trial of brachytherapy alone after lumpectomy for select breast cancer: tumor control and survival outcomes of RTOG 95 – 17. Int J Radiat Oncol Biol Phys. 2008; 72: 467 – 73.

[50] Benitez PR, Keisch ME, Vicini F, et al. Five – year results: the initial clinical trial of MammoSite balloon brachytherapy for partial breast irradiation in earlystage breast cancer. Am J Surg. 2007; 19: 456 – 62.

[51] Vicini F, Beitsch PD, Quiet CA, et al. Three – year analysis of treatment efficacy, cosmesis, and toxicity by the American Society of Breast Surgeons MammoSite Breast brachytherapy registry Trial in patients treated with accelerated partial breast irradiation. Cancer. 2008; 112: 758 – 66.

[52] Cuttino LW, Keisch M, Jenrette JM, et al. Multiinstitutional experience using the MammoSite radiation therapy system in the treatment of early – stage breast cancer: 2 – year results. Int J Radiat Oncol Biol Phys. 2008; 71: 107 – 14.

[53] Chen PY, Wallace M, Mitchell C, et al. Four – year efficacy, cosmesis, and toxicity using threedimensional conformal external beam radiation therapy to deliver accelerated partial breast irradiation. Int J Radiat Oncol Biol Phys. 2010; 76: 991 – 7.

[54] Vicini F, Winter K, Wong J, et al. Initial efficacy results of RTOG 0319: three – dimensional conformal radiation therapy (3D – CRT) confined to the region of the lumpectomy cavity for stage I/II breast carcinoma. Int J Radiat Oncol Biol Phys. 2010; 77 (4): 1120 – 7.

[55] Smith BD, Arthur DW, Buchholz TA, et al. Accelerated partial breast irradiation consensus statement from the American Society for Radiation Oncology (ASTRO). Int J Radiat Oncol Biol Phys. 2009; 15: 987 – 1001.

[56] Clarke M, Collins R, Darby S, et al. Effects of radiotherapy and of differences in the extent of surgery for early breast cancer on local recurrence and 15 – year survival: an overview of the randomised trials. Lancet. 2005; 366: 2087 – 106.

[57] Hughes KS, Schnaper LA, Berry D, et al. Lumpectomy plus tamoxifen with or without irradiation in women 70 years of age or older with early breast cancer. N Engl J Med. 2004; 351: 971 – 7.

[58] Fyles AW, McCready DR, Manchul LA, et al. Tamoxifen with or without breast irradiation in women 50 years of age or older with early breast cancer. N Engl J Med. 2004; 351: 963 – 70.

[59] Veronesi U, Marubini E, Mariani L, et al. Radiotherapy after breast – conserving surgery in small breast arcinoma: long – term results of a randomized trial. Ann Oncol. 2001; 12: 997 – 1003.

[60] Fisher B, Bryant J, Dignam JJ, et al. Tamoxifen, radiation therapy, or both for prevention of ipsilateral breast tumor recurrence after lumpectomy in women with invasive breast cancers of one centimeter or less. J Clin Oncol. 2001; 20: 4141 – 9.

[61] Taghian A, Jeong JH, Mamounas E, et al. Patterns of locoregional failure in patients with operable breast cancer treated by mastectomy and adjuvant chemotherapy with or without tamoxifen and without radiotherapy: results from five National Surgical Adjuvant Breast and Bowel Project randomized clinical trials. J Clin Oncol. 2004; 22: 4247 – 54.

[62] Fowble B, Gray R, Gilchrist K, et al. Identification of a subgroup of patients with breast cancer and histologically positive axillary nodes receiving adjuvant chemotherapy who may benefit from postoperative radiotherapy. J Clin Oncol. 1988; 6: 1107 - 17.

[63] Harris JR, Halpin - Murphy P, McNeese M, et al. Consensus Statement on postmastectomy radiation therapy. Int J Radiat Oncol Biol Phys. 1999; 44: 989 - 90.

[64] Overgaard M, Hansen PS, Overgaard J, et al. Postoperative radiotherapy in high - risk premenopausal women with breast cancer who receive adjuvant chemotherapy. Danish Breast Cancer Cooperative Group 82b Trial. N Engl J Med. 1997; 337: 949 - 55.

[65] Ragaz J, Olivotto IA, Spinelli JJ, et al. Locoregional radiation therapy in patients with high - risk breast cancer receiving adjuvant chemotherapy: 20 - year results of the British Columbia randomized trial. J Natl Cancer Inst. 2005; 97: 116 - 26.

[66] Overgaard M, Jensen MB, Overgaard J, et al. Postoperative radiotherapy in high - risk postmenopausal breast - cancer patients given adjuvant tamoxifen: Danish Breast Cancer Cooperative Group DBCG 82c randomised trial. Lancet. 1999; 353: 1641 - 8.

[67] Whelan TJ, Julian J, Wright J, et al. Does locoregional radiation therapy improve survival in breast cancer? A meta - analysis. J Clin Oncol. 2000; 18: 1220 - 9.

[68] Floyd SR, Buchholz TA, Haffty BG, et al. Low local recurrence rate without postmastectomy radiation in node - negative breast cancer patients with tumors 5 cm and larger. Int J Radiat Oncol Biol Phys. 2006; 66: 358 - 64.

[69] Overgaard M, Nielsen HM, Overgaard J. Is the benefit of postmastectomy irradiation limited to patients with four or more positive nodes, as recommended in international consensus reports? A subgroup analysis of the DBCG 82 b&c randomized trials. Radiother Oncol. 2007; 82: 247 - 53.

[70] Truong PT, Olivotto IA, Kader HA, et al. Selecting breast cancer patients with T1 - T2 tumors and one to three positive axillary nodes at high postmastectomy locoregional recurrence risk for adjuvant radiotherapy. Int J Radiat Oncol Biol Phys. 2005; 61: 1337 - 47.

[71] RTOG - Breast Cancer Atlas. http://www. rtog. org/ pdf_ file2. html? pdf_ document = BreastCancerAtlas. pdf. Accessed 26 Apr 2010.

[72] Kestin LL, Sharpe MB, Frazier RC, et al. Intensity modulation to improve dose uniformity with tangential breast radiotherapy: initial clinical experience. Int J Radiat Oncol Biol Phys. 2000; 48: 1559 - 68.

[73] Vicini FA, Sharpe M, Kestin L, et al. Optimizing breast cancer treatment efficacy with intensitymodulated radiotherapy. Int J Radiat Oncol Biol Phys. 2002; 54: 1336 - 44.

[74] Pignol JP, Olivotto I, Rakovitch E, et al. A multicenter randomized trial of breast intensity - modulated radiation therapy to reduce acute radiation dermatitis. J Clin Oncol. 2008; 26: 2085 - 92.

[75] Evans PM, Donovan EM, Partridge M, et al. The delivery of intensity modulated radiotherapy to the breast using multiple static fields. Radiother Oncol. 2000; 57: 79 - 89.

[76] Woo TC, Pignol JP, Rakovitch E, et al. Body radiation exposure in breast cancer radiotherapy: impact of breast IMRT and virtual wedge compensation techniques. Int J Radiat Oncol Biol Phys. 2006; 65: 52 - 8.

[77] Remouchamps VM, Letts N, Vicini FA, et al. Initial clinical experience with moderate deep - inspiration breath hold using an active breathing control device in the treatment of patients with left - sided breast cancer using external beam radiation therapy. Int J Radiat Oncol Biol Phys. 2003; 56: 704 - 15.

[78] Cox JD, Stetz J, Pajak TF, et al. Toxicity criteria of the Radiation Therapy Oncology Group (RTOG) and the European Organization for Re-

search and Treatment of Cancer (EORTC). Int J Radiat Oncol Biol Phys. 1995; 31: 1341 - 6.

[79] Back M, Guerrieri M, Wratten C, et al. Impact of radiation therapy on acute toxicity in breast conservation therapy for early breast cancer. Clin Oncol. 2004; 16: 12 - 6.

[80] Chao KK, Vicini FA, Wallace M, et al. Analysis of treatment efficacy, cosmesis, and toxicity using the MammoSite breast brachytherapy catheter to deliver accelerated partial - breast irradiation: the William Beaumont Hospital experience. Int J Radiat Oncol Biol Phys. 2007; 69: 32 - 40.

[81] Coen JJ, Taghian AG, Kachnic LA, et al. Risk of lymphedema after regional nodal irradiation with breast conservation therapy. Int J Radiat Oncol Biol Phys. 2003; 55: 1209 - 15.

[82] Correa CR, Das IJ, Litt HI, et al. Association between tangential beam treatment parameters and cardiac abnormalities after definitive radiation treatment for left - sided breast cancer. Int J Radiat Oncol Biol Phys. 2008; 72: 508 - 16.

[83] Obedian E, Fischer DB, Haffty BG, et al. Second malignancies after treatment of early - stage breast cancer: lumpectomy and radiation therapy versus mastectomy. J Clin Oncol. 2000; 18: 2406 - 12.

[84] Stovall M, Smith SA, Langholz BM, et al. Dose to the contralateral breast from radiotherapy and risk of second primary breast cancer in the WE-CARE study. Int J Radiat Oncol Biol Phys. 2008; 72: 1021 - 30.

[85] Jeffrey SS, Birdwell RL, Ikeda DM, et al. Radiofrequency ablation of breast cancer: first report of an emerging technology. Arch Surg. 1999; 134: 1064 - 8.

[86] Burak Jr WE, Agnese DM, Povoski SP, et al. Radiofrequency ablation of invasive breast carcinoma followed by delayed surgical excision. Cancer. 2003; 98: 1369 - 76.

[87] Earashi M, Noguchi M, Motoyoshi A, et al. Radiofrequency ablation therapy for small breast cancer followed by immediate surgical resection or delayed mammotome excision. Breast Cancer. 2007; 14: 39 - 47.

[88] Dowlatshahi K, Fan M, Gould VE, et al. Stereotactically guided laser therapy of occult breast tumors: work - in - progress report. Arch Surg. 2000; 135: 1345 - 52.

[89] Littrup PJ, Jallad B, Chandiwala - Mody P, et al. Cryotherapy for breast cancer: a feasibility study without excision. J Vasc Interv Radiol. 2009; 20: 1329 - 41.

第 61 章　乳腺癌系统性治疗的成就与挑战

Zeina Nahleh

应希慧　纪建松　翻译　刘冠　邵国良　校审

[摘要] 在过去的几十年里，我们在乳腺癌的治疗方面取得了长足的进步，从上世纪 90 年代以来乳腺癌死亡率的下降就可以证明这一点。乳腺癌是一种异质性疾病，随着人们对其认识的加深，促进了新的全身性化疗、激素治疗和靶向治疗（生物治疗）的发展。乳腺癌已被细分成不同的分子亚型。然而，如何根据更好的预测和预后标记进一步调整治疗仍是一个重要的问题。在这一章中，我们回顾了在乳腺癌系统性治疗方面取得的进展，并强调了在这一领域中尚存的一些挑战。

引言

在过去的几十年的时间里，我们在认识和治疗乳腺癌方面取得了巨大的进步。通过强大的宣传，公众已逐渐提高了对乳腺癌的认识。联邦政府和私人金融机构对乳腺癌研究方面的支持及取得的成就功不可没。在 20 世纪 50 年代，只有四分之一的乳腺癌患者在 10 年后还活着，而现在四分之三的乳腺癌患者还活着[1]。在过去的 20 年里，乳腺癌的研究死亡率下降超过了 25%[2-3]。

在过去的 20 年里，乳腺癌的进展速度是最快的，其特点是对乳腺癌的分子生物学有了更深入的了解，合理的药物设计，具有特定细胞靶标和通路的制剂的开发，更好的预后和预测多基因检测和支持治疗的显著改善。三个主要因素使我们对于许多乳腺癌更接近于可以使用"治愈"这个词：一是通过乳房 X 线摄影早期发现[4-6]；另一个是更好地理解乳腺癌是一种局部性和全身性的疾病，乳房保留手术（乳房肿瘤切除术）后序贯放射治疗与乳房切除术[7-9]和早期全身性治疗的实施相比，治疗效果相当[10]。第三是认识到乳腺癌是一种异质性疾病，促进了全身化疗、内分泌治疗、生物靶向治疗的新发展[11]。在这一章中，我们将重点关注目前在乳腺癌全身治疗方面的进展，并强调在这一领域中仍存在的一些挑战。我们强调早期和局部进展期乳腺癌的治疗，因为与晚期乳腺癌伴有远处转移的治疗相比，它提供了一个很好的多学科模型。

全身治疗原则

在过去的 20 年中，通过筛查早期检出肿瘤和辅助治疗的进步使乳腺癌死亡率得到了改善[12]。根据风险降低的模型，估计辅助治疗减少了 35% ~ 75% 的风险[13]。乳腺癌的辅助治疗是指系统性治疗（化疗、内分泌/激素治疗或靶向生物治疗），旨在治疗微转移性疾病或乳腺癌细胞，这些细胞已

Z. Nahleh
Department of Internal Medicine, Division of Hematology - Oncology, TTUHSC - Paul L. Foster School of Medicine, El Paso, TX, USA
e - mail: zeina. nahleh@ ttuhsc. edu

经从乳腺和区域淋巴结中逃脱，但尚未形成可识别的转移病灶。治疗的目的是减少日后复发的风险，从而降低乳腺癌相关的发病率和死亡率[14]。

从历史上看，癌症的主要治疗方法是放射治疗和手术。在 20 世纪中期，化学疗法第一次加入了这个治疗方案，并以一种毒性药物氮芥为代表[15]。近年来，我们看到了针对乳腺癌的新内分泌治疗和化学治疗方面的进展呈爆炸性增长，在对正常细胞和癌细胞功能特征、病理生理特性以及细胞内通路信号进行基础研究的基础上开发出药物[16]。联合化疗成为辅助化疗的标准推荐方案[17]。是否给予化疗取决于癌症的分期；淋巴结状态；激素受体；雌激素受体（ER）和孕激素受体（PR）；人表皮生长因子 2（HER2）状态以及最近的多基因检测。更积极的治疗通常推荐用于绝经前浸润性乳腺癌的妇女。

我们已经使用辅助系统疗法治疗早期乳腺癌几十年了，但主要的挑战仍然是如何最优地使用每一种疗法以及在哪个病人身上使用。基因组测序的进展主要基于基因表达微阵列，允许同时检查特定肿瘤中的数千个基因和通路，并描述恶性细胞的全面特征[11]。至少有四种具有明显临床表现的独立的乳腺肿瘤亚型已被确定：腔内 A 型（Luminal A）（ER + 和/或 PR +/HER2 -），这是最常见的亚型，通常与年龄大、组织学级别低、预后良好和激素反应有关；腔内 B 型（Luminal B）（ER + 和/或 PR - 或 + / HER2 -

或 +），类似于腔内 A 型，但是 ER + / PR - 更多见，结果比腔内 A 型更差；HER2 阳性型（ER - / PR -），不太常见，通常具有侵袭性的亚型，组织学分级高，常见于年轻的患者；基底样型（ER -/PR -/HER2 -），也被统称为三重阴性、侵袭性亚型，组织学分级高，有丝分裂率高，在年轻和绝经前的非裔美国妇女中很常见[18,19]。

鉴于乳腺癌的这种精细分类，我们现在需要解决这些重要问题：

哪些病人亚群真的需要化疗和内分泌治疗？

是否有些女性患者不应该接受内分泌治疗？

每个女性患者会对哪种特别类型的化疗有反应？

根据每个妇女独特的药物基因组组成，化疗的差异反应和毒性是什么？

是否有一些女性在进展期时仍可仅接受内分泌治疗或靶向治疗？

我们能识别出那些对激素疗法没有反应的病人并引导他们进行更合适的治疗吗？

（一）辅助化疗的演变

第一个大规模用于乳腺癌的联合化疗方案是 CMF（环磷酰胺、甲氨蝶呤、氟尿嘧啶）方案[20]。数十年来，6 个周期的 CMF 是乳腺癌辅助化疗的金标准，与没有化疗相比，它显著改善了早期和长期的结果，提高了无复发生存率和总体生存率[21]。多组后续方案的开发改善了乳腺癌的预后（表 61.1）。

表 61.1　化疗在乳腺癌中的演变

种类	药物	年份
化疗	单药烷化剂氮芥	1950s - 1960s
	综合化疗，烷化基	1960s
	CMF 辅助化疗	1970s
	蒽环类药物的联合化疗	1980s
	蒽环类、紫杉醇类新辅助化疗	1990s
靶向（生物疗法）	抗 HER2 单抗和辅助化疗相结合	2000s

1. 蒽环类药物

含蒽环类药物的辅助化疗方案早在 20 世纪 80 年代就已用于早期乳腺癌的治疗。与标准 CMF 方案相比，含蒽环类化疗方案降低了每年的复发风险和死亡风险超过 10%，相当于 5 年复发率降低 5%，5 年死亡率降低 3%[22-24]。这种小而真实的差异奠定了蒽环类药物（表阿霉素、阿霉素）在乳腺癌辅助化疗中的基石地位。已经试验了多种化疗方式的化疗周期、剂量和强度大小，常用的方案中包含三种或更多种的药物，包括环磷酰胺（C）、氟尿嘧啶（F）、表阿霉素（E）或阿霉素（A）（例如，CEF 和 CAF、FAC、FEC），或两种药物治疗方案（例如，AC 或 EC），这相当于 6 个周期的 CMF 化疗。蒽环类药物仍然是乳腺癌最常用的药物，但必须关注蒽环类药物相关的心脏毒性和有致白血病的可能。

2000 年的早期乳腺癌临床试验协作组（EBCTCG）的荟萃分析中[23]概述了以蒽环类药物为基础的化疗方案每年心脏毒性死亡率风险为 0.08%，而非蒽环类药物为基础的化疗方案每年心脏毒性死亡率风险为 0.06%。这项分析是癌症治疗中个体患者荟萃分析中最大的一项，包括 145 000 例早期乳腺癌女性，随机分配至 194 项辅助性全身治疗的临床试验中（化疗和/或内分泌治疗）。然而，长期的心脏安全性问题仍然存在，特别是对于患有早期乳腺癌的老年女性。

在过去几十年中，由白血病研究组 B（CALGB）进行的后续多个临床试验证实，使用蒽环类药物方案改善了无病生存期和总生存率，尤其是雌激素受体阴性的患者，且无显著的非血液学毒性[25-28]。此外，最近的一项荟萃分析囊括了 8 个临床试验包括 6564 例早期乳腺癌患者，比较了含蒽环类与非蒽环类药物的方案，提示蒽环类药物仅对 HER2 阳性患者有效[29]。能预测对蒽环类药物敏感的标志物仍然是一个活跃的研究领域。生物学上，蒽环类药物能抑制拓扑异构酶 II a，其基因（TOP2A）毗邻 17 号染色体的 HER2 基因，在大约 35% 的过度表达 HER2 的乳腺癌患者中存在扩增[30, 31]。ER、HER2 以及 TOP2A 等其他生物标志物作为蒽环类药物反应的预测指标的作用有待于进一步验证。在此之前，许多专家认为，如果患者的风险评估决定了他们的选择，那么患者不应该被剥夺以蒽环类药物为基础的辅助化疗的机会[32]。

2. 紫杉醇类

20 世纪 90 年代引入的新型化疗药物中，紫杉醇类是治疗早期乳腺癌最热门、最常用的化疗药物之一。CALGB 9344 是评估早期乳腺癌辅助治疗中紫杉醇类药物作用的最大的临床试验之一，入组超过 3000 例淋巴结阳性的乳腺癌患者[28]。这项研究显示紫杉醇序贯使用 AC（阿霉素、环磷酰胺）方案与单纯 AC 方案相比，5 年生存获益为 80%，而单纯 AC 组为 77%。这个重要的试验促使在淋巴结阳性乳腺癌患者的辅助综合化疗中推荐加入紫杉醇。

尚未得到回答的的主要问题：

哪些亚组病人可以从紫杉醇化疗中获益最大？

在最近的一项回顾性分析 CALGB 9344 中，用 1322 例参与者的肿瘤组织块检测 HER2 状态[33]，无论雌激素受体状态如何，HER2 阳性均预测紫杉醇能显著降低疾病复发（HR 0.59，$P = 0.01$）。雌激素受体阳性、HER2 阴性、淋巴结阳性的乳腺癌患者似乎并没有从紫杉醇中获益[33]。然而，乳腺癌国际研究组（BCIRG）001 进行的多西他赛试验提示，在无疾病生存率方面，6 × TAC（多西紫杉醇、阿霉素、环磷酰胺）与 6 × FAC 相比（82% vs 74%）显著改善，表明无论在 ER 阳性还是 ER 阴性乳腺癌中，紫杉醇联合蒽环类药物方案优于不含紫杉醇的蒽环类药物方案[34]。最近的 Cochrane 荟萃分析包括了 12 项研究和超过 21 000 例患者，评价了紫杉醇在可手术乳腺癌（Ⅰ～Ⅲ期）辅助治疗中的作用[35]。结果显示与不含紫杉醇方案相比，含紫杉醇方案在总生存率（HR 0.81，$P < 0.000\ 01$）和无病生存率（HR 0.81，$P < 0.000\ 01$）方面有统计学意义[35]。这篇回顾文章并没有确定哪个亚组的患者在含紫杉醇类药物治疗后可以获益更多或更少。尽管如此，所有证据均支持使用含紫杉醇类的辅助化疗方案，可以提高手术早期乳腺癌患者的总体生存率和无病生存率。迄今为止，还没有足够的证据支持在任何亚型的乳腺癌患者治疗中可以不使用紫杉醇。

虽然紫杉醇类辅助治疗的确切作用尚存在争议，但最佳的紫杉醇类给药方案已确定。东部肿瘤协作组（ECOG）1199 将 4950 例淋巴结阳性或高危淋巴结阴性的早期乳腺癌患者随机分为 AC 联合 4 种不同的紫杉醇类方案，共 4 个周期：（1）紫杉醇 175mg/m² q3w；（2）紫杉醇 80mg/m² qw；（3）多西他赛 100mg/m² q3w；（4）多西他赛 35mg/m² qw。在 64 个月的中位随访之后，紫杉醇每周方案和多西他赛每 3 周方案的无病生存率均优于其他两个方案[36]。

在早期乳腺癌的治疗中，为了更好地认识非蒽环类药物并因此降低可能的心脏毒性，美国肿瘤 9735 试验随机选取了 1016 例可手术的乳腺癌患者（Ⅰ～Ⅲ）接受 4 个周期 TC（多西他赛＋环磷酰胺）方案和 4 个周期标准剂量的 AC 方案进行比较[37]。经过 7 年的中位随访后，TC 组在无病生存率和总生存率方面有优势且具有较小的心脏毒性。这个试验表明 TC 方案可作为治疗早期乳腺癌的一个选择，尤其是对那些有心脏毒性的高危人群或只需接受 12 周治疗的人群。

综上所述，蒽环类药物序贯或者同步联合紫杉醇类药物是乳腺癌患者最佳的辅助治疗方案，尤其是无禁忌证的雌激素受体阴性患者，使用每周紫杉醇或每 3 周多西他赛的给药方案最合适。然而，对于乳腺癌的各个亚型，尤其是 ER 阳性、HER2 阴性的患者，最佳的联合化疗方案是什么仍不清楚。目前，CMF、TC 或以蒽环类药物为基础的方案可能都是合理的选择。

（二）HER2 阳性乳腺癌的辅助治疗

临床医生早就认识到乳腺癌是一种异质性疾病。在 1988 年发表的一篇开创性的科学论文中，Slamon 和他的同事们发现 HER2 是乳腺癌预后的驱动因素，这是过去 20 年乳腺癌最重要的发现之一。Her2 的过表达大约发生在 20% 的乳腺癌中，与侵袭性表型和更差的预后相关。然而，随着曲妥珠单抗的出现，HER2 靶向治疗的发展，改变了 HER2 阳性乳腺癌的治疗模式和历史。曲妥珠单抗是一种以针对 HER2 受体细胞外结构域的单克隆抗体（mAb），曲妥珠单抗于 2005 年被美国食品和药物管理局（FDA）批准联合化疗用于辅助治疗 HER2＋乳腺癌。迄今为止，有五项研究[39-42]（BCIRG006[42]，HERA[40]，FinHer[41]，N9831[39]，NSABP B31[39]）将共 11 650 例早期 HER2 阳性乳腺癌患者随机分配至含曲妥珠单抗或无曲妥珠单抗为基础的辅助化疗中。所有的五项试验都表明，无论联合何种化疗方案或者使用曲妥珠单抗的顺序如何，含曲妥珠单抗的方案均可使无病生存率提高约 50%，总生存率提高 35%。目前进行的临床试验 ALTTO Ⅲ期（拉帕替尼和/或曲妥珠单抗），正在试验两种抗 HER2 靶向药物联合化疗是否将会使早期乳腺癌患者获益[43]。

（三）辅助内分泌治疗

1896 年，乔治·比特森医生切除了一名患有局部进展期乳腺癌的 33 岁女性患者的卵巢，观察到乳腺肿瘤明显退缩[44]。当他在苏格兰西部研究哺乳期绵羊时，观察到农场主为了获得更多牛奶而切除哺乳期奶牛的卵巢，使奶牛维持在哺乳期以保证牛奶的供应，他被生理学深深吸引。直到 20 世纪上半叶，内分泌疗法（也被称为激素疗法）因其减少体内雌激素的数量或阻断雌激素的作用，被认为是乳腺癌的一种可行的治疗方法（表 61.2）。这是基于雌激素在乳腺癌的发展和发展中起重要作用这一事实[45,46]。这个过程取决于激素受体的存在：雌激素受体和/或孕激素受体[47,48]。大约 70% ～ 80%

的乳腺癌患者是 ER 阳性。近 65% 的乳腺癌患者雌激素受体、孕激素受体均阳性。近 10% 的乳腺癌患者雌激素受体阳性，孕激素受体阴性。从这一点来看，所有的乳腺肿瘤一般可分为激素受体阳性（HR +）和激素受体阴性（HR -）两大类，特别是雌激素受体可以被视为乳腺癌生物治疗的第一个靶点。激素治疗现在被认为是 HR 阳性乳腺癌患者的主要全身治疗方法，对 HR 阴性乳腺癌患者无效[48]。

表 61.2　乳腺癌治疗性激素治疗方法的演变

种类	药物/方法	毒性	年份
内分泌治疗	睾酮，孕酮，雌激素，强的松龙，氨鲁米特，附件切除术，卵巢照射	多毛症，痤疮	1950 - 1970s
	他莫西芬	潮热、情绪改变、血栓栓塞事件、子宫肿瘤	1980s
	芳香化酶抑制剂	关节痛、骨密度降低、潮热	1990s

目前有四种不同的激素疗法[14]：（1）卵巢抑制或去势，通过卵巢切除、放疗等不可逆治疗，或更常见是利用黄体生成素释放激素（LHRH）的类似物，使卵巢功能暂时丧失；（2）选择性雌激素受体调节剂（SERM，例如，他莫昔芬、托瑞米芬）；（3）芳香酶抑制剂（阿那曲唑、来曲唑）；（4）雌激素受体下调剂（氟维司群）。前三种方式用于早期乳腺癌的治疗，而所有四种方式均可用于晚期转移性乳腺癌的治疗。

他莫昔芬是最老、最常用的选择性雌激素受体调节剂，它结合并抑制乳腺中的雌激素受体信号[49]。它是一种受体拮抗剂，对绝经前和绝经后妇女均有效。他莫昔芬对其他组织的雌激素受体有刺激作用，包括骨骼（骨密度保持）和内膜（导致子宫内膜癌的风险增加 2 ～ 4 倍）[22,23]。自 20 世纪 80 年代初起，他莫西芬就被批准用于乳腺癌治

疗。多项研究表明，在乳腺癌的辅助治疗中，他莫昔芬可以降低乳腺癌相关的死亡率和复发率。五年内他莫昔芬已经成为了标准治疗药物，可降低约 50% 的复发率和 25% 的死亡率[22,23]。与他莫昔芬使用相关的常见副作用包括潮热（高达 80%）、阴道出血（2% ～ 25 %）或腹泻（10% ～ 55%）、尿频或尿急（10%）、情绪变化（15% ～ 20%）或抑郁（2% ～ 12 %）。

对于被诊断为 HR 阳性乳腺癌的绝经前妇女，他莫昔芬仍是激素治疗的首选药物[17]。正在进行的研究试验试图证实，卵巢抑制、通过使用 LHRH 类似物如戈舍瑞林和亮丙瑞林（暂时性）或者手术切除卵巢（永久性抑制），对被诊断为 HR 阳性乳腺癌的绝经前妇女是否是必要的，因为雌激素主要在卵巢中产生[48]。关于如何确定哪类患者能从他莫昔芬中获益最大仍存在

争议。

他莫昔芬是前体药物，主要通过细胞色素 P450（CYP2D6）系统代谢，生成其活性代谢物 4 - 羟 - N - 去甲基他莫昔芬[50]。超过 80 个不同的 CYP2D6 等位基因已被确定有不同的活性水平。因此，根据 CYP2D6 活性的高低，患者可分为高代谢型和低代谢型。大约 10% 的人群是他莫昔芬低代谢型，一些回顾性研究表明，与高代谢型相比，低代谢型具有较低的无病生存率和较高的复发率。低代谢型似乎也能更好地耐受他莫昔芬，更少有潮热和内分泌相关的毒性。部分实验室现在对接受他莫昔芬治疗的患者提供 CYP2D6 检测，但推荐做这些检测仍然具有争议，特别是对于没有其他替代治疗选择的女性。然而，与此相关的药物，特别是 CYP2D6 活性的强效抑制剂，如选择性 5 - 羟色胺再摄取抑制剂（SSRIs）氟西汀和帕罗西汀的使用受到了相当大的关注。这些药物可以减少他莫昔芬转化为 4 - 羟 - N - 去甲基他莫昔芬，但他们是否会增加癌症的复发一直存在争议[51,52]。如果可能的话，服用他莫昔芬的患者应尽量避免同时使用强效 CYP2D6 抑制剂，如 SSRIs。

对于绝经后妇女，有大量研究将芳香化酶抑制剂（AIs）与他莫昔芬进行了比较[48,53]。芳香化酶（主要存在于脂肪、肾上腺、乳腺组织和肿瘤细胞）负责将其他类固醇激素转化为雌激素[54]。芳香化酶是绝经后妇女雌激素的唯一来源。AIs 对卵巢雌激素的产生没有影响，因此，AIs 只对绝经后妇女起作用。从整体证据来看，与他莫昔芬相比，在绝经后早期 HR + 乳腺癌患者中，芳香化酶抑制剂在降低乳腺癌复发方面略显优势（4% 左右），并且严重副作用更少，但是总生存率没有改善[53]。AIs 常见的副作用包括潮热（10% ~ 35%）、关节痛/关节炎（20%）、头痛（10% ~ 15%）、阴道干燥（2%）、情绪变化（20%）[55,56]。

芳香抑制剂被批准作为辅助治疗用于患有 HR + 乳腺癌的绝经后妇女[48]。其他可接受的治疗包括在服用他莫昔芬 2 ~ 3 年后（总共 5 年的激素治疗）改用芳香酶抑制剂，研究表明比他莫昔芬服用 5 年有更多获益[57,58]。乳腺癌国际研究小组（BIG）完成了一项随机、双盲三期试验（BIG 1 - 98），以评估芳香化酶抑制剂来曲唑对绝经后有内分泌反应的乳腺癌患者的最佳治疗策略[56]。共有 6182 例患者被随机分配接受 5 年的他莫昔芬治疗，5 年的来曲唑，2 年来曲唑治疗序贯他莫昔芬 3 年，或 2 年他莫昔芬序贯来曲唑 3 年。在序贯治疗组中，主要终点无疾病生存率与来曲唑单药治疗组相比并无明显改善，但均优于他莫昔芬单独治疗组。此外，各组之间的总生存期无统计学差异。

迄今为止，使用芳香酶抑制剂的最佳时间和顺序尚未明确，但它们在乳腺癌复发和生存方面的益处明显支持芳香酶抑制剂可在所有绝经后妇女中使用[48]。加拿大学者牵头的 MA. 17 试验让完成他莫昔芬治疗 5 年后的患者随机接受额外 5 年的来曲唑治疗[59]。额外的 5 年芳香酶抑制剂治疗提高了所有随机患者的无病生存率，并改善了淋巴结阳性的高危亚组患者的总生存率。这项研究首次表明，长期的激素治疗可能比 5 年的治疗更有效。目前正在进行的试验正在比较 5 年和 10 年的芳香抑制剂治疗，包括 MA. 17 试验的延续，该试验将包括接受激素治疗长达 15 年的患者，并研究使用激素的顺序（即，他莫昔芬序贯芳香酶抑制剂和芳香酶抑制剂序贯他莫昔芬）是否影响疗效。

综上所述，在 HR 阳性的早期乳腺癌中，无论是单独治疗还是联合化疗，激素治疗在辅助治疗中都起着重要作用。激素治疗的作用是降低雌激素对现存微转移或休眠癌细胞的刺激作用。在 ER 高表达的肿瘤中，辅助激素治疗可降低远处、同侧和对侧乳腺癌复发的相对风险达50%。激素治疗通常用于乳腺癌局部和全身性治疗完成后。FDA批准的用于乳腺癌辅助治疗的内分泌疗法包括他莫昔芬（所有女性）和芳香酶抑制剂（仅适用于绝经后妇女，如阿那曲唑、来曲唑、依西美坦），芳香酶抑制剂可初始用或服用他莫昔芬2~3年后顺次服用[48]。到目前为止，与他莫昔芬相比，还没有可靠的临床可用工具可以用来可靠地识别可能对芳香酶抑制剂有选择性反应的患者。使用芳香化酶抑制剂的决定首先是基于考虑患者有复发风险和存在他莫西芬治疗的禁忌证。

（四）新辅助化疗

新辅助化疗，也被称为术前治疗，主要用于两类乳腺癌患者：（1）肿瘤大的但技术上可切除的原发性肿瘤，新辅助化疗的目的是缩小肿瘤后能增加保乳手术机会，即分期为T3N0M0（ⅡB）和T3N1M0（ⅢA）；（2）符合最新诊断标准的局部进展期乳腺癌（LABC）或炎性乳腺癌（IBC），对她们来说，实施全身系统化疗是必需的，因为它可以使分期为ⅢB、ⅢC、ⅠB期的患者后期的治愈性的局部治疗成为可能。正如预期的那样，与LABC相比，ⅡB和ⅢA期乳腺癌患者的无病生存率和总生存率都有所提高，并且在新辅助化疗后，获得病理完全反应（pCR）的可能性也更高，pCR是一个公认的长期疗效的替代指标[60,62]。

（五）局部进展期乳腺癌（LABC）

流行病学显示，局部进展期乳腺癌与较低的社会经济阶层和非裔美国人种相关[63]。它既包括相对懒惰的易被忽视的肿瘤，也包括那些由于内在的生物学特性而迅速生长的肿瘤。一般来说，它与侵袭性乳腺癌一样具有异质性，在大多数患者中，局部进展期乳腺癌比炎症性乳腺癌有更好的长期预后。炎性乳腺癌是一种临床诊断，其主要表现为炎症（灼热、发红和肿块）累及乳房，在西方国家炎性乳腺癌约占1%~2%[64]。在病理学上，炎性乳腺癌的典型表现是真皮下淋巴管受累，但这种表现并不是诊断炎性乳腺癌所必需的，也可能是局部进展期乳腺癌的继发性表现[65]。炎症性乳腺癌与局部进展期乳腺癌相比，多发生在较年轻的年龄。炎性乳腺癌免疫组化ER和PR染色可能呈阴性，而对HER2/neu过度表达，血管生成和淋巴管生成都增加[65]。

（六）新辅助化疗

在美国，新辅助化疗是以蒽环类－紫杉类为基础的，在辅助化疗的基础上遵循已有的治疗方法。具有里程碑意义的NSABP－B18试验首先证明，对于可手术患者，术前化疗与术后标准化疗疗效相当。这项试验还发现，原发肿瘤的病理完全缓解（PCR）可预测总生存率会极好，现在它被认为是长期无病生存和总生存方面的良好替代指标[60]。在随后的NSABP B－27试验中，设立了3个组，比较了四个周期标准剂量AC和四个周期标准剂量AC序贯多西他赛，第3组夹心治疗，即新辅助4周期标准剂量AC转而手术，然后再术后辅助4周期多西他赛[66]。这项试验发现在标准AC中加入四个周期的紫杉类化疗，患者的病理完全缓解率从14%增加到了26%。夹心治疗组（手术在化疗中间）比直接术前完成化疗者治疗效果差。在乳腺中获得pCR的初始淋巴结阳性的患者中，约有15%的患者腋窝有残留病灶。原发灶（pCR）和淋巴结（N0）都没有残留病灶的患者预后最好，无病生存时间明显延长。

对于HER2/neu高表达的患者，在辅助化疗中添加曲妥珠单抗所发挥的价值促使其被纳入HER2＋表型的新辅助治疗中。它使可手术患者的pCR率更高，就如最初由MD Anderson的团队报道的那样，当曲妥珠单抗与含有表柔比星的化疗方案联合使用时，可手术患者的pCR率可高达65%[67]。虽然没有进行大规模测试，但增加抗血管生成活性药或许可以和靶向治疗一样具有价值，尤其是对于有肿瘤血管过度生成的炎性乳腺癌。西南肿瘤组（SWOG）在局部进展期和炎性乳腺癌患者中正在开展一项随机Ⅱ期临床试验（S0800）来研究这个问题[68]。

（七）局部区域治疗

可手术的乳腺癌患者如果能通过新辅助全身治疗达到良好的减瘤，则是后续保乳手术的理想对象。在局部进展期乳腺癌患者中，保乳手术当然是可行的，但目前尚不清楚局部复发生率是否不可接受。炎性乳腺癌患者最好的治疗是采用乳房切除术作为标准的确定手术[65]。局部进展期（ⅡB期和Ⅲ期）和炎性乳腺癌患者不推荐术后即刻乳房再造，因为它会干扰化疗或放疗的实施，从而影响肿瘤治疗。所有患者如无医学禁忌都推荐行术后放疗。

淋巴结的术前和术后评估仍然是一个有争议的领域。局部进展期乳腺癌或临床上淋巴结呈阳性的炎性乳腺癌患者，在开始化疗前应进行粗针活检。那些临床上淋巴结阴性的患者可以在开始治疗前接受前哨淋巴结活检，或者延迟到治疗结束后。支持治疗前行前哨淋巴结取样者认为，化疗可能消除前哨淋巴结先前存在的疾病，导致假阳性和/或大肿瘤淋巴管引流改变，这可能会影响手术的准确性。然而，NSABP B-27 新辅助试验数据表明，新辅助化疗后前哨淋巴结活检的假阴性率大约 11%，与新辅助化疗前接受手术切除者的假阴性率相当[66]。

综上所述，新辅助化疗可成功地缩小肿瘤的大小，提高可手术肿瘤患者保乳手术的机会，也提高了局部进展期乳腺癌和炎性乳腺癌的治愈率。如何更好地进行个体化治疗这个经常遇到的问题与新辅助治疗关系密切。表达 ER- 或 HER2 +/- 的肿瘤患者是新辅助化疗的最佳候选人，其 pCR 率一般为在 20% 以上[60,62,66]。在 ER 阳性、HER2 阴性的局部进展期乳腺癌患者，目前的化疗不太可能实现 pCR[66]。新辅助激素治疗似乎能有效缩小肿瘤大小而得以施行保乳手术，但 pCR 是罕见的[69]。针对这组患者需要进一步研究如何优化新辅助治疗方案。到目前为止，对于手术结果不理想的患者采用何种额外的治疗方式还缺乏基于证据的指南。

未来的研究领域应包括如何优化影像的作用，以评估新辅助治疗的反应。目前，大多数肿瘤表现出良好的临床反应（>50%），但与病理表现不相符合[60]。目前，超声是最常用的评价可测量肿瘤的检查手段。肿块在体格检查时往往比超声检查时显得大，超声检查能更有效地区分低回声肿块和周围基质和/或血肿。在炎性乳腺癌中，磁共振成像可能是一个重要的评估反应的辅助手段。PET 在常规评估中的作用仍有待于确定。目前还没有影像技术能够高准确度地预测病理的完全缓解。因此，定期评估肿瘤大小的目的是当肿瘤增大时终止持续治疗（<5%，在初始治疗的患者中）和从大体上显示肿瘤获得最佳化疗效果时，是推荐进行手术切除的最佳时机。另外，未来的研究工作应着眼于借助临床、分子技术和最佳影像技术来确定哪些患者将最有可能达到完全病理缓解，而不再需要延长新辅助治疗和外科的广泛手术切除。这是未来十年的最大挑战。

未来的发展方向

我们在过去已经走了很长的路，见证了从 20 世纪 90 年代开始至今乳腺癌死亡率的持续稳步下降。认识到乳腺癌是一种全身性、异质性的疾病，以及有着可鉴别的亚型，促使科学研究和临床应用显著改善。通过单独抑制 ER 和 HER2 提高了辅助治疗患者的治愈率，并使转移患者疾病得到长期控制，这是对选择性靶向治疗作用最好的说明。今天，我们正在努力进一步完善治疗建议和个体化治疗。

通过评估肿瘤的分子和基因组特征，确定哪些女性能从激素和化疗中获益最多目前已成为可能。一个实例是 21 基因检测目前已可在临床使用，但仅限于 ER + 的肿瘤患者（Oncotype DX；Genomic Health Inc，Redwood city，CA）[70]。与单纯激素治疗相比，Oncotype DX 可以预测在激素治疗基础上增加化疗是否能获益。Oncotype DX 的临床常规应用，将淋巴结阴性、HR + 的肿瘤患者未来发生远处转移的几率分为低、中和高危三组，这导致了化疗的使用减少，但临床结果并没有明显的恶化。然而，预测肿瘤对不同类型全身治疗的敏感性还没有让我们充满信心，需要进一步的努力。目前，高通量的基因组技术很有前途，但尚未广泛使用，临床决策仍然基于免疫组织化学、荧光原位杂交（FISH）和其他广泛使用的分析方法。但分子诊断学和治疗学的迅速发展，有可能促使靶向治疗和治疗结果取得更多的进步。

值得注意的是，肿瘤领域的下一代靶向治疗可能是非常昂贵的，但并不是没有毒性。因此，通过预测来减少不必要的治疗和实施个体化治疗将是十分重要的。为了加深对乳腺癌生物学的了解，需要我们进入一个更复杂的阶段，将基于组织和功能的成像研究纳入到临床试验中。除此之外，为了疾病的诊断和治疗，还需要更常规地获取靶组织。过去的 20 年我们所采取的做法将继续占据主导地位。我们将继续从最大耐受性的治疗和一刀切的治疗方式转向最有效的、更少侵入性和更个性化的治疗方式。基于分子特征的乳腺癌新分类可以更好地预测乳腺癌接受不同种治疗方式后的预后和反应，也可以更好地设计临床试验。新辅助化疗为研究乳腺癌生物学特性和提高个体化治疗有效率提供了可能。与辅助试验相比，新辅助化疗具有在一个相对较短的时间内和较少的患者

的情况下研究预测治疗反应的独特潜力，目前和未来的试验应进一步完善最佳的局域治疗。最后，乳腺癌领域将继续为肿瘤学的临床和研究的进步提供一个多学科模式。

参考文献

[1] Buzdar A. Improving survival of patients with breast cancer over the past 6 decades：the University of Texas M. D. Anderson Cancer Center experience – ASCO 2010 Breast Cancer Symposium；2010 Oct：Washington, D. C, Abstract 172.

[2] Jemal A, Ward E, Thun ML. Declining death rates reflect progress against cancer. PLoS One. 2010；5（3）：e9584. Published online 2010 March 9.

[3] Peto R, Boreham J, Clarke M, et al. UK and USA breast cancer deaths down 25% in year 2000 at ages 20 – 69 years. Lancet. 2000；355：1822.

[4] Tabar L, Fagerberg G, Gad A, et al. Reduction in mortality from breast cancer after mass screening with mammography：randomized trial from the Breast Cancer Screening Working Group of the Swedish National Board of Health and Welfare. Lancet. 1985；1：829 – 32.

[5] Kerlikowske K, Grady D, Rubin S, et al. Efficacy of screening mammography：a meta – analysis. JAMA. 1995；273：149 – 54.

[6] Hellquist BN, Duffy SW, Abdsaleh S et al. Effectiveness of population – based service screening with mammography for women ages 40 to 49 years：evaluation of the Swedish Mammography Screening in Young Women (SCRY) cohort. Cancer. 2011；117：714 – 22.

[7] Fisher B, Redmond C, Fisher ER, et al. Ten – year results of a randomized clinical trial comparing radical mastectomy and total mastectomy with or without radiation. N Engl J Med. 1985；312（11）：674 – 81.

［8］ Fisher B, Bauer M, Margolese R, et al. Five – year results of a randomized clinical trial comparing total mastectomy and segmental mastectomy with or without radiation in the treatment of breast cancer. N Engl J Med. 1985; 312 (11): 665 – 73.

［9］ Fisher B, Anderson S, Bryant J, et al. Twenty – year follow – up of a randomized trial comparing total mastectomy, lumpectomy, and lumpectomy plus irradiation for the treatment of invasive breast cancer. N Engl J Med. 2002; 347 (16): 1233 – 41.

［10］ Early Breast Cancer Trialists' Collaborative Group (EBCTCG). Effects of chemotherapy and hormonal therapy for early breast cancer on recurrence and 15 – year survival: an overview of the randomised trials. Lancet. 2005; 365 (9472): 1687 – 717.

［11］ Carey L. Through a glass darkly: advances in understanding breast cancer biology, 2000 – 2010. Clin Breast Cancer. 2010; 10 (3): 188 – 95.

［12］ Berry DA, Cronin KA, Plevritis SK, et al. Effect of screening and adjuvant therapy on mortality from breast cancer. N Engl J Med. 2005; 353: 1784 – 92.

［13］ Bilynskyj BT. The breast cancer treatment as a marker of progress in oncology. Exp Oncol. 2010; 32 (3): 190 – 4.

［14］ Winer E, Morrow M, Osborne K, et al. Cancer of the breast. In: Devita VT, Hellman S, Rosenberg SA, editors. Principles and practice of oncology. 6th ed. Philadelphia: J. B. Lippincott Co; 2001. p. 1651 – 717.

［15］ Shingleton WW. Chemotherapy of breast cancer. N C Med J. 1962; 23: 465 – 8.

［16］ Bedard PL, Cardoso F. Recent advances in adjuvant systemic therapy for early – stage breast cancer. Ann Oncol. 2008; 19: 122 – 7.

［17］ National Institute of health Consensus Statement. Adjuvant therapy for breast cancer. J Natl Cancer Inst. 2001; 93: 979 – 89.

［18］ Perou CM, Sorlies T, Eisen MB, et al. Molecular portraits of human breast tumors. Nature. 2000; 406: 747 – 52.

［19］ Sorlie T. Molecular portraits of breast cancer: tumor subtypes as distinct disease entities. Eur J Cancer. 2004; 40 (18): 2667 – 75.

［20］ Bonadonna G, Brusamolino E, Valagussa P, et al. Combination chemotherapy as an adjuvant treatment in operable breast cancer. N Engl J Med. 1976; 294 (8): 405 – 10.

［21］ Bonadonna G, Rossi A, Valagussa P. Adjuvant CF chemotherapy in operable breast cancer: ten years later. Lancet. 1985; 325: 976 – 7.

［22］ Early Breast Cancer Trialists' Collaborative Group. Effects of adjuvant tamoxifen and of cytotoxic therapy on mortality in early breast cancer: an overview of 61 randomised trials among 28 896 women. N Engl J Med. 1988; 319: 1681 – 92.

［23］ Early Breast Cancer Trialists' Collaborative Group. Effects of chemotherapy and hormonal therapy for early breast cancer on recurrence and 15 – year survival: an overview of the randomised trials. Lancet. 2005; 365 (9472): 1687 – 717.

［24］ Coombes RC, Bliss JM, Wils J, et al. Adjuvant cyclophosphamide, methotrexate, and fluorouracil versus fluorouracil, epirubicin, and cyclophosphamide chemotherapy in premenopausal women with axillary node – positive operable breast cancer: results of a randomized trial. The International Collaborative cancer Group. J Clin Oncol. 1996; 14: 35 – 45.

［25］ Wood WC, Budman DR, Korzun AH, et al. Dose and dose intensity of adjuvant chemotherapy for stage II, node – positive breast carcinoma. N Engl J Med. 1994; 330: 1253 – 9.

［26］ Budman DR, Berry DA, Cirrincione CT, et al. Dose and dose intensity as determinants of outcome in the adjuvant treatment of breast cancer. J Natl Cancer Inst. 1998; 90: 1205 – 11.

［27］ Citron ML, Berry DA, Cirrincione C, et al. Randomized trial of dose – dense versus conventionally scheduled and sequential versus concurrent combination chemotherapy as postoperative adjuvant treatment of node – positive primary breast cancer: first report of Intergroup trial C9741/Cancer and Leukemia Group B trial 9741. J Clin Oncol. 2003; 21: 1431 – 9.

[28] Henderson IC, Berry DA, Demetri GD, et al. Improved outcomes from adding sequential paclitaxel but not from escalating doxorubicin dose in an adjuvant chemotherapy regimen for patients with node – positive primary breast cancer. J Clin Oncol. 2003; 21: 976 – 83.

[29] Gennari A, Sormani MP, Pronzato P, et al. HER2 status and efficacy of adjuvant anthracyclines in early breast cancer: a pooled analysis of randomized trials. J Natl Cancer Inst. 2008; 100 (1): 14 – 20.

[30] Slamon DJ, Mackey J, Robert N et al. Role of anthracycline – based therapy in the adjuvant treatment of breast cancer: efficacy analyses determined by molecular subtypes of the disease. San Antonio Breast Cancer Symposium 2007, Symposium; 2007: Abstract 13.

[31] Konecny GE, Pauletti G, Untch M, et al. Association between HER2, TOP2A, and response to anthracycline – based preoperative chemotherapy in high – risk primary breast cancer. Breast Cancer Res Treat. 2010; 120 (2): 481 – 9.

[32] Gianni L, Norton L, Wolmark N, et al. Role of anthracyclines in the treatment of early breast cancer. J Clin Oncol. 2009; 27 (28): 4798 – 808.

[33] Hayes DF, Thor AD, Dressler LG, et al. HER2 and response to paclitaxel in node – positive breast cancer. Cancer and Leukemia Group B (CALGB) Investigators. N Engl J Med. 2007; 357 (15): 1496 – 506.

[34] Martin M, Pienkowski T, Mackey J, et al. Adjuvant docetaxel for node – positive breast cancer. N Engl J Med. 2005; 352: 2302 – 13.

[35] Ferguson T, Wilcken N, Vagg R, et al. Taxanes for adjuvant treatment of early breast cancer. Cochrane Database Syst Rev. 2007: Issue 4. Art. No.: CD004421. doi: 10. 1002/ 14651858. CD004421.

[36] Sparano J, Wang M, Martino S. Weekly paclita-

xel in the adjuvant treatment of breast cancer. N Engl J Med. 2008; 358: 1663 – 71.

[37] Jones SE, Savin MA, Holmes FA, et al. Phase III trial comparing doxorubicin plus cyclophosphamide with docetaxel plus cyclophosphamide as adjuvant therapy for operable breast cancer. J Clin Oncol. 2006; 24: 5381 – 7.

[38] Slamon DJ, Clark GM. Amplification of c – erbB – 2 and aggressive human breast tumors? Science. 1988; 240: 1795 – 8.

[39] Romond EH, Perez EA, Bryant J, et al. Trastuzumab plus adjuvant chemotherapy for operable HER2 – positive breast cancer. N Engl J Med. 2005; 353: 1673 – 84.

[40] Piccart – Gebhart M, Procter M, Leyland – Jones B, et al. Trastuzumab after adjuvant chemotherapy in HER2 – positive breast cancer. N Engl J Med. 2005; 353: 1659 – 72.

[41] Joensuu H, Kellokumpu – Lehtinen P, Bono P. Adjuvant docetaxel or vinorelbine with or without trastuzumab for breast cancer. N Engl J Med. 2006; 354: 809 – 20.

[42] Slamon D, Eiermann W, Robert N, et al. Phase III randomized trial comparing doxorubicin and cyclophosphamide followed by docetaxel (AC! T) with doxorubicin and cyclophosphamide followed by docetaxel and trastuzumab (AC! TH) with docetaxel, carboplatin and trastuzumab (TCH) in Her2neu Positive Early Breast Cancer Patients: BCIRG 006 Study. Presented at the 32nd Annual San Antonio Breast Cancer Symposium; 2009 Dec: Abstract 62.

[43] ALTTO (Adjuvant Lapatinib And/Or Trastuzumab Treatment Optimisation) Study; BIG 2 – 06/ N063D. http://www. cancer. gov/# StudyIdInfo_ CDR0000558836.

[44] Beatson GT. On the treatment of inoperable carcinoma of the mamma. Sugestions for new method of treatment. Lancet. 1896; II: 104 – 7.

[45] Block GE, Jensen EV, Polley TZ. The prediction of hormonal dependency of mammary cancer. Ann Surg. 1975; 182 (3): 342 – 52.

[46] McGuire WL. Hormone receptors: their role in

predicting prognosis and response to endocrine therapy. Semin Oncol. 1978; 5: 428 – 33.

[47] Gustafsson JA. Therapeutic potential of selective estrogen receptor modulators. Curr Opin Chem Biol. 1998; 2: 508 – 11.

[48] Burstein HJ, Prestrud AA, Seidenfeld J, et al. American society of clinical oncology clinical practice guideline: update on adjuvant endocrine therapy for women with hormone receptor – positive breast cancer. J Clin Oncol. 2010; 28 (23): 3784 – 96.

[49] Heel RC, Brogden RN, Speight TM, et al. Tamoxifen: a review of its pharmacological properties and therapeutic use in the treatment of breast cancer. Drugs. 1978; 16 (1): 1 – 24. Review.

[50] Higgins MJ, Stearns V. CYP2D6 polymorphisms and tamoxifen metabolism: clinical relevance. Curr Oncol Rep. 2010; 12 (1): 7 – 15.

[51] Dezentje′ VO, van Blijderveen NJ, Gelderblom H, et al. Effect of concomitant CYP2D6 inhibitor use and tamoxifen adherence on breast cancer recurrence in early – stage breast cancer. J Clin Oncol. 2010; 28 (14): 2423 – 9.

[52] Aubert RE, Stanek EJ, Yao J, et al. Risk of breast cancer recurrence in women initiatingtamoxifen with CYP2D6 inhibitors. J Clin Oncol. 2009; 27: 18s.

[53] Dowsett M, Cuzick J, Ingle JN, et al. Meta – analysis of breast cancer outcomes in adjuvant trials of aromatase inhibitors versus tamoxifen. J Clin Oncol. 2010; 28: 509 – 18.

[54] Johnston SRD. Dowsett M Aromatase inhibitors for breast cancer: lessons from the laboratory. Nat Rev Cancer. 2003; 3: 821 – 31.

[55] Arimidex, Tamoxifen, Alone or in Combination (ATAC) Trialists′ Group, Forbes JF, Cuzick J, et al. Effect of anastrozole and tamoxifen as adjuvant treatment for early – stage breast cancer: 100 – month analysis of the ATAC trial. Lancet Oncol. 2008; 9: 45 – 53.

[56] Breast International Group (BIG) 1 – 98 Collaborative Group, Thurlimann B, Keshaviah A, et al. A comparison of letrozole and tamoxifen in postmenopausal women with early breast cancer. N Engl J Med. 2005; 353: 2747 – 57.

[57] Kaufmann M, Jonat W, Hilfrich J, et al. Improved overall survival in postmenopausal women with early breast cancer after anastrozole initiated after treatment with tamoxifen compared with continued tamoxifen: the ARNO 95 Study. J Clin Oncol. 2007; 25 (19): 2664 – 9.

[58] Coombes RC, Kilburn LS, Snowdon CF, et al. Survival and safety of exemestane versus tamoxifen after 2 – 3 years′ tamoxifen treatment (Intergroup Exemestane Study): a randomised controlled trial. Lancet. 2007; 369: 559 – 70.

[59] Mann BS, Johnson JR, Kelly R, et al. Letrozole in the extended adjuvant treatment of postmenopausal women with history of early – stage breast cancer who have completed 5 years of adjuvant tamoxifen. Clin Cancer Res. 2005; 11 (16): 5671 – 7.

[60] Fisher B, Bryant J, Wolmark N, et al. Effect of preoperative chemotherapy on the outcome of women with operable breast cancer. J Clin Oncol. 1998; 16: 2672 – 85.

[61] Kuerer HM, Newman LA, Smith TL, et al. Clinical course of breast cancer patients with complete pathologic primary tumor and axillary lymph node response to doxorubicin – based neoadjuvant chemotherapy. J Clin Oncol. 1999; 17: 460 – 9.

[62] Guarneri V, Broglio K, Kau SW, et al. Prognostic value of pathologic complete response after primary chemotherapy in relation to hormone receptor status and other factors. J Clin Oncol. 2006; 24: 1037 – 44.

[63] Newman LA, Mason J, Cote D, et al. African – American ethnicity, socioeconomic status, and breast cancer survival: a meta – analysis of 14 studies involving over 10, 000 African – American and 40, 000 White American patients with carcinoma of the breast. Cancer. 2002; 94: 2844 – 54.

[64] Levine PH, Steinhorn SC, Ries LG, et al. In-

flammatory breast cancer: the experience of the surveillance, epidemiology, and end results (SEER) program. J Natl Cancer Inst. 1985; 74: 291 - 2.

[65] Dawood S, Merajver SD, Viens P. International expert panel on inflammatory breast cancer: consensus statement for standardized diagnosis and treatment. Ann Oncol. 2011; 22 (3): 515 - 523.

[66] Bear HD, Anderson S, Brown A, et al. The effect on tumor response of adding sequential preoperative docetaxel to preoperative doxorubicin and cyclophosphamide: preliminary results from National Surgical Adjuvant Breast and Bowel Project Protocol B - 27. J Clin Oncol. 2003; 21 (22): 4165 - 74.

[67] Buzdar AU, Ibrahim NK, Francis D, et al. Sig-

nificantlyhigher pathologic complete remission rate after neoadjuvant therapy with trastuzumab, paclitaxel, and epirubicin chemotherapy: results of a randomized trial in human epidermal growth factor receptor 2 - positive operable breast cancer. J Clin Oncol. 2005; 23 (16): 3676 - 85.

[68] http: //www. cancer. gov/clinicaltrials/SWOG - S0800

[69] Dienstmann R, Bines J. Evidence - based neoadjuvant endocrine therapy for breast cancer. Clin Breast Cancer. 2006; 7 (4): 315 - 20.

[70] Paik S, Tang G, Shak S, et al. Gene expression and benefit of chemotherapy in women with nodenegative, estrogen receptor - positive breast cancer. J Clin Oncol. 2006; 24 (23): 3726 - 34.

第 62 章　影像引导下经皮治疗小儿恶性肿瘤

William E. Shiels, II and Mark J. Hogan

章浙伟　翻译　晁明　邵国良　校审

[摘要] 介入放射科医生在持续不断地发展着小儿肿瘤患者可行的诊断和治疗方案。经皮射频消融（RFA）和经动脉化疗栓塞术（TACE）在儿童患者中安全地开展，为儿童恶性肿瘤的治疗提供了新的辅助治疗方法。经皮影像引导下射频消融（RFA）为治疗良性和恶性的实体肿瘤提供了一种可行和有效的治疗选择，包括骨骼、肝、脾、肾、肾上腺、肺和胰腺等部位的肿瘤。儿童 8cm 大小的原发性和转移性恶性肿瘤现可行射频消融（RFA）治疗。射频消融（RFA）在儿童患者中最常见的适应证包括肝母细胞瘤、肝细胞癌（HCC）、转移性骨肉瘤以及肾母细胞瘤。经动脉化疗栓塞术（TACE）是一种额外的治疗方式，可在儿童患者中安全的进行，为多病灶的肝母细胞瘤、副神经节瘤、神经母细胞瘤、肝细胞癌（HCC）、骨肉瘤以及肾母细胞瘤的儿童患者提供了有效的治疗选择。经动脉插管化疗栓塞术（TACE）和手术相结合，可减少出血量和手术时间，联合手术同时可提供更有效的治疗。总之，射频消融（RFA）和肝动脉化疗栓塞术（TACE）为小儿恶性肿瘤的治疗提供了安全和有效的选择。

介入放射科医生在持续发展小儿肿瘤患者可行的诊断和治疗方案。小儿肿瘤科医生和外科医生越来越依赖与儿科介入放射医生的合作，以实现精准和有效的穿刺活检，肿瘤消融，引流以及血管通路手术。本章将结合影像引导下治疗的操作程序与实施方案，重点讨论儿童经皮射频消融和经动脉化疗栓塞术。

W. E. Shiels, II (✉) · M. J. Hogan
Department of Radiology, School of Medicine, The U-
niversity of Toledo Medical Center, Columbus, OH, USA
e – mail: shiels. 2@ osu. edu; hogan. 90@ osu. edu

肿瘤的射频消融

经皮影像引导下射频消融（RFA）为治疗良性和恶性的实体肿瘤提供了一种可行和有效的治疗选择，肿瘤可位于各个位置，包括骨骼、肝、脾、肾、肾上腺、肺和胰腺[1-31]。在这些应用中，肿瘤射频消融治疗的基本概念是相似的：即局部所含热量的传递诱导病灶的凝固性坏死和细胞死亡。当局部温度保持在 $50 \sim 100℃$ 时，细胞毒性最易被诱导。近年来，大部分射频消融（RFA）相关的小儿和成人医学文献主要集中在射频消融（RFA）治疗肝细胞癌（HCC）和骨样骨瘤的初步应用方面[1-6]。经皮射频消融（RFA）扩大了治疗小儿恶性肿瘤的适应证，大部分涉及了治疗多灶性、复发性或转移性的骨、肝和肾的恶性肿瘤，并且成功地用于治疗 1 岁左右的儿童[8-12]。本章节将详细介绍 RFA 在小儿肿瘤治疗中的特殊性和在特殊器官中的临床应用。

操作过程

成人肝、肺、肾等器官的 RFA 手术可在其清醒镇静的条件下成功进行，而儿童往往不能忍受类似的痛苦经历，因此，小儿 RFA 要求全身麻醉。以作者的临床经验来看，当射频消融（RFA）的热量接触敏感结构如在肺射频消融的过程中接触胸膜时，即使在全身麻醉的条件下，疼痛仍足以引起血压和心率的升高。

使用预防性抗生素的情况在不同医生和特殊组织中会不一样，尤其是治疗局灶性肝脏和肾脏的恶性肿瘤[2,5,6,8]。以作者治疗小儿的经验来看，当治疗局灶性的肝、骨和肺的病变时，应术前给予单剂量的抗生素，并且到目前为止，我们没有出现一例脓肿形成或败血症。

射频消融（RFA）的过程中存在皮肤烧伤的可能性，由于单极射频消融（RFA）系统的运用，在接地垫的皮肤部位存在热分布，或是由于同轴针未完全撤出毗邻射频消融（RFA）针的绝缘部分。热烧伤最好的避免方法是用大面积的铜箔接地垫，放置最长边面向射频消融（RFA）的电极，并且距离电极 25 ~ 50cm[22]。在较大的儿童中，大腿是经常被推荐为放置多达 4 块大的铝箔垫片的好位置（每个 100cm²）。对于幼儿，放置大的铝箔垫片在大腿可能位置太小。当射频消融（RFA）在上半身进行时，臀部可作为一种可供选择的大面积结构，用于放置铝箔垫片。

相比成年人，幼儿的体表面积更小。换算方法现已发表，用来预测射频消融（RFA）过程中核心温度升高的范围[13]。考虑到儿童肿瘤体积与体表面积的比例相对较大，当对较大的体表面积行射频治疗时，可能存在更严重的全身发热效应[8,13]。以作者的经验，在治疗局灶性肝脏肿瘤时，尚未遇到儿童患者全身体温升高的情况。另一方面，当治疗大的肺转移性病灶时，有记录表明身体核心温度升高至 40℃，并对降温毯的使用反应良好。当治疗大体积肿瘤时（直径 5 ~ 8cm），射频消融（RFA）开始之前，可将患者放置在降温毯上。在胸内大体积肿瘤射频消融（RFA）治疗的持续期间，使用低至 20℃ 的降温毯可维持体温在 38℃ 以下[8,13]。

在儿童患者治疗中，疼痛控制是关键，在每个特定的器官系统和病灶行射频消融（RFA）治疗时需要为其制定计划。在骨、肝和肺病变治疗过程中，射频消融（RFA）后的疼痛通常需要静脉注射麻醉性镇痛药来有效控制。据报道，射频消融（RFA）后的疼痛在其治疗后 12 ~ 24 小时是最严重的，通常几天后逐步减弱，且可用麻醉剂进行镇痛[8]。

肝肿瘤消融

肝母细胞瘤和肝细胞癌是儿童中最常见的肝脏恶性肿瘤[14-16]。在成人中，肝肿瘤射频消融（RFA）的主要重点是治疗肝细胞癌（HCC）或来自其他器官的转移性疾病，如结肠、胰腺、肺和乳腺[1,2,5,6]。在儿童中采用射频消融治疗肝脏恶性肿瘤（肝母细胞瘤、肝细胞癌、转移性平滑肌肉瘤）已有零星的报道[8-10]。肝母细胞瘤患者目前最大的临床挑战是那些贝 - 威综合征患者，随着时间的推移，多个肝母细胞瘤进行性发展，这些患者是行射频消融（RFA）的理想人选，因为反复手术切除具有风险（图 62.1）。大多数报道的小儿肝肿瘤的射频消融采用经皮途径。多针射频消融

（RFA）治疗可用于较大的肿瘤，每个进针点至少达到 60℃ 的温度，时间超过 12 分钟。

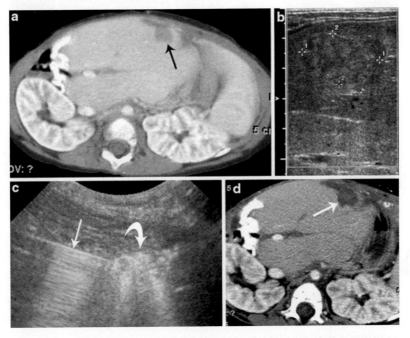

图 62.1　2 岁男性，贝 - 威综合征和局灶性肝母细胞瘤（HB），行射频消融治疗。（a）CT 图像预处理（箭头指示局灶性肝母细胞瘤）；（b）超声中光标 1 和 2 描绘出了局灶性肝母细胞瘤（HB）的轮廓；（c）射频消融过程中的超声图像，水冷式电极（直箭头）在肿瘤中诱导的凝固性坏死（弯箭头）的射频回声；（d）1 个月随访后的 CT 图像显示局灶性肝母细胞瘤（HB）的完全消融（箭头）。

在局灶性肝脏肿瘤的治疗中，作者将应用类似于成人的指南，因此我们期望在肿瘤 <2.5cm 的患者中，射频消融（RFA）后 90% 的患者肿瘤完全消融。在肿瘤大小 2.5 ~3.5cm 的患者中，消融率达到 70% ~ 90%；在肿瘤大小 3.5 ~5cm 的患者中，消融率达到 50% ~70%[2,5,25]。在大的肿瘤中（>3.5cm），并存在如贝 - 威综合征或复发性的肝母细胞瘤时，如果能在有限的全身症状和一些小的并发症的治疗下延长患者寿命，姑息性的射频消融治疗可作为一种合理的治疗手段。射频消融联合化疗栓塞治疗成人 >3.5cm 肝细胞癌（HCC）[27]患者是有效的，在小儿患者的治疗中也可以考虑在类似的情况下应用。

肺和肾的恶性肿瘤消融

经皮射频消融是治疗成人和儿童肺实体恶性肿瘤的有效方法。儿童中肺射频消融（RFA）最常见的适应证是治疗肺转移性疾病，如骨肉瘤转移，主要是那些不适合手术的患者[2,8,9,28-30]。超声和 CT 均可引导肺射频消融，已被用于大至 8cm 的转移性病变中（图 62.2），当超声无法显示时，CT 是最有用的。在双侧肺大肿瘤的消融中，通过使用降温毯系统，核心体温升高维持在 38 ~39℃（Medi - Therm Ⅱ；Gaymar, Orchard Park, NY），其降温毯的冷却温度则低至 20℃[8]。尽管最初的经验表明，射频消融在小儿肺中具有很好的耐受性，但潜在的致死性并发症在成人肺射频消融（RFA）治　　疗中已被报道[28,29]。

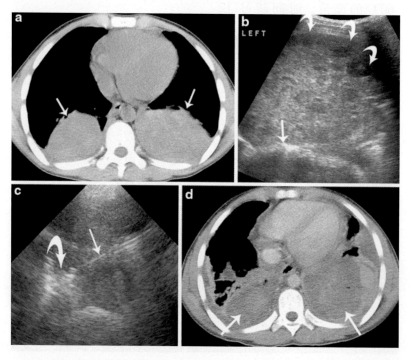

图 62.2　12 岁的男性骨肉瘤双侧肺转移行姑息性的射频消融（RFA）。（a）胸部 CT 图像显示双侧肺转移病灶（箭头），大小为 5cm（右侧）和 8cm（左侧）；（b）射频消融（RFA）前骨肉瘤（弯箭头）相邻正常肺（直箭头）的声像图；（C）超声引导下射频消融（直箭头 – 射频电极）治疗左侧转移性病灶的声像图，显示了射频消融（RFA）过程中早期凝固性坏死的回声（弯箭头）；（d）第二次姑息性射频消融（RFA）治疗过程中的 CT 图像显示了第一次射频消融（RFA）后两侧明显的坏死（箭头）。

在患有肾母细胞瘤和肾细胞癌的 Hippel – Lindan 病儿童中应用 RFA 治疗的经验有限，但疗效令人鼓舞[8,19 - 21]。在这些情况下，RFA 治疗的耐受性良好，提供了一种有效的保留肾单位和替代手术治疗的方法，尤其是对于复发性和多灶性的肾母细胞瘤以及孤立肾患者的肾母细胞瘤。最近的文献报道，在肾动脉球囊闭塞下行射频消融会造成更大的有效消融范围，消融灶周围的正常肾组织梗死灶形成的比例也更高[31]。

射频消融的总结

儿童肿瘤的射频消融正在迅速的发展，并已证明为各种儿科疾病提供了有效的治疗方式。儿童射频消融治疗的耐受性良好，且很少有并发症。随着在儿科中使用经验的丰富，包括射频消融在内的跨学科治疗方案将出现新的机遇，使这种多功能微创治疗的作用得到确立。

儿童中的化疗栓塞

化疗栓塞术在儿童中很少应用，仅限于病例报告和案例研究，无相关随机对照研究[32]。小儿的栓塞化疗主要用于原发性和转移性的肝脏恶性肿瘤（图 62.3）、骨肉瘤和肾母细胞瘤[33 - 34]。

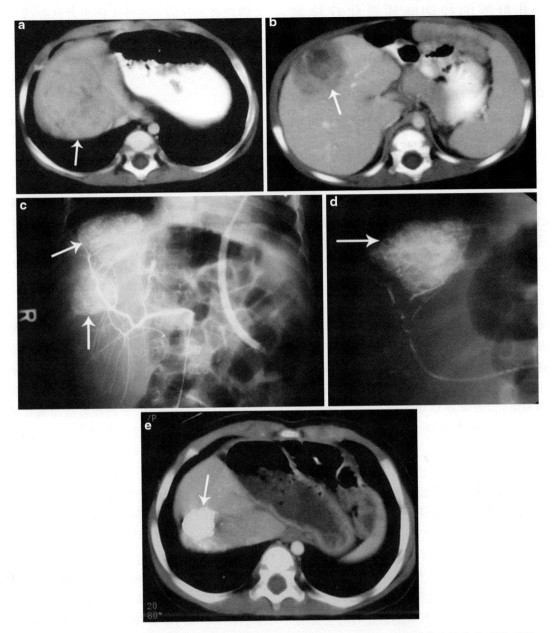

图62.3 9个月大的男婴在肝部分切除后有残余的肝母细胞瘤（HB），经动脉化疗栓塞术（TACE）治疗后有效（无复发）。（a）和（b）CT图像显示了肝母细胞瘤（HB）的两处残留病灶（箭头）；（c）动脉造影中箭头指示肝母细胞瘤（HB）的两处病灶具有明确的动脉血供供应；（d）微导管通路中的碘油显示了两处病灶之一行动脉化疗栓塞术（TACE）治疗（箭头）。（e）治疗后的CT显示致密的碘油沉积在之前已行治疗的肝母细胞瘤（HB）缩小和坏死的病灶中（箭头）。

　　在儿童和成人中，经动脉化疗栓塞术（TACE）的基本原理是相同的。直接注射到肿瘤的化疗药物允许其以更大的药物浓度进入肿瘤，且具有较小的全身毒性，而栓塞则使栓塞材料有一个较长的停留时间，导致局部组织缺血。

小儿肝脏的经动脉插管化疗栓塞 (TACE)

小儿经动脉化疗栓塞术（TACE）的适应证包括原发性肝癌［主要是肝母细胞瘤（HB）和肝细胞癌（HCC）］以及转移性疾病，如肉瘤或神经母细胞瘤[33-44]。肝母细胞瘤在所有的小儿恶性肿瘤中占1%，肝母细胞瘤的总体生存率是63%，如果肿瘤可切除且在诊断时患者无转移性疾病，90%的治愈率是可能的[36]。完整的手术切除是关键[33]。不幸的是，约50%的肿瘤最初是不能手术切除的[40,42]。全身化疗可使肿瘤缩小，并允许高达70%的患者在完成化疗周期之后行手术切除。不能手术切除的患者接受原位肝移植（OLT），其生存率为20%~40%，复发率为50%[35]。否则，未切除肿瘤的患者结局是不好的。由于全身化疗的毒性，一些研究者试图通过经动脉化疗栓塞术（TACE），为其提供更有效的肿瘤治疗反应，同时避免这些并发症[32,33,35-42]。经动脉化疗栓塞术（TACE）的适应证没有很好的明确。经动脉化疗栓塞术（TACE）被提倡用于治疗不能手术切除的患者全身化疗失败后，取代主要的全身化疗，作为原位肝移植（OLT）的桥梁和姑息治疗手段[32,35-40]。经动脉化疗栓塞术（TACE）最初尝试用于不可手术切除的肝母细胞瘤（HB）患者，不管其是否已接受全身化疗。随后，TACE已作为针对仅存在肝脏疾病的患者的主要治疗方式。

Arcement等人报道了用TACE治疗7例不能手术切除的肝母细胞瘤（HB）患者[36]。这些患者接受顺铂（90~150mg/m²）和/或阿霉素（30mg/m²）治疗，其中5人联合明胶海绵栓塞。碘油不包括在TACE中。其中1例患者肿瘤大小显著减小，但没有一例达到可手术切除。3例患者存活至接受原位肝移植（OLT），待研究结束后

2例患者仍存活。另外1例患者已存活18个月，在等待着原位肝移植（OLT）。他们的结论是TACE可作为不能手术切除且对全身化疗无反应患者行原位肝移植（OLT）的桥梁。

Malogolowkin等人治疗了6例肝母细胞瘤（HB）的儿童患者，所有这些患者都是在全身化疗后仍然不能手术切除的[35]。他们的方案包括顺铂（100mg）和阿霉素（30mg），1例患者也接受丝裂霉素（30mg）。这些药物与作为栓剂的胶原蛋白相混合（Angiostat, Regional Therapeatics, Inc, Pacific Palisades, Ca）以及非离子型对比剂相混合，体积为8.75ml。他们没有使用碘油，治疗范围不超过全肝体积的70%，最大注射量为8.75ml。6例儿童全部获得部分缓解（肿瘤体积缩小＞50%）。其中3例患者按影像标准可手术切除，虽然有2例仍有残留的微小病灶。完全切除的这例患者死于残肝内病灶的复发。2例残留微小病灶的患者幸存，1例又接受了全身化疗，1例为原位肝移植（OLT）后。

Czanderna等报道了4例不能手术切除的肝母细胞瘤（HB）患者行经动脉化疗栓塞术（TACE）治疗[39]。所有患者均接受了顺铂（60mg/m²）、阿霉素（30mg/m²）、丝裂霉素（20mg/m²）混合不超过≤10ml碘油的化疗，采用明胶海绵栓塞。患者接受1~3个疗程的治疗。其中3例患者肿瘤体积缩小25%~33%，AFP下降83%~99%。1例患者在反应可以评估之前死于全身骨髓抑制，1例患者接受原位肝移植（OLT），2例行手术切除。其中1例患者手术切除术后死亡，大概是由于先前全身化疗的心脏毒性。

XUE WU和其同事报道了8例不能手术切除的肝母细胞瘤（HB）患者。他们对每个患者进行了1~3次经动脉化疗栓塞术（TACE），用阿霉素（20mg/m²），长春新碱（1.5mg/m²）和顺铂（40mg/m²）与5

~10ml 碘油混合。他们之后进行了弹簧圈栓塞。8 例中的 6 例（75%）在第一次肝动脉化疗栓塞术（TACE）后可行手术切除，另外 2 例患者在进一步的 TACE 后也可行手术切除。1 例死于肺炎。6 例行手术治疗，1 例患者拒绝手术而选择了行 3 次肝动脉化疗栓塞术（TACE）并且不再有可检测到的病灶。所有患者在 TACE 治疗 15 ~ 49 个月后无病灶存在。

李等报道了 16 例不能手术切除的肝母细胞瘤（HB）患者行 TACE 治疗[37]，他们的方案包括顺铂（40 ~ 50mg/m^2）、阿霉素（20 ~ 30mg/m^2）和碘油。灌注化疗后，用明胶海绵颗粒进行栓塞。总的治疗范围不超过肝脏体积的 70% 并且混合液不超过 10ml。患者接受 1 ~ 3 次治疗。治疗后肿瘤大小减小了 19% ~ 82%（平均 59.2%），甲胎蛋白（AFP）下降 29% ~ 99%（平均 60%）。13/16 的患者肿瘤变得完全可切除，另外 3 / 16 的患者最后一次 TACE 后 4 周行部分切除术。患者术后均接受全身化疗，其第 1，2，5 年生存率分别为 87.5%，68.7% 和 50%。没有患者在 TACE 后存在化疗毒性。作者认为，TACE 可能是无转移患者的一线治疗。

Ohtsuka 和同事们首次报道了对肝母细胞瘤（HB）且无转移性疾病的患者使用 TACE 作为主要治疗[40]。他们对于不能手术切除的患者不限制行 TACE，他们的研究中包括 7 例儿童。其中 4 例患者无转移性疾病且未接受全身化疗，3 例有转移的儿童在行 TACE 前接受全身化疗。TACE 使用吡柔比星（30mg/m^2）与碘油混合（1ml/肿瘤最大直径给予 15ml 的最大量）联合明胶海绵栓塞。肿瘤体积减少 12% ~ 57%。并发症包括，1 例患者发生短暂性肝功能不全，在 6 天后恢复，1 例患者发生肺动脉碘油栓塞，在 2 周后恢复（碘油量 0.8ml/肿瘤最大直径）。他们认为，最佳碘油量为 0.6ml/肿瘤最大直径。所有在诊断时无转移性疾病

的患者随后行手术切除术，目前仍无疾病生存。存在转移性疾病的患者均死亡，2 例死于转移性疾病，1 例死于继发性的恶性肿瘤。

Oue 和同事们对 8 例肝母细胞瘤（HB）患者进行了一项类似的研究[42]。其中 6 例患者先行 TACE，2 例患者在 TACE 前接受了全身化疗。有 1 例患者确诊时已有转移，该患者接受了全身化疗。另外 1 例全身化疗的患者在推荐 TACE 之前在院外进行了全身化疗。肝动脉化疗栓塞术（TACE）包括阿霉素（20 ~ 30mg/m^2）和顺铂（4 ~ 60mg/m^2）与碘油混合液，联合明胶海绵栓塞。肿瘤的缩小幅度 0.9% ~ 45% 不等，平均为 25.8%；手术病理显示 71.1% 呈坏死表现。术后所有患者均接受全身化疗。8 例患者中有 6 例到目前为止仍无疾病存活，虽然其中 3 例由于其甲胎蛋白（AFP）水平升高接受了骨髓移植，2 例患者死于转移性疾病。

Xianliang 等报告了 1 例不能手术切除的肿瘤患者单纯行 TACE 和全身化疗[41]。其原发性肿瘤占总的肝脏体积的 90%。肝动脉化疗栓塞术（TACE）包括阿霉素（20mg/m^2）、长春新碱（1.5mg/m^2）和顺铂（40mg/m^2）与 10ml 碘油联合弹簧圈栓塞。在第一次 TACE 后，肿瘤体积减小 75%，经过 3 次 TACE 后，已没有可辨别的残余肿瘤病灶。患者随后接受了 6 个疗程的全身化疗（长春新碱和顺铂）和再一次的 TACE。在研究期间，无疾病生存期已达 33 个月。

这些报告和另外的一份病例报告表明 TACE 对治疗肝母细胞瘤（HB）的患者有效[33]。当碘油用于 TACE，其有效率更高。由于缺乏随机对照试验，TACE 作为全身化疗失败后主要的治疗方法、原位肝移植（OLT）的桥梁或缓解症状的作用尚不为大家所了解。

小儿科的 TACE 用于治疗肝母细胞瘤

（HB）最常被报道，其他肿瘤也已用这项技术进行治疗。肝细胞癌（HCC）、肉瘤、神经母细胞瘤、副神经节瘤也可行 TACE 治疗[34-36,39,43,44]。在一项研究中，有 3 例肝细胞癌及 2 例未分化肉瘤实施了 TACE 治疗[35]。所有的肝癌患者均有部分缓解。其中 2 例可手术切除，1 例幸存。另 1 例可手术切除的患者有微小病灶残留，接受了 2 次额外的 TACE 治疗，后死于肝功能衰竭。肉瘤患者无反应，2 例均死亡。以上同一研究中有 7 例肝细胞癌（HCC）患者[36]，其中 4 例患者行动脉灌注化疗，所有患者均死亡，2 例发生在原位肝移植（OLT）术后。3 例患者经动脉灌注化疗后行明胶海绵栓塞，1 例患者行原位肝移植（OLT），并存活了 14 个月。在另一项研究中，1 例单发的肝细胞癌（HCC）患者行 TACE 治疗，这例患者死于碘油的肺栓塞[39]。这是一例神经母细胞瘤行 TACE 的病例报告：患者处于 4S 期并行 TACE 治疗，由于其肿瘤明显的占位效应引起了肺和肝的损害[43]，这例患者接受 10mg 的顺铂和 7mg 的阿霉素联合聚乙烯醇颗粒（PVA）进行栓塞，术后肿瘤体积减小 50% 且其症状改善。另一个案例报告是转移性副神经节瘤患者行 TACE。该患者患有贫血症，由于副瘤综合征对促红细胞生成素和铁剂补充无反应，由于宗教信仰不接受血液制品。他在 5 - 氟尿嘧啶动脉灌注后接着行 2 次阿霉素和顺铂与碘油混合的 TACE，然后进行明胶海绵的栓塞。术后血红蛋白从 5.6mg/dl 增加至 17mg/dl。最后他死于胸部原发肿块切除后的术后并发症。

（一）肝动脉化疗栓塞术（TACE）治疗骨肉瘤

骨肉瘤在儿童中是最常见的原发性骨恶性肿瘤。保肢手术辅以化疗是首选的治疗方法。已有采用动脉灌注化疗药物治疗骨肿瘤

的报道[45]。此外，有一些肝动脉化疗栓塞术（TACE）治疗骨肉瘤的个案报道[46,47]。在一项病例研究中，吡柔比星（30～50mg）和顺铂（40～80mg）注入原发肿瘤的供血动脉，再用明胶海绵栓塞动脉[46]，然后在 1 周内进行保肢手术。在 47 例患者中，作者发现患者失血量明显减少，手术时间缩短，手术切除更容易，这是因为在 43/47 的患者中肿瘤形成了纤维水肿组织的假包膜。平均肿瘤坏死率为 82.9%。因随访期较短，影响局部复发的因素未能明确。唯一的并发症是 3 例患者有皮肤起疱。

另一项研究是关于 32 例接受甲氨蝶呤（1～2mg）、表阿霉素（30～50mg）以及顺铂（60～100mg）灌注治疗的患者[47]。栓塞剂包括载阿霉素的明胶微球，无水乙醇联合碘油，白芨联合碘油以及明胶海绵。85.5% 的患者肿瘤出现坏死，其坏死程度为 81.6%～87.9%，但明胶海绵组栓塞的效果明显低于其他组。所有患者均接受全身化疗并进行保肢手术。手术有助于减小肿瘤和减少失血。患者 1，2，5 年的生存率分别为 95.5%，72% 和 42%。术后 3～6 个月 3 例患者出现局部复发。

（二）肝动脉化疗栓塞术（TACE）治疗肾母细胞瘤

有 2 个关于 TACE 治疗肾母细胞瘤的报道已发表，虽然两组报道的患者来自同一组人群[48,49]。他们对 24 例患者行 TACE 治疗，并与对照组的 20 例患者相比较。他们的方案是多柔比星（20mg/m^2）、顺铂（50mg/m^2）混合碘油（0.5ml/kg）和生理盐水（5～15ml）混合明胶海绵栓塞。肿瘤大小平均缩小为 48.2%。在 2 年随访后，他们的结论是，TACE 联合手术治疗优于单纯手术治疗。TACE 组 2 年生存率为 83.3%，手术组为 10%。1 年后，TACE 组 16.6% 的患者存活且无疾病进展。病理标本显示肿瘤细胞坏死、退变和凋亡，间质纤维组织增生增

多，淋巴细胞浸润[49]。

参考文献

[1] Goldberg SN, Dupuy DE. Image – guided radio-frequency tumor ablation: challenges and opportunities – part I. J Vasc Interv Radiol. 2001; 12: 1021 – 32.

[2] Dupuy DE, Goldberg SN. Image – guided radio-frequency tumor ablation: challenges and opportunities – part II. J Vasc Interv Radiol. 2001; 12: 1135 – 48.

[3] Rosenthal DI, Hornicek FJ, Wolfe MW, Jennings LC, Gephart MC, Mankin HJ. Changes in the managementf osteoid osteoma. J Bone Joint Surg. 1998; 80: 815 – 21.

[4] Woertler K, Vestring T, Boettner F, Winkelmann W, Heindel W, Lindner N. Osteoid osteoma: CT – guided percutaneous radiofrequency ablation and follow – up in 47 patients. J Vasc Interv Radiol. 2001; 12: 717 – 22.

[5] Ahmed M, Goldberg SN. Thermal ablation therapy for hepatocellular carcinoma. J Vasc Interv Radiol. 2002; 13: S231 – 43.

[6] Livraghi T, Solbiati L, Meloni MF, Gazelle GS, Halpern EF, Goldberg SN. Treatment of focal liver tumors with percutaneous radiofrequency ablation: complications encountered in a multicenter study. Radiology. 2003; 226: 441 – 51.

[7] Rocourt DV, Shiels WE, Hammond S, Besner GE. Contemporary management of benign hepatic adenoma using percutaneous radiofrequency ablation. J Pediatr Surg. 2006; 41 (6): 1149 – 52.

[8] Shiels WE, Brown SD. Radiofrequency tumor ablation in children. In: van Sonnenberg E, McMullen W, Solbiati L, editors. Tumor ablation: principles and practice. New York: Springer; 2005. p. 488 – 95.

[9] Hoffer FA. Pediatric applications of radiofrequency ablation. Semin Interv Radiol. 2003; 20 (4): 323 – 31.

[10] Jingjing Y, Qiang S, Minju L, Tian – an J. Percutaneous radiofrequency ablation for treatment of hepatoblastoma recurrence. Pediatr Radiol. 2008; 38 (9): 1021 – 3.

[11] Nashida Y. Radiofrequency ablation used for the treatment of frequently recurrent rhabdomyosarcoma in the masticator space in a 10 – year – old girl. J Pediatr Hematol/Oncol. 2007; 29: 640 – 2.

[12] Brown SD, van Sonnenberg E, Morrison PR, Diller L, Shamberger R. CT – guided radiofrequency ablation of pediatric Wilms tumor in a solitary kidney. Pediatr Radiol. 2005; 35 (9): 923 – 8.

[13] Sawada M, Watanabe S, Tsuda H, Kano T. An increase in body temperature during radiofrequency ablation of liver tumors. Anesth Analg. 2002; 94 (6): 1416 – 20.

[14] Katzenstein HM, Krailo MD, Malogolowkin MH, et al. Hepatocellular carcinoma in children and adolescents: results from the pediatric oncology group and the children's cancer group intergroup study. J Clin Oncol. 2002; 20: 2789 – 97.

[15] Bellani FF, Massimino M. Liver tumors in childhood: epidemiology and clinics. J Surg Oncol. 1993; 53: 119 – 21.

[16] Exelby PR, Filler RM, Grosfeld JL. Liver tumors in children in the particular reference to hepatoblastoma and hepatocellular carcinoma. American Academy of Pediatrics Surgical Section Survey 1974. J Pediatr Surg. 1975; 10: 329 – 37.

[17] Iannitti DA, Dupuy DE, Mayo – Smith WW, Murphy B. Hepatic radiofrequency ablation. Arch Surg. 2002; 137: 422 – 6. discussion 427.

[18] Gervais DA, McGovern FJ, Arellano RS, McDougal WS, Mueller PR. Renal cell carcinoma: clinical experience and technical success with radiofrequency ablation of 42 tumors. Radiology. 2003; 226: 417 – 24.

[19] Gervais DA, McGovern FJ, Wood BJ, et al. Ra-

diofrequency ablation of renal cell carcinoma: early clinical experience. Radiology. 2000; 217: 665 – 72.

[20] Roy – Choudhury SH, Cast JE, Cooksey G, Puri S, Breen DJ. Early experience with radiofrequency ablation of small solid renal masses. AJR Am J Roentgenol. 2003; 180: 1055 – 61.

[21] Goldberg SN, Solbiati L, Halpern EF, Gazelle GS. Variables affecting proper system grounding for radiofrequency ablation in an animal model. J Vasc Interv Radiol. 2000; 11: 1069 – 75.

[22] Ramnath RR, Rosenthal DI, Cates J, Gebhardt M, Quinn RH. Intracortical chondroma simulating osteoid osteoma treated by radiofrequency. Skeletal Radiol. 2002; 31 (10): 597 – 602.

[23] Chopra S, Dodd GD, Chanin MP, Chintapalli KN. Radiofrequency ablation of hepatic tumors adjacent to the gallbladder: feasibility and safety. AJR Am J Roentgenol. 2003; 180: 697 – 701

[24] Livraghi T, Lazzaroni S, Meloni F. Radiofrequency thermal ablation of hepatocellular carcinoma. Eur J Ultrasound. 2001; 13: 159 – 66.

[25] Ahmed M, Lobo SM, Weinstein J, Kruskai JB, Gazelle GS, Halpern EF, Afzal SK, Lenkinski RE, Goldberg SN. Improved coagulation with saline solution pretreatment during radiofrequency tumor ablation in a canine model. J Vasc Interv Radiol. 2002; 13: 717 – 24.

[26] Bloomston M, Binitie O, Fraiji E, et al. Transcatheter arterial chemoembolization with or without radiofrequency ablation in the management of patients with advanced hepatic malignancy. Am Surg. 2002; 68: 827 – 31.

[27] Shankar S, van Sonnenberg E, Silverman SG, Tuncali KT, Morrison PR. Combined radiofrequency and direct alcohol infusion for percutaneous tumor ablation. Presented at the 88th Scientific Assembly and Annual meeting, RSNA. Chicago; 2002 Dec.

[28] Dupuy DE, Zagoria RJ, Akerley W, Mayo – Smith WM, Kavanagh PV, Safran H. Percutaneous radiofrequency ablation of malignancies in the lung. AJR

Am J Roentgenol. 2000; 174: 57 – 9.

[29] Simon CJ, Dupuy DE, DiPetrillo TA, et al. Pulmonary radiofrequency ablation: long – term safety and efficacy in 153 patients. Radiology. 2007; 243: 268 – 75.

[30] Nakamura T, Matsumine A, Yamakado K, et al. Lung radiofrequency ablation in patients with pulmonary metastases from musculoskeletal sarcomas. Cancer. 2009; 115 (16): 3774 – 81.

[31] Kariya Z, Yamakado K, Nakatuka A, Onaoda M, Kobayasi S, Takeda K. Radiofrequency ablation with and without balloon occlusion of the renal artery: an experimental study in porcine kidneys. J Vasc Interv Radiol. 2003; 14: 241 – 5.

[32] Guvne'n P. Liver embolizations in oncology; a review. Part I. Arterial (chemo) embolizations. Med Oncol. 2008; 25 (1): 1 – 11.

[33] Tashjian DB, Moriarty KP, Courtney RA, Bean MS, Steele DA. Preoperative chemoembolization for unresectable hepatoblastoma. Pediatr Surg Int. 2002; 18 (2 – 3): 187 – 9.

[34] Mutabagani KH, Klopfenstein KJ, Hogan MJ, Caniano DA. Metastatic paraganglioma and paraneoplastic – induced anemia in an adolescent: treatment with hepatic arterial chemoembolization. J Pediatr Hematol Oncol. 1999; 21 (6): 544 – 7.

[35] Malogolowkin MH, Stanley P, Steele DA, Ortega JA. Feasibility and toxicity of chemoembolization for children with liver tumors. J Clin Oncol. 2000; 18 (6): 1279 – 84.

[36] Arcement CM, TowbinRB, Meza MP, GerberDA, Kaye RD, Mazariegos GV, Carr BI, Reyes J. Intrahepatic chemoembolization in unresectable pediatric livermalignancies. Pediatr Radiol. 2000; 30 (11): 779 – 85.

[37] Li JP, Chu JP, Yang JY, Chen W, Wang Y, Huang YH. Preoperative transcatheter selective arterial chemoembolization in treatment of unresectable hepatoblastoma in infants and children. Cardiovasc Intervent Radiol. 2008; 31 (6): 1117 – 23.

[38] Xuewu J, Jianhong L, Xianliang H, Zhongxian C.

Combined treatment of hepatoblastoma with transcatheter arterial chemoembolization and surgery. Pediatr Hematol Oncol. 2006; 23 (1): 1 –9.

[39] Czauderna P, Zbrzezniak G, Narozanski W, Korzon M, Wyszomirska M, Stoba C. Preliminary experience with arterial chemoembolization for hepatoblastoma and hepatocellular carcinoma in children. Pediatr Blood Cancer. 2006; 46 (7): 825 –8.

[40] Ohtsuka Y, Matsunaga T, Yoshida H, Kouchi K, Okada T, Ohnuma N. Optimal strategy of preoperative transcatheter arterial chemoembolization for hepatoblastoma. Surg Today. 2004; 34 (2): 127 –33.

[41] Xianliang H, Jianhong L, Xuewu J, Zhongxian C. Cure of hepatoblastoma with transcatheter arterial chemoembolization. J Pediatr Hematol Oncol. 2004; 26 (1): 60 –3.

[42] Oue T, Fukuzawa M, Kusafuka T, Kohmoto Y, Okada A, Imura K. Transcatheter arterial chemoembolization in the treatment of hepatoblastoma. J Pediatr Surg. 1998; 33 (12): 1771 –5.

[43] Weintraub M, Bloom AI, Gross E, Revel – Vilk S, Shahroor S, Koplewitz BZ, Freeman AI. Successful treatment of progressive state 4s hepatic neuroblastoma in a neonate with intra – arterial chemoembolization. Pediatr Blood Cancer. 2004; 43 (2): 148 –51.

[44] Uemura S, Todani T, Watanabe Y, Toki A, Sato Y, Morotomi Y, Ohkawa M, Kojima K, Seo H. Successful left hepatectomy for hepatocellular carcinoma in a child after transcatheter arterial chemoembolization; report of a survival. Eur J Pediatr Surg. 1993; 3 (1): 54 –6.

[45] Wang MQ, Dake MD, Wang ZP, et al. Isolated lower extremity chemotherapeutic infusion for treatment of osteogenic sarcoma; experimental study and preliminary clinical report. J Vasc Interv Radiol. 2001; 12: 731 –7.

[46] Zhang HJ, Yang JJ, Lu JP, Lai CJ, Sheng J, Li YX, Hao Q, Zhang SM, Gupta S. Use of intra – arterial chemotherapy and embolization before limb salvage surgery for osteosarcoma of the lower extremity. Cardiovasc Intervent Radiol. 2009; 32 (4): 672 –8.

[47] Chu JP, Chen W, Li JP, Zhuang WQ, Huang YH, Huang ZM, Yang JY. Clinicopathologic features and results of transcatheter arterial chemoembolization for osteosarcoma. Cardiovasc Intervent Radiol. 2007; 30 (2): 201 –6.

[48] Liu WG, Gu WZ, Zhou YB, Tang HF, Li MJ, Ma WX. The prognostic relevance of preoperative transcatheter arterial chemoembolizaton (TACE) and PCNA/VEGF expression in patients with Wilms' tumour. Eur J Clin Invest. 2008; 38 (12): 931 –8.

[49] Li JP, Chu JP, Oh P, Li Z, Chen W, Huang YH, Yang JY. Characterizing clinicopathological findings of transarterial chemoembolization for Wilms tumor. J Urol. 2010; 183 (3): 1138 –44.

第 63 章　影像引导下肿瘤治疗的患者视角：来自患者和他们家庭的评价

Damian E. Dupuy 和 Derek Tessier

文颂　邵国良　翻译　晁明　校审

[摘要] 医学是一门艺术，不仅可以治疗患者，同时也治疗他们的家庭。本章描述了来自于患者、他们的家庭和朋友在肿瘤治疗过程中的日常生活节选。肿瘤患者和他们家庭的关系在肿瘤发生前和发生后彻底发生了改变。

病例 1. RV

我的肾癌诊断以最独特的方式开始。2000 年 10 月我在医院被诊断为肾癌Ⅳ期。当时我的额头上发现了一个生长缓慢的包块。医生建议我对这个包块进行穿刺活检时，我非常惊讶。然而当穿刺活检的病理结果出来后，我更是觉得惊讶。当结果显示我额头上的包块是转移性肾癌时，我非常沮丧。我想，这太严重了，我的额头上长了肾癌！震惊之余，我丢掉了我的病理诊断报告，我从来不需要这样的结果。然而，真正的坏消息来了，我的左侧肾脏发现了一个直径 6cm 的肿瘤。

我的主诊医师也关心我的肝脏是否会出现问题。这原本不是我的生活计划应该需要关注的。我去看外科医生，希望他们能将我左侧肾脏的肿瘤切除。当时医生们能做的治疗是切除掉整个左肾，一种称之为根治性左肾切除的治疗方法。2000 年 12 月，医生通过外科手术摘除了我的左肾。但对我更重要的是，左肾的肿瘤被切掉了。在手术过程中医生给我做了术中肝脏超声成像，超声显示我的肝脏没有肿瘤转移。一个人幸运或是不幸运，都取决于你怎么看待它。在对我的肿瘤进行分期过程中，我还被发现甲状腺多发结节，然后通过手术摘除了甲状腺左侧叶。然而令我懊恼的是，甲状腺手术后病理证实是我左侧的甲状腺结节是恶性肿瘤，而且是跟肾脏肿瘤类型完全无关的肿瘤。当我还在纠结这个问题时，我的右侧甲状腺也逐渐变得功能异常，2001 年我又进行了右侧甲状腺摘除手术。术后病理证实右侧甲状腺也是肿瘤。

在我的左肾外科手术后，我觉得我需要时间来接受这个事实。当时我有一个机会参加一个临床试验，但最后我选择了放弃。之后很多的 CT 扫描和随访都显示没有肿瘤复发，我想我应该是痊愈了。然而，2005 年我的肺部出现了小的转移瘤。很显然，我比医生更关心肺转移的情况。我的医生安慰我

D. E. Dupuy
Department of Diagnostic Imaging, Rhode Island Hospital, Providence, RI, USA

D. Tessier
Department of Radiology, Rhode Island Hospital, Providence, RI, USA
e – mail：dtessier@ lifespan. org

说，这种类型的肿瘤生长速度非常缓慢。之后所有的 CT 检查都显示肺部的肿瘤生长速度确实很缓慢，我感到很高兴。

在接下来的几年里，我密切关注我肺部肿瘤的变化。1 个，2 个……到最后我的肺部出现了很多个肿瘤。我的医生劝慰我说我的肿瘤都比较小，还没有严重到需要系统化疗或外科手术的程度。然而，2009 年 1 月，检查发现我的右肾出现了一个新的直径 3cm 大小的肿瘤。同时我的病情变得越来越糟糕，除了右肾出现新发肿瘤外，我的胰腺也出现了 3 个新的转移瘤。自然而然的，除了肿瘤的情况，我开始更关心更糟糕的问题如肾功能衰竭，透析等。我想，我是不是快要死了，这样的想法时不时开始出现在我的脑海里。

当我开始失去希望的时候，我的肿瘤科医生 Constantinou 教授给我描述了一种可能对于我的病情有帮助的治疗方法，射频消融。它看上去就像科幻小说。他们要把我的肾脏肿瘤加热并煮熟？她带我去见了罗德岛医院影像引导肿瘤消融治疗科的 Mayo - Smith 教授。Mayo - Smith 教授短时间内接见了我，并认识了态度非常友好的肿瘤消融治疗科的医生们，他们知识渊博，对我帮助很大。William Mayo - Smith 教授和 Derek Tessier 护士给我详细解释了射频消融治疗的全过程。他们说："像我这样的病情，通过射频消融治疗，不仅可以挽救我的肾脏功能，而且可以使我以后不需要进行透析治疗。"我必须说，我遇到了让我难以置信的专业医生，我完全能够理解他们描述射频治疗的过程。他们解释精准，没有一句话是超过或者与我的疾病无关的。现在我要做的是下定决心，去做我必须要做的治疗。

我见到过的很多医生，包括 Constantinous 教授和 Mayo - Smith 教授都跟我详细谈过我的疾病除了局部射频消融治疗之外的其他治疗方法，包括系统化疗，如苏坦等。我

同样也接受了麻省总院 Bertucci 医疗中心泌尿肿瘤科专家给的不同治疗意见。

对这两种治疗方案，我经过仔细的考虑，最后选择了射频消融治疗。射频消融治疗看起来更有效，对我唯一的肾脏毒性更小，治疗局部肿瘤看上去也更有效。毕竟，我不愿意也不喜欢未来去做任何类型的透析治疗。由于我之前做过左肾切除手术，我的肾功能已经开始逐渐下降，以后可能需要透析治疗的想法不时地会在我的脑海出现。

医生建议我在做右肾肿瘤射频消融治疗前做穿刺活检。穿刺活检病理结果并不意外，显示为右肾肾细胞癌。根据这个结果，我进行了反复斟酌，最后选择了右肾肿瘤射频消融治疗。出乎意外的是，穿刺活检和肿瘤射频消融治疗都没有明显的不适感觉，治疗和疼痛管理都非常好。我在消融治疗后 2 周做了 CT 复查，CT 结果显示我的肿瘤消融治疗非常成功，右肾上的肿瘤已经完全坏死。当你听到肿瘤这个词的时候，你可能会有各种各样的想法和场景在你脑海中盘旋。在听到我仅存的肾脏有肿瘤这样不好的消息时，我就在想以后我的人生都将改变，以后只有无尽的透析治疗。肿瘤消融治疗的可能性对我来说无疑是一个巨大的礼物。当知道还有射频消融治疗这样的治疗机会时，我觉得我解脱了。

我觉得我已经做好了彻底的准备去承担肿瘤射频消融治疗的手术风险，可能的获益及消融治疗带来的所有后果。虽然我的选择非常的有限，但如果通过射频消融治疗，从而可以在以后的日子里不再需要长期透析治疗，可以继续进行全职工作这样的状态，我会非常满意，这对我本人和我的妻子都非常重要。射频消融治疗本身没有疼痛感觉。我觉得我记得射频消融治疗过程中的很多步骤，或者至少我能想到是怎么做的。射频消融治疗给了我一个超现实的体验。你可以在脑海中想象一下射频消融治疗过程中到底发

生了什么。他们真的把我肾脏的肿瘤煮熟了。

让我高兴的是，消融治疗的过程及术后恢复过程中的疼痛比我预期的小了很多。很神奇的是，我可以在手术后几个小时缓慢地散步。最后，我在消融治疗后24小时内停用了镇痛药，在消融治疗后4天内开始重新工作。当我知道我的消融治疗的结果并非是特例时，我觉得非常有意思。在经历过所有坏运气后，我的后续随访就像射频消融以前及以后一样，没有小差错出现。我必须说，假如在我的肿瘤消融治疗过程中或在术后几小时内可以来一杯咖啡的话，这样就非常完美了。

虽然还没有完全从肿瘤的困境中走出来，但我已经觉得非常好，也觉得非常幸运。现在距离上次射频消融治疗已经过去了一年。CT复查显示我肾脏的肿瘤已经死亡，但我肺脏和胰腺的肿瘤仍然在缓慢生长。尽管这样，我仍然有一种长久的喜悦感觉。更有意思的事情是听别人说我是多么幸运。我不一定会说自己是幸运的，但是我相信我一定是被祝福的。

请查收我妻子写给放射科主任的信件，我们不仅对消融治疗过程表示感谢，也对治疗期间所有医护人员的照顾也表示感谢。

我花了好几个月来书写这封信，因为生活繁忙，这个时间比我想象的要晚很多。

我代表我的丈夫RV和我自己，只是想简单告诉您介入放射科全体医护人员在过去一年里对我和RV无微不至的关怀和照顾并表示感谢。更重要的是，我们要向Mayo-Smith教授和临床部Derk Tessier护士表达我们最深的敬意、信任及感激。我丈夫因为有严重的肾脏并发症需要治疗，特别是需要最好的放射诊断和治疗。Mayo-Smith教授和他的团队向我们展示了对于细节的重视，并能创造性地解决我们急需解决的问题。尽管Mayo-Smith教授在医学界的学识和声誉非

常高，但他对我们是如此的照顾，并且治疗与护理并重，这是我们从来没有期望过的。我和RV在他的肾癌和肾癌治疗后的并发症上花了近10年时间。在罗德岛医院就诊的这段时间，我们收到了相当于过去10年治疗过程中总和的照顾，并认识了很多杰出的医生。恒定不变的，我们很难表达对这些专家的感谢之情，他们总是很低调和谦和，但只要需要他们，他们能都在很短的时间，甚至是10分钟内出现。太棒了（当你听到一些有关医生和他们永无止境的自我追求的故事的时候，我们总是发现这样很滑稽，但是确实是真实存在的）。所以，我和RV希望通过写信这样一种有意义且我们可以承担的方式来表达我们深深的谢意。我们感谢的人员包括Mayo-Smith教授，DerekTessier护士，介入放射科接待员，消融治疗秘书和康复室的护士等。

感谢您花时间阅读我们的来信。更感谢您的科室提供的标准照顾。

你们的 KT

病例2 BL

在此之前我从来都没有想过我的肿瘤会把我从丹麦带到美国。在诊断肿瘤前的很长一段时间内，尽管做了按摩、锻炼和服用镇痛药，我仍然觉得背部疼痛。我看了很多次全科医生，直到最后诊断为癌症。

最开始的时候我简直不敢相信。然后我有点震惊。确诊肿瘤后的第一件事是我立刻戒烟，这之前是一直做不到的。我和我的丈夫下定决心尽可能地治疗我的肿瘤。不幸的是，我被诊断为Ⅳ期非小细胞肺癌（NSCLC）。同时，除了右肺肿瘤，我的椎体及纵隔淋巴结也发现了肿瘤转移。

我的一个朋友在西班牙做放射科医生。他告诉了我有关肿瘤射频消融治疗的信息。我尽我所能查阅了相关资料，最后找到了罗

德岛医院 Damin Dupuy 教授的相关资料。我的朋友鼓励我联系普罗维登斯罗德岛医院的 Dupuy 教授。在此次之前我从来都不知道肺肿瘤有这样的一种可行的治疗方法，可以用微创的方法去除肺肿瘤。他跟我说 Dupuy 教授是世界范围内射频消融治疗领域最好的专家之一。

在我们还没有决定行射频消融治疗的时候，我们仍然必须接受第一轮的治疗。这意味着在接受 Dupuy 教授的治疗之前我还需要几个月的其他治疗方法。考虑到我的肺癌已经发生转移，我的医生不建议我做外科手术或者将肺里面的肿瘤切除，他们给我进行了系统化疗（化疗方案为卡铂联合长春瑞滨），并针对我脊柱椎体转移的情况进行了放射治疗。

因为很多原因，我们咨询过的欧洲各国的医学专家都认为，肿瘤的最特异性的检查是 PET－CT。PET－CT 检查可以显示肺部存活肿瘤，在 PET－CT 上表现为"热点"，这种"热点"表现即使肿瘤缩小后也能显示。复查结果提示我的肺部肿瘤体积缩小了 30%，在淋巴结转移方面，也有很好的肿瘤治疗反应。在欧洲，我感觉到肿瘤治疗选择非常有限。我的肿瘤科医生都建议我做更多周期的化疗。但是，我和我的丈夫都觉得，化疗很难彻底地杀死我的肿瘤。

之后，我们下定了决心，尽管我的肿瘤对化疗有一些治疗反应，但我们仍然需要预后更好、更合理的治疗方法，即便这意味着我们要离开家一段时间。射频治疗不仅看上去是很有希望的治疗手段，或者也可能是可以选择的为数不多的治疗机会。当我们决定做肿瘤射频消融治疗时，我们希望得到最好的治疗手段和照顾。所以，我们把我最近一次的 CT 图像寄给大西洋彼岸的 Dupuy 教授。当我们听到 Dupuy 教授认为我适合做射频消融这个令人振奋的消息后，我们非常兴奋，立刻启程前往普罗维登斯市的罗德岛

州。在普罗维登斯市，我们同样咨询了肿瘤科医生，并征求了他们的治疗意见。在行肺肿瘤射频消融治疗前我们见到了 Dupuy 教授。通过前几次的书信来往及与 Dupuy 教授见面后，我们已经做好了肺肿瘤射频消融治疗的所有准备。射频消融治疗之前我们做了右肺肿瘤穿刺活检。Dupuy 教授和我们都认为在射频消融治疗前行肿瘤穿刺活检以检查基因突变非常必要。

如我们所期望的，射频消融治疗过程很顺利。我们在射频消融手术完成后 3 天出院回家。接下来几周，我有轻度咳嗽，并吐出少量肺肿瘤的残存物。检查结果显示肺部有轻度肺炎。作为预防，我被送到医院进行治疗，并予以抗生素控制感染。穿刺病理活检结果显示我的肺部肿瘤对厄洛替尼治疗敏感。我开始服用厄洛替尼。到目前为止，我只有中度的治疗反应。

我很开心我做了肺肿瘤消融治疗手术。当你被明确诊断为肿瘤，并知道肿瘤已经进展到无外科切除手术机会，那一刻是多么的孤独和无助。当我知道，生长在我体内的肿瘤比一般的肿瘤恶性程度更高时，那一刻，我觉得非常惊恐，甚至陷进深深的绝望之中。幸运的是，前期化疗和放疗让我有机会生存到可以做进一步肿瘤射频消融治疗的机会。

肿瘤射频消融治疗对我来说是件好事。我非常感谢 Dupuy 教授和他的全体团队成员，他们对我是如此的友善，职业素养是如此专业。在我的观点中，射频消融是我 1 年前仅存的治疗机会，这段奇妙的治疗经历在美国普罗维登斯市的罗德岛医院发生了。尽管是一次医疗之旅，这次旅行的经历对我来说不亚于一次奖励。我在 Dupuy 教授和他的整个医疗团队那里得到了非常大的鼓励。到现在，我还定期把我在丹麦和西班牙的 CT 随访结果寄给 Dupuy 教授。

肿瘤除了有它对机体影响的方面，还有

它对情感影响的一方面。对我来说，肿瘤一直是一个完全独立的舞台，过去是，现在也是。一方面，你希望通过各种治疗控制身体内的肿瘤；另一方面，尽管我身体内的"魔鬼"——肺部里面的肿瘤已经死了，但是像我的情况，我觉得肿瘤仍然潜伏在我的骨头里。

在我进行了肿瘤射频消融治疗之后相当长的一段时间，我过上了正常人的生活，没有太多的肿瘤病情的干扰。我仍然不时地打高尔夫球。最近的一次复查提示我肿瘤有发，需要重新接受化疗，但我感觉我仍有期望，并继续希望最坏的事情能够结束。我也会一直感谢度过的每一天和我身边所有的人。

病例 3 GC

我最开始被诊断为我的肾脏有一个"结节"。好像它坏的还不够彻底，所以我只是在工作过程中感觉到严重的后背疼痛，最终做了外科矫正手术。当在为我的椎间盘突出症进行治疗时，骨科主管医生告诉我，后背及脊柱 MRI 检查结果提示我的左肾发现有一个结节。我不相信这样的结果。我知道必须尽快地检查清楚病情，而不是等专科医生建议我做检查。我的肾脏到底发生了什么，这个答案的等待过程造成了我很大的心理负担。

在我的椎间盘手术后身体恢复后，我的主管医生建议我去看肾脏病专家。当我在等待泌尿科医生诊治的时候，我的时间似乎变慢了。因为肾脏肿瘤的存在，促使我查阅大量肾脏肿瘤的相关资源，如互联网，以便帮助我做出更好的决定。我发现互联网资源是势不可挡的。

最后，我的主管医生向我引荐了一个泌尿科医生，Joseph Renzulli 教授。如果可以有机会的话，他或者会给我做急诊肾脏肿瘤

手术。我告诉了 Renzulli 教授，在我的椎间盘手术后 2 周还有另外一个手术要做，因为在椎间盘手术后发生了术后感染，需要做第二次手术。Renzulli 教授把我介绍给罗德岛医院的 Damian Dupuy 教授及他的医疗团队，并跟他们探讨了我的肿瘤病情。我被告知，我的肿瘤情况并不罕见。绝大部分肾脏肿瘤都是因为其他疾病行影像学检查时无意中发现的。我就是在做椎间盘突出手术时检查发现了肾脏肿瘤。我也被告知，我肾脏的肿瘤有 25% 的几率是良性肿瘤。Dupuy 医生建议我做肾脏肿瘤穿刺活检确定肿瘤的良恶性。就在这一次见面中，我知道了肿瘤射频消融术可以作为肿瘤复发的治疗方法。

许多医生可能会说，且会同意，肾脏肿瘤不需要进行急诊手术。然而，当你自己身上长了一个肿瘤时，这是让人非常紧张的。Dupuy 教授为我及时地做了肾脏肿瘤穿刺活检。我对穿刺活检病理结果抱有乐观的态度，但作为一个现实主义者，我知道不能排除会有其他的结果发生。Dupuy 教授告诉我大部分肾脏肿瘤生长非常缓慢，我可以带瘤存活很多年。尽管可怕，但与 Dupuy 教授沟通过后，我悬着的心也放松了不少。

穿刺活检病理结果证实我肾脏的结节是肾癌。Renzulli 教授与我谈话，并与我讨论了肾脏肿瘤摘除的可选择的治疗方案。这些治疗方案包括部分肾切除术，全肾切除术或肿瘤消融治疗及多种联合治疗。考虑到我短期内需要进行第二次大手术和我的肾脏肿瘤的位置，Renzulli 教授让我去咨询 Dupuy 教授是否可以行肾脏肿瘤消融治疗。我花了一些时间来仔细考量应该做何种治疗。我与我最亲近的家人，我的妻子和我的孩子见了面。通过与我最信任的人讨论，我坚定了我的想法，我想要做创伤小的肾脏肿瘤射频消融手术。Dupuy 教授向我描述了肾脏肿瘤消融治疗手术的全过程，并向我交代了术前准备注意事项。Dupuy 教授认为射频消融术和

冷冻消融术都适合我的情况。但因为冷冻消融术更安全，也更适合我，因而最终选择了肾脏肿瘤冷冻消融治疗。

这个手术操作过程看上去是那么地难以置信的微创。当几根长针被直接刺入到肿瘤内时我很惊讶。消融治疗后我的主要副反应是轻度的不适感和轻度血压升高。但是，不管我是否高兴，让我很惊奇的是，整个肾脏肿瘤消融治疗治疗过程我没有一点点的疼痛感，不管是生理上的还是心理上的。

肾脏肿瘤消融治疗术后第一天我就自己走路回家了。在我这个年纪，我已经不相信有奇迹发生。但是，我确实相信我自己被引荐做肿瘤射频消融，其操作流程是如此的专业后，我觉得是难以置信的幸运。

我的肿瘤治疗经历是非常顺利的。很明显的，一开始我很不想被诊断患有癌症。但是从我见到 Renzulli 教授开始，以及之后我在罗德岛医院见到 Dupuy 教授和他的团队后，我觉得在整个治疗过程中，治疗团队非常友善、治疗技术非常专业。

我现在的生活跟正常成年人的生活没有什么差别，有良好的健康状态。我在这次治疗过程之前，除了因为多年前跑步导致的膝关节损伤做过外科关节修复手术以外，从未有任何的重大健康问题。我现在确定，虽然还要有很长的日子才可以恢复到原来可以奔跑的状态，但我仍然还可以继续走很长的时间。我感觉我已经卸下了肩膀上的一个沉重的包袱。我希望所有的肿瘤都能被我抛在后面，我可以继续我的生活。我现在健康状态良好，也希望在不久的将来仍能处于良好的健康状态之中。

病例 4 FF

我一直认为我的生活方式是相对比较健康的。然而，在没有任何警告的情况下，一切很快发生了改变。在 2006 年秋天的一次常规胸部 X 线检查时，我被发现肺里长了一个肿瘤。这让我又去做了别的很多从未听到过的检查。因为我的胸部 X 线检查有异常，我做了 CT 扫描，然后又做了 PET 检查，所有的检查结果都表明我的右肺上叶及肺里面的其他地方有糖代谢旺盛的病灶存在，这些地方本应该没有糖代谢旺盛的病灶的。同时，我的右侧颈部发现了 2 个肿大的淋巴结。我做了右侧颈部淋巴结活检，病理结果显示为甲状腺癌。医生同样建议我做肺部肿瘤的穿刺活检，但是肺部病灶穿刺活检病理结果比我想的还要艰难。很意外的，我最终诊断为原发性肺癌，同时肺部有甲状腺癌转移瘤。

我不能相信这样的事情发生在我身上。很明显，我非常震惊，并难以置信。那一刻我是多么希望过去的 36 年里我没有抽过烟。我是多么希望我能早些戒烟。但是，我也鼓励自己去尽量了解针对我的情况有什么可能的治疗方法。我就我的病情咨询了约翰霍普金斯医院和其他医疗机构的很多杰出的医生。我一直努力寻求对于我的病情有帮助的更多的观点和疗法。当然，医生们对我的病情的治疗意见都大致相仿。我有一种错觉，好像我已经成为了这些医疗组中的成员之一。这些诊断激励我更加积极地去追求对我的健康和生存有利的治疗方法。那时候我就好像是这个在同一个器官上长了两种类型的肿瘤的奇怪病例第三方的研究者。

在甲状腺穿刺活检后，我进行了甲状腺外科切除手术，之后做了放射性碘 125 治疗。没隔多久，我做了右上肺肺肿瘤外科切除手术，术后病理证实肺部肿瘤是第二个原发性肿瘤，与术前病理穿刺结果相同。不幸的是，手术切缘有少量肿瘤残存。医生们建议我术后辅助化疗。然而，我的右肺下叶仍然有一个肿瘤，且这个肿瘤对任何治疗都无反应，只能继续观察。

在进行肿瘤射频消融治疗之前，我的治疗之路非常艰难和反复。幸运的是，对于我的病情，有一些临床研究的资源。我对我的病情、我的治疗方案以及那些最有经验的医生提供的诊断和治疗都非常严谨。我咨询了约翰霍普金斯医院的肿瘤科医生，希望有机会可以做第二次传统的开胸手术，行外科切除部分肺或部分肺叶。由于近期做过太多外科手术，另一个医生建议我在 MD Anderson 做一次穿刺活检。我接受了他的建议，留在 MD Anderson 做创伤较小的穿刺活检术。

穿刺活检病理证实我右下肺的肿瘤确实是甲状腺癌肺转移，而不是另一个原发性肺癌或者是预后更差的肺癌转移。我重新返回约翰霍普金斯医院进行了更多的咨询。最后，我决定不做第三次外科手术。

了解自己的病情对我来说像是一把双刃剑。一方面，你可以放心了，因为已经有了正确的答案；另一方面，你可以就现有信息问自己，我还可以做什么？必须强调的是，正因为我从许多知名的医生那里通过电子邮件、交谈、咨询中获得了许多关于我的疾病诊断的信息，我开始完全确信，我不需要再做任何外科手术治疗。所以，肿瘤消融治疗看上去是我的疾病的唯一治疗方案。我没有任何犹豫，决定去做射频消融。

我知道我必须做什么，也知道我在干什么。起初我希望做胸部开放手术，但现在我决定做肿瘤消融手术。作为外科手术的替代治疗，很明显的，肿瘤消融治疗是我目前唯一的选择，这也是 MD Anderson 和霍普金斯医院的医生们推荐的治疗方法。所以，接下来就是我应该信任谁来帮我做肿瘤消融治疗。对我来说，唯一的答案就是去找 Damian Dupuy 教授。我剩下来的故事就从这里开始。我把我的相关医学资料寄给普罗维登斯 Dupuy 教授，请他查阅。我跟他科室的护师通电话，然后坐飞机飞往普罗维登斯会见 Dupuy 教授和他的医疗团队。第一天咨询后，第二天我就做了肺肿瘤射频消融治疗。术后第一天，在 Dupuy 教授的办公室短暂交谈后，我就前往机场乘坐飞机回家了。

这看上去几乎是超现实的，就像我经历了一段魔法，完全不像我以前外科手术治疗和恢复期间发生的那些事情。尽管有一点小小的惊讶，但我知道我的肿瘤消融治疗经历是非常普遍的，大部分患者都是这样的。罗德岛医院的医生们是怎么跟我描述治疗的过程，及这过程的手术操作，对于他们而言，并不是独一无二的，治疗之后的结果也在他们的预料之中。

肺肿瘤射频消融治疗后我身体的反应非常小。我猜测我也是幸运的，因为手术后没有并发症发生。反过来，我的情绪反应也同样是积极的，因为身体反应积极。我对 Dupuy 教授非常有信心。他和他的团队真的给了我最高级别 VIP 般的待遇。

如上所述，我的外科手术经历是非常消极的。我经历了意想不到和不可预见的住院相关的并发症（包括在医院里摔倒，在化疗过程中出现视网膜脱离及无数其他的灾难）。考虑到我过去在医院就诊的情况，我很自然地预期在射频消融手术后可能会有更糟糕的事情发生。然而，在我行肺肿瘤射频消融治疗后，我非常惊喜，我被允许在当天自己走出医院，并在第二天坐飞机回家。

以我的病情，在射频消融治疗后我的感觉非常良好。医生们和我都在期待可以长期的存活。所以，考虑到所有的情况，现在生活的每天，每个日常活动，每次社会交往，我都认为是上天给我的礼物。

病例 5 CS

我代表我的母亲给您写这封信。虽然 CS 仍然是一个可以相对生活自理的女性，但我已经照顾她很多年了。她和我的故事开始于 2004 年。当时她感觉到呼吸急促。那时她跟她的主治医生在 6 个月内约见了 2 次，但是症状没有明显改善。她的主治医生给她做了胸部 X 线检查。第一个胸部 X 线检查显示肺部没有明显异常，但她咳嗽仍然持续。不知道是幸运还是不幸，她第二次胸部 X 线检查显示肺部有一个"结节"。因为我母亲有 60 多年的吸烟病史，所以我们已经做好了最坏的打算。尽管我母亲已经 83 岁高龄，但医生们还是给她做了病理穿刺活检。活检病理结果证实了我们和医生们的猜测。CS、我和全部家人现在开始都在跟肿瘤进行抗争。在不久后的一次胸部 CT 扫描后，我们得知了我母亲肺部不止是有单个的结节，在她肺部的后叶还有另外一个结节。

我们想我们需要做一些什么。当时最主要的困难是我们真的不知道从哪里或从谁那里得到相关的治疗知识。我们真的感觉到我们在医生面前束手无策。幸运的是，我们遇到的所有医生，似乎不只是做了他们能够做的工作，还把我妈妈当做一个人来看待，而不是只是当作患者来看待。更好的是，我们真的感觉的到医生与患者相处过程的全面性。

第一个评估我母亲病情的是胸外科医生。他们认为，根据我母亲的年龄、肺功能、肺部病灶情况（2 个肿瘤），不太适合做外科手术。我们随后被推荐给有可能治疗我的母亲疾病的肿瘤放疗专家 Dipetrillo 教授，Dipetrillo 教授认为放疗尽管可以一次治疗两个肿瘤，但还是建议我们看别的医生，看看是否有更好的肺部保守治疗方案。这个治疗后来我们知道叫做肺肿瘤射频消融治疗。

我们急切地希望我母亲能够尽快得到治疗，并认为每一天都是在拖延治疗机会。为什么我们需要看这么多的医生？我们已经清楚地认识到了我母亲的病情。有如此多的必需的步骤来确认我母亲的全部病情？很快，

我们就开始感谢医生不仅提供了标准化的适合我母亲的治疗方案，而且提供了他们认为更适合我母亲健康需要的治疗方案。从这个点出发，我们被介绍给了 Dupuy 教授。

Dupuy 教授和 Dipetrillo 教授给我们制定了治疗计划，一次性治疗了我母亲肺部的两个肿瘤，且对肿瘤周围的正常肺组织损伤很小。之前因为了解如果我母亲做外科手术的风险非常高时我们非常沮丧。但听到这个消息后，我们松了一口气，我母亲不需要做外科手术了。很幸运的，现在就有这样的治疗机会。我母亲还有希望。

我母亲到最后一共做了 4 次射频消融手术。第一次射频消融手术对我母亲来说非常容易。她真的不记得有任何不适的反应。在额外的放射治疗后，我母亲进行了第二次射频消融手术。这次射频消融手术也非常顺利。但不幸的是，这之后肿瘤复发了。我们真的希望我们能够摆脱困境。第三次射频消融不像第一次和第二次那么顺利。我母亲在射频消融术后出现了肺萎缩，必须住院治疗。住院几天后，我母亲觉得身体好转，之后恢复了日常的生活。第 4 次射频消融手术是在第一次射频消融术后 4 年后做的，这次手术对 CS 的损伤有些大。

第 4 次射频消融治疗手术本身很顺利，我母亲在我的照顾下出院回家。在出院那天晚上，她自觉寒战、恶心及流感样症状。Dupuy 教授告诉我们射频消融术后有很小的一部分患者会有流感样症状。她到医院住了好几天，并带着氧气瓶从医院出院。即使这次微波消融治疗的术后情况不在我们预期之内，我们仍然期望第 4 次的消融治疗手术能够像前几次射频消融治疗时那么顺利。我们希望我母亲能够在几周内不需要再吸氧，能够做回自我，能够与朋友们玩桥牌等。

我的母亲在她 80 多岁的时候共经历了 4 次射频消融治疗。总的说来，我们确信所有的治疗可以使她活的更长久。当然，最后

一次射频消融治疗跟前面的几次射频消融治疗比较，对她和我都有点棘手。作为她最亲密的女儿，我有全职工作，我要处理我自己的家庭，还要照顾一个生活不那么独立的老人，我感到有一点困难。然而，从另外一个角度来看，这确实让我有更多的时间与她相处。

现在，CS 仍然可以相对独立的生活。她参加了许多年的假日聚会、毕业典礼、婚礼、曾孙的出生等，留下了值得回忆一生的记忆。最近，我母亲的肿瘤又再一次复发了。在第 4 次肿瘤射频消融治疗后，2010 年我母亲的肺部又出现 2 个肿瘤。我们决定不再进一步治疗，并相信这个是最好的选择。让我们感到幸运的是，即使出现了新的肿瘤，除了偶尔发生的肺气肿，CS 并没有感到任何特别不适。我和她将永远感谢照顾她的医生和员工，他们送给了她额外的几年时间。因为你们的努力，到现在我们和我母亲仍然能够开心地在一起生活。

Derek，我的母亲让我说，她从 Dupuy 教授和您那里得到了最好的治疗。您和 Dupuy 教授都是真正的关心和体贴患者。同时要向 Robin（你们的消融干事）表示感谢。再次感谢。

病例 6 AK

我的名字叫 Ray，我代表我最近过世的妻子 AK 给你们写这封信。我和我妻子在大学遇见后并在一起生活了已经很多年。但我们与肿瘤有关的故事开始于 2003 年，当时我妻子行常规 X 线检查提示她肺部有一个阴影。我们生命中与肿瘤相关的章节前后持续了 6 年，然后在去年的秋天悲伤地结束了。

我们首先去咨询肺科医生，然后被推荐给胸外科医生。在见胸外科医生的几天内，AK 首先做了纵隔内镜检查。没有任何的征

兆，我们被告知 AK 肺部肿瘤细胞已经扩散到淋巴结，已没有外科手术治疗指征。我们随后做了化疗和放疗。当时我妻子非常镇定，即便听到了没有外科手术机会的时候。她仍像是一个斗士，发誓要跟癌症战斗到底。她实现了她的诺言。

因为医生们担心她可能不只有肺部肿瘤一个病灶，所以她并没有马上开始进行化疗。之后更多坏的消息来了。我们去看肿瘤放疗专家 Dipetrillo 教授。根据新出来的检查结果，他把我妻子的肿瘤情况重新分期，并建议我们进行同步放化疗。

当我们得知 AK 患了肿瘤后我们非常失望，我们任何人都不能做更多的事情了。但当我们知道她可以准备治疗肺肿瘤的时候，我们松了一口气。在她治疗完成后，我们得到了更多的鼓励，她的肺部肿瘤对放化疗有反应。很明显的，这是我们希望的并乐于见到的。但是这段时间我们也对肿瘤和肿瘤统计学有了一些涉猎，这些相关的文献里面充满了严峻的阴暗的事实。我们可以接受任何结果。治疗后 12 个月的 CT 扫描复查结果显示我妻子的肺部看不到任何肿瘤。我想我妻子已经不需要治疗了。

不幸的是，这个让我们兴奋的消息是如此的短暂。2005 年 9 月，我们听到了让人不安的消息。我妻子的肿瘤又复发了。每次当我们听到坏消息，我们总是尝试去发现其积极的方面。在 AK 的想法中，尽管遇到了挫折，但是我们仍然有其他可能的治疗方法。我们还有希望。我们大部分的希望都来自于家庭的祈祷。我们只把 AK 的肿瘤病情告诉极少数几个家庭成员，及为数不多的几个好朋友。所以，我们可以依靠的只有少数几个朋友和她的主管医生。

我们的祈祷没有得到回应，但是 AK 的第二个希望来了，这个希望来自 Damian Dupuy 教授。2005 年 9 月当我们做了 PET 检查提示右肺见到新发的肿瘤时，Dipetrillo 教授

建议我们去咨询 Dupuy 教授，看看是否有机会做一种适合 AK 的新的治疗方法，这种治疗方法很奇怪，将肿瘤煮熟。这种方法我们原来没有听到过。

我们见到了 Dupuy 教授，他跟我们解释了我们关心的将肿瘤煮熟的治疗"射频消融"的步骤。我们对这个治疗过程感到不可思议。然而当我们得知保险公司不会为这个治疗支付费用时，我们受到了一点小小的打击。如果不治疗，这可能是保险公司支付 AK 的最后的医疗费用。但是你不知道我的妻子跟我有一样的想法。我们和保险公司反复交涉，终于从保险公司那边获准可以进行肿瘤消融治疗。我们从来都没有跟保险公司这样交涉过。AK 这么有自信，坚决要求保险公司支付费用，并与保险公司反复抗争。AK 不想让保险公司决定自己的治疗，决定她的命运或生死。

带着激动的心情，我们来到了医院做肺肿瘤消融治疗。但是，我们到达医院后听到了很好，不，是非常好的消息，AK 暂时不需要做任何治疗。Dupuy 教授告诉我们，消融治疗前行 CT 检查结果提示我妻子的肺肿瘤已经萎缩了，可能她现在肺部的病灶是肺炎。之前与保险公司积极交涉的程序让我们情绪激动。听到 AK 不需要治疗的消息，让我们更加激动。在某种程度上，我们希望这是我们最后一次见 Dupuy 教授。

这之后又过去了一年。我们终于再次收到坏消息。2006 年 AK 的 PET 检查结果显示 AK 右肺的肿瘤再次长大了。我们不确定这是否是肿瘤表现。肿瘤又复发了吗？这次真的是个大事情。之后的穿刺活检结果证实肿瘤复发。我们就 AK 的病理结果咨询 Dupuy 教授，Dupuy 教授建议我们短期内做肺肿瘤射频消融术。

AK 的肺肿瘤消融治疗过程非常顺利。虽然有时候伤害如地狱一般，但我们不会欺骗你。他们告诉我 AK 的肺部肿瘤靠近胸膜，可能射频消融过程及之后会有疼痛。坦白说，AK 不是唯一的一个射频消融治疗后需要镇痛药物镇痛的患者，但 AK 没有服用医生开的镇痛药物，最后被送到急诊室住了一段时间。我们在想我们是否做了正确的决定。然而，尽管有 IV 级的疼痛，但随后的 CT 复查给了我们最好的结果，这次的射频消融治疗把 AK 的肺肿瘤彻底消灭了。随着 AK 疼痛症状的改善和 CT 复查的结果出现，我们已经不那么焦虑了。

之后的一年时间很快过去。我们又去拜访了 Dupuy 教授，并在他的办公室咨询了 AK 的治疗方案。在此之前的肺肿瘤常规复查中，我们偶然发现了她的左肾有一个新发的肿瘤。很幸运，左肾新发肿瘤与她的肺肿瘤没有任何关系。这次没有跟保险公司大张旗鼓的交涉，这个肿瘤被射频消融消灭了。让我们感到宽慰的是，这个手术不仅可以很顺利进行医保报销，而且治疗过程中没有痛苦。看到她这次射频消融治疗如此顺利，我和 AK 都觉得很宽慰。

有时候我也会想，为什么我们的生命中出现如此多的事情？为什么肿瘤不给我们一点休息的时间？我和 AK 经历了如此多的事情，订婚，结婚，生日，假期，账单，工作等。AK 总是把她的肿瘤丢到一边，并能找可以开心的每分钟，每个小时，每一天。她比我知道更多我不曾知道的事情，比我懂得怎样去欣赏生命中的每一件事，并把生命中的每一天都看成是小的里程碑。

AK 的生存时间已经超越文献中统计的生存时间，她仍然在保持。然而，2008 年 3 月，我们收到了更多坏的消息。她的肺肿瘤又复发了。尽管如此，她看上去非常的平静。她觉得她还有治疗方法，还有希望让她摆脱困境，我们还可以做更多次的肿瘤消融治疗。

她的最后一次射频消融治疗非常顺利，我们也希望肿瘤已经彻底被消灭了。但是我们说的更多的是，我们已经把肿瘤控制在港湾内了。像钟表工作一样，AK 的肿瘤最终还是复发了。我们再一次明白，肿瘤一直在她身体里，只是有短暂的离开。当 6 月来临的时候，她开始觉得身体不舒服。恶性循坏开始，AK 的健康开始走下坡路。你可以猜到这个故事怎么进行，我们的生活是怎样进行的。这个 41 岁的美丽女人，我的人生最佳拍档，是怎样走完人生最后一段，我已经不想再去回忆那段悲伤的时光。

我将永远记得我们的医生和那段时间内医生们对我们夫妻俩的照顾和怜悯。那段医生送给我们的额外的时光我将会永远记住，那段时间医生们跟我们解释我们会经历什么，我们能够做什么。他们缓解了我和我妻子身体和精神上的痛苦。我不一定记得我们去医院的旅程，然而，我会记住照顾我妻子的那些人，我会永远怀念我美丽的妻子。